U0726055

内容提要

中医儿科学，作为中医学的一门临床分支学科，几千年来，随着中医学的发展而不断发展，逐步建立起了独特的理论和实践体系。目前，随着现代自然科学、社会科学的高速发展与现代技术的进步，学科间交叉渗透，中医儿科学在保持其自身体系的基础上，应用现代科技手段研究和提高自己，开始了中医儿科学现代化的历程。本书编写，就是立足于满足中医儿科高级专门人才学习和提高的需要，适应学科发展，力图充分反映学科学术进展，照顾到医疗、科研、教学等方面的实际需要，不仅介绍中医儿科临床研究的进展，总结新方法、新技术、新经验，而且注重介绍了中医儿科学实验研究的新成果和已建立起的研究方法。

中医药学高级丛书

中医儿科学

第2版

主　编　汪受传

副主编　俞景茂　朱锦善　韩新民　苏树蓉

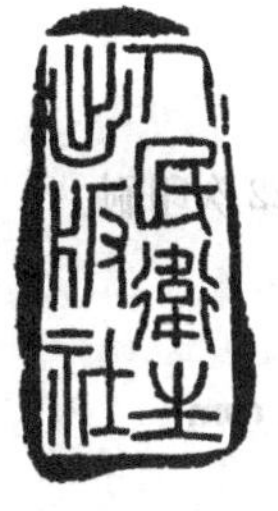

图书在版编目（CIP）数据

中医儿科学/汪受传主编. —2版. —北京：人民卫生出版社，2011.4

（中医药学高级丛书）

ISBN 978-7-117-13785-0

Ⅰ.①中… Ⅱ.①汪… Ⅲ.①中医儿科学 Ⅳ.①R272

中国版本图书馆CIP数据核字（2010）第247524号

门户网：www.pmph.com	出版物查询、网上书店
卫人网：www.ipmph.com	护士、医师、药师、中医师、卫生资格考试培训

中 医 儿 科 学

第2版

主　　编：汪受传
出版发行：人民卫生出版社（中继线 010-59780011）
地　　址：北京市朝阳区潘家园南里19号
邮　　编：100021
E - mail：pmph @ pmph.com
购书热线：010-59787592　010-59787584　010-65264830
印　　刷：北京盛通数码印刷有限公司
经　　销：新华书店
开　　本：787×1092　1/16　　印张：71
字　　数：1728千字
版　　次：1998年12月第1版　2025年11月第2版第22次印刷
标准书号：ISBN 978-7-117-13785-0/R·13786
定　　价：136.00元
打击盗版举报电话：010-59787491　E-mail：WQ @ pmph.com
（凡属印装质量问题请与本社市场营销中心联系退换）

中医药学高级丛书

中医儿科学(第2版)
编写委员会

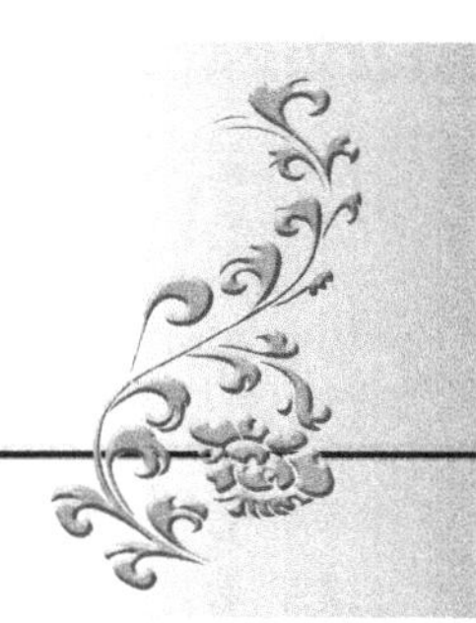

主　　编

汪受传

副 主 编

俞景茂　朱锦善　韩新民　苏树蓉

编　　委（以姓氏笔画为序）

丁　樱（河南中医学院）
马　融（天津中医药大学）
朱锦善（深圳市儿童医院）
苏树蓉（成都中医药大学）
李新民（天津中医药大学）
李燕宁（山东中医药大学）
汪受传（南京中医药大学）
张　君（辽宁中医药大学）
陈运生（江西中医学院）
苗　晋（陕西中医学院）
郁晓维（南京中医药大学）
赵　霞（南京中医药大学）
俞景茂（浙江中医药大学）
祝江迁（南方医科大学）
韩新民（南京中医药大学）
翟文生（河南中医学院）

编写人员（以姓氏笔画为序）

刁娟娟　于　越　王明明　尹东奇　艾　军　冯兵勇
邢向晖　朱念平　朱超林　安　丽　孙升云　杜永平
李　丹　李向峰　李江全　杨　江　何　薇　邱　静
张　卉　张　静　张　蔚　张月萍　张志敏　张桂菊
张喜莲　张瑞华　陈　鲁　陈永辉　苗　琦　饶克瑯
夏　晨　徐　珊　徐宇杰　殷　明　高修安　隆红艳
喻闽凤　赖正清　戴启刚

中医药学高级丛书

中医儿科学(第1版)
编写委员会

主　编

汪受传（南京中医药大学）

副主编

俞景茂（浙江中医药大学）
苏树蓉（成都中医药大学）
朱锦善（深圳市儿童医院）

编　委（以姓氏笔画为序）

丁　樱（河南中医学院）
马　融（天津中医药大学）
朱锦善（深圳市儿童医院）
苏树蓉（成都中医药大学）
汪受传（南京中医药大学）
陈运生（江西中医学院）
苗　晋（陕西中医学院）
郁晓维（南京中医药大学）
俞景茂（浙江中医药大学）
祝江迁（南方医科大学）

出版者的话

《中医药学高级丛书》(第1版)是我社在20世纪末组织编写的一套大型中医药学高级参考书,内含中医、中药、针灸3个专业的主要学科,共计20种。旨在对20世纪我国中医药学在医疗、教学、科研方面的经验与成果进行一次阶段性总结,对20世纪我国中医药学学术发展的脉络做一次系统的回顾和全面的梳理,为21世纪中医药学的发展提供借鉴和思路。丛书出版后,在中医药界反响很大,并得到专家、学者的普遍认可和好评,对中医药教育与中医药学术的发展起到了积极的推动作用,其中《方剂学》分册获得"第十一届全国优秀科技图书三等奖",《中医内科学》获第16批全国优秀畅销书奖(科技类)及全国中医药优秀学术著作一等奖。

时光荏苒,丛书出版至今已十年有余。十余年来,在党和政府的高度重视下,中医药学又有了长足的进步。在"读经典,做临床"的学术氛围中,理论探讨和临床研究均取得了丰硕的成果,许多新观点、新方法受到了学界的重视,名老中医学术传承与经验总结工作得到了加强,部分疑难病及传染性、流行性疾病的中医诊断与治疗取得了突破性进展。在这种情形下,原丛书的内容已不能满足当今读者的需求;而且随着时间的推移,第1版中存在的一些问题也逐渐显露。基于上述考虑,在充分与学界专家沟通的基础上,2008年,经我社研究决定,启动《中医药学高级丛书》的修订工作。

本次修订工作在保持第1版优势和特色的基础上,增补了近十几年中医药学在医疗、教学、科研等方面的新进展、新成果。如基础学科方面,补充了"国家重点基础理论研究发展计划(973计划)"的新突破、新成果,进一步充实和丰富了中医基础理论,反映了当前我国中医基础学科研究的新思路、新方法;临床学科方面,在全面总结现代中医临床各科理论与研究成果的基础上,更注重理论与临床实践的结合,并根据近十年来疾病谱的变化,新增了传染性非典型肺炎、甲型H1N1流感、艾滋病等疾病的中医理论与临床研究成果,从而使丛书第2版的内容能更加适合现代中医药人员的需求。

本次修订的编写人员,在上一版专家学者的基础上,增加了近年来中医各学科涌现出来的中青年优秀人才。可以说此次修订是全国最具权威的中医药学家群体智慧的结晶,反映了21世纪第1个10年中医药学的最高学术水平。

本次出版共21种,对上一版的20个分册全部进行了修订,新增了《中医急诊学》分册。工作历时二载,各位专家教授以高度的事业心、责任感,本着求实创新的理念投入编写或修订工作;各分册主编、副主编所在单位也给予了大力支持,在此深表谢意。希望本版《中医药学高级丛书》,能继续得到中医药界专家和读者的认可,成为中医药学界最具权威性、代表性的重要参考书。

由于本套丛书涉及面广,组织工作难度大,难免存在疏漏,敬请广大读者指正。

人民卫生出版社

2010年12月

2 版前言

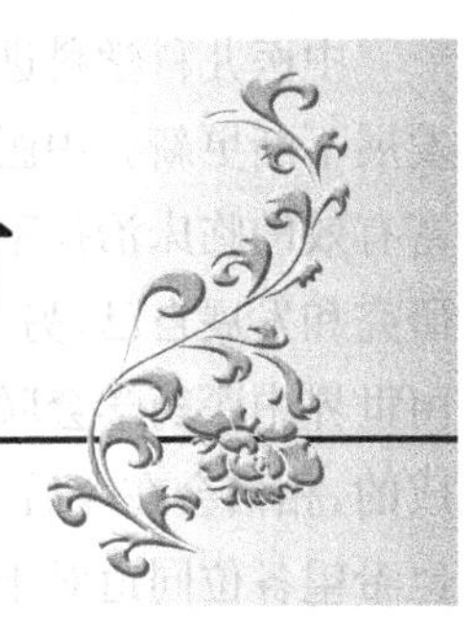

中医儿科学是中医临床学科的一个重要分支学科，她以中医学理论体系为指导，荟萃了中华民族千百年来儿童保健的经验。中医儿科学在历史上为中华民族的繁衍昌盛作出了突出的贡献，今天，她在现代科学技术高速发展的学术氛围中，以前所未有的速度实现学术进步，并迅速向世界传播，在“人人享有卫生保健”的全球事业中，越来越大地发挥着保障儿童健康的作用。

《中医药学高级丛书・中医儿科学》作为大型中医儿科学术著作，“系统总结了采用现代科学方法研究中医儿科学基础理论成果，全面介绍了该学科现代临床新进展和新经验，提供了开展该学科科学研究的思路和方法”，自 1998 年出版以来，受到学术界的普遍欢迎，在中医儿科医疗、教学、科研中广泛应用，对于中医儿科学术成果传播和推广应用，发挥了积极的作用。

近几十年来，随着国家社会经济的发展，儿童的健康水平在不断提高。但是，毋庸讳言，我们儿科工作者还面临着严峻的挑战：传统的儿科常见病，如感冒、肺炎喘嗽、哮喘、泄泻、积滞、癫痫、惊风、水肿、尿血、五迟、胎怯、胎黄等仍然在儿科肆虐为害；一些过去未被重视的疾病又成为儿童健康成长的新威胁，如胃痛、多发性抽动症、儿童多动综合征、性早熟、肥胖症、皮肤黏膜淋巴结综合征等；人们在与传染病斗争中虽然已取得突出成绩，但不断产生“新”传染病，如艾滋病、手足口病、各种新型流行性感冒等，更使人类应付不暇。这些现代社会危害儿童健康的常见疾病，许多已被证明中医治疗有一定的特色和优势。所以，时隔 12 年之后，我们迫切地感到，有必要进一步总结中医儿科学术研究新进展，全面体现中医儿科学进入 21 世纪的新风貌，以之奉献给同道。

本次修订再版工作，始于 2008 年 9 月，经过编委会全体同仁 2 年的共同努力，全面总结整理学科进展，结合各位专家在相关领域的研究成果，使本书以新的面貌展现给读者。第 2 版除保留了中医儿科学固有的学术体系之外，充实了大量新的学术研究内容，还根据儿科临床实际需要，增写了手足口病、小儿艾滋病、反复呼吸道感染、多发性抽动症 4 节。在学术内容规范化、名词术语标准化等方面，本版也做了进一步努力。当然，我们在引用古籍文献时，则以忠实于原文为准则，一律不做文字处理，包括附篇中的方剂组成也是原文照录，以避免讹传。

参加本书第 1 版编写的专家学者，大部分参加了第 2 版的工作，同时，第 2 版编委会又加入了一批学有成就的新人。所以，本书编委会成员从 30 人增加到了 55 人，这也体现了本学科新一代中青年人才辈出的可喜风貌。

中医儿科学科进步不断加速，学术进展成就斐然，本书内容也将会紧跟社会需要和学科发展不断更新。中医学不仅是中华民族的宝贵财富，她也在以其独具特色的学科理论和丰富有效的临床治疗手段跻身于现代医学之林。中医儿科学一方面吸收和应用现代科学技术研究和发展自己，另一方面加速走向世界，在为提高世界儿童健康水平服务。本书第 2 版是由世界中医药学会联合会儿科专业委员会、中华中医药学会儿科分会许多专家共同参与完成的，相信会在今后一段时期内，对于推进中医儿科事业发展产生积极的影响。同时，我们也希望各位同道对于本书提出修改、补充意见，以便在再次修订时有更大的提高。

南京中医药大学　**汪受传**

2010 年 9 月

1版前言

现代中医事业发展50年来，在临床、科研、教学诸方面成绩斐然。自20世纪50年代开始的现代中医教育及70年代末开始的中医研究生教育，已为中医儿科事业培养了大批人才。为了系统总结和全面反映建国50年来中医儿科学学术发展在临床、科研、教学等方面的成绩，供中医儿科专业人员学习提高，人民卫生出版社于1995年邀请本人主编《中医药学高级丛书·中医儿科学》。接受这一任务后，由南京中医药大学、成都中医药大学、浙江中医学院、江西中医学院、河南中医学院、天津中医学院、陕西中医学院、第一军医大学、第四军医大学等院校的中医儿科专家组成了《中医药学高级丛书·中医儿科学》编委会，召开了编写会议。随后，接到国家教育委员会"关于'九五'期间普通高等教育教材建设与改革的意见(教高[1995]6号)"和"普通高等教育'九五'国家级重点教材立项、管理办法(教高厅[1996]5号)"两个文件，又将这本《中医儿科学》作为中医儿科学硕士研究生教材向上申报，经国家教育委员会评审立项，"关于印发'九五'普通高等教育国家级重点教材立项选题的通知(教高[1997]16号)"确定将本书列为普通高等教育"九五"国家级教材之一。这样，进一步明确了本书的编写要求，主要是为中医儿科中级以上职称技术人员作为专业参考和继续教育之用，同时作为硕士研究生教材用于中医儿科学硕士生专业课教学。按照国家有关部门"抓重点，出精品"的要求，我们多次讨论编写大纲、编写要求，反复修改书稿，力图充分体现先进性、实用性和规范化，形成了本书。

中医儿科学，作为中医学的一门临床分支学科，几千年来，随着中医学的发展而不断发展，从远古时期"神农尝百草"的经验医学开始，到逐步建立起独特的理论和实践体系，近50年来，更走上了新的发展阶段。中医儿科学发展新阶段的显著特点是，随着现代自然科学、社会科学的高速发展与现代技术的进步，学科间交叉渗透，中医儿科学在保持其自身体系的基础上，应用现代科技手段研究和提高自己，开始了中医儿科学现代化的历程。在这世纪交会之际，系统总结20世纪中医儿科学学术发展成就，可以为21世纪的学科发展建立良好的基础。作为中医儿科学研究生和在职中、高级专业人员，不仅需要应用学科的新知识、新技术为人民健康事业服务，还担负着促进学科学术进步的重任。本书编写，就是立足于满足中医儿科高级专门人才学习和提高的需要，适应学科发展，力图充分反映学科学术进展，照顾到医疗、科研、教学等方面的实际需要，不仅介绍中医儿科临床研究的进展，总结新方法、新技术、新经验，而且注重介绍了中医儿科学实验研究的新成果和已建立起的研究方法。由于中医学自身的学术特点，它与现代自然科学、社会科学的融合协调发展需要经历一段较长的历史时期，因此，在中医儿科学现代化的过程中也就会产生多种多样的学术观点和研究成果。本书力图客观反映20世纪末中医儿科学的学术水平，并希望今后能随着学科的发展而不断充实提高。

编写本书，计划于1995年。同年10月在庐山召开了第1次编委会议，讨论确定了编写大纲、篇章体系要求、目录和样稿。会后，各编写组即开始撰稿。1996年6月在南京召开了第2次编委会议，初审了部分书稿，进一步统一了编写要求。在全部书稿经副主编、主编审阅后，编者修改成稿。1997年8月在四川省峨眉山市召开了定稿会议，全体编委出席了会议，并特邀著名中医儿科专家王庆文研究员、胡天成教授与会审定了书稿。定稿会议后，再就全部书稿修定、誊清。1998年1月，书稿交人民卫生出版社。本书的编写工作，得到国家教育委员会、国家中医药管理局、江苏省教育委员会等领导部门的指导和支持，南京中医药大学、成都中医药大学、浙江中医学院、江西中医学院等院校对本书编写给予了直接的关心和帮助，中国中医药学会儿科学会名誉会长江育仁教授、会长张奇文教授提出了指导性意见，全体编者砥磨两年余，审定专家精心把关。本书成书凝聚了领导和专家们的共同辛勤劳动，又得到了人民卫生出版社从始至终的配合。本书面世后，希望能更广泛地听取中医儿科界同道的意见，汲取新的研究成果，以备进一步修订提高。

南京中医药大学教授、博士生导师　**汪受传**

1998年1月

目 录

上篇 总 论

下篇　各　论

附 篇

附　篇

上篇　总论

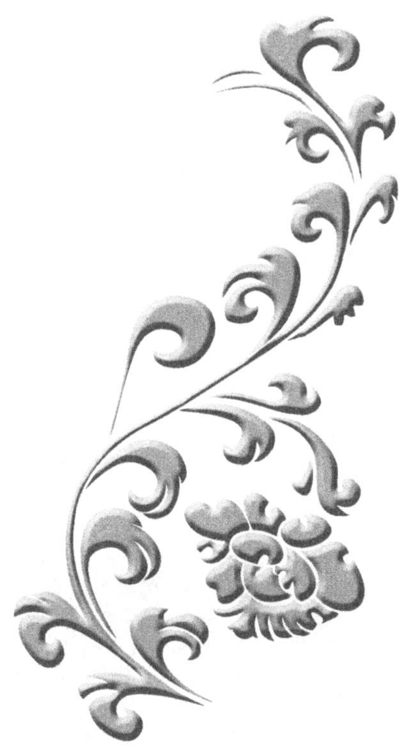

第一章

中医儿科学概论

第一节　中医儿科学的范围与任务

一、中医儿科学的学科范围

中医儿科学，是以中医学理论体系为指导，用中医药防治方法为手段，研究从胎儿至青少年这一时期的生长发育、生理病理、喂养保健，以及各类疾病预防、治疗的一门临床医学学科。

中医儿科学的学术内涵，是指应用中医学理论和实践体系所认识和处理的儿科问题，包括中医儿科学基础（生长发育、喂养保健、生理病理、诊法治法等）和中医儿科学临床（各类儿科病证的诊断、辨证、治疗和预防护理）。从其分支学科来说，包括新生儿科、小儿内科、小儿传染病科、小儿外科、小儿皮肤科、小儿五官科等。

中医儿科学，作为一门独具特点的临床学科，以其专门将儿童作为对象区别于中医学其他学科，又以中医学理论和实践体系为指导而区别于西医儿科学及其他传统医学儿科学。作为中医临床医学的一个重要组成部分，整体观点、阴阳转化、形神合一、天人相应、脏腑经络、治于未病、四诊八纲、辨证论治、理法方药、多种疗法、食养调护等中医学理论观念和实践经验，融会在中医儿科学的各个部分，有效地指导着临床。特别是辨证论治，是中医临证医学，也是中医儿科临证医学的核心和精华。

中医儿科学的研究内容，与内科、妇产科、外科、皮肤科、五官科等有着广泛而密切的联系。中医儿科学和西医儿科学，虽然分别起源于中国和西方，但其研究对象相同，在现代社会信息交换迅速、科技成果共享的优越条件下，不仅加速了它们自身发展的步伐，而且多学科交叉渗透，逐步走向用共同的科学思维和语言表达的过程。

中医儿科学的外延，可扩展至所有与中医儿科学学科相关的学术内容，包括学术发展、学科交叉所形成的新兴学科及其研究内容，如中医儿科文献学、中医儿科信息学、中医儿科科研方法学、中医儿科系统工程学、中西医结合儿科学、中医儿科教育学等。

中医儿科学是在中国产生和发展起来的，渊源于中华民族的传统文化，荟萃了中华民族小儿养育和疾病防治的丰富经验，形成了独特的理论和实践体系。由于原始社会生产力低下、人类平均寿命短，中华民族早期的医学积累，多数就属于现代儿科学的年龄范围。春秋战国之后，随着华夏文明的进步，《内经》奠立了中医学理论基础，《伤寒杂病论》建立了中医学临床辨证论治框架。自宋代起，钱乙、陈文中确立了中医儿科学学科体系，人痘接种法等预防保健方法发明和推广使用。中医儿科学随着学术的不断进步，为中华民族的繁衍昌盛和人类文明作出了历史性的贡献。进入现代社会，中医儿科学在继承、创新的思想指导下，吸收现代相关学科的学术成果和研究方法，加快了学科学术进步的步伐，在保持其传统医学特色的基础上，发扬优势，逐步与现代科学学科接轨，酝酿着学科现代化的变革。

二、中医儿科学的发展现状

中华人民共和国成立以来，在国家发展我国传统医学的政策支持下，在现代科学技术飞跃发展的学术氛围中，通过以中医儿科学专业人员为主体、相关多学科专业人员积极参与的共同努力，中医儿科学得到了长足的发展。

(一)中医儿科理论探讨与学术观点创新

在中医儿科基础理论的研究方面，学术争鸣活跃，本专业学术论文和著作中有许多讨论。例如，关于小儿生长发育、生理病理等方面的若干理论问题，如"纯阳"、"稚阴稚阳"、"少阳"、"变蒸"、五脏"不足""有余"等学术研讨，已经促进了认识的趋同。以"变蒸"学说为例，历代许多医籍都有阐述，但是素有争议，现代经过对传统记载的发掘和中西医学比较研究，明确了它是一种客观地总结了婴幼儿生长发育规律的学说。关于小儿体质特点，现代在总结传统认识的基础上，明确了小儿体质形成与先天遗传因素和后天环境因素有关，提出了从阴阳、五脏、气血等不同角度划分小儿体质类型的方法，探讨了体质与亚健康、体质与疾病之间的关系，为做好儿科疾病防治提供了新思路。

中医儿科学术发展迫切需要理论创新。近几十年来，现代中医儿科专家尝试在继承传统理论的基础上，面向现代中医儿科临床，通过科学研究验证，提出有创新意义的学术观点。江育仁提出了"脾健不在补贵在运"的观点，认为现代小儿脾胃病以脾运失健者居多，应以运脾法为主进行治疗，他还提出了"流行性乙型脑炎从热、痰、风论治"、"疳证从疳气、疳积、干疳论治"等新观点，都有着重要的临床指导意义。王烈提出哮喘分发作期、缓解期、稳定期三期证治，根、苗之治并重。刘弼臣提出了多发性抽动症、儿童多动综合征等疾病"从肺论治"的学术观点。张奇文提出"肺胃肠相关论"，"宣肺勿忘解表、清肺勿忘清肠、止咳勿忘化痰、化痰勿忘运脾、润肺勿忘养胃、标去勿忘培本"的治则。汪受传提出"小儿肺炎从热、郁、痰、瘀论治"、"胎怯从补肾健脾论治"的观点。时毓民提出"性早熟从滋阴降火论治"。俞景茂提出小儿反复呼吸道感染分感染期、迁延期、恢复期三期辨证论治，和法是防治该病的基本方法。丁樱提出过敏性紫癜肾炎病因病机为热、瘀、虚，治疗采用清热凉血活血止血、养阴清热活血化瘀、益气养阴摄血止血三步疗法。马融提出"豁痰熄风以抗痫，益肾填精以增智，健脾顺气调体质，病证结合治童痫"的癫痫治则。韩新民提出"哮喘治当活血通腑"。这些学术观点的提出及其相应的研究成果，充实了中医儿科的学术内容，酝酿着中医儿科创新性理论的产生。

(二)中医儿科基础医学与儿童保健研究

60年来，整理出版了历代儿科学术名著，对著名中医儿科医家的学术思想进行了较深入地探讨，取精撷要，发掘了一大批对当今临床具有理论指导和实践应用价值的可贵资料。儿科诊法研究：红外热像仪、光电血流容积面诊仪等用于面部望诊，从微量元素、免疫物质含量研究舌诊，用血液流变学方法等研究指纹诊，以放射学、超声显像学、同位素核医学、计算机断层扫描(CT)、磁共振(MRI)、内镜等手段，观察体内的各种病理变化，都丰富了望诊的内容，为望诊客观化积累了资料。此外，在闻诊声音分析，嗅诊气味分析，脉象仪的信号检测、信号预处理和信号分析等方面都已做了不少工作。辨证学研究的重点在传统宏观辨证的基础上，运用现代医学影像学检查、实验室检查、病理组织检查、基因检查等先进技术，旨在从器官、细胞、亚细胞、分子、基因水平等方面提供微观辨证依据，从而提高对于“证”的认识层次，在儿科常见证候诊断客观化、规范化方面也取得了进展。

中国儿童保健的传统经验，许多均在现代被证实了其科学性，得到重新认识和推广应用。自《史记》、《列女传》开始记载的胎养胎教学说的科学内涵在现代被逐一证实，宣传推广我国古代养胎护胎的宝贵经验，对促进优生发挥了积极作用。《备急千金要方·小儿杂病诸候·养小儿候》提出的“不可暖衣……宜时见风日……常当节适乳哺”等小儿养育观，对于做好儿童保健工作有着重要的指导价值。现代提出小儿初生应当“母婴同室”、“早期开乳”、“按需喂给”等，其实在我国古代医籍中早有明确记载，是中华民族千万年来的传统做法。遵循中医学“治未病”的观点，辨质养护，研究不同体质偏颇儿童的食物调养、药物调理、生活调护，以及保健食品、保健药品、保健用品的开发应用，为中医儿童保健学的现代应用开辟了广阔的前景。

（三）中医儿科学预防医学与临床医学研究

中医儿科学预防医学的应用范围不断扩大。通过孕妇妊娠期服药预防新生儿疾病，取得了不少有创新意义的成果。对于胎萎不长治疗的研究，降低了胎怯的发病率；通过孕妇妊娠期服用中药预防新生儿溶血症，显著降低了新生儿溶血症的发病率和病死率。发挥中医药扶正固本、调整机体的优势，增强体质，降低发病率，已在临床得到越来越广泛的应用。对于反复呼吸道感染儿童，调补肺脾肾，改善体质、提高免疫力，显著降低了呼吸道感染的发病率；对于反复发生脾胃病的儿童，平时健运脾胃，恢复脾胃功能，显著减少了脾胃病的发病率；支气管哮喘、肾病综合征等疾病的缓解期，通过调整脏腑气血阴阳的失调，扶助正气，延长了缓解期，减少、减轻了发作。中医学“上工治未病”的观点，无病防病、有病防变的预防医学思想，适应现代儿科临床需要，研究和应用越来越广泛。

在中医儿科学临证医学方面，借助于现代诊断技术的进步和临床研究方法的规范，科研成果大量产生。将传统的临床经验用现代科学方法加以总结验证、比较甄别、提高创新，使临床诊疗水平大为提高。对现代临床新出现的疾病，如厌食、反复呼吸道感染、手足口病、皮肤黏膜淋巴结综合征、多发性抽动症、儿童多动综合征、性早熟等，应用中医理论分析其病因病机，采用中医药方法辨证治疗，取得良好的疗效，扩大了中医儿科应用范围，提高了相关疾病的治疗水平。中医药治疗小儿流行性感冒、肺炎、肠炎、病毒性肝炎、百日咳、传染性单核细胞增多症、流行性出血热等感染性疾病，取得良好的临床疗效，而且通过药效学研究表明，不少中药不仅具有抗病毒、抗菌作用，还能调整机体免疫、改善器官功能及组织代谢、减轻病理反应，以及对症处理作用等，说明中医治法的特色在于辨证方药的整体效应，即多靶点效应。多种与矿物元素、维生素等营养物质缺乏有关的疾病，如厌食、营养性缺铁性贫血、佝偻病、疳证等，中医药治疗显示了自己的优势，即：不仅不少中药中含有一定量的矿物元素和维生素等营养成分，可以使相关物质摄入量增加，更重要的是中药的调脾助运作用，促进了机体对各种营养物质的吸收和利用。许多中药新药的发明和剂型改革，如清开灵注射液用于感染性疾病，青蒿素治疗疟疾，雷公藤、昆明山海棠治疗肾病综合征，三尖杉酯碱、靛玉红、砷制剂用于白血病等，都使中医临床疗效得到了提高，也使用药更加方便。随着国家对中医儿科科研工作支持力度的加大，一批儿科常见病的临床治疗方案已经形成或正在优化过程中，如病毒性肺炎、感冒、哮喘缓解期、反复呼吸道感染、过敏性紫癜肾炎等的优化临床治疗方案的推广，将会给广大城乡儿童带来质优价廉的中医药服务。

现代研究已经证实中医药治疗多种儿科常见病在有效性、安全性、经济性等方面具有优势。据中华中医药学会儿科分会2007年所作的抽样问卷调查显示，与西医相比，大多认为中医儿科（某些情况下的中西医结合）在下列病种（证）或其某个阶段具有治疗优势：①新生儿疾病：早产儿和足月小样儿，新生儿黄疸，新生儿硬肿症等。②呼吸系统疾病：急性上呼吸道感染，急性支气管炎，毛细支气管炎，病毒性肺炎与其他类型肺炎，反复呼吸道感染等。③消化系统疾病：鹅口疮，口炎，胃食管反流及反流性食管炎，胃炎，厌食，小儿腹泻等。④营养性疾病：消化不良，营养障碍，营养性贫血等。⑤泌尿系统疾病：急性肾小球肾炎，肾病综合征，血尿，泌尿道感染，遗尿症等。⑥神经肌肉系统疾病：小儿癫痫，脑性瘫痪，惊厥等。⑦心理行为障碍性疾病：多发性抽动症、儿童多动综合征等。⑧免疫、变态反应、结缔组织病：支气管哮喘，过敏性鼻炎，过敏性紫癜，湿疹，皮肤黏膜淋巴结综合征等。⑨传染性疾病：麻疹，风疹，幼儿急疹，水痘，手足口病，流行性腮腺炎，流行性感冒，传染性单核细胞增多症，流行性乙型脑炎等病毒性脑炎等。同时，中医特色疗法，如推拿疗法、针灸疗法、中药外治疗法等，在儿科疾病治疗中有着广泛的应用和良好的效果。

在儿科有效中药疗效机制研究方面，也不断取得成果。一批病证结合的动物模型，如厌食脾运失健证、积滞乳食积滞证、疳证疳气证、胎怯肾精薄弱证的动物模型已经比较成熟。通过动物模型、细胞培养等方法所做的中药药理学研究成果不断产生，不少疾病、疗法、药物的研究已经深入到了细胞水平、亚细胞水平、分子水平、基因水平，中医儿科实验研究正在迅速迈入现代实验研究的前沿水平。随之，一批批疗效可靠、方便儿科应用的中成药、创新中药正源源不断地产生，广泛地用于儿科临床。

三、中医儿科学的发展道路

自扁鹊“为小儿医”以来的2400余年，特别是宋代中医儿科学体系形成以来的近900年，中医儿科学曾经创立了多项世界领先的纪录，如唐代已在太医署正规培养5年制少小科专科医生，隋唐时期已有多部儿科专著问世，宋代建立了内容完备、水平较高的儿科学科体系，16世纪中叶发明了预防天花的种痘术等等，在相当长的历史时期中，中医儿科学在世界儿科学术领域处于领先地位。近60年来，中医儿科学又获得了快速发展。但是，现代科学技术发展的速度更加惊人，学科间的交叉渗透、研究成果共享，促进了各学科的学术进步。西医儿科学由于其与现代各学科的自然交融，更易于吸收现代科学技术成果，因此取得了空前的知识和技术更新。相对而言，中医儿科学由于其自身的学科特点，与现代科学技术一时难以融合，发展速度受到很大影响。处于21世纪的今天，我们应当回顾历史，面向未来，努力寻求一条符合自身发展规律、适应未来社会需要的中医儿科学术发展的正确道路。

（一）规范化研究是学科发展的前提

建立规范是学科学术发展的基础。所谓规范，包括了一门学科的研究方法，总体框架，以及最基本的概念、理论和定律。由于历史的原因，古代中医多为个体行医，政府也缺乏统一规范的意识，所以，虽然也有诸如《太平圣惠方》、《医宗金鉴》之类朝廷御命编修的医药典范，但总体上中医学在规范化、标准化方面所做的工作还很不够。中医学名词术语表述不一，内涵和外延概念不清。传统上中医疾病的诊断，没有统一的诊断标准；证候的诊断，更缺乏证候诊断的统一要求和病证结合的诊断标准。而且，未能将通过现代影像学、化学、生物学等科技手段获取的大量疾病信息资料，有机地与传统诊断方法融合，纳入中医疾病、证候诊断学体系。疾病、证候疗效评价，更缺乏统一的标准，使大量临床研究成果难以确认其科学价值。符合循证医学原则的临床研究成果少，临床研究的各项标准操作规程多数没有建立，使许多疾病的临床优化治疗方案难以确立。有关中药材和中成药的质量控制标准更迫切需要一一建立。所有这些，成为制约中医学，包括中医儿科学学科发展的瓶颈，使本学科的优势发挥、成果推广受到严重阻碍。

当然，近十几年来，政府已经在中医药规范化方面做了不少工作，《中医病证分类编码》、《中医病证诊断疗效标准》、《中药新药临床研究指导原则》、《中华人民共和国药典》等，都是这方面工作的成果。但是，正如大家所知道的，以上这些“标准”、“规范”，多数是传统诊疗经验的总结，引入现代研究方法，通过科学研究建立标准、规范的工作还刚刚开始。可喜的是，近年来，政府对此十分重视，学术界也在积极努力，探索研究方法，逐步形成稳定可靠、能使中医药学为行业内外、国内外所公认的各项标准。就中医儿科学标准化研究而言，在标准化方法研究方面，已经采用了德尔菲（Delphi）法问卷调查的专家意见集成研究方法，循证医学、临床流行病学、医学统计学的临床研究方法，按证据强度标准对已有研究进行分类作出系统评价（systematic review）、荟萃分析（Meta-analysis）等的文献研究方法。在引进这些现代研究方法基础上已经产生或正在产生的研究成果，有《中医儿科学名词术语》、《中医儿科常见病诊疗指南》以及“过敏性紫癜肾炎等疾病的优化临床治疗方案”、“病毒性肺炎的疗效评价标准”等。当然，中医儿科学标准化、规范化的工作任重道远，今后一段时期，加速这方面工作的进程是学科发展的迫切需要。中医儿科学科需要建立的规范，必须是能符合本学科学术特点和规范化要求的各种规范，例如：切合中医药学本义的中医儿科学名词术语规范，有中医药特色的诊断辨证标准，能反映中医药优势又能得到学术界公认的疗效评价标准，符合循证医学原则的临床研究规范，利于中成药开发又符合新药研究原则的制剂质量标准等。这些标准、规范的产生，将会有力地推进中医儿科学科发展及成果推广应用。

（二）多途径研究是学科发展的方法

中医儿科学的学科发展，迫切需要在继承传统医学成就的基础上，积极引进现代科学技术为我所用。其前提是充分发挥中医儿科学科内兼具深厚的中医儿科专业基础和现代相关学科知识技能，并且具备创造性思维人才的科研潜力，同时要努力吸收相关多学科人员的参与。要克服研究发展中的思想障碍，一是唯继承论，认为中医儿科学已有的基本理论和临床技术在现在和将来相当长的阶段都代表了儿科医学的最高水平，其学术积累已经足够我们学习和应用，只需要原原本本的继承，不需要再寻求“突破”；二是唯创新论，认为原有的理论和临床体系已经过时，必须破除原有的学术体系，重新建立基于现代自然科学学科的共同语言、准则、方法的新的学科学术体系。毫无疑问，以上两种看法都是有其片面性的，不是我们的正确选择。

中医儿科学发展的正确道路应当是在全面继承已有学术成就的基础上，积极应用现代科学技术发展的成果，引用现代研究方法，挖掘传统学术精华，创造新理论、新技术、新方法。要鼓励研究人员从不同学科角度、应用不同研究方法、针对不同领域开展研究，包括中医儿科学理论研究、临床研究、实验研究等。

中医儿科学理论研究要脱离从理论推理的概念循环式的研究方法，对传统理论的研究应重视其理论内涵的研究、传统理论现代物质基础的研究、各种理论对实践指导价值的研究，在此基础上，辨识正误，去粗取精，使传统理论在现代临床条件下得到更有效的应用。同时，更要重视通过文献研究、临床研究、实验研究等获得有科学价值的研究成果，在此基础上，加以理论的提炼、升华，产生创新性理论，能更加说明中医学术的本质特征，指导现代儿科临床。

临床研究的重点首先应当是中医药治疗有特色和优势的病种，儿科临床常见的疾病，兼顾少数有苗头的疑难疾病。应当采用现代公认的循证医学、临床流行病学研究方法，采用大样本、随机、盲法、对照临床研究设计，制订和严格遵守标准操作规程，选择重点病种，组织多中心协作攻关。近期的研究重点应当在常见病优化临床治疗方案的研究，有效、安全、经济的中药新药研究，同时研究建立临床研究规范、能体现中医药特色与优势又能得到学术界公认的疗效评价方法研究等等。临床研究成果应当具有可重复性，能得到公认，目标主要是提高临床疗效，并能广泛推广应用。

实验研究要强调建立以中医药学术体系为指导的研究方法，包括病证结合动物模型的研制、符合中医药辨证论治疗法多靶点效应特点的药效学指标设计等。实验研究要瞄准国内外先进水平，直接引用前沿技术方法，应用国际公认的技术规范，采用先进的仪器设备和试剂，将研究结果以现代学术论文写作规范表述，其中一部分还要争取以外文发表到国际著名杂志上，以使更多的中医药研究成果能向世界推广。

（三）现代化方向是学科发展的战略

中医儿科学是中医学的重要组成部分，中国古代哲学思想是其理论渊源、中华民族的传统医疗保健经验构成了其丰富的实践内容。中医儿科学就是在中医学理论指导下中国传统儿童保健经验的总结。在世界传统医学逐渐凋亡的现代社会，中医学一枝独秀，并不断发展，继续在中国以至海外许多国家和地区为人民健康事业服务，证明了中医学的强大生命力。但是，中医儿科学也需要加快发展速度，才能使本学科在现在和未来的儿童保健事业中发挥更大的作用。

中医儿科学术发展的战略目标是现代化。中医儿科学现代化决不是西医化，而是指与西医同步，直接引进最新科技成果来研究、充实和提高自己。因此，我们面临的主要问题是，如何在继承传统医学遗产的基础上，努力寻求其与现代科学技术的结合点，直接应用现代科学技术成果，采用现代研究方法，进行中医儿科学创新性研究，这是中医儿科学现代化途径的正确选择。

中医儿科学现代化，必须是对现有水平的超越，产生在传统中医儿科学术基础上质的飞跃，形成与现代自然科学、社会科学融会贯通，同步协调发展的新格局。中医儿科学现代化的实现绝对不是一蹴而就的，需要通过各个领域、各种方法大量的研究积累，多少代人的长期努力，才能逐步达到。实现这一战略目标，必须以人才培养为基础、科学研究为动力，继承传统为先导、科研创新为途径，加速引进和应用现代科学技术，加快学科学术进步的步伐。可以相信，经过持之以恒的长期努力，中医儿科学的现代化，将会随着整个中医学的现代化而逐步实现。

参 考 文 献

[1] 汪受传．中医儿科学的特色优势及发展策略[J]．中医儿科杂志，2010，6(1)：1-4.

[2] 潘桂娟，于智敏，刘洋，等．关于中医理论现代发展的战略思考[J]．世界科学技术·中医药现代化，2007，9(6)：4-11.

（汪受传）

第二节　中医儿科学学说概要

中医儿科学是随着中华民族的文明进步、医学发展而形成和发展起来的。在中医儿科学的发展史上，凝聚了我们祖先千万年中与儿童疾病作斗争的辛勤探索的成果，历代著名儿科医家就是他们之中的杰出代表。通过历代医家的实践总结、理论探索，形成了既有中医儿科学系统体系，又有各自学术特色及专长的各家学说。这些学说记载于论著之中，世代相传，是中医儿科学广博精深内容的具体体现，形成了学科进步的轨迹，促进了学科的不断发展。任何学科的发展都不能离开对已有成就的继承，研究前辈医家的学术建树和临证经验，挖掘其中对当今儿科具有理论指导意义和实践应用价值的内容，将能使我们在前人成就的基础上，面对现代儿科临床的实际问题，向更广的领域和更深的层次开拓，推进本学科的学术进步。

中医儿科学的学术发展大体可分为4个主要阶段。第1阶段是萌芽期，是在远古至南北朝，从实践中点滴经验的积累，到中医学理论和临证体系通过《素问》、《灵枢》、《伤寒论》、《金匮要略》等著作建立起来，其中包含了中医儿科的相关论述。第2阶段是形成期，是在隋、唐至两宋，《诸病源候论》建立了儿童保健学、病因学、证候学，《备急千金要方》、《外台秘要》等总结儿科治方，钱乙《小儿药证直诀》继承创新奠立了中医儿科学体系，陈文中擅用温补扶正，与钱乙、董汲相互辉映，形成了儿科温、凉两大学派。第3阶段是发展期，是在元朝至民国，这一阶段代有名医，使中医儿科学的学术内容在各个方面得到丰富和发展。第4阶段是新时期，是中华人民共和国成立至今，其特点是中医儿科学在现代社会条件下快速进步，逐步走上了与现代科学技术相结合的新的发展道路。本节仅就中医儿科学术发展史上有代表性医家、论著的学术思想及其历史性贡献概要介绍。

一、《素问》、《灵枢》

（一）中医儿科学的学术渊源

《素问》、《灵枢》是我国早期的中医经典著作。目前一般认为，这两部著作是在战国至东汉这段时期，由众多医学家的论述汇集而成。远古时期的医疗活动，只是实践经验的积累，《素问》、《灵枢》则是《易经》、春秋战国诸子百家形成的中华民族传统文化在医学领域的延伸，创立了中医学理论体系。《素问》、《灵枢》确立的中医学理论体系，成为中医学，其中包括中医儿科学的学术渊源，规范了中医儿科学的学术发展，至今有效地指导着临床。

《素问》、《灵枢》是在当时的自然科学发展水平和哲学思想的认识水平基础上建立中医学理论体系的，其内容包括生理、病理、诊断、治疗、预防等方面。整体观是该书认识论的基本观点，藏象学说则是其理论精髓之一。

《灵枢·邪客》说："人与天地相应也。"这种人与外在环境统一的整体观，指导着中医学对胎儿孕育、生长发育、疾病发生发展的认识。《素问·阴阳应象大论》所说："阴阳者，天地之道也，万物之纲纪，变化之父母，生杀之本始，神明之府也。"被用来认识胚胎生成、小儿生理病理、疾病转化及指导治疗。《灵枢·百病始生》提出的"风雨寒热，不得虚邪，不能独伤人。"提出了中医病因学内外因相合的基本观点。《素问》、《灵枢》建立的藏象学说，包括脏腑的生理功能、病理变化及其相互关系，以及由脏腑活动衍生的精、气、神等，后来成为中医儿科学辨证论治的基础。其他如《内经》建立的望、闻、问、切四诊诊法原则，治未病、因时因地因人制宜、辨证立法制方等原则，均指导了中医儿科学诊治方法的建立。因此，《内经》是中医儿科学形成和发展的渊薮。

（二）有关儿科学的基本论述

《内经》作为一部古典的医学百科全书，不仅建立了指导各科临床的中医理论体系，而且包含了对临床各科包括儿科的许多论述。

对于人类的起源，《素问·宝命全形论》说："人生于地，悬命于天，天地合气，命之曰人。"说明宇宙自然环境造就了人类。人体的形成，则来自男女之精相合，即《灵枢·本神》所说："故生之来，谓之精。"神、魂、魄、意、志、思、虑、智等一系列生命活动均随之而产生。

《灵枢·卫气失常》提出临床上要按人的大小年龄、肥瘦类型、寒温体质区别对待，具体说明："二十已上为壮，十八已上为少，六岁已上为小。"这是中医学早期对儿童年龄划分的观点。对于小儿生长发育，《素问·上古天真论》说："女子七岁，肾气盛，齿更发长；二七而天癸至，任脉通，太冲脉盛，月事以时下，故有子……丈夫八岁，肾气实，发长齿更；二八肾气盛，天癸至，精气溢写，阴阳和，故能有子。"所描述的小儿发育过程及男女发育成熟年龄差异，都是珍贵的历史记载。《灵枢·逆顺肥瘦》对小儿体质特点的概括："婴儿者，其肉脆、血少、气弱。"则为后世小儿"脏腑娇嫩，形气未充"的理论建立了基础。

《内经》有关于先天因素致病的明确记载。《素问·奇病论》说："人生而有病颠疾者，病名曰何？安所得之？岐伯曰：病名为胎病。此得之在母腹中时，其母有所大惊，气上而不下，精气并居，故令子发为颠疾也。"这段论述认为孕妇若不注意精神调节可使孩子患先天性"颠疾"，与《史记》、《列女传》记载的"文王胎教"中孕妇注意精神调摄可使孩子聪明健康长寿的记述相互佐证，成为后世建立养胎护胎学说的基础。

《内经》已有一些儿科疾病的记载。《灵枢·九针》说："膀胱不约为遗溺。"指出了遗尿的病机关键在于膀胱失约。《灵枢·论疾诊尺》说："婴儿病，其头毛皆上逆者，必死。耳间青脉起者，掣痛。大便赤瓣，飧泄，脉小者，手足寒，难已；飧泄，脉少，手足温，泄易已。"通过小儿泄泻、筋肉抽掣疼痛、毛发竖立等症状，提出了对疾病发展变化的预测方法。《素问·通评虚实论》说："乳子而病热，脉悬小者，何如？岐伯曰：手足温则生，寒则死。""乳子中风热，喘鸣肩息者，脉何如？岐伯曰：喘鸣肩息者，脉实大也，缓则生，急则死。"对于小儿外感风热后肺热喘鸣的症状、脉象做了描述，并提出可着重从手足寒温、脉象大小缓急判别预后。关于针法应用，《灵枢·逆顺肥瘦》说："黄帝曰：刺婴儿奈何……刺此者，以毫针，浅刺而疾发针，日再可也。"提出了婴儿针刺的方法。《内经》有关儿科病的论述，虽然多是作为举例说明，但对于后世儿科学的形成，却发挥了启示的作用。

二、巢元方等《诸病源候论》

隋代巢元方，曾任太医博士，于大业六年（公元 610 年）奉诏主持编撰《诸病源候论》。《诸病源候论》是当时最为完备的一部病因、证候学专著，书中论小儿杂病诸候凡 6 卷 255 候，是我国现存古代医籍中有关儿科学的最早集中记载。

（一）初探小儿生理病理特点

《诸病源候论》对小儿生理特点有多处描述，禀承《灵枢·逆顺肥瘦》的观点，进一步阐述小儿阴阳、气血、脏腑等均属嫩弱，相对不足，该书并将小儿生理特点与病理特点联系起来加以认识。如《诸病源候论·小儿杂病诸候·百病候》说："小儿气血脆弱，病易动变，证候百端，若见其微证，即便治之，使不成众病。"说明了小儿气血脆弱的生理特点，并以之作为该病易变的病理特点的原因，进而提出了将疾病及时控制在早期"微证"、防止发展为"众病"的正确观点。又如《诸病源候论·小儿杂病诸候·养小儿候》说："小儿腑脏之气软弱，易虚易实。"《诸病源候论·小儿杂病诸候·盗汗候》说："小儿阴阳之气嫩弱，腠理易开，若将养过温……汗自出也。"等等。明确了小儿生长发育未健全成熟的生理特点和易于发病、病后易变、易虚易实等病理特点。

变蒸之名，始见于晋代王叔和《脉经》，其论简略。《诸病源候论·小儿杂病诸候·变蒸候》阐明了变蒸学说的基本内容："小儿变蒸者，以长血气也……其变日数，从初生至三十二日一变，六十四日再变，变且蒸……积五百七十六日，大小蒸毕也。"揭示了婴幼儿生长发育由量变到质变，阶段性显著变化，且随着年龄增长而变化周期延长的规律。虽然巢氏同时提出的变蒸时有"体热而微惊"等症状的说法贻误后人，并受到张景岳、陈飞霞的批判，但变蒸学说提出的婴幼儿生长发育的基本规律是符合实际的。

（二）提倡积极的小儿护养观

小儿生理上的相对不足，要求在小儿护养方面给予更多的关心。但是，这种关心不应体现为对小儿的过分娇惯，而应从积极的方面使其经受锻炼，以增强体质、增长智力、提高适应能力。中医学这种积极的小儿护养观是《诸病源候论》首先倡导的。《诸病源候论·小儿杂病诸候·养小儿候》说："小儿始生，肌肤未成，不可暖衣，暖衣则令筋骨缓弱。宜时见风日，若都不见风日，则令肌肤脆软，便易伤损……天和暖无风之时，令母抱日中嬉戏，数见风日，则血凝气刚，肌肉硬密，堪耐风寒，不致疾病。"并具体提出"薄衣之法，当从秋习之……常当节适乳哺"等方法。文中提出的"时见风日"、"不可暖衣"、"节适乳哺"等儿童养育方法，对于小儿，特别是婴幼儿的健康成长十分重要，在我国世代流传。时至今日，民众生活水平普遍提高，独生子女增多，溺爱子女的现象有蔓延之势，这些积极的小儿养育方法就更充分地显示了它对保障儿童健康成长的指导价值。

《诸病源候论》对于胎儿护养也有许多精辟的论述。巢氏等提出孕妇若患病"令胎不长"时，应"服药去其疾病，益其气血，以扶养胎也。"特别是在论述妊娠伤寒、时气、温病、热病等证候时，明确指出这些证候伤胎、损胎以致堕胎。这种孕妇患外感时行疾病会损伤胎儿的记载，较之西方医学至1941年澳大利亚眼科医生Gregg报告孕妇患风疹会引起新生儿先天性白内障，此后才逐步认识到多种病毒性传染病会造成胎儿先天性异常或流产，中医学的记载要早1300多年。

（三）建立了儿科病因证候学

在巢氏之前，对儿科病证的记载是零散的。《诸病源候论》记载的儿科255候，包括了小儿外感热病、内伤杂病、新生儿病、外科疾病的大部分常见证候。书中提出的多种儿科病证名称，如惊、痫、解颅、胎疸、夜啼、滞颐、石淋、热淋、遗尿、脱肛、鹅口、口疮、喉痹、蛲虫、脐疮等等，均被历代沿用至今。

《诸病源候论》构筑了儿科病因学的框架。在外因方面，书中论及风、寒、暑、湿、热，尤其是明确了时气病候病因，"是四时之间，忽有非节之气"，即时气、天行、毒疠之气等。在内因方面，有惊怖等情志因素，衣着过温、乳哺不当等将养因素，更强调胎养失宜的先天因素和各种身体素质因素。对于儿科疾病的各类病因率先提出了比较全面的认识。

临床常见病证的论述是《诸病源候论》的重点。例如，《诸病源候论·小儿杂病诸候》论"黄疸病候"证候："身疼髆背强，大小便涩，皮肤、面目、齿爪皆黄，小便如屋尘色，著物皆黄是也。"又进一步论"胎疸候：小儿在胎，其母脏气有热，熏蒸于胎，至生下，小儿体皆黄，谓之胎疸也。"对小儿黄疸的特征描述准确，对胎疸的病因为母病及子也有正确的认识。对多种儿科病证主要证候机制有切中肯綮的论述，如滞颐"由脾冷液多"，痫候"其发之源……风痫、惊痫、食痫是也"，羸瘦"皆为脾胃不和"，尿血"心主于血，小儿心脏有热，乘于血，血渗于小肠"，诸淋"肾与膀胱热也"，石淋"肾主水，水结则化为石"等等，都为后世沿用至今。关于证候转化，“百病候”说：“小儿气血脆弱，病易动变，证候百端。”从生理病理特点出发论述了小儿既病易变的特征。“发痫瘥后六七岁不能语候”等记载，进一步指出了重证患儿可带来后遗症。同时，从巢氏对小儿诸病源候的分析方法还可以看出，他将小儿外感病分为伤寒、时气两大类，内伤病以脏腑辨证为主，学术思想继承了仲景学说，具体应用于儿科并有所发扬，为钱乙建立儿科学辨证体系奠立了良好的基础。

三、钱乙《小儿药证直诀》

钱乙（1032—1113 年），字仲阳，山东郓州（今山东东平）人。他吸取了儒家、道家的思想精华，精研《颅囟经》，专攻儿科，博采历代诸家之说，通过自己长期的临床实践，分析总结，概括提高，对于小儿生理病理特点、生长发育、诊断辨证、立法处方等作了比较全面的论述，建立了中医儿科学独立的理论和实践体系。《四库全书·目录提要》说：“小儿经方，千古罕见，自乙始别为专门，而其书亦为幼科之鼻祖。”就是对钱乙历史性贡献的肯定。钱乙所建立的儿科以五脏为中心的临床辨证方法，至今被作为儿科的基本辨证方法而广泛应用。钱乙的主要学术建树，被收录于其弟子阎季忠所编集的《小儿药证直诀》一书中。

（一）归纳小儿生理病理特点

明确小儿的生理病理特点，总结出小儿异于成人之处，是儿科学形成独立体系的前提。如前所述，《内经》、《诸病源候论》等著作对小儿生理病理特点已有论述，但从其内容看，尚不全面。钱乙则较全面地对于小儿生理特点和病理特点做了概括。

《小儿药证直诀·变蒸》说：“小儿在母腹中，乃生骨气，五脏六腑，成而未全。自生之后，即长骨脉，五脏六腑之神智也……计三百二十日生骨气，乃全而未壮也。”说明小儿初生时，虽五脏六腑已经成形，但并未健全，出生之后，形、神同步增长，直至近 1 周岁时，也未能成熟。阎季忠在《小儿药证直诀·原序》中就此描述为“骨气未成，形声未正，悲啼喜笑，变态不常。”《小儿药证直诀·诸疳》进一步总结为“脏腑柔弱”。这是钱氏对小儿生理特点的最基本的认识，也是他的儿科辨证观点的前提。关于小儿的病理特点，阎季忠在钱乙“脏腑柔弱”生理特点的基础上进一步加以归纳，《小儿药证直诀·原序》说：“易虚易实，易寒易热。”说明小儿患病之后，证候的转化较成人更为常见，随着邪正双方力量对比的演变，虚证与实证、寒证与热证的形成和转变都很迅速。这一病理特点就要求儿科医师必须对病变过程中的邪、正对比时刻严密注意，对各种病证可能的发展变化娴熟于胸，治疗时以邪气去而正无伤为主旨，“不可痛击”，既不宜呆补，亦不可峻攻。这就形成了钱乙确立儿科治则的理论基础。

（二）论述儿科四诊诊查要领

如何通过望、闻、问、切四诊诊查，为儿科疾病提供辨证依据，钱乙有着丰富的临证经验。他的论述，并非沿袭内科之说，而是突出了儿科四诊运用的要领。

从儿科实际情况出发，闻诊、问诊、切诊的应用都受到一定限制，惟有望诊最为客观而可行。钱乙对儿科四诊尤重望诊，其中又以面部望诊论述最详。他提出的面上分部：“左腮为肝，右腮为肺，额上为心，鼻为脾，颏为肾。”是他将五行学说应用于儿科学的一部分，明显地带有将所有事物一分为五的机械认识论，未能反映面部症状的多元化特征，但其认为五脏证候必形于面的出发点还是具有临床指导价值的。事实上，钱乙在具体论述面部望诊的辨证、辨病意义时，已经反映了他对物质世界多样性的认识。如他论述“目内证”，就在五脏配五色的基础上有所深化，提出了“赤者，心热……淡红者，心虚热……青者，肝热……黄色，脾热……无精光者，肾虚”的符合临床实际的描述和推理。其他如论解颅“目白睛多”，胎怯“生下面色无精光，肌肉薄”，伤食“大便乳食不消”等，都指出了这些病证的诊断要领，“黄相似”中鉴别了黄病和黄疸，也是侧重从望诊提出了鉴别诊断方法。

在望诊之外，钱乙对其他三诊的儿科运用亦有心悟。如“小儿脉法：脉乱不治，气不和弦急，伤食沉缓，虚惊促急，风浮，冷沉细。”仅列举了6种儿科常见而重要的脉象，论述各种病证时也很少提到脉象表现，体现了他对小儿脉法运用应执简驭繁以及儿科辨证不必皆以脉为据的观点。

（三）建立儿科五脏辨证体系

钱乙在中医学藏象学说的基础上，建立了儿科五脏辨证体系，成为中医儿科学辨证学中最为重要的内容。

钱氏提出的“五脏所主”，是对各种儿科临床常见证候进行辨证的总纲。他首先明确：心主惊，肝主风，脾主困，肺主喘，肾主虚。以五脏辨证作为第一层次辨证，然后以虚实辨证作为第二层次辨证，兼证辨证作为第三层次辨证，使五脏辨证方法系统而完整。五脏皆有虚证、实证，如“脾主困。实则困睡，身热，饮水；虚则吐泻，生风。”又说“脾病，困睡，泄泻，不思饮食。”将内伤、外感病证涉及脾病的主要证候作了虚、实归类，并概括其中心为脾气困遏不展。当然，在许多情况下仅用虚实辨证还不够，钱氏又以寒热、表里、痰食等的辨证加以补充，如《小儿药证直诀·记尝所治病二十三证》中记载：“夫嗽者，肺感微寒……有嗽而咯脓血者，乃肺热。”“其候面青而光，嗽而喘促哽气，又时长出气，钱曰：痰困十已八九。”“今吐利不食，壮热者，伤食也”等。这样，就使五脏辨证有了更丰富的内容，能够覆盖更广泛的病证。

各种病证的表现是复杂的，在许多情况下，证候可以并存、兼夹及转化，《小儿药证直诀》中有许多这样的辨证实例。“斑子为心所生，心生热，热则生风，风属于肝，二脏相搏，风火相争，故发搐也。”指出斑子发搐病在心肝二脏。“肝病胜肺”是肝强肺怯，“肺病胜肝”是肺强肝怯。“疳皆脾胃病”，但又可兼有肝、心、肾、肺等诸脏证候等等。钱乙五脏辨证的丰富内涵，使之不仅成为儿科辨证的纲领，也为其他各科临床广泛应用。

（四）根据儿科特点立法制方

钱乙从小儿生理病理特点出发，制订儿科治则治法。他崇尚《颅囟经》“纯阳”之说，擅用甘寒柔润养阴；又因小儿脾胃柔弱易困，常取运补兼施，忌呆补峻攻。他为五脏虚实证立法，凡热证多用甘寒柔润之品，如泻肺之泻白散、清心之导赤散之类，慎用苦寒之芩、连。肾多虚证，常用补益；钱乙立补肾主方地黄丸，以金匮肾气丸去桂附之温燥，存六味之润养。地黄丸中，熟地黄补肾阴，泽泻泄肾浊，山茱萸滋肝阴，牡丹皮清肝热，山药养脾阴，茯苓渗脾湿，三补三泻，寓补于行，补而不滞，匠心独具。热盛之病必用苦寒者，钱乙常以改变剂型的方法缓其攻势。如治诸热之三黄丸（黄芩、大黄、黄连），乃仲景大黄黄连泻心汤改汤为丸，则苦寒泻下之性缓和。犀角丸（水牛角、人参、枳实、槟榔、黄连、大黄）治三焦邪热，脏腑蕴毒，风热痰实，大小便秘涩之证，也体现了攻中寓补，丸以缓之之义，因而认为是“极稳方”。“卷下·附方”首方大青膏治疗小儿热盛生风，开创了大青治疗小儿伤风之先例，至今广为应用。凉惊丸、抱龙丸成为后世治疗儿科热病神昏惊搐诸方之源，《小儿药证直诀》附篇《阎氏小儿方论》中的至宝丹、紫雪更成为热病开窍熄风的常用效方。

钱乙注重脾胃升降，善用甘温运化。钱乙所立补脾主方为益黄散，并不用参、芪、苓、术之类，而以理气助运为主。即使是应用补脾益气之剂，亦不忘配以助运，禁施呆补，如以钱乙异功散与同时代之《太平惠民和剂局方》四君子汤相比，钱乙仅增陈皮一味，便体现了补运兼施之旨。又立白术散治脾胃久虚吐泻吐泄，用四君子加藿香、葛根、木香，在甘温健脾同时，注意到升阳护阴。钱乙所立治法方剂，无不体现了他对儿科用药特殊性的深刻认识。

钱乙善于化裁古方，根据儿科特点创制新方。《小儿药证直诀》制方 135 首，其中丸剂 71 方、散剂 45 方、膏剂 6 方、外用 7 方，汤剂仅 6 方，从制剂以中成药占绝大多数也可以看出他立足儿科临床实际的特点。

四、陈文中《小儿病源方论》、《小儿痘疹方论》

陈文中，字文秀，南宋时安徽宿州符离人，有《小儿痘疹方论》1 卷（1241 年）、《小儿病源方论》4 卷（1254 年）传世。陈氏力倡固养小儿元阳，以擅用温补扶正见长。明代刘凤《幼幼新书·序》说："宋以来吴之专家者，曰陈曰钱二氏，陈以热、钱以凉，故有火与水喻者。"陈文中与钱乙分别创立了儿科温、凉两大学派，他们的学术观点对于中医儿科学的完善和发展有着深刻的影响。

（一）立论元阳为本

自《颅囟经》提出："凡孩子三岁以下，呼为纯阳，元气未散。"钱乙、董汲宗其说，补益重养阴，祛邪擅寒凉。陈氏不拘于前辈医家所论，鲜明地提出了元阳为本、应当固养的学术观点。

陈氏强调小儿体质特点为脏腑娇嫩，病理上易见阳气不足的证候。《小儿病源方论·惊风门》说："夫小儿脏腑娇嫩，皮骨软弱，血气未平，精神未定，言语未正，经络如丝，脉息如毫。"《小儿病源方论·养子真诀》又说："小儿一周之内，皮毛、肌肉、筋骨、髓脑、五脏、六腑、荣卫、气血皆未坚固，譬如草木茸芽之状。"小儿处于生长发育时期，全赖阳气之温煦。《小儿病源方论·惊风门》提出："盖真气者，元阳也……无病者在于摄养如法，调护正气。"有病时更应重视"固养元阳"。

陈氏分析小儿阳气不足的产生原因，有先天、后天两方面。先天因"胎受软弱"，后天因"不见风日"，因而"如阴地中草木，少有坚实者也。"由此提出，后天调护以固护脾肾，防止阳气受戕为要。《小儿病源方论·养子真诀》提出小儿护养的措施："吃热、吃软、吃少，则不病；吃冷、吃硬、吃多，则生病。""养子十法"中提出对小儿要背暖、要肚暖、要足暖、脾胃要温等，都是为防损伤小儿脾肾阳气采取的措施。他反对当时不少儿科医生妄施牛黄、轻粉、朱砂、黄连等寒凉伤阳损气之品，认为"药性既温则固养元阳，冷则败伤真气。"这种强调固养小儿元阳的观点，体现在陈氏所论小儿生理特点、病理表现、无病时护养、患病后治疗的各个环节之中。

（二）擅用温补扶正

陈文中在儿科治疗学方面的显著特色是擅用温补扶正。他在多种病证及疾病的不同阶段，只要有阳气不足见证，辄即施之，无论是痘疹类外感热病，或是泄泻、慢惊风等内伤杂病，均以固护阳气为要务。

一身正气以元阳为根，温补扶正首在壮其元阳。陈氏以八味地黄丸主治禀赋命门火衰、病久元气耗损诸证。此方即金匮肾气丸，钱乙用治肾虚曾去附、桂而为地黄丸，陈氏复其原貌以温元阳，一减一增，两家观点泾渭分明。即使对于"禀赋肾阴不足，或吐泻久病津液亏损"者，陈氏亦宗"无阳则阴无以生"之意，应用加减八味丸，于大队滋阴补肾之品中伍肉桂一味鼓舞阳气。

《小儿病源方论·养子真诀》指出"小儿冷证"的特点是"面晄白，粪青色，腹虚胀，呕乳奶，眼珠青，脉微沉，足胫冷。"包括了五脏虚寒之象，而以元阳虚衰为本。在治法上除八味地黄丸温壮元阳之外，又有多种变法，如脾肾阳衰，腹胀足冷之二圣丸；阳气不温，肠滑泄泻之肉豆蔻丸；下元虚冷，风痰气逆之油珠膏；肾元不足，寒痰壅塞之芎蝎散等。他特别重视先后天之间的相互依存关系，重视脾肾并治，立补脾益真汤，熔温阳、益气、助运、涤痰、祛风于一炉，又按渴、泻、呕吐、腹痛、腹胀、咳嗽、痰喘、足冷、气逆不下、恶风自汗等不同随症加减，广泛用于多种虚寒证候的治疗。

陈氏提倡小儿太阴不足之说，《小儿病源方论·养子真诀》根据脾的生理特性和临床证候特点明确提出："脾土宜温，不可不知也。"用四君子汤、五味异功散、补中益气汤等温脾益气健运之方治疗不思乳食、饮食停滞、泄泻呕吐等病症。对脾虚及肾患儿，则补脾之外助以温肾，如十一、十二味异功散，均取肉桂、诃子、肉豆蔻、附子之类温振阳气。例举扬州安通判子慢惊风案，府判曰："小儿纯阳，热即生风，何敢服附子、硫黄！"文中曰："若与朱砂、脑麝等凉剂，断然不救……当温养正气，气盛则寒痰消，腹中不响，其搐自止。"用油珠膏 8 服，后以补脾益真汤而愈。

陈氏治疗小儿痘疹等时行热病，亦以擅取温补救急见长。他列举痘疮应用温托的指征为：不光泽，不红活，不起发，不充满，不结靥，不成痂，而痒塌烦躁喘渴；宜解太过，误食生冷，中寒泄泻，倦怠少食，足指逆冷等证者。他比喻道："大抵遇春而生发，至夏而长成，乃阳气熏蒸，故得生成者也。"故"表里俱实者，其疮易出易靥，表里俱虚者反是。"他常用参芪内托散、木香散、异功散等方扶正托毒，《小儿痘疹方论》一书中列举了他以温补托毒治愈痘疮等证的多宗验案。

陈氏论痘疹证治多言温托颇招非议，如朱震亨评曰："陈氏方诚一偏论……多用桂附丁香等燥热药，恐未为适中也。"其实，陈氏治痘并非仅此一法，他对热毒炽盛而阳气未衰者，仍辨证分别施以消毒散、解毒汤、犀角地黄汤、大连翘饮、凉膈散等清热解毒方。他论痘侧重温补托里，是补充了钱乙、董汲惟用寒凉之不足，使痘疮治法趋于完备。

陈氏善于权衡不同证候中的邪正消长关系，灵活地应用祛邪和安正并进、温补和凉泻兼施的方法，来处理虚实兼夹的病证。他对于以邪盛为主的证候，于逐邪之中不忘顾护正气，如治斑疹稠密身热之鼠粘子汤，以清热解毒药为主，配以黄芪、当归顾护气血。邪正交争之际，辨别虚实轻重，灵活地采用寒温相伍的治法，如治痘疮壮热，经日不止者用柴胡麦门冬散，取柴胡、龙胆草清热解毒，玄参、麦门冬凉营护阴，人参、甘草益气扶元，清中寓补，祛邪安正。热病后期，余烬未灭，正气耗伤，则以扶元复阴为主，佐以清解余邪，如治痘疮已靥，身热不退者，辨其证属气耗津劫，则用人参白术散，在扶脾益胃之中稍佐轻宣散热之品。

陈文中的元阳不足论点及温补扶正治则，对于后世全面地认识小儿生理特点及临床辨证论治，发挥了先导的作用。他所创立的儿科温补学派代有传人，影响深远。

五、曾世荣《活幼心书》、《活幼口议》

曾世荣(1252—1332 年)，字德显，湖南衡阳人。编著《活幼口议》20 卷、整理师授遗书《活幼心书》3 卷传世。曾氏对于儿科学基础论之甚详，如小儿生理病理、护养保育、面部望诊、指纹诊、脉诊等，均提出了精辟的见解。《活幼心书·小儿常安》说："四时欲得小儿安，常要一分饥与寒，但愿人皆依此法，自然诸疾不相干。"《活幼口议·议明至理二十五篇》说："小儿方脉，指下易明，心用了了。"皆言简意赅，切合实际。曾氏在学术方面的特色，一是对初生儿疾病做了比较全面的论述，二是对多种儿科常见病的证候分类治法做了精炼而具有指导意义的概括。

(一)详论初生诸疾

《活幼口议·卷之四》有"议初生牙儿证候二十六篇",《活幼心书》内各卷均有关于初生儿疾病的多篇论述。他所论及的初生儿病证有胎寒、胎热、鼻塞、喷嚏、身体热、口疮、便血、夜啼、脐风、脐突、血眼、卵肿、聤耳等多种,均议论甚详。《活幼口议·议胎中受病诸证一十五篇》论及"鬼胎……即胎气怯弱"时,分析病因"乃父精不足,母气衰羸,滋育涵沫之不及,护爱安存之失调,方及七八个月以降生,又有过及十个月而生者",《活幼心书·五软》则提出治法:"用调元散、补肾地黄丸渐次调养,日久乃安。"这些论述对于先天禀赋不足的胎怯证,具有指导临床认证论治的重要价值。曾氏对于中医儿科新生儿学的建立作出了重要的贡献。

(二)议证论候翔实

曾氏从医60年,对于各类儿科病证的辨证论治多有心得,反映了他丰富的临证实践经验。

以疳证为例,《活幼口议·小儿疳疾》议曰:"疳者甘也。"认为病因主要在于过食黏腻甘甜生冷炙煿之物。《活幼口议·疳疾证候方议》说:"发作之初,名曰疳气",是现代将疳证轻证命名为疳气证的原始依据。《活幼心书·疳证》将疳证按五脏分类,并详列五脏疳的证候表现,提出"察虚实疗之",虚则分五脏补益,实则分消食驱虫以治疗。

曾氏论惊风,为"四证八候"之首倡者。《活幼心书·明小儿四证八候》说:"四证者,惊、风、痰、热是也;八候者,搐、搦、掣、颤、反、引、窜、视是也。"对惊风证候的概括精炼而又切合实用。《活幼口议·议急惊风证候》又提出下热、退惊、截风、化痰等治法。曾氏所立琥珀抱龙丸、镇惊丸等疗惊方,沿用至今。

六、薛铠、薛己《保婴撮要》

薛铠,字良武,江苏吴县人,明弘治年间为太医院使,著《保婴撮要》。薛己(1487—1558年),字新甫,号立斋,为薛铠之子,亦为太医院使,精儿、内、外诸科,校注、增补《保婴撮要》,著《保婴粹要》、《正体类要》等书。薛氏父子秉承钱乙、张元素的脏腑辨证学说,加以充实发挥;又扬其兼通各科之长,为中医小儿外科学的形成作出了贡献。

《保婴撮要》所论小儿各科病证221种,每种病证均首论病因、病机、治则,次载本证验案及各种治法、方药,共记录医案1540则,为后人留下了宝贵的临证资料。

(一)五脏证治为纲,温脾补肾求本

《保婴撮要·卷一》对肝、心、脾、肺、肾五脏证治法则分别论述,每篇首引钱乙辨证论治纲目,继陈张元素五脏相关之阐述,对于儿科五脏虚实证候的症状、病机、治法、主方罗列详明。在急慢惊风、吐泻、疳证、疰夏、汗证等病证中,大抵皆宗张元素而参以李杲、朱震亨诸家之说,旁征博引,演绎成篇。

在五脏之中,薛氏又根据儿科特点,尤其重视脾、肾二脏。《保婴撮要·癖块痞积》说:"凡脾土亏损,必变症百出矣。"《保婴撮要·脾脏》为脾病立方,寒水侮土用益黄散,脾土虚寒用干姜理中汤,脾土虚弱用人参理中汤,脾肺气虚用五味异功散加防风、升麻等。可见薛氏治脾病偏于温补,又与陈文中温补学说一脉相承。

薛氏重视温脾同时,亦注重补肾。《保婴撮要·肾脏》推崇地黄丸:"肾肝诸脏不足之症,宜用此以滋化源,其功不可尽述。"对于肾之阴阳两虚者,他又常用八味地黄丸治疗。说明薛氏补肾,既宗钱乙,又效陈文中,若是肾脾两虚证,且与李杲补气升阳效方补中益气汤共进。由此可见,薛氏在学术上不拘一家,能兼收并蓄,博采众长,再以个人心悟随证灵活加减应用。《四库全书·目录提要》评说："己治病，务求本源，用八味丸、六味丸直补真阴真阳，以助化源，实自己发之。其治病多用古方，而出入加减，具有主理，多在一两味间见神明变化之妙"。

(二)外症兼辨经络，内外相合施治

前世儿科医家多以小儿内科见长，薛氏父子通晓小儿内科、外科，在《保婴撮要》中对各类小儿外科病证作了比较全面的论述。据统计，《保婴撮要》中论及的小儿外科、眼科、耳鼻咽喉科、口齿科、肛肠科、皮肤科、骨伤科病证达70余种，使中医小儿外科学专科初步形成。

薛氏论小儿外科病证病因，有先天胎毒、遗传，后天乳母饮食、情志失调，以及外感、食伤等。对外科病的辨证，薛氏首重脏腑，认为"当分脏腑所属之因，病之虚实，调其血气，平其所胜。"又常从外症所在部位，依其所属经络辨证作为补充。以胎毒疮疥为例，《保婴撮要·胎毒疮疥》说："如发于两耳眉或耳前后发际之间，属手少阳经；若发于四肢，属脾胃经；发于两胁，属肝经；发于额，属心经；发于脑，属膀胱经；发于颏颊，属肾经。当随各经所主五脏胜负，及乳母食啖厚味郁怒所传致而调治之，不可彻用化毒、犀角丸等。"这种脏腑、经络结合辨证的方法，为小儿外症辨证建立了范例。

对于儿科外症的治疗，薛氏一般根据辨证结果，以内治为主，活用清、消、补、托诸法。同时，他们也能按照外症特点，配合使用药物外治、针灸、切开缝合手术等疗法。案例之一，《保婴撮要·流注》："一小儿腿腕间患此，已半载，肿硬色白，形气俱虚。余先用五味异功散加当归三十余剂，却佐以八珍汤二十余剂，更用葱熨法，肿势渐消，中间一块仍肿。此欲作脓也，当补其血气，俱用托里散为主，异功散为佐，仍用葱熨法。月许，针出稠脓。仍用前二药及豆豉饼，三月余而愈。"案例之二，《保婴撮要·腹破肠出》："一小儿持碗跌仆，腹破肠出。即纳入，以麻线缝完，敷花蕊石散而愈。"从案例中可以看出，当时薛氏的小儿外症治疗已经达到了较高的水平。

七、万全《幼科发挥》等

万全(1488—1578年?)，字密斋，湖北罗田人。祖传三世名医，尤擅儿科、妇科。他的著述甚丰，儿科专著便有《幼科发挥》、《育婴秘诀》、《片玉心书》、《幼科指南心法》等多种。他在小儿保育、生理病理特点等方面均在前人论述的基础上有所发挥，临证则以调理脾胃见长。万氏在儿科学术上承前启后，有着重要的影响。

(一)"育婴四法"的儿童保健学说

万全就不同年龄阶段的儿童，系统地提出了养育要点，即"育婴四法"。《育婴秘诀·十三科》说；"一曰预养以培其元，二曰胎养以保其真，三曰蓐养以防其变，四曰鞠养以慎其疾。预养者，即调元之意也；胎养者，即保胎之道也；蓐养者，即护产之法也；鞠养者，即育婴之教也"。

万氏论小儿养育，首重先天。预养指孕育之前的培元之道，提出不可乱服壮阳、暖宫之药，男子慎养其精，女子静养其血，交合时须"两情欣洽"等要领。胎养即养胎护胎之道，提出调喜怒、节嗜欲、作劳不妄、节五味之食、不可妄投药饵等要领。蓐养即围生期保健，介绍了回气、拭口、断脐、解胎毒、浴儿、哺儿等方法。鞠养要点，万氏强调调节饮食和寒温，《育婴秘诀·鞠养以慎其疾四》说："养子须调护，看成莫纵弛，乳多终损胃，食壅即伤脾，衾厚非为益，衣单正所宜，无风频见日，寒暑顺天时。"万氏对小儿养育的论述，形成了中医儿童保健学的系统观点。

(二)“三有余四不足”的生理病理学说

对于小儿生理病理特点，历代医家续有论述。朱震亨曾就此作出了“阴常不足”、“肝只是有余，肾只是不足”等概括。万全则进一步提出了三有余、四不足学说，即：阳常有余、阴常不足，肝常有余、脾常不足，心常有余、肺常不足、肾常不足。

万氏所论的阳常有余、阴常不足，源于《颅囟经》、《小儿药证直诀》及朱震亨《幼科全书》，但万氏对此有自己的理解和阐释。《育婴秘诀·鞠养以慎其疾四》“抱龙丸解”说道：“龙者，纯阳之物。盖震为龙，东方乙木也，为少阳之气，时至乎春，乃万物发生之气也。乙者，肝木也，肝为风木。初生小儿，纯阳无阴，龙之象也。肝为有余，少阳之气壮也。肝主风，小儿病则有热，热则生风。”可见万氏认为“纯阳”在生理上是指如同春天万物发生之气的旺盛生机，在病理上是指患病后易于化热化火，引动肝风的特征。他并且由此提出了“小儿体禀少阳”之说，如《育婴家秘·五脏证治总论》曰：“春乃少阳之气，万物之所以发生者也。小儿初生曰芽儿者，谓如草木之芽其气方盛，亦少阳之气方长而未已。”同时，《片玉心书·小儿治法》又说：“小儿纯阳之体，阴阳不可偏伤。”也可以看出万氏认为纯阳并非盛阳，而是小儿阴阳皆未充盛，均需慎防耗伤。《幼科指南心法·祖传一十三方》“抱龙丸”又进一步说：“小儿肝常有余、脾常不足，此药抑肝扶脾，乃名抱龙也。”可见万氏所论三有余、四不足学说有其生理、病理两方面的含意。万氏的这一学说影响深远，至今常被引用。

(三)强调“调理脾胃”的临证治疗观点

万全的辨证论治观，宗于钱乙而又有发挥。他以五脏辨证为纲，联系小儿三有余、四不足的特点，分虚实证候论治，并创制了牛黄清心丸等名方。万氏特别强调调理脾胃在儿科治疗学中的重要性。《幼科发挥·调理脾胃》说：“人以脾胃为本，所当调理，小儿脾常不足，尤不可不调理也。”并阐述道：“调理之法，不专在医。唯调乳母、节饮食、慎医药，使脾胃无伤，则根本常固矣。”药物治疗脾胃病的方法，要从小儿脾胃的生理病理特点出发制订。脾喜温而恶寒，胃喜清而恶热，用药不可过偏，宜五味相济，四气俱备，攻、补皆须防“偏之为害”，须取“中和之道”，他所立肥儿丸、养脾消积丸等方，均体现了这一原则。《幼科发挥·原病论》明确提出：“脾胃壮实，四肢安宁，脾胃虚弱，百病蜂起。故调理脾胃者，医中之王道也；节戒饮食者，却病之良方也”。

八、陈复正《幼幼集成》

陈复正(1690—1751年)，号飞霞，广东罗浮人。陈氏少年即为道士，多年“飘笠云游，借医药以济世。”他的儿科专著《幼幼集成》刊于1750年。该书广泛采集了前辈医家的经验，结合自己的体会加以阐发。陈氏在儿童保健方面注重养胎护胎和初生护持，在辨证治疗方面认为不得恣用寒凉克伐生生之气。陈氏对儿科学的突出贡献则在指纹诊法、儿科八纲辨证及立方集方等方面。

(一)提出指纹诊法纲领

儿科诊法，受临床限制，历来以望诊为主。望诊较少受到小儿客观情况的干扰，能较真实地反映小儿的证候，因此，在儿科诊断学方面，望诊的内容不断积累充实。指纹诊就是中医儿科诊法具有特色的内容之一。自唐代《仙人水镜图诀》论述虎口色诊之后，《小儿卫生总微论方》、《幼幼新书》等相继阐述小儿指纹诊法，而张景岳、夏禹铸等则对此持有非议。陈复正就此加以评述，《幼幼集成·指纹晰义》说：“有谓不必用者，有用而至于怪诞不经，诬民惑世者，是皆未明纹中之理，所以有用、不用之殊议……盖此指纹与寸关尺同一脉也。”因而，

《幼幼集成·指纹切要》说:“小儿自弥月而至于三岁……诊(脉)之何益?不若以指纹之可见者,与面色病候相印证,此亦医中望切两兼之意也。”对于指纹诊的儿科应用提出了实事求是的看法。

关于指纹诊法的内容,陈氏提纲挈领,概括为:浮沉分表里、红紫辨寒热、淡滞定虚实,将指纹的浅深、色泽、运行,与八纲辨证联系。又在《幼幼集成·三关部位歌》中论说纹见于风关、气关、命关,分别显示病邪之初入、正盛和至重,这一论点被后人概括为“三关测轻重”。陈氏指纹诊法的观点相延至今,成为中医儿科诊断学的重要组成部分,其中不少内容得到了现代临床观察及实验研究的证实。

(二)八纲辨证详析诸搐

陈复正是一位具有丰富实践经验的儿科医家,他对儿科许多病证的辨证论治提出了自己的见解。《幼幼集成·腹痛证治》说:“夫腹痛之证,因邪正交攻,与脏气相击而作也。有冷、有热、有虫痛、有食积,辨证无讹,而施治必效。”并提出虫痛宜攻虫取积,又要辨其脾胃是否怯弱,来确定调补脾胃之先后使用。啼哭分肝热、心热,大便不通分实闭、虚闭,发热分表热、里热、虚热、实热,泄泻分寒、热、虚、实、食积等,都表明陈氏对儿科病辨证,除采用脏腑辨证外,同时重视八纲辨证的应用。

陈氏对于小儿抽风病变,赞同喻嘉言之说,提出“易去惊风字样”,新立误搐、类搐、非搐之名。误搐指伤寒病痉,包括柔痉与刚痉;类搐指暑证、疟疾、痢疾、咳嗽、丹毒等病失治所致抽搐;非搐指吐泻、大惊等病后脾阳衰败所致之慢性抽搐。陈氏理论以《内经》、《伤寒论》等经典为依据,其意义并不仅仅在于病名之争,而在于他强调对于临床常见的抽风病变,应当分辨病因和证候分别论治,即以审证求因、审因论治的方法处理小儿抽风,这一观点无疑是有积极意义的。

(三)创制新方广集成方

陈氏对于儿科方剂学也有着重要贡献。他根据儿科特点创制了集成八方:集成三合保胎丸保孕安胎,集成沆瀣丹导三焦郁火,集成三仙丹通下解积,集成金粟丹截风定搐,集成定痫丸健脾化痰定痫,集成至圣丹治冷积久痢,集成肥儿丸健脾消食,集成白玉丹治瘰疬。这些方剂组成均凝集了作者经验,长期临床应用疗效可靠,故推而广之。

陈氏除自立新方、沿用古方之外,还特别注意收集各类简便方,提供临证选用。《幼幼集成》中大量介绍的简便验方中不乏药简效宏之品,例如:桂圆肉包鸦胆子治久痢,马齿苋治寒热赤白诸痢,常山治疟疾,苦楝根皮打虫,川椒治蛔虫病呕吐服药不纳,北沙参治肺燥咳嗽,山楂子治食肉积滞不消,莱菔子治食胀、气胀,蚕茧治消渴,天花粉等下死胎,五倍子粉敷脐治盗汗,等等。《幼幼集成》集前辈医家、自身心得及民间经验之大成,说明陈复正不仅勤求古训,潜心总结,而且广闻博采,重视整理推广单方验方,这种精神是难能可贵的。

九、吴瑭《温病条辨》

吴瑭(1736—1820年),字鞠通,江苏淮阴人。吴氏宗吴又可、叶天士的温病学说并加以发挥,建立了三焦辨证体系,是一代温病大家。同时,他在儿科方面也卓有成就,他关于儿科的论述集中于《温病条辨·解儿难》一卷中。吴氏在小儿生理病理特点、外感及内伤疾病证治方面均有创见,是清代儿科学术发展史上有重要地位的医家。

(一)稚阴稚阳、易感易传,阐明生理病理

关于小儿的生理特点,自《内经》起代有论说。《颅囟经》提出“纯阳”说之后,则学术争鸣不断，诸家各持己见。吴鞠通在《温病条辨·解儿难·俗传儿科为纯阳辨》中鲜明地提出："古称小儿纯阳，此丹灶家言，谓其未曾破身耳，非盛阳之谓。小儿稚阳未充、稚阴未长者也。"认为男子16～24岁、女子14～21岁，才能"阴气长而阳亦充"，在此之前，阴、阳都处于稚嫩不足状态，即小儿物质基础均未健全、功能活动均未成熟，这是小儿最基本的生理特点。吴氏的这一观点经200年来学术界的研讨，已经成为共识。

吴氏进一步阐述了小儿的病理特点和临床用药注意点。《温病条辨·解儿难·儿科总论》说："且其脏腑薄，藩篱疏，易于传变；肌肤嫩，神气怯，易于感触。其用药也，稍呆则滞，稍重则伤，稍不对证，则莫知其乡。"力陈儿科轻易使用苦寒之弊，以存阴退热为第一妙法。又根据儿科特点，对儿科医生提出了较高的要求，《温病条辨·解儿难·小儿痉病瘛病共有九大纲论》说："盖小儿肤薄神怯，经络脏腑嫩小，不奈三气发泄。邪之来也，势如奔马，其传变也，急如掣电，岂粗疏者所能当此任哉！"吴氏的这些论述被现代《中医儿科学》教材归纳为"发病容易，传变迅速"，作为小儿的基本病理特点之一。

(二)三焦分证，治病求本，论说疾病证治

吴氏对于温病学说的建树为人所瞩目。吴氏论小儿外感病因，重视六气为病，其中又以风为百病之长，六气莫不随风而伤人。温病传变，由口鼻而入，通于肺、胃，逆传则至心包，上焦病不治传中焦，中焦病不治传下焦，循三焦传变。对于暑痉一证，《温病条辨·解儿难·小儿痉病瘛病共有九大纲论》说："痉因于暑，只治致痉之因，而痉自止，不必沾沾但于痉中求之。"说明吴氏温病学说的核心观点是六气病因、三焦分证、治病求本，于叶桂的卫气营血辨证之外又辟蹊径。

吴氏对于小儿杂病亦有研究。如认为痉病九大纲，除有外感所致寒痉、风温痉、温痉、热痉、暑痉、湿痉、燥痉之外，又有内伤所致之内伤饮食痉、客忤痉、本脏自病痉，应从扶正入手治疗。对于疳疾，提出疏补中焦、升降胃气、升陷下之脾阳、甘淡养胃、调和营卫、食后击鼓以鼓动脾阳、调其饮食、杀虫驱虫、缓运脾阳缓宣胃气等九妙法，内容概括了调理脾胃的各种治法，又包括了饮食疗法、音乐疗法等多种疗法。吴瑭的《温病条辨·解儿难》虽篇幅不长，却多个人心悟，对于儿科外感、内伤疾病的辨证论治具有指导意义。

十、徐小圃《儿科名家徐小圃学术经验集》

徐小圃(1887—1959年)，名放，上海人。徐小圃先生为近代声誉卓著的儿科临床家，擅长治疗痧痘惊疳、疑难杂症，学术思想宗张仲景、陈文中等，临证以擅用温阳法见长。徐氏一生，诊务繁忙，无暇编撰著述，其学术经验、临证医案，后经搜集整理成《儿科名家徐小圃学术经验集》等书出版。

(一)温阳扶正挽治沉疴

徐小圃认为，所谓"纯阳之体"，是指"生机蓬勃，发育迅速"的生理特点。小儿以阳气为本，一旦护养失宜；寒暖失调，则外易为六淫所侵，内易为饮食所伤，发病之后，容易出现种种阳气受损证候。阴为体，阳为用，阳气在生理状态下是全身动力，在病理状态下又是抗病主力，此在儿科尤为重要。徐氏推崇《素问·生气通天论》中"阳气者，若天与日，失其所则折寿而不彰。"的论述，以及张介宾在《类经附翼·大宝论》中所说："凡通体之温者，阳气也；一生之活者，阳气也。""得阳则生，失阳则死。"等观点，特别重视维护小儿阳气，方案中常有"气阳不足"、"气阳式微"、"阳虚湿盛"等语，治疗时则常采用温阳扶正治法。

徐氏治疗小儿外感病初期，善用麻黄类辛温解表，应用对象以肺经见证为主，无汗者用生、微汗用水炙、咳喘用蜜炙。凡喘咳之属实者，麻黄必用，若用于发汗解表常配桂枝，风寒表实无喘咳者则代之以羌活。对于热病伤阳之里虚寒证，徐氏善用附子，应用指征为：神疲、色㿠、肢冷、脉软、舌润、小便清长、大便溏泻不化，但见一二症便放手应用，认为若必待少阴证悉具而后用，往往贻噬脐莫及之悔。另外，川乌散寒止痛，多用于寒证腹痛；肉桂引火归元，常用于下元虚寒。益智仁、补骨脂、淫羊藿等，均系温肾扶阳之品，在遗尿、虚寒泄泻、阳虚水肿等症常常配用。龙骨、龙齿、牡蛎、磁石等，平肝潜阳，重镇安神，屡用治虚阳上僭或肝风内动之暑热、惊风、不寐、眩晕等。徐氏应用温阳药物回阳救逆，救治了许多时行疾病危重变证患儿，由此而名噪上海滩，并在现代被广泛学习应用。

(二)四诊合参辨证识病

徐氏对于儿科四诊应用，自有章法，虽同样以望诊为主，而对于闻、问、切诊亦不偏废，他常说："小儿科医生一定要具备几个基本功，一是看得准，二是听得清，三是问得明，四是摸(切)得细，缺一不可"。

徐氏望诊，注意"望面色，审苗窍"。他在20世纪20年代已经使用消毒压舌板观察患儿口腔、咽部，并对传染病如白喉等患儿用过者随即做焚毁处理。吸取西医学麻疹黏膜斑的望诊经验，临证能作出"痧子将布"等肯定性诊断。他观察口腔，还注重唇舌的润燥，对发热咳嗽者必视其呼吸及啼哭有无泪水，对高热者察其肌肤润燥及四肢温凉，从这些方面观察热病中阳气、阴津的存亡，及早发现变证。

闻诊在儿科历来应用较少，徐氏却常能从大量候诊的患儿中通过闻诊发现一些重症患儿提前处理。他对当时发病率高的白喉警惕性极高，往往通过辨析其呼吸时特殊的嘶吼声和犬吠样咳嗽便能加以识别。他临证常据小儿啼声之抑扬、咳声之清浊，作为辨证识病的重要方法之一。

儿科问诊，倚重家长。徐氏每日通常诊治百号患儿，问诊提倡务重肯綮，围绕主诉，就辨证识病要领询问。如对咳嗽日久者，询问咳时是否有连声不断、面红泪出、咳尾有特殊的吼声等咳嗽的特征；对下痢者须问有否不食、呕恶，审其是否噤口痢；对夏季高热者，必问有否渴饮多尿等暑热证的征象。

徐氏倡导小儿有脉可凭，赞同《景岳全书·小儿则》"凡小儿形体既具，经脉已全，所以初脱胞胎，便有脉息可辨"的说法。他诊治小儿必先切脉，以避免先做其他检查使患儿惊恐、挣扎，扰乱气息，影响脉象。他的方案中一般均列有脉象，根据脉象探讨病机，立法用药，判断预后。如见脉软，辨为气阳不足，处方中每加用温阳之品；脉呈弦象，多属肝旺风动，提防其惊风骤发等。

参考文献

[1] 朱永芳.《诸病源候论》对儿科学术发展的贡献[J]. 中医杂志，1990，31(7)：14-16.

[2] 俞景茂. 钱乙学术源流论[J]. 中医杂志，1988，29(3)：19-21.

[3] 汪受传. 儿科温阳学派的起源与现代应用[J]. 中医儿科杂志，2008，4(2)：10-16.

[4] 张静. 曾世荣主要学术思想阐释[J]. 中医儿科杂志，2008，4(1)：9-12.

[5] 陆鸿元，邓嘉成. 儿科名家徐小圃学术经验集[M]. 上海：上海中医学院出版社，1993.

(汪受传)

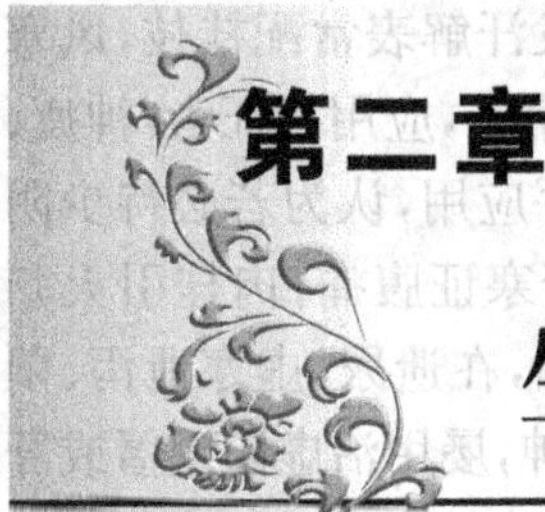

第二章 生理病理与喂养保健

第一节 小儿年龄分期

儿童生命活动的开始，起于阴阳两精相合而形成的胚胎，如《灵枢·本神》说："故生之来谓之精，两精相搏谓之神。"新的生命产生之后，不断生长发育，直至成年。儿童与成人的年龄界限，历代有着不同的认识，现代一般按《灵枢·卫气失常》所说："十八已上为少，六岁已上为小。"将18岁以内均作为儿科范围。

儿童时期处于不断生长发育变化的过程中。在不同时期，小儿的形体精神、生理病理、养育保健、疾病防治等都有着不同的特点。为了儿科的实际需要，能更有针对性地做好儿童保健工作，有必要对儿童阶段再按年龄分为若干时期。

小儿生长发育是一个连续不断的过程，其间虽在某些阶段有着比较显著的变化，但各期之间并无严格的界限，而且相互之间是密切联系的，所以，小儿年龄分期只是为了实际工作的方便。小儿年龄分期的方法，古代各家所论不一，现代一般划分为以下几个阶段。

一、胎 儿 期

从男女生殖之精相合而受孕直至分娩断脐，属于胎儿期。胎儿孕育在母体子宫内，约280天（从孕妇末次月经第1天算起胎龄为40周，若从受精算起约为38周），以4周为1个妊娠月，即"怀胎十月"。

天地阴阳，化生万物，男女媾精，结成胚胎。胚胎产生，一个新的生命也就开始了。胎儿在孕育期间，还不能独立生存，寄生于母体之内，与其母一脉相连，依靠母体的气血供养，在胞宫内生长发育，因而与母体休戚相关。《幼幼集成·护胎》对于胚胎生成及母体与胎儿的关系就曾做过精辟的论述："父主阳施，犹天雨露；母主阴受，若地资生。胎成之后，阳精之凝，尤仗阴气护养。故胎婴在腹，与母同呼吸，共安危，而母之饥饱劳逸，喜怒忧惊，食饮寒温，起居慎肆，莫不相为休戚"。

胎儿期又分为3段。妊娠早期12周为胚胎期，如《诸病源候论·妇人妊娠病诸候·妊娠候》说："妊娠三月名始胎"，从受精卵细胞至基本形成胎儿。妊娠中期15周，胎儿各器官迅速成长，功能也渐成熟，但肺的发育较缓，早产难以存活。妊娠晚期13周，胎儿以肌肉发育和脂肪积累为主，体重增加快。至妊娠10月，五脏俱全，六腑齐通，形神兼备，则一朝分娩而面世。

所谓先天之本一生之基，胎儿期的保健对于人的一生有着深远的影响。胎儿保健是依靠妇女孕期保健来实现的，养胎护胎学说就是我国传统孕期保健经验的总结。做好胎儿保健，不仅可以避免死胎、流产、早产、先天性疾病等不良后果的发生，更可以使小儿在先天形成优良的体格、精神素质，为出生后的健康发育打下良好的基础。

二、婴儿期

自出生后脐带结扎，至1周岁为婴儿期，又称乳儿期。

婴儿刚脱离母体独立生存，脏腑娇嫩、形气未充的生理特点在这一时期表现得最为突出，正如《小儿药证直诀·变蒸》说："小儿在母腹中，乃生骨气，五脏六腑，成而未全。"婴儿脏腑功能未曾健全，精神发育未曾成熟。婴儿肺脏娇嫩，卫表未固，来自母体的免疫能力逐渐消失，自身免疫力又未能健全，御邪能力弱，使婴儿，尤其是6个月后的婴儿，发生时行疾病和肺系疾病的机会大大增加。应当给孩子多晒太阳，衣着适宜，增强体质，提高对气候变化的适应能力，按计划接受预防接种，讲究卫生，做好消毒隔离，降低发病率，减少疾病对婴儿生长发育的干扰。

另一方面，婴儿出生后，会逐步适应外界环境，显示出蓬勃的生机，生长发育特别迅速。1周岁时，小儿的体重增长至初生时的3倍，身长增长至初生时的1.5倍。这一阶段机体对水谷营养精微的需求特别旺盛。而婴儿脾胃未充，运化力弱，因而显示出脾常不足的显著特点。需要强调母乳喂养，及时添加辅食，乳食有时有节，注意饮食卫生，才能使婴儿脾胃功能逐渐增强，保证生长发育的营养需要，减少脾胃病的发生。

自出生后脐带结扎至生后满28天，又称为新生儿期。新生儿刚脱离母体独立生存，经历了内外环境的突然变化，机体内部也发生了相应的巨大变化。新生儿体质稚嫩，机体调节功能不足，对外界的适应能力和御邪能力都较差，加上胎内、分娩及生后护理不当等原因，故新生儿的发病率和病死率都是最高的。为了降低新生儿发病率，认识新生儿的生理病理特点，加强护理，使之能尽快顺应新的环境，做好喂养，使之后天健康发育成长，是新生儿保健的主要工作。

新生儿有一些特殊的生理状态，如睡眠时间长、体重先减后增、生理性黄疸、乳房肿大、假月经、马牙、螳螂子等，应将其与各种病态加以区别，以避免误治。

现代还提出了围生期的概念，指胎龄满28周至出生后7足天这段时期，又称围产期。对于从胎儿晚期经娩出过程至新生儿早期的这段时间专门进行研究，是因为这是变化巨大、生命遭到最大危险的时期。围生期病死率（包括这一时期内死胎、死产和活产新生儿死亡数）高，做好围生期保健是优生优育的重要环节。

三、幼儿期

1周岁至3周岁为幼儿期。幼儿期小儿的生长发育速度较前减慢，尤其是在体格发育方面，体重由1～2岁期间增长3kg减至2岁后每年增长2kg的稳步增加速度。此期小儿学会了走路，活动范围扩大，接触周围事物的机会增多，智力发育比较突出，语言、思维和应人、应物的能力增强，同时，感邪患病的机会也较前增加。要培养孩子良好的生活、卫生习惯，加强活动和锻炼，注意传染病的预防和隔离，对反复呼吸道感染的小儿要采取发时治标、平时治本的措施，改善体质，减少发病。通过增加环境接触、语言及动作教习，安排适合该年龄儿童特点的游戏，看图画、听故事等，启发童蒙，促进幼儿智能发育。

1周岁后，小儿的饮食已逐渐过渡到普通饮食，乳牙渐次长齐，脾胃功能逐步增强。此期要注意食物品种的搭配，保证各种营养成分的供给，让小儿自幼养成杂食、广食、不挑食的习惯，不要滥服保健食品、补品补药，防止误食污染食品及药物毒物，减少厌食、积滞、泄泻、疳病等脾胃病的发生。

四、学龄前期

3周岁至入小学前(6～7岁)为学龄前期。

学龄前期小儿体格发育稳步增长，智能发育趋于完善。该年龄组儿童求知欲强，对任何事物都怀有好奇心，好问为什么。应当根据这一时期儿童的智力水平，安排好小儿的生活环境，使之在接触、游玩中增长见识，获得启发式教育，提高理解和思维能力。同时，应根据该时期小儿可塑性强的特点，培养其优良的道德品质，养成良好的卫生、劳动和学习习惯，为接受正规的学校教育打好基础。

随着儿童能力的增强，要因势利导，提高他的独立生活能力，学会照顾自己，穿脱衣服、吃饭洗漱、做简单的生活琐事等，避免由家长包办一切。学龄前期儿童好奇好动，又无生活经验，容易发生意外事故，必须加强安全教育，防止外伤、烫伤、蜇伤、触电、车祸等意外发生。

此期儿童发病率有所下降，肺系疾病、脾胃疾病、时行疾病均较前减少。对于仍然发病的患儿要抓紧治疗，调整机体，增强体质，争取在这阶段得到控制，免得将咳嗽、哮喘、厌食、疳证等疾病延至学龄期。

五、学 龄 期

自进入小学(6～7岁)起，到青春期开始前(女11岁，男13岁)，称学龄期。

学龄期相当于小学学习期。此期小儿在体格方面仍稳步增长，乳牙依次换上恒牙，除生殖系统外，其他器官的发育到本期末已接近成人水平。此期儿童脑的形态发育已基本与成人相同，智能发育更为成熟，控制、理解、分析、综合等能力增强，能适应正规的学习生活，科学文化知识增长很快，是打好知识基础的重要时期。

对于学龄儿童，要以德、智、体、美、劳全面发展为目标。要使他们建立起履行义务和完成任务的责任感，尊敬师长，团结同学，认真学习，遵守纪律，热爱劳动，锻炼身体，养成良好的素质。同时，要避免因学习负担过重，影响他们的健康成长。这一时期儿童的发病率进一步下降。需要注意的是：端正坐、立、行的姿势，注意用眼卫生，防治龋齿。要安排好起居作息，保证充足的营养和休息，注意情绪和行为变化，减少精神行为障碍的发病率。此期肺脾疾病的发病减少，而肾病综合征、哮喘、过敏性紫癜、风湿热和类风湿病等疾病好发于这个时期。慎防外感有助于减少上述疾病的发生和复发，已病者则应及时进行治疗。

六、青 春 期

青春期的个体差异较大，一般女孩自11～12岁到17～18岁，男孩自13～14岁到18～20岁。

青春期是从儿童到成人的过渡时期，其显著特点是肾气盛，天癸至，生殖系统发育趋于成熟，女孩行经、男孩溢精，体格生长也出现第2次高峰，体重、身高增长幅度加大。近几十年来，小儿进入青春期的平均年龄有提早的趋势。

青春期生理变化大，社会接触增多，易引起心理、行为、精神方面的不稳定。应根据这一特点，加强教育与引导，使之心理平衡。对月经来潮、乳房发育等生理变化有正确的认识，从心理上、生活上适应这些变化。对于这个阶段易出现的月经不调、甲状腺肿、高血压及心理失调等病态，要采取防治措施。青春期体力增长，知识和技能增加，社会适应能力及机体抗病能力都明显增强，保障青春期的身心健康，对于他们成长为对社会有用的人才将产生积极的影响。

参考文献

[1] 汪受传．高等中医药院校教学参考丛书·中医儿科学[M]．北京：人民卫生出版社，2009：12-17.

（汪受传）

第二节　生长发育与生理特点

生长发育是小儿的基本特征之一。小儿的生长发育是按照一定的规律，持续进行，直至长为成人。小儿时期是生长发育的重要阶段，掌握小儿生长发育规律，熟知小儿生理特点，对判定小儿生长发育是否正常，及时纠正生长发育不良，指导儿童保健，保证小儿健康成长等，具有重要意义。同时，生长发育指数亦是某些如胎怯、疳病、肥胖症、巨人症等疾病的重要诊断依据。

一、生长发育

小儿从成胎、初生到青春期，一直处于不断地生长发育过程中。小儿生长发育受先天和后天两方面因素制约。先天因素与种族、父母、胎儿期状况等有关；后天因素与社会条件、气候、地理状况、营养、体育锻炼、疾病、药物等因素有关。小儿生长发育，是形与神的同步增长，一般分为胚胎成长、体格生长和智能发育 3 个方面。我国古代关于小儿生长发育的论述，多散见于“变蒸”学说等之中。

（一）胚胎发育

从受孕到分娩，是小儿生命的起始阶段。母体通过胎盘脐带，将气血津液等营养物质，供给胚胎发育成长。胎儿犹如草木嫩芽，尚未出土，待时萌发。胎儿时期成长迅速，在 40 周内，由仅 0.14mm 的受精卵，发育成长为长约 50cm，重约 3kg 左右的胎儿。另一方面，胎儿时期，人体脏腑经脉形体都处于形成阶段，极易受各种病理因素损害。因此，自古以来，医家们就注意研究胎儿成长的客观规律，并在此基础上形成了养胎、护胎和胎教学说。

生命的开始，是受精怀孕，继而胚胎发育。《灵枢·决气》说：“两神相搏，合而成形，常先身生，是谓精。”《寓意草·金道宾后案》中说：“真阳者，父母媾精时一点真气，结为露水小珠，而成胎之本也。”肾中精气充足，男女交合，然后成胎。《淮南子·精神训》进一步说明了胎儿成长发育的逐月变化。“一月而膏，二月而肤，三月而胎，四月而肌，五月而筋，六月而骨；七月而成，八月而动，九月而躁，十月而生，形体以成，五脏乃形。”其中“三月而胎”、“七月而成”准确地反映了胎儿发育的两个关键阶段。此后，北齐徐之才、隋代巢元方、唐代孙思邈等对胚胎成长发育都有比较具体的描述。明代医家李梴在《医学入门》一书中提出胎儿在母亲体内孕育的天数，从受孕到分娩约为 270 天，与现代提出的 280 天（10 个妊娠月）±14 天近似。

以上说明古人关于胚胎成长发育的观察是确切的,北齐医家徐之才与现代对胚胎发育认识的对照(表 2-1)。

表 2-1　北齐徐之才与现代对胚胎发育的认识对照

妊娠月	北齐徐之才对胚胎发育的认识	现代对胚胎发育的认识
第 1 月	妊娠一月,名“始胚”,“阴阳新合为胎”	第 1 周卵裂期,第 2 周二胚层期,第 3 周三胚层期,第 4 周体节期
第 2 月	妊娠二月,名“胎膏”,“始阴阳踞经”,“是谓胎始结”	第 5～8 周,胚胎完成期:①体型变化:已能区别头、颈、躯干,颜面、肢芽出现。②内部形态变化:各部有肌组织形成,消化管整个雏形已完成,心脏外形建立,3 个脑泡分化形成。2 月以前称“胚”
第 3 月	妊娠三月,“为定形”,“名始胎”,“当此之时,未有定仪”	2 月以后称胎儿,3～10 月为胎儿期。生长迅速,体重增加明显,脑泡发育较快,出现胎毛,性别已可辨别,开始出现指甲
第 4 月	妊娠四月,为“离经”,“始受水精,以成血脉”,“儿六腑顺成”	骨骼肌已发育,第 4 月末母体感到胎动。指甲和指纹出现,颜面已成人形,胎毛出现
第 5 月	妊娠五月,“始受火精,以成其气”,“儿四肢成,毛发初生”,“胎动无常处”	胎毛布满全身,头部出毛发,表皮开始角化,胎动较明显,可听到胎音
第 6 月	妊娠六月,“始受金精,以成其筋”,“儿口耳皆成”,“是谓变腠理纽筋”	胎儿成婴儿形,眉毛、睫毛生长,身体瘦弱,皮肤暗红色,有皱纹,肺部已发达
第 7 月	妊娠七月,“始受木精,以成其骨”,“儿皮毛已成”	皮肤皱纹显著,皮下缺少脂肪,眼睑张开。至 7 月末,脂肪增加,神经系统已相当发达,呼吸、吞咽、体温调节等中枢已完备
第 8 月	妊娠八月,“始受土精,以成肤革”,“儿九窍皆成”	皮下脂肪丰满,睾丸可下降进入阴囊,各器官组织进一步发育
第 9 月	妊娠九月,“始受石精,以成皮毛,六腑百节,莫不毕备”,“儿脉续缕皆成”	皮肤由黯红色转变为粉红色,并变光滑,尤其面部及四肢更为明显,已开始有味觉和嗅觉
第 10 月	妊娠十月,“五脏具备,六腑齐通,纳天地气于丹田,故使关节人神皆备,俟时而生”	胎儿足月,体形更为丰满,头发较长,胎毛大部分脱落,鼻及耳软骨发育完善,头骨已骨化,下肢仍比上肢短

胚胎发育过程可以划分为两个阶段。前 2 个月是胚发育期,指从受精卵开始,直至大体成形,形成内胚层、外胚层、中胚层 3 层组织。妊娠 2 月后至出生为止为胎儿期,是胎儿组织及器官迅速生长和功能渐趋成熟的时期。

根据胚胎发育的客观规律,进行养胎、护胎、胎教,能够提高胎儿的身体素质,可以为他们出生后的健康成长打下良好的基础。

(二)体格发育

古代文献对小儿体格发育状况有不少的记述,但缺乏测量数据。现代通过大规模有组织实际测量和医学统计，得出小儿体格发育的各项数值，并以之推算出生理常数，用来衡量儿童生长发育水平，且可为某些疾病诊断和临床治疗用药提供依据。

1. 儿童体格发育的测量数值　中国从1975年开始，由卫生部妇幼保健与社区卫生司直接组织领导、首都儿科研究所牵头、九市儿童体格发育调查研究协作组进行了一项连续性科研调研工作，每隔10年，对我国北京、哈尔滨、西安、上海、南京、武汉、福州、广州、昆明九个主要城市及其郊区的儿童生长发育状况进行抽样调查，经统计处理，得出其体格发育的测量值。这一成果，对于评价儿童早期发育水平和健康状况具有重要的价值。现将本项研究2005年对九市城区、郊区7岁以下男童、女童体格发育的测量值引述如下[1]。表中体重单位为千克(kg)，身高、头围、胸围单位为厘米(cm)(表2-2～2-5)。

表2-2　九市城区7岁以下男童体格发育测量值(2005年)

年龄组	体重		身高		头围		胸围	
	均值	标准差	均值	标准差	均值	标准差	均值	标准差
0～3天	3.33	0.39	50.4	1.7	34.5	1.2	32.9	1.5
1月～	5.11	0.65	56.8	2.4	38.0	1.3	37.5	1.9
2月～	6.27	0.73	60.5	2.3	39.7	1.3	39.9	1.9
3月～	7.17	0.78	63.3	2.2	41.2	1.4	41.5	1.9
4月～	7.76	0.86	65.7	2.3	42.2	1.3	42.4	2.0
5月～	8.32	0.95	67.8	2.4	43.2	1.3	43.3	2.1
6月～	8.75	1.03	69.8	2.6	44.2	1.4	43.9	2.1
8月～	9.35	1.04	72.6	2.6	45.3	1.3	44.9	2.0
10月～	9.92	1.09	75.5	2.6	46.1	1.3	45.7	2.0
12月～	10.49	1.15	78.3	2.9	46.8	1.3	46.6	2.0
15月～	11.04	1.23	81.4	3.1	47.3	1.3	47.3	2.0
18月～	11.65	1.31	84.0	3.2	47.8	1.3	48.1	2.0
21月～	12.39	1.39	87.3	3.4	48.3	1.3	48.9	2.0
2.0岁～	13.19	1.48	91.2	3.8	48.7	1.4	49.6	2.1
2.5岁～	14.28	1.64	95.4	3.9	49.3	1.3	50.7	2.2
3.0岁～	15.31	1.75	98.9	3.8	49.8	1.3	51.5	2.3
3.5岁～	16.33	1.97	102.4	4.0	50.1	1.3	52.5	2.4
4.0岁～	17.37	2.03	106.0	4.1	50.5	1.3	53.4	2.5
4.5岁～	18.55	2.27	109.5	4.4	50.8	1.3	54.4	2.6
5.0岁～	19.90	2.61	113.1	4.4	51.1	1.3	55.5	2.8
5.5岁～	21.16	2.82	116.4	4.5	51.4	1.3	56.6	3.0
6～7岁	22.51	3.21	120.0	4.8	51.7	1.3	57.5	3.3

表 2-3 九市城区 7 岁以下女童体格发育测量值(2005 年)

年龄组	体重		身高		头围		胸围	
	均值	标准差	均值	标准差	均值	标准差	均值	标准差
0~3 天	3.24	0.39	49.7	1.7	34.0	1.2	32.6	1.5
1 月~	4.73	0.58	55.6	2.2	37.2	1.3	36.6	1.8
2 月~	5.75	0.68	59.1	2.3	38.8	1.2	38.8	1.8
3 月~	6.56	0.73	62.0	2.1	40.2	1.3	40.3	1.9
4 月~	7.16	0.78	64.2	2.2	41.2	1.2	41.4	2.0
5 月~	7.65	0.84	66.1	2.3	42.1	1.3	42.1	2.0
6 月~	8.13	0.93	68.1	2.4	43.1	1.3	42.9	2.1
8 月~	8.74	0.99	71.1	2.6	44.1	1.3	43.8	1.9
10 月~	9.28	1.01	73.8	2.7	44.9	1.3	44.6	2.0
12 月~	9.80	1.05	76.8	2.8	45.5	1.3	45.4	1.9
15 月~	10.43	1.14	80.2	3.0	46.2	1.4	46.2	2.0
18 月~	11.01	1.18	82.9	3.1	46.7	1.3	47.0	2.0
21 月~	11.77	1.30	86.0	3.3	47.2	1.4	47.8	2.0
2.0 岁~	12.60	1.48	89.9	3.8	47.6	1.4	48.5	2.1
2.5 岁~	13.73	1.63	94.3	3.8	48.3	1.3	49.6	2.2
3.0 岁~	14.80	1.69	97.6	3.8	48.8	1.3	50.5	2.2
3.5 岁~	15.83	1.86	101.3	3.8	49.2	1.3	51.3	2.4
4.0 岁~	16.84	2.02	104.9	4.1	49.5	1.3	52.1	2.4
4.5 岁~	18.01	2.22	108.7	4.3	49.9	1.2	53.0	2.6
5.0 岁~	18.93	2.45	111.7	4.4	50.1	1.3	53.7	2.8
5.5 岁~	20.27	2.73	115.4	4.5	50.4	1.3	54.8	3.0
6~7 岁	21.55	2.94	118.9	4.6	50.7	1.3	55.7	3.1

表 2-4 九市郊区 7 岁以下男童体格发育测量值(2005 年)

年龄组	体重		身高		头围		胸围	
	均值	标准差	均值	标准差	均值	标准差	均值	标准差
0~3 天	3.32	0.40	50.4	1.7	34.2	1.3	32.8	1.5
1 月~	5.12	0.73	56.6	2.5	38.0	1.4	37.4	2.0
2 月~	6.29	0.75	60.5	2.4	39.8	1.3	39.8	2.0
3 月~	7.08	0.82	63.0	2.3	41.1	1.4	41.3	2.1
4 月~	7.63	0.89	65.0	2.2	42.2	1.3	42.2	2.1
5 月~	8.15	0.93	67.0	2.2	43.1	1.2	42.9	2.1
6 月~	8.57	1.01	69.2	2.5	44.2	1.3	43.7	2.1

续表

年龄组	体重		身高		头围		胸围	
	均值	标准差	均值	标准差	均值	标准差	均值	标准差
8月～	9.18	1.07	72.1	2.6	45.2	1.3	44.5	2.1
10月～	9.65	1.10	74.7	2.8	46.0	1.3	45.3	2.1
12月～	10.11	1.15	77.5	2.8	46.4	1.3	46.2	2.0
15月～	10.59	1.20	80.2	3.1	46.9	1.3	46.9	2.1
18月～	11.21	1.25	82.8	3.2	47.5	1.2	47.8	2.0
21月～	11.82	1.36	85.8	3.4	47.9	1.3	48.3	2.1
2.0岁～	12.65	1.43	89.5	3.8	48.4	1.3	49.2	2.2
2.5岁～	13.81	1.60	93.7	3.8	49.0	1.3	50.3	2.3
3.0岁～	14.65	1.65	97.2	3.9	49.3	1.3	50.9	2.2
3.5岁～	15.51	1.77	100.5	4.0	49.7	1.3	51.7	2.2
4.0岁～	16.49	1.95	103.9	4.4	50.0	1.3	52.5	2.3
4.5岁～	17.47	2.18	107.4	4.3	50.3	1.3	53.4	2.5
5.0岁～	18.46	2.32	110.7	4.5	50.6	1.3	54.2	2.6
5.5岁～	19.58	2.72	113.6	4.7	50.9	1.3	55.0	2.8
6～7岁	20.79	2.89	117.4	5.0	51.1	1.4	56.0	2.9

表 2-5　九市郊区 7 岁以下女童体格发育测量值(2005 年)

年龄组	体重		身高		头围		胸围	
	均值	标准差	均值	标准差	均值	标准差	均值	标准差
0～3天	3.19	0.39	49.8	1.7	33.7	1.3	32.4	1.5
1月～	4.79	0.61	55.6	2.2	37.2	1.2	36.6	1.8
2月～	5.75	0.72	59.0	2.4	38.8	1.3	38.7	1.9
3月～	6.51	0.76	61.7	2.2	40.1	1.2	40.2	2.0
4月～	7.08	0.83	63.6	2.3	41.2	1.3	41.1	2.0
5月～	7.54	0.91	65.5	2.4	42.1	1.3	41.8	2.1
6月～	7.98	0.94	67.6	2.5	43.1	1.3	42.6	2.1
8月～	8.54	1.05	70.5	2.7	44.0	1.3	43.5	2.2
10月～	9.00	1.04	73.2	2.7	44.7	1.3	44.2	2.0
12月～	9.44	1.12	75.8	2.8	45.2	1.3	44.9	2.0
15月～	9.97	1.13	78.9	3.1	45.8	1.3	45.8	2.0
18月～	10.63	1.20	81.7	3.3	46.4	1.3	46.7	2.2
21月～	11.21	1.27	84.4	3.3	46.8	1.3	47.3	2.0
2.0岁～	12.04	1.38	88.2	3.7	47.3	1.3	48.1	2.2

续表

年龄组	体重		身高		头围		胸围	
	均值	标准差	均值	标准差	均值	标准差	均值	标准差
2.5岁～	13.18	1.52	92.4	3.7	47.9	1.2	49.1	2.1
3.0岁～	14.22	1.66	96.2	3.9	48.3	1.3	50.0	2.2
3.5岁～	15.09	1.82	99.5	4.2	48.8	1.3	50.7	2.3
4.0岁～	15.99	1.89	103.1	4.1	49.0	1.2	51.4	2.3
4.5岁～	16.84	2.07	106.2	4.5	49.4	1.3	52.0	2.4
5.0岁～	17.85	2.35	109.7	4.6	49.6	1.4	52.8	2.6
5.5岁～	18.83	2.49	112.7	4.7	49.9	1.3	53.6	2.7
6～7岁	20.11	2.87	116.5	5.0	50.1	1.4	54.5	3.0

2. 儿童体格发育的测算方法

(1)体重:体重的测定是检测小儿体格生长发育的重要指标。体重是小儿机体量的总和。测量应在空腹、排空大小便、仅穿单衣的情况下进行。

新生儿体重均值男为3.3kg,一般男婴比女婴重0.1kg。出生后头3个月增长约1倍,平均每月增长约1kg;前半年平均每月增长约0.7kg,后半年平均每月增长约0.5kg;1周岁以后,平均每年增加约2kg。体重测定可以反映小儿体格发育和衡量小儿营养状况,并可作为临床治疗用药的依据。体重增长过快常见于肥胖症、巨人症;体重低于均值两个标准差以上者为营养不良。

临床常用以下公式来推算小儿体重(kg):

1～6个月:3+0.7×月龄

7～12个月:7+0.5×(月龄-6)

1岁以上:8+2×年龄

(2)身高:身高是指从头顶至足底的垂直长度。一般3岁以下小儿量卧位时身长;3岁以上小儿测量立位身高。测量身高时,应脱鞋、去袜、摘帽,取立正姿势,两眼正视前方,两臂自然下垂,胸部挺直,枕、背、臀、足跟均紧贴测量尺。

新生儿身长均值为男50.4cm,女49.8cm。1周岁内第一个3个月平均每月增长3.5cm,第二个3个月平均每月增长2cm,后半年平均每月增长1～1.5cm,1周岁时身长约为75cm。第二年全年增长约10～11cm,2周岁时身长约为85cm。与出生身长相比,1岁时约1.5倍,4岁时约2倍,13～14岁约3倍。身高可以反映机体骨骼发育状况。身高低于均值2个标准差以上者,应考虑侏儒症、克汀病或营养不良等。

临床常用以下公式来推算小儿身高(cm):

1～6个月:50+2.5×月龄

7～12个月:65+1.5×(月龄-6)

2周岁以上:80+年龄×5

此外,还有上部量和下部量的测定。以耻骨联合为分界线,将人体的身高分为上、下两部分。从头顶至耻骨联合上缘的长度为上部量;自耻骨联合上缘至足底的长度为下部量。上部量与脊柱增长关系密切,下部量与下肢长骨的生长关系密切。上、下部量的比例随着儿童年龄增长而减小。出生时上部量大于下部量，两者比例约为1.6；12岁时上部量约等于下部量，两者比例约为1.0；12岁以后下部量大于上部量。

(3)头围：头围的大小与脑的发育有关。测量头围时让被测者取立位、坐位或仰卧位，测量者立于或坐于被测者前方或后方，用左手拇指将软尺零点固定于头部右侧齐眉弓上缘处，软尺从头部右侧绕过枕骨粗隆最高处而回至原点，读取测量值。测量时患者应脱帽，长发者应将头发在软尺经过处上下分开，软尺应紧贴皮肤，左右对称，松紧适中。

新生儿头围约为34cm。前半年发育最快，增长约9cm，后半年增长约2cm，1周岁时头围约为45cm。第2年增长约2cm。5周岁时增长至50cm左右。15周岁时发育接近于成人，为54～58cm。

(4)囟门：囟门有前囟和后囟之分。前囟是额骨和顶骨之间形成的菱形间隙；后囟是顶骨和枕骨之间形成的三角形间隙。其测量方法为取对边中点连线为准。不用对角之间的距离，因为某些小儿额缝开得较长，不易表示。

大约有25%儿童初生时后囟已经闭合，其余也应在生后2～4个月时闭合。前囟出生时对边距离约为2.5cm，12～18月内闭合。小儿囟门发育状况可以反映颅骨间隙闭合情况，并对临床某些疾病诊断具有一定意义。囟门早闭并头围明显小于正常者，为头小畸形；囟门迟闭及头围大于正常者，为脑积水、佝偻病等。囟门凹陷多见于失水，囟门凸出为颅内压增高的体征，可见于脑炎、脑膜炎等。

(5)胸围：胸围的大小与肺和胸廓的发育有关。测量胸围时，3岁以下小儿可取立位或卧位，3岁以上取立位。被测者处于安静状态，两手自然下垂或平放(卧位时)，两眼平视，测量者立于被测者右侧或前方，用软尺由乳头向背后绕肩胛下角下缘1周，取呼气和吸气时的平均值。测量时软尺应松紧适中，前后左右对称。

新生儿胸围约32cm，小于头围。出生后第1年增长约12cm，此时胸围与头围相近。1周岁后，胸围逐渐超过头围。一般营养不良小儿，由于胸部肌肉和脂肪的发育较差，胸围超过头围的时间较晚；反之，营养状况良好的小儿，胸围超过头围的时间则提前。

(6)上臂围：上臂围与骨骼、肌肉及皮下组织的发育有关，可用以反映皮下脂肪厚度，对早期发现营养不良有较大价值。测量时上肢放松下垂，在肱二头肌最突出处进行测量。测处系肩峰与尺骨鹰嘴连线中点，周径与肱骨垂直。测量时软尺须紧贴皮肤，松紧适度，切勿压迫皮下组织。

小儿上臂围在1岁以内增加迅速，1～5岁间则增加不超过1cm。以上臂围衡量小儿营养状况可参考以下标准：1～5岁上臂围超过13.5cm为营养良好，12.5～13.5cm为营养中等，低于12.5cm为营养不良。

(7)牙齿：牙齿是小儿健康的记录。要想有好的牙齿，必须有良好的营养供应。牙齿的发育可分为3个时期，即生长期、钙化期和萌出期。由牙齿的发育可以推知骨骼发育的概况。

新生儿无牙。小儿出生后4～10个月开始出乳牙。出牙顺序是先下颌后上颌，自前向后顺序出齐，唯尖牙例外，大约在2～2.5岁时出齐20颗乳牙。出牙时间推迟或出牙顺序混乱，常见于佝偻病、呆小症、营养不良等。

小儿一般于6岁左右开始更换恒牙，并长出第一磨牙。大约12岁左右长出第二磨牙。第三磨牙，又名智齿，一般到17～30岁才长出，也有终生不萌出者。

(8)呼吸、脉搏、血压：小儿由于新陈代谢旺盛，年龄越小，呼吸、脉搏越快。而血压则随着年龄的增加而上升。测量小儿呼吸、脉搏、血压应在安静状态下进行。小儿呼吸、脉搏、血压易受发热、运动、哭闹等影响。

小儿呼吸频率：新生儿平均40～45次/分，1岁以内30～40次/分，1^+～3岁25～30次/分，3^+～7岁20～25次/分，7^+～14岁接近于成人，18～20次/分。

小儿脉率：新生儿平均约120～140次/分，1岁以内110～130次/分，1^+～3岁100～120次/分，3^+～7岁80～100次/分，7^+～14岁接近于成人，70～90次/分。小儿呼吸频率与脉率之比由新生儿的约1∶3逐步过渡到7～8岁时接近于成人的1∶4。

小儿血压：不同年龄小儿血压正常值可用以下公式推算：(注：kPa＝mmHg÷7.5)

收缩压(mmHg)＝80＋2×年龄

舒张压＝收缩压×2/3

(三)智能发育

智能发育是指神经心理发育。神经心理发育在婴幼儿时期大量地反映于日常的行为之中，故有时也称为行为发育。一般分为感知发育、运动发育、语言发育、性格发育4个方面。古代医家关于小儿智能发育留下了不少历史记载，如《小儿药证直诀·变蒸》云："自生之后，即长骨脉，五脏六腑之神智也。"《备急千金要方·少小婴孺方·序例第一》说："儿所以变蒸者，是荣其血脉，改其五脏，故一变竟辄觉情态有异。"等等。了解小儿智能发育规律，可以及早发现异常，对儿童保健、治疗均有重要意义。

1. 感知发育

(1)视感知：新生儿出生后对光感已有反应，强光可引起闭目，暗光视力较成人差。新生儿期以后视功能发育迅速。4～6周时眼球能水平方向跟随物体移动，4个月时分辨颜色、亮度及轮廓的能力已较完善。

小儿视功能发育的进度综合如下：

新生儿：短暂的注视和反射的跟随近距离内缓慢移动的物体，在15厘米范围内视觉最清楚。

1个月：眼在水平方向90°范围内随移动的物体运动，表现为头眼协调。

3个月：头眼协调好。能判别物体的大小和形状，能看见8厘米大小的物体。

6个月：目光能沿垂直方向及水平方向跟随移动的物体转动90°，能转动身体协调视觉。

9个月：较长时间地看3～3.5米内的人物活动。

1岁半：能注视悬挂在3米处的小玩具。

2岁：能区别垂直线与横线。目光能跟踪落地的物体。

4岁：视力约20/40(snellen表)

(2)听感知：新生儿出生数天后，听觉就相当良好。50～90分贝的声响能引起小儿呼吸改变，说明能听到此响度的声音。

听觉功能发育过程大致如下：

新生儿：能区别90dB与105dB的声响和200与250Hz的音响。

1个月：能区别ba和pa两个音素的差别。

3个月：转头向声源。

4个月：听到悦耳声音时微笑。

5个月：对母亲语声有反应。

8个月：能区别语声的意义。

9个月：能寻找来自不同高度的声源。

1岁：听懂自己的名字。

2岁：听懂简单的吩咐。

4岁：听觉发育已完善。

2. 运动发育　小儿运动发育有赖于视感知的参与，与神经、肌肉的发育有密切的联系。随着大脑皮质的逐渐健全，神经髓鞘的逐步形成，条件反射的建立，小儿运动逐步发育。小儿运动发育的总规律是：①由上而下，中央到末梢，小儿先会抬头、坐，后会爬、站、走。②由泛化到协调，小儿看到喜爱的东西手舞足蹈到伸手去拿。③由粗到细。④先取后舍，先握物后能丢掉。

中国古代早在唐代《备急千金要方·少小婴孺方上·序例第五》中就有关于小儿运动发育的详细叙述。书中说："凡生后六十日瞳子成，能咳笑，应和人；百日任脉成，能自反覆；百八十日尻骨成，能独坐；二百一十日掌骨成，能匍匐；三百日髌骨成，能独立；三百六十日膝骨成，能行。"在民间还有"一听二视三抬头，四撑五抓六翻身，七坐八爬九扶站，一岁娃娃会走路"的说法。现代将运动发育分为大运动和细运动两种。两种运动同时发育。大运动包括颈肌及腰肌的平衡性运动，故有时也称为平衡运动。细运动指手的精细捏弄运动，常需视感知的协调。对于细运动，在发育儿科学的术语中，常把与适应环境有关的细运动(如绘画、玩积木等)称为适应性行为、把自理生活的细运动(如扣纽扣、系鞋带等)称为个人社会性行为。

新生儿期后粗细运动的发育进程如下：

2个月：扶坐或侧卧时能勉强抬头。

3个月：俯卧位时用肘撑起胸部数分钟，能用手触摸东西。

4个月：扶着两手或髋骨时能坐，能握持玩具。

5个月：坐在妈妈身上能直腰，能两手各握一玩具。

6个月：拉其手能从仰卧位坐起，能用手摇玩具，独坐一小会。

7个月：能独坐较长时间，会翻身，能将玩具从一手换至另一手。

8个月：扶栏能站立片刻，会爬，会拍手。

9个月：扶栏能从坐位站起，试独站，知从抽屉中取小玩具，能随意放下或扔掉手中物体。

10～11个月：扶栏独脚站，搀扶或扶推车可走几步，能拇、食(示)指对捏取物。

12个月：能独走，弯腰拾东西。

15个月：走得较好，但不能止步或转向，能蹲下来玩，能叠1～2块方木。

18个月：走得较稳，能倒退几步，能爬台阶，能有目标地扔皮球。

2岁：能双足跳，手的运动更准确，能用杯子饮水，用勺子吃饭。

3岁：能跑，并能一脚跳过低的障碍，会骑小三轮车，会洗手。

4岁：能奔跑，会爬梯子，基本会穿衣。

5岁：能单脚跳，会系鞋带。

3. 语言发育　语言是表达思想、意识的一种方式。小儿语言发育除了与脑发育关系密切外，还需要有正常的听觉和发音器官，并与后天教养有关。智能迟缓小儿的语言缺陷，主要表现为词汇贫乏和语言结构不完善，而不一定有发音障碍。

小儿语言发育顺序，民间有"一哭二笑四发声，五咿六呀七爸妈，一岁懂话会叫人，二岁交谈三唱歌，七讲故事学文章"的说法。

小儿语言发育的进程如下：

1个月：能哭。

2个月：会笑，发出和谐的喉音。

3个月：能咿呀发音。

4个月：能发出笑声。

5～6个月：能喃喃地发出单调音节。

7个月：能发出“妈妈”、“爸爸”等复音，但无叫喊亲人之意。

8个月：能重复大人所发简单音节。

9个月：能懂几个较复杂的词句，如“再见”等。

10个月：“妈妈”、“爸爸”等复音变为呼唤亲人之意，能开始用单词。

12个月：能叫出简单的物品名字，如灯，并能以“汪汪”、“咪咪”等代表狗、猫，能指出鼻子、耳朵。

15个月：能说出几个词及自己的名字。

18个月：能指出身体各部分。

2岁：能用2～3字组成的句子表达意思。

3岁：能说儿歌，并能数几个数字。

4岁：能认识三种以上颜色。

5岁：能唱歌，并能认识简单的汉字。

6～7岁：能讲故事，学习写字，准备上学。

4. 性格发育　性格是意愿、毅力、是非判断、对周围人物与事物适应能力的情绪反应等特征的总称。智能发育的方向与程度，受其性格的影响，同时智能的水平也影响性格。性格发育在婴幼儿期常称为个人—社会性行为发育。

(1)情绪反应：新生儿很早就表现出不同的气质，在活动度、敏感、适应性、哺乳、睡眠等规律性方面表现出个人特点，有的称为“乖乖婴儿”，有的称为“难弄婴儿”。气质特点能影响父母对婴儿的爱抚程度，对小儿早期性格的形成有重要作用。

婴儿的活动及面部表情很早就受外界刺激的影响。早期的微笑是模仿性的，家庭养育的婴儿较集体生活的婴儿微笑出现早。婴儿对于哺乳、搂抱、摇晃等具有愉快反应，表现为啼哭停止、呼吸变慢或从活动中安静下来。新生儿期以后，除满足本能生理需要外，亲人的声音、笑容，以及悦耳的音乐、悦目的玩具、衣着等也能引起微笑。婴儿的不愉快常表现为啼哭，常因饥饿、湿尿布的刺激、亲人的离开而发生。随着月龄的增长，婴儿不愉快逐渐减少。在6个月以后已较能忍耐饥饿，9个月后能较久地离开母亲。真正的脾气发作见于3～4岁的幼儿。

(2)相依感情：婴儿与亲人相依感情的建立是社会性心理发育的最早表现。亲人在日常生活中对婴儿生理需要做出及时、适当的满足可以促使相依感情的牢固建立。没有建立良好相依感情的婴儿，成年后多不善于与人相处。相依感情包括：婴儿在5～6个月时有畏陌生人表现，8～9个月拒让生人抱，10～18个月与母亲分离时的焦虑情绪等。

(3)游戏：小儿性格在游戏中可以得到表现和发展。5～6个月时开始知道与别人玩“躲猫猫”；9～10个月时可玩拍手游戏。当知道随意扔物体时，喜将物体反复不停地扔下让别人捡起。

1岁婴儿多独玩，有时对其他小儿有兴趣。2～3岁时多各玩各的玩具，有时也喜欢互相模仿和互相促进兴趣。3 岁以后多二人对玩。4 岁以后开始找伙伴玩，或独处时与想象中的同伴玩。3～4 岁时开始参加竞赛性游戏，并可见恃强凌弱，强加于人的表现。5～6 岁时能自由地参加 3 人以上竞赛性游戏，出现合作行为，在小集体中可出现领头人物，且随着年龄增长，在学龄儿童中可出现以强凌弱的领头人和以理服人的领头人。

(4)违拗性：Elikson 性格发育理论认为人类的内在动力与周围环境会发生一系列矛盾，而一个人的性格，就是每个矛盾如何解决的综合反映。同时认为，正确认识矛盾，帮助幼儿顺利解决自立感与依赖感之间的矛盾对小儿的心理健康发育非常重要。

婴儿 1 岁前的生理需要完全依赖成人予以满足。1.5～2 岁小儿由于通过运动的发育能较自由地接触周围环境，听懂一些话，又开始能控制大小便，已有一定程度的自立感产生，约 2 岁左右时，小儿可出现明显的违拗性。由于此期许多具体问题仍依赖于成人，故 3 岁后又可出现喜爱纠缠亲人，4 岁后依赖情绪才真正逐渐减弱。正确认识小儿发育过程中的违拗性，对于理解小儿性格发育具有重要意义。

小儿智能发育一般分为感知发育、运动发育、语言发育、性格发育 4 个方面。为了对小儿智能发育情况进行检查了解，现代建立了多种检查方法。发育的分项筛查有：视觉-空间定向，时间-序第组合能力、记忆力、语言、随意运动等方面的检查。综合发育评价有丹佛发育筛查测验(DDST)、贝莉婴儿发育量表(BSID)、盖泽尔发育进程表以及入学合格测验、绘人试验、图片词汇试验、韦茨勒学前及初小智能量表(WPPSl)、斯坦福—比奈智能量表 L-M 式等等。这些检查能用以了解小儿智能发育情况，对于智能发育异常或可疑者可辅助检查、诊断。目前国内大多仍借鉴外国的智能发育检查方法，适合我国当代儿童的智能发育检查方法及检查标准仍在修改和标准化之中。

(四)变蒸学说

变蒸学说是我国古代医家用来解释小儿生长发育规律，阐述小儿生长发育期间主要现象的一种学说。变蒸之名，最早见于西晋王叔和的《脉经》。以后在《诸病源候论》、《备急千金要方》中，对于小儿某些动作的发育，就是运用“变蒸”理论来解释的。自《小儿药证直诀》以后，历代许多儿科专著对“变蒸”均有专门论述。

古代医家认为，小儿生长发育旺盛，其形体、神智都在不断地变异，蒸蒸日上，逐渐向健全方面发展。变者，变其情智，发其聪明；蒸者，蒸其血脉，长其百骸。《古今图书集成·医部全录》注曰：“小儿变者变其情态，蒸者蒸其血脉……”，《备急千金要方·少小婴孺方·序例第一》说：“小儿所以变蒸者，是荣其血脉，改其五脏，故一变竟辄觉情态有异。”可见变蒸是解释小儿生长发育规律的学说。

关于变蒸周期、变蒸的大小，历来论述不尽一致。按照《诸病源候论》、《备急千金要方》等多数医籍记载认为从初生起，32 日一变，64 日变且蒸，10 变 5 蒸，历 320 日小蒸完毕；小蒸以后是大蒸，大蒸共 3 次，第 1、2 次各 64 日，第 3 次为 128 日。合计 576 日，变蒸完毕。

中医脏象学说认为，小儿变蒸时，机体脏腑功能逐步健全完善，反应为表现于外的形、神同步协调发育。《小儿药证直诀·变蒸》指出：“小儿在母腹中，乃生骨气，五脏六腑成而未全。自生之后，即长骨脉、五脏六腑之神智也。变者易也。又生变蒸者，自内而长，自下而上，又身热，故以生之日后三十二日一变。变每毕，即情性有异于前。何者？长生腑脏智意故也。”《小儿卫生总微论方·变蒸论》中说：由于肾为水，水数一，故为第一变，再变且蒸属膀胱，因为肾与膀胱为表里；其次心为火，火数二，心与小肠为表里；肝为木，木数三，肝与胆为表里；肺为金，金数四，肺与大肠为表里；脾为土，土数五，脾与胃为表里。说明变蒸时五脏的先后次序是以五行数配合脏腑表里学说类推的。

变蒸学说的具体内容及使用价值，历来争议颇多，特别是一些明清医家，如张景岳、陈飞霞等，对变蒸学说提出了批评性意见。认为小儿足月出生后，形气虽未壮实，但脏腑已经形成，其生长之机，一息不停，百骸齐长，绝不是一变某脏、二变某脏等先后次第生长发育，在生长发育时间上也不存在什么三十二日一变蒸等。并且认为小儿发热，不是外感，就是内伤，没有依期发热而生变蒸者。《幼幼集成·变蒸辨》说："予临证四十余载，从未见一儿依期作热而变者。有自生至长，未尝一热者；有生下十朝半月而常多作热者，岂变蒸之谓乎？凡小儿作热，总无一定，不必拘泥，后贤毋执以为实，而以正病作变蒸，迁延时日，误事不小，但依证治疗，自可生全"。

对变蒸学说的认识，应当取其精华。结合现代研究结果，可以看出运用变蒸学说来总结归纳小儿生长发育规律是具有积极意义的。①通过长期实践观察，小儿生长发育是一个连续不断的变化过程，也就是不断量变的过程，量变积累到一定程度，就会引起质的飞跃，在一定年龄段显示出特殊的变化发展。古代医家所提出的每一阶段的变、蒸即说明这一道理。②坚持形、神统一的观点来认识小儿生长发育。认为形、神是相应发育的，因此变、蒸的变化也是同步出现的，将体格生长、情智变化联系起来，形成了婴幼儿心身发育规律的学说。③关于变蒸周期，小蒸 32 天 1 次，10 蒸共 320 天，在这期间，每蒸均有变化。这十分符合小儿在 1 岁以内发育迅速的生理特点。1 岁以后，接着大蒸，这也符合 1 岁后小儿生长发育速度逐渐减慢的特点。④美国儿科专家盖泽尔（Gesell）通过大量连续观测小儿活动，提出了盖泽尔发育进程表（Gesell developmental schedules），认为不同周龄阶段（每 4 周为一个阶段）小儿的运动、适应、语言、个人-社会 4 方面均显示出飞跃发展，提出了枢纽龄（key age）的概念。变蒸周期与枢纽龄研究方法相似，所得结论相似，说明变蒸学说中关于小儿生长发育阶段性及显著变化的规律，是具有科学根据的。

变蒸学说，在很长一段时间里反映了中医学对小儿生长发育规律的认识，留下了可贵的历史资料。变蒸周期学说来源于实践，指导了临床对小儿生长发育状况的观察分析，其认识论是科学的，具体内容也是基本符合实际的。鉴于历史原因，某些著作中记载变蒸时有体热等症状，也只能是白璧微瑕。分析变蒸学说的科学方法及中华民族儿童生长发育状况的历史资料，借鉴现代小儿生长发育规律的先进研究方法，将有利于对现代中国少年儿童生长发育规律进行研究总结，进而用于临床，为提高我国人口素质服务[2]。

二、生 理 特 点

小儿从出生到成年，一直处于生长发育的过程中，无论在形体、生理等方面，都与成人不同，有其自身的特点和规律，年龄越小表现越显著，因此绝不能简单地把小儿看成是成人的缩影。历代医家对于小儿生理特点论述很多，归纳起来，主要表现为脏腑娇嫩，形气未充；生机蓬勃，发育迅速。了解小儿生理特点，对于掌握小儿生长发育规律、健康保育和疾病诊治等，都具有重要的意义。

（一）脏腑娇嫩，形气未充

脏腑即五脏六腑。娇：指娇弱，不耐攻伐；嫩：指柔嫩。形是指形体结构，即四肢百骸、筋肉骨骼、精血津液等。气指的是生理功能活动，如肺气、脾气、肾气等。充，指充实。脏腑娇嫩，形气未充，即指小儿时期机体各系统和器官的形态发育和生理功能都是不成熟和不完善的，五脏六腑的形和气都相对不足，尤以肺、脾、肾三脏更为突出。关于小儿生理特点，历代医家论述颇多。最早见于《灵枢·逆顺肥瘦》:“婴儿者,其肉脆、血少、气弱。”隋代巢元方《诸病源候论·小儿杂病诸候·养小儿候》亦说:“小儿脏腑之气软弱”。北宋钱乙《小儿药证直诀·变蒸》中说:“五脏六腑,成而未全……全而未壮。”该书“原序”中又说:“骨气未成,形声未正,悲啼喜笑,变态不常。”南宋陈文中《小儿病源方论·养子十法》说:“小儿一周之内,皮毛、肌肉、筋骨、髓脑、五脏、六腑、荣卫、气血,皆未坚固。”并将此状况比喻为:“草木茸芽之状,未经寒暑,娇嫩软弱,今婴孩称为芽儿故也。”明代万密斋《育婴家秘·发微赋》云:“血气未充……肠胃脆薄……神气怯弱。”以上这些论述都充分说明小儿,尤其是初生儿和婴儿,脏腑娇嫩、肌肤柔弱、血少气弱、神气怯弱等生理特点是客观存在的。小儿时期,其赖以生存的物质结构虽已形成,但尚未充实和坚固;机体的生理功能活动虽已运转,但尚未成熟。

从脏腑娇嫩的具体内容来看,五脏六腑的形和气皆属不足,其中尤以肺、脾、肾三脏尤为突出。肺主一身之气,脾为后天之本,肾为先天之本,三者密切相关。肾藏精,内寄元阴元阳,主生长发育。小儿甫生,先天禀受肾气未充,出生之后,又赖后天脾胃的滋养,才能不断补充和化生,需至女子二七,男子二八,肾气方盛。初生之时,饮食未开,胃气未动,脾运力弱,需在生长发育过程中,肾气温煦,脾胃用事,气血充实,才能逐步健旺。而且,小儿处于生长发育阶段,对于肾气生发、脾气运化的需求较成人更为迫切,因而显示脾常不足肾常虚。同样,肾为气之根,脾为水谷精气之源,初生时肺脏全而未壮,脾肾又均稚嫩,故肺脏受气不足,主气功能未健,称之肺脏娇嫩。

清代医家吴鞠通经过临床长期观察,从阴阳学说出发,认为小儿时期的机体柔嫩、气血未足、脾胃薄弱、肾气未充、腠理疏松、神气怯弱、筋骨未坚等特点是“稚阴稚阳”的表现。稚,指幼小、幼稚。阴,指体内精、血、津液及脏腑、筋骨、脑髓、血脉、肌肤等有形之质。阳,指体内脏腑的各种生理功能活动。小儿时期的脏腑娇嫩,形气未充,《温病条辨·解儿难》概括为:“稚阳未充,稚阴未长者也。”又说:“男子……十六而精通,可以有子,三八二十四岁真牙生而精足,筋骨坚强,可以任事,盖阴气长而阳亦充矣。女子……十四而天癸至,三七二十一岁而真牙生,阴始足,阴足而阳充也。”稚阴稚阳学说进一步说明了小儿时期,无论在物质基础和生理功能上,都是幼稚和不完善的,并且伴随着其生长发育而逐步充足。

现代通过对局部及全身免疫球蛋白的测定,说明小儿时期免疫功能处于低下状态,从一个侧面印证了稚阴稚阳学说的科学性。唾液中所含免疫球蛋白以分泌型免疫球蛋白A(SIgA)为最多。SIgA随着年龄而增长,在3~5岁小儿中SIgA为1.3~5.3mg/L,6~10岁小儿中为2.8~7.8mg/L,11~15岁为7.8~55.2mg/L,逐渐增长,直至成人132.8±70.2mg/L。全身血清免疫球蛋白的测定亦反映了小儿时期免疫状态处于低下水平,随着年龄的增长,IgG、IgA、IgM逐渐增高,直至成人(表2-2)。其中仅新生儿IgG水平较高,系由母体转移而来。免疫功能与中医学肺、脾、肾功能有密切关系。小儿在生长发育过程中,免疫功能逐步完善,与其体重、身长等生长指标的不断提高和神经心理发育的不断进步是同步的。小儿免疫学、生化学等微观变化,同样反映了儿童脏腑生长发育、阴长而阳充的生理特点。关于“脏腑娇嫩,形气未充”的生理特点,还可以从新生儿生理性黄疸的发生得到印证。新生儿代谢功能不成熟,特别是肝脏酶系统发育不完善,不能形成足量的葡萄糖醛酰转移酶等,以致肝细胞对间接胆红素摄取能力不足,生后数天出现黄疸,这种生理现象也是脏腑娇嫩、先天成而未全的典型表现(表2-6)。

表 2-6 不同年龄组 3 种血清免疫球蛋白正常参考值(g/L)

年龄	IgG	IgA	IgM
脐带	7.6～17	0～0.05	0.04～0.24
新生儿	7～14.8	0～0.022	0.05～0.31
0.5～6 个月	3～10	0.03～0.82	0.15～1.09
6^+ 个月～2 岁	5～12	0.14～1.08	0.43～2.39
2^+～6 岁	5～13	0.23～1.9	0.5～1.99
6^+～12 岁	7～16.5	0.29～2.7	0.5～2.6
12^+～18 岁	7～15.5	0.84～2.32	0.45～2.4
成人	6～16	0.76～3.9	0.4～3.45

(二)生机蓬勃,发育迅速

生机,指生命力、活力。生机蓬勃,发育迅速,指小儿在生长发育过程中,无论在机体的形态结构方面,还是各种生理活动方面,都是在迅速地、不断地向着成熟、完善方向发展。年龄越小,发育得速度越快,并且沿着一定的规律,发生特有的变化,主要表现在体格和智能发育两方面。

我国现存最早的儿科著作《颅囟经》将小儿生机蓬勃、发育迅速的生理特点概括为“纯阳”,并形成了“纯阳”学说。《颅囟经·脉法》说:“凡孩子三岁以下,呼为纯阳,元气未散。”所谓“纯”指小儿先天所禀之元阴元阳尚未耗散。“阳”指小儿生机蓬勃、发育迅速,如旭日之初升,草木之方萌,蒸蒸日上,欣欣向荣的生理现象。“纯阳”学说高度概括了小儿在生长发育、阴长阳充过程中,生机蓬勃、发育迅速的特点。

古代医家在其著作中对“纯阳”还有不同的理解。其他学术观点如:①认为小儿有阳无阴,或阳盛阴微。《育婴家秘·鞠养以慎其疾四》说:“小儿纯阳之气,嫌于无阴。”《小儿药证直诀·四库全书目录提要》中说:“小儿纯阳,无烦益火。”基于这种观点,有些儿科书上把一二岁以内小儿睡眠中头部微汗,解释为纯阳造成的阳气蒸腾。②指小儿患病后多从阳化,易化热化火。《宣明论方·小儿门》说:“大概小儿病者,纯阳多热,冷少。”《临证指南医案·幼科要略》也说:“襁褓小儿,体属纯阳,所患热病最多。”③指未婚的青少年和小儿元阳未耗。《温病条辨·解儿难》中说:“古称小儿纯阳,此丹灶家言,谓其未曾破身耳”。

以上第 1 种观点认为小儿在生长时期处于一种阴阳失衡状态,它显然违背了中医关于“阴平阳秘,精神乃治”、“孤阴不生,独阳不长”的阴阳互根互生的动态平衡学说,使人难以认同。第 2 种观点是从病理特点来认识,也有失偏颇。如《儿科醒·寒论第五》说:“大都小儿病证,虚寒者多。”目前临床观察小儿疾病寒化者并非少见,如新生儿窒息、新生儿硬肿症以及小儿危重症中表现为虚寒证象者较多。可见,将小儿疾病多归咎于“纯阳”是不全面、不恰当的。第 3 种观点是道家的说法,与医学有所区别。而将“纯阳”理解为小儿生机蓬勃、发育迅速的生理特点,是符合临床实际的。

“稚阴稚阳”和“纯阳”理论,概括了小儿生理特点的两个方面。“稚阴稚阳”指小儿机体柔弱,阴阳二气均较幼稚和不足;“纯阳”指小儿在生长发育过程中,生机蓬勃、发育迅速的生理现象。两者相互补充,相得益彰,若只认识其中的一个方面,则是片面的和不完善的。

三、体质特点

正常人体是有差异性的。如《灵枢·寿夭刚柔》所说:“人之生也,有刚有柔,有弱有强,有短有长,有阴有阳。”这种个体的差异性就表现为一定的体质。

小儿体质是指小儿在先天因素和后天因素长期影响下而形成的体态结构、生理功能上相对稳定的特殊状态,即个体特性。先天因素有种族、父母、胎儿期状况等;后天因素有社会条件、气候、地理状况、营养、年龄、体育锻炼、疾病、药物、精神因素等。后天因素在先天因素基础上进一步促进了体质的形成,或者促使某种体质的稳定和巩固,或者促使体质的改变。《景岳全书·杂证谟·脾胃》说:“人之自生至老,凡先天之有不足者,但得后天培养之力,则补天之功亦可居其强半”。

小儿体质的表现特点有4个方面:①普遍性,每个小儿都具有一定的体质,无一例外。②复杂性,每个小儿的体质表现形式状态复杂多样。③全面性,小儿体质全面体现了小儿形和神的各方面,不仅包括了小儿的形态结构、生理功能,而且还包括了精神情志行为活动。④连续性,小儿体质在个体表现的时间上是不间断的。

小儿体质的反应形式亦有4点:①小儿体质与小儿心理状态存在相关性。体质在心理学上表现为气质,一定的心理气质又表现出相应的行为特征。体质上的差异往往造成相应的气质差异。反之,从人的心理气质也可推知其体质状况。②小儿体质与外界环境刺激的反应和适应程度存在差异性。不同体质的小儿在生理状态下,对环境、气候变异、情绪波动等外界刺激的反应和适应程度存在着个体差异。③一定体质的小儿对某些特殊致病因素存在易感性。就是说,某一体质的儿童容易感受某种邪气而形成相应的病证,即所谓“同气相感”。④不同体质小儿在病情发展过程中存在着不同的倾向性。非正常体质类型者,患病后外邪随人体脏腑阴阳盛衰变化,虚处受邪,易于传变为某种特定的证型。

了解小儿体质状况对于小儿保健有着重要意义。如体质强壮者,应注意预防疾病,加强锻炼,防病以维护体质。体质虚弱者,除预防疾病外,还应采用适当锻炼方法,避免过劳过逸,促进体质增强。如阴盛体质宜温忌寒,阳盛体质宜凉忌热,还可选择适当饮食,调理体质,必要时使用药物纠偏扶正。

了解小儿体质状况对于小儿辨证治疗也有重要意义。《医门棒喝·人身阴阳体用论》中说:“治疗之要,首当察人体质之阴阳强弱,而后方能调之使安。”一定体质存在对某种致病因素的易感性和疾病发生过程中发病的倾向性。了解小儿体质状况,对于辨别证型,指导用药具有重要作用。如能认识体质,指导辨证,加之权衡用药,则多能邪祛正安,使患儿恢复健康。

(一)体质的形成

体质是在遗传性、获得性基础上形成的,与先天因素和后天因素有关。体质是人体过去的生命活动的结果,是既往体质发展的延续。

1. 先天因素　体质的先天因素完全取决于父母。《灵枢·天年》说:“人之始生……以母为基,以父为楯,失神者死,得神者生也。”人之始生与父母关系密切,子代的一切均禀赋于父母。小儿的体质除了决定于父母素质外,还与父母血缘远近、父母育子时年龄及育子疏密、母体妊娠期的生活起居、疾病及用药情况等有关。

(1)父母素质:一般说来,父母体质强壮,则子代也强壮;父母体质虚弱,则子代体质亦弱。《景岳全书·传忠录·先天后天论》中说:“以人之禀赋言,则先天强厚者多寿,先天薄弱者多夭。"小儿生命来源于父母阴阳的结合。父母体质强壮，肾中精气旺盛时受胎，子代才会有较强的体质；反之，父母肾中精气虚衰，体质衰弱，勉强受胎生子，则后代体质多弱。

(2)父母血缘远近："男女同姓，其生不蕃。"近亲结婚所生子女患胎儿畸形、痴呆、遗传性疾病的机会超过非近亲结婚的150倍，而病死率是非近亲结婚的3倍。父母血缘关系的远近，直接影响小儿体质的优劣。国家《婚姻法》禁止直系血亲和三代之内的旁系血亲结婚。这对于提高中华民族的人口素质是至关重要的。

(3)父母年龄：父母年龄是影响小儿体质的因素之一。父母在青壮年时期精力最为旺盛，此时生子，小儿体质多健壮。《褚氏遗书·问子》中说："合男女必当其年，男虽十六而精通，必三十而娶；女虽十四而天癸至，必二十而嫁。皆欲阴阳气完实而交合，则交而孕，孕而育，育而子坚壮强寿。"反之，父母生育过早或过迟，肾中精气不足，则所生孩子体质多孱弱。妇女生育年龄过大(最好不要超过35岁)，不但增加产时的困难，而且胎儿畸形及生后痴呆的危险性亦大于24～26岁的产妇所生的孩子。《妇人良方·求嗣门·受形篇第三》中说："父少母老，产女必羸；母壮父衰，生男必弱"。

(4)育子疏密：育子的疏密也影响小儿的体质强弱。父母孕育频繁，肾中精气虚弱，产子必弱；反之则产子体质健壮。

(5)养胎护胎：《备急千金要方·妇人方·求子》中说："凡受胎三月，逐物变化，禀质未定……焚烧名香，诵读诗书，居处简静，调心神，和性情，谨嗜欲，节饮食，慎起居，庶事清净，则生子端正寿考，忠孝仁义，聪慧无疾。"徐之才在其《逐月养胎法》中提到，欲子美好，数视美玉；欲子贤良，端坐清虚，是谓外象而内感者也。

妊娠期间，当外避六淫，不使邪气入伤胞络；内避七情过度、饮食失宜，使气血充盈，经脉流畅，胞胎得养；反之，则易生疾病，影响小儿体质。现代证实，妊娠期间，不仅母亲患梅毒、肝炎等传染病，可以通过胎盘传染给子代，若妊娠期合并贫血、心脏病、妊娠高血压综合征等，也都会殃及胎儿，影响小儿体质发育。妊娠期用药也影响小儿体质发育。不恰当地用药，可致早产、流产、胎儿畸形、智力低下等等。最为严重的滥用药物导致胎儿畸形的实例是在欧洲，孕妇服用反应停后，曾导致大量海豹肢体畸形婴儿(四肢不全或缺如)的出现。《备急千金要方·妇人方·求子》说："惟怀胎妊而夹病者，避其毒药耳。"就是讲的这一道理。

先天因素影响体质的形成。其禀赋强者，体质强壮，健康而少病；其禀赋弱者，体质较差，往往影响生长发育，出现胎怯、五迟、五软等病证。

2. 后天因素　先天因素所形成的体质只是小儿体质的基础，会在后天因素的参与影响下逐步发展、变化。影响小儿体质变化的后天因素有饮食、锻炼、疾病、地理因素等等。在后天因素的影响下，摄生有度者，可弥补先天之不足，使体质由弱变强；摄生无度者，先天禀赋虽足，而过度衰耗，体质可由强变弱。《景岳全书·传忠录中·脏象别论》说："其有以一人之禀，而先后之不同者。如以素禀阳刚，而恃强无畏，纵嗜寒凉，及其久也，而阳气受伤，则阳变为阴矣；或以阴柔，而素耽辛热，久之则阴日以涸，而阴变为阳矣。不惟饮食，情欲皆然。"此又说明后天因素可以改变人的体质类型。

(1)饮食：饮食是气血生化之源泉，对于人体生命活动十分重要。合理科学的饮食习惯是维护和增强小儿体质的重要措施。小儿常因饥饱不一，饮食偏嗜不同，而逐渐形成相应的体质差异。不良的饮食习惯，常导致小儿体质下降；良好的饮食习惯，可以调补阴阳气血，使阴阳平衡，从而使小儿体质增强。另外，调节饮食宜忌在小儿体质纠偏中也有重要意义。

(2)锻炼：锻炼是人们主动地改造体质的活动。合理的锻炼有利于提高小儿的身体素质。适当的运动可以促使气血流通，促进脾胃消化水谷，因而有益于健康。违背小儿生长规律、拔苗助长，采用不当的锻炼方法，对小儿的身心健康是有害的。故小儿锻炼又要适度。

(3)疾病：疾病是影响小儿体质的重要因素。疾病发生以后，特别是大病、重病、久病以及慢性消耗性疾病和营养障碍性疾病，邪正斗争，机体的气血阴阳受损，可以影响小儿体质。如脊髓灰质炎是小儿重症，常引起麻痹后遗症，严重影响小儿体质状况；疳病是小儿常见病，它导致小儿营养吸收障碍，病程日久，形体失充，致小儿体质孱弱。

(4)地理因素：气候、水土以及民俗习惯可导致儿童的体质差异。如《周礼·地官·司徒》中对不同居住条件人的形体特征进行了描述，其曰："一曰山林……其民毛而方；二曰川泽……其民黑而津，三曰丘陵……其民专而长；四曰坟衍……其民皙而瘠；五曰源湿……其民肉丰而痹"。

(二)体质的划分

《内经》中关于体质的描述较多，并根据阴阳强弱和筋骨气血不等，分为太阴之人、少阴之人、太阳之人、少阳之人、阴阳平和之人(《灵枢·通天》)；或根据五行归属，分为水形、火形、土形、金形、水形(《灵枢·阴阳二十五人》)。历代儿科医家对小儿的体质也有较多的争鸣，主要的学术观点有"纯阳"说、"稚阴稚阳"说、"阳有余阴不足"说和"少阳"说，还有从燥湿立论者，而其中以"纯阳"与"稚阴稚阳"的学术争鸣最为突出。

中医儿科学关于小儿体质的划分方法，主要根据中医学阴阳五行、脏腑、气血津液等的基本理论来确定。因此，体质学说的学术争鸣实质上是对小儿生理病理的认识争鸣。此外，还有根据小儿的体态来划分小儿体质类型的。以五脏为中心，结合有余与不足，以及气血、痰湿、阴阳等方面，将小儿体质分为正常质与偏颇质。

小儿体质划分时所使用的不足、有余、虚弱、亢盛、痰湿等名词，与辨证论治中所使用的类似证候名称有不同的概念。体质反映的是一种在非疾病状态下就已存在的个体特异性。证是机体在致病原因和条件的作用下，整体体质反映特征和整体与周围环境相互作用的结果的综合表现，是对疾病本质的分析。体质是疾病的基础，许多疾病的本质原因就是其原来的体质，这时候，反映疾病本质的"证"的名称与原来的体质类型名称就一致起来了。证的特征应包含着质的特征。证候与体质是密切相关的，但这是两个不同的概念。为此，我们在小儿体质划分时均使用带有"质"的名称，以示与"证"的区别。

1. 正常质 正常质亦称为平人质。《素问·调经论》中说："阴阳匀平，以充其形，九候若一，命曰平人。"《素问·生气通天论》说："阴平阳秘，精神乃治。"属正常质的小儿，脏腑、气血津液、阴阳及形神之间，在生命活动过程中，保持动态的平衡。但也需要注意的是，"平"是相对的，"不平"是绝对的。

正常质小儿一般为体型匀称，营养良好，神情活泼，面色红润，双目有神，毛发黑泽，肌肉结实，筋骨强健，声音洪亮，脉搏有力，舌质淡红润泽，舌苔薄白，干湿适中。

2. 偏颇质 偏颇质为非正常体质类型，不属病理表现，只是潜在着某种病理倾向和对某些病邪的易感性。因此称这些体质类型的小儿是"不正常的正常儿"。目前，很多学者提出了不同的体质分型方法，但尚无体质分型的统一标准。临床常见的小儿偏颇质类型有脾气不足质、肾气不足质、肺气不足质、肝阴不足质、心血不足质、脾弱湿滞质、痰湿内蕴质、阴亏内热质、脾弱肝旺质等多种。熟知小儿偏颇质类型，对于儿童保健防病有重要的意义。

(1)脾气不足质：这种体质的小儿，营养较差，面色萎黄，头发稀黄，肌肉松软，形体偏瘦，声音尚响亮，双目尚有神，脉缓，舌质淡红，苔薄白。小儿由于脾气不足，故易为饮食所伤，出现积滞、厌食、呕吐、泄泻等病证。

(2)肾气不足质：这种体质的小儿，营养发育较差，形体偏瘦矮，面色萎黄，头发稀黄，立行较迟，夜尿清长，冬季手足凉，哭声低微，懒于玩耍，脉沉细或迟缓无力，舌质淡嫩，苔薄白。小儿由于肾气不足，如果失于调护，则在生长发育过程中易患五迟、五软、遗尿、水肿等病证。

(3)肺气不足质：这种体质的小儿，营养发育一般，面色少华，头发稀黄，哭声低微，动辄汗出、气短，双目尚有神，脉细，舌质淡红，苔薄白。小儿由于肺气不足，卫外功能未固，若失于调摄，则外邪易由表而入，侵袭肺系，以时行疾病、感冒、咳嗽、肺炎喘嗽等病证最为常见。

(4)肝阴不足质：这种体质的小儿，营养发育一般，面色萎黄，皮肤不润，形体偏瘦，目干多眨，双目尚有神，头发稀黄，两颧色红，脉弦细，舌质偏红少津，苔少。若失于调摄，则易引动肝风，出现柔不济刚，筋脉失养的症状，如抽搐、角弓反张、肢体瘫痪等。

(5)心血不足质：这种体质的小儿，发育一般，面色少华，口唇色淡，形体偏瘦，头发稀黄，易心悸惊恐，脉细而无力，舌质淡，苔薄。易发生心悸、怔忡、血虚等病证。

(6)脾弱湿滞质：这种体质的小儿，营养发育一般或稍差，面目微浮，形体虚胖，肌肉松软，身重懒动，稍动则累，脘腹痞胀，便溏尿少，食滞难消，脉细濡，舌质淡胖，苔腻。易患厌食、积滞、泄泻、湿温等病证。

(7)痰湿内蕴质：这种体质的小儿，面目少华，形体肥胖，身体困重，不喜活动，动则汗出气短，脉细滑，舌质淡胖，苔白腻或黄腻。此体质小儿由于痰湿内蕴，易发展为肥胖症。现代对痰湿内蕴体质的物质代谢特征进行了初步研究，发现痰湿内蕴体质者在脂代谢、糖代谢、能量代谢等方面均存在异常改变，血液流变学研究显示其血液呈高黏滞状态。

(8)风痰内蕴质：这种体质的小儿，常有家族过敏性疾病史，婴儿期多有湿疹史，平时易冒风邪，每于感受风寒或在晨起之时鼻流清涕、喷嚏连作，接触毛皮等异物则肤起痒疹，对于药物、食物及异常气味等易于过敏。易患哮喘、咳嗽、荨麻疹、皮肤瘙痒症等疾病。血象嗜酸性粒细胞升高、血 IgE 升高，过敏原测试可查及呼吸道、消化道过敏原。

(9)阴亏内热质：这种体质的小儿，营养发育一般，形体消瘦，皮肤干涩，毛发枯黄，口鼻干燥，两颧色红，夜间多汗，手足心热，大便燥结，脉细数，舌质红，苔少而无津。此类小儿在发病过程中易出现真阴内亏，火热炽盛证候，常见壮热、抽搐、昏迷、谵语等病症。

(10)脾弱肝旺质：这种体质的小儿，营养发育一般或稍差，形体单薄，精神欠佳，双目尚有神，性情急躁，夜寐易惊，饮食不香，时有腹痛，头发稀黄，脉细弦，舌质淡红少津，苔少。此体质小儿由于脾弱肝旺，在疾病发展过程中，易出现脾虚肝亢，而出现疳证、泄泻、慢惊风等病证。

熟知小儿的体质类型，对于小儿的喂养保健、预防诊断治疗等都有重要的意义。针对不同体质类型的小儿制订不同的养护防治措施，将有助于提高我国儿童的身体素质，减少疾病的发生，蕴涵了中医学“治于未病”的思想。

参考文献

[1] 中华人民共和国卫生部妇幼保健与社区卫生司，九市儿童体格发育调查研究协作组，首都儿科研究所．2005 年中国九市 7 岁以下儿童体格发育调查研究[M]. 北京：人民卫生出版社，2008：89-90.

[2] 汪受传．变蒸与枢纽龄[J]. 江西中医药，1991，22(3)：4-6.

[3] 苏树蓉. 小儿体质理论与儿童保育[J]. 中国中医基础医学杂志,2002,8(2):74-75.

[4] 谢薇,王志红. 中医体质学说研究进展[J]. 中国中医基础医学杂志,2008,14(6):470-474.

(李 丹 朱超林 汪受传)

第三节 发病原因与病理特点

一、病 因 特 点

小儿发病原因与成人有相似之处,但亦独具特点。肺常不足易外感六淫,脾常不足易内伤乳食,神虚气怯易患情志疾病。胎产因素和养护不周是小儿独有的病因,意外伤害、感染诸虫及医源性损害仍广泛存在。

儿童生长发育的不同阶段,主要病因也各不相同。如:新生儿期疾病多与胎产因素相关;婴儿期多发生与喂养有关的疾病;幼儿期传染病多发;学龄前期易发生意外伤害;学龄期和青春期较多发生心理和行为疾病等。

小儿疾病亦有季节特点和地区特点。如:冬季易外感风寒致感冒、咳嗽、哮喘、肺炎喘嗽等病证,春季易感时行之邪患麻疹、水痘、痄腮、流行性脑脊髓膜炎等传染病;夏秋季易感湿邪并内伤饮食而患呕吐、泄泻、痢疾等脾系病证。北方地区新生儿硬肿症多见,南方地区夏季热易发等。

不同体质也易感染不同病因。偏颇质如脾气不足质易为饮食所伤,出现积滞、厌食、呕吐、泄泻等病证;肾气不足质在生长发育过程中易患五迟、五软、遗尿、水肿等病证;肺气不足质以时行病、感冒、咳嗽、肺炎喘嗽等病证最为常见。

小儿病因种类颇多,因形体娇弱,五脏六腑成而未全,常多种病因同时作用,相互影响。如外感风寒患儿内伤饮食后常形成感冒夹滞,胎怯儿养护不周既易外感又易内伤。

病因辨证是中医学的重要组成部分,掌握小儿疾病的病因特点,才能更好地辨证求因,审因论治。兹综括小儿常见病因8条,分述于下。

(一)外感因素

小儿卫外功能未健,寒暖不知自调,外感致病最为多见。外感因素是儿科最常见的一类病因。文献报道小儿呼吸道感染是儿科门诊的常见疾病,发病率占门诊就诊量的40%～70%,居各类疾病的首位,其中反复呼吸道感染占小儿呼吸道感染的30%。[1]外感因素包括六淫和疫疠之邪。

1. 六淫 指风、寒、暑、湿、燥、火6种致病因素。在正常情况下,风、寒、暑、湿、燥、火是自然界的6种气候变化,称为“六气”。六气的正常运行有利于万物的生长变化。如果六气太过或不及,就成为致病因素,称为“六淫”或“六邪”。可以说六淫即致病的气候因素。

现代有人研究六淫的理化生质,认为六淫对机体的危害主要体现在携能粒子、能态和水3个方面。空气流动形成风,风具有较高的动能,其分子运动无规则,遇到障碍物即改变方向。侵袭部位多在人体暴露部分如头部及体表,即“伤于风者,上先受之”。具体情况下风多与其他病邪结合在一起形成风寒、风热等,并借助本身特性增加与人体的接触面,使各种病邪对人体的侵袭力增加,故“风为百病之长”。寒处于低能态属阴性。低能态物质容易从高能态物质夺得携能粒子使高能态物质的能态降低,因此易伤阳气。寒性环境腠理、经络、筋脉等物质受冷,能态降低而收缩,此为寒性收引,津液、血等物质受冷收缩,分子运动减慢甚至停滞，出现寒性凝滞的表现。暑为夏季主气，为高能态空气状态，属阳邪，对人体的散热极为不利。人体大量汗出，气随津泄而耗气伤津。炎热的空气所能容纳的水分增加，地面水受热蒸发进入空气，因此暑邪致病每多兼夹湿邪侵犯人体。空气湿度超过一定限度，人体以水分为主的散热功能大为下降，体热得不到散发使机体能态过高，合并耗气伤津则可中暑。夏秋之交湿气最盛，湿为阴邪，易阻遏携能粒子的正常运行甚至吸收消耗携能粒子，因而易阻遏气机，损伤阳气。湿邪容易与其他物质结合或作为物质之间理化反应的媒介，此状态的水容易解离成离子而生成许多带电荷的水分子而不易排泄，即所谓"湿性黏滞"。燥邪是指干燥缺乏水分的空气状态。干燥环境中，空气分子极缺水，人与空气之间的"渗透压差"显著增大，人体水分极易渗出、散发而致伤津。由于呼吸道黏膜直接与外界接触，比皮肤更易受干燥空气影响(皮肤角质层可阻碍水分散失)，因此燥易伤肺。火(热)属高能态属阳邪，水是高能态的冷却剂，一份高能态消耗一份水，必将伤津，气随津脱而致耗气，火邪伤人易使气液两伤。肝脏本身的代谢释放出大量热能需大量的"冷却剂"——津液、血等，若遇火邪侵犯，好比火上浇油，即易生风。火邪使血流速度加快，增加血管壁压力，同时大量携能粒子损伤血管壁及其凝血机制，可产生出血(即迫血妄行)，并有利于微生物繁殖，形成肿疡，此即所谓"痈疽原是火毒生"[2]。

六淫致病，在儿科以风寒尤为多见。区永欣等采用多元回归方法，逐月分析了 1990 年湖北省黄梅县多种气象指标(日平均气温、最高气温、最低气温、平均相对湿度、平均风力、平均气压、寒冷指数)与该地区 300 例外感病患者发病的关系。统计结果表明：各气象要素与外感发病均有程度不同的相关关系，但寒冷指数是首要的相关因素。单纯的气温和风速可以影响外感病发病，但风力和寒冷因素协同后对外感病发病的影响显著增强。

外感风寒之邪可引起咳嗽、腹痛、泄泻等病，在儿科以引起肺系疾病最常见。小儿感邪后易从热化，因此临床表现以热证居多，易引动肝风。肺系疾病不仅是小儿时期发病率最高的疾病，而且也是小儿时期的主要死亡原因。20 世纪 90 年代初的统计资料表明：全世界每年有 1200 万 5 岁以下儿童死亡，其中 430 万儿童死于肺炎[3]。我国 1991—1993 年全国 81 市县 855 万 5 岁以下儿童调查发现，肺炎是我国 5 岁以下儿童死亡的第 1 位原因[4]。

由此可见，六淫是引起小儿疾病的一类重要病因。需要注意的是：由于现代科技发展对人们生活方式的影响，使得六淫不再局限于自然气候因素，许多人为因素如暖气、空调、加湿器等装置，性质与自然界的六淫相似，改变了气候环境，使气候变异系数加大，其在儿童疾病病因学中的作用值得进行研究。

2. 疫疠之邪　疫疠之邪指一类时行邪毒，伤人毒烈，互相传染，无问大小，症状相似，所致疾病亦统称疫疠。这类疾病包括多种急性传染病，如麻疹、风疹、水痘、流行性腮腺炎、猩红热、流行性脑脊髓膜炎、脊髓灰质炎、痢疾等。它们的传播与气候的严重反常、自然灾害及环境污秽、卫生条件差有关。新中国成立以来，随着社会环境卫生条件的不断改善，以及多种预防措施的广泛应用，小儿常见传染病的发病率和病死率已大为降低。但近年有一些传染病发病率又有上升之趋势，且流行病学特征发生了一定程度的改变。如麻疹自 20 世纪 60 年代中期起，特别是实行 WHO 计划免疫以来，发病率和病死率曾迅速下降，但文献报道近年来麻疹发病率有上升趋势，局部地区常发生流行，其流行病学特点及临床均表现出新的特征[5]。近年来新型传染病如手足口病的发病率上升，并呈现季节性流行(5～8 月)和全年散发趋势。手足口病主要由肠道病毒属的柯萨奇病毒(Cox，A 组 16、4、5、7、9、10 型，B 组 2、5、13 型)、埃可病毒(Echo)和肠道病毒 71 型(EV71)引起，其中以 EV71 及 CoxA16 型最常见[6]。

（二）内伤饮食

小儿稚阴稚阳之体，生长发育迅速，依赖脾胃"后天之本"的滋养。小儿脾常不足，加之饮食不知自节，因此常为饮食所伤，易患呕吐、泄泻、积滞、腹痛、厌食、疳病等病证。内伤饮食的原因包括过食生冷肥甘、饥饱不调、食物不洁等不良饮食方式，及哺喂失当，没有正确添加辅食等等。如《素问·痹论》中所说"饮食自倍，肠胃乃伤。"《婴童百问·呕证吐乳证》描述："凡小儿乳哺，不宜过饱，若满则溢，故令呕吐。胃中纳乳，如器之盛物，杯卮之小，不可容巨碗之物，雨骤则沼溢，酒暴则卮翻，理之必然。"《幼幼集成·呕吐证治》则云，"盖小儿呕吐，有寒有热有伤食，然寒吐热吐，未有不因于伤食者"。

内伤饮食，超过了小儿的运化能力，脾胃受损，必致积滞。积久不消，又作为致病因素引起其他脏器的损害，引发疳病等病证。治疗应根据轻重缓急，或消或补，或攻补兼施，如《幼幼集成·食积证治》所云："夫饮食之积，必用消导。消者，散其积也；导者，行其气也。脾虚不运则气不流行，气不流行则停滞而为积。或作泻痢，或作癥痞，以致饮食减少，五脏无所资禀，血气日愈虚衰，因致危困者多矣"。

有人对小儿食积变化规律进行了实验和临床研究，探讨了食积诱发非消化道疾病的机制，提出食积存在 4 个病程阶段：即食积胃脘、滞而化热、郁热伤津和损伤脾气。实验提示多种疾病同食积关联密切，如食积使机体的非特异性免疫功能低下，易诱发感染而致咳喘，验证了《素问·咳论》"聚于胃，关于肺"的论点。如食积使血糖和血钙降低，低钙使神经肌肉兴奋性增强，低血糖使对惊厥的耐受力减弱，可导致惊厥，支持了高热惊厥发病的食积学说[7]。脾胃为后天之本，食积损伤，势必影响小儿生长发育，故养成良好的饮食习惯，保护小儿脾胃功能免受损害，对小儿健康成长有重要的意义。

（三）胎产因素

《格致余论·慈幼论》说："儿之在胎，与母同体，得热则俱热，得寒则俱寒，病则俱病，安则俱安。"《幼幼集成·护胎》曰："胎婴在腹，与母同呼吸，共安危，而母之饥饱劳逸、喜怒忧惊、食饮寒温、起居慎肆，莫不相为休戚"。

孕母的饮食起居和情绪波动对胎儿的影响较大。孕母若恣意过食辛辣，四时不避寒暑，七情之欲化火，房事劳倦不节，则化热蕴毒，遗于胎儿，既生之后，初则病胎热、胎毒、胎赤、胎肥、胎怯、胎黄、重舌、木舌等症，重则影响胎儿发育，患五迟、五软、解颅、癫痫，或痴呆、锁肛，骈指、畸形等疾病。同时，父母的遗传因素、健康状况及营养状态对胎儿均有重要的影响。

总之，胎疾是与生俱来的疾病，因先天禀赋异常形成。近年来已被认识的遗传性疾病至少有 3 500 种以上，其中很大一部分属于先天性畸形或伴有不同程度的组织结构异常。过去不少原因不明的疾病现已被证明为先天因素所致。因此，了解和认识先天致病因素对于先天性、遗传性疾病的防治十分重要。

此外，怀胎十月一朝分娩，若胎位不正、横生倒产，分娩损伤，也可导致小儿初生诸疾，如头颅血肿、产伤、骨折、斜颈，重者甚至窒息而亡。因此，为保证分娩顺利，孕妇应进行正规的产前检查。

（四）养护不周

养护不周可导致多种疾病，中医学十分重视小儿的养护，从孕育到分娩、从初生到发育成长，在胎教、保胎、哺喂、睡眠、衣着、起居等方面均论述颇丰，蕴含了"治未病"预防为主的医学思想。

小儿外感六淫、内伤饮食、胎产不利等均与养护不周有关，本条不再赘述。另外还有许多疾患与小儿起居、摄食及活动等方面的调摄失宜密切相关。

新生儿所处室温太高，包裹太厚，易使之出汗过多而发生脱水热；反之，胎怯儿因环境温度偏低和喂养不及时等，易发生新生儿硬肿症。若不勤换尿布，湿渍皮肤污秽不洁，久不洗浴者，易患脐湿、脐疮、红臀等疾病。

哺乳婴儿未及时添加辅食，或幼儿膳食结构不合理，易患营养性贫血和佝偻病，甚至营养不良，或营养过剩导致肥胖，而这些疾病都直接或间接影响小儿生长和智力发育。沈阳市调查32所一类幼儿园的6 012名3～6岁儿童，发现膳食中豆类、奶类、蔬菜类供给量不足；膳食营养素摄入中钙、锌、维生素C的摄入量未达到RNI（每人每日各种营养素平均摄入量占每日推荐供给量）标准，其他营养素与能量供给合理；体重低下、生长迟缓、消瘦患病率分别为0.63%、0.36%、0.30%，超重、肥胖检出率分别为4.8%、5.2%；贫血、佝偻病、龋齿患病率分别为2.3%、25.3%、67.2%，临床维生素A缺乏患病率为0，亚临床维生素A（SVAD）缺乏、可疑SVAD患病率为10.50%、33.10%。提示学龄前儿童生长发育状况良好，但仍然存在营养素摄入不合理所致的营养缺乏性疾病以及营养过剩所致的儿童肥胖问题，应进一步加强托幼园所膳食营养的指导与监督[8]。

小儿应数见风日，提倡空气浴、日光浴及水浴。衣着包裹严密，不见风日，动辄药饵，反致体弱多病，缺乏抵抗力。学前儿童的运动量是否充足，运动方式是否适宜、有趣，不仅对儿童生长发育有总的推动，而且对降低佝偻病及呼吸道感染的发病率，促进儿童线性生长，对儿童智力、行为及认知能力的发育有着积极的推动作用。

（五）心理因素

《温病条辨·解儿难》说："古称难治者，莫如小儿……惟较之成人，无七情六欲之伤。"此说影响颇深，但实际上小儿亦有七情六欲之伤，并且随着社会环境的改变、医学检测水平的提高，儿童情志疾病发病率上升，并受到社会的广泛关注。

关于小儿情志失调引起的疾病，医籍中有不少论述。如《诸病源候论·小儿杂病诸候·惊痫候》指出惊恐致痫的机制及避惊防痫之策："惊痫者，起于惊怖大啼，精神伤动，气脉不定，因惊而发作成痫也。初觉儿欲惊，忽持抱之，惊自止。故养儿常慎惊，勿令怖。"《景岳全书·卷四十·小儿则》则进一步阐明了小儿易受惊恐而致病的内在因素："盖小儿肝气未充，胆气最怯，凡耳闻骤声，目视骤色，虽非大惊卒恐，亦能怖其神魂"。

目前儿科就诊患儿中因情志不调致病者逐渐增多，学龄儿童多见。情志变化常与学习成绩和周围环境有关，如家长期望值过高，学习负担过重，家庭不和睦等，造成儿童心理负担过重，出现一些头痛、腹痛、疲倦、厌食、周身不适，甚至假性瘫痪等症状。医生对于这种情况，应给予必要的心理疏导，既不可乱投药剂，也不能掉以轻心。

儿童行为障碍性疾病的发生与心理因素有相当密切的关系。儿童多动综合征危险因素分析发现父母关系不良和教养方式不当是其危险因素[9]。武汉市4～16岁儿童青少年行为问题发生情况的调查与分析发现行为异常儿童中非父母照顾者多于由父母照顾的正常儿童，行为问题可能与儿童的生活照顾者、亲子关系、父母的精神心理认知及家周围的噪音有关[10]。

由于学龄期儿童自我观念发展逐渐复杂化、抽象化、丰富化，也便有了心理、情感等方面的负担。近年来儿童的疾病谱发生了明显的变化，儿童的心理行为问题也受到了越来越广泛的重视。据全国各地调查，儿童行为偏离的发生率高达10%～20%，明显的心理障碍性疾病为3%～5%。诸如家庭经济状况、父母文化程度、行为榜样、对孩子的期望、父母离异、再婚、丧亡等家庭环境，幼儿园、学校、邻里等周围环境对儿童心理素质均有较大的影响。

(六)感染诸虫

小儿若无良好的卫生习惯，饭前便后不洗手，生吃不洁瓜果蔬菜，致虫卵从口而入，易患蛔虫、蛲虫、绦虫等寄生虫病，重者可能发生蛔厥(胆道蛔虫症)、虫瘕(蛔虫性肠梗阻)、虫痞及脑囊虫病等。儿童以蛔虫病和蛲虫病最为多见。席庆兰对山东省中小学生蛔虫感染10年监测情况的分析显示：城市学生感染率为11.24%～34.98%，乡村为15.30%～53.28%，小学生感染率高于中学生，但总患病率有下降趋势[11]。蛔虫病的分布以农村为主，胡涓对重庆市部分中小学生蛔虫感染情况进行调查，发现蛔虫感染以青春前期及青春早期为主，城市感染率相对较低，但蛔虫感染对农村儿童的健康影响仍不容忽视[12]。沈丽英对感染蛔虫和非感染蛔虫各200例儿童的身体发育、智力发育进行了调查，并对感染蛔虫儿童进行驱虫治疗，发现感染蛔虫儿童身高、体重、皮褶厚度、血红蛋白、智商评分显著低于健康组；而通过定期连续驱虫3年后，病例组各项的平均增长值与健康儿童基本相似[13]。

(七)意外损伤

小儿缺乏生活经验和自理能力，对外界一切危险事物及潜在的危险因素缺乏识别和防范，好奇心强，易轻举妄动，容易发生意外损伤。我国儿童意外事故的发生率和病死率近年来呈上升趋势。常见的意外损伤有中毒、溺水、触电、外伤及异物损害等，范围甚广。

小儿急性意外中毒比较多见，皆因年幼无知误食毒物引起。毒物种类繁多，包括强酸、强碱、农药、灭鼠药、汞、碘及某些药物。小儿中毒的方式多种多样，有的用装过农药的瓶子饮水，或被大人携至喷药的田间玩耍；小儿误食拌有灭鼠药的小食品，或直接吞食包装精巧的灭鼠药；某些地区私自炼金的人家，将加入汞的炼金器皿移至室内，使小儿吸入过多汞蒸汽而发生汞中毒；有些小儿将糖精当作砂糖过量食用导致糖精中毒；有些家长把自己服用的药物存放不妥，被小儿误服，或被老人误为感冒药让小儿服下，造成药物中毒；甚至有的学龄儿童模仿电影中的人物或自己身边的成人大量饮酒而致酒精中毒。

婴幼儿各脏器功能未臻完善，排毒解毒能力差，一旦发生中毒，症状严重，预后较差。若中毒时无人发现，未能及时就诊，或就诊时病史不清，则贻误治疗，甚至死亡。临床上遇到突然出现不明原因的呕吐、腹泻、昏睡或烦躁、抽搐、昏迷、呼吸脉搏瞳孔血压等改变，应考虑到急性中毒的可能。

溺水和触电也是意外伤害的常见因素。溺水事故常因游泳地点选择不当、跳水姿势不妥，或失足落水引起窒息死亡。触电事故总因缺乏安全教育所致，诸如家中电器插座安装过低、开关胶木碎裂、包线破损、电线断头以及在高压线下及树下避雨等。

异物是日常生活中危害小儿健康和生命的危险因素之一。若将异物(如花生仁、瓜子壳、玩具枪子弹、圆珠笔头等)吸入气道，大者立即窒息死亡，小者下滑至支气管，引起气管异物或吸入性肺炎，数周甚至数年不愈。若将异物(如钱币、玻璃片、大头针等)吞进胃肠，轻者腹痛，重者穿孔出血，给患儿带来极大的痛苦。外伤经常给小儿造成伤残，重者当场丧命。常见的外伤事故有创伤、咬伤、跌打伤、脱位、烧烫伤等，许多外伤是由中小学生骑自行车引发的交通事故造成。

(八)医源损害

医源损害主要包括失治误治和药物毒副作用造成的疾患。小儿气血未充，脏腑娇嫩，凡大苦、大寒、大辛、大热之品，以及攻伐、峻烈、有毒药物皆应慎重应用，中病即止。治热病应顾护津液，治杂病要顾护脾胃。若失治误治或药过病所，则旧疾未愈又添新病。

西药的毒副作用较多。如长期大量服用糖皮质激素，小儿出现满月脸、水牛背、多毛症，并伴有咽红口渴、自汗盗汗、五心烦热等阴虚证候。又如长期使用广谱抗生素发生真菌感染、菌群失调；白血病患儿用化疗药后出现脱发、口腔溃疡、呕吐、纳差、发热及心、肝、肾等脏器损害。长期住院的患儿易发生院内感染，这与医护人员及医疗器械引起患者之间的交叉感染有很大关系。中药毒性药物，如朱砂、轻粉、乌头、巴豆、斑蝥、马钱子等，在儿科也都应当慎用。

二、病理特点

小儿病理特点主要表现在两个方面：一是发病容易，传变迅速；二是脏气清灵，易趋康复。年龄越小，病理特点越是明显。

（一）发病容易，传变迅速

小儿发病容易、传变迅速的病理特点是由其稚阴稚阳的生理特点所决定的。由于小儿脏腑娇嫩，形气未充，物质和功能均未发育完善，对病邪抵抗力较成人差，应激状态下各脏器代偿潜力较成人小，因此不仅容易感邪发病，而且发病后病情变化较成人迅速。

小儿发病容易，突出表现在易患时行疾病及肺脾肾三系的病证。

小儿免疫功能相对较低，易于感触时邪发生各种传染病，如麻疹、流行性腮腺炎、水痘、手足口病、流行性乙型脑炎等，尤其是流行性腮腺炎、手足口病，常在托幼机构、小学及卫生条件不良的集体单位中流行。肺本为娇脏，难调而易伤。小儿“肺常不足”表现在解剖方面的特点是：呼吸道短而狭窄，黏膜柔嫩，血管丰富，纤毛运动较差，肺脏血多气多，呼吸道分泌型 IgA 较少。所以，一俟冷暖失调，外邪即易由表而入侵袭肺系，患感冒、咳嗽、哮喘、肺炎喘嗽等肺系病证。

脾为后天之本，气血生化之源。为满足小儿迅速生长发育的物质需要，脾胃运化水谷的负荷较成人为重，而其脾胃功能尚未健全，表现为消化腺发育差，腺体分泌少，消化道肌层不发达，消化酶活力弱等。因此，小儿较成人容易内伤饮食，损伤脾胃，出现呕吐、腹泻、腹痛、厌食、积滞、疳病等脾胃失调的病证。

肾为先天之本，小儿生长发育、抗病能力及生长发育与肾密切相关。小儿“肾常虚”，解颅、五迟、五软、脑发育不全多因先天肾气不足，肾精亏虚；尿频、遗尿也多与肾气不足有关。

小儿发病后传变迅速，主要表现为寒热虚实之间的迅速演变、转化与夹杂，即易虚易实、易寒易热。

虚实是指人体正气的强弱与疾病邪气的盛衰而言。《素问·通评虚实论》曰：“邪气盛则实，精气夺则虚。”小儿患病，邪气易实而正气易虚。实证往往可以迅速转化为虚证，虚证者又易于感邪而产生实证证候，或者出现虚实夹杂证候。虚实夹杂表现形式多端，如本虚标实、上实下虚等。例如：小儿泄泻，初起多为外感时邪或内伤乳食所致之实证，若失治误治，则可迅速出现阴伤液脱甚或阴竭阳脱的变证，或脾胃气虚及脾肾阳虚的虚证；又如肺卫不固的虚证小儿易于感冒，感冒之后又易于夹痰、夹滞、夹惊，均表现为实证；若汗下不当，又易导致肺脾气虚证候加重等。

寒、热是指两种不同性质证候的属性。小儿患热病较多，病后易从热化。如本为风寒外束之寒证，可迅速郁而化热、热极生风，出现高热、急惊风等实热证候。素体阳虚患者易寒从内生，出现阳虚衰脱的阴寒证，如急惊风出现实热内闭的同时，可因正不敌邪，瞬间出现面色苍白、汗出肢冷、脉微细等阴阳虚脱之危候。素体阴虚者易于阴伤阳亢，病从热化，表现为邪热羁留、内热蒸盛等阴虚阳亢的证候。

总之，小儿稚阴未长，稚阳未充，以其稚阴稚阳之体，患病后难以协调机体之阴阳平衡，因而寒热虚实的变化远较成人迅速而复杂。

小儿患病之后传变迅速，还表现在以下几个方面：

由表入里：小儿外感时邪后，卫气营血传变迅速。以流行性脑脊髓膜炎为例，邪在卫分为时短暂，迅即入气，或起病即见卫气同病，转瞬又侵入营血，少数患儿发病急骤，由卫分直迫营血，逆传心包、内陷肝经。

由经络及脏腑：小儿经络受邪，多侵及相关之脏腑。如流行性腮腺炎患儿，为风温时毒壅滞少阳、厥阴经络，发病后可能并发脑膜脑炎、睾丸炎及胰腺炎。麻疹患儿，麻毒犯于肺脾二经，重者并发肺炎、肠炎、脑炎等症。

由一脏及他脏：小儿患病常同时发生数个脏器功能损害。如小儿肺炎，正虚邪陷时致心阳虚衰（合并心力衰竭）或引动肝风（合并中毒性脑病）；又如急性肾炎，重者可发生水凌心肺（严重循环充血和心力衰竭）和邪犯厥阴（高血压脑病）等变证。

（二）脏气清灵，易趋康复

与成人相比，小儿易为病邪所伤，其恢复也较成人快。如小儿肾炎、原发性血小板减少性紫癜均较成人恢复快，痊愈者也多。即使出现心阳虚衰、阴伤液竭、惊风神昏、内闭外脱等危重病证，经正确及时处理能较快康复者也相对较多。如《景岳全书·小儿则》说："第人谓其难，谓其难辨也；余谓其易，谓其易治也……设或辨之不真，则诚然难矣"。

小儿患病后易趋康复的原因大致有三：一是小儿生机蓬勃，活力充沛，组织再生修复能力强；二是小儿脏腑少痼疾顽症、七情五志及药石之伤，对治疗反应敏捷；三是小儿疾病以外感六淫和内伤饮食为主，治疗方法多，较易医治。

小儿脏气清灵，病因单纯，只要熟谙疾病发病特点及转化规律，掌握其表里寒热虚实和整体观念的辨证法则，就能灵活运用。反之，若诊断不明，辨证不精，用药错谬，非但不能灵活运用，反而失之毫厘，误之千里，致正衰邪盛，危殆立至，甚至留下终身残疾。

参考文献

[1] 樊春慧．儿童反复呼吸道感染的研究进展[J]．工企医刊，2008，21(4)：56-58.

[2] 杨滨．六淫理化性质分析[J]．实用中西医结合杂志，1993，6(6)：329-330.

[3] 江载芳，刘玺诚．我国小儿急性呼吸道感染的防治现状[J]．中国实用儿科杂志，1997，12(1)：1-2.

[4] 刘玉琳，林良明，刘佳健．1991—1993 年中国 5 岁以下儿童肺炎死亡监测结果[J]．中华儿科杂志，1996，34(6)：365-368.

[5] 张琳，李向春，白函，等．沈阳市麻疹患者流行病学特征分析[J]．中国公共卫生，2008，24(1)：110-111.

[6] 韩秀珍，李化兵．手足口病的诊断与治疗—手足口病的病原学与流行病学[J]．山东医药，2008，48(17)：109-110.

[7] 朱富华，毕可恩，刘爱华．小儿食积变化规律的实验与临床研究[J]．陕西中医，1994，15(8)：381-382.

[8] 常虹，邓亚君．沈阳市 3～6 岁集体儿童膳食营养与健康状况调查[J]．中国妇幼保健，2007，34(22)：4877-4878.

[9] 张迪，陈容，顾国家，等．儿童多动症危险因素分析[J]．中国学校卫生，2005，26(9)：722-723.

[10] 卢林，施嘉琪，何汉武，等．武汉市 4～16 岁儿童青少年行为问题发生情况的调查与分析[J]．中国临床康复，2005，9(20)：114-116.

[11] 席庆兰．山东省中小学生蛔虫感染 10 年监测情况分析[J]．中国寄生虫病防治杂志，1996，9(2)：113.

[12]胡涓．重庆市部分中小学生蛔虫感染情况[J]．现代预防医学，2003，30(6)：819.

[13] 沈丽英，干小仙，丁建祖，等．蛔虫感染对儿童健康发育的影响[J]．中国寄生虫病防治杂志，1996，9(2)：125-127.

（张月萍　杜永平　李　丹）

第四节　乳食喂养与儿童保健

《备急千金要方·少小婴孺方·序例第一》说："夫生民之道，莫不以养小为大。"中华民族一向关心和重视儿童的生存、保护和成长，如今把"提高全民族素质，从娃娃抓起"作为全社会发展的根本大计，在全社会树立"爱护儿童、教育儿童、为儿童做表率、为儿童办实事"的公民意识，并努力为儿童保健事业的发展创造良好的社会条件。

社会的发展，源于人类的繁衍；而人类的繁衍，则依靠自身的优化。儿童的健康是提高人口素质的基础，是人类发展的先决条件。为了保证其正常的生长发育、健康地成长，小儿的乳食喂养和保健工作是非常重要的。我们的祖先在这方面积累了丰富的经验，为中华民族的繁衍昌盛作出了贡献。为适应现代社会的需要，中医的育儿及保健工作一定要在保持特色的基础上，结合现今儿童保健工作的特点加以发扬，使之能够面向现代、面向未来、面向世界，更好地服务于社会。

一、乳 食 喂 养

哺乳和饮食是提供小儿摄取食物营养的方法。小儿脱离母体后，处于生长发育的旺盛时期，年龄愈小，生长发育愈快，故对水谷精微的需求就愈高。但因小儿"脾常不足"，饮食又不知自节，极易为饮食所伤。因此，为保证其正常生长发育，必须讲究科学喂养，不仅要合理安排膳食，给予足够而全面的营养，而且要根据不同年龄及不同个体的脾胃功能及体质特点区别对待。乳食喂养包括初生乳哺、添加辅食、小儿膳食、饮食禁忌等四个方面。

（一）初生乳哺

新生儿初离母腹，胃始用事，但脾胃未健，乳哺必须得当，需要注意以下几点。

1. 初生哺母乳　《女学篇·自乳之得宜》认为，"盖天之生人，食料亦随之而生，故婴儿哺育，总以母自乳为佳，每见儿女自乳者，身体较为强壮。"《万氏家藏育婴家秘·鞠养以慎其疾四》提出："儿在母腹之时，赖血以养。既生之后，饮食之乳，亦血之所化也。虽有谷肉，不可与之，以乱其肠胃中和之气。"说明母乳是婴儿最理想的食品。母乳所含之营养物质，最适合婴儿生理需要，最易为婴儿消化吸收。出生 4 个月之内的婴儿，单纯母乳足够维持其对营养物质的需要。母乳中含有多种免疫球蛋白，特别是分娩 7 天内的初乳，含有多种酶和抗体，具有抑菌和杀菌的作用。据统计，从出生至 6 个月，单纯用母乳喂养的婴儿，患病率比用代乳品喂养者低 75%。母亲哺乳，与婴儿频繁接触，有利于婴儿心理的健康发展，更能加深母子感情。现今母乳喂养已被世界卫生组织和联合国儿童基金会列为挽救儿童生存的四大战略技术之一，成为全世界都在大力推广的科学喂养方法。

若生母因故不能哺乳时，有条件者最好雇用乳母。《保婴秘言·婴儿之哺育》提出，乳母必须选择“体壮性柔，无遗传病，而年在20～35岁者，其年龄及分娩期与生母相等尤佳。其乳汁宜丰满充足，其衣服饮食宜适于卫生，又须使其变其积习，与吾家俗相化……。”人工喂养则以牛奶及奶粉为佳。该书又说：“……牛须择其壮而无疾，常食豆蔬与小量之食盐者。且牛乳朝榨者淡，夕榨者浓。婴儿初生，淡者为宜……生后三月以前，则用乳一水三；六月以前，用乳一水二；九月以前，用水乳参半。而后渐次减水，终用纯乳……煮沸后，俟温度适宜再行哺之。哺之之器，务期清洁，或以水煮之。饮余之乳，切勿再用。”若嫌牛奶滞脾，母乳又不足者，可按《小儿病·保婴要诀》中所提：“用米粉稀糊，每日与乳相间，饲一至三次不等，平淡鲜洁，似较有益。若恐有滞，每一星期可用炒楂肉、炒谷芽各少许煎服。盖楂肉能消乳积，谷芽能消糊积也”。

2. 哺乳的时间　古人指出，婴孩生后即可吮奶。如《活幼口议·病证疑难》中指出：“已诞之后，继时吻之以乳。乳者，化其气血，敷养肌肤，百脉流和，三焦颐顺，身肢渐舒，骨力渐壮……凡人生子，吮乳为上。”目前认为，生后半小时内即应吮奶，若超过半小时，不仅会丢失初乳，而且会因泌乳反射未建立而造成回乳。乳头属足厥阴肝经，乳房属足阳明胃经。胃为水谷之海，气血生化之源。孕妇分娩往往情绪紧张、气血受损，或抑郁不乐、怒气伤肝等，皆可导致气血不足或气滞肝旺、脾胃受伐，而引起乳汁不行。可见母乳哺养之成败与肝、胃之经气是否畅达密切相关。婴儿生后立即吮乳，能激发肝、胃之经气，经脉调畅则母乳分泌旺盛。

每次喂奶，既要注意按时，更要按需哺给。一般生后头几天母乳量不多，每次喂奶时间不宜过长，第1天每次吸吮2～3分钟，第2天可吸5分钟，以后以每次15～20分钟为宜。每隔3～4小时哺乳1次。每次哺乳应使一侧乳房吸空后，再哺另一侧，可防止乳汁积滞而影响分泌。对早产、体弱儿等胃纳量较小以及胃纳量较大的婴儿，应区别对待，总以“按需哺给”为最基本的原则，正如《备急千金要方·少小婴孺方·初生出腹第二》云：“凡乳母乳儿……如是十返五返，视儿饥饱节度，知一日中几乳而足，以为常。”说明哺乳应根据乳儿个体的差异及需要来决定每日哺乳的次数及时间，不可千篇一律，固守定规。

3. 哺乳的方法　乳母在给婴儿哺乳前，应先以手掌按摩两侧乳房，使乳汁流畅。《小儿卫生总微论方·乳母论》指出了正确的哺乳姿势：“凡每乳儿，乳母当以臂枕儿头，令儿口与乳齐，乃乳之。”哺乳时，小儿取半卧位，乳母用上臂托小儿头颈，以免头颈后仰妨碍乳汁下咽。若乳房较大者，哺乳时应以示、中指轻压乳房上部，以免乳晕遮住小儿鼻孔而影响呼吸。每次哺毕，应将小儿抱起轻轻拍背，使吞入之空气及时排出，以防溢乳。

古人还强调，乳儿不宜太饱，饱则令儿呕吐；不可当风乳儿，易致风冷入肺，令儿咳嗽；不可夜露下乳儿，若冷气下咽，易致呕逆；初生儿若多睡勿强与乳。《万氏家藏育婴秘诀·鞠养以慎其疾四》还指出：“凡乳母大醉后勿乳，大劳后勿乳，大怒后勿乳，房事后勿乳，有热病勿乳，其子啼哭未止勿乳，睡未醒勿乳，饱后勿乳。”以及过饥勿乳，盛夏乳母浴后勿乳等哺乳禁忌，皆值得引起注意。

4. 乳母的宜忌　初生小儿，借乳为命，母体患病亦可自乳汁传于婴儿。因此，乳母之宜忌不可不知。乳母在哺乳期必须注意精神、饮食营养的调摄，同时须注意慎避寒暑、预防疾病等。

乳母的精神宜愉悦。《普济方·婴孩初生门·论初生诸疾并治法》指出：“其或母用性不顺，则气血乱，气血乱则乳汁不和，乳汁不和令儿岘逆。”又云：“择乳母，须精神爽健，情性和悦，肌肉充肥，无诸疾病，知寒温之宜，能调节乳食，奶汁浓白，则可以饲儿。”说明乳母的情绪对婴儿的健康有着直接的影响。

乳母的饮食，要求营养丰富、荤素搭配、美味可口。不可过食厚味、炙煿、辛辣以及过热过凉之物。《幼科发挥·调理脾胃》曰：“饮食入胃，气通于乳。母食热则乳亦热，母食冷则乳亦冷。故儿伤热乳则泻黄色……伤冷乳则泻青色。”临床上每见乳母嗜食冷饮或辛辣肥腻，致乳儿泄泻久治不愈者。说明乳母饮食不当亦会影响婴儿的身体健康。

乳母宜慎避风寒，预防疾病。若风邪闭塞经络，易致乳汁回缩，甚则引起诸疾。古代医家认为，病乳不可乳儿。若乳母患病，特别是患乳痈及时令瘟疫时，应暂停哺乳。《幼科发挥·调理脾胃》曰：“乳母者，儿之所依为命者也……母安则子安，母病则子病。”乳母在用药期间亦应中止哺乳，特别是可能对婴儿造成伤害的药物。因为几乎所有的药物都能通过母体的血液进入乳汁。中止哺乳可避免婴儿间接遭受药物毒副作用的侵害。

5. 断奶的时间　我国自古认为，婴幼儿1至1岁半断奶为宜。多数小儿在1岁后，自行停止吃奶。若乳母决定停止哺乳，宜逐步减少喂奶次数，增加辅食次数，直至婴儿习惯辅食后，方可断奶。否则，突然断奶会使婴儿因脾胃不适应所进食物，而引起消化不良，甚至导致疳证的发生。

断奶的季节，以春秋两季为宜。因为这两季气候温和，小儿的食欲变化不大。夏季气候炎热，胃肠消化液分泌减少，食欲下降，且食品又易变质。若在此季断奶、更换饮食，极易导致消化不良。冬季断奶，气候严寒，夜间哺食不便，且易受凉，易染疾病。

断奶的方法宜缓而不宜急，应安排一段逐步脱离母乳的过程。婴儿自4～5个月起，应随着生长的需要、乳牙的萌出、脾胃功能的增强，逐渐增加辅助食品，使之逐步适应半固体、固体的食物，同时逐渐减少哺乳次数，至1岁左右，待能进与成人相似之食品后，才能做到顺利断奶。

(二)添加辅食

随着婴儿的不断生长发育，若单纯哺喂乳类，已不能满足机体的需要。因此，不论是母乳或是人工喂养儿，到一定时候均需适时地添加辅助食品。

1. 添加辅食的时间　婴儿何时添加辅食，早在明代龚廷贤《寿世保元·卷八》中就指出：“儿生四五月，只能与乳吃，六个月以后方与稀粥哺之。”《万有医库·小儿科》指出：“概小儿门齿既出，咀嚼之机已备，消化之力日强，正可给以食物而诱其食欲。”均认为6个月以后可增加辅食。是因6个月以内之婴儿胃肠娇嫩，尚无消化辅食之能力，且母乳或其他乳类亦完全能满足婴儿生长发育之需要。实际上，自4～5个月开始，可给少量米糊、菜泥等辅食，使之慢慢适应。待6个月后，由于乳类食品中维生素及铁的含量已相对不足，母乳已不能完全满足其生长发育之需，而这时婴儿形体增大，消化力亦增强，一般均能逐步增加辅食量，以及时补充需要。

具体在给每个婴儿增加辅食时，应根据不同个体的实际需要和消化功能来决定。由于每个婴儿的哺乳量和乳母泌乳多少的不同，所以添加辅食的时间和量亦应有所区别。有的母乳充足，足够哺喂6个月或6个月以上，甚至可满足10个月婴儿的需要，那么添加辅食数量增加的时间可适当推迟。相反，对一些母乳不足，或人工喂养之婴儿，添加辅食便应提前。

2. 添加辅食的原则　添加辅食应遵循因人而异、由少到多、由稀到干、由细到粗、由一种到多种的原则。

添加辅食的品种：辅食的品种是多样的，一般每次只增加一种，若3～5天内无不良反应，方可再增加一种。如此逐步增加至多种。

添加辅食的数量：要求由少到多，最初只加1～2匙，待适应后再逐步加量。辅食的质量，应由素到荤，由稀到稠，由细到粗。

添加辅食的次数：《万有医库·小儿科》指出，“大率与哺乳时间同。夜间自九点后，不可再饲”。

添加辅食的顺序，可参考以下内容进行。

1～3个月，必要时可添加鱼肝油，以补充维生素D。人工喂养者，可适当添加菜汤和果汁。

4～6个月，婴儿开始长牙，体内的贮存铁已耗尽，应补充含铁丰富的食品。可以添加米汤、米糊、稀粥、菜泥、蛋黄、鱼泥等。

7～9个月，可加烤馒头片或饼干，锻炼咀嚼，促进牙的生长。还可添加粥、烂面条、碎菜、豆腐、熟土豆、鱼汤、肝泥、肉泥等。

10～12个月，可食烂饭、面包、挂面和带馅的食品，以及碎菜、碎肉等。食品可逐渐多样化。每日加喂1～2次，以逐渐替代母乳。

《万有医库·小儿科》说：“饲食之品，宜更迭掉换，勿致小儿嫌恶。各种肉汤之油不可多食，因油难以消化”。

添加辅食注意点：添加辅食需注意，不要强迫婴儿接受辅食，以免引起反感。婴儿在炎热之夏季，或在患病期间，均不宜增添辅食，以免导致消化不良。每次增添新的辅食后，应注意观察婴儿的消化情况，如果发现腹胀、啼哭、不食、大便次数增多等，均应暂停或减少所加之辅食，待婴儿恢复后，再试着从小量开始。

（三）小儿膳食

孩子1周岁以后，乳牙逐渐出齐，咀嚼及消化能力逐渐增强，饮食已从乳类为主，逐步过渡为以谷类、肉、蛋、蔬菜为主。断奶后的幼儿，仍处在生长发育、物质代谢旺盛的时期，但相对成人来说，其乳牙尚未出齐，脾胃之受纳、运化功能还未健全，如果膳食安排及营养调配不当，均会影响小儿的身体健康。如有些家长给婴儿简单地喂糖稀粥、泡饼干、蛋糕之类，致使蛋白质、维生素摄入不足，而发生营养不良。又有些父母过于溺爱，每以甘肥、生冷之物任儿恣意食之，以致积滞内停，损伤脾胃，诸疾丛生，迁延成疳。因此，为从饮食方面保证小儿健康成长，必须合理安排好小儿膳食。

1. 合理膳食的调配　食物的种类多种多样，有谷有果、有粗有细、有荤有素。《素问·脏气法时论》提出：必须“五谷为养，五果为助，五畜为益，五菜为充，气味合而服之，以补精益气。”五谷，是指谷、豆类食物；五果，是指各种果品；五畜，是指家畜、家禽肉和内脏等肉食；五菜，是指蔬菜类食物。这些食物只有相互搭配，才能全面地满足儿童的营养需要。在小儿膳食中，应以谷类为主食品，肉类为副食品，以蔬菜来充实，以水果为辅助。古人虽未明确指出蛋白、脂肪、糖、维生素及矿物质等营养素所占之比例，但其合理的搭配与现代所倡导的均衡饮食是一致的。

现代研究认为，小儿合理膳食，是指合理调配主要营养物质——蛋白质、脂肪和糖类之比例。即小儿每日所需总能量的50%～60%来自糖类，12%～15%来自蛋白质，20%～30%来自脂肪最为适宜。

合理的膳食，需要由足够的营养来保证。营养是维持小儿生长发育、机体健康、生命活动所必需的。各种食物中的营养成分归纳起来有：蛋白质、脂肪、糖类、维生素、矿物质和水

6大类。糖在米、面等淀粉类食物中含量较高；蛋白质在蛋、奶、鱼、肉、豆类、麦类、高粱中含量较高；脂肪在豆类、花生、肥肉、蛋黄中含量较高；维生素在蔬菜、水果类食物中含量较高；矿物质在食盐、蔬菜、动物的骨骼及内脏中含量较高等。各种维生素和矿物质的作用及来源(表2-7)。

表2-7 各种维生素和矿物质的作用及来源

维生素和矿物质	作用	来源
维生素A	促进生长发育和维持上皮组织的完整，增加皮肤及黏膜的抵抗力，间接防止细菌侵袭，为形成视紫质所必需的成分，并有促进免疫力的功能	肝、牛乳、奶油、鱼肝油。其先导体胡萝卜素存在于某些有色蔬菜等植物中，如胡萝卜、黄瓜等
维生素B_1	是构成脱羧辅酶的主要成分，为糖类代谢所必需，维持神经、心肌的活动功能，调节胃肠蠕动，促进生长发育	米糠、麦麸、豆、花生。肠内细菌和酵母可合成一部分
维生素B_2	为辅黄酶主要成分，参与体内氧化过程，维持皮肤、口腔和眼的健康，防止其病变	肝、蛋、乳类、蔬菜、酵母
烟酸	是辅酶Ⅰ和Ⅱ的组成成分，为体内氧化过程所必需，维持皮肤、黏膜和神经的健康，防止癞皮病，促进消化系统的功能	肝、肉、谷类、花生、酵母
维生素B_6	为转氨酶和氨基酸脱羟酶的辅酶的组成成分，参与神经递质、氨基酸及脂肪代谢	各种食物中，亦可在肠内由细菌合成
维生素B_{12}	参与核酸的合成，促进四氢叶酸的形成等，促进细胞及细胞核的成熟，对生血和神经组织的代谢有重要作用	主要来源是动物食品，如肝、肾、肉等
叶酸	叶酸的活动形式四氢叶酸是体内转移“三碳基团”的辅酶，参与核苷酸的合成，特别是胸腺嘧啶核苷酸的合成，有生血作用	在绿叶蔬菜、肝、肾、酵母中较丰富，肉、鱼、乳类次之，羊乳中含量甚少
维生素C	参与人体的羟化和还原过程，对胶原蛋白、细胞间黏合质、神经递质(如去甲肾上腺素等)的合成，与类固醇的羟化、氨基酸代谢、抗体及红细胞的生成等均有重要作用。防止坏血病(维生素C缺乏病)	各种水果及新鲜蔬菜中
维生素D	调节钙磷代谢，促进肠道对钙、磷吸收，维持血液钙、磷浓度，维持骨骼、牙齿的正常发育和健康	鱼肝油、肝、蛋黄。人体皮肤所含7-脱氢胆固醇经日光紫外线照射可形成
维生素K	由肝脏利用合成凝血酶原	肝、蛋、豆类、青菜。一部分由肠内细菌合成
钙	为凝血因子，能降低神经、肌肉的兴奋性，是构成骨骼、牙齿的主要成分	绿色蔬菜、乳类、蛋类含量多，豆浆中含量较牛奶为少
磷	是骨骼、牙齿、细胞核蛋白、各种酶的主要成分，协助糖、脂肪和蛋白质的代谢，参加缓冲系统，维持酸碱平衡	乳类、肉类、豆类和五谷中

续表

维生素和矿物质	作　用	来　源
铁	是血红蛋白、肌红蛋白、细胞色素和其他酶系统的主要成分，帮助氧的运输	肝、蛋黄、血、豆类、肉类、绿色蔬菜、杏、桃中。乳类含量较少，羊乳尤少
铜	对制造红细胞、合成血红蛋白和铁的吸收起很大作用，与许多酶和细胞色素酶、氧化酶的关系密切，存在于人体红细胞、脑、肝等组织内，缺乏时引起贫血	肝、肉、鱼、海蛎、五谷、硬果、豆类
锌	是不少酶的组成成分，如与能量代谢有关的碳酸酐酶，促进 CO_2 交换；与核酸代谢有关的酶，调节 DNA 复制转录，促蛋白质合成，还参与和免疫有关酶的作用。缺乏时胸腺萎缩，免疫力低下，发育受阻，身材矮，食欲差，有贫血、皮炎、肠炎等。男性需要量高于女性	鱼、蛋、肉、禽、五谷、麦胚、豆、酵母等，动物性食物利用率高
镁	构成骨骼和牙齿的成分，激活糖代谢酶，与肌肉神经兴奋性有关，为细胞内阳离子，对所有细胞代谢过程都重要。常与钙同时缺乏，导致手足搐搦	谷类、豆类、干果、肉、乳类
碘	为甲状腺素 T_3、T_4 主要成分，缺乏时引起单纯甲状腺肿及地方性克汀病	海产品，如海带、紫菜、海鱼等

在小儿膳食中，若供糖不足，脂肪较多，则脂肪氧化不全，会产生大量酮体，易发生酮症酸中毒；若摄糖过多，蛋白质过少，则小儿虚胖，甚则免疫功能低下，极易感染疾病；若蛋白质过量，肝肾负担加重，则增加耗能。因此，不论在家中，还是托幼机构，小儿膳食均应根据小儿生长发育的需要和生理特点，结合食品供应情况，周到安排。

2. 安排膳食的原则

(1)保证能量及营养素：根据小儿的体重及不同的消化功能，满足其每日所需的能量及各种营养素。

(2)食品的烹调加工：应适合小儿的消化功能。特别是婴幼儿食品的加工，应做到细、碎、软、烂。忌过多甘肥油腻及辛辣刺激之食品。

(3)膳食调配要合理：要求多样化、合理化，做到粮菜搭配、荤素搭配、粗细搭配。

(4)饮食的次数及数量要求规律化：根据实际需要定时、定量配给。一般可执行三餐二点(1～2 岁)和三餐一点(3 岁以上)制，不可过饥或过饱，更不能暴饮暴食。

(5)严格把好卫生关：避免食品污染，杜绝食物中毒。

(6)食谱的更迭：应随季节的变化，每日更新调换，勿使小儿嫌恶，避免产生厌食。

(7)进食的环境：要求安静、清洁、美观、舒适。

(8)定期监测：随生长发育状况，不断改进膳食，提高小儿营养水平。

3. 小儿食谱举例　以下小儿食谱举例，可供喂养参考。

(1)1～3 岁小儿食谱举例(表 2-8)。

表 2-8 1～3 岁小儿食谱举例

时间	食品	量	蛋白质(g)	脂肪(g)	糖(g)	能量(kJ)
上午 7 时	牛乳	200ml	7	6.8	10.3	530
	糖	10g	—	—	10.0	167
	馒头	20g	1.2	—	10.0	187
	鸡蛋	1 只	6.5	5.0	—	297
	浓鱼肝油	5～6 滴	—	—	—	—
上午 9 时	苹果	1 只(100g)	0.4	0.6	13.0	246
中午 12 时	软饭	1 碗(米 80g)	6.0	—	64.0	1172
	碎肉	30g	5.0	8.6	—	408
	碎菜	30g	—	—	—	—
	油	8g	—	8.0	—	301
下时 3 时	豆浆	200ml	5.0	2.2	2.6	210
	糖	10g	—	—	10.0	167
	甜饼干	20g	2.0	4.0	16.0	452
下午 6 时	挂面	1 碗(30g)	3.0	—	22.0	418
	碎鱼	30g	5.0	0.6	—	106
	蕃茄	30g	—	—	—	—
	油	8g	—	8.0	—	301
合计			42.8	45.6	159.1	5096

(2)4～7 岁小儿食谱举例(表 2-9)。

表 2-9 4～7 岁小儿食谱举例

时间	食品	量	蛋白质(g)	脂肪(g)	糖(g)	能量(kJ)
上午 7 时	粥	2 碗(米 60g)	4.4	0.3	48	888
	肉松	10g	5.4	1.2	0.7	147
上午 11 时半	饭	1 碗半(米 90g)	6.6	0.5	71.3	1323
	红烧狮子头土豆					
	猪瘦肉	45g	7.5	13.0	0.5	623
	土豆	60g	1.0	—	9.5	175
	豆腐菜汤					
	豆腐	30g	2.0	1.0	0.4	78
	青菜	15g	0.3	0.06	0.3	121
	油	18g	—	18.0		678

续表

时间	食品	量	蛋白质(g)	脂肪(g)	糖(g)	能量(kJ)
下午3时	豆浆	200ml	5.0	2.2	2.6	210
	甜饼干	20g	2.0	4.0	16.0	452
	糖	10g	—	—	1.0	167
下午6时半	饭一碗半	1碗半(米90g)	6.6	0.5	71.3	1323
	红烧鱼块白菜					
	鱼	60g	10.0	1.3	0.06	217
	白菜	120g	1.7	0.2	2.8	83
	干虾冬瓜汤					
	干虾米	3g	1.7	0.06	0.1	31
	冬瓜	30g	0.12	0.03	0.5	12
	油	18g	—	18.0	—	678
合 计			54.32	60.35	234.06	7206

注:以上是体重18kg小儿应得之参考量。

(四)饮食禁忌

小儿饮食禁忌,历代医籍多有记载。总括不外忌饮食太饱、忌生冷甘肥、忌营养过剩、忌五味太过等。

1. 忌饮食太饱　小儿脾常不足,饮食切忌太饱。小儿智识未开,饮食不知自节,往往见物爱物,食之无度。《素问・痹论》曰:“饮食自倍,肠胃乃伤。”是指在短时间内进食过多,胃肠负担过重,必然损伤脾胃之功能,从而导致疾病的发生。即由伤食致病。为此,中医学早就提出,小儿食不可过饱。伤食的最大危害,是损伤脾胃,导致受纳运化功能失调,引起腹胀、腹痛、呕吐、腹泻等。若乳食不化,积于中焦,可引起厌食、积滞、腹胀,甚至因气血生化不足,而发展成疳证。同时,还可因脾胃受损,痰湿内生,土不生金,而出现反复呼吸道感染等病症。

2. 忌生冷甘肥　生冷是指各种生冷水果、饮料、冰糕,以及各种性寒之食物。《幼科诗赋・保婴歌》说:“要得小儿安,不妨饥共寒;肉多必滞气,生冷定成疳。”认为,阴寒生冷之物最易损伤脾阳,阻滞运化,导致疳证的发生。例如,不论冬夏,小儿多喜嗜食甘甜之饮料及冰冻奶酪,常因此而发生吐泻。特别是先天不足,脾阳虚弱者,更需谨慎。

甘是指各种甘甜之食品,如奶糖、巧克力、蜂王浆、各种糕点等。此常为小儿所好。《素问・奇病论》说:“甘者,令人中满。”甘甜食品皆为厚味,不易消化,多食则脾胃呆滞,令儿不饥,产生厌食。

肥是指油煎油炸、奶油、肥肉等含脂肪量多的食物。《素问・奇病论》说:“肥者,令人内热。”肥腻之物皆为小儿所喜爱,加之父母溺爱,每以甘肥任儿食之,殊不知肥甘之物最易积滞化热,伤及脾胃。若多食之,始见主食量减少,厌食蔬菜、谷类,喜食生冷瓜果,继则形瘦面黄,大便干结,抑或发生肥胖。

此外,一些不易消化之物,如蛤蚌、牡蛎、蟹类、年糕等,也不宜多吃,脾胃虚弱之小儿尤不可多食。

3. 忌营养过剩　营养过剩，是指摄入营养过多，大大超过每日自身所需的能量及营养素量。小儿营养需合理调配，既不可不足，也不可太过。营养不良会影响小儿的生长发育，营养过剩同样会给小儿机体健康带来危害。古代医家早就指出：富贵之家，衣食有余，生子常夭；贫贱之家，衣食不足，生子常坚。在现代，人民生活水平普遍提高，对此更值得重视。

现代研究认为，营养过剩会使肝、肾负担加重，还会影响智力发育。经调查发现，营养过剩不仅会导致“肥胖儿”，还会导致“肥胖脑”，致使脂肪在小儿脑组织堆积过多，大脑皮质的沟回变浅，脑的皱褶减少，影响神经网络的发育，从而使智力水平降低。同时，饱餐后胃肠供血过多，而脑部供血相对不足，也会影响智力的发育。

营养过剩，使小儿免疫细胞过早发育，长大后免疫力迅速下降，在体质与智力等方面，均不如膳食合理、营养均衡的小儿。营养过剩，小儿肥胖，则心脏负担加重，导致心脑血管疾病提前出现等等。可见营养过剩的危害，当引起普遍重视。

4. 忌五味太过　在小儿膳食中，五味宜调和而不宜过偏、太过。五味太过的危害，正如《素问·生气通天论》说：“阴之所生，本在五味；阴之五宫，伤在五味。是故味过于酸，肝气以津，脾气乃绝。味过于咸，大骨气劳，短肌，心气抑。味过于甘，心气喘满，色黑，肾气不衡。味过于苦，脾气不濡，胃气乃厚。味过于辛，筋脉沮弛，精神乃央。”是说人体之阴精来源于五味，但藏精之五脏也可因五味太过而受伤。所以还指出：“是故谨和五味，骨正筋柔，气血以流，腠理以密，如是则骨气以精。谨道如法，长有天命。”说明只有注意饮食五味的调和，才能使骨骼坚强，筋脉柔和，气血流通，腠理固密，机体壮实，享有天年。

因此，五味太过之食品，不宜给小儿食，如味甘酸之李子、杏仁，小儿多食则令腹胀。过咸之食品亦不可多食。现代研究认为，长期食盐过多可致盐中毒、高血压，令儿烦躁不安，甚至出现神经质症状等。故在小儿膳食中，加盐、糖、醋等调味品均应适量，不宜太过。此外，小儿尚需忌食含有色素、香料的食物；忌饮过期的各种饮料，酒类等辛热饮品；忌食圆球状的硬性食物，以免误入气管，造成呼吸道梗阻，甚至危及生命。

二、儿童保健

儿童保健是保护和促进儿童身心健康和社会适应能力的一门学科。它是医学科学的重要组成部分。中华民族历史悠久，在儿童保健方面积累了丰富的经验，具有特色。在学术思想上，强调关注亚健康，“防重于治”。早在《素问·四气调神大论》中就明确指出：“圣人不治已病治未病，不治已乱治未乱。”主张与其病后求良药，不若病前能自防。同时强调“天人相应”、“春夏养阳，秋冬养阴”的顺应四时的养生观。在保健范围上，强调从先天入手，从受孕、养胎、护胎就开始。后天调护系根据小儿生长发育的不同阶段和发病规律，提出不同的预防措施。在保健内容上，不仅强调小儿的体格保健，更注重德育的教养。将其培养成体魄健壮，又具有勤劳、勇敢、能吃苦耐劳、爱祖国、爱人民等优秀品德的栋梁之才。

我国的儿童保健工作已组成系统的三级儿童保健网。保健机构是以保健为中心，防治结合的卫生机构。具体工作不仅以保健为基础，而且将保健与医疗、教学、科研相结合。上一级对下一级儿保机构还承担着技术指导、业务培训、指导科研等任务。

目前，我国儿保工作是根据小儿各年龄段的生长发育特点，提供预防和保健服务，优化生活环境，提高养育质量，降低疾病发生率和病死率，促进儿童的全面发展。具体的任务是：①做好6岁以下儿童保健工作(6～14岁的儿童将由学校机构统一管理)。对婴幼儿实行系统保健管理，定期体格检查，降低新生儿、婴幼儿病死率。②继续挖掘中医中药宝库，积极防治儿童常见、多发病，调查分析发病因素、制订中西医结合的防治措施。③做好托儿所、幼儿园卫生保健的业务指导。④推广科学育儿，提倡母乳喂养，建立合理膳食和生活制度，培养良好的卫生习惯，开展婴幼儿的早期教育。⑤开展体育锻炼，增强儿童体质。配合卫生防疫部门，做好预防接种及传染病管理工作。

现就胎儿、新生、乳食、起居、体格、精神等方面的保健内容分述如下。

(一)胎儿保健

儿童保健，应从受孕怀胎开始。我国历代医家自古以来就重视胎儿的保健，《大戴礼记·保傅》中关于"文王胎教"的记载，说明早在商周时期已有做好胎儿教养能使小儿健康聪慧的实例。《素问·奇病论》对"胎病"的记载，表明当时已认识到不注意胎儿护养，可造成小儿先天性疾患。胎儿的强弱，禀受于父母，特别是胎儿在腹，与其母同呼吸，共安危，孕母的健康、营养、疾病、环境、生活、情绪等，均会影响胎儿的生长发育。因此，胎儿期的保健，必须从受孕、养胎、胎教 3 个方面着手。

1. 受孕　男女媾精，阴阳相合故而有子。胎儿保健当从婚配受孕开始。小儿禀父母元气而生成，元气盛则肌肤充实；元气虚则体质怯弱。父精为阳，母血为阴，只有在父母均健康，阴阳和畅的情况下婚配受孕，才能为胎儿健康打下坚实的基础。为了优生，男女之婚配受孕应注意以下各点：

(1)适时婚育：指男女双方应在适当的年龄(男子 24～32 岁，女子 21～26 岁)结婚生育。正如《素问·上古天真论》指出的：男子三八、女子三七，才是"肾气平均，真牙生而长极"之时，即男女发育完全成熟之时。《褚氏遗书·问子篇》曰："合男女必当其年……皆欲阴阳气完实而交合，则交合而孕，孕而育，育而为子坚壮强寿。"否则，早婚早育不但损伤肾气，造成不孕、流产，还能导致后代体弱多病，甚至夭折。

(2)近亲避婚：早在春秋战国时代《礼记》中就指出："男女同姓，其生不蕃"，是指有血缘关系的同姓男女，不可通婚。近亲之间，血缘相近，若有某种缺陷，往往使后代遗传缺陷的机会大大增加。为此，我国婚姻法明文规定："直系血亲和三代以内旁系血亲之间禁止结婚"。

(3)婚前检查：《妇人大全良方·求嗣门》指出："凡欲求子，当先察夫妇有无劳伤、痼害之属，依方调治，使内外和平，则妇人乐有子矣。"为了优生，男女在婚前必须查明有无影响生育及后代健康的疾病，而不可盲目结婚。

(4)择时交合：首先是指交合要有节制。正如《广嗣纪要·寡欲篇》说："求子之道，男子贵清心寡欲，所以养其精；女子贵平心定意，所以养其血……交之以时，不可纵也。"其次要求在天气晴朗、思绪安宁之时。《景岳全书·妇人规·子嗣类》中指出："惟天日晴朗，光风霁月，时和气爽及情思安宁、精神闲裕之况……于斯得子，非惟少疾，而必且聪慧贤明。"第三，要求在心意融合、情洽意美之良宵佳境中，于夜间生气乘旺之时。《广嗣纪要·协期篇》指出："男女情动，彼此神交，然后行之，则阴阳和畅，精血合凝，有子之道也。"

(5)交合禁忌：男女在患病及大病初愈，或在精神紧张、恐惧，心情烦闷、悲伤、愤怒时，或在饮酒过度时，或身体疲倦时，均不适宜交合。正如《广嗣纪要·协期篇》曰："神力劳倦，愁闷恐惧，悲忧思怒，疾病走移……酒醉食饱，体病方痊……若此时受胎，母子难保。"《备急千金要方·妇人方上·养胎第三》指出："妊娠……饮酒，令子心淫情乱，不畏羞耻。"现代研究证实，酒精对精子、卵子均有损害，酒后受孕会造成胎儿宫内发育迟缓、畸形、死亡，或形成智能低下，甚至痴呆。

2. 养胎 养胎是孕妇为使胎儿获得良好的先天素质，而采取的一系列养育措施。“养胎”一词，首见于汉代张仲景《金匮要略·妇人妊娠病脉证并治》“妊娠养胎，白术散主之。”北齐徐之才按胎儿发育的进程，提出“逐月养胎法”，是通过不同孕期的调养，促进胎儿之健康成长。古人认为，胎婴在腹，与母同呼吸，共安危，“母之饥饱劳逸，喜怒忧惊，食饮寒温，起居慎肆，莫不相为休戚。”(《幼幼集成·护胎》)并告戒孕妇“能节饮食，适寒暑，戒嗔恚，寡嗜欲……幸毋视为泛常而忽之”。

中医学养胎的内容，正如《万氏妇人科·胎前》所曰：“妇人受胎之后，所当戒者，曰房事、曰饮食、曰七情、曰禁忌、曰医药，须预先调养”。具体来说有：

(1)调摄精神：妇人怀孕，母子一体，气血相通。精神内守有益健康，七情过度往往伤及母子。《素问·奇病论》说：“人生而有病颠疾者……病名为胎病。此得之在母腹中时，其母有所大惊，气上而不下，精气并居，故令子发为颠疾也。”《诸病源候论·小儿杂病诸候·四五岁不能语候》载：“小儿四、五岁不能言者，由在胎之时，其母卒有惊怖，内动于儿脏，邪气乘其心，令心气不和，至四五岁不能言语也”。历代医家均重视孕妇的精神调摄，要求做到无悲哀、无思虑、无惊恐、无大言、无号哭，喜怒哀乐适可而止。

孕妇的精神情绪对胎儿的影响，已得到现代研究的证实。美国生物学家乌·凯伦曾发现，恐惧和不安会使血液中产生一种叫“卡泰霍洛明”的化合物，如果孕妇的血液中出现这种化合物，便会通过胎盘带给胎儿，使胎儿不安，并影响其生长发育。英国心理学家通过大量的调查发现，妇女在孕期如有严重的紧张、焦虑，孩子成长后情绪常不稳定，易激惹。还发现，多动症的小儿，与其母在孕期情绪波动和心理困扰密切相关。奥地利医生就孕妇的不同情绪对胎儿的影响做过调查分析，他们把 141 名孕妇分成 4 类：①理想的母亲：孕期情绪安稳。一般分娩顺利，婴儿健壮。②灾难的母亲：对生育持消极态度。早产率高，婴儿体重轻，心理上不安定。③矛盾的母亲：既爱孩子又不想要孩子。孩子大多在行为和胃肠方面有毛病。④冷酷的母亲：因各种原因不愿有孩子。其子大多反应冷淡、精神不振。

一般来说，孕母的不良情绪，在整个孕期对胎儿均会产生不良影响。如妊娠早期是胎儿的敏感期，易引起腭裂和唇裂等畸形。妊娠中期可导致流产。妊娠晚期会导致早产或难产。因此，孕妇必须注意调摄精神，经常保持心情舒畅、情绪安定，避免过度的精神刺激，给胎儿以良好的养育环境，以使气血安和。这对孩子以后的身体、智力的发育，性格、品德的养成等，都会产生深远的影响。

(2)饮食调配：胎儿的生长发育，全赖孕妇的气血濡养，孕妇气血的盈亏与饮食营养及脾胃功能密切相关。因此，孕妇从怀孕起就应合理安排饮食，以满足胎儿生长发育的需要。北齐徐之才逐月养胎方中，对孕妇每个月的饮食要求均有详细论述。这与现代认为的孕妇的饮食营养应根据早、中、晚 3 个不同孕期分别给予是一致的。早期是胚胎发育和各器官形成的重要时期，需要全面的营养素，膳食要视妊娠反应情况，按孕妇的口味，合理调配。中期胎儿迅速增长，孕妇各系统发生相应变化，除了热量的满足外，各种营养素的摄入必须增加。晚期是胎儿生长的高峰期、脑发育的关键期，需供给足够的营养素。但需防营养过剩，以免增加生后肥胖的发生率。

孕妇的饮食，总以清淡可口、营养丰富为宜。禁忌过食大冷、大热、甘肥油腻、辛辣、炙煿等食物。因甘肥、辛辣、炙煿之食物，多能助湿生热，不但会导致胎热、胎肥、难产，还会导致小儿生后目赤肿烂，多发疮疡疹毒、赤游丹毒、口疮便秘等。生冷过度则胎寒，小儿生后阳气不振，四肢欠温，易于腹痛、腹泻。对不同体质之孕妇，更宜以饮食寒热之不同属性纠其偏。

如阴虚火旺者，饮食宜清淡。阳虚气弱者，饮食宜温补。脾胃虚弱者，易发生恶阻、胎漏、胎萎不长等疾病，宜调理脾胃。正如《景岳全书·妇人规·胎不长》中指出："妊娠胎气，本乎血气，胎不长者，亦惟血气之不足耳……妇人多脾胃病者有之，仓廪薄则化源亏而冲任穷也。"可见调理脾胃之法对脾虚之孕妇，是重要的养胎措施之一。

(3)调节寒温：妇女怀孕后，血聚以养胎，较易感受外邪，引起各种时令疾病。《诸病源候论》中列举妊娠杂病14种，其中外感疾病就占一半，并有"重者伤胎"的记载。《格致余论·慈幼论》曰："儿之在胎，与母同体，得热则俱热，得寒则俱寒，病则俱病，安则俱安。"《小儿卫生总微论方·胎中病论》列举梗舌、双瞽、骈拇、六指、缺唇等先天畸形，皆由"在母胎妊之时，失于固养"所致。说明孕妇患病，特别是患时令疾病，不仅会损害自身的健康，而且会伤及胎儿。

西医研究表明，各种感染性疾病，特别是病毒感染，对胎儿尤其是其早期的胚胎发育极为不利。其机制：一是感染会引起胎盘炎，从而影响母体与胎儿之间的物质交换，干扰了胎儿的生长发育；二是病毒通过胎盘使胎儿受到感染，严重者使胎盘和胎儿产生广泛性血管炎，引起循环障碍、供氧不足，使组织细胞坏死、染色体变异，从而直接损害胎儿，导致畸形和流产。如孕妇感染风疹病毒会导致小儿先天性心脏缺损、失明、耳聋、小头畸形及智力发育障碍等。因此，孕妇当顺应四时，随其时而调节寒温，适时增减衣被，注意防寒避暑，适当户外活动，少去公共场所，避免各种感染性疾病给母子健康带来的不良影响。

(4)节制房事：胎儿的生长发育，有赖孕母肾气的维系。肾气足则冲任固，肾气亏则冲任损。孕母若房事不节，恣情交合，必然损伤肾气，使败精游气聚于胞中，致子损母伤，引起胎动、胎漏、胎毒，甚则流产。《景岳全书·妇人规·妊娠寡欲》说："妊娠之妇，大宜寡欲，其在妇人多所不知，其在男子，而亦多有不知者，近乎愚矣。凡胎元之强弱，产育之难易及产后崩淋经脉之病，无不悉由乎此。"已认识到慎房事是预防妇产疾病、胎病的重要措施之一。

观察证明，妇女怀孕后，在头3个月和最后1个半月内频繁的性生活，极易引起流产、早产和感染。因为性交时子宫颈不断震动，下肢及骨盆肌肉强烈收缩，引起盆腔内各器官充血，还可通过中枢神经反射性地引起子宫收缩，故而导致流产或早产。国外有学者从研究中证实：临产前1个月有性生活的孕妇，其羊水感染及胎儿病死率高。在性生活频繁的孕妇中，新生儿黄疸比通常高出1倍。因此，孕妇应当聆听古训，节制房事。

(5)劳逸结合：人的生命离不开运动，也离不开静养，必须动静相兼，劳逸结合。孕妇既不可过劳，也不可过逸。过劳则动伤气血，对胎元不利，特别是有肾气亏损，中气不足，冲任不固，既往有习惯性流产的孕妇，在妊娠早期更不可过劳，切勿担重、高举、蹦跳、闪挫、登高、临险等，以防引起流产或外伤。过逸则气血瘀滞，不仅对胎儿发育不利，而且易造成肥胎难产。陈文中在《小儿病源方论·小儿胎禀》中指出："豪贵之家，居于奥室，怀孕妇人，饱则恣意坐卧，不劳力，不运动，所以腹中之日胎受软弱。"说明自古也主张孕妇不可过逸。特别在妊娠中后期，胎儿已发育成形，孕妇更需要有适量的活动。正如《万氏妇人科·胎前》曰："妇人受胎之后，常宜行动往来，使血气通流，百脉和畅，自无难产。若好逸恶劳，好静恶动，贪卧养娇，则气血凝滞，临产多难。"等等。这些可贵的养胎经验，千百年来一直在我国流传应用。

日本东北大学木村修一教授，为研究妊娠期母体运动对婴幼儿体力与健康的影响，观察了100例好活动和不活动的母鼠及其所生的幼鼠。结果发现，好活动的母鼠乳腺发育良好，所生幼鼠全部存活。几乎不活动的母鼠乳腺发育不良，所生幼鼠存活率仅50%～60%，其体重也比"活动组"少10%～15%。说明妊娠时适当运动，对胎儿是有益的。

(6)审慎用药：历代医家对孕妇用药均十分审慎，主张无病不可妄投药饵，有病也要谨慎服药中病即止，并列举妊娠禁忌用药多种以鉴后学。早在2000年前，《神农本草经》已记载水银、瞿麦等6种药物有堕胎、破胎作用；宋代陈自明《妇人大全良方》载孕妇禁忌药70余味；明代李时珍《本草纲目》载禁忌药80余味等。古人提出的妊娠禁忌药，大致有以下3类：

毒性药类：乌头、附子、南星、野葛、水银、轻粉、铅粉、硇砂、砒石、硫黄、雄黄、斑蝥、蜈蚣等。

破血药类：水蛭、虻虫、干漆、麝香、蟹爪、瞿麦等。

攻逐药类：巴豆、牵牛子、大戟、芫花、皂荚、藜芦、冬葵子等。

以上有毒之品，峻下滑利、破血攻逐之剂均列为禁用药。行血活血、耗气散气之品，则被列入慎用范畴。古人的这些经验，有些已得到实验和临床的证实。如牵牛子能使肠蠕动增强，反射性地引起子宫收缩而致流产。孕妇若遭水银、铅中毒，会使胎儿神经系统受损，娩出后出现惊厥、失眠等。

西医研究认为，几乎所有的药物都可通过母体胎盘进入胎儿体内。因胎儿肝脏酶的活性低，解毒功能不全，以致药物在胎儿体内的浓度明显高于母体，且易经血液进入脑组织，造成胚胎早期死亡或致残、致畸、致癌等严重后果。因此，孕妇切莫随便服药，诸如抗菌药物、激素类以及抗肿瘤药物、抗惊厥药等。有些药虽对成人无害，但对胎儿却会造成不可挽回的影响，特别在妊娠初期和后期，服药更须谨慎。

若已患病，用药当十分审慎，应掌握“中病即止，不可过剂”和“病去母安，胎亦无损”的原则。正如《素问·六元正纪大论》曰：“妇人重身，毒之何如……有故无殒，亦无殒也……大积大聚，其可犯也，衰其大半而止，过者死。”明代万全亦强调，妇人用药之药性，宜取中庸，不必多品，病衰药止，母病去而子亦无损也。

3. 胎教　胎教，是对生活在母体内的胎儿进行教育。胎教学说最早见于《大戴礼记·保傅》，载有周文王之母善于胎教的经验。她在怀妊文王时“目不视恶色，耳不闻淫声，口不出敖言”。这位品行“端一诚庄，惟德之行”的妇人，生下文王自幼聪明正直，成为一代明君，“教一而知百”，活到92岁。之后《列女传·胎教论》说：“古者妇人妊子，寝不侧，坐不边，立不跸，不食邪味，割不正不食，席不正不坐，目不视邪色，耳不听淫声……。如此，则生子形容端正，才过人矣。”《诸病源候论·妇人妊娠病诸候·妊娠候》说：“欲令子贤良盛德，则端心正坐，清虚和一，坐无邪席，立无偏倚，行无邪径，目无邪视，耳无邪听，口无邪言，心无邪念，无妄喜怒，无得思虑。”北齐徐之才提出逐月养胎法之后，宋代陈自明在《妇人良方大全》中专立“胎教论”一门，等等。其内容广博，言简意深，方法众多，简便易行。其实质是通过孕母对胎儿感官的良性刺激，以促进胎儿大脑的正常发育。后世学者多遵从以上论述，并注入儿科和妇科学的有关内容，使胎教学说日趋详备。

现代研究证明，胎儿后期听觉已相当发育，对内、外环境的变化和刺激极为敏感，一些成人听不到的极低或极高频率的声音，胎儿却能觉察，并能作出相应反应。低频能抑制胎动，高频及外界噪声可促进胎动增加，听柔和悦耳的声音，胎儿心率就较平稳，说明胎教是有其生理学基础的。如今，胎教的独特作用已逐渐为人们重视，各种胎教的教材、音乐磁带、录像陆续出版，各级妇幼保健机构也认识到对胎教方法的普及，对胎教作用、机制的深入研究，对提高人口素质有重要的意义。因此，通过办学习班等形式，对胎儿的父母进行广泛的胎教宣传等，胎教已成了一门新兴的专科。

胎教的方法和内容主要有：

(1)多听音乐，陶冶情志：古人认为，子在母腹，随母听闻。现代研究表明，音乐可以陶冶人的性情。孕妇应多听音乐，以悦耳、优美、舒缓、轻柔，或欢快、活泼的曲调为佳。如《流水》、《春江花月夜》、《二泉映月》、《渔舟唱晚》、《步步高》等名曲，给人以丰富的联想，将人带到美丽、开阔的大自然中，均可作为胎教音乐。我国第一盘专供孕妇聆听的胎教音乐《秋夜》自1985年以来一直畅销不衰。之后由参加研制《秋夜》的医务人员和中国科学院声学研究所科研人员，以及中国音乐学院的作曲家们，又根据胎儿发育的要求，共同研制出版了《小神童》等胎教音乐，受到人们的普遍欢迎。

孕妇除了聆听音乐外，最好每天能反复地给腹中的胎儿唱歌。这样更易被胎儿接受，且能抒发孕妇内心的喜悦和美好的向往，诱发积极、平和的情绪，以陶冶情志，使孕妇保持愉快、舒畅、祥和的心态。据检测，孕母情绪激动时，胎动增加；情绪紧张或焦虑时，胎动剧烈；长期情绪不宁，胎动可较平时增强10倍；心平气和时，胎动规律。说明胎儿的活动与孕母的情绪变化休戚相关。因此，孕母必须注意陶冶情志。

(2)诵读诗文，培养情操：中国的胎教学说是建立在“形象始化，未有定仪，因感而变，外象而内感”的基础上的。古人认为，孕母的思想情操、性格行为直接影响着胎儿。为母者品行端庄、道德高尚，处事无妒嫉之心，待人无狡诈之意，宽厚诚实，正大光明，生子则品行高尚，智力发达。这是胎儿得到高尚情操的熏陶、美好环境感应的结果。

因此，孕母必须以人类高尚的精神文化充实自己的生活。除了聆听音乐之外，还可诵读诗文。正如《列女传·胎教论》说：“夜则令瞽，诵诗道正事。”给孕妇及胎儿选择格调高雅、内容浅显、贴近生活的中外名著、优美的儿歌和歌颂自然、歌颂母亲的诗歌。孕母在朗读时，要求语言流畅，感情充沛，精神投入，反复诵念，以强化胎儿的记忆。同时还提倡阅读一些伟大人物的传记。看一些著名山水和名胜古迹的游记，随作者去遨游一番。欣赏一些精美的画册和漂亮婴儿的照片等。把所见之美景，美好的寄托都凝思于胎儿，以期外感内应，使孩子将来成为一个心灵美、智商高、身体好的早慧儿。

(3)避免刺激，居处得宜：古人认为，孕母的饮食起居，皆有禁忌，尤当慎密。孕妇的整个妊娠期，在生活环境等方面都应保持良好的状态。正如徐之才在逐月养胎法中所提，孕母要“寝心安静，无令畏恐”、“居必静处”等。而且要避免淫邪、行凶、邪念、丑陋、秽臭、噪音等恶性刺激，禁忌一切低级趣味的感官刺激，以使孕母之所见、所闻皆为美好之事，能生活在一个轻松、愉快、宁静温馨的环境里。

适宜的居住环境，有助于孕母情绪的稳定，有利于孕母的身体健康，因而更有利于胎教。孕母居室的要求，首先是安静舒适、阳光充足，通风透气。其次是保持一定的温度和湿度。三是居室的色彩搭配，应以孕母所喜为宜。四是居室的设施要安全、方便。五是室中宜用艺术作品来点缀。

如今，人们生活水平不断提高，各种电器进入家庭，还必须注意避免居室内的电子污染、强电磁场的干扰，以及强节奏音乐如迪斯科对胎儿大脑发育的不良影响。

总之，胎教作为人之初的超早教育，必将越来越受到人们的重视。应用现代生物学、心理学、生物化学等科学方法，对中医学中的养胎、胎教学说进行系统深入的研究，不仅可揭示其科学内涵，而且会使这一传统的胎儿保健学说在现在及未来得到更广泛的应用，为降低围产儿病死率，提高儿童体格、智力水平，作出更大的贡献。

(二)新生保健

小儿初生,乍离母腹,如嫩草之芽,脏腑娇嫩,气血未充,全赖栽培调护,若稍有疏忽,极易患病,且起病急骤,变化迅速,易致夭折,甚或遗患终身。小儿后天保健,须从初生开始。对新生小儿,尤须精心调护。

小儿新生保健,历代医著多有论述,如唐代《备急千金要方》有"初生出腹论",宋代《小儿卫生总微论方》有"慎护论",元代《格致余论》有"慈幼论",明代《奇效良方》有"初生说"等。明代万全《万氏家藏育婴秘诀》指出,新生小儿"贵于调养"、"慎于保全",清代陈复正《幼幼集成·卷一》专立"初生护持"、"勿轻服药"等论,对小儿新生的护养保健论述详尽。总括起来,不外断脐护脐、拭口去毒、初生沐浴、初生乳哺、襁褓衣着、审慎用药等几个方面。

1. 断脐护脐　脐带为胎儿之命蒂。小儿先天在腹,脐带是孕母供给胎儿营养的通道,也是母体与胎儿气血经络相通的纽带。明代李梴《医学入门·初生裹脐》曰:"夫人之脐也,受生之初,父精母血,相受凝结……在母腹中,母呼儿呼,母吸儿吸,是一身脐带,如花果在枝而通蒂。"描述了脐带的生成与作用。

婴儿降生,口鼻气通,哭声一出,百脉贯通,即为后天,随即需要断脐。我国古代医家早在1 000多年前就认识到,断脐、护脐不慎是引起新生儿脐风(即破伤风)的病因,并对脐风之症状、预后做了详细描述。如《小儿卫生总微论方·脐风撮口论》说:"脐风撮口,亦如大人因破伤而感风,则牙关噤而口撮,不能入食,身硬,四肢厥逆,与此候颇同……乃最恶之病也"。

为了预防脐风的发生,初生断脐护脐不可不慎。历代医家列举断脐法多种,主要有:《备急千金要方》中的隔衣断脐法、《小儿卫生总微论方》中的蘸油大纸点火燎灼法、烙脐饼灸法、《幼幼集成》中的火燎断脐法等。虽然这些断脐法已被现代新法接生所代替,但这些方法在当时的历史时期,对脐风的预防是起到积极作用的。

《普济方·婴孩初生门·藏衣法》指出,断脐"忌用冷铁刃器","宜用火炙剪刀,乘热断之。"并宜用"艾如麦粒,灸二十壮,助暖气入腹,则脏腑坚固,元气充实,令子少病、长寿,大有益焉。"断脐时,所留之脐带既不可太长,也不可太短,如《医学入门·初生裹脐》载:"儿初生时,用绵裹脐带,离肚二三寸处,以绵扎住,却于线外,将脐带剪断"。

断脐后的护理,即护脐,也是预防新生儿脐风及脐部疾患的重要措施。《诸病源候论·小儿杂病诸候·脐疮候》曰:"脐疮,由初生断脐、洗浴不即拭燥,湿气在脐中,因解脱遇风,风湿相搏,故脐疮久不瘥也。"《医学入门·初生裹脐》指出:"断脐包扎后……勿使犯水。"《幼科发挥·脐风》亦指出:"三朝浴儿,当护其脐,勿使水渍入也。脐落之后,当换包裙,勿使尿湿浸及脐中也,如此调护,则无脐风之病。"为防风冷伤脐,古人多用艾灸,或艾叶、棉布,或封脐散包裹脐部。总之,护脐之法不外注意脐部的清洁、干燥和防风冷外袭3个方面的内容。这对预防脐风、脐湿、脐疮具有重要作用。

2. 拭口去毒　拭口去毒,包括新生擦拭口腔及祛除胎毒两个方面的内容,是预防新生儿疾病的保健措施之一。

小儿初生,先要拭口,即将口中污血秽物及时拭去,否则随吸咽下,会导致疾病。正如《备急千金要方·少小婴孺方上·初生出腹第二》曰:"若不急拭,啼声一发,即入腹成百病矣。"初生小儿口中若含胎粪、羊水和污血,不急拭去,易引起吸入性肺炎,甚至阻塞呼吸道引起窒息,若从消化道吞入,也于儿不利。

初生拭口的方法较多,一般是用干净软帛或纱布裹指,将儿口中污物拭净。也可根据小儿体质之寒热，再加用不同的药物煎汤拭口。如《幼幼集成·调燮》所说："小儿初生……若身面俱红，唇舌紫，亦知其必有胎毒，每日用盐茶，但不可太咸，以帛蘸洗其口，去粘涎，日须五六次。每日洗拭，则毒随涎去。倘儿面唇淡红，此为胎寒，不可用茶，惟以淡姜汤洗拭，每日一二次足矣"。

关于胎毒学说，自隋代《诸病源候论》始，历代皆有论述。胎毒主要指胎中禀受之热毒。历代医家多认为，孕妇恣食辛辣甘肥，可以酿成五脏热毒；孕母忧思郁怒太过，可致五志化火；父母淫欲之火，造成小儿胎毒；父母患淋病、梅毒等，皆可遗热毒于胎儿。也可因孕妇用药燥热而遗于胎儿，或出生时口中秽物下咽腹中，而成胎毒之患。

古人认为，小儿体内有胎毒，就容易发生疾病。如《小儿卫生总微论方·胎中病论》中提到，新生小儿鹅口、垂痈、重腭、梗舌等胎病，系由"胎毒上攻"、"胎毒攻发"所致。《幼科发挥》等古籍中介绍，麻疹、水痘、疮疹、湿疹、丹毒、痈疖、口疮、胎黄、胎热，以及初生不乳、吐泻等，均与胎毒有关。因此，古代医家对胎毒十分重视。

元代朱丹溪在《格致余论》一书中，详述了胎毒致病的危害，以及亲自治愈的实例，并指出，产前胎孕期服药可预防胎毒之患。根据古人的经验，自 20 世纪 70 年代起，我国一些学者运用中医药预防新生儿溶血病取得成功，从一个侧面说明中医的胎毒学说及去毒的指导思想，在临床是有实际指导意义的。

自古以来，民间对初生小儿一直采用去胎毒的传统方法预防疾病，古籍对此多有记载。现将常用之法简介于下，可以根据小儿体质及胎毒轻重选用之。

(1)甘草法(《备急千金要方·少小婴孺方上·初生出腹第二》)：甘草 3g，浓煎取汁，以消毒纱布蘸药汁，令儿频频吮吸。

(2)黄连法(《小儿卫生总微论方·初生服药论》)：黄连 1.5～3g，用沸水适量浸泡令汁出，滴儿口中。黄连性寒，胎禀气弱者不用。

(3)豆豉法(李东垣方)：淡豆豉 10g，浓煎取汁，频频饮服。脾胃虚弱者适用。

(4)生姜法(《景岳全书·小儿则》)：生姜如小枣大一块，取其汁，加温开水冲成淡姜汤，拭儿口中。适用于母体素寒，小儿初生中寒或阳气薄弱，面唇色淡者。

(5)大黄法(经验方)：生大黄 3g，沸水适量浸泡或略煮，取汁滴儿口中。胎粪通下后停服。脾虚气弱者禁用。

3. 初生沐浴　古代医家一贯重视对新生儿皮肤的防护，提倡初生即可沐浴。这不仅可祛除胎垢，开泄腠理，而且能滑利肌肤，流通血脉。为此提出 3 种沐浴法。

(1)新生浴儿：是指初生出腹后的第 1 次洗浴。要求在小儿降生之前，先将浴汤煮好，灌瓶备用，不犯生水。用时临时加温(以 36～37℃为宜)，并用猪胆 1 枚，取汁入温水中，以干净纱布蘸洗。初生婴儿皮肤表面附有一层厚薄不匀的胎脂，对皮肤有保护作用，新生沐浴不宜一次将胎脂洗净。第一次沐浴毕，可在全身涂以少量的消毒花生油或鱼肝油。

(2)三朝浴儿：古人将小儿降生后第 3 天的沐浴，称为"三朝浴儿"。民间俗称"洗三"。所用浴汤与初生沐浴不同，常用桃枝、槐枝、桑枝、梅枝、柳枝熬成，再加猪胆汁。《备急千金要方·少小婴孺方·初生出腹第二》认为该汤具有"解胎毒、辟疫疠、除邪气、利关节、祛风湿"的作用。也有用苦参、黄连、白及、杉叶、枫叶煎汤，又有用火麻仁、丁香、桑椹、藁本煎汤，还有用单味益母草煎汤浴儿者。浴汤诸方，总以防病、护肤为目的，可按新生儿体质、季节气候、地理环境等特点选用。三朝浴儿时，因断脐结痂尚未脱落，需注意护脐，勿使浴水渍湿。

(3)平时浴儿：指平时为清洁皮肤之洗浴。浴汤一般不加任何药物，或只加少许食盐煮开，候温备用。正如《备急千金要方·少小婴孺方·初生出腹第二》曰："凡浴小儿，汤极须令冷热调和。"还指出："冷热失所令儿惊，亦致五脏疾也。凡儿冬不可久浴，浴久则伤寒；夏不可久浴，浴久则伤热"。

总之，新生沐浴虽分3种，但均需要将浴汤煮开，勿犯生水，令温备用。洗浴时，不可当风解脱冒受风寒。洗浴之动作宜轻柔，以浴巾蘸水自下而上，使其适应，以防猝受惊恐，招致他病。浴毕应将全身及时擦干，扑以滑石、甘草，或松花等粉。

4. 襁褓衣着　襁褓是指用棉布做成衣、被包裹婴儿，是我国传统的新生儿保暖方法。新生保健，还应重视襁褓衣着的适宜。《证治准绳·幼科·小儿论》中指出："初生儿出腹，必须入襁褓，襁褓之道，必须得宜。"是因初生小儿乍离母腹，肌肤柔嫩，接触外界，有个逐步适应的过程。要注意以下几点。

(1)避免过暖：《幼幼新书·乳母杂忌慎法第五》曰："论襁褓，旧帛故絮，盗父母之余气以致养，重衣帏帐皆致病也……不得以火炙襁褓。"《太平圣惠方·卷第八十二·小儿初生将护法》中也指出："凡绵衣不得太厚及用新绵，令儿壮热。"是因小儿襁褓过暖，不仅容易蕴热，且易汗出耗液。正如《诸病源候论·小儿杂病诸候·养小儿候》所说："小儿始生，肌肤未成，不可暖衣，暖衣则令筋骨软弱。"今人多以新棉给新生儿作襁褓，以为御寒力强，殊不知适得其反。俗云：要得小儿安，常带三分饥与寒。饥，谓节其饮食；寒，谓适其寒温。这样能锻炼耐寒之肌肤，增强抵御外邪入侵之能力。

襁褓衣着虽不可过暖，但也不可过寒，特别是背项、肚脐、两足要注意保暖。背项为膀胱经走行、背俞穴所布，主一身之表，若背项受寒，伤于风池、肺俞，常使腠理闭而为病，或咳或喘，甚则胸满憎寒壮热。脾主大腹，肚腹着凉则饮食不化，呕哕、腹泻、腹痛、肠鸣等疾生焉。足为足阳明胃经所主，俗云，寒从脚底起，即是此意。对早产儿及足月小样儿尤须注意保暖。总之，襁褓衣着应根据实际情况，做到寒温适宜。

(2)宽松柔软：初生衣着襁褓应选用柔软、吸水性好的旧棉布制作，特别是尿布，更需要吸水性好的旧布改制。切勿用化纤及羊毛织物，以免影响腠理开阖，或刺激娇嫩肌肤。婴儿刚出母腹，常保持胎儿时的姿势，四肢屈肌较紧张，为使其舒展，故需襁褓捆扎，但捆带之松紧需得宜。过松易蹬开，过紧易影响气血流通，且有碍体格发育。初生衣着宜宽松柔软，不用纽扣，便于穿脱，以利于小儿胸腹、四肢的运动。

(3)顺应四时：初生襁褓衣着还应顺应四时阴阳之变化。《素问·四气调神大论》曰："夫四时阴阳者，万物之根本也……逆之则灾害生，从之则苛疾不起。"因此，初生小儿当"与万物沉浮于生长之门"，衣着襁褓亦不例外。明代王銮在《幼科类萃·护养论》中明确指出："小儿生长，必欲入襁褓之。襁褓之道，必须得宜。如春夏之月，乃万物生长之时，宜教令地卧，使之不逆生长之气；如秋冬之月，乃万物收藏之时，宜就温暖之处，使之不逆收藏之气。然后血凝气和，则百病无自而入矣。"强调了顺应四时的重要。夏季炎热，我国则习惯仅用一块肚兜护于婴儿胸腹部。

(4)清洁卫生：关于襁褓衣着的清洁卫生，《普济方·婴孩初生门·藏衣法》指出："所用襁褓衣絮，宜时见于风日，洗曝干净。"《吴氏儿科·养育方法》进一步指出，"婴孩屎尿布长宜勤换，勿令屎尿久留身上，换时切忌当风，如用水揩拭，须用温水，其布片日晒需要摊凉，火烘需要退热。如此庶可免除风寒暑湿燥火等症。"《圣济总录·小儿门·乳母忌慎法》则强调："凡乳母不得以亵衣盖儿头面。"是说小儿衣着襁褓不仅要勤换洗净。而且要符合卫生要求。不能以衣被盖儿头，否则可能引起"蒙被综合征"等等。

5. 审慎用药　初生小儿如嫩草，攻、补皆不能过，不可妄用方药。正如《万氏家藏育婴秘诀·辨小儿脉证治》曰："芽儿嫩小不耐伤，针灸汤丸莫妄尝。"《景岳全书·小儿则·药饵之误》认为，"小儿气血未充，而一生之盛衰之基，全在幼时，此饮食之宜调，而药饵尤当慎也……夫有是病而用是药，则病受之矣；无是病而用是药，则元气受之矣。小儿元气几何？"《医学真传·婴儿》认为新生儿"甫离胞胎，腑脏之形未充，阴阳之气已立。此形此气，赖乳为先，间有小疾，多属本气不和，不宜妄投以药。即药亦当调其本气，若概以发散、清痰、清热之药投之，非惟无益，反害之矣。"详述了小儿用药之原则。

西医学认为，新生儿肝肾功能、酶系统及其转化功能皆不成熟，其解毒及排毒功能均差，若用药不慎或时间过长，极易导致毒副作用的出现。如中药中水银、朱砂、轻粉含汞，砒石、雄黄含砷，铅丹含铅等，初生婴儿当禁用。又如大量应用维生素K，可引起溶血性黄疸；磺胺类药物在体内可与胆红素竞争与血浆蛋白的结合，影响间接胆红素的代谢，而出现高胆红素血症，增加新生儿胆红素脑病的发生。APC等退热药，易引起新生儿出血，故遇发热者应首先采用物理降温。出生1周内使用氯霉素，易引起中毒，导致心血管功能衰竭，出现"灰色综合征"等等。当然，新生儿患病仍需及时诊治，但用药总宜细心审慎为要。

（三）乳食保健

乳食是小儿生长发育的物质基础。《汉书·食其传》云："民以食为天。"说明人体的整个活动离不开饮食，特别是小儿生机蓬勃，生长发育迅速，对乳食的需求相对成人来讲要求更高，但因小儿胃肠薄弱，故饮食保健尤为重要。饮食保健的内容，除了在"初生乳哺"中所述者之外，尚需强调"乳贵有时，食贵有节"。要求吃好正餐，少吃零食，避免偏食，纠正挑食。有条件者可予饮食调补，但须针对不同体质，得宜得法。

1. 乳贵有时，食贵有节　周岁以内的婴儿，饮食以哺乳为主。乳贵有时，是指要按各个婴儿的不同情况哺乳，按时、定量，反对一见儿哭则急喂乳的做法。具体来说，应喂多少，该间隔多久，自古主张应根据每个婴儿的体质及运化能力，即据儿饥饱决定喂养次数及数量。这种因人而异的观点，比刻板地用每日每次多少毫升的规定，要切合实际、符合科学。

《备急千金要方·少小婴孺方·初生出腹第二》指出："凡乳儿不欲太饱，饱则呕吐，每候儿吐者，乳太饱也，以空乳乳之即消……夏不去热乳，令儿呕逆。冬不去寒乳，令儿咳痢。母新房以乳儿，令儿羸瘦，交胫不能行。母有热以乳儿，令变黄不能食。母怒以乳儿，令喜惊，发气疝，又令上气癫狂。母新吐下以乳儿，令虚羸。母醉以乳儿，令身热腹满。"等等。这些宝贵的经验，都是乳哺保健的重要内容。

食贵有节，是断乳后幼儿饮食保健的基本原则。《管子·形势篇》说，饮食有节"则身利而寿命益"，饮食不节，"则形累而寿命损。"说明了饮食有节的重要。小儿智识未开，见物爱物，岂能知节。故小儿乳食调节，应由父母掌握安排。

所谓有节，首先是指数量上的节制，不可过饥或过饱。正如《万氏家藏育婴秘诀·鞠养以慎其疾四》谓："小儿宜吃七分饱，谓节之也。"要节制小儿饮食，就要有所约束，而不能纵其所好，不知禁忌，见儿啼哭，无所不与。《素问·痹论》早就指出："饮食自倍，肠胃乃伤。"是说饮食过量，胃肠负担加重，其功能必然受损。再则是指饮食质量上的调配，要求荤素搭配，既要富于营养，又要易于消化。要求父母根据孩子的具体情况，制定出合理的食谱，做到饮食规律化、多样化、合理化。这就叫饮食有节。

若饮食不节，吃得太饱，高蛋白饮食摄入过多，可产生两种不同的后果。一是过早出现肥胖；二是伤及脾胃，引起疳病。若饮食过少，营养不足，气血生化乏源，也会导致疳病的发生。这就是目前在经济条件普遍改善的情况下，儿童患肥胖症、疳病（多数为轻证之疳气证）者反而增多的原因，也由此而形成了新时代儿童乳食保健、防病治病的重要内容。

2. 吃好正餐，少吃零食　按照我国的传统习惯，早、中、晚三餐为正餐。小儿可根据年龄的大小，适当增加进餐的次数。一般1～2岁小儿每日可进餐5次，即除正餐外，在上午、下午或睡前1小时加餐1次。3～5岁每日进餐4次为宜，一般在下午加餐1次。6岁以后可按3餐进食，但小学阶段，课间可加食点心1次。

吃好正餐，是每个家长必须正视的问题。只有将正餐调配合理，做到多样化，才能使小儿得到全面的营养。一日三餐的营养分配，要求做到早餐吃好、中餐吃饱、晚餐吃少。早餐对小儿很重要，一日之中，上午的体力、脑力消耗最多，且前一天晚餐的热量已基本耗完。如果早晨不吃或少吃，其饮食能量就供不应求，久而久之，会影响小儿的生长发育。所以应把含蛋白质和脂肪的食物，安排在早餐和中餐，使之吃好、吃饱。

晚餐宜少，吃些蔬菜和五谷为主的饭菜即可。晚餐吃多了，食物容易积滞胃肠，发生疾病。动物实验发现，大白鼠在晚间吃高脂肪食物后立即睡觉者，夜间其血液中脂肪含量急剧上升，而早中餐吃高脂肪食物，对血液中脂肪含量的影响较小。

小儿要少吃零食。多吃零食的危害有：

(1)影响正餐：多吃零食，在饮食时间上打乱了规律，使脾胃疲弱，至正餐时必然胃口不开。

(2)损伤脾胃：零食一般多由蛋、奶、糖制成，如蛋糕、奶糖、巧克力等甜腻之品，或是生冷瓜果汽水冰糕等寒凉之物，最易损伤脾胃。零食吃得越多，对脾胃的损伤就越重。

(3)营养失衡：零食所含营养成分不全，不能满足小儿生长发育之全面需要。目前市场大量销售含锌、含钙，或加各种维生素、氨基酸等营养小食品，不一定适合所有儿童，若盲目食用，会造成营养失衡，甚则导致体质下降。

3. 避免偏食，纠正厌食　偏食是指小儿嗜食某类食品，而拒食其他食品。现今的独生子女，偏食荤菜拒食蔬菜的不少。也有不喜欢喝牛奶，不吃鱼、肉，光吃米、面的。偏食最易导致小儿营养失衡，不是太过，就是不及。《景岳全书·小儿则·护养法》指出："小儿饮食有任意偏好者，无不致病。"偏食多由不良的饮食习惯引起，若不予以纠正，可损伤脾胃，致气血生化不足，出现面黄形瘦；或是积热内蕴，出现肥胖。纠正偏食需要父母长辈耐心诱导，同时加强饮食调配，而不能简单地强迫孩子吃不喜欢吃的食品。

厌食，又名恶食。是指长期见食不贪，食欲不振，甚至拒食的一种病症。引起厌食的原因很多，主要有：喂养不当，乳食不节；脾胃虚弱，受纳运化乏力。纠正厌食，应审证求因，辨证论治。目前国内的一些研究表明，采用调理脾胃，辨证与辨病相结合的方法，不仅增进了脾胃本身的消化吸收功能，也补充了锌等必需微量元素，显示了中医药防治营养缺乏病的特色和优势。

厌食除药物治疗外，还应合理调配饮食，并逐步养成良好的饮食习惯。如：①食宜专心，指吃饭时要专心不二。《论语·乡党》曰："食不语，寝不言。"是说吃饭和睡下时不可以讲话。若是边玩边吃、边看电视边吃饭、边听故事边进食等，心不在食，久而久之，必然会影响脾胃的消化吸收，导致厌食。②进食宜乐，是指小儿进食的环境要求宁静、整洁。有条件者，可在进食时播放轻快的乐曲。明代龚廷贤认为，脾好音声，闻声即动而磨食。清代吴鞠通有"以乐侑食"之说。轻快的乐曲能使小儿在进食时保持愉快安定的情绪，因而有助于增进食欲。另一方面，还要避免强迫进食，切忌在进食前后打骂小儿。

4. 饮食调补，得宜得法　饮食调补，是指饮食物对机体的调节与补养。小儿发育尚未完全成熟，脏腑气血功能未臻完善，正需要饮食营养的不断调节与补养。食物与药物一样，都有四气五味的不同。小儿的饮食调补必须得宜，即要求根据体质的特点，利用食物的性味功能，来纠其所偏、补其不足，用以调节机体，补充营养，促进生长，增强体质。

做到饮食调补得宜，首先要弄清饮食物的性味与功能。

谷类食物，大多味甘而性平，具有补脾养胃的功用。其中以大米和小麦为优，应作为小儿之主食。其他杂粮如高粱、玉米、粟米等，含有丰富的维生素，可作为辅助食品。豆类食品中，除绿豆性味甘寒外，黄豆、黑豆、扁豆、蚕豆、豌豆、红豆等皆甘平，能健脾益气，利水消肿。绿豆、扁豆还有清暑利湿之作用。豆类食品含有丰富的蛋白质、脂肪和赖氨酸，是维持人体新陈代谢和供能的重要营养素，可与谷类食物搭配食用。肉、鱼、蛋类食物，以甘味为主，但有甘温、甘平、甘寒之别。其主要作用是补养气血。因其富含蛋白质、脂肪及各种氨基酸、矿物质等，营养价值高，滋补力强，是构成人体组织细胞和浆液的重要成分，是人体能量的重要来源，因此，也是维持小儿生命和生长发育不可缺少的营养食品。其中，性甘温，具有温补作用的有：羊肉、狗肉、牛肉、鸡肉、鹅肉、虾、鳝鱼、草鱼、带鱼等。性甘平，具有平补作用的有：猪肉、鸡蛋、鸽肉、鹌鹑、鹌鹑蛋、鲫鱼、鲤鱼、桂花鱼等。性甘寒，具有清补作用的有：鸭肉、鸭蛋、泥鳅等。此外，还可以脏补脏，如以心补心、以肝补肝、以肾补肾、以骨补骨等。

蔬菜、果品类食物，大多味甘性寒，具有疏理气机、调理脾胃、促进消化的作用，其中含有大量的维生素、微量元素、纤维素，均为人体生理活动及生长发育不可缺少。蔬菜中维生素的含量比谷类食品高出几倍到几十倍。因此，提倡小儿多吃蔬菜，适量进食水果。

总之，饮食调补得宜，是指小儿饮食的调配，必须根据年龄之大小、体质之寒热、季节之变化等进行。如：小婴儿只宜始用米汤，继用米糊，以助胃气，而不宜过早进食滋腻荤腥厚味，以免损伤脾胃。

冬令宜温补，选食牛、羊、狗肉，体质虚寒之小儿更为适宜。夏令宜清补，选吃莲子汤、绿豆汤、银耳汤等。

肌肉松软、骨骼无力的小儿，在吃好主食的同时，宜适当增加鱼、肉、蛋类及骨头汤等。视力不好，有弱视或近视的小儿，可选吃些动物肝脏。贫血者，可选食猪肝、蛋黄、肉类、禽畜血、红豆等。

得法，是指饮食调补要恰到好处，要有节度，既不能太过，也不可不及，应合理调配，使营养全面，才能真正收到饮食调补的作用。

（四）起居保健

起居，是指人们日常的生活作息、衣着服饰、睡眠洗漱和居住环境等。我们的祖先在这方面积累了丰富的经验，数千年来已形成了独特的起居保健理论。如今，社会在进步，经济在发展，人们生活的节奏较快，生活的内容日渐丰富，许多不利于起居的新问题也不断出现，如人口增加、居住拥挤、环境污染、生态破坏、作息规律打乱等。这必然会影响到儿童。为了下一代的健康，应尽力避免或减少不利因素对小儿的影响，要求做到作息有序、睡眠充足、衣被适宜、洗漱得当、居处相宜等。

1. 作息有序　作息有序，是指生活作息要按时、有规律。《素问·至真要大论》将此概括为“起居有常。”《管子·形势篇》曰：“起居时，饮食节，寒暑适，则身利而寿命益；起居不时，饮食不节，寒暑不适，则形累而寿命损。”强调了按时作息、节制饮食、顺应寒暑对人体健康的重要。同时，作息有序，还应顺乎天理。因为“人与天地相参也，与日月相应也”，人是宇宙的一个组成部分，自然界的运动变化无不对人体产生影响，所以作息的规律应根据四时的阴阳变化来安排。只有这样才能保健防病，若违背了自然规律，就易产生疾病。

四时遵循春生、夏长、秋收、冬藏之规律，人的作息亦当顺应之。春生，春季天地俱生，阳气升发，万物舒展，人亦随之阳气发动，气血流畅，精神振奋，肝气舒展，腠理疏通，毛发生长，故当早起晚睡，多外出活动，探春踏青，充分利用春天的生机，来舒展机体之阳气。夏长，夏季阳气旺于外，天地交气，万物华实，人体阳气亦旺盛，腠理开泄，汗出较多，宜早起晚睡，及时补充营养及体液。中午气候炎热，暑气逼人，小儿不宜在烈日下嬉戏，以防中暑。秋收，秋季是万物成熟收获的黄金季节，气候干燥，最易伤肺损阴，人体阴气渐收，当早睡早起，多吃蔬菜、水果，以养肺护阴。冬藏，冬季阴气潜藏，朔风凛冽，天寒地冻，草木凋零，昆虫蛰伏，万物生机隐伏，人体最宜固守阴阳，以养真气，当早睡晚起，适时调补，养精蓄锐，为来年春季的升发蕴育生机。

2. 睡眠充足　阳气尽阴气盛则寐，阴气尽阳气盛则寤。人体的作息随着自然、人体阴阳的消长转化而有规律地交替。湖南马王堆汉代古墓中出土的《十问》说："故一昔(夕)不卧，百日不复。"是说一夜不眠，其精力多日也难以恢复。巴甫洛夫认为，睡眠是一种特殊的保护性机制，是消除疲劳、保持精力的重要措施。成人若睡眠不足，晨起后周身无力，精力不集中。小儿睡眠不足更是如此，晨起磨磨蹭蹭，精神不振，不愿上学，无心玩耍，思想不集中，甚则食欲不振。因此，小儿必须有充足的睡眠。

小儿睡眠的时间，随着年龄的增加而逐步减少。新生儿除啼哭、吃奶、排便外，几乎整天都在睡眠中，2～3 个月需睡 18～20 小时，3～4 个月需睡 16～17 小时，6～9 个月需睡 15～16 个小时，1 岁左右需睡 14～15 个小时，2～3 岁需睡 12～14 个小时，4～6 岁需睡 11～12 个小时，7 岁以后需睡 9～10 小时。保证睡眠才能保障小儿神经、骨骼、肌肉的正常生长发育。若睡眠不足，会影响生长激素的分泌。充足的睡眠，不仅指睡眠时间有所保证，而且须养成良好的睡眠习惯，以提高睡眠质量。为此，要注意以下几点：

按时入寝，不宜晚睡。按时入寝，按时起床，形成规律则易于入睡。3 岁以后应令其早睡早起，避免睡眠过多。晚睡会减少睡眠时间，且易养成睡懒觉的坏习惯，以致上学迟到，甚至不愿上学，这样既不利于健康，也不利于学习。

睡卧姿势，宜常变化。仰卧、侧卧均可，但不宜久偏一侧，亦不宜睡软床。小儿，特别是婴儿，骨骼软弱，易于弯曲，偶有不慎，易造成斜颈、偏面、脊柱弯曲等畸形。自古提出睡勿复首。《普济方・婴孩初生门・论乳儿法》中指出，夜卧"盖覆衣衾，须露儿面。"即睡时不应用衣被盖儿头面，以免吸不到新鲜空气。3 个月以内的婴儿，若蒙被睡卧，还会引起缺氧，甚至窒息死亡。

枕不宜高，勿用手臂作枕。古人指出，乳母与儿睡时，勿以手臂做儿枕，恐热气迫蒸儿头。可以甘菊做枕，以清头目。今有用晚蚕砂、茶叶、党参、菊花等制作保健药枕，以预防感冒，增进食欲。儿枕亦不宜太高，以免引起脊柱变形。

睡前睡中不宜进食。小儿在临睡前及睡眠之中，不得哺喂。《保婴易知录・自乳之得宜》指出："小儿初生，若多睡，勿强与乳。"以免乳食积滞，不易消化，影响睡眠。若睡前进食，食物残渣滞留口腔，易致龋齿。睡前更不宜食用咖啡、茶叶等兴奋饮料，以防难以入睡。

睡前安静，睡宜避光。晚间小儿卧室光线宜暗淡，《万有医库・小儿科》指出，小儿睡觉"勿置光线直射之处，以保目力。"精神不宜过度兴奋，睡前不宜观看武打、格斗、离奇、恐怖等电视、录像。正如《万有医库・小儿科》指出："寝室宜幽静爽畅，并勿于寝前谈怪说鬼，使受精神刺激。”否则，小儿难以入睡，夜寐易多梦、哭叫，甚则惊惕不安、夜游、抽搐等。

单独睡觉，养成习惯。小儿断奶后，应逐步养成单独睡觉的好习惯。若一直与母亲同睡，易影响小儿夜间的体温调节，并易吸入母亲呼出之二氧化碳，小儿反不易入睡，即寐亦不易熟睡。

睡勿重压，卧不当风。小儿睡时盖被不宜过厚、太重，衣带亦宜宽松。有条件者，睡前应换上睡衣，以免影响肢体的活动及周身气血之流畅。卧不宜当风，正如孙思邈曾曰：“坐卧防风吹脑后，脑后受风人不寿。”是说坐卧皆不可当风。婴儿入睡忌乳母口鼻之气直吹儿囟，否则易于伤风感冒。

此外，还应避免养成抱着睡、边拍边睡、摇床睡、口含奶头或吮指入睡等不良习惯。

3. 衣被适宜　衣被对小儿生长发育及健康的影响亦不容忽视。衣被适宜，是指小儿衣被要适体、适时。适体，即吸湿透气，柔软疏松，大小合适，容易穿脱，略带宽松而不紧缩肢体。适时，即随四季气候变化，遵“春夏养阳，秋冬养阴”之保健原则，及时增减衣被。

《小儿卫生总微论方·慎护论》主张小儿“常令薄衣，虽冬月但令著两夹衣及衲衣之类，若寒极，即渐加旧絮衣。”反对重衣厚被。《诸病源候论·小儿杂病诸候·养小儿候》告诫“爱而暖之，适所以害之也。又当消息，无令汗出，汗出则致虚损，便受风寒。昼夜寤寐，皆当慎之。”但人们爱子，特别是独生子女，父母及祖辈，只恐其受寒。刚一入秋，即给毛衣；冬令未至，就穿棉衣；三九寒天，羽绒、裘衣。竟不知小儿为纯阳之体，衣被尤不可过暖。重衣厚被，汗出过多，阴津耗损，致儿娇怯，略遇风寒，即感冒发热。这种过爱之举反而害之。犹如草木方生，以物覆盖紧密，不令见日雨风露，必萎黄柔弱。所以贫儿坚劲无疾，富儿柔脆多夭，道理即在此。民间认为，春要捂，秋要露。是说春来稍暖，毛孔舒展，不可卒减其衣，相对来说还应多穿一点，一则有利于人体阳气之升发，二则可防感冒风寒。秋天气候由热转凉，汗孔由疏转闭，相对来说衣被可偏少一点，一则有利于人体阴气之闭藏，二则可锻炼小儿抗寒之能力。

头宜凉，足宜暖。因头为诸阳之会，不宜戴过厚的帽子。若头部过热、头汗过多，易引起头疮目疾。头稍凉，既能保持头脑清醒，又能增强机体抗寒的能力。足部宜暖，因足部居于人体下部之末，阳气常不足，易受寒邪所伤，所以要防“寒从脚底起”。

4. 洗漱得当　洗漱，是指洗澡、漱口和刷牙等个人卫生习惯。讲究卫生，能减少疾病。

洗澡，古称沐浴。沐指洗发，浴指澡身。公元前，我国已有专门的浴室，并将3天1次洗头、5天1次洗澡立为规矩，汉代将这一规定载入法律。定期沐浴在古代已形成习惯，这种良好的习惯应自幼养成。

沐浴不仅能清洁皮肤，加速血液循环，促进新陈代谢，而且有利于小儿的生长发育。一般夏季炎热，每天洗1～2次。冬季寒冷，每5天洗1次，有条件者，也可每日洗1次。洗澡时间不宜过长，水温不宜太高，不可过用各种化学洗洁剂，以防损伤皮肤，引起皮肤干燥或过敏。浴后要及时擦干全身，避免着凉感冒。洗浴之顺序，应先洗头和面，继洗颈部和全身。婴儿皮肤皱褶处及会阴部较易淹渍，应注意清洁，必要时涂以防护油。

小儿沐浴之禁忌，正如孙思邈指出的，饥忌浴，饱忌浴，新浴勿当风。《小儿卫生总微论方·洗浴论》提出，浴汤“冬不可太热，夏不可太冷，须调停得宜……不可极淋其背，亦不可久坐水中，则引惊作病，切须慎之。”后人也提出，时病新愈不可冷水洗澡，盛暑大热亦不可冷水洗浴，水温宜在32℃～37℃之间。浴水过热易损伤皮肤，过冷易引寒入络，空腹浴易引起低血糖，饭后浴易引起消化不良，浴后当风易感冒风寒等，均当引为注意。

漱口，是保持口腔卫生、保护牙齿、预防龋齿最基本的方法。早在两千年之前的《礼记》中就载有“鸡初鸣，咸舆漱”的晨起洗漱的卫生习惯，并已知“热不灼齿，寒不冰齿”的护牙方法。有人做过试验，在1ml普通漱口水中，检出1～5个微生物。在1g牙垢中，竟检出100亿个微生物。是因口腔内有充足的水分、适宜的温度、足够的营养（食物残渣）和空气，是微生物生长繁殖的适宜环境。据统计，我国平均每100人中，约有50人患龋齿，儿童患病率更高。这与不重视口腔卫生、刷牙不得法、过食酸甜食品，以及一段时期曾滥用四环素类抗生素有关。《诸病源候论·牙齿病诸疾·齿龋注候》说：“食毕，当漱口数过，不尔，使人病龋齿。”指出每次进餐后都要漱口。婴幼儿乳食后应喂些温开水冲洗口腔，对稍大的小儿应逐步教会漱口的方法，以养成食后漱口的良好习惯。

刷牙，是更为彻底的口腔清洁法。我国考古学家发现，公元959年辽代古墓中有一柄两行八孔的牙刷，比欧洲发现的牙刷早700年。牙刷经过多次改革，目前儿童通用的保健牙刷为两行六排。刷头不宜过大，刷毛不宜过硬、过密，要富有弹性。刷牙的方法，应逐步地教给儿童，顺着牙缝上下刷，按上牙、下牙及牙齿的外面、里面、咬合面的顺序，全部刷洗干净，最后用温水洗漱。每日早、晚各刷1次，有条件者食后即刷。其中晚间刷牙尤不可少，每晚刷牙，可避免食物残渣留于齿隙过宿腐败，对预防龋齿十分重要。对婴幼儿应于每晚睡前以软布与水擦洗口腔及牙齿。晚上刷牙后，不可再进食物。正确地刷牙，不仅能清洁口腔与牙齿，而且能促进牙龈的血液循环，增进牙齿及牙周组织的健康。

为了保护牙齿，还需注意小儿咀嚼功能的锻炼。凡乳牙出齐的小儿应食干饭，适当给硬饼干、甘蔗等食品。恒牙长齐了的儿童，可教会简单的叩齿方法，以锻炼咀嚼，给牙周以刺激，促进颌骨及面部肌肉的发育，提高对龋齿及牙周病的抵抗力。

5. 居处相宜　居处是指住宅与寝室。人生约有一大半的时间在住宅中度过，选择居处要求于健康有益。这也是小儿后天成长的环境条件之一，必须精心选择和安排。古代养生著作中，皆论及居处。《吕氏春秋》与《备急千金要方》对此均有较详细的论述。孙思邈认为：居处应选择背山临水、气候高爽、土地良沃、泉水清美之地。这样的居处，目前在现代化的都市里已难寻觅。根据现代人的生活条件，为儿童选择居处，要求做到以下几点：

(1)住址：远离工业区，避开浓烟毒雾、阴暗潮湿、肮脏臭秽、喧嚣嘈杂的环境。在农村应做到人畜分居。选择干燥、平坦、安静、阳光充足的住宅。

(2)方位：根据我国绝大部分地区在北纬20～40度的太阳光照特点，为使室内夏季不要过热，冬季又有充足的阳光照射，住房的方位以坐北朝南为好。卧室的窗户最好向阳，窗前不应有物挡风遮阳，白天可接受较多的阳光，既能带来光明和温暖，又能杀灭细菌。

(3)通风：要求通风性能好，保证室内的空气流通、新鲜。明代高濂在《遵生八笺·起居安乐笺》中说：“吾所居室，四边皆窗户，遇风即合，风息即开。”现代住宅虽很少四面开窗，但至少应做到前后有窗，并经常开窗通风换气，严冬亦不例外。否则，通风不良，室内空气污浊，病菌含量大增，会增加疾病的发生。

(4)采光：要求有合理的采光和照明。白天能利用窗户采集自然光。室内墙壁宜淡白。晚上要有明亮的灯光照明，读书学习需要加上台灯。夜卧不可亮灯，白天小儿卧室也要拉上窗帘，使光线暗淡。

(5)温度：住宅需有保暖和防热功能。冬夏两季，室内外温差大，应注意调节，不宜过冷或过热。夏季室内最适宜的温度为24℃～26℃。若安置空调，其冷风不宜直吹至小儿身体。冬季以16℃～18℃为宜，不宜将取暖器置于床头，若热气蒸头，易令儿头重目赤，亦易生脑痈疮疖。

(6)湿度：冬季住宅内的湿度要求在30%～40%，夏季应控制在40%～65%之间。湿度过低，易使人咽干舌燥，呼吸道防御功能下降，易患呼吸道感染性疾病。湿度超过70%，易使人头重胸闷，胃纳下降，消化不良。

(7)噪声：居处要求安静，避免噪声污染。噪声来源于工矿企业的生产、交通工具、家用电器及人们的生活(脚步、打、骂、哭、笑)等。噪声对人体的影响，与声压、频率、性质、持续时间等相关。我国城市环境噪声标准，以等效声极[dB(A)]表示。夜间的噪声比白昼的对人体的影响大。夜间噪声标准为30～40dB(A)，超过50dB(A)将影响休息和睡眠。白天若超过70dB(A)即会干扰语言交流，造成心烦意乱、思想不集中，影响学习和工作。若长期在90dB(A)以上的环境中生活，将会严重影响听力，甚至损害听力，引起噪声性耳聋。因此，小儿不宜长时间使用随身听，不宜长期生活在噪声环境中，以免损伤听力。

(8)布置：居室的布置，应以安全、舒适、清洁、雅致为原则。有条件者，可栽种花草，美化环境，净化空气，给孩子创造一个良好的生活与学习环境。

(五)体格保健

体格，是指小儿身躯之发育、体质之强弱。婴儿自离开母体后，逐步地适应自然，并不断从自然界吸取阳光、空气，摄取饮食营养等，以不断充养自己，使之生长、发育。小儿体质之强弱，虽与先天因素有关，但后天的营养、锻炼和防护也必不可少。因此，小儿体格之保健。除乳食保健之内容外，尚有体格锻炼、避免意外、避瘟防疫等方面的要求。

1. 体格锻炼　三国时期名医华佗认为：动摇则谷气得消，血脉流通，病不得生。《保婴要言・琐语》指出："小儿不宜过逸，过逸则饱食暖衣，安闲坐卧，气血凝滞而生病矣。"说明小儿体格锻炼之重要。因此，为增强小儿体质，必须提倡小儿要因地制宜，进行不同方式和不同强度的体格锻炼。

小儿体格锻炼，包括体育锻炼、劳动锻炼、爬行锻炼、玩耍锻炼、利用自然简易锻炼、保健按摩被动锻炼等等。锻炼能促进循环，促进小儿体格及神经系统的发育，增强生理功能，改善体温调节功能，提高免疫功能，预防各种多发病及传染病的发生。通过锻炼还能培养小儿相互学习、相互帮助、相互爱护的好思想，培养听从命令、服从指挥的组织纪律性，使之行动敏捷、机智勇敢。

(1)体育锻炼：系统的体育锻炼有体操、跑步、球类、游泳等，均能促进小儿体力和耐力的发育。小儿体育锻炼，均应从小开始，并与日常生活相结合，根据个体特点，按一定顺序逐步增加运动量，才能收到良好的效果。

体操锻炼，出生两个月的婴儿，可在成人的帮助下进行被动操锻炼。随着月龄的增长，逐步增加主动操、学步操、杠杆操、模仿动作操、儿歌模仿操、徒手操，直到进入集体儿童机构，每天做广播体操。这种随着体操节拍进行的简单锻炼，既能增强小儿骨骼肌肉的发育，促进基本动作的发展，又能培养婴幼儿的语言、意志、情绪和注意力。

(2)劳动锻炼：我国的教育方针一贯主张，教育与生产劳动相结合。这是培养新一代接班人的重要内容。组织学生参加劳动，不但能锻炼身体、增强体质、预防疾病、促进发育，而且能培养劳动观念，使之具有吃苦耐劳的精神。劳动锻炼应根据年龄适当安排，在锻炼中还应注意安全保护，加强卫生知识教育。不能操之过急，不可过于疲劳，以防损伤小儿机体。

(3)爬行锻炼：爬行是婴儿锻炼的一种极好方法。爬行时，头、颈、四肢各部的肌肉和关节，以及胸、腹、背肌均参与活动，从而使全身得到锻炼。现代认为，爬行能促进婴儿眼、脚的协调运动，从而促使小脑平衡功能和大脑智力的发育。婴儿期没有得到充分锻炼的孩子，到学龄期相对显得迟钝、动作笨拙，游戏能力亦不如同龄伙伴。因此，医务人员要教育年轻父母，努力创造条件，让孩子爬个痛快。

(4)玩耍锻炼：好玩是人的天性，在人生的最初几年间尤其如此。日本儿童玩耍研究自愿者委员会主席何少加正曾经指出："玩耍同正规教育一样重要，没有机会进行各种玩耍活动的儿童，在智力、体力以及将来成年后的社会交往能力的发展速度上，远不及拥有这种机会的同龄者。"孩子在玩耍时，注意力十分集中，大脑的敏锐度显著增加，对渗透其间的知识和经验特别容易接受。所以说，玩耍对小儿智力和体力的激活作用最强，对小儿各种能力的培养最为迅捷。

小儿玩耍的内容和种类很多，如跳绳、跳皮筋、踢毽子、各种电动玩具和现代儿童游乐场等。每次玩耍家长或老师应主动参与，使孩子玩有所得。如江苏省南京市少年宫曾推出"牢记昨天，走向明天"的大型充气软体玩具系列活动。软体玩具由虎门、炮台、中山舰、南湖小船、铁索桥、井冈山、横渡长江、天安门等组成，反映了从鸦片战争到新中国成立的重大历史事件。小儿一路参观，一路爬铁索桥、过长江。通过玩耍不仅锻炼了身体，而且了解了历史，接受了爱国主义教育。

(5)简易锻炼：即利用宇宙间的自然因素，如阳光、空气和水，进行锻炼。古人早就认识到，阳光和空气对小儿健康十分重要。《诸病源候论·小儿杂病诸候·养小儿候》说：小儿"宜时见风日，若都不见风日，则令肌肤脆软，便易损伤……天和暖无风之时，令母将儿抱日中嬉戏，数见风日，则血凝气刚，肌肉牢密，堪耐风寒，不致疾病。若常藏在纬帐之中，重衣温暖，譬如阴地之草木，不见风日，软脆不任风寒。"现今之易感儿和佝偻病，皆与"不见风日"有关。

简易锻炼的方法有：

1)利用阳光：阳光对小儿生长发育及代谢功能均有良好的作用，不仅能预防和治疗佝偻病，而且能加快血液循环、刺激骨髓造血，以提高肌体的防御能力。1岁以内的小儿即可进行日光浴锻炼。要求全身大面积的皮肤暴露在日光中，均匀地接受日光照射。高温季节可在室外非阳光直接照射下进行。每日1～2次，每次20～30分钟。春夏秋季在上午8～10时，冬季在10～12时为宜。选择气温在22℃左右，无大风之天气进行。

2)利用空气：指利用空气的温度、湿度和气流与体表温度之差异，来刺激人体，以提高机体对自然环境的适应能力。健康小儿从出生到长大的全过程，均可利用空气进行锻炼。最简单的方法是户外活动。夏季出生1个月的婴儿即可户外活动，每日1～2次，每次15～30分钟。冬季会走路的小儿，应到室外玩游戏，呼吸新鲜空气。还可专门进行空气浴。空气浴的温度有3种，即冷温0℃～14℃、低温14℃～20℃、温温20℃～30℃。一般从夏季过渡到冬季，从室内过渡到室外，从温温过渡到低温，最后到冷温环境锻炼。每次由2～3分钟渐延长至1～2小时。以上均应随年龄、体质而定。婴幼儿可结合主、被动操进行，较大儿童可与游戏、运动相结合。若遇大风、大雨、过冷、过热等骤变天气时，需暂停。

3)利用水：是利用水的温度和水的机械作用，给体表以刺激。不同温度的水可增强机体的体温调节功能，长期锻炼能增强小儿对外界冷热变化的适应能力。利用水锻炼的方法有：①冷水洗手、洗脸，长年坚持。②冷水擦浴，水温从33℃～35℃开始，逐步降至18℃～25℃。室温宜在18℃～20℃时进行。每次擦浴，用软毛巾蘸水，从上至下将全身皮肤擦红为度。

动作宜迅速，用力要适度，避免擦伤皮肤。③温水浴，自脐带脱落后开始，每日 1 次，夏季每日 1～2 次，水温为 37℃～37.5C，浴后立即擦干全身。有条件者，可长年坚持。④利用湖(海)水浴和游泳，可从幼儿开始，但需有成人监护。

(6)保健按摩：是运用手指或手掌，通过推、揉、按、摩等揉和手法，作用于小儿体表部位及一些特定穴位，用以平衡阴阳、调和脏腑、培补元气、预防疾病的一种传统保健方法。专用于小儿保健的按摩方法，大致有两种：一种是全身保健按摩，另一种是穴位保健按摩。两种按摩法既可任选一种，也可结合操作。一般每日按摩 1～2 次，每次按摩 15 分钟左右。按摩的时间，安排在餐后 2 小时或睡前进行。手法宜轻柔，给孩子以舒适和抚爱。

1)全身保健按摩：是用摩、擦、捏等手法，在小儿全身从上至下地按摩一遍。具体有摩顶、摩面、擦颈、擦胸、摩腹、擦四肢、擦背、捏脊。

2)穴位保健按摩：选取小儿按摩的特定穴，再加常用的经络穴位，组合配方，并施以推、揉、摩等手法。穴位处方：补脾经(图 2-1)300 次，补肺经(图 2-2)300 次，补肾经(图 2-3)300 次，分推膻中穴(图 2-4)50 次，摩腹 150 次，按揉足三里 150 次，捏脊 3～5 遍。

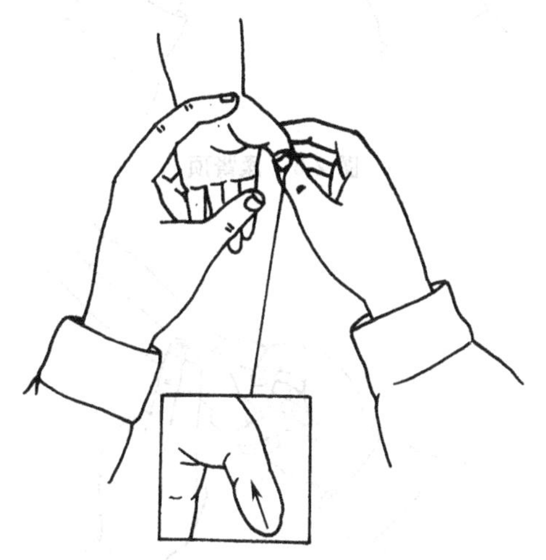

图 2-1　补脾经

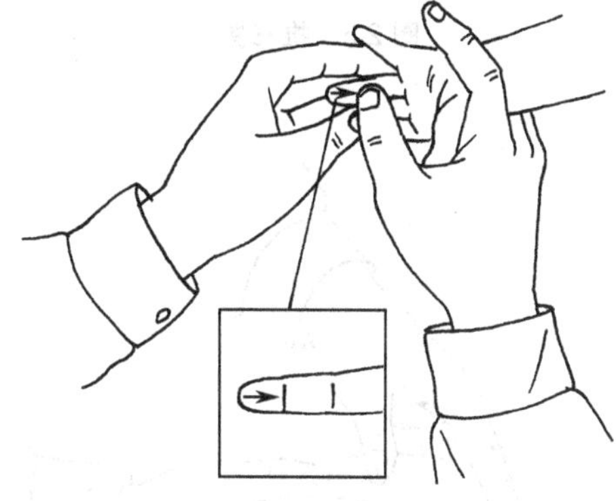

图 2-2　补肺经

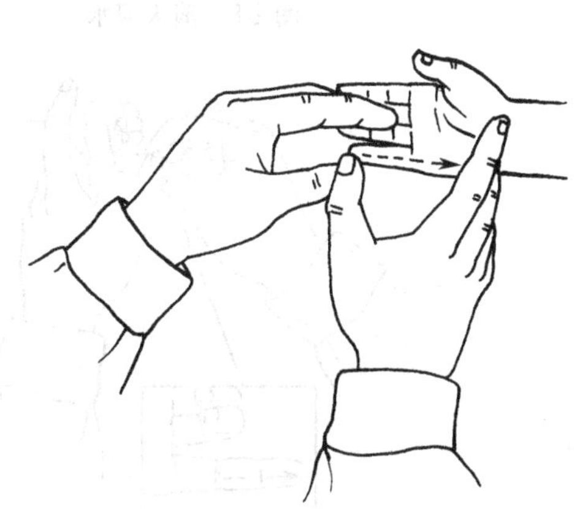

图 2-3　补肾经

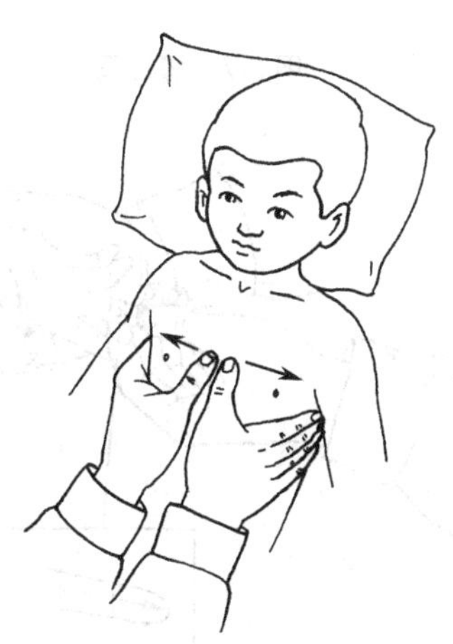

图 2-4　分推膻中

按摩宜安排在餐后2小时或睡前进行。手法要轻柔，给孩子以舒适和抚爱。

此外，还可根据小儿不同的体质，选加以下穴位。素体肺脾气虚者，加推三关（图2-5）100次，揉肾顶（图2-6）200次。肺肾阴虚者，加揉二马（图2-7）200次、清天河水（图2-8）30～50次。心肝火旺者，加清心经（图2-9）、清肝经（图2-10）各200次，清天河水50次，揉涌泉（图2-11）50次。厌食者，加揉板门（图2-12）100次。便溏者，加推补大肠（图2-13）200次。便干者，加推下七节骨（图2-14）50～100次。夜寐不安者，加揉小天心（图2-15）100次等。

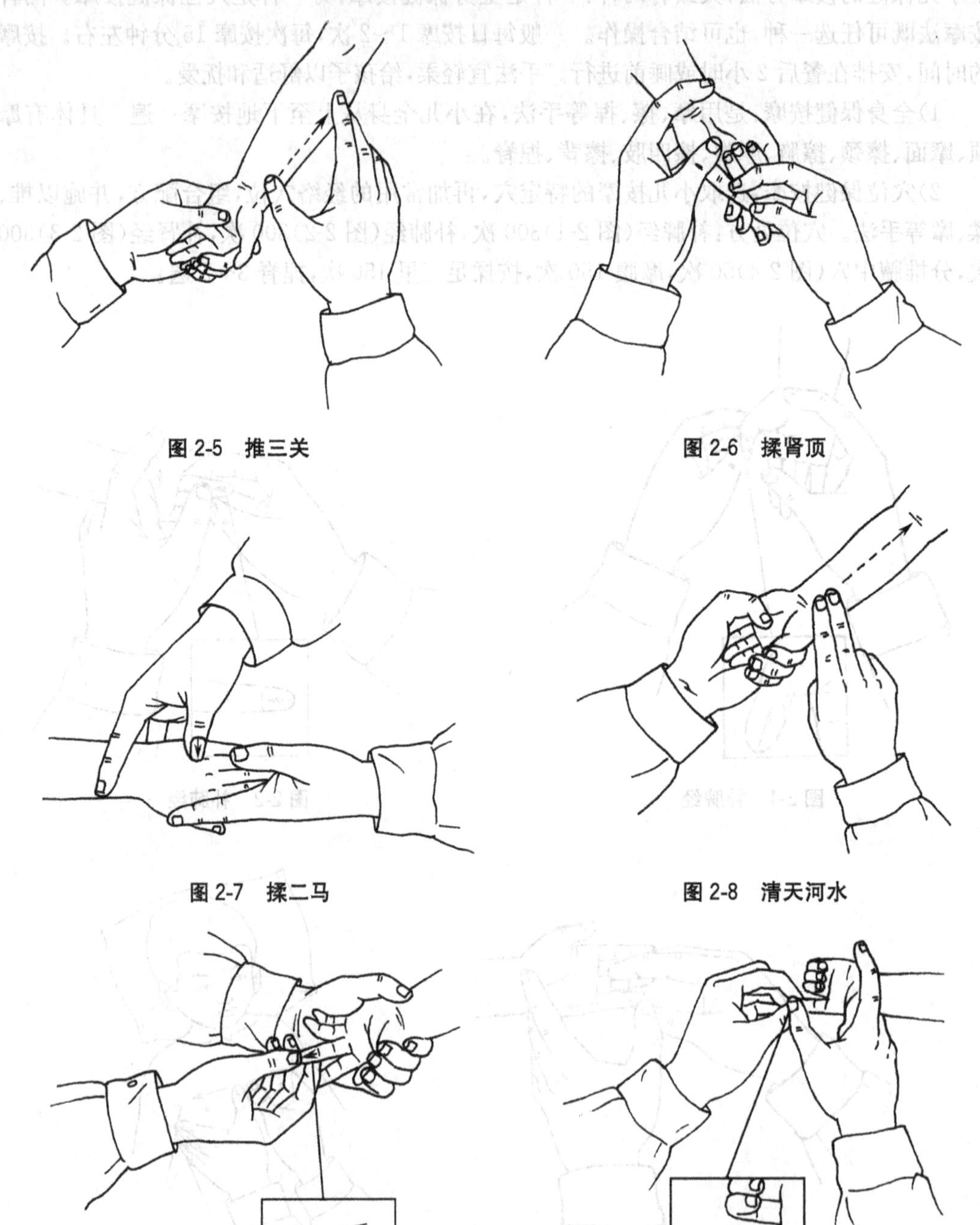

图2-5 推三关

图2-6 揉肾顶

图2-7 揉二马

图2-8 清天河水

图2-9 清心经

图2-10 清肝经

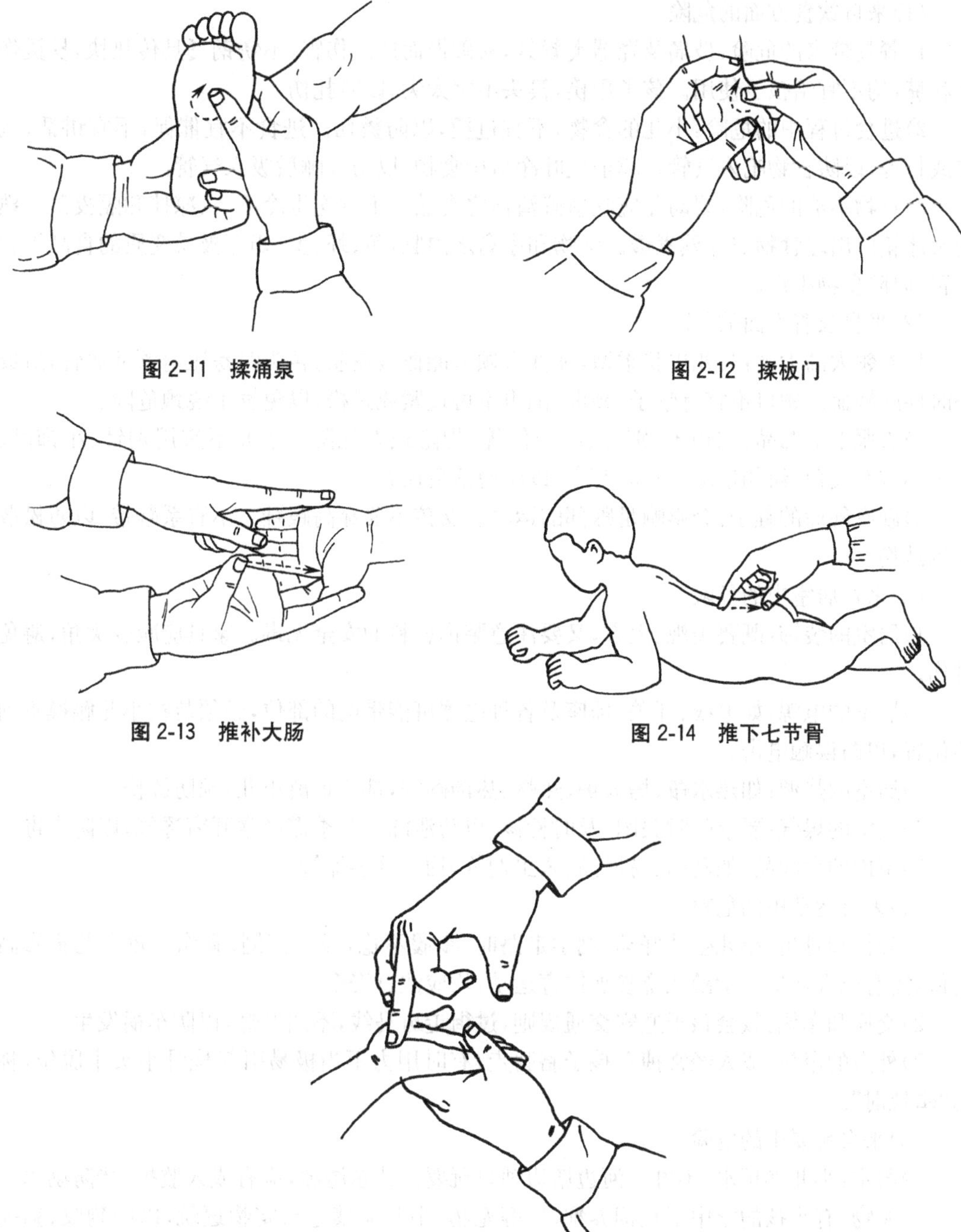

图 2-11 揉涌泉

图 2-12 揉板门

图 2-13 推补大肠

图 2-14 推下七节骨

图 2-15 揉小天心

2. 避免意外 小儿患病，意外伤害是一个常见因素。因其智识未开，不知避开危险，特别是3岁以下的婴幼儿，常由于戏走失足、登高坠地、误吞毒物、落马坠车、虫兽所伤，以及溺水、触电等，致伤致残，甚至危及生命。为保护小儿之身躯，必须谨慎护持。《万氏家藏育婴秘诀·鞠养以慎其疾四》告诫："小儿玩弄嬉戏……勿使之弄刀剑，衔铜钱，近水火。"小儿意外事故的发生，来自饮食、衣着、居室、运动、玩耍等各个方面。对此，必须向家长宣传，以防悲剧的发生。

(1)来自饮食方面的危险

1)餐具带来的危险:玻璃及瓷器类餐具,易破损而造成伤害,不锈钢餐具传热快,易烫伤手和嘴,均不宜给孩子使用。孩子用筷,筷头不宜太尖,以防扎伤。

2)进食过程中的危险:小儿的食物,不宜过烫,以防烫伤。进食不宜催促,不宜讲话、玩耍或打逗,以防食物呛入气管。睡前应吐净口中食物,以防入睡后吸入气管。

3)食物不洁的危险:婴幼儿应吃新鲜清洁之食品。不宜吃生冷不洁、凉拌和隔夜菜。熟食及冰箱取出之食物需蒸熟煮透。动物和家禽之内脏,鱼、虾、蛋、奶等极易变质的食品不宜久置,以防食物中毒。

(2)来自衣着方面的危险

1)衣领太高太硬:婴儿皮肤柔嫩,硬性衣领可能擦破皮肤,转头时易压迫颈部血管,造成一时性脑缺血。领口不宜有带子,领巾、围巾不可过紧或过松,以免发生绕颈危险。

2)衣服上的饰品:如扣子、别针、小挂件等,均隐藏着危险。小儿不宜用别针、小饰品。扣子不宜有尖角,纽扣松动应及时钉牢,以防脱落后误吞。

3)硬底硬面的鞋子:会影响足踝部的运动。女孩不要穿高跟鞋。不宜系鞋带,以防松散绊倒跌伤。

(3)来自居室中的危险

1)居室的装饰:既要美观、大方,又要注意装饰材料的安全无毒。家具应减少尖角,避免碰伤。

2)居室的电源:如电线、开关、插座及各种电器可能带电的部位,必须装在小儿触摸不到的位置,以防误触电击。

3)居室的热源:如热水瓶、烤火炉、热粥、热汤碗等,都应远离小儿,预防烫伤。

4)居室的煤气:要求随时关闭,及时检修,以防泄漏。冬季需经常开窗透气,以防中毒。

5)室内的危险品:如药品、易燃品、杀虫剂等,均应妥善保管。

(4)来自运动中的危险

1)外伤和骨折:小儿生性好动,刚学走路时,步履不稳,极易摔倒、碰伤。较大儿童攀高爬低,需有成人保护。学龄儿童参加体育运动,均应注意安全。

2)交通和车辆:教会孩子遵守交通规则,过街走斑马线,不闯红灯,以防车祸发生。

3)外力的牵拉:成人经常拽着孩子胳膊走,有时用力不当极易引起桡骨小头半脱位,称为"牵拉肘"。

(5)来自玩耍中的危险

1)溺水:小儿喜玩水,不可在河边塘边独自玩耍。儿童游泳,应有成人监护,严防溺水。

2)宠物:有小孩的家中不宜饲养狗、猫等宠物,小儿应禁止与宠物逗玩,以防狗咬、猫抓而感染疾病,或引起过敏。

3)高抛:逗玩孩子勿高抛,以防脑部震荡受损,或是肠套叠的发生,万一失手,后果更为严重。

4)利器:小儿不宜挥舞刀、剑、竹竿等利器玩耍,以防戳伤。

5)蛇虫咬伤:小儿不宜去阴暗潮湿、草丛或肮脏之地玩耍,以免蚊虫、蛇蝎咬伤。

小儿之意外还不止这些。医务人员要告之家长及保育员,提高警惕,采取各种有效措施,以减少意外事故的发生。

3. 避瘟防疫　古人早在2 000多年前就认识到瘟疫具有传染、流行性。正如《素问·刺法论》所说："五疫之至，皆相染易，无问大小，病状相似。"至明代吴有性《温疫论·原病》进一步指出："疫者感天地之厉气……无论老少强弱，触之者即病。邪从口鼻而入……邪之所着，有天受，有传染，所感虽殊，其病则一。"已知时疫由疫原引起，由空气和接触传染。这给预防时疫的流行提供了理论依据。

瘟疫相当于现代之急性传染病，在儿科疾病中占有相当的比例，也是小儿死亡的重要原因。一些传染病会给小儿健康及发育造成不良影响，如流行性乙型脑炎和脊髓灰质炎等，可致死亡或不同程度的终身残疾。因此，预防传染病的发生和流行，是儿童体格保健的重要内容。

历代医家认为，传染病是可以预防的，并采取了不少预防措施，如隔离病人、饮水消毒、药物烟熏、涂鼻、涂囟、服药预防和接种预防等。这与现代所采取的综合措施，即消除和切断传染病流行过程中的3个环节(传染源、传播途径和易感人群)是一致的。根据现代要求，预防传染病必须做好下列工作。

(1)建立和健全疫情报告制度：发现传染病，首先应控制传染源(病人和病原体携带者)，迅速隔离病人，立即填写"传染病报告卡"，向防疫机构报告。我国规定要报告的传染病有甲、乙、丙3类。疫情报告方式分法定报告和义务报告。各级医务人员为法定报告人，托幼机构保健员、保育员和学校教师都是义务报告员。要求建立疫情报告网，以提高疫情报告、疫源地管理和监督的质量。

(2)管理疫源地，切断传染源：防疫机构卫生人员接到疫情报告卡后，应及时家访，积极治疗病人，指导隔离和消毒法，迅速消灭病人排出之病原体，直至患者痊愈。对密切接触者，及时做被动免疫和药物预防。切断传染源，减少继发病例，控制其流行。对此，早在晋代就有文字记载，如《晋书》曾述及在东汉永和末年时疫流行，旧制朝臣家若有时疫染易3人以上，身虽无病，但百日内不得入宫。隋朝岷州刺史辛公义，在当地暑疫流行时，将公衙腾出集中收治患者等。说明我国在很久以前对传染病就已采取隔离防疫的措施。并提出利用辟秽去毒草药进行烟熏消毒，如《理瀹骈文》介绍：用绒香、降香、白蒺藜、贯众、雄黄等，研末闭户焚之，可"起沉疴，绝传染。"同时认为，蛇虫毒气、瘴气、六畜瘟疫皆可熏之。我国民间于端午节或时疫流行期间，习惯在门前户后燃熏艾叶、菖蒲等。近年有用白醋(每立方米空间用2～10ml)稀释1～2倍后，加热熏蒸居室，每日1次，每次半至1小时，进行空气消毒以预防流感、流脑，有一定效果。

(3)管理易感人群，实施计划免疫：小儿特别是学龄前期的婴幼儿，对急性传染病具有易感性。若在小儿集体生活的托幼机构发生传染病，很快会蔓延至一个班，甚至全所(园)。因此，小儿必须建立预防接种卡，实施计划免疫，按期接受预防接种。

我国卫生部2008年2月公布了新的《扩大国家免疫规划实施方案》的疫苗免疫程序，规定从婴儿期开始完成预防接种的基础免疫[1](表2-10)。

我国是世界上最早应用接种预防的国家。如人痘接种的发明，始见于宋元时代，至明清时已广泛应用。其间历经各代医家实践，从痘衣法、痘浆法、旱痘法改为水苗法，并从"时苗"改为"熟苗"，以减低痘苗的毒性。此法后传至国外，先传至俄国、日本和朝鲜，后传至土耳其、英国、北欧等地。18世纪中叶已传遍欧亚各国，直至1796年英国人琴纳氏试种牛痘成功后，逐步被取代为止，为预防天花，作出了重大贡献。又如晋代葛洪在《肘后备急方》中说："仍杀所咬犬，取脑傅之，后不复发。"这与现代用狂犬疫苗防治狂犬病的原理是一致的。

表 2-10 《扩大国家免疫规划实施方案》疫苗免疫程序

接种疫苗	接 种 时 间
乙肝疫苗	接种 3 剂次，出生时、1 月龄、6 月龄各接种 1 剂次，第 1 剂在出生后 24 小时内尽早接种。
卡介苗	接种 1 剂次，出生时接种。
脊灰疫苗	接种 4 剂次，2 月龄、3 月龄、4 月龄和 4 周岁各接种 1 剂次。
百白破疫苗	接种 4 剂次，3 月龄、4 月龄、5 月龄和 18～24 月龄各接种 1 剂次。无细胞百白破疫苗免疫程序与百白破疫苗程序相同。无细胞百白破疫苗供应不足阶段，按照第 4 剂次至第 1 剂次的顺序，用无细胞百白破疫苗替代百白破疫苗；不足部分继续使用百白破疫苗。
白破疫苗	接种 1 剂次，6 周岁时接种。
麻疹疫苗	满 8 月龄进行麻疹疫苗的基础免疫，1 岁半～2 岁复种 1 次。
麻腮风疫苗（麻风、麻腮、麻疹疫苗）	麻腮风疫苗供应不足阶段，使用含麻疹成分疫苗的过渡期免疫程序。8 月龄接种 1 剂次麻风疫苗，麻风疫苗不足部分继续使用麻疹疫苗。18～24 月龄接种 1 剂次麻腮风疫苗，麻腮风疫苗不足部分使用麻腮疫苗替代，麻腮疫苗不足部分继续使用麻疹疫苗。
流脑疫苗	接种 4 剂次，6～18 月龄接种 2 剂次 A 群流脑疫苗，3 周岁、6 周岁各接种 1 剂次 A+C 群流脑疫苗。
乙脑疫苗	乙脑减毒活疫苗接种 2 剂次，8 月龄和 2 周岁各接种 1 剂次。乙脑灭活疫苗接种 4 剂次，8 月龄接种 2 剂次，2 周岁和 6 周岁各接种 1 剂次。
甲肝疫苗	甲肝减毒活疫苗接种 1 剂次，18 月龄接种。甲肝灭活疫苗接种 2 剂次，18 月龄和 24～30 月龄各接种 1 剂次。

此外，尚有服药预防时疫的方法。如用紫草、甘草预防麻疹，牛蒡子、白萝卜预防猩红热，板蓝根预防流行性腮腺炎，贯众、桑叶预防流行性感冒，大蒜预防流行性脑脊髓膜炎，大青叶预防流行性乙型脑炎，马齿苋预防细菌性痢疾等。还有涂敷预防和佩戴预防法，如以雄黄粉涂儿囟，以香油调雄黄、苍术末涂鼻内，用芳香辟秽药缝制香囊佩戴等，也具有避瘟防疫的作用。

目前，对各种疾病，特别是对传染病预防方法的应用和研究，正在大力发展，各种生物制品的研制，拓宽了接种预防的范围。运用现代科技开发中医药的预防方法，应值得研究推广。

（六）精神保健

儿童保育，不仅要保证其生理发育，而且要注意其心理发育；不仅要关心他们现阶段的生活，而且要使其将来能有足够的能力和体力，去成功地接受社会的和生活的种种挑战。人一生的所有能力，有相当大的部分在 3 岁以前就打下了基础。3 岁的幼儿，在身心两方面都具备了作为人的基础能力。这一时期的感情生活将成为一个人性格形成的基础。婴幼儿生来就有广阔发展的可能性，渴求一切可以得到的精神食品，将来是否成才，关键在于科学养育，除了提供丰富的物质营养外，更需要丰富的精神营养，即做好小儿的精神保健工作。

精神，包括认知能力（感觉、知觉、注意、记忆、想象、思维、判断）、意识活动（思想品德、道德观念等）、感情活动（情绪变化、个性特点等）。小儿思想单纯，虽少七情六欲，但已具有完好的感觉器官，已能建立条件反射，产生心理活动。他们感情丰富，天真活泼，精力旺盛，好奇好动，模仿性强。

现代研究证明，外界因素对人的刺激，从胚胎期就已开始。出生后外界的各种刺激，特别是惊吓，极易引起小儿的情绪波动，甚至引起疾病。中医学提倡胎教，这是早期的精神保健。由于小儿情绪的发展和分化迅速，生后数月的婴儿，已能表现喜、怒、哀、乐的情绪变化，到2岁就有高兴、好奇、同情、失望、恐惧、厌恶等20多种情绪反应。因此，小儿出生后的精神保健应从初生开始。其内容主要有以下几个方面。

1. 早期教育超前感知　早期教育，是对3岁以下婴幼儿有目的、有计划、有系统地略为超前地对其进行感知(主要是视、听)能力的教育和行为的培养。早期教育的意义，不在于提高知识量，而在于引导、挖掘潜能，提高接受外界事物的能力，为日后的智力发育打下良好基础。

我国自古认为，幼时所习，至老不忘，幼时失教，贻害终身。《万氏家藏育婴秘诀·鞠养以慎其疾四》指出："小儿能言，必教之以正言，如鄙俚之言勿语也。能食则教以恭敬，如亵慢之习勿作也。能坐能行则扶持之，勿使倾跌也。宗族乡党之人，则教以亲疏尊卑长幼之分，勿使亵慢。言语问答，教以诚实，勿使欺妄也。宾客往来，教以拜揖迎送，勿使退避也。衣服器用、五谷六畜之类，遇物则教之，使其知之也。如此则不但无疾，而知识亦早矣。"医者不仅要精通医术，而且要懂得教育，注意小儿智力的早期开发，重视思想品德的培养，以保证小儿身心的健康发育。

近20余年来，儿童心理学研究证明，婴幼儿的智能潜力很大，很早就具有学习能力，3岁以下是小儿智力变化最大的时期，必须抓紧进行早期教育。否则，缺乏早期教育，对未来智力的发展具有消极的永久影响。因为小儿后一阶段智力来源于前一阶段，而年龄越大智力越固定。国内外的实例也证明了早期教育对人一生的决定性作用。如印度狼孩卡玛拉，出生5个月被狼叼走，早期完全接受了狼的生活习性，当她8岁被找回后，经过9年的精心训练，始终改变不了狼性，而不能适应人的生活。日本士兵横田庄一，虽独居深山28年，由于他早期接受的是人的教育，被发现后仅花了82天的时间，就适应了现代社会的生活。这些实例均说明了小儿早期教育的重要性。

早期教育的最佳方法是超前训练。婴幼儿的智力发育，一般可概括为："一月好睡二微笑，三四能识妈妈貌，五六见人欲抚抱，七八常将妈妈叫，九十学语心开窍，一岁能表憎与好，岁半模仿兴趣高，两岁能报屎和尿。"若超前训练，不仅可使动作提前出现，而且可以锻炼感知能力，发展探索能力。这种训练，必须切合小儿生理和心理特点。2岁以内以个别教育为主，2～3岁应参与一定时间有组织的集体训练。教学内容除了"教之以正言"、"教以诚实"、"教以恭敬"外，还应结合日常的各种卫生习惯，以及游戏、散步、模仿、写写、画画、看画册、听故事、观夜空等，"遇物则教"，寓教于乐，使小儿对大自然产生浓厚兴趣，增强求知欲望。同时需注意语言和数字的训练，增进小儿与成人及同伴之间的感情交流，使小儿在语言、认知、想象、动手等方面得到均衡发展，为下一阶段更多地认识世界打下基础。

母亲对小儿的一生具有重大影响。《女学篇·襁褓教育》曰："小儿稍长，甫能学语，全赖母之提携，养其中和之气，保其固有之天真。一举一动，勿呈其欲，勿纵其骄。所以子女禀性之贤否，恒视母教为转移。"母亲是小儿的第一任教师，小儿在母亲的抚育下成长，他们的品德、性格在母亲的熏陶下发展。古今中外许多伟大人物的形成，都与其母自幼的教养分不开。如我国古代的思想家、政治家孟子，自幼被慈母三迁家居，以求得一个良好的学习环境。

有人对二次大战中失去父母的数千名儿童进行分析，结论是：失去母亲对小儿终生有不可估量的影响。因此，母亲要以满腔的热情和耐心，与托幼机构配合，共同教养小儿。小儿生就的天资和才能是多种多样的，父母当尽早发现。无论是哪种天资，均应根据其年龄及智力特点进行教育和训练，使之得到最大限度的发展。否则，若未被发现或发现太晚，贻误了教育和训练的时机，这种难得的天资就会被埋没，将给父母及孩子带来遗憾。

早期教育是关系到国家未来的大事，必须引起全社会包括每个家长的高度重视。

2. 循循善诱，言教身教 儿童天真无邪，活泼好动，对客观世界有着浓厚的兴趣，但由于其幼稚，分不清是非，或不适应集体教育，有的则表现注意力不集中，有的表现胆怯、急躁、口吃、撒谎等异常行为，甚或发生打架、骂人等攻击行为。对此，亦应循循善诱，而不可采用打骂、训斥、讽刺、挖苦、歧视和体罚等精神虐待的教育方法，以免摧残小儿身心健康。《千金翼方·卷十一·小儿》中指出："尤不得诽毁小儿"、"十岁以下依扎小学，而不得苦精功程，必令儿失心惊怯，及不得苦行杖罚。"已认识到精神虐待教育方法的危害。这种错误的教育方法，不仅使小儿精神受到刺激，自尊心受到伤害，而且会使其失去自尊、自信，形成错误的人生观，使其天性向反向发展。这种教育，目前在学校及家庭还有一定市场，不少父母都想"望子成龙"，学校之间攀比升学率，老师"填鸭式"满堂灌，学生单调地认字、机械地算题，接踵而至的考试，致其天天伏案到深夜。若学习成绩上不去，轻则训斥体罚，重则板杖加身等，正犯古今之训戒。为此，要求教育者具有正确的儿童教育方法，加强自身修养，把五颜六色、千姿百态的客观世界当课堂，把周围的事物当教材，让小儿在看、摸、嗅、听中向自然学习、向社会学习，并要求按青少年心理发育规律，培养其独立思考的能力，让他们自已提出问题、思考问题、回答问题。只有这样逐步诱导，才能有助于智力的开发，使之真正获得知识，增长见识，成为一个理解能力、思维能力和动手能力均强的好学生。

小儿正处在人生观、世界观形成的关键时期，心理素质极不稳定，接受能力强而判断力差，很容易受到来自社会各方面的负面影响。社会上的拜金主义，金钱物质对不谙事理的小儿是一种诱惑，不少小儿之间攀比吃、穿、打扮，渐渐养成吃喝享乐的散懒习气。对此，有的家长千方百计设法将孩子与社会隔开，这是不可能，也是不现实的，而应做一个合格的引导者和监督者。《保赤汇编·锡麟宝训摘要》说："人家子弟知识稍开，课诵之余，一切家计出入，人情世故须为讲究。即如饮食，使其知稼穑辛勤；衣服，使其知机杼之苦。并田庄望岁时，丰稔经营慨物力艰难，渐渐说至创业守成，防危虑患，多方比喻。此等言语较之诗书易于入耳，使其平日了然胸中，及长庶几稍知把捉矣。"此乃可作为避免社会负面影响的方法之一。当今社会传媒对小儿影响最大的要数电视、电脑、录像和书籍，家长一定要在内容上加以选择，必须正确引导，循循善诱。

对小儿的教育，古人还重视成人言行的表率作用，即身教重于言教。《保赤汇编·锡麟宝训摘要》说："吾之一身……所可尽者，惟留好样与儿孙耳。"现代心理学证明，幼儿的思维处于他律状态，即以外在的标准为楷模。父母、老师等周围成人的言行，正是构成这个楷模的对象。幼儿和父母长辈生活在一起，许多品行会在下意识的耳濡目染中铸成。因此，父母处处要以身作则，为子女作出良好榜样。如果榜样出了偏差，子女就会染上不良习气，子女的行为举止之所以像父母，这不完全由于遗传，而更多是由于早期模仿的结果。小儿同时还受所处环境的影响，在身教的同时，还应根据幼儿的特点，进行耐心的言教，以引导小儿健康而全面地发展。

3. 性格导向，道德培养 小儿性格和道德品质的培养，在人才形成的过程中，虽属非智力因素，但比知识等智力因素更为重要。因此，在小儿保健中，应注意培养良好的性格和品德。

人的性格从小养成，一旦形成就有相对的稳定性。3岁小儿在性格上已有明显的个体差异，培养良好的性格品德要从零岁抓起。现代认为，婴儿期的生活习惯，是影响小儿性格形成的重要因素，而某种习惯的形成，取决于养育的方式。因此，早期的科学养育，应从建立良好的生活习惯着手，婴儿一出世就需合理安排睡眠和饮食，逐步训练排泄和各种自理能力，使之养成习惯，这将是其日后的习性。

其次，父母感情交往的方式，也影响着小儿性格的形成。现代父母疼爱子女，感情过多流露，家庭气氛过于柔和，在娇宠中易形成自傲、懈惰、脆弱的性格。我国自古主张慈母严父，使小儿一面有爱的关照，一面有严格的教育。两者都从慈爱而不是溺爱出发，一个用爱去呵护，一个用爱去塑造。

第三，培养良好的性格，还应从体格锻炼抓起。缺乏锻炼的小儿往往体弱多病，体弱多病与性格懦弱之间有着一定的内在联系。重饮食、轻锻炼的育儿方式，会使小儿具有明显的惰性。身体上的惰性，表现为好吃懒做、好静怕动；精神上的惰性，表现为缺乏自信和进取心。

第四，良好的性格，是在实际生活的锻炼中形成的。如胆量、意志力、独立性、自信心等，都是在经历危险、挫折和困难过程中逐步培养起来的。父母过多关心和照顾，将会影响小儿自我性格的形成。过多保护的教育方式剥夺了小儿经历困难的机会，父母应合理地、巧妙地为小儿提供遭遇各种困难的机会，以帮助他们建立起个人人格的力量，用以解决各年龄阶段所面临的自身问题。

小儿道德品质的培养，亦应从婴幼儿抓起。中华民族素称“礼仪之邦”，有着传统的道德观念，如立德为公、谦逊待人、文明礼貌、尊老爱幼、勤俭节约、遵纪守法等。这些美德是国家统一、民族团结、民心奋进的精神支柱，是每个公民必须遵守的行为标准。小儿对周围的一切充满好奇，他们随心所欲地去探索，但不会明辨是非，不知自身的行为对社会是否有益，父母及老师应在鼓励小儿探索的同时，按照社会的道德观规范他们的行为，及早进行道德品质的培养，正如《保赤汇编·锡麟宝训摘要》所载：“未教他作家，先教他做人；教他做好人，先教他存好心、明伦理、顾廉耻、习勤俭、守法度”。

目前，独生子女占儿童的绝大多数，对独生子女的教育问题，成了全社会都关心的大问题。对此，父母有义务，教师有责任。自古要求能“教以恭敬”，即进行文明礼貌的教育，对亲朋长幼，均应以礼相待，尊敬师长；对同学要以礼相让。言语游戏，“必教之以正言”，不得狂言秽语。“教以诚实”，待人诚实，关心别人，助人为乐，不计私利，言必有信，行必有果，实事求是，“勿使欺妄”。并教以勤劳俭朴、吃苦耐劳，讲英雄人物的事迹和故事等等。

总之，要用小儿能理解的语言，生动活泼地进行教育，教之越早越能深刻地存留在小儿的潜意识里。这对日后品德的形成将起决定性的作用。早期的道德教育，能将下一代培养成道德高尚、身心健康的合格人才。

4. 避免惊恐，勿使恼怒　小儿虽少七情六欲，但神气怯弱，性多执拗，惊恐、恼怒乃是小儿常见病因之一。惊恐，由突然受到惊吓或威吓引起。古人认为，惊则伤神，恐则伤志，大怖生狂。正如《素问·举痛论》曰：“惊则心无所倚，神无所归，虑无所定。”又曰：“惊则气乱，恐则气下。”说明惊恐能致病，尤其是小儿，更不耐惊恐刺激。因此，避免惊恐是小儿精神保健的内容之一。

小儿因惊恐引起的病症，古称“客忤”。《诸病源候论·小儿杂病诸候·中客忤候》曰：“小儿客忤者，是小儿神气软弱，忽有非常之物，或未经识见之人触之……谓之客忤也，亦名中客，又名中人。”《万氏家藏育婴秘诀·鞠养以慎其疾四》进一步指出客忤的病因，是“忽见非常之物，或见未识之人，或闻鸟鸣犬吠、雷霆铳爆之声，未有不惊动者，皆成客忤惊痫之病。”客忤的症状，轻则神志不宁，夜卧不安，面青呕吐，腹痛腹泻；重则气血逆乱，手足搐搦，状似癫痫。对此当及时治疗。若失时不治，久则难愈。

现代研究认为，惊恐可导致肾上腺分泌大量的肾上腺素和去甲肾上腺素，使血压升高，心率加快，血中自由脂肪酸增加。还发现，惊恐时胃黏膜变白，胃酸停止分泌，易致溃疡发生。突然受惊，外周血管收缩，会出现面色发白、冷汗，甚至出现暂时性呼吸中断。

如何避免惊恐，古有很多记载。如《备急千金要方·少小婴孺方·惊痫第三》指出：“故养小儿常慎惊，勿令闻大声；抱持之间，当安徐，勿令怖也；又天雷时，当塞儿耳，并作余细声以乱之也。”又如《补订幼科折衷·补遗》指出的“古庙不可入，入之则神惊；狂禽异兽不可戏，戏之则神恐；斗争之处不可近，近之则心偏等”。小儿耳目初次闻见，皆易感入脑，致生恐怖。还指出不可恐吓小儿，如《女学篇·戒恐吓》说：“常见为母者，欲止小儿啼哭，故作猫声虎声，使之畏怖，或演鬼神及荒诞不经之说，使之迷信，遂至暮夜不敢独行，索居不能成寝，畏首畏尾，养成一种葸懦之性质，其害良非浅也”。

小儿除避开易致暴受惊恐的因素外，还应逐步接受惊恐的锻炼，正如《备急千金要方·少小婴孺方·惊痫第三》指出：“凡养小儿，皆微惊以长血脉，但不欲大惊。”即对易引起惊恐的事和物，采取逐步接触，锻炼胆量的积极方法，使小儿消除恐怖心理，胆气日壮，见惊不惊，才能真正减少惊恐的发生。

小儿性多执拗，极易恼怒，易生肝病，既病之后，易出现肝经的症状，是谓“肝常有余”。《万氏家藏育婴秘诀·鞠养以慎其疾四》说：“盖儿初生，性多执拗……易使怒伤肝气生病也。”《儒门事亲·过爱小儿反害小儿说》中指出：“富家之子，得纵其欲，稍不如意则怒多，怒多则肝病多矣，夫肝者，木也，甚则乘脾矣。”如今不少小儿娇生惯养，所欲不遂则哭闹要挟，久之易养成易暴易怒的坏习惯。

七情伤人，惟怒为甚，成人如此，小儿亦然。究其病机，怒则气郁，气郁则化火，故易见性急烦躁、夜寐不实等肝火、肝阳内扰之症状。肝火上扰，则心神不宁，故见多动不安、夜啼不寐等。肝郁伐土，则脾运不健，易见腹胀、腹痛、腹泻等。肝气犯胃，胃气上逆，则易呕吐、厌食。木火刑金，肺气上逆，可见咳逆、气喘等。肝病及母，肾气受损，易见尿频、遗尿等。若肝阴受损，引动肝风，则会引起惊痫抽搐等重症。说明恼怒对小儿健康之危害极大。

为减少小儿恼怒，应及早培养良好的性格，并进行道德品质的教育，以养成小儿活泼开朗的性格，并具有良好的道德品质。在教养过程中，家庭成员、托幼机构工作人员、托儿所与家长之间，对小儿的要求和教养方法必须协调一致，态度要亲切和蔼，既要关心小儿，又要尊重小儿。不要一连串地对小儿说“这个不可以”，“那个不可以”。这种“不可以”在大脑皮质都形成抑制过程，而小儿很难形成这种抑制，且又无兴奋来替代，这样容易导致神经功能失调，陷于过度兴奋或低下，出现恼怒，甚或反常现象。教养时还应注意，不要使大脑皮质中兴奋和抑制两个过程发生冲突。例如小儿玩得正高兴，大脑皮质处于兴奋状态，若此时被无故阻止，抑制过程加强，兴奋和抑制发生冲突，小儿就会发脾气。小儿自控能力差，感情常外露，且不稳定，高兴时有说有笑，伤心时又哭又闹。因此，教养小儿一定要注意方式方法，以减少恼怒的发生。

参考文献

[1] 卫生部文件．扩大国家免疫规划实施方案[J]．中国疫苗和免疫，2008，14(2)：183-186.

（殷　明）

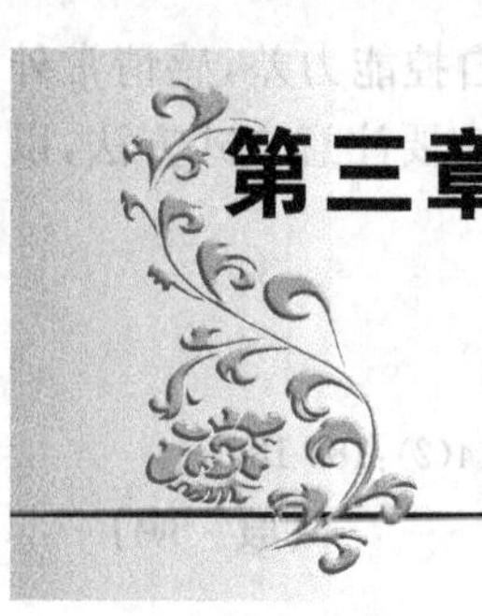

第三章 儿科辨证论治概要

第一节 儿科诊法概要

诊法即诊查方法，是临床诊察疾病信息的各种方法的总称。传统的诊法包括望、闻、问、切四诊。根据儿科临床的特点，历代儿科医家又特别重视望诊，如《幼科铁镜·望形色审苗窍从外知内》说："望、闻、问、切，固医家之不可少一者也，在大方脉则然，而小儿科，则惟以望为主。"历代对儿科四诊，特别是望诊，积累了丰富的经验。进入现代社会，应用物理学、化学、数学等学科原理，采用现代工程技术，研制了多种用于医学诊断的仪器设备，不断扩大了诊察的范围，使我们所能搜集到的疾病信息资料更为丰富，为疾病的诊断和辨证提供了更可靠的基础。现代诊断学发展的特点是：范围广泛，观察细致，寻求客观化标准，注重临床应用价值，结合现代科技手段，努力探索形成机制。中医儿科诊断学目前及今后研究的重点在于：用现代科学语言阐明传统诊法的机制；用中医学认识论处理现代检测方法所获得的疾病资料，使其能够为辨证论治服务。诊法研究的目的是：不断丰富儿科诊法内容，在机制研究的基础上明确应用范围及价值，提高临床诊断、辨证水平。

一、望　诊

望诊，即运用视觉器官观察患者病情的诊查方法。望诊的内容包括就全身状况诊察的整体望诊、就局部状况诊察的分部望诊，以及现代借助各种仪器设备所进行的微观变化望诊。

望诊诊查的结果一般比较客观可靠，尤其是儿科闻诊、问诊、切诊均易受干扰，且应用受到一定限制，故历来对望诊最为重视。但是，儿科望诊，也应注意在光线充足的地方进行，尽量使小儿安静，诊查既全面又有重点，细心而又敏捷，才能提高诊查的效果。

（一）整体望诊

整体望诊即应用望诊诊查患者全身的大体情况，包括望神、望色、望形、望态，以便对疾病的基本状况获得初步了解。

1. 望神　神，指精神、意识、神志。神生于精，精是后天水谷化生而藏于五脏的精气与先天肾精相结合的统称。神与形又有着密切的联系，形健则神旺，形羸则神衰，所以《素问·上古天真论》说："形与神俱。"神是脏腑气血精津阴阳是否充足、和调的外在表现之一，在小儿尤为重要，故《医原·儿科论》提出："凡神充色泽者，天真必厚，易养而少病；神怯神瞪，面色惨淡枯瘁，唇红不泽者，禀赋必薄，难养而多病"。

望神的方法，包括望精神、意识、神态、表情等，尤以察目为要。《灵枢·大惑论》说："目者，五脏六腑之精也，营卫魂魄之所常营也，神气之所生也。"《古今医统·相眼神法》说："小儿……望而知之，当先以目中神气之全为验。若目中神气有者，必不死，目无神者必死”。

望神需辨得神与失神。若形体壮实，动作灵活自如，活动睡眠有常，表情活泼，反应灵敏，语声啼哭清亮，面色红润光泽，目睛清亮灵动，呼吸平顺调匀，是为得神，表明正气尚充，脏腑功能未衰，无病或病轻。若形体羸弱，精神萎靡不振，反应迟钝，动作迟缓或不由自主，表情淡漠，哭笑反常，寡言声轻含糊或惊啼谵语，面色晦黯，目睛呆滞不活，呼吸低弱或气促不匀，是为失神，表明正气不足，脏腑功能衰败，病重或病危。值得注意的是，一些疳病后期患儿，多睡少动，不哭不叫，声低气弱，反应迟缓，易被误认为安静、不闹，实则已临阴竭阳绝；或者重病久病形羸神衰之后，突然精神转佳，面颊如妆，思食索食，喋喋絮语，易被误认为病情好转，实则为回光返照，阴阳即将离决。均应结合病史病程、全身证候，综合分析及早判断。神是病情轻重的综合反应，似无形而有形，需在长期临床实践中注意总结，比较揣摩，积累经验，才能望而知之，心中有数。

2. 望色　望色以望面部气色为主，兼望肌肤、目睛、毛发、爪甲等。望色的内容包括部位、颜色、光泽，其形成是脏腑气血外荣的结果。《小儿卫生总微论方·诸般色泽纹证论》论察色诊病：“色青为风，色赤为热，色黄为食，色白为气，色黑为寒。”并提出须察色泽之荣枯：“滋荣者，其色生……枯夭者，其色死。”部位、颜色、光泽要综合分析，其中又以五色变化最具临床意义。

色有常色、病色之分。中国小儿的常色为色微黄，透红润，显光泽，新生儿则全身皮肤嫩红，这是气血调和的表现。小儿患病之后，色泽变化较成人更为敏感。面部五色诊病辨证，一般符合以下规律。

面色青，因气血不畅，经脉阻滞所致，多见于惊风、寒证、痛证、瘀血证。惊风欲作或已作，常见眉间、鼻梁淡青，唇周、爪甲青紫，是为肝风。寒证分虚实，青灰晦黯为阳气虚，乍青乍白为里寒甚。痛证色青多见于腹部中寒，常伴啼哭不宁。瘀血证色青，见口唇青紫、面色青灰，肢端发绀，乃心阳不振，心血瘀阻。

面色赤，因血液充盈面部皮肤脉络所致，多为热证，又有实、虚之分。外感热证，表热常见面红目赤，恶寒发热；里热常见面赤气粗，高热烦渴；虚热常见潮红颧红，低热起伏。若病重者见面红如妆或两颧艳红，多为虚阳上越的戴阳证。小儿也有因衣被过暖、活动过度、日晒烤火、啼哭不宁而面红者，不能认为病态。

面色黄而非常色者，常因脾虚失运，水谷、水湿不化所致，多为虚证、湿证。黄疸属湿，黄而鲜明如橘色是湿热、黄而晦黯如烟熏是寒湿。面色萎黄，是脾胃气虚；面黄水肿，是脾虚湿滞；面色枯黄，是气血枯竭。有因过食胡萝卜、南瓜、西红柿等食物或阿的平等药物而面部发黄者，则只能认作该种食物或药物所伤。

面色白，是气血不荣，络脉空虚所致，多为虚证、寒证。外感初起，面白无汗，是风寒外束；阵阵发白，啼哭不宁，常为中寒腹痛；突然苍白，肢冷汗出，多是气阳暴脱；面白无华，爪甲苍白，多为营血亏虚；面色㿠白，肢面水肿，多属阳虚水泛。若小儿久居室内，少见阳光，面肤白皙无红润，也是气血不足之象。

面色黑，常因阳气虚衰，水湿不化，气血凝滞所致，主虚寒证、水饮证、瘀血证。小儿面色青黑，四肢厥冷，是阴寒内盛；面色灰黑暗滞，多是肾气虚衰；面唇黧黑，多是心阳久衰；唇指紫黑，多是心阳虚衰，血脉瘀滞；面黑浅淡虚浮，常是肾阳亏虚，水饮内停。若因常在户外，日晒风吹，肤色红黑，不属病态。

不同的颜色在光学上表现为不同的光谱范围。随着色度学理论和测色技术的发展，色诊客观化研究已经有了可靠的方法和工具，现在已有多种彩色测度计、色差计等仪器可用于测色。初步的研究表明：面色确有五色（偏青、偏赤、偏黄、偏白、偏黑）分部的趋势，可通过测色加以分辨。当然，仪器测色虽可以避免人为的误差，但若作为一种常规的检测方法，还需做许多研究工作，主要是通过对大量生理性和病理性五色的测试，确定其正常范围及各种病态面色的数据及临床意义，还需研究测试点、时间、年龄等因素与面色变化的关系，以及与温度、毛细血管管径、血流量等相关的证候表现等。因此，儿科色诊客观化研究还有许多基础性工作要做，然后才能用于临床和科研。

3. 望形　形，指形体、外形。形体望诊包括头、躯干、四肢、肌肤、指趾等。人是有机的整体，内有五脏六腑，外合皮肉筋骨，所谓肺合皮毛、脾合肌肉、心合血脉、肝合筋、肾合骨，就是对这种内外相合关系的概括。小儿形体，与生理、病理，先天、后天都有密切的关系。肾主生长、脾主肌肉，因此说小儿的高矮、胖瘦，与肾、脾二脏关系最为密切。

凡小儿身高正常，胖瘦适中，皮肤柔嫩，肌肉壮实，筋骨强健，毛发黑泽，身材匀称，是为先天禀赋充足，发育营养良好的外形表现；若形体矮小，肌肉瘠薄，筋骨不坚，毛发稀细萎黄，是先天禀赋不足、后天调养失宜的发育营养不良表现。头大囟开，颈不能举，常为肾虚水积之解颅；鸡胸龟背，筋弱肢软，多为肝肾亏虚之弱证；皮肤干燥，弹性减弱，是为伤阴失液；面浮肢肿，按之凹陷，是为水湿潴留；形体肥胖，躯脂满盈，是为痰湿壅滞；皮肤松弛，肌肉不实，是为脾胃气虚；肌肤干瘦，肤色苍黄，是为气血两虚；四肢枯细，肚腹膨大，是为脾虚夹积。

小儿形体，现代除由医生望诊得出印象之外，还可对若干指标进行测试，如测定身高、体重、头围、胸围、上臂围、皮下脂肪厚度、毛发直径等，使望形诊断的多项指标实现了客观化。

4. 望态　态，指动静姿态。动静姿态反映人体脏腑阴阳总体的平衡协调状态。阳主动，阴主静，阴阳和调，动静相宜，动则灵活自如，静则安坐舒卧。多动少静为阴亏阳盛，多静少动为阴盛阳虚。凡坐卧不宁，烦闹不安，是肝阳心火内盛；嗜卧少坐，懒动无力，是阴寒阳气亏虚。身体踡缩，喜偎母怀，常为风寒外感；仰卧伸足，揭衣弃被，常为热势炽盛；鼻煽气喘，端坐难卧，是肺气上逆；喘促气短，动则喘甚，是肺脾气虚或肾不纳气；伏卧抚腹，睡卧不安，多是积滞腹痛；身振目直，四肢抽搐，是为惊风；动作不遂，瘫痪不用，是为痿病；关节肿胀，屈伸不利，是为痹病；撮空循摸，谵语妄动，是为心神蒙蔽；背曲肩随，转摇不能，行则振掉，肾气将惫。

各年龄组小儿具有不同的生理动态能力，如竖颈、爬行、站立、行走、跳跃、爬梯、取物等动作能力均需到相应月龄才能具备。因此，不少动作的正常与否还需与年龄结合起来分析。

（二）分部望诊

分部望诊指对身体的某些局部加以观察，以便分析局部病变及其与整体的关系。

1. 望头面

（1）望头颅：小儿头颅大小应适中，与其年龄相称。头颅过大，囟门开解，目珠下垂，是为解颅；头大顶方，囟门迟闭，颅骨不坚，常为佝偻病；头小顶尖，颅缝闭合过早，是为小头畸形。肾主骨生髓，以上病变均与肾精不充有关。

（2）望头发：头发茂密，分布均匀，色黑润泽，是肾气充盛之常态。头发稀细，色枯无泽，多是肾气亏虚或阴血内亏；发细结穗，色黄不荣，多是气血亏虚，积滞内停。头发脱落，见于枕部，是为气虚多汗之枕秃；脱落如片，界限分明，是为血虚血瘀之斑秃。总之，肾之华在发，血之余荣发，望小儿头发，可察肾气盛衰，气血盈亏。

（3）望颜面：颜面丰满，皮肤润泽，五官端正，表情自然，是先天禀赋正常，脏气和调，气血充盈之面容表现。面部瘦削，气色不华，是为气血不足；面部水肿，睑肿如蚕，是为水湿泛溢。耳下腮部肿胀，是为邪毒窜络之痄腮或发颐；颌下肿胀热痛，多为热毒壅结之臖核或痈肿。五官不正，眼距缩小，鼻梁扁平，口张舌伸，见于先天禀赋异常之痴呆；口角歪斜，眼睑不合，偏侧流涎，表情不称，见于后天风邪留络之面瘫。面呈苦笑貌，是风毒从创口内侵之破伤风；面肌抽搐，则是风邪走窜经络之惊风或癫痫。小儿面部表情动作异常，或眨眼、或咧嘴、或咬牙、或多咽、或扭颈，别无多样证候，见于多发性抽动症，病机多属风痰内蕴，肝风妄动。

2. 审苗窍

(1)察目：肝开窍于目，又五脏六腑之精气皆上注于目，所以，眼部望诊是审察脏腑变化的一个方面。黑睛等圆，目睛灵活，目光有神，眼睑张合自如，是为肝肾精血充沛的表现。眼睑水肿，是风水相搏；眼睑开合无力，是元气虚惫；寐时睑开不闭，是脾虚之露睛；寤时睑不能开，是肾虚之睑废。两目呆滞，转动迟钝，是肾精不足；两目直视，瞪目不活，是肝风内动。白睛发黄，是湿热熏蒸；目赤肿痛，是风热上攻。目眶凹陷，啼哭无泪，是阴津大伤；瞳孔散大，对光反射消失，是正气衰亡。

(2)察鼻：鼻为肺之窍，肺气通于鼻。鼻塞流清涕，为外感风寒；鼻流黄浊涕，为风热客肺；长期鼻流浊涕，气味腥臭，为肺经郁热；鼻衄鲜血，为肺热迫血妄行；鼻孔干燥，为肺热伤阴。

鼻根二目之间，名曰山根，常有青筋隐现。山根脉纹形色对疾病诊断有一定参考价值。一般认为，色青多见于惊风、腹痛、痫证等属肝病的证候；色红多见于感冒、肺炎、哮喘等属肺病的证候；色黄多见于积滞、呕吐、疳病等属脾胃病的证候。另从形态看，认为横形多见于脾胃病证、竖形多见于肺系病证、斜形无临床意义，其实用价值及判断标准尚待研究。

(3)察口：察口包括观察口唇、口腔、齿龈、咽喉，舌象则另作专论。

口唇为脾之外荣。正常儿童口唇色泽红润，开合自如协调。口唇色红为热；唇红质干为热盛伤津；唇色鲜红为阴虚火旺；唇色红紫为瘀热互结。唇色淡红为虚为寒；淡白不润为阴血亏虚；唇色淡青为风寒束表。环口发青为惊风先兆；面颊潮红，唯口唇周围苍白，是丹痧的特征表现之一。口唇震颤，为恶寒重症；口唇抽掣，是肝风内动；口唇紧撮，为风毒中络；口唇糜烂，为脾胃积热；口唇红肿，为心脾火盛。口开不闭为张，主虚；口闭难开为噤，主实。

口腔指口内黏膜，察口时亦值得注意。黏膜色淡为虚为寒；色红为实为热。口腔破溃糜烂，为心脾积热；口腔疱疹红赤，为外感邪毒；口内白屑如片，是鹅口疮毒。两颊黏膜见灰白色小点，周围红晕，为麻疹黏膜斑。上下臼齿间腮腺管口红肿如粟粒，按摩腮部无脓水流出者为痄腮、有脓水流出者为发颐。口腔内黏膜干、涎液少，为阴虚津伤；涎液多，溢口角，为脾虚湿盛。

齿为骨之余，龈为胃之络。牙齿萌出延迟，为肾气不足。齿干不泽，为阴液耗伤；齿黄垢臭，为胃浊熏蒸。齿衄齿痛，是胃火上冲；咬牙龂齿，是肝火内亢。牙龈红肿，为胃热熏蒸；牙龈淡白，为气血亏虚。牙龈萎缩，为胃阴不足或阴虚内热；牙龈溃烂，牙齿脱出，多为热病后余毒未消，复感外邪，积毒上攻之牙疳。新生儿牙龈上出现碎米大小黄白色硬结，为马牙，非属病态。

咽喉为肺胃之门户。正常小儿的咽喉淡红而光润，不肿不痛。外感时咽红为风热、色淡为风寒。咽部疱疹红赤，为外感邪毒；咽部滤泡增生，为瘀热壅结。乳蛾红肿，是肺胃热盛；乳蛾溢脓，是热壅肉腐；乳蛾大而不红，称为肥大，多为阴伤瘀热未尽或肺脾气虚不敛。咽喉部有灰白色假膜，拭之不去，重擦出血，常为白喉。咽红而干，是肺热阴伤。

(4)察舌:察舌是望诊的重要内容。舌与内脏有着广泛的联系,多种脏腑的病变可以从舌象上反映出来。舌诊要求观察舌质与舌苔。正常小儿的舌象表现为舌体灵活,活动自如,舌质淡红,舌苔薄白质润。

察舌质,要观察舌色、舌形和舌态。舌色淡红明润,表明脏腑气血功能正常,即使有病亦轻浅。舌色淡白不荣,多因气血不足,主虚主寒。舌色鲜红主热证。实热证舌老红,多见于急性热病,舌红干为热伤阴津,舌尖红为上焦温病或心火上炎,舌边红为肝胆有热。虚热证舌嫩红,伴质干不润者为阴虚内热。舌色红绛主热入营血、瘀热互结,红绛质干为热灼津伤,舌色深绛为血瘀夹热。舌质紫黯为气滞血瘀。舌形胖嫩为脾气不足;舌胀色赤为心脾热盛;舌起芒刺多为热入营血;舌生裂纹多属阴伤液耗。舌体强硬多痰浊阻滞;舌战伸缩多热盛风动;舌体歪斜为风邪中络;舌体萎软为脾气衰弱。舌常伸出口外,久不回缩,称为吐舌;舌反复伸出舐唇,旋即回缩,称为弄舌。吐舌常因心脾有热,弄舌可为惊风先兆,二者又均可见于先天禀赋异常、智能低下者。

正常舌苔由胃气所生。新生儿多见薄白苔,少数舌红无苔者常于 48 小时内转为淡红舌,长出白苔。新生儿舌苔情况可作为观察其胃气生发的指标之一。舌苔薄主正常或病轻浅,如外感初起;舌苔厚主病在里或病深重,如食积痰湿。苔质滋润为有津;苔质滑润为湿滞;苔质干燥为津伤;苔质腐垢为胃浊;苔质黏腻为痰湿。舌苔白主正常或寒、湿,薄白为外感风寒或风热初起,白腻主痰湿内蕴。舌苔黄主热证、里证,薄黄为风热在表、风寒化热或热邪传里,黄腻主脾胃湿热或肺脏痰热,老黄干燥主热甚耗伤气阴。舌苔灰黄而干为热炽津伤;舌苔色灰而润为痰湿内停。舌苔花剥如地图主脾胃病,脾胃气虚者兼舌质淡、胖嫩、有津,脾胃阴虚者兼舌质红、苔少、少津,也有因体质因素而产生者。舌面光而无苔,主阴伤液竭或胃气将竭。儿童又易出现染苔,如吃橘子、蛋黄、核黄素等可使舌苔染黄,吃橄榄、乌梅、铁剂等可使舌苔染黑,服未包之青黛可使舌苔染青,吃牛奶、豆浆等可使舌苔染白等,均不能误认为病态。

观察舌象还应注意其动态变化。舌质由淡红转红转绛,是热证由浅入深,舌苔由白转黄转灰,是热证由轻转重。舌苔由无到有,说明胃气逐渐来复;舌苔由薄转厚,说明食积湿滞加重;舌苔由厚转薄,说明食积湿滞渐化。

(5)察耳:肾开窍于耳。耳壳丰厚,耳舟清晰,色泽红润,是肾气充足的表现。耳壳薄软,耳舟不清,常见于先天禀赋不足的胎怯患儿。耳壳肿胀灼热,见于热毒壅结耳部;耳壳湿疮浸淫,由于胆脾湿热上蒸。耳内流出脓液,因风热犯咽传耳或肝胆火盛上炎。耳色红主心肺积热,色青紫主邪热夹瘀,色淡白主气血亏虚,色黄滞主湿阻中焦。

(6)察二阴:前阴指外生殖器,为肾所主,络属肝经。男孩阴囊应不紧不松,可弛可缩,稍有色素沉着;女孩外阴应不红不肿,亦稍有色素沉着。阴囊紧缩不弛,为外感风寒或肾气不足;阴囊弛而不张,为气虚体弱或外感热病。阴囊睾丸肿大不红,照之透光,为鞘膜积液之水疝;阴囊肿物时大时小,上推可消,为小肠下坠之狐疝。阴囊通体肿大光亮,常见于阳虚阴水;阴囊肿痛黄水流溢,常见于湿热下注。女孩前阴红肿潮湿,属于湿热下注;前阴发育过早,是为阴虚火旺之早熟。

后阴为肛门。肛门周围皮肤黏膜色红为热、色淡白为虚。肛周淡白而干为气虚津液不足;灼热燥褐为阳明里热伤津;糜烂潮红为大肠湿热下注;红肿疼痛为热毒壅结酿脓。肛口弛而不张为元气不足;直肠脱出肛外为中气下陷。肛口裂隙,触之渗血,为便秘热结所致之肛裂;肛旁瘘口,按之溢脓,为肛周脓肿形成之肛瘘。

3. 辨排出物　排出物指苗窍分泌、排泄之物质，包括前阴排出的小便和后阴排出的大便、口腔吐出的痰涎、呕吐物等。

(1)辨涎液：涎液是口腔内的分泌物，除婴儿外一般不会自动从口角流出。涎为脾之液。常有涎液流出、渍于颏下，称为滞颐，多因先后天心脾不足，涎液失摄所致。若是原无流涎，近日多涎，伴拒食哭闹，要进一步检查口腔，注意是否有心脾积热上炎之口疮。

(2)辨痰液：痰液与涎液不同，需咯吐方出，来自气道与肺。痰液变化与肺脾二脏关系最为密切，所谓“脾为生痰之源，肺为贮痰之器。”痰液清稀属寒，清稀夹泡沫是风痰；清稀易咯吐是风寒；痰多色白黏是湿痰；质稀久不止是脾虚。痰液色黄属热，痰液由白转黄是寒从热化；痰液黄稠是肺热灼津炼液；痰黄量少难咯是肺热伤阴。痰中带血是热伤肺络；痰液黄稠带血丝，频咳胸胁作痛，为肝火灼肺；痰液黄红相兼，量少难咯，为燥火伤肺；痰液脓浊带血，气味腥臭，为肺热肉腐之肺痈；久咳痰中带血，须防阴伤肺热之肺痨。

(3)辨呕吐物：呕吐物亦自口而出，但往往先恶心作呕而后吐出，来自于胃。吐物稠浊有酸臭味为胃热；吐物清稀无臭味为胃寒；吐物腐臭多宿食为食滞。呕吐黄绿苦水为胆热犯胃；呕吐暗红血水为胃络损伤。呕吐吐出蛔虫，是虫踞肠腑或蛔厥虫瘕。呕吐频频不止，伴腹痛便闭，要防肠腑滞塞不通之肠结(肠梗阻)，新生儿患者须考虑先天性消化道畸形。

(4)辨大便：新生儿生后3～4天内，大便呈黏稠糊状墨绿色，无臭气，日行2～3次，称胎粪。母乳喂养之小儿大便呈卵黄色，偶带绿色，稍带酸臭味，稠度均匀，日行3次左右。牛乳、羊乳喂养为主者，大便色淡黄，质较干硬，有臭气，日行1～2次。混合喂养婴儿的大便呈黄褐色，质稍软，量较多，臭气重，日行1～2次。小儿饮食过渡到与成人相同时，则大便亦与正常成人相似。

大便性状变稀，次数、数量、容积增加，是为泄泻。大便稀薄如水，色黄夹黏液，气味臭秽，为湿热蕴结肠腑；大便质稀色清，夹泡沫，臭气轻，腹痛重，为风寒湿滞大肠；大便稀薄色淡，夹乳片，气味酸臭，为伤乳积滞泄泻；大便稀薄色黄，夹未消化食物残渣，气味腐臭，为伤食积滞泄泻；大便质稀溏，夹未消化物，色淡不臭，食后易泻，为脾虚湿滞不化；大便清稀，完谷不化，滑泄不止，为脾肾阳虚失煦；大便质稀色青，惊啼肠鸣，为肝脾不和作泻。便泄赤白黏冻，伴里急后重，多为湿热下痢；大便色泽灰白不黄，多系胆道阻滞。便血者，血色鲜红为血热，是近血，多来自肛门、直肠；便色褐黑胶黏为血瘀，是远血，多来自胃或小肠。大便干结难解者为便秘，多为热证，见于热病常为阳明腑实，见于久病常为津伤内热，也有因饮食、排便习惯不良所致者。

(5)辨小便：正常小儿小便色清或淡黄，溲时无不适。小便清澈量多为寒，包括外感寒邪或阳虚内寒；小便色黄量少为热，包括邪热伤津或阴虚内热。尿色深黄，为湿热内蕴；黄褐如浓茶，见于湿热黄疸。色白如米泔，须防湿热下注或脾肾不固之乳糜尿。尿色红赤或镜检红细胞增多为尿血，可由多种病证引起，大体鲜红为血热妄行、淡红为气不摄血、红褐为瘀热内结、黯红为阴虚血热。

4. 察斑疹　斑疹均见于肌肤。斑，点大成片，一般不高于皮肤，抚之不碍手，压之不退色。疹，点小量多，高出皮肤，抚之碍手，压之退色。斑疹多系外感热病，热迫血络而发，儿科亦有少数内伤杂病发斑出疹者。前人认为斑为阳明热毒，疹为太阴风热，可供辨证参考。斑有阳斑、阴斑。阳斑即热毒阳证发斑，多见于温病热入营血，其斑大小不一，色鲜红或紫红，伴发热等症。阴斑多因内伤或者伴有外感而发，色淡红者多气不摄血、色淡紫者多阴虚内热、色紫红者多血热夹瘀。

疹有丘疹、疱疹,以疹内是否有液体而区分。丘疹常见于儿科外感疾病。若热盛出疹,疹点自耳后、面颈、躯干而后四肢,其疹细小暗红,先稀后密,面部尤多,常为麻疹。若低热出疹,分布稀疏,色泽淡红,出没较快,常为风疹。若发热三四天后热退疹出,疹细稠密,如玫瑰红色,常为奶麻。若恶寒壮热皮肤红晕如锦纹,其上布有稠密红色疹点,舌绛起刺,舌面上见有草莓状红刺(草莓舌),常为丹痧。若斑丘疹大小不一或如云片,瘙痒难忍,时出时没,多为隐疹(荨麻疹)。疱疹类疾病常见三种:若丘疹、疱疹、结痂同时存在,疹如粟粒,疱液色清,疱壁相对较厚,躯干较多,常为水痘。若疱疹主要见于手掌、足跖、口咽,常为手足口病。若疱疹相对较大,疱液混浊,疱壁薄而易破,流出脓水,头面手部较多,常为脓疱疮。

5. 看指纹　指纹指食指桡侧的浅表络脉。小儿皮肤薄嫩,络脉易于显露,在儿科临床上,对于3岁以内的小儿常以看指纹作为望诊内容之一。

指纹的部位分为风关、气关、命关三关,自虎口向指端,第1节为风关,第2节为气关,第3节为命关(图3-1)。看指纹时,要将小儿抱于向光处,检查者用左手食指、拇指握住小儿食指末端,用右手拇指在小儿食指桡侧,从命关向风关轻轻按推几次,使指纹显露,便于观察。

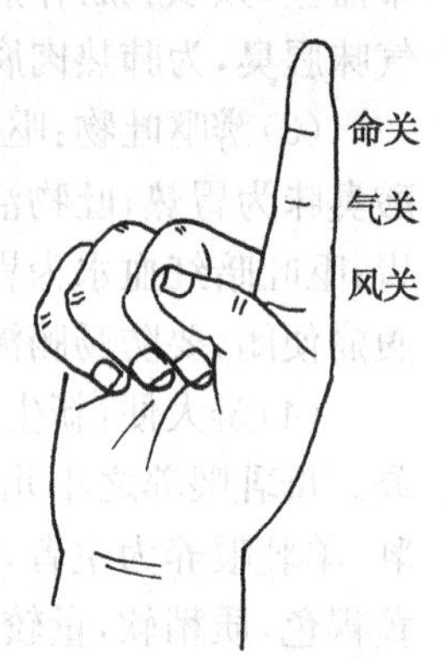

图3-1　指纹三关图

指纹诊法起于唐代王超《仙人水镜图诀》,历代儿科医著对其有着丰富的记载。现代研究观察到,指纹是食指桡侧浅静脉的显示。影响指纹表现的因素很多,有先天性的血管分布、走向差异,也与年龄、体型、皮下脂肪、皮肤颜色、外界温度等因素有关。所以,指纹诊应当结合患儿无病时的指纹状况,以及患病后的其他各种临床表现,全面加以分析辨证。

正常婴幼儿的指纹隐约可见,色泽淡紫,纹形伸直,不超过风关。病理状态下的指纹,《幼幼集成》提出:浮沉分表里、红紫辨寒热、淡滞定虚实,再加上三关测轻重,可以作为辨证纲要。浮沉是就指纹部位而言。浮指指纹浮现,显露于外,主病邪在表;沉指指纹沉伏,深而不显,主病邪在里。红紫是就指纹颜色而言。纹色鲜红浮露,多为外感风寒;纹色紫红,多为邪热瘀滞;纹色淡红,多为内有虚寒;纹色青紫,多为瘀热内结;纹色深紫,多为瘀滞络闭,病情危重。淡滞是就指纹色泽及复盈情况而言。指纹色淡,推之流畅,主气血亏虚;指纹色紫,推之滞涩,复盈缓慢,主实邪内滞,如食积、痰湿、瘀热等。三关是就指纹长短而言。纹在风关,示病邪初入,病情轻浅;纹达气关,示病邪入里,病情较重;纹进命关,示病邪深入,病情加重;纹达指尖,称透关射甲,若非一向如此,则可能提示病情危重。

(三)望诊的现代研究

传统望诊有丰富的内容,现代则应用各种仪器设备和实验手段,对于传统望诊的微观表现及其形成机制,以及从望体表征象发展至同时观察体表与体内的各种征象,在科研工作中积累了不少资料。现仅就舌诊研究、指纹诊研究和影像学研究3方面作概要介绍。

1. 舌诊研究　舌诊的现代研究内容广泛,主要可分为客观化研究、机制研究和临床研究3个方面。

(1)客观化研究:舌诊的客观化,目的在于避免肉眼观察的误差并增加微观观察的内容。

舌诊辨色的仪器,各地续有研制。有人利用红、绿、蓝3种光谱反射的能量测定舌色,用亮度表示光的能量,色调即不同的波长,饱和度表示彩色的深浅。也有自制舌色仪,用单色(固定波长)的紫外线做激发光源,照射于舌,激发产生不同波长的荧光,通过光电倍增管,放大,记录,可据其波长反映舌色。另外,也有些单位介绍用标准色作为舌诊辨色的客观标准,但颜色与活体舌色比较总有失真的感觉，故尚未得到公认。

中国医学科学院用舌血流测量仪测量淡红、淡黯、红黯3种舌质的舌表浅血流量。结果，正常淡红舌浅表血流量最大，红黯舌次之，淡黯舌最小。同时以显微镜与彩色录像机连续观察舌蕈状乳头微血管丛数及构形。舌蕈状乳头血管丛在健康儿童以树枝花瓣形为主。哮喘患儿发作时呈点弧形，急性肾炎时仍呈树枝花瓣形，但常有许多瘀血、血管丛出现。随着病程延长，病情缓解，血流量恢复，血管丛的形态也逐渐恢复正常。

中国中医科学院广安门医院儿科用消毒薄片压舌板做舌刮片，以95%酒精固定30～60分钟，荧光(AO)染色后做荧光显微镜检查135例。结果，黄色苔涂片上的白细胞数远比白色苔涂片者多。随着病情发展，舌苔由薄变厚，苔色由白转黄，舌苔上的白细胞数亦随之增高。消化系统疾病舌涂片上的上皮及白细胞数远比呼吸系统疾病及麻疹舌涂片上的少。并发现表证、寒证及虚证白苔涂片上的白细胞少。说明白苔反应炎症现象不显著。少数发热患儿，表寒化热，在黄苔未显之前，舌苔白细胞已先此开始增多。舌活检，以电镜研究舌的超微结构，在成人有不少研究，儿童则因不能做到无痛取材，研究较少。

生理、生化研究方面。北京中医医院儿科测试儿童舌面pH，健康儿童41例中pH为7(中性)者30例，占73.2%，病儿中舌淡(阳虚)、苔黄(实热)者pH减低，偏酸；剥苔(阴虚)者pH升高，偏碱。另有测定唾液分泌量的报告，正常舌或淡白舌者显著多于阴虚光红舌或红绛舌者。研究舌象与消化功能的关系，观察营养性缺铁性贫血小儿的木糖吸收率：虚证舌象组11.3%±3.5%，实证舌象组21.5%±4%，正常儿童组25.0%±4%，虚证舌象组明显降低，实证舌象组接近正常。观察肺炎患儿的血清胃泌素含量：虚证舌象组(122±15.7)pg/ml，实证舌象组(384±12.3)pg/ml，正常儿童组(130±4)pg/ml，虚证组明显降低，实证组明显增高，说明虚证舌象小儿的消化功能低下。

舌苔与免疫状态有一定关系。溶菌酶、分泌型免疫球蛋白A(SIgA)等免疫物质的含量与舌苔有关。有研究显示正常舌苔组溶菌酶含量显著高于异常舌苔组，舌苔异常各组SIgA、IgG含量明显高于正常舌苔组，认为舌苔的形成实际是机体病理生理变化在舌体的表现形式[1]。有人观察6种舌苔患者红细胞免疫功能及淋巴细胞ANAE(L-ANAE)活性，结果显示红细胞C3b受体花环率(RCR)除黄苔组外均显著低于正常对照组，虚寒薄白苔组免疫复合物花环率(RICR)显著低于正常组，各组L-ANAE显著低于正常组，表明RCR、RICR、L-ANAE可作为察苔(尤其是虚寒薄白苔)辨证的客观指标之一[2]。

(2)机制研究：对于各种舌象的形成机制，通过解剖、组织、病理、生理等方面的研究，已能初步加以解释。

正常舌的组织结构，可分为黏膜上皮层(角化层、颗粒层、棘细胞层、基底层)、固层、肌层。在舌背黏膜上，与舌苔形成密切有关的主要有丝状乳头和蕈状乳头。

正常舌质——淡红舌的形成，与舌微循环的正常状态(舌蕈状乳头的血供丰富)，蕈、丝状乳头比例(健康青少年舌尖部蕈状乳头占70%左右)，舌上皮各层细胞的厚度(蕈状乳头上皮细胞层次少)，血循环中红细胞、血红蛋白量及正常的血氧饱和度等有关。正常舌苔——薄白苔是由丝状乳头分化的角化树与填充在其间的脱落上皮、唾液、细菌、食物碎屑、渗出的细胞等共同组成的，其形成与舌黏膜上皮细胞的正常生长与分化、桥黏结构对舌上皮细胞脱落的影响、膜被颗粒内容物对上皮细胞的粘合作用及口腔局部环境等有关。

淡白舌质主要与血循环中红细胞数减少有关。胖嫩舌主要因血浆蛋白低下，全血黏度和血浆黏度降低，引起血浆渗透压下降，而致舌组织水肿。舌边齿痕大多由营养不良，舌组织水肿，导致舌体肥大，压迫于齿缘而产生。红绛舌有实热与虚热两类。实热证红绛舌常有黄苔，多见于感染性发热者，形成与舌的炎症、血液中血红蛋白含量增加或血氧饱和度增高、血浆比黏度和纤维蛋白原含量增高等因素有关。虚热证红绛舌质干苔少，舌体瘦瘪，形成与黏膜及小唾液腺的萎缩变性、舌微血管炎症等因素有关。裂纹舌的电镜观察显示：裂纹舌上皮脚向下延长、增宽、角化障碍而致次级乳头缺乏以及真皮乳头泡沫细胞减少或消失。光滑萎缩舌又称镜面舌，系舌黏膜乳头全部萎缩消失所致，其形成与重度维生素缺乏、各种贫血、胃肠道功能紊乱所致营养障碍有关。青紫舌常因静脉瘀血、血黏度升高、还原血红蛋白升高、血小板聚集性增高等因素产生。

舌苔厚因舌之自洁作用减弱，使丝状乳头长得很长，其形成与舌上皮增殖速率增快及细胞退化过程延迟、角化细胞之间连接牢固不易脱落、唾液 pH 降低、感染等因素有关。腻苔是丝状乳头的密度增加，增生致密，乳头计数明显增多。黄苔的形成与舌的炎症、舌上皮更新迟缓、消化道上咽物质(一氧化硫等)的沉着或吸附等有关。黑苔的形成原因较复杂，可看做是机体内在因子与外来因子共同作用的结果，诸如炎症感染、高热、脱水、毒素刺激等使丝状乳头易于过长不脱，或大量广谱抗生素的长期应用使口腔内菌群失调真菌滋长等等。剥苔因舌面上部分丝状乳头萎缩变平。唾液 pH 增高形成的碱性环境可能会减弱细胞间的粘合作用而有利于剥苔形成。红刺舌即草莓舌，主要系蕈状乳头大量增生，丝状乳头则相对萎缩或向蕈状乳头转化，与热毒壅盛有关。

(3)临床研究：舌诊的临床研究，主要就健康儿童与患病儿童进行比较，总结不同病证的舌象规律。

北京市中医医院儿科检查 1 000 例健康儿童，具有龋齿、沙眼、扁桃体肥大等轻微缺陷的 592 例中有 471 例为正常舌象，占 79.5%；完全健康儿童 408 例中有 344 例为正常舌象，占 84.3%，两组比较无显著差异。有人观察了 1 000 例健康儿童和 1 086 例各类疾病患儿，健康儿童中舌色正常占 98.7%，舌体正常占 99.2%，苔色正常占 95%，苔形正常占 81.5%；病儿与健康儿童比较，异常舌色、舌体、苔形、苔色的比例显著升高。

湖南医学院第一附属医院观察足月健康新生儿和非正常状态新生儿各 100 例生后 48 小时的舌象变化。健康新生儿以淡红舌、薄白苔为主，舌红无苔者仅占 2%，且均于 48 小时内变为淡红舌长出薄白苔。非正常状态新生儿舌红无苔的比例明显增高，达 11%，且淡白舌、黄苔也较正常儿多见。提示舌象与新生儿先天精气充盈程度及生长发育状况有一定关系。

第七军医大学儿科报道对 1 000 例患病小儿舌象的观察，发现舌诊所见与成人基本相同。在诊断意义方面，认为除猩红热、舌肿瘤、舌炎、溃疡、重舌、艾迪生病等舌诊有决定性诊断价值外，对其他系统疾患也有诊断方面的帮助。如舌质改变以呼吸系统及循环系统疾患为多见，呼吸系统疾病如肺炎、肺脓疡、支气管炎等舌质多红绛，循环系统有障碍时舌呈紫蓝色。舌苔改变以消化系统疾病为常见，单纯性消化不良时多属润苔，重症或中毒性消化不良时多见黄厚松苔，脱水则见干苔。儿科传染病的早期相当于卫分证时，由于病情较轻，时间较短，影响血液、循环、消化吸收和代谢功能较少，无论何种疾病，均可出现不同比例的正常舌象。随着疾病的发展，舌质的颜色可由淡红转红绛转紫黯或嫩红，舌苔由白转黄转褐转黑，厚度由薄转厚转无，或同时出现瘀点、齿痕、裂纹等特殊舌质形体的变化。这些变化反映病证由轻转重、由表入里，对辨证有重要意义。流行性乙型脑炎，凡舌苔厚腻且持续时间较长者多为重型病例，常有恢复期神经精神症状，舌象变化少者则多为轻型病例，若恢复期出现舌光红、花剥红、中剥红等舌质或腻苔未化者，多有恢复期神经精神症状。流行性脑脊髓膜炎以红舌、黄苔为多，舌红的深浅与脑脊液细胞数升高有关。急性黄疸型传染性肝炎患者以白腻苔、黄腻苔多见，厚腻苔者转氨酶增高明显，舌苔不退者转氨酶下降也慢，免疫功能低下者舌体多胖大或有齿痕。急性无黄疸型肝炎以苔腻、舌红为主。慢性肝炎以舌质赤紫居多。同时观察到，凡舌质、舌苔变化不大者，肝活组织病理检查示病变较轻，反之则较重。

哮喘患儿在缓解期舌质大多正常，舌苔多为薄白苔，在发作期舌苔多为白腻苔或厚滑腻苔，约半数患儿舌质转红或紫黯，经治疗后绝大多数转为正常舌象，其中舌淡者较舌红者恢复快。肺炎患儿舌质以红舌或红绛舌为主，约占 92.2%，舌苔以薄白苔为多，占 56.6%，其次白腻苔占 22.5%。结合临床，辨证多为肺热型，部分为肺热伤阴型。大叶性肺炎初起，若见苔薄白而干，为表邪未解而肺津已伤，治疗时需加入养肺生津之品。肺炎失治，温邪由气入营，舌苔由白转黄干到焦黑苔，舌质由红到绛，需用大剂清热解毒、凉营生津之药以救治。也有报道认为，小儿肺炎发热对舌苔的影响大，对舌质无明显影响，肺部体征与舌象变化有一定关系，白厚苔者体征明显较多，说明白厚苔中医辨证为痰湿盛，与西医认为肺内中细湿啰音系肺泡及气道中痰液渗出、分泌增多表现的看法是一致的。舌红少苔或剥脱为阴虚肺燥，肺中湿啰音少。

还有不少疾病的舌象表现有一定规律。贫血者舌质淡的程度与血红蛋白含量成正比，但轻度贫血、病程短，或经过治疗血红蛋白刚恢复正常则均不致立刻影响到舌色变化。原发性血小板减少性紫癜、白血病的舌质呈黯蓝色、瘀斑的出现率较其他病种高，说明有瘀滞现象。秋季腹泻患儿如舌色红绛有芒刺是伤阴脱水酸中毒的结果，不应辨为热入营血，应辨为阴伤液耗。各类肠梗阻的中期及肠扭转、肠套叠等所致的狭窄性肠梗阻，或已开始发生肠管血运障碍的其他原因引起的肠梗阻，舌象表现为舌质红，苔黄燥。中晚期绞窄性肠梗阻和其他原因引起的肠梗阻已发生肠坏死，严重脱水、酸中毒、合并腹膜炎者，舌质绛紫，有芒刺，苔干燥。

2. 指纹诊研究　现代对指纹诊的研究，主要集中在正常与异常的辨别、病理性指纹的形成机制等方面。

有人曾对 3 岁以下的 838 名病儿和 166 名健康儿童的指纹进行了调查研究，发现绝大多数小儿指纹左右对称，男女没有差别。认为指纹形状与先天性的个体差异有肯定关系，与疾病关系不明显，故辨证意义不大。健康小儿中有很少数指纹达命关的，营养发育较差和病情严重的小儿达命关的比例较高。不论病儿还是健康小儿，其纹色均以紫色为多，其次为青色。浮沉相比，以浮者多见。

指纹颜色，与血内含氧量、血红蛋白量和末梢循环状态等有关。贫血、营养不良者因微循环充盈不足或低灌注状态，血红蛋白减少，指纹呈淡白或淡红色。先天性心脏病等急性或慢性心功能不全、蚕豆病、伯氨奎宁过敏等，体内缺氧，血中还原血红蛋白过多，纹色常青紫。寒证色淡，热证色深。指纹滞指指纹复盈时间长，正常指纹静脉流速约为每 0.5 秒 2 厘米，若指纹复盈时间超过每 0.2 秒 2 厘米为数，少于每秒 2 厘米为迟。指纹滞主实，常见于痰湿、食滞、邪热、气滞血瘀等，发生机制在于血液循环障碍，静脉回流受阻，血流减慢，甚至有瘀血。指纹长短与静脉压、末梢血管舒缩状态有关。心功能不全、缺氧、肺循环压力增高等能使静脉压升高、血液瘀滞的因素都可使指纹延长；呕吐、泄泻、温病后期阴血损伤、津液内竭(失水及血液浓缩)，或急性暴发性感染、晕厥等，均可引起末梢血管扩张，使指纹粗长[3]。

3. 影像学研究　影像学方法应用放射学、超声显像学、同位素核医学、CT、磁共振、内镜等手段，观察体内的各种病理变化。影像学方法是中医学望诊的延伸，扩大了视野，向着内外合参发展，不仅丰富了望诊的内容，而且对诊断、辨证具有定位、定性、定量的价值，也为疗效评定增加了客观指标。近年来，中医影像学研究取得了不少成果，但儿科方面的研究还不多，值得深入探讨。

在呼吸系统疾病方面，江苏省大叶性肺炎协作组对315例大叶性肺炎的对照观察结果，认为中医分卫、气、营、余邪未尽4个临床证型，其X线表现：卫分阶段相当于发病的初期，肺部出现范围小、密度较淡之炎性渗出性病灶；进入气分阶段即相当于中期，肺部出现大叶性或支段性炎性实变征象；营分阶段相当于危重期，肺部改变同前，但有危重的临床症状；至余邪未尽阶段相当于恢复期，肺部病灶呈吸收好转征象，二者的符合率可达90%。常州市中医院专门就600例小儿支气管肺炎做了观察研究，同样证实了上述规律。肺痈（肺脓肿）的X线诊断可以明确脓肿的数量、大小、脓液未成、已成以及吸收、消散的情况。北京儿童医院通过X线胸片诊断后分组对照治疗观察，中药脓疡散治疗小儿肺脓肿45例，该组脓肿占肺表面积比西药组大7%，巨大肺脓肿占全部病例的12.5%，而西药组仅占4.76%，治疗结果中药组与西药组疗效完全相同。南京中医学院附属医院对376例肺结核的观察，认为X线征象可作为辨证分型的一项重要客观依据，肺阴亏损型病灶范围小，年龄偏小；阴虚火旺型病灶范围仍可较小或属Ⅱ型肺结核的急性发作期；气阴耗伤型肺部病灶范围较大，肺组织损坏较多，并可出现明显的纤维化改变，主要包括重型及部分Ⅳ型肺结核；阴阳两虚型肺部病灶广泛，纤维化严重，并可并发代偿性肺气肿甚至肺心病征象，大部分Ⅳ型肺结核属此型，并就无临床症状而患有活动性肺结核者提出可名为阴平阳和型。

北京儿童医院研究分析小儿胃镜检查与胃病临床辨证的关系，用小儿纤维胃镜检查了300例患儿。将胃黏膜辨证分为5型：胃肠滞热型：黏膜弥漫性充血明显，以胃窦部及球部改变为著，黏膜粗乱，血管纹紫红色，呈网状显露，多伴肿胀、糜烂，黏液混浊；溃疡表面覆盖白厚苔，其周围黏膜组织炎症明显，触之易出血。胃肠虚寒型：黏膜呈淡红色或苍白色，可见散在斑片状充血，血管纹灰蓝色，黏液稀薄；溃疡表面覆盖薄白苔或呈霜斑样，其周围黏膜充血肿胀改变相对较轻，溃疡愈合较慢。肝胃不和型：黏膜红白相间，以红为主，黏膜皱襞粗乱，胆汁反流，黏液呈黄绿色而混浊，亦可见黏膜充血肿胀或糜烂、溃疡。胃肠瘀滞型：黏膜黯红色，可见瘀点或斑点，黏膜呈颗粒状或结节状增生，血管网多清晰，色紫黯，黏液灰白或褐色，可伴黏膜肿胀或糜烂、溃疡伴暗红色出血斑。胃络阴伤型：黏膜轻度充血，干燥，欠光泽，黏液量少，血管网紫黯，可见糜烂或溃疡，触之易出血。宏观辨证也分为对应的湿热中阻证、脾胃虚弱（寒）证、肝胃气滞证、胃络瘀阻证、胃阴不足证5型，并将胃镜下黏膜辨证的5型与临床宏观辨证的5型相对应进行分析。研究发现两种辨证方法在浅表胃炎辨证中的一致性较笼统的胃脘痛辨证中的一致性要好。各宏观证型与微观辨证有密切的关系，并有一定的规律性，说明中医宏观辨证有其微观病理基础，可为中医辨证论治提供一些客观指标[4]。

B超对多数急腹症，如胆结石、胆道蛔虫症、胰腺炎、肠梗阻、泌尿系结石等能迅速诊断，其对体内病变的显像诊断对于辨证、治疗（包括中医药疗法与手术疗法的选择、中医选方用药等）及疗效判断等，具有重要价值。

X线胃肠道造影检查胃肠动力的改变，对于脾虚证的诊断有一定意义。已有的观察有胃功能减低与胃肠道功能亢进两类报告，需进一步研究分析。

此外，影像学检查用于各类肿瘤、脓肿、结石、畸形等疾病以及胎儿诊断等，都具有重要的诊断价值，检查结果与证候诊断相联系，则对中药辨证论治有一定的指导意义。进一步就不同影像学检查结果与宏观辨证之间的关系加以研究，则可逐步建立起宏观辨证与微观辨证相结合的全方位辨证体系，产生中医学诊断、辨证学的突破性发展。

影像学研究中还包括中医药在改进诊查方法中的应用。如在硫酸钡中加石榴皮和白及煎剂，混匀后结肠灌肠，摄取X线下的充盈像及黏膜像，结果比常规组所获黏膜像更佳。胃肠道快速造影，各地分别用大承气汤、玄明粉等服用，缩短了造影时间，且取得了良好的充盈效果。

二、闻　　诊

闻诊，是医者应用听觉、嗅觉诊察患者病情。小儿患病时发出的各种声音和气味，表现是客观的，通过医者辨识，在部分病证的诊断辨证中具有重要价值。当然，诊查时应当注意到周围环境，听声音时要排除噪音干扰，嗅气味时要排除外界异味，才能保证闻诊结果的可靠。

（一）听声音

患者的声音由口鼻发出。不同年龄、性别的人发出的声音也不同，辨识各种病理性声音，需要与生理性声音相对照，因此，听声音的效果与医生的经验有密切联系。

1. 啼哭声　小儿的啼哭，有属生理现象的，也有的是某种不适的表示，还可是各种病态的表现。新生儿刚离母腹，便会发生响亮的啼哭。若初生不啼，便属病态，需紧急抢救。婴儿也常有啼哭，正常婴儿哭声清亮而长，并有泪液，无其他症状表现，是属常态。

婴幼儿有各种不适时，也常以啼哭表示。例如：衣着过暖、温度过高或过低，口渴，饥饿或过饱，要睡觉，要抚抱，包扎过紧妨碍活动，尿布潮湿，虫咬，受惊等，都可引起啼哭。不适引起的啼哭常哭闹不止，解除了原因后，啼哭自然停止。哭声绵长，伸头转动，口若吸吮，得乳食则止者，是饥饿啼哭；哭声急迫，臂若拥抱，可能是要求抚抱；哭声骤起而连续不止，可能是大小便或虫咬针刺等引起，要细心检查。

病理性啼哭，若声音洪亮有力者多为实证；细弱无力者多为虚证；哭声尖锐惊怖者多为剧烈头痛、腹痛等急重症；哭声低弱目干无泪者多为气阴衰竭危证。哭声尖锐，阵作阵缓，弯腰曲背，多为腹痛；哭声响亮，面色潮红，注意是否发热；哭而骤止，时作惊惕，须防惊风发作；吮乳进食时啼哭拒进，注意口疮；啼哭声嘶，呼吸不利，谨防咽喉急症；夜卧啼哭，睡卧不宁，为夜啼或积滞；哭声绵长，抽泣呻吟，为疳病体弱；哭声极低，或暗然无声，须防阴竭阳亡。

2. 呼吸声　肺主气司呼吸。正常小儿呼吸平稳、均匀，声音轻柔。呼吸气粗急促，是肺气膹郁；气粗有力，多为外邪袭肺；气急鼻煽，多为肺气郁闭；气喘痰鸣，为痰壅气道；鼻息稍促，张口呼吸，可能鼻塞；呼吸急迫，面青不咳，须防喉痹；呼吸声弱，是为肺气虚弱；呼吸微弱，声低不续，间歇如泣，防肺气将绝。

3. 咳嗽声　有声无痰为咳，有痰无声为嗽，有痰有声为咳嗽。咳嗽声因肺气清宣、肃降失职而产生。一般初咳、声咳、咳声不扬为肺气失宣；剧咳、连咳、咳兼喘憋为肺失肃降。咳嗽声重，鼻塞流涕，多为外感风邪，涕清多风寒、涕浊为风热；干咳无痰，咳声稍嘶，为燥热伤津；咳声重浊，痰多喉鸣，为痰浊阻肺；咳声嘶哑如犬吠，须防喉痹及白喉类疫毒攻喉之症；久咳声哑，为肺阴耗伤；久咳声轻无力，为肺气虚弱；久咳而发作时连咳难止，面红目赤，气急呛咳，涕泪皆出，咳毕回声、作吐，日轻夜重，是为顿嗽。

4. 言语声　对于会讲话的小儿，应将言语声列为闻诊内容之一。正常小儿的言语声应当清晰，语调抑扬顿挫有度，语声有力。妄言乱语，语无伦次，声音粗壮，称为谵语，多属热扰心神或邪陷心包；声音细微，语多重复，时断时续，神志不清，称为郑声，多属心气大伤。语声过响，多言躁动，常属阳热有余；语声低弱，断续无力，常属气虚心怯。语声重浊，伴有鼻塞，多为风寒束肺；语声嘶哑，呼吸不利，多为毒结咽喉。小儿惊呼尖叫，多为剧痛、惊风；喃喃独语，多为心虚、痰阻。

5. 呕逆声　呕吐、呃逆、嗳气均属胃气上逆。呕吐声响亮有力，来势急骤，属实证、热证；呕吐声低弱无力，来势徐缓，属虚证、寒证。呃逆频作而短，声响有力，多为实热证；呃逆低沉而长，气弱无力，多为虚寒证。嗳气为气自胃中上冲喉间而发声，有宿食不化、寒气犯胃、肝胃不和多种证候，必须结合他诊辨证。喷嚏为肺气上冲于鼻而发声，喷嚏连作、常作者多为风痰郁肺，与过敏体质有关。

（二）嗅气味

气味由患儿身体或分泌物、排泄物散发出来，对诊断亦有一定参考价值。

1. 口气　正常小儿口中无臭气。口气热臭，多属胃火上蒸；口气酸腐，多属乳食积滞；口气腥臭，有血腥味，多系血证出血；口气腥臭，咯痰脓血，常为肺热肉腐。

2. 二便　大便臭秽为肠腑湿热；大便酸臭为伤食积滞；便稀无臭为虚寒泄泻。小便臊臭短赤多为湿热下注膀胱；小便稍臭清长多为脾肾二脏虚寒。矢气频作臭浊者，多为肠胃积滞。

（三）闻诊的现代研究

1. 听诊研究

(1)声音分析：应用计算机声音识别系统，可以对各种声音做数据化处理，这种声音识别技术将能对各种病理性声音进行分析，帮助诊断和辨证。日本森田等提出：音是物理性的，包括周波数（调子高低）、音压（响度、大小）、波形；声是心理性的，如调子高低、频率、大小等。可以就声音的构形进行分析。作者调查了婴儿 356 种痛苦哭泣声，指出声音高低与临床诊断有很高的相关性，并应用声波摄谱（声纹图），分析了心、肝、脾、肺、肾五声。即用电磁示波器将声波的成分通过 1/3 音组周波分析器，把声调子做音调计数，继而把声纹做声波摄谱、把声的周波特性及成分用音谱分析器及资料相关进行分析，将所得结果进行个体差异分类，用电子计算机记忆，通过图像解析系统处理，综合。像这样用机械认识声音的心理属性做定量分析，可以搜集大量资料，构成评价指标，进行多元回归分析。这类研究的成果，将为闻诊诊断的客观化提供可靠的方法。

(2)听诊器械：听诊器械的作用在于扩大听诊的范围。超声仪器如 B 超、多普勒，能将人类耳朵不能识别的超声波通过仪器接收，形成波形图显示，供诊断及辨证用。

目前临床广泛应用的听诊器，可以使患者体内的声音如肺脏呼吸、心脏跳动、肠道蠕动等传入人耳，充实了耳闻的客观资料。听诊器所获得的闻诊资料如何用中医学诊断、辨证学方法加以处理，是闻诊研究的内容之一。一般认为：肺、心听诊，因小儿胸壁较薄，胸廓易于震动，故声音较成人响亮；又因正常儿童年龄越小，呼吸、心跳越快，故判断呼吸、心跳是否加快需掌握其生理常数。呼吸急促，为肺气膹郁；呼吸缓弱，为肺气不足。呼吸音粗糙见于风邪犯肺；干性啰音多为肺气失宣，音调高者也有属肺气失肃；哮鸣音为痰阻肺络，宣肃失职；粗湿啰音常见于痰阻肺络，中细湿啰音常见于痰热闭郁于肺。心跳加快多为实证、热证，但过速则常见心气不足，阳虚血瘀；心跳过慢多为虚证、寒证，但也有属痰瘀阻滞者。心脏杂音有属先天畸形、气血亏虚，也有属风湿犯心、瘀血阻络者。心音强而有力为实证，心音弱而无力为虚证，心音遥远为水饮上泛凌心。

2. 嗅诊研究　现代对口腔气味的分析，正常口腔气味有200多种，大致分为五大类：脂类化合物、芳香族化合物、氨基酸代谢产物、含硫化合物和卤化物。而正常人呼出气体中主要化学成分来源可分三类：一是人体内代谢产物，二是空气中存在的混合物，三是原因不明的成分。通过研究口腔气味变化可以对糖尿病、肥胖、肾病、肝病、循环系统疾病和其他各种疾病的诊断有帮助。例如：气味中挥发性脂肪酸与黄疸程度无关，却和血清中转氨酶有相关性；肺癌病人呼出气体中有挥发性有机成分，而正常人却没有；胰岛素不足导致糖尿病患者气味中丙酮浓度在早晨为最高。总之，探究口味变化和客观指标对临床诊断和治疗均有非常重要的作用[5]。

如同听诊可应用物理学中的声学方法及计算机技术进行声音分析一样，嗅诊同样应当可以应用化学方法及计算机技术进行气味分析。但是，目前这方面的研究尚未起步，有待今后开展。

三、问　诊

问诊，是医者通过询问患者及其亲属以获取病情资料的方法。儿科问诊通常以询问患儿亲属为主，最好能直接询问与患儿密切接触的家长或保育者，年龄较大的患儿也可以作为问诊的对象，但对其主诉的可靠性要加以分析。

（一）问一般情况

患儿的一般情况首先要问清，记录于病历首页上。一般情况包括以下主要项目。

姓名、性别：准确填写，避免差错，便于复诊。性别有时可作为拟诊参考，如热淋多见于女婴，进行性肌营养不良绝大多数发生于男孩等。

年龄：对新生儿问明天数，婴儿问明月数，较大儿童问明几岁几个月。了解患儿的实际年龄对于判断其生长发育是否正常，以及计算体重、饮食量、用药量等，均有重要意义，对于遗尿、性早熟等疾病的诊断也有重要价值。

出生地、民族、国籍：可作为某些地方病、流行性疾病诊断之参考，有助于了解患儿的生活习惯和环境。

家长姓名、家庭住址、邮政编码、电话号码：作为随访追踪观察病情时使用。

就诊时间、病史陈述者、可靠程度：供诊断参考。

发病节气：便于分析季节气候与发病的关系。

（二）问现病史

首先要问清主诉，然后围绕主诉询问。询问的内容包括与主诉直接相关的临床症状及其他全身症状，疾病的发生、发展、就诊、治疗情况等。围绕常见主诉询问的内容及其临床意义有以下几个主要方面。

1. 问寒热　恶寒、发热，主要靠家长的观察、触摸及体温计测量来了解，大年龄儿童也可以自己表达。问寒热需要问其起始时间、持续时间、高低规律、用药反应等。寒热并见是表证特点，恶寒发热无汗者多为外感风寒，发热恶风有汗者多为外感风热。寒热分别单独出现多属里证，但热不寒为里热证，但寒不热为里寒证。寒热往来者为邪在半表半里。壮热不寒，心烦口渴，为里热炽盛；热势起伏不扬，午后热盛，舌苔黄腻，为湿热内蕴。长期发热不退者有实有虚，但多有从以实为主转虚实夹杂继转以虚为主的趋势。午后潮热，五心烦热，缠绵不已，多为阴虚内热；低热绵延，朝甚于暮，面皖多汗，常为气阳不足。畏寒肢凉，汗出不温，为阳气亏虚；寒甚不渴，腹部掣痛，为寒伤中阳。

2. 问出汗　问汗，要问汗出有无、出汗部位、出汗时间及数量、汗出温凉等。汗液由阳气蒸化阴液而出，小儿发育迅速，出汗相对较多，另有因气候炎热、衣被过暖、哭闹不止、剧烈活动等而出汗，均不属病态。若白天无热自汗，稍动尤甚，为气虚卫外不固；入睡汗出湿衣，醒后自止，为阴虚或气阴两虚。热病中汗出热不解，为表邪入里征象；高热汗出口渴心烦，为阳明里热炽盛。热汗为热势蒸盛迫津外泄；冷汗为卫表失固阳虚阴泄。长期汗出过多，面白肢凉，为阴伤气阳随之亏损；骤然大汗淋漓，汗出如珠，为阳脱阴津随之欲亡。

3. 问头身　婴幼儿头痛常表现为反常哭闹，以手击首或摇头，年长儿可询及头痛、头晕及部位、性质。头痛绵绵，时痛时止，多为气血亏虚；头痛隐隐，耳鸣头晕，多为肝肾阴虚。急起头痛，需注意是否伴有发热，发热者多属外感六淫，头痛剧烈者须防邪毒犯脑。头痛如刺，痛有定处，多系瘀阻脑络；头痛头晕，神识蒙昧，多系痰浊蒙窍；头晕目眩，面黄唇淡，多系肝血亏虚。

身痛伴见于头痛，常为风邪束表。关节疼痛，屈伸不利，常见于痹病，肿胀而热者多为热痹、肿胀不热者多寒痹。肢体瘫痪不用，强直屈伸不利为硬瘫，多因风邪留络、瘀血阻络；萎软屈伸不能为软瘫，多因阴血亏虚、络脉失养。小儿有下肢关节疼痛阵作，发作为时短暂，关节肌肉无变化，亦无其他症状者，可能为生长阶段出现的暂时络脉不和，不必认作病态。

4. 问胸腹　胸部不适，主要靠年长儿自诉，婴幼儿难以确认。胸部窒闷，喘鸣肩息，多为痰阻气道，肺失宣肃；胸闷胸痛，气短喘促，多为胸阳不振，痰阻气逆；胸闷心悸，面青气短，多为心阳虚衰，血脉瘀滞；胸痛咳嗽，咯吐脓血，多为肺热壅盛，腐肉伤络。婴儿腹痛，临床常表现为阵发性反常哭闹，曲腰啼叫，或双手捧腹，辗转不安。较大儿童主诉的腹痛，要通过腹部按诊并结合其他症状以确定部位、性质。若痛在脐周，发作短暂，别无他症，按诊亦无显著改变，反复发作而症状相似，能自行缓解，多为脾阳不足，中焦气滞。脘腹胀痛，嗳气酸馊，为伤食积滞；两胁胀痛，呕恶发热，为热结少阳；右上腹痛，剧如钻顶，时急时缓，呕恶吐蛔，为蛔扰入膈；脘痛隐隐，绵绵发作，嗳气吐酸，食欲不振，为中虚气滞；大腹疼痛，痛则欲便，里急后重，便下脓血，为湿热下痢；右下腹痛，肢曲不伸，按之痛甚，呕吐发热，为肠痈瘀热；腹痛如绞，位在脐侧，按之无块，小溲出血，为石淋发作；急起腹痛，面白肢凉，喜暖喜按，小溲清长，为寒伤中阳；痛有定处，反复发作，按及包块，推之不移，为气滞血瘀。

5. 问饮食　《万氏家藏育婴秘诀·十三科》说："小儿之疾，属胎毒者十之四，属伤食者十之五，外感者十之一二。"强调了食伤在儿科病因学中的重要性。向家长询问小儿的饮食情况，是儿科问诊不可缺少的内容。

小儿厌恶进食，食量减少，为脾运失健；食欲亢进，不充形骸，为胃强脾弱。不思进食，脘腹胀满，为乳食积滞；嗜食异物，绕脐腹痛，为虫踞肠腑；食少形瘦，大便不化，为脾胃气虚；进食则吐，矢便不通，防肠结阻滞。口渴引饮，见于热病，为热伤阴津；口渴多饮，口舌干燥，为阴伤内耗。多饮多食，形瘦尿多，为阴虚燥热之消渴；多饮少食，舌干便秘，为胃阴不足之厌食。

6. 问二便　二便的诊察，应当望诊、闻诊、问诊三诊结合。望诊、闻诊需在患儿排便的情况下进行，否则，便只能通过询问家长了解。

大便的次数需靠家长统计。对泄泻患儿必须统计准确，才能作为判断病情进退的重要依据。便次多兼量多，易成伤阴重证，继而阴阳两伤；便次多而量少，若伴发热腹痛，里急后重，可能为痢疾初期。腹痛欲泻，泻后痛减，为伤食泄泻表现；食后作泻，时轻时重，为脾虚泄泻表现。泄泻病程短者为暴泻，多属实证，为风寒湿热、食滞所伤；泄泻病程长者为久泻，多属虚证，因脾肾气虚、阳虚所致。便后肛门脱出，为中气下陷之脱肛；便中夹有成虫，为虫踞肠腑之虫症。

小便频数，不急不痛，为脾肾气虚失摄；小便频数，尿急尿痛，为湿热下注膀胱。睡中小便自遗，尿清而长，为阳虚失摄；睡中遗尿量少，尿味臊臭，为肝经湿热。排尿不畅，点滴而出为癃、点滴不出为闭，均属肾与膀胱气化不利之重症。排尿不畅或突然中断，为湿热蒸熬之石淋；排尿过多兼多饮多食，为阴虚燥热之消渴。

7. 问睡眠　小儿睡眠情况，要询问每日睡眠时间，睡中是否安宁，有无惊惕、惊叫、啼哭、龂齿等。儿童的正常睡眠时间，年龄越小则越长，随着年龄增大而逐渐缩短。睡眠时间过短，若经日如此者，常为心火内盛；若偶然出现者，常为食滞胃脘。寐不安宁，多汗惊惕，常见于心脾气虚之佝偻病；入夜啼哭，日间安睡，常见于脾寒心热之夜啼证；睡中龂齿，多因肠胃积滞，或肝火上炎；夜间肛痒，多因蛲虫骚扰、湿热下注。入寐露睛，多属久病脾虚；多寐难醒，多属气虚痰盛。

（三）问个人史

小儿个人史，包括以下 4 个方面。

1. 生产史　对于婴幼儿的疾病诊断关系密切。要详细询问胎次、产次，是否足月产，是顺产还是难产，生产方式，出生体重，出生时情况（如有无窒息、青紫）等，必要时要询问母亲妊娠、分娩时的情况。如五迟、五软有的与初生不啼（新生儿窒息）有关，脐风因断脐不洁产生，双胎、多胎易见胎怯等。

2. 喂养史　喂养史对于小儿，特别是婴幼儿的生长发育与发病有密切关系，对脾胃病患儿尤当重视。询问喂养史包括喂奶的种类与方法，何时添加何种辅食，何时断奶及断奶后食物种类，有无偏食、贪吃零食等不良习惯，目前食欲、食量情况，起病前有无进不洁饮食或其他特殊饮食（辛辣、生冷、油腻、滑肠及过敏食品）情况等。

3. 生长发育史　生长发育史包括小儿的体格发育、神经精神发育方面的一些重要指标，如何时开始会笑、抬头、认人、独坐、爬行、站立、行走、说话、控制大小便等，出牙的月龄、囟门闭合时间，体重、身高增长情况等。以上情况如在幼托机构有记录资料者可直接参考。学龄儿童要询问其学习情况，开始进入青春期的大龄儿童要了解有关青春期生理及心理的有关情况等。

4. 预防接种史　询问何时接受过何种预防接种，接种次数，接种效果，如卡介苗（减毒活结核菌混悬液）、脊髓灰质炎减毒糖丸活疫苗、麻疹减毒活疫苗、百日咳菌液、白喉类毒素、破伤风类毒素、乙脑疫苗等，有儿童保健卡记录可查者可直接参阅。预防接种史对于有关传染病的诊断有重要价值。

（四）问其他史

问小儿其他史，包括既往史、家族史及社会史。

1. 既往史　既往史指过去病史，特别是对与现病有关的既往疾病需详细询问。

注意过去有无与现病相同或类似的疾病，如高热抽风者需问过去有无高热惊厥史，过敏性疾病应问过去有无类似发作史，脓血便患儿应询问有无痢疾未彻底治疗史等。

询问与本次疾病有关的同一系统疾病，如肺系疾病患儿是否有反复呼吸道感染等，脾系疾病患儿是否有慢性或反复发生脾胃病的病史，心阳虚衰、血脉瘀阻患儿有无先天性心脏病或其他器质性心脏病病史等。

考虑本次疾病可能为传染病时，要特别注意询问过去患过何种传染病，如患过麻疹、水痘、流行性腮腺炎者一般不会再次发病。若考虑目前症状可能为某些传染病（如流行性乙型脑炎、脊髓灰质炎等）的后遗症时，更要问清起病时的情况。

每个患儿都要询问药物过敏史并在病历上用红笔标出，以免误用。

2. 家族史　询问父母年龄及健康状况，如已死亡，应记录死亡年龄及原因。询问父母是否近亲结婚，母亲孕产史，直系亲属中有无家族性或遗传性疾病，有无结核病、病毒性肝炎等传染病等。

3. 社会史　社会史指父母的职业、经济情况，小儿生活习惯、居住环境和条件，密切接触者（如保姆、亲友、邻居、同班同学）的健康状况，有无传染病或不良生活习惯等。

四、切　诊

切诊是医者运用手指切按患者体表以诊察疾病的方法。切诊包括按诊和切脉两部分，均应在尽可能使患儿安静的状态下进行。

（一）按诊

按诊是医生应用手指的触觉对患者的各个部位做触摸按压，以测知病变部位变化，从而推断疾病的部位、性质的诊断方法。按诊一般按自上而下的顺序进行。按诊时医生的手要温暖，用力要适当，注意力集中，并注意分散患儿的注意力，避免其因紧张而不配合检查。

1. 按额部　按摸患儿额部，主要触其冷暖。额冷为寒证，有外感风寒或阳虚内寒，也有属热深厥深阳气不达者。额热为热证，常见于外感表热及里热炽盛，也有属阴虚内热者，可将额部与掌心对照，一般额热甚于手心者多为外感表热，手心热甚于额部者多为阴虚内热。

2. 按头颈　对婴幼儿先按头顶囟门，看其是否按期闭合，未闭者再按其大小、凹凸。囟门闭合延迟，加之颅骨软化按之稍陷，见于脾肾亏虚之佝偻病；囟门至期不闭反而逐渐开大，头颅增大目如落日，见于肾虚水泛之解颅；前囟闭合过早者，可能发生头小畸形。囟门凸起，称为囟填，常为邪热炽盛，肝风内动；囟门凹陷，称为囟陷，常为津液亏损，阴伤欲竭。

触摸患儿颏下颈项等处，检查有无肿块。颈部一侧斜肌（胸锁乳突肌）肿硬，头部偏向患侧，为先天性斜颈。耳下、颌下触及肿块，质软不热，多为痄腮；头颈肌肤局部肿胀，质地稍硬，抚之灼热，多为热毒痈疖。触及质地较硬之椭圆肿块，推之可移，常为臖核，头面口咽有炎症感染者，属痰热壅结之臖核肿痛（淋巴结炎）；连珠成串，质地较硬，推之不易移动者，可能为痰核内结之瘰疬（淋巴结核）。若颈项及全身其他部位见多处臖核肿大，伴发热血虚出血，胁下痞块者，须防内伤恶症（如白血病）。

3. 按肌肤　按肌肤须察其寒热、润燥、肿胀，可协助辨别邪正盛衰、津液存亡、病位浅深。肌肤灼热为阳热亢盛，肌肤寒凉为阳气虚衰。皮肤滑而柔润，是津液未伤；皮肤干燥起皱，是阴津大伤。肌肤多汗而热，为热迫津泄；肌肤多汗黏冷，为卫弱营泄。肌肤肿胀，按之随手而起，属阳水水肿；肌肤肿胀，按之凹陷难起，属阴水水肿。按小儿肌肤的部位，最常用尺肤，即腕关节内侧横纹至肘关节内侧横纹的肌肤，诊察其寒热、润燥；若是按测肿胀，则以按压小腿内侧前缘为佳。

4. 按胸腹　按摸小儿胸部，胸骨前突为鸡胸，胸椎后突为龟背，胸骨两侧肋骨前端突出称串珠，胸廓在膈部肋缘处上方内凹下方外翻称胸肋沟，均因先天不足、后天调养失宜产生。以手掌按于患儿虚里（心尖）处，搏动过甚为宗气大泄，搏动微弱为宗气不足。胁下两侧可触摸肝、脾二脏。正常婴幼儿肝脏可在右肋缘下 1～2cm 触及，质地柔软而无压痛，6～7 岁后即不应摸到。脾脏在左肋缘下除婴儿期偶可按及外，一般均不应触及。肝脾肿大，质地变硬者为癥积，质地较软者为痞块，多属气滞血瘀。

患儿腹痛时须细心按摸腹部，观察按摸时患儿的反应，以了解腹痛的部位和性质。腹痛喜按，按之痛减者，多属虚属寒；腹痛拒按，按之痛剧者，多属实属热。腹部触及包块，在左下腹如腊肠状者常为粪块；在右下腹如圆团状者常为肠痈；大腹触及包块推之不散者常为肠结；大腹触及包块按摩可散者常为虫瘕。腹部胀满，叩之如鼓者为气胀；叩之音浊，随体位移动者为水臌。

（二）脉诊

小儿脉诊，在婴幼儿因易于哭闹而影响脉象，故应用较少。3岁以上小儿诊脉时也要使之安静。小儿寸口脉位短，切脉时可以用“一指定三关”法，即以医者右手的食指或拇指按于寸口部切脉。

正常小儿脉象平和，较成人细软而快。年龄越小，脉搏越快。若按成人正常呼吸定息计算：初生婴儿一息7～8至，1～3岁6～7至，4～7岁约6至，8～13岁约5至。若因啼哭、活动等而使脉搏加快，不可认作病态。

小儿病理脉象分类，历来主张较成人简化。《小儿药证直诀·小儿脉法》说：“脉乱不治，气不和弦急，伤食沉缓，虚惊促急，风浮，冷沉细。”提出了乱、弦急、沉缓、促急、浮、沉细6种脉象的病理意义。现代则将浮、沉、迟、数、有力、无力作为小儿的6种基本脉象。浮脉主表证，沉脉主里证，迟脉主寒证，数脉主热证，有力主实证，无力主虚证。6种脉象可以兼见，如浮数主外感风热，沉迟主阳气虚弱，脉数有力主实热证，脉数无力主虚热证等。当然，除以上6种脉象之外，其他有些脉象在儿科有时也能见到，如滑脉见于热盛、痰湿、食滞，洪脉见于气分热盛，结脉主气血亏虚或寒凝瘀滞，代脉多主气血虚衰，弦脉主惊风、腹痛、痰饮积滞等。

（三）切诊的现代研究

切诊的现代研究，主要集中于脉诊的客观化研究。公元1241年施发的《察病指南》将手指感觉的脉搏跳动绘成33幅图形，成为客观脉象描记的开端，现代则研制出了多种性能各异的脉象仪。现代脉象仪的总体构成包括脉象信号检测、信号预处理和信号分析3个环节，其中最关键和差异较大的部分就是脉象传感器的研制，其测量原理分成了机械式、压电式、光电容积式等多种，以压电式较为成熟和实用。对于脉象信号检测以后的分析处理，则建立了时域分析法、多因素识图法、频域分析法、数学模型法等方法，并在向着利用计算机技术的智能化处理方向发展。

上海中医学院生理教研室应用MX—3型脉象仪和HMX—3C型脉象换能器，选择最佳取法压力描记脉搏图形。于被试者平静呼气末屏息后，在SJ—42型四导生理记录仪上同步描记心动阻抗微分图、左关脉图、Ⅱ导联心电图和心音图，观察了113例学龄儿童的心脏与血管功能，并与79例健康青年比较，发现学龄儿童主波（h_1）显著低于对照组，潮波相对高度h_3/h_1和降中峡相对高度h_4/h_1较高，最佳取法压力（P）较低，相似于文献所载的成人细脉、浮脉兼弦脉。血流动力学指标的每搏输出量（SV）、心输出量（CO）、心指数（CI）、平均顺应性（C）显著低于对照组，提示学龄儿童心血管功能明显弱于青年人[6]。

北京针灸骨伤学院等用S88型指脉仪检查了30例胎心率异常的37孕周以上的孕妇，均出现下波或弱波两种异常波形，而30例相同孕周的胎心率正常者均为正常波型。胎心率异常孕妇口服绞股蓝袋泡茶1～2周后，随着胎心率转为正常，指脉波形亦转为正常。说明指脉异常波形可作为检测孕妇缺氧所致胎儿胎心率异常的指标。

近几十年来，脉诊现代化研究做了许多工作，与儿科有关的脉象图研究也已经开展。但是，迄今为止，尚未能研制出公认的标准脉象图。脉诊现代化研究的突破，有待于中医脉学基本理论的整理优化、中医脉诊的规范化，以及建立切合实际的科学的研究方法体系。在中医脉诊现代化研究这一系统工程中，需要有中医脉学、辨病辨证、脉搏图学、血流动力学等病理生理学基础的知识，应将这四大知识板块及其相互关系网络的整体综合作为研究的主要基础。将这项巨大的系统工程中各个环节的分别研究积累，放入这个系统中进行整体的考虑，综合起来，才可能形成脉诊现代化研究的突破。

参 考 文 献

[1] 米丽华，白素青，米亚英．异常舌苔与舌苔溶菌酶含量的关系[J]．山西医科大学学报，2000，31(4)：306-307.

[2] 马伯龙，姜广水，黄思桂，等．舌苔溶菌酶和免疫球蛋白含量测定[J]．中华口腔医学杂志，1996，31(2)：99-100.

[3] 郭见一，张景．小儿指纹产生机制及其对疾病的诊断意义[J]．中华实用中西医杂志，2004，4(17)：386.

[4] 闫慧敏，杨燕．小儿胃脘痛中医辨证与胃镜表现之关系的探讨[J]．中国中西医结合杂志，2006，26(7)：617-619.

[5] 刘建平，孙玉信．口味异常的辨证论治[J]．中国中医基础医学杂志，2008，14(5)：391-392.

[6] 钱静庄，殷文治．113 例学龄儿童脉图与心血管功能的观察[J]．上海中医药杂志，1992，(10)：46-49.

（汪受传）

第二节 儿科辨证概要

“证”是中医学中一个特定的概念，它是对一组具有内在有机联系的病因、病机、病性、病状、病位、病理演变等病理要素的概括，能够反映出人体病理变化的本质属性和功能变化特点的概念。对于不同的疾病，证可以反映它们在某些阶段的共性，而对于同一疾病的不同阶段或不同患者，证又可以反映出其个性差异。辨证论治是中医学临证医学的核心，也是与西医学以识症为前提的临床思维方式的基本区别所在。辨证，就是在综合分析四诊资料的基础上，分析疾病的病因，明确病变的部位，确定病证的病机，判断邪正消长、疾病动态变化情况，加以归纳概括。自《内经》、《伤寒论》以来，中医辨证学不断发展，逐步摸索出了外感、内伤等各类疾病的辨证规律。现代则以丰富的微观辨证内容、研究证的实质、研制证的动物模型、统一证的诊断标准等为特点，向着辨证学规范化、现代化的方向发展。

儿科辨证方法基本上与成人相同，但由于小儿和儿科病的特点，某些辨证方法在儿科更为常用，其证的临床表现也与成人有所差异。儿科疾病辨证，除以八纲辨证作为总纲外，外感病多用卫气营血辨证，内伤病多用脏腑辨证，还经常用到气血、痰食辨证等。

一、八 纲 辨 证

儿科病的辨证总纲与成人相同，采用表、里、寒、热、虚、实、阴、阳八纲辨证。《景岳全书·小儿则·总论》说：“小儿之病……辨之之法，亦不过辨其表、里、寒、热、虚、实。”说明古代医家对于儿科八纲辨证的重视。

(一)表里证

表里是辨别疾病病位的纲领。一般说来,病在皮毛肌表的属表证,病在脏腑的属里证。病在表的病邪浅,病势轻;病在里的病邪已深入,病势较重。

1. 表证　六淫、疫疠之邪从皮毛、口鼻初犯人体肌表、经络而发生的病证为表证。表证多见于外感疾病的初期。

表证证候:发热,恶风畏寒,头痛身痛,鼻塞流涕,喷嚏咳嗽,舌苔薄白或薄黄,脉浮,指纹浮露。

表证伤于风者,恶风鼻塞有汗;伤于寒者,畏寒身痛无汗;伤于暑者,呕恶心烦纳减;伤于湿者,身重困倦腹泻;伤于燥者,干咳痰黏口干;温疫初起,热多寒少头痛呕恶。

外邪犯人,伤寒多从皮毛而入,温疫多从口鼻而入,正气与邪气抗争则发热。肌肤被束,卫阳不宣,则恶风畏寒,头身疼痛。外邪犯肺,宣发失职,窍道不利,故鼻塞流涕,喷嚏咳嗽。舌苔薄、脉浮、指纹浮,为病程短、病位浅、病势轻之象。

2. 里证　里证是病位深在体内脏腑、气血、骨髓等的证。里证是与表证相对而言的,可以说,非表证的证候皆属里证。

里证证候:壮热不寒,汗出口渴,烦躁,甚则谵语神昏,小便黄赤,大便干结,舌苔黄,脉数有力,指纹紫滞。以上是常见的外感热病入里的证候。若属内伤杂病,又有病在脏腑、气血等的不同表现,另在后面叙述。

里证范围很广,若从病因分析,不外外感、内伤两大原因。上面所列证候常见于温热病由卫入气之后,正邪剧争于里故壮热不寒;热炽阳明则汗出口渴,溲黄便秘;热扰胸膈则烦躁;蒙蔽心包则神昏谵语。若是邪入营血,又有烦躁不寐、出血动血、舌质红绛等证候出现。另有一种外邪直入于里者,言其外感病不经表证阶段而直接出现里证,如春温直入营血,见斑疹、谵妄等症;寒邪直中脾胃,见腹痛、吐泻等症。小儿内伤杂病的里证,有饮食、情志、疲劳,以及先天禀赋等多种病因,直接影响脏腑气血,使其功能紊乱,阴阳失调,而产生多种多样的证候。

3. 表里夹杂证　表证与里证并不是截然区分的,在许多情况下,邪在半表半里,或者表里同病,显示为夹杂证,并且不断相互转化。

半表半里证候:寒热往来,胸胁苦满,口苦咽干,目眩,心烦喜呕,不欲饮食,脉弦。本证在儿科表现以寒热往来、呕恶恶食为主,常见于外感表证不解,渐欲入里,犯及少阳胆经。

表里同病有多种证候。有表证未解里证已见者,如温病中的卫气同病;有外感之后又有内伤者,如风寒或风热夹滞;有原有里证又感外邪者,如表里俱寒证等。表里同病证在临床颇为常见,证候特点又有很大差异,临证须辨别表、里证候的标本缓急、轻重主次。

4. 表里证的现代研究　表证的机制研究:表证见于外感疾病的初期,主要由微生物致病因子如病毒、细菌等,在调摄失宜、空气污浊、体质下降等环境因素和营养状况使机体抵抗力降低的情况下产生。致病微生物等外源性致热原可刺激机体白细胞产生内源性致热原(白介素-1、肿瘤坏死因子和干扰素等),后者通过血-脑脊液屏障作用于下丘脑视前区,使之合成前列腺素 E_2(PGE_2),PGE_2使体温调节中枢的调定点(温阈)上移。温阈的上移使体温调节中枢对体温重新调整发出冲动,一方面通过垂体内分泌因素使代谢增加或通过运动神经使骨骼肌阵缩,使产热增加;另一方面通过交感神经使皮肤血管及竖毛肌收缩排汗停止,使皮肤散热减少、皮肤温度下降。上述调控过程引起表证主要证候的出现,机体产热大于散热,体温升高,出现发热;皮肤温度下降刺激皮肤的冷觉感受器并传至中枢而引起恶寒。头痛身痛由于致病因素刺激机体引起机体内致痛和抗痛的平衡失调。鼻塞流涕是鼻黏膜充血、渗出炎症反应的结果。

(二)寒热证

寒热是辨别疾病性质的纲领。寒证与热证反映了机体阴阳偏盛偏衰的实质。《素问·阴阳应象大论》说："阳盛则热，阴盛则寒。"《素问·调经论》说："阳虚则外寒，阴虚则内热。"所以说，阴盛或阳虚的表现为寒证，阳盛或阴虚的表现为热证。

1. 寒证　寒证，是感受寒邪，或阳虚阴盛，机体的功能活动衰减所表现的证候。多见于疾病初起或久病不愈。

寒证证候：面白唇青，畏寒喜暖，肢冷蜷曲，喜偎母怀，痰涎清稀，口淡不渴，小便清长，大便稀溏，舌质淡，苔白滑，脉迟，指纹红。

寒证的产生，总因阳气不足或为外寒所伤，周身失于温煦，故见面白唇青，畏寒喜暖，肢冷蜷缩；阴寒内盛，津液未伤，故口淡不渴。阳虚不能温化水液，故尿、痰、涕、涎等皆澄澈清冷；阳虚寒湿内生，故大便稀溏，小便清长，舌苔白滑。

2. 热证　热证，是感受热邪，或阳盛或阴虚，表现为机体的功能活动亢进的证候。

热证证候：面红目赤，发热喜凉，口渴饮冷，烦躁不安，口舌生疮，甚者神昏谵妄，或暴吐暴泻，或大便秘结，小便短赤，唇舌色红，舌苔黄燥，脉数，指纹紫。

热证的产生原因不一，多由外感热邪引起，也有因风寒化热、积滞生热、情志化火，或阴虚而生内热者。阳热偏盛，则发热喜凉；热伤阴津，则口渴尿少；火性炎上，则面红目赤，口舌生疮；热扰心神，则烦躁不安；热陷心包，则神昏谵妄；肠热液亏，则大便秘结；热犯胃肠，则上吐下泻。舌红苔黄为热象，苔少乏津为阴伤，脉数为热迫血行，指纹紫为络脉瘀滞。

3. 寒热夹杂证　儿科临床上由于阴阳转化、盛衰的复杂性，所谓"易寒易热"，故寒热夹杂证颇为常见。

(1)表里寒热夹杂证：有表寒里热证、表热里寒证两种。

表寒里热证候：外见发热，恶寒，身痛；内见烦躁，口渴，苔黄。如小儿素有内热或食积化热，又感风寒，便常见到此证。

表热里寒证候：外见发热，恶风，有汗，口渴；内见纳呆，腹痛，便溏，尿清。小儿平素脾肾阳虚，又感风热，易于见到此证。

(2)上下寒热夹杂证：有上寒下热证、上热下寒证两种。

上寒下热证候：上见面白唇淡，咳喘痰稀色清，恶寒口淡吐清涎；下见腹满胀痛便秘，或小便频数赤涩。小儿肠腑或膀胱积热，又感风寒，可以见到此证。

上热下寒证候：上见发热烦躁，口渴饮冷；下见小便清长，大便溏泄，腹痛喜暖。多见于素体肾阳不足，感受暑热者，如夏季热之上盛下虚证。

(3)寒热真假夹杂证：寒热真假证多见于病情危重时，需透过表象辨别真假，抓住证候本质。

真寒假热证候：身热反欲近衣被，口渴而喜热饮，手足躁扰而神志安静，语言谵妄而声音低微，尿清便溏，舌淡苔白质润，脉大而按之无力。此为阴盛于内、格阳于外的内真寒外假热证。

真热假寒证候：身虽恶寒却不欲衣被，手足逆冷而胸腹灼热，口渴而喜冷饮，烦躁不安，小便短赤，大便干结，舌质红而干燥无津，脉沉数有力。此为内热壅盛，阳气闭郁，不能达表，产生的阳盛于内、格阴于外的证候。

4. 寒热证的现代研究

(1)寒热证的实质研究：谢竹藩等根据寒证、热证的临床表现特点，设想病证的寒热可能与自主神经系统的功能活动状态有关。利用临床生理指标和尿儿茶酚胺(CA)排量反映自主神经功能，结果提示具有寒证的病人交感-肾上腺系统功能活动减弱，具有热证的病人则增强。进一步测定实热、虚热、虚寒病人尿中肾上腺素、去甲肾上腺素、多巴胺、cAMP和cGMP含量。结果，实热组和虚热组尿中肾上腺素、去甲肾上腺素、cAMP排量均高于正常人，并以实热组增高更为显著，由此认为交感神经-肾上腺髓质功能活动的增强可能是热证(包括实热证与虚热证)的共同特点。在虚寒组，上述指标均低于正常人，反映了交感-肾上腺髓质功能活动减弱。

(2)寒热证动物模型研制：北京医学院梁月华用寒凉药、温热药建立寒证、热证动物模型。

1)造型方法

大鼠：雌性，体重180～220g。寒证：用寒凉药，知母：石膏：黄柏：龙胆草以1.5：2：1：1.2的比例做成水煎剂，灌喂。其中知母作用较重要。用药量约20g/(kg·d)，用药21天。热证：用温热药，附子：肉桂：干姜以1：1：1的比例做成水煎剂，灌喂。用药量约20g/(kg·d)，用药14天。

小鼠：寒证：用寒凉药，山栀：黄芩：龙胆草：莲子心：知母以1：1：1：1：1的比例做成水煎剂，灌喂。用药量每只1.5g，1次给药。半小时后出现寒证见症，观察7小时。热证：用温热药，附子：麻黄：苍术：猪苓：干姜以1：1：1：1：1的比例做成水煎剂，灌喂。用药量每只1.5g，1次给药。半小时后出现热证见症，观察7小时。

2)病理研究

寒证：动物安静少动，蜷缩，畏寒，腹泻，行动迟缓，目光无神欲闭。氧耗量降低。心率减慢。尿量增多。基础体温降低。基础痛阈、电针后痛阈、惊厥痛阈升高。

尿17-羟皮质类固醇、儿茶酚胺如肾上腺素排出量下降。注射ACTH后尿17-羟皮质类固醇第1次排出量高于对照组，第4日达高峰。肾上腺多巴胺β-羟化酶(DβH)活性下降，血清DβH及促甲状腺素(TSH)下降，垂体TSH增高。脑内提取物孵育有两部分使垂体细胞TSH释放减少，脑内提取物腹腔注射使血清DβH持续下降的有2-2(G-25)部分，脑内提取物有两个部分使血清TSH下降。脑内DβH活性下降。

受应激后胃黏膜反应强烈，出血程度大幅增加。注射松节油后体温上升较慢。巴比妥钠对之加深抑制作用。

热证：心率加快，体重降低，竖毛，活动增加或少动，精神萎靡，饮水量增加，尿量略少。

尿内肾上腺素、去甲肾上腺素、17-羟皮质类固醇排出量增加。血、肾上腺、脑干DβH活性增加。注射ACTH后尿-17羟皮质类固醇排出量第1日超过对照组，第2日达高峰。氧耗量增加。受应激后胃黏膜反应强烈，出血程度大幅增加。注射松节油后体温上升较快，基础体温偏高。巴比妥钠对之抑制作用缓慢而短暂。血清孕酮含量偏高。注射LRH后反应与对照组相似。

小肠黏膜上皮细胞合成DNA的功能明显下降。基础痛阈降低。电针后痛阈、惊厥痛阈降低。

3)治疗研究

热性中药(附子、干姜、肉桂、党参、黄芪、白术)使寒证动物基础痛阈、电针后痛阈、惊厥痛阈大幅度下降。

寒性中药(龙胆草、黄连、黄柏、金银花、连翘、石膏)使热证动物基础痛阈、电针后痛阈、惊厥痛阈明显升高。

养阴清热中药(生地黄、沙参、麦冬、石斛)使热证动物外观改善,小肠黏膜上皮细胞合成DNA的能力提高。

(三)虚实证

虚实是辨别人体正气强弱和病邪盛衰的纲领。《素问·通评虚实论》说:"邪气盛则实,精气夺则虚。"就是说,邪气亢盛有余产生的证候为实证,正气虚弱不足产生的证候为虚证,邪盛正虚兼有的证候则为虚实夹杂证。

1. 虚证　虚证,是人体正气虚弱,导致机体抗邪能力减退,生理功能不足所表现的证候。虚证在儿科有因先天禀赋未充者,也有因后天调养失宜者,还有因久病而正气日渐亏损者。虚证有气虚、血虚、阴虚、阳虚以及各脏腑虚弱等多种证候,以后再分别叙述,此处仅述其一般表现。

虚证证候:精神萎靡,面色淡白或萎黄,形体瘦弱,生长发育迟缓,神倦乏力,形寒肢冷,心悸气短,自汗盗汗,小便频数或失禁,大便溏泄或滑脱,舌质淡嫩或舌红少苔,脉象无力,指纹淡。

虚证总属机体正气不足,功能因而减退。儿科虚证,多从五脏立论,兼及气血、阴阳,上述虚证常见证候中包括了五脏虚证,其中又以脾虚证之形体瘦弱、身倦乏力,肾虚证之生长发育迟缓、形寒肢冷等更为突出。因小儿先天不足以肾虚为主,后天不足以脾虚多见,故小儿虚证须特别重视脾、肾两脏。

2. 实证　实证,是由于邪气亢盛有余,或机体内部有病理产物停留所表现的证候。一般说来,实证不仅表示邪气过盛,而且正气尚未亏损,常处于邪正交争的阶段。实证由于感邪性质的不同,邪客发病的差异,发病部位的区别,因而证候表现复杂多样,此处也仅能述其一般表现。

实证证候:发热,烦躁哭闹不安或神昏惊厥,气粗喘促,痰涎壅盛,脘腹胀满疼痛拒按,小便不利或淋沥涩痛,大便秘结或下利,里急后重,舌苔厚腻,脉象有力,指纹滞。

实证形成,或因外感邪气侵袭,或因内脏功能失调,痰饮、水湿、乳食、瘀血等病理产物停留在体内。其中外感疾病实证以在卫、气阶段为主,入于营、血及进入后期则渐转虚实夹杂之证。杂病之中,钱乙曾论及五脏皆有虚、实证候,但以肺、脾、心、肝四脏实证常见。肺病实证每以热邪郁肺、痰涎壅盛、宣肃失司为主,症见恶寒发热,咳嗽气喘,痰吼哮鸣;脾病实证每以湿热蕴结、乳食积滞、升降失职为主,症见呕吐恶食,腹胀腹痛,泄泻便秘;心病实证每以心火内亢、心神不宁为主,症见啼哭不安,烦闹不宁,谵语神昏;肝病实证每以肝阳鸱张、肝风妄动为主,症见头痛目赤,性情急躁,动风抽搐。

3. 虚实夹杂证　由于临床上邪正演变、转化的复杂性,虚实夹杂证颇为常见。小儿生理特点脏腑娇嫩,形气未充,患病后有"易虚易实"的病理特点。临证当注意证候的虚实转化,分清主次,抓住病机关键。

(1)虚实错杂证:邪盛、正虚兼有,谓之虚实错杂。又有表里虚实错杂、上下虚实错杂,以及虚实兼夹等多种证候。临证必须细心分析,分辨各自的轻重缓急。

表里虚实错杂有两种情况。表虚里实证候:面色㿠白,唇舌色淡,多汗易感;腹膨䐜胀,胁下痞块,二便不利。表实里虚证候:素体脾虚,食欲缺乏,食而不化,大便溏薄;外感风寒,恶寒发热，头身疼痛，鼻塞流清涕。

上下虚实错杂有两种情况。上实下虚证候：恶寒咳嗽，哮鸣气喘，咯吐痰涎；腰酸膝冷，尿清而频，大便溏泻。上虚下实证候：头晕气短，心悸多汗，喘促无力；腹胀腹痛，大便秘结或下痢脓血。

虚实兼夹指虚实夹杂在一起的证候。如疳积一证，既有形体消瘦，面色萎黄，神倦乏力，舌质淡嫩的脾虚见症；又有肚腹膨胀，腹壁青筋暴露，大便不化，舌苔腻的积滞见症。又如肺炎喘嗽变证，既有心悸气促，面色苍白，额汗肢冷的心阳虚衰见症；又有唇指发绀，右胁下肝脏增大，舌质紫黯的心血瘀滞见症等。

(2)虚实真假证：虚、实证候，有时真假疑似难辨，所谓"大实如羸状"、"至虚有盛候"，就是指的这类情况。

真实假虚证：指病本实证，如热结肠胃，痰食壅滞，大积大聚，致使气血不能畅达，而出现神情默默、身寒肢冷、脉象沉迟等虚证证候。但患儿虽神情默默却语声有力，身寒肢冷却胸腹灼热，脉象沉迟而按之有力，说明证之本质为实证。

真虚假实证：指病本虚证，如脾气亏虚，运化无力，而出现腹满、腹胀、腹痛等实证证候。但患儿腹虽胀满而按之不实，有时缓解而非持续不减，腹痛而喜按喜暖，说明证候本质为虚证。

4. 虚实证的现代研究

(1)虚证的实质研究：现代对虚证实质的研究很多。研究结果表明，虚证的共同特点：一是机体的免疫功能，特别是细胞免疫功能低下；二是具有神经及内分泌调节系统的功能紊乱。

虚证与免疫系统功能的相关性研究是多方面的。细胞免疫功能研究采用了玫瑰花环试验、淋巴细胞转化试验、植物凝集素刺激试验、外周血淋巴细胞酸性酯酶检查等指标，测定过涉及到肺、脾、肾、心等多脏腑几十种疾病的虚证。结果显示，细胞免疫功能低下是所有虚证的共同特点，在辨证为阴虚、阳虚、阴阳两虚、气虚、气阴两虚等多种证型中情况都是如此。进一步研究了T细胞亚群(辅助性T细胞与抑制性T细胞)。上海医科大学沈自尹等临床研究结果，支气管哮喘患者血清IgE呈现明显的季节性升高，并且具有抑制性T细胞功能降低，采用温阳片补肾治疗，能够抑制血清IgE的季节性升高，提高抑制性T细胞功能，取得预防哮喘季节性发作的明显效果。

虚证时体液免疫和非特异性免疫功能的研究结果，目前还未能明确其规律性。多数研究观察到虚证患者体液免疫功能紊乱，补体C_3、IgG、IgM等的血清浓度与正常人相比发生明显改变，在不同的病人这种改变可能是不同的。测定脾虚病人唾液中分泌型IgA，发现显著高于正常人，可能反映了患者消化道黏膜屏障功能的减弱，导致较多未彻底消化的食物蛋白质或致病因子等抗原入侵而引起局部免疫反应。

虚证与神经、内分泌系统功能紊乱相关性的研究亦是多方面的。肾阳虚时具有下丘脑—垂体—肾上腺皮质系统不同环节、不同程度的功能紊乱，表现为24小时尿中17-羟皮质类固醇排量减少，肾上腺皮质对ACTH的反应迟缓，Su-4885试验显示垂体的反应迟缓，以及许多病人血11-羟皮质类固醇昼夜节律异常改变等，肾上腺皮质系统功能低下对于阳虚特别是肾阳虚具有一定的普遍意义。阴虚证的肾上腺皮质功能改变则较为复杂。

关于虚证与下丘脑—垂体—甲状腺系统的研究分两类。一类是对甲状腺疾病患者的研究，邝安堃等以助阳、温肾、益气中药单独或合并小剂量甲状腺片治疗原发性甲状腺功能减退症，均取得了较好疗效，血 TSH 降低，T_3、T_4水平明显升高，临床虚寒症状得到明显改善。另一类是对非甲状腺疾病患者的研究，发现辨证为阳虚，特别是肾阳虚者甲状腺功能状态偏于低下，主要反应在血 T_3含量降低，T_4变化不明显，其下丘脑—垂体—甲状腺系统的功能低下主要表现为功能性损害，应用温肾助阳药治疗后可较迅速地恢复到正常水平，临床虚寒症状改善也快。对阴虚患者的研究则有报道提出血清 T_4升高，T_3变化不明显。汪受传等研究出生体重低于 2.5kg 的胎怯患儿，临床表现为肾(肾阳、肾阴)、脾两虚，其血清 T_3降低、T_4升高，经补肾(阴阳并补)健脾治疗后，随着症状改善，血清 T_3上升、T_4下降，趋向正常水平[3]。

关于虚证与下丘脑—垂体—性腺系统的研究显示，有肾虚见证者血浆 E_2 含量或 E_2/T 比值明显升高，部分患者 LH-RH 试验可呈现延迟反应。

关于虚证与自主神经功能的研究也开展得不少，总的研究结果显示，阴虚证表现为交感神经系统的兴奋性高于副交感神经系统的兴奋性，阳虚证时的情况则与此相反。

虚证与物质代谢及能量代谢异常的研究。因虚证具有神经、内分泌系统的功能紊乱，这些功能的异常，必然要影响到机体内的物质代谢和能量代谢活动。据此，各地从多方面进行了研究。

毛良等在对慢性肾炎、高血压、甲状腺功能亢进、消化道溃疡等疾病的研究中观察到，阴虚火旺者尿肌酐、尿素氮排量增加，而证属阳虚者(慢性肾炎)尿肌酐、尿素氮排量均明显降低，提示阴虚特别是阴虚火旺时体内蛋白质分解代谢可能增强，阳虚时蛋白质分解代谢可能减弱。

陈锐群等根据细胞膜上 Na^+-K^+-ATP 酶(钠泵)的功能活动是体内产热耗能的重要机制，测得具有阴虚内热见证的小儿血液红细胞钠泵活性明显高于正常小儿，而肾阳虚(病种包括慢性支气管炎、支气管哮喘、贫血等)患者红细胞钠泵活性明显低于正常对照组，表明肾阴虚时体内能量代谢活动亢进，而肾阳虚时则减弱。

(2)实证的实质研究：现代对实证实质的研究相对较少。

实证时免疫系统功能状态的研究：章育正等曾对比了虚证和实证病人的免疫状态，虚证(包括肿瘤、白血病、肾炎等疾病)都呈现 E-花环形成率降低，血清补体 C_3、IgG、IgM 含量也明显低于正常，而实证(包括急性菌痢、急性阑尾炎、急性胆囊炎、大叶性肺炎、尿路感染、上呼吸道感染、肿瘤等)病人的 E-花环形成率、血清补体 C_3与正常人无明显差异，IgG、IgM 含量则明显高于正常人。表明实证患者免疫功能无明显损害，对病理刺激有较好的应答反应。

实证时的机体代谢活动及其调节：在急性热病时机体的体温往往升高，此时体内的代谢活动增强。谢竹藩等观察到实热证病人尿 CA 排量明显增加，反映了机体交感神经系统兴奋性增强。表明机体这时的代谢调节倾向于动员能量，以利于动员机体各种生理防御功能对抗致病因素，机体的代谢特点是处于亢奋状态。

(3)虚实证的动物模型研制

虚证动物模型：虚证的动物模型研制是证候动物模型研制的热点，迄今为止，已经建立了脾虚、肾虚、肺虚、心虚、气虚、血虚、阴虚、阳虚等多种证候的动物模型。由于虚证在临床上的多样性，不能简单化地以一种动物模型来复制各种虚证。以上各种脏腑、气血阴阳虚证的动物造模方法，将于下面有关辨证方法的部分再分别加以介绍。

实证动物模型：实证的动物模型研制也有不同的方法，如前面"表里证的现代研究"中介绍的实热型便秘、燥结型便秘、寒结型便秘等动物模型，便都属于里实证的动物模型。此处介绍一种狗的里实热证(肠痈)的动物造模方法。造型方法：选择毒性极强的细菌，经多次复壮，增强致病力后，注入狗的阑尾肌层，并结扎阑尾根部。潜伏期24小时，成模率100%，存活时间30天以上。病理研究：术后2天内拒食，神萎，蜷伏不动。大体标本见阑尾粗大，浆膜面血管扩张、充血，有脓性、纤维素性渗出物；肠管增厚水肿，黏膜见散在坏死及溃疡形成；腔内积有脓性渗出物。镜下见阑尾腔内积有成片脓性渗出物，黏膜坏死、脱落，有肉芽组织增生，各层有不同程度充血、水肿等。白细胞、MPT急剧升高。

（四）阴阳证

阴阳是辨别疾病性质的总纲领。如《素问·阴阳应象大论》说："善诊者，察色按脉，先别阴阳。"八纲辨证中的前列六纲，便可以分别归入阴阳，表、热、实证属于阳证范畴，里、寒、虚证属于阴证范畴，这是分别从中医学外为阳、内为阴、热为阳、寒为阴、实者为阳、虚者为阴的概念衍生出的阴证、阳证划分方法。此外，就机体阴阳本身的病变，即阴阳的相对平衡遭到破坏所引起的病变，常见为机体阴、阳亏虚而导致的阴不制阳、阳不制阴，又产生阴虚阳虚证、亡阴亡阳证。

1. 阴证　阴证，是机体阳气虚衰，阴寒内盛所出现的证，以虚寒证为代表。阴证证候：面色苍白或晦黯，身寒肢冷，精神萎靡，气短懒言，口和不渴，小便清长，大便溏泄，舌质淡，苔白润，脉沉迟无力，指纹沉而淡红。

阴证产生，有因外感寒邪或过食生冷者，更多的则是因先天不足、后天虚损而出现的证候。其特点为阳虚，相对地引起阴寒偏盛，脏腑功能衰减，由此呈现出一派虚寒的证候。

2. 阳证　阳证，是机体阳气亢盛，脏腑功能亢进，导致阳亢热盛的证候，以实热证为代表。阳证证候：发热，恶热不恶寒，面红目赤，烦躁多动，哭声响亮，气粗声高，口渴喜冷饮，大便秘结，小便短赤，舌质红，苔黄干，脉数有力，指纹紫滞。

阳证产生，有外感热邪或风寒化热，有伤于热食、热药，或各类疾病脏腑阳气偏亢者。感受外邪者，正邪交争而机体处于亢奋状态，脏腑阳气偏亢者，则阳亢内热蒸盛。阳盛则热，由此产生阳证的一派实热证候。

3. 阴虚证、阳虚证　阴虚证、阳虚证指机体自身阴液或阳气不足所表现的证。

阴虚证是由于机体阴液（包括津、血、精、液）不足所表现的证。常见证候：形体消瘦，皮肤失润，面色少华，口干咽燥，头晕目眩，舌红少苔，脉细。若阴虚生内热，则见虚烦不安，手足心热，颧红盗汗，午后潮热，舌质红绛，脉细数。阴虚证常因热病耗伤阴津，或大汗、失血、吐泻而损伤阴液，或过用温燥药物、食物劫阴，或内伤虚损阴虚精亏，产生上述证候。

阳虚证是由于机体阳气不足所表现的证。常见证候：面色㿠白，神乏无力，少气懒言，畏寒肢冷，蜷卧自汗，口淡乏味，小便清长，大便稀溏，舌质淡胖，舌苔白润，脉迟无力。阳虚证常因先天禀赋不足，或外感寒邪、内伤生冷寒凉损伤阳气，或久病迁延不愈脏腑阳气虚衰，产生上述证候。

4. 亡阴证、亡阳证　亡阴证、亡阳证指机体阴液或阳气衰竭所出现的证。由于阴阳互根，阴竭则阳无所依而随之散越，阳衰则阴液随之消亡，故亡阴、亡阳证候不是孤立的，只是主次不同而已。

亡阴是阴液衰竭所表现的证。常见证候：大汗淋漓，汗出黏腻，或泻下无度、稀薄如水，口干欲饮，虚烦不安，皮肤干燥而失去弹性，囟门或眼眶凹陷，小便短少甚至无尿，舌质红干，脉细数无力。亡阴证常见于高热、大汗、大泻、大吐、大出血等导致阴液迅速丧失，或阴亏日久渐至枯竭。

亡阳是阳气衰竭所表现的证。常见证候：冷汗淋漓，面色苍白，神萎蜷卧，不哭不语，口淡不渴或喜热饮，手足厥冷，呼吸气微，舌质淡润，脉微欲绝。亡阳证常见于邪盛暴伤阳气，或亡阴导致亡阳，或阳虚日久发展至亡脱。

5. 阴阳证的现代研究

(1)阴阳证的实质研究：阴阳证的实质研究较多地集中于阴虚证、阳虚证的实质研究。

血浆环核苷酸方面的研究：环核苷酸主要指标为环腺苷酸(cAMP)和环鸟苷酸(cGMP)，它们在细胞内起着极为重要的调节作用，而且在许多方面表现为一对矛盾。上海第二医学院建立了血浆环核苷酸的测定方法，邝安堃等对阳虚证者测定后认为，cAMP 有降低倾向，cGMP 有升高倾向。夏宗勤等进一步发现其共同规律是：阴虚证的特点是 cAMP 含量明显升高(不一定伴有 cAMP/cGMP 比值升高)，阳虚证可分为 cAMP 含量升高及降低两类，但其共同特点是 cAMP/cGMP 比值降低。美国生物化学家 Goldberg 研究 cAMP 和 cGMP 对生物细胞的双向调节作用，并在 1973 年率先将这种自成系统的双向调控现象和中医学阴阳学说联系起来，认为 cAMP 和 cGMP 的这种双向控制系统是统一许多不同生物调节现象的阴阳学说的基本原理所在，是作为二元论的阴阳学说的基础。

冷压试验与尿 17-羟皮质类固醇(17-OHCS)测定：冷压试验能反映自主神经中枢及大脑皮质的血管调节功能。上海第一医学院沈自尹等研究发现，肾阳虚证与肾阴虚证在冷压试验上有两极分化现象，而肾阳虚兼肝阳亢证对冷压试验的反应类似于肾阴虚证，肾阴虚兼脾阳虚证的反应类似于肾阳虚证，说明冷压试验反应的可能是整体阴阳的动态倾向。尿 17-OHCS 测定反应肾上腺皮质激素在尿中的代谢产物。肾阴虚和肾阳虚的尿 17-OHCS 也有不同的变化，如因用药过偏以致阴虚证转阳虚证或阳虚证转阴虚证时，会伴有冷压试验曲线与尿 17-OHCS 值相应的变化，这提示阴虚证与阳虚证确有生理生化变化的物质基础，而当阴阳失调时按阴阳互根观点用药有利于提高疗效。

红细胞能量代谢试验：红细胞的能量几乎全部由糖酵解所供给。何开玲等从正常人与肾阴虚、肾阳虚证患者的红细胞糖酵解测定的比较中，发现肾阳虚患者红细胞糖酵解较正常为低，反映机体生热效应减弱，肾阴虚患者红细胞糖酵解较正常为高，反映机体生热效应增强，而经补肾调节阴阳的治疗后，两组患者的红细胞糖代谢均恢复正常，表明调节阴阳的药物起了调整能量代谢的作用。

姚成芳等探讨阴虚与阳虚动物模型中 Th1/Th2 类细胞因子表达的差异性，采用甲状腺素灌胃和氢化可的松肌内注射法建立阴虚、阳虚 BALB/c 小鼠模型，利用 RT-PCR 方法检测模型动物脾脏单个核细胞中 Th1 类细胞因子(IFN-γ，IL-2)、Th2 类细胞因子(IL-4，IL-10)的基因转录状态，结果显示阴阳调和的正常小鼠可以同时表达 IFN-γ、IL-2、IL-4、IL-10，处于 Th1/Th2 平衡状态；阴阳失调模型小鼠在表现明显的阴虚、阳虚体征的同时，其 Th1/Th2 两类细胞因子 mRNA 的表达显著降低($P<0.01$)，Th1/Th2 平衡模式发生漂移，阴虚小鼠 IFN2C 表达与阳虚模型对比有显著性差异[4]。

(2)阴阳证的动物模型：介绍陕西中医学院生理教研室建立的阴证(虚寒证)、阳证(实热证)动物模型。

造型方法：小鼠，雄性，体重 20～30g。阴证：利血平(利舍平)注射液肌注，用药量每天 10μg/只，造型天数 7～8 天。阳证：阿托品注射液肌注，用药量每天 15～20μg/只，造型天数 7～8 天。

病理研究：阴证动物从第 5 天起出现较稳定的变化：精神萎靡，闭眼，低头，缩颈，拱背，毛梢竖起，身体蜷曲为球形，少动，相互靠拢静卧，反应迟钝，体重明显减轻，每日饲料中蔬菜残留量较多。阳证动物从第 2 天起精神亢奋，活动较多，反应灵敏，食量增大，粪便较干，每日饲料中蔬菜无残留量，体重略有增加，但第 6、7 天又有所减轻。

二、六淫、疫疠辨证

六淫，是风、寒、暑、湿、燥、火 6 种病邪的合称。六淫源于六气。六气是六种正常气候变化的表现，六气成为致病因素，是由于正气不足，卫外不固，或非其时而有其气，气候变化超过了小儿的适应能力，这类导致发病的六气，便称为六淫。疫疠，指疫毒邪气，其致病具有发病急、病情重、传染性强、流行一方的特点。六淫、疫疠辨证，是外感病病因辨证的基本方法。

（一）风邪病证

风为春季主气，但四季皆有。风为阳邪，其性开泄，善动不居，变化多样，有向上、向外、主动的特点。风为百病之长，寒、暑、湿、燥、火诸邪，多附于风而犯人。小儿肺脏娇嫩，卫外未固，尤易冒受风邪。

风邪证候：恶风发热，汗出，头痛，鼻塞流涕，喷嚏喉痒，咳嗽，舌苔薄白，脉浮，指纹浮见于风关。或见有关节游走疼痛，皮肤瘙痒，丘疹时隐时现等。

风邪侵袭肌表，卫气抗邪，则恶风发热；风性开泄，腠理疏松，营阴不能内守，则汗出；风邪上扰则头痛；鼻为肺窍，喉为呼吸出入之门户，风邪侵袭皮毛，内应于肺，肺气失宣，故鼻塞流涕，喷嚏喉痒，咳嗽；风邪犯于表，故见舌苔薄白、脉浮、指纹浮等；风性善动，故见关节游走疼痛，皮肤瘙痒，丘疹时隐时现。

（二）寒邪病证

寒为冬季主气，故冬季多寒病。寒为阴邪，易伤阳气；寒性凝滞，性主收引。寒邪致病，有全身或局部寒冷感、涎液及大便澄澈清冷、常有疼痛等特点。小儿卫阳不足者易感外寒，脾阳不足者易中内寒。

寒邪证候：寒邪客表见恶寒发热，无汗，头身疼痛，流涕咳嗽，舌苔薄白，脉浮紧，指纹浮红。寒邪直中见脘腹冷痛，肠鸣吐泻，手足欠温，舌淡苔白，脉沉紧或沉迟，指纹沉滞。

寒邪束表，卫阳被遏，则恶寒，发热，无汗；络脉收引，气血凝滞，故头身疼痛；风寒郁肺则流涕咳嗽；舌脉指纹同时见表寒证象；寒邪直中脏腑，或饮食生冷损伤中阳，则脘腹冷痛吐泻，手足欠温，舌脉指纹同时见里寒征象。

（三）暑邪病证

暑为夏季主气，性属火热。《素问·热论》说："先夏至日为病温，后夏至日为病暑。"说明暑邪致病有明显的季节性，只见于夏季，故暑病一般泛指夏季的热性病。暑邪致病在临床上还有易于伤津耗气，多夹湿邪的特点。因其临床表现的不同，又有暑温、暑湿、暑风、暑痉、暑厥、中暑等多种病名。《温病条辨·解儿难·暑痉》中说："小儿肤薄神怯，经络脏腑嫩小，不耐三气发泄。邪之来也，势如奔马，其传变也，急如掣电。"就指出了小儿对暑湿热三气耐受性差，受邪后发病急骤、传变迅速的特点。

暑邪证候：高热多汗，口渴引饮，面赤气粗，身重脘闷，纳谷呆钝，小便短赤，或有呕吐泄泻，或有神昏惊厥。舌质红，苔黄多腻，脉数。若冒暑夹寒，也可见恶寒，无汗，低热，头身疼痛，神疲乏力，或有吐泻腹痛，舌苔薄白腻等。

暑为火热之气，又常发自阳明。暑热蒸腾于外则高热多汗，面赤气粗；燔灼阳明则口渴引饮，呕吐泄泻；兼夹湿邪则身重脘闷苔腻；犯于心肝则神昏惊厥动风，舌红、苔黄、脉数皆为暑热之症。另外，夏季气候炎热，吹风着凉或者饮冷无度而中寒者亦非少见，此证属于前人所谓"阴暑"，表现为寒邪束表和暑湿伤脾的证候。

（四）湿邪病证

湿为长夏（农历六月）主气，故长夏多湿病。湿为阴邪，重浊黏滞，易于阻遏气机，损伤阳气。湿邪致病，有重滞沉着，难以速愈的特点，又因脾喜燥而恶湿，故湿病多见脾气困遏的证候。小儿脾常不足，运化力弱，尤易为湿邪所伤。

湿邪证候：头重而痛，肢体困倦，关节疼痛重着，脘闷纳少，口淡无味，脘腹胀满，大便溏泄，小便短少，或见肌肤肿胀，或有恶风发热，汗出热不解，舌苔白腻，脉濡，指纹滞。

湿邪侵袭肌表，阻滞经络，故见头重而痛，肢体困倦，关节重着疼痛，亦可见恶风发热；汗出热不解是因湿热胶结，湿滞难化，故身热不能一汗而解；湿困脾阳，运化失健，故见脘闷纳少，口淡无味，脘腹胀满，大便溏泄；湿浊内困，膀胱气化不利，则小便短少；湿邪泛溢肌肤则可见肌肤水肿；舌苔白腻，脉濡，指纹滞，皆为湿证征象。

（五）燥邪病证

燥为秋季主气，故秋季多燥病。燥邪致病易伤津液，又因肺为娇脏，胃喜柔润，故燥邪易伤肺胃之阴。燥病证候有温、凉之分：初秋流火未尽，多见温燥；深秋气候转凉，多见凉燥。小儿肺脏娇嫩，阴常不足，故燥病亦为常见。

燥病证候：温燥证见发热，微恶风寒，少汗，鼻干咽燥，咽痛声嘶，口渴烦闹，干咳少痰，甚至痰中带有血丝，咳引胸痛，大便干结，舌质红干，舌苔微黄。凉燥证见恶寒，发热或不发热，无汗，头痛鼻塞，口鼻干燥，咳嗽少痰，舌质干，舌苔薄白。

温燥证为燥、热相合为病，故兼具二者的特征。燥伤肺津致鼻干咽燥，干咳少痰，损伤肺络则咯血、胸痛；燥伤胃阴则口渴喜饮便干，舌质红干；燥热犯表则发热恶风少汗，唇燥舌干，舌苔微黄；热扰心神致烦闹多啼。凉燥证为燥、寒相合为病，故除见燥伤肺胃阴津症状外，兼见风寒束表之象。

（六）火邪病证

火为热之极，因火与热性质相同，又常并称为火热。火性具有炎上、灼津及易于伤心、动风、出血等特点。其病因或由感受温热病邪，或由风、寒、暑、湿、燥五气转化，或由脏腑阴阳失调或情志过极气郁化火。

火邪证候：高热，汗出，烦闹啼哭，口渴引饮，面红目赤，小便短黄，大便干结，或见神昏谵语、四肢抽搐，或见吐血衄血、发斑出疹，舌质红或绛，舌苔黄，脉洪数，指纹紫。

火证见一派热炽之象。火邪燔灼故高热，面红目赤；热迫津泄故汗出；热扰心神故烦闹啼哭；热伤阴津故渴饮尿少便干；热蒙心包则神昏谵语；火盛动风则四肢抽搐；热迫血行则吐衄斑疹；舌红苔黄、脉数、指纹紫皆为火热证象。此处所述火证，主要指外感火邪证候，若是内生火热证，则多无发热，而见到脏腑火热内盛产生的相应证候。

（七）疫疠病证

疫疠之气，乃天地间别有之一类戾气，因其邪盛毒重，故感人之后多数病情急重，且易于传染流行。小儿因肺、脾常不足，疫疠之气更易于从鼻、口而入，且发病后证候易于加重，甚至危及生命。目前，因预防保健工作的加强，疫疠致病发病率已经降低，但是，又有一些新的疫邪致病产生，需要引起重视。

疫疠证候：从鼻而入者多数先见憎寒发热，继而高热，头身疼痛，脉数，或有头痛项强呕吐，或有神昏谵语抽风，或有吐衄发斑出疹等。从口而入者多数见高热腹痛，呕恶吐泻，舌苔黄腻，或有里急后重大便脓血，或有肢厥神昏呼吸不利，或有目黄肤黄尿如柏汁等。

因疫疠之邪的性质不一，其证候表现亦多种多样。疫疠病证的共同特点是性质多属火热，从鼻而入者多见于冬春季节，从口而入者多见于夏秋季节，在小儿发病更多见重证，易于发生后遗症。疫邪肆虐，部位各有侧重，故可见三焦、五脏的多种不同见证。其病情传变，多数仍以卫、气、营、血为纲，但往往不是卫之后方言气、营之后方言血的循序渐进，而是传变迅速，显示卫气同病、气营同病、营血同病，或者气、营、血分证同见，或者直入营血等证候。

(八)六淫、疫疠证的现代研究

1. 六淫、疫疠证的现代认识　六淫、疫疠辨证是作为病因辨证方法提出来的，虽然也有“内六淫”之说，但其主要内容是中医学分析外感疾病病因证候的基本方法。中医外感病病因学，在《内经》已有较全面的论述，形成了其天人相应学说的一个重要方面。宋代陈无择明确归纳出外感病因六淫，明代吴有性提出温疫病因非风、非寒、非暑、非湿，而是天地间别有一种“戾气”为患。古代医家的这些观点，已经成为中医病因病机学的重要组成部分，有效地指导着临床辨证论治。

所谓外感病因，是相对于内因和不内外因提出来的。外感疾病的病因，现代已经明确，大部分是微生物致病因素，如各种病毒、细菌、支原体、立克次体、螺旋体等。但是，这些微生物致病，往往需要一定的环境气候条件。此外，单纯的气候因素，超出了人体的耐受能力或在人体虚弱的情况下，也会引起发病。因此，可以这样认为，古人提出的疫疠病证，主要指传染性、流行性强的传染病，特别是烈性传染病，如流行性脑脊髓膜炎、流行性乙型脑炎、流行性出血热、急性重症肝炎、中毒性细菌性痢疾等。六淫病证，应指微生物致病因素和气候变化的物理因素二者兼有，或其中某一种因素为主的情况下引发的病证，而且必须具有相应的时令季节气候变化特征。

六淫、疫疠证候作为中医辨证学中的一类证候，每种都有其特定的症状表现。这些证候表现与西医学病的相应临床表现虽可联系，但诊断互有交叉，即中医学一种“证”中可包括了西医学数种“病”，而西医学一种“病”中会出现中医学数种“证”。临床应用中医药治疗外感疾病时，应坚持以辨证为主、结合辨病的论治原则。

在人类与六淫、疫疠病邪的斗争中，自从中国人痘接种法开启了传染病预防接种的新纪元以来，人类已经取得了卓越的成就，天花已经被人类消灭，麻疹等一批传染病发病率显著下降。但是，自然界的生物生存，并非完全按照人的意志而发展，特别是病毒性传染病，原有的不少疾病被人类抑制，一批新的疾病如艾滋病、传染性非典型肺炎、禽流感、手足口病等又在向人类发起挑战。人类与传染病的斗争任重道远，中医药学治疗手段已经被证明在这些新的传染病治疗中显示了自己的可喜前景，值得在今后深入研究，广泛应用。

2. 六淫、疫疠证的动物模型研制

(1)暑风(暑痉)证动物模型

1)造模方法：大鼠，SD 封闭群，8～15 日龄。母鼠喂养。把一只 2000ml 烧杯置于另一只 5000ml 烧杯中，四周及底部充塞棉花以隔热，其内底垫高 2.5cm 后，用纸铺平。再置一量程为－5～100℃温度计，上方置一只 250W 红外线灯，即构成人工气候室。调节红外线灯高度，使人工气候室内温度控制在 45℃±1℃。动物放入人工气候室后即开动秒表计时，后肢抽搐发生后取出。

2)病理研究：动物进入气候室后 6 分 30 秒左右发生痉厥。起初喘促，烦躁多动，遗尿，继而后肢抽动，平衡失调，角弓反张，甚者反复发生后肢痉挛以至全身痉挛、鸣叫、口噤不开。然后进入昏睡状态，口角湿润垢腻。出气候室以后 6 分 17 秒左右苏醒，恢复活动。口腔温度升高，口掌温差加大。

(2)湿阻证动物模型

1)造模方法：本法模拟长夏气候(高温高湿)，制造外湿，又用饮食失节、饥饱失常、过食肥甘等方法损伤脾胃，阻碍运化，引发内湿。

大鼠，Wistar种，雄性，体重190～250g。先禁食1天，自由饮水，然后置于造型箱中，保持温度31℃±2℃，相对湿度95%±3%，每天每只动物给予20%蜂蜜饮料50ml。在造型开始时及造型后第48小时、96小时，每只动物给予猪脂20g。造型时间为120小时。

2)病理研究：动物体温升高，一般呈低热，置于正常环境后1天多能自然恢复。体重下降，食欲缺乏，不思饮水，便溏，消瘦，精神萎靡，嗜卧懒动，阴囊松弛下垂，舌苔白腻。

治疗研究：不换金正气散(厚朴、藿香、半夏、苍术、陈皮、甘草)煎剂能改善症状体征，降低体温，增加体重，增加进食量及饮水量，显著降低病死率。

(3)兔瘟病毒温疫动物模型

1)造模方法：兔瘟病毒传染性、流行性极强，未经免疫的易感兔发病率几乎达100%，且能在群体中迅速流行，符合戾气特征。本模型属温疫(高热)模型。

未经兔瘟疫苗免疫的非疫区西德纯种成年长毛白兔，雌性或雄性，体重2.18～2.62kg，基础体温38.5℃±0.3℃，单笼饲养。兔瘟病毒为我国于1984年首次发现，病毒形态为20面对称，直径28～33nm，芯髓直径为20nm，没有囊膜，基因组为单股DNA，能凝人类O型红细胞，耐酸、耐热、耐乙醚，病毒复制部位在细胞核。实验时取兔瘟病毒兔体传代毒在组织研磨器中研碎，以生理盐水1∶10稀释，离心10min，1500r/min，取上清液。腹腔注射，每只1ml。注射后6～12小时后开始发热，直肠温度最低升高1.5℃，最高达2.5℃。高温期持续5～7小时，平均发热高度为40.46℃±0.48℃。然后直肠温度开始下降，约2～4小时左右降至35℃，维持2～4小时后死亡。从注射兔瘟病毒后至家兔死亡，整个过程不超过24小时。体温反应指数(TRI，指发热曲线与基线之间的面积)，参照Milton等的方法计算。10小时平均TRI达24.7±6.5cm^2。

2)病理研究：注射兔瘟病毒后6～12小时，出现寒战，耸毛，蜷缩，食欲减退甚至不食，精神沉郁。然后体温升高，躁动不安，口渴饮水增加，耳廓潮红，呼吸急促。部分动物见腹胀、便秘，粪便干硬且常带淡黄色黏液团块甚至血丝，少数动物血尿。死亡前均有短时兴奋，在笼内狂奔，四肢乱蹬，抽搐，角弓反张，尖叫等。少数动物鼻孔流出带血液的泡沫。脑脊液中PGE_2、cAMP含量均显著升高。

(4)呼吸道合胞病毒感染动物模型

1)造模方法：参照Barneg S及Paylor G方法改进。动物BALA/c小鼠，用小鼠饲料喂养5日，饲料喂养前先用紫外线照射1小时以消毒灭菌。呼吸道合胞病毒(RSV)为武汉地方株RSV-R6，传代3次后，接种于传代2日的Hep-2细胞单层上，在37℃下感染3日至细胞层中出现病变为止，收集病毒，测定毒力，滴度为106 TCLDs。病毒接种：用以上RSV腹腔注射小鼠每只每次0.5ml，3日后进行小鼠双侧鼻腔内病毒滴液每只每次0.1ml，早晚各1次，共2次为接种完毕，对照组小鼠用未感染RSV Hep-2细胞培养上清液进行相同方式处理。

2)病理研究：实验动物于接种完毕后第3、4日开始饮食下降，活动减少，反应差，蜷缩少动，第4、5日开始皮毛松弛，发皱，毛发干枯，体重急骤下降，与对照组比较有明显差异。

病理及实验检查：实验组动物血清RSV抗体滴度全部升高达1∶64以上，对照组仅1

例滴度<1：16,其他均为阴性。模型动物脾淋巴细胞分泌 IL-2 水平较正常小鼠明显下降。造模组小鼠肺体积及重量明显增加,肺指数明显高于对照组。肉眼观察肺表面欠光滑,轻度肿胀,切面呈暗紫色或灰白色,有的可见出血及渗出,光镜检查可见肺组织毛细血管及血管周围组织有单核细胞浸润,红细胞渗出较明显,间质增厚,肺泡中淋巴细胞和巨噬细胞的浸润增加,而对照组动物未见肺组织病理改变。

以上动物模型简便可行,病理改变典型,实验重复性较好。应用此模型研究止咳、平喘、化痰法药方的治疗机制,发现有促进模型鼠淋巴细胞 IL-2 分泌的作用。

三、卫气营血辨证

卫气营血辨证,是清代温病学家叶天士在《内经》、《伤寒论》有关论述的基础上创造性地提出的温病辨证方法,属于病机辨证的范畴。小儿为稚阴稚阳之体,易受温热病邪侵袭,故各种温病在儿科发病率高。卫气营血辨证广泛地适用于多种温病,是小儿温病病机辨证的基本方法。

(一)卫分证

卫分证是温热病邪侵袭肌表,卫气功能失常所表现的证候。本证常见于外感热病初期的表证阶段,具有病位浅、病情轻的特点。卫分证以发热、微恶风寒、舌苔薄白、脉浮数为特点。由于受邪性质不同,临床常见以下 3 种证候。

风温表证证候:发热,微恶风寒,鼻塞流涕,咳嗽,头痛,口干微渴,无汗或少汗,咽红,或有咽喉肿痛,舌边红,苔薄白,脉浮数,指纹淡紫,见于风关。

暑湿表证证候:恶寒,发热,无汗,头痛,身重倦怠,脘闷纳差,或有呕恶,舌苔薄腻。

温燥表证证候:发热,微恶风寒,头痛,少汗,鼻燥咽干,口渴,咳嗽痰少,舌质红,苔薄白而干,脉数。

(二)气分证

气分证是温热病邪内传脏腑,邪实正盛,正邪剧争,阳热亢盛的里热证。多因卫分证不解,邪热内传,入于气分,或温热病邪直入气分所致。气分病范围较广,可以认为各种温病在既无表证、又无营血症状时,均属于气分。气分病邪留三焦,充斥于里,可出现多脏证候,其中以阳明热盛、肺热壅盛、胃阴被劫的病理改变最为常见。气分证的常见证候如下。

气分热盛证候:高热多汗,口渴喜冷饮,烦躁不安,面红目赤,小便短黄,舌质红,苔黄干,脉洪大而数,指纹紫,见于气关。

邪热壅肺证候:身热汗出,烦躁口渴,咳嗽气喘,痰液黄黏,咯吐不爽,或有胸闷胸痛,舌质红,舌苔黄,脉数。

热灼胸膈证候:身热不已,烦躁不安,胸膈灼热,口燥唇焦,口干渴饮,大便秘结,舌质红干,舌苔黄,脉数。

湿热郁蒸证候:身热不扬,发热持续难退,汗出黏滞,身重肢困,胸闷纳呆,口渴而不欲多饮,或有呕恶泄泻,或有目肤发黄,舌质红,苔黄腻,脉濡数,指纹紫滞。

燥结伤阴证候:潮热不解,腹部胀满,大便秘结,口干唇裂,渴欲饮水,舌质红干,舌苔少,脉沉数,指纹沉滞。

邪在气分,虽有主证可凭,但因温邪性质不同,所犯脏腑有别,病情轻重不等,故表现为多种证候。

(三)营分证

营分证是温热病邪内陷的严重阶段。病位多涉及心和心包络,其证多见发热、神昏,神明失于主使,营阴受损。营分证多因气分病不解内传而致,也有温热病邪由卫分不经气分逆传于营分,甚至不经卫分、气分而直入营分者。营分证在临床上以身热夜甚、心烦谵语、斑疹隐现、舌红绛无苔、脉细数等为辨证要点。

卫营同病证候:发热,微恶寒,头痛,少汗,口干不渴,心烦不安,斑疹隐现,舌绛无苔,脉细数。

气营两燔证候:壮热不已,口渴烦躁,谵语妄动,或见斑疹,舌质红绛,舌体少津,脉洪数。

热伤营阴证候:发热夜甚,心烦不寐,时有谵语,口反不渴,斑疹隐现,舌绛而干,脉细数。

热闭心包证候:肌肤灼热,神昏谵语,或昏聩不语,舌謇肢厥,舌质鲜绛,或干绛而淡晦无神。

营分介于气分和血分之间。若温热病邪入营后透热转气(分),表示病情好转,若进一步由营分入血分,则证情加重。

(四)血分证

血分证是温热病由营分进一步发展的深重阶段。心主血,肝藏血,故邪热入于血分必及于心、肝两脏。因邪热久羁,以致耗伤真阴,故又多及于肾。临床除表现为营分证候更为重笃外,更以动血、耗血、伤阴、动风为特征。血分证病情深重而复杂,有实有虚,常见证候如下。

血热妄行证候:身热躁扰,谵妄昏狂,斑疹显露,吐衄便血,面赤唇红,舌质深绛,脉象细数,指纹紫黯。

热动肝风证候:壮热不已,口干心烦,目赤唇红,项背强直,手足搐搦,舌质红绛,脉象弦数,指纹紫黯。

血热伤阴证候:面赤身热,暮热早凉,手足心热,心烦不寐,口干舌燥,舌绛苔少,脉象虚数,指纹青紫。

阴虚风动证候,身热不甚,稽留起伏,口燥咽干,心中憺动,手足蠕动,或痉厥神昏,或神倦瘛疭,或时时欲脱,舌绛苔少,脉象虚软,或有结代。

卫气营血辨证反映了温病不同阶段的辨证纲领,但是,四者不是截然划分的,在临床实践中,卫气同病、气营同病、营血同病、直入气分、直陷营血,甚至卫气营血同病,都是常见的。

(五)卫气营血证的现代研究

1. 卫气营血证的现代认识　卫气营血,浅深分布不同,并具备相应的生理功能。如卫,是分布于体表的一种阳气,能“温分肉,肥腠理,司开合”,具有保卫作用。气,为水谷化生,温养五脏六腑,分布部位较卫为深。营,为水谷之气化生而成,所谓“谷入于胃,以传于肺,五脏六腑皆受其气”,其“清者为营”,继而“注之于脉,化以为血”,“营行脉中”,较气所在部位更深。血,则是脉中的营养物质,其部位最深。

卫气营血证,是温邪侵入人体后,邪气所在部位的层次分布,其浅深与卫气营血的分布一致。因此,卫气营血证中邪气的浅深,对人体的脏腑、器官的功能及实质的损害,与卫气营血分布的浅深,所涉及的脏腑、器官等相一致。卫、气、营、血分证,反映了温病不同阶段邪气(主要为热邪)浅深程度和正气(尤其是阴津)亏耗轻重的病机变化特征。

近年来,一些单位对卫气营血证的实验研究观察到,随着卫气营血证的变化,机体有相应的病理改变特点。

1）邪正交争：徐氏等对186例患者卫气营血各阶段血中内毒素含量进行动态观察，发现各阶段均有内毒素血症存在，而以气分、营分含量较高。马健等在研制巴氏杆菌及金黄色葡萄球菌性家兔温病气营两燔证动物模型过程中发现，气营两燔证阶段的血培养阳性率最高。气分证时免疫功能较强，随后渐降，如上海市传染病院对乙脑患者进行细胞免疫水平的LBT测定，结果发现卫、气分证时偏高，气、营分证时略低于正常，营、血分证时偏低。马健等的动物实验检测表明，气分阶段红细胞 B_3b 受体、红细胞免疫复合物明显升高，与造模前及对照组比较有极显著意义，至气营两燔阶段则均较气分阶段显著降低，血清总补体随病情的发展呈进行性降低趋势。

2）热伤阴津：徐氏等测定温病患者的血液流变学指标，证明卫气营血全过程之血液流变学改变属“高黏综合征”，且随卫气营血的变化而加重。上海地区对流行性乙型脑炎的观察认为，温病进入营血阶段，其血沉、血沉方程K值、红细胞电泳、纤维蛋白原均明显高于正常值，而病在卫气阶段时只有红细胞电泳一项增高，说明这些血液流变学指标的改变是营血分证热伤营阴的结果。也有人对温病营血阶段血中钠、钾、氯进行测试比较，发现热重伤阴病人中，血内钠、氯降低为多见。

3）热窜血络：营热及血，热窜血络则斑疹隐隐。热窜血络的病机实质与微循环障碍、凝血功能异常等有关。徐氏等对103例温病患者的微循环形态与功能进行观察，并运用积分计算的方法，得出微循环诸指标改变的积分在卫气、卫营、气营、气血、营血之间差异皆非常显著，表明卫气营血各阶段都有微循环形态改变与功能障碍，并随卫气营血病程的发展而逐渐加重。孟氏等对比卫气营血各阶段微循环特点，发现营血分证的微循环瘀滞、毛细血管脆性破损更为严重。马健等通过家兔模型实验观察到，气分阶段血液学诸指标均未见变化，气营两燔阶段已出现急性DIC高凝期的病变，导致血液凝固功能障碍。另有报道温病血分证血液低凝、低黏，则进一步说明了至血分证时迫血妄行的机制。

4）热扰心神：热扰心神是火毒入于营分的重要特征。查氏等采用遥控监测法，对卫气营血证动物模型的脑电图变化进行了系统观察分析，代表兔中枢神经活动处于兴奋状态的 θ 波，在卫气营血证候演变的不同时相中呈现“W”形变化，而代表中枢神经受阻抑的 δ 波，则呈“M”形变化，说明卫气营血证传变过程中，神志变化的时相性具有脑电生理学变化的基础。脑脊液LDH是反映脑细胞损害程度比较敏感的指标之一，马健等的研究表明，模型兔气分阶段脑脊液LDH活性未见明显变化，气营两燔阶段则明显升高，说明此阶段家兔中枢神经系统已经受损。

2. 卫气营血证的动物模型　温病模型是较早研究建立的中医学动物模型之一，现已建立有多种致病细菌及其内毒素、病毒复制的温病卫气营血动物模型。目前较为常用的是大肠杆菌注射法温病动物模型，介绍如下。

1）造型方法：本方法系大肠杆菌及其毒素进入体循环，导致急性或暴发性大肠杆菌败血症。病理诊断上以恶寒与寒颤、发热渴饮、神志改变、斑疹出血四大主证辨卫气营血证。本法如调整注入细菌数量，或改变机体的抗病功能状态，即可造成病邪直中营血或中卫入营、逆传心包，或不传营、血等多种传变形式。

本模型属温病卫气营血证，有痉、厥、闭、脱等特征。另一方面，有湿热下注、热结旁流、黏液性肠炎等夹湿改变，所以，也可作为湿温病卫、气、营、血模型。

兔，白色，雌性或雄性，体重1.8～3.7kg，平均约2.4kg。从患者体内分离出一株普通型大肠杆菌，用动物接种传代，以保持、增强毒力。感染动物前，将细菌接种于普通琼脂固体培养基上，培养 16～18 小时，或先在普通肉汤培养基上培养 16～18 小时。用生理盐水洗下，浓度为每毫升 24 亿个细菌或 27 亿个细菌(小鼠 LD_{50} 约为 13.6 亿个细菌/kg)。在动物自然清醒状态下从耳缘静脉缓缓推注(约 0.5ml/min)，注菌量 12～27 亿个细菌/kg，平均约 19.8 亿个细菌/kg。各证出现参考时间：注菌后 15～25 分钟为卫分证；35～90 分钟为气分证，气分阶段可持续 2～4 小时，个别 5 小时；4～6 小时为营分证，营分阶段长者可持续 24 小时；6～20 小时为血分证。也有在感染后 90 分钟即出现血分证候而死亡者，出现血分证后 96 小时内进行观察。

2)病理研究

证候表现：卫分证见蜷缩，耸毛，懒动，或喷嚏，不饮，少食，恶寒或寒战，或已发热，或未发热，神清。耳血管收缩，球结膜充血不明显。二便及舌象无明显变化。

气分证见但热不寒，体温升高，口渴饮水，吃食，神清敏捷，但有时烦躁，大便由干变软，排尿仍多，色白或淡黄，心率增快，心音增强，呼吸粗大，加深变慢。耳血管较卫分时舒张，眼球结膜轻度充血。舌质红，苔淡薄。

营分证见发热不饮水，倦乏嗜睡，懒动不食，反应减慢，嗜睡时哨音轻激尚可唤醒，心率增快，呼吸加深、变慢或转浅快。耳血管收缩并多有斑疹隐隐，眼球结膜充血明显，或有点状出血。尿少色黄，大便稀溏。舌质红绛或绛紫，苔多淡黄。

血分证见耳血管充血，周围渗血、出血明显，眼球结膜充血出血，神昏嗜睡，衰弱无力，反应迟钝，不饮不食，大便稀溏或水样便，小便短赤，或无排尿。舌质紫绛或青紫，苔淡黄晦黯。体温升高。心率由快变慢或伴心律不齐。多数动物可在 72 小时内体温骤降，昏迷不醒，对哨音刺激无反应。四肢厥冷，呼吸浅慢，气息衰弱，心跳慢弱，无尿，抽风掣竖，死亡。

大体病理：卫分证见除双肺轻度充血外，多数动物左或(和)右肺有少数 0.1～0.5cm 直径的出血点，其余脏器和舌苔、舌质无明显改变。

气分证见除肺、肝、肾、脾、脑、胃肠等均明显充血外，4 只动物双肺均出现大小不等、多少不一的点、片状出血，有的互相融合(约 1cm×1cm)。胆囊均充盈。舌苔淡薄，舌质红。

营分证见肺、肝、肾、脾、脑、胃肠、心、腹膜、耳静脉、皮下、眼结膜等处重度充血水肿，双肺可见较多的点片状出血，其间有的杂有多少不等的针尖至米粒大脓点。半数以上动物肝脏也有少数灰白小脓点形成。脓点多有出血环围绕。少数动物还伴胃肠、心、脾等点状出血。舌苔多呈淡黄，舌质红绛。

血分证见除具有营分所述脏器组织的充血水肿、出血及脓点形成且更严重外，多伴皮下、心、脑片状出血。或有肾上腺被膜内严重出血。多数动物腹腔内有少量淡红色血性液体形成。肝脾肿大。舌质紫绛，苔淡黄晦黯。

组织病理：卫分证见肺、心、肝、脾、肾、脑、肾上腺、胰、胃肠、淋巴结等器官组织内有轻度充血，且肺、脾组织内有少量中性粒细胞浸润，多分布在血管周围或肺泡壁内。

气分证见在上述组织器官内，除有轻度至显著的瘀血水肿外，肺组织内有多数点、片状的中性粒细胞浸润，且多数病灶内或(和)病灶周围渗血或出血，其中少数动物可见早期肺脓肿形成。肝组织内有多少不等的中性粒细胞浸润灶，以肝细胞点状坏死处为重。其中少数动物肝脏伴早期微脓肿形成。脾组织内均见有较多的中性粒细胞呈点片状浸润。

营分证见上述器官瘀血水肿更为加重，肺、脾、淋巴结等处急性发炎亦更显著，多数动物双肺有多数微脓肿和小脓肿形成。肝组织内有较多的散在的点片状中性粒细胞浸润，多伴有肝细胞点片状发炎坏死，半数以上动物形成微脓肿。

血分证除上述病变更为严重外，多数动物双肺及半数动物肝脏有较多小脓肿形成，有的相互融合而成较大脓肿。经染纤维素和 PTAH 证实，在多数动物的肺、肝等处有 DIC 形成，以双肺改变为重。脾和淋巴结严重发炎。少数动物脾脏内有多灶性早期小脓肿形成。

组织化学：卫分证见肝糖原含量偏低。舌及胃肠等处腺内及支气管黏膜杯状细胞内粘蛋白和粘多糖分布和含量无明显改变。胃幽门腺和支气管黏膜杯状细胞内粘多糖酸性反应增强、肠杯状细胞硫酸粘多糖稍增多。脾小结生发中心的 B 淋巴细胞区 RNA 含量无明显变化，B 淋巴细胞转变为浆细胞逐渐增多。淋巴结内 RNA 变化与脾脏改变相似。舌上皮、舌浆液腺、肝、支气管上皮、胃、小肠、肾远及近曲小管上皮、肾盂上皮、胰腺腺泡等处之细胞或(和)腺细胞内 RNA 的含量无明显变化或稍高。在上述 RNA 变化的组织器官的相应部位，DNA 含量无明显改变。舌上皮、舌腺、肝细胞、毛细胆管或(和)小胆管上皮、脾脏 B 区和脾索内细胞、支气管上皮、肺泡隔细胞、心肌、大肠上皮顶端以及毛细血管和结缔组织等处，ATPase 和 ALPase 活性无明显改变或少数轻度偏高。十二指肠、肾上腺、肾曲小管、舌肌等处 ATPase 和 ALPase 活性偏高。上述组织器官 5′Nase(5′核苷酸酶)活性轻度或明显升高。在上述组织器官的相应部位，SDHase 活性无明显改变或稍偏高，心、肾、胰等处上述相应部位 MAOase 活性无明显改变，肺 MAOase 活性偏低，舌上皮、舌浆液腺、舌肌细胞、大肠上皮和腺细胞内 MAO 活性偏高。舌肌、心肌、肾近曲小管等处 DABPO 活性无明显改变或稍高。上述器官的相应部位 ACP、ANAE、LAP 活性无明显改变或少数偏高。肝细胞内 G-6-P 活性偏低，LDH 活性偏高。十二指肠绒毛上皮细胞和腺细胞内 LDH 活性明显增高。胰腺腺泡、舌腺、舌肌、心肌等处的细胞内 LDH 活性偏高。

气分证见肝糖原含量增多，舌及胃肠等处腺内粘蛋白及粘多糖明显增多。胃幽门腺及支气管黏膜杯状细胞内粘多糖酸性反应增强。小肠腺杯状细胞内硫酸粘多糖明显增多。脾小结生发中心 B 区明显扩大，B 淋巴细胞明显增多，RNA 含量增多。B 淋巴细胞转变为浆细胞增多。淋巴结内 RNA 变化与脾脏改变相似。舌上皮、舌浆液腺、肝、支气管上皮、胃、小肠、肾的近和远曲小管上皮、肾盂上皮、胰腺腺泡处等处细胞或(和)腺细胞内 RNA 普遍轻度增高。大脑皮质神经细胞 RNA 减少。上述 RNA 变化的组织器官相应部位，DNA 含量无明显变化或有的偏高。舌上皮、舌腺、肝细胞、毛细胆管或(和)小胆管上皮、脾脏 B 区和脾索内细胞、支气管上皮、肺泡隔细胞、心肌、大肠上皮顶端以及毛细血管和结缔组织等处，ATP 和 ALP 活性轻度至明显增高。除结缔组织和血管外，十二指肠上皮和肾曲小管 ATP、ALP 活性仍增高。肾上腺皮质、髓质细胞内 ATP、ALP 活性降低。上述组织器官相应部位 5′N 酶活性除结缔组织和血管外下降。除大肠和肾外，上述组织器官相应部位 SDH 活性轻度增高。肺、心、肾、胰等处上述相应部位 MAO 活性下降。舌上皮、舌浆液腺、舌肌细胞等处 MAO 活性偏高。舌肌、心肌、肾近曲小管等处 DABPO 活性轻度至明显增高。上述组织器官相应部位 ACP、ANAE、LAP 活性轻度增高。肝细胞 G-6-P 活性明显增高。LDH 活性降低，十二指肠绒毛上皮细胞和腺细胞内 LDH 活性无明显改变。胰腺腺泡、舌腺、舌肌、心肌等细胞内 LDH 活性偏高。

营分证见肝糖原含量锐减，分布不匀，多在小叶外周带之汇管区周围。舌及胃肠等处腺内及支气管杯状细胞内粘蛋白及粘多糖含量减少。胃幽门腺和支气管黏膜杯状细胞内粘多糖酸性反应增强，小肠杯状细胞非硫酸粘多糖稍增多。脾 B 淋巴细胞区向四周呈弥漫扩大，B 淋巴细胞大量增多，但中央动脉周围的小淋巴细胞大量减少，甚至消失。B 淋巴细胞转变为浆细胞明显增多。淋巴结内 RNA 变化与脾脏改变相似。舌上皮、舌浆液腺、肝、支气管上皮、胃、小肠、肾的近和远曲小管上皮、肾盂上皮、胰腺腺泡等处之细胞或(和)腺细胞内 RNA 无明显变化或稍减少。大脑皮质神经细胞内 RNA 减少。除大脑神经细胞外，上述 RNA 变化的组织器官的相应部位，DNA 含量有的偏高，大脑皮质 DNA 含量减少。舌上皮、舌腺、肝细胞、毛细胆管或(和)小胆管上皮、脾脏 B 区和脾索内细胞、支气管上皮、肺泡隔细胞及心肌、大肠上皮顶端以及毛细血管和结缔细胞等处，ATPase、ALPase 活性显著增高。十二指肠、肾上腺、肾曲小管、舌肌肾上腺皮质、髓质细胞内等处 ATPase、ALPase 活性降低。上述组织器官相应部位 5′N 酶活性除结缔组织和血管外显著降低。除大肠和肾外，上述组织器官相应部位 SDH 酶活性呈轻至重度增高。肺、心、肾、胰等处上述相应部位 MAO 酶活性显著降低。舌上皮、舌浆液腺、舌肌细胞、大肠上皮和腺细胞内等处 MAO 酶活性偏高。舌肌、心肌、肾近曲小管等处 DABPO 酶活性轻度至明显增高。上述组织器官相应部位 ACP、ANAE、LAP 等酶活性呈轻至重度增高。肝细胞内 G-6-P 酶活性降低，LDH 酶活性明显增高。十二指肠绒毛上皮细胞和腺细胞内、胰腺腺泡、舌腺、舌肌、心肌等细胞内 LDH 酶活性增高。

血分证见肝糖原锐减，分布不匀。舌及胃肠等处腺内及支气管黏膜杯状细胞内粘蛋白和粘多糖含量减少。胃幽门腺和支气管黏膜杯状细胞内粘多糖酸性反应加强。小肠杯状细胞内非硫酸粘多糖显著增多。脾脏 B 淋巴细胞区更扩大弥漫，以至界限不清，其 B 淋巴细胞仍增多，但 RNA 含量减少。B 淋巴细胞转变为浆细胞开始减少。淋巴结内 RNA 的变化与脾脏改变相似。舌上皮、舌浆液腺、肝、支气管上皮、胃、小肠、胃近和远曲小管上皮、肾盂上皮、胰腺腺泡等处之细胞或(和)腺细胞、大脑皮质的神经细胞内 RNA 含量显著减少。上述 RNA 变化的组织器官的相应部位，DNA 含量减少。舌上皮、舌腺、肝细胞、毛细胆管或(和)小胆管上皮、脾脏 B 区和脾索内细胞、支气管上皮、肺泡隔细胞、心肌、大肠上皮顶端以及毛细血管和结缔组织等处，十二指肠、肾上腺、肾曲小管、舌肌等处 ATP 及 ALP 酶活性显著降低。上述组织器官相应部位 5′N 酶活性降低。上述组织器官除大肠和肾外，SDH 酶活性降低。大肠和肾近曲小管上皮 SDH 酶活性增高。肺、心、肾、胰、舌上皮、舌浆液腺、舌肌细胞等处上述相应部位 MAO 酶活性降低，大肠上皮和腺细胞内 MAO 酶活性偏高。舌肌、心肌、肾近曲小管等处 DABPO 酶活性降低。上述组织器官的相应部位 ACP、ANAE、LAP 酶活性下降。肝细胞 G-6-P 酶、LDH 酶活性降低，十二指肠绒毛上皮细胞和腺细胞内 LDH 酶活性增高。胰腺腺泡、舌腺、舌肌、心肌等细胞内 LDH 酶活性偏高。

超微病理：卫分证见肺泡壁上皮细胞内线粒体稍肿胀。肺泡上皮细胞内质网无明显改变，胞质内空泡稍增多。Ⅱ型细胞数目轻度增多。肺泡壁毛细血管轻度扩张充血。毛细血管内皮细胞轻度肿胀变大，胞质内空泡增多。肺泡隔逐渐增宽。中性粒细胞噬菌现象和溶酶体增多。肝细胞线粒体轻度肿胀，嵴减少。粗面内质网轻度扩张，滑面内质网数目增多伴轻度扩张。肝细胞内次级溶酶体增多。肝血窦和毛细胆管扩张。狄氏间隙内微绒毛轻度增多。枯氏细胞内有吞噬现象。中性粒细胞变化与肺内相似。

气分证见肺泡壁上皮细胞内线粒体明显肿胀，肺泡上皮细胞内质网扩张，胞质内空泡增多。Ⅱ型细胞数目轻度增多，毛细血管腔扩大，内皮细胞明显肿胀，粗面内质网扩张。肺泡隔变宽。中性粒细胞噬菌现象和溶酶体增多。肝细胞内线粒体轻度肿胀，嵴减少。粗面内质网轻度扩张。滑面内质网数目增多伴轻度扩张。肝细胞内次级溶酶体增多。肝血窦、毛细胆管扩张。狄氏间隙内微绒毛轻度增多。枯氏细胞有吞噬现象。中性粒细胞变化与肺内相似。

营分证见肺泡壁上皮细胞线粒体肿胀显著。肺泡上皮细胞内质网扩张，胞质内空泡增多。Ⅱ型细胞明显增多。毛细血管扩大充血，内皮细胞显著肿胀，胞质内空泡增多。肺泡隔增宽。中性粒细胞噬菌力增强。肝细胞线粒体显著肿胀，嵴减少。粗面内质网显著扩张。滑面内质网明显扩张，数目或增多或减少。肝细胞内次级溶酶体增多。肝血窦、毛细胆管扩张。狄氏间隙内微绒毛显著增多。枯氏细胞有吞噬现象。中性粒细胞变化与肺内相似。

血分证见肺泡壁上皮细胞内线粒体肿胀显著，内质网显著扩张，胞质内空泡增多。Ⅱ型细胞明显增多。毛细血管扩大充血，内皮细胞显著肿胀，胞质内空泡增多。肺泡隔增宽。中性粒细胞噬菌力减弱。肝细胞线粒体肿胀明显，嵴减少。粗面内质网显著扩张，脱颗粒。滑面内质网明显扩张，数目或增多或减少。肝细胞内次级溶酶体减少。肝血窦显著扩张，并见较多的纤维素。毛细胆管明显扩张。狄氏间隙微绒毛明显减少。枯氏细胞有吞噬现象，中性粒细胞变化与肺内相似。

3)治疗研究：犀角地黄汤、黄连解毒汤及二者合用方治疗血分证，对发热、出血、斑疹、神志异常、舌绛等主要证候均有改善或消除作用，合用方疗效最好，犀角地黄汤次之。对血液流变学均有改善，其中犀角地黄汤组的血浆比粘度和 K 值，合方组全血比粘度、血浆比粘度、K 值和纤维蛋白原指标均恢复到实验前水平。血细菌培养转阴率合方组优于犀角地黄汤组和黄连解毒汤组。降低病死率也以合方组为优。对各脏器大体及组织病理改善以合方组最好。

四、脏 腑 辨 证

脏腑辨证是应用脏象学说的理论，对患者的病证表现加以分析归纳，以辨明病变所在脏腑及所患何证的辨证方法。《素问・至真要大论》已建立了五脏辨证的基础，《金匮要略》创立了根据脏腑病机进行辨证的方法，《小儿药证直诀》则就儿科病五脏证治提出了系统的学说。在儿科临床上，脏腑辨证是杂病辨证的基本方法，即使在外感病辨证中也时常应用，被认为是儿科病辨证最为重要的辨证方法之一。

(一)肺与大肠病辨证

肺位于胸中，上通喉咙，开窍于鼻，肺主气，司呼吸，主宣发肃降，通调水道，外合皮毛，与大肠相表里。肺与大肠病变，常表现为呼吸功能失常，肺气宣肃不利，通调水道失职，外邪易从口鼻皮毛侵入，大肠传导失司等，出现咳嗽、气喘、咯痰、小便不利、大便秘结或泄泻等症。

《小儿药证直诀・五脏所主》说："肺主喘。实则闷乱喘促，有饮水者，有不饮水者；虚则哽气，长出气。"肺与大肠病辨证，常结合虚实、寒热辨证进行。

1. 肺与大肠病常见证候

风寒束肺证候：鼻塞流清涕，喷嚏，咳嗽或气喘，痰稀色白多泡沫，口不渴，或有恶寒发热、头痛身痛，舌苔薄白而润，脉浮紧。

风热犯肺证候：鼻塞流黄涕，咳嗽，咳痰黄稠，不易咳出，甚则气喘鼻煽，常伴发热微恶风寒、口渴欲饮、咽红肿痛、烦躁不安等，舌边尖红，苔薄黄，脉浮数。

痰热壅肺证候：咳嗽气喘，痰液黄稠难咳，甚则咳吐脓血，鼻翼煽动，咽喉肿痛，烦闹不安，大便秘结，小便黄少，舌质红，苔黄或黄腻，脉滑数。

痰湿阻肺证候：咳嗽气喘，痰多色清质稀，或有喉中哮鸣，或兼形寒流涕，舌质淡，苔白滑，脉滑。

肺气虚弱证候：面白神疲，形寒声怯，咳嗽气短，咳声无力，咳甚气喘，动则加剧，或有自汗,易于外感,舌质淡,舌苔薄白,脉弱。

肺阴亏虚证候:形体消瘦,潮热盗汗,手足心热,午后颧红,口咽干燥,或声音嘶哑,干咳无力,痰少而黏,或痰中带血,舌红少津,舌苔少,脉细数。

大肠湿热证候:腹痛,暴注下迫,大便黄浊秽臭,肛门灼热,或有里急后重、便下黏液脓血,常有发热烦渴,小便黄少,舌质红,苔黄腻,脉滑数。

大肠虚寒证候:大便泄泻,质稀清冷,或便中夹有黏液,经久不愈,腹部隐痛,喜暖喜按,甚至大便失禁,或肛门下脱,四肢欠温,舌质淡,苔薄润,脉沉细无力。

2. 肺与大肠病证的现代研究

(1)肺与大肠病证的实质研究:肺系疾病发病率高。X线检查用于肺病辨证,是宏观辨证与微观辨证相结合的实际应用之一。黄华等分析300例小儿肺炎不同证型的X线表现:风寒闭肺证4例,X线表现肺纹理增粗、模糊;风热闭肺证214例,X线表现呈斑片模糊阴影153例,大片(节、段)阴影34例,点状阴影27例,以及肺纹理增粗、模糊,以上表现多以肺泡炎症为主;痰热闭肺证26例,X线表现除斑片模糊阴影14例外,还呈现大片、点状、网状阴影以及伴有胸膜反应、胸腔积液、肺气肿、肺不张等,肺部病理改变可为肺泡炎症或为间质炎症;正虚邪恋证56例,X线表现呈肺纹理增粗、模糊,网状、点状阴影以及双轨征、袖口征等征象,以间质性炎症改变为主。庞氏等报道总结认为,小儿肺炎的X线征象,风热闭肺证以局限性肺气肿和两下肺纹理增多为主,如肺部出现斑点状或斑片状融合阴影,则已进入痰热闭肺证阶段,肺部阴影渐消或肺纹理稍多为痰热恋肺阶段,病情将愈。

陈氏等研究复感儿免疫状态与中医证型的关系,发现复感儿证属脾气虚、脾肺气虚、肺气虚三证时唾液中SIgA都明显低于正常儿,三证之间无显著性差异;血清中IgA在三证时亦均低于正常儿,又以脾气虚与脾肺气虚证下降更著;E-玫瑰花环形成率则以脾气虚与脾肺气虚证明显低于肺气虚证及正常儿组。谭氏等研究复感儿肺气虚证与微量元素的关系,发现肺气虚证除有发锌含量降低外,还有铁、镍元素水平低下,元素之间协同、拮抗关系失衡如铜镍比值升高,锌镍之间呈中度负相关关系等改变。其形成机制可能是微量元素在机体的"营养免疫"自稳机制的紊乱。

(2)肺与大肠病证的动物模型研制

1)痰热壅肺证动物模型

造型方法:兔,白色,体重2～2.5kg。肺炎双球菌(1型菌株,菌号2319,菌液,每2×10^9/ml个细菌,按气管内接种法,给菌量0.25ml/kg,速度0.5ml/min。攻菌后8小时为痰热壅肺证;观察56小时。

病理研究:攻菌后4小时体温呈上升趋势,20小时达高峰,56小时体温仍高。攻菌后4小时,外观见不同程度发热、耸毛、懒动、畏寒、蜷曲、呼吸加快、舌边尖红、脉搏增速等,8小时后体温继续上升,喘促气急,鼻翼煽动,躁动不安,拒食,痰鸣音,湿啰音,舌红,苔黄,脉洪数等。32小时个别动物体温突然下降,两耳发凉,皮肤四肢不温,气息微弱,神志萎靡,蜷卧或瘫卧,口唇青紫,口吐涎沫,肢体抽搐而死亡。56小时2/3动物仍有中度喘促,鼻煽,舌红,湿啰音。

攻菌后8小时,白细胞、中性粒细胞、全血粘度、血浆粘度明显升高,血清钾升高。肺泡腔内充满渗出物,内含大量纤维素及中性粒细胞。处死动物肺泡壁毛细血管扩张充血,肺泡腔内可见浆液渗出及少量红细胞、中性粒细胞。自死动物肺泡壁毛细血管扩张充血,肺泡腔内充满渗出物,内含大量红细胞和中等量中性粒细胞,心肌浊肿。血细菌培养阳性。

治疗研究：麻杏石甘汤使动物体温回降提前，缓解各种外观症状与体征。至攻菌后56小时，仅1/4动物有轻度舌红、湿啰音无消失，其喘促、鼻煽完全解除。白细胞、中性粒细胞、全血粘度、血浆粘度、血清钾显著降低。肺泡腔内见渗出物溶解、减少以至消失，组织正常结构基本恢复。血细菌培养阴性率增高。

2)肺气虚弱证动物模型

造型方法：Wistar大鼠，体重220～280g。采用风寒和二氧化硫(SO_2)综合刺激。SO_2刺激量为200～250ppm，每日刺激1小时，持续13天。风寒刺激用低于大鼠生活环境温度5℃的冷风，每日刺激15分钟，持续13天。每次在SO_2刺激结束后即进行风寒刺激。刺激在动物实验室进行，温度为19～21℃，相对湿度为70%～76%。

病理研究：造模后大鼠普遍出现少动，反应迟钝，精神萎靡，毛发零乱、脱落、缺少光泽等表现。咳嗽次数增多，气急(每分钟呼吸次数增多)。易感，铜绿假单胞菌气溶胶攻击后气管感染率和细菌培养的菌落数明显多于对照组。身疲乏力，负重游泳试验结果时间减短，饮水量减少。体重下降，背部体表温度下降，低于全身体表温度。血清IgG含量和T淋巴细胞转化率均降低。

肺气虚大鼠气管和支气管上皮细胞脱落，纤毛减少，腺体肥大，导管扩张，杯状细胞增生，气管、支气管壁及肺间质性炎症细胞浸润，管壁血管扩张充血等。电镜观察气管、支气管黏膜纤毛变细、扭曲、折断，甚至大片缺损；杯状细胞增生并有明显的分泌颗粒；刷状缘细胞增生，多者成片出现，鳞状上皮细胞化生等。

治疗研究：补肺汤使动物气急减轻，气管感染率和感染的菌落数减少，负重游泳时间延长，饮水量增加。体重不下降。血清IgG含量和T淋巴细胞转化率上升。

3)肺与大肠相表里动物模型

造型方法：本法使大肠燥屎蕴结，形成实热邪滞，使肺失肃降，肺气上逆。大鼠，SD种，雌性或雄性，体重150～250g。手术行直肠下端可逆性体外半结扎，结扎的粗丝线在腹部切口外侧打结，使直肠被挤压在腹膜下造成肠腔狭窄，以不影响肠壁血运为度。术后48小时于体外拆除直肠结扎线并立即实施各项观察。继续常规饲养至手术后96小时观察。

病理研究：肺泡巨噬细胞病死率增加，巨噬细胞存活数及总数均增加。肺组织充血、水肿、出血，Ⅰ型上皮细胞呈明显扩张，胞膜较平滑，胞浆中仅含少量小囊泡。肺泡腔中变性坏死的巨噬细胞增多，其胞质染色质呈凝聚状，胞浆中大部分细胞器已崩解，仅残存少量次级溶酶体和小囊泡。Ⅰ型上皮细胞的胞核轻度扩张，异染色质凝聚于核膜内面，胞浆中线粒体小而少，粗面内质网轻度扩张并有脱颗粒现象，核糖体和小囊泡量中等，板层小体量少、个小、结构不清晰等。术后48小时拆除直肠结扎线后饲养至96小时，见组织细胞(Ⅰ、Ⅱ型上皮等)形态近于正常，气血屏障的物质交换和吞噬细胞活性等生理功能较正常旺盛。

大、小肠改变见不同程度直肠和结肠扩张、胀气。肠壁呈灰褐或灰黑色，透过肠壁可见腔内有大量粪石积滞。近半数动物伴小肠近结肠端的中度以下扩张、充气。镜下见部分动物结肠黏膜有少量炎细胞浸润。

心、肝、肾无大体异常及镜下异常。

治疗研究：大承气汤可降低肺泡巨噬细胞病死率，增加巨噬细胞存活数及总数。显著改善肺大体病变及光镜下病变，电镜下气血屏障中Ⅰ型上皮细胞及血管内皮细胞胞膜有多处凹陷，胞浆含大量吞饮小泡，巨噬细胞胞突丰富发达，胞质中含大量溶酶体、线粒体和吞饮小泡等。Ⅱ型上皮细胞板层小体丰富发达。大肠扩张胀气不明显。

（二）脾与胃病辨证

脾胃位于中焦，相为表里。脾主运化，主统血，主肌肉及四肢，开窍于口，其华在唇。脾主运化，胃主受纳；脾主升清，胃主降浊；脾喜燥恶湿，胃喜润恶燥。脾胃病变，常表现为水谷受纳运化失常，生化无源，气血亏虚，水湿留滞，痰浊内生，乳食积滞，血失统摄等，出现食欲缺乏、恶心呕吐、腹痛腹泻、腹胀水肿、痰涎壅盛、衄血紫癜等。

《小儿药证直诀·五脏所主》说："脾主困，实则困睡，身热，饮水；虚则吐泻，生风。"脾胃病辨证，亦分虚实，虚在气、血、阴、阳，实在湿、食、寒、热，而其证候机制，则离不开脾气困遏，运化失健。

1. 脾与胃病常见证候

脾气虚证候：面色无华，倦怠乏力，食欲缺乏，食后脘腹胀满，大便溏薄，或有久泻脱肛，或见紫癜便血，常自汗出，舌质淡，苔薄白，脉缓弱。

脾血虚证候：面色萎黄或色白无华，唇指淡白，眩晕心悸，神疲肢倦，发黄不泽，舌质淡白，舌苔薄，脉细弱，指纹淡。

脾阴虚证候：消瘦乏力，唇干口燥，纳呆少食，食之腹胀，五心烦热，小便色黄，大便燥结，舌质红，舌苔少，脉细数，指纹淡红。

脾阳虚证候：面色㿠白，形寒肢凉，口和不渴，纳呆食少，脘腹胀痛，喜暖喜按，尿清便溏，或见水肿尿少，舌质淡，苔薄白，脉沉细或细弱。

寒湿困脾证候：头重身困，泛恶欲吐，脘腹胀闷，不思饮食，口淡不渴，腹痛泄泻，或见黄疸晦黯，舌体胖，苔白腻，脉濡缓。

湿热蕴脾证候：脘腹痞闷，呕恶厌食，口苦腹胀，肢体困倦，或见肌肤黄疸鲜明，或见身热尿黄便溏，舌质红，苔黄腻，脉濡数。

胃虚寒证候：胃脘隐痛，饮冷加剧，喜暖喜按，食欲缺乏，口淡乏味，泛吐清涎，面色少华，疲乏体弱，舌质淡，苔薄白，脉沉弱。

胃阴虚证候：饮多食少，脘痞不舒，隐隐灼痛，口干舌燥，或胃脘嘈杂，或呃逆干呕，大便干结，舌质红干，舌苔少或无苔，脉细数。

胃热炽盛证候：胃脘灼痛，嘈杂吞酸，渴喜凉饮，或纳则胃痛，或食入即吐，或消谷善饥，口臭齿衄，牙龈肿痛，尿黄便结，舌质红，舌苔黄，脉数有力。

食积胃肠证候：脘腹胀满，疼痛拒按，纳呆厌食，嗳气酸馊，恶心呕吐，矢气泻下酸腐臭秽，呕吐、泻下后胀痛稍减，舌苔垢腻，脉滑。

2. 脾与胃病证的现代研究

（1）脾与胃病证的实质研究：中医学中的小儿脾胃病大体上包括西医学消化系统疾病及营养性疾病，中医学中脾脏胃腑的功能，与肝、胰、胃、肠等脏器，以及自主神经、代谢、免疫等的综合功能有关。

脾胃病证与消化系统功能：现代对"脾主运化"理论的研究表明，这一功能主要表现为消化系统的分泌、吸收和运动功能等。脾虚证患儿唾液淀粉酶活性差，血清促胃液素含量明显低于正常儿童，胃液分泌功能低下，胰分泌淀粉酶功能减弱，尿木糖排泄率降低，胃肠道排空加快。经健脾助运治疗，随着脾虚症状改善或消失，上述各项指标好转。

脾胃病证与自主神经系统功能：胃肠道分泌功能及运动功能均由自主神经系统调节。从临床观察及动物实验资料看，脾虚证患者存在自主神经系统功能紊乱，一般以副交感神经占优势，血胆碱酯酶活力降低。青海省中医院对脾虚泄泻患者作立卧试验、红色划痕试验、白色划痕试验，多数为阳性。有人用同位素^{131}I胶囊示踪法观察消化道排空功能，发现脾虚者排空速度加快，用健脾补气中药或阿托品口服均可纠正，提示脾虚者副交感神经兴奋性增强，健脾药物可能有抗乙酰胆碱作用。

脾胃病证与蛋白质代谢：脾虚患者机体存在不同程度蛋白质营养不良、低白蛋白血症、贫血、能量代谢不足等。脾虚泄泻患者有从粪便中丢失血浆蛋白的现象，并有糖代谢紊乱或水钠潴留等表现。健脾方药治疗后上述现象好转。实验研究表明：白术能促进小肠蛋白质合成，苍术和补中益气丸能促进肝蛋白质合成。

脾胃病证与免疫功能：脾虚患者外周血淋巴细胞计数、植物血凝素皮肤试验均值均显著低于正常组，脾阳虚者T淋巴细胞及淋巴细胞转化率均低于对照组。脾虚泄泻患者玫瑰花瓣形成率较对照组明显降低，经健脾治疗后绝大多数有所上升。不少单位的研究表明，脾虚患者不仅细胞免疫功能降低，体液免疫功能也有不同程度降低。许多健脾方药能明显增强非特异性屏障，增强巨噬细胞活力，提高被抑制的免疫功能，调节和抑制免疫功能亢进。

（2）脾与胃病证的动物模型研制：脾虚证动物模型研制是中医证候动物模型研制中开展较早、已建立造模方法较多的研究工作领域。现已建立的脾虚证造模方法有大黄或番泻叶法、饮食失节法、破气苦降＋饮食失节法、过劳＋饮食失节法、偏食法、利舍平法等多种。实验动物有小鼠、大鼠、家兔、驴等。以下介绍两种脾虚证动物模型和一种实证动物模型。

1）脾气虚证动物模型

造型方法：采用体质筛选加苦寒泻下加耗气破气降气法。WistarⅡ级大鼠，雄性。体重180～220g。先采用游泳时间法测定体质，选体质弱者造模；方1（生大黄：枳实：厚朴＝2：1：1）、方2（广豆根：旋覆花：槟榔＝3：1：1）于4℃交替灌胃，4ml/只/次，同时以药化饮料喂饲，药化饮水自由饮用，造模30日。

病理研究：食欲减退，食量减少，体重下降。模型动物体液免疫功能降低。胸腺皮质厚度减少，脾脏中央动脉淋巴鞘直径显著减少；脾脏T淋巴细胞增殖功能显著下降；外周血CD_3^+T细胞数显著下降，CD_4^+T细胞数有下降趋势[6]。

2）脾阳虚证动物模型

造型方法：采用饮食失节加劳倦伤脾加苦寒泻下法。SD大鼠，雄性。模型Ⅰ组每日游泳10分钟，模型Ⅱ组隔日游泳10分钟；两组均每日灌服100％冰番泻叶水1ml/100g，隔日喂食猪油2ml/只，当日不喂食；两组均灌服自来水1ml/100g。正常对照组每日自由进食、进水。造模时间30日。

病理研究：造模后模型大鼠饮食减少，体重、体温下降，外观消瘦，皮毛无光泽。尿D-木糖浓度下降，相对尿量增加[7]。

3）食积证动物模型

造型方法：采用饮食厚味加量法。小鼠，Swiss种，雄性，体重16～22g。喂饲高蛋白高热量饲料（鱼松：豆粉：面粉：牛奶粉＝1：1：1：2），喂2天，第2天加喂25％牛奶粉液每只0.5ml，每日3次。第3天观察。

病理研究：活动明显活跃，食量、便量减少。体重增长缓慢。趾心温升高，腹部胀满，腹前、后径增大。肛温升高。粪便中淀粉颗粒和脂肪球增多。胃肠腔扩大、胀气。胃电呈高频、高幅波形，说明胃功能呈亢进状态。血糖、血钙下降，血钠也有下降趋势。

治疗研究：保和丸煎剂增加动物食量、便量，减轻腹胀，减小腹围，增加体重，降低趾心温，减小腹前后径，降低肛温，减少粪便中淀粉颗粒，使胃电恢复正常状态。

(三)肝与胆病辨证

肝居于胁里,藏血,主疏泄,主筋,其华在爪,开窍于目,与胆相表里。肝胆病变,常表现为疏泄功能失常,肝不藏血,阴血亏虚,筋脉失养,目失涵养等,出现动风抽搐、黄疸、口苦、头晕目眩、急躁易怒、失眠多梦、胁痛、呕吐、肢体痿痹等症。

《小儿药证直诀·五脏所主》说:"肝主风。实则目直,大叫,呵欠,项急,顿闷;虚则咬牙,多欠气。热则外生气,湿则内生气。"肝与胆病辨证,以风证为纲,结合虚实、气郁、湿热等进行。

1. 肝与胆病常见证候

热盛动风证候:高热神昏,两目窜视,项背强直,牙关紧闭,手足躁扰或抽搐,舌质红,舌苔黄,脉弦数,指纹青紫。

肝胆湿热证候:身目黄疸,口苦胁痛,纳呆呕恶,渴不多饮,发热或寒热往来,尿色黄浊,或见阴痒湿疹,或见睾丸肿痛,舌质红,苔黄腻,脉弦数,指纹紫滞。

肝气郁结证候:抑郁或急躁易怒,胸闷喜叹息,胸胁胀痛,食欲缺乏,恶心呕吐,或项有瘿瘤,或胁下痞块,舌苔薄白,脉弦,指纹滞。

肝火上炎证候:面红睑红,目赤肿痛,头痛易怒,烦躁难寐,口苦咽干,胁痛吐酸,或有呛咳咯血,小便短赤,大便秘结,舌质红,舌苔黄,脉弦数,指纹紫。

肝阴虚证候:头晕耳鸣,面颊红热,两目干涩,视物模糊,咽干口燥,五心烦热,潮热盗汗,或有手足蠕动,舌红少津,舌苔少或薄黄,脉弦细数,指纹淡红。

肝血虚证候:面白无华,唇指淡白,眩晕耳鸣,两目干涩,视物不清或为夜盲,或肢体麻木、肌肉瞤动,或心悸怔忡,舌质淡,舌苔薄,脉细弱,指纹淡白。

2. 肝与胆病证的现代研究

(1)肝与胆病证的实质研究:中医学中的肝胆,除指肝胆脏器本身外,还包括神经、消化、循环、内分泌、运动等系统的部分功能。

小儿热盛易于动风,这一证候的发生机制与小儿神经系统发育未成熟有关。小儿大脑皮质功能未成熟,抑制过程差,兴奋过程占优势并易泛化,特别是神经髓鞘化差,神经传导分化不全,冲动易泛化。在高热或中枢神经系感染及其毒素的作用下,造成脑细胞功能紊乱,导致部分神经元突然异常放电,便发生惊厥,当异常放电扩散到丘脑和脑干上部,影响了网状结构的上行激动系统时,则出现意识丧失。

云南省中医研究所报告53例中医肝病患者,其中42例有不同程度的自主神经功能失调,占79.2%,由此认为"肝主疏泄"包括了自主神经某些功能的作用。肝主疏泄与脾胃功能有关,因此,部分学者认为,可以从自主神经与胃、肠、胰内分泌系统(简称G-E-P系统)去寻找肝气郁结证的有关指标。

对肝阴虚火旺证的研究,上海中医学院曾测定其尿17-OHCS多数高于正常,尿儿茶酚胺与正常值无显著差异,提示患者有垂体—肾上腺皮质或肝脏灭活功能亢进。

(2)肝与胆病证的动物模型研制

肝气郁结证动物模型:

造型方法:采用夹尾加肾上腺素应用法。大鼠,Wistar种,雄性,体重148～206g。用尖端包扎胶布的止血钳钳夹动物尾部,使之保持激怒、争斗状态,每天45分钟。同时每周皮下注射0.1%肾上腺素0.2ml 1次。造型时间30天。动物群养于大笼中。

病理研究:动物易怒撕咬,从第1～30天均能保持这一状态。体重无明显改变。胃浆膜面血管粗大瘀血，黏膜面色红、瘀血。肾上腺重量显著增加。镜下见胃黏膜被覆上皮细胞及腺上皮细胞增大，胞浆饱满，腺体挺直有僵硬感。肾上腺皮质束状带明显脱脂，束状带和网状带明显增生[8]。

惊厥动物模型：

惊厥动物模型可用于抗惊风、癫痫药物筛选及药物作用机制分析。惊厥动物模型的造模方法很多，急性实验性模型有最大电休克发作实验、最小电休克发作阈值实验、精神运动性发作实验、低钠电休克发作阈值实验、戊四唑发作阈值实验、戊四唑最大发作实验、士的宁发作实验，硫代氨基脲发作实验等，慢性实验性模型有点燃效应引起的癫痫发作、听源性发作、光源性发作、青霉素引起的癫痫模型、冷冻所致的癫痫发作，以及氢氧化铝等引起的模型。以下介绍一种精神运动性电惊厥动物模型。

造型方法：昆明种系健康小鼠，体重 18～20g。在小鼠固定板上，用手捏住小鼠颈背部，展开两侧眼睑，将预先用生理盐水润湿的角膜电极与眼球充分接触，通过生理实验多用仪，输出方波电流（参数为波宽 1ms、频率 6Hz、刺激时间 3s、直流输出 48V）刺激小鼠双眼角膜。通电期间，要保持角膜电极与眼球的充分接触，并防止损伤角膜。刺激完毕后，立即移开角膜电极，及时松开手指，弃除固定装置。要注意保持实验环境安静，以免影响实验结果。安放电极时过度挣扎的小鼠弃去不用。

病理研究：电刺激后，小鼠表现发愣、竖尾，或伴有抽搐，但仍直立，没有强直性惊厥发作，持续 10 秒钟以上者，作为实验动物模型。

治疗研究：复方青礞石水煎液（含青礞石、石菖蒲、青果、半夏、胆南星、陈皮、枳壳、川芎、沉香、神曲）能明显对抗小鼠精神运动性电惊厥发作。表现为灌胃 1 小时后开始实验的小鼠，以上述方波电流刺激小鼠双眼角膜后，能立即走开，或在 10 秒钟内转变为通常运动状态，开始探索行动。实验前灌药 1 次者的抗惊厥率显著低于实验前连续灌药 6 天者。

（四）心与小肠病辨证

心位于胸中，心包围护其外，心为五脏六腑之大主，主神志，主血脉，其华在面，开窍于舌，与小肠相表里。心与小肠病变，常表现为心主血脉的功能失常和心主神志的功能失调，出现心悸怔忡、心烦易惊、夜啼多汗、少血出血、行为失常、神识失聪等症。

《小儿药证直诀·五脏所主》说："心主惊。实则叫哭发热，饮水而摇；虚则卧而悸动不安。"心与小肠病辨证，以虚实为纲，虚在血、气、阴，阳，实在痰、火、瘀、热，亦多虚实夹杂，须注意辨其兼夹证候。

1. 心与小肠病常见证候

心气虚证候：心悸气短，或怔忡不安，易惊少寐，多动虚烦，面色淡白，神疲乏力，自汗且动则加重，舌质淡，舌苔白，脉细弱或结代。

心血虚证候：心悸或怔忡，心烦多梦，健忘眩晕，发黄不泽，面白无华，唇指色淡，舌质淡白，舌苔薄，脉细弱。

心阴虚证候：心悸或怔忡，心烦少寐，潮热或低热，手足心亢热，多动不宁，盗汗，口咽干燥，舌红少津，舌苔光或薄黄，脉细数。

心阳虚证候：心悸气短，动则加重，易惊健忘，反应迟钝，神疲自汗，面色呆滞，畏冷肢凉，或见足跗浮肿，舌质淡润，舌苔白，脉迟弱或结代。心阳虚衰证候见：心悸气短，大汗淋漓，四肢厥冷，呼吸微弱，口唇青紫，神识不清，脉微欲绝等。

心火炽盛证候：烦躁不安，夜啼少寐，面红口渴，甚则狂躁谵语，或衄血鲜红，口疮口糜，舌尖红，舌苔薄黄，脉数。

心血瘀阻证候：胸闷不舒，心悸不宁，或有胸骨后刺痛，重者疼痛不安，引及肩背臂内，唇指青紫，或见肌肤紫癜，出血紫黯，舌质黯红或见瘀斑，苔少而润，脉涩或结代，指纹紫滞。

痰迷心窍证候：精神抑郁，神识呆滞，举止失常，喃喃自语，甚者痴呆木然，或昏迷痰鸣，舌质淡，苔白腻，脉滑。

痰火扰心证候：面赤气粗，烦躁口渴，多啼少寐，小便短赤，大便秘结，甚者神昏谵语、狂躁妄动、哭笑无常、精神错乱，舌质红，苔黄腻，脉滑数。

小肠虚寒证候：小腹隐痛喜按，得温则减，肠鸣溏泻，食欲缺乏，小便频数色清，舌质淡嫩，苔薄白，脉细缓。

小肠实热证候：心烦多啼，小便赤涩，或茎中作痛，尿急尿频，或有尿血，面赤唇红，舌质红，舌苔黄，脉滑数。

2. 心与小肠病证的现代研究

(1)心与小肠病证的实质研究：心虚证的客观改变常体现于血液方面。

心气虚证的血流动力学改变主要为左心室功能减退，表现为等容收缩阶段左心室内压上升速率减慢，左心室射血时心肌纤维缩短的速率及缩短程度减少、相应地每搏量减少，左心室顺应性降低，左心室舒张末期压力增加；血液流变学改变表现为全血粘度比、血浆粘度比、全血还原粘度等均高于正常人，红细胞电泳率明显低于正常人。

心阳虚证也有左心室功能减退，表现为等容收缩阶段左心室内压上升速率减慢，故左心射血前期(PEPⅠ)时间延长，左心射血时心肌纤维缩短的程度减少，射血时间(LVETⅠ)缩短，PEP/LVET 比值明显增大，左心室顺应性降低，左心室舒张末期压力增加。血液流变学改变为全血粘度比、血浆粘度比、全血还原粘度比均高于正常值。红细胞电泳率明显降低。血浆 cGMP 含量高于正常，cAMP/cGMP 明显低于正常。

心血虚证常有贫血，红细胞和血红蛋白均减低，这些患者甲皱微循环管襻色泽多呈淡红色，充盈度差，流速多为中等，流态多虚线。

心血瘀阻证常有心脏及心电图改变，如多种心律失常、ST 段呈缺血性降低，以及原发性心肌收缩力受损、心室的压力负荷(后负荷)和容积负荷(前负荷)过重等。并常表现为微循环障碍、血液粘度与血浆粘度增高、血液凝固性增高或纤溶活性降低、血小板聚集性增高或释放功能亢进及血流动力学异常等。

(2)心与小肠病证的动物模型研制

心虚证动物模型：

小站台法剥夺动物快速眼动相(REM)睡眠，为惊、劳因素致心虚证，属于心气阴两虚偏气虚证模型。

造型方法：大鼠，雄性，体重 200～250g。用小站台水环境技术剥夺动物 REM 睡眠。动物体重(W)与站台面积(A)的比值 W/A 需≥6.4(对照组需 W/A≤1.73)，水池上方装料斗槽及水瓶，实验期间动物可自由取食和饮水。于实验开始后 24～96 小时观察。睡眠剥夺最初阶段，心率逐渐加快而血压逐渐下降，构成“细数”脉象，可考虑其为心阴虚证。睡眠剥夺 96 小时，心率转而下降到剥夺前的波动范围，不再有“数”脉体征，但此时血压则进一步下降到剥夺前水平的 60%，出现了“细弱”的脉象，心率变异功率谱的低频段也增加到最大值，可考虑其为心气虚或气阴两虚偏气虚证。

病理研究：血压(收缩压)在睡眠剥夺后 24 小时即明显降低，呈进行性。48 小时和 72

小时心率明显加快，96小时又回降到实验前波动范围。心率变异功率谱低频段平均功率显著增加，呈进行性。

心肌缺血性血瘀证动物模型：

本模型属血瘀证。如致心源性休克可属心气虚、心阳虚弱证。

造型方法：狗，结扎冠状动脉左旋支的侧支和钝缘支、前降支，造成左心室侧壁局灶性梗阻。

病理研究：心肌病变为主，心肌变性，间质水肿，伴少量炎性细胞浸润，心肌坏死。电镜下梗死区中心大多数心肌细胞明显坏死，结构亦发生明显变化。坏死心肌常呈不同大小的碎片被巨噬细胞和成纤维细胞包围，或见有多形核白细胞。部分心肌细胞有不同程度变性，表现为细胞水肿，基质变淡，变性严重时糖原消失。心电图显示一系列反映心肌损伤的典型变化，以ST段移位和心率变化最为突出。

治疗研究：复方丹参注射液（丹参、降香）使狗结扎冠脉后1～4小时心电图ST段抬高程度减轻，ST段恢复至等电位线时间提前。在结扎后第7天，ST段恢复的百分率提高，心率减慢，使血清GOT活性增高幅度降低，高峰时间推迟，红细胞电泳率短时变快。光镜下有加速梗死修复趋势，电镜下吞噬细胞比较活跃，坏死心肌残片较少，成纤维细胞分化程度和间质增生程度明显。

（五）肾与膀胱病辨证

肾位于腰部，腰为肾之府。肾为水火之脏，主藏精，主水，纳气，生髓，主骨，其华在发，开窍于耳及前后二阴，与膀胱相表里。肾与膀胱病变，常表现为藏精、主水、纳气等功能失常，生长发育障碍等，出现水肿、小便异常、久喘、生长障碍、发育迟缓等症。

《小儿药证直诀·五脏所主》说："肾主虚，无实也，惟疮疹，肾实则变黑陷。"小儿肾常不足，加之有先天禀赋不足者，故临床小儿肾脏证候，以虚证为主，虚实夹杂证占少数，膀胱病变则以湿热证多见。

1. 肾与膀胱病常见证候

肾阴虚证候：头晕目眩，颧红口干，腰膝酸软，烦热，低热，盗汗，生长迟缓，尿黄便结，舌质红，舌苔少，脉细数。

肾阳虚证候：形寒肢冷，喜卧嗜睡，神倦乏力，水肿尿少，或尿频尿多色清，夜间遗尿，久泄溏薄清冷，久喘气短不续，舌质淡，苔薄白，脉沉迟。

肾精不足证候：发育迟缓，身材矮小，骨弱肢柔，鸡胸龟背，囟门迟闭，反应迟钝，智识不聪，舌质淡，舌苔少，脉细弱。

肾虚水泛证候：面白无华，精神萎靡，畏寒肢凉，周身浮肿，下肢肿甚，按之凹陷难起，心悸气促，小便短少，舌质淡胖，苔白滑，脉沉迟。

膀胱湿热证候：尿频尿急淋涩，排尿灼热疼痛，或见尿中砂石，或见尿血癃闭，腰酸腰痛，舌质红，苔黄腻，脉滑数。

膀胱虚寒证候：小便频数量多或尿少不利，尿色清澈，或见遗尿，少腹隐痛，喜暖喜按，舌质淡，舌苔白，脉沉迟。

2. 肾与膀胱病证的现代研究

（1）肾与膀胱病证的实质研究：肾的研究，特别是肾虚证的研究，是藏象学说研究中的重要课题，取得了显著的成绩。已有的研究表明，肾的实质可能是以下丘脑—垂体—肾上腺皮质系统和下丘脑—垂体—性腺为主，又包括了部分自主神经系统、甲状腺及解剖学中的肾脏。肾虚与神经、内分泌、免疫、能量代谢、血浆环核苷酸、微循环、微量元素等均有联系。

肾阳虚证 24 小时尿 17-羟皮质类固醇(17-OHCS)含量低下，尿 17-酮皮质类固醇(17-KS)亦低下。T_3低下，TRH 兴奋试验半数呈延迟反应。cAMP/cGMP 明显降低。玫瑰花瓣形成试验与淋巴母细胞转化试验均低。嗜酸性粒细胞数增高。甲皱微循环血流速度减慢，管袢开放数目较少。

肾阴虚证亦有肾上腺皮质功能紊乱，尿 17-OHCS 多数正常或偏高，尿 17-KS 减低。外周血嗜酸性粒细胞数减少。红细胞糖酵解率与氧化强度较正常值高。冷压反应较正常人呈强烈的升高反应，但受其他脏器阴阳偏胜影响强烈，如肾阴虚兼脾阳虚则呈低反应或正常反应。自主神经功能状态表现为交感神经功能亢进。

肾精不足证血清甲状腺激素 T_3水平降低。皮质醇水平降低，促肾上腺皮质激素(ACTH)增高；生长激素水平降低。1,25-二羟胆骨化醇下降。

袁斌等报道肾脏病理与中医辨证有一定关系。做肾活检 262 例，病理报告有系膜增生性肾炎 197 例、膜增殖 15 例、伴新月体形成 15 例、局灶性节段性肾小球硬化 11 例、毛细血管内增生 9 例，还有遗传性肾炎、狼疮肾等。中医临床辨证分型有风水相搏证 5 例、湿热内蕴证 75 例、脾虚湿困证 95 例、脾肾阳虚证 71 例、肺脾气虚证 16 例。研究发现证型以脾虚湿困证为中心呈正态分布，随病理类型的加重，虚证的比例增加。随着临床使用激素的患儿增多，肾阴虚证增多，值得引起注意[9]。肾脏病理与中医辨证相关性的确认则还需要更多病例的积累。

肾虚水泛证常见于肾小球疾病、充血性心力衰竭等，儿科最多见于肾病综合征。患者血浆蛋白低下，肾小球上皮细胞及基底膜的通透性增加。

膀胱湿热证常有感染、结石等实邪，泌尿系感染由多种病原菌引起，其中以大肠杆菌最常见。

(2)肾与膀胱病证的动物模型研制

肾阳虚证动物模型：

造型方法：大鼠，Wistar 种，SD 纯系，雄性，体重 100～200g，平均约 145g。腺嘌呤(adenine)化饲料喂饲，含量 0.5%～0.75%，平均约 0.6%，摄取量 270～350mg/(kg · d)，平均约 310mg/(kg · d)。给药天数 21～70 天，平均约 40.2 天。总摄药量为 6300～20650mg/kg，平均约 12210mg/kg。

病理研究：消瘦，生长发育受阻，多尿，体毛干枯不齐、稀疏、脱落，畏寒，肢冷，蜷缩拱背，精神萎靡，反应迟钝，少动闭眼，尾色苍白，或见肌肉震颤、抽搐、死亡。体重减轻，体温下降。

肾脏体积增大，肿胀，颜色苍白，即所谓“大白色肾”，或认为肾色苍黄，浊肿，表面呈颗粒状，不甚光滑。切面见肾皮质色淡，呈缺血状，皮、髓质分界模糊，部分动物可见肾盂积水伴结石形成。镜检肾实质呈退化性变化，以肾皮质尤为明显，肾小体萎缩、数量减少，肾球囊腔扩大。肾小管尤其是近曲小管管腔内和间质中有多量棕黑色 2,8-二羟基腺嘌呤针状结晶沉积，并有多量异物肉芽肿。有结晶沉积的近曲小管上皮变薄，管腔扩大，上皮细胞变性、脱落，腔内有中性白细胞，有颗粒管型和蛋白管型形成。间质结缔组织增生及纤维化。近曲小管刷状缘 PAS 反应显著减弱，有腺嘌呤结晶沉积的肾小管上皮细胞刷状缘 AKP 反应显著降低，肾小管 G-6-P 反应显著减弱，G-6-PDH 反应也减弱；肾小管异柠檬酸脱氢酶(ICDH)反应几乎消失，肾小管 L-苹果酸脱氢酶(LMDH)反应接近阴性，有结晶沉积的肾小管细胞内非特异性酯酶(NSE)反应近于阴性。尿量增多，低渗尿，尿素、肌酐排泄率降低。血浆和肾组织 cAMP 含量增加。血中 BUN、Cr、P 含量进行性增高，Hgb 含量进行性下降。胸腺萎缩，皮质变薄，淋巴细胞数量显著减少，DNA 含量减少。

治疗研究：右归丸改善症状，增加体重，升高体温，降低病死率。减少尿量，提高尿渗透压，增加尿素、肌酐排泄率，降低血浆 cAMP 含量，但对肾组织 cAMP 含量无影响，对肾脏组织形态学无明显改善，增强肾小管 ICDH、LMDH、NSE 反应强度，增加胸腺皮质淋巴细胞数，增加 DNA 含量。

益气活血补肾方剂（红参、黄芪、当归、淫羊藿、大黄等）使血 BUN、Cr、P 含量下降，Hgb 有增高趋势。肾脏色苍黄，浊肿减轻，未见肾盂积水和结石形成，肾皮质缺血现象有所改善，皮、髓质分界较清，镜下肾小球数量增多，萎缩程度减轻。

肾阴虚证动物模型：

造型方法：小鼠，JCR 纯系等，雄性，体重 20～30g。T_4 加利舍平灌喂。用药量：T_4 120mg/(kg·d)，加利舍平 0.8mg/(kg·d)。用药天数 5～10 天。

病理研究：眼睛，消瘦，反应迟钝，体重下降。肝重下降，脾重下降或无变化，胸腺重量增加。肝脾 DNA、RNA 合成率第 6 天起上升，第 8～10 天下降，肝糖原减少，血清 IgG 含量第 7 天下降，第 10 天上升，脾脏 H^3-Thy 标记体内淋巴细胞转换率下降。痛阈降低。

治疗研究：生地黄、玄参、麦冬、龟甲使体重增加，反应灵敏度增加。可降低第 6 天开始上升的肝脾 DNA、RNA 合成率；也可升高从第 8～10 天下降的肝脾 DNA、RNA 的合成率，增加肝糖原，提高痛阈。

五、气血痰食辨证

气血是组成人体和维持人体生命活动的重要物质。痰食是儿科常见的病理因素。气血痰食辨证，常常作为八纲辨证、脏腑辨证的补充，并与之相配合，用于儿科常见疾病的辨证。

（一）气病辨证

气病辨证分虚实，又与五脏皆有联系，但脾胃为气血生化之源，又居中而为气机转运之枢纽，所以，气病与脾胃关系最为密切。现代对气病的研究，多从脾气、肺气、肾气等失常探讨。

气虚证候：神疲乏力，声低懒言，气短气怯，纳呆少食，头晕自汗，反复感冒，下利脱肛，舌淡胖嫩，脉弱无力。

气滞证候：局部胀痛，胀重于痛，胀痛窜动，嗳气或矢气后减轻，指纹滞。

气逆证候：呛咳气急，喘息哮鸣，嗳气呃逆，恶心呕吐，甚则吐血衄血，头痛眩晕，脉弦滑。

（二）血病辨证

血病辨证，一般按虚、瘀、热、寒划分，又常结合气病和脏腑病病机分析。血证病因多样，范围广泛，在儿科又有病情发展快、变化多的特点，同时还须审证求因，结合病因辨证，才能及时辨明证候，掌握其发展变化规律。

血虚证候：面色不华，唇舌爪甲色淡，指纹淡。常兼头目眩晕、心悸怔忡、口干肢麻、疲倦乏力、虚烦少寐、毛发萎黄、目花干涩等症。

血瘀证候：瘀点瘀斑，发斑血肿，面色晦黯，唇及肢端发绀，青筋显露，肌肤甲错，体内癥积包块，痛如针刺，痛有定处，痛而拒按，鼻衄、尿血、便血等，肢体麻木或瘫痪，舌质紫，舌下紫络曲张，脉涩或结代，指纹紫滞。

血热证候：各种出血，如吐血、咯血、鼻衄、齿衄、脐血、尿血、便血、斑疹、紫癜等。常伴面赤唇红，或有发热，舌质红，脉数。

血寒证候：手足清冷，肢体麻木，重者肢端紫黑坏死，或皮内硬肿，兼有畏寒肢痛，舌质淡黯，脉沉迟，指纹淡红而滞。

(三)气血同病辨证

气血均来自于精，气能生血、行血、摄血，血能化气、藏气、载气，故气血密切相关。临证气血同病常见，故常需从气血相关论证。

气血两虚证候：面色淡白或萎黄，神疲乏力，少气懒言，头晕目眩，唇指色淡，舌质淡嫩，脉细弱，指纹淡。

气滞血瘀证候：局部胀痛，肿块癥瘕，胁胀脘闷，唇指青紫，食欲缺乏，舌质紫，脉涩，指纹滞。

气不摄血证候：面淡无华，气短乏力，吐血便血，紫癜瘀斑，舌质淡，脉弱，指纹淡。

气随血脱证候：各种出血量多之后，突然面色苍白，冷汗淋漓，气息微弱，甚则晕厥，四肢逆冷，舌质淡，脉细数无力或微细欲绝。

(四)痰病辨证

痰为水湿不化之病理产物。小儿脾常不足，易于蕴湿生痰；外感六淫化热，易于炼津为痰。故儿科病证，尤其是肺系疾病常见有形之痰，瘟疫及心肝疾病常见无形之痰。痰病辨证，先分有形、无形，再结合脏腑、卫气营血进行。

有形之痰证候：咳嗽咯出痰液，喉中痰嘶痰鸣，气粗喘息。寒痰证见形寒肢冷，畏寒喜温，咳痰清稀色白，口和不渴，舌质淡，苔白腻。热痰证见发热痰黄，稠黏难咳，烦躁口渴，咽红咽痛，舌质红，苔黄腻。痰滞经络则见痰核瘰疬，质硬滑动。

无形之痰证候：神志不清，或言语无常，迟钝痴呆，或突然昏迷，谵语妄动。痰火证见狂躁不宁，嚎叫哭闹，或伴发热，舌质红，舌苔黄。痰浊证见木讷迟滞，寡言失语，倦怠嗜卧，或有吞咽困难，舌苔白腻。

(五)食滞辨证

小儿脾胃薄弱，又常有饮食、喂养不当，易为乳食所伤，积滞中焦，食而不化，是为食滞证。乳食积滞，总属实邪，伤食之初，多为乳食壅积，积而不消则化热，又有素体脾虚者则虚实夹杂，易积滞难消。

乳食壅积证候：伤乳积滞者脘腹饱胀质软，呕吐乳片，口泛乳酸味，不欲吮乳，大便酸臭。伤食积滞者脘腹胀满疼痛，嗳气酸馊，呕吐未消化食物，不思进食，烦躁不宁，大便臭秽，便后痛减。舌苔腻，脉滑有力，指纹紫滞。

积滞化热证候：脘腹胀满，面黄恶食，腹部灼热或午后低热，烦躁少寐，夜寐易醒，好动不安，大便秽臭，舌质红，苔黄腻，脉滑数，指纹紫滞。

脾虚夹积证候：面色萎黄，困倦无力，不思乳食，食则饱胀，腹满喜按，大便溏薄，或夹乳食残渣，形体瘦弱，舌质淡，苔白腻，脉沉细，指纹淡红。

参 考 文 献

[1] 张杰，李湜．关于中医证候物质基础研究路径的思考[J]．中国中医基础医学杂志，2007，13(5)：394-395.

[2] 孟庆刚，郭树文，王建明．中医学证候研究的新思路初探[J]．中国中医基础医学杂志，2002，8(4)：24-25.

[3] 汪受传，姚惠陵，王明明．助长口服液治疗胎怯的临床及实验研究[J]．中医杂志，2000，41(12)：737-738.

[4] 姚成芳，蔡生业，王丽，等．阴虚与阳虚动物模型中 Th1/Th2 类细胞因子表达的差异性[J]．山东中医杂志，2004，23(3)：166-168.

[5] 谢路．试论卫气营血与三焦证候的本质与区别[J]．中国医药学报，1995，(1)：14-17.

[6] 樊雅莉，李玉梅，陈小野，等．大鼠脾气虚证模型初步规范化的部分细胞免疫功能研究[J]．中国中医基础医学杂志，2002，8(10)：63-66.

[7] 羊燕群，郭文峰，李茹柳，等．脾阳虚大鼠模型尿木糖、尿淀粉酶及整体状况变化的观察[J]．中国中医基础医学杂志，2008，14(10)：739-741.

[8] 董宇，彭成．肝郁证实验动物模型研究的现状及存在的问题[J]．四川动物，2004，23(1)：64-66.

[9] 袁斌，刘光陵，孙轶秋，等．262 例小儿肾脏病理与中医辨证关系探讨[J]．光明中医，2007，22(3)：57-58.

（汪受传）

第三节　儿科治法概要

中医学有其独具特色的多种治疗方法，以治疗手段划分，有药物疗法和多种非药物疗法，以治疗途径划分，有内治疗法和外治疗法等。在儿科，针对儿童这一特殊的治疗对象，方药、疗法的选取都具有特别的要求。作为中医临证医学的指导原则——辨证论治，要求任何治法的应用都必须以辨证为前提和依据，同时要遵从因人、因时、因病制宜的方针。研究和创造适合儿科治疗的方法，改进治法，改革剂型，优化处方用药，探讨治法机制，是今后一段时期中医儿科治法研究的主要内容，也是使之得到更广泛应用的必要条件。

一、内 治 疗 法

内治疗法，指使药物直接进入体内的疗法。内治疗法以口服作为主要给药途径，灌肠、鼻饲、注射也多有应用。

（一）常用内治法则

1. 发汗解表法　具有发汗解肌、疏风透疹、驱邪外泄作用的治法，用于外邪犯表的证候。肺系疾病和时行疾病初期常用此法治疗。

(1)辛温解表法：适用于风寒表证。症见恶寒发热，头身疼痛，项背强痛，鼻塞流清涕，咳声重浊，咽痒不适，咽无红肿，舌苔薄白，脉浮紧。常用方荆防败毒散，轻证用葱豉汤。常用药有荆芥、防风、白芷、川芎、羌活等，轻证用葱白、豆豉，重症用麻黄、桂枝。

(2)辛凉解表法：适用于风热表证。症见发热重，微恶风寒，头痛鼻塞，流涕黄浊，咳声高亢，咳痰黄稠，口干作渴，咽红肿痛，舌质红，苔薄黄，脉浮数。热重选银翘散，咳重选桑菊饮。常用药有金银花、连翘、薄荷、牛蒡子、大青叶、桑叶、菊花、柴胡、荆芥、甘草等。

(3)解暑透表法：适用于暑湿表证。症见发热汗出，头身重痛，厌恶进食，脘腹胀闷，呕恶便溏，舌质红，苔黄腻，脉濡数。方选新加香薷饮。常用药有藿香、香薷、大豆卷、金银花、连翘、荷叶、生薏苡仁、六一散等。

(4)透疹解表法：适用于麻疹初期。症见发热畏寒，目赤畏光，流泪多眵，鼻塞多涕，喷嚏咳嗽，口腔两颊黏膜见麻疹黏膜斑，舌苔薄白或微黄，脉浮数。方选宣毒发表汤。常用药有葛根、荆芥、升麻、西河柳、牛蒡子、蝉蜕、浮萍、芫荽等。

解表方药的药理作用有发汗、解热、镇痛、抗病毒、抗菌、抗过敏等。麻黄中的挥发油 L-麻黄碱对实验猫有发汗作用。桂枝扩张末梢血管,加强皮肤表面的血液循环。柴胡、桂枝、葛根、荆芥、防风、桑叶等对动物实验性发热均有解热作用。柴胡、桂枝、细辛、防风、紫苏等对小鼠尾部机械压迫法或醋酸扭体法等引起的疼痛反应均有明显抑制作用。麻黄、桂枝、柴胡、紫苏、菊花、大青叶、虎杖对流感病毒,麻黄汤对呼吸道合胞病毒等,均有一定拮抗作用。柴胡、紫苏、防风、薄荷、桑叶等对多种细菌,如金黄色葡萄球菌、溶血性链球菌等,体外试验有一定抑菌作用。

2. 宣肃肺气法 系具有宣发、肃降肺气,恢复肺主气正常呼吸功能的治法,用于肺失宣肃的证候。肺系疾病以及某些肾系、心系疾病常用此法。

(1)宣肺止咳法:适用于咳嗽肺气失宣证。症见咳嗽,咳声不扬,鼻塞流涕,喷嚏喉痒。偏寒证见形寒畏冷,咽部不红,咳痰清稀,舌苔薄白。偏热者咽红,咳痰色黄,或有发热,舌苔薄黄。偏寒方选杏苏散,常用药有苏叶、杏仁、白前、桔梗、半夏、荆芥等。偏热方选桑菊饮,常用药桑叶、菊花、前胡、杏仁、连翘、枇杷叶等。

(2)肃肺止咳法:适用于咳嗽肺气失肃证。症见咳嗽频作,呛咳连声,咳剧作吐。偏热者面赤唇红,烦躁少寐,痰液黄稠难咳,舌质红,舌苔黄。偏寒者呛咳稍轻,痰液清稀,面色少华,大便溏薄,舌质淡,苔白。偏热方选桑白皮汤,常用药有桑白皮、地骨皮、前胡、黄芩、浙贝母、黛蛤散等。偏寒方选三拗汤,常用药炙麻黄、杏仁、紫菀、款冬花、旋覆花、枳壳等。

(3)泻肺平喘法:适用于喘咳肺气上逆证。症见喘息气促,鼻翼煽动,张口抬肩,痰多黏腻,咳嗽胸闷。偏寒者形寒肢凉,面白唇淡,恶心厌食,咳痰清稀,舌润苔滑。偏热者烦躁口渴,痰黄稠难咳,咽红肿痛,或有发热,舌红苔黄。偏寒方选苏子降气汤,常用药有苏子、枳实、莱菔子、白芥子、白前、细辛、炙麻黄等。偏热方选麻杏石甘汤,常用药有炙麻黄、杏仁、生石膏、葶苈子、青礞石、前胡、黄芩等。

(4)宣肺利水法:适用于水肿肺失通调证。症见肌肤水肿,眼睑颜面为重,水肿按之随手而起,小便短少,伴见咳嗽发热,咽红尿赤,舌苔薄白,脉浮。方选麻黄连翘赤小豆汤。常用药有麻黄、连翘、浮萍、车前子、白术、桑白皮、防己、荔枝草等。

宣肃肺气方药的药理作用有止咳、平喘、化痰、抗病毒、抗菌、抗过敏、利尿等。桔梗、紫菀、半夏、浙贝母等药物对实验动物都有镇咳作用。麻黄、马兜铃、银杏、小青龙汤等对实验动物都有平喘作用。麻黄对于呼吸系统有镇咳、祛痰、舒张支气管平滑肌等多方面作用,还对多种细菌、病毒有抑制作用。多数清热解毒中药,如金银花、鱼腥草、黄芩、连翘、大青叶、虎杖等,对常见呼吸道细菌、病毒有抑制作用。桑白皮、白术、连翘等药物均有明显的利尿作用。有研究表明苏子降气汤对 Th1/Th2 类细胞因子失衡有调节作用,而 Th1 细胞功能不足,Th2 细胞功能亢进是哮喘作为一种免疫功能紊乱的全身性变态反应性疾病的病理生理过程形成的始动因素和维持因素,苏子降气汤能通过抗炎、调节免疫作用,达到降气化痰,温肾纳气平喘之功[1]。

3. 燥湿化痰法 系具有燥湿运脾、化痰蠲饮、分清别浊作用的治法,用于湿浊痰饮的证候。肺系疾病、脾系疾病常用此法。

(1)温燥化湿法:适用于湿浊中阻证。症见脘痞纳呆,泛恶呕吐,肠鸣泄泻,头昏肢困,舌苔白腻,脉濡。方选平胃散。常用药有苍术、半夏、陈皮、厚朴、茯苓、藿香等。

(2)清热祛湿法:适用于湿热困脾证。症见发热汗出而热不解,口渴不欲多饮,心烦脘痞,恶心呕逆,小便短赤,大便泻而不爽,舌质红,苔黄腻,脉滑数。方选连朴饮。常用药有厚朴、黄连、豆豉、佩兰、六一散、竹茹等。

(3)温化痰饮法：适用于痰饮犯肺证。症见痰液清稀量多，咳逆喘息，不能平卧，形寒畏冷，舌质淡嫩，舌苔白，脉滑。方选小青龙汤。常用药麻黄、半夏、干姜、细辛、莱菔子、枳实等。

(4)清化痰热法：适用于痰热壅肺证。症见痰黏黄稠，咳吐不爽，口干口苦，咽痛喉干，舌质红，苔黄腻，脉滑数。方选清金化痰汤。常用药有黄芩、瓜蒌皮、浙贝母、桑白皮、黛蛤散、胆南星、竹沥等。

燥湿化痰方药的药理作用有调节肠蠕动、利尿、祛痰、舒张支气管平滑肌、抗过敏、抗病原微生物等。苍术、厚朴对实验动物离体肠管平滑肌收缩均具有双向调节作用，藿香正气散方对胃肠痉挛有显著的解痉作用。实验研究表明五苓散、胃苓汤、八正散均有显著的利尿效果。半夏、贝母、瓜蒌皮、陈皮等药物均有显著的祛痰效果。小青龙汤有显著的舒张支气管平滑肌、祛痰止咳平喘、抗过敏(降低血中 IgE 及组胺)作用，而其治疗支气管哮喘的作用机制研究表明，它能降低外周血中嗜酸性粒细胞水平，抑制内皮素-1(ET-1)的分泌及内源性一氧化氮(NO)的合成，改善气道高反应性和气道重塑，以及抑制 Th2 细胞亚群优势反应和调节免疫平衡，从而减轻气道炎症[2]。清金化痰汤中黄芩、栀子、知母具有抗菌作用，鱼腥草有抗病毒作用，麦门冬可增强免疫功能[3]。燥湿化痰常用药中不仅黄芩、黄连等清化药物具有广谱杀菌抑菌与抗病毒作用，瓜蒌对大肠杆菌、葡萄球菌、肺炎双球菌、甲型溶血性链球菌、流感杆菌等均有一定抑制作用，陈皮在试管内可抑制葡萄球菌、卡他奈氏菌、溶血性嗜血菌生长，并有预防流感病毒感染的作用等。

4. 清热解毒法　系具有清热泻火、凉血解毒、清解里热作用的治法，用于里热实证的证候。时行疾病及各脏腑热证均常用此法。

(1)清气分热法：适用于热炽气分证。症见壮热面赤，出汗，口舌干燥，烦渴引饮，舌质红，舌苔黄，脉洪大。方选白虎汤。常用药有生石膏、知母、甘草、粳米、竹叶等。

(2)清营凉血法：适用于热入营血证。症见身热夜甚，神烦谵语，发斑出疹，吐衄便血，舌绛而干，脉细数。方选清营汤、犀角地黄汤。常用药有水牛角、地黄、牡丹皮、赤芍、玄参、黄连等。

(3)泻火解毒法：适用于温疫热炽证。症见高热烦躁，口燥咽干，或见谵语妄动，吐血衄血，干呕便秘，疮疡疔毒，舌质红，舌苔黄，脉数。方选黄连解毒汤。常用药有黄芩、黄连、黄柏、栀子、板蓝根、贯众、甘草等。

(4)清脏腑热法：适用于脏腑热证。心火内炽证见面赤口渴、心胸烦热、啼哭饮冷、口舌生疮、溲赤涩痛等，方选导赤散，常用药有竹叶、地黄、黄连、木通、甘草等。肝胆实火证见头痛目赤、口苦胁痛、烦躁不宁、热甚动风、两腮肿痛、睾丸肿痛等，方选龙胆泻肝汤，常用药有龙胆草、黄芩、夏枯草、青黛、柴胡等。肺热壅盛证见咳嗽气喘、咳痰黄稠、或咯吐腥臭脓血、皮肤蒸热、咽燥胸痛等，方选泻白散，常用药有桑白皮、地骨皮、鱼腥草、黄芩、栀子、金荞麦、芦根等。脾胃积热证见烦热干渴、口气热臭、牙龈肿痛、或龈烂出血、消渴善饥等，方选泻黄散，常用药有生石膏、栀子、黄连、升麻、牡丹皮、甘草等。肠腑湿热证见腹痛泄泻、便如稀水热臭或下痢脓血相兼、里急后重、肛门灼热、小便短赤、口渴引饮、舌苔黄腻等，方选葛根黄芩黄连汤、白头翁汤，常用药有葛根、黄芩、黄连、苦参、马齿苋、白头翁等。

清热解毒方药的药理作用有抗菌、抗内毒素、抗病毒、抗炎、解热、提高免疫力及对出凝血机制的影响等。清热解毒药物多具有抗感染作用，如黄芩、黄连、黄柏、大青叶、金银花、栀子等对多种细菌、病毒、某些原虫及螺旋体等具有抑制作用。黄连、黄芩及热毒清注射液的实验研究显示了抗内毒素效果。黄连、黄芩、金银花、连翘、蒲公英等对炎症早期毛细血管通透性的升高以及渗出与水肿程度均有明显的抑制作用，而对炎症后期肉芽屏障形成则多无抑制作用，这些药物对发热动物模型有解热作用。清热解毒药对体液免疫、细胞免疫有增强功效，能促进小鼠脾脏抗体生成细胞增生的药如黄柏、金银花、白花蛇舌草，能促进抗体生成的药如金银花、三草汤（白花蛇舌草、甘草、夏枯草），能增强嗜中性粒细胞、巨噬细胞吞噬功能的药如金银花、黄芩、黄连、黄柏、连翘、蒲公英，能使T细胞增殖的药如白花蛇舌草、黄柏，能促进淋巴细胞转化的药如金银花、蒲公英、黄芩、黄连。紫草、阿胶、水牛角、地黄等均能缩短出血、凝血时间；水牛角、地黄能升高血小板；丹参能使红细胞电泳速度增加，全血粘度下降，有助于血液流动；丹参、赤芍还能明显促进纤溶，可能是作用于纤溶酶活化环节。

5. 通腑泻下法　系具有通导肠腑、通便下积、攻逐水饮、荡涤实热作用的治法，用于里实积聚的证候。脾胃疾病常用此法，肺、肾疾病与时行疾病等也用到此法。

(1)通腑泻热法：适用于阳明腑实证。症见大便不通，腹部坚满，腹痛拒按，或有高热不退，谵语汗出，舌苔黄燥起刺或焦黑燥裂，脉沉实。方选大承气汤。常用药有大黄、芒硝、枳实、甘草、厚朴等。

(2)润肠通便法：适用于肠腑燥结证。症见大便秘结，干燥难解，口干欲饮，舌质红少津，舌苔黄。方选麻子仁丸。常用药有麻子仁、杏仁、枳实、郁李仁、柏子仁等。

(3)泻下逐水法：适用于水饮停聚证。症见一身悉肿，二便不利，腹胀喘满，或咳唾胸胁引痛、胸背掣痛不得息，动则气促，脉沉实。方选舟车丸。常用药有牵牛子、甘遂、大黄、槟榔、大枣等。

(4)驱虫泻下法：适用于虫积内蕴证。症见脐周腹痛，时作时止，腹部或可扪及条索状包块，包块可聚可散，或有便虫、吐虫史，大便秘结，脉沉实。方选万应丸。常用药有槟榔、大黄、苦楝根皮、雷丸、芒硝、使君子等。

通腑泻下方药的药理作用有增强胃肠道推进功能、调节胆道运动及利胆功能、增加肠血流量、抑菌、抗炎、驱虫、利尿等。大黄、芒硝、甘遂等药物及大承气汤、十枣汤、三物备急丸方剂均有增强胃肠道推进功能的作用。大黄、芫花、番泻叶等具有泌胆排胆功能。大承气汤显著增加实验动物肠血流量。麻子仁、郁李仁、蜂蜜等含油质或蜡质，润滑肠道，阻止肠内水分吸收而通便。大黄、厚朴对金黄色葡萄球菌、大肠杆菌、变形杆菌、铜绿假单胞菌都有抗菌作用，枳实对金黄色葡萄球菌、变形杆菌有抗菌活性。大承气汤具有降低毛细血管通透性、抑制炎性渗出的作用。甘遂促进腹膜吸收。芫花、大戟等有显著的利尿作用。槟榔对绦虫、蛲虫、肝吸虫，大黄对溶组织变形原虫、人毛滴虫、血吸虫，苦楝根皮对蛔虫、蛲虫，雷丸对绦虫、蛔虫等，都有驱虫作用。

6. 消食导滞法　系具有消乳化食、消痞化积、通导积滞作用的治法，用于乳食积滞的证候。脾系疾病以及其他脏腑疾病中夹积者常用此法。

(1)消乳化积法：适用于乳积证。症见喂乳过多，呕吐乳片，气味酸臭，不思吮乳，脘腹胀满，按之不坚，时时啼哭，大便酸臭，夹有乳块，舌苔白腻，指纹紫滞。方选消乳丸。常用药有炒麦芽、焦神曲、香附、砂仁、炒谷芽等。

(2)消食化积法：适用于食积证。症见进食过饱，呕吐未消化之食物，嗳酸馊气，不思进食，脘腹胀满，腹痛欲便，便后痛减，大便夹食物残渣，气味臭秽，烦躁不宁，舌苔白腻，脉象弦滑。方选保和丸。常用药有焦山楂、焦神曲、半夏、陈皮、鸡内金等。

(3)通导积滞法：适用于积滞化热证。症见积滞不消，脘腹胀痛，嗳气呕吐，大便秘结，腹满肤热，小便短赤，舌质红，苔黄腻，脉沉实。方选枳实导滞丸。常用药有枳实、大黄、槟榔、焦神曲、黄芩、茯苓、莱菔子等。

(4)健脾消食法：适用于脾虚夹积证。症见面色萎黄，困倦乏力，不思乳食，食则饱胀，腹满喜按，呕吐酸馊乳食，大便溏薄、夹食物残渣，夜卧不安，唇舌色淡，舌苔白腻，脉象沉细，指纹淡滞。方选健脾丸。常用药有党参、白术、枳实、焦山楂、陈皮、焦神曲等。

消食导滞方药的药理作用有补充消化酶、促进消化、调节胃肠运动等。多数消食导滞药含有脂肪酶、淀粉酶、维生素B等。山楂含有维生素C、维生素B_2、胡萝卜及多种有机酸，口服能增加胃中消化酶的分泌，并能增强酶的活性，促进消化，同时含有胃蛋白酶激动剂和脂肪酶，前者使蛋白酶活性增强，后者能增强对脂肪的消化能力，促进肠蠕动，有助于机械性和化学性消化，达到消食开胃、增进食欲的作用。麦芽、谷芽、神曲含淀粉酶，主消米面食积。鸡内金含胃泌素及维生素B_1、B_2、C等，使胃运动功能增强，胃液分泌量、酸度增加。陈皮所含挥发油服后对胃有温和的刺激作用，对动物离体肠管运动有双向调节作用，其促进肠推进作用可能与胆碱能M受体有关。莱菔子行气消食的作用机制可能与促进胃动素的分泌和作用于M受体有关。保和丸的动物实验研究表明，它除能促进小鼠胃排空和小肠推进外，还能使灌胃后的大白鼠胃液酸度增大，从而促进食物的消化[4]。

7. 活血化瘀法　系具有疏通血脉、畅达血流、消除瘀积作用的治法，用于血滞瘀积的证候。心系疾病常用此法，其他各类疾病中亦常用到此法。

(1)温经活血法：适用于寒凝血脉证。症见四肢不温，肤色紫黯疼痛，或见肌肤硬肿，或见肢麻瘫痪，或见冻疮脱疽，唇舌色紫，脉象细涩，指纹淡红而滞。方选当归四逆汤。常用药有当归、桂枝、红花、细辛、川芎等。

(2)凉血活血法：适用于热毒血瘀证。症见发热烦渴，出血发斑，紫癜漫布，局部灼热肿胀疼痛，甚或化脓成痈，舌质紫绛，舌苔黄，脉数而涩，指纹紫滞。方选犀角地黄汤。常用药有水牛角、赤芍、牡丹皮、地黄、紫草等。

(3)行气活血法：适用于气滞血瘀证。症见胸胁刺痛，胃脘刺痛，损伤瘀滞作痛，嗳气恶食，腹部胀痛，舌质紫，脉缓涩，指纹滞。方选桃红四物汤。常用药有桃仁、红花、川芎、郁金、丹参等。

(4)破瘀消癥法：适用于癥瘕瘀积证。症见胁下癥积，腹中痞块，或全身其他部位血肿硬结瘀块，舌质紫黯，脉涩或结代，指纹紫滞。方选大黄䗪虫丸。常用药有水蛭、䗪虫、穿山甲、大黄、莪术等。

活血化瘀法在现代临床应用广泛。本法常与理气法、止血法、软坚法、祛瘀生新法、温通经络法、解毒消痈法、淡渗利尿法等各种治法合用，治疗多种儿科疾病[5]。活血化瘀方药的药理作用有扩张血管，降低血管阻力，增加血流量，改善微循环，抑制血小板黏附、聚集及释放反应，对抗异常的凝血，改善血液流变学的异常改变，抑菌，抗炎，改善免疫功能(免疫抑制或免疫增强作用)等等。丹参、川芎、赤芍、当归等均能扩张周围血管及冠状动脉。多种活血化瘀药均不同程度增加血流峰值，降低血管阻力，其中破血药(三棱、莪术、水蛭、血竭、穿山甲)作用最强。丹参、蒲黄、川芎、当归、益母草等均抑制血小板凝集。降低血粘度的药物有三棱、莪术、川芎、红花、赤芍、五灵脂、没药等。川芎嗪抑制纤维蛋白形成而起抗血栓形成作用。赤芍、川芎、益母草、牡丹皮、当归、红花、五灵脂等增加冠状动脉血流量。丹参、赤芍、蒲黄、山楂等降血脂。实验研究表明当归四逆汤可显著延长小鼠凝血时间、凝血酶原时间、血浆复钙时间，显著降低大鼠全血比粘度，抑制动静脉旁路血栓形成，降低大鼠血小板凝聚性，促进小鼠自身皮下血肿吸收，有显著的活血化瘀作用，此外还有镇痛、抗炎、扩张末梢血管的作用[6]。大黄䗪虫丸中的主药水蛭、䗪虫、虻虫等均有显著的活化纤溶系统效果，能显著缩短优球蛋白溶解时间，有助于对已形成血栓的溶解。

8. 安神开窍法 系具有安神定志、镇惊宁心、通窍开闭作用的治法，用于神志不宁、窍闭神昏的证候。心系疾病时常用此法。

(1)养心安神法：适用于心脾两虚证。症见惊悸气短，烦躁不宁，面色无华，神疲乏力，纳呆少眠，舌质淡，舌苔少，脉细弱，指纹淡。方选归脾汤。常用药有黄芪、白术、白芍、当归、茯神、酸枣仁等。

(2)镇惊安神法：适用于心神不宁证。症见哭叫不安，夜寐不宁，时而惊惕，善惊易恐，恶闻声响，脉象弦数。方选磁朱丸。常用药有磁石、龙骨、朱茯神、珍珠母、柏子仁等。

(3)清热开窍法：适用于热闭神昏证。症见身热烦躁，神昏谵语，或昏迷不醒，痰盛气粗，面红目赤，舌质红，舌苔黄或腻，脉数。方选清宫汤、安宫牛黄丸。常用药有竹叶、连翘、玄参、黄连、竹沥等，送服安宫牛黄丸。

(4)温通开窍法：适用于痰浊蒙窍证。症见神志昏迷，或神志失常，语无伦次，痰涎壅盛，吞咽无力，舌苔垢腻，脉沉滑。方选菖蒲丸、苏合香丸。常用药有菖蒲、郁金、半夏、远志、枳实等，送服苏合香丸。

安神开窍方药的药理作用有镇静催眠、醒脑复苏等。酸枣仁有显著的镇静催眠作用，茯神则对实验动物有镇静作用而不致睡眠，远志具有镇静、催眠及抗惊厥作用。归脾汤有明显的协同戊巴比妥钠的作用，延长小鼠睡眠时间。安宫牛黄丸可明显拮抗中枢兴奋剂苯丙胺所致小鼠兴奋，显著延长戊巴比妥钠所致睡眠时间。另一方面，大鼠实验显示，清开灵的醒脑开窍作用可能是由于使乙酰胆碱的活性增强，激发了蓝斑神经元，调整了去甲肾上腺素活性，恢复了脑干网状结构上行激活系统。

9. 祛风熄风法 系具有祛风通络、平肝熄风作用的治法，用于风邪留络、肝风内动的证候。肝系疾病常用此法。

(1)祛风逐湿法：适用于风寒湿痹证。症见关节肌肉疼痛，遇寒加重，或见痛处游走不定，关节屈伸不利，手足痹着不仁，舌苔薄白，脉象迟缓。方选蠲痹汤。常用药有羌活、独活、姜黄、秦艽、当归、乌头等。

(2)祛风清热法：适用于风湿热痹证。症见关节肿胀灼热疼痛，发热口渴，或见斑疹，汗出恶风，小便黄赤，舌质红，苔黄或腻，脉象滑数。方选白虎桂枝汤。常用药有生石膏、桂枝、白芍、知母、忍冬藤、桑枝等。

(3)凉肝熄风法：适用于热动肝风证。症见壮热神昏，烦闷躁扰，手足搐搦，口噤颈强，舌质干绛，脉象弦数。方选羚角钩藤汤。常用药有羚羊角、钩藤、僵蚕、白芍、天麻、全蝎等。

(4)养阴熄风法：适用于阴虚风动证。症见邪热久羁，重伤阴液，神倦瘛疭或拘挛，或肢体强直，形瘦颧红，舌质红绛，脉象细数。方选大定风珠。常用药有白芍、阿胶、龟板、地黄、麦冬、络石藤等。

祛风除湿方药的药理作用有抗炎、镇痛、清热等。乌头、麻黄、芍药、甘草等均有显著的抗炎作用，独活、秦艽、芍药、乌头等均有显著的镇痛作用，白虎汤有显著的解热作用。平肝熄风药如羚羊角、天麻、全蝎、僵蚕、蝉蜕等均有显著的抗惊厥作用。钩藤对心血管系统有降压、逆转心肌重构、抗心律失常的作用，对中枢神经系统有镇静、抗惊厥、抗癫痫、脑保护的作用，对血液系统有抗血小板聚集、抗血栓形成及抗癌等作用[7]。阿胶有补血、增加钙的吸收和载运、增进肌营养等作用。

10. 收敛固涩法　系具有止汗敛肺，涩肠缩尿，固摄精津作用的治法，用于气血精津外泄的证候。各系统多种慢性疾病及某些急症均用到此法。

(1)固表敛汗法：适用于卫表不固多汗证。症见体常自汗，夜卧尤甚，面白少华，心悸气短，或见惊惕，舌质淡，苔薄白，脉无力。方选牡蛎散。常用药有牡蛎、龙骨、黄芪、浮小麦、瘪桃干等。

(2)敛肺止咳法：适用于肺气不固久咳证。症见干咳无痰，咳嗽无力，咳甚气喘自汗，舌质红，苔少或薄黄，脉细数。方选九仙散。常用药有乌梅、五味子、阿胶、党参、罂粟壳、款冬花、白芍等。

(3)涩肠固脱法：适用于肠道不固滑脱证。症见久泻不止，滑脱不禁，腹部隐痛，喜温喜按，或无腹痛，神疲纳少，舌质淡白，舌苔薄，脉迟细。方选真人养脏汤。常用药有白芍、肉豆蔻、党参、白术、诃子、石榴皮等。

(4)固脬止遗法：适用于膀胱失约遗尿证。症见尿频失束，夜间遗尿，尿液清长，面白神疲，下肢不温，舌质淡，舌苔薄，脉沉迟。方选桑螵蛸散。常用药有桑螵蛸、党参、益智仁、山药、芡实、补骨脂等。

收敛固涩方药的药理作用尚值得深入探讨，已有的研究表明部分方药具有镇咳、镇痛、止泻、抗菌、抗利尿等作用。五倍子、诃子等含有较多的鞣酸。鞣酸作用于黏膜、创面溃疡，可使蛋白质沉淀凝固，成为不溶解的化合物，形成薄膜，将患部覆盖。对于分泌细胞也有同样的作用，可使其干燥，因组织表面紧密，小血管受到压迫或收敛而止血，对轻微的肠道炎症，其收敛作用又可以止泻。罂粟壳含吗啡、可待因等，具有镇痛、镇咳作用，并能使胃肠道及其括约肌张力提高，消化液分泌减少，便意迟钝而起止泻作用。诃子、乌梅、石榴皮等对于痢疾杆菌、大肠杆菌、葡萄球菌、溶血性链球菌等多种细菌有明显的抑制作用。桑螵蛸有抗利尿作用，用于治疗小儿遗尿症。

11. 补益健脾法　系具有补脾气、养脾血、滋脾阴、温脾阳作用的治法，用于各种脾虚证候。脾胃疾病常用此法，其他各系统疾病亦常用到此法。

(1)健脾益气法：适用于脾气虚弱证。症见面色萎黄，形体消瘦，食欲乏振，食后脘胀，倦怠乏力，大便溏薄，舌质淡，舌苔薄，脉无力，指纹淡。方选异功散。常用药有党参、茯苓、白术、黄芪、甘草、陈皮等。

(2)滋脾养血法：适用于脾血亏虚证。症见头晕眼花，面黄无华，唇指色淡，心悸少寐，舌质淡，舌苔少，脉细数，指纹淡。方选四物汤。常用药有当归、白芍、熟地黄、川芎、阿胶、黄精等。

(3)补脾养阴法：适用于脾阴不足证。症见口干舌燥，喜饮水，或有干呕呃逆，大便燥结，面色潮红，舌质红干，苔少或花剥，脉细数，指纹淡紫。方选益胃汤。常用药有沙参、麦冬、玉竹、地黄、山药、白术等。

(4)温补脾阳法：适用于脾阳虚弱证。症见面白少华，神疲乏力，少气懒言，形寒食少，腹中冷痛，肠鸣泄泻，饮食不化，舌质淡，苔薄白，脉无力，指纹淡红。方选附子理中汤。常用药有煨姜、益智仁、党参、砂仁、肉豆蔻、附子等。

补益健脾方药的药理作用有调节消化系统、神经系统、内分泌系统功能，促进造血，促进新陈代谢等作用，能调节免疫功能。四物汤有养血、调经、增强免疫力等功效，用化学组学方法研究表明芍药苷和果糖、葡萄糖、蔗糖组合都是四物汤的补血成分。四君子汤对患者肠管呈抑制性影响,参苓白术散、补中益气汤、附子理中丸、四神丸对肠蠕动呈双向调节作用,故能改善胃肠功能紊乱。人参对中枢神经系统的兴奋和抑制有调节作用,党参也能对抗巴比妥钠引起的睡眠,并能增强反射和呼吸节律。人参、黄芪、甘草、附子等药能增强肾上腺皮质功能,当机体进入衰竭期时,能加快垂体—肾上腺皮质功能的恢复,其中人参能增加肾上腺皮质类固醇合成与分泌,党参能明显升高血浆皮质酮水平,甘草具有去氧皮质酮样作用和糖皮质激素作用。阿胶、当归、鸡血藤、熟地黄、黄芪、党参等能增加红细胞和血红蛋白。人参、白术、麦冬等能增强机体对各种有害刺激的抵抗能力,并使亢进或低下的病理反应恢复正常。人参、黄芪增加蛋白质和核酸的合成,人参、白术、阿胶等调节糖代谢。补脾中药还多能增强机体非特异性及特异性免疫功能,提高机体的抗病能力。

12. 培元补肾法　系具有滋阴填精、温壮元阳、补肾固本作用的治法。用于肾虚证候。各系统虚证均常用到此法。

(1)补肾益阴法:适用于肾阴亏虚证。症见眩晕眼花,腰酸足痿,手足心亢热,潮热颧红,舌红少津,苔少或薄黄,脉沉细。方选六味地黄丸。常用药有熟地黄、山药、山茱萸、枸杞子、牡丹皮、旱莲草、女贞子等。

(2)补肾填精法:适用于肾精亏虚证。症见初生胎怯,形体瘦小,筋骨痿软,发育迟缓,骨蒸劳热,舌质淡,苔薄白,脉细弱。方选河车大造丸。常用药有紫河车、人参、龟板、杜仲、熟地黄、鹿角片等。

(3)温肾壮阳法:适用于肾阳不足证。症见面色苍白,恶寒肢冷,下利清谷,久泻不止,遗尿清长,舌质淡嫩,舌苔薄白,脉沉迟。方选右归丸。常用药有附子、肉桂、巴戟天、补骨脂、熟地黄、菟丝子等。

(4)阴阳并补法:适用于肾阴阳两虚证。症见形体瘦弱矮小,腰膝酸软,足痿无力,立迟行迟,四肢不温,便溏清冷,尿频清长,舌质淡,苔薄白,脉细弱。方选龟鹿二仙胶。常用药有龟板胶、鹿角胶、人参、枸杞子、附子、熟地黄等。

培元补肾方药的药理作用有调节内分泌系统功能、促进生长发育、益智、免疫调节等。右归丸、龟龄集对"甲减"大鼠甲状腺功能有保护作用,表现为滤泡增生、甲腺激素合成及分泌增多。附子、鹿茸等能增强肾上腺皮质功能。附子、肉桂、人参等对下丘脑—垂体—肾上腺皮质有兴奋作用。以人参、紫河车、鹿角片等组成的助长口服液对胎怯豚鼠有促进生长,提高血清胃泌素、生长激素含量,降低其过高的促肾上腺皮质激素水平,升高其低下的皮质醇水平等作用[8]。枸杞子、补骨脂、何首乌、人参等药物对化学药品所致小鼠学习记忆障碍有明显的改善作用,能提高学习和记忆的功能。肉桂、仙茅、菟丝子、锁阳、黄精等温补肾阳药能使抗体形成时间提前,鳖甲、玄参,麦冬、北沙参等滋阴药能使抗体存在的时间延长。六味地黄丸的调节免疫、抗衰老、抗肿瘤、降血糖、降血脂、保肝等作用已被大量的实验研究所证实。参附汤对细胞免疫和抗体形成有促进作用。右归丸改善和调节免疫细胞的功能,促进体液免疫。刺五加多糖可明显提高细胞诱生干扰素的能力等。

13. 挽阴救阳法　系具有增液挽阴、益气回阳、救逆固脱作用的治法,用于气阳阴津衰竭的证候。各系统疾病危重证候均常用此法。

(1)增液生津法:适用于津液耗竭证。症见邪热不退,或吐泻不止,暴注下迫,口渴引饮,尿少或无,目眶囟门凹陷,啼哭无泪,皮肤干燥,精神萎靡或烦躁不安,唇干齿燥,舌红无津,脉微细数。方选增液汤。常用药有麦冬、玄参、地黄、石斛、玉竹、沙参等,鲜品尤佳。

(2)益气救阴法:适用于气阴虚衰证。症见热伤元气,汗多口渴,气短体倦,心悸怔忡,虚烦不安,肢端湿冷,舌质干,舌苔少,脉虚弱。方选生脉散。常用药有人参、麦冬、五味子、西洋参等,急救时常用生脉注射液。

(3)益气回阳法:适用于气阳虚衰证。症见手足逆冷,恶寒蜷卧,身寒战栗,腹痛吐泻,唇指青紫,舌质淡,苔薄润,脉沉迟无力。方选回阳救急汤。常用药有附子、干姜、肉桂、人参、白术、茯苓等。

(4)回阳救逆法:适用于阳虚欲脱证。症见四肢厥冷,头晕气短,汗出粘冷,精神萎靡,呼吸短促,脉微欲绝等。方选参附龙牡救逆汤。常用药有人参、附子、龙骨、牡蛎、白芍、桂枝等。

挽阴救阳方药的药理作用有强心、抗休克、增强机体耐缺氧能力,以及调整内分泌系统功能、抗炎、调节免疫功能等。生脉散(注射液)增强心脏泵血功能,在改善心脏功能、增加心排出量的同时,对心脏前负荷及收缩敏捷度的影响不大,而可使外周阻力轻度下降,扩张冠状动脉;增强机体耐缺氧能力,减轻减慢大鼠缺血性心肌损害;抗心律失常,抗休克;有免疫调节效果;兴奋下丘脑—垂体—肾上腺皮质系统功能;抗炎,减轻免疫性损害;促进心肌细胞的合成代谢以及镇静作用等。参附汤具有抗休克、强心,保护缺血心肌,抗心律失常,扩张冠状动脉,增强心肌细胞耐缺氧能力,增加外周血管流量;抑制血小板聚集,降低血液黏滞性,增加血液流变性,加快血液流速;促进细胞呼吸,延长肝细胞耗氧过程,增强其代谢解毒能力等作用。

(二)内治给药方法

1. 口服汤剂法　汤剂,又称煎剂,是在中医学理论指导下,将中药有机地进行配伍,加水煎煮或浸泡,滤渣取汁饮服的给药方法。

汤剂可以根据每个患儿的不同病情灵活地组方用药,因而最能符合辨证论治的要求。药代动力学研究表明,汤剂的生物利用度高,达到吸收高峰的时间快,血药浓度高,持续高血药浓度的时间长。因此,汤剂服药后有吸收快、作用强、见效速、用途广的优点。但是,汤剂在儿科也有着煎煮费时,一些方药口感欠佳而服用不便等不足。在今后相当一段时期内,汤剂因其优点而仍然是儿科主要用药剂型之一,因其不足也就对儿科剂型改革提出了更为迫切的要求[9]。

儿科应用汤剂需对用药总量加以控制,以成人量为对照,新生儿可用 1/6 量、婴儿用1/3～1/2 量、幼儿及幼童用 2/3 量、学龄儿童接近成人量。儿童用药量的控制可以根病情需要和临床经验,分别通过精简药味或减少单味药用量来实现。每剂药一般煎煮 2 次,煎出的药量,掌握在新生儿 10～30ml、婴儿 50～100ml、幼儿及学龄前儿童 150～200ml、学龄儿童 200～300ml。煎出的药液,根据病情,分为 2～4 次服用。

喂服汤剂的方法,大年龄儿童尽量给他讲清道理,使孩子能主动配合服药。药液味苦的可适量加糖,或另备糖开水在服药后随即饮用。年幼及不肯配合者,须固定头手,待其啼哭张口,或以两只手指紧按两腮上下牙间使其开口,用小匙将药液送至舌后部,倾倒后听到药液咽下再取出小匙。也可以用灌药器吸药后伸入患儿口内深部注入。患儿平卧、甩头时不要喂药,也不能捏鼻灌药,以免药液呛入气道。

2. 口服液体成药　中成药液体口服制剂包括口服液、糖浆剂、流浸膏、合剂、酊剂、乳剂、露剂、煎膏剂等,颗粒剂(又称冲剂、冲服剂)、泡腾片服用时加水冲化,亦可视为液体制剂。口服液是将中药经提取精制后,加入适宜的附加剂、防腐剂,不经灭菌,或加入适宜的附加剂后灭菌，制成的供口服单剂量装瓶的液体制剂。糖浆剂指含有药物、药材提取物或芳香物质的口服浓蔗糖水溶液。流浸膏指用适宜的溶媒浸出药材的有效成分后，蒸去部分溶媒，调整浓度为1ml相当于原药材1g的液体浸出制剂。合剂是中药材经提取、浓缩而制成的内服液体剂型。酊剂是药物用规定浓度的乙醇浸出或溶解而制成的澄清液体剂型。乳剂是将含挥发油或油脂的药材经提油后，加适当乳化剂制成的乳浊液型液体药剂。露剂是芳香性植物药材经水蒸气蒸馏法制得的内服澄明液体制剂。煎膏剂又名膏滋，是将药材用水煎煮，滤液浓缩后，加炼蜜或糖制成的半固体剂型，服用时加开水稀释。颗粒剂是以药材提取物与适宜辅料（或药物细粉）制成的可溶性或混悬性制剂。泡腾片兼有片剂、颗粒剂和中药汤剂3种剂型特征，是近年来发展起来的一种新剂型，服用时随着儿童的年龄增长而递增片数，加水即可迅速崩解成溶液剂[10-11]。

液体成药一般服药量小，味道可口，药物溶解吸收较快，易为患儿所接受，又因其选药去粗取精和制剂工艺的研究改进，尽可能地保留了有效成分而充分发挥药效，使药物显效快而疗效较高，这就使得液体成药在儿科的研制和应用日益广泛，成为在儿科剂型改革中常被选用的剂型。

3. 口服固体成药　中成药固体口服制剂包括传统剂型中的散剂、丸剂、曲剂、糕剂、胶剂，以及现代剂型中的胶囊剂、片剂、浓缩丸、滴丸等。散剂指一种或多种药物混合制成的粉末状剂型。丸剂指药物细粉或药材提取物加适宜的粘合剂或辅料制成的球形剂型。曲剂指将药料与面粉混合后，在一定的温度与湿度下经发酵制成的内服固体制剂。糕剂指药物细粉与米面、蔗糖蒸制而成的块状内服制品。胶剂指以动物皮、骨、角、甲为原料，用水煎取胶质，浓缩成稠胶状，经干燥制成的固体内服剂型。胶囊剂是将药物盛装于空胶囊中制成的剂型。片剂是药物经加工压制成片状的剂型。浓缩丸是药物或部分药材提取物（清膏或浸膏）与适宜的辅料或药物细粉制成的丸剂。滴丸是应用固体分散技术制成的新型丸剂，指用熔点较低的脂肪性或水溶性基质将主药溶解、混悬或乳化后，滴入一种与之不相混溶、比重适宜的冷却液中，由于表面张力的作用，使熔融的液滴聚凝成球形丸粒而成[10,11]。

固体成药一般性质较稳定，有效期较长，便于运输和保管。其中的散剂、糕剂、曲剂在儿科脾胃病中常用。固体成药中药量较小者在儿科应用也很方便。应用时用水和匀或直接送服。浓缩丸、滴丸、微囊剂等在儿科剂型改革中有着良好的应用前景。但是，婴幼儿服用固体成药需要当心呛入气管，散剂、糕剂等应当以温水调服，胶囊剂、片剂、丸剂等均不宜直接喂服。

4. 鼻饲灌肠法　内服药物若因患儿昏迷、不能吞咽时可采用鼻饲给药，若无法口服或有必要使药物直接进入结肠局部时可采用灌肠给药。

鼻饲法首先要插入胃管。依年龄选择合适的导管，先将下端润以石蜡油，然后自鼻孔插入，插入长度约相等于病人鼻尖至耳垂再至剑突的长度（或发际至剑突的长度）。外端浸入盛清水的小杯水面下，观察有无气泡，若患儿呼气时见到气泡，则是误入气管，应将导管拔出，重新插入。煎成的汤药可以用针筒抽吸后自鼻饲管注入胃中。散剂、煎膏等必须稀释后方可鼻饲，避免堵塞。流质饮食也可通过鼻饲给予。但通过鼻饲法给药给食均不可过久，以免导管留置食管内时间过长造成损伤。

灌肠法常用于便秘、溃疡性结肠炎、肾衰竭、外感发热等疾病，以及无法口服药物的患儿。肛管插入前先用凡士林滑润头部，徐徐插入肛门，依年龄大小，插入约5～15cm。治疗便秘，可将药液装入底部连接肛管的量杯内直接灌入。治疗其他疾病，采用直肠点滴灌注法，治疗前先排便，药液装入输液瓶中，连接一次性输液器（去针头）滴入，滴速每分钟 40～50 滴，滴后嘱患儿控制大便，以保留药液使之吸收而不至随即从肛门排出[12]。直肠栓剂是儿科用药新剂型之一，如治疗儿科高热可使用小儿退热栓。

5. 注射给药法　肌内注射或静脉注射给药，使用便捷，给药准确，作用迅速，是儿科比较理想的一种给药方法。目前儿科常用的中药注射液已有清开灵注射液、炎琥宁注射液、双黄连注射液、醒脑静注射液、生脉散注射液、复方柴胡注射液等。

中药注射剂指从中药材中提取的有效成分，经采用现代技术方法制成的可供注入体内包括肌内、穴位、静脉注射和静脉滴注使用的灭菌溶液，以及供临用前配制溶液的灭菌粉末或浓缩液。中药注射剂制备工艺、质量控制、生产条件要求均较严格，因而研制难度较大。使用各种注射剂均要注意观察不良反应，若有药品不良反应发生，随时上报国家药品不良反应监测中心。

（汪受传　徐　珊）

二、外治疗法

外治疗法，指作用于体表的各种疗法。以是否使用药物为区别，又分为药物外治疗法和非药物外治法。

（一）药物外治疗法

1. 雾化吸入疗法　气雾剂是指药物和抛射剂同装于耐压容器中，使用时借抛射剂（液化气体）的压力，将内容物抛出的一种剂型。雾化吸入疗法是通过雾化装置，将气雾剂雾化，使患儿吸入呼吸道治疗疾病的方法。雾化装置目前常用超声雾化器，雾化出的气雾微粒均匀而细小，90%雾粒直径在 5μm 以下，能直接吸入到终末细支气管及肺泡。使用时患儿口含雾化吸管吸入，3 岁以下小儿可用幕帐或面罩吸入。也可用蒸气吸入法，以蒸气吸入器或高速气流雾化器将药液喷成雾状微粒，吸入呼吸道。

雾化吸入疗法常用于哮喘、咳嗽、肺炎、感冒、鼻渊等肺系疾病，以有关药物组方，使具有清肺化痰、止咳平喘等功效。中药汤剂因悬浮颗粒过大，不可用作雾化吸入，如需使用，以应用中药注射剂为宜。本法单用或与内治疗法同用，有应用方便、无创伤、无痛苦的优点，易为患儿接受，在儿科的应用日益广泛。

雾化吸入剂新药研制，除了要设计相关的药理实验外，要做局部吸收实验、急性毒性实验和局部黏膜刺激性实验，吸入剂用于非局部治疗目的者，还需做长期毒性实验。

2. 滴药疗法　滴药疗法是将药液或新鲜药汁点滴于耳、鼻、眼等患处治疗疾病的方法。

滴药疗法多用于五官科疾病，如脓耳、耳疔、鼻渊、鼻窒、天行赤眼、凝脂翳、乳蛾等。本疗法具有清热解毒、消肿散结、活血定痛、明目退翳等功效。如黄连西瓜霜眼药水滴眼治天行赤眼、鲜虎耳草捣汁滴耳治脓耳等。

滴药疗法作为局部用药，须做局部吸收试验、毒性试验和刺激性试验，根据药物从局部吸收的程度，考虑进行全身性用药的各项试验。如滴鼻剂中鼻黏膜渗透促进剂的研究，药物释放吸收机制研究。根据用药方法，对用药局部进行局部刺激性试验，用肉眼观察及组织切片的镜检，测试刺激性（即炎症）的发展和恢复情况。滴鼻剂对鼻腔纤毛毒性主要包括药物、附加剂、渗透促进剂和防腐剂对纤毛活动的作用，目前已有运用在体蟾蜍上腭模型进行鼻纤毛毒性评价，另有对呼吸道（包括肺部）的局部刺激性和毒性试验。滴眼剂观察对眼结合膜和眼球的刺激作用等。

3. 吹药疗法　吹药疗法是将药物研成粉末，用喷粉器或自制工具(细竹管、纸筒等)，将药末吹入孔窍等处的治疗方法。

吹药疗法将药物吹于口腔、咽喉、耳、鼻、眼、皮肤创面等处，治疗相应局部疾病及某些全身性疾病，如鹅口口疮、乳蛾喉风、耳疮聍耳、鼻窒鼻渊、目痒粟疮，以及白喉、丹痧、黄疸、惊风、癫痫、昏迷痰壅等症。具有清热解毒、凉血消肿、燥湿豁痰、利气通窍、熄风解痉等功效。如红棉散吹耳治疗聍耳，雄芦散(雄黄、生矾、藜芦各3g，牙皂1个，蝎梢7个，共为末)吹鼻治癫痫、破伤风等病症，清咽消肿散(珍珠粉1.5g，西月石54g，雄黄4.5g，冰片1.0g，川贝母2g，煅人中白32g，青黛3g，薄荷2g)外吹治疗不同类型的口腔阳热肿痛病症如口疮、口糜、急性化脓性扁桃体炎、急性咽喉炎等[13]。

吹药粉末应细，以通过七号筛为要求。使用前要先用生理盐水或3%过氧化氢液将局部脓液等洗净。鼻、耳、眼部吹药剂量均不宜多，再次使用时要先将前次残留药末拭去。研制吹药，同样要做局部吸收试验、毒性试验和刺激性试验。

4. 药袋疗法　药袋疗法是将药物研末装袋，给小儿佩挂或做成枕头、肚兜的外治法。用于佩挂常制成香囊，枕头制成药枕。

药袋疗法在儿科用于预防和治疗。香囊常用于预防呼吸道感染，辟秽免疫、祛风燥湿，如山萘、苍术、冰片、白芷、藁本、甘松等制成的防感香囊，有降低复感儿发病率的作用。药枕用于鼻渊、感冒、疰夏、暑疖、头痛等病症，有宣肺通窍、疏风散寒、清热祛暑等功效，如干绿豆皮、干菊花制成的豆菊药枕治疗疰夏。肚兜用于腹痛、泄泻、腹胀、呕吐、厌食等病症，有温脾散寒、理气止痛、消食除胀、止吐、止泻等功效，如茴香、艾叶、甘松、山萘、官桂、丁香等制成的暖脐肚兜治疗脾胃虚寒性腹痛吐泻。

药袋疗法使用方便，便于保存，无刺激性，药枕、肚兜将药袋取出后还可以洗涤。现代研究，香囊、药枕的气味自呼吸道吸入，有一定的提高呼吸道SIgA含量而增强免疫、抑菌抗病毒和促进血液循环等作用。药物肚兜通过皮肤吸收，有调节胃肠蠕动、促进肠道吸收等作用。药袋疗法的新药研制，作为外用药，治疗局部疾患且方中不含毒性药材和有毒成分的，可不做长期毒性试验，但需做局部刺激试验、过敏试验，必要时需做吸收试验，如治疗全身疾患的还应做长期毒性试验。

5. 熏洗疗法　熏洗疗法是将药物煎成药液，熏蒸、浸泡、洗涤、沐浴患者局部或全身的一种治疗方法。利用煮沸的药液蒸气熏蒸皮肤是熏蒸法，药液温度降为温热后浸泡、洗涤局部是浸洗法，煎煮多量药液沐浴全身则是药浴法。

熏洗疗法用于局部及全身的多种疾病。熏蒸法用于麻疹、感冒的治疗及呼吸道感染的预防等，有疏风散寒、解肌清热、发表透疹、消毒空气等功效，如麻黄、浮萍、芫荽煎煮熏蒸麻疹患儿可助透疹。浸洗法用于痹病、痿病、外伤、泄泻、脱肛、冻疮及多种皮肤病，有疏风通络、舒筋活血、驱寒温阳、祛风止痒等功效，又常与熏法同用先熏后洗，如石榴皮、五倍子、明矾煎汤先熏后洗治疗脱肛。药浴法用于感冒、麻疹、痹病及荨麻疹、湿疹、银屑病等多种皮肤病，有发汗祛风、解表清热、透疹解毒、活络蠲痹、祛风止痒等功效，如用香薷汤药浴治疗小儿夏季外感发热[14]，苦参汤(苦参、菊花、蛇床子、金银花、白芷、黄柏、地肤子、菖蒲煎汤)温浴治全身瘙痒症。

熏洗疗法促进血液及淋巴液的循环，提高白细胞吞噬功能而抗炎灭菌，改善局部组织营养和全身功能，抗过敏，并可通过皮肤吸收而发挥全身的药理效应。熏洗中成药制剂作为皮肤用药，也应做皮肤急性毒性试验、皮肤刺激试验、皮肤过敏试验等，若是含毒性药材和有毒成分或用于治疗全身疾患的，要求做皮肤长期毒性试验。

6. 热熨疗法 热熨疗法是采用药物、器械或适用的材料经加热处理后，对机体局部进行熨敷的治疗方法。

热熨疗法常用于腹痛、泄泻、积滞、癃闭、痹病、痿病、哮喘等病证，具有温中驱寒、理气止痛、通阳利尿、温经通络、祛寒降气等功效。如葱麝藕茎膏，以鲜藕茎、葱白等量，杵烂，放锅内慢火炒热，加入麝香少许，炒极热后，分裹两包，轮流乘热敷于少腹，治疗癃闭，至小便通利为止。

热熨疗法应用时应两包药物轮流加热熨敷，保持连续治疗。热熨温度以45℃～55℃为宜，过高防灼伤皮肤，过低则影响疗效。热熨时湿润的热气不仅增加皮肤对药物的吸收，同时可使局部皮肤产生温热效应，毛细血管扩张，血液和淋巴液循环加强，新陈代谢及抗炎能力增强，促进肠道、膀胱等相应器官的蠕动和收缩。热熨药剂研究，同样应做毒性试验及刺激性试验。

7. 涂敷疗法 涂敷疗法是将药物制成药液，或调制成药糊、药泥等剂型，涂抹、湿敷于体表局部或穴位处的治疗方法。使用药液者称药液涂敷法，使用药糊者称药糊涂敷法，使用药泥者称药泥涂敷法。药液常用50%乙醇浸泡药物粗末24～48小时之浸泡液，或水溶性药物之水溶液，或鲜药捣绞之药汁液，或药物煎煮后之煎液，或菜油、麻油煮沸加入药末煎炸过滤后之药油。药糊是用药物散剂加液体赋形剂调制而成。药泥是将鲜药或生药捣烂如泥制成。

药液用于发热、泄泻、暑疖、湿疹、药疹、烧伤等病证，具有清热解毒、温中止泻、活血消肿、燥湿收敛等功效，如复方湿疹液（马齿苋、连翘、百部、苦参、五倍子、生甘草、白芷，煎液）涂敷患处治奶癣。药糊用于夜啼、痄腮、口疮、哮喘、咳嗽、肺炎、泄泻、腹痛、湿疹等病证，具有安神定惊、解毒消肿、收敛生肌、止咳平喘、温中止痛等功效，如白芥子、胡椒、细辛研末，生姜汁调糊，涂敷肺俞穴，治寒喘。药泥用于痄腮、痈疖、呕吐、泄泻、腹痛、衄血、癃闭、遗尿、外伤、湿疹等病证，具有消肿解毒、健胃理气、凉血止血、温阳祛寒、利尿摄尿、活血止痛等功效，如鲜蒲公英捣烂如泥外敷治痄腮、疖肿。

涂敷疗法通过皮肤吸收。根据药物成分，分别采用水、乙醇、脂肪油等为溶媒，可以增加有效成分含量。敷药中加入二甲基亚砜，有助于提高经皮吸收的效果。涂敷制剂研究，要作皮肤用药的毒性试验和刺激性试验。

8. 贴敷疗法 贴敷疗法是将药物熬制成膏药、油膏，或将药物加赋型剂做成药饼，或用自然薄型药源、人工加工制作得到的药膜，贴敷在施治部位的治疗方法。膏药、油膏属外用膏，是由药材、植物油与红（黄）丹炼制而成，或以油、蜡为基质，加入药物，经加热后提取药物有效成分，或不经加热将药物研成细粉或极细粉混匀而成的外用剂型，包括黑膏药、白膏药和油膏（药膏）。药饼是将药物研粉，再根据需要选用水、油、醋、姜汁等液体，将散剂调成稠膏状，或将药物捣烂加面粉等赋型剂拌和，做成适当大小的药饼备用。药膜采用蟾皮、蛇蜕类自然薄形药物，或将药物溶解或分散于成膜材料溶液中通过成膜机制成薄膜状药剂。

膏药用于痈疽疮疖、跌打损伤、筋骨酸痛、癥瘕瘰疬、腹痛泄泻等病证，具有消痈散结、活血生肌、舒筋通络、化瘀消癥、散寒温脾等功效，如暖脐膏贴脐治疗寒凝腹痛泄泻。药饼用于感冒、鼻窒、咳嗽、哮喘、厌食、泄泻、滞颐、盗汗等病证，具有解表宣肺、化痰平喘、温中健脾、摄涎敛汗等功效，如炒白芥子、面粉等份研末水调，纱布包裹，敷贴于背部第3～4胸椎处，每次15分钟，皮肤发红则去药，用于肺炎喘嗽辅治消除湿性啰音。药膜用于痄腮、疖肿、溃疡、烧伤、湿疹等病症,具有解毒消肿、收敛生肌、杀虫止痒等功效,如蟾皮药膜用于痄腮、疖肿初起,养阴生肌药膜用于口疮阴虚证等。贴敷疗法亦通过皮肤吸收生效,产生促进血液和淋巴液循环,抗炎抑菌,促进炎症消散和吸收,促进损伤组织修复,以及调整脾肺等内脏功能等作用。贴敷制剂,也要做皮肤给药的毒性试验和刺激性试验。

9. 中药贴片电超导透皮给药疗法　用于治疗小儿咳喘、泄泻等,是一类能控释药物通过完整皮肤进入局部组织,经毛细血管进入血液循环而发挥治疗作用的新型给药方法。它具有避免药物在人体肝脏的"首过效应"和胃肠道的降解破坏作用,减少血药浓度的峰谷变化,维持有效药物浓度时间,减少个体差异和毒副作用等优点。

(二)非药物外治疗法

1. 埋藏疗法　埋藏疗法是在穴位或其他特定部位埋入羊肠线、猪鬃等异物,以形成持久刺激的一种治疗方法。

操作方法:常规消毒局部皮肤,局部麻醉,将一段 1cm 长的消毒羊肠线放置腰椎穿刺针针筒的前端,后接针芯,左手拇指与食(示)指绷紧或捏起进针部位皮肤,右手持腰椎穿刺针刺入穴位,当出现酸、麻、胀等针感后,边推针芯,边退针管,将羊肠线埋入皮下组织或肌层内,完成后用消毒纱布敷盖。另一种埋线法是用不锈钢三棱针穿羊肠线,将针穿过埋线部位,平皮肤进针口和出针口剪断羊肠线,提起皮肤使线埋入,局部碘酒消毒包扎。

埋鬃法是用消毒猪鬃插入 7 号注射针头内 1～1.5cm 后剪断,注射器内装 10%葡萄糖液 5ml,接上针头。局部消毒后将针头刺入皮下肌层,边进针边推葡萄糖液,约前进 0.5cm 后,再返回边退边推,如此反复 2～3 次,至猪鬃全部植入。

埋藏疗法常用于哮喘、痹病、痿病、遗尿等病证,选取适当经穴埋藏,有肃肺平喘、舒筋通络、固脬止遗等功效。如痹病取患侧梁丘、阳陵泉、小肠俞、阿是穴(压痛点)埋线,哮喘取八华穴埋线等。

埋藏疗法埋藏时要注意无菌操作,进针时避开血管和神经,针头从皮下肌层横穿而非直刺,胸背部埋藏要慎防刺入胸腔。埋藏疗法通过在经穴内埋入异物,形成长时间持续刺激,调节脏腑经络的功能,调整神经、体液、免疫系统的功能,发挥治疗作用。

2. 割治疗法　割治疗法是用手术刀切开人体腧穴或某一特定部位皮肤,刺激切口内组织,或割除切口内少许脂肪,以治疗疾病的一种疗法。

操作方法:根据割治部位,让患儿取坐位、仰卧或俯卧位,充分暴露被割治局部。先用 2%碘酊及 75%乙醇对局部皮肤常规消毒。若切割部位较深者,用 0.5%普鲁卡因溶液做局部麻醉,而后用手术刀纵行切开皮肤约 0.5～1cm,深度依部位而定,手部、背部等可达 0.4cm 左右。切开后,用拇指挤压切口两侧,用手术剪剪去被挤出的皮下脂肪,或用血管钳伸入切口按摩刺激。切口小于 1cm 时可不缝合,仅压迫切口片刻控制出血。术毕局部敷以中药粉或消炎粉,消毒纱布覆盖,胶布固定。

割治疗法常用于疳病、哮喘、面瘫、癫痫、遗尿等病证,有消疳化积、化痰平喘、疏通经络、熄风定痛、固脬止遗等功效。如疳病割大鱼际或小鱼际,哮喘割鱼际或膻中等。

割治疗法要严格执行无菌操作,手术创口保持清洁,防止感染。有出血倾向者不宜使用此法。

割治疗法通过割治形成的良性病灶,调整神经、体液、内分泌的功能,进一步改善内脏功能,调节新陈代谢等,而产生较长时间的治疗效应。

3. 拔罐疗法　拔罐疗法是以罐为工具,借助燃火排气造成罐内负压,使其吸着皮肤,产生局部充血的一种治疗方法。目前使用的罐具有玻璃罐、竹罐、陶罐，除火罐外还有用水罐、抽气罐、药罐者。

操作方法：火罐法操作时，先给患儿安置好合适体位。用镊子夹住乙醇棉球点燃，伸入罐内旋转后立即抽出（也可投入罐中），迅速将罐口扣在应拔部位。一般留置火罐5～10分钟，也有用闪罐（火罐吸住皮肤后随即取下，再吸，再取，反复至皮肤潮红）、走罐（拔罐部位涂少许润滑剂如肥皂水、乳剂，罐具燃火排气吸住皮肤后，右手夹罐底，左手压于罐具后方，用力使罐具推拉移动，反复至局部红润）等方法者。起罐时，先用手指按压罐口一侧皮肤，使空气进入罐内，罐则自然脱落。

拔罐疗法常用于感冒、咳嗽、肺炎、哮喘、腹痛、泄泻、肩背痛、落枕、毒蛇咬伤等病证，有疏风散寒、宣肺止咳、化痰平喘、活血舒筋、温中止泻、拔毒吸毒等功效。如肺炎取大椎、身柱、肺俞等穴，或直接拔于湿啰音明显处，促进啰音吸收。毒蛇咬伤拔罐于伤口拔出毒液。

拔罐疗法在应用前要先检查罐具，口部须光滑平整无破损。拔罐部位以肌肉丰满、皮肤平整、毛发少处为宜。拔罐时防止烫伤、起疱，拔罐时间不要太长。高热惊厥患儿，以及皮肤出血、紫癜、水肿、溃破等部位，不宜应用此法。

拔罐疗法对局部皮肤及皮下组织产生温热刺激作用，促进局部血液循环，加强新陈代谢，改善局部组织营养状态，同时，通过神经、体液机制，可以调节内脏的功能。

4. 刮痧疗法　刮痧疗法是用刮具的钝缘面蘸植物油或清水，在一定部位（图3-2）的皮肤上反复刮，使皮肤出现紫红色的痧点，以治疗疾病的一种方法。刮痧的刮具有瓷匙、铜钱、纽扣、八棱麻、苎麻等。

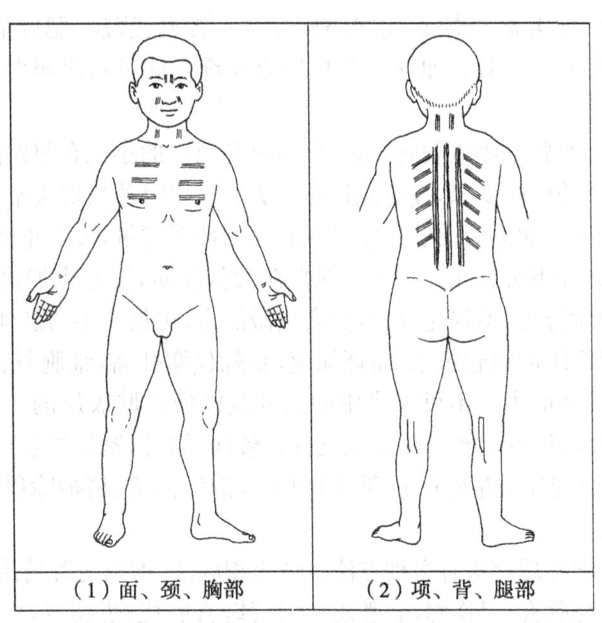

图3-2　刮痧部位

操作方法：患儿取俯卧位、仰卧位、仰坐位或俯伏位（俯坐于椅背上，暴露后项及背部），暴露刮痧部位。用热毛巾擦洗皮肤，术者持刮具在温开水或植物油中蘸湿，先在患儿颈后正中凹陷处刮，刮出一道长形紫黑色痧点，然后让患儿俯卧，在脊柱正中（瘦弱者取两旁）刮一道，再于肩胛下左右及后背肋间隙处各刮一道，均以刮出紫黑色痧点为止。如患儿头痛或咽痛，则取仰坐位，在咽喉两旁各刮1～2道；如头晕眼花，胸闷腹胀，心中烦热，则取仰卧位，在胸前两侧第3～5肋间隙处各刮1～2道；如手足厥冷，小腿转筋，可加刮两肘窝、两腘窝、足跟肌腱处等部位。若用间接刮法，则在刮痧部位放一块大小适宜的薄布或手绢，刮具隔布刮治，每刮10次，掀布检查1次，如皮肤出现带状痧点，则移动位置。

刮痧疗法常用于痧证等，如中暑、急性胃肠炎、冒暑感冒、湿温、外感高热、惊风等病证，有祛暑清热、解毒泄浊、醒脑开窍、疏畅气血、运脾和胃、行气止痛等功效。如中暑刮脊柱两旁、颈部、胸肋间隙、肩背、肘窝、腘窝等处。

小儿皮肤薄嫩，刮具常用八棱麻、棉纱线等软质工具。使用硬质刮具时，施力要适当，以见到痧点为度。如刮时患儿呼痛难忍，或年幼而不能配合者、有出血倾向者，均不用此法。

现代研究认为，刮痧疗法刺激了神经末梢，具有疏导、兴奋、调节神经的作用，促进体表血液循环和新陈代谢，因而具有一定的治疗效果。

5. 日光疗法　日光疗法是让体表直接暴露于阳光下，利用日光的辐射作用治疗疾病的方法。

应用方法：选择阳光充足、空气新鲜的室外绿化、近水地区，让小儿多暴露皮肤，接受阳光照射。照射的时间依患儿年龄、阳光强度、疾病种类等确定。年幼者时间短，年龄大者时间延长，婴儿可仅在室外阴凉处获得折射的阳光，年长儿可达每日1小时以上。夏季照射时间宜短，或在早晨、傍晚阳光较弱时进行，冬季则在中午前后进行。照射时间应逐步加长，可从每次2～10分钟开始，逐渐增加到每次30～60分钟。光线强时头部可戴遮阳帽，戴有色眼镜护眼。

日光疗法常用于维生素D缺乏性佝偻病、疳病、贫血、痹病、肥胖症等病证，有温经活血、强筋壮骨、调和阴阳等功效。如维生素D缺乏性佝偻病可每次照射60分钟，1日2次，配合药物治疗。

日光疗法不宜在空腹或刚进餐时进行，照射时易出汗的小儿在照射前先适当饮水，出汗多时暂停照射。冬季照射防受寒，夏季照射防受暑。照射时若出现头晕、恶心呕吐、心悸、烦躁等反应，应暂停照射。照射时皮肤红赤、疼痛，表明照射过量，要停止治疗。

日光中含可见光和不可见光。可见光能兴奋大脑皮质，使心率加快，血液循环加速，新陈代谢旺盛，促进激素分泌，增强免疫力，提高应激能力，可见光中的红外线对人体产生温热刺激，使体表及深层组织的血管扩张，循环加速，新陈代谢旺盛，细胞氧化过程加快，还能增加网状内皮细胞的吞噬能力。不可见光中的紫外线能使皮肤表层的7-脱氢胆固醇转化为维生素D_3，有效地预防和治疗维生素D缺乏性佝偻病，同时，紫外线还有较强的杀菌能力。

6. 心理疗法　心理疗法是应用心理调节方法，治疗情绪、精神障碍以及其他心一身相关疾病的一种疗法。

应用方法：中医学心理疗法有多种方法。情志相胜法，即以情胜情法，如《素问·生气通天论》所说：喜伤心，恐胜喜；思伤脾，怒胜思；忧伤肺，喜胜忧；恐伤肾，思胜恐；怒伤肝，悲胜怒。语言疏导法，是用言语开导以解郁的方法。移精变气法，是通过术者的语言、行为等，转移患者对病痛的注意力，借以调整气机，使精神内守的方法。顺情从欲法，是顺从患者的意愿，满足其需要的一种心理疗法。

心理疗法常用于儿科郁证、厌食、拗哭、疳病、口吃，以及精神行为异常类疾病，有畅情调志、解郁宁神，及使之精神内守、全形却病的功效。如明代万全曾治疗一个6个月婴儿惨然不乐、昏睡不乳，诊为思伤脾，让日常与其相伴的小厮回到患儿身边，则其病霍然而愈。是为儿科顺情从欲法的验案。

心理疗法在儿科应用，须由已与患儿密切相处，使之感到亲切可信的亲属或医务人员施行。要注意方式方法，符合不同年龄、病情儿童的心理特点，做到因人制宜。

心理疗法能通过对高级神经心理活动的调节，有效地治疗心理障碍类疾病。同时，神经心理活动的调节，还能对机体的生理生化过程产生良好的影响，从而对于各类心—身疾病的治疗发挥积极的作用。

（汪受传 徐 珊）

三、针灸疗法

针灸疗法，是用针法和灸法防治疾病的方法。两法在临床上常配合使用，故合称为针灸疗法。

针法，是用金属制成的针具，刺入人体穴位，并运用操作手法，以调整脏腑、经络、气血的治疗方法。

灸法，是借灸火及药力刺激，通过经络腧穴的作用，以防治疾病的方法。施灸的原料很多，但多以艾为主，艾叶气味芳香，干燥后极易燃烧，用作灸料，具有温通经络、行气活血、消肿散结、回阳救逆、防病保健等作用。

儿科临床常用的针灸疗法如下。

（一）毫针疗法

毫针是临床应用最多的一种针具。毫针疗法，是指运用毫针刺入人体穴位，以防治疾病的方法。毫针极细，可刺入全身可刺灸的任何腧穴，因此这种疗法又称为体针疗法。

1. 操作方法

（1）进针：常规皮肤消毒后，将针刺入穴位。进针虽有双手与单手进针之分，但儿科多用单手进针。要求一手固定患儿肢体，一手迅速将针刺入穴位。

（2）行针：常用的行针手法有提插和捻转。毫针刺入后，应根据疾病的虚实和体质的强弱，术者用手使毫针在穴位内按一定的方向和节律，进行深浅、强弱不等的提插和捻转，即应用不同的补泻手法。给小儿针刺，常用点刺法，而较少行针。

（3）留针：经过针刺行针后，将针停留在体内一段时间再起针，叫留针。给婴幼儿针刺治疗，一般不予留针。但对慢性和顽固性疾病、针刺头部的一些穴位（如百会、四神聪等），以及能配合治疗的较大儿童，也可适当留针。一般留针 20 分钟左右。

2. 注意事项 要求医者针刺手法熟练，进针迅速，行针轻柔，不宜强刺，不宜大幅提插。针刺时，应避开血管。每次取穴宜少而精。3 个月以内的婴儿不宜针刺，婴幼儿宜少刺，以尽量减少患儿痛苦。对较大儿童针刺，亦应取得患儿的合作。小儿囟门未闭合者，囟门及头前部腧穴不宜针刺。胸背部有重要脏器的体表穴位不宜深刺。眼区腧穴要掌握好进针角度和深度，忌大幅度提插捻转。脊椎及督脉经腧穴亦忌深刺，以免伤及延髓、脊髓及内脏，而引起生命危险或致残。

3. 现代研究 近几十年来，国内外学者对针刺能防治多种疾病的机制，进行了大量的观察研究，结果都肯定了针刺具有镇痛、调整机体各系统功能和增强人体免疫力等三个主要方面的作用。

针刺的镇痛作用，有学者认为针刺能提高皮肤痛阈，故能降低机体对痛觉的敏感性，增强对疼痛的耐受力。有的认为，中枢神经递质在针刺镇痛中有重要作用，针刺能兴奋大脑内的镇痛系统，抑制脊髓对疼痛的传递和感受系统。还有发现，针刺能使外周血液中致痛物质（如钾离子、组胺、缓激肽等）的浓度降低，等等。总之，针刺的镇痛作用是一个复杂的动态过程，在针具的刺激作用下，机体的应答反应从外周至中枢，涉及神经、体液等诸多因素。其中还有不少问题有待进一步探索。

针刺对人体各系统的许多组织器官，具有明显的良性调整作用，可使其功能趋向生理平衡，由不正常恢复到正常。例如：针刺能改善心脑血液循环，对大脑皮质的兴奋与抑制过程有明显的调整作用。针刺反复刺激外周穴位，可以不断将针刺信息传入中枢神经，通过脊髓的初级运动中枢兴奋瘫痪肌肉防止失用性肌萎缩；又能通过反复刺激来兴奋大脑的高级运动中枢，帮助恢复和重建正常的反射弧，以治疗中风偏瘫。针刺对血压具有双向调节作用。针刺能使迷走神经紧张度降低，交感神经兴奋性增高，使支气管痉挛解除，血管收缩，渗出减少，气道阻力降低，肺通气功能改善。针刺能促进胃肠功能正常化，对胆囊的蠕动、胆汁的分泌及排泄均具有明显的调整和增强作用，并对实验性溃疡和胃穿孔具有促进修复和愈合的作用。针刺对肾与膀胱，以及对血液各种有形和化学成分、电解质、酶系统均有明显的良性调整作用，等等。

针刺对人体防御免疫的影响是多方面的，主要是通过增强网状内皮系统的功能，提高白细胞的吞噬能力，促进体内各种特异和非特异性抗体的产生等，来增强人体的抗病能力，以预防疾病。这些功能的产生与神经、体液的作用因素亦是分不开的。

总之，通过现代研究发现，针刺的三大作用是互相关联的，其治病的疗效是通过针刺对机体多方面的功能调节而实现的。例如：针刺的抗炎作用，是针刺对自主神经、局部血液循环、细胞免疫和内分泌腺等综合调节的结果。

4. 主治病症　毫针疗法在儿科的适应证较广。常用于发热、惊风、哮喘、咳嗽、腹痛、呕吐、泄泻、痢疾、遗尿、痿病、痹病等多种病症。

(二)三棱针疗法

三棱针疗法，是利用三棱针点刺（亦可用毫针点刺，以减轻痛苦），使之少量出血的治法。古称“刺血络”疗法。本法具有开窍、醒脑、散热、消瘀、活血之功。其操作简便，见效迅速。

1. 操作方法　速刺：即迅速点刺。医生先以左手夹持或扶持住治疗部位，右手持针正对所刺穴位，迅速刺入皮肤半分或 1 分深，并迅即退出，此时血液或组织液自动从针孔溢出，若未溢出者，可在刺点周围轻轻挤压，以使血液流出。还有挑刺、丛刺、围刺的操作方法，因其痛感较重，在儿科一般不用。

2. 注意事项　三棱针刺激较强，给小儿施针，针具不宜太粗，多用毫针代之。点刺必须浅而快。勿刺伤动脉，出血不宜过多，一般不超过 2～3 滴。体虚气弱以及凝血机制不良的患儿不宜使用。针前应严格无菌操作，以防感染。若发生晕针，按晕针处理。

3. 现代研究　有学者用粗针点刺督脉穴神道、大椎等穴，治疗疔疮、疖肿 2099 例，治愈率达 96%。针刺后白细胞总数及中性粒细胞比例明显恢复至正常。说明针刺放血有较好的抗炎作用。江苏省中医院邱茂良等认为，点刺放血刺激了神经、血管，是通过两者的调节而发挥作用的，但其中根本的机制还有待深入探索。

4. 主治病症　三棱针疗法在儿科常用于高热、急性扁桃体炎、咳喘、疖肿、麦粒肿、疳病、荨麻疹等病症。

(三)头针疗法

头针疗法，是将针刺疗法与大脑皮质功能定位的理论相结合，在头皮相应的投射区进行针刺，以治疗疾病的一种方法。“头为诸阳之会”、“诸经皆归于脑”、手足三阳经脉都会于巅顶。针刺头部能够调节经气，活血通络，以治疗疾病。临床常用于治疗脑源性疾病。

1. 针刺部位　在头皮上，有和大脑皮质功能相应的投射区，刺激不同的投射区，具有不同的治疗作用。头针的部位，是按不同投射区的功能，划分出的若干刺激区。

划分刺激区，有两条基本的标准定位线（图 3-3）。

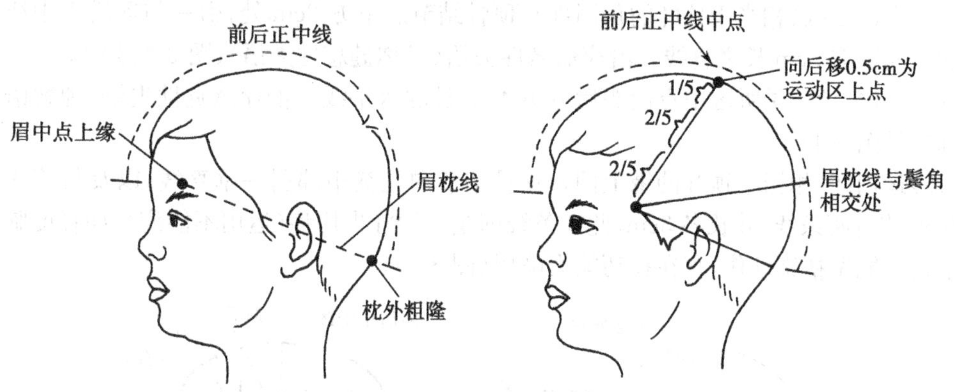

图 3-3　头针运动区定位

前后正中线：从两眉间中点（即正中线前点）沿督脉，至枕外粗隆尖端下缘（正中线后点）的连线。

眉枕线：眉中点上缘和枕外粗隆尖端的头侧面的连线。

刺激区有 14 个，其部位及主治如下：

（1）运动区（相当于中央前回部位）：上点在前后正中线中点后 0.5cm 处，下点在眉枕线和鬓角前缘相交处，上、下两点的连线即是。该区划分 5 等份，上 1/5 为下肢、躯干运动区，主治对侧下肢瘫痪；中 2/5 为上肢运动区，主治对侧上肢瘫痪；下 2/5 为面部运动区（包括言语一区），主治对侧中枢性面神经瘫痪、运动性失语和发音障碍、流口水等（图 3-4）。

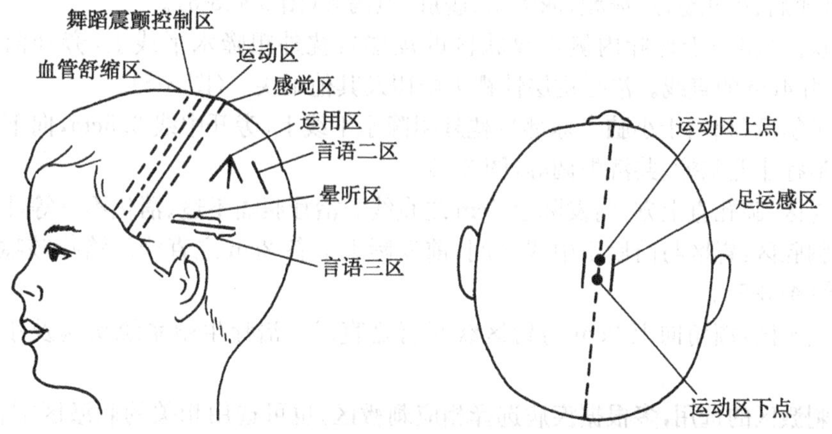

图 3-4　头针侧面、顶部刺激区定位

（2）感觉区（相当于中央后回部位）：运动区平行后移 1.5cm 处。上 1/5 为下肢、头、躯干感觉区，主治对侧腰腿痛、麻木、感觉异常及后头项痛；中 2/5 为上肢感觉区，主治对侧上肢疼痛、麻木、感觉异常；下 2/5 为面部感觉区，治疗对侧面部麻木、疼痛等（图 3-4）。

(3)舞蹈震颤控制区(相当于锥体外系区):运动区平行前移1.5cm处。治疗对侧肢体不自主运动及震颤(图3-4)。

(4)血管舒缩区:舞蹈震颤控制区平行前移1.5cm处。治疗皮层性水肿、高血压(图3-4)。

(5)晕听区(相当于颞上回中部):耳尖直上1.5cm,向前后各引2cm的水平线。治疗同侧耳鸣、内耳性眩晕、听力障碍、幻听等(图3-4)。

(6)言语二区(相当于顶叶的角回部):顶骨结节后下方2cm处,引一与前后正中线平行的直线,向下取3cm长之直线。治疗命名性失语(又称健忘性失语)(图3-4、3-5)。

(7)言语三区:晕听区中点向头后方引4cm长的水平线。治疗感觉性失语,理解语言能力障碍(见图3-4)。

(8)运用区(相当于顶叶的缘上回):顶骨结节向乳突中部引一垂直线,以及与该线夹角为40°的前后两条线,其长各3cm,此3条线即是。治疗失用症(运用不能症),如轻度脑瘫患儿,手指不能做精细动作,存在技巧能力障碍(图3-4)。

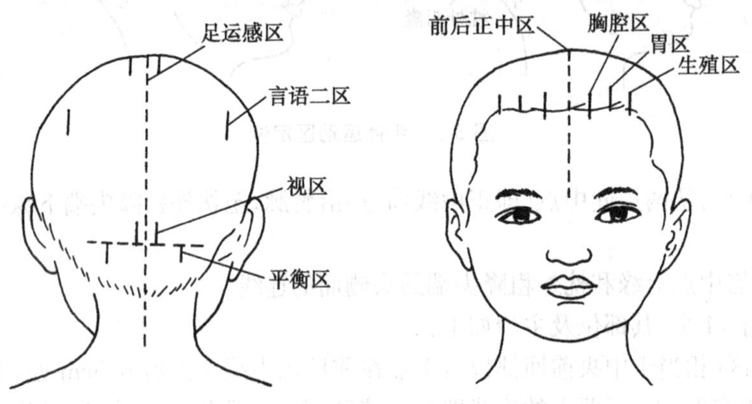

图3-5　头针后部、额部刺激区定位

(9)足运感区:感觉区上点后1cm,头正中线旁开1cm处,向后引3cm长的平行线。治疗瘫痪、腰腿痛、小儿遗尿、尿频、尿失禁、脱肛、泄泻等(图3-4、3-5)。

(10)视区(相当于枕叶内侧面纹状区的皮层):枕外粗隆水平线上,旁开前后正中线1cm,向上引4cm的直线。治疗皮层性视力障碍及其他眼疾。(图3-5)。

(11)平衡区(相当于小脑半球部):枕外粗隆水平线上,旁开中线3.5cm,向下引4cm之垂直线。治疗小儿脑瘫、共济失调等(图3-5)。

(12)胃区:瞳孔直上方,前发际上2cm之直线。治疗腹痛不适、消化不良等(图3-5)。

(13)胸腔区:胃区与前后正中线之间,前发际上下各2cm之直线。治疗咳嗽、气喘、胸闷、心慌等(图3-5)。

(14)生殖区:额角向上2cm与胃区线平行之直线。治疗生殖系统疾病及小儿疝气等(图3-5)。

以上刺激区的选用,多根据疾病选择相应刺激区,也可选用相关的刺激区配合治疗,如下肢瘫痪可选下肢运动区配足运感区。单侧肢体疾病,选用对侧刺激区。双侧肢体疾病以及全身不易区分左右的疾病,可取双侧刺激区。

2. 操作方法　选好刺激区,行皮肤消毒,取30号3cm毫针,针尖与头皮呈30°左右夹角,快速进针刺入皮下或肌层,并沿刺激区快速推进到相应深度。由于小儿不易配合,故只采用捻转进针法,而不作快速捻转。留针时间可适当延长,每次留针20分钟左右。

一般每日或隔日针治1次。10～15次为1个疗程。每隔5～7天后，再继续下1个疗程。

3. 注意事项　头部长有头发，尤须严密消毒，以防感染。头皮血管丰富，针刺应注意避开血管，起针时要用干棉球压针孔片刻，若有出血，可予压迫止血。给小儿头针治疗刺激量不宜过大。

4. 现代研究　临床有很多关于头针治疗脑源性瘫痪的报道，如江苏省中医院针灸科用头针治疗脑性瘫痪700例，总有效率达93%。对头针作用的机制，盛灿若等认为头针可使脑电α波指数和电压上升，并改善其对称性，提示头针对大脑皮质的功能具有调节作用。李忠仁等在对瘫痪病人脑血流图的观察中发现，头针10～20分钟后，脑血流图中出现主峰角减少、峰角加深、波幅升高、波频率变小等现象，提示头针有舒缓血管、改善血管弹性、增强脑血流量等作用。河北省望都县中医院韩淑凯等，运用头针疗法治疗慢性溃疡性结肠炎40例，愈显率高达90%以上。认为刺激头部特定区域，可提高机体免疫力，并通过神经传导使毛细血管扩张，促进血液循环，改善局部微循环，促进炎症吸收，减轻组织水肿，镇痛消炎、改善和防止肠黏膜的水肿和坏死，发挥治疗作用。

5. 主治病症　头针疗法主要用于治疗小儿脑源性疾病。如脑性瘫痪、小儿麻痹症后遗症等。

(四)腕踝针疗法

腕踝针疗法，是通过针刺腕、踝部，以治疗人体相应部位疾病的一种方法。这种疗法是在经络和神经学说的指导下摸索出来的一种新针疗法，具有取穴少、适应证广、操作简便等优点，冬季给儿童施用尤其方便。

1. 针刺部位及主治病症　腕踝针的针刺部位，是以人体前后正中线为标线，由前向后将体表划为1、2、3、4、5、6，共6个纵行区(图3-6)。

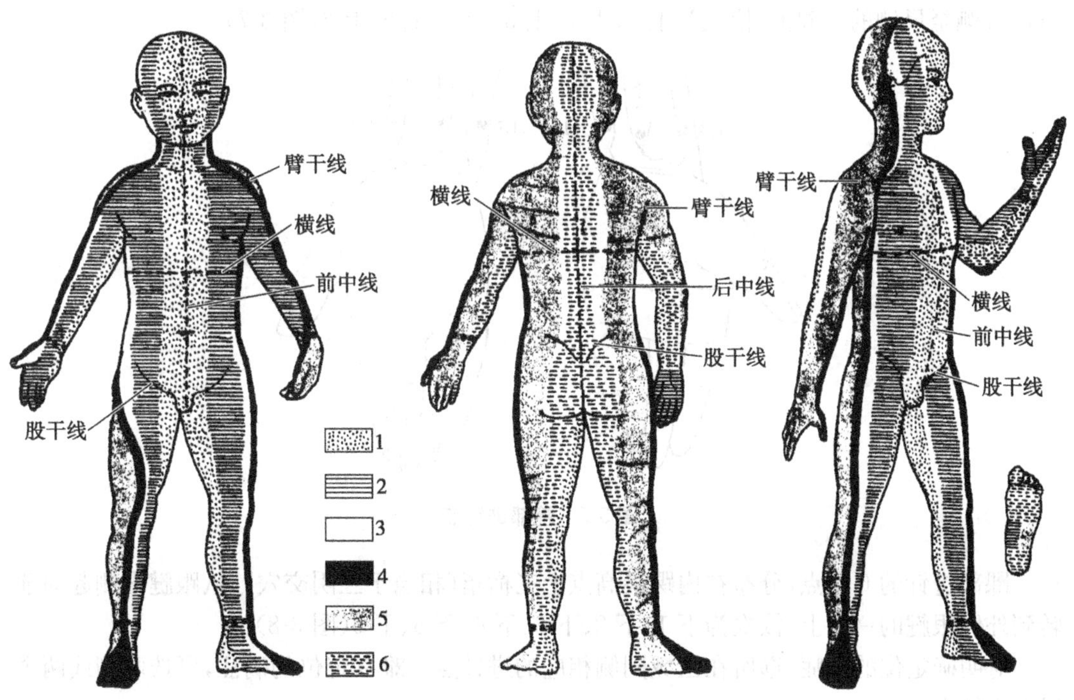

图3-6　腕踝针分区图

1 区：身体的前面，前正中线两侧的区域，包括额部、眼、鼻、舌、咽喉、气管、食管、心腹、会阴部。主治前额痛、目赤痛、鼻塞、流涎、咽喉肿痛、咳喘、心悸、遗尿等。

2 区：身体的正面，1 区的两旁，包括颞部、颊部、后牙、颌下、乳、肺、侧腹部。主治后牙痛、太阳穴痛、哮喘、胸胁痛等。

3 区：身体正面的外缘，即 2 区的外缘，范围狭窄，包括沿耳廓前缘的头面部、胸腹部、沿腋窝前缘向下的直线。主治两侧头痛，以及该区范围内的胸、腹痛等。

4 区：体侧前后面交界处，包括头项、耳及腋窝垂直向下的区域。主治头顶痛、头项痛、耳鸣、耳聋、腋中线范围内的胸腹痛。

5 区：身体后面的两旁，与 2 区相对，包括头、颈后外侧及肩胛、躯干两旁、下肢外侧。主治后颈痛、落枕、肩背痛、侧腰痛等。

6 区：身体的背面，后正中线两侧，与 1 区相对，包括后头部、枕项部、脊柱、骶尾部、肛门部。主治后头痛、项强痛、腰脊痛等。

四肢部位的分区：四肢内侧相当于躯干的前面，四肢外侧相当于躯干的后面。内侧的内缘（即尺侧）划归 1 区，外侧的外缘（亦是尺侧）划归 6 区。这样四肢内、外侧各 3 个区，可按躯干的分区类推（图 3-6）。

腕和踝的相应区，是以胸骨末端和肋弓交界处为中心，划一环绕身体的水平线，将人体 6 个区分成上下两半。水平线以上的各区加“上”字，为腕相应区，如上 1 区、上 2 区……，余区类推。水平线以下各区加“下”字，为踝相应区，如下 1 区、下 2 区……，余区类推。

2. 操作方法　首先要选准进针点，即按肢体内外、前后 6 个纵行区查明病症所在区。纵隔水平以上病症选腕部进针点，纵隔水平以下病症选踝部进针点。

腕部进针的 6 个点，分布在腕横纹上二横指（相当于内关穴），从掌面尺侧至桡侧，再从背面桡侧至尺侧的一圈上，依次为上 1、上 2、上 3、上 4、上 5、上 6（图 3-7）。

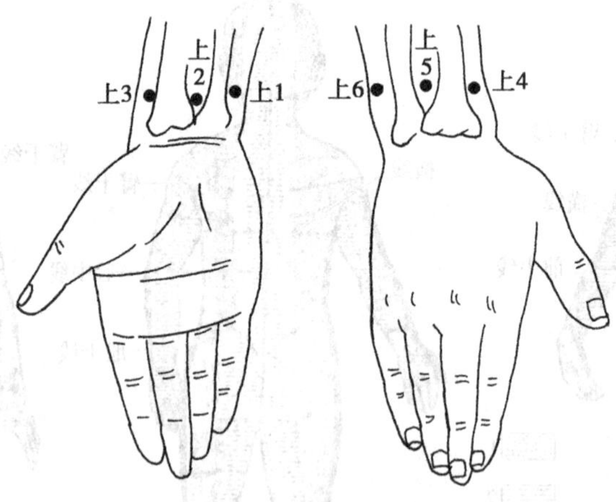

图 3-7　腕部进针点

踝部进针的 6 个点，分布在内踝最高点上三横指（相当于三阴交穴），从跟腱内侧起向前转到外侧跟腱的一圈上，依次为下 1、下 2、下 3、下 4、下 5、下 6（图 3-8）。

对明确定位的病症，选所在区域同侧相应的进针点。难以定位的病症，可选两侧或两个以上进针点。

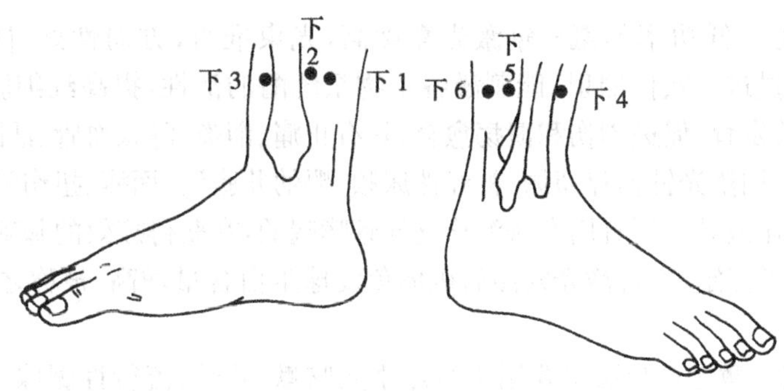

图 3-8　踝部进针点

操作时，先行皮肤消毒，用 3cm 毫针快速刺进皮肤，再将针尖退至皮下，使针贴近皮肤表面，针尖朝向病处，沿皮下平刺入大半针体，针柄用胶布固定，以不影响活动为度。每次留针半小时以上，必要时可留针 12～24 小时。

3. 注意事项　腕踝针进针要求高，且需留针，故对小儿来说，只适合于能配合治疗的较大儿童，但其留针时间亦不宜过长，以防折针、针孔感染的发生。

腕踝针进针后，要求无酸、麻、胀、痛、重之感觉，如有上述感觉，说明进针太深，宜将针尖退至表浅部位后再平刺。平刺时，应避开血管，以免刺破血管引起皮下出血。

4. 现代研究　腕踝针疗法是一种新针疗法，近 10 多年来，用腕踝针治疗的临床报道，有各种痛症、皮肤瘙痒、眩晕、哮喘等 40 多个病种，病例有 4 000 余例。其中以疼痛性疾病疗效较好，特别是治疗功能性疼痛，总有效率高达 98.57%。但实验研究较少，其原理目前尚无成熟的认识。第二军医大学张心曙提出，腕踝针对机体病理状态的调整作用，只有在神经系统保持完整的情况下才有可能产生。从针刺越表浅，症状消除越完全的现象分析，皮下有丰富的神经纤维网，分布有感觉神经纤维末梢和自主神经纤维，其作用很可能是通过神经来调整肌肉和血管的功能活动而产生的。这还有待进一步探讨。符氏认为腕踝针与神经系统有密切关系，而且从腕踝针能即刻镇痛的特点，认为主要不是由于体液的调节而是神经调节，而且趋向于低级中枢，也可能与脊髓节段分布有关，但根据其下针即效，针后易复发，留针可提高和延长疗效的情况看，也不能排除有体液因素产生镇痛物质和消炎物质有关[15]。

5. 主治病症　腕踝针疗法主要用于各种痛症、皮肤瘙痒症、哮喘、眩晕等病症。

(五)激光穴位照射疗法

本疗法是在针灸疗法理论的基础上，利用激光束照射针灸穴位，用以治疗疾病的一种方法。激光针疗法具有无痛、无菌、快速等优点，小儿易于接受。其主治病症与毫针疗法基本相同，多选用氦—氖激光治疗仪。

1. 操作方法　按氦—氖激光治疗仪的操作程序进行，将激光束对准穴位照射，每日 1 次，每次取 2～4 个穴，每穴照射 3～5 分钟。治疗慢性疾病，以 10 次为 1 个疗程，间隔 7 天后再行第 2 个疗程。

2. 注意事项　在治疗过程中，医生和患儿均不可对视激光束，以免损伤视力。光束要对准病灶或穴位，特别是眼周的穴位，要求取穴准确，照射时应闭上双眼。儿童照射时间不超过 3 分钟，剂量宜小，多在 25mW 以下，大剂量则起抑制和破坏作用。人体对激光的吸收有累积作用，一般刺激照射从第 3 天起逐渐增强，10 天左右达高峰，再增加照射次数效果反趋减弱，停一段时间再照射病情可改善。因此疗程之间需间隔 1 周。

3. 现代研究　低功率的氦—氖激光亮度高，光束准直，方向性好，能量集中。使用25mW以下小剂量进行穴位照射，能刺激各生物系统酶的活性，提高红细胞和血红蛋白含量，加速血管生长发育，促进创伤和溃疡愈合，具有止痛、消炎、舒张血管、活跃代谢等多种作用。有学者报道，用激光针治疗遗尿、神经性尿频、婴幼儿腹泻、面瘫、扭伤等，其结果与针灸治疗组对照无明显差异。还有用本法治疗支气管哮喘的，在获得疗效的基础上，对治疗前后的免疫水平进行了测定，发现激光穴照后机体免疫球蛋白含量增高，被称之为“激光免疫效应”。

4. 主治病症　激光针疗法主要用于治疗小儿咳嗽、咳喘、流行性腮腺炎、鼻炎、遗尿等病症。

(六)刺四缝疗法

刺四缝疗法，是用针点刺四缝穴。四缝穴是经外奇穴，在两手食、中、环、小指4指掌面第一指间关节横纹的中央。具有健脾开胃、解热除烦、止咳化痰、通调百脉的作用，是儿科常用的治疗方法之一。

1. 操作方法　根据不同年龄选用粗细不同的针具，年龄越小针具应越细(婴幼儿常以细毫针刺之)。操作时，先令患儿家长将患儿手腕固定，医者用左手持住患儿四指，将四缝穴消毒后，右手持针具对准穴位，自食(示)指向小指逐穴浅刺疾出，即迅速退出。针尖退出后，一般可见黄白色透明黏液从针孔溢出，未见溢出者可在四缝穴上下轻轻挤压，然后用消毒干棉签擦去黏液即可。每周刺1～2次，病重者可隔日刺1次，待病情好转后减为每周1次，10天1次或15天1次，最多不超过10余次。

2. 注意事项　针刺四缝穴须注意避开小静脉，以防出血。刺后24小时内，两手避免接触污物，以防感染。治疗期间，病儿饮食不宜太甜或太咸，以免影响疗效。

3. 现代研究　有学者用刺四缝疗法对厌食、营养不良患儿进行治疗，发现胃液的分泌较治疗前有明显改善。针前患儿胃蛋白酶都是降低状态，针后全部病例均升高。在胃酸方面，针前水平较高者针后下降，较低者针后均升高。还可使小肠中胰蛋白酶、胰淀粉酶和胰脂肪酶含量增加，并能使血中锌、镁、磷等元素的含量增加，从而使消化增强，有助于消化系统疾病患儿的痊愈与恢复，说明针刺对消化液的分泌具有明显的调整作用，这也是针刺能促进消化吸收的机制所在。还有学者用刺四缝疗法对营养不良合并佝偻病的患儿进行治疗，发现治疗后患儿血清钙、磷均有上升，碱性磷酸酶活性降低，说明刺四缝能促进小儿钙磷的吸收，从而促进了患儿骨骼的生长和发育。江都市真武中心卫生院吴有宽运用刺四缝疗法治疗高热惊厥、夜啼、百日咳、龂齿、泄泻均取得满意效果。他认为针刺四缝穴有通调百脉、调和脏腑、清泄胃热、健脾和胃、渗湿止泻、解痉镇咳、迫邪外泄，镇惊熄风等作用。

4. 主治病症　刺四缝疗法主要用于治疗小儿疳病、厌食、咳嗽、百日咳、高热惊厥、夜啼、龂齿等病症。5岁以下小儿，特别是婴幼儿效果更佳。

(七)艾灸疗法

艾灸疗法，是利用艾绒的燃烧，以其火力熏灼身体一定部位(穴位)，以防治疾病的一种方法。本疗法具有温经散寒、回阳固脱、活血逐痹、消结散瘀的作用。可用于治疗疾病、防病保健，还可用于急救。艾灸法有艾炷灸、艾条灸、温针灸3种，在儿科最常用艾条灸法。

1. 操作方法　艾条灸，根据操作手法又分为温和灸、回旋灸、雀啄灸3种。

(1)温和灸：将艾条一端点燃，对准施灸部位，距离3cm左右进行熏灸，使所灸部位有温热感而无灼痛感。每穴灸3～5分钟，至皮肤红晕为度。必要时施灸时间可延长至15～20

分钟。

(2)回旋灸:艾条灸至局部有温热感后,在穴位的上下左右均匀地旋转施灸。

(3)雀啄灸:施灸时,艾条点燃的一端与施灸部位的皮肤并不固定在一定距离,而是像麻雀啄食一样,一上一下地施灸。

以上3种艾条灸法,对一般适应病证均可采用。但前两种灸法多用于灸治慢性病,雀啄灸多用于灸治急性病。

2. 注意事项　施灸治病,除掌握辨证论治的原则外,还需注意避免烫伤。小儿皮肤娇嫩,又不易配合,故不宜使用艾柱灸和温针灸。用艾条灸时,施灸者须将食(示)、中两指分开置于施灸部位的两侧,通过医者手指的感觉来测知患儿局部受热的程度,以便及时调节施灸的距离。施灸后,局部皮肤出现微红灼热,属正常现象,无需处理。如因施灸过量,局部出现小水泡,只要不擦破表皮,可任其吸收。若水泡较大,可用消毒毫针刺破水泡,放出水液,再涂以消炎药膏,并以消毒纱布保护。施灸的顺序,一般先上部,后下部;先背部,后胸腹;先头身,后四肢;先阳经,后阴经,特殊情况也可灵活掌握。颜面部、阴部和有大血管的部位,不宜直接灸。四肢末端皮薄而多筋骨处不可多灸。

3. 现代研究　诸多实验证明,艾灸不仅对局部肌肤产生温热效应,而且能提高细胞免疫功能,对体液免疫有双向调节作用。有学者观察到,艾灸能促进家兔的凝集素和溶血素的产生,艾灸后动物血清中的IgG含量明显上升,其溶血空斑数量显著高于对照动物,认为艾灸对体液免疫的促进作用与增强细胞的活力有关,提示了艾灸具有防病保健的机制。

有学者认为,艾灸关元穴是抗休克的综合急救措施之一。通过观察发现,艾灸关元穴不仅能改善血流动力学状况,提高氧运输功能,而且能增强机体的代偿能力。据福建降血沉协作组报道,用艾灸治疗单纯性风湿病血沉偏快者40例,降至正常者21例,呈不同程度下降者15例,有效率达90%。认为艾灸是治疗痹病的方法之一。

4. 主治病症　艾灸疗法在儿科主要用于治疗寒性腹痛、泄泻、风寒和痰湿咳嗽,预防哮喘复发,协助脱症的抢救等。

(八)灯火灸疗法

灯火灸疗法,古称“神火”。是一种以灯心草蘸油燃烧,点灼穴位以治病的方法。本法具有疏风解表、行气化痰,醒脑定搐之作用。

1. 操作方法　取灯心草5～6cm,将一端蘸上植物油,点燃后,对准所取穴位,迅速点灼一下,即一接触皮肤,迅即离开,点灼时可听到“啪”的响声,此为一燋。每穴只灸一燋。若无法找到灯心草,可以火柴点燃代之。灸毕将火熄灭。

2. 注意事项　施灸前应做好患儿的思想工作,以取得配合。施术时,点灼的速度必须迅速,灯火只灼伤表皮,不要伤及肌层。灯草蘸油不宜太多,防止点燃之油滴掉下灼伤肌肤。灸后局部应注意清洁,防止感染。天气寒冷时,施灸需注意保暖。本疗法只适用于实证、急症,对久病体虚者不用。

3. 现代研究　近年来,灯火灸在临床的应用不断扩大,有用于治疗流行性腮腺炎,有用于治疗腹胀、泄泻、急性扁桃体炎等,均取得较好疗效。其治病机制的研究,尚未见报道,有待进一步探索。

4. 主治病症　灯火灸疗法主要用于治疗流行性腮腺炎、新生儿腹胀、泄泻,以及脐风、惊痫等疑难病症。

(殷　明　汪受传)

四、推拿疗法

推拿疗法，是用推拿手法防治疾病的方法。专用于防治小儿疾病的推拿方法，称为小儿推拿疗法。小儿推拿疗法是推拿疗法中的一大派系，自明代以后自成体系。这种疗法简单、方便、有效，不受设备、医疗条件的限制，又能免除患儿服药打针之苦。因此深受患儿及其家长的欢迎。小儿推拿不仅是儿科常用的一种颇具特色的治疗方法，也是一种提高小儿抗病能力，使之健康成长的保健措施。

(一)疗法特色

小儿推拿疗法的特色，主要在手法操作，穴位的形状、分布、名称、作用，以及应用时的处方取穴等方面(图 3-9)。

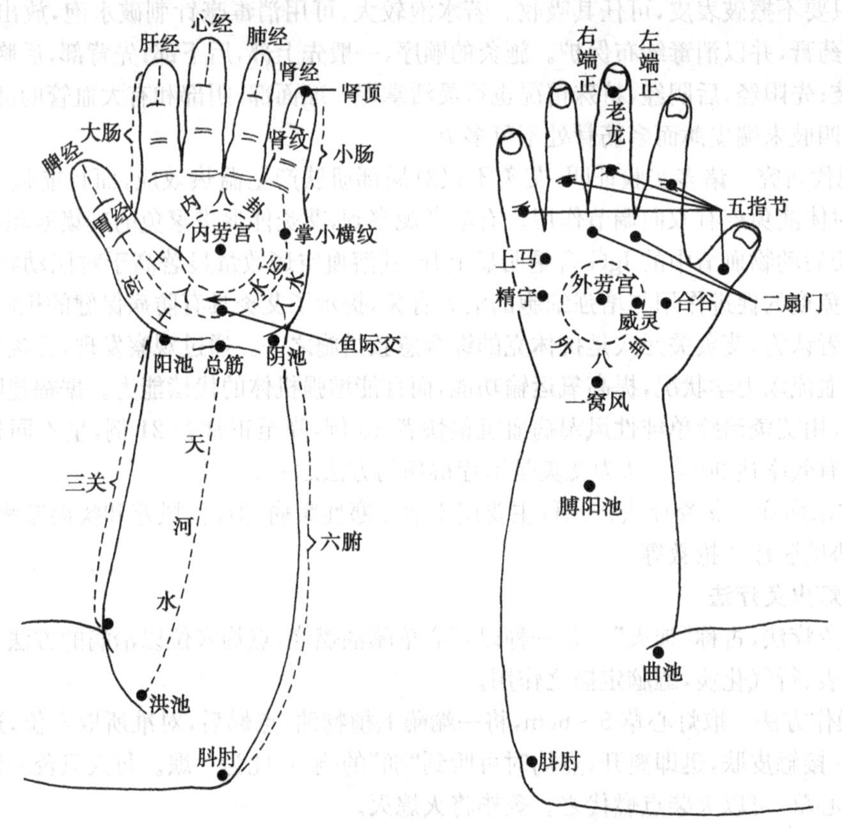

图 3-9 上肢及手掌特定穴分布图

小儿推拿的手法，不同于成人推拿的手法繁多。因此，操作简便，易于掌握。操作时，要求轻快柔和，平稳着实而不飘浮。

小儿推拿穴位的特点，主要表现在特定的穴位上。其形状呈点、线、面状。点状，即一个点就是一个穴位，如手背腕横纹中央点即是一窝风穴(相当于针灸阳池穴)；线状，即从一点到另一点连成的一条线，如食指桡侧缘从指尖到指根，这条连线为大肠穴；面状，即人体的某个部位就是一个穴，如整个腹部为腹穴、肚脐为脐穴等。其分布特点，特定穴多分布在肘关节以下手掌上。有的以脏腑命名，如心、肝、脾、肺、肾、大肠、小肠经等；有的以五行命名，如运土入水、运水入土等；有的以动物命名，如龟尾；有的以哲学名词阴阳、八卦命名，如手阴阳、胸阴阳、内八卦、外八卦等；有的以象形动作命名，如黄蜂入洞、猿猴摘果等。其作用特点是补泻分明。一些穴位的补泻取决于推拿的方向，一般向心推为补，离心推为泻。

小儿推拿处方取穴的特色，主要是重在辨证。临证穴位的选择，以脏腑经络、阴阳气血、寒热虚实为指导，根据病情灵活取用。自古认为，药有寒热温凉平之性，推拿揉捏性与药同，用推拿就是用药，不明不可乱推。推拿处方的构成，要求将推拿手法与穴位名称均列出，如摩腹、揉脐等，或是列出推拿作用和穴位，如补脾经、清肝经等；也可写明操作形式和穴位，如推上三关、退下六腑等。凡推上肢的特定穴只取一只手，过去强调男左女右，现在也有不论男女，皆推左手者。

(二)适应证

小儿推拿疗法适应于小儿生理病理特点，适用于5岁以下，特别是3岁以下小儿。具体来说，主要适用于小儿脾系常见病证，如泄泻、呕吐、腹痛、疳病、厌食等。肺系常见病证，如上感、发热、咳嗽、肺炎、哮喘等。常见的杂病，如遗尿、口疮、近视、肌性斜颈、脑性瘫痪、小儿麻痹后遗症等。

小儿推拿虽可用于治疗儿科的常见、多发病症，但亦有一些禁忌证，如急性出血性疾病、急性外伤、急腹症，皆不宜推拿，还有一些严重的传染病，应采取综合救治措施，而不能单独运用推拿治疗，以免贻误病情。

(三)常用手法

小儿推拿常用手法仅10余种，如推、揉、按、摩、运、掐、搓、摇、捏、拿、拍等。其手法名称虽与成人推拿相同，但具体操作却不完全一样。

1. 推法 多用指推法，即用拇指或示中指推(图3-10、3-11)。操作要领为直线推动，不得歪斜，用力轻快均匀。主要适用于线状穴位，如推大肠、推天河水等。每穴推1～2分钟。

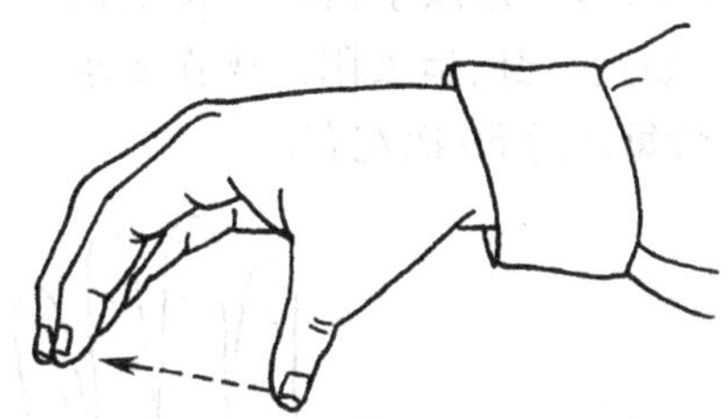

图3-10 拇指推法

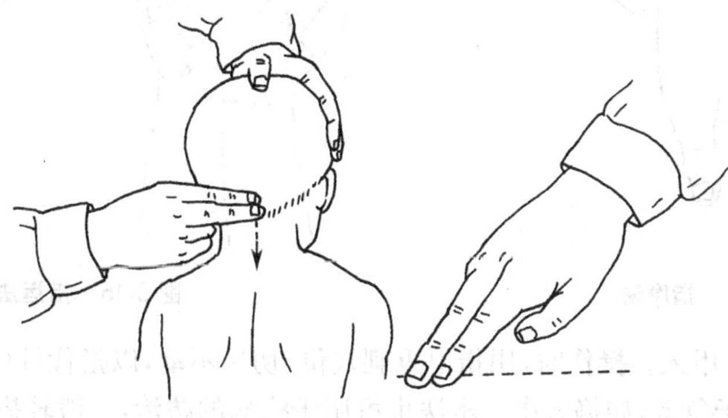

图3-11 示中指推法

2. 揉法　以指揉为主，即单以拇指或中指揉，或以示、中指同时揉(图 3-12)。操作要求吸定皮肤，通过表皮带动肌层，深透入里。主要适用于点状穴位，如揉外劳宫、揉一窝风等。每穴揉 1～2 分钟。

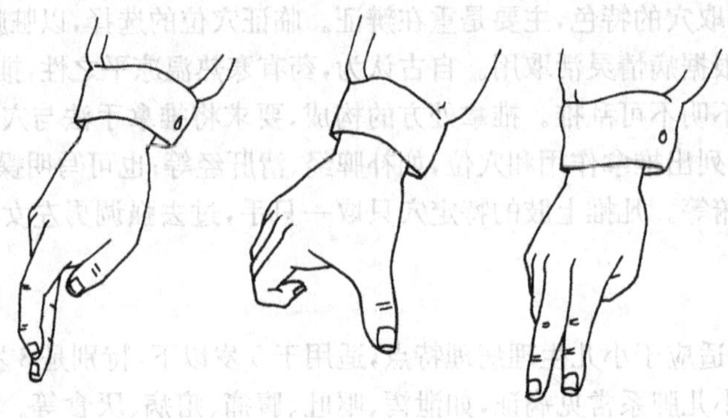

图 3-12　指揉法

3. 按法　是以手指按压，常以拇指按(图 3-13)，或以示、中指同时按压点状穴位或痛点。操作要求用力由轻到重，按之不动，或是按后加揉，或是边按边揉，形成按揉复合手法，如按揉肺俞。按压痛点时，切忌用力过猛。

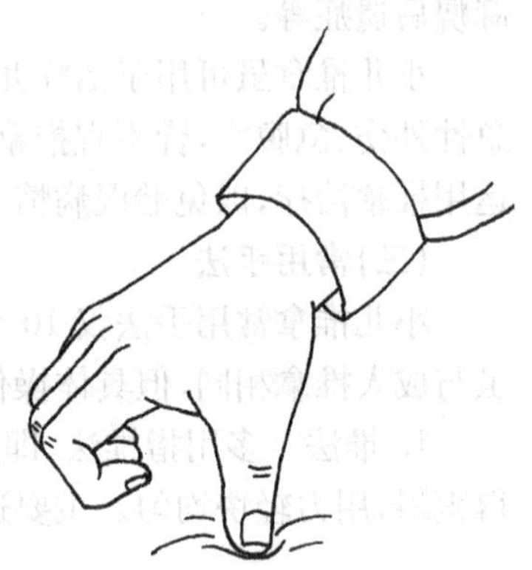

图 3-13　拇指按法

4. 摩法　多用指摩法(图 3-14)，即用示、中、环指在腹部做顺时针或逆时针的环形运动，动作宜轻柔而有节奏。一般以按摩的速度和方向来区别补泻。如急摩为泻，缓摩为补；顺时针摩为泻，逆时针摩为补。每次摩腹需 3～5 分钟。

5. 运法　又称指运法(图 3-15)。是以手指在穴位上做由此及彼的环形或弧形运动。如运八卦、运太阳。操作要求宜轻不宜重，宜缓不宜急。一般每穴运 50 次左右。

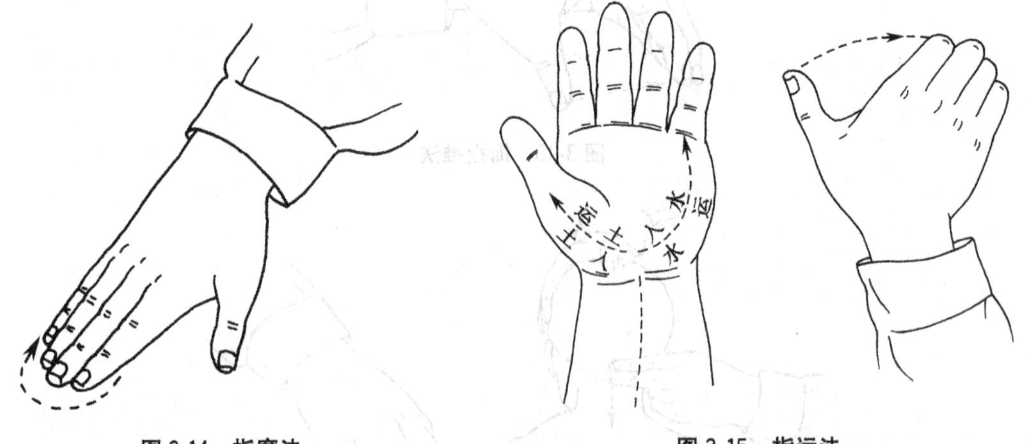

图 3-14　指摩法　　　图 3-15　指运法

6. 掐法　掐由甲入。操作时，用指甲重刺穴位，切压不动，以指代针(图 3-16)。适用于点状穴位，主要用于急救，如掐人中。本法也可用于疾病的防治，一般轻掐后加揉，形成掐揉复合手法，如掐揉五指节。注意在重掐时不得掐破皮肤。

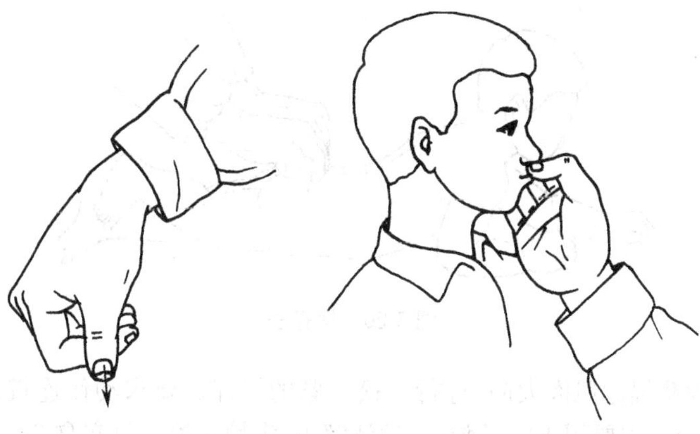

图 3-16　掐法

7. 搓法　搓以转之。操作时，两手掌夹住所取的肢体或部位，相对用力搓摩（图 3-17），或同时做上下往返的运动。要求两手用力相等、速度均匀，搓动快、移动慢。主要适用于四肢和胁肋部，如搓胁肋。一般搓 30～50 次。

8. 摇法　摇以动之。操作时，一手持住肢体或关节的近端，一手持住关节的远端，一定幅度的摇动，如摇颈（图 3-18）。注意动作宜缓不宜急，幅度应由小到大，不得超出关节生理活动的范围，摇颈时须低头位。主要适用于关节部位，一般根据病情决定摇动的次数。

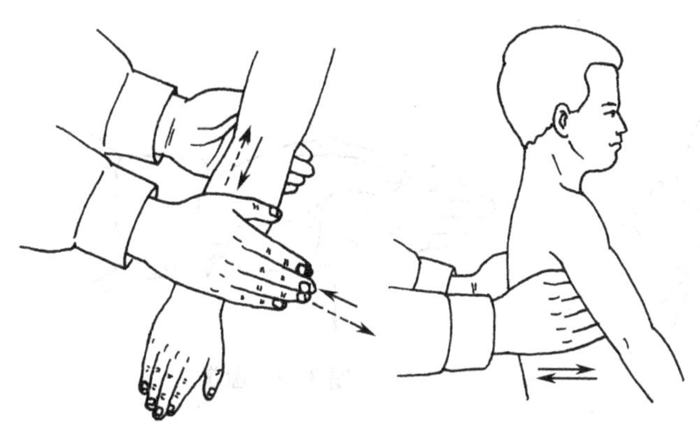

图 3-17　搓法

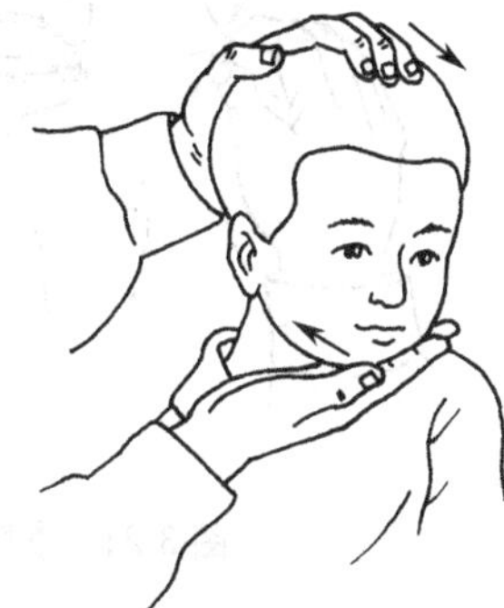

图 3-18　摇法

9. 捏法　以手指轻拿提起皮肤。捏法包括挤捏法和捏脊法。挤捏法操作时，以两手拇、食指同时捏住所取部位的皮肤，相对用力挤至皮下瘀斑。主要用于治疗发热、咳嗽、气喘。本法适用于点状穴位，如挤捏天突（图 3-19）。捏脊法的操作（图 3-20），是以两手的两指或三指，轻拿提捏住脊柱两旁的皮肤，由下向上，即从尾骶逐步提捏至大椎。此为 1 遍，每次操作需捏 3～5 遍。具有调阴阳、理脏腑、和气血、培元气、强壮身体的作用。常用于治疗小儿疳病、腹泻，以及小儿保健。提捏时可不必翻捻皮肤，以减轻患儿痛苦。

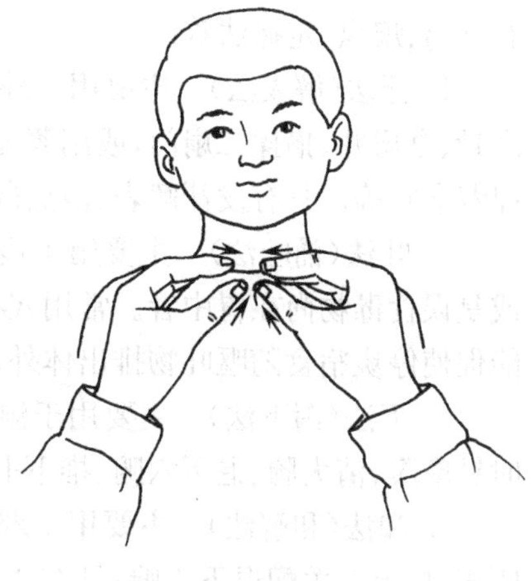

图 3-19　挤捏天突

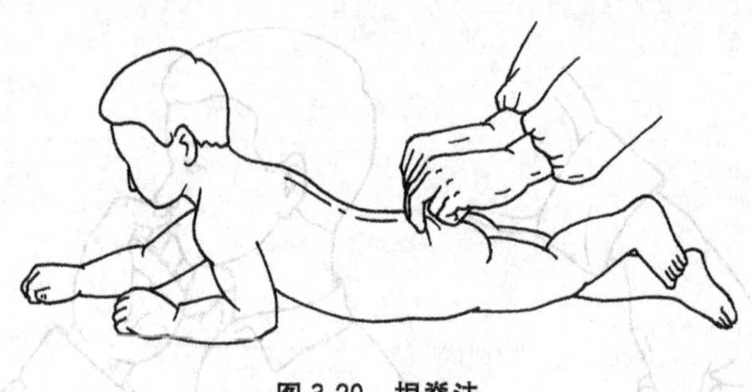

图 3-20　捏脊法

10. 拿法　捏拿提起肌肉大筋，进行一松一紧的提捏。要求动作连贯、用力由轻到重，如拿肩井（图 3-21）。主要用于宣通肺气、发汗解表、定惊止搐。每穴拿 3～5 下。

11. 拍法　即以虚掌（图 3-22）拍打体表。注意用力应由轻到重，轻重适度。常用拍背法治疗咳嗽、气喘，以宣通肺气，帮助排痰。亦常将拍背作为按摩治疗后的结束手法。

此外，还有一些复合手法，如飞经走气、摇抖肘法、水底捞明月、打马过天河、开璇玑法等，亦可根据病情选用之。

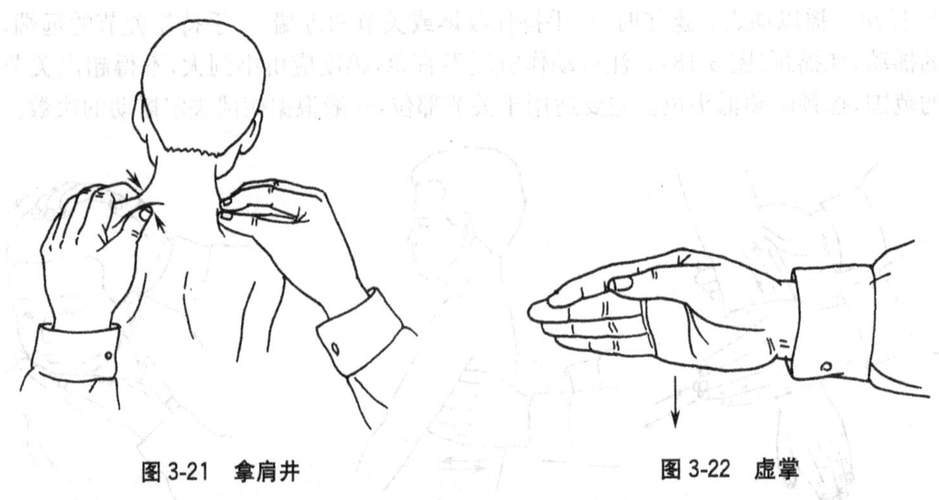

图 3-21　拿肩井　　图 3-22　虚掌

（四）治疗法则

小儿推拿疗法的治疗法则，与内服药基本相同，亦有汗、吐、下、和、温、清、补、消之别，尚有开窍、熄风、定痛法等。

1. 汗法（解表法）　主要用于外感表证。常用穴有：开天门、分推坎宫、揉太阳、揉耳后高骨、拿肩井、掐揉二扇门，或用葱姜汁推肺俞、揉一窝风、揉内劳宫，或是推天柱骨、推脊、挤捏背俞穴等。具有发汗解表、清热散寒的作用。

2. 吐法（涌吐法）　主要用于痰涎阻塞咽喉，影响呼吸，或是食物停滞胃脘、胀满疼痛，或是误食毒物尚在胃中者。常用穴有：点按天突，以食中指插入口中压舌根，以催吐。一般能促使停痰宿食随呕吐物排出体外。

3. 下法（泻下法）　主要用于湿热积滞壅遏胃肠的里实证。常用穴有：分推腹阴阳、顺时针摩腹、清大肠、退下六腑、推下七节骨等。具有清热通便、荡涤胃肠实热之作用。

4. 和法（和解法）　主要用于邪在少阳，胃肠不和之寒热夹杂证。常用穴位有：分推手阴阳、推上三关配退下六腑；具有调节阴阳、解除寒热、调和胃肠之作用。

5. 温法(温阳祛寒法)　主要用于脾肾阳气不足,寒邪客中之证。常用穴有:揉外劳宫、推上三关配揉二马、摩丹田、擦肾俞等。具有温阳散寒固脱的作用。

6. 清法(清热法)　适用于一切热证。常用穴有:清天河水、打马过天河、退下六腑、推天柱骨、推脊等。具有清热降火之作用。

7. 补法(补虚法)　适用于脏腑亏损之证。常用穴有:补肺经、补脾经、补肾经、揉二马、摩腹、捏脊、揉脾俞、揉肾俞、按揉足三里等。具有益气健脾、滋肾养血等作用。

8. 消法(消导法)　适用于饮食不节,乳食停滞之证。常用穴有:揉板门、运内八卦、分推腹阴阳、推下膻中、按弦搓摩(搓胁肋)、顺时针摩腹、推下七节骨。

9. 开窍法　适用于神昏窍闭之证。常用穴有:掐人中、掐十王、按揉牙关等。具有醒神开窍之作用。

10. 熄风法　适用于肝风内动之证。常用穴有:掐揉五指节、拿肩井、拿委中、拿承山、掐人中等。具有熄风止痉的作用。

11. 定痛法　主要适用于腹痛(急腹症除外)。常用穴有:揉一窝风、摩腹、挤捏天枢、挤捏大肠俞、揉足三里等。具有理气散寒定痛之作用。

(五)常用处方

小儿常见病症推拿穴位处方有:

1. 感冒

处方:揉一窝风、揉迎香、运太阳、揉风池、揉肺俞、拿肩井。

加减:风寒证加推上三关;风热证加清天河水;夹积加清板门;夹痰咳嗽加清肺经、掐揉五指节;夹惊加掐人中、掐老龙、揉小天心;发热加推脊、挤捏大椎等。

2. 发热

(1)外感发热:参照感冒推拿处方。

(2)阴虚发热

处方:分推手阴阳、揉二马、补肾经、清天河水、揉三阴交、揉涌泉。

加减:盗汗加揉肾顶。

(3)肺胃实热

处方:清肺经、清胃经、清大肠、退六腑、清天河水、顺时针摩腹。

(4)小儿夏季热

处方:揉一窝风、揉二马、揉小天心、补肾水、揉关元、推天河水、推脊、揉三阴交。

3. 咳嗽

(1)外感咳嗽

处方:清肺经、揉一窝风、顺运八卦、推揉膻中、揉肺俞、拍背。

加减:风寒加推上三关;风热加清天河水;痰多加清脾经、按弦搓摩,肺部有干湿啰音加揉掌小横纹。

(2)内伤咳嗽

处方:补脾经、揉二马、揉掌小横纹、推揉膻中、揉肺俞、揉脾俞、捏脊。

4. 哮喘

处方:逆运八卦、揉膻中、分推胸阴阳、按弦搓摩、拿肩井、拍背。

加减:寒证加揉一窝风、推上三关;热证加清天河水、推脊;虚证加补脾经、揉二马、捏脊。

5. 泄泻

处方：推大肠、揉龟尾、摩腹、推七节骨。

加减：寒证加揉外劳宫、揉一窝风、推大肠用补法；热证加清天河水、推大肠用清法、推脊；伤食加清板门、分推腹阴阳、推下七节骨；脾虚加补脾经、捏脊；腹痛加挤捏天枢。

6. 腹胀

处方：清脾经、清板门、顺运内八卦、分推腹阴阳、顺时针摩腹、按揉脾胃俞、推脊。

7. 呕吐

处方：推胃经、揉内关、逆运八卦、推天柱骨、推下膻中。

加减：寒吐加推上三关；热吐加清天河水；伤食加顺时针摩腹；惊吐加揉小天心。

8. 厌食

处方：补脾经、揉板门、摩腹、捏脊。

9. 疳积

处方：补脾经、掐揉四横纹、清心经、清肝经、摩腹、捏脊。

10. 便秘

处方：清脾经、清大肠、退六腑、顺时针摩腹、揉龟尾、推下七节骨、捏脊。

11. 腹痛

处方：揉一窝风、摩腹、挤捏天枢、拿肚角。

加减：虚寒加推上三关、捏脊。

12. 脱肛

处方：补脾经、补大肠、揉外劳宫、推上七节、揉龟尾、掐揉百会。

13. 口疮

处方：揉总筋、揉掌小横纹、清天河水。

14. 夜啼

处方：分推手阴阳、揉小天心、揉印堂、揉三阴交、揉涌泉。

加减：脾虚加补脾经、揉外劳宫、揉一窝风；心肝火旺加清心经、清肝经、清天河水。

15. 汗证

处方：补脾经、补肾经、揉肾顶。

16. 遗尿

处方：补脾经、补肾经、揉二马、揉百会、揉丹田、揉肾俞。

加减：体虚加捏脊；体实加清肝经、清天河水。

17. 小儿肌性斜颈

处方：揉捏推患侧胸锁乳突肌纤维化块，摇头部引伸患侧肌肉。

（六）注意事项

推拿前应先准备好介质，即推拿时手上蘸的东西。一般冬春季节及表寒证，宜蘸葱姜汁推；夏秋季节及表热证，宜蘸清水或薄荷水推。现常用滑石粉，以润滑皮肤。

推拿时，要求医生精神专注，态度和蔼，以取得患儿的配合，并能增进疗效。所取之体位，应以舒适和操作方便为原则，根据患儿病症及医者所取穴位和手法需要，采取坐、仰卧、侧卧、俯卧均可。

给小儿推拿，不仅要求手法熟练、用力均匀、动作轻柔、深透平稳，而且要求掌握好推拿的时间、次数、强度的规律。一般根据年龄、体质、病情之虚实来决定推拿的时间、次数和强度。若以1岁为标准,每穴推1分半钟左右(强刺激手法除外)。每个主穴推200次左右。小于1岁或体质较弱者,推拿的时间可适当缩短,次数可适当减少。大于1岁或体质强壮者,时间适当延长,推次适当增加。年龄小、体质弱、病证属虚者,手法宜轻。年龄较大、体质强、属实者,手法宜加重。这对疗效有一定影响。

推拿的顺序,应以操作方便,患儿能接受为原则。一般先四肢、头面,后胸腹、脊背,或从上而下,依次推毕。也可先推主穴,后推配穴。均要求先用柔和手法,后用刺激较重的手法。

此外,还应注意室温要适宜,冬季须防感冒。并注意卫生,防止交叉感染。术者指甲须及时修剪,以防伤及患儿皮肤。

(七)现代研究

全国各地运用小儿推拿疗法治疗感冒、咳嗽、哮喘、肺炎、百日咳、泄泻、疳病、便秘、小儿肌性斜颈、夜啼、口疮、遗尿、脱肛、脑性瘫痪等,积累了丰富的经验,并屡见报道。近年来,学者们已注意到开展对小儿推拿穴位特异性作用的研究,以进一步阐明小儿推拿防治疾病的机制。

江苏省中医院儿科殷明等运用运脾化湿清肠的推拿手法治疗婴幼儿轮状病毒肠炎(湿热泻)80例,并设泻速停对照组40例临床观察。其结果试验组痊愈64例、显效14例、有效2例,痊愈率80%,显著优于对照组($P<0.05$)[16]。并对此进行了实验研究,发现该组推拿手法能有效降低腹泻小鼠的小肠推进率,缓解小肠痉挛,促进水分吸收,具有显著的抗腹泻作用。此外,运用挤捏法作用于督脉及背俞穴,治疗小儿发热42例,仅治疗1次。痊愈及体温完全复常者34例,占80.96%。显效3例,占7.14%。有效2例,占4.76%。无效3例,占7.14%。总有效率92.86%,其中愈显率88.1%。发现其对小儿上感发热的疗效尤佳。还通过临床研究发现,推拿"飞经走气"具有改善哮喘(缓解期)患儿甲襞微循环的作用。山东省中医院推拿科运用推拿治疗婴儿腹泻400例。实证用清大肠、清胃经、顺时针摩腹、推下七节骨,虚证用补大肠、补脾经、揉龟尾、推上七节骨、捏脊。每日1次,推拿6次。治疗结果,痊愈358例,占89.5%;好转34例,占8.5%。总有效率为98%。

青岛医学院生理教研组通过实验发现,推补脾经对胃蠕动有促进作用,表现为胃蠕动的频率增加,收缩力加大和紧张性增强。推脾经还具有促进胃酸和胃蛋白酶分泌的作用,故能促进蛋白质的消化吸收,但对淀粉消化的影响不大。还发现,逆运八卦对胃蠕动具有双向调节作用。

北京市中医院小儿科运用捏脊疗法治疗51例小儿疳积,通过对其临床症状及小肠吸收功能的观察,发现捏脊后患儿的临床症状,如食欲缺乏、睡眠不安、腹泻、便秘等均有明显改善,患儿的体重、血红蛋白、血浆蛋白及血清蛋白酶均有所增加,小肠D-木糖排泄率升高。认为捏脊疗法对小儿的消化、吸收、造血等功能均有促进作用。

广州中医学院通过实验观察了"捏脊对小白鼠肝糖原及核糖核酸的影响",发现捏脊后多数动物肝糖原减少,一部分小白鼠的核糖核酸增加。认为这种变化可为机体各种抗病的生理措施提供更多的能量,对非特异性抗体的生成和增长,均有良好的影响。

陕西省西安市碑林区慢性支气管炎防治办公室采用揉外劳宫、黄峰入洞各200次的方法以预防感冒。观察91例,总有效率达95%以上。按摩前后,对其白细胞总数进行了动态观察,结果发现,按揉以上2穴,对人体白细胞总数具有双向调节的作用。在按揉后6小时,白细胞总数的变化最明显,24小时后恢复到按摩前的水平。认为按揉以上2穴,能增强人体的卫外功能,但必须坚持每日1～2次,才能更好地起预防作用。

美国迈阿密大学的里佛宁·费尔特教授领导的一个研究小组，科研人员曾在20世纪80年代对40名早产儿每天进行3次全身按摩，每次10分钟，并活动他们的头、背和四肢。持续10天后发现，这40名早产儿在同样饮食条件下，其体重的增加较其他婴儿快47%。8个月后随访发现，按摩组的婴儿体格发育迅速，智力发育亦超过其他婴儿，表现得更机灵活泼。她认为，按摩可提高人的大脑神经功能，影响机体的许多部位而释放特殊的化学物质，有助于对食物的吸收和利用。

以上说明，小儿推拿不仅可治疗疾病，还可用于预防疾病。如今随着卫生事业的发展，提倡优生、优育，小儿推拿也是一种能提高抗病能力，促进小儿健康成长的优育措施。具有保健作用的推拿穴位和手法还有待进一步开发，其作用机制亦需进一步深入研究。

参考文献

[1] 徐国亭，李冀，旺建伟．苏子降气汤对哮喘模型Th1/Th2类细胞因子平衡的影响及配伍实验研究[J]．中医药信息，2004，21(5)：34-35.

[2] 姚玉兰，龚享文，潘玲，等．小青龙汤的药理作用及其治疗支气管哮喘的作用机制研究[J]．广西中医学院学报，2008，11(14)：51-53.

[3] 龚细生．清金化痰汤治疗小儿痰热咳喘60例疗效观察[J]．江西中医药，2002，33(4)：27-28.

[4] 孔晓伟，李清．保和丸对小鼠胃排空和小肠推进的影响[J]．河北医科大学学报，2005，26(6)：700-701.

[5] 王彩清．活血化瘀法的临床应用[J]．现代中西医结合杂志，2008，17(28)：4451-4453.

[6] 周丽娜．当归四逆汤的药理研究与临床应用[J]．中成药，2000，22(7)：518-519.

[7]何昱，洪筱坤，王智华．钩藤及其有效成分的药理研究进展[J]．上海中医药杂志，2003，37(11)：58-60.

[8] 汪受传，姚惠陵，王明明．助长口服液治疗胎怯的临床及实验研究[J]．中医杂志，2000，41(12)：737-738.

[9] 王如侠，孙佩兰，俞军．试论影响中药汤剂疗效的原因及对策[J]．中国中西医结合杂志，1994，14(8)：500-501.

[10] 国家药典委员会．中华人民共和国药典(2010年版一部)[M]．北京：中国医药科技出版社，2010：附录5-13.

[11] 王晓辉，张莉，陈莉，等．小儿用中药新剂型的研究进展[J]．中医药信息，2008，25(6)：20-22.

[12] 宋立军．直肠滴入治疗小儿外感发热200例[J]．中医外治杂志，2009，18(1)：21.

[13] 范平国．吹药“清咽消肿散”治疗咽喉疾病128例[J]．中医外治杂志，1998，7(1)：37.

[14] 方平．香薷汤药浴治疗小儿夏季外感发热71例[J]．中医外治杂志，1998，7(6)：18.

[15] 符仲华．腕踝针镇痛机理的思考[J]．针灸临床杂志，1997，13(1)：12-13.

[16]李丹，殷明，汪受传．推拿疗法治疗婴幼儿轮状病毒性肠炎(湿热证)80例临床观察[J]．新中医，2002，34(10)：43-44.

(殷 明 汪受传)

第四节 儿科护理概要

医、护的密切配合，是促进病体康复的有效保证，随着时代的发展，护理理论和护理技术不断提高，护理的重要性不断被强调，有时甚至被认为比治疗更为重要。对此中医学早就有精辟的论述，如“三分治，七分养”，就是对护理重要性的高度概括，“七分养”就是调护、将养，属于护理的范畴。护理得当不仅能使治疗达到满意的效果，同时也可减少各种并发症、后遗症的发生，促进病儿早日康复。

随着科技的发展和社会的进步，医学模式在不断地发生变化，儿科护理学已从单纯在医院内的护理工作扩展到家庭和社会的护理和保健。儿科护理学的任务是以患儿为中心的身心整体护理及辨证施护，除此之外，还应包括开展优生优育、疾病防治、减少发病率、降低病死率、增强儿童体质、促进儿童身心发育，进而提高民族的整体素质等诸多方面[1]。

由于小儿的生理病理、发病经过以及恢复情况都有其年龄特点，因而儿科护理亦有其自身的特殊性。小儿年幼，大多不能正确诉说自己的不适和需求，且难以做好自我护理，因此，精心照顾护理，细致观察病情及其变化，对儿科临床工作来说其重要性显得尤为突出。

一、一 般 护 理

（一）体现“以人为本”的护理理念

“以人为本”的护理理念是以重视病人的生命价值，人格以及尊重个人隐私为中心，其目的是为病人营造一个舒适的就医环境及提供整体的、个性化、有效的服务。儿童不是成人的缩影，而是独特的个体，他们需要一种有别于成人的方式去相处。以人为本顺应了儿科护理的“特殊性”。

创建以人为本的儿科病区环境。合理的病房布局，为提供优质、快捷的服务提供了有力的保证。儿科病房的设置应做到使每个患儿病房都可看到护士的身影，这不仅使患儿产生被重视和照顾的感觉，又使护士能够提供快捷的护理服务，无论需求来自病房的任何位置。儿科病区的设置还应具有幼稚园式的环境，有利于建立轻松愉悦的氛围。要建立以“家庭为中心”的儿科病房护理模式，打破传统陪护制度，提供新的亲情式陪护。儿科特色的整体护理，应为患儿提供全面维护健康的服务，儿童受到来自家庭方面各种因素的影响不容忽视，如遗传因素、家庭环境和父母的态度等，他们与家庭之间的密切联系在疾病照料过程中被充分体现并发挥作用。要打破规范化病房管理制度，创建家居式病房。病房环境的设计和布局，尽可能体现家居式的温馨舒适和方便，使患儿和家长在住院期间感受在家一样的待遇，努力营造一种充满人性味的以关心病人、尊重病人、以病人利益和需要为中心的人文环境[2,3]。

从事儿科护理工作不仅要求业务精湛，具有一定的心理学知识，同时要掌握沟通技巧。沟通是护理人员与病人进行交流的一种非治疗性的护理技术，它包括语言交流和非语言交流，儿科护理人员要有良好的语言表达能力和语言艺术修养，为建立和谐的护患关系打下良好的基础。

（二）实施身心整体护理

以中西医基本理论为指导，以基础护理、辨证施护为手段，掌握患儿心理特征，把患儿看作为一个整体的人，从生理、心理、生物、社会等方面对小儿实施身心整体护理。护理工作不应仅限于满足小儿的生理需要或维持已有的发育状况，还应包括维护和促进小儿心理行为的发展和精神心理的健康，除关心小儿机体各系统或各器官功能的协调平衡，还应使小儿的生理、心理活动状态与社会环境相适应，并应重视环境带给小儿的影响[4]。

整体护理理论框架以整体综合思维为指导，从生理、心理、生物、社会等方面入手实施综合护理和健康教育。儿科与成人科室的不同就在于其护理对象不仅仅局限于患儿本身，而是要把家长也列入护理工作范畴，实施综合护理。儿科综合护理具有一定的复杂性、特殊性，必须全面考虑患儿、家长、社会全方位的需要，对患儿的护理由传统的疾病护理转为综合性的护理。通过护理顺利完成患儿疾病的治疗护理过程，减少患儿及家长因住院所造成的情绪波动，达到缩短住院日，提高治愈率，降低患儿病残病死率，提高生存质量，和谐融洽医患关系的目的[5]。

(三)病室设置与管理

由于不同年龄小儿的生理特点、生活习惯和护理要求不同，所以儿科病室要按年龄分为新生儿室、婴儿室、幼儿室和儿童室。另外，还可按照病种不同、病情轻重不同合理安排病室和病区，特别是传染性疾病要做好隔离工作，防止交叉感染。病室设置力求做到整洁、明亮、安静、通风好、环境舒适宽松，并经常进行消毒，防止院内感染和交叉感染。幼儿和儿童病室室温最好能在18～20℃，相对湿度为50%～60%左右，病室最好设置在朝南的房间，可照进阳光，一则可以利用太阳的紫外线对病室进行消毒，二则可促进机体对钙的吸收。但也有一些疾病对病室光线有特殊要求，如脐风即新生儿破伤风患儿病室光线宜暗淡，红蝴蝶疮（系统性红斑狼疮）、皮肌炎患儿的病室要避免日光照射等。病室要经常开窗以保持空气清新流通。病室要保持安静，探视及陪护人员不要过多，更不能大声喧哗，切勿在病室中逗留多人，谈论不休，以保证患儿能得到较好的休息。

(四)日常护理

1. 休息与睡眠　恰当的睡眠与休息不仅是保证健康的重要条件，而且也是促进病体康复的重要保证。其重要性在于培护正气，以祛邪和防止外邪的入侵。对此，中医学早有论述。如《万有医库·小儿科》说："病儿睡眠之时，尤须幽静肃穆，宜避去光线，盖室暗则易入睡。服药之时适在睡中，可俟其醒后一刻钟服之"。

因为大多数疾病都增加机体的消耗，因此，在患病期间应适当增加休息，减少活动，尤其在高热时更应当静卧。休息时间的长短取决于疾病的性质及患儿的具体情况。如痹病（风湿热）患儿，热退后过早增加活动，常导致复发；心悸等疾病则需要较长时间的休息。肺痨、水肿等慢性病证，医生应根据患儿具体情况决定休息和卧床时间。如果病情没有进展或渐趋好转则可逐渐增加活动，同时亦应观察患儿的精神、食欲、体温、脉搏等，如重新出现不正常现象，就应增加休息时间。总之，可根据具体情况为患儿制定合适的作息时间，保证患儿有充分的休息和睡眠。

对于危重患儿要切实安排好休养环境，保证严格卧床休息。让患儿居抢救室或监护室，由医护人员进行密切观察。尽可能保持病室，特别是重病室的安静。若病室内探视人多，喧闹不已，不仅影响患儿休息，还会增加患儿紧张情绪，不利于治疗康复。如我国清代医家华岫云在《临证指南医案·痫痉厥门》后批评那些"富豪之家"在孩子患病时"延医多人，问候者多人，房中聚集者多人。或互谈病情病状，夜则多燃灯烛以照之；或对之哭泣不已；或信巫不信医，祈祷叠兴，举家纷扰"，就明确指出："此非爱之，实以杀之也。"对年龄幼小，或需家长随时观察、护理的患儿，可允许母亲陪护，使患儿及家长的焦虑恐惧心理得以缓解，并使患儿得到更细致的照料。保持患儿精力，定时变换体位等，停止不必要的诊断、治疗措施，如不必要的验血、注射或外用药物等，以保证患儿的休息和睡眠。

2. 入出院护理　患儿入院时负责接待的护士应先检查各种入院手续是否完备，然后根据患儿的年龄、性别、相应的诊断及特殊需要决定具体病室和床位，并主动热情地将患儿送到指定的病床。向其家属介绍病区的有关规章制度、病房情况及住院时的注意事项，并做好卫生保健方面的宣传教育工作。

对新入院患儿当测体重、体温、脉搏、血压、呼吸并作体格检查。对发热的患儿应每日测体温、脉搏4次，直至体温正常后改为每日测1～2次，若体温突然升高应复测，并密切观察病情变化，做好护理记录。一般病儿应每周称1次体重，特殊患儿如疳病、水肿患儿应增加称重次数，特别是水肿严重的患儿必要时可每日测体重，以利于观察病情进退。患儿入院后24小时内采集血、尿、粪标本送检。

住院患儿应了解其生活情况，如向母亲了解家庭情况，患儿睡眠、饮食、二便、嗜好等生活习惯，在母亲离开时，护士应主动陪伴患儿，以免哭闹或发生意外。当医生决定患儿可以出院时，应通知家长做好准备。护士应指导家长在家中如何护理患儿的一般方法，如休息与睡眠、饮食调理、观察病情、服药方法、病后康复的注意事项等，并向其宣传防病与育儿知识，对于患儿回家后仍需要的特殊护理，如褥疮护理、更换敷料等，护士应向家长示教，并待其熟悉掌握后患儿方可出院。

3. 洗浴清洁护理　如病情允许要做好个人卫生工作，可给患儿沐浴或擦浴。洗浴是做好清洁护理的重要方面，《小儿卫生总微论方・洗浴论》说："……儿自生之后，须依时洗浴，以去垢污，又不可数数。若都不洗浴，则皮皴毛落，多生疮疥。凡洗浴时，于背上则微微少用水，余处任意。即不可极淋其背，亦不可久坐水中，则引惊作病，切须慎之。如常能依法用之，令儿体滑舒畅，血脉通流，及长少病，无不验也。"洗浴时亦要注意水温与洗浴时间，《备急千金要方・少儿婴孺方上・初生出腹第二》云："凡浴小儿汤极须令冷热调和。冷热失所，令儿惊，亦致五脏疾也。凡儿冬不可久浴，浴久则伤寒。夏不可久浴，浴久则伤热。数浴背冷，则发痫。若不浴，又令儿毛落"。

另外还有药物煎汤洗浴等方法，如痹病用桑枝、络石藤等，麻疹用芫荽、西河柳等，疮疖用蒲公英等煎汤洗浴，则有辅助治疗作用。但药浴时要注意：专用的洗浴房间要求每周做细菌培养，每日紫外线空气消毒，防止交叉感染；浴盆一人一用一消毒；药浴过程中观察患儿的精神状态及生命体征。夏季室内温度不宜过高，冬季室温宜高及注意保暖，观察患儿汗出的情况及时询问患儿有无口渴，是否需要饮水和排尿等，水温一般在38℃左右，对年幼患儿及语言障碍的患儿尤应注意防止烫伤。做好洗浴等清洁护理不仅能健体，而且能防病治病。

在给小儿洗浴时要注意观察全身情况，特别注意有无皮疹或可疑传染病。帮助患儿洗头、洗臀、剪指甲等，按时更换衣服被褥，及时更换尿布，做好皮肤及口腔护理，预防红臀及鹅口疮、口疮等口腔感染。

4. 防止意外　由于小儿自理能力有限，好奇心强，不知危险而容易发生意外，因此护理人员要以高度责任心做好安全护理。如《万氏家藏育婴秘诀・鞠养以慎其疾四》说："儿玩弄嬉戏……但勿使之弄刀剑，衔钢铁，近水火。"安全护理方面要防止患儿碰伤、跌伤、烫伤、锐器刺伤、异物吸入等意外事故。婴幼儿的床要设置床栏，并随时拉好，以免摔下跌伤。治疗与检查用的针具、玻璃器皿、压舌板、叩诊锤等工具用毕须随手拿走，以免小儿玩弄时自伤。避免给予不适于年龄的食物，如婴幼儿不应给予花生米、豆类、果冻等或带有骨刺的食物，对于呼吸困难易呛咳的婴儿应耐心喂食，以免食物吸入气管发生窒息。电器开关要安装在小儿不易触及的地方。不要让小儿登高，并随时检查安全状况，及时消除一切不安全隐患。

5. 调节冷暖　由于小儿寒暖不知自调，易致衣被增减无度而为外邪所害。因此，对于小儿衣被的增减、冷暖的调节是护理工作的重要方面，亦是减少小儿感邪患病的重要保证。如《幼幼集成・初生护持》说："凡寒则加衣，热则减衣，过寒则气滞而血凝涩，过热则汗泄而腠理疏，以致风寒易入，疾病乃生。更忌解脱当风，易于感冒。"《幼幼新书・卷四・乳母杂忌慎法》说："论襁褓，旧帛故絮资父母之余气以致养，重衣帏帐皆致病也。"初生之小儿衣着宜宽松、柔软、吸水性强。总之，小儿衣着宜轻暖，最好是棉料衣服，且勿令其太暖，袖口身腰不可太紧，宜宽松便于转动，小儿形小骨弱及肥胖者当以系带衣服为宜。小儿玩耍运动后汗出湿衣，宜及时更换，以免汗出当风，招致感冒。

6. 预防交叉感染 小儿肺脏娇嫩，抗病能力较低，患病后正气受损，则祛邪之力更弱。不但急性传染病易于发生易于传播，就是一些常见疾病如感冒、泄泻、脓疱疮等也易于染易。因此对于小儿来说预防交叉感染而注意隔离亦是护理的重要环节。如《小儿病・保婴要诀》说："小儿之口，切不可使乳母及他人吻之，恐有细菌侵入，为害无穷。此种恶习，急宜改除。"就明确提出了疾病会交叉感染，因此要注意杜绝恶习并且要进行必要的隔离。为了预防交叉感染，必须做到：强化预防院内感染的意识及其重要性；严格执行消毒、隔离、灭菌制度与措施，把预防院内感染工作落到实处；加强基础护理，加强宣教，保护易感人群，增强患儿抵抗力，合理应用抗生素，严格执行全面的质量监控[6]。

病房必须采取必要的消毒隔离措施，以免患儿之间或患儿与医护人员之间发生交叉感染，为此必须做到以下几点：

(1)保持病室的清洁卫生：地面、墙壁、桌椅、便盆、玩具、衣被等定期清洗消毒。结合季节气候等具体情况，每日定时打开门窗通风，冬季每日开门、开窗通风2～3次，每次15～30分钟，但要避免穿堂急风，天气暖和尤其是炎热的时候，更应多通风换气。每日用紫外线灯照射消毒1次。

(2)划分污染区和清洁区：凡病儿占用和接触的区域以及一切用品均属于污染区范围，凡工作人员占用的区域和其中的家具器皿、文具用品、病历以及治疗室、配膳室、消毒过的衣被、敷料、医疗用具、注射室、换药室、药柜、药品均属清洁区范围。属于清洁区的物品不可放在污染区。

(3)不同病种的患儿应尽量分房收治，同一病种急性期和恢复期也应尽量分开，要严格执行消毒隔离制度，并告知家长及患儿不要随意进入其他病室。特别是新生儿、早产儿、正在化疗的白血病患儿、肾病以及一切抵抗力低下的患儿，均应实施保护性隔离，以免引起交叉感染。

(4)工作人员到病房应穿工作服、戴帽子，洗手后才能开始工作，每次接触传染病儿后，分发药品、食物、治疗操作前，均要洗手。患感冒者不宜护理患儿，特别是不宜护理新生儿及未成熟儿。

(5)消毒隔离工作要经常化、制度化：对于患儿换下的衣被、尿布等应放入专用袋或桶内，不可随意扔在地上，以免污染环境造成交叉感染，凡掉在地上的物品必须经过清洗、消毒后才可交给患儿使用。另外，应当建立切实可行的消毒隔离制度，定期进行检查，相互监督执行。

7. 传染病的隔离管理 传染病在小儿极易传播，因此必须依据国家相应的传染病管理法规条例，做好传染病的隔离管理工作。如《景岳全书・痘疹论》指出："痘疮起发之初，全要避风寒，远人物。"说明古代医家已明确认识到对于天花之类急性传染病应当采取隔离措施。由于此类疾病具有强烈的传染性，所以一般儿科病房不能收治麻疹、猩红热、流行性腮腺炎、百日咳、白喉等传染病患儿，一旦发现这类患儿，应由传染病院或病区、病室处理。对曾与传染病儿接触的易感患儿可酌情做被动免疫，并及时对病室做消毒处理。

应严格执行传染病消毒隔离制度，以免引起交叉感染与相互传染。为此，必须做到以下几个方面：

(1)所有医护人员进入病房时都应穿工作服，进新生儿病室时应加戴口罩；到病房后必须用肥皂洗手，患儿餐具应进行清洗，然后煮沸消毒，剩余食物不得让他人食用；对患儿玩具应经常进行消毒；陪护或探视病儿的家属只能在病床旁守护自己的小儿，不得接触其他患儿；探视新生儿时限制在玻璃窗外；患儿住院期间不得离开隔离区；要根据病种分别安排好病房，防止交叉感染；患儿出院后，用具及床单须经消毒后方可供其他患儿使用。

(2)对于呼吸道传染病，如流行性脑脊髓膜炎、肺结核等，患儿当严格隔离至度过传染期。工作人员接近病儿时应戴口罩，处理病儿后，应先洗手才能接触不同病种的其他患儿。盛病儿口鼻分泌物、痰液等的容器，应煮沸消毒。

(3)对于如伤寒、副伤寒、痢疾、肠结核、脊髓灰质炎、病毒性肝炎等消化道传染病，应做到在密切接触患儿的时候穿隔离衣，给患儿换尿布、衣服及处理粪便等后应洗手、消毒。患儿的粪便应消毒，可用石灰水、20%漂白粉与大便一起搅匀，置2小时后倒掉。患儿使用过的尿布应放置在固定的尿布桶内，统一进行清洗、消毒处理，不得随意甩在地上，凡患儿使用过的餐具、药杯、奶瓶、衣被等，要经高压蒸气消毒或煮沸后再使用。

(4)要注意消灭作为传播媒介的昆虫，特别是蚊蝇易于传播疾病，如蚊子传播流行性乙型脑炎、疟疾，苍蝇易于传播肠道传染病等。所以，病房内要做好灭蚊、灭蝇等工作。

8. 健康教育　健康教育是护理工作必不可少的重要环节，形式可多种多样、灵活应用。有书面形式教育、问卷式教育、示范式教育、讲课式教育、电化教育、随机性教育等。内容可包括：介绍入院须知和医院的环境；正确的饮食习惯和卫生教育；疾病的临床特点和护理，本次疾病的发病原因、主要症状及治疗方案；各种检查前后的指导；常用药物的作用及不良反应；日常生活知识和锻炼；出院指导等。健康教育在实施过程中应使用通俗、易懂，趣味、礼貌的语言，因人施教，采用多种方法相结合，充分满足不同层次患儿及家长的需求。患儿因病入院时健康教育护士应主动热情接待，介绍医院的管理制度(陪护、作息、探视、卫生处置)、医疗、生活设施(洗手间、开水间、衣物晾晒摆放位置、病房电话号码)等。帮助患儿及家属尽快熟悉病房环境，以减少其陌生感，积极配合治疗。患儿入院以后应针对不同疾病向家属讲解病因，治疗及护理要点、特殊检查的必要性。随时满足患儿及家属对疾病有关知识的需求。介绍治疗所用药物名称、作用、可能出现的不良反应，使家属明自患儿的治疗过程，积极配合治疗。同时，要做好家属和患儿的心理护理工作。患儿出院时要告知家长近期注意事项，如饮食、用药、预防接种、复诊时间、咨询电话、日常护理知识等。

(五)病情观察记录

小儿发病容易，传变迅速，一旦患病往往病情变化较快。正如《温病条辨·解儿难》所说："盖小儿肤薄神怯，经络脏腑嫩小，不奈三气发泄，邪之来也，势如奔马，其传变也，急如掣电。"作为儿科医护工作者当特别谨慎细心，要熟谙各种疾病的演变转化规律，密切观察患儿病情的变化以及与病情有关的各个方面情况，如精神状态、体温、呼吸、脉搏、面色、苗窍、舌质舌苔、脉象、指纹、患儿的哭声、大小便的色泽性状及量、出汗的部位及多少、口渴情况、皮肤的弹性色泽、饮食变化，以及其他各种病态，随时做好详细的记录，以判断病情的变化及病理转归，作为临床辨证施治施护，调整治疗护理方案的依据。

1. 精神、神志的观察　患儿的精神状态反映了病情的轻重，正所谓"小儿病于内，必形于外"。一般来说，表情活泼、精神尚振、神志清楚，病情较轻，预后也相对较好。相反，若精神萎靡或烦躁不安，神志欠清，甚至昏迷，病情较重，预后也相对较差。若患儿重病初愈，正气渐复，则往往表现为精神萎软、神志转清、倦怠嗜卧。若患儿初则神清精神尚可，继则神萎、神昏，则表明病情由轻转重。

2. 体温、心率、呼吸、血压的观察　发热是儿科常见症状，体温的观察是儿科临床上最常用的观察指标之一，它不但能推测病情的轻重，还能帮助对小儿所患疾病作出明确诊断，指导治疗。不同的热性疾病可表现为不同的热型。体温的异常是正邪交争的反应，某种程度上反映了病证的性质及病情的轻重。如新生儿肺炎，患儿表现为发热、精神尚可，则表明正气尚能抗邪，病情相对较轻；若表现为不发热，甚至体温不升、神萎、拒奶，表明正气已衰，病情往往较重。另外，体温的变化亦可作为辨证的依据之一。如表热证常表现为恶寒发热，并有流涕、咳嗽、苔薄白、脉浮；里热证表现为发热、不恶寒反恶热，兼见口渴、苔黄、脉数等；半表半里证常表现为寒热往来，兼口苦、脉弦；邪入营血往往表现为夜热较甚、舌绛、神昏、肌肤斑疹隐隐等，阴虚发热多表现为潮热；阳虚发热多见于上午阳气升发之时。因此，及时准确详细地观察记录体温变化，结合其他症状，往往有助于诊断及辨证论治和施护。

对于小儿心率的观察不仅要观察其快慢，还应观察其节律是否整齐，心音的强弱以及有无杂音等。小儿心率相对较快，年龄越小心率越快，且易受各种内外因素的影响，如进食、运动、哭闹、发热等常使心率增快。因此，应在小儿安静时听诊。

呼吸的观察尤须注意其节律、频率、深浅等。小儿呼吸频率较成人为快，年龄越小频率越快，一般来说小儿自身呼吸与脉搏的比例约为 1∶4。如呼吸频率过快，常为呼吸道感染或中枢神经系统严重受损的表示。正常小儿呼吸均匀，其节律异常，往往是中枢性呼吸衰竭的先兆，代谢性酸中毒时所见的为深长呼吸。定期检查血压可以及时发现某些疾病及病情的变化，如急性肾炎、肾炎性肾病等常有血压升高。病情危重病儿，尤须密切观察血压，及时掌握病情，以便积极采取各种治疗抢救措施。

3. 舌象观察　舌通过经络直接或间接地与许多脏腑相关联，所以脏腑的病变，每能从舌上反映出来。临床上望舌，主要是观察舌体、舌质和舌苔这 3 个方面的变化。

在观察舌象时要掌握方法。年幼患儿可在自然光线充足处用压舌板将嘴撬开进行观察，而年长儿可令其将舌自然伸出口外，注意不可用力外伸或舌尖上翘，否则会影响观察。正常小儿舌体柔软，淡红润泽，伸缩活动自如，舌面有干湿适中的薄苔，而新生儿舌红无苔和乳婴儿的乳白苔均属正常舌象。小儿因吃某些药物、食物等往往造成染苔。一旦患病舌质和舌苔就会发生相应变化，如舌体肿大、舌质红或紫、舌质淡、舌苔厚腻、舌苔黄等都是病态的表现。舌质舌苔等的变化亦反映了病势的进退。如若舌质由淡红变红、苔由薄白而转薄黄，则表明病邪由寒转热、由表入里、由卫转气，病势进展由轻转重。如若原本舌绛无苔津干，转而见舌红苔薄，舌面有津，则表明热邪渐清，阴津来复，胃气渐生，是病趋好转的表现。

4. 脉象观察　脉搏的浮沉、有力无力以及不整、结代、弦滑等反映了脏腑的虚实寒热及疾病的不同性质。小儿脉象受年龄及啼哭叫扰的影响较大，尤应仔细观察，诊脉时以安静或入睡时较为准确，临证可结合心脏听诊加以辨别。

5. 体重的观察　体重反映了小儿生长的状态。体重过轻表明小儿营养不良，患有疳病等，如若体重短时间内下降过快，要考虑有无其他全身性疾病的存在如消渴、痨病等。疳证患儿体重增加，说明消瘦正在改善。若水肿患儿体重下降则说明小便已利，水肿正在消退。

6. 疗效的观察　对服药后是否取得预期的疗效，应注意观察，以判断是否继续用药或调整治疗方案。如外感病服解表药之后汗未出，尚须继续服药。服药后大汗淋漓则需防亡阳之变，需暂停使用发汗解表之品，服攻下药后大便已通，就要及时停药，不必尽剂，以免损脾伤正。若小儿泄泻、呕吐而严重脱水经补液等治疗后尿量明显增多，皮肤弹性恢复，症状改善，就应调整补液方案。

7. 护理记录 及时详细地做好护理记录，每日记录患儿的病情变化，辨证施护的措施与结果，正确客观地反映患儿的起居饮食及医疗经过，是做好护理工作的基本要求，也是积累临床护理资料，提高护理质量，促使疾病早日康复的重要环节。

二、饮食护理

（一）饮食护理的理论依据

《素问·脏气法时论》指出："五谷为养，五果为助，五畜为益，五菜为充，气味合而服之，以补益精气。"表明中医学早就认识到饮食营养、均衡饮食对于防病治病，促进病体康复具有极其重要的作用。饮食营养是小儿生长发育的物质基础，也是培护正气，战胜疾病的必要保证。正如《周礼·天官》所说："以五味、五谷、五药养其病。"清代费伯雄的《食养疗法》一书又明确提出"食养疗法"一词。可见历代医家对饮食调养于防治疾病的重要性是非常注重的。合理的饮食营养可促进小儿食欲，利于正气的恢复，许多食品还兼有食疗作用，有利于疾病的康复。尤其是对于小儿脾胃病证，饮食护理得当更能直接起到促进康复的功效。

（二）饮食护理的基本原则

饮食护理要求做到定时、定量、选质等，正所谓"乳贵有时，食贵有节。"饮食的质量应取决于每个小儿的需要，不同年龄小儿饮食有其各自的特点。如婴儿应以母乳喂养为主，因母乳含有婴儿所需的各种营养和抵抗疾病的免疫物质，且温度适宜、清洁，经济方便，最适合婴儿生长发育的需要。断奶以后的幼儿牙齿尚未长全、咀嚼能力差、胃肠消化力弱，但又处在生长发育较快时期，所需营养较多，因此，根据其特点，饮食要求碎、细、软、清洁、新鲜并富含蛋白质、维生素和多种微量元素等物质，忌辛辣刺激之品，勿过食肥甘煎炸炙煿之物。对于3岁以上小儿，其生长发育速度相对减缓，脾胃功能日臻完善，饮食要求可逐渐同于成人，但此时小儿易于出现挑食、偏食等不良习惯，要注意纠正。

同时，对于患病儿童应根据患儿的年龄、所患疾病种类、病情轻重及既往饮食习惯给患儿安排合适的饮食。既要考虑患儿的营养需要，又要适合患儿的食欲和对食物的消化耐受能力。如婴儿饮食一般为各种奶类和婴儿饭。儿童无发热的、无消化系统疾病的可进食与同龄儿童基本相同的普通饭；高热的和消化道疾病的可进食流质饮食，如米汤、牛奶、藕粉、蛋羹等；介于两者之间的进食半流质食物或软饭，如稀粥、汤面、牛奶、少量面包、蛋糕，病情好转再进一步吃软饭、碎菜、肉末。适应各种特殊的疾病还有各种特殊饮食，如少渣饮食、无盐（或少盐）饮食、高蛋白饮食、低蛋白饮食、糖尿病饮食等。

对于小儿来说，要注意固护后天之本、防止脾胃功能失调，尤其是婴幼儿，特别是在患病期间更易于出现。当小儿有发热或其他病态时，应适当减少进食量，对体质虚弱的婴幼儿更应注意不要勉强进食。在患病的最初几天内，可以减少食量，一般先减辅食，必要时再减少奶量，适当地增加喂水，待病情好转再逐渐增加食物。在选择食物时既要照顾到生长发育所需，又要兼顾易消化吸收的原则，以保证患儿的营养，使后天得充，脾胃得健，从而达到预防和战胜疾病的目的。另外，小儿饮食除注意年龄上的差别外，还应考虑到许多病证虽不属于脾胃疾病，却常引起脾胃功能失调，出现纳呆、呕吐、腹痛、大便夹不消化物等。而某些特殊疾病如肾炎、糖尿病等还要求特殊饮食。因此，小儿饮食护理既要注意食物的营养价值及某些疾病的特殊需要，又要照顾色、香、味和热量，以求固护后天之本，培护正气，而达到辅助药物治疗、促进病儿早日康复的目的。

(三)饮食护理的辨证选方

中医学在认识疾病、解除病痛中，讲究理、法、方、药，每治疗一个病都应做到组药有方，方必依法，立法有理，理必有据，在食物的选择上也应在理法的基础上合理配膳，方可收到良好效果。如主食中的小米、面粉、红小豆；蔬菜中的白果、菠菜、扁豆、白木耳、豆腐；肉类中的瘦猪肉、兔肉；水果中的梨子、鲜枣、西瓜等皆属甘凉滋润之品。甘能补虚，凉能清热，作为治疗中的辅助食疗，有利疾病早日康复。但是，如果不加辨证，不分阳虚阴虚、脾虚肾虚、有热无热，不明患儿体质而用之，有时却适得其反。因此，不同系统病证以及不同证候在饮食护理方面有其各自的特点，加之食物的寒热温凉等四气五味、归经有别，正如先贤所言："食物入口，等于药之治病同为一理，合则于人脏腑有宜，而可却病卫生；不合则于人脏腑有损，而即增病促死。"要有利于治疗疾病，就必须在辨证的基础上选择食物，才能达到扶正胜邪的目的。

根据患儿体质和疾病证候性质不同而注意其饮食宜忌。如寒证应忌生冷瓜果等凉性食物，宜食温热性食物；热证应忌辛辣炙煿等热性食物，宜食凉性食物；阳虚者忌寒凉，宜温补类食物；阴虚者忌温热，宜淡薄滋润类食物。证候属实热者一般不可食用补益之品。另外，还应注意患儿脾胃之强弱，由于小儿具有"脾常不足"的生理特点，因此，即使是相宜食物亦不能强迫多食；患儿病后胃气初复，如贪食过多，则可导致积滞内停不化，重则致食复的发生。总之，患儿在服药期间，凡属生冷、油腻，荤腥类及不易消化，特别是刺激性食物，均应避免为宜。

一般来说，临床可按以下原则辨证选择合理的膳食。

1. 辨清属外感还是内伤　病属外感热证的患儿，如风热感冒、咳嗽等，宜食清淡食物，如面条、米粥、新鲜蔬菜、水果等；高热伤津者，可以梨汁、荸荠汁、藕汁、鲜芦根汁或西瓜汁做饮料。忌食油腻、煎炸、辛辣之品。

属内伤者，可通过五脏虚实辨证来选方。如肺系病证，急性期属实者为多，当忌补益。属肺气虚者可食胡桃肉、豆浆等；属肺阴虚者可食梨、甘蔗、蜂蜜、牛奶等；属痰浊内蕴、肺气失于宣肃者可多食萝卜、冬瓜子等而忌食海腥发物及肥甘油腻之品，以免助湿生痰。正所谓"肉生火，油生痰，青菜豆腐保平安"。属热伤肺津之咳嗽、肺炎喘嗽等病证者宜食梨汁、茅根汁、杏仁炖雪梨等，忌食辛辣厚味炙煿之品；属正虚邪恋者宜食百合粥、莲子粥等。

心系病证中属心气虚而见心悸、健忘等病证者宜多食羊心、驴肉、莲子、黄芪、龙眼粥等；属心气虚而心神不宁者宜食枣仁粥、龙眼枣仁芡实汤等；属心阴虚者可食甘草小麦大枣汤、麦冬粥、玉竹膏等；属心阳虚者可食肉桂粥，或用肉桂与鸡肝同煮食用；属心血不足而致心悸、头晕、健忘等症的患儿可食桂圆膏，或用党参当归炖猪心等。心火亢盛而致口疮等病证的患儿宜多食苦瓜、冬瓜、荷叶水、莲子心、野菊花露等。属心血瘀阻而心悸，肺炎喘嗽中出现心阳虚衰、瘀血阻络等变证的患儿可食桃仁粥、山楂粥、黑木耳炖冰糖等，忌寒凉之品和不易消化之物。

对于脾胃病证，古人提出了"三分治，七分养"的观点。可见饮食调护对脾胃病证的防治尤为重要。对于厌食、疳病类患儿，应注意正确的喂养方法，同时亦应遵循"胃以喜为补"的原则，顺其所喜，诱其食欲，待胃纳增加后再考虑增加食物的品种和数量。属胃阴不足者可用西红柿绞汁内服或用鸭梨煎汤煮粥食用，有养胃生津之功；属脾胃虚寒而致腹痛、呕吐、泄泻者，可服糯米红枣粥；脾胃虚弱者宜食白术羊肚汤、鹌鹑党参山药汤、芡实山药糊、怀山药粉、白糖栗子糊等；属胃气虚弱者可食羊肚、乌鸡、鲳鱼、大枣、茯苓等；属脾阳不足者宜食羊肉汤、砂仁粥、茱萸粥等。总之，粥有养胃之功，可根据病证寒热虚实不同而配用适当中药煮成药粥食用，以达到养胃醒脾、固护后天之本的功效。小儿脾胃病证属实证和虚实夹杂者亦多见。如属食滞不化而致积滞、厌食、呕吐、泄泻等病证者可用莱菔子与白术、山楂等同煮熬粥食用，或食鸡内金粉、青菜萝卜汤等；如属滞热内生者宜食山楂、鸡内金、陈皮、锅巴、雪梨等，忌食辛辣油腻炙煿之品；如属脾胃失调者可食蜜饯山楂、麦芽糕，忌食不易消化之物如未经发酵的面食等；如属湿热壅遏中焦者宜食茯苓大枣粥、白扁豆、马齿苋等；如属脾胃气滞者可用陈皮、苏叶、砂仁等煎汤煮粥服之；属胃热而致的呕吐等病证宜食西瓜汁、芦根粥等。总之，病证属实者不宜补益，以免碍脾伤胃，重在扶助运化。

小儿肾系病证属虚证和虚中夹实者居多。其中属肾阳虚而致水肿等病证者可多食麻雀肉、虾类、狗肉炖黑豆、鱼蛋粉、怀山药、吴茱萸、粳米汤等；属肾气不足而致小便频数、遗尿、尿多而清者可食鸽蛋、泥鳅、五味子、益智仁、猪肾等，如杜仲炒腰花、冰糖蒸鸽蛋、芡实粉粥等；如属肾精亏虚，先天禀赋不足而致五迟、五软等证者宜多食鹿肉、雀蛋、海参、紫河车、蜂乳等，如枸杞子、菟丝子煮雀卵、河车杞枣汤、冰糖炖海参等；如属肾阴不足者宜食猪脑、乌鸡、淡菜等，如怀山杞子炖猪脑、乌鸡冬虫怀山汤、灵芝炖乳鸽、淡菜拌芹菜等，注意淡菜性温，故素体阳强者不宜食用。如属虚实夹杂之证不可纯食补益之品，可根据其寒热兼夹，标本兼顾。如阳虚而水肿较甚者可在服食补阳之品的同时，选加赤小豆、冬瓜、薏苡仁等利水消肿食品。亦可结合西医辨病和临床检验来选择食品。如肾病综合征之水肿，临床检验血浆白蛋白低者可食用鲤鱼汤、乌鱼汤等以提高胶体渗透压，达到利尿消肿之目的。

肝为将军之官，主藏血和疏泄，因此，小儿肝系病证中以肝血不足、肝阴亏虚和热扰肝经生惊为多。如属肝血不足所致的头晕、面色乏华、爪甲不荣、夜盲等病证者可食鱼鳔、黑芝麻、阿胶、胡萝卜、鸡肝等，如鸡肝汤、芝麻粥、胡萝卜粥、菠菜粥、枸杞子、地黄煎汤熬粥等；如属肝阴不足所致的盗汗等可食枸杞子、女贞子等，如二至膏、枸杞子粥等；如属肝经湿热而致遗尿等病证，不宜食用以上食品，可用清肝泻火、清利湿热之物煎汤代茶饮用；如属热扰肝经而生惊发搐者，可用金银花、钩藤煎汤送服羚羊角粉等。

2. 根据小儿机体气血阴阳的盛衰来选择合适的食疗方　如属气虚者可选人参粥、人参莲肉汤、黄芪归枣汤等；属气滞者可选陈皮粥、陈皮乌梅汤等；属血虚者可选龙眼肉粥、葡萄煎、猪肝汤等；属阴虚者可选银耳冰糖汤、豆腐汤、玉竹膏、燕窝粥、蛎黄汤等；如属阳虚者可食羊肉姜桂汤、羊肉虾米汤、肉桂粥、菟丝子粥、鹿茸膏等。

3. 根据疾病及食物的性质特点来选择食疗方　如芫荽可助疹子的透发，常用于麻疹初起；西瓜可祛暑利水，适用于暑热证；青菜、豆腐清火，可用于实热病证等。

(四)饮食护理的现代研究

自古以来就有药食同源之说，儿科疾病的饮食调养对于疾病的康复有重要作用。自20世纪中叶以来，这一领域的研究和开发已有了很大的发展，取得了丰硕的成果，其应用正在不断扩大。

对各种既可作为药物，又可作为食物的物品，对其化学成分、药理作用和临床疗效等进行了大量的研究和观察。认为不少药食同源的补品(如人参、黄芪、莲子、党参等)能够提高细胞免疫和体液免疫功能，调整机体免疫功能状态，改善机体代谢状况和内环境，补充多种微量元素，从而使机体恢复正常功能状态，促进疾病早日康复。现代研究表明：瘦肉、家禽或海鲜可提供胆碱、卵磷脂、酪氨酸、色氨酸、铁、锌和B族维生素；贝类中钙、碘、铁、蛋白质等含量丰富，不饱和脂肪酸比动物肉类含量更丰富；豆豉中含丰富的维生素 B_1、B_2、B_{12}、蛋白质等，可用于各种营养素缺乏症。猪血中含有丰富的血浆蛋白，这种血浆蛋白经过胃酸和消化酶分解以后能产生一种解毒和润肠的物质，可与滞留在肠道中的粉尘及有害金属粒发生化学反应，使其成为不易为机体吸收的废物从粪便排泄。各种菌类，如黑木耳中含有丰富的清洁血液和解毒功能的物质，可清除血液中的有害物质。鲜果可将积聚在血液中的毒素溶解，再经过排泄系统排出体外。绿豆可清除体内多种毒物，促进机体内的新陈代谢。刀豆含有尿素酶、血球凝集素、刀豆赤霉素Ⅰ和Ⅱ、糖苷酶等活性物质，另含蛋白质、糖类、脂肪、维生素等多种营养成分，可以用于预防出血、某些消化性障碍等。百合含淀粉、蛋白质、脂肪、还原糖、多种维生素和多种生物碱（秋水仙碱等），对肺、胃肠有保健作用。山药含淀粉、糖蛋白、游离氨基酸、多酚氧化酶、维生素C、皂苷、胆碱、止杈素、3,4-二羟基苯乙胺、黏液质等成分，可用于脾虚泄泻、咳嗽、尿频等病证。姜中含淀粉、维生素、树脂状物质、天门冬素、天门冬氨酸、谷氨酸、甘氨酸、丝氨酸、挥发调和辣味，现代实验研究表明：姜可增加消化腺分泌，有消除肠胀气、兴奋心肌、止痛等作用，可用于胃寒呕吐、风寒感冒等病证。苍术含锌量较高，且富含挥发油，不仅可直接补充体内锌的缺乏，而且可调整胃肠道功能等。

由此可见，饮食调护具有药物无法替代的作用和优点。随着人民生活水平和健康水平的提高，对疾病的预防保健也有了更加深刻的认识，公众对饮食调理方面知识的需求亦日趋迫切，其知识日益丰富。因此，饮食调养对于他们来说，已成为防病保健和治疗疾病，保障儿童健康成长的重要手段。所以，对于儿科工作者来说，这一领域有着广阔发展前景。

三、用药护理

（一）用药护理的基本原则

临床用药主要根据辨证选方并结合辨病选药而施，使方随法出，法随证立，随证加减，按证处方用药。这就要求除分析病证本身之外，还应考虑到患儿的体质以及病证的兼夹、气候、季节、地理条件等，努力做到因人、因时、因地制宜，这是治疗疾病的关键之一。其次，由于中药有汤、丸、散、膏、丹，以及口服液、颗粒等不同的剂型，其给药途径有别，临床上应根据药物剂型的不同，以及病种所需而选择既能有效，又快速、方便的给药方法。如口服、灌肠、外用、肌注、静滴、雾化吸入等。西药同样由于剂型的不同，给药方法有口服、肌注、皮下注射、静脉注射、雾化吸入以及灌肠等。正确的给药护理是保证治疗的关键之一，因此，必须严格掌握处方原则并严格遵守给药护理的基本原则，才能尽可能使药物发挥最佳疗效。

（二）用药护理的一般方法

由于药物剂型和病种的不同，以及小儿年龄上的差异，其给药途径和方法有别。一般小儿给药必须掌握以下方法。

喂服汤剂或液体类成药时，应将患儿抱起或半卧位于操作者怀中，围上饭巾，用小匙盛药，将药匙伸入患儿口中深部慢慢倒入。如患儿不合作，喂药后应将小匙放至舌根部并滞留片刻，以防患儿吐出药物，待咽下后再将小匙取出。如患儿不肯下咽时，可轻捏双颊，使之吞咽。对拒服药物的患儿，也可以用灌药器抽吸药液后，伸入患儿口内推入。切勿捏住双侧鼻孔喂药，以免药液呛入气道，造成气管内异物，甚至发生窒息。

对于固体类成药，如片剂、散剂、丸剂、胶囊等，年长儿可以用温开水送服。若为婴幼儿或不能吞咽固体类制剂的患儿备药时，应将其磨成粉状，或将胶囊内药物倒出，按剂量分配，服前用温开水或糖水溶化送服，或将其溶于水和粥汤内送服。

味道特别苦涩的药物，如清热解毒类中药、黄连素等，可加适量糖或用少量糖浆拌后同服。如同服多种药物时应将苦味药留于最后喂服，服药后再给1～2匙糖水冲淡留在口中的苦味。在给油类药物时可用滴管将药物直接滴入口中，然后再喂1～2匙糖水或果汁。

患儿有恶心呕吐时应暂停喂药，轻拍背部，以减轻咽喉堵塞感，同时转移患儿注意力，或指掐、针刺合谷、内关等穴以止吐，或先服止吐药。对于年长患儿应训练其自愿服药，耐心说服，给以鼓励，不可粗暴强迫，并尽量改善药物的苦涩味。

给药后应观察患儿的反应，如将药物吐出应立即处理，清除呕吐物，并使之安静，必要时隔一时间再予以补服。

注意药物的作用与服药时间的关系。对于奏效快而无胃肠刺激性的药物均可在空腹时服用；健运脾胃之药，可于饭前服用，以促进脾胃的受纳运化功能，增进食欲；对于胃黏膜刺激性强易产生恶心、呕吐等反应的药物，宜饭后服用或与食物混合后服用，以减轻其刺激性；对于催眠类、安神类和缓泻类药物宜于睡前服用。

对于各种外治疗法所使用药物，要正确掌握其方法。如使用熏洗及热熨等法，其药液和炒制的药物不能太烫，因小儿肌肤娇嫩，以免烫伤皮肤，引起感染。采用敷贴法所使用的软膏、药饼等要注意防止皮肤过敏和局部发泡后防止感染。雾化吸入所使用的药物，不可以用中药汤剂，只能用注射液，否则易引起尘肺。

各种注射类制剂，如痰热清注射液、炎琥宁注射液等，由于其直接进入血液，血药浓度较高而显效较快。在注射前要做好输液器具和皮肤的消毒工作，对于年幼小儿最好不要在哭闹时进行，静脉注射时选择容易固定的部位，穿刺进入后注意固定好局部。年长儿要做好思想工作，消除恐惧心理，使其自觉配合输液。

各种剂型各有其特点，要根据病情需要和患儿的配合情况灵活选择，正确给药。如汤剂，其特点是吸收快，能迅速发挥疗效，且便于加减，最大程度地体现中医药辨证论治的特色，多数情况下皆可选用。散剂、丸剂、膏剂、丹剂等贮藏方便，可根据病情合理选择运用，或配合其他药物如汤药协同使用。口服液、糖浆等液体制剂口感较好，服用方便，在给小儿使用中成药时可优先考虑应用。总之，小儿用药护理的方法要因人、因时、因病制宜，方能为患儿接受，并达到较好的治疗效果。

(三)汤剂用药护理

口服中药是中医儿科治疗疾病最常见的一种手段，也是护理人员的主要任务之一，完成得好坏会直接影响医疗护理质量。因此，必须掌握给药途径、方法、时间，中药起效时间和服药禁忌及一定的喂药技巧，才能达到良好的治疗效果。

1. 药物的煎煮方法　对于采用中药汤剂治疗的患儿，尤其是急性病症和重证患儿，汤剂宜急煎喂服。煎药的器皿以砂锅、搪瓷器皿为宜，不可用铁器煎药。中药入煎剂前，一般应先用冷水浸泡15～30分钟。浸泡煎药所加水量以超过药面2～3cm为宜，对于质地疏松的药物可适当减少用水量。煎药的时间应根据药性而定。如解表药、芳香类药不宜久煎，以免其中有效成分挥发而降低药性，宜武火急煎，煮沸后再煮15分钟左右即可。滋补类药物先用武火煮沸后改为文火慢煎30～40分钟。而一般药物掌握在煮沸后再煮20分钟左右即可。每剂中药一般煎2次，可早晚各1次，也可同时煎煮2次，将头煎、二煎混合后再分次服用。

若处方有先煎、后下、烊化、冲服药物时，应谨遵医嘱，采用特殊的煎药方法。先煎者应将该药煮沸，15分钟后再加其他药物同煎。如属毒性较强药物如生附子、乌头、雷公藤等应先煎1小时左右；后下者在一般药物煎煮至快好前再投入同煎5分钟即可；烊化者可用煎好的药汁将需烊化药物加入搅匀即可，如阿胶等；冲入者可将煎好的药汁冲于需冲入的药粉中，并搅匀即可。

2. 小儿服用中药注意事项　小儿服用中药还要注意根据疾病的性质，确定服药的次数。如感冒高热、肺炎喘嗽等新病急病，一日之内可分3～5次服，而慢性病证可以只分2～3次。哮喘可根据其发作规律，在发作前半小时服1次，另再服2次。昼夜持续发作而呈哮喘持续状态者，一日内服药次数不得少于3次。对服药次数较多的患儿，药量可适当煎多。重证患儿甚至可加大药量，而不拘时间，频频服之。对于昏迷患儿可用鼻饲法给药，用针筒抽取药液缓慢注入。对于无法灌服的患儿也可将汤剂改为肛滴给药。药代动力学研究表明：直肠给药吸收速度仅次于静脉注射和吸入法给药。

3. 小儿中药的用量　小儿中药的用药剂量需随年龄大小、个体差异、病情轻重、医师经验不同而有所不同，一般新生儿用成人量的1/6，乳婴儿用成人量的1/3～2/3，幼儿及儿童用成人量的2/3，学龄儿童可用成人量。注意其成人量是指成人用药的一般剂量。

4. 给药时间　应根据病证性质、部位和方药的作用，采取不同的给药时间。《神农本草经・序录》中记载："病在胸膈以上者，先食而后服药；病在心腹以下者，先服药而后食之；病在四肢血脉者，宜空腹而在旦；病在骨髓者，宜饱满而在夜。"指出了疾病部位不同，服药时间也应有别。如病在上焦者，其药宜饭后服，以轻清在上，利于宣达；补益药或病在下焦者宜饭后服或夜间服以填补下元，滋养肝肾。要根据病情需要，选定最佳的给药时间，以利药物尽快发挥预防和治疗作用，减少不良反应。一般疾病口服给药1日分2～3次，于早、晚或早、中、晚，或每餐后0.5～1小时给药；危重或一些特殊病证，可选择最快发挥疗效的给药途径。如具有消食化滞、健胃作用的药物则应在饭前服用，以达开胃、化滞之功效。驱虫药宜空腹服。止吐药宜冷服，且喂服时应注意首次少量，待吐止后再渐加药量。

5. 服药温度　服药温度一般指服用中药汤剂的药液温度或用于送服的水温而言。常有热服、温服和冷服之分。热服是将刚煎好的药液趁热服下，常用于寒证或真寒假热证，属"寒者热之"和"以热治热"之法，以减少病人服药格拒。温服是将煎好的汤剂或送药的水放温后再服用。一般汤剂均可采用温服。凉服是将煎好的汤剂或送药的水等放凉后再服，常用于热证或真热假寒证，属"热者寒之"、"热药冷服"、"治热以寒"、"凉而行之"之大法。发汗解表药宜热服，泻火泄热通腑药宜凉服，滋补药宜温服。热证用寒药宜温服，寒证用热药宜凉服，真热假寒者宜寒药热服，真寒假热者宜热药冷服，以顺应病情变化，避免发生药液下咽即吐的格拒。此即《素问・五常政大论》所谓"治热以寒，温而行之，治寒以热，凉而行之"。

6. 不同药物的喂药技巧　若所服药物苦味不重，可直接用温开水送服；如果苦味较重，则可先在口中适当放入食糖，再将药物倒入患儿口中，用糖水迅速送服。中药汤剂稍凉后可减轻苦味，也可加适量冰糖、蜂蜜或浓缩糖浆后分次喂服。另外，由于汤药量较多，味苦涩，对小儿来说服用有一定困难。因此，必要时可根据具体情况改汤剂为糖浆剂、散剂等，以增加服药的依从性。

7. 不同年龄段患儿的喂药技巧　未成熟儿、新生儿宜取抱在怀中喂奶位置，使患儿头偏向一侧喂服，不宜采用仰卧位，以免药液误入气管，引起吸入性肺炎。若患儿吸吮力差，宜用滴管将药液送到口腔后部或颊部慢慢滴入，每次2～3滴，待咽下后，再滴第二次。6个月以内的患儿可用奶瓶喂药，即将药液装入奶瓶让患儿吮吸；稍大些的患儿可用汤匙喂药，让患儿侧身，将调好的药物用汤匙伸入口内深部喂下。1岁左右的患儿喂服一般较为困难，患儿常会闭口拒服，不肯配合。此时，可喂少许食糖，然后喂一匙药，要在患儿尚未来得及反抗时，再喂一匙糖水，如此进行常可奏效。1～2岁患儿若口中含药不肯咽下，可用小匙轻压患儿的舌部，以刺激其吞咽，或利用婴儿特有的反射性吞咽动作，促使其咽下。特别需要注意的是，在喂药过程中倘若患儿出现呛咳，必须立即停止喂药，以免呛入气管而发生危险。最好在服药1小时后再给患儿喂奶。患儿服药后，应将孩子抱起竖直，轻轻拍背，让药物顺利通过食管。若躺着服药，有可能使药物附于食管壁引起呕吐，刺激性的药物还会损伤食管[7]。

喂服汤药要注意以下几点：

(1)要注意严格查对：住院患儿医嘱查对制度是遵照医嘱治疗的重要保证。对患儿的姓名、性别、年龄、床号、药物的名称、剂量、煎药方法、给药途径、服药方法、服药时间、饮食宜忌等，均应查对核实，准确无误方可执行。

(2)要明确给药方法：要认真按医嘱要求执行给药方法。对中西药合用的患儿，在服药时，应注意配伍禁忌，如含强心苷类的中药北五加皮、万年青等应尽量避免与西药强心剂合用。

(3)要了解过敏史，熟悉中药的不良反应：一旦发现过敏或不良反应时，要及时停药，如白果、苦杏仁等的毒性主要损害中枢神经系统，对消化系统也有影响；附子可引发急性中毒或速发性反应，表现为头痛、烦躁不安、呼吸困难、呕吐、腹泻、心律失常、休克、体温降低等，要严密观察。

(4)注意观察服药后反应及治疗效果：一是检验有效无效，二是观察有无不良反应，三是决定再剂或停服。如外感表证患儿，服药后，周身微汗出，患儿感到全身轻松，表示表邪已经解除，不必再剂。若汗出不透，患儿仍有恶寒畏风之感，说明表邪未解，便可再剂。

(四)成药用药护理

由于小儿年龄特点，服用汤剂有时有一定难度，成药则具有随取随用，服用方便，某些成药口感较好，小儿易于接受等优点。但是片剂类成药在体内需崩解，溶解成溶液状态后才能被吸收，故见效较缓慢。使用时还需注意各种成药在服法上的区别。如散剂，服用时可用米汤或温开水调服，昏迷病儿可采取鼻饲法给药，但散剂必须调得很稀薄，药饲完毕要注入少量温开水，以免鼻饲管堵塞。丸剂、丹剂、片剂等，对于年长儿可鼓励其自己服药，年幼儿可研碎后磨粉调服或冲服。糖浆剂、口服液等由于口感较好，小儿易于接受，但由于此类制剂黏度大，渗透压较高，在消化道中移动缓慢，不易达到小肠的吸收部位，所以吸收和扩散速度较慢。冲剂服用时最好使用温开水冲服。针剂的使用应严格按照其说明，掌握好技术操作，尽量减轻患儿的痛苦。总之，以上成药的使用，其药量、种类、服法等当根据患儿年龄和疾病性质正确使用。

(五)中药药浴护理

药浴是将药物包裹后加热煎煮，将药物的有效成分释出，加入适量的水，调至一定温度，使患儿坐入其中，通过按摩肌肉穴位及浸泡肌肤，达到活血化瘀、温经通络、行气活络等作用，促进机体康复及肢体功能恢复。

药浴可根据病情选择相应的中药，在护理上要注意以下几个方面：

1. 药浴房间要求　每周做细菌培养，每日紫外线空气消毒，防止交叉感染，浴盆一人一用消毒处理，药物每日晚间浸泡，便于次日煎煮时药物有效成分的发挥，药浴过程中注意观察患儿的精神状态及生命体征。夏季室内温度不宜过高，冬季要注意保暖，观察患儿汗出情况并及时询问患儿有无口渴，是否需要饮水和排尿等，水温一般在38℃左右，对年幼患儿及语言障碍的患儿尤应注意防止烫伤。药浴房间要求：温度26～28℃，并为防止患儿受凉配有取暖设备，可随时调整温度，患儿药浴前半小时关闭门窗，保持室内温度。浴盆大小适中，以保温不易散热的木质盆为宜。药浴后房间要对流通风，彻底清洁地面及浴盆，保持药浴房间干净，勿潮湿，防止真菌及细菌生长。墙面备有水温计、室温计、淋浴器。

2. 患儿药浴时间　每日尽量在同一时间，如在进餐前后隔30分钟并在各种理疗按摩之后进行，使患儿做完药浴后回房间能放松休息，便于疾病恢复。患儿药浴前备好浴巾、水瓶、毛巾、便器、玩具、帽子、香皂等用品。

3. 药浴时按摩　药浴时按摩手法熟练、均匀，每个穴位由轻至重，反复按摩，对肌张力高的患儿，先让患儿放松，逐渐降低肌张力后再渐进按摩，重点按摩肌张力高的肌群，对哭闹不配合的患儿由家长在旁陪护，分散注意力，配合治疗，随时询问患儿的感受和观察反应，调整水温的变化。药浴后，先用淋浴器冲洗患儿身体，防止药沫贴在患儿身上引起不适，再用浴巾包裹患儿全身，用毛巾擦干头发，戴好帽子，防止受凉，在浴室内穿好衣裤，休息片刻后再将患儿抱回病室。患儿病室注意保暖，关闭门窗，让患儿躺于床上盖被休息，并做好护理记录[8]。

四、心 理 护 理

(一)心理护理的重要性

婴幼儿时期是小儿神经心理活动发展的时期，此时婴儿的脑细胞胞体在不断增大，神经纤维延长，神经纤维髓鞘也在完善，但生理、心理尚未成熟，自身心理调节能力低下，以致所欲不遂，易于变生病证。小儿较大人虽少七情致病，但是，近年来研究发现由七情所致病证亦非鲜见，如神经性厌食、精神行为障碍等病证在临床日益常见。特别是现今儿童独生子女比例较高，其情志因素所致病证亦有逐渐增加之趋势。因此，对于小儿的心理护理，其重要性越发显得突出。

对于小儿的心理护理，《女学篇·勿拘束》中说："小儿居恒好动而恶静，乃天然之体育，于卫生最为有益，切不可阻其生机，亦不可拘束过严，使小儿萎靡不振，致成窳闭不灵之器矣……"。再如《女学篇·戒恐吓》云："常见为母者，欲止小儿啼哭，故作猫声虎声使之畏怖……遂至暮夜不敢独行，索居不能成寝，养成一种葸懦之性质，其害良非浅也。"可见，如若小儿心理护理不当，不但易于发生情志变化，变生他证，而且也影响疾病的治疗，导致病情加重。

(二)调情养性，促进康复

小儿患病有因七情而致者，有因他病而致情志改变，影响治疗者，因此对患儿的心理护理要注意调情养性，以利于促进患儿康复。特别是对于住院患儿，医院环境对患儿来说，常会感到生疏和不安。住院后由于生活环境的改变，特别是在某些医院的无陪病房，患儿住院后，离开朝夕相处的亲人，容易产生急躁、紧张、易发脾气等反抗心理，这就要求医护人员态度和蔼、举止温柔耐心细致，用患儿易于理解之语言讲明道理，提出要求或转移他们的注意力，想尽一切办法与患儿建立良好的关系，使患儿感到受重视和爱护，与其成为好朋友，使其能尽快适应医院的环境。首先，必须了解患儿的心理需求，采取相应地护理措施，使病儿得到满足，心情愉快，以良好心理状态接受各种检查和治疗。为此必须做到以下几点：

1. 向病儿父母及保育人员询问患儿的心理状态及有关情况。如患儿是否了解为什么住院，患儿的生活习惯和性格，喜欢什么玩具，必要时可嘱家长把小儿喜爱的玩具物品带到医院以解除其寂寞，满足其爱好。用什么言词或方式了解患儿的需求，喜欢别人怎样称呼等。经过询问也能使患儿父母体会到医护人员对患儿的关心负责，增强其信心感，有利于解除患儿父母的疑虑，能密切配合医疗护理工作。

2. 根据患儿的年龄，用简单易懂的语言或其他方式向患儿介绍医院的情况和生活制度，使其熟悉环境，并说明日夜均会得到关心与照顾。介绍同室其他患儿并使之逐渐熟悉，以减少焦虑心理。

3. 熟练掌握护理技术，如注射技术、饮食安排、护理操作技巧等。以上诸方面均能直接影响病儿的情绪，尤其是打针、服药及各种痛苦的检查，易使患儿产生恐惧和逆反心理。所以，儿科护理更需要有熟练的技术以减轻病儿之痛苦。如服药时要讲明道理，争取能顺利合作。对能合作的病儿要给以鼓励。不要强行灌药，以免引起恐惧和反抗，给以后的治疗造成困难。护理人员应有相应的知识、技术和技巧，除可使病儿心理上得到安慰外，还可使护理操作顺利、增强患儿及家长对医护人员的信任感。

4. 婴儿语言表达能力有限，部分较大年龄小儿亦不能完全正确详细诉说病情及要求，因此，要经常巡视和观察病室，不仅要观察其病情变化，而且要观察患儿的姿势和动态、面部表情等方面的变化，以便做到及时发现、及时开导和处理。

5. 小儿神气怯弱、心理处于幼稚阶段，易受刺激，易于激动，如若大声训斥和粗暴举动，很容易使患儿激动起来，甚至对抗大人的吩咐。因此，必须以温和安静之态度对待患儿，使其安静，切勿采取恐吓、威胁、欺骗、打骂或变相体罚等不正确的教育方式。

6. 较大儿童对住院治疗可能不够理解，因而要做简单的解释，要表现出关心和同情，告知住院的目的和治疗的方法，使患儿有参与意识，能心情较为轻松愉快地配合医护人员进行治疗。要多关心和询问患儿的需要。并给予帮助和及时解决。

（三）以情制情，因病施护

针对各类不同疾病所引起的心理变化，尤其是由七情所致者，根据其年龄和心理特点，以情制情，因病施护，促进患儿康复。对于神经、精神疾病患儿，如弱智、脑瘫、孤独症、忧郁症、焦虑症、口吃、夜惊、遗尿等，在护理上要做到以情制情，采用心理治疗方法，正确疏导排解、行为矫正等，使患儿树立信心、消除自卑、坚持训练和治疗。除此之外，还应帮助患儿及家长查找和解除导致疾病发生的根本原因。

随着社会的发展，小儿心身疾病的发病率逐渐上升，在护理时首先要弄清其发病的原因，包括生活习惯、家庭环境、学校情况等。如厌食患儿有一部分是由于家长不正确的教育引导等造成的，对于此类患儿，护理人员不但要对其进行饮食习惯上的调整，而且要教育家长让其意识到他们的行为对病儿心身的潜在威胁，做出有意识的矫正。

（四）情感支持，相互信赖

建立良好的护患关系是取得心理护理良好成效的关键。心理护理是护士与患者在相互交往中进行的，与患儿的首次接触，端庄的仪表，热情的态度，亲切的笑容都会给患儿留下良好的第一印象，称呼患儿名字或乳名，会产生一种亲切感，给患儿多方面的鼓励和爱抚以及运用非语言交流技巧，握着患儿的手和抚摸他的头，让他犹如在母亲的怀抱之中，这样不仅可以消除恐惧感，还可以取得患儿的合作，也利于身体康复。

（五）根据年龄分段进行心理护理

1. 新生儿～出生6个月　患儿只具备本能的条件反射，对母亲或至爱者表现依恋，一般只要满足生理需要则很少哭闹，所以，儿科护士应关照其亲人注意按时喂奶、换尿布等。同时，多给予爱抚、怀抱、轻拍、哄逗等，给患儿感情上的温暖和感觉上的刺激，有利患儿的身心健康。在护理上应争取有固定护士进行连续的护理，减少不良刺激，如各种仪器器具的声响、大声的吵闹、强烈的光线。

2. 6个月～1岁患儿　主要护理措施为建立医患依恋。首次接触，营造一个缓慢熟悉的环境过程，如先与父母交谈等，认真倾听家长述说病情，及时满足患儿的各种需求，切忌强行夺走孩子或者对孩子施加各种检测和治疗措施，满足患儿的感情需求。护士要尽量固定，提供连续护理，建立相互信任；了解患儿生活习惯，尽量保持一致，允许患儿喜爱的玩具和物品带到医院，给予心理抚慰；保持患儿与父母的密切联系。

3. 1～3岁患儿　此阶段患儿已逐渐发育为有初步记忆和思维的婴幼儿，但人脑发育不完善，耐受力差，反应性强，如遇不适则急躁、哭闹、不配合。这就要求儿科护士要有耐心和高超的技术。同时在治疗的时候，多征求患儿的意见，尽量满足他们的要求，消除他们的恐惧心理，得到他们的配合。

4. 3～6岁患儿的护理　此阶段的患儿语言思维能力迅速发展，智能发育很快，住院后，因离开了父母、幼儿园老师和小朋友，很容易产生孤独和反抗情绪，护士应以和善、亲切、微笑、慈母般心来替代父母，并多陪伴他们一起学习和玩耍，弥补离开老师和小朋友的缺憾。

5. 7～12岁患儿的护理　此阶段患儿已是学龄期儿童，已经具备一定的知识，心理也较成熟，耐受力增强，能积极配合治疗，但此阶段患儿已有一定的思想压力，害怕影响学业，怕孤独，对疾病的预后担心等。这就需要通过仔细观察，了解他们的心理，耐心细致地解释有关疾病的治疗、护理知识，积极鼓励他们，增强信心。

6. 青春期患者的护理　此阶段患者大脑神经发育基本接近成人，此时期应多鼓励患者增强疾病的信心，积极配合医护人员完成各种治疗和护理[9]。

(六)做好患儿家长的心理护理

现在儿科患者多为独生子女，当孩子患病后，家长和孩子一样，会产生焦虑不安、恐惧等心理反应，而儿科患儿的心理护理实际上很大程度上是对家长的心理支持。家长的心理状态对患儿有着直接的影响，父母的倾向可以转化为患儿的倾向，如不要某护士打针等，这就直接影响了护患配合和患儿的康复。作为护理人员应充分理解患儿家长的心情，耐心地向他们介绍情况，做好安慰、解释工作，要用鼓励性的语言，让家长看到治愈后的希望，预后差的，应用婉转的语言安慰家长，给予心理支持，使家长能够正确面对疾病，争取他们的积极配合，以促进患儿早日康复。

五、急症、重症等特殊护理

(一)高热护理

发热是指体温高于正常(通常是指37.5℃以上)者，而通常又把体温在39℃以上者称为高热，是儿科临床常见的症状，亦是儿科最为常见的急症。高热护理不当，在儿科易致惊风，甚至留下后遗症。高热患儿的护理措施要注意以下几个方面：

1. 根据不同病因辨证施护　外感发热而属风寒表证者，宜服热开水，并覆以衣被，喂以热粥以助药力发汗；属外感风热而微汗者，其药当缓服，汗出不宜过多，体温越高，发汗尤当慎重，以防大汗亡阳之变。汗湿衣衫后宜及时更换衣服。中暑壮热者宜解开衣领，移置阴凉处，灌以冷开水或冷饮，用湿冷毛巾湿敷额部和大血管处以降温。

2. 卧床休息　发热使代谢加快，消耗增加，多活动易增加机体负担，故当卧床休息。

3. 降温处理　对高热持续者及时予以物理降温，室内空调降温，用冰袋冰帽等置头部、腋下与腹股沟等大血管处；用温水或40%酒精擦浴；或用生理盐水、冰水灌肠，从而达到降温的目的。亦可针刺十宣、曲池、大椎、外关等穴以降温。但须注意使用物理降温时，病儿一旦出现颤抖当停用。降温效果不佳者当采用药物治疗。如对乙酰氨基酚口服、10%～20%安乃近液滴鼻或肌注安乃近。新生儿发热时应放松包被。6个月以下婴儿一般慎用针剂退热。

4. 注意补充水分及营养等，防止水电解质的失衡　急性发热时糖原分解加强、贮存减少，易于影响大脑的功能及神经系统功能，脂肪和蛋白质分解加快，消化吸收功能减弱，同时维生素的代谢增强。因此，要注意补充，特别是发热时水液消耗极为显著，必须予以补充，可根据发热情况，患儿按80～100ml/(kg·d)计算，同时应适当补充电解质。

5. 做好患儿的清洁卫生工作　要注意做好患儿的清洁卫生工作，如口腔护理等。由于发热时唾液分泌减少，机体抵抗力下降，舌和口腔黏膜干燥，易于被感染，因此要做好口腔及皮肤的清洁护理。如晨起、睡前、饭后刷牙，或用朵贝氏液、野菊花露漱口，用温水擦浴。注意床单清洁，及时更换衣裤等。

6. 观察病情，做好记录　要认真观察病情并测量体温等，做好记录。首先要观测体温、脉搏、呼吸。一般4小时1次，必要时2小时1次，体温正常时可每隔6小时测1次，并注意发热规律、热型及伴随症状。其次要注意观察记录发热与用药及输液、输血的关系，注意观察有无惊厥及厥脱的出现。

（二）昏迷护理

昏迷是指患儿出现神志不清、意识丧失、对外界刺激无反应的状态。昏迷患儿病情危重，病变累及中枢神经系统，此类病证的病机常属于邪陷心包、心窍被蒙、神明失主。此类患儿护理要注意以下几点：

1. 安置特殊病室　患儿病室应安置在危重病室或抢救室，由专人护理，同时备齐各种抢救物品和药品，保持病室空气流通清新，同时要保持一定的湿度（50%～70%）和温度（18～20℃），减少家属探视。

2. 注意患儿体位　对于颅内压增高患儿若无禁忌证应取头高足低位，有利于减轻脑水肿；伴有休克的患儿应取仰卧中凹位（头和下肢均抬高15°～30°），并与平卧位交替进行；昏迷患儿病情好转后可根据病情采取适当的体位，要求使肌肉处于松弛状态，瘫痪肢体处于功能位，做被动活动，以防止肌肉萎缩和关节僵硬。

3. 鼻饲及吸痰护理　昏迷患儿禁止从口腔喂食药物和食物，可插鼻饲管鼻饲，鼻饲流汁温度要适中，每次灌注量不宜太多，并要注意反流及呕吐。注意喉间痰声，有痰者定期吸痰。采取侧卧位或把头侧向一边，防止呕吐时窒息。

4. 口腔及皮肤护理　加强口腔及皮肤护理，防止发生并发症。注意清除口腔内分泌物，定时用银花甘草液擦洗口腔；定时变换体位，防止发生褥疮。

5. 观察病情及动态　密切观察病情及动态。如患儿出现面色青紫时应立即吸氧，随时观察患儿的面色、血压、脉搏、体温、呼吸等生命指征，必要时采取中西医结合等综合抢救措施，而且要准确详细记录其出入量和观察药物疗效。

（三）休克护理

休克的基本病理在于阴阳失调，气机逆乱，甚则阴阳离绝。由于病情危笃，不但治疗要当机立断，而且护理方面的密切配合也是十分重要的。在护理上须注意以下几个方面：

1. 注意患儿体位　发现患儿厥脱，立即平卧，取头低足高位，不用枕头，血压未稳定前不宜搬动。并使患儿保持安静及温暖。

2. 保持气道通畅　痰多者将头侧向一边，以利分泌物排除，解开衣领，必要时予以吸氧，如面罩加压给氧甚至气管插管给氧。呼吸道分泌物多时，要用吸痰器将其吸出，必要时可切开气管吸痰。并注意观察呼吸频率及深度、节律等。

3. 采用针刺急救　可配合采用针刺急救，如取人中、十宣、涌泉、合谷、内关、足三里、中冲等穴，取中强刺激。

4. 扩容纠酸升压　注意补充血容量，纠正酸中毒，使用升压药物，监测中心静脉压等。

5. 辨证选用中药成药　注意根据病情辨证选用中成药，并正确掌握给药的方法，如可采用独参汤、参附龙牡救逆汤鼻饲，人参注射液、清开灵注射液、丹参注射液静滴等。

6. 密切观察病情变化　及时按医嘱监测体温、脉搏、呼吸、血压等生命指征，并做详细准确的记录。如开始时15～30分钟测脉搏、血压1次，病情稳定后改为4～6小时1次，由专人守护，并作尿量、神志、瞳孔大小、皮肤色泽及肢端温度、呼吸、体温等的观察。

7. 做好出入液量记录　通过记录可以全面了解补液的内容、输入速度等，作为治疗的重要依据。

(四)呼吸心搏骤停护理

呼吸心搏骤停是临床上最为紧急的现象，如果得不到及时正确的抢救，患儿将因全身缺氧而死亡。对于此类患儿应立即进行心肺复苏，现场抢救。在心脏复跳后护理工作要注意以下几个方面：

1. 保持静脉通畅　心脏复跳后应迅速作好静脉穿刺，并保持静脉通畅，护理人员应经常观察局部注射情况，及时处理。

2. 严密观察和记录病情变化　如观察心率和心律，注意有无心律失常现象，若出现心律失常时，应及早与医生联系及时处理，以防止心脏再次停搏；观察血压，应使血压维持在10.7/5.35kPa以上，根据血压情况调整异丙肾上腺素或多巴胺等药物的滴速；观察呼吸，注意呼吸频率、节律是否规则，指端口唇有无发绀等缺氧现象，如自主呼吸不能维持生命功能时，应及时采取加压呼吸以辅助；观察瞳孔大小和对光反射；观察每小时尿量，以了解患儿在心跳停止期间肾功能受到损害的情况。

3. 血压平稳后收入住院　当血压平稳抢救告一段落时收入住院。在搬送过程中应保持充分供氧，动作要轻。

4. 做好家属解释工作　在抢救过程中，利用可能机会做好家属解释工作，使抢救工作能顺利进行。

(五)惊厥护理

惊厥即惊风，临床以全身性或身体某一局部肌肉运动性抽搐为主要症状，是由骨骼肌不自主地强烈收缩而引起的。惊厥作为一个症状，可以发生在许多疾病中，以6岁以下的儿童发病率最高。小儿惊厥的发病率约为成人的5～10倍，是小儿时期常见的急症。在护理方面要注意以下几个方面：

1. 控制惊厥　惊厥发作是由于脑部兴奋性过高的神经元异常放电所致。抽搐时常伴意识丧失、呼吸暂停，易造成脑组织缺氧发生脑水肿而加重病情。惊厥持续时间过长，还可导致缺氧性脑损伤，个别病例可因窒息死亡，所以，必须尽快控制惊厥。可采取的措施如：针刺人中、合谷、百会、涌泉等；使用快速有效的抗惊厥药物，达到及时控制抽搐的目的。

2. 防止窒息和受伤　惊厥发作时，立即让患儿平卧，头偏向一侧，在头下放些柔软的物品。松解衣服和领口，及时清除患儿口鼻咽分泌物、呕吐物等，保持气道通畅。备好急救用品，如开口器、吸痰器、气管插管用具等。在患儿上下齿之间放置牙垫，防止舌咬伤。牙关紧闭时，不要强力撬开，以避免损伤牙齿。有专人看护，防止坠床和碰伤。

3. 吸氧　由于抽搐时呼吸暂停，造成缺氧，应及时吸氧，减轻脑损伤。

4. 高热的护理　密切监测体温变化，采取正确、合理的降温措施，如头部冷湿敷、冰枕、冰袋、药物降温等。及时更换汗湿衣服，保持口腔及皮肤清洁。

5. 密切观察病情变化　注意观察患儿体温、脉搏、呼吸、血压、瞳孔及神志改变。发现异常，及时通报医生，以便采取紧急抢救措施。惊厥发作时，应注意惊厥类型，若惊厥持续时间长、频繁发作，应警惕有无脑水肿、颅内压增高的表现。如发现血压监测中收缩压升高、脉率减慢、呼吸节律慢而不规则，则提示颅内压增高，应及时报告医生，采取积极的治疗措施。

6. 明确病因　根据病情需要，在惊厥停止后，配合医生做血糖、血钙、脑脊液、脑电图、头颅 CT 等检查，并向家长解释其必要性，以取得家长和患儿的合作。明确病因，针对病因治疗。

7. 健康教育　向家长详细交待患儿病情、惊厥的病因和诱因，指导家长掌握预防惊厥的措施。

(六)褥疮护理

褥疮是由于局部组织长期受压导致神经营养紊乱及血液循环障碍，持续缺血缺氧而造成的组织营养不良和坏死，多见于长期昏迷和瘫痪的患儿，开始时局部组织有红肿、水泡、脱皮，继而糜烂、溃疡、坏死、发黑，由浅入深，由小变大。护理工作在防止其发生和促进愈合上有重要作用。因此，在护理上必须注意以下几个方面：

1. 避免局部长期受压　护理人员必须做到帮助患儿勤翻身、勤按摩。经常变换患儿体位，一般每隔 2 小时翻身 1 次，夜间睡眠时可适当减少。给患儿翻身时，应将病儿身体抬高再搬动位置，以避免拖、拉、推等动作，防止损伤皮肤。

2. 保持正确的体位　维持正确的体位，病儿睡的褥垫要柔软，必要时可在患儿身下垫上海绵垫，局部还可垫气圈、气床垫等。

3. 加强皮肤护理　每次翻身时皆可做皮肤护理，夏天必须每天擦身多次，天气转冷后臀部和会阴部必须用温水擦洗干净，同时应给予局部皮肤按摩，在骨突处，每日用 50%红花油酒精按摩数次。

4. 褥疮局部护理　对于发生褥疮的患儿，早期可用艾条灸之，每日 3～4 次，每次 15～20 分钟。亦可用 50%酒精按摩，每日多次。需要更换体位，不使褥疮部位受压。中期可在无菌操作下抽出水泡内液体；并以油纱布覆盖创面，保护局部皮肤，或使之暴露，以红外线照射局部，有利于干燥结痂愈合。浅度溃疡期应在无菌条件下清洁疮面，剪去坏死组织，以中药东方一号拔脓，如伤口已清洁可用生理盐水湿敷，或用中药生肌散外敷。坏死溃疡期可用东方一号涂敷，使坏死组织分离、脱痂或加以剪除。剪除时应防止创面出血，腐肉全尽后可用生肌膏，必要时可同时应用抗生素。

参考文献

[1] 汪受传，洪黛玲．儿科护理学[M]．北京：中国中医药出版社，2004：5.

[2] 吕林华，刘晓红，梁海华．“以人为本”护理理念在儿科护理中的实施[J]．家庭护士，2008，5(6)：1387-1389.

[3] 侯丽君，李兰红．以人为本的儿科特色护理[J]．临床和实验医学杂志，2007，6(4)：195.

[4] 宋道岚．儿科整体护理体会[J]．医学理论与实践，2001，14(6)：555-556.

[5] 张素珍，邱秀蓉．浅谈儿科整体护理[J]．中国医药指南，2008，6(15)：167-168.

[6] 姚卓娅．儿科病房如何有效控制院内感染[J]．河南预防医学杂志，2001，12(2)：122.

[7] 李向丽，何萍．小儿服用中药的护理体会[J]．中医儿科杂志，2006，2(3)：55-57.

[8] 袁春新．儿科中药药浴的护理体会[J]．辽宁中医杂志，2006，33(9)：1163-1164.

[9] 杨瑞芳．儿科患者的心理护理体会[J]．中国误诊学杂志，2007，7(17)：4056-4057.

（李江全　汪受传）

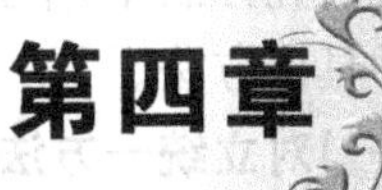

第四章

中医儿科学科学研究

中医学，包括中医儿科学，经过数千年的发展，在达到了新的历史高度的同时，面临着机遇与挑战并存的局面。中医儿科学作为一门实践性很强的临床分支学科，它的社会价值是其存在和发展的基础。现代科学技术，其中包括西医儿科学，在21世纪的高速发展，对古老而自成体系的中医儿科学已形成了强有力的冲击。中医儿科学要在保障儿童健康的事业中发挥更大的作用，并寻求自身的进一步发展，向学科现代化的方向迈进，必须以科学研究为动力，加速引进现代科学技术来研究和提高自己的进程。

运用现代科研方法，能够促进中医药学从传统科学层次向现代科学层次转移，在过去的60年中，中医儿科学在这方面已取得进展。中医儿科学中蕴藏着丰富的宝藏，其中有些已经通过科研能够使用现代科学语言表达，而更多的则是能够应用于医疗实践却有待用现代科学技术诠释的内容。我们重视中医儿科学科学研究，不仅是为了科学验证现有的理论观点和实践经验，更是为了揭示未被认识或未被充分认识的新规律，为实现学科现代化准备条件。

开展中医儿科学科研要解决两方面的思想认识问题。一是“继承不泥古”，在承认学科要发展必须首先继承已有的学术成就的同时，又不能受固有体系的束缚，要通过科研实践，探索未知，产生出具有创新意义的成果。二是“发扬不离宗”，即充分认识现有体系的稳定性，承认现有中医儿科学体系对于儿科临床实践的指导意义和实用价值，在相当长的历史时期内，还不可能产生一种全新的体系取代它，因而，所谓发扬，是在现有理论与实践基础上的发扬，中医儿科学科研必须遵循其自身的规律去进行。

开展中医儿科学科学研究，要掌握中医儿科科研方法学和重点研究内容这两大要领。前者主要解决方法和手段的问题，后者主要解决研究选题的问题。本章侧重从这两个方面加以介绍。

第一节　中医儿科的科研方法

方法，是在任何一个领域中的行为方式，是用来达到某种目的的手段的统称。科研方法学是指在某门学科中所采用的研究方式、方法的总和。中医学，其中包括中医儿科学，有其传统的科研方法，而科学技术的发展则产生了一系列现代科学的、先进的研究方法和手段。中医儿科学科研的战略应该是开放和突破，尽可能做到传统的研究方法和现代先进科研方法的结合，使之形成完全适合中医药特点的系统的科研方法，并由此产生中医儿科学科学研究的突破。

一、中医儿科传统研究方法

中医学认识和研究事物的方法，是以古代朴素的唯物主义和自然辩证法思想为指导的。

在传统研究方法中，中医学经常采用的是古代哲学方法和传统的逻辑思维方法。多用以下的几种具体方法。

(一)对立统一方法

对立统一法则是自然、社会和人类思维发展的根本法则，是指导各门学科具体方法的总则。中医学辩证法广泛地运用对立统一法则来认识自然界和人体的普遍规律，特别是关于人体生理、病理和疾病的辨证论治规律。

阴阳学说是中医学辩证法的最基本表述。《内经》提出阴阳为变化之父母、生杀之本始、万物之纲纪，归结之曰神明之府。阴阳指任何事物内部都有对立统一的两个方面，相互依存(互根)、消长、转化、循环不已(互化)。阴阳学说被用于解剖、生理、病因、病理、诊断、辨证、论治等各个方面。吴瑭提出的小儿稚阴、稚阳的生理特点，既包含了小儿体内阴阳同样处于相互对立统一的观点，又指出了与成人相比，阴、阳均显稚嫩不足的特点。阎季忠归纳小儿病理特点为“易虚易实，易寒易热”，万全总结小儿脾脏证治“阴阳相济和为贵，偏热偏寒不可凭”，是阴阳学说在儿科临床应用的范例。阴阳对立统一的认识论对现代中医儿科科研思路仍然具有指导价值。

(二)整体方法

整体观是中医学认识自然和人体的基本方法之一。人来源于自然，是大自然整体的一个组成部分。《素问·宝命全形论》说：“夫人生于地，悬命于天，天地合气，命之曰人。”自然界提供了人类赖以生存的物质基础，自然条件的变化又会对人体健康带来影响。我国古代提出小儿不仅要适应气候变化及时增减衣服并“避其邪气”，而且要“常令少小之缊袍不至于甚厚”，以增强适应气候变化的能力。《素问·生气通天论》还说：“苍天之气清净则志意治，顺之则阳气固，虽有贼邪弗能害也，此因时之序。”说明了保护环境、顺应环境与保健防病的密切关系。研究儿童保健与疾病防治，应该将其与天气变化、地理环境等自然条件结合起来认识。

人体内部也是一个整体。全身以五脏为中心，六腑与之相配，通过经络，将五脏六腑、五官九窍、四肢百骸等所有组织器官联成整体，并通过气、血、精、津液的作用，协调机体统一的功能活动。中医与西医诊治疾病思路的区别主要在于，中医学重视从机体的整体联系和动态联系，分析疾病的机制并提出相应的调治措施，即使对以局部病变为主的疾病也要充分考虑到它与整体的联系；而现代西医学则是对疾病产生的局部改变，尤其是微观变化更为重视。中医整体观指导着诊断、辨证、立法、处方，是中医研究方法的一大特色。

(三)类比方法

比类取象法是中医学常用的逻辑思维方法。比较与分类便于将自然界复杂的事物加以区别。比类取象法则是将人们在自然界和日常生活中遇到的一些事物和现象，与人体的某些生理病理相联系，以此认识人的生理现象与疾病变化。徐小圃论阳气在小儿的重要性，常引用《素问·生气通天论》阳气“若天与日，失其所则折寿而不彰”的论述；《小儿药证直诀》论“虚实腹胀”治法时说：“治腹胀者，譬如引兵战寇于林。寇未出林，以兵攻之，必可获；寇若出林，不可急攻，攻必有失，当以意渐收之，即顺也。”将阳气比作阳光，将食积结粪比作寇贼，都使之得到了形象化的说明。当然，任何两个相似的事物现象间都存在差异性，类比时的相同并不说明系统整体本质上都相同。因此，比类取象法的应用是有其局限性的。

(四)科学抽象方法

科学抽象是指在科研中运用理论思维方法，从事物的各种复杂因素中，排除非本质的次要因素，抽取其本质的因素，从而达到对事物本质和规律的认识。科学抽象是运用正确的思维方式和方法，将大量的感性材料上升为理性认识的过程。中医学中大量运用了科学抽象方法，辨证就是其中的典型范例。应用四诊，获取了有关疾病的大量资料，通过对这些资料的分析取舍，发现其致病原因和体内病变的本质，即病因病机，再辨别属于何证，这一科学抽象的过程就是辨证。证是对疾病本质的概括，辨证对治疗起着直接的指导作用。如曾世荣概括出惊风四证——惊、风、痰、热。夏禹铸提出："疗惊必先豁痰，豁痰必先祛风，祛风必先解热"，就是科学抽象、辨证论治以指导儿科临床的实例。所谓舍证从脉与舍脉从证、同病异治与异病同治等论述，都是要求我们从疾病纷繁复杂的表现中，运用科学抽象的方法，抓住其本质和规律，"治病必求于本"。

（五）科学假说方法

假说是人们对某种新的事实的本质和规律进行推测的一种理论思维形式，是认识在科学实践中的能动作用的表现。纵观医学发展的历史，历来的医学家总是运用科学假说的方法去探索未知的客观规律，在反复的科学实践中发展科学假说，使之逐步上升为医学理论。中医学发展史上充满了假说的运用。以麻黄的应用为例，在前人逐步发现其治疗价值的基础上，张仲景将其归纳出三大功效：发汗解表（如以麻黄汤治风寒表实证），宣肺平喘（如以麻杏石甘汤治肺闭喘逆证），利水消肿（如以越婢汤治风水郁热证）。张仲景的这一假说来自临床实践，上升为理论后，又指导了实践应用。现代则通过药理学实验，发现麻黄中所含的麻黄碱、挥发油具有缓解支气管平滑肌痉挛、兴奋心脏、利尿、刺激汗腺分泌等作用，进一步证实了中医学麻黄三大功效的科学性。

假说受到当时的技术水平和实验条件的限制，会由新的事实来修改、补充和完善，发展原有假说，使之更接近科学理论。钱乙创造性地将脏腑辨证方法用于儿科，叶桂发明卫气营血理论指导外感热病证治，都是对张仲景建立的脏腑论杂病、六经论伤寒假说的补充和发展。历史进入现代，科学实验方法的建立，更为验证和发展中医学假说创造了极为有利的条件。

二、现代医学科研基本方法

科学研究作为一种探索未知的认识活动，必然要求科学的研究方法。医学研究的方法学，就是以医学研究的科学认识活动为研究对象的一门科学，它研究医学研究科学认识活动的规律，研究那些赖以发现新的科学事实、创立新的医学理论和发明新的医学技术的科学手段、方式和方法。医学研究方法学随着医学科研的发展而进步。现代医学科研的基本方法对于中医儿科学科研同样是完全适用和必须遵循的。

（一）科研设计

科研设计的前提是立题。立题的过程是科学思维过程，需要搜集大量实践资料和文献资料，对这些资料进行分析研究，找出所要探索的科学问题和关键所在，并要对所提课题做出假设答案，建立科学假说。选题是科研的起点，与成败关系极大。立题要坚持实用性、先进性、可行性、效能性与可展开性5项基本原则。

科研设计是研究者对所提假设的依据、意义、目的的说明，和证实假说所准备采取的步骤、方法、条件。科研设计书的主要内容如下：

——课题的名称、性质（基础研究、应用研究、开发研究），所属学科，课题组组成。

——国内外研究现状分析，课题研究意义及立题依据。

——课题查新检索报告(由指定的信息检索部门出具)。

——研究目标:包括阶段目标、最终目标、预期成果形式及成果水平、科学价值、社会与经济效益及其推广应用等。

——研究内容及主要技术关键:拟解决的主要问题,研究实验方法,主要技术关键等。

——年度计划及考核指标。

——现有技术基础:预试验情况、技术力量等。

——研究工作条件:主要仪器设备、试剂、选用实验室等,实验动物情况。

——经费概算。

科研设计要求严密性、合理性、高效性。科研设计中必须体现以下基本原则:对照的原则、随机化原则、盲法原则、标准化原则、重复性原则。

(二)查阅文献

医学文献是已有的医学研究的记录。科学研究的真谛在于揭示未知,这就要求我们必须首先知道哪些是已经知道的,什么问题尚未解决,这只有通过查阅文献记录才能知道。重复研究早已解决的课题是毫无价值的,因此,选题务必要做相关文献检索,这不仅可以明确本项研究的意义和价值,也可以从前人所做的有关工作得到借鉴。研究结束,撰写论文时,还要查阅文献,以开拓视野,更深刻地发展我们的思考,从正、反两方面检验、论证科研成果,客观认识研究的价值,开拓新的研究领域。

医学文献资料的形式多种多样,主要包括:期刊、图书、报纸、科技报告、会议文献、专利文献等10大类。其中期刊和图书的种类和数量最多,应用也最广泛。传统的图书,如《幼幼新书》、《证治准绳·幼科》、《医宗金鉴·幼科心法要诀》等,都是系统而全面地介绍那个时代中医儿科进展的专科全书。系统回顾中医儿科主要古籍文献:查询清代(1911年)以前的文献可利用《中国中医图书联合目录》为主要参照,查询检索《中医儿科古代文献数据库》、《中华医典》、《古今图书集成——医部全录》等光盘和著作。

近代大量发展起来的是刊物。刊物及时反映了学科发展的动态,信息量大,传播迅速,是现代医学文献检索的主要对象。现代期刊文献分为中文文献和外文(以英文为主)文献两大类。中文文献主要查找:①中国期刊全文数据库(知网)。②维普数据库。③万方数据库。④中国生物医学文献数据库。⑤中国循证医学/Cochrane中心数据库一文摘,网址为http://www.hxyx.com/cochrane_new/gezhu/index.htm。外文文献主要查找:①MEDLINE:美国国立医学图书馆(NLM)属下生物技术信息中心推出的PuhMed检索系统,网址为http://www.nchi.nih.gov。②CL:CL是由Cochrane协作网制作、英国牛津Update Software公司出版的电子出版物,有光盘(CD-ROM)和网络版两种形式,每年4期,是目前临床疗效研究证据的最好来源。网址为http://www.cochrane.Org。其内容主要包括:Cochrane系统评价数据库(Cochrane Database of Systematic Reviews;CDSR);Cochrane临床对照试验注册数据库(Cochrme Conboned Trials Register;CENTRAL/CCTR);疗效评价文摘数据库(Database of Abstracts of Reviews of Effectiveness;DARE)。③卫生技术评价数据库(Health Technology Asssessment Database;HTAD);NHS卫生经济评价数据库(NHS Economic Evaluation Database;NEED)。其他:包括Cochrane协作网介绍(About the Cochrane Collaboration)、Cochrane系统评价方法学数据库(The Cochrane Review Methodology Database; CRMD)等。④CRDD:英国York大学NHS评价与传播中心数据库(CRDD)。包括Database of Abstracts of Reviews of Effectiveness(DARE)、NHS Economic Evaluation Database（NHS EED）和 Health Technology Assessment Database（HTAD）三个数据库。网址为 http://www.york.ac.uk/inst/crd/crdda。⑤Embase 数据库（Embase Database）—荷兰医学文摘数据库。网址为 http://www.embase.com。⑥循证医学评价（Evidence Base Medicine Reviews；EBMR）。⑦评价与传播中心数据库（Centre for Reviews and Dissemination Database；CRDD）。网址为 http://www.inahta.org。⑧临床证据（Clinical Evidence；CE）。网址：http://www.nelh.nhs.uk/clinical_evidence.asp。⑨美国国立卫生研究院卫生技术评估与导向发布数据库（National Institutes of Health Consensus Statements and Technology Assessment Statements；NHECS&TAS）。网址为 http://consensus.nih.gov/default.html。⑩指南（Guidelines）。包括：国立指南库（National Guideline Clearinghouse；NOC），网址为 http://www.guideline.gov/index.asp；指南（Guidelines），网址为 http://www.ahcpr.gov/clinic/cpgsix.htm。

（三）临床试验

临床试验是以人类（病人或正常人）为受试对象，对比分析处理与对照之间在效应上的不同之前瞻性研究。临床试验有以下特点：①它是前瞻性研究，即必须直接跟踪研究受试对象；②在临床试验中必须施加一种或多种处理；③临床试验必须有对照，使处理的效应可与之比较；④临床试验是以人为对象，因此必须考虑到对象的安全及某些伦理的问题。

临床试验的实施，必须在严格控制的条件下进行。

第一是选题，应该十分明确、具体，不要企图在一项临床试验中解决许多问题。大多数临床试验都是要判定（或比较）各种治疗方法的疗效。选题时要注意到创新性、科学性、有明确的意义、从实际出发、与单位内外的协作条件等问题。

第二是选择受试对象——病例。要有明确的诊断标准及其他各种条件的限制要求，才能使从少数病例（样本）得到的结论可推广应用到人群中所有同样的病人（总体）。

第三是设置对照组。对照组必须是除没有受到处理因素（试验药物、推拿等治疗）的作用以外，在其他一切方面与试验组完全一样，这样，对照和试验之间才具有可比性。应用最广的对照方法是标准治疗对照，即试验组接受某种新药或疗法的治疗，对照组则接受当时流行的“标准”的治疗方法或药物治疗，比较新药或疗法是否更好。对照的常用形式有：空白对照、试验对照、安慰剂对照、标准对照、历史对照与正常值对照、阴性对照与阳性对照等。

第四是贯彻随机原则。所谓随机化是指每一个受试者被分入哪一组完全由机遇所决定，而不是由研究者主观地或根据受试者任何可以事先掌握的特征来决定。随机的方法主要是使用计算机产生随机数，也可用随机数字表，随机排列表。

临床试验还必须注意到效应指标的选择、临床结局指标（包括主要结局指标和次要结局指标）的选择、测量效应指标的盲法、受试者的依从性、资料分析的准确性、临床试验中的协作问题，以及临床试验中的伦理道德问题。

（四）动物实验

动物实验是以除人以外的其他动物作为受试对象的医学实验。动物实验分为急性、亚急性及慢性三种，前两种多用。与临床试验相比，动物实验具有一些独特的优点：①可以更严格地控制实验条件；②可以进行对机体有害或可能有害的处理因素的研究；③可以最大限度地获取反映实验效应的样本；④动物实验还具有一些特殊的优点，如多数实验动物传代比人类快，可以培育基因型明确的纯系或有各种遗传缺陷的特殊品系（如裸鼠、高癌率鼠等），为相应研究提供方便；⑤实验动物的繁育房舍、设备、饲料、管理等各方面都比较经济。

常用的实验动物有3类:灵长类动物猴、狒狒、猩猩等,在进化阶梯上与人类最接近,用这些动物进行实验所得结果,适用于人类的可能性较其他动物大,但此类动物不易获得,价格昂贵。猪、羊、牛、马等大动物有时也被应用,但操作不便,价格也贵。在医学实验中应用最多的是狗、猫、兔、豚鼠、大鼠、小鼠等哺乳动物。各种实验动物有其解剖、生理、病理等方面的不同特点,应根据不同实验的要求选择动物种类。例如:家兔发热反应典型而稳定,常用为发热病理模型作解热实验;豚鼠易为抗原诱发即时呼吸性过敏反应,常用作平喘和抗过敏实验等。具体地说,实验动物的选择应考虑到种属、品系、年龄、性别等动物自身的条件,以及经济、易于获得等客观条件。

动物实验的实施,首先要求动物来源可靠,必须是由获得主管部门颁发"实验动物饲养环境合格证书"的实验动物中心供给的动物,在种系、检疫、适应、饲养等方面都符合规定的要求。实验开始时,同样先要做随机分组,对每一个个体作出辨认标志。实验者必须持有《实验动物从业人员岗位证书》,掌握常用的基本技术,如动物的固定、麻醉、投药、采血等,这样才能保证动物实验的实行。

(五)数据处理

科研工作的结果往往表现为获得一系列数据,通过对数据的处理,才能得出研究项目的结论性意见。医学科研的数据处理按照医学统计学的方法进行。资料统计整理的基本原则是:结构简单,层次清楚,重点突出,一目了然,表中的项目须按照逻辑合理排列,避免包罗万象。统计工作一般分为3个步骤。

第一步是搜集资料。医学统计资料的来源主要有3个方面:统计报表,医疗卫生工作原始记录和报告卡,专题调查或实验资料。医学科研数据的主要来源是其中第3个方面。根据调查或实验的目的,把对每个观察单位应记录的内容分别列出来,称为记录项目,一般包括:①被调查者的姓名、性别、年龄或实验动物的编号等;②调查或实验的记录,这是主要内容;③调查者或实验者的姓名、日期等。将记录项目列为原始记录表。

第二步是整理资料。分以下4个程序进行:①检查资料,详细检查原始资料的完整性和正确性。②设计分组,根据各项目的特征,将性质相同的资料归纳到一起,使资料系统化。资料分组常用质量分组(如粪检虫卵按阳性、阴性分组,疗效按痊愈、显效、有效、无效分组等)和数量分组(如年龄分组、白细胞数分组等)的不同方法,以显示资料内部的规律性,利于得出正确结论。③将原始资料整理归组后,根据研究目的和要求拟订整理表,把关系密切的项目放在一个表内,使其相互关系清楚地表达出来。④将拟好的整理表再作归组。对资料较多而复杂者可用积分法,把关于某些指标的原始记录,按预先设计的评分法给予赋分,再加以记录比较。以上资料整理均可在电脑上操作,通常采用Excel表,按设计好的程序录入各项原始数据,再作统计处理。

第三步是将整理汇总的资料,计算相应的统计指标和绘制必要的统计图表,以对研究对象的特征、规律等做综合说明,即资料分析。统计资料的计算和分析,要按统计学方法进行,可借助一些常用的统计软件进行,如SPSS、SASS等。SPSS系列软件包集数据整理和分析功能于一身,主要包括数据整理、统计分析、图表分析、输出管理等,其统计过程包括描述性统计、均值比较、一般线性模型、相关分析、回归分析、对数线性模型、聚类分析、数据简化、生存分析、时间序列分析、多重响应等几大类,也有专门的绘图系统,是目前比较推崇的统计软件。此处不作赘述。

(六)论文撰写

在取得研究结果和数据之后，就要进入研究工作的最后一道程序——论文撰写。医学论文是医学科学工作者基于科学实验或临床实践有所发现而进行写作的，其目的是为了通过报道进行经验交流和学术交流，促进医学科学的发展与技术、方法的改进。因此，撰写医学论文是一项很严肃的工作，它的内容必须符合科学性、先进性、独创性的要求；在结构形式上，也要求规范化。不同内容的论文有不同的写作要求。论文首先要有自己的论点，即提出的假说及其包含的分属观点，而论点的成立则必须有确凿论据的支持。论文撰写要求数据可靠，观点明确，逻辑性强，文字通顺，语言精炼，简明清晰。

论文的题目应当具体、确切。题目应反映成果的深度和广度，应当体现提出的假说，应当包含实验的基本要素，应当用限定词指示出研究性质。例如："空气中二氧化硫含量与小儿支气管炎发病关系的调查分析"、"健脾糖浆对家兔离体十二指肠吸收氨基酸影响的实验研究"等题目就符合这些基本原则。

论文的内容多数由 3 部分构成。首先是前言，表明研究的目的、意义及本文要解决的问题，要高度概括，画龙点睛，文字简洁。第 2 部分是论文的主体，介绍材料、方法、结果，必要时插入图表。注意：统计表目前通用三线表，简洁明确。第 3 部分是小结，一般写结果分析与讨论，分析应在结果数据的基础上进行，实事求是，得出可靠的结论，讨论则是对文章的延伸，注意讨论不要离题太远，分量也不要过多。

医学论文中统计学内容的正确描述：简单的结果可以用文字进行描述，但大量的统计结果则最好通过统计表进行表达。1 个统计表只表达 1 个中心内容，采用"三线"表格式，要求：①有表序。②表题要能高度概括统计表所表达的内容。③纵、横标目清楚。④采用阿拉伯数字，位次要对齐，无空缺。⑤各指标要注明单位。⑥需解释的内容在表中相应位置进行标注，并在"底线"下方予以说明。表中的量、单位、符号、缩略语等须与正文一致[1]。

在讨论中的统计推断，必须把统计分析结果和专业知识相结合，作出合理的推论。需要注意的是，有"统计学意义"时，未必有"专业价值"；反之，有"专业价值"，则未必有"统计学意义"。在根据 P 值进行统计推断时，$P<0.05$ 或 $P<0.01$，可以认为所比较的样本在总体上有统计学差异，应表达为"差异有统计学意义"，可信度则有所差别，但并不是"差异显著"或"差异非常显著"的区别。另外，统计学推断是概率性的，根据统计结果得出的专业结论不能太绝对化，不能用"一定"、"必然"等词语[1]。

三、中医儿科现代研究方法

中医儿科传统研究方法主要是人们通过自然器官直接去总结经验，在原理和方法上则依据于自然哲学。现代医学科研方法的观察法以感官观察与工具观察相结合，并主要使用实验研究方法，然后通过科学思维，使感性认识上升为理性认识。中医儿科学自成体系，独具特点，中医儿科现代研究也必须从这一认识出发，既遵从中医儿科传统研究方法，也要遵照现代医学科研基本方法，还要将现代科学方法直接引入研究之中，解决好遵循自身规律和引进先进方法的关系问题。

(一)现代科学方法

现代科学方法指 20 世纪以来出现的一些崭新的、跨学科的科学技术和科学方法，如研究事物所具有的性质、特点、系统及其对整体进行描述，从不同的侧面揭示事物的本质联系和运动规律，为现代科学技术发展提供了新思路、新方法的信息论、控制论、系统论，以及电子计算机等。

1. 信息论 信息是我们适应外部世界，并且使这种适应为外部世界所感到的过程中，与外部世界进行交换的内容的标记，它反映了物质和能量在空间和时间中分布的不均匀程度和伴随着宇宙中一切过程发生变化的程度。信息论是一门应用概率论和数理统计方法研究信息处理和信息传递规律的科学。

中医学思维的方式和方法与信息方法有着深刻的相似，用现代信息方法整理、研究中医儿科学必将促使其加快发展。以经络学说为例，西方医学传入中国后，曾因在解剖上看不见经络否定之，通过大量实践的观察和积累，人们看到了它的多种效应(循经感传、疾病经穴现象、导电异常、知热感度和知痛感度异常、生物电活动变化等)，才认识到它如同物理学中的电、磁、场一样，虽看不到实体，却是客观存在的，相当于一种信息传输系统。人体的信息，特别是五脏的信息，包括生理信息和病理信息，都可以在面、目、舌、脉等局部反映出来，经络即是其信息通道。通过采用传统的和现代的诊查(信息采集)方法，取得内脏病变的信息，按中医理论加以处理，便可以得出脏腑辨证的结果。钱乙的《小儿药证直诀·面上证》:“左腮为肝，右腮为肺，额上为心，鼻为脾，颏为肾”，可说是一种从生物全息律考察五脏缩影的信息方法。同样，耳针、面针、头针、腕踝针等疗法实际上就是生物全息律在中医治疗上的应用，对于惧针而使针刺不便的儿童来说，无疑是有实用价值的。信息疗法中的生物回授、针灸、气功等疗法，不注射，不服药，只输入某种信息，或是来自内心深处的反馈信息，利用外源性或内源性信息来弥补正常的缺失，排除异常信息的干扰，校正信息代码的错误，便可以治疗疾病，为发扬中医多种疗法的特色治疗儿科疾病展示了更广阔的前景。

2. 控制论 控制论不研究具体的物质结构、运动形式和能量转换过程，它所研究的是系统的信息和控制过程。正如维纳所说:“控制论是关于在动物和机器中控制和通讯的科学”。控制论方法撇开了对象的具体物质形态结构和能量，运用信息论的方法来研究系统的功能;它不着重研究动物此时此地的行为，而是研究所有可能的行为方式和状态及其变动趋势，为研究人类现象提供了手段。

从控制论看阴阳学说，在正常情况下，人体内的阴阳总是处于相对的动态平衡之中。设阳代表功能活动，阴代表物质基础，阳要发挥正常作用，必须向阴发出控制信息，促使阴物质分解产生能量供给阳。阴消耗至低限时，又向阳发出反馈信号，使“阳长”不至太过，同时通过阳气的作用，使阴物质的化生增加。由此可见，阴阳平衡是通过反馈机制实现的。五脏阴阳之间的平衡也是通过反馈控制和调节实现的。阴阳反馈联系遭到破坏则出现阴阳偏盛偏衰的病态，需要采用负反馈调节使之趋于正常状态。举例说，用于阴阳俱衰的金匮肾气丸，以熟地、山茱萸、山药滋肾阴，附子、肉桂温肾阳，再加茯苓、泽泻、牡丹皮以泻浊，立意阴生阳化，阳化阴生，通过双极双路的负反馈调节，使肾阴肾阳达到新的平衡，机体重新趋向稳定状态，使疾病痊愈。

黑箱方法是经典控制论的重要方法。黑箱是指其内部构造和机制还不清楚，但可通过外部观测和试验，去认识其功能和特征的事物。中医对人体疾病的认识与黑箱方法有许多相似之处，根据外部表象(输出)判断人体内部变化，通过输入逐步恢复体内平衡，使机体达到稳定状态，整个认识过程就是一种黑箱方法。以“象变”测“藏变”，如《灵枢·本神》说:“视其外应，以知其内脏，则知所病矣。”与黑箱理论是相符的。中医儿科学诊断学中大量采用了这一方法:在中医学体系中，用模拟方法认识六淫病因，从邪正相争体现干扰和抗干扰病机，以四诊收集人体黑箱输出的信息，用综合的观点全面考察症状变量系统的变化而总结出来的人体可辨状态的辨证，发出扶正祛邪、燮理阴阳等控制指令对病体进行输入“论治”等等，都是与控制论观点吻合的。

3. 系统论　一定数量的各种要素，通过相互联系以形成一个统一体或整体，并且有综合的属性，那么，这个统一体或整体则称为“系统”。系统论是一种方法论，是唯物辩证法与具体科学相互连接的中介或杠杆。系统论研究的目的，就在于揭示组成系统的各种要素，揭示系统所有的关系和联系，确定系统的结构、功能和发展的规律性。

系统论的基本原则有整体性原则、联系性原则、有序性原则、动态性原则等。中医学从整体出发分析综合各个组成部分的方法与系统方法不谋而合。中医学在认识人体时，已经遵循系统论的整体性原则，把人体放到系统背景中，按照实际的等级秩序关系，从人体内部的统一、人与自然界的统一、人与社会的统一、形体与精神的统一等方面，构成了比较完整的整体观。系统论的整体原则，强调研究整体，即把所研究的对象看成是一个由要素和联系所组成的相对稳定的有秩序的发展着的系统整体，要求从整体出发认识局部。所以，我们在研究人体时，首先要把人体看作是一个高度复杂的具有自我调节能力的系统，即所谓人体系统。构成人体系统的基本要素是：脏腑、经络、精气神。若以人体系统作为母系统，那么，其子系统则是五脏系统——肝系统、心系统、脾系统、肺系统、肾系统。以上两个层次，加上第3层次——五脏、六腑、五体、五官、五华，第4层次——精、气、血、津、液，各层次间再通过经络联系，就形成了一个完整的统一体。系统方法认为，要真正认识事物，就必须把握、研究它的各个方面及一切联系和中介。中医儿科学的科研不能离开整体，去孤立地、片面地研究各个局部的变化，人为地割裂整体与局部、结构与功能、生理与病理、医和药等方面的联系，这不符合中医学的特点，也是违背系统论原则的。

除以上所述的信息论、控制论、系统论之外，耗散结构理论、协同论、泛系分析等现代科学方法，与中医学认识论亦有相通之处。学习和运用这些科学方法，对于在中医儿科学科研中拓宽视野、掌握正确的研究思路和方法是十分有益的。

4. 电子计算机　电子计算机发明以来，已经从单一的科学计算发展至人类生活的各个领域，以致形成了一次新技术革命。在中医领域，电子计算机的最初应用起于中医学与控制论内在联系的阐述，继而用于进行中医的辅助诊断和诊疗专科疾病，曾研制出多种中医专家诊疗系统，并用于中医古籍整理、中医文献检索、中药分类识别及处方筛选、中医证候规范化的研究、脉象仪与舌象仪等的实时控制、辅助教学及多选题库的建立、中医院管理等。在中医儿科学科研中，可以利用电子计算机处理各种数据，还可以根据大量数据归纳出某些科学定律，如建立疾病证候的判别函数等。目前利用电脑进行原理的证明和一般问题的求解，以后有转向自然语言的理解、机器诊查以及知识获取的趋势，并且存在着程序语言与智能系统融合的可能。从中医现代化的发展趋势看，人们将更多地注重自动程序设计和学习机的研究，在这一实践中，可能产生或启示出中医儿科辨证论治规范化、定量化的模式。

(二)现代技术手段

中医儿科科研，除了必须以现代科学方法为指导外，还要充分运用现代技术手段，才能提高研究的水平。现代自然科学发展所建立的各种科学技术，包括解剖学、生物学、生理学、病理学、药理学、药剂学、微生物学、生物化学、免疫学、生物物理学、电子学、数学、天文学、气象学、地理学等等，都是现代中医儿科科研中经常涉及的学科技术。中医儿科科研必须拓宽思路，拓深层次，形成开放的多学科研究格局。途径之一，是培养和造就一批知识面广、知识结构合理、动手能力强的中医儿科科研型人才；途径之二，是在中医儿科科研队伍中吸收一批各相关学科的专业人员参加。

1. 临床诊查手段　作为一门临床学科，临床研究是中医儿科科研的重要内容。使传统的模糊定性与现代的精确定量相结合，使体表的宏观变化与体内外的微观变化相参照，是中医诊断学认识层次的发展。现代临床诊查手段大体上是物理学、化学、数学、工程技术等在医学方面的应用，中医儿科工作者学会应用这些诊查手段，是做好临床和科研工作的基本功。

儿科最基本的诊查工具有：测量体重的体重秤，测量身长的量尺、量床，测量头围、胸围、腹围、上腹围的软尺，测量皮下脂肪厚度的皮褶量具，测量体温的口表、肛表、电子体温计，测量血压的血压计等。这些工具的使用虽然简单，但由于使用不当而造成科研资料难以总结的情况却屡见不鲜。例如：测体重应在晨起、空腹、排尿、仅穿短裤脱鞋袜进行，小婴儿用盘式杠杆秤，准确读数至10g，儿童用杠杆秤，准确读数至50g（7岁以下）、100g（7岁以上）。若不脱衣服、不固定时间就测量，随着治疗前后条件的变化，将使测量结果没有可比性。因为，2岁以上儿童每月平均生理性体重增长仅为166g而已。若是研究疳病或肥胖症，体重测量不准确便会使研究结果失去意义。

听诊器的应用，对于许多疾病，尤其是心肺疾病的诊断及疗效判断具有重要意义。生理记录仪的应用，在危重症中独具价值。作为一个儿科医生，对于常用的心电图、脑电图、超声波、X线（包括CT）、磁共振、放射性同位素等物理学检查方法，血液、尿液、脑脊液、大便等的化学、微生物学检查方法，其基本原理、适应病症、检查结果分析等，都应相当了解。近年来，新的检查方法不断产生，其中取材方便无痛苦、灵敏度高、具国内外先进性的检测项目，是儿科临床研究中优先选择的客观指标。例如：微生物病原学检查中的PCR法（聚合酶链反应法）、化学检查中的放射免疫法等，近年来都已在中医儿科科研中逐步推广。

随着中医工程研究的开展，产生了一批中医学原理与现代工程技术相结合的诊疗仪器，除了电子计算机中医诊疗系统外，诸如各种舌象仪、脉象仪、声波分析仪、微循环分析仪等诊断仪器，电针仪、激光治疗仪、经络导平仪、远红外治疗仪、电离子导入治疗仪等治疗仪器。这些诊疗仪器有的已用多年，性能比较稳定，有的尚在研究改进中。但是，由于儿科检查易受到各种因素的干扰以及小儿检查治疗的难以合作，这些诊疗仪器在儿科就更具有应用前景。新的性能可靠、使用方便的诊疗仪器的研制是中医儿科科研的内容之一，掌握这些诊断、治疗仪器的原理及使用方法，不仅有利于临床诊治，还可能服务于临床科研，提供客观检查数据和增加临床研究工具。

2. 实验研究方法　实验研究方法是现代科研中最重要的方法之一。现代实验研究在人的主观能动作用下，排除各种人为因素，通过科学仪器有计划、有目的、成批地进行。动物实验与临床试验相比的独特优点已如前述。在中医儿科科研中，最常进行的动物实验是建立“证”的动物模型与中药的药理、毒理实验。

（1）建立“证”的病理模型：用实验动物建立“证”的病理模型，既可提供作为该“证”的病理生理研究对象，又有助于筛选和研究有效方药。理想的病理模型应具备以下基本条件：①造模因子与该病临床病因相似。②具有同模型对象相同的病理生理变化。③代表性方药治疗有效。“证”的病理模型还必须符合中医学相应“证”的证候特征。迄今为止，已经建立了一些中医“证”的病理模型，其中有的是在中医儿科科研中常需应用的，举例如下：

1）脾虚证模型：大黄型脾虚造型法。原理：大黄苦寒泻下，连续服用能损伤脾胃以致脾虚，用于动物造型，可使动物出现纳呆、消瘦、泄泻、体重下降、四肢无力、体温偏低，甚至脱肛。本模型偏脾阳虚型。操作方法：取体重18～20g小鼠，以100%大黄水煎液1ml/只灌胃，连续8天；或用大鼠每次灌胃200%大黄水浸煎剂2.0～2.5ml，每日2次，连续10天；或用大鼠每次灌胃15%大黄粉悬液3～5ml，1日2次，连续14天。

利血平型脾虚造型法：原理：缓慢给予小剂量利血平，使小鼠体内单胺类介质耗竭，出现交感神经功能偏低、副交感神经功能偏高、体温下降、体重下降、肠运动增加甚至泄泻等类似脾虚症状。利血平也可造成豚鼠脾虚症状。操作方法：取体重20～25g小鼠，以利血平0.1mg/kg皮下注射，连续14天，即形成利血平化脾虚型小鼠。

饮食失节型脾虚造型法：原理：饮食不节，饥饱无度，过食肥甘，损伤脾胃，导致脾虚。操作方法：取体重20～37g小鼠，喂饲以甘兰，每2天加喂猪脂，数量不限，连续9天。

2)发热病理模型：家兔人工发热模型造型法。原理：给动物注射某种致热原，如细菌毒素、过期菌苗液、酵母悬液或牛奶等，使机体产生和释放内热原，引起动物体温升高，然后给予待试药物，观察能否降温。操作方法：选用体重约2kg的健康家兔(雌者应无孕)，待安静后用肛表(末端涂少许凡士林或液状石蜡)插入肛门3～4cm，3～5分钟后取出读数，体温在38.5～39.6℃的家兔供实验用。给体温合格的家兔耳静脉注射伤寒、副伤寒甲乙三联菌苗1ml/kg，0.5～1小时后体温明显升高。将升温0.8℃以上的发热家兔随机分组给药，以后每0.5～1小时测温1次，连续数次。计算各组动物在给药后不同时间内的体温变化，并作统计学处理，以观察药物解热效应。

大鼠人工发热模型造型法：原理同上。操作方法：选用体重150～200g之大鼠，先测量正常体温(一般为36.6～38.3℃)2次(肛表插入肛门内2cm左右)。选用体温合格者，在背部皮下注射酵母混悬液3～10ml/kg，或2%的2,4-二硝基苯酚25～30mg/kg，待体温上升后选择升温显著的大鼠，随机分组，分别给予待试药、对照药等。以后每1/2～1小时测温1次，连续数次，记录体温变化，以观察待试药物的解热作用。另外，也可以在人工致热前事先给予待试药，以观察药物对人工致热的预防作用。

3)哮喘病理模型：制作哮喘模型的变应原很多，目前较常用的是呼吸道合胞病毒(RSV)和卵蛋白(OVA)。

呼吸道合胞病毒造型法：制备好的病毒悬液选用鼻腔接种法。动物须先用乙醚麻醉，待麻醉完全后，将动物头部仰起，鼻腔内插入软管缓慢滴入接种物。鼻内接种的液体量豚鼠可达2ml。为保证动物感染，可滴鼻多次[2]。

豚鼠易被抗原性物质致敏，引起过敏、变态反应，是研究变态反应的最佳动物，而且人们对豚鼠的气道生理学及气道反应性非常了解，所以常用豚鼠来研究RSV感染与气道高反应性及哮喘发作的关系。豚鼠应用时的主要缺点是缺少近交品系及相应的检测试剂。

卵蛋白造型法：卵蛋白诱发哮喘的动物可用豚鼠、大鼠、小鼠[3]。

豚鼠造型法：雌雄不拘，8～10周龄，体重200～500g。容易致敏，能产生Ⅰ型变态反应，以OVA雾化吸入，可以诱发急性气道过敏反应，包括速发相哮喘反应和迟发相哮喘反应。常用的方法是采用在豚鼠腹腔内注射10% OVA 1ml致敏，2周后，在密闭喷雾箱内用1%卵蛋白生理盐水激发，至致敏豚鼠出现烦躁不安、呼吸加深加快、点头运动及腹肌收缩(用力呼吸的标志)、二便失禁等喘息症状为止，每日1次，共7天。这类模型主要用于探讨哮喘的发病机制，哮喘气道高反应性的相关性、哮喘气道重塑等的研究。

大鼠造型法：多用Wistar大鼠、SD大鼠、Brown Norway大鼠，品系纯，多为250～400g。来源多，价格便宜，有关分子生物学试剂较多，对抗原反应较为一致，容易产生迟发相哮喘反应。崔龙萍等采用腹腔注射 OVA 致敏，2 周后，静脉内注射 OVA 的方法激发哮喘，制作出 SD 大鼠哮喘模型，并应用"呼吸流量测定软件"测定气道阻力和肺顺应性，结果卵蛋白激发后大鼠气道阻力明显增加，肺顺应性明显降低，两者呈显著负相关关系。

小鼠造型法：近几年随着生物测定技术的提高，有大量相关分子生物学试剂及抗体可供选择，用小鼠制作哮喘模型迅速增多，在国外已成为主要的鼠类哮喘模型。多用 BALB/C 小鼠、C57BL/6 小鼠，6～8 周龄，18～22g。Sakai 等比较小鼠哮喘模型制作时所用的 OVA 剂量：0、10μg、100μg、1000μg，结果显示：用 10μg OVA 时表现为 AHR，并有特异性 IgE 产生，随着 OVA 剂量增加，上述特征减轻。国内则较晚，唐艳等在致敏后 BALB/C 小鼠进行肺功能测定，为小鼠哮喘模型准确建立开辟了一条新路。小鼠哮喘模型的制作往往需要多次致敏并多次激发，第 0、7、14 天给小鼠腹腔注射 0.2ml 的致敏原/生理盐水悬液[含 100μg OVA 和 2mg $Al(OH)_3$]致敏，第 15～21 天用超声雾化器给小鼠雾化吸入 2%OVA 生理盐水悬液，每天 30 分钟，进行激发。

4)厌食脾运失健证模型：病因模拟厌食造型法。原理：饮食不节，肠胃乃伤，过食肥甘，损伤脾胃，导致厌食。操作方法：取日龄 35～40 天、体重(60±10)g 的 SD 大鼠，每日喂饲特制饲料(采用奶粉、鱼松、豆粉、玉米粉、白糖、鲜鸡蛋、鲜肥肉，按 1∶1∶2∶1∶1∶1.8∶2 比例配制，捏成饼干状，每块约 20g，晾干，冷藏)，连续 4 周[4]。

5)积滞化热证动物模型：病因模拟积滞化热证造型法。原理：饮食不节，肠胃乃伤，过食肥甘，损伤脾胃，食积内蕴化热。操作方法：取周龄 4 周，体重 18～22g 的昆明种雄性小白鼠，每日喂饲特制饲料(特制饲料为高蛋白、高热量饲料，由鱼松、豆粉、面粉、牛奶粉按 1∶2∶1∶1 的比例配成，搅拌均匀后加水做成饼干，用电热恒温鼓风干燥箱烘干备用)。实验时饲喂特制饲料，自由摄食和饮水。实验第 2 日，加喂浓度为 25%的牛奶，每次 0.7ml，1 日 3 次，并腹腔注射盐酸阿托品 0.02mg/只(配成 0.05ml)，每日 2 次，连续 3 日，模型造成[5]。

(2)中药药理实验：中药药理学是以中医基本理论为指导，用现代科学方法，研究中药对机体的作用和作用机制以及体内代谢过程，以阐明其防治疾病原理的科学。中药药理研究包括中药药性、中药配伍、中药炮制、中药药效、中药体内过程以及中药毒理学等方面的研究，实验的方法是中药药理研究的基本方法。中医儿科科研中最常用到的是中药药效学、中药毒理学研究。

1)中药药效学研究：在凡是涉及到药物(单味药、复方，内服药、外用药等)的中医儿科科研中，中药药效学的研究都是必须进行的。中药药效学的研究基础是研究方法的建立。一些儿科常见病、证已经建立了比较规范的主要药效学研究方法，可供在进行这些病、证的新药研究中应用。举例如下。

脾虚证的主要药效学研究

用大黄法或利血平法建立小鼠脾虚模型。

A. 健脾益气

a. 应激能力试验：①耐寒、热试验：观察正常或脾虚模型小鼠的各给药组与正常对照组、阴性药对照组动物对冷、热不良环境的应激能力，以其生存持续时间及病死率为指标，比较其差异性。②耐缺氧试验：观察正常或脾虚模型小鼠的各给药组与正常对照组，阳性药对照组动物对缺氧(常压或减压)的应激能力。以其耐缺氧时间为指标，比较其差异性。③耐疲劳试验：观察正常或脾虚模型小鼠的各给药组与正常对照组、阳性药对照组动物对疲劳(如游泳、攀登及转棒等)的应激能力。以其前述各种运动耐受时间为指标，比较其差异性。

b. 免疫功能测定：①对正常或脾虚模型小鼠的细胞免疫及体液免疫方面的影响。应选择相应的指标至少两项，进行各组间的比较。②其他：观察动物一般形态、体重、进食及饮水量、粪便情况等。

B. 运化水谷

a. 胃功能试验：①胃运动试验：应用大鼠、家兔、猫或狗，进行胃运动试验。观察受试药物对动物胃运动的影响，借以了解胃的运动功能。目前常用的方法有内压法及应变片法等。②胃排空试验：应用小鼠进行胃排空试验，观察受试药物对动物胃排空作用的影响。③胃液分析：应用大鼠进行试验，观察受试药物对动物胃液分泌量、胃酸及胃蛋白酶活性等的影响。

b. 肠功能试验：①离体肠管平滑肌试验：应用大鼠、豚鼠或家兔离体肠管进行试验，观察受试药物对肠平滑肌的作用。②在体肠运动试验，应用家兔肠管悬吊法或内压测定法，观察受试药物对在体肠管运动的影响。③小肠推进运动试验：应用小鼠或大鼠进行试验，观察受试药物对小肠推进运动的影响。

小儿外感发热（急性上呼吸道感染）的主要药效学研究

A. 祛邪作用

a. 抗病毒作用：上感一般由呼吸道病毒引起，应选择与上呼吸道感染有关的病毒（如鼻病毒、流感病毒、副流感病毒等），在动物体内或鸡胚或组织培养中，观察药物的抗病毒作用。①动物体内实验性治疗：选择与呼吸道致病有关的病毒株，以可引起动物死亡80%～90%的病毒量，感染易感动物，在感染前或（和）感染后给药，观察动物的行为表现、死亡数和死亡时间；或以适当病毒量感染动物，记录给药后对病毒引起器官病变程度或病毒的增殖量，观察所试药物对病毒致死的保护作用，或对病毒增殖的抑制作用，或对病毒致病变的抑制作用。②体外抗病毒试验：选择与呼吸道致病有关的病毒株，用组织培养法、鸡胚法等。通过感染前、或感染同时、或感染后给予所试药物，观察药物对病毒增殖的抑制作用。

b. 抗菌作用：上呼吸道病毒感染后，时继发有细菌感染，显现风热证中吐痰黄稠、咽部红肿等症状，应选择与上呼吸道继发感染有关的细菌（如金黄色葡萄球菌、肺炎球菌、链球菌或流感杆菌等）在动物体内或体外，观察药物的抗菌作用。①动物体内实验性治疗：选择肺炎球菌、葡萄球菌等与呼吸道致病有关细菌，根据细菌的致病力及其易感动物，如小鼠、豚鼠及家兔腹腔、皮下或肌内注射一定量菌液，造成80%～90%的病死率，在感染前或（和）感染后给予所试药物，观察动物的一般行为、死亡数、死亡时间，必要时做病理解剖和细菌学检查，与对照组做比较，并进行统计学处理。②体外抗菌试验，将与呼吸道致病有关的细菌，在培养基中稀释成适当菌量，并将所试药物或用平皿内纸片法、纸条法、纸碟法、挖沟法，或用试管或平皿内药液稀释法，种入不同的受试菌种，从细菌生长情况观察所试药物的抗菌作用和抗菌强度。

B. 清热作用

a. 对菌苗或酵母等所致发热家兔或大鼠的退热作用。

b. 对内源性致热原所致发热动物的退热作用。

C. 发汗作用：以足跖汗点法或汗液收集法，在感染动物或正常动物（大鼠、小鼠）上，观察所试药物对汗腺分泌的促进作用。

D. 抗炎作用：在动物中，选择炎症过程中渗出或毛细血管通透性为指标，观察药物的抗炎作用。

a. 致炎剂所致毛细血管通透性增加的抑制作用。

b. 对致炎剂所致肿胀的抑制作用。

E. 固表作用

a. 增强免疫作用：在感染动物或正常动物中，选择适当指标（如单核巨噬细胞系统吞噬功能，细胞免疫，T、B淋巴细胞计数，体液免疫或IgA等抗体效价测定等），观察药物增强免疫的作用。

b. 抗过敏作用：选择适当指标（如动物被动皮肤过敏试验，抗过敏介质试验或肥大细胞试验等），观察药物的抗过敏作用。

2）中药毒理学研究：中药毒性试验的目的，在于暴露药物固有的毒性，了解毒性的性质及程度、其损伤是否可逆、能否防治等，为临床安全用药提供科学依据，也是研制新药的基本要求。中药毒性试验依据给药时间的长短和观察目的不同，可分为急性毒性试验、长期毒性试验和特殊毒性试验3种，有些中药和制剂尚须进行安全限度试验等。

急性毒性试验：是指受试动物在1次大剂量给药后所产生的毒性反应和死亡情况。药物毒性的大小，常用动物的致死量（Lethal Dose，LD）表示。致死量的测定，常以半数致死量（LD_{50}）为标准。半数致死量是指能够引起试验动物一半死亡的剂量，即药物致死量对数值。LD_{50}的测定简便、可靠、稳定，现已成为标志动物急性中毒程度的重要常数。LD_{50}常用的测定方法有Biss法、改进寇氏法、简化机率单位法等。很多中药制剂毒性甚小，无法测出LD_{50}时，也可用最大耐受量的测定来观察动物对这些中药制剂的耐受量，测定其能达到人用量的多少倍，从而对其安全性作出估价。

长期毒性实验：主要目的是观察动物因长期连续给药所产生的毒性反应，中毒时首先出现的症状及停药后组织和功能损害的发展和恢复情况，以确定该药的毒性和安全剂量。长期毒性实验要求使用动物至少两种（包括啮齿类和非啮齿类），一般设2～3个剂量组和1个对照组，给药方式与临床给药途径一致，实验周期根据推荐临床试验的疗程持续用药时间而定（临床用药期1～3天者免做，1周内者做2周，2周内者做4周，4周以上者应做临床用药期2倍以上）。观察指标包括：一般状况、体重（每周测1次）、外观、行为、尿常规、血常规、肝肾功能及重要器官的肉眼观察和病理检查（包括心、肝、脾、肺、肾等脏器），必要时增作其他内脏、组织或骨髓检查，大动物检查心电图。

特殊毒理实验：按《新药审批办法》规定对中药一类新药毒理学研究有此要求，指的是致突变实验、生殖毒理实验（包括致畸实验）、致癌实验。特殊毒理实验回答的是潜在性危害问题，即中药能否引起突变、对生殖功能和子代有无影响、是否具有远期致癌效应，涉及的问题不仅是对用药者本身的危害，还有对下一代的健康影响，评价药物对人致癌和遗传影响的危害性。

3. 临床研究方法

（1）名老中医经验整理研究方法

1）以人为线索的名老中医经验的研究总结：在中医的文献中大量存在的是这种研究总结方式，该法就某位名老中医诊疗疾病的辨证思维方法、用药经验、组方特点、经验方应用、独特疗法进行归纳、总结及对其学术思想进行剖析。如《蒲辅周医案》、《蒲辅周学术医疗经验继承心悟》、《朱良春治疗寝汗辨证论治和用药经验选析》、《汪受传儿科医论医案选》、《儿科名医证治精华》等。这种方法多为名老中医本人的经验总结，或其学术继承人、学生在跟随老师学习的过程中，对老师的学术思想和治疗某病的独特经验等进行总结，并列举典型病例加以论证，或对老师经验方的应用进行疗效观察，以典型医案、医论医话、有效验方等形式形成文献；或为基于文献基础之上的研究，对古代某名家的经验进行剖析、总结。如《陈士铎外科组方特点》等[6-10]。

2）以疾病为线索进行名老中医经验的归纳总结：这种方法包括以下3种方式。①以疾病为线索，以多位名中医专家对本病的论述和用药经验为依据，加以整理、分析，得出本病的病因、病理、诊治规律和相应用药，如《70位当代名老中医治疗慢性肾炎的经验》即以近年来公开发表的资料为基础，对70位名老中医治疗肾病的经验进行总结以探求治疗肾病的规律。②以疾病为线索，将多位名老中医的独特经验分列其下，为临床诊治该病提供多种辨证思维方法和用药指导如《名中医治愈脑血管病医案集》等。③就治疗某种疾病的多张名验方进行分析，得出其组方规律、用药特点和本病的主要病因病机认识、论治规律等。这种研究均以已出版的文献为基础，主要是整理总结传统经验[11-17]。

3）以方剂为线索的研究：可分为3方面：①传统的方剂研究方法，即以辨证论治、治则治法、性味归经、复方析释、文献研究为主导，对名老中医的经验进行总结，如《名医名方录》。②沿用现代药物量化研究方法，对名老中医专方、验方的每味药进行成分变化的分析测量和药理研究，及制剂有效成分的血清浓度和临床药学的比较研究，从中寻找有关定量的规律性。③现代数学和计算机技术应用于方剂研究，从统计数学方法的角度对名中医的方剂配伍特征和类方予以量化[18-21]。

4）以思维方法为线索的经验总结：近年来，临床思维方法的研究已成为中医临床理论研究的热门话题，这种研究多运用文献追溯法、调查法、内省法和实验法等，对古代、现代名家著作、医案、医论医话等文献资料及多位专家本人的思维应用系统论、控制论、信息论以及模糊数学、黑箱方法、哲学方法等现代科学方法进行剖析、总结。如《近代名老中医临床思维方法》一书即以辩证唯物主义原理的思维方法为线索，以医案为依据，透过治疗过程探索名老中医诊治疾病的科学思维方法和内在规律[22,23]。

5）以临床流行病学的方法进行临床观察和总结：临床流行病学的方法主要包括试验性研究（随机对照试验、自身前后对照试验、交叉对照试验）和观察性研究（描述性研究、横断面研究、病例对照研究、队列研究）。试验性研究能人为的控制条件，随机分组，有目的的设置各种对照，直接探讨某些被研究因素（常见的是名中医经验方）疾病或事件之间的联系，如随机对照试验；观察性研究不能人为的控制条件，只能在自然情况下；模拟试验性研究，尽量地控制非研究因素，以得到真实结果，如描述性研究[24]。

6）以现代数学和计算机技术相结合进行总结：20世纪70年代以来，国内外学者利用现代计算机技术，研究专家系统，在中医药领域包括中医临床诊断系统和专家辅助诊断系统，用于辅助并模拟中医专家诊疗过程，应用计算机软件以已知的专家经验为基础，建立计算机模拟程序，模拟专家思路和方法进行疾病诊治，然后运用数学统计方法进行疗效分析，并对专家经验做出评价。如《电子计算机模拟路志正老中医治疗眩晕经验专家系统》、《电子计算机模拟赵金铎老中医治疗血管神经性头痛经验专家系统》等。另外，将文献记载的名家病案以数据库的形式录入计算机，然后利用计算机软件进行统计分析从而得出有关疾病的病因、病机、用药等相关信息，如《〈名医类案〉方药的计算机分析》。也有计算机与现代数学相结合的应用，是将临床试验所收集的数据进行计算机录入，然后应用统计软件进行相关因素分析，如《运用计算机总结董建华教授论治胃脘痛经验》、《脏腑病辨证用药 Logistic 回归分析》[25-30]。

7）满足中医临床辨证论治个体化特征的老中医临床经验整理研究方法：研究与建立基

于统一标准的、结构化的数据采集、数据仓库和数据挖掘分析中医临床个体化诊疗信息平台和相关技术体系，发挥系统全面、实时采集、在线控制处理、即时分析（OLAP：On-Line Analytical Processing）和数据挖掘（Data Mining）的优势。因而，在临床过程中专家可不受限制地充分发挥个人的经验潜能，采用独特的诊疗方法和综合治疗手段以提高疗效，而患者也可以接受综合有效的诊治方法，只要客观全面地采集老中医临床诊治过程中的信息，就可使实时保存、整理和挖掘名老中医临床经验成为可能[31]。

（2）证候诊断研究方法：证候诊断客观化、标准化是辨证论治规范化的基础，因此，近些年不少学者在中医证候诊断研究方面做了不少有益的尝试，在思路和方法上进行了新的探索，取得了一定的进展。

1）采用文献研究与临床研究相结合的方法：文献研究筛选出频次的症状、体征作为参考诊断标准及症状观察量表，通过两个专家同时诊断作为证候诊断“金标准”与参考标准对患者的诊断进行比较，比较计算符合率 kappa 值及 R 值。研究结果表明该标准与临床专家诊断结果比较，符合性较好。

2）应用临床流行病学的方法：赖世隆等应用临床流行病学的方法，对 203 例内科疾病患者（血瘀证 96 例，非血瘀证 107 例）的 148 项症状和体征进行调查，并应用多元分析等数理统计方法，对调查资料进行分析，探讨血瘀证宏观辨证的计量方法，拟定了血瘀证的宏观诊断标准[32]。申春悌等采用 DME（design measurement evaluation）调查方法对 400 例更年期综合征现场调查资料进行盲法统计学处理和分析，采用因子分析和结构方程模型，研究本病的证候分布及各证所包含四诊信息及实验室检测指标，以探讨中医临床证候诊断标准建立的思路与方法[33]。

3）采用计算智能的方法：针对目前中医证候标准研究的现状与存在问题，有专家提出了建立证候标准的思路与方法，即文献研究是证候研究的基础，临床调研是构建证候标准研究的关键环节，专家问卷调查提高证候标准的指导性，症状、体征量化是证候标准建立的关键。计算智能方法地介入将为证候研究提供技术平台。

4）应用多学科交叉的方法：通过大量的古今文献调研，经大量临床实践，结合临床流行病学、计算机学、数学、国际量表学的有关规则，研制出较客观、可计量、能重复的中医证候诊断标准。

5）统计方法在证候诊断标准化中的应用：单因素统计分析方法的应用：在进行证候分布的描述性研究的同时，有些项目往往也包含了患病个体出现的症状、舌象、脉象等调查，这些征象可能与相关证候有关，也可能被视为无关。就是说在众多临床资料中，有些症状体征对证候诊断价值较大，有些则较小。因此，必须首先评估各症状、体征、实验室指标对中医辨证诊断的价值，逐步筛选出诊断意义较大的指征以做进一步地量化研究。目前，常用的方法有：出现率、频数表、卡方（χ^2）检验法、Ridit 分析法与条件概率法等。

χ^2 检验是一种检验实际频数与理论频数之间偏离度的方法，可用于计数资料项目的筛选；Ridit 分析法是关于等级资料进行比较的假设检验方法，用于等级资料的项目筛选。赖世隆等研究血瘀证时用 χ^2 检验进行筛选，得出 21 个症状、体征对于非血瘀证患者有显著性差异，结论提示这 21 个症状、体征出现与否可能对血瘀证和非血瘀证具有鉴别诊断意义[32]。凌玲对 245 例脑卒中急性期住院病人进行观察，运用频数表法研究分析中医证候与病变性质、病变范围、病灶位置的关系，旨在探讨脑卒中病人急性期中医证候与病变实质的相关性[34]。张伯礼等采用临床流行病学病例对照研究的方法（DME）对中医中风病进行了研究，发现急症组中风病的高特异性、高暴露率症状有：半身不遂、口眼㖞斜、语音不清、偏身麻木、神志昏蒙等，同时认为中风病既有单一证候又有复合证候，而且复合证候所占比例较大[35]。

随着疾病的发展演变，证候及其症状随着病程也可能出现动态性变化，其发生概率的大小、主次位置、组合形式等也会发生相应地变化，因此在建立量化标准时应该基于这种动态变化去建立规范和标准。如张延群等对2080例糖尿病患者证候与并发症的相关性进行了流行病学调查，单因素分析显示发生并发症频次较高的证候依次为肾虚证(53.62%)、气虚证(50.43%)、阴虚证(43.73%)[36]。

多元统计分析方法的应用：多元分析方法是定量分析事物间复杂相互关系的一种数理统计方法，要想分析多个因素对结果的单独作用和对结果的联合作用时，应使用多元统计方法。多元分析与单因素分析相比较，是更为全面的统计分析方法。因此，多元统计方法对于中医证候的诊断与鉴别诊断，对于寻找灵敏度高、特异性强的中医实验资料，具有一定的应用价值。它是实现中医证候定量化、规范化的重要手段。经过单因素分析初步筛选的指征，就可以采用多元分析方法进行定量分析。常用的分析方法有：判别分析、聚类分析、主成分分析、因子分析、典型相关分析、多元逐步回归分析、Logistic回归分析、Cox回归等，其次还有模糊数学方法、决策树等方法。

"聚类分析"(Cluster Analysis)又称为集群分析，是"物以类聚"的一种统计方法，是用数学的方法研究和处理给定对象分类的一种多元统计方法。聚类分析在近20年来得到了迅猛地发展，并在模式识别、计算机视觉、决策分析及预测等领域中获得了广泛的应用。如梁伟雄等用指标聚类对221例中风病急性期病人证候特点及其与相关症状、舌象、脉象的关系进行了分析，提出中风急性期证候可分为风火证、痰瘀证、气虚证、阴虚阳亢证4类[37]。王顺道等采用聚类分析和主成分分析方法对中风病始发态的证候发生与组合规律进行了研究。

证候的指标繁多而复杂性，需要从众多的变量中提炼出较少而精干的指标。因此，有的学者试图用主成分分析法找出辨证的主要症状因子，以进行有效的辨证论治。李先涛等在建立急性缺血性中风气虚血瘀证诊断标准时，从众多的中西医指标中纳入50个进行频数分析，删除频数较小的变量，剩下31个进行主成分分析，得出主成分的特征根和累积百分率和主成分矩阵，最后保留22个变量[38]。

多元回归分析是研究变量之间，尤其是因变量和自变量之间的关系，反映众多症状变量与证候、证型的关系。吴大嵘采用非条件和K1i∶K2i配对的条件Logistic回归的分析方法，对221例中风病人的临床中医证候特征进行比较分析，建立急性期中风病血瘀证的证候预测模型，并采用临床调查的结果对模型进行验证，以探讨建立中风病血瘀证宏观辨证量化标准的方法。结果发现非条件与条件Logistic回归均提示唇紫黯或面色晦黯、舌有瘀点或有瘀斑、舌背脉络青紫、舌紫黯是鉴别血瘀证与非血瘀证的重要指标，这4项指标与急性期中风病血瘀证发生概率均成正相关，条件和非条件统计模型以及K1i∶K2i的配对方法用于急性期中风病血瘀证的研究，有助于宏观辨证量化标准的建立[39]。刘士敬等对临床各科129种疾病脾气虚与非脾气虚证相关因素进行多元回归分析，根据回归平方和及标准偏回归系数对脾气虚的诊断贡献度的大小、筛选症状，建立相应的逐步回归方程[40]。刘凤斌等按照诊断树步骤计算出诊断树各枝杈和尾端各证型的诊断指数和Logistic回归方程，根据连乘的原则，把诊断树各组及分义的理论概率连乘，求得每一证型的概率值，根据各枝杈的概率与专家的诊断进行比较，Logistic 逐步回归分析预测虚实证的结果与专家诊断符合率为 88%，主证总符合率为 93.8%，兼证总符合率为 79.7%，说明 Logistic 逐步回归分析预测结果与专家的实际诊断结果间一致性较好[41]。

判别分析与聚类分析同属分类问题，所不同的是，判别分析是预先根据理论与实践确定等级序列的因子标准，再将待分析的变量安排到序列的合理位置上的方法。即判别分析是判别样品(个体)所属类别的一种多元分析方法，它是根据已知类别的样品，按某一准则建立一个(或几个)判别函数，经检验有效时，可用以判别新样品的类别。为使建立判别函数的指标含有更多的信息，从诸多判别指标中精选出最重要的，舍去不重要的，使所选择指标含有尽量多的信息，故多用逐步判别筛选变量，优化判别函数。李福凤对 272 例慢性肾衰患者进行了临床辨证客观化研究，对所检测的 20 余种指标进行联合逐步判别，筛选出对 CRF 四证型的判别有显著性意义的 W/t、SDH、G-6-PDH、PAS、Scr 和 RBC 6 种指标，并建立了各证型函数判别式[42]。吴圣贤等选用西医的客观指标 172 项，进行多元逐步判别分析筛选指标，优化判别函数式，直至判别函数值的回代符合率最高为止[43]。

有学者将多种多元统计方法综合应用到证候诊断标准研究中，这样得出的标准比较可靠。如王忆勤慢性胃炎湿证诊断标准研究时，应用聚类、主成分、回归等多元分析方法，建立了湿证证型与其主要相关症状之间的数学模型，筛选出对各证型鉴别有意义的症状体征及权重。在变量相关性及多重共线性分析并结合文献的系统分析及临床经验的基础上，应用 SAS 软件对有显著性意义的危险因素进行回归分析(logistic)、聚类分析及主成分分析。结果：构成证候的症状(变量)之间的多重共线性形成了复杂的多元非线性关系，多元统计分析可客观地评价各症状在证候中所处的地位和作用[44]。

(3)证候规范化研究方法：针对目前证候规范存在的问题和困难，逐步进行以下方面的工作，可能有助于证候规范化研究的开展和深入。

1)建立中医信息系统

文献研究：采取文献整理的方法，对中医症状、体征的历代文献进行全面系统搜集和整理，总结古代医家对体征的认识和经验，为中医症状、体征的理论和临床研究提供依据。同时对于当代中医证候研究的文献进行分析，寻找学术界和临床界普遍接受和认可的新的症状、体征和理化指标。通过查阅各时期资料，查阅中医相关概念、诊断、治疗和疗效判断标准，并对所获得文献进行统计分析，严格地评价其真实性、可靠性、可操作性，最后根据统计结果进行使用频数与排序方法优化，得出分析结果。

进行专家咨询：按照德尔菲(Delphi)法的要求，确立专家的资格标准，根据上述文献和病历回顾性研究结果制定信访咨询表，请专家打钩、填写，并请组外中医、中西医结合专家对收集资料进行严格的数理统计分析，从效度、可信度和反应度加以评价。然后对文献分析、专家咨询资料进行统计学处理，依据其性质不同，确立各自在总分析中所占的比例，采用计算频数、Meta 分析、统计表等方法处理。在上述资料分析处理基础上，结合专科知识，对结果进行综合分析、评价，初步拟定临床诊疗规范化方案。

另外，由于计算机科学的发展，也为建立这一系统奠定了基础。将全国各高等中医院校及中医科研院所组织起来协作攻关。利用各单位现有的计算机设备，既能充分发挥计算机的作用，又能节省大量的资金投入，同时还可将相应的资金投入到全国中医信息网的建设之中，能大大提高中医专业人员利用计算机的能力，真可谓一举数得[45]。

2)病证结合是证候规范化的重要途径：由于病是人体功能或病理形态的诊断学概念，反映了疾病内在的病理生理变化规律，贯穿于疾病的全过程，而中医的证是病的某一阶段的主要矛盾，因此必然受到每个病基本矛盾的干扰，反映了人体功能整体调节的即刻状态。因此，证候诊断离不开具体病的诊断，而证候规范化也必须与病相结合，以病为经，以证为纬，病证结合研究更能从疾病的整个发展过程中正确把握证的本质。因此，从病证结合角度来研究证候规范，是把证候作为一个与疾病相关的整体来研究的重要途径。实际上，中医学针对证候的治疗是对机体病理生理整体反应状态的一个调节过程。如冠心病、脑卒中虽为不同的疾病，若其病理生理变化的整体反应状态表现为血瘀证，那么，采用活血化瘀方剂进行治疗都可取得同样的效果。这便是中医学所谓的“异病同治”。在此，血瘀证不仅是不同疾病的共同特征，也代表了一种疾病的不同病理阶段，是活血化瘀方剂应用的依据。所以，病证结合，可探讨疾病病理生理变化与证候诊断规范及其生物特征组合的关系；方证相应，可研究方剂治疗效应的物质和功能基础，从而加深对证候的生物学基础的认识，并为建立证候的诊断标准与疗效评价体系提供依据[46-48]。

3)选择中医具有治疗优势的病种研究作为证候规范化的切入点：随着近代气候、环境和人文风貌的变化，疾病谱和疾病证型也发生了明显的变化，而一些现代生活方式下产生的疾病，如放射病、艾滋病等，又是前人所未曾诊治的。建立在生物医学模式之上的现代医学已充分意识到，单纯依赖高新技术对许多慢性疾病的治疗并非良策，基因诊断与治疗虽然肯定能给人类健康带来福音，但是大量的人类疾病不能归结单基因的变异，而是由多种功能基因的调控失常所致。当现代医学对一系列难治性疾患缺乏良策之际，中医药的防治优势越来越凸现出来。我们可以首先选择这些病种进行重点研究，挖掘并总结出其中的规律，并进而以此为示范，扩大到其他疾病的研究当中[46]。

4)广泛开展临床流行病学研究，对所制定中医证候标准进行验证：中医证候临床流行病学研究，是以中医理论为核心，借鉴现代医学病例对照研究和流行病学人群对照研究及横断面研究的设计方法，在患病人群中收集特定时间内疾病中医证候及其脉症的描述性资料，并进行处理，为疾病辨证分型、辨证标准及疾病证候演变规律的阐明提供依据。在中医理论指导下，按DME方法的要求进行临床设计，开展中医症状、体征的临床调查，建立中医症状、体征、理化指标资料库(如照片、录像、计算机贮存等)，并结合文献研究成果，探讨各种指标的临床意义和对于证候诊断的贡献度[45]。

5)应充分利用现代科学技术的研究成果：充分运用现代科学技术和相关学科成果如数学、光学、电学、磁学、声学、全息生物学、生物医学工程、卫生统计学等，对前期文献和临床研究所得出指标的病理生理意义进行细胞、分子、基因水平以及整体间的系统研究[45]。

(三)中医儿科科研思路

中医儿科开展现代意义上的科学研究，始于20世纪50年代，发展至今，成绩斐然。但是与一些发展快的中医学科的科研成绩相比，与学科发展的需要相比，中医儿科科研还显得滞后，需要引起本学科全体同道的充分注意。近年来，投身中医儿科科研的人数在不断增加，中标和获奖项目逐渐增多，显示了良好的势头。开展中医儿科科学研究，首先要有正确的研究思路，本段就此谈一些看法。

1. 从中医儿科特点出发进行研究　开展中医儿科科研，信息论、控制论、系统论等现代科学方法可以武装我们的思想，现代技术手段提供了现代化的武器，我们的研究对象必须十分明确，这就是中医儿科学。我们的祖先为我们留下了儿童保健防病治病的丰富经验，并建立了系统的理论体系来指导其应用。中医儿科学自成体系，有其自身的特点，脱离了本学科的特点去进行研究，必然走入歧途。

中医学是一门有鲜明特色的学科，包括了阴阳五行、藏象学说、整体观点、辨证论治等独特的理论体系，和中药、针灸、推拿等独特的治疗手段。中医方法论和现代科学发展的思维方法接近，并与未来医学的方法论相通，中医疗法基本上属于自然疗法范畴，也有其自身的优势和发展潜力。中医学在世界传统医学中独放异彩，正是由其丰富的科学内涵所决定的。

中医儿科学体系是中医学体系的重要组成部分之一。中医儿科学以中医学方法论认识儿科医学的一系列问题，诸如小儿生长发育、生理病理、预防保健、诊断辨证、治法方药、多种疗法等等，具有鲜明的中医学特色和儿科学特色。据统计，流传至今的中医儿科学专著超过千种，近 60 多年来专业杂志发表的中医儿科学论文数以万计，经各级主管部门立项的中医儿科科研项目数以千计，这些专业著作、学术论文、科研总结记载了大量的学科知识信息，是中医儿科学理论和实践体系的具体体现。按照中医儿科学特点进行科研，可以最大限度地利用中医儿科千百年来所积累的成果；以中医儿科学方法论指导科研，可以充分发挥中医儿科优势，取得有较高价值的科研成果。

举例来说，西医儿科学对于小儿营养缺乏性疾病，多采取“缺什么补什么”的治疗方法，诸如缺铁性贫血补亚铁、厌食症补锌等。有人用现代微量元素测定方法研究中药中微量元素含量较高的药物，发现皂矾、牡蛎等分别是含铁、含锌量高的中药。但是，分别用皂矾、牡蛎治疗缺铁性贫血、厌食症，疗效既比不上西药，也比不上中药辨证论治复方。经进一步研究分析，疗效低于西药的原因是它们的微量元素含量、生物利用度均比不上西药，低于中药复方的原因是舍弃了中医辨证论治的特色。微量元素缺乏的原因有摄入不足、吸收不良、代谢障碍、需要量增加等，缺什么补什么只能解决摄入不足的问题，辨证论治中药复方着眼于调理脾胃、调节整体，其作用机制不仅在于中药中含有一定量的微量元素，更重要的是复方配伍后的整体效应，促进了机体对营养物质的吸收和利用，以及消化系统与全身病理改变的修复，并可减轻亚铁、锌的副作用。这种辨证论治中药复方的整体效应当然要优于单一化学药物的作用。从这一实例便可以看出应用中医学方法论，发挥中医儿科特色，对于创造科研成果的重要性。

2. 研究设计要注意科学性、先进性、实用性　现代医学科研的基本方法前已述及，在中医儿科学科研设计时，除了遵循这些基本方法外，还必须特别注意选题和设计的科学性、先进性、实用性。

规范化是科学性的基本要求。所谓规范，库恩《科学革命结构》说：“它包括了一门学科的研究方法、总体框架，以及最基本的概念、理论和定律。”中医儿科科研规范的内容很多，近年来，已由卫生部、国家中医药管理局等主管部门制订了一系列具有政策法规性质的办法、标准、原则等，是我们在从事中医儿科科研时必须遵守的。首先，由中国文字改革委员会公布的《简化字总表》、《异体字整理表》等，应作为我们使用汉字的文字规范化依据；公制计量单位是国际通用的度量衡标准。卫生部颁布的《中华人民共和国药典》、《新药审批办法》、《中药新药临床研究指导原则》等，是我们应用和研究中药的规范。国家中医药管理局发布的《中医病证分类编码》、《中医病证诊断疗效标准》，则是对病证分类、诊断、辨证、疗效评定的依据。中医儿科科研的科学性，要求在科研工作中的名词术语、计量单位、诊断辨证、疗效评定，以及所使用的各种语言文字、研究方法等，都必须符合现行的规范。

选题和研究方法的先进性来源于研究者对于最新学科知识信息的掌握。科研设计前充分查阅有关文献是使选题具有先进性的保障。科研选题无新意、研究方法陈旧的低水平重复，是中医儿科科研中值得警觉的问题。例如：近20余年来，关于小儿肺炎、小儿肾炎、小儿感冒、泄泻等病证的选题很多，其中有部分课题便属于此类。科研的目的在于探索未知，寻找尚未有人涉足的研究领域加以开拓固然易于取得成果，即使是在别人已经取得成果的研究范围内，若能采用先进方法进行更深入的研究，同样能够取得新的成果。

以小儿厌食症为例，举下列不同选题：①××合剂治疗小儿厌食症的研究。②××冲剂治疗小儿厌食症脾运失健证的临床及药理研究。③××颗粒剂治疗小儿厌食症脾运失健证的临床及脑肠肽—食欲中枢作用机制的研究。仅从题目看，选题①研究目的笼统，药物剂型也不便推广。选题②剂型有改进，研究病证明确，内容也有了说明。选题③除保持了②的优点外，进一步选择了药物对脑肠肽—食欲中枢的作用作为机理研究的内容，较一般从消化酶分泌、肠道吸收功能，微量元素含量等方面进行的研究更加深入，实验指标及手段也更具有先进性。

在设计科研项目的指标时，必须从两点出发。一是要有与本项目有关的必须做的指标，如涉及新药的科研必须做《中药新药临床研究指导原则》中规定必须做的有关指标。二是要尽量增做与本项目有关的先进指标，包括应用新型高级诊疗仪器，采用微生物学、分子生物学、免疫学、酶学、内分泌学、生物化学等新的检测方法和项目等。新的制剂工艺、检查手段、动物造模、实验检测等方法的建立与使用，也都是科研课题先进性的体现。实用性也是研究设计时值得重视的问题。科学研究的最终目的是提高生产力，中医儿科学临床科研是为了提高中医儿科诊疗水平，更好地为儿童保健事业服务。正如卫生部1983年“关于加强中医、中西医结合科研工作的意见”中所指出的：“要遵循中医理论系统，以中医中药为研究对象，保持和发扬中医特色，采用传统的和现代的科学知识、方法和手段，以临床研究为主要任务，着重解决常见病、多发病和疑难病，发挥预防和护理等方面的特长，在提高中医疗效上狠下功夫，同时，开展中医理论和文献研究，不断探索疗效机制，逐步阐明中医理论的本质”。

随着时代的发展，医学模式的转变和疾病谱的改变，不同医学和文化的相互渗透，必然会走向全球化。医学全球化必将在这一进程中成为病人对未来医学的期待和治疗的选择，也必将促进不同医学的研究和发展。目前循证医学(EBM)方兴未艾，促进了临床医学的发展。循证医学是关于如何遵循证据进行医学实践的科学，是现有最佳证据、临床经验和病人价值的有机结合。循证医学的实施主要包括三方面：即找什么证据(提出临床问题)；怎样发现证据(确定资料来源及检索方法)；用所得证据做什么(评价证据及如何用所得证据有效解决临床问题)。其主要步骤有五个方面：确定所要解决的问题；系统检索，全面收集证据；严格评价及找出最佳临床研究证据；应用最佳证据指导临床决策；后效评价循证实践。循证医学由于是在西医学的基础上发展起来的，不可避免地承袭了西医学的缺少辨证思维的弱点。因此，中医学要在不断发展辨证医学(DBM)的同时，吸取循证医学的优点，把二者有机地结合起来，促进中医学的发展。

中医学要适应这一发展趋势，必须加强系统的评价标准研究，如诊断标准、治疗标准、疗效标准的研究等。标准化是目前制约中医学包括中医儿科学学科发展的重要因素，迫切需要在继承传统、吸收现代研究成果、应用现代科研方法的基础上，研究和制定具有中医药特色、能够为行业内实际应用、能被行业外广泛接受和认可的诊断及疗效评价标准，以规范中医儿科临床诊断及疗效评价，促进儿科医疗、科研、教学工作的规范和事业的发展。德尔菲(Delphi)评价法是专家会议预测法的一种发展，其核心是通过几轮函询征求专家们的意见。评价小组对每一轮的意见都进行汇总整理，再寄发给专家，供专家们分析判断，提出新的论证意见，从而得到一个比较一致而且可靠性较大的结论或方案。专家咨询表是应用德尔菲评价法对某一项目评估及预测的重要手段，是收集信息的主要来源[49]。

在2006年启动的国家中医药管理局中医药标准化项目中，中华中医药学会儿科分会经过4年的工作，已经完成了《中医儿科诊疗指南》40个儿科常见病的诊断、辨证、治疗指南的研究任务，并且在研究工作中确立了研究思路，建立了诊疗指南研究方法，采用文献研究和德尔菲法专家意见集成相结合的研究方法，制订了基于证据的科学规范的诊疗方案。同时，通过这项研究工作，为中医儿科相关标准化工作建立了规范的、可行性强的研究方法。

在每年国家有关部门的科研项目招标中，基础研究、应用基础研究、应用研究三大类招标项目的投资比例，总是以后2项，特别是第3项所占份额最大。确定科研选题时，需要考虑到它的实用价值、实际应用的可行性、推广使用后可能产生的社会效益、经济效益等各项条件。

3. 开展多学科研究，引用新方法新技术　现代自然科学研究的一个明显趋势是：利用一门或几门其他学科的研究方法来研究本学科的对象，把不同学科的科学方法和对象有机地结合起来。中医儿科学本身就是一门高度综合的应用科学，与多学科有着广泛而密切的联系，在其科研方法中引进多学科方法也就显得更为迫切和重要。例如，用天文学、气象学研究中医儿科的时间医学、气象医学；用地理学、土壤学研究中医儿科发病学、治疗学（包括中药学）；用心理学研究中医儿童心理学；用训诂学、版本学研究中医儿科古代文献；用现代思维科学指导科研设计，将现代自然科学的生物学、数学、生物物理学、生物化学、分子生物学、遗传工程学等成果用于中医儿科，选择现代药剂学、药理学、病理学、组织胚胎学、免疫学等方法用于科学实验等等。21世纪是生命科学的世纪，医学模式、医学任务、发展趋势及研究方法手段均发生了巨大变化。当前医学模式正在从生物医学模式向生物—社会—心理的整体医学模式转变，从以疾病为中心的群体医学向以人为中心的个体医学转变。人是生命之人、自然之人、社会之人、心理之人，研究人（包括儿童），也就要从有关生命科学、自然科学、社会科学、心理科学去进行多层次多方位的系统研究。

为了保证科学研究的先进性，引用新方法、新技术是十分重要的，现代科学技术的交叉渗透、新方法新技术的不断产生，也为此提供了有利的条件。在中医儿科学科研中经常用到的分子生物学方法、免疫学方法、酶学方法、超微结构方法、微循环研究方法、血液流变学方法、膜学研究方法、核技术方法（放射免疫分析法，核技术对中药药物动力学和药效学的研究方法等）、电学研究方法、声学研究方法、光学研究方法、电子计算机研究方法等，都不断有新方法、新技术产生，及时地将它们引入中医儿科科研，是提高科研档次和水平的有效途径。在某种意义上说，科研水平的竞争，就是新方法新技术引用的竞争，一流的方法、技术产生一流的成果，这是当今社会各门学科发展中的普遍规律，也完全适用于中医儿科学科研。

第二节　中医儿科的科研内容

中医儿科学科研的范围广泛，归纳起来，可分为以下一些主要内容：中医儿科科研方法学研究，中医儿科学史研究，中医儿科文献研究，中医儿科基本理论研究，儿童保健学研究，预防学研究，诊断学研究，辨证学研究，治法治则研究，方药及剂型改革研究，中医儿科各家学说研究，现代名中医学术观点及临床经验的整理研究，中医儿科诊疗仪器研究，边缘科学（如中医儿童心理学、中医儿科气象学、中医儿科系统工程学等）研究，中西医儿科比较研究，中医儿科未来学研究，中医儿科教育学研究等等。在这些内容中，最重要的是中医儿科学基础研究和中医儿科学临床研究这两个方面。

一、中医儿科学基础研究

中医儿科学基础研究主要指对中医儿科学基础理论的研究。研究的方法可归纳为两类，一为采用文献整理研究的方式，主要解决继承前人学术成就的问题；一为采用现代科研方法，主要解决对中医儿科学基本理论的验证、深化、创新的问题。中医儿科学基础与临床有着十分密切的联系，基础研究的成果将直接促进临床水平的提高。另一方面，临床研究的成果也将酝酿基础理论的突破。

(一)中医儿科文献研究

中医儿科学文献记录着历代中医儿科实践的全部史实和经验，不仅是中医儿科工作者学习和提高的资料，而且是中医儿科科研的重要情报来源。中医儿科文献按年代分类，可分为古代文献和近现代文献；按类型分，包括电脑光盘、图书、期刊、学术报告、会议文献、科学报告、公开出版物、学位论文、科技档案、专利文献、产品样品、出土文物等。近代文献学习和应用比较方便，只要学会文献检索方法，就可以将所需要的文献资料搜集集中起来，为临床、教学和科研服务。古代文献由于年代久远，文字古奥，社会文化背景不同，加之传抄错讹、历经兵燹，造成不少古代文献散佚不全，特别是基层医务人员难以见到，因此，中医儿科文献研究的重点就在于儿科古籍的查找、整理和应用研究。近六十年来，已整理出版了历代儿科学术名著，对著名中医儿科医家的学术思想进行了较深入的探讨，取精撷要，发掘了一大批对当今临床具有理论和实践应用价值的可贵资料。

1. 中医儿科古籍查找方法　中医儿科古籍流传至今已超千种，除少数个人藏书较丰者外，集中收藏较多的为国内一些医学专业图书馆，一些中医研究机构和中医院校图书馆收藏了较多的中医儿科古籍。多数图书馆都编纂了馆藏书目和电脑检索系统，可提供给读者查阅。此外，通常可以利用中医目录学专著查找中医儿科有关古籍。比较重要的中医目录学专著如下。

《中国医籍考》丹波元胤编。成书于1826年，现有人民卫生出版社精装本。全书80卷，收中医古籍2600余种。每种医书分别列出了书名、撰者、卷数、序跋及存、佚等资料。书后有书名索引和著作索引。

《四部总录医药编》丁福保、周云音编。商务印书馆1955年出版。收录书目1500种，每种书下按卷数、版本、署名、序跋、提要和评注等项著录，书后附有索引。

《全国中医图书联合目录》中国中医研究院图书馆编。1991年出版。收录了全国113家图书馆收藏的中医药图书12 124种，其中包括中医儿科学专著1117种。每一种书均注明书号、卷数、撰者、年代、版本及收藏图书馆的代号等，并附书名索引、著者索引及附录等。

《中国分省医籍考》郭霭春主编。天津科学技术出版社1984、1987年分册出版。全书分上、下两册，著录了3000种地方志中的医籍8000余种。按我国目前省级行政区划分编写，并按历史朝代及作者生存年代的先后次序排列。

此外，还可以利用其他各种目录学著作，如史书的艺文志、地方志书目、官修书目等查找。

2. 中医儿科古籍整理方法　历代中医儿科古籍流传至今，有的散失不全，有的虫蛀鼠蚀，以致错、漏、脱、衍，篇章混乱，语句支离，更因文字演变、传抄错讹，造成许多错误。古籍整理的目的，就在于纠正错误，恢复原貌，以达到保存、流传、利用、开发的目的。中医儿科古籍整理包括以下方面。

(1)版本鉴定：内容相同的一本著作，由于刊刻的时代不同，加上刊刻者的水平和技术条件的差异，就出现了字形、印刷装帧不同的版本。版本按内容、形态区分，有原刊本、影刊本、通行本、全本、残本、修补本、珍本、善本、孤本、精校本、复刊本、抄本等多种类型。古籍整理首先要搜集和选择版本，如《颅囟经》、《小儿药证直诀》、《活幼口议》、《活幼心书》、《幼科类萃》等儿科古籍，解放后都选择版本出版过影刊本。其次，要考证年代，方法为根据牌记、序跋、题跋、识语、名家藏书印章、目录学专著、避讳字、装帧版式、刊工姓名、字体纸张墨色等考证版本年代，还要鉴别真伪，弄清一些伪托挖补、以假乱真之类的情况，如《中国医籍考》、《四部总录医药编》中都载有一些古籍的辨伪资料，可供参考。

(2)古籍校勘：校勘，指对同一书籍用不同版本和有关资料或翻译书的原文相互核对，比勘其文字篇章的异同，以订正错误。古医籍中常见的错落现象如衍文、脱漏、讹误、倒文、错简、混淆、避讳等。如现传之《颅囟经》，系从明代《永乐大典》中辑出，书中未曾论及囟门，而明代《古今医统》中有"《颅囟经》曰：囟门未合，筋骨柔弱……"一段，有人认为即系现传《颅囟经》所脱漏。校勘应以一种版本为底本，另几种版本为校本，加以对校。如：罗田县卫生局校注之《万氏秘传片玉心书》，以《万密斋医学全书》本为底本，山东泰安州李雨霭方悦父发锌版、汉阳鹤湄张伯琮校定版等为校本，进行校勘。古籍大都没有标点，校勘同时加上现代标点，又称之为点校。如《小儿药证直诀》、《小儿卫生总微论方》、《小儿病源方论》等儿科古籍，解放后都有点校本出版。若是对全部校文，运用训诂、避讳、医理、文义等各种知识进行分析比较，判断其是否属于衍文、脱文、讹文、倒文、错简、讳文、异文、句读有误、注文混为正文、残文、后人增补删削等情况，做注加以说明，这就称为校注。南京中医药大学承担的部级科研题《诸病源候论校注》，校改 768 条，校补 628 条，校删 100 条，并存 2682 条，移正 92 条，存疑 45 条，注释 2581 条，1992 年获得国家中医药管理局科技进步一等奖。

(3)古籍辑佚：文献学上将失传书中被保留下来的文字内容，称作佚文。所谓"辑佚"是指根据现存的各种古书佚文，通过搜集、考校、整理、核实等步骤，将早已亡佚的古书进行整复，以达到恢复原书内容及为科研课题服务的目的。佚文的出处，主要来自于现存医学著作及类书，如《肘后备急方》、《外台秘要》、《医心方》、《证类本草》、《幼幼新书》等著作中就保存了不少唐、宋以前医学著作的佚文，有些非医学类书中也保存了不少医籍佚文。散佚医籍的辑佚，历来有学者苦心为之，与儿科有关者如《褚氏遗书》、《小品方》等，都有过多种辑佚本。古籍辑佚是发掘古代医学遗产的文献研究工作之一。

3. 儿科文献应用开发研究　文献应用研究的目的，是在不断总结经验的基础上，加以发扬推广。应用性文献研究，多为二次或多次文献的加工研究，研究中需要采用分类、归纳、概括、综合等科研方法。

(1)类编：类编的特点是在其他许多著作和论述的基础上进行汇编分类。类编分类较明确，归纳有条理，方便应用。按照类编的内容和方法，大致可以分为以下几种：①综合性类编医书：一般按病证辨别收集历代医家有关论述，按论述先后次序排列，再将有关方剂附列于后。《古今图书集成·医部全录·儿科》就是一本典型的中医儿科类书，明代王肯堂《证治准绳·幼科》也属于此类。②综合性类编方书：编写方法主要是广收各家医方，按其主治，分类编次。宋代官修《太平圣惠方》和《圣济总录》，现代张奇文主编的《古今儿科临床应用效方》、汪受传主编的《儿科病实用方》等都属于此类。③专题类编医书：编纂的方法为就某一专题，如专科或病证，将各家论述汇编而成。史宇广、单书健主编的《小儿咳喘专辑》、《小儿腹泻专辑》就属于此类。④专题类编方书：将收集的治疗某一病证的方剂汇编而成的方书。如《难产神验良方》、《泄泻验方集锦》等。

(2)训诂：训诂学是我国传统用来研究古籍词义为主的一门语言学科。训诂学的内容包括解释词义、解释语法、分析句读、说明修辞手段、分析句段关系与篇章结构等，但其核心在于解释词义。传统解释词义的方法，可以概括为因形求义、因音求义两种。由于时代变迁，区域不同，文字的形、音、义都有一定变化，形成了训诂学的丰富内容，掌握它也就需要相当的专门知识。所以，解释和疏通语言，使古医籍能为今日读者明白易晓，准确理解原意，是训诂研究的主要任务。

文献研究的根本目的是应用开发。人们的思想和经验主要是依靠文献形式来传播的，任何开创性的活动都必须借助于文献研究来寻找课题、探索思路。由此可见，中医儿科文献的开发研究有着广阔的前景。20 世纪 80 年代后期，由中华全国中医学会儿科专业委员会组织，全国中医儿科专业人员通力协作，对历代儿科医籍条文摘录辑要，采撷精华，按类编次，句读校注，加以按语，编成《儿科医籍辑要丛书》一套 6 册——《儿科基础理论》、《初生儿病证》、《儿科常见病证(上)》、《儿科常见病证(下)》、《小儿时行病证》、《小儿病证外治法》，是对截至解放前为止的历代中医儿科古籍资料的一次较为全面的整理研究，为儿科科研、医疗、教学活动提供了翔实的文献资料。20 世纪末南京中医药大学进行了中医儿科古代文献数据库的研究，建立了《中医儿科古代文献数据库》。收录了建国以前历代中医儿科文献资料 400 多万字，编辑条文 5000 余条，资料来源于中医古籍 400 余部，建立了多种检索方法，资料全面、查找便利。该数据库 2008 年已由中国中医药出版社出版。

(二)中医儿科基础理论研究

中医儿科基础理论，是我国古代儿科医家在大量临床实践的基础上，应用中医学思维方法，总结提炼出来的。千百年来，儿科基础理论有效地指导着临床实践，但是，随着时代的发展，中医儿科基础理论也需要不断发展，需要在新的临床实践的基础上总结提高，需要直接采用现代科学方法深入研究。基础理论研究较之临床应用研究有着更大的难度，但基础理论研究的突破对于整个学科的发展有更重要的意义。儿科基础理论包括小儿生理病理、生长发育、喂养保健等方面的理论。中医儿科基础理论又是整个中医学基础理论的组成部分，具有鲜明的中医学特色。

现代中医儿科基础理论研究的学术争鸣活跃，在许多问题上认识渐趋一致。一批现代中医儿科专家尝试在继承传统理论的基础上，面向现代中医儿科临床，提出有创新意义的学术思想。江育仁教授提出“脾健不在补，贵在运”的观点，认为现代小儿脾胃病以脾运失健者居多，应以运脾法为主治疗。王烈教授提出哮喘分发作期、缓解期、稳定期三期证治，根、苗之治并重。张奇文教授提出“肺胃肠相关论”，“宣肺勿忘解表、清肺勿忘清肠、止咳勿忘化痰、化痰勿忘运脾、润肺勿忘养胃、标去勿忘培本”的治则。汪受传教授提出了“小儿肺炎从热、郁、痰、瘀论治”，并对其进行了系统的临床和实验研究。

1. 阴阳学说研究　阴阳学说研究是中医基础理论研究的活跃领域。阴阳是对立的统一，古人不仅将其用于天文、地理，而且用于人的解剖、生理、病因、病理、诊断、治则等各个方面。现代对阴阳学说的研究，侧重从微观角度探讨阴阳的物质基础。

神经—内分泌系统对于全身生理活动起着最重要的调节作用。大脑皮质有兴奋与抑制的生理过程，自主神经有交感与副交感的对立协调，激素之间有相互拮抗作用等，这些都可视作人体阴阳本质的表现。临床上的阴证阳证是属性，阴虚阳虚则是由本质而区分为属性。

从内分泌激素方面对阴阳学说已经进行了不少研究，而从对于在细胞内起着极为重要调节作用的环核苷酸方面来探讨阴虚、阳虚本质的研究则最为引起学术界瞩目。环核苷酸的主要指标为环腺苷酸（cAMP）和环鸟苷酸（cGMP），正常情况下组织和体液中二者含量相对稳定并保持一定比例，当它们中的一方发生含量变化，或二者比例改变时，细胞功能也随之发生明显变化。上海第二医科大学建立了血浆环核苷酸的测定方法，并以此作为探讨阴虚、阳虚本质及中医中药作用原理的指标。研究结果表明：阴虚时 cAMP 明显升高，阳虚时主要是 cAMP/cGMP 比值降低，对部分病例的观察还表明虚证临床证候改善时，血浆 cAMP 或 cGMP 含量也有相应地变化。

与儿科有关的阴阳学说研究，如张氏从新生儿的生理病理状态论证稚阴稚阳的生理特点。新生儿硬肿症、新生儿肺炎、新生儿窒息等新生儿常见病都易于出现虚寒证候，与新生儿元阳未充的生理特点有关，而新生儿脱水热则是新生儿稚阴未长，易于阴伤而阳亢的临床典型表现。有关阴阳互根的动物实验，以 Wister 系雄性大鼠分为 4 组：对照组、激素组、激素加滋肾阴中药组、激素加温肾阳中药组。用电子显微镜观察肾上腺皮质束状带细胞，并对细胞内线粒体和脂滴做了定量分析，测定各组动物的血浆皮质酮和束状带细胞面积。研究结果表明，补肾药对于大鼠下丘脑—垂体—肾上腺皮质轴（HPA 轴）有保护作用。在治疗剂量激素的应用过程中，其内在实质，早期属于阴虚内热，后期属于阴阳两虚、阳虚为主，在皮质激素应用过程中存在阴阳转化现象，早期用滋阴泻火药有保护 HPA 轴免受抑制的作用，后期则以温补肾阳药保护 HPA 轴功能的作用较突出。这一实验证明 HPA 轴的功能变化是阴阳转化的环节之一，具有阴阳属性的药物对其有调整作用。不仅为临床肾病时中药与激素的联合应用提供了依据，而且也是疾病阴阳转化与药物调整阴阳的研究佐证。

今后儿科阴阳学说的研究，应在吸收中医阴阳学说现代研究成熟经验的基础上，针对儿科范围内阴阳学说具体应用的特点进行。关于小儿稚阴稚阳的生理特点已得到公认。该学说认为：小儿与成人相比，稚阳未充，稚阴未长，在小儿的不同阶段，年龄越是幼小，这一生理特点显得更为突出。此处阴、阳的物质基础是什么？可以设立若干指标，通过不同年龄阶段的检测对照加以说明。这样的研究成果不仅在于验证稚阴稚阳学说的正确性，说明其本质，而且可以为认识儿童体质特点，采取调整阴阳的措施，做好儿童保健工作等提供依据。关于"纯阳之体"、"阳常有余，阴常不足"等理论的研究同样如此，要用现代实验研究的方法深入研究，认识其本质，为临床服务。阴阳学说的实验研究方法，从环核苷酸和内分泌激素方面建立客观指标已得到广泛承认，前者用来研究阴虚阳虚的物质基础，后者通过下丘脑—垂体—靶腺轴各种相互影响的激素水平变化更适用于研究阴阳平衡。其他如物质能量代谢、免疫学等方面的客观指标也可以引入有关研究，如反复呼吸道感染儿童的营卫不和证，其病机为卫阳不足，营阴外泄，便可以采用免疫学指标进行研究。儿科临床各类常见阴虚、阳虚证的本质，都可以通过对临床典型证候患儿及实验动物模型有关指标的检测加以说明，并为临证确立治法用药和评定疗效提供参考依据。

2. 藏象学说研究 "藏象"一词，始见于《素问·六节藏象论》。明代张景岳在《类经·藏象类》中注释说："象，形象也；藏居于内，形见于外，故曰藏象。"也就是说，通过人体"外"部形"象"的观察，可以推测并认识"内"部"脏"器的功能或病变，以及相互联系的规律，因而后代也常以"脏象"代称"藏象"。由于钱乙创立的儿科辨证论治体系以五脏为核心，万全提出小儿五脏有余、不足学说等，故藏象学说也就成了中医儿科基础理论的重要组成部分。

藏象学说的现代研究业已取得了不少成果。已经明确，中医学中的脏腑与西医学中的脏器既有联系，也有区别，中医学藏象学说中的“脏”实际上分别代表一组综合性的功能单位。例如：中医学中的肺，其生理功能有与解剖学中肺相一致的司呼吸、为娇脏、开窍于鼻等，但“肺主气”又不局限于呼吸之气，肺主出气、肾主纳气，与肺的某些神经内分泌功能有关；肺通调水道并为水之上源，与水液代谢有关；肺主皮毛，与抵御外邪的免疫力有关等。

现代藏象学说研究最多的是肾和脾。比较一致的看法是：肾与神经、内分泌、免疫、能量代谢、泌尿系统、生殖系统等有密切关系；脾与自主神经系统、消化系统、免疫、蛋白质代谢、内分泌等多系统、多器官的功能有关。

在内分泌方面，从下丘脑—垂体—肾上腺皮质系统对肾进行的研究较多。有人做了能反映下丘脑功能状态的血 11-羟昼夜节律测定，结果在肾阳虚见证的 24 例中，有 14 例为 M 型异常表现（正常为 V、U 或 W 型）。另对正常人和肾阳虚患者同时做 3 项测定（血 11-羟昼夜节律测定、Su-4885 试验、ACTH 试验），以全面地检查下丘脑—垂体—肾上腺皮质系统的功能，结果正常人 30 例次仅 1 例次为异常，而有肾阳虚症状的 48 例次中却 20 例次为异常，说明肾阳虚证有下丘脑—垂体—肾上腺皮质系统的功能紊乱。甲状腺、性腺激素也与肾的功能有密切关系。在用补肾法防止哮喘季节性发作的治疗同时，测定体液免疫——血清免疫球蛋白 E(IgE)与细胞免疫——抑制性 T 细胞(Ts)功能，证明补肾法可抑制患者过高的 IgE，提高较正常人为低的 Ts，两者的变化在统计学上呈显著的负相关，说明补肾法对哮喘肾虚证是具有免疫调控作用的。中医学肾藏精生髓主骨的理论也可从现代病理生理学得到多方面的证实。重症贫血，尤其是再生障碍性贫血，中医常从补肾生髓治疗。有人以马利兰（白消安）对小鼠连续灌胃造成造血损伤模型，然后观察大菟丝子饮对损伤情况下多向性造血干细胞的影响，测定小鼠的多向性造血干细胞，受到马利兰作用者为 2591±376～3223±277，加用大菟丝子饮者为 3864±307～4710±447，两者差异显著，对粒系祖细胞和红系祖细胞的分别测定显示了同样的结果，说明了补肾生髓法对于肾亏血虚证的作用机制。红细胞依靠骨髓保持其一定的体积，骨髓的活力是通过红细胞生成素按照机体对氧的需求来调节的，该激素主要产生于肾脏。维生素 D 缺乏症的研究表明，肾是活化维生素 D 的器官，25-羟胆骨化醇在肾脏近曲小管上皮细胞线粒体内，经 1-羟化酶作用进一步羟化为 1，25-二羟胆骨化醇（1，25-$(OH)_2D_3$），其生物活性增强 100～200 倍，从一个方面说明了肾主骨的生理、病理机制。

脾胃学说的现代研究很多。不少单位从消化系统的分泌、吸收和运动功能方面研究了脾主运化的理论，常用指标有血清胃泌素值、木糖排泄试验、淀粉酶（唾液、尿）测定、小肠氨基酸吸收功能试验、胃肠运动试验等，在脾虚证均表现为降低，健脾助运方药可使之升高。胃肠道分泌及运动调节失常系由自主神经功能紊乱所致，对脾虚证患者所作的自主神经系统功能检查（冷压试验、立卧试验、划痕试验等）说明了这一点。脾的生化作用还从其所能化生而供应全身的营养物质体现出来，血浆蛋白、血象、锌铁等矿物元素，以及基础代谢率、各项免疫功能（主要是细胞免疫功能）指标等，均与脾的功能状态相关。

藏象学说在儿科基础理论中有着重要地位，需要进一步深入开展这方面的研究。小儿生理特点的脏腑娇嫩、形气未充，五脏均显不足，又以肺、脾、肾三脏更为突出，过去只是从临床上观察与成人相对比较而言，缺乏系统的临床实验和动物实验研究资料加以论证，在五脏虚实客观指标逐步建立的基础上，将其引入儿童五脏生理特点的研究，已经具备了可行性。关于小儿病理特点，如肝常有余、心常有余，也可以从生化学、影像学（如脑电图、心电图、X

线等)等方面进行与成人比较及各个不同年龄组儿童之间的比较研究。由于中医学五脏功能的多样性及其相互联系的密切性,从对全身多脏器产生作用的神经—体液调节功能方面进行研究,符合中医学整体观点,是藏象学说深入研究的趋势。例如:已知消化道中广泛分布着内分泌组织,胃肠道激素如胃泌素、缩胆囊素、胰泌素、肠高血糖素、舒血管肠肽、肠抑胃素、抑生长素等逐步被报道,加上早已知道的胰岛素、胰高血糖素,在迷走神经参与下共同调节消化系统的活动,有人提出把胃、肠、胰内分泌系统(简称 G-E-P 系统)加上迷走神经,代表中医脾的功能,故对脾的研究可从 G-E-P 系统做深入探索,并进一步与下丘脑—垂体、内分泌功能联系起来。五脏相关、脏腑相关的客观化研究都亟待深入开展。已有研究指标的引用和新指标的建立,将对揭示中医学小儿脏腑生理病理特点,并进而指导临床诊断、辨证、筛选方剂药物、客观评价疗效等,发挥重要作用。

3. 生长发育、喂养保健研究 相对于阴阳学说、藏象学说研究而言,生长发育、喂养保健方面的基础理论研究更具有儿科特色。在这方面,古代医家通过长期临床观察总结得出的理论观点,随着现代科学自身的发展,逐渐被认识,证实了其科学性。

《诸病源候论》、《济阴纲目》等医籍曾对胚胎发育做了较详细的描述,与现代人体胚胎学基本吻合。中医学十分重视先天禀赋对后天生长发育的影响,胎养胎教学说的观点和方法在现代已得到广泛承认,其中不少内容已被现代研究所证实。如:《诸病源候论》提出的多种时行之气伤胎的问题,已为孕妇感染风疹等病毒可致胎儿畸形所证实;《备急千金要方》等书关于孕妇饮酒伤胎的记载,也为现代乙醇对精子、卵子、胚胎损伤的研究所证实。但是,也有不少问题尚未弄清,如古人提出的妊娠禁忌药,虽然有的已为实验、临床证实(如牵牛子可促进宫缩引起流产,水银、铅粉的致畸作用等),而多数药物的毒性大小、毒理作用则尚未阐明,需要进行研究。

中医药治疗胎萎不长,即胎儿宫内发育迟缓,具有一定优势。对孕期雌鼠采用饥饿方法制作胎萎不长模型已经成功,其母鼠、胎鼠、胎盘重量减轻,子代小鼠体重、体力下降,胎鼠肝组织中胱氨酸和蛋氨酸含量减少,孕鼠血清 LDH 活性增高,补肾方药治疗有显著疗效。临床上对于胎萎不长,也已建立了宫底高度、胎头双顶径、尿 E_3 值等客观指标。这些实验方法和临床指标的建立,为应用中医药促进宫内发育迟缓胎儿生长发育的研究提供了可靠的途径。

对于婴幼儿生长发育,《脉经》、《诸病源候论》等书提出了变蒸学说,在张景岳、陈复正对部分医家的某些观点提出否定意见之后,不少人对变蒸学说产生了怀疑。现代通过研究证实了变蒸学说的基本观点:小儿处于不断生长发育过程中,并具有阶段性显著变化的特点(32 日一变,64 日变且蒸……);小儿形、神是相应发育的,婴幼儿时期智能发育明显变化周期短于形体生长明显变化的周期(二变为一蒸);婴幼儿生长发育速度呈逐渐减慢的规律性变化(320 日后每 64 日一蒸,448 日后 128 日一大蒸,576 日变蒸完毕)。美国儿科专家盖泽尔(Gesell)通过对大量连续摄取的儿童活动录像观察分析,提出了枢纽龄(Keyage)学说,以之与变蒸学说对照后可以看出,两者的基本观点、研究方法和观察结果都十分相似。变蒸学说是古代医家对中国儿童生长发育规律的研究总结,借鉴"变蒸"与"枢纽龄"的研究思路和方法,对现代中国儿童的生长发育规律进行研究,由此编制出适合当代中国国情的婴幼儿智能发育评估系统,是儿童保健工作中一项有价值的研究项目。

在小儿喂养方面,我国的传统喂养方法在 20 世纪曾受到强烈冲击,母婴分室、母乳喂养率大幅度下降,过分强调按时定量喂哺,各种代乳品大量出现等,都是其具体表现。这些现象后来在世界卫生组织(WHO)不断强调母乳喂养、按需喂给、母婴同室、早期开乳等的重要性后才有所改变。其实,这些观点在中医古籍中是早被反复阐明的。以按需喂给为例,《备急千金要方·少小婴孺方》说,“凡乳母乳儿……如是十返五返,视儿饥饱节度,知一日中几乳而足,以为常。”这种根据每个儿童的个体需要确定哺乳时间和数量的观点,显然优于千人一律的喂养方法,问题就是出在相当时期内我们忽视了对我们传统喂养方法的研究和宣传推广,结果,由国外引进的喂养方法还必须由世界卫生组织的宣传才能被重新评价。

在儿童保健方面,同样有许多观点需要用现代科学方法加以研究,提出更有力的证据,以便于宣传推广。我国历来重视儿童精神行为培养、品格智能教育,并建立了中医药改善儿童智能的方法。对于儿童体格发育不良,也有从胎儿、新生儿、婴幼儿到儿童的较全面的纠正方法。历代医家并提出了时见天日、多作活动、衣勿过暖、避免外感等一系列保健措施。儿童保健是儿科发展的方向之一,对传统的保健方法的研究还很少。例如,衣着过暖使儿童适应气候变化和抗御外邪的能力下降,似乎已达成共识,但系统的临床和实验研究资料尚待提供。中医药儿童保健方法的研究,要根据研究内容,按照现代科研方法,加强多学科协作(如与心理学、气象学、生化学等学科协作),进行设计和研究。研究开发中药保健药品、保健食品适应了现代社会儿童保健事业发展的需要,研究方法和生产要求要逐步走向规范。中医药儿童保健品的研制,要纳入国家药品与食品管理法制轨道,按照国家颁布的有关“办法”要求进行研究。儿童保健方面的研究,将会成为未来中医儿科学研究中的活跃领域。

二、中医儿科学临床研究

中医儿科学临床研究,包括从预防、诊法、辨证、治疗、护理等各方面对儿科各系统疾病的研究。中医儿科临床研究和新药研究方法,已初步建立,并不断完善。在预防医学方面,对胎黄、胎怯的预防取得了有创新意义的成果;对反复呼吸道感染、哮喘、肾病的防治进行了深入研究;通过中药保健药品、食品、外用药物的开发应用,对增强体质,保护易感儿,降低发病率,发挥了积极作用。在临证医学方面,科研成果不断涌现,诊疗水平日益提高,如对流行性乙型脑炎、哮喘、肺炎喘嗽、厌食、泄泻、癫痫、胎黄等疾病的研究不断深入,对病毒性心肌炎、注意力缺陷多动症、维生素D缺乏性佝偻病、肾病综合征、新生儿硬肿症等疾病的中西医结合治疗研究取得了可喜的成果。研制推广了大批中成药,如雷公藤制剂等,并产生了一批中药注射剂,如双黄连、清开灵、炎琥宁、醒脑静、参麦注射液等,成为小儿急重症常用药。

(一)临床研究分类

1. 预防学研究　中医儿科预防学研究包括未病防病、既病防变两个方面,预防疾病的方法又可分为一般预防方法和药物预防方法两类,其防病依据不外乎扶正和御邪两个着眼点。

儿科预防方法与儿童保健方法有密切的联系,要研究各种致病因素对儿童发病的影响,从而确立有效的防病措施。儿科病因有先天因素、外感因素、内伤因素(饮食、情志等)、意外因素等。

预防先天因素致病,除了做好胎养胎教工作之外,目前已经深入到应用中医药方法矫治胎儿某些异常的研究。随着胎儿诊断水平的提高,母血、羊水、超声波、胎儿内镜等检查等,为胎儿医学发展提供了客观条件。中药治疗胎萎不长的研究也就是预防胎怯的研究。中药预防新生儿母子血型不合溶血病的研究,通过血凝抑制试验及凝集素吸收抑制试验,表明大黄、黄芩、益母草、茵陈、木香、白芍等所含A、B血型物质(一种半抗原,可中和免疫抗体)成分较高，大黄及黄疸茵陈冲剂还对Rh型新生儿溶血病的抗D抗体有明显抑制作用，临床系统观察也证实了清利湿热、活血化瘀类中药预防新生儿溶血病的效果。还有报道报告，胎儿期其母服用寿胎丸加减方治疗过胎漏、胎动不安、滑胎的儿童，智商高于没用药组，提示补肾中药可能有促进胎儿脑发育的作用。在现代客观观测指标的监测下，研究中医药用于孕妇作用于胎儿以预防新生儿疾病，有着广阔的前景。

预防外感因素致病，一方面要研究外感因素与小儿发病的关系。细菌、病毒等致病微生物产生感染性疾病的机制已经比较清楚，而与外感性疾病发病有关的气候变化、环境污染等方面的研究相对还较少，需要确立客观指标，通过较大规模的观察加以研究，丰富中医儿科病因学的现代内容，为提出防病措施提供依据。另一方面要研究中医药预防外感疾病的有效方法，药物喷喉、香囊佩戴等方法预防呼吸道感染，药物内服、肚兜佩戴等方法预防消化道感染，均已有研究报道，但若要提高预防的针对性和效果，还需要深入研究。如中药喷喉可预防流行性感冒发病，可以从扶正（主要是增强免疫力）设立SIgA、溶菌酶、干扰素等客观指标，并从御邪方面（抗病毒试验等）进行实验研究，筛选药物，改进制剂，使之便于推广应用。这些实验研究方法同时可以用于反复呼吸道感染、反复消化道感染的研究，用来研制有效的药物制剂，使儿童减少发病，改善体质，提高健康水平。

预防内伤因素致病，需要加强机制研究。如《小儿病·哺乳通论》指出："五味饥饱，勿令太过，过甜成疳，过饱伤气，过酸伤志，过冷成积，过苦耗神，过咸闭气，过辛伤肺，过肥益痰。"较全面地叙述了饮食不节导致疾病的类型，其中大部分都是早有记载并历代沿用的，但是，现代对其机制的研究却不多，有待加强。七情过度而致病，以前在儿科不被重视，近年来有重新引起注意的趋向，其中某些方面的研究是很有现实意义的。例如：《素问》记载的孕妇大惊可致小儿出生后病颠疾，情志过极与儿童精神行为障碍发病的关系，"思伤脾"在小儿脾胃病发病学中的地位等，都值得加以研究。以高营养饲料制作食积小鼠模型，以猫吓鼠制作恐伤肾肾虚小鼠模型的方法已初步建立，这方面的研究进展也有利于对内伤致病造成体内生化改变客观指标的确立，进而用于防治内伤因素致病方法筛选的研究。

意外因素致病的预防以加强对孩子的教育和加强家长的防范意识为主。其中部分意外因素致病的预防也值得作为专题研究，如有毒中药的毒理、中毒剂量及其与有效剂量间的关系、炮制加工制剂煎煮等的减毒作用、防治中毒的方法等，就是一大类研究课题，需要就每种药物或制剂分别去做多方面的研究。

某些小儿虽然未曾发病，但其体内阴阳气血等方面有失偏颇，因而潜伏着发病的倾向，这类不正常的"正常儿童"也是儿科防病的对象。例如：一段时期内体重不增或持续超重增长，则有演变为疳病或肥胖症的趋向，免疫功能低下的儿童易于发生感染性疾病，IgE水平增高的儿童好发变态反应性疾病等。在其未曾发病时，应用中医药预防性治疗，使其机体的非常状态得到调整，可能有效地减低发病率。在这方面，中医药调整机体及长期服用副作用相对较小的优势是可以加以发挥的，应当列为中医儿科预防学研究的内容之一。

2. 诊法学研究　诊法学研究首先是对传统儿科诊法的现代研究，主要是四诊客观化及病理性证候的产生机制研究，以及与此有关的诊查仪器研制。另一方面，是对用现代诊查手段取得的信息资料如何按中医学认识论加以处理，使之为中医诊断、辨证研究服务。

传统的四诊诊法仍然是目前中医儿科诊断疾病最主要的方法。儿科四诊首重望诊，望神色、望形态、审苗窍、辨斑疹、察二便、看指纹等，组成了儿科望诊的主要内容。四诊客观化虽已取得进展，如以色度仪测定面色、舌色，脉象仪检查脉象，声波分析仪分析声音等，但尚未能得到推广。究其原因，可能与仪器性能的稳定性、检测结果的标准化等因素有关。例如：面色在不同年龄、不同时间、不同部位都会发生变化，若要用仪器检测，首先必须提出统一的标准值，这就需要通过科研观察总结来确定。现有的诊查仪器性能需要改进，新的诊查仪器需要发明，研制工作必须由中医工作者与有关的工程技术人员合作进行，使研制出的仪器符合中医诊查思路、指标形象客观、采用先进技术（尤其是电子计算机技术），才能适应中医儿科诊查现代化的需要。

在儿科诊法方面，对色诊定量、舌诊微观化、闻诊声音分析、脉图分析等进行了研究，尝试把利用血液化学、超声影像等现代技术方法取得的微观辨证资料与四诊宏观辨证资料相结合，丰富了传统四诊内容，发展了儿科辨证学。对中医儿科病证诊断及疗效标准，进行了规范化研究。

儿科诊法应用，在传统突出望诊的基础上，丰富了山根诊、舌诊、肛门诊等内容，在四诊客观化方面，如色诊定量、舌诊微观化、闻诊声音分析等，都做了不少工作。尝试扩大传统四诊手段，利用血液化学检测、分子生物学试验、超声影像技术等搜集儿科疾病体内变化信息，将其纳入中医儿科辨证体系，即宏观辨证与微观辨证相结合，使中医儿科辨证学的认识层次得到深化。治则治法的研究更加活跃，特别是多种疗法，包括小儿推拿疗法、药物外治疗法、儿科中成药研究和开发应用等，都有大量的研究成果涌现。

儿科常见病理性证象的机制研究已有显著成绩。舌象研究的成果突出，如通过微观观测已经发现：剥苔为舌面上部分丝状乳头萎缩变平所致；草莓舌系舌面上蕈状乳头大量增生，丝状乳头相对萎缩或向蕈状乳头转化；舌边齿印多由于营养不良，舌组织水肿，舌体肥大遭齿缘压迫而成；青紫舌多因舌微循环严重障碍等。舌象研究还在进一步深入，如国外已采用氨基酸分析仪测定舌上皮细胞蛋白中各种氨基酸的含量，用X射线微血管造影术以显示舌乳头的微血管，用放射自显影技术显示舌黏膜的代谢情况等，国内均尚未开展。再如指纹诊研究，已经明确：指纹颜色与血内含氧量、血红蛋白量和末梢循环状态等因素有关；指纹滞为指纹静脉流速减低；指纹长短与静脉压、末梢血管舒缩状态有关等。近年来又屡见报道的山根诊、耳诊、肛门诊等，多局限于中医学机制推导，缺乏微观观测资料总结与分析。四诊诊查的微观研究是中医诊法理论现代化的基础性工作。

现代的各种临床诊查方法大大增加了检查手段，如何将之纳入中医诊法学体系却是我们面临的大课题。体温计较之诊尺肤更为准确地显示了身热高低是毫无疑义的。X线、显微镜扩大了望诊视野，听诊器、超声波延伸了闻诊范围。但是，对这些检查所获得的信息，需要应用中医学认识论加以处理，才能为辨证论治所用。例如：显微镜下血尿与肉眼血尿均属中医学尿血，脉速与心动过速多数是一致的。有些情况却给我们提出了新问题，例如：X线、超声波发现的无症状性尿路结石是有“石”无“淋”，外感疾病中血象升高是否就属于热证，临床疑为虫症反复查虫卵却均为阴性怎么办等，都是值得探讨的问题。看来，现代化的诊查手段必须为我所用，诊查结果如何认识尚需加强研究，总结规律。有石即是石淋，血象升高就是热证，血象降低就是虚证，这种简单化的处理方式肯定是不符合中医学整体观念、四诊合参、辨证论治的认识论的。

中医儿科诊法学的现代研究，是为了达到中医儿科病证诊断的客观化、规范化和定量化，这是我们进行这类研究的出发点和目标。

3. 辨证学研究　辨证论治是中医临证医学的核心。“证”反映了疾病机体整体的、综合性的、动态变化的病理生理过程。正确治疗的前提是准确辨证，同病异治、异病同治体现了辨证论治的临床重要性。中医儿科辨证学研究，在中医儿科临床理论研究中有着显要的地位。

传统辨证的特点是宏观、整体的辨证，对疾病机体的变化勾画出了一个全面的轮廓，抓住了病理变化的关键。但是，由于当时条件的限制和认识论的局限性，也就对于证的客观指标、微观改变失之粗疏。现代中医儿科辨证学研究，重点就在于寻求证的客观指标，揭示证的微观改变，制订证的诊断标准，研制证的动物模型，为中医儿科临床及科研服务。

辨证的客观化研究是辨证学研究进入新阶段的主要标志。明确证的客观指标，才能谈得上证的规范化和辨证标准化。寻求证的客观指标近年来受到普遍重视。在宏观辨证方面，定性结合定量的研究便属于此类。"十五"期间国家科技部资助、南京中医药大学承担的攻关课题"小儿肺炎中医证治规律研究"，通过对小儿病毒性肺炎中医证候特点进行多中心、大样本的临床研究，临床调查 480 例患儿，提出了 34 项辨证学指标。统计分析各指标在不同证型的出现率及表现特点；研究指标与证型之间的关系，得出了风寒袭肺证、风热犯肺证、痰热闭肺证、阴虚肺热证、肺脾气虚证的 Bayes 判别函数[50]。脾虚证诊断指标中，原来只提形体消瘦，现在具体定量为"体重低于正常平均值的 15%以上"，便是以量化指标补充了原来模糊定性的某些不足，减少了人为的误差。

微观辨证研究，主要是引进现代技术手段，测定疾病机体内生化学、免疫学、解剖学、生物电等变化，以充实辨证学资料。目前，对于脾虚证、肾虚证、血瘀证等常见证已经建立了不少微观辨证指标。以脾虚证为例，介绍几项常用指标如下：

血清胃泌素含量测定：血清胃泌素由胃窦及十二指肠近端黏膜中的 G 细胞分泌，它能刺激食管、胃、胰和小肠等分泌盐酸、胃蛋白酶并调节胃肠的收缩，是反映消化吸收功能的一个主要指标。有报道正常人血清胃泌素为(130.0±44.0)μg/ml，脾虚者为(77.2±33.7)μg/ml，表明脾虚证时胃泌素分泌功能明显降低。

木糖排泄试验：木糖是一种五碳糖，通常在血液中不存在。口服后木糖由小肠吸收入血但不能被体内利用，也不能被肝脏分解，而由肾脏排除，故在尿中的木糖排泄量基本上可以代表小肠的吸收量，是一项反映小肠吸收功能的指标。有报道正常儿尿木糖排泄率为 26.00%±3.61%；脾虚儿为 18.09%±4.81%，脾虚证患儿木糖排泄率显著低于正常儿。

尿淀粉酶含量测定：胰主要功能之一是分泌胰消化酶。胰淀粉酶主要从尿中排泄，因此，水负荷后收集 2 小时尿量，测定尿中淀粉酶含量，可从一方面反映胰的分泌功能。有报道正常儿尿淀粉酶(温氏法)均值为 28U，脾虚儿为 18.5U，脾虚证患儿尿淀粉酶显著低于正常儿。

脾虚证的微观辨证指标还有关于消化吸收功能的唾液淀粉酶、胃蛋白酶、血清淀粉酶、胰功肽试验(BT-PABA 试验)、胃酸分泌、胃肠运动、直肠活检等，关于自主神经功能的唾液淀粉酶、胃电测定、乙酰胆碱与血真性胆碱酯酶含量测定、皮肤电位测定、尿 VMA 含量测定、多巴胺β羟化酶测定、大脑皮质诱发电位测定、血 cAMP 与 cGMP 含量测定等，关于免疫功能的 E-玫瑰花结试验、植物血凝素皮试(PHA)、PHA 培养转形法淋巴细胞转化试验、^{3}H-胸腺嘧啶核苷掺入测定淋巴细胞转化试验、免疫球蛋白测定、干扰素测定等，关于内分泌功能的甲状腺功能、肾上腺皮质功能测定等，都可以根据研究选题及条件选用。

肾虚证也已建立了不少微观辨证指标。关于内分泌方面，有肾阳虚证与下丘脑—垂体—肾上腺皮质功能变化的 24 小时尿 17-羟皮质类固醇测定、促肾上腺皮质激素(ACTH)二日静脉滴注试验、Su-4885(甲吡酮)试验、血 11-羟昼夜节律测定等。关于能量代谢，有红细胞糖代谢测定。关于免疫方面，有血T细胞比值、E-玫瑰花结形成试验、淋巴细胞转化试验等。关于微量元素，有锌、锰元素测定等。

应当看到，微观指标用于辨证，有些有较强的特异性，有些则属于非特异性指标。因此，辨证标准的制订要求宏观指标与微观指标相结合。例如：1987年9月中国中西医结合研究会儿科专业委员会制订的小儿血瘀证诊断标准(试行草案)就采取了这一原则。

小儿血瘀证诊断标准(试行草案)

主要依据：①舌质紫黯或舌体瘀斑、瘀点，舌下静脉曲张瘀血。②指纹紫滞。③固定性疼痛或疼痛拒按。④病理肿块，包括内脏肿大、炎性或非炎性包块、组织增生、外伤性血肿等。⑤血管异常，人体各部位的静脉曲张，血管扩张，血管痉挛，血管阻塞，血栓形成。⑥面部、口唇、齿龈及眼周晦黯或发青，唇及肢端发绀。⑦脉涩、结代或无脉，心律失常，心电图有心律失常等。⑧血不循经而停滞及出血后引起的血瘀或异常出血，如血尿、鼻衄、皮下瘀斑、黑粪或血性腹水等。⑨少女月经紊乱，经期腹痛，色黑有块，小腹急结等。

次要依据：①肌肤异常(皮肤粗糙，肥厚，鳞屑增多，硬肿)。②肢体麻木或偏瘫。③血瘀型疳积、血瘀型单纯性肥胖等。④面色不泽，晦黯无华。⑤腭黏膜有血管扩张，色调紫黯。⑥咳喘血瘀者。

实验室依据：①微循环障碍(包括甲皱、球黏膜等部位微血管形态与流态的改变)。②血液黏度与血浆黏度增高。③血液凝固性增高或纤溶活性降低。④血小板聚集性增高或释放功能亢进。⑤血流动力学异常。⑥病理形态，包括大体、光镜、电镜显示有瘀血现象。⑦红细胞变性，红细胞电泳及红细胞聚集性异常。⑧新技术显示血管痉挛及血管阻塞。⑨其他能证实血瘀证的化验指标(包括免疫复合物、血脂等)。

判断标准：①具有主要依据2项以上。②具有主要依据1项，加实验室依据2项或次要依据2项。③具有次要依据2项以上加实验室依据1项。④具有1项主要或次要依据，或无血瘀证症状，但有1项以上实验室依据，经活血化瘀治疗，疗效明显者。临床血瘀证常有兼证，如气虚血瘀、气滞血瘀、痰阻血瘀、寒凝血瘀、热盛血瘀等，临床可根据中医理论及其他有关标准作出兼证诊断。

建立"证"的病理模型的研究作为一项重要的实验研究工作前已述及。符合儿科"证"的特点的动物模型研制是辨证学研究中一个极需开拓的领域。优良的动物模型应当具有以下特征：①普适性，能解决特定范围内普遍的基本问题。②易用性，易于建立和使用。③定性和定量相结合，具有表述原型的定性特征和一组相关性强的定量指标。④可变换性，动物模型也是个开放系统，应具有可解析性和可重构性，随着技术和检测指标的发展，模型的模拟性能也不断向理想化逼近。

4. 治疗学研究　治疗学研究包括治则治法研究、药物方剂研究、剂型改革研究、多种疗法研究等。针对儿科的特殊治疗对象——儿童进行治疗学研究，对于充分发挥中医药优势，提高临床疗效，有着重要的意义。

各种中药治疗法则都适用于儿科，而现代对儿科治疗法则的研究则以补脾运脾法、培元补肾法、回阳救逆法、活血化瘀法、止咳平喘法、清热解毒法、通腑泻下法等的研究更为集中。以异病同治、辨证论治为原则，研究各种治法的适应证候、常用方药、作用机制等。如补脾运脾法的研究提出：补脾主要用于脾胃虚弱证，又进一步区分为补脾气用于脾气虚弱证、养脾血用于脾血亏虚证、滋脾阴用于脾阴亏虚证、温脾阳用于脾阳虚弱证；运脾主要用于脾运失健证，又进一步区分为运脾化湿用于湿困脾土证、运脾开胃用于乳食积滞证、理气助运用于中焦气滞证、温运脾阳用于脾阳不振证。并通过实验研究，分别对比了补脾与运脾在增进小肠吸收、促进消化酶分泌、调节肠蠕动、增强机体免疫功能和提高体内必需微量元素含量等方面的效应。这种既有理论指导和具体用法的归纳分析，又有临床及实验研究的验证和机制探讨的研究方法，是现代治则治法研究的模式，可供有关研究项目借鉴。

中药是中医治病最常用的手段。关于中药方剂的研究，包括药材药学研究（名称、来源、产地、药用部位、栽培、产地加工、炮制方法、质量标准等）、临床药学研究（性味、功用、成分、主治、用法、用量、适应证、副作用等）和方剂学研究（组成配伍、成分分析、用法用量、功用主治等）。一项课题只能就某一专题进行研究，如关于新生儿用药剂量的研究、马钱子炮制机制的研究、枳术丸的化学研究等项目都曾获得国家中医药管理局中医药科技进步奖、中医药基础研究奖。中药（包括单方和复方）的药理研究是中药方剂现代研究中发展最快、最为重要的内容。国家对中药新药的药理学研究，已陆续按病证提出了研究要求，集结成《中药新药研究指南》等颁布。

例如：对治疗水肿证（急性肾炎）中药的主要药效学研究就提出了以下项目：

A. 对实验性急性肾炎的治疗作用：选择近似人的肾小球肾炎的动物模型，观察新药在急性期对尿蛋白、血尿素氮、血清总蛋白等的作用（如兔 C-BSA 异种血清免疫复合型肾炎等）以及病理形态之变化。

B. 抗病原体作用：在体内外观察新药对链球菌、葡萄球菌、肺炎双球菌和其他与急性肾炎有关的细菌、病毒等的作用。

C. 利尿作用：在水负荷动物（大鼠或兔等）中，观察新药对排除尿量的影响。

D. 其他作用：针对急性肾炎其他症状的治疗，如：

a. 高血压：在急性肾炎或肾性高血压造型动物中，观察新药的降压作用。

b. 发热：在已致热动物中，观察新药的解热作用。

c. 腰痛：在化学因子诱发的疼痛反应动物中，观察新药的镇痛作用。

d. 对免疫功能的影响；观察新药对 C_3、总补体、免疫球蛋白的作用。

儿科剂型改革为中医儿科适应现代社会需要所必须大力开展研究的课题。所谓中药新药研制，绝大部分涉及剂型改革问题。汤剂加减灵活，吸收快，生物利用度高，作用强，不会为儿科临床所淘汰。但是，现代社会生活节奏趋于紧张、儿童服汤药难的现状，也要求我们必须研制更多儿童服用方便、容易接受、剂型先进的中成药。中药新药研制的制剂要求，在卫生部颁发的《新药审批办法》及《有关中药部分的修订和补充规定》中有明确规定，在涉及剂型改革的研究中必须按照有关规定，进行制剂工艺、质量控制标准及稳定性试验等各项研究。中成药剂型传统有丸、散、膏、丹，现代又产生了冲剂、滴丸、胶丸、胶囊、片剂、酊水剂、糖浆剂、口服液、注射剂、气雾剂、栓剂等，剂型选择应从方药特点、适应病证等方面综合考虑。小儿百部止咳糖浆、罗汉果止咳冲剂、龙牡壮骨冲剂、牛黄解毒片、蛇胆川贝液、生脉饮（口服液）、清开灵注射液、小儿消炎栓等疗效较好、生产量大的当代剂型中成药，就是剂型改革成功的范例。儿科剂型改革工作涉及到多种专业，需要中医儿科、药剂学、药理学等学科的专业人员协作才能做好。

儿科多种疗法指非药物疗法，如针法、灸法、推拿、埋藏、割治，拔罐、气功、心理、食疗等。非药物疗法在儿科应用有一定的优势，研究内容有其特点。如：氦—氖激光代替针刺，艾灸保健，灯火灸角孙治痄腮，推拿治泄泻、斜颈，捏脊治疳病、厌食，割治治哮喘，拔罐辅治肺炎啰音促进吸收等等，都有不少总结报道。有的研究课题并能按临床科研要求做了较全面的工作，如“手法按摩防治小儿反复呼吸道感染的临床与实验研究”，进行了临床对照观察，检测了 IgG、SIgA、ANAE、C_{3b}-R、C_{3b}-Ic、PHA 等体液及细胞免疫指标，复制了体弱易感兔动物模型，做了动物模型按摩复健的增重、免疫指标、气管感染率和感染菌落数等动物实验。今后对于儿科多种疗法的研究，应当从一般的临床总结，发展至前瞻性，按现代医学科研要求严谨设计、严密观察、客观总结的科学研究，这方面的研究发展前景是广阔的。

5. 护理学研究　中医儿科护理学研究已经开展的工作不多，是中医儿科临床研究中的薄弱环节。中医儿科护理的特点是辨证施护，中药给药护理、饮食护理等又是其护理特色。已有的中医儿科护理措施多停留在经验的水平上，逐步开展对其机制的研究是很有必要的。

在给药护理方面，不同类型（解表药、通下药、清热药、消导药、补益药等）汤剂的煎煮时间，与其有效成分含量和临床疗效的关系；汤剂的煎出汤剂量、服药次数和间隔时间，与小儿年龄分组的配合关系；不同给药途径（如口服与灌肠）的体内吸收利用，与临床疗效的关系；配合服药的方法（如表药宜热服，服后啜稀热粥或热水以助药力，散剂分别以水调、醋调、蜜调的不同调制等）对药剂的影响等等，都是值得研究的课题，其成果与提高中医药疗效有着直接的关联。

在饮食护理方面，古代留下了大量各种疾病饮食宜忌的记载。其中有些已经现代研究弄清了原理，如水肿忌盐、哮喘忌“发物”等，还有不少尚未能通过研究说明其作用机制，所以在实际工作中掌握不一，如辛辣食物与某些疾病发病、康复的关系，甘甜、肥腻食品与痰湿的关系等。更有古代与民间流传的大量饮食调养方，虽然近年来有不少著作问世，但多属搜集整理性质，对其有效成分、作用机制、用法用量等的研究很少。

中医儿科护理研究还可以按病证进行，麻疹、哮喘、泄泻、疳病等的护理都可以作为专题研究；风寒证与风热证，痰热证与痰浊证，虚寒证与实热证的护理可以做对照研究。某些中医特殊的护理措施，如艾灸用于注射后硬结、褥疮初期，拔罐用于促进肺炎啰音吸收、拔吸脓毒等，都已经实践验证，需要在科学研究的基础上肯定效果、阐明机制，更好地指导临床应用。

（二）临床研究选题

以上所述临床研究的类型指研究内容所涉及的中医儿科临床纵向课题分类。若是根据研究目的分类，临床研究又可分为应用研究和开发研究两大类。按研究内容做横向课题分类，则有各系统病证的研究。

1. 临床研究选题的原则　选题实质上是一个发现问题的过程，发现问题是认识问题、解决问题的前提，而认识问题、解决问题则是发现问题的目的。爱因斯坦说过：“提出一个问题往往比解决一个问题更重要，因为解决一个问题也许仅是一个数学上的或实验上的技能而已。”中医儿科临床需要认识和解决的问题很多，从中提出有创见性的课题，对于丰富中医儿科知识，提高临床疗效和儿童健康水平，有着重大的价值。中医儿科临床研究的选题，应符合以下基本原则。

(1)符合儿科临床需要：儿科临床研究应以认识和解决儿科临床上迫切需要解决的问题为目的。对于已经解决的问题，如已有可靠的预防方法控制了的疾病，没有研究的意义；对于不需要解决的问题，如中医药疗效不佳而西医疗效很好的疾病，除非有特殊前景的选题，则没有研究的价值。中医儿科临床研究选题的基本出发点，应是那些严重影响儿童健康成长，目前临床尚缺乏理想的治疗方法，很可能发挥中医药特色和优势取得研究成果的项目。临床研究的主要目标应是提高疗效。其次，也需要考虑的是应用方便，副作用小，药源、研制、推广等具备可行性，以及经费来源、成品价格等。也就是说，实用性是中医儿科临床研究选题的基本原则。近年来，国家科技部立项资助的儿科课题正是从儿科临床需要出发的，如："十五"国家科技攻关计划课题"小儿肺炎中医证治规律研究"、"中医药治疗病毒性肺炎疗效评价方法研究"；"十一五"国家科技支撑计划课题"中医药治疗儿童哮喘缓解期的研究"、"小儿急性上呼吸道感染优化中医治疗方案的研究"、"小儿反复呼吸道感染的中医药治疗优化方案研究"、"小儿过敏性紫癜性肾炎中医综合治疗方案的示范研究"等。

(2)符合学科发展要求：科学研究是学科发展的动力。中医儿科学作为一门临床学科，有很强的实践性。中医儿科学术进步依赖于临床诊疗水平的不断提高。前人给我们留下了丰富的临床文献，这些文献是在中医学理论体系指导下历代医家临床经验的结晶，其中珍藏着已被认识或未被充分认识的大量瑰宝，也包含着一些片面见解、偶然巧合、主观臆测，甚至荒诞不经的内容。临床科研就是要应用现代的科研方法、诊查手段、实验技术，对中医儿科传统经验加以去粗取精、去伪存真的研究，发掘其中的精华，并加以改进提高(如正交试验、剂型改革、增效减毒、有效成分提取等)，更进一步，则建立起一些更为理想的治疗方法，解决中医儿科临床水平提高中的实际问题，促进本学科的学术发展，为中医儿科现代化准备条件。

(3)符合科研招标范围：各级科研主管部门，如国家科技部、卫生部、国家中医药管理局、省市有关部门、院校单位等，每年或隔年都要提出科研项目，公开招标。这些科研项目的提出，都是从经济社会发展的宏观目标、科学技术进步的面临课题出发，召集专家论证产生的，然后由该部门拨出经费来资助研究。在这些招标项目中，每年都有涉及中医儿科或直接属于中医儿科范畴的课题。在这些招标项目范围内投标，自然有较多被立题的机会，中标后也能获得行政支持、经费资助，使研究工作顺利开展得到保障。

(4)具备研究工作条件：开展临床研究必须具备一定的研究条件。首要的条件是研究者及课题组应对所研究的领域有特长，已形成了自己的优势，在同行中处于先进地位，并对拟研究的项目已经具有预试验资料，前期工作有一定的基础和苗头。课题组应由各有关专业、具备完成该课题的专业技术能力的人员组成。例如：涉及新药研制的课题组必须由临床、药剂、药理等方面的专业人员组成，这些研究人员都应具有所需要的研究能力。临床试验的负责医院应是卫生部临床药理基地，参加单位应以二甲以上医院为主。临床研究的负责人应具备副主任医师以上职称，并对本病的研究有一定的造诣。药剂研究应具有制订相应质量控制标准及药品稳定性试验的研究条件，供研究用制剂的生产条件等。药理研究应具有相应地实验仪器设备条件，供试验用的药品、试剂来源应能得到落实。

2. 临床研究选题的内容　临床研究的选题，一般从病、证、法、方、药等方面入手，进行其临床观察、机制研究等。本书仅从儿科临床各系统疾病的角度，举例说明可供选择的研究项目及其研究内容。

(1)新生儿疾病：由于中医院儿科绝大多数无新生儿病房，使中医对新生儿疾病的研究受到临床条件的限制。各地儿童医院、妇幼保健院则具备较好的临床条件，临床观察一般需在新生儿患者相对集中的医疗单位进行。近几十年来，中医对新生儿疾病的研究相对较少，这方面的研究潜力则是很大的。

新生儿疾病的研究可以从下列病种中选题：

——胎怯(早产儿及小于胎龄儿)

——胎黄(各种肝细胞性黄疸、溶血性黄疸、阻塞性黄疸等)

——新生儿硬肿症

——新生儿肺炎

——新生儿败血症

——新生儿破伤风

——新生儿出血症

——新生儿坏死性小肠结肠炎

——先天性肌性斜颈

胎怯在儿科古籍中有不少记载，现代研究刚刚起步。西医只有加强护理喂养的措施，中医补肾生精培其先天之本、补脾助运健其后天之本，对于促进患儿加速生长发育有着良好的效果。胎怯已建立有低出生体重豚鼠(初生 3 天体重 60g+5g)的动物模型。实验研究指标以下丘脑—垂体—肾上腺轴、下丘脑—垂体—甲状腺轴等与生长发育关系密切的内分泌腺激素指标为主。

胎黄包括可出现新生儿黄疸的多种疾病，研究选题应进一步明确病种，如新生儿 ABO 血型不合溶血病、新生儿 Rh 因子不合溶血病、新生儿红细胞葡萄糖-6-磷酸脱氧酶(G-6-PD)缺陷、新生儿乙型肝炎、新生儿巨细胞病毒肝炎、新生儿胆汁黏稠综合征等。这些病种目前均已有确定诊断的方法，如对新生儿病毒感染中的巨细胞病毒、乙肝病毒、风疹病毒、EB 病毒、甲肝病毒等，均可用 PCR 法检测。中药治疗胎黄有优势，值得区别病种，结合理化检查客观指标，深入加以研究。

补益元气、温阳祛寒、活血化瘀等治法治疗新生儿硬肿症，有较好的疗效，对本病的内治、外治多种不同疗法、制剂已有不少研究总结。对本病治疗的有关处方制剂有必要筛选、优化，研制适于推广应用的中药制剂。研究的客观指标可从药物对于患儿体温调控、脂肪熔点、红细胞及血流的影响等方面设立，如对下视丘—自主神经—血管收缩、舒张及血流速度改变，红细胞变形能力及红细胞脆性、红细胞凝聚力、血细胞比容及血粘度等的作用方面进行实验研究。

小儿甫生，五脏六腑成而未全、全而未壮，各种治疗方法的选用，都要顾及新生儿的生理病理特点，不能等同于成人。如新生儿肺炎，新生儿败血症等疾病，均比其他年龄阶段的同样患者更易于出现正不胜邪的病理变化，因而更需注重扶正(益气、回阳、护阴)治法的应用。新生儿用药量小，选药宜药味少而力专。制剂应精，口服药每次剂量应小，如能研制出一批适用于新生儿疾病的注射液制剂，则更具有临床推广应用价值。

(2)传染性疾病：传染病在现代儿科临床上的发病情况变化最大，天花已被消灭，麻疹、白喉等疾病发病率大幅度下降，淋病、梅毒等疾病在被控制后又有重新蔓延之势，手足口病、各种新型流行性感冒等不断产生。临床研究选题应针对那些仍在严重危害儿童健康的疾病。一般说来，细菌性疾病中西医治疗均有较好的效果，中医治疗研究应侧重于筛选方药、改进剂型，以求高效、速效；病毒性疾病治疗中医具有一定的优势，应是临床研究的重点。近期选题的重点可在以下疾病中考虑：

——上呼吸道病毒感染

——手足口病

——传染性单核细胞增多症

——儿童艾滋病

——病毒性脑炎

——病毒性肝炎
——流行性出血热
——流行性腮腺炎
——水痘
——细菌性痢疾
——先天性梅毒
——淋病

中医药治疗感染性疾病的特点在于，它不仅具有清热解毒药的抗病原微生物作用，而且通过发汗解表、止咳平喘、化痰燥湿、活血化瘀、消痈散结、通腑攻下等辨证用药的综合效应，发挥解热、抗炎、抗凝、止血、增强免疫功能、抑制变态反应、改善血液循环、修复组织损害等作用。因此，科研处方及实验指标的设计，绝不能仅局限于其祛邪——抗病原微生物作用，而应当针对该病的病理辨证立方，设立实验指标。已有的研究表明：许多清热解毒中药对多种病毒、细菌、真菌、螺旋体以及原虫等有不同程度的拮抗作用，配伍或组成复方拮抗范围可以互补、扩大并显示协同增效。但一般而言，中药抗生作用较弱，常用剂量下口服难以达到体内抗生水平，对一些局部感染如肠道感染、皮肤感染等则可达到抗生浓度。所以，中药治疗感染性疾病的机制，还要从多方面设计指标加以研究，如抗内毒素作用（拮抗内毒素的生物学毒性作用和对内毒素的直接解毒，对网状内皮系统〈RES〉的激活以加强内毒素于体内的清除及消除肠道内毒素等）、解热作用（抑制花生四烯酸代谢，抑制内生致热源生成，抑制下丘脑热敏神经元等）、抗炎作用（抑制炎症早期的毛细血管通透性亢进造成的渗出、水肿，增强对炎症中期白细胞的集聚及炎症晚期纤维组织的增生等）、对免疫功能的影响（增强白细胞及单核巨噬细胞对病原体的吞噬和消化能力，诱生干扰素，诱生白细胞介素，增强溶菌酶活力，促进特异性体液及细胞免疫，抑制Ⅳ、Ⅲ、Ⅰ型变态反应等）、对血液系统的影响（抑制血小板功能，抑制血凝，抗 DIC，改善血液流变性等）等。

卫生部制定发布的《中药新药临床研究指导原则·第一辑》中，有“中药新药治疗小儿外感发热的临床研究指导原则”，对基本原则、临床试验、临床验证、承担中药新药临床研究医院的条件提出了明确的要求。近年来，研究小儿外感发热的中药新药的科研项目不少，发挥中药的标本兼治特长，使退热作用起效快而持久且剂型更适于临床使用，应是研究的目标。对于小儿上呼吸道感染中的某些特殊类型，如近年来流行的甲型 H_1N_1 病毒感染、柯萨奇病毒感染、EV_{71} 感染、腺病毒所致咽结合膜热等，均可以进行专题研究。

关于病毒性肝炎、流行性出血热的研究已取得不少成果，但儿科的专门研究不多。已建立的研究方法可用于对儿科该病的科研，并应结合儿科的发病特点选择专题研究，如儿科各型（甲、乙、丙、丁、戊、己、庚的病原学分型，急性、慢性、重症和淤胆型的临床分型）病毒性肝炎的临床研究，中医药阻断病毒性肝炎母婴垂直传播的研究等。流行性腮腺炎的治疗有多种方法，如药物内服、药物外敷、针灸疗法、灯火燋法等，这些疗法缩短病程，治疗脑膜脑炎、胰腺炎、睾丸炎等合并症的临床疗效、作用机制如何，都需要进行系统的临床及实验研究。

淋病、先天性梅毒在儿科有死灰复燃之势，儿童艾滋病引起广泛重视，为了制止这类疾病危害儿童健康，除了尽早治疗患病的亲属外，对已感染的儿童也必须积极治疗。中药内服、外治的方药筛选、适应病证、临床疗效、药理毒理等，都需要在吸收传统经验的基础上，结合现代临床发病情况，应用先进的技术手段，与西医药疗法（或中西医结合疗法）对照比较进行研究。

(3)寄生虫病:寄生虫病是儿科常见病。近10多年来,西药抗寄生虫新药不断问世,但其中一些药物在研制期间虫卵阴转率很高,投入临床应用数年后疗效很快下降。中药驱虫药应用历史长,且能保持其较佳的驱虫效果,治疗方法有复方和单方等多种。青蒿素及其衍生物的多种制剂研制成功,对疟疾特别是恶性疟有显著疗效,更为抗虫中药的有效成分提取制剂研究建立了成功的范例。多种寄生虫病的中医药治疗都值得深入研究:

——蛔虫病(包括胆道蛔虫症、蛔虫性肠梗阻)

——蛲虫病

——钩虫病

——绦虫病(包括囊虫病)

——血吸虫病

——姜片虫病

——疟疾

——阿米巴病

驱蛔中药及复方较多,但临床疗效与已有的药理研究结果尚不尽一致,需要加强实验研究,探讨疗效机制、有效剂量、有效成分,研究成果有可能发现一些有效单体,进而研制出新型驱蛔中成药。胆道蛔虫症和蛔虫性肠梗阻用酸以安蛔法治疗已得到肯定,同时使用驱蛔、攻下是增强疗效还是会加剧症状,则有不同的看法,需要通过研究阐明机制,筛选配方及剂量。

绦虫病的槟榔、南瓜子疗法等已从临床及机制研究方面取得了成果。中药治疗囊虫病的研究也不少,有人将其机制归纳为:消积杀虫、软坚散结、镇痉熄风类药物杀死囊虫头节和破坏囊壁;益气养血类药物提高免疫功能,扶正以祛邪;豁痰通窍、行气活血、渗湿泻下类药物提高囊壁的通透性,更好地发挥杀囊虫治疗和免疫治疗的效用。

今后的研究,应致力于优化处方、改革剂型、方便应用、缩短疗程、提取有效成分、确定有效剂量、减少副作用、研制新药。

(4)肺系病证:肺系病证在目前儿科临床上占发病率首位。对于多数常见的肺系病证,中医药治疗均有较好的临床疗效。中医治疗肺系病证,有“不离乎肺、不只在肺”的特点,除从肺论治外,还常从脾、肾、心、肝论治。肺系病证的研究重点如下:

——反复呼吸道感染

——感冒

——支气管炎

——肺炎

——哮喘

反复呼吸道感染是目前儿科临床的突出问题之一,应用益气固表、健脾补肺、调和营卫等治法,改善患儿体质、增强免疫力、减少发病,已经取得明显的效果。深入研究应分别观察有关治法和方药的免疫机制,如各种体液免疫、细胞免疫及呼吸道局部免疫指标,以及有关的微量元素、消化吸收功能、抗病原微生物试验等。有效而应用方便的中成药制剂必将产生良好的社会效益和经济效益。

肺炎的现代研究已不断向探讨按其病因、病理分类的各种肺炎的辨证论治规律发展。呼吸道合胞病毒肺炎、腺病毒肺炎、支原体肺炎、迁延性及慢性肺炎等都已有不少研究。中医药治疗肺炎的优势体现于辨证论治、整体观点,产生了扶正、祛邪两方面的效应。主要药效学研究可采用抗菌试验、抗病毒试验、清热作用、止咳作用、化痰作用、抗炎作用及免疫调控作用(如诱生干扰素、诱生白细胞介素)等。

哮喘发时治标、平时治本法则是行之有效的。发作期平喘、化痰、止咳,使之尽快缓解,缓解期改善体质、降低致敏性以减少发作,是临床及药理研究的内容。平喘试验已建立了气管容积法、气管螺旋条法、喷雾致喘法、肺溢流法、抗慢反应物质(SRS-A)法、致敏豚鼠肺支气管灌流法、肥大细胞脱颗粒法等方法,可用于药效学试验。扶正固本药物的效应则曾从对下丘脑—垂体—肾上腺皮质功能、对血清 IgE 季节性改变与 T_S功能的影响等方面进行了研究。进一步提高疗效是本病今后研究的重点。起源于《张氏医通》的哮喘敷贴培本治疗在全国各地广泛应用,但迄今为止尚缺乏符合循证医学要求的临床研究结果来科学地认定其疗效,有必要组织多中心协作进行研究。

(5)脾系病证:脾系病证是儿科发病率仅次于肺系病证的一类疾病,主要包括西医学消化道疾病和营养性疾病。脾主运化,在病理方面常表现为受纳运化功能及营养输布的失常。调理脾胃,恢复脾主运化的生理功能,是中医治疗的优势所在。现代已从临床及实验研究多方面证实了疗效,揭示了作用机制。脾系病证的研究重点在以下疾病:

——泄泻

——积滞

——厌食

——HP 相关性胃炎

——急性坏死性肠炎

——疳病

——肥胖症

小儿厌食症的现代研究较多,并已提出了调理脾胃药物治疗需要与调节饮食相结合的原则。运脾开胃、健脾养胃治法针对不同的证型具有增加食欲、增进吸收、增强体质的临床疗效,实验研究表明,不少调理脾胃方药具有提高患儿尿 D-木糖排泄率、尿及唾液淀粉酶含量,增加头发、血液中锌、铜等微量元素含量,以及增强免疫功能等作用。对血清胃泌素含量的影响则有不同的研究结果,需要进一步探讨。动物实验已证明了有关方药调节肠蠕动,促进十二指肠对氨基酸、葡萄糖等的吸收作用。关于本病治疗方药对食欲中枢神经电生理活动、脑肠肽的影响研究取得了有重要科学意义的研究成果。在确立统一的药效学研究指标的基础上,则可进行不同证型治疗方药筛选和剂型改革的进一步研究工作。

小儿泄泻的主要药效学研究要求已经明确,包括胃肠运动功能实验、抗腹泻实验、抑菌及抗病毒实验、镇痛实验和脾虚实验等。对不同类型腹泻,如轮状病毒肠炎、致病性大肠杆菌肠炎、空肠弯曲菌肠炎、鼠伤寒沙门氏菌小肠结肠炎、金黄色葡萄球菌肠炎、真菌性肠炎、乳糖酶缺乏等,需要分别研究其辨证治疗规律、有效方药及作用机制。泄泻的给药途径应以口服为主,效佳而服用方便是剂型改革研究的基本原则,葛根芩连微丸就是成功的剂型改革的尝试,已被国家中医药管理局列为急症必备中成药。

近年来,小儿 HP 相关性胃炎发病率不断上升,西药用于儿童副作用较大,所以,值得加以重视,开展研究。小儿 HP 相关性胃炎的常见证候分类、有效方药筛选是临床研究的迫切选题。在此基础上,则应当进一步开展药效学研究,如有效方药的体外抗 HP 试验、对胃及十二指肠病理损害的修复作用等。

疳病的研究可采用脾虚证的研究方法结合小儿疳病的特点进行。疳病动物模型研制应符合目前临床上小儿疳病的病因、证候特点，不应套用苦寒泻下法、利血平法等脾虚造模方法。药效学研究包括：①运化功能实验，如胃功能实验（胃运动实验、胃排空实验、胃液分析）、肠功能实验（离体肠管平滑肌实验、在体肠运动实验、小肠推进运动实验、小肠吸收功能实验）、胃肠道激素测定（胃泌素、促胰液素、抑胃肽、胆囊收缩素—促胰酶素）等。②健脾益气实验，如应激能力实验（耐寒热、耐缺氧、耐疲劳）、免疫功能测定（细胞免疫、体液免疫）、一般情况观察（形态、体重、进食及饮水量、粪便等）。

（6）心系病证：心系病证包括心脏、精神、血液等方面的疾病。这类病证病种多，西医多数有明确的诊断方法，中医药治疗或中西医结合治疗有一定的优势或互补作用。中医药治疗的现代研究已做了一些工作，尚须深入、持续进行下去。研究的主要病证如下：

——病毒性心肌炎

——心律失常

——心功能不全

——智力低下

——儿童多动综合征

——营养性缺铁性贫血

——过敏性紫癜

——原发性血小板减少性紫癜

——维生素D缺乏性佝偻病

——急性白血病

“中药新药治疗病毒性心肌炎的临床研究指导原则”已经制定，对已经临床初步观察有效的方药应按这一指导原则进行临床研究，争取形成中药新药。对于病毒性心肌炎或其他原因造成的心律失常，可利用多种心律失常动物模型进行方药研究，如用可导致过速型心律失常的药物（乌头碱、强心苷、氯化钡、氯仿—肾上腺素等）造模和电刺激造模，用可导致缓慢型心律失常的麻醉剂诱发、维拉帕米诱发、烟碱诱发造模等。

对智力低下儿童需加强教育和训练已达成共识，中药促进其智力潜能开发的作用还待进一步探讨，需要通过严格的临床及实验研究观察后加以证实。药理实验的益智实验方法主要有两类：一是常用筛选方法，包括跳台法、避暗法、水迷路法、电迷路法、复杂迷宫趋食法；二是中枢递质和受体测定方法，如乙酰胆碱含量测定方法、单胺类神经递质测定方法。益智方药临床观察的疗程应不少于半年，可用智商（IQ）测定作为客观指标，测定智商的医生要先经培训，也可根据不同病情增加相应地理化检查，如头颅CT检查、磁共振，视力、听力测定等。

中医药治疗营养性缺铁性贫血，着眼于调脾健运、养心补血，促进造血营养物质的吸收及利用，还可以减轻单用铁剂的胃肠道不良反应等。临床研究指标可观察血红细胞数和形态、血红蛋白、血清铁蛋白、红细胞游离原卟啉、血清铁、骨髓可染铁等。缺铁性贫血动物造模可用营养法，以刚断奶大鼠喂饲缺铁饲料，为加速造型速度，可加用放血方法，每隔1天由鼠尾放血10滴左右，两周即可使大鼠外周血红细胞数及血红蛋白含量下降。药理实验可观察药物对模型大鼠的补血作用、血液含铁量及铁的相对生物利用率的影响等。

（7）肝系病证：肝系病证包括肝胆、胰腺、神经、运动系统等疾病。这类病证范围较广，中医治疗有内治的多种治法，还有外治、针灸、推拿等多种疗法，对其中一些难治性疾病提供了较多可供选择的治疗手段，现代研究也已积累了不少资料。研究的主要病证包括：

——惊厥

——癫痫

——多发性抽动症

——急性感染性多发性神经根炎

——儿童类风湿病

——重症肌无力

——细菌性肝脓肿

小儿惊厥的病因很多，其中以高热惊厥最为常见。中医常用的止痉方法有针刺和药物。药物止痉的中成药如小儿回春丹、小儿金丹片、紫雪等，对于惊厥正在发作的患儿则及时止痉尚嫌不足，有必要研制应用方便、起效迅速、止痉作用强的成药制剂，如灌肠剂、注射液等。研制的方法可以先做抗惊厥实验筛选方药。惊厥动物造模可用致惊药（戊四氮、印防己毒素、安钠咖、士的宁）诱发惊厥法、电惊厥法、精神运动性发作法等。在药理研究有效、安全的基础上，再进行临床验证研究。

癫痫在现代有不少研究，研究的深入应逐步探索各种不同类型癫痫的治疗用药规律，如简单部分性发作、复杂部分性发作、部分性发作发展为继发性全身发作、失神发作、肌阵挛发作、阵挛性发作、强直性发作、失张力发作、婴儿痉挛等。癫痫药效学实验用动物模型与惊厥相似，有些模型可用于不同类型癫痫的药物筛选，如以最大电休克发作实验、听源性发作法作为癫痫大发作实验模型，以戊四氮致惊法、最小电休克阈值试验作为癫痫小发作实验模型。中药治疗癫痫药物对于改善患儿认知功能的作用值得深入研究。

多发性抽动症的临床发病率不断增加，中医药治疗本病的辨证论治规律、有效方药筛选、临床疗效评价方法等均需要研究。已有苯丙胺腹腔注射等多发性抽动症动物造模方法，但更理想的动物模型，尤其是病证结合的动物模型尚待研究。中枢神经系统纹状体内多巴胺能神经元功能亢进，被认为是本病的主要发病机制，多巴胺及其代谢产物等已被用为本病实验研究的重要指标。本病的临床研究和实验研究工作均需要深化。

(8)肾系病证：肾系病证包括泌尿系统疾病及生长发育异常一类的疾病。本类病证中多数应用中医药治疗有较好疗效，也有一些病种目前尚较难治，需要研究更为有效的中医或中西医结合疗法。有待研究的主要病证包括：

——紫癜性肾炎

——肾病综合征

——IgA 肾病

——急性肾小球肾炎

——尿路感染

——尿路结石

——遗尿症

——儿童糖尿病

——性早熟

肾病综合征的中医药治疗，由于雷公藤的应用，已使控制蛋白尿的效果显著提高。对雷公藤的研究有许多方面值得深入进行，如炮制加工、剂型规格、剂量疗程、作用机制、毒副作用等。目前临床应用的有生药（根、茎、叶）、雷公藤浸膏片、雷公藤多苷片、雷公藤乙碱片等，有必要从疗效及副作用等方面对不同用法及每种用法的合适剂量、疗程等，做大样本、长时期的对照研究。雷公藤抑制性腺的副作用，虽有动物实验研究报告为可逆性损害，临床远期随访观察还缺乏大样本资料，该药临床应用30年，治愈病例已逐步进入生育期，为远期临床观察总结提供了条件。临床治疗肾病综合征的主要药物，即辨证论治方药、雷公藤、激素、免疫抑制剂等，它们各自的适应证及在不同症情、不同阶段如何单用或联用，联用的剂量、疗程如何掌握，怎样能最大限度地减轻毒副作用等等，特别是提高难治性肾病的缓解率，有许多课题需要研究，研究成果对于提高肾病综合征的疗效，确定高效、低毒治疗方案有着重要价值。

尿路感染也是儿科常见病。用小柴胡汤治疗本病是现代研究进展之一，其思路来自尿路感染与胆道感染皆多由致病性大肠杆菌引起的启发。现代已研究出对常见尿路感染致病菌分别具有抑菌作用的多种中药，但辨证论治仍应是指导原则。中药治疗尿路感染的疗效机制是多方面的，提高了机体的防御功能就是重要机制之一。例如：八正散的100%煎剂对致病性大肠杆菌仍无抑制作用，但该方能显著抑制尿道致病性大肠杆菌（UEC）P菌毛的表达，或使P菌毛表达异常，从而大大降低了其在人尿道上皮细胞上粘附的能力，使之难以定居、繁殖，易被尿流冲洗和尿道蠕动而排出。由此可见，尿路感染的方药运用和机制探讨应打开思路，从多方面深入研究。

遗尿症的疗法较多，如内服辨证论治汤剂、单方验方、药物外治、针灸疗法、推拿疗法等。本病临床研究重在提高疗效，研究思路应立足于区别病因进行研究。原发性遗尿症包括膀胱控制排尿功能成熟延缓或功能性膀胱容量小，以及家族因素；继发性遗尿症可因精神创伤和行为问题，继发膀胱或全身疾病等。膀胱控制排尿功能成熟延缓与脊柱隐裂引起的遗尿症，疗法及疗效机制有异同，这是显而易见的。区别病因进行研究对指导临床治疗、判断预后，有着重要价值。

参考文献

[1] 李永红．医学科研论文中统计学内容的正确表达[J]．热带医学，2008，8(12)：2274-2275.

[2] 田曼，葛传生．呼吸道合胞病毒感染的动物模型[J]．中国抗感染化疗杂志，2001，1(4)：244-246.

[3] 吴玉晶，姜之炎．支气管哮喘动物的造模方法及传统方剂对其影响的研究[J]．中华实用中西医杂志，2004，4(17)：1816.

[4] 杜永平，张月萍，汪受传，等．小儿厌食症动物模型血浆八肽胆囊收缩素、β-内啡肽含量和红细胞C_3b受体花环率及其相关研究．成都中医药大学学报，2001，24(2)：20-21.

[5] 赵霞，罗兴洪，刘书堂，等．清热化滞颗粒对积滞化热模型小鼠胃泌素、血管活性肠肽的影响．天津中医药，2003，20(2)：25-26.

[6] 高辉远．蒲辅周医案[M]．北京：人民卫生出版社，1972：10.

[7] 邱志济，朱建平，马璇卿．朱良春治疗寝汗辨证论治和用药经验选析——著名老中医学家朱良春教授临床经验(37)[J]．辽宁中医杂志，2003，30(1)：14-15.

[8] 万力生．汪受传儿科医论医案选[M]．北京：学苑出版社，2008：19.

[9] 汪受传．儿科名医证治精华[M]．上海：上海中医药大学出版社，2004：4.

[10] 玄振玉．陈士铎外科组方特点[J]．山东中医药大学学报，1999，23(4)：183-184.

[11] 傅文录，刘宏伟．70位当代名老中医治疗慢性肾炎的经验[J]．浙江中医杂志，1997，32(11)：490-494.

[12] 吴承艳，李振彬．历代名医治疗妊娠腹痛的用药分析[J]．中国医药学报，2002，17(12)：723-725.

[13] 孙丽华，吴文刚，张纬，等．历代名医治疗急性胃脘痛用药规律探讨[J]．中国中医急症，1996，5(5)：225-227.

[14] 史宇广,单书健．当代名医临证精华[M]．北京:中医古籍出版社,1992:10.

[15] 钟起哲．名中医治愈脑血管病医案集[M]．北京:中国医药科技出版社,1992:9.

[16] 刘洪,王健,徐增坤,等．现代名老中医治疗胆石症名验方整理[J]．河南中医药学刊,1997,12(3):18-21.

[17] 李建生,刘洪．现代名老中医治疗女性更年期综合征名验方整理分析[J]．河南中医药学刊,1997,12(1):11-14.

[18] 张丰强．首批国家级名老中医效验秘方精选[M]．北京:国际文化出版公司,1995:12.

[19] 李宝顺．名医名方录[M]．北京:中医古籍出版社,1991:12.

[20] 蒋燕．名医组方用药规律整理研究反思[J]．北京中医药大学学报,2003,26(1):15-16.

[21] 王付．经方剂量与主证之间的调配关系[J]．南京中医药大学学报．自然科学版,2001,17(6):343-345.

[22] 王庆宪．中医思维学[M]．重庆:重庆出版社,1990:9.

[23] 鲁兆麟,杨蕙芝．近代名老中医临床思维方法[M]．北京:人民卫生出版社,1997:12.

[24] 马斌荣．中医专家系统与中医知识库[M]．北京:北京出版社,1998:2.

[25] 张启明,田欣．脏腑病辨证用药的 Logistic 回归(1)——脾(胃)病篇[J]．辽宁中医杂志,2003,30(1):22-25.

[26] 从华,张启明．肺病辨证用药的 Logistic 回归分析[J]．山东中医药大学学报,2002,26(5):322-327.

[27] 刘惠玲,童光东．《名医类案》方药的计算机分析[J]．中国中医基础医学杂志,1996,2(2):59-60.

[28] 赵贺增．运用计算机总结董建华教授论治胃脘痛的经验[J]．北京生物医学工程,1996,15(1):55-56.

[29] 王家良．临床流行病学[M]．北京:人民卫生出版社,2000:4.

[30] 刘艳骄．中医临床思维方法学研究探讨[J]．中国中医研究院院报,2003:7.

[31] 王映辉,姜在旸,闰英杰,等．基于信息和数据挖掘技术的名老中医临床诊疗经验研究思路[J]．世界科学技术—中医药现代化,2005,7(1):98-105.

[32] 赖世隆,曹桂婵,梁伟雄,等．中医证候的数理统计基础及血瘀证宏观辨证计量化初探[J]．中国医药学报,1988,3(6):27-32.

[33]申春悌,张华强．400 例更年期综合征临床证候诊断标准现场调查分析[J]．中国中西医结合杂志,2004,24(6):517-520.

[34] 凌玲．245 例脑卒中急性期中医证候关系研究分析[J]．陕西中医,2002,23(8):693-694.

[35] 张伯礼,宋其云,崔秀琼,等．天津地区中医中风病危险因素及证候调查研究[J]．天津中医,2000,17(1):35-37.

[36] 张延群,李瑛,孔祥梅．2080 例糖尿病患者证候与并发症相关性流行病学调查报告[J]．上海中医药杂志,2000,(1):23-25.

[37] 梁伟雄,温泽淮,欧爱华,等．中风病急性期中医证候多元分析[J]．广州中医药大学学报,1998,15(4):293-297.

[38] 李先涛,赖世隆,梁伟雄,等．建立急性缺血性中风气虚血瘀证诊断标准的方法学探讨[J]．广州中医药大学学报,2000,17(8):218-221.

[39] 吴大嵘,梁伟雄,温泽淮,等．建立中风病血瘀证宏观辨证量化标准的方法探讨[J]．广州中医药大学学报,1999,16(4):249-252.

[40] 刘士敬．中医各系统病证脾气虚证诊断因素的多元逐步回归分析[J]．甘肃中医学院学报,1996,(1):9-12.

[41] 刘凤斌,郝元套,方积乾．Logistic 逐步回归分析方法在模拟专家辨证诊断中的应用研究[J]．中国中医基础医学杂志,2001,7(2):58-59.

[42] 李福凤，王忆勤，何立群，等．慢性肾衰中医辨证与实验室指标相关性研究[J]．上海中医药大学学报，2002，15(2)：33-36.

[43] 吴圣贤，林求诚，王永炎．脑动脉硬化症中医辨证计量诊断的回顾性研究[J]．北京中医药大学学报，2001，24(1)：59-63.

[44] 王忆勤，郎庆波，李果刚，等．慢性胃炎中医湿证证候诊断标准研究[J]．中国中西医结合杂志，2005，(11)：975-979.

[45] 王阶，姚魁武．中医证候规范方法学研究探讨[J]．中国中医基础医学杂志，2006，(8)：570-572.

[46] 袁静．中医证候规范化研究方法浅析[J]．辽宁中医杂志，2007，(34)：296-297.

[47] 秦玉龙．从信息学的角度论中医证候规范化研究[J]．天津中医药，2003，20(6)：35-38.

[48] 王庆国．以血瘀证为切入点进行中医证候规范及其生物学基础的研究[J]．江西中医学院学报，2004，16(5)：5-10.

[49] 赵霞，汪受传，李德．基于德尔菲(Delphi)法的中医药治疗小儿病毒性肺炎疗效评价方法专家问卷调查分析[J]．中华中医药杂志，2007，22(5)：281-284.

[50] 汪受传，何丽，任现志，等．小儿病毒性肺炎证候特征量化的初步研究[J]．辽宁中医杂志，2003，30(11)：875-876.

（汪受传　赵　霞）

下篇　各论

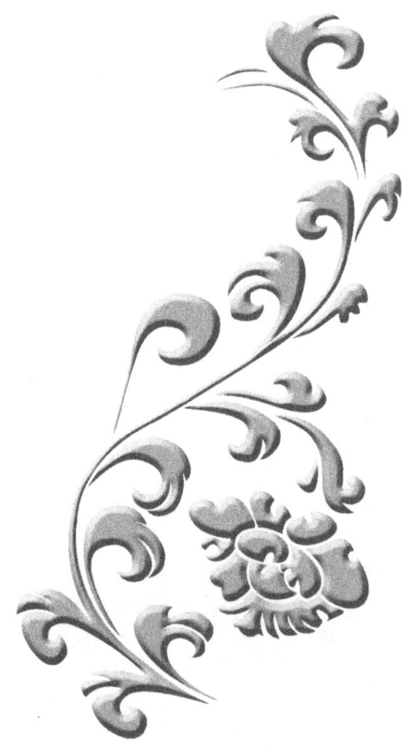

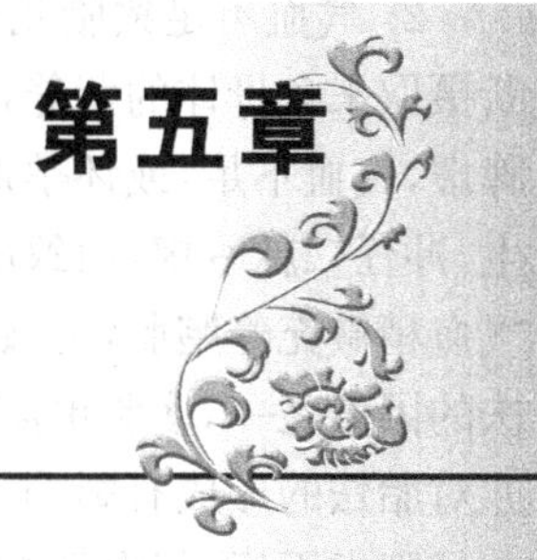

第五章
初生儿病证

第一节 胎 怯

【概述】

胎怯，是指新生儿体重低下，身材矮小，脏腑形气均未充实的一种病症，又称为“胎弱”。胎怯包括了西医学所称的早产儿、小于胎龄儿，临床以出生低体重为特点，故常统称为低出生体重儿。本病发病率较高，特别是容易发生在人口密集或比较贫穷的地区。1979年全世界统计为新生儿总数的9.2%，1987年国内统计为6.4%，近年来各国的统计资料有较大差异。低出生体重儿因一时难以适应出生后的变化，并发硬肿症、败血症、新生儿窒息、黄疸等疾病的比例高，病死率也较高，是围生期死亡的主要原因之一。有关研究表明：出生时体重低于2500g的新生儿，病死率随着出生体重的减少而急剧上升。此外，出生时的低体重不仅对体格发育有很大影响，还将影响小儿的智能发育。

早在宋代，儿科医家已对胎怯有所认识，《小儿药证直诀·脉证治法·胎怯》中有对本病临床症状比较详细的描述：“生下面色无精光，肌肉薄，大便白水，身无血色，时时哽气多哕，目无精彩。”《小儿卫生总微论方》从五脏分证论治胎禀怯弱；《活幼口议》、《幼科发挥》对胎怯的病因有详细的论述；《景岳全书·小儿则》提出治疗本病“宜专培脾肾为主”；《幼幼集成·胎病论》对判断胎怯的预后提出：“若后天调理得宜者，十可保全一二，调元散助之”。

低出生体重是新生儿学的重要问题之一，对低出生体重儿的研究，国内外着重在预防及对已娩出者的护理，与治疗相关的研究报道较少。近20年来中医儿科界对已娩出的低出生体重儿，运用中医辨证论治的法则，采用现代科研方法，发挥中药扶正的优势，增强其体质，提高其存活力及存活质量，降低发病率和病死率，这是中医学在新生儿领域里新的拓展。

【病因病理】

一、病因

胎怯发生的原因总是先天胎中禀受未充，与胚胎的形成及胎儿在宫内生长发育情况密切相关。

1. 肾精亏损易致胚胎形成不良　胎儿由受精卵发育而成，父母身体强壮，肾精充足，精神怡悦，精力充沛，才能阴阳相和，形成正常胚胎，此即《女科正宗·广嗣总论》所言：“男精壮而女经调，有子之道。”凡是影响父母健康的因素，都可能影响胚胎的形成与胚胎的质量，导致胎怯的发生，如早育、高龄、多产等。年少肾气不足，年老肾气已衰，精气不足，所孕之子必然羸弱。妇女多产、频产，耗损气血肾精，致生子怯弱。又如饮酒、房劳亦能影响胚胎发育，“醉酒入房”则易耗伤肾中精气，生子怯弱。此外，情志因素对胚胎的质量亦有影响，喜怒无常可引起孕妇脏腑功能失调，气血紊乱，影响受精卵的发育。

2. 气血不足致胎儿宫内发育不良　胎儿的生长发育，除以肾精为物质基础外，还需不断摄取来自母体的营养物质，孕母脾虚是胎怯形成的重要原因。如营养供给不足，孕母素体脾虚，气血不足，或怀孕期间脾失健运，不能充分吸收水谷精微以充养先天肾精，气血无以化生，冲任二脉亏虚，而致胎萎不长。再如孕母素体多病，气虚血少，脾失健运，不能正常输送气血精微充养胞胎，可致胎儿宫内生长发育迟缓，出生时体重不足。双胎、多胎亦是造成胎怯的因素之一，多胎更需水谷精微供养，孕母脾运供不应求形成相对脾虚。此外，胎盘因素亦对胎怯的形成有影响，父母先天之精构成胎盘的物质基础，若父母先天肾亏，精血不足，或孕母脾虚不运，气血精微衰少，均可致胎盘重量减少，胎盘功能不全，从而影响对胎儿营养的供应，使胎儿体重不增。

二、病理

1. 五脏皆虚，失于荣养　胎怯的病理机制为五脏皆虚，禀受于气之不足也，如禀肺气为皮毛，肺气不足则皮薄怯寒，毛发不生；禀心气为血脉，心气不足则血不华色，面无光彩；受脾气为肌肉，脾气不足，则肌肉不生，手足如削；受肝气为筋，肝气不足则筋不束骨，机关不利；受肾气为骨，肾气不足，则骨节软弱，久不能行。胎怯是多种原因所致的先天不足，五脏均呈虚弱，然病变关键在脾与肾。

2. 肾脾不足，长养维艰　胎怯发病与脾肾两虚关系密切。肾藏精，是人体生命活动的物质基础，其中先天之精受之于父母，既形成胚胎，又促进生长发育，先天之精需赖后天之精不断滋养才能充实，后天之精又需要有先天之精蒸化才能被吸收和转输。胎怯儿成胎之际即肾精不充，出生之后，无精以资脾之运化，必然得不到后天之精的充养，根本虚则各脏腑无以滋生化育，因而不论是形态还是功能均表现为怯弱和不足。胎怯儿虽五脏皆虚，总由肾脾两虚所致。

西医学认为可能引起早产的因素包括产道感染、子宫颈闭锁不全、子宫畸形、胎盘功能不良、前置胎盘、胎盘早剥、早期破水、多胞胎、胎儿窘迫、母亲合并有子痫前症或慢性内科疾患等。

小于胎龄儿的原因主要有母亲因素，如孕妇年龄过大或过小，身材矮小，孕妇患原发性高血压、慢性肾炎、严重晚期糖尿病、孕期营养不良、妊娠高血压综合征等，均可造成胎盘功能不良，胎儿宫内营养障碍；孕妇吸烟、吸毒；孕妇居住地区在海拔较高处，长期低氧分压环境使胎儿氧供不足；胎儿因素，如双胎或多胎；先天畸形及染色体异常，慢性宫内感染如风疹病毒、巨细胞病毒感染等。胎盘因素，胎盘功能不全如小胎盘、胎盘绒毛梗死或血管阻塞、大血肿，胎盘早剥等；以及内分泌因素，甲状腺素和胰岛素对胎儿生长极为重要，任何一种先天性缺陷均可致胎儿生长迟缓。

【诊断与鉴别诊断】

一、诊断要点

1. 有早产、多胎，孕妇体弱、疾病等造成先天不足的各种病因，及胎盘、脐带异常等。

2. 新生儿出生时形体瘦小，肌肉瘠薄，面色无华，精神萎靡，气弱声低，吮乳无力，筋弛肢软。

3. 一般出生体重低于2500g，身长少于46cm。若出生体重低于1500g，又称为极低出生体重儿。

二、鉴别诊断

胎怯包括了西医学所称的早产儿和小于胎龄儿，对这两种情况应加以鉴别（表5-1）。

表 5-1　早产儿与小于胎龄儿鉴别表

鉴别要点	早产儿	小于胎龄儿
胎龄	未满 37 周	满 37～42 周
身长	不足 46cm	大多在正常范围
外型	皮肤薄，甚至水肿，皮肤发亮，有毳毛、胎脂多，头发乱如绒线头，耳壳软、缺乏软骨，耳舟不清，指(趾)甲软，多未达到指(趾)端	皮肤极薄、干燥、脱皮、无毳毛，胎脂少，头发细丝状清晰可数，耳软骨已发育，耳舟已形成，指(趾)甲稍软，已达到指(趾)端

【辨证论治】

一、证候辨别

1. 辨别五脏病位　胎怯有五脏禀受不足轻重之分。肺虚者气弱声低，皮肤薄嫩，胎毛细软；心虚者神萎面黄，唇爪淡白，虚里动疾；肝虚者筋弛肢软，目无神彩，易作瘛疭；脾虚者肌肉瘠薄，萎软无力，吮乳量少，呛乳溢乳，便下稀薄，目肤黄疸；肾虚者形体偏小，肌肤欠温，耳廓软，指甲软短，骨弱肢柔，睾丸不降。

2. 辨别病情轻重　小于胎龄儿据其临床表现，病变程度有轻重之分。轻型者胎脂消失，外型瘦长，眼睛张开能凝视四周。中型者除轻型症状外，羊水、脐带、羊膜、胎儿皮肤均有胎粪污染，伴羊水吸入或缺氧性颅内出血。重型者除上述症状外，胎粪色素沉着尤为明显，指甲、脐带、皮肤成黄绿色，但不均匀，可与真性黄疸鉴别。

二、治疗原则

胎怯治疗可采用脏腑辨证分别论治。肾为先天之本，当以补肾培本为主，以促进患儿加速发育成长。脾为后天之本，先天不足者赖后天培补，使气血化生有源，胎怯儿得以长养。临床辨证主要为肾精薄弱和脾胃亏虚两个主要证型，分别给予益精充髓，补肾温阳；补气养血，温运脾阳治之。必要时根据证情需要，给予脾肾并补，并配合应用益肺、养心、滋肝治法。补益同时佐以助运，避免呆滞。若患儿合并肺炎、败血症、硬肿症、溶血症等，又当先治其标或标本兼治，合并症好转后再缓图其本。

三、分证论治

1. 肾精薄弱

证候表现　形体瘦小，头大囟张，毛发稀黄，耳壳软薄，耳舟不清，肌肤欠温，哭声低微，神萎少动，指甲软短，骨弱肢柔，或有先天性缺损畸形，脉息微弱。

辨证要点　本证为胎怯最常见证型，多见于早产儿，表现为肾虚元精薄弱。与脾胃亏虚证可从头发、耳壳、神态、指甲诸方面加以鉴别。

治法主方　益精充髓，补肾温阳。补肾地黄丸加减。

方药运用　常用药：熟地黄、茯苓、山药、枸杞子、紫河车、鹿角胶(烊化)、肉苁蓉、杜仲等。不思乳食加炒麦芽、炒谷芽、砂仁；兼见气虚加黄芪、党参；肢体不温加附子、鹿茸；唇甲青紫加丹参、红花。

2. 脾胃亏虚

证候表现　肌肉瘠薄，手足如削，萎软弛缓，口软无力，吮乳量少，呛乳溢乳，哽气多哕，便下稀溏，目肤微黄，啼哭无力，指纹色淡。

辨证要点　本证主要表现为脾虚胃弱，多见于小于胎龄儿。有双胎、多胎生及孕母高龄或多病史，脾主肌肉四肢，开窍于口，脾气虚弱，故吮乳无力或不乳，吐泻为脾胃气机升降失常。

治法主方　补气养血，温运脾阳。保元汤加减。

方药运用　常用药：黄芪、人参、甘草、肉桂、干姜、茯苓、白术、陈皮、炒麦芽、炒谷芽。呕吐者加半夏、生姜；泄泻者加怀山药、苍术；腹胀者加木香、枳壳；喉中痰多加半夏、川贝母。患儿气微欲绝，用生脉饮注射液静脉滴注；四肢厥冷用参附汤救治。

兼肺虚气弱声低，皮肤薄嫩，重用黄芪、白术，加黄精，少佐防风补肺固表；兼心虚神萎唇淡，虚里动疾，加当归、麦冬、龙骨养心安神；兼肝虚筋弛肢软，易作瘛疭，加熟地黄、枸杞子、牡蛎滋肝熄风。

【其他疗法】

西医疗法

1. 保暖　采取各种方式，保证婴儿体温稳定在36.5～37.5℃（肛温）。

2. 给氧　发生青紫及呼吸困难时给予吸氧，但不宜长期持续使用。

3. 补充营养素　生后头3天给维生素K_1可防止出血，生后第3天给予维生素B、维生素C。生后第10天可给浓鱼肝油滴剂。生后1个月给予铁剂。体重小于1500g的早产儿需补充维生素E 2个月，防止生理性贫血加重，预防氧中毒。

4. 预防低血糖　早期喂养及静脉补充10%葡萄糖注射液，如血糖＜1.12mmol/L(20mg/dl)或出现低血糖症状时，应立即静注50%葡萄糖注射液2ml/kg，然后以每分钟10mg(10%葡萄糖注射液0.1ml/kg)的速度持续点滴，使血糖稳定在2.24mmol/L(40mg/dl)以上，维持48小时，以后减低浓度。大多数小儿于2～3天后随着奶量的增加可停输葡萄糖注射液。

5. 并发症的治疗　并发低血钙痉挛者，立即静脉滴注葡萄糖酸钙，用等量葡萄糖液稀释，慢滴。有红细胞增多症者则进行部分交换输血。对纳呆伴营养不良、发育不良者给予锌剂，或间歇输少量血浆。

6. 防止感染　合并吸入性肺炎或其他感染时，应用抗生素控制感染。

【预防护理】

一、预防

1. 孕妇年龄不宜过大或过小。有慢性心、肝、肾疾病等的妇女不宜妊娠。

2. 孕妇必须注意营养，不可吸烟及饮酒。若有较严重的妊娠呕吐症，可服用中药调理。应注意预防及积极治疗各种急性传染病和妊娠高血压综合征等。

3. 孕期要保持心情愉悦，注意休息，妊娠后期不作重体力劳动。

4. 胎儿期发现胎萎不长者，可由孕母服药补肾培元，促进胎儿宫内发育。

二、护理

1. 胎怯儿阳气不足，注意保暖，根据不同条件采用不同保温措施。

2. 按体重、日龄计算所需热量，初生3～4天，不宜过多喂奶，可采用渐加法。吞咽功能差者可采用胃管喂养，或静脉补充营养液。

3. 保持室内空气新鲜，在不直接吹风情况下开窗换气。一切用品均应消毒后使用，接触患儿应戴口罩、帽子，初生儿应侧位睡眠，防止呕吐物吸入，勤翻身以防发生肺炎喘嗽。

【文献选录】

《小儿药证直诀·脉证治法·胎怯》："生下面色无精光，肌肉薄，大便白水，身无血色，时时哽气多哕，目无精彩，浴体法主之。"

《小儿卫生总微论方·胎中病论》:“儿自生下以来,面无精光,肌肉脆薄,大便白水,身无血色,时时哽气多哕,目黑睛少,羸趋多哭,此胎怯也。”

《景岳全书·卷四十·小儿则上》:“生儿怯弱,必须以药扶助之……又当看小儿元气厚薄,厚者十无一失,薄者十无一生。然其中有死者,有不死者,则以病之所生有真伪也。凡怯弱者,宜专培脾肾为主。”

《幼幼集成·胎病论》:“胎怯者……非育于父母之暮年,即生于产多之孕妇。成胎之际,元精既已浇漓,受胎之后,气血复难长养,以致生来怯弱。若后天调理得宜者,十可保全一二。调元散助之。”

【现代研究】

一、病因病理研究

关于本病病因病理、发病率等的探讨,近年来屡有报道。

张玉华等对青岛市儿童医院10年间289例早产儿做了流行病学回顾调查分析,发现早产儿出现率为12%。男性早产儿多,病死率高。出现高峰季节在秋冬及早春。早产儿体重越低、孕周越小病死率越高。早产儿常见疾病为硬肿症、呼吸系统疾病、感染和窒息等[1]。丁国芳等研究表明,早产的病因在不同国家和地区不尽相同,病因不明者占55%。北京协和医院1987—1989年早产病因中以胎膜早破为第一位,1997—1999年则以内科并发症为第一位,但妊高征、先兆子痫、胎膜早破及胎盘因素仍是导致早产的重要因素。在一些病因不明的人群中,心理社会环境也可能成为早产的影响因素[2]。

早产儿出生率在不同国家和地区有区别,在同一国家的不同人种中也有所不同。根据近年来的文献报道,美国早产儿出生率为9.3%;比利时为4.4%;英国单胎早产儿出生率为5.4%。早产儿的出生率与围生期新生儿病死率有重要的关系。在美国早产儿死亡占新生儿死亡的第二位。

由于新生儿医学的飞速发展,近年来,低出生体重儿的存活率不断上升,严重的脑室出血和脑瘫越来越少,但是低出生体重儿的预后仍值得密切关注。陈梅等对低出生体重儿进行跟踪随访,发现随访时间延长到学龄期和青春期时,低出生体重儿与足月儿童相比较有明显异常,约30%~50%低出生体重儿的学习成绩在亚正常状态。20%~30%有注意缺陷障碍,25%~30%在青春期受到精神障碍的困扰。低出生体重与成年代谢综合征(高血压、冠心病、糖耐量减低非胰岛素依赖性糖尿病)发生关系密切[3]。

翁梅倩等研究发现小于胎龄儿小脑发育明显落后于足月儿,说明宫内发育迟缓不仅影响了小于胎龄儿的体格发育,还影响了脑(包括小脑)的发育。小于胎龄儿在胎儿期脑的发育受到一定影响,这种影响可延续到生后,其对婴儿的智能及体格发育也可能会产生一定的影响[4]。

二、治疗学研究

以往对低出生体重儿的研究主要在发生原因和提高护理质量等方面,药物治疗方法鲜见。汪受传等在对100例患儿临床观察后指出:胎怯患儿脏腑虚弱,有五脏不足的种种表现,由此分为5种证型。脾虚证:肌肉瘠薄,手足如削,口软无力,吮乳量少,呛乳溢乳,嗳气多哕,腹泻腹胀,目肤黄染。肾虚证:身材矮小,头大囟张,甚则颅缝开解,颅骨软,发黄细少,耳壳软薄,耳舟不清,指甲菲薄未达指尖,足纹浅少,肌肤欠温,时或青紫,骨弱肢柔,男婴阴囊淡白松弛或有睾丸不降,女婴大阴唇分开小阴唇突出。肺虚证:呼吸微弱,浅快或不规则,咳嗽无力,皮肤薄嫩,透明滑粘,胎毛多而细软,胎脂满布。心虚证:精神萎靡,啼哭无力,唇爪淡白或青紫，面无光彩，身无血色。肝虚证：目无神彩或目闭不睁，筋脉弛长，肢软不收，或四肢拘急时作[5]。

汪受传等应用人参、紫河车、鹿角片、麦芽等药物制成的助长口服液，连续服药1个月，治疗出生体重低于2500g的本病患儿100例，同时以不服药之同期患儿50例作为对照，观察两组1个月、2个月、3个月时的体重、身长、头围、胸围、上臂围等各项主要生长发育指标，治疗组均显著高于对照组。疗效评定，各项临床症状改善情况，治疗组均优于对照组。患病率、病死率，治疗组均低于对照组[6]。

为了了解和证实中医按摩对早产儿生长发育和黄疸消退的促进作用，黄美凌等选取住院早产儿102例，随机分为观察组和对照组，观察组给予按摩，对照组按常规护理但不进行按摩，2组同时测量身长、体重、大小便次数、摄入总量及黄疸指数。结果观察组生长发育及黄疸消退明显优于对照组[7]。研究结果显示观察组对早产儿的生长发育和黄疸消退有良好的促进作用。按摩疗法有助于增加早产儿体重，减少住院天数。按摩疗法的机制尚在研究中，但有研究结果提示，施以轻压的按摩，可促进迷走神经兴奋，伴随胃肠食物吸收激素，如促胃液素及胰岛素的释放增加，从而促进糖原、脂肪和蛋白质的合成。

胎怯儿的护理与治疗有着同等重要的地位。杨翠华等对126例低体重早产儿实施保暖、合理喂养、皮肤护理及呼吸护理等，结果成活124例、死亡2例，成活率98.41%，认为对低体重早产儿的护理，保暖是成活的关键[8]。张娜等对于早产儿进行中医辨证施护取得良好的疗效。合并高胆红素血症者，应注意观察皮肤颜色。阳黄用茵陈蒿汤少量喂哺；阴黄用茵陈理中汤少量喂哺。合并腹胀、大便不通者，若患儿哭声响亮，舌红指纹色紫，为热结肠道；若哭声无力，舌淡指纹淡红者，应为气虚之象，2型均可予以手法推拿，使其恢复正常排便功能。热结肠道者应推六腑、清胃、顺时针摩腹、揉脐各200次，下推七节骨15～20遍。属气虚者，应补脾推三关，逆时针摩腹、揉脐各200次，下推七节骨8～10遍。使早产儿顺利度过危险期[9]。

除了药物治疗外，贾薇等还探讨了音乐疗法在早产儿护理中的应用效果，将50例出生体重1000～2000g早产儿随机分为观察组和对照组各25例。对照组予以常规护理，观察组在此基础上于出生后72小时内实施音乐干预，结果表明音乐疗法能促进早产儿体重的增长，缩短机体疼痛刺激阈及住院时间，有利于早产儿的生长发育[10]。现代科学研究表明，音乐作为一种有效的治疗方法，具有缓解疼痛和紧张的作用。早产儿在舒缓、优美的乐曲声中，通过听觉器官的信号刺激，调节运动神经系统及呼吸、循环、消化系统功能；温馨愉快的乐曲，还能调节机体的中枢神经系统，减轻外界压力；同时可促进大脑皮质的觉醒，并将刺激传递外周神经，提高肌张力，促进生长发育。提示音乐疗法能减轻早产儿对疼痛刺激的反应，降低痛觉阈，具有缓解神经紧张的作用。

三、药效学研究

姚惠陵等认为低出生体重儿的临床表现属中医胎怯肾脾两虚证，据此证型，研制出补肾健脾的助长口服液，用于临床，疗效良好。经动物实验表明，助长口服液可使胎怯豚鼠血生长激素、胃泌素、皮质醇明显升高，ACTH下降，均趋向于正常水平，表明其补肾健脾作用可能就是通过恢复某些内分泌激素的正常水平，使之发挥促进生长发育和消化吸收，调节全身代谢的功能实现的[11]。

姚惠陵等曾检测胎怯患儿血清T_3、T_4值以探索胎怯脾肾两虚证与一些内分泌激素之间的关系及健脾补肾中药对其影响。结果表明胎怯患儿T_3值低于正常标准，T_4值高于正常标准。由于 T_3 进入细胞较容易，其生理活性较 T_4 强 3～4 倍，因此胎怯患儿 T_3 值低下说明其生长发育和消化功能均处于低下水平，符合脾肾两虚证。经调补脾肾，治疗组血清值 T_3 升高，较空白对照组有显著差异，提示健脾补肾中药可升高低出生体重儿某些低下的内分泌激素水平，使之发挥正常功能，其促进生长发育的作用可能与其调整内分泌激素水平有一定关系[11]。

胎儿宫内生长迟缓是导致胎怯的重要因素，目前对胎儿宫内生长迟缓的研究已成为围产医学领域的重要课题之一。张秀泉等报道，在用被动吸烟法建立孕兔胎仔宫内生长迟缓动物模型基础上，观察了丹参注射液加山莨菪碱的治疗效果。药物为复方丹参注射液 2ml、山莨菪碱 1mg，每日腹腔注射 1 次；对照组以生理盐水 2ml，每日腹腔注射 1 次。两组动物均从孕 15 天开始腹腔注射，5 天为 1 个疗程，休息 2 天，共治疗 2 个疗程。结果显示：治疗组胎仔体重、肝脏重量及脑组织重量较对照组显著增加（$P<0.01$）。治疗组胎仔宫内生长迟缓发生率较对照组有降低趋势。治疗组子宫胎盘血流量较对照组显著增加（$P<0.01$）。研究表明，血管解痉剂能增加子宫胎盘血流量，使胎体血浆氨基酸浓度上升，对胎儿在宫内的生长发育有明显地促进作用[12]。

参考文献

[1] 张玉华，单若冰，于海青．青岛地区早产儿流行病学十年回顾调查分析[J]．中国优生和遗传杂志，1995，3(5)：47-49.

[2] 丁国芳，周大欣．不同时期早产儿出生率比较[J]．新生儿科杂志，2001，16(4)：170-171.

[3] 陈梅，王燕云．基层医院早产儿的系列预防干预及治疗[J]．中国煤炭工业医学杂志，2004，7(12)：1145-1146.

[4] 翁梅倩，张伟利，敖黎明，等．小于胎龄儿脑发育的随访观察[J]．中华围产医学杂志，2001，4(2)：88-91.

[5] 汪受传．胎怯从补肾健脾证治研究[J]．新中医，1997，(7)：10-12.

[6] 汪受传，姚惠陵，王明明．助长口服液治疗胎怯的临床及实验研究[J]．中医杂志，2000，41(12)：737-738.

[7] 黄美凌，陈丽萍，林冰清，等．中医按摩对早产儿生长发育及高胆红素血症影响的研究[J]．中国实用护理杂志，2005，21(8)：1-3.

[8] 杨翠华，宋爱民．低体重早产儿 126 例的护理[J]．荷泽医学专科学校学报，2002，14(1)：79-80.

[9] 张娜，郝惠秋．早产儿辨证施护体会[J]．河北中医，2004，26(3)：237.

[10] 贾薇，田鸾英，郭丽芳，等．音乐疗法在早产儿护理中的应用[J]．护理学杂志，2006，21(8)：26-27.

[11] 姚惠陵，汪受传，王明明，等．补肾健脾法促进低出生体重儿生长发育的机理探讨[J]．南京中医药大学学报，1995，(5)：34-35.

[12] 张秀泉，严隽鸿．应用血管解痉剂治疗胎儿宫内生长迟缓的实验研究[J]．实用中西医结合杂志，1995，8(2)：93-94.

（郁晓维）

第二节　胎　黄

【概述】

胎黄，以婴儿出生后全身皮肤、黏膜、巩膜发黄为特征，因与胎禀因素有关，故称“胎黄”

或“胎疸”。

本病西医学称为新生儿黄疸，包括了新生儿血清胆红素增高的一系列疾病，分为生理性黄疸和病理性黄疸。约80%的新生儿发生胎黄。新生儿胎黄的发生与先天禀赋不足、后天调护失当有关，西医学认为与早产、低出生体重、喂养、缺氧、酸中毒、败血症、颅内外出血等诸多因素有关。延迟喂养、呕吐、寒冷、缺氧、胎粪排出较晚等因素可加重生理性黄疸；新生儿溶血症、先天性胆道闭锁、婴儿肝炎综合征、败血症等可造成病理性黄疸。

本病多因母亲胎孕之时，湿热熏蒸于胞胎，或产后感受湿热邪毒而致。轻者可不治而愈，重者因邪毒内陷心包，扰乱神明，可致昏迷、抽搐，甚至阳气暴脱而致死亡。

我国早在隋代《诸病源候论·小儿杂病诸候·胎疸候》中对胎疸的病因、症状已有论述，指出病因为“其母脏气有热，熏蒸于胎”，症状为“至生下小儿体皆黄”。历代医家对胎黄的辨证认识不断提高。如《小儿药证直诀·脉证治法·黄相似》指出胎黄“若淡黄兼白者，胃怯、胃不和也。”而《婴童百问》则在治疗方面提出茵陈蒿汤等处方，充实了古代文献。

中医学在治疗胎黄的实践中积累了丰富的临床经验。以茵陈蒿汤、茵陈理中汤为代表的中医中药辨证治疗阳黄和阴黄有显著的疗效。中成药茵栀黄注射液、苦黄注射液在胎黄湿热郁蒸证中应用广泛，推拿、针灸疗法常用于胆红素脑病后遗症。各地儿科工作者在应用中医辨证治疗黄疸的基础上，对各种不同原因引起的新生儿病理性黄疸进行了系统的临床观察和研究，其中对新生儿溶血症采取中西医结合治疗，取得了较好的疗效和丰富的经验，对新生儿肝炎综合征的治疗也积累了不少临床经验，并在应用中药预防新生儿溶血症方面有所突破，丰富和发展了中医药对胎黄的证治内容和给药途径，使中医中药在防治新生儿疾病的领域中扩大了应用。

【病因病理】

一、病因

胎黄发生的原因很多，主要为胎禀湿蕴，如湿热郁蒸、寒湿阻滞，久则气滞血瘀。

1. 湿热郁蒸　由于孕母素蕴湿热之毒，遗于胎儿。此即《幼科铁镜·辨胎黄》所云：“胎黄由娠母感受湿热传于胎儿，故儿生下，面目通身皆如金黄色。”或因胎产之时，出生之后，婴儿感受湿热邪毒所致。

2. 寒湿阻滞　孕母体弱多病，气血素亏，以致胎儿先天禀赋不足，脾阳虚弱，湿浊内生，或生后为湿邪所侵。湿从寒化，寒湿阻滞。

3. 瘀积发黄　部分小儿禀赋不足，脉络阻滞，或湿热蕴结肝经日久，气血郁阻，可致气滞血瘀而发黄。此即《张氏医通·黄疸》所言：“诸黄虽多湿热，然经脉久病，不无瘀血阻滞也”。

二、病理

1. 湿从热化，热重于湿　初生小儿脏腑未全，形气未充，脾运不健，感受湿热之邪未能输化，郁结于里，气机不畅，郁蒸肝胆，以致蕴生黄疸，出生以后，发于肌肤面目，而致皮肤发黄。因湿从热化，热重于湿，故黄色鲜明，常伴热象，属阳黄之候。如热毒炽盛，黄疸可迅速加深。而湿热化火，邪陷厥阴，则会出现神昏、抽搐之险象。若正气不支，气阳虚衰，可成虚脱危证。

2. 湿从寒化，脾阳被困　先天禀赋为胎寒素质者，脾阳虚弱，复因孕母之湿内传，蕴郁脾胃，寒湿阻滞，以致气机不畅，肝失疏泄，胆汁外溢而致发黄。正如《临证指南医案·疸》所言：“阴黄之作，湿从寒水，脾阳不能化热，胆液为湿所阻，渍于脾，浸淫肌肉，溢于皮肤，色如熏黄。”因湿从寒化，故黄色晦黯，精神疲乏而为阴黄之候。

3. 湿热蕴郁，气滞血瘀　小儿禀赋虚弱，湿热内阻，气机不畅，肝胆疏泄失常，以致气滞血瘀，脉络瘀积而发黄，由于瘀积在里，故面目皮肤发黄，色深而黯，伴有肚腹膨胀，腹壁青筋怒张，胁肋下有积聚痞块等症。此外亦有因先天缺陷，胆道不通或阻塞，胆液不能循经疏泄，瘀积在里，横溢肌肤，因而发黄。

西医学认为新生儿生理性黄疸的原因主要是新生儿的生理特点所致。新生儿肝功能不成熟、排泄结合胆红素功能差，红细胞数相对较多且破坏亦多，出生后血氧含量增高，过多的红细胞即被破坏，红细胞寿命比成人短 20～40 天，其他来源的胆红素生成较多以及血红素加氧酶（使血红素分解为胆绿素）在生后 1～7 天内含量高，产生胆红素的潜力大于成人，故而新生儿胆红素生成较多。同时，新生儿肝功能不成熟，摄取胆红素功能差，形成结合胆红素功能差、排泄结合胆红素功能也差，易致胆汁郁结。由于新生儿肠道内正常菌群尚未建立，不能将进入肠道的胆红素还原成尿胆原，且新生儿肠内 β 葡萄糖醛酸苷酶活性较高，能将结合胆红素水解成葡萄糖醛酸及未结合胆红素，后者又被肠壁吸收经门静脉而达肝脏，因此加重了肝的负担。由于以上特点，新生儿摄取、结合、排泄胆红素的能力仅为成人的 1%～2%，因此极易出现黄疸。由于各种病理性因素，包括溶血性、肝细胞性、阻塞性各种病因，更使多种不同病因的病理性黄疸发生。

【诊断与鉴别诊断】

一、诊断要点

按国家中医药管理局《中医病证诊断疗效标准》中胎黄诊断依据：

1. 黄疸出现早（出生 24 小时内），发展快，黄色明显，可消退后再次出现，或黄疸出现迟，持续不退。肝脾常见肿大，精神倦怠，不欲吮乳，大便或呈灰白色。

2. 血清胆红素、黄疸指数显著增高。

3. 尿胆红素阳性及尿胆原试验阳性或阴性。

4. 母子血型测定，以排除 ABO 或 Rh 血型不合引起的溶血性黄疸。

5. 肝功能可正常。

6. 肝炎综合征应做肝炎相关抗原抗体系统检查。

二、鉴别诊断

首先鉴别生理性黄疸和病理性黄疸，病理性黄疸中有溶血性黄疸、阻塞性黄疸、肝细胞性黄疸或感染性黄疸的区别，还应及早预防胆红素脑病（见表 5-2）。

表 5-2　生理性黄疸与病理性黄疸鉴别

鉴别要点	生理性黄疸	病理性黄疸
黄疸特点	生后第 2～3 天出现黄疸 于 4～6 天最重 足月儿在生后 10～14 天消退 早产儿可延迟至第 3 周才消退	黄疸出现早（出生后 24 小时以内） 黄疸进展快，呈进行性加重 消退迟（超过 2～3 周） 或黄疸退而复现
血清胆红素	低于 205.2μmol/L	超过 205.2μmol/L
伴随症状	一般情况良好 不伴有其他临床症状	伴贫血，网织红细胞增高，为溶血性黄疸 伴有中毒症状，如神萎、不哭、体温不升或有波动，多为败血症 伴有消化道症状，血清胆红素有波动，多考虑新生儿肝炎

【辨证论治】

一、证候辨别

1. 辨阴阳属性　胎黄一般分阴黄、阳黄两大类，阴阳属性可从黄疸色泽、全身症状两方面辨别。凡黄疸色泽鲜明如橘，尿黄如橘汁，烦躁多啼，口渴喜饮，舌红苔黄腻，则为阳黄；黄疸色泽晦黯，久久不退，神疲肢凉，腹胀食少，大便稀薄，舌淡苔薄，则为阴黄。

2. 辨病位　胎黄的病变脏腑主要在脾胃与肝胆，无论是湿热郁蒸，还是寒湿阻滞，均蕴于脾胃。新生儿脏腑柔弱，脾运不健，未能输化，郁结于里，熏蒸肝胆，以致胆汁外泄，透发于外而致面目、周身皮肤发黄。

3. 辨虚实　由于病因不同，禀赋有异，所以病证发生发展过程中有病性寒热之区别，其病机属性亦有虚实不同。寒湿阻滞者往往病程较长，中阳不振，多属虚证。湿热郁蒸所致发黄，一般病程较短，多属实证。瘀积发黄者，黄疸逐渐加深，伴肚腹胀满、腹壁青筋显露，多属虚中夹实之证。

4. 辨胎黄动风与胎黄虚脱　凡起病急暴，见抽搐昏迷，黄疸急剧加重，为胎黄动风。若正不胜邪，阳气暴脱，见气促嗜睡，四肢厥冷，不吃不哭，则为胎黄虚脱。

二、治疗原则

生理性黄疸能自行消退，不需治疗。病理性黄疸基本治疗法则是利湿退黄。根据阴黄与阳黄的不同，分别治以清热利湿退黄和温中化湿退黄。瘀积发黄者佐以化瘀消积。胎黄动风加以清热熄风，胎黄虚脱急予回阳固脱。动风与虚脱均为危急证候，应中西医结合治疗，以降低病死率及减少后遗症。由于初生儿脾胃薄弱，故治疗过程中应顾护后天脾胃之气，不可过用久用苦寒之剂，以防苦寒败胃，克伐正气。

三、分证论治

（一）常证

1. 湿热郁蒸

证候表现　面目皮肤发黄，色泽鲜明如橘，哭声响亮，不欲吮乳，或有发热，大便秘结，小便深黄，舌质红，苔黄腻。

辨证要点　本证由孕母湿热内蕴，传于胎儿所致，为病理性胎黄最常见证候。起病急，皮肤发黄，色泽鲜明，全身及舌苔症状均显示湿热壅盛之象。新生儿溶血性黄疸及肝细胞性黄疸多表现为此证。

治法主方　清热利湿，利胆退黄。茵陈蒿汤加味。

方药运用　常用药：茵陈、山栀、大黄、黄芩、金钱草、郁金、泽泻、车前草等。热重加虎杖；湿重加猪苓、茯苓、滑石；呕吐加半夏、竹茹；腹胀加厚朴、枳实；气血不和，加柴胡、青皮、枳壳、当归、赤芍调气和血。苦寒之品易伤脾阳，不可过量，中病即止。病去七八分可用白术、陈皮、生麦芽、焦山楂等健脾和胃，治疗过程中应时时顾护脾胃之气。对于黄疸较重或日久不愈者，多为湿热夹杂，内蕴血分，血瘀不行，则黄疸日渐深重，可加牡丹皮、丹参、赤芍、血竭等活血化瘀之剂。治疗关键在于早期、足量、足疗程，务必防止留邪。

2. 寒湿阻滞

证候表现　面目皮肤发黄，色泽晦黯，精神萎靡，四肢欠温，便溏色灰白，小便短少，舌质淡，苔白腻。

辨证要点　本证多因孕母体弱多病，气血素亏，致胎儿禀赋不足，脾阳虚弱，湿自内生或湿从寒化所致，或由湿热熏蒸日久不愈转变而来。起病缓，病程长，预后相对较差。临床表现为阴黄，伴有四肢欠温、便溏虚寒之象。梗阻性黄疸多表现此种证型，溶血性黄疸及肝细胞性黄疸亦有属于此证者。

治法主方　温中化湿，益气健脾。茵陈理中汤加减。

方药运用　常用药：茵陈、党参、茯苓、薏苡仁、干姜、白术、生麦芽、车前草。寒盛加附子；肝脾肿大，络脉瘀阻加三棱、莪术、石打穿、紫丹参；四肢不温加桂枝；大便溏薄加白术、山药；食少纳呆加砂仁、神曲。本证属阴黄，治疗中不可过用辛热之品，以免化燥伤阴。酌情小剂量配用清利湿热之品可有助于退黄。由于本证起病缓，病程长，治疗过程中应注意守法守方，并辨证与辨病相结合，以免延误病情。

3. 瘀积发黄

证候表现　面目皮肤发黄，颜色逐渐加深而晦黯无华，右胁下痞块质硬，肚腹膨胀，青筋显露，或见瘀斑、衄血，唇色黯红，舌见瘀点，苔黄，指纹青紫。

辨证要点　本证多由湿热阻遏气机，或先天胆道阻滞，气滞血瘀而致。湿瘀交阻，肝胆疏泄不畅，故黄色深而黯。瘀血内阻，血不循经而妄行，故可见衄血、瘀斑。辨证关键是有形瘀积的病理变化。

治法主方　化瘀消积，疏肝退黄。血府逐瘀汤加减。

方药运用　常用药：柴胡、郁金、枳壳、甘草、桃仁、当归、川芎、赤芍、生地黄、丹参、红花、牛膝等。小便短赤、大便干结加茵陈蒿、山栀、大黄；黄疸日久加金钱草、莪术；皮肤瘀斑、便血、衄血加牡丹皮、仙鹤草；纳差加焦山楂、炒谷芽；腹胀加木香、香橼皮。瘀积证多因湿热未解，伤及血分而致肝脾络脉瘀阻，可加凉血行瘀之品，使瘀积潜化缓消，以利于黄疸的消退。治疗中应注意疏泄不可太过，破瘀防伤正气。必要时可加扶正之品。

（二）变证

1. 黄疸动风

证候表现　面目全身发黄，逐渐加重，黄如橘色，神萎嗜睡，阵阵尖声哭叫，口角抽动或全身抽搐，或不吃不哭，前囟隆起，角弓反张，舌红苔黄，指纹青紫。

辨证要点　本证为肝胆热甚，内陷厥阴所致，病情危重，来势骤急，此即西医学所称胆红素脑病。临床以抽搐、面目深黄为主证，属实证热证。

治法主方　平肝熄风，利湿退黄。羚角钩藤汤加减。

方药运用　常用药：羚羊角粉（另服）、钩藤、天麻、茵陈、生大黄（后下）、车前子（包）、石决明（先煎）、川牛膝、僵蚕、山栀、黄芩。伴血虚者加当归、赤芍、丹参等。

极低出生体重儿易发生此证，应在早期出现轻微黄疸时及时退黄，尽快降低血清胆红素浓度。

胆红素脑病往往留有后遗症，目前对此尚缺乏良好治法。从其症状看，常遗有臂向后伸、筋脉拘紧、智力低下、食欲欠佳等。属肝肾两虚，脾虚化源不足，可从补益肝肾、养血荣筋治之。药用熟地黄、女贞子、白芍、沙参、丹参、制龟板、茯苓、牡蛎、补骨脂、川断、鸡血藤、太子参等。

2. 黄疸虚脱

证候表现　生后 24 小时内出现黄疸，迅速加重，色深，常伴面色苍黄，水肿，气促，神萎，嗜睡，不吃不哭，四肢厥冷，胸腹欠温，舌淡苔白。

辨证要点　本证为黄疸气阳虚脱的濒危证候，邪盛正虚，正不胜邪，发生阳气暴脱，关键在正衰而不在邪多。

治法主方 大补元气，温阳固脱。参附汤合生脉散加减。

方药运用 常用药：人参、附子、干姜、五味子、麦冬、茵陈、金钱草。

以上两证均起病急，病势危，除中医辨证治疗外，当结合辨病方可提高疗效。另应中西医结合治疗，配合光疗、换血、支持疗法等，降低病死率。

【其他疗法】

一、中药成药

1. 茵栀黄注射液 2ml/(kg·d)，加10%葡萄糖注射液50ml，静脉滴注，每日1次，5～7日为1个疗程。用于湿热郁蒸证。

2. 茵陈五苓丸 每次3g，煎水灌服，1日1～2次。用于湿热郁蒸证。

二、药物外治

黄柏30g，煎水去渣，水温适宜时，让患儿浸浴，反复擦洗10分钟，每日1～2次。用于湿热郁蒸证。

三、针灸疗法

胆红素脑病后遗症患儿可配合针刺疗法，1日1次，补法为主，捻转提插后不留针。3个月为1个疗程，取穴如下：

智能低下：百会、风池、四神聪、通里。

上肢瘫痪：肩髃、曲池、外关、合谷。

下肢瘫痪：环跳、足三里、解溪、昆仑。

语言障碍：哑门、廉泉、涌泉、神门。

肘关节拘急：手三里、支正。

指关节屈伸不利：合谷透后溪。

手足抽动：大椎、间使、手三里、阳陵泉。

四、推拿疗法

胆红素脑病后遗症见肢体瘫痪，肌肉萎缩者，可用推拿疗法，每日或隔日1次。手法：在瘫痪肢体上以𢶍法来回𢶍5～10分钟，按揉松弛关节3～5分钟，局部可用搓法搓热，并在相应的脊柱部位𢶍搓5～10分钟。

五、西医疗法

1. 病因治疗 生理性黄疸不需治疗，若黄疸较重，可静脉补充适量葡萄糖，采用光照疗法，或给予肝酶诱导剂，如苯巴比妥、尼可刹米。病理性黄疸，应针对病因进行治疗。

(1)感染性黄疸：选用有效抗生素，如阿莫西林、头孢噻肟钠、头孢曲松钠等。

(2)肝细胞性黄疸：选用保肝利胆药，如葡醛内酯、考来烯胺。

(3)溶血性黄疸：光照疗法，肝酶诱导剂，输血浆或白蛋白。严重时给予换血疗法。

(4)胆道闭锁：可能时手术治疗。

2. 其他治疗

(1)纠正酸中毒和补充葡萄糖，有利于胆红素运送和肝内结合。

(2)直接胆红素增高，黄疸持续时间长者，给予补充脂溶性维生素A、D、E、K。

3. 急症处理 新生儿溶血病重型，血清胆红素血症致胆红素脑病等，属于胎黄急症，应采取综合措施，应降低血清胆红素浓度，防止未结合胆红素的游离。

(1)换血疗法：①换血指征：产前诊断基本明确，新生儿出生时脐血血红蛋白$<120g/L$，伴水肿、肝脾肿大、心力衰竭者。脐血胆红素$>68\mu mol/L$或血清胆红素$>342\mu mol/L$。

②血源选择:Rh 血型不合时,用 Rh 血型同母亲、ABO 血型同小儿的血。ABO 血型不合用 O 型血细胞、AB 型血浆配合的血。③换血量以两倍患儿血量为宜,一般为每次 400～600ml。

(2)光照疗法:用于总胆红素＞204～255μmol/L 者。若早期出现黄疸并进展迅速者,低体重儿有黄疸者指征可放宽。确诊为溶血病,一旦出现黄疸即可治疗,48 小时胆红素下降到 120μmol/L 以下停止光疗。

【预防护理】

一、预防

1. 孕期注意饮食卫生,忌酒及辛热之品,避免感染,患有肝炎的孕妇应积极治疗。

2. 新生儿注意预防皮肤、臀部及脐部感染。

3. 孕期服药预防,用于新生儿溶血性黄疸。对既往曾生有高胆红素血症患儿的孕妇,夫妇血型不同,本次妊娠期间孕妇的血清中抗 A 或抗 B IgG 测定结果阳性者,可在妊娠 17 周或确诊后,结合辨证选用下方预防,直至分娩。

(1)黄疸茵陈冲剂:茵陈 15g,黄芩 9g,制大黄 3g,甘草 1.5g。每次 1 包,1 日 2 次。

(2)当归芍药散加减:当归、白芍、茯苓、白术、菟丝子、枸杞子各 10g,川芎、木香、益母草各 6g。隔日 1 次。

(3)预防新生儿红细胞葡萄糖-6-磷酸脱氢酶缺陷症:茵陈、玉米须各 15g,车前草、钩藤各 10g,蝉蜕 3g。每日 1 剂。

(4)对可能发生溶血性黄疸的新生儿可在其出生后即给预防用药:茵陈 9g,茯苓 6g,山栀、黄柏、郁金、泽泻、猪苓、白术、甘草各 3g,大枣 3 枚,煎成 60ml。每服 5ml,1 日 3 次。

二、护理

1. 婴儿出生后密切观察皮肤颜色的变化,及时了解黄疸出现及消退时间。

2. 新生儿注意保暖,提早开奶。

3. 注意观察胎黄婴儿的全身证候,有无精神萎靡、嗜睡、吸吮困难、惊惕不安、两目直视、四肢强直或抽搐,以便及早发现重症患儿并及时治疗。

【文献选录】

《诸病源候论·小儿杂病诸候·胎疸候》:“小儿在胎,其母脏气有热,熏蒸于胎,至生下小儿体皆黄,谓之胎疸也。”

《万氏家传幼科指南心法·卷之上》:“凡小儿身体面皆黄,黄疸症也。身痛转侧背强,大小便沥,一身尽黄,面目指甲皆黄,小便如屋漏尘色,著物皆黄,渴者,难治也。”

《婴童百问·黄疸》:“又有初生而面身黄者,胎疸也。诸疸皆热,色深黄者是也。若淡黄兼白者,胃怯不和也。茵陈蒿汤、山栀柏皮汤、犀角散加连翘赤小豆汤主之。通治黄疸,茵陈五苓散尤为稳也。”

《幼科全书·胎疾》:“凡小儿生下遍身面目皆黄,状如金色,身上壮热,大便不通,小便如山栀汁,乳食不思,此胎黄也。”

《医宗金鉴·卷五十四 黄疸门》:“阴黄多缘转属成,脾湿肾寒两亏生,温脾茵陈理中治,温肾茵陈四逆灵。”

《幼幼集成·胎病论》:“胎黄者,儿生下面目浑身皆如金色,或目闭,身上壮热,大便不通,小便如山栀汁。皮肤生疮,不思乳食,啼哭不止,此胎中受湿热也。宜茵陈地黄汤,母子同服,以黄退为度。”

【现代研究】

一、病因病理研究

古代医家对胎黄病因病机的认识比较一致，病因主要为胎禀湿蕴，如湿热郁蒸、寒湿阻滞，久则气滞血瘀。发病机制主要为脾胃湿热或寒湿内蕴，肝失疏泄，胆汁外溢而致发黄。苏保宁从《金匮要略》之"黄家所得，从湿得之"中得到启发，进一步探讨张仲景时代对黄疸的认识与现代认识的差异并阐明自己的观点。他指出初生儿从母体而来，母亲素体内蕴湿邪就可能感染胎儿，或小儿生后感染湿邪而发病。从临床的实际来看，胎黄的发病原因与小儿母亲素体内蕴湿邪及生后感染湿邪关系密切。也由此可以看出"黄家所得，从湿得之"有助于我们认识胎黄的病因。从儿科的特点看，小儿"脾常不足"，兼之其母内蕴湿邪，在产前或出生时传于胎儿，两因相合使小儿更易出现湿困于脾而发黄的症状，这与临床也相当符合，从而证实仲景"黄家所得，从湿得之"对于胎黄的病因病机及诊治具有临床指导意义[1]。

新生儿黄疸的发生与早产、低出生体重、缺氧、酸中毒、败血症、颅内出血等诸多因素有关，20 世纪 70 年代以感染因素为主，目前以围生因素为主。罗风珍对 1978～1989 年中的 1521 例高胆红素血症进行分析，感染因素逐年下降，由 53％下降至 7.3％，而围生因素由 5.5％上升至 35.7％[2]。李凤英通过调查证实，围生因素（如产伤、休克、缺氧、低温、酸碱紊乱）占高胆红素血症的 35.7％～56.8％，新生儿溶血症占第 2 位，原因不明和母乳性黄疸较前增多[3]。母乳性黄疸现已成为高胆红素血症的重要原因，这与母乳喂养率上升和对母乳性黄疸认识的提高有关。

二、治疗学研究

在辨证论治的原则指导下，对于不同病因引起的胎黄，采取辨证辨病相结合，在胎黄防治两方面均取得了显著成绩。

吴辉荣等系统地观察了清热利湿法为主治疗新生儿黄疸的临床疗效。将 74 例新生儿黄疸患儿随机分为 2 组，对照组 32 例采用蓝光照射、酶诱导剂等西医常规治疗，治疗组 42 例在对照组治疗基础上加用中药辨证治疗。观察 2 组黄疸消退时间及总胆红素下降水平。结果 2 组黄疸消退情况与总胆红素下降水平比较经统计学处理均有显著性差异（$P<0.05$）。研究结果表明清热利湿法为主治疗新生儿黄疸可明显缩短黄疸消退时间，降低总胆红素水平，临床疗效确切[4]。资料证实，以中医清热利湿法为主，结合西医治疗新生儿黄疸，治疗效果明显高于单纯西医。

杨庆玲等对新生儿早发型母乳性黄疸患儿采用增加哺乳频率及口服胎黄汤（茵陈、金钱草、车前子、茯苓、白术、干姜、生大黄、赤芍、黄芩、连翘、生甘草），观察其对患儿胆红素水平的影响。研究结果显示，对早发型母乳性黄疸患儿在按需哺乳的基础上，尽量增加哺乳次数至每日 8～10 次，并与胎黄汤口服相结合，有助于乳汁的分泌，增加母乳摄入量，大便次数增多，血清胆红素浓度明显低于不频繁喂养的母乳喂养儿，这种方法可作为早发型母乳性黄疸安全有效、经济方便的干预治疗方法[5]。

茅莉萍在西医常规治疗的基础上加口服中药治疗 94 例新生儿高胆红素血症，取得满意的效果。收治的患儿，据其临床表现辨证为湿热型和瘀滞型，治疗采用清热利湿、祛瘀退黄法。方选茵栀汤，方中茵陈清热利湿，利胆退黄，善清利脾胃肝胆湿热，使之从小便出；山栀入三焦，清热燥湿，泻肝胆，使湿热从小便而出；黄芩清热燥湿，泻火解毒，能清肺胃胆及大肠经之湿热，尤善清中上焦湿热；三药合用，泻肝胆，利三焦，通腑浊，使湿从二便分消。金银花有清热解毒，凉散风热的功效，其主要成分氯原酸有抑菌抗病毒的作用，加入茵栀汤中，可增强清热退黄之功，适用于湿热型胎黄。大黄苦寒，荡涤肠胃实热而通腑散结，使湿热从二便而去，促进黄疸消退；且大黄入心肝血分，既善泄血中实热火毒而凉血止血解毒，又能通利血脉而活血化瘀，除清利湿热退黄外，还可有效改善瘀滞型胎黄的瘀点瘀斑症状。在西医常规治疗的基础上，结合茵栀汤的治疗，能显著降低血中胆红素水平，缩短病程，有效防止胆红素脑病的发生[6]。

郭跃来等用四君子汤加茵陈为主方治疗胎黄32例，也收到满意的疗效。方药：茵陈9g，党参、云茯苓各4g，白术3g，炙甘草2g。加减法：湿热盛者加山栀、泽泻、灯心草各3g，大黄1g，清热解毒利湿。呕吐者加半夏、竹茹各3g，降逆止呕；大便秘结者加大黄1g，滑石5g，清热滑下；大便稀烂者加藿香、炒麦芽、鸡内金各3g，生薏苡仁6g，健脾化湿；病程迁延有瘀积者加桃仁、丹参、山楂、鳖甲各3g，化瘀消积，每日1剂，水煎服。治疗结果：32例中，治愈29例、好转3例，治愈率为90.6%，黄疸消退最快为5天，最慢16天。全方以健脾益气之四君子汤贯穿始终，使脾土健运以固本，茵陈宣泄湿热之邪以治标，标本兼顾使病愈[7]。

邓玉萍将88例婴儿肝炎综合征患儿分为2组，其中治疗组48例、对照组40例。2组均以静滴泰特或百能注射液，口服联苯双酯滴丸为常规治疗。治疗组另加用自拟中药方剂虎蛇茵陈汤治疗。结果治疗组总有效率为95.8%，优于对照组13个百分点。经统计学处理，具有显著性差异。虎蛇茵陈汤具清热解毒、利湿退黄、活血化瘀功效。方中以茵陈、虎杖清利湿热，活血化瘀为主药；山栀、大黄、白花蛇舌草协助主药清泄三焦湿热，解毒泄瘀热，引湿热从二便而去；佐以郁金、柴胡、丹参、桃仁、红花、陈皮、五味子、木香、厚朴疏肝利胆，行气活血化瘀；使以甘草调和诸药[8]。现代药理研究证实方中茵陈、山栀、大黄、丹参、虎杖、郁金等药有促进胆汁分泌和排泄作用，抑制肝细胞坏死和炎症反应，可改善微循环，扩张血管，抑制凝血，抗纤维化，促进肝细胞再生及病变肝细胞的恢复。如此中西医结合，相辅相成，故可明显提高该病的治愈率，缩短病程，从而取得满意的治疗效果。

除了口服中药治疗胎黄外，近年来尚有采用推拿、结肠点滴中药等方法治疗胎黄，也取得比较满意的临床疗效。例如，郭骞采用推拿小儿手部穴位治疗30例患儿，胎黄初现治以补脾、平肝、清胃；日久转黯治以按揉外劳宫、补脾、平肝、清胃。通常每个穴位推拿5分钟，3天为1个疗程。治疗1个疗程后统计疗效。治愈18例、显效11例、无效1例，总有效率96.7%。婴儿初生，运化力弱，治以健脾化湿消黄为主，黄色转黯者乃因脾阳被困，正气受伤，故加外劳宫，此为暖穴，以达助元阳之效果。诸穴相合切中病机，故疗效较好[9]。高芳采用中药保留灌肠(茵陈10g，山栀3g，熟大黄3g，黄芩4g，黄连3g，黄柏3g，白茅根6g，茯苓6g)治疗胎黄50例，并设西药对照组观察对比，治疗组总有效率达96%，明显高于对照组[10]。

邱学兰等将138例新生儿高胆红素血症患儿随机分为观察组70例和对照组68例。对照组给予常规治疗及护理，观察组在常规治疗护理的基础上采用自拟胎黄液(茵陈5g，金钱草5g，车前子5g，云苓3g，赤芍4g，生甘草2g，萹蓄3g，黄芩3g，连翘5g)，每日1剂，结肠点滴，比较两组的临床疗效。结果：观察组与对照组每日排便次数分别为4.6±1.3次与2.0±1.1次，胆红素每天下降值(31.5±10.1)μmol/L与(23.3±8.3)μmol/L，胆红素下降到正常值所需时间分别为(5.6±3.5)天与(7.8±1.1)天，两组比较均有显著性差异($P<0.01$)。由此可见，胎黄液结肠点滴可促进新生儿高胆红素血症患儿胆红素的排泄，从而降低其血清胆红素水平[11]。

王兰等将756例新生儿随机分为观察组(游泳)436例，对照组(单纯沐浴)320例。每天测量两组新生儿的体重、胎便初排时间、胎便转黄时间。结果：两组新生儿体重出生时观察组(3150±360)g，对照组出生时体重(3210±350)g，两组无明显差异($P>0.05$)，游泳的新生儿出院时体重(3220±350)g，对照组体重(3120±370)g，两组比较有显著性差异($P<0.01$)。两组新生儿胎便初排时间，观察组(6.8±4.6)小时，对照组(8.3±4.8)小时，两组对比有显著性差异($P<0.05$)。两组胎便转黄时间观察组(38.6±15.9)小时，对照组转黄时间(47±10.6)小时，两组对比有显著差异性($P<0.01$)。观察结果表明新生儿游泳可减轻黄疸，游泳有助于新生儿生长发育，加快排便，减少黄疸[12]。西医学认为新生儿肠腔内胎便中含有胆红素80～100mg，相当于新生儿每日胆红素产生量的5～10倍，因此，促进胎便的提前排除及转黄有利于降低新生儿黄疸的发生。通过新生儿游泳可以促使胎便的早期排除和早期转黄，明显减少了新生儿黄疸的发生。

三、药效学研究

胎黄药效学的研究主要是探讨单味药及治疗胎黄主要方剂的药理作用。据药理学研究，茵陈、山栀、大黄、龙胆草、金钱草、黄芩、黄连、姜黄、玉米须、熊胆等均有比较明显的促进胆汁分泌和排泄的作用。当归、白芍、白术、黄芪、龙胆草、山栀、蒲公英、茵陈、柴胡、赤芍、垂盆草、五味子等药有一定的保肝作用。肝细胞性黄疸时可有选择地应用上述药物。实验表明：茵陈汤具有明显的利胆作用，既能增加胆汁流量，又能降低奥狄氏括约肌张力。茵陈汤还能对抗四氯化碳中毒性肝损伤。刘晓萍提出茵陈煎剂、水浸剂等有促进胆汁分泌和排泄作用，且由于含有丰富的锌、锰等机体所需的微量元素，参与酶的组成，调节酶活动而有明显的保肝作用。金钱草可促进胆汁分泌及调节胆道运动，并可使胆道括约肌松弛，故有利胆作用。猪苓、白茅根、甘草除有利尿作用外，还有保肝、抗氧化、促皮质激素样作用，在临床上用于治疗黄疸[13]。李有信等运用静脉滴注复方丹参注射液治疗新生儿高未结合胆红素血症，能明显地降低LOD和升高SOD，即能对抗氧自由基，减少自由基对细胞核酸蛋白的破坏，也就是减少对血液中红细胞的破坏，因而胆红素生长也减少，这可能就是复方丹参注射液治疗新生儿高未结合胆红素血症的机制之一[14]。

参考文献

[1] 苏保宁．“黄家所得，从湿得之”对胎黄的启发[J]．陕西中医学院学报，2006，29(3)：15-16.

[2] 罗凤珍．如何区分生理性黄疸和病理性黄疸[J]．中国实用儿科杂志，1999，14(2)：67-68.

[3] 李凤英，陈自励．新生儿黄疸诊断治疗中的分歧和争议[J]．中国实用儿科杂志，1999，14(2)：83-84.

[4] 吴辉荣，陈根本．清热利湿法为主治疗新生儿黄疸临床疗效观察[J]．河北中医，2004，26(4)：252-253.

[5] 杨庆玲，邱学兰，史长宏．胎黄汤和增加哺乳频率对新生儿早发型母乳性黄疸的影响[J]．中国中西医结合杂志，2006，26(4)：336.

[6] 茅莉萍．茵栀汤加减治疗新生儿高胆红素血症[J]．中国药物与临床，2005，5(11)：880.

[7] 高军强，薛亚君．四君子汤加茵陈治疗胎黄32例[J]．陕西中医，2006，27(7)：847-848.

[8] 邓玉萍，彭兆麟．中西医结合治疗婴儿肝炎综合征临床疗效观察[J]．辽宁中医杂志，2006，33(1)：88.

[9] 郭骞．推拿治疗胎黄[J]．山东中医杂志，2007，26(3)：180.

[10] 高芳，王庆斌，高琳芝，等．中药灌肠治疗新生儿高胆红素血症疗效观察[J]．滨州医学院学报，2006，29(5)：373-374.

[11] 邱学兰,杨庆玲,孙秀英,等．胎黄液结肠点滴治疗新生儿高胆红素血症70例临床研究[J]．齐鲁护理杂志,2007,13(19):3-4.

[12] 王兰,黄正文,郭芳,等．游泳减轻新生儿黄疸的效果观察[J]．青岛医药卫生,2006,38(4):260-261.

[13] 刘晓萍．40例新生儿服用婴安合剂临床观察[J]．陕西中医学院学报,2002,25(2):29-30.

[14] 李有信,张跃华,葛小梅,等．静脉滴注复方丹参注射液治疗新生儿高未结合胆红素血症[J]．中国中西医结合杂志,1995,15(4):235.

(郁晓维)

第三节　脐　　风

【概述】

脐风,是由于初生儿断脐处理不善,接触不洁之物,风冷水湿秽毒之邪内侵而发生的疾病。临床以唇青口撮,牙关紧闭,苦笑面容,甚则四肢抽搐,角弓反张为特征。多在生后4～7天内发病,故又称“四六风”、“七日风”。本病西医学称为新生儿破伤风,是因感染破伤风杆菌所致的疾病。

脐风是临床凶险的疾病,20世纪50年代以来,由于大力推广新法接生,脐风的发病率大为下降,但边远地区以及农村仍时有发生。本病病死率很高,发展中国家未经治疗的脐风病死率可高达100%,抢救治疗后的病死率仍可达70%左右。1996年以前中国脐风报告死亡数与病死率,位居各种传染病死亡数与病死率的前5位,但1996年以来报告病死率已处于较低水平。

我国晋代已有针灸治疗脐风的记载,如《针灸甲乙经·小儿杂病第十一》云:“小儿脐风,目上插,丝竹空主之。”“小儿脐风,口不开,善惊,然谷主之。”其后,《备急千金要方》、《太平圣惠方》等书对本病的病因、预后及预防等方面都有所论述。《小儿卫生总微论方》则已认识到脐风与成人破伤风是同一病原,并提出了较为合理的预防方法。

对脐风的研究,除了提出预防为主外,也有采取中西医结合方法治疗本病。脐风病势凶险,病死率高,必须及早治疗,尤应积极控制抽搐。目前对脐风存活儿还进行系统远期随访。这些研究成果不仅增加了脐风的治疗手段,提高了疗效,同时对脐风预后也有了更加深刻的认识。

【病因病理】

一、病因

脐风的病因主要有断脐时处理不当及脐部护理不周两方面,风冷秽毒之邪侵入脐中而致病。

1. 断脐处理不当　断脐时使用器具不洁,或脐带处理不妥,为风冷秽毒之邪所侵。正如《活幼心书·脐风撮口》所言:“脐风证乃因剪脐带短,或结缚不紧,致外风侵入脐中,或用铁器断脐,为冷所侵”。

2. 脐部护理不周　断脐后脐部包裹不完善,或脐端为秽毒所污染,或包扎不周,或为水湿所侵,或解脱时为风冷所乘,亦可令风冷秽毒之邪侵入脐中而发病。

二、病理

新生儿脏腑娇嫩,御邪力弱,风冷秽毒之邪侵入脐中,可致邪阻经络,或邪毒中脏,内传于脏腑而发生各种病变。

1. 邪阻经络　风冷侵入脐中，经络、脉隧受阻，营血壅滞，气血不运，经脉为邪毒所闭，肝风内动，筋脉引动，则发为痉证。《诸病源候论·风病诸候·风角弓反张候》中说："风邪伤人，令腰背反折，不能俯仰，似角弓者，由邪入诸阳经故也。"说明风冷秽毒之邪，壅滞经络，是新生儿脐风痉证的主要病机。如邪毒阻于阳明经则口撮唇青、牙关紧闭，阻于厥阴经则目斜凝视，阻于太阳经和督脉则身体强直，角弓反张。

2. 邪毒入脏　若邪毒入脏，肝木乘脾，则见脐突腹紧，二便不通，或脐边青黑。如不及时救治，则病情迅速恶化而死亡。《活幼心书·脐风撮口》云："若脐突肚紧，微有青色，口撮不开，肝风盛而脾土受制，不可施治。"《幼科铁镜·辨脐风》亦云："风入于腹，始附于肝……风入于肝，必逆犯乎脾"。

西医学认为发生新生儿破伤风是因接生时断脐、结扎、包裹脐端消毒不严格，破伤风杆菌侵入脐部，坏死的残留脐带及其覆盖物可使该处氧化还原电势降低，有利于该菌繁殖并产生破伤风痉挛毒素，此毒素沿神经轴逆行至脊髓前角细胞和脑干运动神经核，也可经淋巴、血液至中枢神经系统，与神经苷脂结合，使后者不能释放甘氨酸等抑制性传递介质，导致肌肉痉挛。活动频繁的咀嚼肌首先受累使牙关紧闭、面肌痉挛呈苦笑面容。腹背肌痉挛因背肌较强，故呈角弓反张。此毒素亦兴奋交感神经，导致心动过速、高血压、多汗等表现。

【诊断与鉴别诊断】

一、诊断要点

国家中医药管理局《中医病证诊断疗效标准》内小儿脐风的诊断依据如下：

1. 多有脐带处理不洁史，或外伤史。

2. 发作性抽搐，牙关紧闭，头项及四肢强直，苦笑面容。遇有光、声、触动等刺激，可诱发抽搐发作。

3. 脐部或伤口等处分泌物培养，有时可查到破伤风杆菌。

二、鉴别诊断

1. 脐风和低钙抽搐鉴别(表 5-3)。

表 5-3　脐风与低钙抽搐鉴别

鉴别点	脐　风	低 钙 抽 搐
病史	有不洁断脐和护理不当史	无不洁断脐和护理不当史
症状	唇青口撮，牙关紧闭，苦笑面容，甚则四肢抽搐，角弓反张	无苦笑貌、牙关紧闭，两次抽搐之间肌张力正常
血清钙	正常	降低至 2mmol/L 以下

2. 脐风和脑损伤鉴别(表 5-4)。

表 5-4　脐风与脑损伤鉴别

鉴别点	脐　风	脑 损 伤
病史	有不洁断脐和护理不当史	有急产或难产史
症状	唇青口撮，牙关紧闭，苦笑面容，甚则四肢抽搐，角弓反张	抽搐，无牙关紧闭和苦笑面容，常呈抑制或兴奋状态，前囟隆起

【辨证论治】

一、证候辨别

脐风临床可分为潜伏期、发作期、恢复期。潜伏期一般为4～8天，多在7天左右发病。发作期又称痉挛期，以频繁抽搐为主，同时伴有苦笑面容、牙关紧闭和出汗等症。经过1～4周的反复发作，进入恢复期。抽搐停止发作，患儿虚弱，精神萎靡，3个月左右方可完全恢复。

1. 辨顺逆　凡潜伏期长，抽搐缓解而神志清爽，气息平和，脐部无红肿、渗出者为顺；潜伏期短，频繁抽搐，神昏嗜睡，气息微弱，脐部红肿或青黑，溢液恶臭者为逆。

2. 辨轻重　虽见牙关紧闭，尚能吞咽水、奶，抽搐时间短暂，呼吸平顺，未见窒息为轻证；牙关紧闭，不能吞咽，频频抽搐，且时间较长，并时见窒息者为重证；若脐边青黑，呼吸喘促，或出现脐突腹胀、二便不通之锁肚症状者尤为严重。

二、治疗原则

脐风病势凶险，病死率高，必须及早治疗，尤其应积极控制抽搐。治疗以解肌祛风、解毒熄风为主要原则，恢复期应治以益气养阴。

三、分证论治

1. 风邪阻络

证候表现　有断脐不洁史，生后数天，精神不振或躁动不安，多啼善叫，吮乳口松，大便不调，小便黄短，舌淡红，苔薄白，指纹淡红。

辨证要点　本证为脐风轻症，病初起一般哭吵不安，可兼有表证。多啼善叫、吮乳口松是脐风发作的先兆。

治法主方　宣通经络，祛风达邪。玉真散合柴葛解肌汤加减。

方药运用　常用药：柴胡、黄芩、白附子、制南星、天麻、羌活、防风、白芷、葛根。口松吮乳无力加蝉蜕、白僵蚕、川芎；发热烦渴加生石膏、知母；神萎嗜睡加石菖蒲、郁金；啼叫不安加白芍、黄连、龙胆草。

2. 邪毒入脏

证候表现　全身抽搐，苦笑面容，牙关紧闭，口撮不乳，啼声不出，吞咽困难，痰壅屏息，面唇青紫，汗出淋漓，或有脐部红肿、溃烂，或伴发热，大便秘结，小便黄短，舌红黯，苔黄厚；指纹青紫。

辨证要点　本证为脐风重证，以肝风内动为主要证候，临床表现主要为频繁抽搐。

治法主方　解毒清热，熄风定搐。撮风散加减。

方药运用　常用药：僵蚕、全蝎、蜈蚣、钩藤、朱砂、竹沥、蝉蜕。发热加黄芩、黄连、生石膏；大便秘结加枳实、厚朴；痰多加胆南星、半夏、枳实；抽搐频作，持久不止，倍蝉蜕、僵蚕，加服羚羊角粉。不能口服者采取鼻饲方法。

3. 气阴两虚

证候表现　抽搐渐缓，口撮渐松，可张口吮乳，四肢强直转为柔和，形体消瘦，动则汗出，肢体少动，舌红绛，舌苔薄，指纹淡。

辨证要点　本证为疾病恢复期，邪去正衰，气阴两虚为特点。持续时间较长，一般可达1～3个月。

治法主方　养阴益气，健脾和胃。人参养荣汤加减。

方药运用　常用药：人参、茯苓、白术、黄芪、五味子、麦冬、陈皮、甘草、当归、白芍。余邪未尽，四肢仍强直加用撮风散；舌红绛口干加石斛、沙参；烦躁不安加蝉蜕、钩藤；吮乳不香加焦山楂、炒麦芽。

【其他疗法】

一、单方验方

全蝎18g，僵蚕20g，羚羊角粉30g，牛黄、琥珀各10g。共研细末，密封保存。每服0.3～0.5g，1日3次，温开水冲服。用于脐风抽搐频繁发作者。

二、药物外治

立圣散：蜈蚣、蝎梢、白僵蚕、瞿麦，共为细末。取少许药末用水调成糊，敷于脐周，1日1次。用于脐风脐部红肿者。

三、西医疗法

治疗原则是控制痉挛，保证营养，预防感染。

1. 控制痉挛

(1)地西泮(安定)：0.3～0.5mg/kg，静脉缓注，每3～8小时1次。

(2)苯巴比妥：入院时可缓慢静注15～20mg/kg，维持量为5mg/(kg·d)。

2. 抗毒素　破伤风抗毒素1万单位，肌注或静滴。破伤风免疫球蛋白500单位肌注(也可鞘内注射250单位)。

3. 抗感染　青霉素：20万单位/(kg·d)，肌注或静滴，连续用10天。

【预防护理】

一、预防

1. 积极推广、普及新法接生，严格执行无菌操作，重视脐部的清洁和护理，防止脐部感染。孕妇应及时接种破伤风疫苗。

2. 对接近预产期的孕妇勤访视，以防娩出后自行断脐。对不能保证无菌接生的孕妇，在妊娠晚期注射破伤风类毒素0.5ml，相隔1～2个月后重复1次。

3. 如有急产娩出自行脐断者，应重新消毒按规则处理，然后再行断脐，局部用3%过氧化氢液清洗后涂碘酒，并给注射破伤风抗毒素3000单位。

二、护理

1. 保持病房安静，光线宜偏暗，空气要流通，尽量避免声音、强光、触动或注射等刺激患儿，测温、换尿布、翻身等应集中同时进行。

2. 病初应暂禁食，痉挛减轻后用胃管喂养，喂奶前先抽尽残余奶，如过多可暂停1次或减少奶量，以免发生呕吐、窒息。

3. 内服煎剂，宜用纱布过滤，除去渣后，再给患儿服用，以免药渣梗阻咽喉。抽搐时不宜服药及喂奶。

4. 维护正常的呼吸功能，随时吸痰，保持气道通畅，缺氧发绀者间断给氧，病情严重者在暂时控制痉挛发作后做气管切开术。有呼吸功能障碍时应用人工呼吸机。

【文献选录】

《太平圣惠方·卷八十二·治小儿脐风诸方》："夫小儿脐风者，由断脐后，为水湿所伤，或尿在裰裈之内，乳母不觉，湿气伤于脐中，亦因其解脱，风冷所乘，遂令儿四肢不利，脐肿多啼，不能乳哺，若不急疗，遂致危殆者也。"

《小儿卫生总微论方·脐风撮口论》："儿自初生，至七日内外，忽然面青，啼声不出，口撮唇紧，不能哺乳，口青色，吐白沫，四肢逆冷，乃脐风撮口之症也。此由儿初生剪脐，不定伤动，或风湿所乘，其轻则病在皮肤，而为脐疮不差；其重则病入脏腑，而为脐风撮口。亦如大人因破伤而感风。”

《幼幼集成·脐风论证》：“故小儿初生，惟脐之干系最重，断脐之时，不可不慎。或剪脐带太短，或结束不紧，致外风侵入脐中，或浴儿时牵动脐带，水入生疮，客风乘虚而入，内伤于肾，肾传肝，肝传心，心传脾，脾传肺，蕴蓄其毒，发为脐风。”

【现代研究】

一、流行病学研究

由于新法接生的大力推广，新生儿破伤风的发生率已经大大降低，但在农村和边远地区仍时有发生，张萍等分析中国（未包括香港、澳门特别行政区和台湾地区）1996～2007 年新生儿破伤风监测资料，提出流行病学特征，为消除新生儿破伤风监测与策略的调整提供了依据。分析结果，中国 1996～2007 年新生儿破伤风平均发病率 0.19/1000 活产儿，病死率 13.66%；发病呈缓慢下降趋势，2～3 年有一相对发病高峰，7～10 月发病较多；病例呈散在分布，无明显地区聚集性，南部省份发病率高于其他省份；男女性别比为 2.7∶1；病例发病年龄中位数 7 天；85.9%在家分娩，0.46%母亲接种了破伤风疫苗。分析结果表明：非住院分娩是发生新生儿破伤风的主要危险因素[1]。

郑莉等对湖北省 2007 年法定传染病报告系统和新生儿破伤风监测系统发病资料进行流行病学分析，结果表明 2007 年新生儿破伤风发病率为 0.0275‰，报告病例数最多的是十堰市、恩施和荆门；除 4 月份外，全年均有病例报告；报告病例男女性别比例为 3.2∶1，发病年龄平均为出生后第 9 天；患儿母亲均未接种过破伤风内毒素，接受过产前检查者占 38.10%；患儿在医院中出生者占 38.10%，在家中出生者占 57.14%，且均由未经培训的接生员接生[2]。由此可见，为降低新生儿破伤风发病率，今后仍需加强疫情监测工作，对孕产妇加强健康教育，接种破伤风类毒素，加强基础卫生服务等综合措施，以有效地控制新生儿破伤风的发生。

王瑞泉指出破伤风杆菌广泛存在于自然界，人类不可能将其彻底消灭，但是新生儿破伤风是可以预防的。男婴发病率高于女婴，男女婴发病率的差别是因为现在重男轻女的封建思想仍较严重，导致大部分女婴没有得到及时的救治。近几年来，由于各地经济发展不平衡，大批打工者涌入沿海地区，这批人中大部分产妇来自边远山区，当地没有普遍开展新法接生，用未经消毒的剪刀自行断脐，有的甚至用啤酒瓶碎玻片割断脐带，所以新生儿破伤风仍时有发生[3]。

二、治疗学研究

及时治疗和预防新生儿破伤风的发生是降低病死率的重要环节。徐友芳等对 26 例患儿采用止痉镇静药控制痉挛，早期胃管鼻饲喂养，提供营养支持，脐部彻底清创后暴露，保持呼吸道通畅。结果 26 例患儿中，1 例放弃治疗，4 例因呼吸衰竭死亡，21 例治愈出院，治愈率 80.8%。结论：有效、合理地控制痉挛及早期胃肠内营养支持、脐部彻底清创后暴露、及时采取有效的降温等护理措施，大大提高了新生儿破伤风的治愈率[4]。有效、合理地控制痉挛是治疗本病成败的关键，应控制患儿在中、强刺激下发生痉挛但不发生窒息，轻刺激下不发生强直性痉挛，无刺激时仅有肌张力增高为宜。

陈展中等报道以新破汤方（全蝎 1.5g，僵蚕、蝉蜕、胆南星、葛根、田基黄、金银花、防风、钩藤各 6g，鲜红骨蓖麻根 15～20g），配合西医疗法治疗 31 例新生儿破伤风，痊愈 19 例、死亡 10 例、恶化 2 例。单用西医治疗的对照组 33 例，痊愈 12 例、死亡 16 例、恶化 5 例，两组比较有显著差异[5]。

科学护理是降低病死率的重要环节。戴芬等提出应将患儿置于避光、安静房间，保持室内空气新鲜，避免对流风。戴黑布眼罩，避免声光刺激。各项治疗护理操作应尽量在镇静剂发挥最大作用时集中进行，动作轻柔敏捷，尽可能减少不必要刺激。需建立静脉通路，最好使用留置套管针，避免反复穿刺给患儿造成不良刺激，保证药物顺利输入。要重视脐部护理，保持脐部清洁、干燥。还要加强皮肤及口腔护理。要密切观察病情变化，除专人守护外，应使用监护仪监测心率、呼吸、血氧饱和度等；详细记录病情变化。患儿早期吞咽功能障碍、抽搐频繁暂禁食，应及时供给足够的营养与水分，以保持机体的需要量，由静脉补充氨基酸、白蛋白、各种维生素。待抽搐缓解后给予鼻饲管喂养。此外，护士应积极配合医生详细告知家长病情，做好疾病相关知识的健康教育和解释工作，树立患儿家长治疗疾病的信心[6]。

黄临红通过对20例新生儿破伤风的护理，认为此病从发病到恢复要经过痉挛关、感染关、营养关3个环节，每个环节都存在着不少并发症，只有在护理过程中细心、耐心地观察，才能提高治愈率，赢得抢救时机[7]。

三、药效学研究

脐风的现代药效学研究主要体现在有效方药的摸索和针刺机制的阐述方面，李光科报道应用止痉散加味（白附片、全蝎各2g，僵蚕5g，蜈蚣、防风、钩藤各3g）配合西医疗法治疗破伤风48例，治愈20例，治愈率41.7%，较之单纯西医治疗更有疗效。药理研究表明：全蝎、蜈蚣、僵蚕均有抗惊厥及镇静作用，钩藤也有明显的镇痉止痉作用[8]。

现代参考文献

[1] 张萍，梁晓峰，李黎，等．中国1996～2007年新生儿破伤风流行病学特征分析[J]．中国疫苗和免疫，2008，14(3)：261-262.

[2] 郑莉，詹发先，叶建君，等．湖北省2007年新生儿破伤风流行病学特征分析[J]．中国热带医学，2008，8(7)：1205，1213.

[3] 王瑞泉．新生儿破伤风114例分析[J]．医学理论与实践．2007，20(1)：83.

[4] 徐友芳，陈越，曹燕珠．新生儿破伤风护理的新体会[J]．基层医学论坛，2008，12(12)：289-290.

[5] 陈展中，游于龙．中西医结合治疗重症新生儿破伤风31例对照观察[J]．中西医结合杂志，1993，13(2)：108.

[6] 戴芬，梁雪梅，敖小敏．新生儿破伤风60例护理体会[J]．齐鲁护理杂志，2007，13(9)：57-58.

[7] 黄临红．20例新生儿破伤风的护理[J]．当代护士，2008，(4)：45-46.

[8] 李光科．中西医结合治疗新生儿破伤风48例[J]．中西医结合杂志，1990，10(4)：245-246.

（郁晓维）

第四节 新生儿肺炎

【概述】

新生儿肺炎是新生儿期常见的疾病，临床以不哭、不乳、精神萎靡、口吐白沫、呼吸不规则，甚至皮肤苍白、末梢发绀、抽搐等全身性症状为指征，肺部体征多不典型。根据发病原因，可分为吸入性肺炎和感染性肺炎两大类。

新生儿肺炎发病率高，病情多危重，其病死率居国内新生儿死因的前列。若能及时诊断，合理治疗，大部分患儿能够痊愈。

中医学古代文献对本病没有专门记载，其病因、症状、治方的记载散在于初生不乳、初生不啼、百晬嗽等病证中。早在南宋《小儿卫生总微论方·难乳论》中已提出：“儿初生时，拭掠口中秽血不及，咽而入腹，则令儿心腹痞满，短气促急，故口不能吮乳饮之也。”《万氏家藏育婴秘诀·咳嗽喘各色证治》则指出小儿百晬嗽的病因感染因素为“暴受风寒”。吸入性因素为“乳多涌出，吞咽不及而错喉者。”对其治疗，《幼科发挥·肺所生病》则云：“痰多者，宜玉液丸；肺虚者，阿胶散主之。”《幼幼集成·百晬嗽论》则主张：“先用荆防败毒散小剂，母子同服，服完止药。”至于新生儿肺炎的预后，《婴童百问》、《幼科发挥》等书中均认为是“恶候”、“最为难治”。

现代对新生儿肺炎的研究有所进展，在临床研究的基础上，对新生儿肺炎的病原学有了深入的探讨，治疗已在单方治疗的基础上，发展到中药针剂静脉点滴、穴位注射等，采取中西医结合治疗，降低了病死率。

【病因病理】

一、病因

1. 内因　新生儿肺脏娇嫩，其先天不足、胎元未壮者，御邪无力，尤易为外邪所伤。

2. 外因　导致新生儿肺炎的外因较多，诸如母体染邪，传于胎儿，或小儿初生，秽毒乳汁不及清除，入口犯肺所致，正如《幼幼集成·百晬嗽论》所言：“或乳汁过多，吞咽不及而呛者，或啼哭未定，以乳哺之，气逆而嗽者。”其外因尚有因生后感受风寒所致，如《万氏家藏育婴秘诀·咳嗽喘各色证治》所提出：“或因出胎之时，暴受风寒；或因浴儿之时，为风所袭，或因解换襁裳，或出怀喂乳，皆风邪自外入者也。”

二、病理

1. 病理为痰热壅肺　外邪侵犯于肺，肺气郁阻，失于宣肃，继而外邪化热，肺热熏蒸，灼津炼痰，痰热交结，阻滞肺络，气道壅塞，不得宣通，故而肺闭喘咳。

2. 重者累及他脏　本病病位主要在肺，然初生婴儿肺脏稚弱，他脏亦常显不足，邪伤肺脏，轻者肺气失调，见气息不匀，口吐白沫，重者肺气欲绝，见呼吸微弱。气滞血瘀则见面色青灰、发绀。脾胃气衰则不乳、腹胀。心气虚衰则精神萎靡，声弱不啼。肝风内动则见抽搐。病至后期脾肾阳衰，则见肢厥脉微，反应淡漠。

西医学将新生儿肺炎分为吸入性肺炎和感染性肺炎两大类。

引起吸入性肺炎主要的原因是胎儿在宫内或娩出过程中吸入胎粪后所发生的肺部炎症。由于胎儿缺氧，出生后除肺炎外常伴缺氧缺血性脑病、颅内出血等多系统损害，故又称胎粪吸入综合征。

引起感染性肺炎主要的原因有产前感染、血行感染和产时感染等。产前感染是指产程未开始前胎儿已被感染，胎膜早破时，大肠杆菌等肠道厌氧菌和B组β溶血性链球菌等常从阴道上行污染羊水，导致胎儿感染。血行感染是病原体由母体通过胎盘至胎儿循环然后达肺，肺炎仅为宫内先天性感染的一部分。一般以病毒为主。如巨细胞病毒、风疹、水痘、单纯疱疹、柯萨奇病毒等，也可由李斯特菌、梅毒螺旋体、弓形体原虫，偶有肺炎球菌引致。产时感染则是胎膜早破者胎儿在娩出过程中，或产程延长时胎膜通透性增高，产道内细菌可通过未破的胎膜上行污染羊水后再感染胎儿；或胎儿吸入了产道中污染的血性分泌物而发生肺炎。除上行感染的细菌外，常见的还有沙眼衣原体、巨细胞病毒、单纯疱疹病毒等。

【诊断与鉴别诊断】

一、诊断要点

国家中医药管理局《中医病证诊断疗效标准》内新生儿肺炎的诊断依据如下：

1. 有羊膜早破、产程延长、早产或孕母有急性感染性疾病史。

2. 病初仅表现反应低下，哭声微弱，或不哭、不乳。多在3天后出现咳嗽气急、喉中痰鸣、面色灰白等症。严重者可见生理性黄疸加重，皮肤瘀点，四肢厥冷，屡发喘憋等。

3. 可见呼吸浅促，鼻翼煽动，点头呼吸，口吐泡沫。心率加快，肺部可闻及捻发音和细湿啰音。体弱者可体温不升，少数体质好者可发热。

4. X线胸透检查　两侧肺部可有小病灶变化。

二、鉴别诊断

1. 新生儿肺炎和新生儿肺透明膜病鉴别(表5-5)。

表5-5　新生儿肺炎与新生儿肺透明膜病鉴别

鉴别点	新生儿肺炎	新生儿肺透明膜病
症状	不哭、不乳、精神萎靡、口吐白沫、呼吸不规则，甚至皮肤苍白、末梢发绀、抽搐	进行性呼吸困难、青紫和呼吸衰竭
X线检查	两侧肺部可有小病灶变化	两侧肺野普遍性透明度减低，内有均匀的细小颗粒和网状阴影。支气管则有充气征，充气的支气管伸展至节段或末梢支气管，类似秃枝分叉的树枝

2. 新生儿肺炎和湿肺鉴别(表5-6)。

表5-6　新生儿肺炎与湿肺鉴别

鉴别点	新生儿肺炎	湿　肺
症状	临床以不哭、不乳、精神萎靡、口吐白沫、呼吸不规则，甚至皮肤苍白、末梢发绀、抽搐等全身性症状为指征	多见于足月儿，症状轻，病程短
X线检查	两侧肺部可有小病灶变化	肺纹理增粗呈放射状，肺野内广泛斑点阴影，叶间和胸腔可有少量积液，连续拍片恢复迅速

3. 新生儿肺炎和肺不张鉴别(表5-7)。

表5-7　新生儿肺炎与肺不张鉴别

鉴别点	新生儿肺炎	肺 不 张
症状	临床以不哭、不乳、精神萎靡、口吐白沫、呼吸不规则，甚至皮肤苍白、末梢发绀、抽搐等全身性症状为指征	阵发性青紫，呼吸不规则和呼吸暂停。但青紫在啼哭和吸氧后明显改善
X线检查	两侧肺部可有小病灶变化	X线表现肺不张处呈片状或扇形阴影，重者可见心肺和气管移向患侧

【辨证论治】

一、证候辨别

1. 辨别虚实　本病主要以虚实分证，可以从病史、患儿体质、临床症状等方面综合区分。由于新生儿为稚阴稚阳之体，单纯表现为实热壅肺者少见，往往表现兼有虚象或以虚证为主。不乳、呼吸浅促为气虚；不啼为肺气衰败；唇干舌红少尿为阴伤；反应淡漠、面色苍白、四肢厥冷为阳衰。

2. 识别轻重　新生儿肺炎病情有轻重之分，轻者仅有口吐白沫，食乳减少，重者颜面青紫，不啼不乳，四肢欠温，腹胀，甚而抽搐。由于体质特点，新生儿肺炎多表现为重症，即使疾病初期病情尚轻，稍有不慎，亦可迅速转变为重证。

二、治疗原则

新生儿肺炎的治疗宜分虚实。实证者宜宣肺、开肺；虚实夹杂者，在宣肺解毒的同时应予扶正；病至后期，肺脾两虚者应健脾益气。新生儿肺炎病情多危重，治疗还应根据病情给予中西医结合抢救，或辨病论治与辨证论治相结合。

三、分证论治

1. 风邪闭肺

(1)风寒闭肺

证候表现　咳嗽无力或不咳嗽，喉间痰鸣，口吐白沫，鼻翼煽动，点头呼吸，哭声低微，面色无华，口周微绀，体温正常，舌淡苔白，指纹红，达风关。

辨证要点　本证多因感受风寒所致，故证候以风寒之象为主，伴有正气不足，如面色无华、哭声低微等。

治法主方　疏风散寒，扶正宣肺。三拗汤合生脉散加味。

方药运用　常用药：麻黄、杏仁、甘草、桔梗、陈皮、人参、麦冬、五味子、茯苓。表寒重加荆芥、防风；痰多加莱菔子、半夏；喘憋加葶苈子、紫苏子；咳甚加紫菀、百部；正气不虚去人参、麦冬。

(2)风热闭肺

证候表现　发热，咳嗽气急，喉中痰鸣，咽部红肿，口吐白沫，鼻翼煽动，不思吮乳，舌红苔黄，指纹紫。

辨证要点　本证多为体质尚强壮患儿感受风热之邪所致，咽部红赤是与风寒闭肺证鉴别的关键症状，发热，舌红苔黄，指纹紫亦提示了热象。

治法主方　疏风清热，化痰宣肺。麻杏石甘汤加味。

方药运用　常用药：麻黄、杏仁、生石膏(先煎)、甘草、半夏、黄芩、鱼腥草。热甚加山栀、黄芩；痰多加紫苏子、海浮石；咳甚加枇杷叶、桑白皮；口干舌燥加玄参、生地黄。

2. 邪毒闭肺

证候表现　高热或体温不升，咳嗽，呼吸浅快，鼻翼煽动，口吐白沫，啼哭无力，面色晦暗，烦躁不安，唇干不润，舌红苔薄黄，指纹淡紫。

辨证要点　本证表证已去，邪毒内传闭肺，以呼吸浅快，烦躁不安，口吐白沫为主症，为正盛邪实之实证。

治法主方　宣肺化痰，清热解毒。宣肺散合射干汤加减。

方药运用　常用药：黄芩、射干、紫菀、麻黄、款冬花、茯苓、甘草等。唇干烦躁加麦冬、白芍；咳嗽加杏仁、桔梗；热重加金银花、金荞麦；气息短浅加人参；末梢发绀加丹参、红花；黄疸加茵陈、山栀、车前草；腹胀加枳实；神昏加郁金、菖蒲；抽搐加僵蚕、钩藤。

3. 气虚血瘀

证候表现　不哭，不乳，精神萎靡，反应淡漠，面色苍白或青灰，口唇指甲发绀，呼吸浅快或不规则，双吸气或呼吸暂停，四肢厥冷，腹胀，舌淡紫少苔，指纹紫黯。

辨证要点　本证多见于早产儿及小于胎龄儿，以面色苍白或青灰、呼吸浅促、四肢厥冷、唇周青紫等症为主，为新生儿肺炎之重症，元气虚衰、气虚血瘀是其关键。

治法主方　益气生脉，通阳活血。生脉散加味。

方药运用　常用药：人参、麦冬、五味子、黄精、茯苓、桔梗、桂枝、桃仁、黄芩等。肢端青紫加红花、丹参；腹胀加枳壳；抽搐加白僵蚕、钩藤；昏迷加菖蒲、郁金。

4. 肺脾两虚

证候表现　轻微咳嗽，喉中痰鸣，吮乳乏力，神情倦怠，面色萎黄，唇舌淡，苔薄白，指纹淡滞。

辨证要点　本证多见于疾病后期，邪去而正气不足，临床以肺脾气虚症状为主，肺部听诊可闻湿啰音久不消失，摄胸片示炎症尚未吸收。

治法主方　健脾益气，培土生金。人参五味子汤加减。

方药运用　常用药：人参、茯苓、炒白术、炙甘草、五味子。咳嗽甚加紫菀、款冬花；汗多加黄芪、防风；痰多加陈皮、半夏、川贝母。

【其他疗法】

一、中药成药

1. 贝羚散　每服 0.3g，1 日 2 次。用于邪毒闭肺证。

2. 炎琥宁注射液　静滴，每次 0.04g，用 5%葡萄糖注射液 25ml 稀释，1 日 1～2 次。用于邪毒闭肺证。

二、西医疗法

1. 吸入性肺炎　迅速抽出患儿胃内胎粪和羊水，以免再度吸入，烦躁患儿应予镇静。将患儿置于适中温度(<7 天的足月儿为 33～31℃)环境中。

(1)给氧：使其血 PaO_2维持在 7.9～10.6kPa(60～80mmHg)，无效时可用鼻塞或气管插管 CPAP，压力 2～5cmH_2O(0.2～0.5kPa)。

(2)静脉补液：因患儿常有窒息后脑水肿和肺水肿，故应适当限制液量。纠正酸中毒要每次按 3～5ml/kg 给予 5%$NaHCO_3$，必要时可重复。

(3)抗生素：可考虑合并使用氨苄西林和第 1 代头孢菌素或阿米卡星。

(4)纵隔气肿的治疗：用 $NaHCO_3$ 纠正酸中毒；妥拉唑林 1mg/kg 静注以降低肺动脉压力，如有效则皮肤发红、PaO_2上升 1.9kPa(15mmHg)，然后每小时静滴 1～2mg/kg，当 PaO_2升至大于 9.3kPa(70mmHg)可停用。其副作用为血压降低、胃肠出血。为维持正常血压，可每分钟静滴多巴胺 5～10μg/kg。重症可辅助呼吸。

2. 产前产时感染性肺炎　除保暖、补液、给氧等外，大肠杆菌等肠道杆菌肺炎可用阿米卡星或第 3 代头孢菌素，李斯特菌肺炎可用氨苄西林；B 族乙型溶血性链球菌(GBS)肺炎首选青霉素；衣原体肺炎首选红霉素；单纯疱疹肺炎可用阿糖腺苷或无环鸟苷静滴。

3. 产后感染性肺炎　除保暖、补液、给氧、脓气胸闭合引流外，金葡菌肺炎可选用耐酶青霉素、第 1 代头孢菌素或阿米卡星，特别耐药的菌株可用万古霉素；大肠杆菌、克雷伯菌肺炎可用阿米卡星或第三代头孢菌素；铜绿假单胞菌肺炎可用替卡西林加阿米卡星或头孢哌酮,但并发脑膜炎者,宜用头孢他啶;卡氏肺囊虫肺炎首选复方磺胺甲噁唑 120mg/(kg·d),共 14 天,此剂量较一般大 2 倍多;呼吸道合胞病毒肺炎,可用利巴韦林雾化吸入3~7天。白色念珠菌肺炎可用两性霉素 B 0.25mg/(kg·d)静滴 4~6 小时,每 24~48 小时增加 0.25~1mg/kg。

4. 新生儿肺炎病情危重,出现缺氧、酸中毒、呼吸衰竭、心力衰竭时,应用西药抢救治疗。

(1)供氧:供氧使 PaO_2 在 8.00~10.67kPa(60~80mmHg),但不要高于 16kPa(120mmHg)。如一般供氧不能改善,可用面罩持续正压呼吸,使压力维持在 0.39~0.98kPa(4~10cmH_2O),不超过 0.98kPa(10cmH_2O),在严重和紧急情况下作气管插管和机械呼吸。

(2)细菌性肺炎尽早选用有效抗生素:杆菌感染者可选用氨苄西林,亦可选用青霉素或红霉素。金黄色葡萄球菌耐药菌株引起的肺炎可用苯唑西林钠、氯唑西林钠或双氯西林。

(3)纠正酸中毒:呼吸性酸中毒靠改善通气来纠正,代谢性酸中毒用碱性药物治疗。

5. 对症治疗　少量多次输血或血浆。烦躁不安或惊厥时用镇静药。及时纠正低血糖或低血钙。脓胸或脓气胸时立即抽气或插管引流。心力衰竭时使用洋地黄制剂,限制液量,并用呋塞米治疗。

【预防护理】

一、预防

1. 孕妇要做好产前检查,避免胎膜早破,妊娠后期要预防各种感染。

2. 分娩时避免产程延长,避免胎膜早破。

3. 新生儿要注意保暖,避免各种感染。

4. 保持居室环境清洁,空气新鲜。

二、护理

1. 保持患儿适当体位,头部稍高,利于呼吸。

2. 喂养时耐心细致,少量多次,避免呛入气道。

3. 随时注意观察患儿的面色、呼吸等变化,如有苍白、气急,及时采取吸氧等治疗措施。

【文献选录】

《幼科发挥·肺所生病》:"小儿初生至百日内嗽者,谓之百晬嗽。痰多者,宜玉液丸;肺虚者,阿胶散主之。此名胎嗽,最为难治。"

《万氏家藏育婴秘诀·咳嗽喘各色证治》:"小儿百日内有痰嗽者,谓之百晬嗽。或因出胎之时,暴受风寒;或因浴儿之时,为风所袭;或因解换襁裳,或出怀喂乳,皆风邪之自外入者也。因乳多涌出,吞咽不及而错喉者,或因啼哭未定,以乳哺之,气逆呛出者,此病之从内出者也,皆能为咳。"

【现代研究】

一、病因病理研究

近年来对新生儿肺炎病原学研究有了较大的进展。如马晓路指出,新生儿肺炎可发生在宫内、分娩过程中和出生后,宫内感染性肺炎及分娩过程中感染性肺炎占活产新生儿的 0.5%,宫内感染性肺炎发生在胎儿期,主要因胎盘传播或羊膜炎所致。宫内细菌感染所致的肺炎多在生后 3 天内发病。分娩过程中细菌感染所致的肺炎多在生后 3~5 天内发病。生后感染的肺炎发病率最高,发病时间可早可晚[1]。许多研究表明,新生儿肺炎难以根据临床表现作出病原学诊断,年龄越小,临床表现越不典型。临床疗效不理想的重要原因往往为病原体不明确,不能采取针对性治疗。所以病原学诊断对于指导临床治疗具有很大价值。

张智慧为了进一步了解新生儿肺炎病原学及其临床特点,对临床诊断的100例新生儿肺炎,采用间接的免疫荧光法对呼吸道合胞病毒、腺病毒、流感病毒抗原检测,免疫印迹法检测柯萨奇B病毒IgM,间接免疫荧光法检测沙眼衣原体、李斯特菌、嗜血流感杆菌、克雷伯肺炎杆菌恢复期血清IgM。结果:呼吸道合胞病毒、腺病毒阳性率最高,分别为18.0%和11.0%,柯萨奇病毒B、沙眼衣原体、李斯特菌IgM抗体阳性率分别是2.0%、5.5%、2.2%,未检测出流感病毒、嗜血流杆菌及克雷伯肺炎杆菌[2]。

贺荣等指出,据有关资料报道,发达国家肺炎的病原主要为病毒感染,而发展中国家肺炎的病原以细菌为主。新生儿细菌性肺炎最主要的病菌是B组链球菌、肺炎链球菌和嗜血流感杆菌,其次是金黄色葡萄球菌、李斯特菌、克雷白肺炎杆菌和肠道杆菌[3]。

张智慧在系统观察临床患儿的基础上,指出新生儿肺炎临床特点:100例患儿中80%的患儿有咳嗽,其次常见症状多痰(50%)、呛奶(48%)、吐沫(30%)、喘憋(14%)。分别有60%、51%患儿出现肺部痰鸣音和口唇青紫,只有少数出现喘鸣音(9%)和水泡音(27%)。常见发热,腹胀,腹泻,吐奶,烦躁[4]。

二、治疗学研究

新生儿肺炎的中医临床治疗研究报道不多,一般侧重于中药成药和注射液的运用。如俞顺新将60例新生儿肺炎分为治疗组30例和对照组30例,治疗组在综合治疗基础上加用复方半边莲治疗,1～1.5ml/d,用药3～7天,对照组仅采用综合治疗,临床观察比较两组疗效。结果:治疗组在气急、吸乳量方面优于对照组,两组差异有显著性。同时还指出复方半边莲由半边莲、半枝莲、白花蛇舌草等中药组成,含白花蛇舌草多糖、齐墩果酸、红花素、半边莲碱、三萜类、香豆素类、生物碱等多种成分。具广谱抗菌、抗病毒作用,对金黄色葡萄球菌、溶血性链球菌、肺炎双球菌以及多种肠道杆菌有明显抑制作用,对流感病毒A、腺病毒、呼吸道合胞病毒也有抑制作用,对耐药菌高度敏感,并能抑制网状内皮细胞增生,增强白细胞和单核巨噬细胞的吞噬功能。所以治疗新生儿肺炎效果良好[5]。

李国庆等观察了α-细辛脑注射液雾化吸入辅助治疗新生儿肺炎的疗效,取治疗组45例,除给予积极的抗感染及各种对症支持治疗外,加用α-细辛脑注射液,每次4mg,用生理盐水20ml稀释后雾化吸入;对照组不用,其余治疗同治疗组。结果:治疗组总有效率88.9%,对照组总有效率62.2%,两组比较有显著性差异($P<0.01$);治疗组呼吸急促缓解、口周发绀及肺部啰音消失时间均明显优于对照组($P<0.01$);观察结果:细辛脑注射液雾化吸入治疗新生儿肺炎疗效满意,且未见明显毒副作用[6]。细辛脑注射液具有明显的止咳、祛痰、平喘、镇静、解痉等作用,对肺炎双球菌、金黄色葡萄球菌和大肠杆菌的生长也有不同程度抑制作用。实验表明,α-细辛脑有明显增强气管纤毛运动的作用,从而达到祛痰止咳的目的。

谢宝芳等应用炎琥宁静滴治疗新生儿肺炎83例,取得较好疗效,结果平均住院时间治疗组7.96天、对照组9.16天,经统计学处理$P<0.05$,治疗组明显优于对照组。炎琥宁主要由穿心莲叶中提取有效成分,具有清热、解毒、燥湿的功效。现代药理学表明,该药有促进肾上腺皮质功能及镇静作用,可促进中性粒细胞巨噬细胞的吞噬能力,加强了体液免疫能力,提高血清中的溶菌酶的活性;病毒灭活试验表明,炎琥宁对腺病毒、流感病毒、呼吸道合胞病毒有灭活作用;体外抑菌试验显示其对金黄色葡萄球菌、链球菌、大肠杆菌等11种细菌有抑制作用[7]。

胡淑霞报道辨证治疗新生儿肺炎 54 例，以银翘生脉散（金银花、连翘、人参各 6g，陈皮 3g，麦冬、五味子各 4g）为基本方。风邪犯肺偏风寒者用基本方去陈皮、五味子，加麻黄、杏仁；偏风热者用金银花、连翘、牛蒡子、荆芥、麦冬、薄荷、太子参、五味子。痰热闭肺者先用麻杏石甘汤加葶苈子、大枣；发绀明显加丹参、赤芍；皮肤黄染加茵陈蒿汤；痰甚加贝母、桔梗、莱菔子；缓解后继用基本方。秽浊犯肺证给予吸痰、拍背、吸氧，针灸人中、百会、气海、神阙、肺俞。药用葶苈子、黄芪、人参各 6g，肉桂、甘草各 2g，大枣 2 枚。肺脾肾虚者以炮附子 3g，人参 6g，茯苓、赤芍、当归各 4g，生姜、桂枝各 2g。肢软少气，不食懒动用生脉散加四君子汤；阳气欲脱用参附救逆汤，隔姜灸人中、百会、神阙。偏阴虚用六味地黄丸、补肺散加生脉散；合并五硬症以附子、桂枝、红花、丹参煎汤洗浴，回阳后改服基本方。方药口服、滴管滴入、母子同服、鼻饲、灌肠、雾化吸入均可。以上方法治疗 54 例新生儿肺炎，全部治愈，平均疗程 6 天[8]。

合理科学的护理也是提高治疗新生儿肺炎疗效的重要环节。施红梅报道通过对 147 例新生儿肺炎应用循证护理模式进行护理，其中痊愈出院 130 例（88.44%），病情好转要求出院 11 例（7.48%），死亡 6 例（4.08%）[9]。循证护理将护理研究和护理实践有机地结合起来，改变了临床护士以经验和直觉为主的习惯和行为。循证护理体现了以人为本的宗旨，能在护理过程中将最新的研究结果、护理人员的临床实践以及患者的实际情况三者结合起来考虑，制定最佳的护理方案为患者服务，使护理程序更科学、更合理。使新生儿肺炎的病死率由原来的 8.23% 降低至 4.08%，不仅提高了护理质量，也为患者提供了标准化的护理程序。

参考文献

[1] 马晓路，徐迎春，郑季彦，等．新生儿肺炎的病原及临床研究[J]．浙江预防医学，2005，17(1)：6-8.

[2] 张智慧．新生儿肺炎的病因研究[J]．中国社区医师，2006，8(11)：46.

[3] 贺荣．新生儿肺炎 59 例病因分析[J]．广西医学，2001，23(5)：1224-1225.

[4] 张智慧．新生儿肺炎的病因研究[J]．中国社区医师，2006，8(11)：46.

[5] 俞顺新．复方半边莲治疗新生儿肺炎 30 例临床分析[J]．河北医学，2002，8(12)：1065-1067.

[6] 李国庆，魏洪伟，薛慧敏．α-细辛脑注射液雾化吸入辅助治疗新生儿肺炎 45 例临床观察[J]．中国医药指南，2005，3(2)：1-2.

[7] 谢宝芳，马本宽，王玉琢．炎琥宁佐治新生儿肺炎临床观察[J]．社区医学杂志，2004，2(4)：65.

[8] 胡淑霞．辨证治疗新生儿肺炎 54 例临床总结[J]．湖南中医杂志，1992(6)：14-16.

[9] 施红梅．循证护理对新生儿肺炎的影响[J]．齐鲁护理杂志，2006(21)：2109-2110.

（郁晓维）

第五节　新生儿败血症

【概述】

新生儿败血症是致病菌进入血液循环，并在其中生长繁殖及产生毒素而造成的新生儿全身感染性疾病。

古代医家对于本病无系统论述，其症状的描述散见于“胎热”、“胎毒”或“疔疮走黄”等病中。本病在新生儿，尤其是胎怯儿中发病率较高，出生体重越轻，发病率越高，其发病率占活产儿的 1‰和 10‰，病死率为 13%～50%。

本病临床症状不典型，早产儿往往表现为厌食、拒奶、虚弱，面色苍白、口周发绀、体重不增，体温不恒定，可发热、正常或不升。足月儿多表现发热，精神反应差，不欲吮奶，烦躁不安，皮肤发花。重症患儿出现不规则体温，甚至高热，有明显中毒症状，面色苍白，发青或发灰，黄疸加重，可发生高胆红素血症。本病早期不易识别，处理不及时，可导致脓毒性休克和多器官功能不全综合征，如果合并多脏器功能损害，其病死率将明显升高。经治疗存活者有相当一部分发生不同程度的后遗症，早期诊断和及时治疗是影响预后的关键。

我国早在宋代《小儿药证直诀·胎热》中已有关于本病的描述，其云："生下有血气时叫哭，身壮热如淡茶色，目赤，小便赤黄，粪稠。"《活幼心书·胎热》对胎热病因进行了归纳，指出"此因在胎，母受时气邪毒，或外感风热，误服汤剂"，病机为热蕴于内，熏蒸胎气。《活幼口议》、《幼科铁镜》等对胎热的病因病机及治法亦各有论述。

现代对新生儿败血症的研究日趋增多，中西医结合防治新生儿败血症已取得肯定疗效，以中药静脉滴注治疗本病不仅丰富了治疗手段，还提高了治疗效果。

【病因病理】

一、病因

多种病因可引起新生儿败血症，感受邪毒、正气虚弱是其主要原因。

新生儿脏腑柔弱，形气未充，藩蓠疏薄，卫表不固，易受邪毒。胎儿期、出生时、出生后感受邪毒，侵入营血均可发生败血症。

胎儿期若孕母感受邪毒，可经胎盘传入胎儿，或羊水早破，秽毒经口传入胎儿而致病。

若是胎儿娩出时，产道邪毒内侵，或助产消毒不洁，邪毒乘虚而入，或羊水秽毒经口吸入，亦可导致败血症的发生。

出生后感受邪毒，较之前两者更为多见，如脐湿、脐疮邪毒炽盛而内传，或因挑马牙而致皮肤黏膜受损感受邪毒，皆可成为本病发病原因。

二、病理

1. 病变部位涉心肝肺脾多脏　新生儿败血症病情复杂，涉及脏腑广泛，病变过程中邪毒流走充斥，正邪交争起伏，可致心肝肺脾多脏产生病变。

2. 病理因素为邪毒化热化火　本病感受邪毒，侵入营血，化热化火，若正气充盛，则正邪交争，热毒炽盛，甚则邪热入营，迫血妄行，出现紫斑；若邪毒内窜心肝可致昏迷抽搐；湿热蕴结，胆汁泛溢，可致皮肤黄染；邪毒犯肺，阻遏气道，肺失清肃，则见气促、呼吸困难。

3. 病机属性分虚实　新生儿败血症的不同证候有虚实之分，一般病程短、患儿体禀强壮、疾病早期等多表现为实证；病程长或早产体弱患儿，疾病中晚期多表现为虚证。

4. 病机演变重阴阳　新生儿尤为稚阴稚阳之体，邪热炽盛，极易耗伤阴液，阴阳本为互根，阴竭者，阳随之脱，故而新生儿败血症的病机演变易见邪热伤阴或阳气暴脱。

西医学认为各种细菌都可能引起新生儿败血症，以金黄色葡萄球菌、表皮葡萄球菌比较常见，其次是大肠杆菌等革兰阴性杆菌，其感染途径有产前、产时和产后的不同，但以产后为主，产后感染多从新生儿皮肤损伤、脐带污染、口腔、呼吸道或消化道黏膜侵入，新生儿的皮肤、黏膜薄嫩，容易破损；未愈合的脐部是细菌入侵的门户；更主要的是新生儿免疫功能低下，感染不受局限，当细菌从皮肤、黏膜进入血液循环后，在其中繁殖和产生毒素所造成的全身性感染导致败血症，有时还在体内产生迁移病灶。

【诊断与鉴别诊断】

一、诊断要点

按2003年中华医学会儿科学分会新生儿学组"新生儿败血症诊疗方案"制定的诊断标准。

1. 确诊　具有临床表现并符合下列任一条：

(1)血培养或无菌体腔内培养出致病菌；

(2)如果血培养出条件致病菌，则必须与另次(份)血、或无菌体腔内、或导管头培养出同种细菌。

2. 临床诊断　具有临床表现且具备以下任一条：

(1)非特异性检查≥2 项。

(2)血标本病原菌抗原或 DNA 检测阳性。

二、鉴别诊断

1. 新生儿败血症和颅内出血鉴别(表 5-8)。

表 5-8　新生儿败血症与颅内出血鉴别

鉴别点	新生儿败血症	颅内出血
发病时间	时间不一	多在生后 1～2 天起病
症状	厌食、拒奶、口周发绀、体重不增，体温不恒定，皮肤发花。重症患儿出现不规则体温，甚至高热，有明显中毒症状	面色欠佳、烦躁不安、嗜睡、抽搐、前囟凸出

2. 新生儿败血症和新生儿肺炎鉴别(表 5-9)。

表 5-9　新生儿败血症与新生儿肺炎鉴别

鉴别点	新生儿败血症	新生儿肺炎
症状	厌食、拒奶、口周发绀、体重不增，体温不恒定，皮肤发花。重症患儿出现不规则体温，甚至高热，有明显中毒症状	不哭、不乳、精神萎靡、口吐白沫、呼吸不规则，甚至皮肤苍白、末梢发绀、抽搐
X 线检查	无明显变化	两侧肺部可有小病灶变化

3. 与新生儿肺透明膜病、肺不张鉴别　与新生儿败血症早期一样，有呼吸困难、气急、青紫，但胸部 X 线片可协助鉴别诊断。

【辨证论治】

一、证候辨别

1. 辨常证　新生儿败血症的常证有邪毒炽盛、阴虚火旺、气阴两虚证，辨证可从全身症状、舌质着手。邪毒炽盛为病之初期，全身热毒症状严重，舌质多红；阴虚火旺证多为病之中期，邪热炽盛，伤阴耗液，临床除热症外，往往伴有口干咽燥、皮肤干燥、舌红少苔诸症；气阴两虚证则为病之后期，邪退正虚，乏力多汗，舌淡苔薄。

2. 识轻重　新生儿败血症轻症见吮乳减少或无力，哭声低微或少哭，少动呈软弱无力状，呕吐或腹泻，部分患儿可伴发热、体重不增、面色较苍白或皮肤发花、黄疸等；重症可见体温不规则，不升或高热，不吃不哭不动，面色青灰或发绀，黄疸迅速加重，皮下可见出血点，肝脾大，心音低钝，心率快，呼吸困难或不规则，腹胀伴呕吐或腹泻，甚至惊厥、昏迷。

二、治疗原则

新生儿败血症的治疗以清热解毒凉血为主要法则，若邪热伤阴，应予清热养阴，病至后期气阴两伤，应予益气养阴，若正虚邪陷，治宜回阳救逆。

治疗新生儿败血症还应注意体质因素，初生小儿脏腑娇嫩，形气未充，正气易伤，在祛邪过程中应时时顾护正气，防其邪恋正伤。

三、分证论治

1. 邪毒炽盛

证候表现　起病急骤，壮热烦躁，或斑疹隐隐，皮肤、巩膜黄染，甚则昏迷、抽搐，舌红绛，苔黄，指纹紫滞。

辨证要点　本证疾病初期最为多见，病情多急重，全身症状显示热毒壅盛，重症患儿甚至邪热引动肝风，出现昏迷、抽搐。

治法主方　清热凉血解毒。黄连解毒汤合犀角地黄汤加减。

方药运用　常用药：黄连、水牛角片（先煎）、生地黄、牡丹皮、赤芍、黄芩、山栀、黄柏。黄疸重者加茵陈、制大黄；腹胀加枳壳、木香；气喘痰鸣加葶苈子、桑白皮；大便秘结者加玄明粉；腹泻者加滑石、木通、藿香；高热惊风者加羚羊角、僵蚕、蝉蜕，吞服紫雪；高热神昏者加服安宫牛黄丸。

2. 邪热伤阴

证候表现　发热稽留，午后尤甚，烦躁，口干舌燥，神倦，舌光红，有裂纹。

辨证要点　小儿为稚阴稚阳之体，邪热极易伤阴，本证候一派阴伤之象，口干舌燥为虚火上炎，舌光红有裂纹为阴虚火旺所致。

治法主方　养阴清热解毒。清营汤加减。

方药运用　常用药：生地黄、玄参、麦冬、竹叶、丹参、金银花、连翘、黄连、水牛角片（先煎）、地骨皮。高热烦躁者重用黄连、金银花、连翘；皮肤有脓性病灶重用蒲公英、生地黄、赤芍；气阴两虚者加人参、石斛。

3. 气阴两虚

证候表现　午后潮热，神萎，汗多，四肢厥冷，口干引饮，舌红少苔，指纹红。

辨证要点　本证多在疾病后期出现，阴阳互根，邪热伤阴，阴损及阳故而气阴两虚，气虚则神萎汗多，阴虚则午后潮热，口干欲饮。

治法主方　益气养阴，清解余邪。沙参麦冬汤合生脉饮加减。

方药运用　常用药：沙参、麦冬、玉竹、天花粉、白扁豆、党参、黄芪、五味子、牡丹皮、丹参、蒲公英。余邪未尽加金银花、连翘，食欲缺乏加香橼皮、炒麦芽；大便干结加火麻仁、瓜蒌仁。

4. 正虚邪陷

证候表现　发病或急或缓，面色青灰，多汗，精神萎靡不振，不吃不哭，四肢厥冷，伴体温不升，皮肤或口腔黏膜有出血瘀点，舌质淡，苔薄白，指纹隐伏不显。

辨证要点　本证病情危重，正不胜邪，邪毒内陷，正气不支，心阳欲脱，故而多汗，四肢厥冷。气不摄血，血从外溢则皮肤口腔黏膜见出血点。

治法主方　温阳扶正祛邪。四逆汤加味。

方药运用　常用药：人参、附子、干姜、甘草、金银花、黄连。气息微弱、舌淡加黄芪、川芎、当归；有瘀斑及肝脾肿大加赤芍、红花、川芎；四肢厥冷加桂枝；神昏加苏合香丸；汗多加黄芪、煅龙骨、煅牡蛎。

【其他疗法】

一、中药成药

1. 茵栀黄注射液　2ml/(kg·d)，加10%葡萄糖注射液50ml，静脉滴注，1天1次，5～

7天为1个疗程。用于黄疸伴肝脾肿大者。

2. 至宝丹　每服0.75g。用于神昏、痰盛气粗者。

二、药物外治

黄连、山栀、金银花、连翘、地龙、蝉蜕、马齿苋、秦皮各6g，黄芩、白僵蚕、炒枳壳各3g，琥珀末(冲)0.5g，浓煎至60ml。保留灌肠，1天2次，连灌3天。

三、西医疗法

1. 抗菌治疗

(1)临床诊断败血症，在使用抗生素前收集各种标本，不需等待细菌学检查结果，即应及时使用抗生素。

(2)根据病原菌可能来源初步判断病原菌种，病原菌未明确前可选择既针对革兰阳性菌又针对革兰阴性菌的抗生素，可先用两种抗生素。掌握不同地区、不同时期有不同优势致病菌及耐药谱，经验性地选用抗生素。

(3)一旦有药敏结果，应做相应调整，尽量选用一种针对性强的抗生素；如临床疗效好，虽药敏结果不敏感，亦可暂不换药。

(4)一般采用静脉注射，疗程10～14天。合并B组溶血性链球菌及G^-菌所致化脑(简称化脑)疗程14～21天。

2. 清除感染灶　脐炎局部用3%过氧化氢、2%碘酒及75%乙醇消毒，每日2～3次，皮肤感染灶可涂抗生素软膏。口腔黏膜亦可用3%过氧化氢或0.1%～0.3%雷佛尔液洗口腔，每天2次。

3. 保持机体内、外环境的稳定　如注意维持营养、保暖、供氧、纠酸、电解质平衡、血循环稳定等。

4. 增加免疫功能及其他疗法　早产儿及严重感染者可用静注人血免疫球蛋白(IVIG)300～600mg/kg，1天1次，连用3～5天。严重感染者尚可行换血疗法。

【预防护理】

一、预防

1. 防治孕妇感染以防宫内感染。

2. 分娩过程中要做到无菌操作，胎膜早破12小时以上仍未分娩时可给产妇注射抗生素预防。

3. 提倡母乳喂养，减少因肠道感染而导致的败血症。

二、护理

1. 做好脐部、皮肤黏膜护理，勿挑“马牙”或割“螳螂子”。有感染病灶及时处理。

2. 密切观察新生儿精神、食欲及体温情况。

3. 严格做好消毒隔离工作，避免继发感染及交叉感染。

【文献选录】

《活幼心书·胎热》：“婴儿生下三朝旬月之间，目闭而赤，眼胞浮肿，常作呻吟，或啼叫不已，时复惊烦，遍体壮热，小便黄色，此因在胎母受时气邪毒，或外感风热，误服汤剂，或食五辛姜面过多，致令热蕴于内，熏蒸胎气，生下固有此症，名曰胎热。”

《活幼口议·胎病作热》：“议曰：儿在胎中，母多惊悸，或因食热毒之物，降生之后，儿多虚痰，气急短满，眼目眵泪，神困呵欠，不发神舒，呃呃作声，大小便不利，或通利即有血水，盛则手常拳紧，脚常搐缩，眼常斜视，身常掣跳，皆由胎中受热。宜速与服大连翘饮子解散诸热，次与服消风散，数服无恙。”

《幼科推拿秘书·推拿病证分类》：“胎毒者，胎中受母热毒致生病症，三朝、一七、十日、半月内最难救治，五六日尤难。”

【现代研究】

陈宝林报道以僵蚕、紫草各10g，大黄6g（另煎），青蒿15g，败酱草20g，甘草3g，为基本方治疗新生儿败血症疗效良好。高热无汗者加木贼10g，连翘20g；正虚邪陷加生黄芪15g，制附片6g；伤阴较重加天花粉10g，乌梅10g。陈氏认为新生儿败血症发病机制除感受时邪外，主要与先天毒热内蕴、熏蒸于外有关，以上基本方具有通腑泻热、祛风解毒之功，大黄具有釜底抽薪之功[1]。

新生儿金葡菌败血症极期辨证多属热毒炽盛，内攻脏腑，虞佩兰对应用适当抗生素后发热仍不退，症状改善不明显者，加用中药治疗，常选五味消毒饮、黄连解毒汤、清瘟败毒饮等加减。加用中药后症状减轻，体温下降。对于伴有黄疸、肝脾肿大者，在抗生素基础上加用茵栀黄注射液静滴，1日2次，每次10～20ml，24例败血症患儿治疗后，绝大多数获得好的效果，恢复期可改为茵陈蒿汤加减口服（茵陈5～10g，山栀4g，黄芩3g，黄连2g，车前草、茯苓各6g）以巩固疗效。若金葡菌败血症发热迁延不退，辨证属湿热蕴结、脾胃失和者，以甘露消毒丹加减（蔻仁0.5g，连翘3g，射干、川贝母各2g，藿香、菖蒲、薄荷各1g），常可获较好疗效。新生儿金葡菌败血症病情危重者，常出现邪盛正虚，有的出现邪毒内陷，邪热伤阴或邪毒内陷、气阴两虚，宜扶正祛邪。方用黄连解毒汤合养阴、益气之剂，药用黄连、黄芩、白糖参、黄柏、当归各1.5g，生地黄、山栀各2g。腹泻加地锦草9g；瘀斑或肝脾肿大加赤芍3g，川芎、红花各1.5g；神志不清者常用安宫牛黄注射液0.5ml，稀释后静脉滴注，1日2～3次[2]。

张秀春等报道运用中西医结合方法治疗新生儿败血症尤以黄疸为主的81例患儿，对照组予西医治疗，治疗组在上述西医治疗基础上加用中药汤剂及静脉滴注成药复方丹参注射液。阳黄湿热熏蒸型以清利湿热、疏利肝胆、退黄为主，方用茵陈9g、山栀4g、大黄3g加减，予竹茹4g清热降逆止吐，厚朴4g行气导滞，犀角散清热解毒、凉血退黄，茯苓5g健脾渗湿；阴黄寒湿阻滞型以祛寒利湿、利胆退黄为主，方用茵陈9g、党参5g、干姜3g、白术3g、甘草3g加减，湿盛加茯苓5g以健脾渗湿，寒甚加附子2g（先煎）以温肾健脾、祛寒化湿。上药每天1剂，煎汁50ml，分3次温服，10～15天为1个疗程，同时静脉滴注10%葡萄糖注射液30ml加复方丹参注射液4ml，每天1次，10～15天为1个疗程以活血化瘀。结果治疗组疗效优于对照组，治疗组对重度黄疸患儿的肌张力高、发热症状疗效好，黄疸开始消退的时间及完全消退时间均有缩短，中度黄疸症状消退时间两组无明显差异[3]。

参考文献

[1] 陈忠琳，魏雪舫．通腑泻热法治疗新生儿败血症[J]．四川中医，1989，(5)：13.

[2] 虞佩兰，张宝林．中西医结合防治新生儿金黄色葡萄球菌感染[J]．中西医结合杂志，1987，7(10)：620-621.

[3] 张秀春，张丽茹．中西医结合治疗新生儿败血症临床观察[J]．现代中西医结合杂志，2002，11(5)：407-408.

（郁晓维　王明明）

第六节　新生儿硬肿症

【概述】

新生儿硬肿症是指新生儿生后不久(多发生于7～10天以内)局部甚至全身皮肤、皮下脂肪硬化和水肿的疾病。只硬不肿者称新生儿皮脂硬化症;单纯由于受寒而致者,则称新生儿寒冷损伤综合征。根据其临床特征,与古代医籍中的胎寒、五硬证相似。

本病主要发生在寒冷季节和北方地区,也可见于夏秋炎热季节,新生儿硬肿症多发生于早产及低出生体重儿,除了寒冷损伤之外,围生期感染也是导致新生儿硬肿症发生并使病情加重或出现合并症的重要原因,肺出血是本病最危重的并发症和主要死亡原因,新生儿硬肿症造成肺出血的发生率与胎龄、日龄、硬肿程度、酸中毒、出生体重等密切相关,胎龄越小、出生体重越低、硬肿程度越重,发生肺出血的几率越高。

我国早在隋代《诸病源候论》中对本病的病因、症状就有所记载,指出其病因为"儿在胎之时,母取冷过度,冷气入胞,令儿著冷。"《活幼心书》对此有详细的症状描述;《万氏家藏育婴秘诀》则提出对本症的治疗"宜服温补之剂"。《保婴撮要》、《幼科金针》提出治疗方药为理中丸、匀气散等,由此可见古代医家对本病的病因病机、治法方药及预后已有一定的认识。

现代对新生儿硬肿症的研究更为深入,在病机为阳气虚衰、寒凝血涩的认识基础上,认为本病证与中医学的"血瘀证"密切相关,运用温阳活血的药物治疗新生儿硬肿症取得良效。中西医结合治疗大大降低了新生儿硬肿症的病死率。

【病因病理】

一、病因

多种病因可引起新生儿硬肿症的发生,常见的有体质因素及感受寒邪两大原因,少数则因感受温热之邪所致。

1. 体质因素　初生小儿,稚阴稚阳之体,早产儿、体弱儿更是先天禀赋不足,阳气虚衰,为发病之内因。

2. 感受外邪　小儿出生之后护理保暖不当,寒邪乘袭,直中脏腑为发病的主要原因,亦有部分患儿由于感受温热之邪而发病。感受风寒者,多见于严寒季节,感受温热之邪则无明显季节性。

二、病理

1. 病变脏腑在脾肾　新生儿硬肿症的病变脏腑主要在脾肾,先天元阳未充,加之后天寒凉损伤,脾肾之阳不振,以致阳气不能温煦肌肤。

2. 病理因素主要在血脉瘀阻　新生儿硬肿症的发生与血脉瘀阻有密切关系,无论是先天禀赋不足,体质虚弱,气血未充,元阳不振,还是感受寒邪、热毒,均可致血液凝滞,血脉瘀阻,肌肤硬肿。

新生儿阳气未充,阴气未长,寒为阴邪,最易伤人阳气,先天禀赋不足之小儿感受寒邪,直中脏腑,伤脾肾之阳,或因生后感受他病,阳气虚衰,致寒邪凝滞,气滞血瘀而发病。

脾主运化,脾阳不振,运化失调,水湿内停故见水肿。肺朝百脉,通调水道,寒侵腠理,肺气失宣,肌肤失调,皮肤硬肿加重。肾阳虚衰,阳气不能温煦肌肤,营于四末,故身冷肢厥。阳虚则寒,寒凝则气滞血瘀,致肌肤僵硬,色呈紫黯,唇及肢端发青。严重者血不循经而外溢。故晚期常见伤络而出血。阳气虚极,正气不支,引起阳气衰亡,可见气息微弱,全身冰冷，脉微欲绝之象。

《医林改错·膈下逐瘀汤所治之症目》云："血受寒则凝结成块，血受热则煎熬成块。"于此可见寒与热均可引起血瘀，临床少数患儿因感受邪毒，毒热蕴结，耗气伤津，阴液不足，血脉不充，血行涩滞，气血运行不畅，亦可致肌肤硬肿。

西医学认为寒冷，早产，低体重，窒息，重症感染如败血症、肺炎等均为本病可能的致病因素。发病机制有：①新生儿体温调节中枢发育未完善。②新生儿体表面积相对大，皮下脂肪层薄，血管丰富，易散热。③新生儿皮下脂肪中饱和脂肪酸含量大，其熔点高，受寒时易凝固。④早产儿棕色脂肪贮量少，在窒息、缺氧及严重感染时棕色脂肪产热不足，致体温过低。

低体温对人体影响的研究还在不断深入。①低体温时周围循环阻力下降，血液瘀滞，组织缺氧。中心血循环量则减少，心率减慢，尿量减少。在复温过程中血循环量增加，如尿量不随之增加，可能引起心力衰竭，甚至发生肺水肿和肺出血。②低体温时呼吸减慢，易发生呼吸性酸中毒，又由于营养进入量不足，造成代谢性酸中毒，因此重型硬肿症酸中毒也较重。③低体温时糖代谢不完善，病初起可能出现高血糖，但由于糖消耗增高，继而发生低血糖。④低体温时血细胞比容和血液黏稠度增高，血小板减少，肝素样物质也减少。种种原因都可引起凝血障碍，诱发弥漫性血管内凝血。严重感染时由于休克更易发生 DIC。

【诊断与鉴别诊断】

一、诊断要点

1990 年 10 月第 2 届全国新生儿学术会议（沈阳）制定的新生儿硬肿症诊断标准如下：

1. 病史　发病处于寒冷季节，环境温度过低或保暖不当史；严重感染史；早产儿或足月小样儿；窒息、产伤等所致的摄入不足或能量供给低下。

2. 临床表现　早期哺乳差，哭声低，反应低下。病情加重后体温＜35℃，严重者＜30℃，腋温—肛温差由正值变为负值，感染或夏季发病者不出现低体温。硬肿为对称性，依次为双下肢、臀、面颊、两上肢、背、腹、胸部等，严重时肢体僵硬，不能活动。多器官功能损害：早期心率低下，微循环障碍，严重时休克、心力衰竭、弥漫性血管内凝血（DIC）、肺出血、肾衰竭等。

3. 实验室检查　根据需要检测动脉血气、血糖、钠、钾、钙、磷、尿素氮或肌酐、心电图、胸部 X 线摄片。

二、鉴别诊断

1. 新生儿硬肿症和新生儿水肿鉴别（表 5-10）。

表 5-10　新生儿硬肿症与新生儿水肿鉴别

鉴别点	新生儿硬肿症	新生儿水肿
病因	寒冷季节出生，环境温度过低或有保暖不当史；有严重感染史；早产儿或足月小样儿；窒息、产伤等所致的摄入不足或能量供给低下	有先天性心脏病、心功能不全、新生儿溶血、低蛋白血症、肾功能障碍、维生素 B_1 或 E 缺乏等；局部水肿有时见于产道挤压
病变部位	硬肿依次出现于双下肢、臀、面颊、两上肢、背、腹、胸部等处	全身或局部
局部症状	皮肤黯红或紫红，皮肤及皮下脂肪发硬，弹性消失，可硬如橡皮，有时有水肿，重压有凹陷	水肿，但不硬，皮肤不红

2. 新生儿硬肿症和新生儿皮下坏疽鉴别(表 5-11)。

表 5-11　新生儿硬肿症与新生儿皮下坏疽鉴别

鉴别点	新生儿硬肿症	新生儿皮下坏疽
病因	寒冷季节出生,环境温度过低或有保暖不当史;有严重感染史;早产儿或足月小样儿;窒息、产伤等所致的摄入不足或能量供给低下	常有难产或产钳产史
病变部位	硬肿依次出现于双下肢、臀、面颊、两上肢、背、腹、胸部等处	多发生于身体受压部位(枕、背、臀)以及受损部位
局部症状	皮肤黯红或紫红,皮肤及皮下脂肪发硬,弹性消失,可硬如橡皮,有时有水肿,重压有凹陷	皮肤发硬,略红肿,迅速蔓延。病变中央转为软化,呈黯红色。逐渐坏死,形成溃疡,可融合成大片坏疽

【辨证论治】

一、证候辨别

1. 辨别轻重　本病可分为轻症、中症和重症,根据硬肿范围、体温及全身情况等来区别(表 5-12)。

表 5-12　新生儿硬肿症病情分度

分度	体温		硬肿范围	器官功能改变
	肛温(℃)	腋—肛温差		
轻度	≥35	正值	<20%	无或轻度功能低下
中度	<35	0 或正值	20%～50%	功能损害明显
重度	<30	负值	>50%	功能衰竭 DIC,肺出血

注:硬肿范围估算:头颈部 20%,双上肢 18%,前胸及腹部 14%,背部及腰骶部 14%,臀部 8%,双下肢 26%。

2. 辨别虚、寒、瘀　本病的病理因素以虚、寒、瘀为主,少数可由热毒壅盛、耗气伤津所致。临床还要辨别虚、寒、瘀孰轻孰重。患儿全身冰冷、僵卧少动、反应极差之重症多属脾肾阳气虚衰;患儿反应尚可、全身欠温、四肢发凉、肌肤硬肿之轻症多属寒凝血涩。

3. 辨别危症　若患儿面青发搐、心腹硬急或口鼻流出鲜血,常可危及生命。

二、治疗原则

治疗新生儿硬肿症以温阳益气,活血化瘀为基本法则。根据临床证候不同,阳虚者宜温补脾肾,脾肾阳气恢复则寒邪不易入侵;寒甚者宜散寒通阳;血瘀者宜行气活血;若为热毒壅结者则宜清热解毒散瘀。

治疗新生儿硬肿症还应注意内服药与外治法配合使用,如配合复温、外敷、推拿等方法以增进疗效,重症患儿应中西医结合治疗以降低病死率。

三、分证论治

1. 阳气虚衰

证候表现　患儿全身冰冷,僵卧少动,嗜睡,气息微弱,哭声低怯,仰头取气,关节不利,吸吮困难,面色苍白,肌肤板硬而肿,范围波及全身,皮肤黯红,尿少或无,唇舌色淡,指纹浅红不显。

辨证要点　本证患儿多为早产儿，体质虚弱，元阳不振。患儿全身冰冷，僵卧少动，气息微弱均显示阳气虚衰之征兆。阳气虚衰，风寒凝滞，经脉不通则面色苍白，肌肤板硬而肿。本证多属重症，常易因阳气无力御邪导致肺炎，或因虚寒而血脉失摄导致肺出血之危症。

治法主方　益气温阳，调和气血。参附汤加味。

方药运用　常用药：人参、黄芪、制附子、巴戟天、桂枝、丹参、当归。制附子应先煎半小时。方药应浓煎，吸吮困难者，可用滴管频频滴入患儿口中。肾阳衰加鹿茸0.3g，研为细末调服以补肾壮阳；口吐白沫、呼吸不匀加僵蚕、石菖蒲、胆南星、郁金、牛黄等豁痰通络；小便不利加四苓散以通利小便；气虚明显加人参注射液静脉滴注；心率慢，心音低钝，脉微弱者用生脉饮注射液静滴以益气强心复脉。

本证还可用真武汤、阳和汤治疗。验方熟附子、黄芪、桂枝、当归、丹参、熟地黄、巴戟天、鹿茸、川芎，或附子、干姜、炙甘草、丹参、当归、红花、黄芪、红参，对阳气虚衰、血脉瘀阻者均可选用。

2. 寒凝血涩

证候表现　面色紫黯，全身欠温，四肢发凉，硬肿多局限于臀、臂、面颊等部位，皮肤不易捏起，色黯红，青紫，或红肿如冻伤。严重者口鼻出血。唇色黯红，指纹紫黯。

辨证要点　本证一般系体弱小儿中寒而致，多发生于寒冬季节，病情较轻。先天不足，阳气虚弱，复受外寒，故全身欠温，四肢发凉。阳虚则阴盛，阴盛则寒凝，寒凝则气滞血瘀而致面色紫黯，皮肤黯红青紫。严重者因血凝瘀阻，血不归经，可见口鼻出血的危象。

治法主方　温经散寒，活血通络。当归四逆汤加减。

方药运用　常用药：当归、桃仁、红花、白芍、桂枝、细辛、川芎、丹参。寒甚加制附子、干姜以温阳散寒；精神萎靡，口吐白沫，呼吸不匀，加白僵蚕、法半夏、石菖蒲、郁金以化痰；硬肿甚加郁金、鸡血藤以活血行瘀；气行则血行，活血必先益气行气，可加人参、黄芪、木香。

3. 热毒蕴结

证候表现　患儿发热烦躁，面红气粗，肌肤硬肿紫红，尿短赤。严重者不哭、不食、不动，鼻窍出血。唇色紫红，指纹淡滞。

辨证要点　本证主要见于感染所致的硬肿，发病率低，无明显季节性。热毒蕴郁故发热烦躁，面红气粗，尿短赤。气血郁滞故肌肤硬肿，色紫红，指纹紫滞。热壅血瘀，血液妄行故鼻窍出血。

治法主方　清热解毒，活血化瘀。黄连解毒汤加减。

方药运用　常用药：黄连、黄芩、山栀、人参、川芎、丹参、红花、茯苓、黄芪。发热伤阴，加生地黄、玄参、麦冬；大便秘结加生大黄、槟榔；鼻衄加仙鹤草、白茅根。苦寒之品易化燥伤阴，损伤脾胃，应中病即止。伴有感染性疾病者，应同时辨证治疗。

【其他疗法】

一、中药成药

1. 复方丹参注射液　每次2ml(含丹参、降香各2g)，加入10%葡萄糖注射液20ml中静滴，1天1次，7～15天为1个疗程。用于各种证型。

2. 盐酸川芎嗪注射液　6～10mg/(kg·d)，最大不超过每天20mg，加入10%葡萄糖注射液80～100ml，静脉滴注。1天1次，10天为1个疗程。用于各种证型。

二、药物外治

1. 鲜橘皮 120g，藏红花 30g。煎成水剂，放入盆中，水温保持在 38.5～40℃，将患儿浸泡盆中，15～20 分钟后抱起患儿擦干身体，置于预热至 32～34℃保温箱中，用国产 600W 的红外线灯照射硬肿处，灯管距皮肤 30～50 厘米，边照边按摩，每次 15～30 分钟，1 天 1 次。

2. 新鲜韭菜 200～250g，清水 2500～3000ml，煮沸至韭菜熟而发黄，待其降温至 42～40℃备用，在 26～28℃室温中将患儿放入韭菜水中沐浴，除患儿头部外，身体其他部分均浸泡在韭菜水中，并用煮熟变软的韭菜揉摩皮肤，硬肿部位着重按摩，洗浴 5～10 分钟，水温下降至 38～37℃时即抱起患儿，擦干身体，包好取暖。1 天 1～2 次。

3. 活血化瘀油膏适量（当归、红花、川芎、赤芍、透骨草各 15g，丁香 9g，制川乌、草乌、乳香、没药各 7.5g，肉桂 6g，研末与凡士林 1000g 配成），用温水洗净硬肿部位，涂抹活血化瘀油膏，以手轻揉按摩 10～15 分钟，4 小时 1 次，冬天油膏须加热后再用。

三、针灸疗法

1. 针刺　关元、气海、足三里，针后加灸。

2. 温灸　局部用艾条温灸。

四、推拿疗法

万花油推拿法　万花油含红花、独活、三棱等 20 味药，功效为消肿散瘀、舒筋活络。抚法、摩法、搓法可理气和中，舒筋活血，散寒化瘀，兴奋皮肤末梢神经，扩张毛细血管，使血液向周身回流，改善皮肤温度。具体方法：

1. 双下肢肿胀明显用抚、摩两法。患儿置于成人怀中，盖好被。抚法：施术者以手指腹和鱼际肌涂上万花油，手掌略弯曲，让 5 个指腹、掌根部及鱼际肌接触患儿皮肤，轻飘地抚双下肢，由下而上 5～7 遍。再行摩法：用拇指鱼际肌涂上万花油，对肿块逐个轻揉，节奏缓慢地盘旋摩动，着力均匀，患部有微热感。再施抚法 2～3 遍，结束推拿。注意勿将皮肤擦伤，每 4 小时推拿 1 次。

2. 整个双下肢似硬橡皮状伴有水肿用抚、搓两法。患儿置成人怀中，抚法同上述，抚法完后施搓法：用手掌涂万花油，在患儿下肢来回搓动，并上下揉动，力要均匀，速度宜缓，皮肤稍有热感，再施抚法。每 4 小时 1 次。

五、复温疗法

复温是治疗新生儿硬肿症的重要措施。方法有多种。轻者（体温 34～35℃）可放在 25～26℃室温中，置热水袋，使其逐渐复温。重者（体温≤33℃）可先在远红外辐射热保暖床快速复温，或暖箱复温，先以高于患儿体温 1℃的温度开始复温，然后每 1 小时提高箱温 0.5～1℃，待体温正常箱温设置在患儿所需的适中温度。复温时监护血压、心率、呼吸等，定时检测肛温、腋温、腹壁皮肤温度及环境温度（室温和暖箱温度）。

六、西医疗法

1. 热量及液体供给　热量开始每日 210kJ/kg（50cal/kg），并迅速增至 420～504kJ/kg（100～120cal/kg）。补充液体需控制滴速，补液量控制在每日 60～80ml/kg，防止心衰、肺出血、高血糖。

2. 控制感染　可根据感染性质，加用青霉素或头孢菌素等，尿量明显减少时慎用对新生儿肾脏有毒副作用的药物。

3. 纠正器官功能紊乱

（1）循环障碍：有微循环障碍可用丹参，每次 0.5～1ml/kg，静滴，1 天 1 次，早期应用可防止或中断DIC及肺出血的发生。血压降低伴心率减慢首选多巴胺5～8μg/(kg・min)静滴,增强心肌收缩力,改善肾脏血流。出现代谢性酸中毒,根据血气值计算后稀释给予纠酸。

(2)DIC:早期DIC高凝状态,可予微量肝素,0.2～0.5mg/(kg・d),分次皮下注射。经实验室检查证实为高凝状态可立即使用肝素,首剂0.5～1mg/kg,6小时后按0.25～0.5mg/kg给予,若病情好转,改为每8小时1次,逐渐停用。给第2次肝素后应予新鲜全血或血浆。

(3)急性肾衰竭:并发急性肾衰竭表现为尿少或无尿时可给呋塞米,并严格限制液量。无效加用多巴胺或氨茶碱静脉滴注。并发高钾血症应限制钾的摄入,严重时给予胰岛素加葡萄糖静脉输注或静脉注射适量葡萄糖酸钙以抵消钾对心脏的毒性作用。

(4)肺出血:肺出血一经确诊应尽早气管内插管,进行正压呼吸治疗,平均气道压10～12cmH_2O,2～3天病情好转后逐渐减低呼吸器参数。同时积极治疗引起肺出血的病因,如DIC、肺水肿、急性心肾衰竭等。

【预防护理】

一、预防

1. 作好孕妇保健,尽量避免早产,减少低体重儿的产生。

2. 严冬季节出生的小儿应注意保暖,事先提高室温,准备好干热绒毯,待小儿一出生立即包裹御寒。

3. 出生后1周内的新生儿,应经常检查皮肤及皮下脂肪的软硬情况,加强消毒隔离,防止或减少新生儿感染的发生。

二、护理

1. 对早产儿、体弱儿要做好保暖工作。耐心喂养,供给充分热量,使身体产热而复温。能吸吮者,尽量母乳喂哺和口服补液。

2. 对吸吮力差者,可用滴管或鼻饲,必要时静脉点滴10%葡萄糖注射液。

【文献选录】

《诸病源候论・小儿杂病诸候・胎寒候》:"儿在胎之时,母取冷过度,冷气入胞,令儿著冷。至儿生出,则喜腹痛,不肯饮乳,此则胎寒。"

《婴童百问・五硬》:"五硬则仰头取气,难以动摇,气壅疼痛连胸膈间,脚手心如冰冷而硬,此为风症难治。肚大青筋,急而不宽,用去积之剂,积气消即安。恐面青心腹硬者,此症性命难保。"

《保婴撮要・五硬》:"五硬者,仰头取气,难以动摇,气壅作痛,连于胸膈,脚手心冷而硬。此阳气不营于四末也。经曰:脾主四肢。又曰:脾主诸阴。今手、足冷而硬者,独阴无阳也,故难治。"

【现代研究】

一、病因病理研究

古代多数医家认为本病病因病机为禀赋不足,感受寒邪或风邪,阳气不达,气滞血瘀而成,近代多宗于此说,并在此基础上深入研究,另有创见。谢思华认为重症新生儿硬肿症的发病机制是小儿先天脾常不足、肾常虚,若后天护养失调,加上风寒外袭肌表,水湿内侵,导致肾阳虚弱,脾阳不振,故出现肾脾阳虚。肾阳虚弱一则无以温化水湿从膀胱而去,另则不能温养脾土,脾虚气化功能障碍,水液潴留,溢于肌肤,形成水肿,故小儿腰腹下肢水肿为甚,小便短小,神倦肢冷,疲乏无力。若肾气衰竭、正气虚弱,均可出现水邪凌心犯肺,出现水肿加重、脉沉无力、四肢厥冷，病情危重，最终发展为DIC，肺出血和呼吸循环衰竭[1]。

齐永福等认为新生儿为稚阴稚阳之体，早产体弱儿更是先天不足，体质虚弱是发病的主要内因，生后护理不当、寒冷损伤直中脏腑是发病的主要外因。先天元气未充，加之后天寒冷损伤，导致脾肾阳气不振，无以温煦气血，气血运行不畅，血脉凝滞瘀阻而发生肌肤硬肿，硬肿症根本病机为阳气虚衰、寒凝血涩[2]。现代研究也发现新生儿硬肿症存在血液流变学改变，毛细血管内有微小血栓形成及微循环障碍，与中医学“血瘀证”相似。

杨艳艳等对112例新生儿硬肿症的临床资料进行回顾性研究分析，发现新生儿硬肿症的病因以窒息和感染最常见，多见于早产儿、低体重儿，多发生在出生后1周内(94.7%)，3天内发病多与窒息有关，4～7天发病多与感染有关；重症新生儿硬肿症常合并多脏器功能损害，肺出血、弥漫性血管内凝血为最常见死因，是否合并不同程度多脏器功能损害是病情、预后的重要指标[3]。说明围生期治疗和护理保健是减少新生儿硬肿症发生的关键，避免早产、防止窒息和感染的发生是降低本病发病率的主要措施。

二、治疗学研究

新生儿硬肿症的现代临床研究辨证论治、预防保健诸方面均取得了显著的进展。

历代医家治疗本病多主张采用益气温阳散寒、活血化瘀通络的方法，近年来主要采取中西医结合的方法，在常规疗法的基础上加用中药内服或静脉给药。方立群用四逆加人参汤加减配合综合治疗新生儿硬肿症，药用太子参、熟附子、桂枝、炙甘草、白术、川芎各3g，当归4g，白芍2g。治疗47例，治疗5～14天，治愈38例、好转7例、死亡2例，有效率95.7%[4]。陆传宝将新生儿硬肿症分为3种证型，患儿皮肤硬肿、全身冰冷、气息微弱、哭声低怯者，给予益气温阳，药用人参、黄芪、茯苓各6g，桂枝1.5g，附片3g。全身皮肤苍白肿亮，关节不利、按之凹陷者，治以补气利水，药用人参、白术、甘草、茯苓、泽泻各6g，黄芪、猪苓各9g，五味子1g。皮肤硬肿色黯，不能捏起者，治以益气活血，药用人参2g，黄芪9g，肉桂、炙甘草、木通、赤芍各3g，川芎、当归各6g[5]。谢思华在常规治疗基础上加用桂枝生脉五苓散水煎，口服或鼻饲治疗新生儿硬肿症，方药组成：黄芪9g，西洋参3g，麦冬9g，五味子1g，桂枝3g，白术6g，泽泻6～9g，茯苓6～9g，炙甘草1.5～3g，制附子1g，水煎至30～60ml，分2～3次口服或鼻饲，连续3～5天。用该方法治疗的患儿病程缩短，并发症少且较轻，治愈率较高而病死率较低，服用中药后精神状态及各种反应明显改善，四肢末端发绀、发凉减轻，肌肤转暖红润，心率增加，尿量增多，硬肿消退加快[1]。

邢惠芝在综合治疗的基础上加用生脉注射液5～10ml静脉注射或稀释后静滴治疗硬肿症，首次应用不经稀释，入院后1小时内应用，轻症每天1次，重症每天可用2～3次，5～7天为1个疗程，该治疗方法在显效率、体温恢复时间、硬肿消退时间、住院天数等方面均优于对照组[6]。赵琍珺治疗新生儿硬肿症37例，在常规治疗基础上早期应用脉络宁注射液0.7ml/kg，加入5%葡萄糖注射液50ml中静脉滴注，1天1次，直到硬肿完全消退，对照组仅用常规治疗。结果治疗组治愈34例，占91.9%；对照组37例，治愈25例，占78.1%，治疗组与对照组相比较具有显著差异。脉络宁注射液使患儿复温及硬肿软化时间缩短，在提高治愈率，降低病死率等方面优于对照组[7]。

新生儿硬肿症与中医瘀证有关，外治法可以起到温经散寒、疏通营血、改善局部血瘀凝块、柔软肌肤的作用。张芳文等将84例硬肿症患儿分为对照组和观察组，对照组应用常规治疗，观察组在常规治疗的基础上应用中药水浴复温。中药水浴复温方法如下：防风、艾叶、透骨草、红花各20g，白矾5g，煎水2000ml，分2次洗澡，水温39～40℃，室温28～30℃，洗时一手帮助按摩四肢及硬肿皮肤，促进血液循环和硬肿的吸收。每次沐浴15分钟，1天2次，连用5～6天。洗后立即擦干，放入30～32℃暖箱或者预先暖好的棉被中保暖，发现本方法治疗新生儿硬肿症可缩短病程，提高治愈率，降低病死率，无毒副作用[8]。

齐永福等将169例患儿随机分为治疗组100例和对照组69例，两组均予以西医常规综合治疗，治疗组配合外用温阳活血软膏，温阳活血软膏药物组成：乳香、没药各9g，当归、川芎、红花、丹参、赤芍各15g，透骨草6g，肉桂、丁香、川乌、草乌各7.5g，共研细末，与凡士林1000g配成软膏，加温后外敷于患处，并轻轻按摩10分钟左右，1天2～3次，5天为1个疗程，1个疗程后统计疗效。结果发现治疗组总有效率为96.0%，对照组总有效率为63.8%，两组比较经统计有显著意义[2]。

三、药效学研究

药理研究证明，生脉注射液可以抗氧化自由基，抑制脂质过氧化，抑制血栓素A_2的形成，改善微循环状态，减轻毛细血管通透性，通过上述途径能够达到改善局部血液循环、促进硬肿软化消除的作用。硬肿症患儿皮肤及皮下脂肪硬化、水肿，使得外周阻力增加，加上心肌损害而引起心脏“泵”作用减弱，生脉注射液还可通过改善心肌代谢，增加心肌收缩力，增加心排出量，来改善细胞供血供氧，减轻细胞的损伤及多器官功能损害，进而增强机体抗感染能力[6]。

肉桂水煎剂可扩张血管、促进血液循环，使末梢毛细血管血流畅通，起到扩张皮肤血管作用。红花、丹参、赤芍可改善微循环，使流动缓慢的血流加速，解除微血管痉挛，使微循环内红细胞瘀滞减轻，降低毛细血管通透性，减轻水肿。上述药物湿热敷可促进血液循环，可用于新生儿硬肿症的辅助治疗[9]。

张晓阳等报道新生儿硬肿症微血管系统呈痉挛状态，管径变细，血流速度下降，血液瘀滞导致组织缺氧、缺血、出血、酸中毒，使组织微循环障碍加重，进而发展至DIC状态[10]。

顾正富等报道超微量细胞电泳时间测定实验证实：新生儿硬肿症时细胞表面电荷减少，红细胞相互之间排斥力降低，易于凝集，则血流缓慢，血流量减少，血液瘀滞产生“血瘀症”[11]。

马士勤等报道硬肿症血粘度增高，有不同程度的微循环障碍。川芎嗪静滴治疗新生儿硬肿症，除微量纤维蛋白原和血液粘度下降不甚明显外，对血液流变学的其他各项指标如微量血细胞比容、还原粘度、血浆粘度、红细胞刚性指数、红细胞变形指数、血细胞聚集指数、微循环滞留时间和血栓形成系数均有显著改善，因而能够降低血粘度，改善微循环，促进硬肿消除，结合复温、抗感染等对症治疗可缩短硬肿消除时间，提高治愈率[12]。

参考文献

[1] 谢思华．桂枝生脉五苓散治疗重度新生儿硬肿症的疗效分析[J]．广东医学院学报，2007，25(1)：57-58.

[2] 齐永福，王多德．温阳活血软膏治疗新生儿硬肿症100例疗效观察[J]．中医儿科杂志，2007，3(6)：34-35.

[3] 杨艳艳，杨雪雯，许玉梅，等．新生儿硬肿症112例临床治疗回顾分析[J]．中原医刊，2007，34(20)：3-4.

[4] 方立群．四逆加人参汤加减为主治疗新生儿硬肿症47例[J]．安徽中医学院学报，1999，18(4)：35.

[5] 陆传宝．中西医结合治疗新生儿硬肿症100例[J]．浙江中医杂志，1996，31(3)：117.

[6] 邢惠芝，段竹梅，杨敏．中西医结合治疗新生儿硬肿症32例[J]．国医论坛，2007，22(5)：40.

[7] 赵琍珺．脉络宁注射液治疗新生儿硬肿症疗效观察[J]．河北中医，1999，21(4)：202

[8] 张芳文，苏萍，陈亚莉，等．中药水浴治疗及护理新生儿硬肿症47例[J]．陕西中医，2007，28(7)：785-786.

[9] 黄水香．中药湿热敷对新生儿硬肿症的疗效观察[J]．中国误诊学杂志，2008，8(3)：573-574.

[10] 张晓阳，崔桂华．新生儿硬肿症53例甲皱微循环观察及分析[J]．广东医学，2000，21(8)：644.

[11] 顾正富，花晓兰．复方丹参佐治新生儿重度硬肿症44例[J]．中国厂矿医学，2000，13(5)：389-390.

[12] 马士勤，陈卫平，尹步华，等．新生儿硬肿症的血液流变学变化[J]．新生儿科杂志，2001，16(1)：27-29.

（郁晓维　王明明）

第七节　赤　游　丹

【概述】

赤游丹是以皮肤红赤如丹，形如云片，游走不定为临床特征的一种新生儿常见皮肤病。赤游丹又名丹毒，或称赤游风、赤游火丹。本病相当于西医学所称的急性网状淋巴管炎。

赤游丹一年四季均可发生，夏秋季节发病率较高。一般预后良好，少数可以出现毒邪内攻的凶险病变。

早在隋代《诸病源候论》书中已对赤游丹的病因病理及临床症状做了详细论述，此后，《小儿药证直诀》、《丹溪治法心要》、《医宗金鉴》等书均对赤游丹的临床症状及治法、方药有所记载，《外科正宗》则对赤游丹做了全面而精辟的论述。

【病因病理】

一、病因

导致赤游丹发生的原因主要是外感风热邪毒，护理不善，皮肤受损，外邪乘虚袭入而致。此即《幼科铁镜·辨胎毒发丹》所言："此候由内有积热熏蒸，外被风热所感"。

二、病理

外感风热邪毒，乘虚而入，客于血脉，搏于血气是其基本病理。新生儿肌肤娇嫩，邪客于血脉，迫血妄行，血流于脉外，则见斑片红肿，邪正相争则发热。发于头面者，多因风热火毒为患。发于腰胯者，多兼肝脾湿热。发于下肢者，为湿热火毒作祟。毒邪若化火动风，内陷厥阴则见神昏、抽搐。

西医学认为本病是由于感染细菌而导致的疾病，致病菌常为金黄色葡萄球菌和β-溶血性链球菌，致病菌从损伤划破的皮肤或黏膜侵入，或从其他感染性病灶，如疖肿、脐部等处侵入，经组织的淋巴间隙进入淋巴管内，引起皮内网状淋巴管急性感染。

【诊断与鉴别诊断】

一、诊断要点

1. 临床可见壮热，局部皮肤红肿、灼热、发硬、边缘隆起，迅速向周围扩大，边缘清楚，稍压退色。

2. 血常规：白细胞增多，一般在$20\times10^9/L$以上，分类以中性粒细胞占多数。

3. 血培养或化脓灶培养见链球菌生长。

二、鉴别诊断

1. 赤游丹和急性蜂窝织炎鉴别(表 5-13)。

表 5-13　赤游丹与急性蜂窝织炎鉴别

鉴别点	赤游丹	急性蜂窝织炎
症状	局部皮肤红肿、灼热、发硬、边缘隆起,迅速向周围扩大,边缘清楚,稍压退色	初起患处焮赤肿痛,皮肤灼热,红肿以中心部位明显,四周较淡,边缘不清。2~3 天后,中心皮肤出现湿烂,或见褐色腐溃,1 周左右液化成脓。以手背、足背、臀部多见

2. 赤游丹和急性淋巴管炎鉴别(表 5-14)。

表 5-14　赤游丹与急性淋巴管炎鉴别

鉴别点	赤游丹	急性淋巴管炎
症状	局部皮肤红肿、灼热、发硬、边缘隆起,迅速向周围扩大,边缘清楚,稍压退色	自手足部疔疮或皮肤破损处开始,见一条或数条红丝向近心端蔓延。发于上肢者,循臂的屈面,止于肘或腋下。发于下肢者,经腿的内侧,止于腘窝或股缝

【辨证论治】

一、辨证要点

1. 辨别常证变证　常证主要表现为局部皮肤症状,无昏迷、抽搐等症;变证局部皮肤焮赤肿痛,壮热,烦躁不安,甚则神昏、抽搐。

2. 辨别轻重　赤游丹轻症患儿精神尚好,吮乳减少。重症患儿精神烦躁或萎靡不振,拒乳,壮热持续,甚而昏迷、抽搐。

二、治疗原则

治疗赤游丹应以疏风清热解毒为主要法则,邪毒炽盛,窜入营分者则应凉营泻火,邪毒内陷厥阴应急予熄风开窍。

三、分证论治

1. 风火热毒

证候表现　局部红肿灼热,多见于臀部,状如云片,可呈游走性,壮热烦躁,或有呕吐、腹泻、便秘,舌质红,苔黄或腻,指纹紫。

辨证要点　本证为赤游丹轻证,起病急,风火热毒入于经络,搏于气血,外发肌肤,故皮肤红肿灼热,风火热毒随气血流行,游走不定。邪正交争则壮热烦躁。

治法主方　清热解毒散风。普济消毒饮加减。

方药运用　常用药:牛蒡子、薄荷、黄芩、黄连、板蓝根、玄参、升麻、赤芍、生甘草等。大便秘结加生大黄、玄明粉;呕吐加姜竹茹;尿赤加滑石;血热甚加紫草。症状较重者,取大青叶煎汤调如意金黄散,敷于局部。

2. 毒传心肝

证候表现　局部皮肤焮赤肿痛,壮热,烦躁不安,甚则神昏、抽搐,唇燥口干,舌红绛少苔,指纹紫。

辨证要点　本证为赤游丹重证,邪陷心肝,蒙蔽心窍,引动肝风,故而昏迷、抽搐。多见于体质强壮,热毒炽盛之患儿。

治法主方 清热解毒，开窍熄风。清瘟败毒饮加减。

方药运用 常用药：生石膏（先煎）、水牛角（先煎）、知母、生地黄、赤芍、牡丹皮、黄芩、山栀、紫草、玄参、黄连、钩藤等。舌绛唇干，加石斛、芦根；神昏抽搐，另加服安宫牛黄丸、紫雪。

【其他疗法】

一、中药成药

1. 紫雪 每服0.3g，1日1次。用于毒传心肝证抽风频作者。

2. 安宫牛黄丸 每服0.1g，1日1～2次。用于毒传心肝证高热神昏者。

二、药物外治

1. 将南通蛇药片10片，六神丸20粒（配方比），溶于适量米醋，调成糊状。每天2次敷在患处，厚0.1～0.15厘米，范围超过红肿边缘1厘米，待干燥后更换为原则，干后药粉重复使用2天，直至红肿消失。用于风火热毒证。

2. 金黄散适量，用大青叶煎水调敷患处，1日1次。用于风火热毒证及毒传心肝证。

3. 新鲜蒲公英洗净、捣烂，敷在患处，最后再用塑料薄膜覆盖，用胶布固定。每隔4～6小时换药一次，连用3天。用于风火热毒证。

4. 生大黄、黄连、黄芩、黄柏各15g，用粉碎机粉碎制成皮炎洗剂60g，用80℃以上开水冲泡或煮沸，待自然冷却后，用纱布4～6层做成布垫样片块，浸泡药液中，以浸透适量药液稍挤拧至不滴水为度覆盖在患处，每隔5～10分钟更换1次，持续1小时，1天3～4次，3～5天为1个疗程。用于风火热毒证及毒传心肝证。

三、西医疗法

应用足量、有效的抗生素，如青霉素、头孢菌素等，并予补液及补充维生素。见有抽搐给予苯巴比妥、地西泮等止痉药。抽搐频繁，严重缺氧、合并脑水肿给予地塞米松，必要时应用甘露醇脱水。

【预防护理】

一、预防

1. 保持皮肤清洁、干燥，注意臀部清洁。

2. 湿疹患儿或皮肤损伤者，应保持局部干燥，有破溃者，用4%黄连水湿敷局部。

二、护理

1. 注意观察赤游丹面积及游走情况，防止出现并发症。

2. 高热患儿，应注意补充水分及维生素。

3. 如敷药后患处皮肤出现糜烂，应改用冷湿敷疗法。

【文献选录】

《圣济总录·小儿诸丹》："论曰：风热发丹，古方谓小儿得之最忌，以其气血未定，肌肤柔脆，无以胜悍毒故也。是以诸丹不同，其发无定处，俗又谓之溜，流走经络，散发肌表，如涂丹之赤，有法可刺，泄去毒气，不尔，则丹毒入腹近心即死。"

《儿科正宗·小儿赤游丹》："欲发之时，必先身热，啼叫惊搐，次生红肿，光亮发热，瞬息游走，发无定处……换如意金黄散，用水芭蕉根捣汁调敷，甚者日换二次；内以大连翘饮、消毒犀角饮、五福化毒丹。毒气入里腹胀坚硬不乳者，紫雪散下之。"

《幼科铁镜·辨胎毒发丹》："此症由娠妇常浴热汤，或久卧火坑，或过食煎炒辛辣。其候丹发头面四肢，赤色游走不定。先用天保采薇汤表散，次用大连翘饮。"

【现代研究】

黄金彬用凉膈散加减口服，取得了良好的效果。治疗选用凉膈散加减。组方：薄荷叶4g，生山栀2g，玄参、连翘、桔梗、麦冬、升麻、炒牛蒡子各5g，黄芩3g，生甘草1g。热甚者加黄连3g；血热者加赤芍5g；生地黄8g；神昏者加紫雪丹；湿重者加薏苡仁、茯苓各8g。每日1剂，煎服，每日2次。治疗结果：30例治疗时间2～7天，治愈25例、好转4例、无效1例[1]。王均模自拟牛黄败毒散治疗513例新生儿丹毒，治愈503例。处方为西牛黄0.3g，绿豆衣0.5g，生甘草1.5g，金银花3g，上药共研细末，匀分7包，每日1包，分2次服，7天服完[2]。

郑景岐采用家传秘方外用治疗。药用绿豆30g，黄柏3g，轻粉4.5g，飞辰砂3g，各研细末，以生甘草3g熬水调，用新毛笔蘸药涂患处，1天3～4次，重症辅以中药连翘、玄参、金银花、牡丹皮、焦山楂、石斛、生地黄、薄荷水煎口服。临床应用效果较好[3]。

参考文献

[1] 黄金彬，余根泉．加减凉膈散治疗小儿丹毒30例[J]．医药导报，2001，20(6)：361.

[2] 王均模．牛黄败毒散治疗新生儿丹毒[J]．江苏医药，1981，7(1)：55.

[3] 郑日新．郑景岐治疗新生儿丹毒的经验[J]．辽宁中医杂志，1993，20(10)：5.

（郁晓维）

第八节　脐湿、脐疮

【概述】

脐湿、脐疮都是由于婴儿出生后，断脐结扎处理不善，护理不当，脐部被不洁之物污染而发生的疾患，其中脐部为水湿所侵，脐中湿润不干者，称为脐湿；脐部为邪毒感染，红肿热痛或脓水溢出者，称为脐疮。

西医学称脐湿、脐疮为新生儿脐炎，主要是出生后断脐残端受到感染而引起的炎症病变。

脐湿、脐疮为脐部局部病变，经过适当的处理，一般预后良好。但感受外邪引起者，迁延失治，邪毒内陷，可变生他症，则预后不良。建国后由于普遍推行新法接生，初生儿脐部疾患的发病率已明显下降。

我国很早已有关于脐湿、脐疮病的记载。《诸病源候论·小儿杂病诸候·脐疮候》中已提出脐疮的证候，并指出："脐疮不瘥，风气入伤经脉，则变为痫也。"认识到脐疮重证，可致惊痫、抽搐。《太平圣惠方》、《圣济总录》、《活幼心书》等古籍，均对脐湿、脐疮做了较为详细的阐述。

现代对脐湿、脐疮的研究，除了病因病机、临床治疗方法外，还充实了预防脐湿、脐疮的内容。

【病因病理】

一、病因

产生脐湿、脐疮的原因主要是由于断脐后护理不当，感受外邪所致。

脐湿：由于断脐后护理不当所引起，如新生儿洗浴不慎，被水湿所侵，或为尿液浸渍脐部，或因脐带过早脱落，水湿潴留所致。

脐疮：是由脐湿经久不愈，或脐带脱落过早，摩擦损伤，感染邪毒，伤于脐部所致。

二、病理

初生婴儿形体娇嫩，脐带未固，脏气未充，对外邪的抵御力薄弱。断脐后感受水湿污秽，湿邪渍肌浸肤则形成脐湿；若湿郁化热，或污秽化毒，湿热邪毒蕴郁，致营卫失和，气滞血瘀而致脐部红、肿、热、痛，进而湿热酿毒化火，则毒聚成疮，致脐部溃烂化腐。若邪热伤经损络，可引起血液外溢。当正气不足时，邪毒内逼脏腑，则并发其他变证，犯心则惊惕、啼叫不安；犯肝可引动肝风而发生抽搐；犯脾则运化失调，造成泄泻、腹胀。脐湿、脐疮的病变虽限于脐之局部，但脐部内系脏腑，调治失宜则邪毒内侵、疮毒走黄可引起全身性病变。

西医学认为本病主要由脐部感染细菌所致，常见的致病菌为金黄色葡萄球菌、大肠杆菌及溶血性链球菌。新生儿脐带结扎之后通常在3～7天干燥脱落。但脐血管的体外部分在3～4周才达到结构闭合。如果脐带结扎时或结扎后被污染，就易引起脐部感染和脐相连组织的感染，脐残端被细菌入侵，繁殖引起脐部炎症。轻者仅仅脐带根部或脐带脱落后的创面发红，有少量黏液或脓性分泌物；重者肚脐周围皮肤发红，变硬形成脓肿。也可以发展为脐动静脉炎，此时常伴有败血症的中毒症状。

【诊断与鉴别诊断】

一、诊断要点

1. 有脐带处理不洁，尿液及水湿浸渍脐部，或脐带根痂撕伤等病史。

2. 脐带根部或脱落后的根部见发红、肿胀、渗液为脐湿；在此基础上有脓性分泌物，气臭秽，甚则渗出脓液为脐疮。重时伴全身症状，如发热、烦躁等。

3. 脐部分泌物涂片和培养可见致病菌，血培养阳性。

二、鉴别诊断

1. 脐湿、脐疮和脐肠瘘鉴别（表5-15）。

表5-15　脐湿、脐疮与脐肠瘘鉴别

鉴别点	脐湿、脐疮	脐肠瘘
症状	脐带根部或脱落后的根部见发红、肿胀、渗液为脐湿；有脓性分泌物，气臭秽，甚则渗出脓液为脐疮	系卵黄管未闭合，瘘管连接于回肠与脐孔之间，脐部间歇排出气体或粪水
相关检查	脐部分泌物涂片和培养可见致病菌	经瘘口碘液造影，摄腹部正侧位片，可见造影剂进入小肠

2. 脐湿、脐疮和脐尿管瘘鉴别（表5-16）。

表5-16　脐湿、脐疮与脐尿管瘘鉴别

鉴别点	脐湿、脐疮	脐尿管瘘
症状	脐带根部或脱落后的根部见发红、肿胀、渗液为脐湿；有脓性分泌物，气臭秽，甚则渗出脓液为脐疮	系脐尿管未闭合，从脐部间歇性流出尿液
相关检查	脐部分泌物涂片和培养可见致病菌	注入造影剂后做X线检查，可见其进入膀胱。也可静脉注入美蓝，见蓝色尿液从脐部流出

3. 脐湿、脐疮和脐窦鉴别(表5-17)。

表5-17　脐湿、脐疮与脐窦鉴别

鉴别点	脐湿、脐疮	脐窦
症状	脐带根部或脱落后的根部见发红、肿胀、渗液为脐湿;有脓性分泌物,气臭秽,甚则渗出脓液为脐疮	系卵黄管在脐部残留的一段较短的未闭管道
相关检查	脐部分泌物涂片和培养可见致病菌	注入造影剂后作X线检查,可见其盲端

【辨证论治】

一、证候辨别

1. 辨常证与变证　脐湿、脐疮的常证有湿秽渍脐、毒热内侵。辨证可从脐部症状和全身症状两方面着手。湿秽渍脐仅见脐部发红、创面肿胀,有湿性渗出,一般情况尚好;毒热内侵则见脐部红肿,有脓性或血性渗出,伴神烦不宁,啼哭叫闹。若脐部色紫而溃,伴昏迷、抽搐则属变证。

2. 辨轻重　脐部色红不肿,无全身症状,多属邪浅轻证;脐部色黯红伴肿胀,并见脓液或血外溢、发热、哭闹不安者多属重证。

二、治疗原则

治疗脐湿、脐疮以祛湿生肌、清热解毒为总原则。热毒炽盛,邪陷心肝者则应凉血清营,熄风镇惊;气血亏虚而邪毒留连则应益气养血、清除余邪。配合外治疗法可增强疗效。

三、分证论治

(一)常证

1. 湿秽渍脐

证候表现　脐带脱落后,脐窝仍湿润浸渍不干,创面微红、肿胀,全身状况良好。

辨证要点　为脐湿症状,脐部微红、肿胀,湿润浸渍为湿秽感染,属轻证。

治法主方　清热祛湿,收敛固涩。渗脐散干撒脐部。

方药运用　常用药:煅龙骨、枯矾共研粉,撒脐部。脐部红肿加用金银花、紫花地丁煎液外洗后再撒渗脐散。脐部红肿明显加内服黄柏、赤芍煎液。

2. 毒热内侵

证候表现　脐部红肿热痛,甚则糜烂,脓水流溢,恶寒壮热,啼哭烦躁,口干欲饮,唇红舌燥,舌质红,苔黄腻,指纹紫。

辨证要点　此为脐疮重症,除见脐部红肿热痛外,伴有全身热毒症状。

治法主方　清热解毒,疏风散邪。五味消毒饮加减。

方药运用　常用药:金银花、野菊花、天葵子、蒲公英、紫花地丁、黄连、黄芩、山栀。肿甚加防风、蝉蜕;便秘加生大黄(后下)、玄明粉(冲服);脐部渗出混有血液加紫草,另用红景天、三七研末口服。

3. 邪伤气血

证候表现　脐部溃烂,色黯红,甚则色紫,脓血流出,久不收口。低热汗出,精神萎靡,面色苍白,不欲吮乳,腹部胀满,夜卧不安,大便干结,舌质淡,苔薄白,指纹紫。

辨证要点　此证病程迁延，全身状况差，为气血两亏之象，故疮面久久不能愈合。

治法主方　益气养血，解毒生肌。解毒内托汤加减。

方药运用　常用药：黄芪、当归、赤芍、金银花等。低热加青蒿、胡黄连；多汗加太子参、白芍；腹胀加枳壳、佛手。

（二）变证

邪陷厥阴

证候表现　脐部红肿破溃，流溢脓血，波及脐周，不乳，嗜睡或昏迷，抽搐。

辨证要点　本证系邪毒炽盛，内陷心肝之变证。热蒙心包，神明失主故嗜睡或昏迷，引动肝风故抽搐。

治法主方　清热开窍，熄风镇惊。羚角钩藤汤加减。

方药运用　常用药：羚羊角粉（另服）、钩藤、菊花、金银花、黄连、白僵蚕。神昏加服安宫牛黄丸；皮肤瘀点加赤芍、牡丹皮、玄参、生地黄。

【其他疗法】

一、中药成药

小儿化毒散：每服0.3g，1日1～2次。外用，敷患处。用于脐疮。

二、药物外治

1. 冰片1.5g，朱砂1.8g，玄明粉、硼砂各15g，共研细末。吹、搽脐部，1日2～3次，重者1日5～6次。用于脐湿、脐疮。

2. 五倍子50g，生龙骨25g，冰片0.2g。共研细末。取适量，以陈醋调成膏状，敷贴脐部，每日换药1次。用于脐疮毒热内侵证。

3. 天花粉5000g，黄柏、大黄、姜黄、白芷各2500g，厚朴、陈皮、甘草、苍术、天南星各1000g。晒干，磨极细。外用适量调敷脐部，1日1～3次。用于脐湿、脐疮。

4. 干马齿苋适量，烧炭存性，研为细末；再取四季葱3～5根，切碎，煎水，待温后擦洗患处皮肤。以消毒棉将马齿苋炭末扑撒于脐窝上，盖以纱布，用胶布固定。1天1次，连用3～5天。用于脐疮。

5. 黄连、黄柏、大黄、珍珠、冰片、炉甘石、硼砂、玄明粉、没食子各等份，研细末备用。先用过氧化氢冲洗脐部的污物和脓液，后取中药细末加适量新生儿本人中段童便调成糊状，涂抹脐部，每日冲洗涂抹3～4次。用于脐疮。

6. 云南白药：适量敷于脐部，用于脐疮渗出物为血性者。

三、西医疗法

1. 局部治疗　用依沙吖啶液或3%过氧化氢溶液及75%乙醇清洗，再涂碘酒。

2. 全身治疗　严重或有全身感染中毒症状时，选用抗生素。

3. 局部形成脓肿应切开引流。

4. 支持疗法　对有脓毒血症、腹膜炎者，给予静脉补液、输血或输血浆。

【预防护理】

一、预防

1. 新生儿断脐后，应加强脐部护理，注意脐部残端的保护，防止尿便及洗浴等湿渍，保持清洁干燥。脐部残端让其自然脱落。

2. 保持内衣和尿布的清洁、干燥、柔软。如有污染，及时更换。

3. 新生儿洗澡后涂爽身粉时，要注意不要落到脐部，以免长期刺激形成慢性脐炎。

4. 尿布不要覆盖脐部，以防大小便污染脐部或活动时摩擦到脐部，导致破皮发红，甚至出血。男婴应将阴茎朝下，以防尿液向上流，浸湿脐部。

二、护理

1. 换药时要注意局部的消毒，若有干痂形成，切不可强剥，以免发生出血和伤及肉芽。

2. 防止脐疮脓液外溢污染健康皮肤，造成其他感染。

【文献选录】

《太平圣惠方·八十二卷·治小儿脐湿诸方》："夫小儿脐湿者，亦由断脐后，洗浴伤于湿气，水入脐口，致令肿湿，经久不干也。凡断脐后，便久著热艾厚裹，不得令儿尿湿著脐，切须慎之。"

《诸病源候论·小儿杂病诸候·脐疮候》："脐疮由初生断脐，洗浴不即拭燥，湿气在脐中，因解脱遇风，风湿相搏，故脐疮久不瘥也。脐疮不瘥，风气入，伤经脉，则变为痫也。"

《万氏家藏育婴秘诀·脐风证治》："脐疮者，脐带因有所犯而落，故根未敛，溃肿而成疮也。宜白龙骨、枯白矾、黄柏三味为末敷之，甚妙。要宜常看，勿使抱裙之内有尿湿也。"

【现代研究】

一、病因病理研究

尽管古代医家对脐湿、脐疮的病因病机已有认识，但近年来仍有不少有关湿疮、脐疮病因的观察报道。如钟伟琼对收治的122例新生儿脐炎做病因调查，结果显示，发生脐部感染主要原因有新生儿脐部消毒不严格、断脐方法不正确、私人诊所接生，无菌操作不正规，处理脐带未严格遵守无菌技术操作、宫内已受感染脐带水肿或糜烂，出生后未作预防感染治疗措施、各种原因造成脐部护理不当，最后导致感染及出现并发症等5个方面。其中主要原因是脐部护理不当，占65%，断脐操作方法不正规占25%，其他占10%[1]。王献良等指出：脐炎为新生儿常见感染，多由脐残端污染所致，且与脐部畸形关系密切。有脐部畸形时，由于脐部经常有分泌物，有利于细菌生长繁殖，同时分泌物侵蚀皮肤，破坏其屏障功能，易于使细菌侵入扩散，因而易并发感染[2]。张亚京等在观察了84例新生儿脐炎后总结出脐炎发病因素主要是：①结扎脐带不严密，创口少量出血。②沾污小便的潮湿尿布长时间遮盖于脐部。③春夏炎热季节包裹衣被较多，皮肤透气性差。④脐带创口未愈合时，使用爽身粉、脐带粉或洗澡时肥皂水浸入等异物的刺激。上述因素使脐部皮肤不易干燥，脐窝内潮湿，有利于细菌生长[3]。张小燕等统计了1992～1999年收治的新生儿，新生儿脐炎有96例，有38例诊断为新生儿脐炎致败血症，其中31例为乡镇医院及村接生员接生，26例是农村患儿（占68.4%），主要原因是脐部处理不当、消毒不严、包裹脐部的纱布不清洁[4]。

二、治疗学研究

脐湿、脐疮的现代临床研究主要有在辨证论治基础上探讨简便易行的方药，取得显著疗效。并且深入探讨了护理方法，以减少脐湿、脐疮的发生。朱凤玉指出在临床中治疗新生儿脐炎，中医外治法方便效捷，配合适当的护理可有效提高本病治疗的疗效。外治方选川黄连、枯矾、乌贼骨三味同用清热解毒，燥湿止痒，能有效祛除本病之湿邪和热毒，促进局部肌肤恢复正常。加强新生儿脐部的护理，出生24小时的新生儿，应重新常规修剪脐带残端，在脐根部结扎。早产儿、低体重儿延长1～2天后再行修剪。若有脐部出血者，可局部敷云南白药；修剪后的脐部仍需以2%碘酒、75%乙醇消毒后，无菌纱布包扎；脐带残端未脱落前的整个护理过程中，要保持脐部干燥；用于脐部包扎的无菌敷料，要选用透气性好的纱块。脐部发生炎症，有分泌物，局部每次用3%过氧化氢彻底清洗，然后用2%碘酒、75%乙醇消毒后，无菌纱布包扎[5]。韩云等报道用黄连、黄柏、大黄、珍珠、冰片、炉甘石、硼砂、玄明粉、没食子各等份，研为细末，调成糊状，涂抹脐部[6]。李丽娟等用具有止血、消炎双重作用的云南白药治疗新生儿脐炎，取得临床较好的疗效[7]。

钟伟琼对收治122例新生儿脐炎除做了病因调查，还指出云南白药外敷治疗新生儿脐炎是很有效的方法，脐炎除常规处理，加用云南白药治疗疗效好，效果明显，同时可以缩短住院天数[1]。

熊燕对2003年1月至2003年12月出生的1467例新生儿中所发生的97例新生儿脐炎患儿及其合并高胆红素血症情况进行回顾性的调查分析。结果：1467例新生儿中，发生脐炎97人(6.61%)，足月儿组和早产儿组脐炎的感染率分别为5.51%和18.40%($\chi^2=30.75$，$P<0.01$)；且有63例并发高胆红素血症，足月患儿和早产患儿并发率分别为63.50%和69.60%($\chi^2=0.28$，$P>0.05$)；黄疸消退的时间足月儿为9～16天，早产儿为11～27天。结论：早产儿较足月儿易发生脐部感染，并都较大程度合并高胆红素血症，且黄疸消退时间较正常新生儿延长；加强预防措施，是减少新生儿脐炎及新生儿病理性黄疸的关键[8]。李丽娟指出，新生儿由于抵抗力低下，在脐带脱落后肉芽组织渗血而易并发感染为脐炎。在常规抗感染静脉注射的基础上，在炎症局部外用云南白药，可收到明显的止血、消炎之双重作用[7]。

王宪庆以淋浴法清洗新生儿，将新生儿置于浴架上，直接用热水冲洗，洗后以75%乙醇棉签擦拭脐部及周围皮肤，结果护理洗浴4000名新生儿无1例脐部感染，与100名传统分段洗浴、擦浴新生儿的方法对照，细菌培养分别为46%、70%，具有显著差异[9]。张慧敏等随机选择2005年1～12月的622例新生儿作为研究对象，采用不同的方法对其进行脐带护理，对照组采用护脐贴包扎法，实验组采用护脐贴不包扎法，以探讨新生儿脐部护理的理想方法。结果显示：实验组新生儿脐带自然脱落率明显高于对照组，脐炎感染率低于对照组，经统计学处理，两组有显著性差异($P<0.05$)。采用护脐贴不包扎法进行脐带护理，可明显缩短脐带自然脱落的时间并降低脐炎感染率[10]。

三、药效学研究

治疗脐湿、脐疮药物的主要功效是清热解毒、收敛胜湿等。王玲等提出云南白药具有止痛止血、活血化瘀及杀菌、收敛胜湿、消炎生肌的功效，所以临床能收到良好的效果[11]。

参考文献

[1] 钟伟琼，黄晓燕．新生儿脐炎发生原因分析与治疗[J]．现代医院，2006，6(3)：42-43.

[2] 王献良，陈国盈．新生儿脐炎与脐部畸形[J]．新生儿科杂志，1997，12(1)：26.

[3] 张亚京，马淑琴．新生儿脐炎84例临床分析[J]．包头医学，1994，18(4)：8.

[4] 张小燕，覃遵科，王焕秀．38例新生儿脐炎致败血症临床分析[J]．中国当代儿科杂志，2001，3(3)：283-284.

[5] 朱凤玉．新生儿脐炎的外治及护理[J]．中医外治杂志，2002，11(3)：55.

[6] 韩云，安文静，杜平．中药外用治疗新生儿脐炎[J]．中医外治杂志，2000，9(4)：56.

[7] 李丽娟，赵红仙，彭丽华．云南白药治疗新生儿脐炎36例临床分析[J]．中国民族民间医药杂志，2001，(51)：204-205.

[8] 熊燕，石胜，彭图元．新生儿脐炎及并发高胆红素血症的临床分析[J]．实用医技杂志，2005，12(1)：87-89.

[9] 王宪庆．新生儿淋浴与脐部感染的探讨[J]．中华护理杂志，1989，24(12)：737.

[10] 张慧敏,刘忠荣,孙萍．不同新生儿脐带护理方法效果研究[J]．卫生职业教育,2008,26(6):152.

[11] 王玲,聂树梅．云南白药治疗新生儿脐炎疗效观察[J]．泰山医学院学报,2000,21(1):36.

（郁晓维）

第九节 脐 血

【概述】

脐血是以脐部出血为临床特征的新生儿脐部疾患。

本病可由于脐带结扎不当或胎热内盛，逼血妄行，或中气不足，无力统摄所致，一般预后较好，若伴颅内出血、呕血、便血则预后较差。随着新法接生的大力推广及采用维生素 K 预防，本病的发病率已大为下降。

早在明代，万全即已指出脐血的致病原因是"断脐将息大失宜"，朱丹溪对脐血的治疗提出用"白石脂细末贴之"，为本病的治疗提供了文献资料。

【病因病理】

导致脐血的病因主要是断脐结扎失宜所致，亦有因胎热内盛，或中气不足而造成血液外溢的病理改变。

1．断脐结扎失宜　断脐时，脐带结扎过松，可致血渗于内；或结扎过紧，伤及血脉，亦可致血渗于内；若断脐后肉芽增生，亦致局部血性渗液。

2．胎热内盛　孕母恣食甘肥厚腻，致胎热内盛，迫血妄行，或兼有感受外邪，以致断脐不久，血从内溢出。

3．中气虚弱　部分婴儿先天禀赋不足，中气虚弱，脾不统血，而致脐血不止。

无论以上何种原因所致，若脐血过多，伤及阴液，阴虚火旺，迫血妄行，可致病程缠绵，迁延不愈。

【诊断与鉴别诊断】

一、诊断要点

断脐后，血从脐孔渗出，一般不伴有呕吐、便血等症。

实验室检查出血时间、血小板计数均正常。

二、鉴别诊断

脐血应和先天性血小板减少性紫癜鉴别(表 5-18)。

表 5-18　脐血与先天性血小板减少性紫癜鉴别

鉴别点	脐 血	先天性血小板减少性紫癜
症状	断脐后，血从脐孔渗出，一般不伴有呕吐、便血等症	生后 1 周内除脐部出血，还伴皮肤、黏膜出血
实验室检查	出血时间、血小板计数均正常	血小板计数减少，出血时间延长，凝血时间和凝血酶原时间正常

【辨证论治】

一、证候辨别

1．辨别轻重　脐血的轻重可以从出血量的多少及患儿全身状况区分。轻证一般出血量少，患儿精神好，吮乳有力，无明显全身不适情况；重证则出血量较多，烦躁不安或萎靡不振，拒乳，甚则吐血、便血。

2. 辨别虚实 脐血虚证病程迁延，精神萎靡，不思乳食，出血色淡或黯，实证起病急暴，烦躁不安，啼哭不止，出血色鲜红而量多。

二、治疗原则

治疗脐血应分清原因，不能见血止血。因脐带结扎失宜所致，应重新结扎；因胎热内蕴，迫血妄行，应凉血止血；中气不足，气不摄血而致，应益气摄血；虚火内炽致血不循经，应滋阴凉血。以上各证若出血过多，气随血脱，应急回阳固脱。

三、分证论治

1. 胎热内盛

证候表现 起病急骤，血循脐带创口外溢，或见发热，面赤唇焦，口干，甚或吐衄、便血，肌肤紫斑，或伴脐疮，舌红苔黄，指纹紫。

辨证要点 本证病情较为严重，起病急，来势猛，全身症状显示内热壅盛之象，部分患儿除脐血外，还伴有其他部位出血情况。

治法主方 清热凉血止血。犀角地黄汤加减。

方药运用 常用药：水牛角片（先煎）、生地、牡丹皮、赤芍、紫草、仙鹤草。尿血加大小蓟；便血加槐花、地榆；鼻衄加白茅根、茜草炭；若因出血过多，气随血脱者，急宜内服独参汤或生脉饮以益气固脱。

2. 气不摄血

证候表现 病程迁延，出血量少质稀，血色暗淡，面色苍白，四肢不温，精神萎靡，舌淡苔白，指纹淡。

辨证要点 此证患儿多为胎禀不足，中气虚弱，致气不摄血，病程多迁延难愈，面色苍白，四肢不温，精神萎靡，均为中气不足之证。

治法主方 益气摄血止血。归脾汤加减。

方药运用 常用药：党参、黄芪、白术、甘草、山药、大枣、当归、血余炭、藕节炭。形寒肢冷加炮姜炭；气虚欲脱，另用红参浓煎喂服。

3. 阴虚内热

证候表现 病势较缓，出血量少，口干舌燥，午后潮热，舌红绛少苔。

辨证要点 本证可由胎热内盛转变而来，病势缓慢，呈现口干舌燥、午后潮热、舌红绛、少苔等阴虚内热之象。

治法主方 滋阴降火止血。茜根散加减。

方药运用 常用药：茜根、阿胶（烊化）、侧柏叶、生地、麦冬、白及、紫草。潮热加龟板、鳖甲；口干加芦根、天花粉；皮肤瘀斑加玄参、牡丹皮；尿血加女贞子、旱莲草。

【其他疗法】

一、中药成药

1. 云南白药 用于各证。

2. 三七片 用于各证。

二、单方验方

白及粉 3g，三七粉 1g，蜂蜜调成糊状，分 2 日 4 次口服。用于脐血伴吐血、便血。

三、药物外治

1. 龙骨散 外敷脐部，用于各证。

2. 海螵蛸粉、白及粉、煅石膏粉、三七粉各适量，混为药末，撒敷于脐带创口上。用于各证。

四、西医疗法

1. 止血剂　维生素 K_1 5mg，肌内注射，1 天 1 次，连续 3 天。维生素 C 每日 100～300mg，口服或静脉注射。亦可选用卡巴克络或酚磺乙胺。

2. 输血疗法　严重出血时，可输新鲜全血或血浆，输血量 10～20ml/kg。

【预防护理】

一、预防

1. 妊娠期间注意饮食卫生，忌酒及辛热之品。

2. 提高产科技术，减少难产，避免产伤。

3. 正确结扎脐带，防止脐带结扎过紧或过松。

二、护理

1. 脐带结扎过松或松脱者，重新结扎。

2. 保护新生儿脐部的清洁，严密观察脐部出血量。

3. 有大量出血倾向者，应积极采取急救措施。

【文献选录】

《丹溪治法心要·小儿科》："小儿初生多啼哭，脐中忽出血，白石脂细末贴之。未愈，炒过再贴，不得揭剥冷贴。"

《万氏家传幼科指南心法·胎疾》："生下忽然肿胀，脐间血水淋漓。断脐将息大失宜，客水邪风侵入。外用枯矾粘贴，速令干燥为奇。"

（郁晓维　王明明）

第十节　脐　突

【概述】

脐突是因先天发育缺陷，小肠脂膜突入脐中所致，临床以啼哭、屏气则脐部突起为特征。脐突包括了西医学所称的脐疝和脐膨出。

脐疝多见于低出生体重儿，体重低于 1500g 者 75%有脐疝，多数脐疝 2 岁内可以自然痊愈，预后良好。我国 1996～2000 年脐膨出发生率为 1152/万，呈上升趋势，且农村高于城市，无性别差异。脐膨出围产儿中的 47.64%是低出生体重儿，45.56%是早产儿，伴发其他畸形也使脐膨出围产儿的生存能力降低。

早在元代中医对脐突一症已有所认识，《活幼心书·脐风撮口》云："有脐突一症，又非脐风比……外脐忽光浮如吹，捻动微响，间或惊悸作啼。"《医宗金鉴》、《幼幼集成》等书中则提出了治疗脐突的方药及外治膏药。

【病因病理】

一、病因

引起脐突的原因主要有内因与外因两大类。内因是由于初生儿腹壁肌肉嫩薄松弛，或先天发育不全，脐孔未全闭合，留有脐环，或腹壁部分缺损。外因则为啼哭叫扰、屏气所致。

二、病理

啼哭叫扰过多，或努挣伸引，致小肠脂膜突入脐中，成为脐突。若肿物突起久不回纳，致外邪侵入，可因邪毒化热化火，致高热、腹胀、腹痛等症。

西医学认为新生儿出生后，脐部残端在3～7日后脱落形成肚脐。由于婴儿脐环未闭或闭锁不全等原因使脐部瘢痕组织薄弱，腹内压力升高时，腹内脏器或组织经脐环突出于体表，就发生了脐疝。婴儿哭闹不安、大便不通畅、消化不良等都可使腹内压升高，导致脐疝发生。

脐膨出发病机制未明，有学者认为中小型脐膨出（胎儿型脐膨出）是因形成腹壁褶的体层于胚胎10周后发育停顿，初始体蒂持续存在，中肠疝回纳腹腔失败，发育成腹前壁的4个褶在脐部未融合，内脏未回纳入腹腔，多为含肠管的脐膨出，腹壁缺损直径小于5厘米，脐带残株在囊膜中央。巨型脐膨出（胚胎型脐膨出）是在胚胎10周前腹壁发育停顿所致，腹壁缺损直径大于5厘米，除中肠外尚有肝脾胰腺等突出腹腔外，脐带残株在囊膜的下半部。

【诊断与鉴别诊断】

一、诊断要点

1. 脐部呈半球状或囊状突出，虚大光亮，大小不一，以手按之，肿块可以回纳。

2. 脐膨出为先天性脐疝，除脐部突起外，往往伴有其他先天性畸形，如膀胱外翻、肠旋转不全等。

二、鉴别诊断

脐疝要与脐疮鉴别（表5-19）。

表5-19　脐疝与脐疮鉴别

鉴别点	脐　疝	脐　疮
症状	脐部呈半球状或囊状突出，虚大光亮，大小不一，以手按之，肿块可以回纳	脐部红肿热痛，甚则糜烂、脓水流溢

【辨证论治】

脐突临床以局部表现为主，精神、食欲无明显改变。治疗主要选用外治法，如年龄已过3岁，仍未痊愈，应手术治疗。

证候表现　脐部呈半球状或囊状突起，虚大光浮，小如红枣、大如胡桃，以指按之，肿物可推回腹内，啼哭叫闹则重复突出。脐部皮色如常，精神好，纳食正常。

辨证要点　因初生儿腹壁肌肉嫩薄松弛，或先天发育不全，脐孔未完全闭合，留有脐环，啼哭叫闹，压力过高，致小肠脂膜突入脐中，故脐部光浮胀突。

治法主方　压脐法外治，二豆散外敷。先将突出脐部的小肠脂膜推回腹内，二豆散敷于局部，再以纱布包裹光滑质硬的薄片，压垫脐部，外用绷带绕腰包扎。时见哭闹或腹痛者，加用木香、白芍研粉内服。

【其他疗法】

一、药物外治

人发、枯矾各等份。先将乱发烧灰，与枯矾共研细末，敷脐突上，以硬纸板压之，再用绷带绕腰包扎。

二、西医疗法

脐疝患儿脐环直径超过2厘米，或年龄已过3岁未愈者，考虑手术治疗。

手术是治愈脐膨出的唯一手段。

【预防护理】

减少婴儿啼哭叫扰，啼哭频频。肿物久不回复，应详细检查其原因，及时作出相应地处理。

【文献选录】

《活幼心书·脐风撮口》："有脐突一症，又非脐风比……产后旬日，外脐忽光浮如吹，捻动微响，间或惊悸作啼。"

《幼幼集成·胎病论》："脐突者，小儿多啼所致也。脐之下为气海，啼哭不止，则触动气海，气动于中，则脐突于外，其状突出光浮，如吹起者，捏之则微有声。用乱发烧灰，枯矾等分为细末，敷突脐上，以膏药贴之自消。"

【现代研究】

脐突一症现代报道多以中药外敷加按压法治疗脐突。如方婷娜报道取苏合香丸和抱龙丸，按 1∶1 比例完全混合，再搓成汤圆状，药丸直径宜稍大于脐环。把胶布按直径大小修成圆形，并把备好的加压木板用直径大于木板 2～4 厘米的胶布固定在另一块胶布上。先让患儿平卧，医师用手将疝块回纳腹腔，用汤圆状的丸药紧扣疝环置于脐上，用加了加压板的胶布固定丸药，3 天换药 1 次，一直用到脐环闭合，脐疝痊愈。共治疗 120 例，其中治疗 2 次，疗程 6 天痊愈者 20 例，治疗 3 次，疗程 9 天痊愈者 94 例，治疗 4 次，疗程 12 天痊愈者 6 例，并经半年至 1 年后随访 92 例，无 1 例复发[1]。

张莉报道将干艾叶适量用手指捻碎如棉，拌以少量食醋捏成团填入疝孔内，然后取一直径约 5 厘米大小的纽扣，外被适量棉花压在艾绒团上，之后取一宽约 8～10 厘米的松紧带固定在外，再用一纯棉腹带固定，每周换药 1 次。治疗结果：疝囊 1.5 厘米的换药 2～3 次治愈，1.5～2 厘米的换药 3～4 次治愈，大于 2cm 的治疗 4～6 次愈合[2]。

熊菊芳等报道将乌药 10g，高良姜 6g，川楝子 10g，巴豆 2 枚，橘核 15g，橘叶 10g，共研细末过筛，以绢 2 层包药如铜线大小（略大于脐）贴于脐，以铜钱置于上，再以腹带固定加压至平腹，每 3 日更换 1 次，5 次为 1 个疗程。治疗结果为：1 个疗程痊愈 19 例，2 个疗程痊愈 7 例，好转 2 例，3 个疗程以上未愈 3 例，总有效率为 90.32%[3]。

钱勤贤用丁香 4g、肉桂 4g、五倍子 8g、朴硝 40g，共研细末，每次用上药 5～8g，加适量醋调和，根据脐疝大小做成饼状，贴在脐部，用胶布固定，治疗脐疝。他指出中药外敷能浸透肌肤，扩张血管，加速血液循环，故能取得良好效果[4]。

参考文献

[1] 方婷娜．苏合香丸合抱龙丸填塞加压法治疗小儿脐疝 120 例[J]．中国中医药科技，2005，12(5)：325.

[2] 张莉．艾叶醋外敷治疗小儿脐疝[J]．中华实用中西医杂志，2005，18(13)：265.

[3] 熊菊芳，李昌德．小儿脐疝的护理体会[J]．中国中医急症，2005，14(11)：1133-1134.

[4] 钱勤贤．中药外敷治疗婴儿脐疝 42 例[J]．中医外治杂志，1999，8(2)：51.

（郁晓维　王明明）

第十一节　斜　颈

【概述】

斜颈是由于一侧胸锁乳突肌较短或收缩所致颈脖歪斜的疾病，临床以头倾向肌肉挛缩的一侧，下颏转向对侧为特征，久之可使面部变形。西医学称本病为先天性肌性斜颈。

现代对斜颈的研究不断深入，有病因学研究报道，有传统按摩手法治疗斜颈，也有结合中药活血化瘀等的综合治疗，对推拿治疗斜颈的机制亦做了探讨。

【病因病理】

一、病因

引起斜颈的病因比较单纯，有内外二因。禀赋不足，颈肌气血瘀滞是产生斜颈的内在因素；孕妇少动及胎儿出生时局部受损是发生斜颈的外在因素。

1. 孕妇少动　坐卧少动，性情怠惰是导致斜颈的常见原因之一，由于坐卧少动致胎头偏斜，不能及时调整，局部气血瘀阻。

2. 娩出受损　小儿初生时因过于肥大、臀位、横位等原因，娩出困难，或用产钳、电吸助产，致颈部局部受损，经脉阻滞，经气失畅，凝集而成肿块。

二、病理

导致斜颈的主要病理因素是气血瘀滞，筋脉挛缩。无论是由于孕妇坐卧少动，还是产时受损，都导致颈肌局部气血瘀滞，经脉阻滞，络脉不通，筋肉失于濡养，拘挛收缩，或离经之血瘀积于皮下、肌腠之间，瘀血久聚，凝滞不化，以致胸锁乳突肌肿胀变性。

先天性肌性斜颈是由一侧胸锁乳突肌挛缩、变性所致，但具体病因仍不清楚。西医学近年来有两种学说来解释发病情况。其一认为是宫内或围生期间室综合征的后遗症。胎儿在宫内，尤其经产道分娩时，会出现头部前屈、侧弯和旋转，造成胸锁乳突肌中段扭结，肌肉的血液循环障碍、水肿而导致间室综合征，最终肌肉纤维化、挛缩，表现出斜颈。其二认为先天或环境因素导致胸锁乳突肌发育不良，加上分娩时被过度伸展，产生反应性肉芽组织，临床出现胸锁乳突肌肿块。

【诊断与鉴别诊断】

一、诊断要点

1. 患儿可有难产史，特别是臀位牵引史。

2. 出生1周后见胸锁乳突肌有1～3厘米的梭形或椭圆形肿块，无压痛，可随肌肉移动，局部颜色正常。

3. 头部向患侧倾斜，面部则转向健侧，颈部旋转受限。

4. X线检查无特殊。

5. 患儿一般活动正常，手足活动也正常。

二、鉴别诊断

先天性肌性斜颈要和颈椎畸形鉴别(表5-20)。

表5-20　先天性肌性斜颈与颈椎畸形鉴别

鉴别点	先天性肌性斜颈	颈椎畸形
症状	头部向患侧倾斜，面部则转向健侧，颈部旋转受限，胸锁乳突肌有肿块	有斜颈症状，无肿块可及
X线检查	无异常	颈椎摄片显示畸形

【辨证论治】

证候表现　头向患侧偏斜，下颏转向对侧，触诊可扪及梭形肿物，无疼痛，与胸锁乳突肌方向一致，2～4周内逐渐增大，达成人拇指末节大小，头部因挛缩肌肉牵拉而致斜颈，试行纠正头的位置有较大阻力。

辨证要点　患儿可有难产病史，特别是臀位牵引史。一般生后一周即有症状。产伤致气血瘀阻，结成肿块，筋肉失养，拘挛收缩。

治法主方　舒筋活血，软坚消肿。推拿治疗。

推拿手法　患儿取仰卧位，医者在患侧的胸锁乳突肌上施用三指揉法100次；拿患侧胸锁乳突肌(桥弓处)3～5次；配合小儿颈部被动运动，被动运动以向健侧侧弯、向患侧旋转为主。

【其他疗法】

一、手法牵引

1. 家长在喂奶时引儿头倾向健侧。

2. 患儿睡眠时在患侧垫枕，助其矫正畸形。

3. 手法牵引和按摩　6个月以内轻症患儿在生后2周内即可用手法牵拉纠正，将患儿的头倾向健侧，向相反方向轻柔地牵拉。每次牵拉15～20次，共5～10分钟，每日4～6次。每次手法牵引后要局部按摩或热敷，或行红外线理疗。

二、局部理疗

一般采用热透疗法，如红外线照射，每日1次，连续15次，以促进瘢痕软化。此法可与手法牵引和按摩联合进行。

三、药物外治

1. 当归、赤芍、红花、泽兰、威灵仙各10g，透骨草、伸筋草、香樟木、五加皮各15g。煎水做湿热敷。1日1次，每次20～30分钟。

2. 木鳖子6个，蓖麻子60个，去壳，将药研如泥。以手按摩其颈令热，再调药敷颈项。

四、西医疗法

近年来有人提倡新生儿期重症病例采用徒手肌断裂术，采用手术做肌切断术最适当的年龄是1岁半至2岁。

【预防护理】

一、预防

1. 注意孕期检查，若有胎位不正，及时给予纠正，平时注意坐姿，不可弯腰压腹，防止对胎儿造成不良影响。

2. 婴儿出生后注意有无斜颈，一经诊断，早期治疗。

二、护理

患儿不宜过早直抱，防止发生姿势性斜颈加重。

【现代研究】

斜颈的现代研究报道较多，除了传统推拿手法治疗外，尚可配合内服、外敷中药治疗，对推拿，外治方法治疗该病的作用机制进行了探讨。

一、治疗学研究

除了以传统的推拿疗法治疗本病外，各地医者尚在医疗实践中配合外治等多种方法，简便易行，疗效显著，值得推广使用。

韩世春等以活血化瘀、软坚散结、矫正畸形为原则治疗小儿肌性斜颈2000例，取穴为风池、肩井、大杼、肩外俞、缺盆、扶突等，采用推、揉、捏、拨、拿、提等按摩手法，此外配合七厘散茶水调敷患处以加强活血化瘀、消肿止痛。结果痊愈1900例，占95%；好转60例，占3%；无效40例，占2%；总有效率为98%[1]。

陈卓伟运用平衡推拿配合超激光照射治疗小儿肌性斜颈。超激光照射法为：采用日本产直线偏振光近红外线治疗仪，照射治疗强度100%，照射时间共15分钟，照射持续时间3分钟、间隔时间1分钟，光束直径10毫米，B型透镜部件照射。每人照射1次，6天为1个疗程。共治疗86例小儿肌性斜颈患者，平均治疗3.19个月，治愈65例、好转17例、无效4例。治愈率75.58%，有效率95.35%[2]。

许文龙运用手法按摩加夹板外固定治疗小儿肌性斜颈46例，痊愈42例、好转4例，总有效率100%。并认为通过采用夹板外固定后，对挛缩的组织可起到持续牵引的作用，进一步使挛缩的软组织得到松解，从而起到巩固疗效和缩短疗程之目的[3]。

郑延胜等在手法治疗的同时，配合中药熏洗治疗斜颈。熏洗中药组成：伸筋草、透骨草、五加皮、丹参各15g，威灵仙20g，当归、苏木、鸡血藤、秦艽各12g，红花、木瓜、没药各10g，羌活、独活、川芎、草乌各9g。将上药浸泡后煎沸15分钟，待温度适宜时，用软毛巾热敷并熏洗局部，每日2次，每次30分钟，每剂可用3天。治疗62例斜颈婴儿，痊愈37例、好转14例、无效11例，总有效率为82.3%。并认为采用手法治疗的基础上配合应用活血化瘀、软坚散结的中药局部熏洗，有利于促进患侧胸锁乳突肌的血液循环及肌纤维的软化与恢复[4]。

李明等运用推拿配合音频治疗小儿肌性斜颈。音频电疗操作方法：采用上海产音频电疗仪，在患颈胸锁乳突肌处(或肿块处)放1块电极，同时在同侧小腿外侧放1块电极，电流强度5～10mA，注意记录第1次治疗时的基础电流强度，以后逐渐增加。每天治疗1次，每次20分钟，20次为1个疗程。共治疗86例，痊愈73例、好转11例、无效2例，总有效率97.67%。认为音频具有改善胸锁乳突肌营养、促使硬结软化、松解粘连、防止肌肉组织纤维性挛缩等作用[5]。

二、推拿作用机制探讨

张巧凤等认为抹法、按揉、推揉、捏拿等手法可使局部组织温度升高，促进局部血液循环、淋巴回流，加快病变产物的吸收，松解粘连，促进损伤组织的修复，从而达到软坚散结的目的；拔伸法理筋整复，可以牵拉、牵引挛缩的肌肉，使其充分拉长、伸展，解除挛缩，整复关节。深入而持久的肌肉按摩，或温和地被动牵张痉挛肌，可降低肌张力，有利于系统锻炼的进行[6]。张辉梅等认为按摩可以使血肿受到适度的挤压和牵拉，引起轻度充血，术后又很快复原，此过程反复进行，未机化的血块变软被吸收，已机化部分则被拉长，随着患儿适应力逐渐增强，主动运动的幅度逐渐加大，促使肌肉发育加快和拉长肌肉[7]。

参考文献

[1] 韩世春，李永峰．活血化瘀治疗小儿肌性斜颈2000例观察[J]．按摩与导引，2006，22(12)：43-44.

[2] 陈卓伟．平衡推拿配合超激光照射治疗小儿肌性斜颈的临床观察[J]．按摩与导引，2007，23(6)：41-42.

[3] 许文龙．手法按摩加夹板外固定治疗小儿肌性斜颈46例[J]．实用医技杂志，2007，14(11)：1499.

[4] 郑延胜，梁珍．手法加中药熏洗治疗婴儿斜颈[J]．吉林中医药，2005，25(3)：44.

[5] 李明，杨平，李会军．推拿配合音频治疗小儿肌性斜颈86例临床观察[J]．中医药导报，2006，12

(6):74-75.

[6] 张巧凤,马廉,史雪川,等. 中医按摩配合功能训练治疗先天性肌性斜颈的临床观察[J]. 按摩与导引,2006,22(5):5-7.

[7] 张辉梅,顾正芳. 按摩加激光照射治疗小儿先天性肌性斜颈 15 例[J]. 按摩与导引,2000,16(5):60.

(郁晓维 王明明)

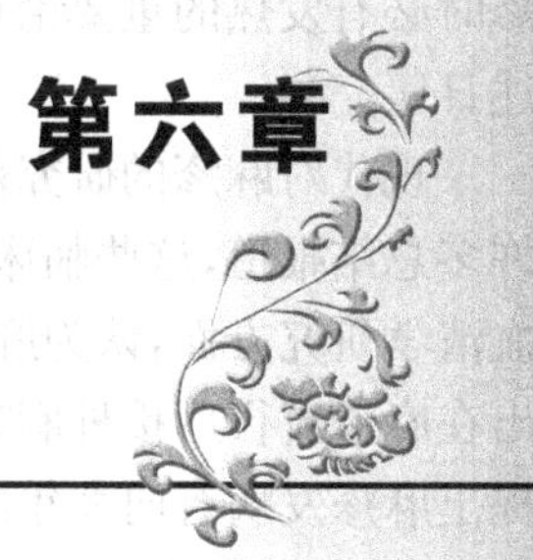

第六章

时行疾病

第一节　麻　　疹

【概述】

麻疹，是一种急性发疹性传染病，临床以发热，咳嗽，鼻塞流涕，畏光羞明，泪水汪汪，口腔两颊出现麻疹黏膜斑，周身皮肤规律有序地布发麻粒样大小的红色丘疹，皮疹消退可见脱屑和色素沉着斑为特征。本病是儿科古代四大要证之一。《痘疹大成·麻疹集成摘要》说："疹者，肺胃蕴热所发，总宜解二经之邪热，邪热解则诸症自愈。"麻疹的病名，各地称谓有异，如：川广呼为麻子、北方称为疹子、浙江一带名为瘄子、江苏地区称为痧子，也有称为糠疮、肤疮等的，均以皮疹的形态和特点而命名，现统一称为麻疹。

西医学已证实麻疹是由麻疹病毒经呼吸道感染所引起的急性传染病。麻疹在过去常常每隔2～3年就会发生一次大流行。自1965年以来，我国应用自制麻疹减毒活疫苗普遍进行预防接种，麻疹的全国性大流行已得到控制，只有部分地区的流行和散发病例发生，因而，发病率明显降低。

麻疹在6个月至5岁的小儿中发病率最高，一年四季均可发生，但多流行于冬春季节。由于妊娠期母体内的麻疹抗体可通过胎盘传给胎儿，故婴儿在出生后3～4个月期间，具有母体给予的被动免疫力，一般不至于引起发病。随着月龄的增长，婴儿体内麻疹抗体水平逐渐下降，当生长到6～8个月时体内麻疹抗体消失，一旦接触感染就有可能发病。本病患过1次以后，一般可终生免疫，极少数再次发病。但是，近年来麻疹发病又有了新的特点，临床发病有向大年龄和小婴儿推移的现象，成人麻疹发病率增高和非典型麻疹、皮疹不典型的病例增多，小婴儿发病率也增高，其原因与疫苗接种后保护力逐年下降及母亲获自然免疫者减少有关。

我国早在汉唐时期就有发斑、隐疹等出疹性疾病的记载，其中亦可能包括麻疹在内。由于文字简略，症状及特征等描述不尽详细，未能加以鉴别，故在宋代以前，麻疹与天花常相混论述，宋代以后才将两病分论，并予鉴别。钱乙在《小儿药证直诀·疮疹候》中称麻疹为疮疹，指出了麻疹的症状、治法和具有传染性的特点。董汲在《小儿斑疹备急方论》、庞安时在《伤寒总病论·斑疹疮论》中记载了麻疹和天花的区别。元代医家朱丹溪、滑伯仁等明确了麻疹的病名，对麻疹的病机、证治、预后都有了详细的描述。明代龚信、吕坤、万全等对麻疹的命名，证候鉴别、分类、护理、预防等有较全面的论述；王肯堂《证治准绳·幼科》将麻疹分为3期：即"初热期"、"见形期"、"收没期"，这种分期方法迄今仍为临床应用。关于预防麻疹发病，李时珍《本草纲目》中有"新生儿脐带煅制后，以乳汁调服"的方法，是为应用脐带、胎盘等人工被动免疫方法预防麻疹的最早记载。清代谢玉琼《麻科活人全书》更提出了麻疹在出疹时必有发热的重要论点，并记述了麻疹的主要合并症——肺炎喘嗽，使中医学对麻疹的论述日臻完善。

现代对麻疹的研究范围广泛。在临床研究方面，对麻疹的发病、诊断、辨证治疗方面有许多总结报道，这些临床研究成果丰富了麻疹的诊治内容，提高了诊疗效果；在实验研究和血清学研究方面，认为麻疹病毒侵入人体后，可引起异常免疫反应，造成组织和血管损伤；提出在麻疹流行后接种麻疹疫苗，也可以降低发病率，抑制麻疹的流行；在流行病学研究方面，提出麻疹发病有向大年龄推移的趋势，亦有新生儿罹患麻疹者；城市和近郊区发病率较高，农村地区较低，大规模流行已得到控制，小的流行和暴发时有发生；对于近年来常见的非典型麻疹，提出了辨证论治方法。

【病因病理】

一、病因

1. 外感病因　外感麻毒时邪是引起麻疹发病的原因。冬春之季，麻毒时邪与风邪相合，侵袭肺卫，郁阻于脾而透于肌肤，发为麻疹。

古代医家对麻疹的病因认识，各有不同。如宋代以钱乙为代表的医家提出：内禀胎毒，伏于肺腑，外感天行时气而发病，认为内禀胎毒，外感时邪，是为麻疹发病的内因、外因；方贤在《奇效良方》中认为："疮疹为内实而生，热毒由儿在母胎所致。非内虚而感外寒之比。"提出胎毒是麻疹的病因；而吕坤在《麻疹拾遗》中则指出："麻疹之发，多系天行疫气相染"，且"麻非胎毒，皆带时行，气候暄热传染而成。"明确了时邪是麻疹的主要病因。

2. 正虚病因　小儿肺脏娇嫩，脾常不足，肺主皮毛属卫，脾主运化水谷精微，脾运失健，则水谷不为精微以滋肺益气，肺失所养，则卫外不足，易受麻毒时邪所袭。或又因禀赋不足，或后天调护失宜，或因病后体虚，均可致肺脾气虚，正虚而不能抗邪于外，易为麻毒时邪所袭为患。故正虚不能胜邪亦是麻疹发病的重要原因。

二、病理

1. 病变脏腑在于肺脾　麻疹病变脏腑主要是在肺脾。麻毒时邪经口鼻而入，首先犯肺，郁阻于脾。肺主皮毛在卫属表，脾主肌肉在里合四肢。麻疹起病，由卫外不足以抗邪，麻毒外侵，郁于肌表，故疾病初起其症类似感冒；麻毒袭于肺卫，郁阻于脾，正邪交争，毒透肌肤而布及全身。因此，麻毒郁于肺脾，是麻疹发病的基本病理特点。

2. 病理因素麻毒郁表　麻疹发病，是由麻毒时邪侵袭而致，具有流行性和传染性。麻毒为患，既有起病急骤的特点，又符合温病卫气营血的传变规律。因而麻疹初期，可见肺卫受郁的特征；出疹期可见皮疹透发并伴有气分热证，甚则出现营血分证；疾病后期，以麻毒伤阴为主要特征。因此，麻毒郁于肌表，正邪相争是引起本病的发生发展和病理变化的重要因素。

3. 病机属性辨别虚实　麻疹因感受麻毒时邪而发病。临床一般表现为发热烦躁、畏光流泪、疹稠色赤、脉数有力等形症有余的证候，是为邪气壅盛，正邪相争，正气未衰，抗邪有力，多属热证、实证。如因患儿禀赋不足，素体虚弱，或感邪太盛，麻毒内陷，临床表现为身热而不甚、面白肢凉、疹稀色淡、脉细无力等形症不足的证候，是为正邪相争，正不胜邪，气血受损，多属寒证、虚证。

4. 病情演变需分顺逆　麻疹发病，总以外透为顺，内陷为逆。麻毒时邪，侵袭于肺，郁阻于脾，肺主皮毛属表，脾主肌肉属里，麻毒侵袭而犯于肺脾，正邪交争，正气驱邪，由内达外，由里出表，是为顺证。因此，在麻疹疾病过程中，常以皮疹的透发来分辨麻疹的顺逆及轻重缓急。麻疹具有皮疹按顺序透发的规律，如经过疹前期、出疹期、疹没期3个阶段，皮疹能够如期透发及收没，临床无合并症者，是属顺证；如外因麻毒壅盛，内由素体虚弱，或因调护不当，或因失治、误治等，导致正不胜邪，麻疹不能如期透发或收没，而表现为暴出或骤没，或延期不透，或透而不爽，邪毒内闭者，临床转为变证，是属逆证。

另外，在麻疹的恢复期，由于麻为阳邪，久蕴伤阴，故可见麻后阴虚的证候。如肝阴损伤，则麻毒入眼，白膜遮睛；如损伤阴血，则麻后瘀癞，周身奇痒等。亦属麻疹的变证。

【诊断与鉴别诊断】

一、诊断要点

参照国家中医药管理局《中医病证诊断疗效标准》的麻疹诊断依据：

1. 易感儿在流行季节有麻疹接触史。

2. 患儿初起有发热咳嗽、鼻塞流涕、泪水汪汪、畏光羞明、口腔两颊黏膜可见“麻疹黏膜斑”；发热3～4天，皮疹透发，从颜面开始（先从耳后、发际、颜面），逐渐遍及全身（至胸、背、腹、躯干、四肢、手心、足心、鼻准见疹），疹齐热渐退，疹没见皮肤有脱屑及色素沉着。邪毒深重者，可合并肺炎喘嗽、喉痹、昏厥等危候。

3. 麻疹皮疹呈玫瑰色斑丘疹，多为散在，亦可不同程度融合成片，但疹间皮肤正常。邪毒深重者，可见皮疹稠密，融合成片，疹色紫黯；邪毒内陷者，可见皮疹骤没，疹稀色淡。

4. 实验室检查

（1）末梢血象检查在疹前期白细胞总数正常或减少，非典型麻疹时，嗜酸性粒细胞增多。

（2）疹前期，取患儿鼻咽分泌物、血液、尿液可分离出麻疹病毒。

（3）对非典型麻疹病例，可在发病后1个月做血清学检查，血清抗体超过发病前4倍或抗体≥1∶160时即可作为确诊依据。另外，如检查中和抗体、补体结合抗体等，也可做回顾性诊断。

以上诊断具备第2、3项，参考第1、4项即可确定为麻疹的诊断。

二、鉴别诊断

临床需要与一些常见出疹性疾病进行鉴别，如奶麻、风痧、丹痧等。

【辨证论治】

一、证候辨别

1. 顺逆辨证　麻疹总以外透为顺，内陷为逆。一般可从麻疹的临床表现，如发热、精神、咳嗽、呼吸、出汗、大便等症状的轻重缓急及出疹情况等进行辨别。

（1）辨识顺证：疹前期，发热不高，体温多在38℃左右，伴咳嗽鼻塞、畏光羞明、泪水汪汪，口腔可见麻疹黏膜斑。3～4天后开始出疹，出疹期发热如潮，体温多在39～40℃，烦躁，尚能入睡，咳嗽有痰，咳声清爽，麻毒随汗而透，皮疹先见于耳后、发际，渐延及头面、颈项，依次蔓延至胸、背、腹、四肢，最后可见手、足心及鼻准部出疹，皮疹分布均匀，疹点色泽红活，一般无临床合并症者，皮疹3天左右透齐。然后皮疹依次隐没（先出先没），同时热退咳减，食欲增进，神清脉和。是为顺证。

近年来临床上常见到非典型麻疹患儿，多见于曾接种过麻疹疫苗，或潜伏期内接受过丙种球蛋白注射者，或<8个月婴儿体内尚留存母亲抗体者。表现为低热，轻度上呼吸道卡他症状，麻疹黏膜斑不明显，皮肤红色斑丘疹稀疏、色淡，起没较快，疹退后无色素沉着或脱屑，病程1周左右，无并发症。是为顺证中的轻症。

（2）辨识逆证：麻疹疾病中，壮热不退，烦躁不安，皮疹透发不畅，或疹出骤没，伴见咳喘气急、鼻翼煽动、口唇发绀等，是为麻毒闭肺（麻疹合并肺炎）证；如伴见咽红肿痛、呛咳气急、声音嘶哑等，是为麻毒攻喉（麻疹合并喉炎）证：如神昏抽搐，皮疹暴出，疹稠色黯，腹胀便秘，舌绛苔黄，脉数有力等，是为麻疹毒陷心肝（麻疹合并脑炎）证；如皮疹骤没，疹稀色淡，面色青灰，汗出肢冷，脉微欲绝等，是为麻疹心阳虚衰（麻疹合并心衰）证。上述诸证，均属麻疹逆证。

2. 八纲辨证

（1）辨别表里：麻疹初起，皮疹未透，病属在表；正邪相争，皮疹透发，病多属里。如疹前期，是麻毒时邪，出口鼻而入，侵于肺卫，症见发热不甚、咳嗽咽红、鼻塞流涕、目赤多泪等，然皮疹尚未透发，口腔两颊黏膜近臼齿处可见麻疹黏膜斑，病程约3～4天，此属麻毒在表；出疹期，正邪相争，正气抗邪外出，麻毒由里出表，症见发热如潮，面红目赤，烦躁不安，口渴欲饮，麻疹透发，皮疹稠密，疹色黯红，舌红苔黄，脉数有力，此属麻毒在里。

（2）辨别寒热：麻为阳邪，热证多见。如疹前期，初感麻毒之邪，复为风寒所袭，症见发热恶寒、鼻塞清涕、苔白脉浮等；或出疹期突感寒邪，或误用寒凉之品，或正气抗邪无力，症见皮疹骤没、疹稀色淡、汗出肢冷、舌淡脉弱等，此属寒证。如疹前期，麻毒时邪所袭，症见发热不退、咳嗽咽红、口渴欲饮、舌红苔黄等，或出疹期，麻毒壅盛，症见壮热烦躁、口渴欲饮、皮疹稠密、疹色黯红、舌红苔黄、脉数有力等；或皮疹暴出、咳喘气急、鼻翼煽动、口唇发绀等，为麻毒闭肺；或咽肿呛咳、声音嘶哑等，为麻毒攻喉；或神志不清、四肢抽搐等，为毒陷心肝。上述多属热证。

（3）辨别虚实：麻毒时邪外袭，正邪相争，在麻疹的疹前期、出疹期，属邪实为主；疹回期，属正虚为多，或虚实夹杂。如疹前期，麻毒侵袭，症见发热咳嗽，目赤多泪，口腔两颊可见麻疹黏膜斑，而皮疹未透等；出疹期，麻毒壅盛，症见壮热烦躁，口渴欲饮，皮疹透发，疹稠色黯，舌红脉数等，是为邪盛，此属实证。如因素体虚弱，正不胜邪，麻毒内陷，心阳虚脱，症见面色苍白，皮疹骤没，汗出肢厥，脉微欲绝；或疹回期，邪退正伤，症见低热久稽，咳嗽少痰，饮食不振，神疲声低，或手足心热，或汗出肢凉，舌红苔少，或舌淡苔薄，脉象细数，或脉细无力等，是为邪少虚多，此属虚证或虚实夹杂证。

二、治疗原则

治疗麻疹，素有“麻不厌透”、“麻喜清凉”之论。麻为阳毒，以透为顺，以清为要，因此，麻疹以清热透疹为基本法则。顺证有宣透、清解、养阴之序：疹前期麻毒郁表，治须宣肺透疹，使麻毒由表而出；疹出期，热炽肺胃，治当清热解毒，佐以透疹，使麻毒得解，壅盛之热得清；疹回期肺胃阴伤，以虚为主，治当甘寒以养肺胃。

麻疹逆证的治疗以透疹、解毒、扶正为基本原则。如热毒壅盛，麻毒内陷所致皮疹暴出，疹稠色黯者治以清解，佐以透疹；如素体正虚，抗邪无力所致皮疹逾期未出，或疹稀色淡者，治以益气升提，佐以透疹；如调护失当，寒邪所袭，致皮疹隐没者，治以散寒解表，佐以透疹；如饮食不节，损伤脾胃，泄泻疹没者，治以健脾和胃，佐以透疹。

出现合并症者，当急于解毒安正。如麻毒闭肺，治以清热解毒，化痰平喘，佐以辛凉透疹；麻毒攻喉，治以清热解毒，清喉利咽，佐以解毒透疹；毒陷心肝，治以镇肝熄风，开窍醒神，佐以解毒透疹；毒迫肠腑，治以清热利湿，佐以解毒透疹；麻毒入眼，治以清肝明目，佐以清凉透疹。对麻疹变证的重症患儿，还应中西医药配合治疗，以提高疗效。

麻疹的治疗，需注意以下几个方面：①加强护理，如顺证的治疗，以正确的护理较之药物治疗更为重要。②透疹不可过用辛散升提之品，以防耗伤阴液。③清解不可过用寒凉之品，以免凉遏疹陷。④养阴不可过用滋补厚腻之品，以免滞邪碍脾。⑤对于非典型麻疹表现为轻症的患儿，多数可按疹前期的麻毒郁表证治疗，清凉透表达邪，不可过用苦寒。

三、分证论治

(一)疹前期

从开始发热至出疹,3天左右。

1. 麻毒郁表

证候表现 发热咳嗽,喷嚏流涕,畏光羞明,泪水汪汪,稍烦口渴,饮食如常,大便溏软。口腔两颊黏膜可见麻疹黏膜斑,舌苔薄黄,脉象浮数。

辨证要点 本证为麻疹初期,因麻毒所袭而发病。起病前多有麻疹接触史。本证临床表现类似风热感冒,见发热咳嗽,但流泪畏光、喷嚏流涕等较重为其特征,即所谓"麻相"。发病后2～3天两颊黏膜可见麻疹黏膜斑是确诊为本病的重要依据。若曾接种过麻疹减毒活疫苗而发病者,其症状常较轻而不典型,病程亦较短。

治法主方 解肌透疹,达邪外出。宣毒发表汤加减。

方药运用 常用药:葛根、升麻、前胡、杏仁、桔梗、荆芥、薄荷(后下)、连翘、牛蒡子、甘草。发热咳嗽加金银花、浙贝母;咽喉红肿加木蝴蝶、板蓝根;烦躁口渴加蝉蜕、石斛。麻疹欲透未出加浮萍、芫荽,亦可煎水外洗,以助皮疹透发。

如夏季为麻毒时邪所袭,兼感暑湿之邪郁于肌表而发病,症见发热微汗,咳嗽有痰,喷嚏流涕,畏光羞明,泪水汪汪,神疲倦怠,纳呆呕恶,口腔两颊可见麻疹黏膜斑等。治以祛暑透疹,选用新加香薷饮加减。常用药:香薷、扁豆、厚朴、金银花、连翘、浮萍、西河柳。恶寒清涕加苏叶、防风;咳嗽痰多加陈皮、半夏。

如患儿素体阴虚,复感麻毒时邪发病,症见发热咳嗽,喷嚏流涕,畏光羞明,泪水汪汪,虚烦不眠,口渴咽干,舌红苔剥,脉象细数,口腔两颊见麻疹黏膜斑。治以滋阴透疹,选用加减葳蕤汤。常用药:玉竹、葱白、白薇、连翘、薄荷(后下)、玄参、天花粉、生甘草。

如麻毒郁表,血运不畅,致疹毒透发不出,症见壮热不退,皮疹色淡或疹色紫黯,或斑疹互见,面色红赤或灰黯,烦躁不安,或嗜睡,舌绛苔黄等。治以活血透疹,选用解毒活血汤加减。常用药:连翘、葛根、柴胡、当归、生地黄、桃仁、红花。血热加紫草、牡丹皮。

如麻毒郁遏,腑气不通,疹毒滞留,症见身热口干,咳声重浊,腹胀腹痛,大便秘结,舌红苔黄。治以通腑透疹,选用凉膈散加减。常用药:大黄(后下)、芒硝(冲服)、甘草、薄荷(后下)、连翘、蝉蜕、浮萍、牛蒡子。夹食滞加焦山楂、焦神曲、炒麦芽。

2. 风寒郁表

证候表现 发热恶寒,鼻塞流涕,咳嗽喷嚏,畏光羞明,泪水汪汪,神情烦躁,饮食如常,小便色清,大便溏软,口腔两颊可见麻疹黏膜斑,舌苔薄白,脉浮有力。

辨证要点 本证属麻疹初期,既为麻毒所袭,又兼感受风寒之邪而发病。麻毒为风寒郁遏,致使皮疹不易透出,疹前期时间延长,出现类似风寒感冒证,如鼻塞流涕、发热喜偎欲衣、舌苔薄白等风寒束表之证,且有麻疹黏膜斑和皮疹透发延长等特征是为要点。

治法主方 辛温解表,达邪外出。荆防败毒散加减。

方药运用 常用药:荆芥、防风、柴胡、枳壳、茯苓、甘草、桔梗、前胡、生姜、薄荷(后下)。发热恶寒,皮疹未透加麻黄、苏叶、芫荽,亦可煎水外洗,以助透疹;饮食缺乏,恶心欲呕加神曲、木香;烦躁不安加蝉蜕、钩藤;口渴欲饮加芦根、石斛;咳嗽痰黄加浙贝母、鱼腥草;大便干结加焦大黄、枳实。

素体气虚,麻毒郁表,皮疹透发不出,症见发热恶寒,神疲体倦,面白纳呆,四肢欠温,咳嗽有痰,喷嚏流涕,畏光羞明,泪水汪汪,小便清长,大便溏软,口腔两颊可见麻疹黏膜斑,舌淡苔白,脉浮无力,治以益气透疹,以人参败毒散加减。常用药:人参、茯苓、前胡、桔梗、柴胡、川芎、枳壳、薄荷(后下)、甘草、西河柳。恶寒鼻塞,咳嗽流涕加苏叶、防风;咳嗽痰多加半夏、橘红;发热口渴,减川芎,改人参为西洋参或太子参,加黄芪。

(二)出疹期

皮疹从见点至透齐,3 天左右。

1. 热炽肺胃

证候表现 壮热不退,起伏如潮,烦躁不安,口渴引饮,咳嗽频频,痰多色黄,目赤眵多,畏光羞明,疹出红活稀少,继而疹密融合,疹色黯红,疹点凸起,触之碍手,皮疹自耳后、颜面开始,布发胸、背、腹、四肢,渐及手心、足心,以至鼻准。小便短赤,大便干硬,舌红苔黄,脉数有力。

辨证要点 本证见于麻疹出疹期,是为麻毒由肺及脾,由表入里,由卫分证进入气分证,正邪相争,以壮热起伏如潮、疹出密集融合为特点。肺热则咳嗽气粗,咳痰黄稠;胃热则口渴欲饮,疹密黯红。本证肺热壅盛,须防肺闭喘嗽之变。

治法主方 清热除烦,佐以透疹。清解透表汤加减。

方药运用 常用药:金银花、连翘、桑叶、菊花、蝉蜕、葛根、牛蒡子、紫草、浮萍。壮热烦躁,口渴欲饮加生石膏(先煎)、淡竹叶、知母;咳嗽痰多加黄芩、浙贝母、鱼腥草;疹稠色黯加大青叶、牡丹皮、红花;疹出未齐,四肢疹稀另加用西河柳、芫荽煎水熏洗。

2. 毒壅气营

证候表现 壮热不退,烦躁谵语,口渴欲饮;或身热夜甚,神烦少寐,口燥咽干,目赤眵多,畏光羞明,疹出稠密,融合成片,舌绛苔黄,脉数有力。

辨证要点 本证见于出疹期,为麻毒炽盛,毒壅气营,正邪相争,营阴受伤,故症见壮热不退,或身热夜甚,烦渴咽干,皮疹稠密,疹色紫黯,舌绛苔黄。证以气分邪热未退,营阴亦为邪伤为特征。

治法主方 清气凉营,佐以透疹。白虎汤合清营汤加减。

方药运用 常用药:生石膏(先煎)、知母、水牛角(先煎)、生地黄、玄参、竹叶心、麦门冬、连翘、浮萍、生甘草。烦渴引饮加玄参、石斛、天花粉;疹稠发斑加牡丹皮、赤芍、紫草;齿衄、鼻衄加仙鹤草、白茅根。神昏嗜睡加石菖蒲、郁金;壮热抽搐加羚羊角粉(冲服)、钩藤或合用安宫牛黄丸。

如热灼营阴,症见身热夜甚,神烦少寐,口燥咽干,皮疹稠密,或融合成斑,舌绛苔少,脉细有力。治以凉血化斑,佐以透疹。轻证选用玉女煎加味,常用药:生石膏(先煎)、知母、玄参、生地黄、麦门冬、浮萍。重证为热炽营血,外郁肌表者选用化斑汤加味,常用药:生石膏(先煎)、知母、麦门冬、水牛角(先煎)、粳米、紫草、牡丹皮、浮萍、甘草。

如气血两燔,症见壮热不退,神昏谵语,皮疹稠密,疹色紫黑,肌肤发斑,甚则吐衄出血,舌绛苔黄,脉象细数。治以清热解毒,凉血化斑。清瘟败毒饮加减,常用药:生石膏(先煎)、生地黄、水牛角(先煎)、黄连、山栀、桔梗、黄芩、知母、赤芍、玄参、连翘、甘草、牡丹皮、竹叶、大青叶。热甚神昏合用紫雪丹。

(三)疹回期

皮疹透齐至疹点收没,3 天左右。

1. 肺胃阴伤

证候表现 麻疹出齐,皮疹依次按序收没,皮肤呈糠麸样脱屑,伴有棕褐色色素沉着。

身不发热，或低热不已，咳嗽少痰，口燥咽干，食欲缺乏，舌红少津，苔薄而干，脉象细数。

辨证要点 本证属麻疹恢复期，邪退正虚阶段，故可见疹没热退，皮肤有脱屑及色素沉着，一般精神转佳，饮食增加，临床若无合并症，常可合理调护而愈。需用药物调理时，则可甘寒养阴为主。

治法主方 甘寒养阴，佐以清热。沙参麦冬汤加减。

方药运用 常用药：北沙参、麦门冬、天花粉、玉竹、扁豆、桑白皮、杏仁、桔梗、枇杷叶、甘草。口渴咽干加石斛、生地黄；食欲缺乏加炒谷芽、炒麦芽、鸡内金；咳嗽少痰加川贝母（研末冲服）、百合；咽喉红肿疼痛加牛蒡子、玄参；大便干结加瓜蒌仁、火麻仁，阴虚潮热，虚烦不眠加胡黄连、地骨皮。

2. 脾胃气虚

证候表现 疹没热退，面色苍白，精神疲倦，少气懒言，四肢欠温，食欲缺乏，小便清长，大便溏薄，舌淡苔白，脉细无力。

辨证要点 本证属麻疹恢复期，邪去正伤，脾胃受损。常可因用药苦寒，损伤脾胃，或因调护不当，致使脾胃受损，运化失常，或因素体脾胃虚弱等，故后期患儿表现为神倦肢凉、纳呆便溏等脾胃气虚证候为特点。

治法主方 益气和胃，佐以养阴。异功散加味。

方药运用 常用药：太子参、白术、茯苓、炙甘草、沙参、陈皮、山药、炒谷芽、炒麦芽。食欲缺乏，食后腹胀，加佛手、鸡内金；神倦懒言，四肢欠温，加黄芪、升麻；常自汗出加玉屏风散。

（四）变证

临床如出现下列症状或体征时，常提示产生变证（并发症）。①麻疹出疹期，皮疹尚未出齐而突然隐退，且疹稀色淡，面部无皮疹者。②麻疹出疹期，呈面色灰白，四肢厥冷者。③麻疹出疹期，发热过高，或皮疹消退而热不退，或高热骤退者。④麻疹疾病过程中出现嗜睡，或极度烦躁，或频繁抽搐者。⑤麻疹出疹期，症见咳嗽剧烈喘急者。⑥麻疹疹回期，疹退热未退，神萎纳呆，腹痛腹泻者。

1. 麻毒闭肺

证候表现 壮热不退，烦躁不安，咳嗽痰鸣，气急喘促，鼻翼煽动，唇周发绀，口渴欲饮，大便秘结，小便短赤。皮疹密集，疹色紫黯，或疹出未齐，或疹出骤没，舌红苔黄，脉数有力。

辨证要点 本证多见于麻疹出疹期及疹没期，常可因为失治或误治，或因感寒郁肺，或因麻毒炽盛，内陷闭肺等所致的并发症。症见疹出不透，或疹出骤没，或皮疹稠密成片，疹色紫黯，又伴见咳喘气急、鼻翼煽动、唇周发绀等。结合肺部听诊，可闻及细湿啰音。

治法主方 宣肺开闭，清热解毒。麻杏石甘汤加味。

方药运用 常用药：麻黄、杏仁、生石膏（先煎）、前胡、鱼腥草、葶苈子、苏子、虎杖、黄芩、甘草等。痰多稠黏加鲜竹沥、胆南星、猴枣散；疹出未齐加葛根、升麻、浮萍；壮热气急，腹胀便秘加生大黄、枳实、瓜蒌仁；皮疹稠密，疹色紫黯加牡丹皮、赤芍、紫草；体虚疹出不透加黄芪、党参。壮热不退，神昏谵语，抽搐加羚羊角粉（冲服）、钩藤、石菖蒲、郁金，热甚合用牛黄清心丸、痰多合用礞石滚痰丸、抽搐甚合用安宫牛黄丸。疹没气急，面色青灰，汗出肢厥，脉微欲绝，加独参汤或参附龙牡救逆汤。

2. 麻毒攻喉

证候表现 咽喉红肿，或溃烂疼痛，吞咽不利，饮水呛咳，声音嘶哑，喉间痰鸣，咳如犬吠,呼吸急促,烦躁不安,舌红苔黄,脉数有力。

辨证要点 本证热毒壅结于咽喉,以咽喉肿痛,声音嘶哑,呼吸不利为主要特征。

治法主方 清热解毒,利咽消肿。清咽化痰汤加减。

方药运用 常用药:玄参、射干、桔梗、牛蒡子、金银花、板蓝根、全瓜蒌、土牛膝根、马兜铃、甘草。另加服六神丸。腹胀便秘加大黄、玄明粉。呼吸困难、张口抬肩、胸胁凹陷、口唇发绀属病情危重者,宜中西医结合积极救治。

3. 毒陷心肝

证候表现 壮热不退,皮疹暴出,稠密成片,疹色紫黯,神昏谵语,抽搐有力,喉间痰鸣,舌质红绛,舌苔黄腻,脉数有力。

辨证要点 本证为麻毒炽盛,正不胜邪,以致麻毒内陷厥阴。神昏谵语为心窍被蒙,抽搐惊惕为邪陷肝经。本证在麻疹疾病过程的各个阶段中均可发生,但以出疹期的2～6天发病多见。

治法主方 清热解毒,清心开窍,凉肝熄风。羚角钩藤汤合清热(犀角)地黄汤加减。

方药运用 常用药:羚羊角粉(冲服)、钩藤(后下)、生石膏(先煎)、黄连、石菖蒲、胆南星、郁金、天竺黄、水牛角片(先煎)、牡丹皮。疹出未齐加浮萍、芫荽;疹密色黯加紫草、红花。

如心阳虚衰,症见身热已退,皮疹骤没,面色青灰,汗出肢厥,舌淡苔薄,脉微欲绝,治以固脱救逆,参附龙牡救逆汤加味。常用药:人参、附子、龙骨、牡蛎、甘草、红花、丹参。皮疹未透加升麻、浮萍。必要时加用强心药物治疗。

4. 热迫肠腑

证候表现 发热恶寒,烦躁不宁,口渴欲饮,腹胀腹痛,大便泄泻,色黄质稀,日泻数次以至10余次,疹出未齐,或皮疹骤没,舌红苔黄,脉数有力。

辨证要点 本证为麻毒协热袭于肠腑所致,以大便泄泻,次频量多,甚则下利黏液等为特征。

治法主方 清肠解毒,化湿止泻。葛根黄芩黄连汤加味。

方药运用 常用药:葛根、黄芩、黄连、甘草、藿香、木香、苍术、焦山楂。泄泻为湿偏重加薏苡仁、车前子;泄泻为热偏重加辣蓼、枳壳;泄泻为湿热并重加马齿苋、地锦草;泄泻疹未透出加苏梗、浮萍;泄泻伤阴者加乌梅、玄参;泄泻脾虚者加党参、白术。

如湿热毒痢,症见畏寒发热,腹痛阵作,里急后重,下痢脓血,麻疹的皮疹或已透发,或透而未齐,或皮疹骤没,脉数有力,是为麻疹并发痢疾。治以清肠止痢,佐以透疹,黄芩芍药汤合香连丸加减。常用药:黄芩、白芍、甘草、黄连、木香、马齿苋、生地榆、浮萍。下痢黏液加苍术、焦山楂;大便脓血加秦皮、白头翁;疹出未透加芫荽、西河柳煎水外洗;皮疹稠密,疹色黯红加牡丹皮、紫草;皮疹已退加天花粉、鸡内金。

5. 麻后口疳

证候表现 麻后疹没,口舌生疮,甚则溃烂,齿龈红肿,衄血疼痛,烦躁不宁,口渴饮冷,大便不调,舌红苔黄,脉数有力。

辨证要点 本证多为麻疹后期,热毒伤阴,肺胃蕴热,余邪留恋,并循经上炎口舌。以口舌生疮,甚则溃烂,齿龈红肿等为特征。

治法主方 清热泻火,解毒消肿,内外兼治。黄连解毒汤加味,合冰硼散外敷。

方药运用 常用药:黄连、黄芩、山栀、黄柏、生地黄、赤芍、玄参、生甘草。高热烦躁,渴欲饮冷,加生石膏(先煎)、知母;大便秘结加枳实、生大黄。局部结合应用银花甘草液漱口,冰硼散涂搽口疳患处，1日3～4次。亦可运用吴茱萸4g，研末用醋调泥，敷贴双侧涌泉穴，1日1次。

6. 麻毒入眼

证候表现 麻疹收没，两目干涩，视物不清，目睛云翳，或至夜盲，舌红苔少，脉象细数。

辨证要点 本证多为麻毒阳邪损伤阴液，又麻后调护不当，以至肝阴亏损，眼目失养，形成目疾。

治法主方 滋养肝阴，清热明目。杞菊地黄丸加减。

方药运用 常用药：生地黄、山茱萸、山药、牡丹皮、茯苓、泽泻、枸杞子、杭菊花、生甘草。烦躁不眠加钩藤、莲子心；目赤眵多加黄连、青葙子；眼目干涩加当归、夜明砂。

7. 麻后瘀癞

证候表现 麻后疹没，皮肤瘙痒，疹如疮疥，心烦不宁，食欲缺乏，夜睡不安，舌红少津，舌苔薄黄，脉象细数。

辨证要点 本证属麻后阴血耗损，复感风邪，遏于肌肤所致。皮肤瘙痒、夜睡不安等为特点。

治法主方 养血益阴，祛风止痒。四物汤加味。

方药运用 常用药：生地黄、川芎、当归、白芍、北沙参、苦参、地肤子、白鲜皮、路路通。低热未退，暮热早凉，加青蒿、地骨皮；烦躁不宁，夜睡不安，加钩藤、僵蚕；奇痒难忍，疹密如疥，抓之留痕，加土茯苓、蛇床子；血虚尤甚加丹参、阿胶；血虚有热，疹红痕赤，加牡丹皮、赤芍。

【其他疗法】

一、中药成药

1. 银翘解毒丸 用于疹前期或出疹期之初。

2. 藿香正气液 用于疹前期或出疹期感受风寒兼见泄泻者。

3. 六神丸 用于出疹期或疹没期见麻毒攻喉、咽喉肿痛者。

4. 生脉注射液 用于出疹期麻毒内侵，损伤心阴，致气阴两虚者。

二、药物外治

1. 苏叶、浮萍各30g，西河柳15g。加水煎沸，用药液熏洗全身，每次15～20分钟，1日2～3次，连续1～2天。适用于疹前期及出疹期。

2. 麻黄、浮萍、芫荽、西河柳各15～30g(可任选2味)，加黄酒60g。加水适量，煎沸使药气熏蒸室内，再用毛巾蘸药液，敷擦头面、胸背、四肢。用于疹前期及疹出未齐者。

三、针灸疗法

体针 主穴：肺俞、大椎、曲池。配穴：疹前期加列缺、合谷；出疹期加合谷、尺泽、足三里；并发肺炎加尺泽、风门、膻中、丰隆；并发喉炎加少商、鱼际、内庭；并发肠炎加天枢、大肠俞、阴陵泉；神昏抽搐加人中、十二井穴、印堂、神门。操作：肺俞向下斜刺0.3～0.5寸，列缺逆经刺0.5～0.8寸，膻中向下斜刺0.3～0.5寸，少商、十二井穴点刺出血，余穴皆直刺，施泻法留针15～20分钟，每隔5分钟行针1次。人中宜久留针，风门、肺俞穴出针后加拔火罐，留罐5～10分钟，1日1～2次。

四、推拿疗法

疹前期以解肌透疹为主：推攒竹，分推坎宫，推太阳，擦迎香，按风池，清脾胃，清肺经，推上三关，揉肺俞。出疹期以清热解毒，佐以透疹达邪为主：拿风池，清脾胃，清肺金，水中捞月，清天河水，按揉二扇门，按肺俞，推天柱。疹回期以扶正健脾为主：补脾胃，补肺金，揉中脘，揉肺俞，揉脾胃俞，揉足三里。

五、西医疗法

1. 对症治疗

(1)体温过高，发热≥40℃者，可肌内注射氯丙嗪，必要时给予少量退热剂。

(2)咳嗽痰量不多，痰液稠黏，或咳嗽无力者，采用雾化吸入，加用祛痰药物。

(3)惊厥或情绪易激惹者，加用镇静剂防止抽搐。

2. 并发症治疗

(1)麻疹并发肺炎：高热不退者适当选用退热药。极度烦躁者，需及时给氧，并适当应用镇静剂。肺部啰音较多，合并细菌感染者，宜选择一种或两种抗生素联合运用。咳喘气急，唇绀烦躁等中毒症状明显者，可考虑应用激素。合并心力衰竭者，需用强心药物及时治疗。

(2)麻疹并发喉炎：高热不退者适当选用退热药。极度烦躁者，及时给氧并选用镇静剂。合并细菌感染者，可选用抗生素。凡有二度以上呼吸困难者加用激素(泼尼松、地塞米松)治疗，必要时需作气管切开术。

(3)麻疹并发脑炎：高热不退者适当选用退热药；抽搐频繁者选用抗惊厥药，必要时选用脱水剂。合并细菌感染者，可加用抗生素。

(4)麻疹并发肠炎：高热不退者选用退热剂。泄泻造成脱水者，补液维持水及电解质平衡。下痢脓血者，按痢疾治疗。

【预防护理】

一、预防

1. 麻疹患儿需要及时隔离直至出疹后第 5 天，如有并发症者宜延长到出疹后 10 天，对接触者宜隔离观察 14 天，对已做免疫注射者宜观察 4 周。

2. 对于接触过麻疹患儿的成人，需要在太阳光下(或房外)照射 10～20 分钟，以防传播。

3. 对于易感儿需进行麻疹减毒活疫苗预防接种。流行期间有明显麻疹接触史，可及时注射丙种球蛋白以预防麻疹的发生。

二、护理

1. 保持室内通风，每天通风数次。室内光线不宜过强。

2. 注意保暖防止受凉，但不宜过热，患儿衣着、被盖适宜，以免出汗过多或导致高热抽搐。

3. 保持皮肤、眼、鼻、口腔的清洁，可用生理盐水或 2%硼酸液清洗。

4. 给予高营养、易消化的流质或半流质饮食，忌油腻辛辣及不易消化的食物，多饮水。

【文献选录】

《小儿药证直诀·疮疹候》："面燥腮赤，目胞亦赤，呵欠顿闷，乍凉乍热，咳嗽嚏喷，手足梢冷。"

《幼科全书·原疹赋》："毒出于脾，热流于心，脏腑之伤，肺则尤甚。出之太迟，发表为贵，出之太甚，解毒其宜。所喜者身上清凉，可畏者咽中肿痛。似锦而明兮矣，十有九效；似煤而黑兮，百无一生。"

《痘麻定论·痘麻分别论》："凡出麻初未见标之时，先必身热咳嗽，或吐或泻，或鼻清涕，喷嚏，眼胞两腮赤肿，烦躁不宁，细看两耳根下颈项连耳之间以及腰背之下，必有三五红点，此乃麻之报标也,若周身无红点之证佐,当以别症论,此屡试屡验。"

《万氏家传痘疹心法·疹毒症治歌括》:"疹为胎毒发于心,肺与相连热毒侵。咳嗽鼻中清涕出,且观双目泪盈盈……疹子小而碎密者,少阴心火也,阴道常乏,故小而密。

咳嗽者,火炎则肺叶焦举也,鼻流清涕者,鼻为肺之窍,以火烁金而液自流也。目中泪出者,肺热移于肝,肝之窍在目也。或手掐眉目、唇鼻及面者肺热症也。"

《景岳全书·小儿则·麻疹论》:"凡看麻疹初出之法,多于耳后项上腰背先见,其顶尖而不长,其形小而匀净者吉也。"

《痘疹论·麻疹四忌》:"麻疹有所大忌……今标四大忌于后,令人勿犯也。

——忌荤腥生冷风寒。出麻疹时……食生冷,冒犯风寒,皆能使皮肤闭塞,毒气抑郁而内攻也。

——忌用寒凉。初发热时,最忌骤用寒凉以冰伏,使毒气抑遏不得出,则成内攻之患。

——忌多用辛热。初发热时,最忌多用辛热助毒。

——忌用补涩。麻出之时,多有自利不止者,其毒亦因利而散,此殊无防。"

《麻科活人全书·麻疹骨髓赋》:"麻疹透出全凭热,身不热兮疹不出,潮热平和方为福,症逢不热非大吉。"

《痘疹大成·麻疹集成摘要》:"麻疹者,肺胃蕴热所发,总宜解二经之邪热,邪热解则诸症自愈。治宜清凉发散药,用辛散以升发之,凉润以清解之,最忌酸收温补。若渐出渐收者,势虽重而热已发汇,必无他变,宜化斑解毒汤或消毒饮加元参、膏、冬;若发热时出汗衄血者,此毒解也,勿遽止;若汗太多,血不止,以清肺汤去款冬、杏仁,如麻黄根以敛汗,犀角地黄汤以止血;若呕吐或自利者,此火邪上下逼迫也,宜清热解毒利小便,切勿止涩。初热必渴,渴则与绿豆灯心汤,勿令饮冷,致成水蓄之患,即荤腥、生冷、面果皆当禁之。初发必咳嗽,宜清热透表,不可止嗽,用清咽滋肺汤,则痰嗽自愈。多喘者,邪热壅肺也,切勿定喘,宜竹叶石膏汤去半夏,加贝母、元参、薄荷;如天寒,毒为寒郁,不得透出而喘,为肺气壅遏,故喘必兼嗽,若张口抬肩者,危。大抵喘而嗽者,可治;喘而不嗽者,难治。泻者勿涩,用芩连则泻自止,盖疹不忌泻,泻则热可解。有疹后饮食如常,心腹猝痛,冷汗如水,此元气虚弱,而中恶气也,朝发夕死。"

《证治准绳·幼科》:"麻疹初出,全类伤风,发热咳嗽,鼻塞面肿,涕唾稠粘,全是肺经之证。有未传泄利者,有一起即兼泄利者,肺与大肠相表里,表里俱病也。"

《医宗金鉴·痘疹心法要诀》:"凡麻疹出贵透彻,宜先用发表,使毒尽达于肌表。若过用寒凉,冰伏毒热,则必不能出透,多致毒气内攻,喘闷而毙。至若已出透者,又当用清利之品,使内无余热,以免疹后诸证。且麻疹属阳热,甚则阴分受伤,血为所耗,故疹没后须以养血为主,可保万全。"

【现代研究】

一、流行病学研究

我国由于麻疹疫苗的预防接种,使麻疹的流行性发病基本得到了控制,而表现以散发为特点。其发病季节、年龄等方面的改变,给预防医学提出了新的课题,需要在调查分析的基础上确定新的对策。

段恕诚报道,我国自 20 世纪 60 年代中期起,特别是实行世界卫生组织(WHO)计划免疫以来,麻疹的发病率和病死率迅速下降,但出现麻疹的患者向大年龄推移,发病季节不明显,免疫后的不典型麻疹使诊断困难。其特点为成人患者明显增多,婴儿麻疹增多和近年来非典型麻疹比以往多，但病死率很低。提出麻疹疫苗的再免疫问题，认为大年龄儿童及小婴儿麻疹发病增多，与疫苗接种后保护力逐年下降及母亲获自然免疫者减少有关。因此，初次免疫后，对学龄前、学龄期、青少年，甚至成人都应有计划地加强免疫，以防止麻疹的发生与流行[1]。

庞家树报道，所收治异型麻疹中，年龄为6～8岁，均在1岁内曾接受过麻疹疫苗预防注射，以后未再加强。故接触麻疹患者后，则可出现非典型麻疹样皮疹，出疹顺序不一定有规律性，麻疹特异IgM抗体检查为阳性[2]。

闻炜等报道，近几年麻疹发病率有增高趋势，以幼儿和成人发病率最高，母亲接种疫苗后抗体水平逐年下降，使所生婴儿成为易感儿。据1993年WHO统计，每年约有100万婴幼儿死于麻疹，为降低麻疹的发病率和病死率，对麻疹疫苗的使用提出以下建议：①接种年龄：WHO要求发展中国家常规接种为出生后9个月，发达国家可不迟于生后12～15个月。②疫苗的效价：目前仍主张使用标准效价疫苗。③关于重复接种：因大部分人接种疫苗后可获得长期或终生免疫，故对2次免疫的要求不一致，WHO要求高危儿童中，麻疹流行期可重复接种疫苗[3]。

另外，近年英国研究人员从血清IgM阳性患者口腔唾液中检出麻疹特异性IgM的比率为92%，认为唾液检测IgM可成为血清的一个有效替代物，用于诊断对消灭麻疹可起到很大作用。

麻疹病毒只有一个血清型，WHO将其划分为8个基因组，共20个基因型。20世纪80年代后，研究发现麻疹病毒在抗原性和生物学特性上出现了变异，变异主要集中在H和N蛋白基因上[4]。麻疹病毒基因变异可能引起其抗原性发生改变，从而削弱现有麻疹疫苗的保护作用。研究表明，血清麻疹病毒抗体阳性的个体再次接触麻疹病毒，可能出现无症状的二次免疫应答，这些亚临床型带病毒者可能是麻疹病毒的另一个传染源[5,6]，这将是麻疹控制与消灭中的新课题。

非典型麻疹的特征：①轻型麻疹：体温多在39℃以下，病程不满1周，仅见稀疏皮疹，1～2天即退，其他症状不明显，麻疹黏膜斑可有可无，疹退后无色素沉着。多见于较小婴儿，或近期接受过被动免疫，或接种过麻疹疫苗者。②重型麻疹：表现为高热，体温持续在39℃～40℃以上，出疹期较长，皮疹密布，有时融合成片，布满全身；或皮疹不易透发，或突然隐退。全身中毒症状严重，气促发绀，嗜睡或谵妄，甚至抽搐昏迷。并发肺炎时，肺部可闻及较多湿性啰音；伴循环衰竭时，可见面色苍白、四肢厥冷、脉微、血压下降等。此型多见于体质虚弱，护理不当等。③出血型麻疹：中毒症状重，皮疹呈出血性，皮疹出现大量瘀斑，常伴有口、鼻、消化道及泌尿道等内脏出血。④无皮疹型麻疹：全程不出现皮疹，也无其他任何症状。见于潜伏期接受过被动免疫抑制剂者，确诊有赖于发现麻疹黏膜斑及血清学检查。⑤非典型麻疹综合征：皮疹首先见于四肢，后向躯体发展，疹形有斑丘疹、荨麻疹、瘀点和水泡混合存在。常并发肺炎和胸腔积液。多见于接受过麻疹疫苗接种的患儿。罗中秋报道，麻疹发病趋向于8个月以内小儿及成人，麻疹的症状、体征不甚典型，由于麻疹疫苗的应用，轻型、非典型麻疹发病增多。严重的并发症减少，麻疹合并肺炎、脑炎明显减少，病死率降低。接种麻疹疫苗后也会再患麻疹，由于未及时复种预防，因此，在麻疹流行的季节或接触传染源则可发病[7]。

二、治疗学研究

麻疹的临床研究，在辨证论治的原则指导下，在证候分类研究、中西医结合及针灸救治麻疹并发症等方面取得了一定的进展。目前有效地控制了麻疹和并发症的发生,降低了病死率,提高了临床的诊断水平和疗效。

1. 证候分类研究 秦亮报道,王玉玲老中医治疗麻疹,以"五顺五逆"来辨别麻疹顺逆及预后。以透齐为顺,早没为逆。麻疹透发顺序多从头面先见,而后散布于胸背及四肢,透至手足心,此为顺证,若头面胸背少而四肢独多,则为逆证。以色泽红润为顺,紫黯为逆。麻疹色泽红润,表明体内气血充沛,力能透邪,为顺证;若疹色淡红,疹点稀少,为正气不足;若疹色红赤呈出血状,为里热毒盛;若疹色紫黯,为热毒深入营血。以得微汗为顺,无汗或汗多为逆。麻疹有微汗,则腠理开泄,利于麻毒之邪外达;若见其高热而不得汗则邪郁于里,疹毒难以发越,疹不得外透;若汗出过多,阴液先伤,则麻毒易于内陷而变生他症。疹前以咳为顺,疹后久咳为逆。咳嗽是麻疹整个病程中的一个症状,在疹前期,咳嗽使肺气疏通,毛窍开泄,麻毒易于外达;出疹期,咳嗽亦不必止咳。在疹回期,以无咳为佳;若咳嗽,为余邪未尽。以大便通调为顺,泄泻为逆。麻疹期间出现腹泻,当须辨别,出疹期大便溏泄,次数不多者无妨,麻疹可借此宣泄;若泻稀水便,日泄 10 余次以上,往往易致麻疹隐没,麻毒内陷[8]。罗世杰等报道,轻型麻疹因其临床表现差异较大,常难以和其他出疹性疾病区别。轻型麻疹常表现为发病后出疹间隔时间不一,短者 1 日,长者 7 日,皮疹多在 1～2 日内出齐,出疹部位多先从头面部扩散至躯干,四肢极少。皮疹呈淡红色斑丘疹,疹退后仅有淡的色素沉着,麻疹黏膜斑常不典型或不明显。临床可让患儿含服橙汁饮料 15 分钟,就可使麻疹黏膜斑呈橘黄色且明显可见,以帮助诊断,亦可依靠血清学检测作出诊断,根据疹没后有无皮肤色素沉着,以作为回顾性诊断[9]。

2. 辨证方药研究 目前临床对麻疹病毒尚无特效抗病毒药物。中医辨证论治治疗麻疹,具有明显的效果,并积累了丰富的临床经验,为中医药治疗麻疹的研究提供了良好的思路。

万应昌报道,按照中医辨证论治,疹前期、出疹期用解毒透疹方,常用药:金银花、连翘、大青叶、桑叶、竹叶、紫草、芦根、丝瓜络、牛蒡子、桔梗、蝉蜕、甘草。早期咳嗽加杏仁、浙贝母。并发重症喉炎者合用银翘马勃汤加减。并发肺炎者合用麻杏石甘汤。并发水痘者加五味消毒饮加减。恢复期用沙参麦冬汤加减,常用药:北沙参、麦冬、玉竹、桑叶、石斛、白茅根、西洋参、甘草。结果,治疗麻疹 150 例,全部治愈,无后遗症[10]。杨季国介绍,应用银翘柴葛汤(金银花、连翘、柴胡、葛根、黄芩、蝉蜕、薄荷、牛蒡子、芦根、甘草)治疗麻疹 36 例,每日 1 剂,水煎 2 次,取药汁 250ml,分 5 次频服。结果全部治愈,疹点出齐时间平均 2～3 日,体温恢复正常时间 2～7 日[11]。钱松本报道,其师王玉玲用麻杏石甘汤随证加减。麻疹初起,表邪郁闭,疹不外泄者加荆芥、牛蒡子、蝉蜕;疹出不透加薄荷、连翘、金银花;痰多气憋加郁金、贝母、瓜蒌皮;喘急促甚者加葶苈子、桑白皮。另外板蓝根、蒲公英清热解毒,天花粉、麦冬生津止渴,生地黄、牡丹皮、玄参清热凉血,山栀、竹叶、芦根清热除烦,可随症选用以治疗麻疹并发肺炎。用葛根芩连汤加薄荷、连翘、蝉蜕透托麻疹,加滑石、茯苓以利小便实大便治疗麻疹并发肠炎。用白头翁汤加味治疗麻疹并发痢疾[12]。黄庆华等认为麻疹外邪侵犯手太阴肺经,也常累及其他脏腑。主要病机为邪热郁肺,内窜营分,从肌肤血络而出所成。自拟"清热化瘀合剂"治疗小儿麻疹 72 例,取得较好效果。清热化瘀合剂药物组成:板蓝根、薄荷、黄芩、牡丹皮、地龙、茜草。1 天 1 剂,1 剂两煎。鼻塞流涕者加苍耳子;发热重者(39℃以上)加石膏;下利疹出不畅者加葛根;便秘疹出不快者加大黄微下之;渴甚者加花粉;支气管及肺部感染者加鱼腥草;纳减者加神曲;气虚者加太子参[13]。李兰铮运用扶正透疹法,或益气养阴，或补益气血以透疹，治疗素体虚弱，气血不足，或大病久病，耗气伤阴，继发麻疹，正不胜邪，无力托疹外出，导致麻毒内陷引起一系列的危重病症。方用生脉散加味，或归脾汤加减取得良好疗效[14]。施贻杰运用清热解毒，平肝熄风，佐以活血凉血之品，如丹参、牡丹皮等，治疗麻疹逆证，使血运通畅，增强清热解毒、平肝熄风和透发疹毒的作用，使诸症获愈[15]。

3. 中西医结合研究 中西医结合治疗麻疹的研究，防止并发症的发生和并发症的救治，显示了中西医结合的治疗效果优于单纯一种的治疗方法，受到临床重视和应用。杨建民报道，52 例麻疹患者均有不同程度的肝功异常和心肌酶谱升高。用中药葛根、黄芩各 15g，黄连 9g，甘草 6g，柴胡、桔梗、蝉蜕、荆芥穗、薄荷各 12g，水牛角粉 60g。疹色紫红、密集成片者，加紫草 9g，牡丹皮 12g；疹色逐渐变淡，身热下降，遗有潮热者加沙参、麦冬、青蒿各 12g；角膜障翳，目涩难睁者加草决明 15g，谷精草、菊花各 12g。每日 1 剂，水煎服。结合抗生素、抗病毒、保肝及纠正心肌损害治疗，结果 52 例患者 2～4 天体温正常，麻疹在热退后 5～10 天消退干净，肝功及心肌酶谱在 15～20 天恢复正常，全部临床治愈[16]。

三、药效学研究

麻疹的药效学研究，目前资料不多，多为散在叙述。现代药理研究表明，金银花、大青叶、黄芩、野菊花、连翘等治疗麻疹的药物除具抗病毒作用外，还能增强机体抗感染的免疫功能。桑叶、芫荽等药具有促进外周血液循环的作用，使体表充血，汗腺排泄，增强皮肤黏膜抵抗力，因而具有透疹解表作用。贝母含有生物碱，能扩张支气管平滑肌，减少痰液分泌。瓜蒌具有稀释痰液作用。两药合用更能镇咳祛痰。牛膝对金黄色葡萄球菌具有抑制作用，同时还能激活巨噬细胞，增强其吞噬功能。动物实验证实，牛膝对小血管有明显的一时性扩张作用，尤其对会厌附近软组织更为明显，改善局部微循环，促进炎症吸收，解除喉部水肿所致的阻塞现象。

参考文献

[1] 段恕诚．我国几种常见小儿传染病的近况[J]．中华儿科杂志，1993，31(1)：3.

[2] 庞家树．异型麻疹 6 例[J]．中华传染病杂志，1995，13(3)：165.

[3] 闻炜，王凝芳．感染性出疹性疾病的某些变化与进展[J]．中华传染病杂志，1997，(1)：51-53.

[4] 董作亮，任丽．麻疹病毒变异的分子生物学研究进展[J]．国外医学・流行病学传染病学分册，2003，30(2)：96-99.

[5] Huiss S, Damien B, Schneider F, et al. Characteristics of asymptomatic secondary immune response to measles vine in late convalescent donors[J]. Clin Exp Immunol, 1997, 109(3): 416-420.

[6] Muller CP. Measles elimination: old and new challenges [J]. Vaccine, 2001, 19(17/19): 2258-2261.

[7] 罗中秋．略论现代麻疹的诊断与治疗[J]．浙江中医药杂志，1997，(1)：21-22.

[8] 秦亮．王玉玲治疗麻疹“五顺五逆”的经验[J]．黑龙江中医药，1990，(4)：4.

[9] 罗世杰，解新科．麻疹的发病特点及其辨证施治[J]．中医函授通讯，1995，(3)：44-45.

[10] 万应昌，李文．麻疹 150 例临床治疗体会[J]．新中医，1996，(8)：28-29.

[11] 杨季国．银翘柴葛汤治疗麻疹 36 例[J]．浙江中医学院学报，1994，18(3)：25.

[12] 钱松本．王玉玲治疗小儿麻疹并发症经验举隅[J]．四川中医，1997，(3)：42.

[13] 黄庆华，郑桂林，林玉英．清热化瘀合剂治疗麻疹 72 例[J]．福建中医药，2001，32(3)：30.

[14] 李兰铮．扶正透疹法在小儿麻疹中的运用[J]．新中医，1998，30(4)：39.

[15] 施贻杰．活血化瘀药在儿科临床的应用[J]．新中医，2002，34(4)：66-67.

[16] 杨建民．中西医结合治疗麻疹[J]．山西中医，2007，23(4)：43.

（陈运生 朱锦善）

第二节 奶 麻

【概述】

奶麻，是以急性发病，突然高热 3～4 天后，体温骤降，同时全身出现玫瑰红色小丘疹，疹退后无痕迹遗留为特征的一种婴幼儿较轻的出疹性传染病。《麻痘定论・分别各麻各样调治论》说："奶麻瘾疹之类，皆风热客于脾肺二经所致，用荆芥发表汤，此药大能疏风泄热清热。"指出了本病的病因、病位及治法。由于形似麻疹，故又称"假麻"。

西医学称奶麻为幼儿急疹。本病在婴幼儿中发病多见，又以 6～18 个月的婴幼儿好发，1 岁以下发病率高，6 个月以内婴儿亦有发病。本病一年四季均可发生，但冬春季节发病者占多数。发病患儿预后良好，多能顺利康复。患本病后可获得持久免疫力，很少第 2 次发病。

我国在明代《万氏家传痘疹心法・疹毒症治歌括》中就有奶麻子的记载，并提出本病与麻疹不同。清代《医宗金鉴》、《麻科活人全书》等对奶麻的病因、临床证候、治疗方药、疾病预后等方面均有详细的叙述。

西医学对幼儿急疹的研究提出疾病中婴幼儿可出现囟门饱满，认为在无中枢神经系统感染及药物因素影响下，前囟饱满对幼儿急疹的早期诊断有意义。中医学防治本病多按风热郁表辨证诊治，有明显的疗效。实验研究从患儿外周血淋巴细胞和血浆中已分离出幼儿急疹病毒，为幼儿急疹的疾病感染、发病机制和预防等方面的研究提供了良好的基础。

【病因病理】

一、病因

1. 外感病因　外由感受风热时邪。冬春之季，风热时邪经口鼻而入，袭于肺卫，是为外因。

2. 正虚病因　小儿肺常不足，且为娇脏。肺主皮毛属卫，风热时邪其性属温，温邪上受，犯于肺卫；肺气虚弱者卫外不足，易为风热时邪所袭，发为奶麻。

二、病理

奶麻发病，是由风温时邪，侵袭于肺，《温病条辨・上焦篇・风温》中："凡病温者，始于上焦，在手太阴。"故邪在上焦，以手太阴肺为病变中心。病变脏腑在肺卫，初起见有肺卫表证，但为时短暂。继而邪郁化热，邪热蕴郁肺胃，肺胃气分热盛，则骤见高热，烦躁口渴，或伴见咳嗽、呕吐、纳呆等症。风热时邪与气血相搏而发于肌肤，邪热得以外泄，则热退疹出而安。

西医学认为：人类疱疹病毒 6 型(HHV-6)感染是引起幼儿急疹的病因，HHV-6 主要通过唾液发生水平传播，感染人体后其核酸长期潜伏在外周血单核细胞、唾液腺、肾及支气管的腺体内，一定条件下被激活，引起再感染。人群中未感染过 HHV-6 的个体对此病毒普遍易感，但感染多发生在生命早期，并可维持终身免疫。

【诊断与鉴别诊断】

一、诊断要点

按国家中医药管理局《中医病证诊断疗效标准》内小儿奶麻的诊断依据：

1. 患儿以 2 岁以下的婴幼儿为多。

2. 起病急骤，突然高热，持续 3～4 天，全身症状轻微。

3. 身热始退或热退稍后，即出现玫瑰红色皮疹。

4. 皮疹以躯干、腰、臀部为主，面部及肘、膝关节等处少见，皮疹出现1～2天后消退，疹退后无脱屑及色素沉着。

5. 实验室检查，末梢血象呈白细胞减少，分类则以淋巴细胞增多为主。

二、鉴别诊断

临床除与麻疹、风疹、丹痧区别外，还需与肠道病毒感染、药物疹等病证进行鉴别。

1. 肠道病毒感染　肠道病毒感染出现皮疹，临床鉴别有一定困难。一般肠道病毒传染性较强，容易造成流行，多数患儿在出疹时伴有发热、流涕、咽痛等症状，皮疹可为斑疹、斑丘疹，或疱疹，或风疹样，或荨麻疹，或紫癜等为特点。

2. 药物疹　临床多见于用磺胺药或氨苄西林等药物所引起，出现皮疹及发热等症。一般可根据服药史，或停药后皮疹即消退等帮助鉴别。

【辨证论治】

一、证候辨别

1. 辨识常证　奶麻发病由风热时邪，经口鼻而入所致，临床以高热和全身症状轻微为特点；发病前1～2周可有精神、食欲等方面的改变，常易被忽视。发病时表现为突然高热，体温在数小时内上升至39.5～40℃，或更高，持续3～4天后可突然降至正常。患儿在高热期仅表现为咽红目赤、咳嗽流涕等上感症状，而全身症状轻微。当发热骤降或稍后，即出现皮疹，且皮疹由颈部及躯干开始，可在一天之内迅速波及全身，面部及肘、膝以下少见，皮疹多呈不规则样红色斑点或斑丘疹，周围有浅色红晕，压之退色。皮疹出现后1～2天内全部消退，无脱屑及色素沉着。

2. 辨别轻重　奶麻轻证，起病突然高热，并持续3～4天，临床表现除发热外，其他症状表现轻微，神情安静，热退之际或稍后皮疹透发。奶麻重症，是由感邪过盛，或小儿正气不足，在发病过程中，可因热扰心神而致烦躁不宁；热动肝风，则四肢抽搐；邪郁脾胃，致使胃失和降则呕吐，饮食不振；脾运失健，则大便不调。

二、治疗原则

奶麻的治疗，以清热解毒为主。风热在表治以疏风清热，热退疹透治以凉血解毒；热盛动风佐以清热止惊；热扰心神佐以清心除烦；热郁脾胃所致胃失和降，又需佐以和胃降逆；脾失健运则佐以健脾止泻或润肠通便。

三、分证论治

1. 肺胃蕴热

证候表现　骤发高热，持续3～4天，精神如常，或稍有烦躁，饮食不振，舌质淡红，舌苔薄黄，脉象浮数。

辨证要点　本证属奶麻初起，一般在1～2周前患儿可有轻微症状，如表现精神稍有烦躁，或饮食减少等症状，由于症状较轻，故容易被忽视。发病之后，突然高热（可在39.5～40℃，甚则更高），然患儿其他的症状体征多不明显，是为本证特点。

治法主方　疏风清热。银翘散加减。

方药运用　常用药：金银花、连翘、薄荷（后下）、桑叶、菊花、牛蒡子、桔梗、竹叶、紫草、甘草。若烦躁不安者加焦山栀、钩藤；烦躁欲惊者加蝉蜕、僵蚕；时作呕吐者加竹茹、生姜；大便泄泻者加葛根、扁豆。

风热时邪，夹寒郁表，症见骤发高热，微恶风寒，咳嗽痰白，鼻流清涕，口不干渴，饮食减少，舌苔薄白，脉浮有力。治以疏风清热，发汗解表，败毒散加减：柴胡、前胡、川芎、枳壳、茯苓、桔梗、金银花、桑叶、甘草。鼻塞流涕，畏寒恶风者加防风、苏梗；头痛项强者加葛根、蔓荆子。

2. 疹出邪退

证候表现　身热已退，肌肤出现玫瑰红色小丘疹，皮疹始见于躯干，很快延及全身，约经1～2天，皮疹消退，肤无痒感，不留痕迹，舌红苔薄，脉细有力。

辨证要点　本期以出疹为主症。由于邪热内蕴肺胃，与气血相搏于肌肤，出疹为邪毒外达肌肤之象。因此，本证在于辨别皮疹的稀疏稠密，以别病情轻重。若出疹稀疏，说明邪热不盛；出疹稠密，说明邪热较重。

治法主方　清热解毒，佐以养阴凉血。银翘散去豆豉加细生地、牡丹皮、大青叶倍玄参方。

方药运用　常用药：金银花；连翘、薄荷（后下）、桔梗、竹叶、牛蒡子、生地、大青叶、牡丹皮、玄参、生甘草。食欲缺乏加鸡内金、麦芽；大便干硬加火麻仁、蜂蜜。

【其他疗法】

一、中药成药

1. 小儿热速清口服液　用于肺胃蕴热证。

2. 板蓝根冲剂　用于肺胃蕴热证，咽红肿痛者。

3. 银黄口服液　用于肺胃蕴热证，发热较高者。

4. 小儿紫草丸　用于疹出邪退，皮疹稠密者。

二、针灸疗法

体针：大椎、曲池、合谷、足三里。对高热期患儿用强刺激泻法，持续捻针3～5分钟，不留针。用于热蕴肺胃证高热。

三、推拿疗法

推清肺金，揉小天心，推补肾水，推清天河水，推清板门，分阴阳，推退下六腑，捏挤大椎按揉曲池、合谷，1日1～2次，连续1～2天。用于热蕴肺胃证。

四、西医疗法

1. 控制高热　高热时可适当用对乙酰氨基酚等退热剂，以防惊厥的发生。

2. 控制惊厥　因高热引起惊厥者，可用地西泮等镇静剂止惊。

【预防护理】

一、预防

1. 及时隔离患儿至出疹后5天，在婴幼儿集体场所如托儿所发现可疑患儿，应隔离观察7～10天。

2. 避免接触感染。在本病流行期间，尽量不带婴幼儿到公共场所。

二、护理

1. 婴幼儿患病期间，宜安静休息，注意避风寒，防感冒。

2. 饮食宜清淡，容易消化，忌油腻，多饮水。

3. 持续高热者，可做物理降温：用冷毛巾敷头部，或用30%～50%乙醇擦浴，防止高热引起惊厥。

【文献选录】

《万氏家传痘疹心法·疹毒症治歌括》："凡小儿……，遍身红点，俗呼奶麻子是也。"

《麻痘定论·分别各麻各样调治论》："凡小儿乳麻瘾疹风热麻，不在正麻之列，不由胎毒而出，是感风热湿热而出，乃皮肤小病……总无关利害。倘热不退，用荆芥发表汤以散之。”

《医宗金鉴·痘疹心法要诀》：“瘙疹者，儿在胎中，受母血热之气所蒸已久，及生后外遇风凉，以致遍身红点，如粟米之状……未出痘疹之前见者，即名为瘙疹，调摄谨慎，不治自愈。”

【现代研究】

高慧等自拟中药赛诸葛汤　金银花、连翘、赤芍、白芍各6g，柴胡、升麻、葛根、牛蒡子、蝉蜕、薄荷（后下）、生甘草各3g。治疗幼儿急疹30例，并设随机对照组30例，用利巴韦林及双黄连口服液治疗，其中12例静脉点滴青霉素或头孢菌素，8例口服抗生素，6例加用地塞米松点滴。两组均以4天为1个疗程，结果两组全部治愈，无并发症，但中药组热退疹出快于对照组，经统计学处理有显著性差异（$P<0.05$）[1]。朱杰等将2004年6月～2006年5月间明确诊断为幼儿急疹的患儿139例，随机分成中药组71例及对照组68例进行临床观察。两组均使用自拟银翘火郁汤。处方：金银花、连翘、淡豆豉、赤白芍各6g，柴胡、升麻、葛根、牛蒡子、薄荷（后下）、生甘草各3g治疗，对照组加用抗生素，部分使用激素。两组全部治愈，未发现有并发症。中药组于发热4天内出疹者61例（94.4%），4天后出疹者10例（14.1%）；对照组4天内出疹者45例（66.2%），4天后出疹者23例（33.8%），统计学处理有显著性差异（$P<0.01$）[2]。

参考文献

[1] 高慧，朱杰．赛诸葛汤治疗幼儿急疹30例临床观察[J]．中医儿科杂志，2006，2(6)：42-44.

[2] 朱杰，陆奎洪，周慧宁，等．银翘火郁汤治疗幼儿急疹139例临床观察[J]．时珍国医国药，2007，18(1)：177-178.

（杨　江　陈运生）

第三节　风　痧

【概述】

风痧，是以发热、咳嗽，全身出现细沙样玫瑰色红疹，伴见耳后、颈部及枕后淋巴结肿大为特征的一种急性出疹性传染病。叶天士《临证指南医案·幼科要略》中指出：“疫疠秽邪从口鼻吸入，分布三焦，气血相搏，发于肌肤，而为痧疹。”提出了本病的病因和病理。

西医学称风痧为风疹，因感染风疹病毒致病，一年四季均可发病，又以冬春季节发病者占多数。小儿卫外不固，易为风热时邪所侵，除1岁以内婴儿不易感染外，其余年龄越小，发病率越高。本病接触传染，在儿童集体机构中容易引起流行，临床经过良好，一般症状较轻，预后良好，可不经治疗而自愈。感染1次以后，不论症状轻重，大多可终身免疫，极少有再次发病者。

中医医籍对风痧记述较少，多包括在其他出疹性疾病之中。《素问·四时刺逆从论》中有“隐疹”的记载，《金匮要略》、《诸病源候论》中提出了“风瘾”的病名，可能包括“风痧”在内。宋代《小儿痘疹方论》中提出的“疹子”，已记载伴有发热、咳嗽等症状，较接近此病。但尚未能把风痧、麻疹等时行出疹性疾病区分开来，笼统称为“疹子”。至清代叶天士根据本病的出疹形态很像细小的沙子而命名为出“沙子”，且认识到这是一种时行性疾病。将沙字加上“疒”，便成为“风痧”。《麻科活人全书·正麻奶麻风瘾不同》也指出：“风瘾者，亦有似麻疹……时值天气炎热，感风热而作，此不由于胎毒，乃皮肤小疾，感风热客于肺脾二家所致，不在正麻之列。”指出风痧与麻疹的不同特征。

现代在临床研究方面，中医辨证论治治疗本病取得了明显的疗效。流行病学研究表明，在我国风痧仍然是一种重要的传染性疾病，小儿集体机构常可产生流行。另外，孕妇妊娠期预防本病，对于做好胎儿保健、保证优生优育，具有重要意义。

【病因病理】

一、病因

1. 外感　风热时邪是引起风痧发病的外因。冬春之季，风热时邪，经口鼻而入，袭于肺卫，与气血相搏，发于肌肤，则周身出现淡红色斑丘疹，肌肤瘙痒，而发为风痧。

2. 正虚　小儿肺常不足，且为娇脏，肺主皮毛在表。风热时邪其性属温，温邪上受，犯于肺卫，肺脏娇嫩；卫外不足，正气不能抗邪于外，易为风热时邪所袭，故正不胜邪是风痧发病的主要原因之一。

二、病理

风热时邪，上受自口鼻而入，首先犯肺，时邪郁肺，则肺气失宣。时邪由表入里，而正邪相争，又有由里出表之势，透于肌肤的特点。故风痧病变脏腑在肺。

风痧发病主要为风热时邪，与气血相搏，发于皮肤所致。邪蕴于肺，则为发热、咳嗽、鼻塞、流涕等肺失宣肃诸症；风邪搏结于气血，透于肌表，则皮疹透发，分布均匀；邪毒阻滞于少阳经络，则发为耳下及枕后淋巴结肿大。因此，本病病理机制，以风热时邪，相搏于气血，阻滞少阳为特点。

风痧疾病过程中，其病情变化为：疾病初期，风热邪毒，袭于肺卫，遏于肌肤，搏于气血，阻滞少阳，正邪相争，发于肌表，邪毒外泄，疹点透发之后，热退而解，病属在表；若邪毒炽盛，内传入里，燔灼气营，或迫伤营血，则可见壮热不退，烦躁口渴，尿赤便秘，皮疹鲜红或深红，疹点分布较密等，属里证。因此，风痧病情表里变化是疾病轻重演变的特点。

西医学认为：风疹病毒直接损害血管内皮细胞引起皮疹，近年来认为抗原抗体复合物与真皮上层的毛细血管充血和轻微炎性渗液引起皮疹相关。呼吸道有轻度炎症及淋巴肿胀。并发脑炎时，可致脑组织水肿、血管周围炎及神经细胞变性。

【诊断与鉴别诊断】

一、诊断要点

按国家中医药管理局《中医病证诊断疗效标准》中风痧的诊断依据：

1. 发病初起类似感冒，发热 1～2 天后，皮肤出现淡红色斑丘疹，皮疹布发，从头面开始，出疹 1～2 日后，发热渐退，疹点逐渐隐退，疹退后可见脱屑，但无色素沉着。

2. 全身症状较轻微，但耳后、颈部及枕后淋巴结肿大。

3. 本病发生在流行期间多有接触病史。

4. 实验室检查，血中白细胞总数减少，分类淋巴细胞相对增多。

5. 直接免疫荧光法在咽分泌物中可查见病毒抗原。

二、鉴别诊断

临床需与麻疹、奶麻、丹痧等出疹性疾病进行鉴别。

【辨证论治】

一、证候辨别

1. 辨识常证　首见轻微发热、微恶风寒、咳嗽咽痒、鼻塞流涕等上感症状。发热 1～2

天则见出疹，发疹始于面部，可在24小时内布及全身，皮疹呈稀疏红色丘疹，持续2～3天，同时全身浅表淋巴结肿大，以耳后、颈部、枕后淋巴结肿大明显。皮疹消退后，体温恢复正常，全身症状消失，无脱屑及色素沉着。

2. 分辨表里　风痧轻证发热不高，鼻塞流涕，皮疹布发，肌肤作痒，疹稀色红，分布均匀，皮疹经2～3天自然消退，神情自如，食纳正常，为邪郁在表。如壮热不退，烦躁不宁，口渴欲饮，疹点稠密，疹色鲜红或紫黯，为邪热炽盛，属于入里重证。

二、治疗原则

治疗风痧，以疏风清热为基本法则。依临床所见，偏于风盛者，治以辛散为主；热邪偏重者，治以清热解毒，或兼以凉血泻热。

三、分证论治

1. 邪郁肺卫

证候表现　起病发热，不恶风寒，喷嚏流涕，咳嗽口渴，精神如常，胃纳欠佳，皮疹布发，疹色红赤，稀疏细小，肌肤作痒，皮疹经2～3天渐见消退，耳后、颈部及枕后淋巴结肿大，舌质偏红，舌苔薄黄，脉象浮数。

辨证要点　本证属风痧初起，发病前多无前驱期症状，临床表现类似风热感冒症状，但热势不高，皮疹稀疏细小，是为本病早期辨证特点。

治法主方　疏解风邪，清热透疹。银翘散加减。

方药运用　常用药：金银花、连翘、淡竹叶、牛蒡子、桔梗、薄荷（后下）、甘草。肌肤瘙痒者加蝉蜕、白蒺藜；咳嗽痰稠者加浙贝母、黛蛤散；夜寐不安，烦躁不宁者加钩藤、僵蚕。

气虚易感，风寒郁表，发热恶寒，鼻塞流涕，咳嗽痰白，食欲缺乏，精神疲乏，口不干渴，皮疹稀疏，疹色淡红，肌肤作痒，耳后、颈旁及枕后淋巴结肿大，舌淡苔薄，脉浮有力。治以益气解表，清热透疹。参苏饮加减：太子参、苏叶、葛根、前胡、陈皮、桔梗、枳壳、木香、甘草。畏寒恶风者加荆芥、防风；恶心呕吐者加生姜、藿香；大便泄泻者加焦神曲、焦山楂。

2. 邪热炽盛

证候表现　壮热不退，烦躁不安，口渴饮冷，饮食不振，皮疹稠密，疹色红赤或紫黯，耳后、颈部及枕后淋巴结肿大，压痛明显，大便干硬，小便短赤，舌红苔黄，脉数有力。

辨证要点　本证由邪郁肺卫传入而来，或由感邪炽盛，邪直入里，燔灼气分所致。辨证在于皮疹稠密及疹色红赤紫黯，兼见热、烦、渴、饮等症。

治法主方　清热凉营，透疹解毒。透疹凉解汤加减。

方药运用　常用药：桑叶、菊花、仙鹤草、连翘、赤芍、紫花地丁、板蓝根、牡丹皮、甘草。壮热不退者加生石膏（先煎）、寒水石；口渴引饮者加天花粉、石斛；皮疹稠密，疹色红赤紫黯者加生地黄、紫草；大便干结者加大黄、枳实；烦躁不安者加黄连、淡竹叶。

毒陷厥阴，因热毒炽盛而引动肝风，症见壮热不退，神志不清，四肢抽搐，皮疹稠密，疹色紫黯，耳后、颈旁及枕后淋巴结肿大，大便干结，小便短赤，舌质红绛，舌苔黄糙，脉数有力。治以清热开窍，凉肝熄风。羚角钩藤汤加减：羚羊角粉（另服）、钩藤、桑叶、浙贝母、竹茹、茯神、菊花、牡丹皮、紫草。壮热抽搐者合用安宫牛黄丸。

【其他疗法】

一、中药成药

1. 小儿紫草丸　用于邪郁肺卫证。

2. 小儿痧疹金丸　用于邪热炽盛证。

3. 五粒回春丸　用于邪热炽盛证，时时欲惊者。

4. 小儿羚羊散　用于邪热炽盛证，烦躁欲惊或嗜睡，咳嗽痰稠者。

二、推拿疗法

揉小天心200次，揉一窝风200次，推补肾水300次，推清板门300次，揉合谷穴1～2分钟，推清肺金300次，退下六腑300次，揉二人上马200次，推清天河水100次，少商穴针刺放血，新建穴先用三棱针刺，用捏挤法至皮肤色紫红。每日1～2次，连续2～3天。用于邪热炽盛证。

三、西医疗法

1. 控制高热　对高热不退者，可选用对乙酰氨基酚等退热剂，以降低体温，防止高热所引起的惊厥。

2. 控制感染　对继发细菌感染者，可选用抗生素。

3. 并发脑炎　症见高热不退，头痛项强，神志不清，四肢抽搐，皮疹稠密，疹色紫黯等。血象检查：白细胞总数多属正常或偏低。脑脊液检查：细胞数增加，以淋巴细胞为主，蛋白质亦轻度增高。应使患儿保持安静，卧床休息。高热不退选用对乙酰氨基酚口服，或安乃近肌注；四肢抽搐用镇静剂，如10%水合氯醛作保留灌肠，或用地西泮静脉注射；合并脑水肿用脱水剂，如20%甘露醇或高渗葡萄糖注射液。

【预防护理】

一、预防

1. 隔离患儿，隔离期从起病至出疹后5天。

2. 风痧流行期间，尽量不带易感儿到公共场所，避免与风痧病儿接触。

3. 预防接种：18～24月龄接种1剂次麻腮风联合疫苗。有已接触到风痧患儿者，应在接触后5天内注射胎盘球蛋白20ml，或注射风疹高价免疫球蛋白20～30ml。

二、护理

1. 患儿应卧床休息避免风寒侵袭。

2. 注意营养，饮食宜清淡易消化，忌吃煎炸油腻食物。

3. 防止搔抓损伤皮肤而引起感染。

【文献选录】

《圣济总录·风瘙瘾疹》："论曰风瘙瘾疹，其状有二。皆缘肌中有热。若凉湿之气折之，热结不散，则成白疹。若因风邪所折，风热相搏，则成赤疹。赤疹得热则剧。……盖身体风瘙而痒，瘙之隐隐而起也。"

《外台秘要·风狂及诸风下二四门》："风气相搏，即成瘾疹，身体为痒。《养生方》云：汗出不可露卧及浴，使人身振寒热及风疹也。"

《普济方·风瘙瘾疹》："夫小儿风瘙瘾疹者，由邪风客于腠理，搏于营卫，遂传而为热，熏散肌肉，溢于皮肤变生瘾疹。"

《医宗金鉴·痘疹心法要诀·瘾疹》："产瘾疹者，乃心火灼于肺金，又兼外受风湿而成也。发必多痒，色则红赤，隐隐于皮肤之中，故名瘾疹。"

《麻科活人全书·正麻奶麻风瘾不同》："风瘾者，也有似于麻疹，乃发在幼孩甫生一月、半周、一岁之间，时值天气炎热，感风热而作，不由于胎毒，乃皮肤小疾，感风热客于肺脾二家所致，不在正麻之列。常见出一次又一次，亦有出不已者，无关大利害，不必用药自散。倘身热不退，只须用疏风清热之剂，一服即愈。"

【现代研究】

一、流行病学研究

2004年前国际上对不同风疹病毒基因型的划分无统一的标准，使风疹病毒的分子流行病学监测在全球控制和消除风疹中的作用受到了一定的限制。2004年9月，WHO召开了确定风疹病毒基因型划分标准的会议，规定了风疹病毒基因组中用于分子流行病学分析的靶核苷酸序列，制订了风疹病毒基因型划分的标准，确定了风疹病毒各基因型的参考毒株及其核苷酸序列，描述了风疹病毒各基因型在全球的分布情况。同时建立了风疹病毒毒株库和序列数据库。2006年，WHO对风疹病毒基因型划分和分子流行病学的相关信息进行了更新[1,2]，从而确定了风疹病毒的基因。

潘巧玲等运用常规的血清学诊断方法，采用急性期和恢复期的双份血清检测特异性抗体，4倍以上升高者诊断为近期感染。提出几乎所有血清学方法均可用于风疹抗体的检测。认为血清学诊断方法简便、快速、特异性强，不需特殊设备，适宜于普通医院，便于推广[3]。钱峰等指出风疹是由RNA病毒引起的急性传染性疾病，潜伏期2～3周，常呈周期性流行，通过空气飞沫由呼吸道传播，引起发热、皮疹、淋巴结肿大等。建议早期发现病人，及时进行公共场所如教室、宿舍、食堂等通风，做好消毒工作，应注射人血丙种球蛋白，及时接种风疹疫苗可遏止本病的传播[4]。

戴启宇等指出风疹的传染源是风疹病人和亚临床感染者，由于风疹病毒的传染性相对较弱，故预防重点应放在孕妇，尤其是妊娠最初3个月内应避免风疹病毒感染(因妊娠初期感染风疹病毒常可导致胎儿畸形，甚至流产、胎死等)，预防风疹最有效的方法是提高育龄期妇女的免疫力——接种疫苗。接种疫苗最适年龄为学前儿童普种和青春期少女接种。婚前的女性应检查风疹病毒抗体，若为阴性应施行免疫接种，育龄期妇女接种疫苗后3个月内不能怀孕，对怀孕妇女不主张接种疫苗，但应进行风疹病毒抗体检测和产前诊断，一旦发现异常应及早采取措施以免带来不良后果等[5]。

二、治疗学研究

周明君按《中医儿科学》第5版教材“风痧”辨证分型治疗。①邪伤肺卫型，发热流涕，咽红目赤，痧点稀疏细小，痧色淡红，有痒感，耳后、枕部淋巴结肿大，苔薄白或薄黄，舌微红，脉浮数。治以疏风清热，解毒透疹。选用银翘散加减：金银花、连翘、薄荷、淡竹叶、牛蒡子、桔梗、紫草、蝉蜕、甘草。②热毒炽盛型，壮热口渴，心烦不宁，面赤唇红，双目红赤，痧点密集融合呈斑状，痧色鲜红或黯红，痧点消退迟缓，瘙痒较甚，纳呆食少，大便干结，小便黄短，苔薄黄或黄腻，脉洪数，耳后、枕部淋巴结肿大，甚则全身淋巴结肿大。治以清热解毒，活血凉血。选用清瘟败毒饮或透疹凉解汤加减：金银花、连翘、牛蒡子、淡竹叶、生石膏、紫草、生地黄、红花、大黄、甘草[6]。

陆树柏用金银花、连翘、荆芥、甘草、葛根、赤芍、僵蚕、竹叶各10g，芦根、神曲各20g，牛蒡子、桔梗各5g。发热高，皮疹鲜红加柴胡、板蓝根。治疗风疹147例，结果全部病例均服用2剂中药皮疹减退，发热鼻塞咽痛症状减轻，促使痊愈，无1例发生并发症[7]。成华等用自拟清热透痧汤：金银花、连翘、紫花地丁、牛蒡子、绿豆衣各10g，薄荷5g，牡丹皮6g，板蓝根15g。热甚加水牛角片10g，生地黄6g；烦躁加淡竹叶6g，钩藤10g；咳嗽加杏仁、前胡各10g。每日1剂，水煎分2～3次温服。对照组用利巴韦林0.18g肌注每日2次，加服西咪替丁0.2g每日3次。结果，治疗组119例全部痊愈，其中3天以内治愈68例。对照组治疗103例，其中3天以内治愈35例。从治愈时间比较治疗组优于对照组；具有显著性差异

($P<0.05$)[8]。吴国廉辨证论治治疗风疹，邪热炽盛，气营两燔重证，治以清气凉营，透疹解毒。用金银花12g，连翘6g，杏仁、生石膏、生地黄、玄参、板蓝根各10g，知母、牡丹皮、淡竹叶各5g，3剂。服药后便通热平，疹势渐退，淋巴结肿大亦消。风疹并发风水，治以疏风清热，宣肺利水。用金银花12g，连翘6g，防风、防已、浮萍、荆芥、紫花地丁、六一散、车前子、赤苓各10g，蝉蜕、泽泻各15g。连服3剂，便通热平肿消，风疹渐回，继服2剂诸症告退，尿常规亦正常。风疹并发黄疸型肝炎，治以清热利湿解毒。用金银花、茵陈、板蓝根、凤尾草、车前子、海金沙各15g，连翘、黑山栀、六一散、黄郁金各10g，生大黄12g，橘皮9g。服药5剂，黄疸已退大半。按原方略加减调治，疹回黄疸消退而愈[9]。

蔡恒等运用金银花、连翘、牛蒡子、防风各10g，竹叶、薄荷、桔梗、甘草各6g，每日1剂，水煎温服，治疗风疹195例；对照组用板蓝根冲剂治疗100例。3天为1个疗程。结果：治疗组痊愈101例、有效93剂、无效2例；对照组痊愈49例、有效38例、无效13例[10]。叶以健用自拟天茅抗毒液(青天葵、白茅根、藿香、板蓝根、甘草等)治疗风疹86例，儿童每次1支(10ml)，婴儿每次1/2支，每日3次，口服。对照组用板蓝根注射液(每支2ml)，儿童每次1/2支，婴儿1/3支，每日2次，肌内注射。结果，治疗组1天疹退者为19例、2天疹退者51例、3天疹退者10例、4天以上疹退者6例。对照组69例中，1天疹退者10例、2天疹退者15例、3天疹退者34例、4天以上疹退者10例。两组治疗结果，治疗组清热、解毒、退疹均优于对照组[11]。

参 考 文 献

[1] WHO. Standardization of the nomenclature for genetic characteristics of wild-type rubella virus[J]. WER,2005,80(14):126-132.

[2] 许文波，朱贞，蒋小泓，等．中国麻疹实验室网络的建立及运转[J]．中国计划免疫，2006,12(1):1-6.

[3] 潘巧玲，赵英仁．风疹[J]．中国实用乡村医生杂志，2007,14(9):43-45.

[4] 钱峰，宋刚刚，包俊杰．风疹27例临床分析[J]．中华现代临床医学杂志，2007,5(8):734.

[5] 戴启宇，王会英．风疹病毒感染的临床应用研究[J]．中华临床医学卫生杂志，2006,4(7):54-55.

[6] 周明君．辨证治疗小儿风疹的临床观察[J]．湖南中医学院学报，1995,15(1):21-23.

[7] 陆树柏．银翘散加减治疗风疹[J]．云南中医中药杂志，1996,17(2):36.

[8] 成华，徐明扬．清热透疹汤治疗流行性风疹119例[J]．四川中医，1996,14(1):47.

[9] 吴国廉．风疹辨治体会[J]．江苏中医，1995,16(11):28.

[10] 蔡恒，谢智慧．银翘散为主治疗风疹196例[J]．内蒙古中医药，1995,14(1):5.

[11] 叶以健．风疹治疗初探[J]．新中医，1995,27(8):42-43.

(杨　江　陈运生)

第四节　水　　痘

【概述】

水痘，是以皮肤出现斑疹、丘疹、疱疹、结痂为特征的一种急性出疹性传染病。《小儿卫生总微论方·疮疹论》中说："其疮皮薄，如水疱，破即易干者，谓之水痘。"又《医说·疮疹有表里证》指出："其疮薄如水泡，破即易干者，谓之水痘，此表证发于腑也。发于脏者重，发于腑者轻。"指出了水痘疱疹的证候特征。因其疱疹形状椭圆如豆，疱液如水，色泽明亮，故称水痘。以其疱疹的特征性表现，又有“水花”、“水疮”、“水疱”等别名。现统一称为“水痘”。

西医学亦称本病为水痘，因感染水痘病毒致病，一年四季均可发生，但冬春季节发病者占大多数。因小儿肺脏娇嫩，卫外不足，在冬春季节容易为时行风温湿热邪毒所袭，罹患水痘，尤以1～6岁小儿发病率高，其他年龄亦可有患病者。本病在儿童集体机构中容易引起流行，临床预后一般良好，发病后可获终身免疫，极少有再次发病者。

宋代《小儿卫生总微论方》中早就明确提出了水痘的病名。《小儿药证直诀》、《小儿痘疹方论》中对水痘、天花的发病机制有阐述，指出了水痘具有传染性及水痘与天花的临床特征。明代《万氏家传痘疹心法》中提出天花、麻疹之病重于水痘。《景岳全书》叙述了水痘发病的临床特征、诊治和调护。清代《医宗金鉴》和《疹科纂要》中阐述了水痘的病因证治，同时提出了水痘的调护方法。综上所述，中医学对水痘的发病特征、诊治方法、饮食调摄、病情护理等方面均有较为完善的认识。

现代对水痘研究广泛。在临床研究方面，应用疏风清热解毒，佐以导湿、内外分消、清热凉营解毒等方法治疗水痘有不少报道。在流行病学方面，近年来由于接种了水痘减毒活疫苗，本病发病率降低、病情有所减轻。但是，应用免疫抑制剂的小儿一旦感染水痘，病情多较危重。因此，在防止本病感染、减轻病情、缩短病程等方面仍值得研究。

【病因病理】

一、病因

1. 外感病因　中医认为外感水痘邪毒，是引起水痘发病的主要原因。冬春之季，水痘邪毒袭于肺卫，肺失宣肃，湿热相搏，透于肌肤，发为水痘。

2. 正虚病因　小儿肺脏娇嫩，肺主皮毛开窍于鼻而属卫，温邪上受，首先犯肺，肺常虚而卫外不足，不能抗邪于外，则易为风温湿热之水痘邪毒所侵袭，因此，正不胜邪是水痘发病的主要内在原因。

二、病理

水痘病变部位主要在肺脾。时行水痘邪毒经口鼻而入，首先犯肺，肺主皮毛，皮毛属卫在表，卫表失和，则肺失宣肃；邪郁于脾，脾主肌肉，运化水湿，其性喜燥恶湿，时邪深入，湿热相搏，正邪相争，正气抗邪外达。水痘邪毒由表入里，再由里出表，透于肌肤，故既表现为风温郁表，症见发热肤痒、咳嗽咽红等，又有湿热郁阻于脾，发于肌表，可见丘疹、疱疹透发等症，是为肺脾受邪的病理特征。

水痘发病，其病机演变，需重视区别疾病偏属于湿，或偏属于热。故水痘邪毒为患，或内因素体脾胃虚弱，又外感于风温夹湿之水痘邪毒者，则湿邪郁阻于脾，脾虚而水湿不运，正邪相争，邪毒透于肌肤，发为水痘。其症发热不甚，肤痒不舒，疱大疹稀，疱液清亮，是属湿偏重证；如感于风温热毒者，温邪郁遏，热毒熏蒸，透于肌肤，发为水痘，其症发热不退，肤痒难忍，疱疹稠密，疱液混浊，疱脚红晕显露，是属热偏重证。重证者邪毒壅盛，正不胜邪，则可产生邪陷心肝、邪毒闭肺的病理变化。

【诊断与鉴别诊断】

一、诊断要点

按国家中医药管理局《中医病证诊断疗效标准》内水痘的诊断依据。

1. 本病多有潜伏期，常在发病2～3周前有水痘接触病史。

2. 疾病初起有发热、流涕、咳嗽、不思饮食等症，发热大多不高。

3. 皮疹常在1～2日内出现，于头、面、发际及全身其他部位出现红色斑丘疹，以躯干部较多，四肢部位较少。

4. 皮疹出现后，很快变成疱疹，大小不一，内含水液，疱液充盈，多为清亮，疱周可见红晕，肌肤瘙痒，继而结成痂盖，脱落后不留瘢痕。

5. 皮疹呈分批出现，此起彼落，丘疹、疱疹、干痂往往同时存在。

除上述典型水痘外，临床免疫功能低下的患儿或新生儿可发生进展型水痘，出疹1周后体温仍可达40～41℃，皮损呈离心性分布，偶有出血，在第1周末可发生暴发性紫癜，伴坏疽。

二、鉴别诊断

1. 脓疱疮　本病多发于夏秋季节。疾病初起可见红斑，继则出现水疱，并迅速扩大，疱如豌豆或黄豆大小，疱液成脓为脓疱，周围有红晕，疱壁薄易破溃，疱破后露出湿润而潮红的糜烂疮面，极易传染。脓液干涸后，在糜烂面上结成黄绿色厚痂。皮损表浅，痂落后多不留瘢痕。脓疱疮多见于头面、颈项、四肢等暴露部位，躯干部少见；可伴有发热及附近淋巴结肿大。血象检查，白细胞增多，中性粒细胞增高为主，有助鉴别。

2. 丘疹性荨麻疹　本病多见于春夏之交季节，可因虫咬过敏所致。皮疹呈水肿性红色丘疹时有黄豆大小，有时丘疹中央有水疱，偶见血疱。皮疹常成批发生，好发于腰背与四肢，呈群集或疏散分布。丘疹呈单个损害，约10天消退，可留有浅褐色色素沉着，但新的丘疹不断发生，表现为奇痒不舒，夜寐不安，遇温加剧，抓挠疱破容易继发感染，与水痘可以鉴别。

3. 带状疱疹　本病多发于春秋季节，儿童偶有发生。发病急骤，起病即见红斑、丘疹、疱疹，累累如串珠状，沿一侧肋间神经呈带状排列，疱壁紧张发亮，周围红晕，疱疹之间皮肤正常，有的可出现大泡、血泡，甚则坏疽，伴有淋巴结肿大，局部皮肤刺痛及痒感，一般2～3周后皮疹干枯，结痂而愈。部分患者愈后局部皮肤处可留下神经痛等。

【辨证论治】

一、证候辨别

1. 辨识常证　水痘临床多呈急性发病，发病后可有发热肤痒、咳嗽流涕、不思饮食等症状，但发热一般不高，皮疹多以头、面、发际等部位开始出现红色斑丘疹，并很快变成疱疹，内含水液，分布在躯干部多、四肢较少，继而出现结痂，痂盖脱落后不留下瘢痕。皮疹常是分批出现，因此，临床可见斑疹、丘疹、疱疹、结痂同时存在。

2. 辨别轻重　水痘发病，如《证治准绳·幼科》中所说："水痘今小儿患之者，大率无害，如无内证，不必服药。"故临床所见本病轻证居多。患儿发热不高，轻度肤痒、咳嗽、鼻塞流涕，皮疹稀疏、疹周红晕、疱液清亮，一般斑疹、丘疹、疱疹、结痂出现1～2批，即可病愈，此属水痘轻证；如壮热不退，伴见烦躁口渴，面赤唇红，疱疹稠密，疱液混浊，疹色紫黯，甚则口腔、阴部等周身泛发斑疹、丘疹、疱疹、结痂，常可出现5～6批不等，此属水痘重证。重证者若出现神昏抽搐，是邪陷心肝变证；若出现咳嗽喘促，是邪毒闭肺的变证。

二、治疗原则

治疗水痘，总以辛凉清解为基本原则。水痘轻证，邪郁肺卫者，治以疏风清热，佐以解毒渗湿；水痘重证，气营两燔者，治以清热凉营，佐以解毒；如水痘疱大水液充盈者，此为湿盛，治以清热解毒，淡渗利湿。变证邪毒壅盛，内陷心肝者，治以清热凉血，解毒开窍；邪毒闭肺者，治以清热解毒，开肺定喘。另外，还可配合中药外治方法：用辨证施治的内服制剂，复取其药渣加水浓煎取液，以熏、洗、浴、搽，或草药鲜品捣烂，以涂、擦、敷、贴等，有助提高水痘治疗效果。

三、分证论治

（一）常证

1. 邪郁肺卫（风热轻证）

证候表现 起病较急，发热轻微，或无发热，鼻塞流涕，喷嚏、咳嗽，1～2天即可见出疹，疹色红润，疱液清亮，疱疹根盘处红晕不著，皮疹稀疏，斑疹、丘疹、疱疹、结痂常呈分批出现，躯干为多，头面、四肢较少，肌肤瘙痒，舌苔薄白，脉象浮数。

辨证要点 本证多见于水痘初起，临床以皮疹稀疏，疱液清亮及伴见风热表证为特点，全身症状不重。

治法主方 疏风清热，佐以解毒渗湿。银翘散加减。

方药运用 常用药：金银花、连翘、薄荷（后下）、荆芥、蝉蜕、僵蚕、滑石（包煎）、甘草。咳嗽咽红加牛蒡子、浙贝母；乳蛾肿痛加马勃、山豆根；素体气虚，疹稀色淡，液少皮皱，加黄芪、薏苡仁。

风热轻证偏湿者，症见发热鼻塞，喷嚏流涕，咳嗽咽痒，痰稀色白，疹色淡红，疱大液充，浆液清亮，苔薄而腻。治以疏风清热，祛湿止痒，佐以解毒。新加香薷饮加减：香薷、扁豆、厚朴、金银花、蝉蜕、连翘、薏苡仁、甘草。疱大液充，浆液清亮加木通、滑石（包煎）；肤痒不舒加地肤子、白鲜皮。

2. 气营两燔（毒热重证）

证候表现 壮热烦躁，口渴欲饮，面赤唇红，口舌生疮，疱疹稠密，疱脚红晕较著，疹点色红，或见紫黯，疱液混浊，牙龈红肿疼痛，大便干硬，小便短赤，舌质红绛，舌苔黄糙，脉数有力。

辨证要点 本证为水痘重证，疱疹稠密、疹色紫黯、疱液混浊，同时热、烦、渴、饮同现。疫毒入营窜血，则见疹黯斑紫、舌绛苔黄等为证候特点，全身毒热证象较重。

治法主方 清热凉营，佐以解毒。清营汤加减。

方药运用 常用药：水牛角片（先煎）、金银花、连翘、玄参、生地黄、淡竹叶、赤芍、牡丹皮、黄连、麦冬、丹参。壮热不退，烦躁不安，口渴引饮，气分热甚者，加生石膏（先煎）、知母；大便干硬者，加生大黄、玄明粉；疹色深红，或见紫黯者，加紫草、山栀；牙龈肿痛者，加黄连、紫花地丁。若发热不退，疱疹破溃，疱液混浊或见流出脓液，皮肤焮红肿痛，甚则溃烂、坏疽，是毒染痘疹重症，治当清热解毒，消肿止痛，仙方活命饮加减：金银花、当归尾、赤芍、野菊花、蒲公英、乳香、没药、白芷、天花粉、穿山甲、皂角刺、甘草。

（二）变证

1. 邪陷心肝

证候表现 高热不退，头痛呕吐，嗜睡，或昏迷抽搐，疱稠液浊，疹色紫黯，舌质红绛，舌苔黄厚，脉数有力。

辨证要点 本证可见于水痘毒热重证过程中，临床以既有热炽湿蒸的疱稠液浊，疹色紫黯的症状，又有邪毒内陷心肝引起的神昏抽搐症状为特点。此属水痘疾病中的逆变危急证候，是为水痘并发脑炎。

治法主方 清热解毒，镇惊熄风。清胃解毒汤加减。

方药运用 常用药：升麻、黄连、黄芩、生石膏（先煎）、牡丹皮、生地黄、羚羊角粉（冲服）、钩藤（后下）、地龙、全蝎。昏迷，抽搐频繁者，合用安宫牛黄丸；壮热不退者，加柴胡、寒水石。

2. 邪毒闭肺

证候表现 发热，咳嗽频作，喉间痰鸣，气急，喘促，鼻煽，胸高胁满，张口抬肩，口唇发绀，疱稠液浊，疹色紫黯，舌质红，苔黄腻，脉滑数，指纹紫滞。

辨证要点 本证见于水痘毒热重证过程中，临床以疱稠液浊，疹色紫黯的同时，又有邪毒闭肺引起的咳嗽频作、气急喘促症状为特点。此属水痘疾病中的变证，是为水痘并发肺炎。

治法主方 清热解毒，开肺定喘。麻杏石甘汤合黄连解毒汤加减。

方药运用 炙麻黄、杏仁、生石膏(先煎)、桑白皮、葶苈子、紫苏子、黄芩、黄连、栀子、紫草、牡丹皮、甘草。热重者加虎杖、连翘、知母；咳重痰多加前胡、天竺黄、浙贝母、瓜蒌皮；腹胀便秘加生大黄(后下)、玄明粉(溶入)、枳实；喘促而面唇青紫加丹参、赤芍。

【其他疗法】

一、中药成药

1. 板蓝根冲剂 用于邪郁肺卫证。

2. 六神丸 用于水痘咽喉红肿，皮疹稠密者。

3. 清开灵注射液 用于气营两燔证。

4. 牛黄镇惊丸 用于邪陷心肝证。

二、药物外治

1. 青黛适量，扑撒疱疹局部，1 日 1～2 次。用于水痘肤痒，疱疹破溃者。

2. 黄连膏，涂搽疱疹局部，1 日 1～2 次。用于疱疹成疮，或干靥而疼痛不舒者。

三、西医疗法

1. 水痘减毒活疫苗，对易感儿接触水痘前后均可应用，具有保护作用，亦可选用丙种球蛋白 2～5ml，肌内注射。

2. 在应用激素治疗期间，又接触水痘患儿，可用人体丙种球蛋白或胎盘球蛋白，或水痘痊愈期血清肌内注射，有增强患儿免疫功能的作用。

3. 抗病毒治疗，可选用阿昔洛韦、阿糖腺苷、西咪替丁。

4. 合并有细菌感染者，可选用抗生素治疗。

5. 出血型水痘 临床表现壮热不退，烦躁口渴，口渴欲饮，面赤唇红，疱疹稠密，疹内出血，未出疹皮肤及黏膜处可见瘀点、瘀斑，舌质红绛，舌苔黄糙，脉象细数。实验室检查，末梢血象白细胞总数增高，中性粒细胞增多为主；血培养常提示金黄色葡萄球菌或溶血性链球菌感染。高热不退者可用退热剂，烦躁不安者可用镇静剂；感染严重者，局部可用抗生素软膏涂搽，另外，应用有效抗生素静脉或肌内注射。

6. 坏死型水痘 临床表现壮热不退，昏迷，四肢抽搐，疱疹稠密，疱液混浊，疹内出血，出皮疹处及皮下组织可见坏死，舌绛苔黄，脉象细数。实验检查，末梢血象白细胞总数增高，中性粒细胞增高为主；血培养提示金黄色葡萄球菌或溶血性链球菌感染；脑脊液检查，外观稍混，压力增高，白细胞升高，中性粒细胞居多，糖和氯化物偏低。高热不退者用退热剂；神昏抽搐者用脱水剂；呼吸衰竭者用呼吸兴奋剂；感染严重者选用敏感抗生素，必要时联合应用。

【预防护理】

一、预防

1. 2 岁以上儿童可接种水痘减毒疫苗。

2. 水痘的传染性很强，患儿应隔离至全部皮疹结痂为止。

3. 水痘流行期间，易感儿应少去公共场所，减少传染机会。

4. 小儿接触水痘患儿后，应观察留检3个星期，对被患儿呼吸道分泌物或皮疹内容物污染的被服及用具，需要暴晒或煮沸，或用紫外线照射等方法消毒。

二、护理

1. 水痘患儿应保持皮肤清洁，避免搔抓损伤皮肤，防止引起感染。

2. 水痘患儿内衣、被褥等用品，应予暴晒，或煮沸消毒；其脱落痂屑，必须浸于石灰水中，或用火烧毁，以免飞扬传染。

3. 水痘疾病过程中，不宜洗浴，或接触冷水，以防发生感染。

4. 水痘患儿禁用激素（包括含激素类软膏）。对已长期应用激素而感染的患儿应及时减少至维持量。

5. 水痘患儿饮食宜清淡，如饮用绿豆汤等有清热解毒作用的食物，忌食辛辣肥腻性食物。

【文献选录】

《痘疹方论·斑疹水痘大痘所出难易》："水痘与大痘不同，其状如水珠，易出易靥，不宜燥湿，湿虽无害，第恐不能结痂，则成疮塌矣。"

《景岳全书·小儿则·痘疹诠》："凡出水痘，先十数点，一日后其顶尖上有水疱，二日三日又出渐多，四日浑身作痒，疮头皆破，微加壮热即收矣。但有此疾，须忌发物，七八日乃痊。"

《医学纲目·五脏形证》："譬如疱中溶水，水去则疱瘦者，俗谓之水痘也；脓疱者，俗谓之痘子也；斑者，俗谓之痱子也；疹者，俗谓之麻子也。痘之形状最大，水痘次之，斑痱又次之，麻子最小，隐隐如麻子也。"

《医宗金鉴·痘疹心法要诀》："水痘皆因湿热成，外证多与大痘同，形圆顶尖含清水，易胀易靥不浆脓。初起荆防败毒散，加味导赤继相从。"

《疹科纂要·水痘证治》："水痘……与痘疮大不相同，虽不为害，亦不宜温燥。苟或温之，则痂难落而成烂疮。亦不宜食姜豆生姜，沐浴冷水，恐成疮疥水肿。"

《幼幼集成·水痘露丹证治》："水痘似正痘，外候面红唇赤，眼光如水，咳嗽喷嚏，涕唾稠粘，身热二三日而出。明净如水泡，形如小豆，皮薄，痂结中心，圆晕更少，易出易靥。温之则痂难落而成烂疮，切忌姜椒辣物，并沐浴冷水，犯之则成姜疥水肿。自始至终，惟小麦汤为准……小麦汤：治小儿水痘。白滑石、地骨皮、生甘草、葶苈子、川大黄、净知母、川羌活、人参、小麦。"

【现代研究】

一、流行病学研究

俞蕙等报道上海医科大学附属儿科医院1980～1996年住院水痘患儿140例，其中68例发病前有水痘接触史，发病年龄以学龄前期和学龄期儿童为多，分别占发病数的41.43%和35%；发病季节以冬春较多，夏季相对较少。并发症发生数99例（占发病数的70.71%）。发病人数1994～1996年较前有明显增多，并发症人数也明显增多，并发症中以继发皮肤感染最多见，脑炎的发生数有上升趋势，应引起高度重视[1]。程朝霞等为了解本辖区现阶段健康人群水痘—带状疱疹病毒（VZV）流行情况，采用酶联免疫吸附试验（ELISA）分别对本地以及外来人员共407名1～50岁健康人群VZV的血清流行病学情况进行检测，同时根据

2002年始纳入国家传染病管理信息系统报告的天河区水痘发病状况进行统计分析。结果显示：人群中血清抗VZV-IgG阳性率平均为61.7%，年龄别流行率1～2岁、3～6岁、7～12岁、1～19岁、20～29岁、30～39岁、40～50岁组分别为14.1%、24.3%、62.0%、85.7%、95.2%、92.9%、100%，说明血清年龄分别流行率以1～6岁组最低，以后随年龄增长而上升。同时对广州天河区2002～2003年收到报告的1883例水痘病例分析表明，10岁以下儿童的发病占总病例的79.1%，与所检测的人群VZV流行率相一致，表明婴儿、幼儿、学前班儿童、小学低年级学生为高度易感人群，是水痘疫苗的主要免疫对象[2]。

二、治疗学研究

1. 辨证方药研究　水痘辨证论治是临床广泛应用的有效方法。杨龙生在银翘散基础上加减治疗水痘120例，均使发热消失，皮疹消退，皮损康复，感染等并发症消除，全身状况良好[3]。赵萍等用腊梅解毒汤加减与利巴韦林肌注或静滴组对照，治疗组疗效明显优于对照组[4]。杨敬博等用银黄解毒透邪合剂内服，运用马应龙龙珠软膏在皮损处外搽，治疗水痘21例，痊愈18例，有效率为95.24%[5]。祁自忠用清解除湿汤治疗因误用肾上腺皮质激素所致水痘重症17例，基本方：金银花、连翘、知母、生地黄、赤芍、牡丹皮、土茯苓、生甘草、生石膏、紫花地丁、板蓝根、薏苡仁、车前子。结合辨证论治，对症情严重者注意水电解质平衡。结果全部治愈，其中退热时间最短为2天，最长为4天。疗程最短4天，最长9天，平均疗程为7天[6]。梁吉春等予银翘散加减治疗水痘42例，基本方：金银花10g，连翘7g，荆芥穗5g，淡竹叶5g，薄荷5g(后下)，板蓝根10g，蝉蜕3g，薏苡仁10g，车前子5g(布包)，生甘草3g。随证加减：发热、口渴加生石膏、知母；咳嗽加桑叶、杏仁；大便干结加大黄；舌红少津加生地黄、麦冬。6天治疗后，治愈率为95.23%[7]。

2. 中西医结合研究　李培杰等运用黄栀花口服液加肌注利巴韦林治疗水痘62例。黄栀花口服液主要由黄芩、金银花、山栀、大黄等药物组成，临床观察发现黄栀花口服液与利巴韦林合用组退热时间、平均治愈时间明显短于单用利巴韦林组，而且治疗组患儿皮肤瘙痒症状较对照组明显减轻，说明黄栀花口服液有一定的抗变态反应作用。在治疗过程中只有6例出现过恶心、呕吐等胃肠反应，未见有其他毒副反应[8]。康立媛观察中西医结合治疗水痘的临床疗效。治疗组102例采用阿昔洛韦、炎琥宁静脉滴注，煎服清营汤加减方，对照组96例采用阿昔洛韦静脉滴注，口服维生素B_1、维生素C。结果显示治疗组及对照组治愈率分别为96%、79%，有显著性差异($P<0.01$)[9]。万菊清等用中西医结合法治疗重型水痘60例。中药清气凉营解毒汤：升麻、黄连、大青叶、金银花、连翘、石膏、生地黄、紫草、碧玉散。每日1～2剂。西医治法：①注射丙种球蛋白。②利巴韦林10～15mg/(kg·d)，分2次肌注。③对症处理：发热用对乙酰氨基酚等，合并细菌感染者加用抗生素。设相同例数的西药治疗对照组。结果：治疗组痊愈7例、显效35例、有效18例；对照组显效19例、有效27例、无效14例($P<0.005$)[10]。李维海等应用麻疹减毒活疫苗治疗水痘155例，每日肌内注射，连用1～3次。结果：退热时间为0.5～3天，平均为1.3天；皮疹停止出现时间为0.5～2天，平均为1.1天；脱痂时间为6～13天，平均9.3天。因此，应用麻疹减毒活疫苗治疗水痘，具有降温快、结痂早的优点，能缩短病程，对恶性血液病等曾用免疫抑制剂的患儿并发水痘时，治疗效果更理想，且方法简便，效果确切，无毒副反应，为水痘的防治开辟了一条新路[11]。

三、药效学研究

张美芳等观察黄芪对感染VZV小鼠细胞功能的影响，探讨黄芪在病毒感染治疗方面的作用及机制。实验研究通过用药前后感染 VZV 小鼠模型血液淋巴细胞转化反应、腹腔巨噬细胞吞噬功能以及血清溶血素的测定，发现黄芪对感染病毒小鼠的淋巴细胞转化率、巨噬细胞吞噬率和吞噬指数及血清溶血素均较感染对照组有明显提高，说明该药使感染小鼠的细胞免疫功能状况得到改善，黄芪具有改善 VZV 感染小鼠体液免疫和细胞免疫功能的作用[12]。张美芳等采用细胞病变抑制实验和抑制病毒复制指数评估药效，探讨中药金银花黄芪溶液对水痘带状疱疹病毒的作用。通过药物直接抗病毒、病毒感染细胞同时使用药物、感染病毒后使用药物、先使用药物再感染病毒的不同方法，观察培养细胞发生病变的情况。通过观察实验组与病毒对照组病毒感染滴度，测定抑制病毒复制指数。结果表明，药物可以直接抑制病毒的生长，并且随着时间的延长而加强；如采用病毒感染同时加入药物的方法，对细胞病变的产生也有抑制作用；如先感染病毒后使用药物，类似于临床的治疗过程，虽然病毒已吸附穿入细胞，但此时持续使用含药维持液，药物始终保持一定浓度，仍然可以明显地抑制病毒在细胞内的增殖。感染病毒之前先给药物的方法相似于临床预防用药，是抑制病毒的最强方法，这可能是药物先作用于细胞 24 小时，封闭了细胞膜上的特殊结构，阻碍了病毒吸附、穿入的过程；也可能是已进入细胞内的药物直接影响了病毒复制。说明金银花黄芪溶液在细胞水平上具有较强的抑制水痘带状疱疹病毒的作用[13]。

参考文献

[1] 俞蕙，段恕诚，朱启容，等．水痘流行病学及临床特点[J]．上海预防医学杂志，1998，10(1)：26-27.

[2] 程朝霞，向辉，李标．人群水痘-带状疱疹病毒流行率及发病状况分析[J]．中国公共卫生管理，2004，20(4)：358-359.

[3] 杨龙生．银翘散加减治疗水痘 120 例临床观察[J]．中国临床医药实用杂志，2004，(15)：26.

[4] 赵萍，陈燕萍．腊梅解毒汤治疗小儿毒热重证型水痘 62 例[J]．江苏中医药，2003，24(3)：27.

[5] 杨敬博，尤应梅，何国珍．中药内服外用治疗水痘疗效观察[J]．中国皮肤性病学杂志，2004，18(7)：117.

[6] 祁自忠．清解除湿汤治疗因误用肾上腺皮质激素所致水痘重症 17 例[J]．四川中医，1996，(1)：43.

[7] 梁吉春，梁晓秋．银翘散加减治疗水痘 42 例疗效观察[J]．北京中医药大学学报，1998，21(6)：65.

[8] 李培杰，商梅，张雯，等．黄栀花口服液治疗水痘 62 例[J]．北京中医药大学学报，2000，23(5)：41.

[9] 康立媛．中西医结合治疗水痘 102 例[J]．四川中医，2005，23(11)：73-74.

[10] 万菊清，叶华．中西医结合治疗重型水痘 60 例临床观察[J]．福建中医学院学报．1996，(3)：12.

[11] 李维海，李瑛，明宗莉，等．麻疹减毒活疫苗防治水痘的初步观察[J]．中华儿科杂志，1990，28(3)：141.

[12] 张美芳，李莉，董晓慧．黄芪对感染 VZV 小鼠 T、MΦ 细胞功能的影响[J]．中国皮肤性病学杂志，2002，16(6)：372-373.

[13] 张美芳，董岩．金银花黄芪溶液抑制水痘带状疱疹病毒作用的实验研究[J]．齐鲁医学杂志，2003，18(2)：156-157.

（杨　江　陈运生）

第五节　手足口病

【概述】

手足口病是由感受手足口病时邪所引起的急性发疹性传染病，以手、足、口腔等部位出现斑丘疹、疱疹，或伴发热为特征。本病一年四季皆可发生，尤以 5～7 月份发病最多，约占全年总病例数的60%。任何年龄均可发病，多发生于学龄前儿童，尤以3岁以下发病率最高。本病传染性强，易引起流行，据国外文献报道，本病每隔2～3年流行1次，主要是非流行期间新生儿出世，易感者逐渐积累，达到一定数量时，便为新的流行提供条件。一般预后较好，少数重症病例可出现脑膜炎、脑炎、脑脊髓炎、肺水肿、循环障碍、心肌炎等，多由肠道病毒71型(EV71)感染引起，致死原因主要为重症脑干脑炎及神经源性肺水肿。

1957年新西兰Seddon首次报道该病，1958年加拿大Robinson从患者粪便和咽拭子中分离出柯萨奇病毒，1959年在英国伯明翰流行时Alsop氏等将其命名为手足口病(HFMD)。早期发现的手足口病的病原体主要为柯萨奇病毒A16型(Cox A16)，1969年EV71由美国首次确认，此后EV71感染与CoxA16感染交替出现，成为手足口病的主要病原体。近几十年来手足口病多次发生，遍及各大洲，成为世界性的疾病，20多个国家已有记载。

我国1981年在上海首次报道该病，之后北京、河北、天津、福建、吉林、山东、湖北、西宁、广东等十几个省市均有报道。1983年天津发生Cox A16引起的手足口病暴发流行，5～10月间发生了7000余病例，1995年武汉病毒研究所从手足口病人中分离出EV71病毒，1998年我国台湾地区发生EV71感染引起的手足口病和疱疹性咽峡炎流行，共报告129106例，死亡78例。2000年5～8月山东省招远市小儿手足口病暴发，患儿1698例，死亡3例。2006年全国共报告手足口病13637例，死亡6例，除西藏自治区外，全国31个省、自治区、直辖市均有病例报告。2007年，全国共报告手足口病83344例，死亡17例。2008年，全国共报告手足口病489073例，死亡126例。

手足口病有一病多源和一源多病，EV71型感染主要表现为手足口病。根据国内外资料，与其他肠道病毒引起的手足口病相比，由EV71型感染引起的疾病发生重症感染的比例较大，病死率也较高，重症病例病死率可达10%～25%。卫生部于2008年5月2日发出通知，将手足口病列入《中华人民共和国传染病防治法》规定的丙类传染病进行管理。

手足口病是现代新认识的发疹性传染病，中医古籍无明确记载，据其发病特点，一般将其归属中医学“温病”、“疮疹”范畴。历代医籍中有大量关于“温病”、“疮疹”的论述，对我们以中医学理论认识本病提供了借鉴。有关疮疹的论述首推宋代钱乙，其在《小儿药证直诀·疮疹候》有：“小儿在胎十月，食五脏血秽，生下则其毒当出，故疮疹之状，皆五脏之液。”及“……并疮疹证，此天行之病也……”其中叙述了疮疹的成因是由于内禀胎毒，伏于肺腑，外感天行时气而发病。“而始发潮热三日以上，热运入皮肤，即发疮疹而不甚多者，热留肤腠之间故也。潮热随脏出，如早食潮热不已，为水疱之类也。”则表述了疮疹初起，皮肤出疹的病机为“热留肌腠”。另有“其疮出有五名：肝为水疱，以泪出如水，其色青小；肺为脓疱，如涕稠浊，色白而大；心为斑，主心血，色赤而小，次于水疱；脾为疹，小次斑疮，其主裹血，故赤色黄浅也。”的表述，提出疮疹有多种，病变脏腑分别涉及肝、肺、心、脾。元代朱丹溪《丹溪心法·痘疮九十五》有：“小儿疮疹……始发之时，有因伤风寒而得者，有因时气传染而得者，有因伤食呕吐而得者，有因跌仆惊恐蓄血而得者。”将小儿疮疹的病因发展为：感受风寒、时气传染、伤食、跌仆惊恐四种。清代医家吴谦在《医宗金鉴·痘疹心法要诀》有“肝泡肺浓心赤小，脾大黄浅肾黑形”的相关描述，提出疮疹的病变脏腑除肝、肺、心、脾外，还涉及肾脏。《万氏家传痘疹心法·疹毒症治歌括》“疹毒乃天行气运变迁之使然。”及《幼幼集成·万氏痘麻》“四时之疫疠，动五脏之皮囊……四大成疮。”等的相关描述，认为疮疹为时行疫毒之邪相互传染而成。

【病因病理】

一、病因

本病内因为正气虚弱，外因为外感手足口病时邪。

1. 正气虚弱　肺属金，主宣发肃降，外合皮毛，小儿肺脏娇嫩，不耐邪扰；脾属土，司运化，为水谷之海，主肌肉四肢，开窍于口，小儿脾常不足，易受邪侵。肺脾不足，外感手足口病时邪，由口鼻而入，内侵肺脾而发病。或饮食不节，损伤脾胃，运化失司，水湿内停，郁久化热，湿热内蕴。邪气侵袭，外邪与湿热相搏结于肺脾，外透于黏膜肌肤而发病。

2. 时邪疫毒　外感时邪疫毒，由口鼻而入，内犯于肺，中侵于脾，肺脾受损，水湿内停，与时行邪毒相搏，正气奋起抗邪外出，毒随气泄，上熏于口，外达肌肤而出疱疹。

西医学认为引发手足口病的肠道病毒有20多种（型），柯萨奇病毒A组的16、4、5、9、10型，B组的2、5型，以及肠道病毒71型均为手足口病较常见的病原体，其中以柯萨奇病毒A16型（Cox A16）、肠道病毒71型（EV71）最为常见，而且后者较易产生并发症。该病的潜伏期为2～7天，患者及健康带毒者是本病的传染源。在急性期，病人粪便排毒3～5周，咽部排毒1～2周。疱疹液中含大量病毒，破溃时病毒溢出。该病传播方式多样，可通过疱疹液、粪便等传播；也可通过污染的手、毛巾、手绢、牙杯、玩具、食具、奶具以及床上用品、内衣等间接接触传播；患者咽喉分泌物及唾液中的病毒可通过飞沫传播；如接触被病毒污染的水源，亦可经水感染；门诊交叉感染和口腔器械消毒不合格亦是造成传播的原因之一。

二、病理

1. 病变脏腑主要在肺脾　时行邪毒由口鼻而入，内犯于肺，中侵于脾，肺脾受损，水湿内停，与时行邪毒相搏，熏蒸于外，则发生本病。肺主表，为人身之华盖，风湿疫邪首犯肺卫，肺失宣肃，肺气上逆则咳嗽，窍道不利则鼻塞流涕，邪正交争则发热；脾主四肢肌肉，运化水湿及水谷精微，时疫之邪与脾经内蕴湿热相搏结，上蒸于咽喉，外泄于体表，则可见手足口红色斑丘疹、疱疹；咽喉为肺胃之门户，时疫之邪与内蕴湿毒相搏结，上蒸口腔、咽喉，故见口腔黏膜、咽喉疱疹、溃疡。

2. 邪陷心肝或邪毒犯心为变证　因发病多在夏季，暑气当令，暑为阳邪，易入心营。若感邪较重，邪盛正衰，湿热蒸盛，内燔气营，外灼肌肤，则见壮热口渴，面赤心烦，溲赤便秘，疱疹稠密，波及四肢、臀部。若邪毒炽盛，气分热邪不能及时清解，则邪毒化火内陷心肝，生痰生风，而致气营两燔，痰热闭窍，风火相煽，而出现神昏、抽搐等症。若湿热滞留，邪毒犯心，气阴耗损，则出现心悸气短、胸闷乏力等症，甚或阴损及阳，心阳虚衰而脱，危及生命。

【诊断与鉴别诊断】

一、诊断要点

（一）临床诊断病例

在流行季节发病，常见于学龄前儿童，婴幼儿多见。

1. 普通病例

（1）病前有与手足口病患者接触史。

（2）多突然起病，于发病前1～2天或发病同时出现发热，可伴头痛、咳嗽、流涕、纳差、恶心、呕吐、泄泻等症。一般体温越高，病程越长，则病情越重。

（3）主要临床表现为口腔及手足部疱疹。口腔疱疹多发生在唇、舌、颊、咽及硬腭处，破溃后形成溃疡，疼痛较剧，年幼儿常表现烦躁、哭闹、流涎、拒食等。在口腔疱疹后1～2天可见皮肤斑丘疹，以手足部多见，皮疹主要分布于手足心、指间，少数可波及肛周、臀部和四肢肘膝等处，呈离心分布，斑疹很快转为小疱疹。疱疹呈圆形或椭圆形，直径约3～7毫米，质地较硬，不易破溃，内有混浊浆液，周围绕以红晕，数目多少不等。疱疹长轴与指、趾皮纹走向一致。一般持续7～10天消退，疹退后不留瘢痕及色素沉着。发热伴手、足、口、臀部皮疹，部分病例可无发热。

2. 重症病例 3岁以下多见，病情进展迅速，多在病程2～5天发生。出现神经系统受累、呼吸及循环功能障碍如脑炎、脑膜炎、脑脊髓膜炎、心肌炎、神经源性肺水肿等，实验室检查可有外周血白细胞增高、脑脊液异常、血糖增高，脑电图、脑脊髓磁共振、胸部X线、超声心动图检查可有异常。极少数重症病例皮疹不典型，临床诊断困难，需结合病原学或血清学检查做出诊断。

(二)确诊病例

临床诊断病例具有下列之一者即可确诊。

1. 肠道病毒(Cox A16、EV71等)特异性核酸检测阳性。

2. 分离出肠道病毒，并鉴定为EV71、Cox A16或其他可引起手足口病的肠道病毒。

3. 急性期与恢复期血清EV71、Cox A16或其他可引起手足口病的肠道病毒中和抗体有4倍以上的升高。

(三)重症病例早期识别

具有以下特征，尤其3岁以下的患者，有可能在短期内发展为危重病例，应密切观察病情变化，进行必要的辅助检查，有针对性地做好救治工作。

1. 持续高热不退。

2. 精神差、呕吐、肢体肌阵挛，肢体无力、抽搐。

3. 呼吸、心率增快。

4. 出冷汗、末梢循环不良。

5. 高血压或低血压。

6. 外周血白细胞计数明显增高。

7. 高血糖。

二、鉴别诊断

1. 水痘 由水痘—带状疱疹病毒(VZV)感染引起，多在冬春季节发病，以6～9岁小儿多见。皮肤黏膜分批出现斑丘疹、疱疹、结痂。疱疹多呈椭圆形，较手足口病疱疹稍大，呈向心性分布，以躯干、头面多，四肢少，疱壁薄，易破溃结痂，其长轴与躯体的纵轴垂直。在同一时期、同一部位斑丘疹、疱疹、结痂三型并见为其特点。

2. 疱疹性咽颊炎 由柯萨奇病毒A(2～10型)感染引起，夏秋季节发病率高，多见于5岁以下小儿。起病较急，常突发高热、咽痛、流涕、头痛，体检可见软腭、悬雍垂、舌腭弓、扁桃体、咽后壁等口腔后部出现灰白色小疱疹，周围红赤，1～2天内疱疹破溃形成溃疡，疼痛明显，伴流涎、拒食、呕吐等，皮疹很少累及颊黏膜、舌、龈以及口腔以外部位皮肤。

3. 口蹄疫 由口蹄疫病毒引起，主要侵犯猪、牛、马等家畜。对人虽然可致病，但不敏感。一般发生于畜牧区，主要为饮用未经消毒的病牛乳或接触病牛而感染，成人牧民多见，四季均有。口腔黏膜疱疹易融合成较大溃疡，手背及指、趾间出现小水疱和溃烂，有时也出现于手掌、鼻翼和面部，有痒痛感。

【辨证论治】

一、证候辨别

本病应以脏腑辨证为纲,结合卫气营血辨证,根据病程、疱疹特点及临床伴随症状来判定病情轻重,区别病变脏腑。

1. 辨轻重 属轻症者,病在卫分或及气分,病程短,疱疹仅现于手足掌心及口腔部,疹色红润,稀疏散在,根盘红晕不著,疱液较清亮,全身症状轻微,或伴低热、流涕、咳嗽、口痛、流涎、恶心、呕吐、泄泻等肺脾二经症状。若为重证,则病在气分、营分,病程长,疱疹除手足掌心及口腔外,四肢、臀部等其他部位也可累及,疹色紫黯,分布稠密,或成簇出现,根盘红晕显著,疱液混浊,全身症状较重,常伴高热、烦躁、口痛、拒食等,甚或出现邪毒内陷心肝、邪毒犯心等心经、肝经变证。部分重症病例,疫毒炽盛,可迅速内陷心肝,毒炽营血,毒不外达,皮疹少见,而出现高热神昏、抽搐、胸闷、心悸、咳喘、咯血、肢体瘫痪等,可危及生命。

2. 辨湿热 辨别湿与热的偏盛程度是本病在卫、气分阶段的辨证关键。不规则发热,热势低,口渴喜热饮,精神不振,胸脘满闷,恶心呕吐,大便粘腻不爽,疱疹较大,为湿重于热;壮热持续,口渴喜冷饮,烦躁,大便干,疱疹稠密,根盘深红,为热重于湿;热势较高,口渴不欲饮,疱疹散在手足掌心或口周、口内、臀部等部位,根盘红晕,疱浆清亮,为湿热并重。

二、治疗原则

手足口病时邪疫毒,属湿热之邪,临证多为实证、热证,故治疗以清热祛湿解毒为原则。轻证治以宣肺解表,清热化湿;重证治以清气凉营,解毒祛湿。出现邪毒内陷或邪毒犯心者,又当配伍清心开窍、熄风镇惊,或益气养阴、活血祛瘀等法。因小儿脾胃薄弱,故遣方用药还应注意,解表不可过于辛散,祛湿不可峻利温燥,清热解毒不可过于寒凉,应中病即止,以免耗气伤阴,损脾败胃,冰伏邪气。

三、分证论治

(一)常证

1. 邪犯肺脾

证候表现 口腔及手足掌心丘疹、疱疹,分布稀疏,疱液较清亮,发热,咳嗽咽痛,纳呆,恶心呕吐,泄泻,舌红苔薄黄腻,脉浮数。

辨证要点 本证为手足口病轻症,以手足、口腔部丘疹疱疹,全身症状不重为特征。时行疫毒由口鼻而入,内犯于肺,中侵于脾,肺脾受损,水湿内停,与时行邪毒相搏,蕴蒸于外,上熏于口腔咽喉,则口腔疱疹咽痛;外透于四末,则手足疱疹;湿热邪轻,正气充沛则疹色红润,疱浆清亮,根盘红晕不著,分布稀疏;肺脏受邪,卫阳被郁,肺气失宣,则发热咳嗽;湿热之邪犯于中焦,脾胃升降失司,运化失职,胃失和降,则纳呆恶心呕吐,脾运失健,清浊不分,并走大肠,则泄泻。舌脉为湿热侵犯肺脾之象。

治法主方 宣肺解表,清热化湿。甘露消毒丹加减。

方药运用 常用药:金银花、连翘、黄芩、薄荷、白蔻仁、藿香、石菖蒲、滑石、茵陈、板蓝根、射干、浙贝母。恶心呕吐加苏梗、竹茹和胃降逆;泄泻加泽泻、薏苡仁祛湿止泻;高热加葛根、柴胡解肌退热;肌肤痒甚加蝉蜕、白鲜皮祛风止痒;恶寒加防风、荆芥祛风解表。

若发热、口渴、恶心呕吐、泄泻、舌红苔黄,合葛根黄芩黄连汤解表清里,化湿和中。

2. 湿热蒸盛

证候表现 高热,口腔、手足、臀部斑丘疹疱疹,量多稠密,疱液混浊根盘红赤,烦躁口渴,大便秘结,甚或拒食,舌质红绛,苔黄厚腻或黄燥,脉滑数。

辨证要点 本证为手足口病重症，因邪毒炽盛，燔灼气营所致。辨证要点以口腔、手足、四肢、臀部斑丘疹疱疹稠密，里热症状显著为特征。湿热交争，热重于湿，酝酿成毒，充斥气分则身热持续，热势较高，烦躁口渴；湿热毒盛，内犯气营，熏灼咽喉，外泄肌肤则手、足、口、四肢、臀部疱疹，分布稠密，或成簇出现；湿热邪毒蒸盛，燔炽气营则疹色紫黯，根盘红赤，疱液混浊；热毒上蒸口腔则疱疹破溃，口臭流涎，灼热疼痛，甚或拒食；邪毒炽盛，伤津灼液则小便黄赤，大便秘结；舌质红绛，苔黄厚腻，皆为邪毒炽盛，燔灼气营之象。

本证与邪犯肺脾证鉴别要点是身热持续，热势较高，烦躁口渴，手、足、口、四肢、臀部疱疹，分布稠密，或成簇出现，疹色紫黯，根盘红赤，疱液混浊。若失于调治，可出现邪毒内陷或邪毒犯心等变证。

治法主方 清热凉营，解毒祛湿。清瘟败毒饮加减。

方药运用 黄连、黄芩、山栀、连翘、生石膏（先煎）、知母、生地黄、赤芍、牡丹皮、板蓝根、紫草、石菖蒲、茵陈、车前草。偏于湿重者，去知母、生地黄，加藿香、滑石、竹叶清热利湿；大便秘结加生大黄（后下）、玄明粉（冲）泻热通便；腹胀满加枳实、厚朴理气除胀；口渴喜饮加麦门冬、芦根养阴生津；烦躁不安加淡豆豉、莲子心清心除烦；瘙痒重加白鲜皮、地肤子祛风止痒。

3. 疹后阴伤

证候表现 身热渐退，皮疹渐消，咽干不适，口唇干燥，或有干咳，食欲缺乏，舌红少津，苔剥脱，脉细数或指纹红。

辨证要点 皮疹渐愈，咽干、口干，舌红少津，苔剥脱，脉细数或指纹红为特征。病程后期，正胜邪退，病渐向愈，热耗阴津，则咽干不适，口唇干燥；肺阴耗伤，肺失清肃则干咳，胃阴耗伤，胃失濡养则食欲缺乏；舌红少津，苔剥脱，脉细数或指纹红为阴虚之象。

治法主方 养阴生津，清热润咽。沙参麦冬汤加减。

方药运用 沙参、麦门冬、天花粉、玉竹滋养肺胃津液；桑叶、桔梗宣肺清咽；扁豆、甘草养胃益气。口干咽痛、舌红少津明显者，加生地黄、芦根养阴生津，清热润咽；大便干结，加瓜蒌仁、火麻仁清肠润燥。若有低热不清者，加地骨皮、银柴胡、生地黄养阴清热。

4. 肺脾气虚

证候表现 病程较长，低热反复，面色少华，多汗易汗，或咳嗽无力，或纳呆便溏，神疲乏力，舌质淡，苔薄白或白腻，脉细无力或指纹淡红。

辨证要点 本证以病程长，低热、多汗，舌淡苔白，脉细无力等气虚表现为特征。病程日久，正气耗损，故出现低热、多汗、咳嗽无力、纳呆便溏、神疲乏力等气虚表现；舌质淡，苔薄白或白腻，脉细无力或指纹淡红，皆为气虚之象。

治法主方 补肺健脾，益气助运。参苓白术散加减。

方药运用 太子参、茯苓、白术、甘草健脾益气；炙黄芪、防风补肺御风；陈皮、山药、焦山楂调脾助运；莲子肉养心安神。咳嗽痰多加远志、法半夏、杏仁化痰止咳；咳嗽频作加款冬花、紫菀肃肺止咳；多汗，动则尤甚，加煅牡蛎、浮小麦敛表止汗；若汗多不温，加桂枝、白芍调和营卫；食欲缺乏加炒谷芽、炒麦芽健脾助运；大便溏薄加苍术、煨木香、煨葛根健脾升阳止泻。病后肢体痿软不用以补阳还五汤加减，配合推拿、针灸治疗。

（二）变证

1. 邪陷心肝

证候表现 高热不退，烦躁谵语，疱疹疹色混浊紫黯，甚或神昏抽搐，舌质红绛，舌苔厚腻，脉数有力。

辨证要点　本证以疱疹疹色混浊紫黯，烦躁、神昏、抽搐为特征。热毒炽盛，燔灼气营则疹色紫黯；气分热邪不能及时清解，则邪毒化火内陷心肝，生痰生风，而致气营两燔，痰热闭窍，风火相煽，而出现烦躁谵语、神昏、抽搐等症；舌质红绛，舌苔厚腻，脉数有力为湿热壅盛之象。

治法主方　平肝熄风，清心开窍。羚角钩藤汤加减合安宫牛黄丸。

方药运用　羚羊角粉（冲服）、钩藤、代赭石（先煎）、黄芩、菊花、连翘清心平肝；水牛角片（先煎）、生地黄、白芍、甘草凉营生津。高热加生石膏（先煎）、蚤休、生大黄清热解毒；头痛剧烈加龙胆草、山栀、黄连清肝泻火。另服安宫牛黄丸。

中成药：醒脑静注射液静脉滴注。高热、神昏、抽搐者，加紫雪口服；痰涎壅盛，加猴枣散口服。

2. 邪毒闭肺

证候表现　手足口部疱疹，身热不退，咳频气急，胸闷心悸，不能平卧，烦躁不宁，甚则唇指青紫，舌质黯红，舌苔白腻，脉沉细无力。

辨证要点　本证以疱疹，咳频气急，胸闷为特征。邪毒闭肺则咳频气急；湿热滞留，痹阻心脉，心血运行不畅，则出现心悸气短、胸闷乏力等症，甚或阴损及阳，心阳虚衰而脱，危及生命。

治法主方　开肺涤痰，泻肺逐水。麻杏石甘汤合己椒苈黄丸加减。

方药运用　炙麻黄、杏仁宣肺止咳；桑白皮、前胡肃肺化痰；葶苈子、大黄（后下）泻肺逐水；生石膏（先煎）、黄芩清肺解热；虎杖解毒活血；防己、车前子宣肺利湿。咯血加用水牛角片（先煎）、生地黄、赤芍清肺凉血。若见面色灰白，四肢厥冷，汗出脉微，是心阳虚衰之危象，应急用参附龙牡救逆汤：人参、附子、龙骨、牡蛎、白芍、炙甘草。

中成药：痰热清注射液静脉滴注。咳嗽气促加儿童清肺口服液口服；痰热喘嗽加肺热咳喘口服液口服；心悸气短、四肢厥冷、汗出、脉弱欲绝者加生脉注射液静脉滴注。

【其他疗法】

一、中药成药

1. 清热解毒口服液、双黄连口服液、小儿热速清口服液　用于邪犯肺脾证。

2. 炎琥宁注射液、痰热清注射液、清胃黄连丸　用于湿热蒸盛证。

3. 玉屏风口服液　用于肺脾气虚证以肺虚为主者。

4. 健脾八珍糕　用于肺脾气虚证以脾虚为主者。

二、药物外治

1. 西瓜霜、冰硼散、珠黄散、喉风散、锡类散　任选1种，涂搽口腔患处，1日3次。用于口腔内疱疹破溃形成口疮者。

2. 金黄散、青黛散、紫金锭　任选1种，麻油调，敷于手足疱疹患处，1日3次。用于手足疱疹重，或瘙破感染者。

三、西医疗法

1. 对症治疗　高热者给予物理降温，必要时给予解热镇痛剂对乙酰氨基酚，每次10～15mg/kg口服；烦躁不安者，给予异丙嗪每次1mg/kg肌注；皮肤瘙痒重者，给予炉甘石洗剂外涂。继发感染者，给予抗生素。口腔疱疹破溃者，用1%～3%过氧化氢或2%碳酸氢钠溶液漱口，疼痛严重者，进食前可先涂2%丁卡因或十六角蒙脱石调成糊状外敷患处。

2. 抗病毒药物 阿昔洛韦 15～20mg/(kg·d)，静脉点滴，1日1次，连用3天。必要时，可延长用药。更昔洛韦 5mg/(kg·d)，连续静滴5天。利巴韦林 10～15mg/(kg·d)，疗程5～7天。干扰素100万IU，肌内注射1次/天，连用5天。

3. 神经系统受累治疗

(1)控制颅内高压：限制入量，给予甘露醇每次0.5～1.0g/kg，每4～8小时1次，20～30分钟静脉注射，根据病情调整给药间隔时间及剂量。必要时加用呋塞米。

(2)静脉注射免疫球蛋白，总量2g/kg，分2～5天给予。

(3)酌情应用糖皮质激素治疗，参考剂量：甲泼尼龙1～2mg/(kg·d)；氢化可的松3～5mg/(kg·d)；地塞米松0.2～0.5mg/(kg·d)，病情稳定后，尽早减量或停用。个别病例进展快、病情凶险可考虑加大剂量，如在2～3天内给予甲泼尼龙10～20mg/(kg·d)(单次最大剂量不超过1g)或地塞米松0.5～1.0mg/(kg·d)。

(4)其他对症治疗：降温、镇静、止惊。

(5)严密观察病情变化，密切监护。

4. 呼吸、循环衰竭治疗

(1)保持呼吸道通畅，吸氧。

(2)确保两条静脉通道通畅，监测呼吸、心率、血压和血氧饱和度。

(3)呼吸功能障碍时，及时气管插管使用正压机械通气，建议呼吸机初调参数：吸入氧浓度80%～100%，PIP 20～30cmH_2O，PEEP 4～8cmH_2O，f 20～40次/分，潮气量6～8ml/kg左右。根据血气、X线胸片结果随时调整呼吸机参数。

(4)在维持血压稳定的情况下，限制液体入量(有条件者根据中心静脉压测定调整液量)。

(5)头肩抬高15～30度，保持中立位；留置胃管、导尿管。

(6)药物应用：根据血压、循环的变化可选用米力农、多巴胺、多巴酚丁胺等药物；酌情应用利尿药物治疗。

(7)保护重要脏器功能，维持内环境的稳定。

(8)监测血糖变化，严重高血糖时可应用胰岛素。

(9)抑制胃酸分泌：可应用西咪替丁、奥美拉唑等。

(10)有效抗生素防治继发肺部细菌感染。

【预防护理】

一、预防

1. 加强本病流行病学监测。在流行期间，勿带孩子去公共场所，发现疑似病人，应及时进行隔离。对密切接触者应隔离观察7～10天，并给板蓝根冲剂冲服；体弱者接触患儿后，可予丙种球蛋白肌注，以做被动免疫。

2. 注意搞好个人卫生，养成饭前便后洗手的习惯。对被污染的日常用品、食具等应及时消毒处理，患儿粪便及其他排泄物可用3%漂白粉澄清液或84溶液浸泡，衣物置阳光下暴晒，室内保持通风换气。

3. 加强体育锻炼，增强体质。注意饮食起居，合理供给营养。保持充足睡眠，避免阳光暴晒，防止过度疲劳，降低机体抵抗力。

4. 预防方药。手足口病流行期间，可以选用以下方药预防性服用。其中汤剂处方剂量适用于3～6岁儿童，3岁以内婴幼儿可减量服用，6岁以上者可加量服用。

(1)抗病毒口服液、蒲地兰消炎口服液、双黄连口服液口服 用于与患儿有密切接触者。

(2)双花防毒饮:金银花 10g,野菊花 10g,地锦草 15g,白术 10g,甘草 3g。上药加水 300ml,浸泡 30 分钟,以武火煎煮沸腾,改用文火煎煮 15 分钟,煎成药液 150ml。每日 1 剂,分 2~3 次服。用于与患儿有密切接触者。

(3)金银花 10g,连翘 6g,大青叶 10g,蝉蜕 6g,白鲜皮 6g,牛蒡子 6g,柴胡 6g。煎服方法同双花防毒饮。适用于实热体质儿童,平素易见咽红、便干、口臭等症状者。

(4)金银花 10g,连翘 6g,板蓝根 10g,葛根 5g,苏叶 6g,蝉蜕 6g,白鲜皮 6g,炒薏苡仁 10g,藿香 6g。煎服方法同双花防毒饮。适用于脾虚体质儿童,平素易感冒,常见多汗、大便不成形等症状者。

(5)金银花 12g,白菊花 6g,板蓝根 10g,竹叶 6g。水煎服,每日 1 剂,少量频服。适用于平素健康儿童。

(6)黄芪 12g,防风 6g,炒白术 6g,蚤休 6g。水煎服,1 日 1 剂,少量频服。适用于平素体弱易感者。

二、护理

1. 患病期间,应注意卧床休息,房间空气流通,定期开窗透气,保持空气新鲜。

2. 给予清淡无刺激、富含维生素的流质食物或软食,温度适宜,多饮温开水。进食前后可用生理盐水或温开水漱口,清洁口腔,以减轻食物对口腔的刺激。

3. 注意保持皮肤清洁,对皮肤疱疹切勿挠抓,以防溃破感染。对已有破溃感染者,可用金黄散或青黛散麻油调后涂搽患处,以收敛燥湿,助其痊愈。

4. 密切观察病情变化,及早发现邪陷心肝及邪毒闭肺等并发症。

【文献选录】

《小儿药证直诀·疮疹候》:"有大热者当利小便,有小热者宜解毒……大抵疮疹属阳,出则为顺,故春夏病为顺,秋冬病为逆"。

《万氏家传痘疹心法·顺逆》:"夫四毒之发,各有其时,脓疱最酷,疹次之,水疱又次之。"

《幼幼集成·万氏痘麻》:"四时之疫疠,动五脏之皮囊……二火相煽,四大成疮。毒之轻者发则微,贵乎调养;毒之重者发则密,急于提防……疠气流行,无论郡邑乡党;恶毒传染,岂分黎庶侯王。"

【现代研究】

一、中医病名研究

清代温病学家将皮疹类征象列为温病的重要内容,目前国内学者多数认为本病当归属中医时疫、温病、疮疹的范畴。

刘宏波根据本病具有流行性、传染性、病性属热、有卫气营血传变规律等特点,将本病归属于"温病"[1]。周玉佩认为小儿脏腑娇嫩,值夏秋之季,湿热当令,脾运不健,如饮食不节,邪毒乘袭,使心脾胃蕴积之热毒熏灼口腔,郁蒸营血而致发病,当属"湿温"病范畴[2]。周朝进认为本病由感染风热病毒郁于肌表而致,当属中医"风痧"、"斑疹"范畴[3]。张发平根据当地 2~4 月出现本病流行,证属实证热证,考虑乃风热邪毒蕴于肺胃而发病,当属中医"时疫"、"春温"[4]。

二、治疗学研究

1. 辨证论治 中华中医药学会 2010 年发布《中医儿科常见病诊疗指南·手足口病中

医诊疗指南》提出本病的辨证论治方案如下：

(1)常证

1)邪犯肺脾证：口腔内硬腭、颊部、齿龈、唇内、舌部等处出现疱疹，破溃后形成溃疡，疼痛流涎，拒进饮食；1～2天后手掌足跖出现斑丘疹，斑丘疹呈米粒大小，皮疹迅速转化为疱疹，分布稀疏，疹色红润，根盘红晕不著，疱疹疱浆清亮；前驱症状多为发热轻微或不发热、流涕、咳嗽、咽红疼痛、纳差、恶心、呕吐、泄泻；舌质红，苔薄黄腻，脉浮数。治法：宣肺解表，清热化湿。主方：甘露消毒丹加减。常用药：滑石、黄芩、茵陈、石菖蒲、浙贝母、藿香、连翘、豆蔻、薄荷(后下)、射干。加减：高热加葛根、柴胡；恶心呕吐加苏梗、竹茹；泄泻加车前子(包煎)、薏苡仁；肌肤痒甚加蝉蜕、白鲜皮；恶寒加防风、荆芥。

2)湿热毒盛证：口腔部出现疱疹，并迅速破溃形成溃疡，溃疡灼热疼痛，流涎，拒食；手掌足跖出现疱疹，可波及臂腿部、臀部，疱疹分布稠密或成簇出现，疹色紫黯，根盘红晕显著，疱液混浊；可伴持续高热、烦躁、口臭、口渴，小便黄赤，大便秘结；也有的皮疹稀少，体温不高，精神不振；舌质红绛，苔黄腻，脉滑数。治法：清气凉营，解毒化湿。主方：清瘟败毒饮加减。常用药：生石膏(先煎)、生地黄、水牛角片(先煎)、黄连、栀子、黄芩、知母、赤芍、玄参、连翘、六一散(包煎)、牡丹皮、淡竹叶、薏苡仁。加减：偏于湿重去生地黄、知母，加藿香、佩兰；大便秘结加生大黄(后下)、玄明粉(溶入)；腹胀满加枳实、厚朴；口渴喜饮加芦根、麦冬；烦躁不安加淡豆豉、莲子心；瘙痒重加白鲜皮、地肤子。

3)心脾积热证：以口腔疱疹为主，口腔疱疹溃后形成溃疡，疼痛流涎，拒食，手掌足跖也见疱疹，可伴发热轻微或无发热，心烦口渴，口干舌燥，小便黄赤，大便干结，舌尖红，苔薄黄，脉象数。治法：清热泻脾，泻火解毒。主方：清热泻脾散合导赤散加减。常用药：栀子、生石膏(先煎)、黄连、生地黄、黄芩、茯苓、灯心草、淡竹叶。加减：口腔溃疡经久不愈加五倍子；湿重加滑石、藿香；高热加柴胡、薄荷(后下)。

(2)变证

1)邪陷心肝证：壮热持久不退，烦躁，谵语，精神萎靡，嗜睡，神昏，项强，易惊，抽搐，肌肉惊跳，呕吐；疱疹稠密，疱浆混浊紫黯，疱疹形小；或可见疱疹数少，甚则无疹；舌质红绛，舌苔黄燥起刺，脉弦数有力。治法：清热解毒，熄风开窍。主方：清瘟败毒饮合羚角钩藤汤加减。常用药：生石膏(先煎)、生地黄、水牛角片(先煎)、黄连、栀子、黄芩、知母、赤芍、玄参、连翘、牡丹皮、淡竹叶、羚羊角粉(另吞服)、钩藤、菊花、甘草。加减：高热神昏加服安宫牛黄丸；抽搐频作加服羚羊角粉、紫雪。

2)邪伤心肺证：身热不退，频咳，气急，胸闷，心悸，不能平卧，烦躁不安，甚则面色苍白，唇指青紫，肢厥冷汗，吐粉红色泡沫样痰；疱疹稠密，疱浆混浊，疱疹可波及四肢、臀部、肛周；或可见疱疹数少，甚则无疹；舌质黯红，舌苔白腻，脉沉细无力。治法：泻肺逐水，解毒利湿。主方：已椒苈黄丸合参附汤加减。常用药：葶苈子、桑白皮、前胡、大黄(后下)、椒目、防己、人参、附子(先煎)。加减：咯血去附子，加水牛角片(先煎)、生地黄、青黛(冲服)、赤芍、牡丹皮、阿胶(烊化)；若见面色灰白、四肢厥冷、汗出脉微，重用人参、附子，加山茱萸、煅龙骨、煅牡蛎。

3)邪毒侵心证：心胸痹痛，心悸怔忡，烦躁不宁，唇甲青紫，面白多汗，肢厥；疱疹渐消；舌质紫黯，脉微，或见结代。治法：清热化湿，宁心通络。主方：葛根黄芩黄连汤合血府逐瘀汤加减。常用药：葛根、黄芩、黄连、当归、桃仁、红花、生地黄、川芎、赤芍、牛膝、桔梗、甘草。加减：胸闷甚加薤白、瓜蒌；心悸、脉结代加苦参、丹参、珍珠母、龙骨。

4)湿热伤络证:一个肢体或多个肢体肌肉松弛无力或不能运动,肢体功能障碍为非对称性,肢体扪之微热,肌肉可有触痛和感觉过敏,出现吞咽困难;疱疹稠密,疱浆混浊,疱疹可波及四肢、臀部、肛周;可伴发热,胸脘闷痛,舌质红,苔黄腻,脉象濡数。治法:清热利湿,通络活血。主方:四妙丸加减。常用药:苍术、黄柏、萆薢、防己、薏苡仁、蚕砂(包煎)、木瓜、牛膝、丹参、川芎。加减:胸闷脘痞,舌苔厚腻加厚朴、茯苓、藿香;热邪偏胜,身热肢重,小便涩痛加赤小豆、蒲公英、忍冬藤;病久兼有瘀血阻滞加丹参、鸡血藤、赤芍、当归、桃仁。

刘敏将84例手足口病患儿随机分为治疗组和对照组,治疗组予葛根芩连汤加味(葛根、黄芩、黄连、甘草、升麻、赤芍、浮萍、薏苡仁、茅根、竹叶),对照组口服利巴韦林片,15～30mg/(kg·d),分3次口服,手足患处用炉甘石洗剂外涂。治疗组治愈37例、好转5例、无效2例,治愈率为84.1%,总有效率为95.5%。对照组治愈23例、好转7例、无效10例,治愈率57.5%,总有效率75.0%。两组相比有显著性差异[5]。朱杰等在内服自拟方泻黄导赤汤(藿香、山栀、生石膏、防风、生薏苡仁、连翘、生地黄、黄连、通草、竹叶、鸡苏散)的同时,自制清泉散(黄连、山栀、吴茱萸、肉桂)分研为末,用醋调制成药饼,睡前贴于双侧涌泉穴,连用6～7日。治疗68例,除2例出现严重并发症转院外,66例均于1周内基本痊愈[6]。王玉光等报道治疗128例手足口病合并中枢神经系统感染(无菌性脑膜炎、病毒性脑炎、急性弛缓性麻痹)的患儿,认为本病的病毒性质为热邪夹湿,以气分证为主,病位在心、脾、肝,以风引汤为主加减治疗可减少糖皮质激素用量,有一定的缩短发热时间、缩短脑膜炎、脑炎病程的作用[7]。

三、药效学研究

手足口病实验动物模型的研制,多集中在对柯萨奇B组病毒的的研究,近年也有对于EV71病毒感染动物模型的研究。

已有的本病中医药药效学实验研究,一般借用温病动物模型。用从患者血中培养分离出的普通型大肠杆菌所制的菌液经耳缘静脉注入健康白毛家兔,建立温病卫气营血病理模型。湿热证模型利用提高空气湿度和温度模拟长夏季节气候制造外湿,饥饱失常、过食肥甘(猪脂加蜂蜜)的方法制造内湿,在中医病因理论指导下建立了大鼠湿阻证动物模型。郭明阳利用中气虚与脾虚病因病机的相似性,给大鼠灌喂大黄煎剂,借鉴脾虚模型的创制原理模拟出中气虚状态;再将灌胃后的大鼠置入湿热环境,高脂高糖饲料喂养后以鼠伤寒沙门氏菌灌胃,以模拟"内、外湿"环境,经两次造模复制温病湿热证湿重于热动物模型。[8]廖荣鑫则在湿热环境、高脂高糖饮食和伤寒沙门氏菌灌胃基础上灌服附子干姜汤煎剂建立了大鼠脾胃湿热证"热偏重"模型[9]。这些温病动物模型临床可参考应用。贺又舜等用甘露消毒丹煎剂进行体外抗病毒试验,分别观察甘露消毒丹全方、甘露消毒丹残Ⅰ方(藿香、白蔻仁、薄荷、石菖蒲)、甘露消毒丹残Ⅱ方(黄芩、连翘、射干、川贝、茵陈、滑石、木通)、甘露消毒丹加味方(全方加板蓝根、大青叶)对柯萨奇病毒的抑制指数及对TCID50的影响,结果表明四者均能抑制柯萨奇病毒在培养细胞内的复制,甘露消毒丹全方水煎液对柯萨奇病毒(Cox-B_2、B_3、B_4)在培养细胞中的增殖量有明显的抑制作用[10]。

参考文献

[1] 刘宏波,卞国本. 手足口病的中医辨证治疗[J]. 南京中医学院学报,1991,7(3):170-171.

[2] 周玉佩. 清开灵汤治疗小儿手足口病50例[J]. 天津中医,1995,12(4):21.

[3] 周朝进. 儿科杂症诊治一得[J]. 中医杂志,2000,11(12):721-722.

[4] 张发平．解毒消疹治疗小儿手足口病36例报道[J]．陕西中医学院学报，2001，24(6)：27.

[5] 刘敏．葛根芩连汤加味治疗小儿手足口病临床观察[J]．广西中医学院学报，2006，9(1)：27-28.

[6] 朱杰，陆奎洪，周慧宁，等．泻黄导赤汤合清泉散内外合治手足口病68例疗效观察与护理体会[J]．中医儿科杂志，2006，2(5)：27-29.

[7] 王玉光，刘清泉，倪量，等．128例手足口病合并中枢神经系统感染的中医证治研究[J]．北京中医药，2009，28(4)：243-246.

[8] 郭明阳，阎翔．温病湿热证湿重于热动物模型的研究[J]．成都中医药大学学报，2003，(1)：33-36.

[9] 廖荣鑫，吴仕九，文小敏，等．脾胃湿热证热偏重、湿热并重型大鼠模型血液中胃动素(MTL)、胃泌素(GAS)的变化研究[J]．浙江中医杂志，2005，40(4)：171-173.

[10] 贺又舜，赵国荣，胡建中，等．甘露消毒丹对小鼠IFN、NK及IL-2影响的研究[J]．中国实验方剂学杂志，1999，(3)：9-11.

（陈 鲁 邢向晖 李燕宁）

第六节 痄 腮

【概述】

痄腮，是以发热不退，咀嚼时颊部酸痛不舒，耳下腮部肿胀，边缘不清为特征的一种传染病。《疮疡经验全书·痄腮》说："此毒受在牙根耳聤，通过肝肾气血不流，壅滞颊腮，此是风毒肿。"提出痄腮的发病，是由风温邪毒所致，并指出了痄腮的发病机制和病位。临床按症状特征，有"大头瘟"、"大头风"、"虾蟆瘟"、"鸬鹚瘟"等别名，现统称为痄腮。

西医学称痄腮为流行性腮腺炎，因感染流行性腮腺炎病毒致病。本病一年四季都有发生，尤以冬春季节发病者占大多数。临床好发于学龄前及学龄期儿童，由于相互传染，故在幼儿园及低年级儿童群体中容易发生流行，一般预后良好。青春期亦有罹患本病，且容易产生兼症，如男性易并发睾丸炎、女性易并发卵巢炎。极少数病情严重者，可出现头晕头痛，甚则昏迷、四肢抽搐等，并发腮腺炎脑炎。本病发生后可获得终身免疫。

我国在金代《疮疡经验全书·痄腮》中首先确立了"痄腮"的病名，指出本病发生的部位和温毒所致气血不和的病理特点。明代《外科正宗》中指出了痄腮具有传染性。清代《疡科心得集》中提出："此症永不成脓，过一候自能消散"的临床特征和疾病预后。

现代对痄腮的研究内容不断扩大，在临床研究方面，运用中医、中西医结合治疗痄腮，有助于缩短病程和减少并发症发生，中药外治有诸多报道，具有方便、有效、无毒副作用的特点。我国卫生部2008年2月已将包含流行性腮腺炎疫苗在内的麻腮风疫苗列入《扩大国家免疫规划实施方案》，使本病发病率逐步下降。

【病因病理】

一、病因

1. 外感病因　风温邪毒是引起痄腮发病的原因。冬春之季，风温邪毒经口鼻而入，循经袭于少阳，郁而不散，经脉壅滞，气血运行受阻，瘀聚耳下，结于腮部，故耳垂为中心漫肿，边缘不清，腮部漫肿而酸胀作痛，发为痄腮。

2. 正虚病因　小儿肺脏娇嫩，卫外不足，极易遭受外邪侵袭，邪阻少阳，正邪相争，正虚而不能抗邪于外，邪聚于耳后，发为腮部肿胀；又少阳与厥阴互为表里，邪陷厥阴，则发为睾丸肿痛或少腹疼痛；邪毒炽盛，引动肝风，闭阻心窍，则出现神昏抽搐。因此，正气虚弱是本病发生发展的原因之一。

二、病理

1. 病变部位在少阳经络　风温邪毒致病，在温暖多风的春季及应寒反热的冬季，极易引起传播流行。邪毒循经郁阻少阳，足少阳胆经起于目外眦，上行头角，下耳后，绕耳而行。少阳受邪，邪郁经脉，邪毒循经郁于腮颊，与气血相搏，则腮部肿胀，饮食咀嚼酸胀疼痛不舒，故病变部位属于少阳经络。

2. 病理因素为毒郁经脉　痄腮发病，主要是外感风温邪毒，由口鼻侵入少阳胆经，致使少阳经脉失和，气血郁滞，运行不畅，凝集局部。如《诸病源候论·诸肿候》中说："肿之生也，皆由风邪、寒热、毒气客于经络，使血涩不通，壅结皆成肿也。"因此，当机体抗病力不足时，则易感受邪毒，由表入里，壅阻少阳，正邪相争，故见寒热交作，烦躁不安，腮部漫肿，但无脓液，是为风温邪毒，郁阻少阳经络所致。

3. 病情演变分轻重　痄腮病变过程中，风温邪毒袭于机体，由于感邪轻重不同，其疾病转归亦有差异。如痄腮初起，发热不高，微恶风寒，腮部肿胀不甚，饮食咀嚼不舒，此为温毒在表，病多属轻。如温毒侵袭，热毒壅盛，蕴结少阳经脉，则见壮热不退，头痛呕吐，腮部漫肿明显，咀嚼疼痛，烦躁口渴，此为温毒在里，病情多重。痄腮重证，常可产生逆变证候，如温毒郁结少阳不解，则易内陷于厥阴，产生变证。若热毒炽盛，引动肝风，症见高热、项强、抽搐、昏迷、腮部漫肿、局部灼热，是为毒陷心肝。足厥阴之经脉循少腹绕阴器，温毒蕴结厥阴不散，症见少腹疼痛、睾丸肿痛，是为温毒引睾窜腹。

西医学认为：流行性腮腺炎病毒经飞沫，通过口及鼻黏膜大量增殖后进入血循环，最常累及唾液腺如腮腺、舌下腺、颌下腺，也可侵犯胰腺、生殖腺、神经系统及其他器官引起炎性病变。

【诊断与鉴别诊断】

一、诊断要点

按国家中医药管理局《中医病证诊断疗效标准》中痄腮的诊断依据。

1. 发病初期可有发热，继则以耳垂为中心漫肿，边缘不清，局部肤色不红，按压局部疼痛不舒及弹性感，通常是先见于一侧肿胀，继则可见另一侧肿胀(即双侧腮肿)。

2. 腮腺管口可见红肿，按压腮部时，腮腺管口无脓性分泌物，腮腺肿胀约持续4～5天开始消退，整个病程约1～2周。

3. 发病前多有痄腮疾病接触史。

4. 末梢血象检查，白细胞总数多属正常，部分患儿可见增高或降低，而淋巴细胞可相对增加。

5. 痄腮疾病中并发脑炎或脑膜炎者，脑脊液检查时，脑脊液压力增高，细胞数增加，以淋巴细胞增加为主，氯化物、糖正常，蛋白呈轻度增高。

6. 血和尿淀粉酶测定可见增高。

二、鉴别诊断

1. 发颐　西医学称化脓性腮腺炎。本病常继发于伤寒、丹痧等急性传染性疾病过程中，一般以单侧腮腺发病多见，局部可见红、肿、热、痛的急性化脓性炎症症状，腮部肿胀边缘清楚，压痛明显，疾病后期，腮部肿胀局部可有波动感，挤压时可有脓性分泌物从腮腺管口流出。临床多见于成人发病，且无传染性。末梢血象检查，白细胞增加，以中性粒细胞升高明显。

2. 痰毒　西医学称急性淋巴结炎。本病常继发于急性扁桃体炎、急性咽喉炎等疾病过程中，一般无以耳垂肿胀为中心的特点，肿物多局限于颈部或耳前区，局部边缘清楚，质地坚硬，压痛明显，有红、肿、热、痛感，表浅者活动良好。可有化脓现象，如急性化脓性中耳炎或乳突炎，可见耳后或沿耳根部周围弥漫性肿胀，耳部疼痛，耳后乳突部皮肤发红，压痛明显，牵拉耳廓有酸痛反应，耳内有脓性分泌物等炎症改变，可予鉴别。

【辨证论治】

一、证候辨别

1. 辨识常证　痄腮发病常由风温邪毒经口鼻而入，临床出现的全身症状多较轻，表现可有发热，腮部肿胀，咀嚼疼痛，张口或吃酸性食物时疼痛加剧，局部表面发热，皮肤不红，亦不化脓。一般腮腺肿胀多在第 3 日可达高峰，肿胀持续 6～10 天后，腮腺肿胀开始消退，腮腺管口多出现红肿、突起，无脓液排出等，有助痄腮的诊断。

2. 辨别表里　痄腮表证，疾病初起，可无发热，或轻微发热，兼有恶寒，腮部肿胀，咀嚼不舒，张口时疼痛加重，一侧或两侧腮部漫肿，边缘不清，肿胀而不坚硬。痄腮里证，可因温毒由表传入，或可因感毒炽盛，蕴结于内所致，故起病症见高热不退，头痛呕吐，口渴引饮，腮部肿胀且较坚硬，咀嚼困难。如因毒热壅盛，正邪相争，正不胜邪，邪毒内陷心肝，热盛动风，则症见高热不退，头痛项强，甚则抽搐、昏迷等。如邪毒引睾窜腹，则可见一侧或两侧少腹疼痛或睾丸肿痛，常可伴有发热、呕吐等。

二、治疗原则

治疗痄腮，重在清热解毒，佐以软坚散结。痄腮轻证，温毒在表，治以疏风清热为主；若热毒壅结者，是属痄腮重证，治以清热解毒。腮部漫肿，硬结不散者，治宜软坚散结，清热化痰。若临床产生变证，如内陷心肝，或引睾窜腹，则宜结合平肝熄风或疏肝通络等方法。

此外，中药外治等其他方法，应用辨证施治的药物，结合熏、敷、涂、搽；或选用草药鲜品捣烂敷贴等，有助于提高治疗效果。

三、分证论治

（一）常证

1. 邪犯少阳

证候表现　轻微发热恶寒，一侧或两侧耳下腮部漫肿疼痛，触之痛甚，咀嚼不便，或有头痛、咽红疼痛、纳少，舌质红，苔薄白或薄黄，脉浮数。

辨证要点　本证见于疾病初起，或感邪较轻者，邪犯少阳，热毒在表，以轻微发热，耳下腮部肿痛，咀嚼不便，全身症状不著为特点。

治法主方　疏风清热，散结消肿。柴胡葛根汤加减。

方药运用　常用药：柴胡、黄芩、牛蒡子、葛根、桔梗、金银花、连翘、板蓝根、夏枯草、赤芍、僵蚕。热甚加生石膏（先煎）；咽喉肿痛加马勃、玄参、甘草；纳少呕吐加竹茹、陈皮；发热恶寒加白芷、苏叶；咳嗽加前胡、浙贝母。

2. 热毒壅盛

证候表现　高热，一侧或两侧耳下腮部漫肿胀痛，范围大，坚硬拒按，张口咀嚼困难，或有烦躁不安，面赤唇红，口渴欲饮，头痛呕吐，咽红肿痛，颌下肿块胀痛，纳少，尿少而黄，大便秘结，舌质红，舌苔黄，脉滑数。

辨证要点　邪毒化火，热毒炽盛，蕴结于里所致，故以高热、烦躁、口渴、头痛、耳下腮部漫肿疼痛，坚硬拒按，张口咀嚼困难为特点。本证为重证，易发生变证，须及早辨识。

治法主方　清热解毒，软坚散结。普济消毒饮加减。

方药运用　常用药：柴胡、黄芩、黄连、连翘、升麻、板蓝根、蒲公英、牛蒡子、马勃、桔梗、玄参、薄荷（后下）、夏枯草、陈皮、僵蚕。热甚者加生石膏（先煎）、知母；腮部肿胀甚，坚硬拒按者加海藻、昆布、牡蛎、赤芍、牡丹皮；呕吐加竹茹；大便秘结加大黄、玄明粉；口渴唇燥伤阴者，重用玄参，加天花粉。

（二）变证

1. 邪陷心肝

证候表现　高热不退，耳下腮部漫肿疼痛，坚硬拒按，头痛项强，烦躁，呕吐剧烈，神昏嗜睡，反复抽搐，舌质红，舌苔黄，脉弦数。

辨证要点　热毒壅盛，内陷厥阴，引动肝风，故以腮部漫肿疼痛加重，高热、头痛、呕吐、项强、嗜睡，甚或神昏抽搐为特点。

治法主方　清热解毒，熄风开窍。清瘟败毒饮加减。

方药运用　常用药：栀子、黄连、连翘、板蓝根、水牛角（先煎）、生地黄、生石膏（先煎）、牡丹皮、赤芍、竹叶、玄参、芦根、钩藤、全蝎、僵蚕。头痛剧烈者加用龙胆草、石决明；恶心呕吐甚者加竹茹、代赭石（先煎）；神志昏迷者加服至宝丹；抽搐频作者加服紫雪。

2. 毒窜睾腹

证候表现　腮部肿胀同时或腮肿渐消时，一侧或双侧睾丸肿胀疼痛，或脘腹疼痛，少腹疼痛，痛时拒按，或伴发热、呕吐，溲赤便结，舌质红，舌苔黄，脉数。

辨证要点　邪毒内窜足厥阴肝经，故以腮部肿胀同时或消退后，出现睾丸肿胀疼痛，或少腹、脘腹疼痛为特点。

治法主方　清肝泻火，活血止痛。龙胆泻肝汤加减。

方药运用　常用药：龙胆草、栀子、黄芩、黄连、蒲公英、柴胡、川楝子、荔枝核、延胡索、桃仁、赤芍。睾丸肿大明显者加青皮、莪术、皂刺；伴腹痛呕吐者加郁金、竹茹、半夏；少腹痛甚者加香附、木香、红花；伴腹胀便秘者加大黄、枳壳。

【其他疗法】

一、中药成药

1. 六神丸　用于腮部肿胀，咀嚼不舒者。

2. 甘露消毒丹　用于头痛腮肿，张口疼痛，咀嚼困难者。

二、药物外治

1. 鲜蒲公英、鲜马齿苋、鲜芙蓉花叶，任选一种，捣烂外敷患处，1 日 1 次，连续 2～3 天。用于痄腮各证。

2. 青黛散，以醋调糊，涂搽患处，1 日 3～4 次，用于痄腮各证。

3. 新鲜仙人掌，除刺，剖开，以切面（亦可捣泥）外敷患处，1 日 2 次，连续 2～3 天。用于痄腮各证。

三、针灸疗法

穴位激光照射　取穴：翳风、颊车、外关、合谷。每次取 2～3 穴，用氦一氖激光仪，波长 6328 埃，输出功率 1.5mw，每穴照射 3～5 分钟，1 日 1 次。可用于痄腮各证。

四、西医疗法

并发脑膜脑炎：高热不退，头痛项强，恶心呕吐，甚则神志昏迷、四肢抽搐等。实验室检查，末梢血象白细胞总数多属正常，淋巴细胞相对增高。脑脊液细胞数增加，以淋巴细胞增加为主，蛋白呈轻度增加。血和尿淀粉酶增高。高热不退可选用对乙酰氨基酚、布洛芬口服。烦躁不安,甚则谵语者,用地西泮、氯丙嗪,或水合氯醛等药物镇静治疗。头痛、呕吐剧烈,可选用50%葡萄糖注射液,或甘露醇、山梨醇等脱水剂进行治疗。

【预防护理】

一、预防

1. 应用流行性腮腺炎减毒活疫苗或麻腮风疫苗(麻疹、流行性腮腺炎和风疹三联疫苗)预防接种。

2. 发现痄腮患儿后,应立即隔离,直到腮腺肿胀消退后3天。流行季节,应经常检查儿童腮部,有可疑病人及时隔离观察。

3. 对接触过患儿的易感儿,可冲服板蓝根冲剂,或板蓝根每日15～30g煎水服。具有一定预防作用。

二、护理

1. 急性期应做到卧床休息,直至体温正常,腮部肿胀消退。

2. 注意口腔清洁,可应用含漱液或温盐开水清洗口腔。

3. 饮食宜清淡的流食或半流食,避免酸性食物。

4. 多饮温开水,保证有充足的液体摄入。

【文献选录】

《外科正宗·痄腮》:"痄腮乃风热湿痰所生。有冬温后天时不正感发传染者,多两腮肿痛,初发寒热,以柴胡葛根汤散之,外敷如意金黄散。"

《冷庐医语·杂病》:"痄腮之症,初起恶寒发热,脉沉数,耳前后肿痛,隐隐有红色,肿痛将退,睾丸忽胀,亦有误用发散药,体虚不任大表,邪因内陷,传入厥阴脉络,睾丸肿痛,而耳后全消者。盖耳后乃少阳胆经部位,肝胆相为表里,少阳感受风热,邪移于肝经也。"

《幼科金针·痄腮》:"此症乃四时不正之气,感而发之也。如春时应暖反寒,夏时应热反凉,秋时应凉反热,冬时应寒反温,非其时而有其气。感之者,寒热交作,以致项前结肿,状若鳗肿,故名之。极易传染。"

《疡科心得集·辨鸬鹚瘟耳根痈异证同治论》:"夫鸬鹚瘟者,因一时风温偶袭少阳,络脉失和。生于耳下,或发于左,或发于右;或左右齐发。初起形如鸡卵,色白濡肿,状若有脓,按不引指,但酸不痛,微寒微热,重者或憎寒壮热,口干舌腻。初时则宜疏解,热甚即用清泄,或夹肝阳上逆,即用熄风和阳。此证永不成脓,过一候自能消散。"

【现代研究】

一、治疗学研究

1. 辨证方药研究　痄腮的辨证治疗是临床有效治疗方法,取得了较好的效果。傅彩彪等用清热消腮汤(金银花、夏枯草、天花粉、僵蚕、柴胡、黄连、甘草等)治疗流行性腮腺炎,每日1剂,水煎温服,3天为1个疗程。治疗87例,治愈率83.9%[1]。颜玉景等用升降散加味(蝉蜕、姜黄、僵蚕、大黄、黄芩、石膏)研末调服,1日2次,治疗流行性腮腺炎30例,有效率为96.7%[2]。尹蔚萍等采用平行对照、随机单盲的设计,观察由重楼、南板蓝根、冰片、蒲公英等中药组成,具有清热解毒、消肿散结功效的热毒清片,治疗痄腮温毒在表证的临床疗效和用药安全性。所选病例为痄腮温毒在表证,观察病例为90例,按就诊顺序,随机分为观察组60例和对照组30例。结果:观察组总有效率为96.67%,对照组总有效率为86.67%,两组疗效经统计学处理$P<0.05$,有显著性差异,观察组疗效优于对照组[3]。

2. 中西医结合研究　普永祥治疗急性流行性腮腺炎40例,选用普济消毒饮加减:黄芩

10g,川黄连 6g,玄参 15g,连翘 15g,马勃 10g,牛蒡子 15g,僵蚕 10g,薄荷 10g,桔梗 9g,升麻 10g,柴胡 15g,生甘草 5g,重楼 10g。高热惊厥者加钩藤 15g,寒水石 20g,蝉蜕 15g;便秘尿赤者加生大黄 5g,山栀 10g。水煎服每天 1 剂,每剂服用 3 至 4 次。同时配合服用阿昔洛韦,每次 50mg,1 日 3 次。维生素 C,每次 0.1g,1 日 3 次。中西药隔开 2 小时服用,收到满意效果[4]。郭朋等用西药利巴韦林与铁箍膏(大青叶、大黄、龙胆草、黄柏、山栀、蝉蜕、防风、石膏、知母,诸药研末,用凡士林调匀成膏)联合治疗小儿流行性腮腺炎。利巴韦林为肌内注射,铁箍膏外敷腮肿局部,连续用药 5 天,152 例患儿全部治愈[5]。

樊家瑞用金银花、板蓝根、夏枯草、黄芩、大青叶、连翘、甘草,并随症加减,每日 1 剂,连续 7 天为 1 个疗程,结合西药辅助治疗,维持水电解质平衡,治疗 46 例腮腺炎并发脑膜脑炎,全部治愈,症状消失时间为 6～14 天。对部分患者随访 3 个月至 2 年,未发现有后遗症[6]。范敏勇等为评价痰热清注射液治疗流行性腮腺炎合并脑膜脑炎的临床效果,将经脑电图和脑脊液检查确诊的 84 例流行性腮腺炎合并脑膜脑炎患儿随机分为痰热清注射液治疗组和对照组。治疗组 42 例,在退热、降低颅内压及肾上腺皮质激素对症及支持治疗的基础上加用痰热清注射液治疗,疗程 3～7 天。对照组 42 例,在基础治疗上加用利巴韦林注射液,疗程 3～7 天。结果,痰热清注射液能明显缩短患儿的热程和退热时间($P<0.05$),头痛、呕吐、腮腺肿大的消失时间、脑膜刺激征消失时间痰热清注射液组明显短于对照组,差异均有统计学意义($P<0.05$)[7]。

3. 外治方药研究　王国忠用青宝丹(大黄、姜黄、黄柏、白芷、天花粉、白及、橘皮、青黛、甘草,研极细末),以鲜蒲公英汁或冷开水调糊,掺以平安散(牛黄、火硝、月石、冰片、雄黄、朱砂、麝香,研极细末)少许,外敷患部,1 日 3 次。治疗流行性腮腺炎 205 例,用药 1 天热退肿块消者 130 例,用药 2 天热退肿块消者 65 例,用药 3 天后热退肿消者 10 例,总有效率 100%[8]。

二、药效学研究

张培影等报道,用清开灵注射液治疗流行性腮腺炎脑炎。清开灵系"安宫牛黄丸"的基础上研制的中药复方针剂,具有清热解毒、化痰通络、醒神开窍之功效。现代实验研究证实,该药有促进脑水肿及坏死脑组织吸收的作用,明显降低大鼠实验性脑组织中脂质过氧化物(TPO)的含量,有清除自由基的作用。研究还证实清开灵不仅明显抑制 ET 引起的发热反应,而且还明显抑制 ET 引起的 cAMP 含量的增多,当 ET 发热时,清开灵可直接作用于体温调节中枢,达到解热效应[9]。

参考文献

[1] 傅彩彪,叶云生. 清热消腮汤治疗流行性腮腺炎 87 例[J]. 陕西中医,1997,18(8):351.

[2] 颜玉景,王学昌. 升降散加味治疗流行性腮腺炎 30 例[J]. 浙江中医杂志,1997,32(2):83.

[3] 尹蔚萍,朱瑛,夏杰. 热毒清片治疗流行性腮腺炎的临床研究[J]. 云南中医学院学报,2006,29(1):34-35.

[4] 普永祥. 普济消毒饮加减治疗急性流行性腮腺炎 40 例[J]. 云南中医学院学报,2003,26(3):47-48.

[5] 郭朋,刘士敬. 病毒唑与铁箍膏联合治疗小儿流行性腮腺炎[J]. 吉林中医药,1997,17(2):21.

[6] 樊家瑞. 46 例腮腺炎并发脑膜脑炎临床观察[J]. 上海中医药杂志,1996,(2):23.

[7] 范敏勇,雷招宝,聂爱华,等. 痰热清治疗流行性腮腺炎伴脑膜脑炎的临床研究[J]. 中国药师,2008,11(7):829-831.

[8] 王国忠．中药外治流行性腮腺炎205例[J]．中医杂志，1996，37(2)：107-108.

[9] 张培影，徐侠，瞿慎全．清开灵治疗流行性腮腺炎性脑炎26例[J]．中国中医急症，1997，6(4)：160.

（杨　江　陈运生）

第七节　流行性乙型脑炎

【概述】

流行性乙型脑炎，简称“乙脑”，是以高热、昏迷、抽搐等为主要临床表现的一种急性传染性疾病。在我国曾被称为“大脑炎”、“日本脑炎”，1952年被统一命名为“流行性乙型脑炎”，并列为法定传染病。《素问·六元正纪大论》中说：“在天为热，在地为火，其性为暑。”指出热与火同属于暑。暑为阳邪，其发病具有急、速、危、残的病变特点，“急”表现为发病急骤；“速”表现为病情传变迅速；“危”表现为在病程中可突然发生危重征象；“残”表现在重症患儿往往可留下肢体残废等后遗症。

流行性乙型脑炎由流行性乙型脑炎病毒感染致病，以蚊虫为传播媒介，故发病具有明显的季节性，在我国以7、8、9三个月为高峰。由于各地气候不同，一般南方地区发病较早，华北地区发病稍晚。近年来，由于乙脑减毒活疫苗预防接种逐步普及，流行性乙型脑炎发病日渐减少。发病年龄多在10岁以下，而以2～6岁的儿童发病率为最高，有逐渐移向高年龄的趋势。

中医学在清代《温病条辨》中首先提出了“暑温”病名，续后还有因手足抽搐而称“暑风”，以项强或角弓反张而称“暑痉”，以手足厥冷而称“暑厥”等名称。从乙脑发病特点来分析，其发病季节限于夏季，致病原因和临床表现，以及轻者时昏时醒，重者七日方苏，极重者十二朝始转等特征，说明乙脑发病规律与小儿暑温类同。

现代对流行性乙型脑炎的研究，在中医临床研究方面，1954年石家庄首先报道了用白虎汤治愈乙脑5例的经验，卫生部推广了这一经验。1956年北京地区乙脑流行，根据石家庄的经验使用白虎汤治疗，病死率很高。通过会诊，发现患者多有嗜睡、昏迷、便稀、舌苔白腻等偏湿征象，改用芳香化湿泻浊的方法治疗，效果很好。这与暑温病有偏湿、偏热之分是吻合的。因而，我国在20世纪50年代以来运用温病学辨证方法治疗本病，取得了可喜成果，北京地区总结出流行性乙型脑炎的中医治疗还应结合气候、体质等因素进行辨证。且前医务界一致公认中西医结合治疗乙脑对于控制病情、减轻症状、减少后遗症的发生比单纯一种疗法优越。应用中医药及针灸、推拿等治疗方法，促进乙脑恢复期、后遗症期的肢体功能恢复，也取得了可喜的疗效。

【病因病理】

一、病因

本病发生在夏暑之季，外由感受暑邪温毒，内由小儿肌肤柔嫩，抗邪力弱，导致外邪侵袭而发病。

1. 外感病因　中医学认为，夏季暑邪当令，极易损伤人的正气，暑邪温毒，经肌表而入，按卫、气、营、血传变。暑为阳邪，其性炎热。《素问·举痛论》说：“炅则腠理开，荣卫通，汗大泄，故气泄矣。”“炅”就是热的意思。暑热炽盛，“邪之来也，势如奔马，其传变也，急如掣电。”一经发病，则表现为腠理开而汗泄出，汗大出则津液伤，津伤则气亦损。暑邪温毒致病，正邪相争，风、火、痰、热交结，导致发热、抽搐，甚则昏迷等。

2. 正虚病因 《温病条辨·解儿难》中指出："小儿肤薄神怯，经络脏腑嫩小，不奈三气发泄。"说明小儿肺常虚，肌肤疏薄，卫外不足，不能耐受暑、湿、热三气的发泄，因此，暑邪温毒侵袭小儿，则极易为患，又小儿神气怯弱，经络脏腑柔嫩而未臻完善，故一旦感受暑邪温毒，正邪相争，常因正不胜邪，导致卒然发病，是为内因。

二、病理

乙脑发病，是由感受暑邪温毒所致，暑为夏季火热之气所化，火热属阳，故暑为阳邪。暑邪伤人，其症多热，暑性升散，极易伤津耗气。在疾病初起，暑邪炽盛，灼伤胃津，耗伤心阴，则心失所养，心火亢旺，出现壮热不退，烦躁不安，口渴欲饮，甚则热闭心包，神志昏迷；暑邪温毒，损伤肝阴，则肝失所养，肝火亢旺，引动肝风，出现颈项强直，四肢抽搐等。因此，在乙脑急性期，临床表现总以形证有余为特征。在乙脑后期，常因久病及肾，则精髓受损，肝肾亏虚，筋脉失养，导致肢体不用，出现瘫痪等症。可见乙脑的疾病过程中，其病变脏腑，常常涉及胃、心、肝、肾等。

乙脑发病后的病情变化基本符合暑温的特点，急性期按卫、气、营、血规律传变。邪在卫分，卫表受郁，皮毛开合失常，肺气失宣，可见肺卫表证等症状；邪在气分，暑邪可由卫分传入，亦可径入气分，气分亦属阳明，而"夏暑发自阳明"，临床病证表现可有阳明经证与阳明腑证之别，又"暑多夹湿"，故在疾病变化中，临床表现有偏于热和偏于湿的不同；邪在营分，暑邪可由气分传入，或暑邪温毒炽盛而直入心营，症见神昏谵语、嗜睡等热闭心包证；邪在血分，是因暑邪火毒炽盛，由气营传入，直陷营血，燔灼血分，导致伤血动风，神昏抽搐，甚则吐衄便血等。因此，乙脑急性期病情变化以发病急骤，传变迅速，病情危重为主。临床常表现为卫气同病、气营同病、营血同病，或气营血同病等为特点。乙脑在恢复期，后遗症期的病情变化，常可因急性期的重症，而出现瘫痪、痴呆等症状。可见乙脑的疾病转归是按温病的传变规律为特点的。

乙脑临床以热证、痰证、风证为特征。其病机演变为热盛生风，风盛生痰，痰盛生惊。而热、风在疾病中互有联系，又互为因果，热是产生风和痰的根本原因，即高热可引起抽风，抽风促使生痰，痰盛则蕴遏而化热，且加重抽风。乙脑急性期，常一经发病即见气分症状，表现为热证、风证为主，因气营两燔或热陷心包者，则可热证、痰证、风证并见，且以实证为主，而关键在于热。若热、痰、风相互充斥，风火相煽，内闭清窍，又可由闭证转变成脱证。在乙脑疾病的恢复期及后遗症期，以痰证、风证为主，是属虚证或虚实夹杂证。因此，热、痰、风是乙脑疾病中病机演变的特点。

【诊断与鉴别诊断】

一、诊断要点

1. 发病大多急骤，初起发热无汗，头痛呕吐，颈项抵抗感或强直，嗜睡或烦躁不安，偶有惊厥。

2. 发病后持续高热，出现嗜睡或神志昏迷，惊厥。起病急暴者，可突然出现闭证、脱证。

3. 病程经过 2 周左右，病情一般可逐渐好转，但部分重症患儿可有不规则发热、意识障碍、失语、吞咽困难、肢体瘫痪等恢复期症状。

4. 本病有明显的季节性，多发生于盛夏季节。

5. 神经系统检查，有不同程度的脑膜刺激征和锥体束征等。

6. 血象检查，白细胞总数一般在发病 5 日内增高，以中性粒细胞为主。

7. 脑脊液检查，压力增高，细胞计数多在$(50\sim500)\times10^{6}/L$，以淋巴细胞为主(早期以中性粒细胞为主)，蛋白稍高，糖、氯化物均正常。

8. 补体结合试验多在2～5周内阳性。血凝抑制试验5天后出现阳性。

二、鉴别诊断

1. 中毒性菌痢　本病易发生于夏秋季节，以年幼儿发病多见，常在消化道症状出现前有高热、惊厥、昏迷等与乙脑相似的临床表现。但本病发生更为急骤，可在24小时内出现上述症状。中毒症状重，多伴有循环衰竭，一般无脑膜刺激征。对疑似病人做肛拭或灌肠检查，可见粪便呈脓血、黏液冻样，镜检有大量脓细胞，粪培养阳性，脑脊液检查阴性，有助鉴别诊断。

2. 化脓性脑膜炎　主要表现为高热，头痛、呕吐、惊厥等症状，皮肤可见瘀点、瘀斑，容易与乙脑相混淆。由脑膜炎双球菌所致的脑膜炎，多发生在2～4月份，化脓性脑膜炎的脑脊液，外观混浊，白细胞总数明显升高，以中性粒细胞占优势，糖含量明显降低，蛋白增高，氯化物减少，脑脊液涂片或培养，可发现病原菌。另外，对早期病例或未经彻底治疗的化脓性脑膜炎患儿，脑脊液改变可不典型。因而，除根据患儿病史进行全面分析外，血液及脑脊液的病菌特异抗原及抗体检查有助鉴别。

3. 疱疹病毒脑炎　本病是一种常见的散发性脑炎，主要病损在大脑皮质，以单侧颞叶局部病变为多见，呈出血性脑炎表现，病死率较高，存活者常留下性格和行为改变。临床可见皮肤黏膜处有疱疹，首次脑脊液检查可见陈旧性出血，脑电图检查提示颞叶弥漫性慢波，双份血清补体结合试验，有助于鉴别。

4. 高热惊厥　惊厥多发生在一些感染性疾病初期，由于突然高热而引起惊厥，一般发作可持续数秒钟或几分钟，惊厥停止后，神志即可恢复正常，多无反复或持续惊厥发作，亦无脑膜刺激征及病理性反射，脑脊液检查阴性有助鉴别诊断。

【辨证论治】

一、证候辨别

1. 辨发热　发热是乙脑疾病过程中必有的症状。患儿发病后多呈持续性发热，重症患儿可出现高热或超高热。初热期发热多在38℃～39℃左右，为暑邪疫毒初袭，患儿神志多清，稍大儿童则诉头痛、四肢疼痛，多数嗜睡，或见烦躁，舌苔薄黄，脉象浮数有力，此属邪在卫而偏热；若神昏嗜睡，恶心呕吐，舌苔薄白而腻，脉象濡数，此属邪在卫而偏湿。若发热头痛，呕吐阵作，烦躁不安，口渴欲饮，舌红苔薄，脉浮有力，是邪在卫未解，又由表入里，由卫入气，属邪在卫气。若见发热加重，体温在39～40℃左右，烦躁不安，口渴欲饮，颈项抵抗或强直，舌红苔黄，脉数有力，此属暑邪在气偏热；若见壮热不扬，神烦嗜睡，胸闷呕吐，尿赤便溏，舌红苔腻，脉象滑数，此属暑邪在气偏湿；若病情进入极期，发热可达40℃以上，多稽留不退，神志昏迷，舌质红绛，舌苔黄糙，脉数有力，此属暑入气营，甚则出现吐衄斑疹，此为气营(血)两燔。乙脑病程一般经过8～10天进入恢复期，则见发热渐退，或低热不退，心烦口渴，食纳不振，倦怠无力，容易出汗，多为余热未清，气阴已伤。

2. 辨昏迷　乙脑疾病过程中，常可出现昏迷的症状，根据发病不同阶段，其昏迷程度亦有轻浅深重之别。轻者表现为神志模糊或嗜睡，唤之能应，是暑扰心神所致。极期常表现为神昏谵妄，或神昏嗜睡，喉间痰鸣，是为毒陷心营或痰蒙心窍的重症。无论何种病机所致昏迷，发病后即出现昏迷者，其昏迷程度多属深重。乙脑疾病出现昏迷症状，一般在发病后的3～4天，故昏迷症状出现愈早，昏迷的程度愈深，持续时间越长，则病情愈重，甚则可出现内闭外脱或心阳虚脱，其预后较差。因而，乙脑发生昏迷的程度愈轻，时间愈短，则其预后较好，疾病恢复期可不留下后遗症。

3. 辨抽搐　抽搐是乙脑疾病中常见症状之一。初热期抽搐多呈阵发性发作，常与发热并存，因热甚引动肝风所致，是为外风；病情进入极期的抽搐，发作前可见患儿山根发青，体温急速升高，头痛剧烈，烦躁不安，频繁呕吐等，常提示抽搐即将发作，是为抽搐的先兆；抽搐发生后，其症状多表现为肢体强直，角弓反张，牙关紧闭或呈憋气样呼吸，或阵发肢体抽动，甚则可见反复强直性抽搐，为邪窜心肝所致，是属内风。恢复期邪去阴伤，肝失所养，症见抽搐无力，或震颤样抖动，或不自主动作，可伴见低热、盗汗、咽干等，是为阴虚所致风动，若余邪留络，则见肢体瘫痪。

二、治疗原则

本病以高热、昏迷、抽搐为主要表现，临床属热、痰、风证候，病机转归为热盛生风，风盛生痰，热是产生痰和风的根源。因此，本病的治疗原则，首先须掌握热、痰、风三者的关系和卫气营血的传变规律。而解热尤为其中的关键。前人有"疗惊必先豁痰，豁痰必先祛风，祛风必先解热"之训，是本病的治疗原则。在急性期治以清热解毒、镇惊熄风、豁痰开窍，恢复期治以养阴清热，清泄余邪、柔肝熄风。然发热有表里之别及卫分、气分、营分、血分之分。其发热属表在卫者，治以清暑透表，祛邪外泄；发热属里，热毒炽盛者，治以清热解毒或通腑泄热；热郁化火者，治以苦寒合咸寒清营泻火；如出现意识障碍，痰蒙清窍者，当辨痰浊或痰热，痰浊闭窍治以豁痰开窍，痰热闭窍治以清热开窍。如痉厥动风者，初热期属外风，治以辛凉解表，清热止惊；极期是属内风，治以清热解毒，镇惊熄风，或泻火通腑，平肝熄风；恢复期多为虚风内动，治以养阴清热，柔肝熄风。

三、分证论治

(一)初期、极期(急性期)

1. 邪在卫气

证候表现　突然高热，微恶风寒，或但热不寒，无汗或少汗，头痛项强，恶心呕吐，嗜睡或烦躁不安，甚则抽搐，舌红苔黄，脉象浮数。

辨证要点　本证属病之初起，邪在卫气。正邪相争，邪在卫分，可见发热恶寒，苔薄脉浮；邪在气分，可见烦渴呕吐，脉数有力；卫气同病，则既有暑邪郁表未解，又有暑邪温毒，蕴结气分，其特点是为表里同病(卫气同病)。

治法主方　辛凉透表，清热解毒。银翘散加减。

方药运用　常用药：金银花、连翘、蒲公英、薄荷(后下)、菊花、板蓝根、葛根、僵蚕、竹叶、芦根。烦躁不安加钩藤、石决明；口渴欲饮加天花粉、石斛；恶心呕吐加竹茹、藿香。

暑湿袭表，症见发热恶风，恶心呕吐，嗜睡项强，苔腻脉数。治以清暑化湿，新加香薷饮加减。常用药：金银花、连翘、香薷、厚朴、扁豆花、薄荷(后下)、葛根、僵蚕、豆卷。

暑热炽盛，症见壮热无汗，但热不寒，恶心呕吐，烦躁口渴，舌红苔黄，脉象浮数。治以辛凉清解，银翘散合白虎汤加减。常用药：金银花、连翘、生石膏(先煎)、知母、板蓝根、寒水石(先煎)、芦根、葛根、茯苓、甘草。若腑实便秘者加大黄、芒硝；嗜睡者加石菖蒲、郁金；烦躁不安加服牛黄清心丸。

2. 邪在气营

证候表现　壮热不退，头痛剧烈，呕吐频繁，颈项强直，烦躁不安，口渴引饮，或神昏谵语，四肢抽搐，甚则喉间痰鸣，呼吸不利，大便秘结，小便短赤，舌绛苔黄，脉数有力。

辨证要点 本证因暑邪温毒由卫分传入，或因暑邪炽盛直入气营。高热是乙脑急性期主证之一，其发热愈高，则病情越重，一般在发病后的 3～4 天体温可达高峰，这一阶段多属乙脑极期，其病情极易恶化。乙脑发热时常以皮肤灼热无汗为特点。邪在气分，疫毒壅盛，津液受伤，可见壮热烦渴，脉数有力；邪在营分，闭阻心窍，营阴受灼，可见神昏抽搐，舌绛脉数。气营同病，则既有热炽气分，又有热灼营阴等气营两燔见证。

另外，风证可由高热、颅内高压、脑实质炎症、呼吸道痰液阻塞缺氧、电解质紊乱等导致。表现以颈项强直、四肢抽动、两眼上翻或两目斜视、牙关紧闭等为特点。

治法主方 清气凉营，泻火涤痰。清瘟败毒饮加减。

方药运用 常用药：生石膏（先煎）、生地黄、水牛角（先煎）、知母、黄连、黄芩、牡丹皮、大青叶、石菖蒲、甘草。呕吐加生姜、竹茹；热盛腑实便秘加大黄（后下）、玄明粉（冲）；频繁抽搐加僵蚕、钩藤，合紫雪丹或安宫牛黄丸。症见面白肢厥、喉间痰鸣、呼吸不利等内闭外脱证候，加独参汤吞服至宝丹；肢厥汗出，脉微欲绝，加参附龙牡救逆汤。

暑入心营，症见炽热烦躁，夜寐不宁，时有谵语，舌质红绛，脉象细数，治以凉营泄热，清心开窍，清营汤加减。常用药：水牛角（先煎）、生地黄、玄参、竹叶心、麦冬、丹参、黄连、金银花、连翘。如热陷心包，高热神昏谵语者加安宫牛黄丸（亦可选用醒脑静注射液静脉滴注）。

3. 邪在营血

证候表现 身热起伏不退，朝轻暮重，神志迷糊，反复抽搐，两目上视，口噤项强，四肢厥冷，胸腹灼热，二便失禁，或见吐衄，皮肤斑疹，舌绛少津，脉沉细数。

辨证要点 本证多为暑邪从气营传入营血所致。邪在营分，可见身热夜甚，胸腹灼热；邪在血分，可见吐衄、斑疹，舌绛少津，甚则舌体卷缩僵硬等。营血同病，则既有热炽伤阴，营阴受损，又有热炽动血，迫血妄行等为特点。

治法主方 凉血清心，增液潜阳。犀角地黄汤合增液汤加减。

方药运用 常用药：水牛角（先煎）、生地黄、牡丹皮、赤芍、玄参、麦冬、竹叶心、连翘。高热不退加羚羊角粉（冲服）、龙胆草；频繁抽痉加僵蚕、钩藤；喉间痰鸣，神志模糊加天竺黄、石菖蒲、郁金。

此时用药要做到谨慎，因苦寒之品易于化燥伤阴，滋阴之品又有碍脾留邪之弊。由于小儿为稚阴稚阳之体，因而用药“稍呆则滞，稍重则伤”，故宜详察病情，视其病情的轻重而取舍用药。另外，因暴受邪毒较深或因体禀不足，往往正不胜邪而突然出现内闭外脱的危急证候。因此，在治疗上除按中医辨证，应用开闭固脱外，还应积极采取各种有效的综合措施。

（二）恢复期、后遗症期

1. 阴虚内热

证候表现 低热稽留不退，或呈不规则发热，两颧潮红，手足心灼热，虚烦少宁，偶有惊惕，咽干口渴，小便短少，舌质红绛，舌苔光剥，脉象细数。

辨证要点 本证属急性期经治暑邪渐退，然余邪未尽，阴液已伤，虚热不已，或热扰心神，阴虚风动等。以阴虚内热为其特点。

治法主方 养阴清热。青蒿鳖甲汤合清络饮加减。

方药运用 常用药：青蒿、鳖甲（先煎）、生地黄、地骨皮、鲜芦根、丝瓜络、西瓜翠衣。便秘加全瓜蒌、火麻仁；虚烦不宁加胡黄连、莲子心；惊惕抽搐加钩藤、珍珠母。

2. 营卫不和

证候表现 身热时高时低，汗出肢冷，容易外感，精神萎靡，面色晄白，小便清长，舌质胖嫩，舌淡苔白，脉弱细数。

辨证要点 本证属病后失调，余邪未尽，营卫受伤，卫外不固，以多汗不温、易感外邪等为特征。

治法主方 益气和营。桂枝汤加味。

方药运用 常用药：桂枝、白芍、炒白术、甘草、生姜、大枣、浮小麦。汗多惊惕加龙骨、牡蛎；恶寒流涕加苏梗、防风；神萎乏力加太子参、怀山药；纳呆便溏加鸡内金、焦山楂。

3. 痰蒙清窍

证候表现 意识不清或痴呆、失语，吞咽困难，口角流涎，或喉间痰鸣，舌苔厚腻，脉象濡滑。

辨证要点 本证属痰浊内闭，清窍受阻所致。痰阻清窍则意识不清，或神志痴呆，失语；痰浊壅滞则口角流涎，喉间痰鸣；痰浊阻络则见吞咽困难等为特征。

治法主方 豁痰开窍。涤痰汤加减。

方药运用 常用药：半夏、茯苓、陈皮、胆南星、天竺黄、瓜蒌、枳壳、石菖蒲。抽搐加僵蚕、全蝎；喉间痰多可用礞石粉 2 份、月石粉 1 份、玄明粉 1 份，混匀，每服 1～3g，1 日 3 次，灌服。

4. 痰火内扰

证候表现 狂躁不宁，嚎叫哭闹，或虚烦不眠，精神异常，咽干口渴，舌质红绛，舌苔黄糙，脉象滑数有力。

辨证要点 本证属乙脑后期，余邪未尽，热郁肝胆所致。痰热未清则精神异常，虚烦不眠；心肝积热则狂躁不宁等为特征。

治法主方 泻火宁神。龙胆泻肝汤加减。

方药运用 常用药：龙胆草、山栀、黄芩、当归、生地黄、甘草、酸枣仁。心肝积热所致狂躁、嚎叫哭闹，亦可单用龙胆草 15g，煎水 90ml，每次 30ml，服时加入水飞朱砂 0.1～0.2g，1 日 3 次。

5. 气虚血滞

证候表现 面色萎黄，肢体瘫痪，萎软无力，或强直僵硬，容易出汗，舌淡苔薄，脉象细弱。

辨证要点 本证属乙脑后期热病伤阴，气血受损。气虚则面色萎黄，容易出汗；气行则血行，气虚则血滞，血滞则肢瘫无力或肢体强直僵硬等症。

治法主方 益气活血。补阳还五汤加味。

方药运用 常用药：黄芪、当归、赤芍、川芎、红花、地龙、桂枝、桑枝。病久肌萎，皮肤不温加炮附子、乌梢蛇。

6. 风邪留络

证候表现 肢体强直性瘫痪，震颤，不自主动作，或有角弓反张，舌淡苔薄，脉象弦细。

辨证要点 本证属风邪内窜，留注经脉，气血为之痹阻所致。风邪中络则肢体强直而瘫痪为特征。

治法主方，搜风通络，养血舒筋。止痉散加味。

方药运用 常用药：蕲蛇（或乌梢蛇）、全蝎、蜈蚣、僵蚕、地龙、当归、红花、生地黄、木瓜、鸡血藤。血燥津枯，体位异常加芍药、丹参；角弓反张加葛根、钩藤。虚风内动，症见肢体震颤抖动，动则汗出，低热不已，咽干口渴，舌绛苔少，脉弦细数。治以养阴熄风。大定风珠加减，常用药：龟甲（先煎）、鳖甲（先煎）、牡蛎（先煎）、生地黄、玄参、白芍、鸡子黄（兑入）。肌肤甲错加红花、桃仁；低热不已加青蒿、地骨皮。

【其他疗法】

一、中药成药

1. 小儿羚羊散　用于急性期高热不退者。

2. 琥珀镇惊丸　用于急性期发热，烦躁不宁，时时欲惊，或四肢抽搐等因热盛动风者。

3. 牛黄抱龙丸　用于神昏、抽搐属痰热壅盛者。

4. 慢惊丸　用于恢复期及后遗症期神昏嗜睡，四肢厥冷，手足抽搐属虚风内动者。

二、针灸疗法

1. 急性期治疗　主穴：百会、风府、风池、大陵、后溪、涌泉、气海。操作均用泻法，据病情可留针 20 分钟至 4 小时不等。高热加曲池、大椎、委中。委中以三棱针点刺出血，余穴用凉泻法，留针 20 分钟；昏迷加十宣、印堂均刺血，气海以艾卷雀啄灸，直至神志清醒；抽搐加水沟、身柱、合谷、太冲，用泻法，持续运针至搐止，并留针 2～4 小时以防复发。呼吸衰竭宜深刺会阴、涌泉两穴，并大幅度捻转提插，持续运针 15～20 分钟；循环衰竭以艾卷重灸百会、气海两穴，至局部皮肤潮红起小泡，内关、素髎平补平泻，持续运针 15～20 分钟；尿潴留加关元、曲骨、三阴交，其中关元可透曲骨穴，使针感放射至龟头，反复施以泻法，亦可应用震颤法，三阴交平补平泻，须针至有尿感后出针。治疗间隔视病情而定，轻者 1 日 2～3 次，重者 6 小时 1 次，原则上在前次针刺后体温下降还未回升之际，即施第 2 次治疗。

2. 后遗症治疗　取穴：大椎、曲池、足三里、四神聪、风池。头针：运动区，舞蹈震颤区，语言区，感觉区。失语加哑门、廉泉、通里；角弓反张加神门、筋缩、内关、大陵、肾俞；肢体拘挛瘫痪，曲池透少海，阳陵泉透阴陵泉；阴虚内热加三阴交、大钟、水泉。实证用泻法，虚证用补法。1 日 1 次，7 日为 1 疗程，间隔 2～3 日，再作第 2 个疗程。

三、推拿疗法

1. 镇惊止搐：掐天庭，掐人中，掐十五，掐老龙，掐端正，掐二人上马，掐精宁，掐威灵，捣小天心，拿曲池，拿肩井，拿委中，拿昆仑。

2. 清热熄风豁痰：清心经，清肺经，清肝经，推上三关，退下六腑，大清天河水，按天突，推天柱，推脊，按丰隆。

四、西医疗法

1. 退热　物理降温可选用冰敷，乙醇擦浴，冷盐水灌肠等，但物理降温应避免引起寒战。药物降温选用安乃近肌内注射，或口服对乙酰氨基酚等。超高热者，可行亚冬眠疗法，用氯丙嗪、异丙嗪肌内注射，防止高热引起抽搐。

2. 抗感染　重症患儿合并感染者，适当应用抗生素药物。

3. 水、电解质紊乱　适当补充液体。

4. 脑水肿、颅内高压　病儿应立即给脱水剂抢救，如用甘露醇、山梨醇及利尿剂，或用东莨菪碱。

5. 痰液壅盛　清除痰液阻塞，保持呼吸道通畅。痰液黏稠者，用糜蛋白酶、庆大霉素雾化吸入，或给予鲜竹沥化痰，及时给氧。产生呼吸道堵塞时，将患儿侧卧，解开衣襟，用布包压舌板放置上下齿间，防止舌咬伤及舌根后倒而阻塞呼吸道；引起窒息者，需作气管切开。

6. 呼吸衰竭　应用呼吸中枢兴奋剂，如洛贝林、尼可刹米、二甲弗林肌内注射或静脉滴注；必要时做机械呼吸。

7. 尿潴留 用手轻揉患儿下腹部以助排尿，必要时可留置导尿管。

8. 恢复期或后遗症期 给予协助恢复功能药物，如ATP、辅酶A、细胞色素C、γ-氨酪酸等，促进脑组织代谢。

【预防护理】

一、预防

1. 积极开展爱国卫生运动，做好防蚊灭蚊灭孑孓工作。

2. 控制传染源，认真做好疫情报告，对病人要早发现，早治疗，早隔离（隔离至体温正常）。流行区内应管理好家禽家畜。

3. 按时进行乙脑疫苗预防接种。

二、护理

1. 居室应保持凉爽通风，室温应保持在30℃以下。病室保持安静，并配备好抢救药品及氧气、吸痰器等。

2. 密切观察患儿的体温、呼吸、脉搏、血压、面色、瞳孔大小、神志状态等，必要时对症处理。

3. 注意患儿五官和皮肤的清洁。可用生理盐水或1∶5000呋喃西林液清洁眼、鼻、口腔等。

4. 对昏迷患儿需经常翻身、拍背、更换体位，防止呼吸道梗阻及褥疮的发生。

5. 急性期宜流质饮食，供给充分水分，必要时鼻饲。恢复期应逐渐增加营养。

6. 恢复期的患儿要注意做被动功能锻炼，促进其功能恢复。

【文献选录】

《素问·热论》："凡病伤寒而成温病者，先夏至日者为病温，后夏至日者为病暑。"

《小儿药证直诀·五脏所主》："心主惊，实则叫哭发热，饮水而摇（聚珍本作"搐"）；虚则卧而悸动不安。肝主风，实则目直，大叫，呵欠，项急，顿闷；虚则咬牙，多欠气。"

《活幼心书·急惊》："暑风一症因夏月感冒风寒太甚，故面垢唇红，脉沉细数，忽发惊搐，不省人事。治用清暑清心饮、辰砂五苓散及琥珀抱龙丸自安，切勿以温剂调补，热气得补则复盛，尤宜戒之。"

《医宗金鉴·幼科杂病心法要诀·暑证》："小儿暑病有四证，中暑阳邪伤暑阴，暑风攻肝抽搐见，暑厥攻心不识人。""暑风抽搐似惊风，烦渴汗热便黄红，先用加味香薷饮，继用玉露散即宁。"

《幼科要略·受热厥逆》："夏令受热，昏迷若惊，此为暑厥。即热气闭塞孔窍所致。其邪入络，与中络同法，牛黄丸、至宝丹芳香利窍可效。神苏以后，用清凉血分，如连翘心、竹叶心、玄参、细生地、鲜生地、二冬之属。此病初起，大忌风药。初病暑热伤气，竹叶石膏汤或清肺轻剂。大凡热深厥深、四肢逆冷，但看面垢齿燥，二便不通，或泻不爽，为是大忌误认伤寒也。"

《温病条辨·伏暑》："小儿暑温，身热，卒然痉厥，名曰暑痉，清营汤主之，亦可少与紫雪丹。"

【现代研究】

一、治疗学研究

1. 证候分类研究 对于乙脑的证候分类，大部分学者按温病卫气营血传变规律进行辨证分类。由于乙脑发病急骤，传变迅速，常表现为卫气同病，或气营同病，或营血同病。王明明介绍江育仁教授经验，从热、痰、风论治乙脑[1]。陈忠琳等提出：乙脑神昏首辨“闭”与“脱”，再以发热、舌象和脉象3个方面为辨证要点。乙脑神昏多属闭证，如治疗不当或失治，常可由闭转脱。两者相互影响，症状接近，然治法迥别。闭证临床特点为：高热、神昏、谵语、抽搐、颈项强直、大小便闭等；脱证表现为：身热自汗、四肢厥冷、昏迷、神情淡漠、面色苍白、呼吸表浅、喉中痰鸣、二便失禁等。辨别发热，如高热神昏，无汗，或头汗出而周身无汗者，多属热闭心包；身热不扬，神情呆滞，汗出热不退者，属湿热熏蒸，蒙闭清窍；如持续高热神昏，日晡更甚，脘腹胀满，二便不爽为阳明腑实；而热势不高，夜热早凉，形体消瘦，多属乙脑后期，正虚邪恋，心营受损。舌象和脉象的变化，对乙脑神昏性质的辨别有一定辅助诊断的意义。[2]郭干生将乙脑恢复期后遗症分为热、痰、风3类。热证，乙脑后期发热，一般属虚热者多，临床辨治分“阴虚”和“阳虚”两类。阴虚，治以养阴清热，选用青蒿鳖甲汤加减；阳虚，属营卫不和，治以调和营卫，选用黄芪桂枝五物汤加减。痰证，以意识障碍为主，分“痰浊”和“痰火”。痰浊蒙闭清窍，治以开窍豁痰，选用加味温胆汤；痰火内扰心肝，治以泻火安神，选用龙胆草15g煎水，加入少量辰砂，也可用万氏牛黄丸。风证，以肌力与肌张力异常为特点，分风邪留络和虚风内动。风邪留络以肢体强直性瘫痪为主，治以搜风活血通络，选用乌梢蛇、全蝎、僵蚕、地龙、当归、红花、鸡血藤；虚风内动以震颤样抖动和不自主动作为主，治以养阴熄风，选用鳖甲、龟甲、生地黄、钩藤、珍珠母[3]。

2. 辨证方药研究 解新科等用泻下护阴，常用药：大黄、芒硝、生石膏、知母、生地黄、石菖蒲、地龙、胆南星、钩藤、甘草等浓煎，每日1剂，过滤取药液300ml，待温分6次做保留灌肠。疗效优于西医对症、支持疗法对照组($P<0.05$)[4]。杜惠芳等用白虎汤加减：生石膏、知母、麦冬、玄参、金银花、竹叶、生甘草。抽搐加全蝎、钩藤、羚羊角粉、僵蚕；神昏痰多加竹沥、天竺黄；壮热神昏加安宫牛黄丸或紫雪丹。每日1剂煎服或鼻饲。从发热、昏迷持续的时间比较，均优于西医对症治疗对照组($P<0.05$)[5]。王志英等用清气凉营法治疗乙脑，基本方：大青叶、生石膏、白茅根各30g，金银花20g，知母15g，大黄、赤芍、牡丹皮各10g。每日1剂，重者2剂。不能口服者鼻饲或灌肠。从降温、病情改善，包括神经症状、后遗症等方面的比较，均优于西医对症治疗组($P<0.01$)[6]。

3. 中西医结合研究 中西医结合治疗流行性乙型脑炎，在防止疾病中呼吸衰竭、循环衰竭等危重证候的发生，减轻急性期的高热、昏迷、抽搐和恢复期的后遗症，及降低病死率等方面，取得了明显的疗效。中西医结合治疗乙型脑炎，优于单一的治疗方法。常玉和等应用中西医结合救治重症流行性乙型脑炎182例，按常规控制高热、惊厥及呼吸衰竭，保持水电解质平衡，用抗生素预防肺部感染及各种并发症的防治。中医辨证治疗：湿热并重型，症见高热，神志昏迷，抽风惊厥，痰涎壅盛。早期清热解毒，宣气化湿，用三仁汤加减；极期清营凉血，开窍醒神，镇惊熄风，用清瘟败毒饮加减；热重型，高热，口渴，面赤气急，渴而多饮，治以清营解毒，透热养阴，用白虎汤加减；恢复期，瘛疭肢僵，治宜养阴熄风，用沙参麦冬汤加生龙牡、鳖甲、龟甲。结果治愈126例，好转13例，无效43例[7]。马继嫒等用翘青佩丹汤：连翘、大青叶、佩兰、丹参、石菖蒲、薄荷、青蒿、生及熟大黄、黄连。高热加人工牛黄；惊厥加羚羊角粉。西药用抗病毒、降温、降颅压及其他对症处理。结果56例中，治愈50例、无效6例[8]。杨冬明用生石膏、知母、板蓝根、牡丹皮、党参、五味子、钩藤、石菖蒲、僵蚕等并随证加减治疗乙脑。西医对症治疗，呼吸衰竭者：①给氧，必要时进行人工呼吸或气管切开，正压给氧；②脱水疗法；③东莨菪碱加入葡萄糖液中静注；④应用皮质激素。循环衰竭者：给予扩容、纠酸、强心等，并防治继发性感染，维持电解质平衡。救治93例重型乙型脑炎呼吸衰竭，治愈

75例，2例并发严重败血症而自动出院，无效16例[9]。郭元仓用六神丸治疗暴发型乙型脑炎呼吸衰竭，治疗分综合治疗加六神丸组和综合治疗组各12例。综合治疗加六神丸组在综合治疗的基础上，立即鼻饲或口服六神丸，每日3次，待呼吸改善后继续巩固服药2天。综合治疗组应用西药综合治疗。结果，综合治疗加六神丸组治愈11例，无效1例，综合治疗组治愈8例，无效4例。[10]郑晓杰等采用中西医结合治疗乙型脑炎，认为中成药穿琥宁、清开灵有广谱抗病毒、抗内毒素作用，醒脑静、安宫牛黄丸有醒脑开窍、促进脑细胞恢复的作用，而中药煎剂以卫气营血辨证分型论治。对于持续高热，频繁惊厥者须用物理降温，再选用清开灵、醒脑静、或安宫牛黄丸及中药煎剂，可使高热及惊厥控制时间缩短；对于意识障碍、肢体功能障碍患者，在选用醒脑静、安宫牛黄丸及中药煎剂后，患者意识恢复和肢体功能恢复时间缩短。采取中西医结合治疗乙脑比单纯应用西医治疗具有缩短病程，减少后遗症的优势，效果更好[11]。高巍运用中西医结合治疗重症乙型脑炎，用乙脑合剂（石膏、大青叶、知母、水牛角、石菖蒲、生地黄等）。配合常规西药治疗重症乙脑43例，对照组41例采用单纯西药治疗。结果治疗组存活率88.4%。对照组存活率70.7%（$P<0.05$）。提示：本方法具有清热凉血解毒，熄风透窍育阴等作用，采用中西医结合治疗，可明显降低重症乙脑的病死率，预后较好[12]。

4. 针灸疗法研究　针灸疗法救治流行性乙型脑炎，无论是在急性期或后遗症期均取得了显著性的效果，并为临床广泛应用。秦守杰等应用电针抢救乙脑呼吸停止10例，取双侧劳宫和涌泉穴。常规消毒后用1～1.5寸毫针刺入穴位，接G6805型治疗仪，启动开关，将输出钮逐渐旋转增大到2～3.5档（10～18V±），电流强度以看到病人双上、下肢及胸部肌肉呈节律性、刺激性被动运动为宜，频率为每分钟20～30次。治疗过程中仔细观察患儿呼吸运动情况，如呼吸复苏后，换气功能较好，缺氧改善较快，则停止电针刺激。相反则留针时间延长。本组患者留针时间最短30分钟，最长2.5小时。结果：出现呼吸时间30秒～5分钟6例，14～20分钟3例，2小时1例。其中4例存活，2例复苏成功后自动出院，4例复苏成功后24～72小时病情恶化。对存活4例于半年和1年后随访，除1例反应迟钝外，其余3例均无神经、精神后遗症[13]。刘鑫等针刺任督脉为主治疗乙脑后遗症。取穴：主穴为任督二脉的穴位。配穴：失语加上廉泉、哑门；耳聋加听官、翳风；肢体瘫痪，上肢加肩髃、曲池、合谷，下肢加环跳、委中、涌泉、阴陵泉、足三里、悬钟、太冲；失明加睛明。操作：首先点刺任督脉的穴位。皮肤常规消毒后，用不锈钢针点刺任督二脉，只在百会、大椎、筋缩、腰阳关、人中、膻中、中脘、关元等穴针刺得气后，留针5～10分钟。然后再针配穴。1日1次，12次为1疗程，1疗程结束后可休息7天，一般治疗3～5个疗程。治疗30例患儿，痊愈11例、显效16例、好转3例[14]。

二、药效学研究

金恩源等应用牛黄及其制剂对乙脑病毒实验研究表明：牛黄对乙脑病毒有直接灭活作用。同时观察到牛黄在对乙脑病毒感染后，不同的时间，有不同程度的抑制作用，而牛黄对乙脑病毒灭活作用时间是在毒血症阶段。实验表明，天然牛黄的疗效优于牛黄主要成分的制剂。现代药理研究证明，六神丸方中麝香、蟾酥等药具有兴奋呼吸中枢及血管运动中枢作用，并对支气管痉挛有松弛作用，故对乙脑呼吸衰竭所致的痰涎壅盛，喉中分泌物过多致喉头阻塞症状有回苏急救作用，可为临床抢救赢得时间，尤其是早期应用可治疗和预防呼吸衰竭[15]。杜力军等通过对22例乙脑不同阶段的脑、食指阻抗血流图的观测，证明在乙脑的卫气营血4个阶段均存在程度不同的血流动力学改变，其中以血流量的变化较明显。从卫分阶段开始，大脑两侧就存在血流量供应不平衡的病理变化，一直持续到恢复阶段。乙脑恢复期可能存在血管弹性降低的病理改变，而且大脑血流量供应也失去平衡。提示在以卫气营血理论辨治乙脑同时，注意疏通络脉，改善大脑乃至全身供血状态，对于减轻病情，减少后遗症发生具有重要意义[16]。

参考文献

[1] 王明明．江育仁教授从热痰风论治乙脑经验[J]．中国中医急症，1999，8(4)：169-170.

[2] 陈忠琳，魏雪舫．乙型脑炎神昏辨治探要[J]．陕西中医，1992，13(4)：162-163.

[3] 郭干生．辨证治疗"乙脑"恢复期后遗症经验初探[J]．甘肃中医学院学报，1996，(1)：52-53.

[4] 解新科，罗世杰．泻下护阴治疗乙脑：附 32 例重症乙脑疗效观察[J]．陕西中医函授，1995，(4)：20-21.

[5] 杜惠芳，石广峰，楚朴芳．白虎汤加减治疗乙脑 67 例疗效分析[J]．河南中医药学刊，1995，(4)：54-55.

[6] 王志英，周仲英，金妙文．清气凉营法治疗流行性乙型脑炎临床观察[J]．四川中医，1993，(3)：22-23.

[7] 常玉和，郭占青，蒋青敏，等．中西医结合救治重症流行性乙型脑炎 182 例[J]．辽宁中医杂志，1996，(1)：33-34.

[8] 马继媛，刘锐．翘青佩丹汤配合西药治疗乙型脑炎 56 例[J]．陕西中医，1997，(1)：14.

[9] 杨冬明．中西医结合抢救极重型流行性乙型脑炎呼吸衰竭 93 例[J]．中西医结合实用临床急救，1997，4(3)：120-121.

[10] 郭元仓．六神丸治疗暴发型乙型脑炎呼吸衰竭[J]．辽宁中医杂志，1988，(10)：15.

[11] 郑晓杰，郑雷．中西医结合治疗乙型脑炎 32 例[J]．中华现代儿科学杂志，2007，4(3)：232-233

[12] 高巍．中西医结合治疗重症乙型脑炎 43 例[J]．陕西中医，2002，23(2)：116-117.

[13] 秦守杰，侯长利．电针抢救乙脑呼吸停止 10 例[J]．中国针灸，1996，(3)：53.

[14] 刘鑫，周金桔，张洪波．针刺任督脉为主治疗乙脑后遗症 30 例[J]．中国针灸，1995，(6)：7.

[15] 金恩源，张能荣．天然牛黄及其主要成分的制剂对流行性乙型脑炎病毒实验感染的影响[J]．中草药，1983，14(12)：20.

[16] 杜力军，张学文，郭谦亨，等．22 例流行性乙型脑炎不同阶段阻抗血流图初步观察[J]．河南中医，1987，(3)：42-43.

（杨　江　陈运生）

第八节　病毒性脑炎

【概述】

病毒性脑炎是由病毒感染所引起的脑实质炎症。临床表现与病变的部位、范围及程度有关，其症状及体征多种多样，轻重不一。分类方法不统一，可按病因学、症状学、定位体征或病理形态学等进行分类。根据其流行情况的不同可分为两大类，一类是虫媒性的急性流行性脑炎，主要包括流行性乙型脑炎、森林脑炎；另一类是不经虫媒传播的原发性病毒性脑炎，又称急性散发性脑炎。本节所论述的范围为急性散发性脑炎。

由于可引起急性散发性脑炎的病毒众多不一，故本病发病季节、年龄较为分散。多为散发病例，偶见某些病毒所造成的流行发病。自 1957 年开始报告以后，20 世纪 60 年代的发病率缓慢上升，20 世纪 70 年代以来发病率明显增高，据国内局部地区报告，年发病率为

3.67～4.83/10万，农村的发病率略高于城市。发病男女之比约为1∶1.4，青壮年和学龄前、学龄期儿童发病较为多见。

中医学中无急性散发性脑炎的病名。本病属中医温病、急惊风等范畴，以精神症状为主要表现者可归属于癫狂。尽管中医学无此病名记载，但自1957年被报道以来，对本病的中医范畴、病因病机、临证表现、治则治法、处方用药、预后转归等方面，进行了大量的研究，其中尤以中医、中西医结合综合治疗本病，在缩短病程、提高疗效、减少并发症、提高生存率等方面取得了一定的成绩。

【病因病理】

一、病因

中医学认为本病为外感温热病毒所致。

因其所感温热病毒有异，故其所受也有所不同。本病感受的途径不一，但多自口鼻皮毛而入。病毒侵袭小儿，自鼻口皮毛而入者，多先犯于肺卫，而见畏寒、发热、鼻塞、流涕等症；由口而入者，则多先犯于脾胃，可见恶心、呕吐、腹痛、泄泻等症。嗣后，多因患儿正气不足，或素体痰湿内蕴，邪毒内陷心肝脑窍，发生本病。

现代研究表明，引起急性散发性病毒性脑炎的病毒较多，临床以肠道病毒（ECHO病毒、柯萨奇病毒）、流行性腮腺炎病毒、腺病毒、单纯疱疹病毒、带状疱疹病毒、流行性感冒病毒、EB病毒、淋巴细胞脉络丛脑膜炎病毒等较为多见。

二、病理

1. 病位在心、肝、脑窍，痰、热是基本病机　急性散发性病毒性脑炎的病变脏腑主要在心、肝、脑窍。本病外感温热病毒后，先犯肺脾，迅速内传心肝，化热化火、蕴生痰热，生惊动风，蒙闭清窍，因而患儿除发热、头痛、项强外，随之心神失主，肝风妄动，轻则嗜睡、烦闹，重则昏愦不语、频频抽掣。若热势不炽，证以痰浊为主，蒙闭心窍，阻滞脑络，以致神志迷乱，则可无以上热盛之象，反见精神异常，如抑郁呆滞，喃喃自语，或狂躁不宁，毁物哭喊等，也有如癫痫样发作者。痰阻经络，则血行不畅，肢体失用，可见肢麻无力，行走不稳，甚至瘫痪。总之，本病病机以热、痰为主。偏热者易致内陷内肝，导致昏迷抽风；偏痰者则属无形之痰蒙心阻络，以致精神异常，肢体失用。

现代研究表明，本病的病变范围与性质，常与病毒的侵袭及人体对感染的反应有关。其脑组织病变的基本特点是：①病变广泛：可累及大脑、脑干、小脑、脊髓及脑膜。②病变的程度：一般白质病变较灰质为重。③病灶的特点：为大片边界不清的水肿、脱髓鞘、软化、坏死、弥漫性的胶质细胞增生；有时可形成局限性“假肿瘤性肿块”，但不形成脓肿。④血管周围单核及淋巴细胞浸润，形成袖套状，血管内皮细胞增生及红细胞外渗。⑤神经细胞的病变：神经节细胞变性，尼氏体消失，细胞核深染、破碎及溶解，神经元水肿，神经元及胶质细胞内有包涵体形成。

2. 温邪为患、却无卫气营血传变，是本病的特征　本病病因为外感温热病毒，但常无温疫卫气营血传变的典型特征，如痰热互结者，证如温病气营两燔，但多无疫邪一方受病的特性，也不一定按卫气营血传变。且整个病情表现轻重差别较大，轻者有发热或不发热、头痛、嗜睡、精神失常等症，2周左右可获痊愈；重者发热、昏迷、抽搐，病后可留下各种后遗症。

【诊断与鉴别诊断】

一、诊断要点

1. 有各种致病病毒感染的流行病学特点。

2. 发热，头痛，呕吐，幼婴前囟饱满，可有烦躁、嗜睡，或表现其他各种精神症状或抽搐。症状及体征表现多种多样，轻重不一。

3. 脑脊液中细胞数大多在(10～500)×10^6/L，蛋白轻度增高，糖一般正常。脑脊液病毒分离对明确病原学诊断有价值。

4. 疾病分型　按病变的部位、范围、程度分为3型。

(1)弥漫型：弥漫型脑膜脑炎，可有大片软化灶，脑室变窄或消失。常先有轻度的全身不适，很快出现昏迷、惊厥，可发热，病程1～2周。

(2)脑干型：主要病变分布于中脑、脑桥及延脑，由于脑组织水肿，使脑干体积增大而质软。常以面神经瘫痪、呛咳、吞咽困难、肢体麻木、无力等为首发症状，还可有动眼神经麻痹、假性球麻痹的表现，脑脊液压力常在正常范围内。

(3)假肿瘤型：在广泛的脑膜脑炎基础上，在脑内形成肿块样的局灶性病变。常有头痛、呕吐、肢体活动差或瘫痪、失语，或以精神症状为主要表现，可出现局灶性神经系统症状，很快出现颅内高压征。

5. 疾病分类　不同病毒所致脑炎的表现有所不同

(1)肠道病毒感染：好发于夏秋季，可能出现麻疹样或水疱样皮疹，或类似细小瘀点。脑脊液检查见白细胞计数上升较高，早期以中性粒细胞为主，以后则以单核细胞为主，可分离出有关病毒。

(2)流行性腮腺炎脑炎：多见于冬春季，常伴腮腺肿大。脑脊液糖定量可降低，可分离出腮腺炎病毒。

(3)腺病毒性脑炎：多见于冬春季，常先出现呼吸道感染。腺病毒7型感染引起的脑炎，表现为发热、嗜睡、神志模糊、共济失调、面神经瘫痪、踝阵挛、腱反射消失、双侧巴宾斯基氏征阳性。

(4)单纯疱疹病毒与带状疱疹病毒性脑炎：无明显季节性，有时可见疱疹。单纯疱疹病毒性脑炎的脑部病变较严重，脑脊液白细胞增多，早期以中性多核白细胞为主，以后则以单核细胞为主，糖定量可降低，病毒分离阳性率不高，但可见到核内包涵体。并可测出抗单纯疱疹的IgM。

(5)流行性感冒病毒感染：多见于冬春季，有流行病史。起病时突发高热，四肢酸痛、头痛、全身乏力等症状明显。发生脑炎时常见一侧或两侧的强直性瘫痪。

(6)传染性单核细胞增多症：病原是EB病毒。发病无明显季节性，约5%～7%的患者可见脑、脑膜、脊髓、颅神经和周围神经单独或合并受累，出现各种奇异的神经症状及体征。

(7)淋巴细胞脉络丛脑膜炎：发病无明显季节性，以大龄儿童多见，先出现上呼吸道感染症状，多数在进入恢复期后体温复升，同时出现中枢神经系统症状及脑膜刺激征。脑脊液中的细胞以淋巴细胞占绝大多数，预后良好。

二、鉴别诊断

本病应与细菌性脑膜炎、新型隐球菌脑膜炎、脑肿瘤、脑脓肿、脑寄生虫病等鉴别。

【辨证论治】

一、证候辨别

本病病机以痰热壅盛为主。一般发病急，热势炽者，证见热毒炽盛；发病缓，无发热，以精神神经症状为主者，证见痰浊内阻。其神志改变病在心，抽搐瘫痪病在肝。《素问·脉要精微论》说："头者精明之府"，故神志活动与脑也有密切关系。痰热之邪侵扰脑窍，精明之府失常，引起诸般精神神经病变。所以本病辨证，病机属性辨热炽、痰浊；脏腑分证辨在心、在肝，并均有脑失精明；恢复期、后遗症辨虚实，虚在阴伤气耗，实在痰阻经络。

二、治疗原则

本病急性期热炽者侧重清热解毒，清心凉肝，窍闭者当开窍，抽搐者当熄风。恢复期热邪未清者继肃余邪。若以痰浊内阻为主者，痰阻脑窍以涤痰开窍为主，痰阻经络以涤痰通络为主。总之，以清热、涤痰为两大法则，并开窍、熄风、活血；恢复期正虚者养阴、益气等法可随证选用。

三、分证论治

1. 痰热壅盛

证候表现　起病急骤，热势多高，神志不清，或谵语妄动，或昏愦不省，项背强直，阵阵抽搐，唇干渴饮，喉中痰鸣，恶心呕吐，大便秘结或泄泻，舌红绛，苔黄或黄腻，脉数。

辨证要点　本证在临床上以热炽为主，证由外感温热病毒，内犯心肝，上扰脑窍。神昏者以热闭心脑为主，抽风者以肝火动风为主。初起也有邪犯肺卫未解，或邪犯肠胃未清者，各有其症，不难辨别。

治法主方　清热泻火为主。清瘟败毒饮加减。

方药运用　常用药：生石膏（先煎）、知母、板蓝根、黄芩、黄连、山栀、天竺黄、浙贝母、金银花、生地黄、玄参、水牛角片（先煎）。本证治疗以清热泻火为本。但解表发汗、清肝泻火、通腑泄热、清肠燥湿应随证选用，不可固守一方。病毒性脑炎证候表现各异，应随病机而应变。

若初起畏寒发热、流涕咳嗽，继而头痛呕吐，银翘散加葛根、法半夏、蚤休、板蓝根、石决明、钩藤，使其病毒达表，汗出而散。若先有腹泻腹痛、恶心呕吐，随即头痛项强，葛根黄芩黄连汤加马鞭草、地锦草、藿香、生薏苡仁、鸡苏散、陈皮、焦山楂，以清肠化湿，清其本源。

患儿病重，已见神昏谵语抽搐者，清营汤合羚角钩藤汤，常用药：水牛角片（先煎）、生地黄、钩藤、黄连、黄芩、龙胆草、连翘、板蓝根、玄参、白僵蚕等。大便秘结者，加大黄、芒硝；喉中痰鸣者，加服猴枣散；昏愦不省者，加服安宫牛黄丸；频频抽搐者，加羚羊角粉、紫雪吞服。此期症状凶险，须积极采取中西医综合治疗，以提高生存率，减少后遗症。

经治疗后，神清搐止，热势未清者，仍以清瘟败毒饮减其剂而用之，驱邪务尽。并注意随证渐增养阴生津之生地黄、玄参、麦冬、石斛等，或健脾助运之党参、白术、茯苓、陈皮、焦神曲等，以助康复。

2. 痰气郁结

证候表现　起病缓慢，症见神志抑郁，表情淡漠，目光呆滞，喃喃自语，或无由哭闹，饮食少思，小便自遗，肢体乏力，苔白，脉弦滑。也有表现为狂躁者，症见神志昏乱，烦躁不安，目瞪怒视，不知秽洁，善惊易怒，骂詈叫喊，甚至毁物伤人，舌红，苔腻或黄，脉滑数。

辨证要点　本证于临床中常有两种表现：若热象不著，以痰浊蒙闭清窍为主，表现为神明失主之象；若表现为狂躁者，则属痰火为祟。辨证时，应抓住其审证要领，分证论治。

治法主方　涤痰开窍。涤痰汤加减。

方药运用　常用药：陈皮、半夏、天竺黄、浙贝母、石菖蒲、远志、郁金、胆南星、川芎、朱茯神、大青叶等。偏痰火者，加龙胆草、黄芩、蚤休；躁扰不宁者，加磁石、青礞石、牡蛎、石决明；兼抽搐者，加钩藤、天麻、白僵蚕、全蝎等；还可配用中成药，如牛黄清心丸、醒脑静注射液等。

本型痰浊内蕴，心肝之气郁而失主，故见症以精神症状为主。所涤之痰，为无形之痰浊，一般宜温化泄浊，同时应配合开窍醒神、顺气解郁。若属痰火内扰，还应清肝降火。若癫痫发作，结合癫痫治法处治。

3. 痰阻经络

证候表现　神志不清，肢体麻木、瘫痪，或面瘫，斜视，舌紫黯，脉弦滑。

辨证要点　此证常见于痰热壅盛、痰气郁结两证之后，以经络受邪为主。痰阻经络，因而肢体失用，面目不正。经络运行不畅，气血循行障碍，常伴血瘀。肢体废用日久，则可延为气血、肝肾亏虚；本型也可与上两证并存，急性期即见瘫痪症状，也可由其证转化而成，即恢复期方见本证。

治法主方　涤痰通络。指迷茯苓丸合桃红四物汤加减。

方药运用　常用药：半夏、茯苓、天竺黄、胆南星、郁金、川芎、红花、赤芍、桃仁、地龙、枳壳、丹参等。肢体强直者，加鸡血藤、全蝎、僵蚕、白花蛇；震颤者，加白芍、当归、龟甲、鳖甲；多汗者，加龙骨、牡蛎；肉削者，加黄芪、党参；骨槁者，加生地黄、枸杞子、沙苑子、菟丝子；肢凉者，加桂枝、附片。

临证治疗中，常以涤痰、活血药物合用，日久兼正虚者分别采用补气养血、补益肝肾之品。早期用针灸、推拿治法，对于促进瘫痪部位恢复功能有益。

【其他疗法】

一、针灸疗法

高热惊厥，针刺大椎、合谷、曲池。痰涎壅盛，针刺丰隆、中脘、膻中。呼吸衰竭，针刺会阴、膻中、中府、肺俞。吞咽困难，针刺天突、内庭、廉泉、合谷。失语，针刺哑门、廉泉、通里、合谷、涌泉。

面瘫，针地仓透颊车，眉梢透阳白，四白透迎香，鱼腰透眉梢，均可配下关、合谷、太阳、后溪、廉泉等穴，每次选用1～2对透穴及远端配穴。震颤，针刺手三里、间使、合谷、涌泉等。上肢瘫痪，针刺瘫三、养老、臂臑等。下肢瘫痪，针刺环跳、承扶，阳陵泉透阴陵泉、昆仑透太溪。尿闭，针刺中极、阴陵泉，或按压利尿穴(神阙与曲骨穴之间正中)持续1～2分钟。二便失禁，针刺关元、太溪。

二、西医疗法

1. 密切观察病情的变化，及时而适当地控制高热与惊厥，保持呼吸道通畅，维持水、电解质平衡及营养的需要，保护皮肤与黏膜的清洁，防止褥疮及继发感染。

2. 抗病毒治疗　疗效尚不确切，可能有效的药物有疱疹净、阿糖腺苷。

3. 对症治疗　颅压高者给予脱水剂，抽搐者给抗痉药，纠正水、电解质紊乱，全身情况极差者可少量多次输血。还可配合应用神经细胞活化剂ATP、CTP、Cy-C、辅酶A及维生素B_1、B_{12}等。对于并发精神异常者，可视情况选用氯丙嗪或氯普噻吨等。

【预防护理】

一、预防

积极防治病毒感染，预防脑炎的发生。

二、护理

1. 严密观察病情变化，注意体温、脉搏、呼吸、血压，以及神志、瞳孔、肢体功能的改变，及时发现异常，抢救危重症。

2. 昏迷患儿通过鼻饲及静脉补充营养，随时吸痰，作好口腔护理。

3. 昏迷、瘫痪患儿每2～4小时翻身1次，并用50%红花乙醇按摩受压部位，每日用热水擦洗全身1次，防止发生褥疮。

【现代研究】

一、治疗学研究

卢燕等以清热豁痰法治疗本病49例（气营两燔、痰阻心窍型，用金银花10g、连翘10g、生石膏30g、鲜芦根30g、僵蚕10g、钩藤10g、石菖蒲10g、郁金10g、天竺黄10g、水牛角15g等；营血蕴热、痰蒙心窍型，用水牛角15g、牡丹皮10g、赤芍10g、金银花10g、连翘10g、鲜茅根30g、僵蚕10g、钩藤10g、石菖蒲10g、郁金10g、天竺黄10g等。抽搐者，加全蝎2枚、蜈蚣1条；呕吐者，加半夏6g、竹茹10g；大便秘结者，加大黄3～6g、瓜蒌30g；痰多者，加竹沥水30ml），设立西药利巴韦林对照组，两组同样常规西药治疗，均7天为一个疗程。结果治疗组治愈40例、好转7例、未愈1例、死亡1例，西药对照组32例，治愈20例、好转6例、未愈3例、死亡3例，治疗组有效率优于对照组（$P<0.05$）[1]。郭玮以熄风清热醒脑汤（羚羊角1.5～4.5g，水牛角3～6g，钩藤3～6g，石膏9～12g，知母3～6g，板蓝根9g，黄芩3～6g，石菖蒲3～6g，郁金3～6g，天竺黄3～6g，全蝎1～3g，竹茹3～4.5g，人工牛黄1.5～3g，山栀3～6g）治疗儿童重症病毒性脑炎33例，与对照组均常规西药治疗。结果两组分别治愈30例、21例，有效2例、3例，无效1例、7例，治愈率为90.9%、67.7%，总有效率为97.0%、77.4%，治疗组疗效优于对照组（$P<0.05$）；治疗组在发热、头痛、呕吐、惊厥消失、意识恢复正常及脑电地形图好转时间上，明显优于对照组（均$P<0.01$）[2]。

喻平丽在抗病毒、脱水降颅压、控制惊厥、纠正水电解质紊乱、营养支持、吸氧、吸痰等治疗基础上，加用安宫牛黄丸口服或鼻饲治疗本病13例，设立单用西药对照组17例。治疗组体温复常天数（5.23±1.02）天、抽搐停止天数（1.89±0.52）天、病理体征改善天数（2.01±0.98）天、病程缩短天数（9.35±3.52）天上均明显优于对照组（8.81±1.23、4.80±1.32、5.35±1.21、16.75±5.10），差异有显著性意义（$P<0.05$）[3]。李之霞在常规治疗基础上，加用炎琥宁注射液200～600mg静滴，治疗本病143例，设立常规治疗加利巴韦林静滴对照，7天为一个疗程。结果治疗组治愈139例（97.20%）、有效4例（2.80%）、总有效率100%，对照组分别治愈115例（80.42%）、有效11例（7.60%）、无效6例（4.20%）、复发11例（14.16%）、总有效率88.02%，治疗组明显优于对照（$P<0.05$）；治疗组脑脊液、脑电图、头颅CT及MRI检查结果复常时间分别为（8.28±3.01、12.16±2.05、11.27±2.19）天，对照组分别为（10.36±3.38、15.26±3.63、14.62±3.27）天，治疗组各项指标复常时间均较对照组明显提前（均$P<0.05$）[4]。张彩菊在常规治疗的基础上加用喜炎平0.3～0.4ml/（kg·d）静滴治疗本病32例，设立阿昔洛韦10～15mg/（kg·d）静滴对照。结果治疗组显效21例（65.6%）、有效9例（28.1%），总有效率93.7%，对照组显效11例（34.4%）、有效8例（25%），总有效率59.4%，治疗组明显优于对照组（$P<0.05$）；治疗组在发热、头痛、呕吐、抽搐、颈硬、意识障碍的好转时间上明显优于对照组，有显著性或非常显著性差异（$P<0.01$，$P<0.05$），治疗组较对照组病程缩短2～3天[5]。

陈为兵在利巴韦林抗病毒、甘露醇降低脑水肿、胞磷胆碱营养脑细胞及补充能量合剂等常规治疗的基础上，加用参麦注射液每次（2～3）ml/kg治疗本病合并心肌损害37例，设立单用常规治疗对照27例、常规治疗加用1，6-二磷酸果糖（200～300）mg/（kg·d）治疗37例对照，均7天为一疗程。结果三组治疗前心肌酶、超氧化物歧化酶、丙二醛下降、谷胱甘肽氧化酶均增高，但差异无统计学意义（$P>0.05$）；治疗后心肌酶均有不同程度的降低，治疗组与1，6-二磷酸果糖对照组均明显优于单用常规治疗对照（$P<0.01$），治疗组又明显优于

1,6-二磷酸果糖对照组($P<0.01$);治疗后三组超氧化物歧化酶、丙二醛下降,谷胱甘肽氧化酶升高优于治疗前($P<0.01$),但治疗组与1,6-二磷酸果糖对照组均明显优于单用常规治疗对照($P<0.01$),治疗组又明显优于1,6-二磷酸果糖对照组($P<0.01$[6])。

宋志彬等在西药常规治疗的基础上,重用鲜竹沥治疗病毒性脑炎所致昏迷22例,设立常规治疗加安慰剂治疗对照。结果治疗组清醒所需天数少于对照组,存活率高于对照组,两组具有显著差异($P<0.05$)[7]。

参 考 文 献

[1] 卢燕,陈芳,季之颖,等. 清热豁痰法治疗儿童病毒性脑炎临床研究[J]. 北京中医药大学学报,2001,24(5):48-50.

[2] 郭玮. 熄风清热醒脑汤治疗儿童重症病毒性脑炎疗效观察[J]. 中国中西医结合急救杂志,2004,11(4):254.

[3] 喻平丽,鄢素琪. 安宫牛黄丸佐治病毒性脑炎的临床观察[J]. 湖北中医杂志,2006,28(6):33.

[4] 李之霞. 炎琥宁注射液治疗病毒性脑炎临床观察[J]. 山东医药,2007,47(25):84-85.

[5] 张彩菊. 喜炎平治疗病毒性脑炎32例临床分析[J]. 医药产业资讯,2006,3(12):98.

[6] 陈为兵. 参麦注射液治疗小儿病毒性脑炎合并心肌损害的临床研究[J]. 实用诊断与治疗杂志,2007,21(11):857-858.

[7] 宋志彬,郑国俊,刘淑琴,等. 重用鲜竹沥协助治疗病毒性脑炎所致昏迷[J]. 中国急救医学,2004,24(12):913-914.

(高修安)

第九节 脊髓灰质炎

【概述】

脊髓灰质炎又称小儿麻痹症。是以急性发病,初期出现发热(双峰热),肢体疼痛,伴咳嗽咽痛及呕吐、腹泻等症状,继而肌肉松弛,肢体软弱无力,形成肢体瘫痪,疾病后期出现肌肉萎缩、骨骼畸形为主要临床特征的一种急性传染病。《诸病源候论·小儿杂病诸候·中风不随候》中"夫风邪中于肢节,经于筋脉,若风夹寒气者,即拘急挛痛;若夹于热,即缓纵不随。"指出了小儿感受风邪夹热后肢节缓纵不随的证候。中医学文献还有"软脚瘟"、"痿证"、"小儿中风"等有关本病的记载。

西医学称本病为脊髓灰质炎,并已证实是由脊髓灰质炎病毒引起的急性神经系统传染病。本病好发于6个月~5岁的小儿,5岁以下可占发病数的90%以上,尤以6个月~2岁的婴幼儿发病率高。新生儿亦可感染,且病死率较高。本病一年四季均可发生,夏秋季节常是本病流行的高峰,在我国以7~9月份发病最多。大部分患儿预后良好,如伴有呼吸肌或延髓病变而导致呼吸障碍者,预后不良。肢体瘫痪者急性期过后瘫痪肢体开始恢复功能,且在最初几周时间恢复迅速,以后逐渐减慢,2~3个月后肌力尚无进步者,肌肉可以发生萎缩。而面肌、咽肌、软腭肌、肠肌及膀胱肌等较容易恢复可不留后遗症。发病后可获终生免疫力。

中医学早在《内经》中即有类似本病的记载。如《灵枢·邪气脏腑病形》中"脾脉……微缓为风痿,四肢不用,心慧然若无病",指出了"风痿"是以肢体软弱不能活动,而神志清楚为特征。又《素问·痿论》中"五脏使人痿"和"肺热叶焦"是痿证的病因,而"治痿独取阳明"的治疗原则，后世医家在诊治本病时更为遵循应用。

现代对脊髓灰质炎的研究广泛，临床研究方面，重视中西医结合对本病急性期的救治，恢复期及后遗症期中医辨证论治取得了良好的效果。尤其是运用针灸、电针、药物穴位注射、推拿疗法等综合治疗，促进了肢体活动功能的恢复。药效学研究方面，提示中药补阳还五汤具有神经修复的作用。我国从1994年以来，连续在全国范围开展了脊髓灰质炎的强化免疫，体现了国家为消灭脊髓灰质炎所作出的努力，已经取得了显著的成绩。

【病因病理】

一、病因

1. 外感病因　风湿热毒是引起脊髓灰质炎发病的原因，夏秋之季，风热疫邪与湿相合，经口鼻而入侵于肺胃，肺气受郁，出现发热咽红，咳嗽痰鸣；脾胃受损，出现恶心呕吐、腹痛泄泻；疫邪深入，流注经络，阻滞血脉，经气不舒，出现肌肉疼痛、肢体瘫痪等。因此，风湿热是引起本病发生的外因。

2. 正虚病因　小儿肺脏娇嫩，脾常不足，风湿热毒，侵袭于肺，郁阻于脾。肺主气，朝百脉，为水之上源；脾与胃相表里，胃主宗筋，约筋骨而利关节，是为水谷之海。故肺脾（胃）受邪，为疫毒所阻遏，正气不能抗疫毒于外，疾病由表入里，病情进一步发展。肺津耗伤，胃津被劫，宗筋失养，如邪不能从肺胃而解，则可致气血受伤，经脉受损，气虚不运，血脉瘀阻，疾病后期，上源肺胃津亏，下源肾水不足，不能涵养肝木，又可致肝肾精血亏损，故正不胜邪，是本病发生和发展的主要原因。

二、病理

1. 病变脏腑在肺胃　风湿热疫毒时邪，借夏秋时令之气，经口鼻侵入人体。疾病初起，肺胃二经受邪，肺主皮毛属卫在表，胃主受纳属气在里，疫邪郁于肌表，则出现发热恶寒，咳嗽痰鸣，咽喉疼痛等卫分证，脾胃受伤，胃失和降见呕吐、便溏等气分证，是为邪犯肺胃，见于前驱期；正邪相争，若正气抗邪有力，则病邪自退，病情可不致发展而获痊愈。若疫邪壅盛，正气不能胜邪，则疫邪郁阻经络，出现肢体疼痛或瘫痪等症。

2. 病理因素为疫邪阻遏　风湿热毒疫邪致病不同于外感六淫湿热之邪，所致病情易着难痊。本病既有风湿热疫邪极易伤津之症，又有热毒壅阻，伤津窜络的特点。故疫邪虽经口鼻而入属浅，但损经伤络则深。疾病初期病在肺胃，疫邪阻遏，正邪相争，始为肺胃受累，肺主气而朝百脉，胃主宗筋，约筋骨而利关节，疫邪伤及肺胃，耗伤肺津则高源化绝，胃津受劫，宗筋失养。疾病后期，津精受伤，则肝肾受损，肝藏血而主筋，肾藏精而主骨，气行血则行，气虚血亦滞，故血脉阻滞，则筋骨失养。疫邪阻遏，肺胃肝肾受损，发为肢体瘫痪诸症。

3. 病机属性分虚实　风湿热毒疫邪致病初起，起病急、病程短，表现为邪气壅盛，正气未衰，正邪相争，邪遏肺胃，郁阻经络，络脉闭阻，经气不舒，发为身热恶寒，肌痛不舒；如风湿热毒，疫邪深入，正不胜邪，疫毒蕴遏化火，劫伤阴液，引动肝风，发为烦躁不宁，抽搐不止，如疫邪温毒，闭塞肺络，气机受阻，痰壅气道，痰鸣气粗，呼吸不整，吞咽困难，或痰涎湿浊上蒙清窍，则致痰闭清窍神志昏迷等，以上诸症，是属实证。疾病后期，疫邪温毒虽解，然气血津液受劫，肺胃津液亏损，久病损及肾精，精亏血亦损，肝肾亏虚，则出现肢体肌肉松弛，筋骨萎弱，弛缓不用，是属虚证。

西医学认为：脊髓灰质炎病毒经口进入人体后首先在咽部，其后在肠道植入并复制，当病毒传播到深部淋巴组织后，出现一次较轻的病毒血症，同时病毒扩散到敏感的网状内皮组织。此后少数病情严重者，病毒侵入脊髓及脑干等部的灰质细胞，引起这些细胞广泛坏死。

脊髓灰质炎的病变主要累及运动和自主神经元。主要受攻击的部位是脊髓前角的灰质和脑桥及延髓的运动神经核，中脑、小脑幕神经核以及大脑中央前回。

【诊断与鉴别诊断】

一、诊断要点

1. 发病于夏秋季节，特别是流行前未接受过小儿麻痹症减毒活疫苗的预防接种者，有接触史。

2. 初起发热，咳嗽，咽痛，呕吐，或大便稀溏。2～4天后热退，3～5天发热复起，肢体疼痛，触痛明显，不欲抚抱。随后热退而出现行走不正，肢体痿软，或弛缓性瘫痪。

3. 肌腱反射和肌张力减弱或消失。

4. 血常规检查，早期白细胞总数$(5.0\sim15)\times10^9/L$，中性粒细胞40%～80%，红细胞沉降率多数增快。

5. 脑脊液，瘫痪前期脑脊液清或微浊，压力稍高，蛋白试验阳性，细胞数$(50\sim300)\times10^6/L$或更高，糖正常或稍高，氯化物正常。瘫痪后2周，细胞数下降，蛋白增高。

二、鉴别诊断

1. 风湿热　发热汗出，肢体疼痛，常与脊髓灰质炎瘫痪前期的症状相似，须进行鉴别。风湿热病属非化脓性的全身性结缔组织疾病，发病与寒冷、居住潮湿等有关，发病近期多有链球菌感染病史，身热体痛，全身关节呈游走性疼痛，关节局部可见红、肿、热、痛，并可伴有心悸乏力，累及心脏，引起心肌炎等。抗链球菌溶血素O滴度增高，血沉增快，有助诊断。

2. 急性感染性多发性神经根炎　发病初多有上呼吸道或消化道等感染病史，临床多呈急性发病。多数病例发热不高，四肢多呈对称性、弛缓性瘫痪，且瘫痪表现多呈上行性。病情发展迅速，预后多数良好。脑脊液检查，细胞数正常，发病1～2周后蛋白质升高，呈细胞蛋白分离现象，以后又逐渐下降。病毒分离检查有助对本病的鉴别诊断。

3. 肠道病毒感染　除脊髓灰质炎病毒外，常见的有因柯萨奇病毒、埃可病毒所致的病毒感染。病毒随饮食经口腔进入体内，即通过粪—口传播。临床可出现发热、咽痛、呕吐或腹泻、肢体麻痹、活动受阻等。发病表现复杂，但大多数属于轻症，病情经过顺利；极少数累及脑、心、肝等重要脏器，病情严重者预后较差。实验室病毒分离、血清学检查、中和抗体试验等有助诊断。

【辨证论治】

一、证候辨别

1. 辨识常证　本病在发病初起，以类似呼吸道及消化道感冒为主要特征，症见发热、头痛、烦躁、咽干、咳嗽及呕吐、泄泻等，一般持续2～4天症状和体征渐见消退，体温正常，此为疫邪初犯，郁于肺胃，是属前驱期。疾病经过3～5天，发热复起，且伴见烦躁汗出、肢体疼痛、倦怠无力，始见下肢单侧站立无力，故称为瘫痪前期；随着发热的持续，肢体出现瘫痪的症状，肢体瘫痪之后，则发热及其他伴随症状消退，称为瘫痪期。病情经过半年后，肢体功能未能恢复，瘫痪的肢体肌肉萎缩，甚则骨骼畸形，称为后遗症期。

2. 辨别轻重　本病发病轻重不一，尤其经口服减毒活疫苗预防治疗后的本病发生已显著减少，即便是有临床发病，亦以轻症多见。如在初热期，发热不高，持续时间较短，其他症状亦表现轻微，可不出现肢体瘫痪。部分患儿出现肢体活动功能受影响，经短时间治疗，肢体活动功能多可恢复，此属轻证。少数患儿由于感邪过盛，或因未作过预防治疗，疾病过程发热过高，持续不退，并出现肢体瘫痪，甚则毒陷厥阴，症见神昏、抽搐。如肺气郁闭，则见呼吸困难、吞咽麻痹等危重证候。如疫毒流注经络，可致肢体瘫痪。经治日久，肢体活动功能不能恢复，而出现肢体关节不利、肌肉萎缩、骨骼畸形等，则属疾病后期重证。

二、治疗原则

本病在前驱期，瘫痪前期多属邪实，治以清热解毒，化湿通络。瘫痪期、后遗症期，多属正气已虚，故宜补气活血、温通经脉，补益肝肾、舒筋活络，并可配合针灸、推拿、中药外治等综合疗法。

三、分证论治

1. 邪郁肺胃

证候表现　初起发热，咳嗽流涕，咽红疼痛，全身不适，头痛汗出，纳少呕吐，腹痛腹泻，伴精神倦怠，烦躁或嗜睡，舌质偏红，舌苔薄白或薄黄，脉象浮数有力。

辨证要点　本证为疫邪初犯，郁于肺胃，是属前驱期。其证候既有肺卫表证，发热恶寒，头晕疼痛，咳嗽咽红等；又有胃热里证，胃气上逆，恶心呕吐，或腹痛腹泻等。其感邪是为风湿热相兼为患，与外感风热有别，是为辨证特征。

治法主方　疏风解表，清热利湿。葛根黄芩黄连汤合银翘散加减。

方药运用　常用药：葛根、黄芩、黄连、连翘、生石膏（先煎）、薄荷（后下）、白僵蚕、淡竹叶、生甘草。腹痛腹泻加藿香、薏苡仁、半夏、神曲；烦躁不安加朱灯心、地龙；嗜睡苔腻加胆南星、石菖蒲、茯苓；大便秘结加全瓜蒌、决明子；邪热偏重加大青叶、板蓝根；肢体疼痛加忍冬藤、桑枝；发热少汗，咳嗽咽痛，口不干渴，苔薄脉浮，是属风热为主，治以疏风清热，用银翘散加减；发热无汗，皮肤蒸热，腹痛吐泻，苔腻脉浮，属湿邪在表，治以芳香化湿，选用新加香薷饮加味。

2. 邪注经络

证候表现　再度发热，肢体疼痛，转侧不利，哭闹不安，拒绝抚抱，继则出现瘫痪症状。瘫痪部位的皮肤温度较低，舌质红赤，舌苔黄腻，脉数有力。

辨证要点　本症为在前驱期发热已退，肺胃症状消失3～5天后再度发热，故又称"双峰热"症状为特点。瘫痪症状出现，其瘫痪部位的分布多不规则，常不对称，但以下肢瘫痪为主，又以单侧多见；面部瘫痪者，可见唇口歪斜；腹肌瘫痪者，可见患儿啼哭时腹部显著膨隆；病及膀胱者，可见小便癃闭或失禁等。本证多属瘫痪期。

治法主方　清热利湿，疏通经络。四妙丸加味。

方药运用　常用药：苍术、黄柏、薏苡仁、丝瓜络、忍冬藤、木瓜、葛根、地龙、甘草。上肢瘫痪加桑枝；下肢瘫痪加牛膝；咽肌麻痹加六神丸；腹肌麻痹加蚕砂；局部皮肤肢冷加桂枝；瘫痪肢体麻木疼痛加红花、桃仁。

本证如壮热不退，则瘫痪症状进展，病情加重，故需积极控制发热阶段瘫痪症状的发展，治以清热解毒，舒筋活血，多选金银花、连翘、山栀、桃仁、红花、茜草、钩藤、桑枝、鸡血藤。如痰涎壅盛，须防痰液黏稠而阻塞气道，治以清热解毒，化痰润肺，选用黄芩、浙贝母、杏仁、天竺黄、胆南星、海浮石、全瓜蒌、桔梗。病情危重，痰鸣气急，时时憋气，颜面发绀者，可用猴枣散，以竹沥冲服。邪陷心肝，症见烦躁不宁，神昏谵语，四肢抽搐者，治以清心开窍，平肝熄风，选用羚角钩藤汤加减。高热不退者合用紫雪，抽搐频繁者合用安宫牛黄丸。如出现阳衰肢厥，大汗淋漓，须合用参附汤；阴液衰枯，脉微欲绝，须合用生脉饮。

3. 气虚血瘀

证候表现　身热已退，肢体萎软无力，出现肢体瘫痪，或口眼歪斜，或吞咽不利，面色苍黄，舌质红赤，苔薄剥脱，脉细兼涩。

辨证要点　本病属邪毒已退，正气虚弱，出现下肢或其他部位肌肉麻痹，肢体活动功能障碍，临床以瘫痪症状为主要特征，属疾病的瘫痪后期及恢复期。

治法主方　益气活血，祛瘀通络。补阳还五汤加减。

方药运用　常用药：黄芪、当归、红花、桃仁、川芎、赤芍、地龙、僵蚕、蜈蚣、全蝎。湿热未尽者合三妙丸；上肢瘫痪者加桑枝、桂枝、桑寄生；下肢瘫痪者加木瓜、牛膝、独活；气虚纳呆者加党参、白术、鸡内金；阴液已伤者加沙参、麦冬、知母。

阳虚筋弱，症见肢体瘫痪，软弱无力，不能活动，嗜睡汗多，食欲缺乏，舌淡湿润，舌苔薄白，脉细无力，治以温补肾阳，佐以活血通络，以董氏治痿方（经验方）加减，药用附子（先煎去沫）、川椒、牛膝、当归、鸡血藤、伸筋藤、益母草、千年健。气虚加黄芪、党参，血亏加阿胶（烊服）、白芍，嗜睡痰稠加胆南星、天竺黄。

4. 肝肾亏损

证候表现　较长时期肢体瘫痪，肌肉明显萎缩，局部皮肤欠温，关节纵缓不收，骨骼变形，舌淡脉涩。

辨证要点　瘫痪日久，经治未愈，血脉闭阻，气血失养，损及肝肾，以致肌肉萎缩，关节纵缓，骨骱畸形。多属疾病恢复后期及后遗症期。此期肢体活动功能恢复缓慢，常可留下后遗症。

治法主方　补肾柔肝，温经通络。壮骨丸加减。

方药运用　常用药：黄柏、知母、陈皮、生地黄、白芍、当归、牛膝、全蝎、龟甲（先煎）、锁阳、枸杞子。气虚面苍者加党参、黄芪；肢凉脉弱者加桂枝、细辛。肾阳亏损，症见肢体瘫痪，肌肉萎缩，面色苍白，纳呆食少，肢凉肤冷，大便溏薄，舌淡脉细，指纹色淡，治以温肾回阳，金刚丸加减：巴戟天、肉苁蓉、杜仲、菟丝子、马钱子、黄芪、当归。

【其他疗法】

一、中药成药

1. 小儿回春丸　用于急性期邪注经络证，高热不退者。

2. 苏合香丸　用于急性期邪陷心肝，神志昏迷，痰涎壅盛者。

3. 金刚丸　用于后遗症期肝肾亏损证。

二、药物外治

1. 桑枝 15g，川芎、当归、桑寄生、土牛膝各 10g。水煎去渣，加黄酒 1 盅，洗擦瘫痪部位，每日 2～3 次。用于瘫痪期及恢复期。

2. 生川乌、生草乌、牛膝、乳香、没药各 20g，马钱子、麻黄各 15g，樟脑 10g，四季葱 120g。上药加水煎成药液至 1500ml 左右，倒入小盆中，让患儿仰卧，用布遮盖，先熏患儿腰部，每次 20 分钟，再洗患肢，至皮肤红晕充血发热为止。每日 1 次。适用于瘫痪期。

3. 透骨草、麻黄、当归、地肤子、炒甲珠、桂枝、红花、牛膝、露蜂房各 10～15g。煎水洗擦患肢。适用于瘫痪期和恢复期。

三、针灸疗法

1. 分仰卧组与俯卧组，每周一、三、五针刺，隔日换组，垂直刺，中度捻转，提插手法，得气为度，留针 15～25 分钟，5 分钟捻针 1 次。

(1)仰卧组取穴：上肢瘫：肩髃、侠白、合谷。下肢瘫：气海、风市、髀关、足三里、三阴交。颈项腰背瘫：人中、百会、膻中、中脘。腹肌瘫痪：梁门、天枢：中脘。

(2)俯卧组取穴:上肢瘫:肩髎、曲池、外关。下肢瘫:肾俞、关元俞、环跳、阳陵泉、太溪。颈项腰背瘫:风池、大椎、肝俞、大肠俞。腹肌瘫:腰夹脊穴。

2. 电排针 第1组脾经、胃经穴组,第2组膀胱经、胆经穴组,交替。每次加选任、督脉穴2～3个,治疗时间按子午流注纳支法,选脾胃经气血旺盛的辰、巳两个时辰。方法,从受损部位始端,依次进针,针距3厘米,相连成排,每次用2排,依次进针激气,得气后加大指力,以插为主,插多提少。最后以细铜丝缠绕连结各针,接通脉冲电源。

3. 艾灸治疗 先灸两侧足三里、天枢,再灸中脘、大肠俞,后灸两侧合谷、曲泽。用于本病并发肠麻痹者。

4. 穴位注射 根据针刺的辨证取穴,在穴位注入东莨菪碱注射液,0.01～0.05mg/(kg·d),1日1次,1个月为1个疗程。

四、推拿疗法

1. 上肢瘫 患儿取坐位,㨰法,自大椎至肩井,肩髃至曲池,往返5分钟,手法要轻柔。拿法,施于上肢内外侧。擦法,脊柱颈椎至第5胸椎,5～10分钟。

2. 下肢瘫 平卧位,㨰法,自腰部向下推患侧下肢前后侧。拿法,自患肢内侧向外侧直拿到跟腱。

五、西医疗法

1. 瘫痪期可选用丙种球蛋白肌内注射,或50%葡萄糖加维生素C静注等,有减轻病情的作用。

2. 急性期并发呼吸衰竭 表现发热不退,精神萎靡,四肢乏力,鼻翼煽动,呼吸急促,或呼吸困难,喉间痰鸣,或气过水声。X线检查有助确诊。治法:减少呼吸道分泌物,可用糜蛋白酶雾化吸入,减低痰液黏度,保持呼吸道通畅;及时给氧,控制呼吸衰竭;调整酸碱平衡,给予碱性药物静脉滴入;用有效抗生素控制感染,必要时加用激素等对症处理药物;对因呼吸肌麻痹而呼吸困难者,须作气管切开,使用人工呼吸器,并加强护理和对症治疗,促进呼吸功能的恢复。

3. 急性期并发脑炎 表现高热不退,颈项抵抗,烦躁不安,甚则神昏谵语,四肢抽搐。脑脊液检查有助确诊。治法:高热不退,选用退热剂,如氨基匹林肌内注射,亦可作穴位注射;烦躁谵语,四肢抽搐,选用镇静剂,如地西泮肌内注射;合并脑水肿,用脱水剂,如甘露醇、山梨醇等;合并感染者选用有效抗生素,必要时加用激素。

4. 恢复期可选用加兰他敏,剂量为0.05～0.1mg/(kg·d),每日或隔日肌内注射1次,1个月为1个疗程,连续或间歇用2～3个疗程。具有促进肌肉张力的作用。

5. 恢复期可口服地巴唑0.1～0.2mg/(kg·d),1日1次;口服,维生素B_1每次10mg,1日3次有助促进神经传导功能。

6. 后遗症期肢体畸形,功能障碍者,可采用矫正手术治疗。

【预防护理】

一、预防

1. 在流行期,小儿应避免到公共场所嬉玩和剧烈活动,防止受寒着凉,减少感染机会。加强对小儿的检查,做到尽早发现,及时隔离,隔离时间自发病起40天。对患儿用具及排泄物进行消毒。

2. 对密切接触者应医学观察20天,并在3天内用胎盘球蛋白0.5ml/(kg·d)(或丙种球蛋白0.3ml/kg)肌内注射,以达到提高患儿免疫力和防止本病在集体机构(如托儿所、幼儿园)扩散的目的。

3. 应按《扩大国家免疫规划实施方案》疫苗免疫程序要求口服减毒脊髓灰质炎活疫苗糖丸进行预防。

二、护理

1. 患儿在发病的前驱期、瘫痪前期、瘫痪期应做到卧床休息,避免或尽量减少肢体活动,避免劳累和受凉。

2. 前驱期尽量避免肌内注射或手术,以防患儿机体抵抗力减弱而使病情加重。

3. 肢体出现瘫痪者,应保护肢体不受压伤,并将患肢置于功能位,防止手足下垂或足内外翻。

4. 患儿在恢复期和后遗症期,应注意加强肢体的功能锻炼(包括主动性和被动性的功能锻炼),注意局部保暖,促进肢体功能的恢复。

【文献选录】

《素问·痿论》:"黄帝问曰:五脏使人痿,何也?岐伯对曰:肺主身之皮毛,心主身之血脉,肝主身之筋膜,脾主身之肌肉,肾主身之骨髓。故肺热叶焦,则皮毛虚弱急薄,著则生痿躄也。心气热,则下脉厥而上,上则下脉虚,虚则生脉痿,枢折挈,胫纵而不任地也。""故阳明虚,则宗筋纵,带脉不引,故足痿不用也。帝曰:治之奈何?岐伯曰:各补其荣而通其输,调其虚实,和其逆顺,筋脉骨肉,各以其时受月,则病已矣。"

《温热经纬·薛生白湿热病篇》:"疫疠之邪,自阳明中道,随表里虚实而发,不循经络传次也。以邪既伏中道,不能一发便尽,故有得汗热除,二三日复热如前者;有得下里和,二三日复见表热者;有表和复见里证者。总由邪气内伏,故屡夺屡发,不可归咎于调理失宜,复伤风寒饮食也。"

《脾胃论·湿热成痿肺金受邪论》:"六、七月之间,湿令大行,子能令母实而热旺,湿热相合而刑庚大肠,故用寒凉以救之。燥金受湿热之邪,绝寒水生化之源,源绝则肾亏,痿厥之病大作,腰以下痿软瘫痪不能动,行走不正,两足鼓侧,以清燥汤主之。"

《医林改错·论小儿半身不遂》,"小儿自周岁至童年皆有。突然患此症者少,多半由伤寒、瘟疫……吐泻等症,病后元气渐亏……渐渐手足不动,甚至手足筋挛,周身如泥塑,皆是气不达于四肢。"

【现代研究】

一、预防医学研究

1988年世界卫生大会决议在全球范围内消灭脊髓灰质炎(脊灰)以来,消灭脊灰的工作已取得了很大的进展。柳智豪提出:自1988年第41届世界卫生大会提出2000年在全球范围内消灭脊髓灰质炎(以下简称脊灰)以来,消灭脊灰的工作取得了令人触目的成绩。WHO所属的美州区、西太平洋区和欧州区分别于1994年,2000年和2003年宣布实现了无脊灰目标[1]。熊蔚认为:当前预防脊髓灰质炎的工作取得了令人鼓舞的进展。各国脊髓灰质炎发病率极低。1994年,世界卫生组织美洲区域(36个国家)被认证为无脊髓灰质炎。随后,2000年世卫组织西太平洋区域(包括中国在内的37个国家和地区)以及2002年6月欧洲区域(51个国家)也获得认证。但亦认识到,脊髓灰质炎的预防工作是一项长期艰巨的工作,任重而道远,我们要不断巩固已有成果,创造新的佳绩[2]。刘丽萍等报道:江西省2000～2006年急性迟缓性麻痹病例中未发现脊灰野病毒存在,且实验室的各项监测指标都达到质量控制标准,证实江西省消灭了脊灰野病毒[3]。

二、治疗学研究

脊髓灰质炎的临床研究在辨证论治的原则指导下，证候分类和辨证方药的研究已较广泛，中西医结合救治本病急危重证的研究取得了良好的效果，有效地降低了本病的病死率，尤其在本病的恢复期和后遗症期的康复治疗研究方面，应用针灸、针药并用、推拿等治疗方法，取得了显著的效果，并得到临床推广。

1. 辨证方药研究　白玉兰治疗脊髓灰质炎经验：①肺肾阴虚者以滋阴清热、宣通经络为法，用三才汤加味：人参、地黄、天冬、山药各 10g，薏苡仁、木瓜、伸筋草各 6g。②肝肾亏损者以滋养肝肾、填精益髓为法，用独活寄生汤加味：独活 9g，桑寄生、桂枝、茯苓、秦艽、防风、杜仲等各 6g，并增加强筋健骨、收弛之品，如：川续断、桑寄生、骨碎补、怀牛膝各 6g。[4] 袁均奇等重用白芷、玉竹治疗本病 34 例，基本药物有白芷、玉竹，黄芪、党参、山药、白术、甘草，每日 1 剂，水煎温服。发热者加石膏、知母；阴虚者加麦冬、阿胶；阳气虚者加肉苁蓉、巴戟天；湿重者白术易苍术；大便秘结者加火麻仁、莱菔子。白芷、玉竹用量为 25～50g，认为两药合用，具有既补阳明之虚，又润肺气之燥的作用。结果：痊愈 25 例，显效 7 例、好转 2 例[5]。陈占雄用起痿蠲痹汤治疗小儿麻痹症后遗症 7 例，常用药有黄芪、当归、桃仁、红花、川芎、赤芍、伸筋草、杜仲、地龙，呈强直性麻痹加透骨草、秦艽，呈弛缓性麻痹加续断、牛膝，气血俱虚加人参、熟地黄，每日 1 剂，早晚各服 1 次，5 天为 1 个疗程，连续 2～4 个疗程。结果痊愈 4 例、显效 3 例[6]。胡义保等治疗脊髓灰质炎 268 例，瘫痪期湿热阻络，治拟清化湿热，舒通经络，服脊灰Ⅰ号（苍术、忍冬藤、独活、木瓜、川芎、丹参、川牛膝各 10g，薏苡仁 15g，黄柏 6g），1 日 1 剂，水煎 2 次，兑匀取 100ml，分 3 次口服，服至体温降至正常为止；恢复期气虚血滞型，治拟益气养血，活血通络，服脊灰Ⅱ号（黄芪 15g，赤芍、丹参、鸡血藤、桑寄生、当归、怀牛膝各 10g，地龙 5g），1 日 1 剂，水煎 2 次，兑匀取 100ml，分 2 次口服，连服 30 天为 1 个疗程。结果：痊愈 66 例、显效 97 例、有效 94 例、无效 12 例，总有效率为 95.5%[7]。

2. 针灸疗法研究　针灸治疗脊髓灰质炎恢复期和后遗症期取得了良好的疗效，临床根据病情，针药结合，电针治疗等，使疗效更加显著，对减少本病后遗症的发生，使肢体功能尽快地恢复有着重要的意义，已为临床广泛应用。白玉兰主张一般以瘫痪部位穴位为主，配以调节全身各系统功能的穴位及强壮穴。开始治疗时用强刺激，显效后用中刺激，巩固治疗时用弱刺激。辨证选穴原则如下：①遵照中医“治痿独取阳明”的原则，取足阳明胃经足三里、冲阳等穴。②重视通调人体阳脉之海与阴脉之海，多取任脉和督脉及夹脊穴。督脉穴位以大椎、身柱、命门、腰阳关等为主；任脉穴位以膻中、中脘、气海、关元等为主；取华佗夹脊穴。③强调通过强刺激激发经脉及神经功能。患处取穴按经络走行进行，沿神经干及瘫痪部位的始端穴位依次针刺。上肢取肩三针（肩髃、肩贞、臂臑）、曲池（透少海）、内关（透外关）、手三里、合谷；下肢取髀关、委中、风市上 2 寸、阳陵泉（透阴陵泉）、足三里、昆仑（透太溪）、绝骨（透三阴交）。④随症用穴：双腰肌无力取命门、肾俞穴；颈肌无力取大椎、天柱穴；马蹄足取承山、落地点（跟腱中点）、承筋点（承山和跟腱中点）；足内外翻选用特定经验穴内翻穴、外翻穴（内翻穴：内踝上 1.5 寸，外翻穴：外踝上 1.5 寸）；膝后弓取鹤顶穴。临床常用重点穴包括：肺俞、夹脊、中脘、足三里、阳陵泉、三阴交等。必用夹脊穴，其余穴位交替配合应用，每次取 2～3 穴，加对症经验穴[4]。

有学者认为在针刺的基础上加用电针刺激仪通电治疗，能够加强刺激量，提高疗效。顾光等根据患者病变部位的经络分布和循行走向，结合麻痹肌群的分布和功能状态选有关经、穴组方，临床较多采用脾胃经穴组和膀胱、胆经穴组，另外还选用任、督脉经穴 2～3 个，以调整阴阳。治疗时机按子午流注纳支法，选脾胃经气血旺盛的“辰”、“巳”两个时辰，施以电排针治疗 1076 例，其中基本治愈 372 例、显效 356 例、好转 305 例、无效 43 例，总有效率为 96%[8]。

3. 推拿疗法研究　康敏提出运用健脾法推拿治疗小儿麻痹后遗症等病证属肢体软瘫者。具体手法为：健脾益气手法及在痿软肌肉局部施相应手法（揉、㨰、禅、推、拿等法）。健脾益气手法可用：捏脊、补脾经、摩腹、揉脐、推上七节骨、揉足三里等。强调要把捏脊作为必选手法，因为捏脊具有健脾胃、理脏腑、和气血、调阴阳、壮筋骨、强身体的作用。另外根据病情结合平肝顺气、宣肺理气、清胃降火、活血化瘀等手法以达到健脾益气，就能收到满意的疗效[9]。王日生按照“治痿独取阳明”的理论，按摩治疗小儿麻痹后遗症。①摩腹，以行气通关。②揉胃；拳迭大肠。③点阑门、泻建里、调中脘、放带脉、引气归原等以调气通血。④压放双天枢、双冲门穴以荣四末。⑤拨足阳明之经筋，点打脾、胃、肾诸经经线以使萎缩之经筋得以恢复。⑥点穴：内庭、陷谷、行间、太冲、大都、太白、足三里、阳陵泉、丰隆、解溪等清阳明经热。⑦捏脊以调理脾胃，增强饮食。⑧对抗运动以滑利关节[10]。

三、药效学研究

本病有效药物的药效学研究有报道。廖柏松等应用神经细胞体外培养技术和 MTT 比色微量分析方法，观察补阳还五汤对脊髓及背根神经节细胞的作用。结果表明，补阳还五汤明显促进用脊髓及背根神经节细胞突起生长，增强细胞活性，具有量效依赖关系，以 400μg/ml 剂量组效果最好。提示补阳还五汤具有神经营养作用[11]。廖柏松等应用免疫细胞化学方法观察补阳还五汤提取液对体外培养脊链神经元 γ-氨基丁酸（GABA）和神经生长因子（NGF）表达的调节作用。结果表明：用药后兔抗鼠神经元特异性烯醇化酶（NSE）和 NGF 免疫反应阳性神经元数目、胞体及突起面积（AF 值）明显大于空白对照组（$P<0.01$），而 GABA 免疫反应阳性神经元的数目及 AF 值则小于对照组（$P<0.05$）。本实验结果显示，补阳还五汤提取液明显促进脊髓神经元 NGF 的合成与表达，促使 NGF 阳性神经元数目增加和单个 NGF 神经元面积增大，突起增长，较空白对照组有显著差异；而对神经系统内广泛抑制性神经递质 GABA 的表达则表现出抑制作用。这从另一个侧面证实了补阳还五汤提取液对脊髓的神经营养作用，为中药治疗 CNS 疾病的研究开拓了新思路[12]。

参考文献

[1] 柳智豪．消灭脊髓灰质炎面临的挑战与应对措施[J]．中国热带医学，2007，7(10)：1867-1869.

[2] 熊蔚．关于预防脊髓灰质炎工作的若干体会[J]．中国医药导报，2007，4(35)：162-163.

[3] 刘丽萍，王飞霞，周顺德，等．江西省 2000 年～2006 年急性迟缓性麻痹病例病原学结果分析[J]．中国卫生检验杂志，2007，17(9)：1594-1595.

[4] 李虹，侯中伟．白玉兰主任医师治疗脊髓灰质炎后遗症经验[J]．北京中医药大学学报，2008，15(6)：45.

[5] 袁均奇，袁宇华．重用白芷玉竹治疗小儿麻痹症临床观察[J]．中医药研究，1995，(2)：22-23.

[6] 陈占雄．起痿蠲痹汤治疗小儿麻痹后遗症 7 例[J]．陕西中医，1996，17(8)：362-363.

[7] 胡义保，王健民，范刚启，等．辨证论治脊髓灰质炎 268 例疗效观察[J]．甘肃中医，1992，5(2)：15-16.

[8] 顾光，金祖培，周逸平，等．电排针治疗小儿麻痹后遗症 1076 例临床疗效总结[J]．安徽中医学院学报，1988，7(2)：40-42.

[9] 康敏．推拿治疗小儿痿证的探讨[J]．云南中医中药杂志，1997，18(2)：30.

[10] 王日生．试论“治痿独取阳明”在按摩治疗小儿麻痹后遗症中的应用[J]．按摩与导引，1994，(5)：22-23.

[11] 廖松柏，胡燕，杨浩，等．补阳还五汤对脊髓及背根神经节细胞的作用[J]．中国中西医结合杂志，1997，(17)：111-112.

[12] 廖松柏，胡燕，党康杰，等．补阳还五汤对脊髓神经元 NGF 和 GABA 表达的调节作用[J]．山东中医药大学学报，1997，21(2)：136-137.

（杨　江　陈运生）

第十节　急性感染性多发性神经根炎

【概述】

急性感染性多发性神经根炎，是以肢体呈对称性瘫痪、局部肌肉松弛、感觉麻木等为特征的一种神经受损的急性疾病。《素问·生气通天论》说：“湿热不攘，大筋软短，小筋弛长，软短为拘，弛长为痿。”类似本病的病因、病机和临床症状的描述。

西医学又称本病为格林—巴利综合征。是一种病因未明，多数认为是病毒感染等多种疾病因素所致，临床主要以损害多数脊神经根和周围神经为特点的疾病。一年四季均可发病，但以 7～9 月份为发病高峰。各年龄儿童皆可以发病，尤其好发于 3～6 岁的儿童。大部分患者在发病前 2 周多有较明显的感染病史，如肠道病毒、流感病毒感染，或患带状疱疹、水痘、流行性腮腺炎等，亦有发生于血清或疫苗注射之后者，并且以过度疲劳、受凉、涉水、淋雨等为诱因。起病较急，病情发展迅速，一般 3 周后开始恢复，故多数患儿预后良好。少数患儿可因呼吸肌麻痹而致病情严重，甚则可危及生命。

本病属中医学“痿证”范畴。早在《内经》中就记载颇详，如《素问·痿论》中有“五脏使人痿”之论，并指出本病主要病机是由“肺热叶焦”所致肺脏不能输精于五脏，故而痿软。急性期属湿热证候，以实证为主，亦可因邪盛正衰，出现呼吸衰竭、血压下降等脱证证候；恢复期以虚证为主。而中药、针灸、推拿等多种疗法的结合应用，有助于提高疗效，促进疾病的康复。

现代对本病的临床研究在不断发展，重视中西医结合的治疗研究，提高了对本病重症的抢救疗效，降低了病死率。尤其应用中医药及针灸、推拿等康复方法对恢复期的综合治疗，有效地促进了瘫痪肢体生理功能的恢复。由于本病病因尚未清楚，目前一般认为与病毒感染或自身免疫有关，因此，对本病的预防医学及基础医学研究仍有待于进一步深入。

【病因病理】

一、病因

1. 外感病因　湿热邪毒是引起本病发生的主要原因。长夏之季，湿邪当令，湿遏化热，湿热相合，痹阻经脉，气血受阻，则肢体麻木不仁，萎软不收，肢体不用，故发为本病。

2. 正虚病因　小儿脾常不足，或素体脾胃虚弱。脾主肌肉，又主四肢；胃主受纳，又主宗筋，湿热邪毒郁阻脾胃，脾运失健，脾虚则运化失常，水谷不为精微，经脉失于滋养，宗筋失于柔润，则肌肉萎软无力，肢体麻木不用，故正气虚弱亦是本病发生的重要原因之一。

二、病理

1. 病变脏腑在肺脾　湿热邪毒借助夏暑之气，经口鼻侵入人体，疾病初起，肺脾受邪，肺主气而朝百脉，脾司运化而主四肢，故肺受邪郁，则肺气失宣，百脉受阻；脾为湿困，运化失常，则筋脉失养，肢体不用；气行血亦行，血行脉亦通，而气血受阻，经脉不通，故肌肉酸痛，肢体乏力，感觉麻木。

2. 病理因素为湿热　湿热邪毒阻滞气机，气滞血瘀是本病发生发展的主要病理因素。夏秋之季，天暑下逼，地湿上腾，人处于其中，故易为湿热邪毒所伤，湿邪为患，其性黏滞重着，内伤脏腑，脾胃受困，外浸经脉，痹阻肢体。湿邪停聚，郁而化热；湿热蕴生，相合为患，阻滞气机，中于肌肤，传于经脉，血瘀气滞，耗气伤阴，经脉失养，则发为肢体瘫痪。

3. 病机属性分虚实　湿热邪毒所袭，传于经脉，外郁于肺，内伤于脾，气血乏源，百脉受阻。本病初起，邪毒壅盛，正气未虚，故正邪相争，经脉肌肉失于荣养，宗筋不用，肢体麻木，萎软不收，其病机变化是属实证；疾病后期，湿热邪毒虽解，而正气已虚，气血津液受劫，然以气血亏损尤甚，则肌肉萎软不用，筋脉弛张，日久不复，病及肝肾，致肢体肌肉瘦削，软弱不用，其病机变化是属虚证。

4. 病情演变重气血　本病急性期病情发展迅速，湿热邪毒，耗气伤阴，经脉失荣，筋肉弛缓，肢体不用，是为气血受阻；疾病后期，在恢复期肢体活动功能不能如期恢复，而因脾胃受损，筋脉失养，肌肉软弱，日久则肢体萎软，肌肉瘦削，骨骼变形，手足下垂不举，而致长期瘫痪，是为气血亏损。

西医学认为：本病患者在某些因素作用下，失去了自身耐受，使自体反应性 T 细胞再生，靶细胞过多显示Ⅱ型相关性抗原及靶抗原，最终是 T 细胞介导的细胞毒作用，引起一系列的免疫学变化。其最主要的病理改变为周围神经的单核细胞浸润及节段性脱髓鞘；浸润可见于颅神经、前后根、后根神经节及周围神经，交感神经链及其神经节也可累及；脱髓鞘的部位和炎症部位相一致。

【诊断与鉴别诊断】

一、诊断要点

1. 病前数周内常有上呼吸道或消化道感染史。

2. 发病较急，身不发热或低热。肢体呈对称性及弛缓性瘫痪，腱反射减退，常自下肢开始，逐渐向上发展，约 1～2 周内达高峰。四肢近端及躯干肌肉受累较远端为重。可有暂时性尿潴留。

3. 重症患儿症状发展迅速，除肢体瘫痪外，出现呼吸肌麻痹或中枢性呼吸衰竭，亦可有颅神经麻痹。

4. 感觉障碍一般较轻，有时可感四肢麻木或疼痛。检查可有轻度手套袜子型感觉减退。

5. 可出现多汗、肢端肿胀、面色潮红等自主神经症状，有时有心律不齐，血压增高。

6. 实验室检查，脑脊液细胞正常，蛋白质在早期正常，1～2 周后增高，呈细胞蛋白分离现象，以后又逐渐下降。

二、鉴别诊断

1. 脊髓灰质炎　本病发生时多有发热，热退时出现肢体瘫痪，瘫痪常为不对称性，局部无感觉障碍，多见于未接受脊髓灰质炎疫苗预防的婴幼儿。早期脑脊液淋巴细胞增加，后期可有蛋白增高。

2. 低血钾性瘫痪　起病突然，有反复发作病史，可见于家族性、周期性、低钾性麻痹，或长期腹泻以后。可见下肢肌张力及肌力降低，心音低钝，腹胀，严重者呼吸肌麻痹。血钾低而脑脊液正常。

3. 急性横贯性脊髓炎　以截瘫为多见，在病变水平以下感觉减退，肌张力增高，腱反射亢进，出现病理反射。有膀胱、肛门括约肌功能障碍，急性期可有尿潴留。

4. 重症肌无力　是由于神经肌肉接头处传导功能障碍所引起的慢性疾病，表现为肌肉容易疲劳，休息后好转，病情进展缓慢，可影响四肢、躯干部肌肉无力和呼吸肌麻痹，甚则可发生呼吸困难。

【辨证论治】

一、证候辨别

1. 辨识常证　急性感染性多发性神经根炎，多发于盛夏之季，暑邪当令，为湿热所感，外浸经脉，痹阻肢体，经脉失于荣润，则肢体感觉麻木，软瘫不收；湿热内伤脾胃，脾失健运，则纳呆腹胀，胸闷不舒；湿热相合，中于肌肤，传于经脉，则肌肉疼痛、酸胀；宗筋失引，肢体不用，下肢为著，甚则累及上肢，肢体失养，渐成痿证，属本病传变的特点，是为常证。

2. 分辨轻重　发病后，若经急性期及时的治疗，较快地进入恢复期，肢体瘫痪不再进展，又经健脾益气，通经活络，肢体活动功能逐渐恢复，是属轻证。若小儿素体不足，疾病中气阴为暑热所耗，或素体阳气不足，又为寒邪所伤，则邪盛正衰，病情进行性发展，出现气阴衰竭，症见神志昏迷，四肢抽搐；或气阳暴脱，症见面色苍白，汗出肢厥，呼吸急促，吞咽麻痹，脉微欲绝，是属重证。

二、治疗原则

本病治疗，急性期治以清热利湿，疏经通络为主，结合养肺益胃及健脾益气。如病情变化迅速，瘫痪加重，出现呼吸困难，甚则吞咽麻痹及呼吸衰竭者，此属危重证候，须中西医结合抢救；恢复期治以益气养血，活血通络，如肝肾亏虚者，又当滋补肝肾，柔筋活络，结合针灸、推拿、中药外治等治疗方法，以促进瘫痪肢体活动功能的恢复。

三、分证论治

1. 湿热阻络

证候表现　身不发热或有低热，面红汗出，肢体酸痛乏力，感觉麻木疼痛，继而痿软，不能随意运动，尤以下肢为著，常为两侧对称，瘫痪多呈上行性发展。伴见脘腹痞满，饮食呆滞，胸闷泛恶，口干而不欲饮，小便短赤。舌苔黄腻，脉象滑数。

辨证要点　本证属发病初起，邪气正盛，正气未衰。由感受湿热邪毒，正邪相争，湿邪内困脾胃，邪毒易犯经络，湿热相合，中于肌肤，传于经脉，故致宗筋失引，肢体不用，出现肢体瘫痪，感觉麻木，尤以下肢为著，继则累及上肢，是为辨证的特点。

治法主方　利湿清热，通经活络。四妙丸加味。

方药运用　常用药：苍术、黄柏、牛膝、薏苡仁、萆薢、赤芍、白僵蚕、木瓜、虎杖、忍冬藤等。暑湿郁滞加藿香、佩兰、六一散（包煎）；暑热郁遏加生石膏、寒水石、鸡苏散；湿浊困阻去黄柏、忍冬藤，加茯苓、白豆蔻、半夏；肢体麻木疼痛加延胡索、防己、桑枝、蚕砂、秦艽等。

暑湿郁表，疾病初起，冒暑感冒症状未解，身有发热，咽痒咳嗽，鼻塞流涕，身倦纳呆，苔薄脉浮，治以清暑解表，新加香薷饮合四妙丸加减。常用药：金银花、连翘、香薷、厚朴、扁豆花、苍术、黄柏、牛膝、薏苡仁。

本病急性期若见湿热泄泻，是由湿热之邪困阻脾胃，致使脾失健运，腹痛肠鸣，烦躁口渴，恶心呕吐，泻下急迫，舌红苔黄，脉数有力，治以清热利湿，葛根黄芩黄连汤加减。常用药：葛根、黄芩、黄连、木香、焦山楂、蚕砂、车前子。

急性期若见元阳虚衰，汗出肢冷，唇甲青紫，脉细欲绝，治以益气回阳固脱，选用参附龙牡救逆汤加减。常用药：人参、附子、红花、丹参、龙骨、牡蛎、甘草等。肺气欲脱，呼吸困难，气急鼻煽，气短而不能接续，治以宣肺补气，回阳救脱，选用麻黄附子细辛汤加味。常用药：麻黄、附子、细辛、人参、白术、白芷、甘草等。喉中痰鸣加猴枣散。另外，针灸救治取：风府、风池、人中、内关、会阴。运用深刺1～1.5寸，频频捻转，有助开闭救脱。

2. 肺胃津伤

证候表现　发热渐退，肢体萎软，面色潮红，皮肤干燥，心烦口渴，小便短赤，大便干结，舌红苔黄，脉象细数。

辨证要点　本证属湿热邪毒郁阻中焦，耗伤肺胃津液，肺津受损，则面红肤干，脾胃津伤，则口渴烦躁等为辨证特点。

治法主方　养肺益胃，生津通络。沙参麦冬汤加减。

方药运用　常用药：沙参、麦冬、石斛、天花粉，玉竹、牛膝、丝瓜络、桑叶、白芍。咳嗽痰多用南沙参、杏仁、浙贝母；低热未清加青蒿、银柴胡。

脾胃虚弱，症见面色无华，气短声低，食欲缺乏，大便稀溏，肢体萎软，肌肉萎缩，舌淡苔薄，脉象细弱。治以健脾益气，活血通络。选用参苓白术散加减。常用药：党参、黄芪、白术、茯苓、扁豆、山药、陈皮、牛膝、丹参、木瓜。手足不温加桂枝、当归；食欲缺乏加焦山楂、炒谷芽。

3. 肝肾亏虚

证候表现　瘫痪肢体仍软瘫不用，肌肉瘦削，感觉麻木，或呈袜套样发麻感，伴见精神烦躁，舌红苔薄，脉象细数。

辨证要点　本病经急性期，脾胃受损，气血亏耗，肢体失于濡养，筋肉不用则废，致使筋脉弛长，肌肉萎软，日久脾虚及肾，肾虚不能涵木，则气血两虚，肝肾亏损，故出现筋萎骨槁，肢体瘦削，以致长时期肢体瘫痪，甚则留下后遗症。

治法主方　补益肝肾，柔筋活络，壮骨丸加减。

方药运用　常用药：熟地黄、龟甲（先煎）、制首乌、枸杞子、牛膝、桑寄生、当归、白芍、知母、陈皮。汗多加黄芪、牡蛎；腰膝萎软加杜仲、续断；肢体麻木加秦艽、鸡血藤。

如气血两虚，神倦纳呆，四肢欠温，舌淡苔薄，脉细无力，治以益气养血，佐以活血通络，八珍汤加减。常用药：黄芪、党参、白术、茯苓、熟地黄、川芎、当归、白芍、鸡血藤、桂枝等。

【其他疗法】

一、中药成药

1. 八宝玉枢丹　用于急性期呼吸困难，痰浊壅盛，喉间痰鸣。

2. 大活络丹　用于恢复期肝肾亏虚气血不足肢体瘫痪不用。

二、单方验方

马钱子散　制马钱子、地龙等量研末，备用。1日0.3～0.4g，最大量不超过每日0.6g，分3次服，用量从小量逐渐增加。用于恢复期肢体瘫痪。

三、药物外治

续断、防风、羌活、独活、当归、木瓜、赤芍各10g，杜仲、黄芪各20g。加水适量，煎沸20分钟，去渣取药液倒入盆中，待温浸泡患肢30分钟，1日2～3次。患肢厥冷加附子、干姜、高良姜各10g。用于恢复期肝肾亏虚，肢体瘫痪者。

四、针灸疗法

1. 按病变部位取穴　下肢瘫痪取环跳、阳陵泉、足三里、悬钟、三阴交；上肢瘫痪取肩髃、曲池、外关、合谷。1日1次,10次为1个疗程。急性期用泻法,恢复期用补法或平补平泻法,并可加灸。

2. 按神经解剖取穴　取大椎、华佗夹脊穴第2对及第16对(即第2胸椎及第4腰椎旁开半寸)、四渎透尺骨与桡骨之间、丰隆透腓骨与胫骨之间,并配合阳穴,每穴旋转100次,不留针,1日1次,10次为1个疗程。必要时隔3日再做第2疗程,一般3个疗程。

3. 按症状表现取穴　脑神经受累取风府、风池、完骨、廉泉、增音、人迎、印堂、迎香、合谷、天突。面神经麻痹取翳风、牵正、四白、地仓。肢体感觉及运动障碍取曲池、手三里、外关、合谷、中渚、足三里、三阴交、太冲、足临泣。用平补平泻法,得气后留针15~20分钟,也可改用电针或激光穴位照射。1日1次,10次为1个疗程,必要时隔3日再作第2疗程。

4. 梅花针叩打法　瘫痪后期手足下垂,肌腱挛缩者,用梅花针叩打阳明经脉,配合患部穴位。

5. 穴位注射法　上肢瘫痪取肩井、曲池、臂臑、手三里、外关、合谷。下肢瘫痪取髀关、伏兔、上巨虚、解溪、环跳、殷门、阳陵泉、悬钟。躯干瘫痪取肾俞、脾俞、肺俞、命门。每次轮番选用4~6穴。用复方当归注射液或三磷腺苷、维生素B_1、维生素B_{12}、加兰他敏,可任选1种注射用药,每穴注入0.5~1ml。隔日1次,10次为1个疗程。

6. 红外线照射、电针

(1)取穴　上肢瘫:肩井、肩贞、肩髃、臂臑、曲池、手三里、合谷、八邪;下肢瘫:环跳、白环俞、次髎、殷门、风市、阳陵泉、昆仑、解溪、丘墟。身体虚弱、消化不良加足三里。

(2)操作　上述穴位据症交替选用。每次针刺前,均先用红外线适温照射患肢25分钟,然后选穴针刺。得气后接电针仪,用连续波、疏密波各10分钟,电量以患儿耐受为度。1日1次,15次为1个疗程。

五、推拿疗法

手法刚柔相济,以深透为主。上肢瘫痪拿肩井,揉捏臂臑、手三里、合谷部肌筋,点肩髃、曲池等穴,搓揉臂肌来回数遍。下肢瘫痪拿阴廉、承山、昆仑,揉捏伏兔、承扶、殷门部肌筋,点腰阳关、环跳、足三里、委中、犊鼻、解溪、内庭等穴,搓揉股肌来回数遍。

六、西医疗法

1. 激素的应用　病情较危重的患儿多采用肾上腺皮质激素治疗。急性起病时用氢化可的松、地塞米松静脉滴注,病情稳定后可改为泼尼松或地塞米松常规剂量口服,连续2~4周。

2. 选用ATP、辅酶A、细胞色素C、维生素B_1、B_6、B_{12}等,以促进神经系统代谢。

3. 有条件时对极重病例可试行血浆置换方法。

4. 呼吸障碍　临床表现:虚烦不安或嗜睡,面色苍白,呼吸急促或减弱,语声或啼哭声低微,咳嗽无力,气短而不能接续,汗出肢冷,舌淡苔白,脉微无力。体检:若肋间肌瘫痪,则表现为胸式呼吸减弱或消失,而以腹式呼吸为主;若膈肌瘫痪,则表现为腹式呼吸消失,或出现不协调的呼吸运动,即吸气时上腹部下陷,而呼气时上腹部突起。

抢救方法:呼吸肌瘫痪易合并肺炎或肺不张,必要时应及时做气管切开术。对症处理:及时给氧,选用有效抗生素防治感染;必要时给予呼吸兴奋剂,如选用洛贝林、尼可刹米或东莨菪碱;纠正酸中毒,维持体内水电解质平衡。呼吸衰竭者常合并颅压增高,应及时脱水治疗;如选用甘露醇、山梨醇或高渗葡萄糖注射液;伴有心功能不全者,需用强心剂毛花苷C或毒毛花苷K等;合并脑水肿、肺水肿者,需限制补液量,必要时可给利尿剂呋塞米等;使用血管活性药物，如酚妥拉明有助解除小血管的痉挛，改善微循环，增加组织灌流量。

在运用人工呼吸器时，须有专人监护，密切观察，防止意外，及时清除呼吸道内痰液，保持呼吸通畅，随时做血气分析测定，及时掌握缺氧和二氧化碳潴留的情况，纠正酸碱平衡，争取抢救的成功。

【预防护理】

一、预防

1. 平时注意锻炼身体，预防病毒感染。

2. 避免过度疲劳，防止涉水、淋雨受凉。

3. 改善居住条件，避免居住潮湿，减少发病。

二、护理

1. 对瘫痪患儿，要做到勤翻身，防止褥疮的发生。

2. 保持瘫痪肢体的功能位置，防止足下垂等肢体变形的发生。

3. 做好患儿的保暖，防止受凉，以免影响肢体功能的康复。

4. 保持患儿呼吸道通畅，注意居室的温度、湿度适宜。患儿痰多壅阻时，可用药物雾化吸入，减轻痰液的黏稠，并拍击患儿背部促进排痰，或采用吸痰、体位引流等，防止痰液梗阻。

5. 对不能吞咽的患儿，要做到早期鼻饲，保证充分营养，灌入流汁食物和治疗药物。

6. 对已做气管切开术者，要做好无菌操作及术后护理，使用人工呼吸器者，应有专门护理措施，做好管理。

【文献选录】

《素问玄机原病式·五运主病》："痿谓手足萎弱无力以运动也。大抵肺主气，气为阳，阳主轻清而升，故肺居上部，病则其气膹满奔迫，不能上升。至于手足萎弱，不能收持，由肺金本燥，燥之为病，血津衰少，不能营养百骸故也。"

《三因极一病证方论·五痿叙论》："痿躄证属内脏气不足之所为也。"

《丹溪心法·痿》："痿证断不可作风治，而用风药。有湿热、湿痰、气虚、血虚、瘀血。"

《寿世保元·痿躄》："痿者，手足不能举动是也，又名软风。下身痿弱，不能趋步，及手战摇，不能握物，此症属血虚。血虚属阴虚，阴虚生内热，热则筋弛，步履艰难，而手足软弱，此乃血气两虚。"

《临证指南医案·痿症》："痿症之旨，不外乎肝肾肺胃四经之病。盖肝主筋，肝伤则四肢不为人用而筋骨拘挛。肾藏精，精血相生，精虚则不能灌溉诸末，血虚不能营养筋骨。肺主气，为清高之脏，肺虚则高源化绝，化绝则水涸，水涸则不能濡润筋骨。阳明为宗筋之长，阳明虚则宗筋纵，宗筋纵则不能束筋骨以流利关节，此不能步履，痿弱筋缩之症作矣。"

《万病回春·痿躄》："痿者，上盛下虚，能食不能行也。痿主内伤，血气虚损。治用参归养荣汤加减、虎潜丸消痰降火。"

【现代研究】

一、治疗学研究

急性感染性多发性神经根炎的临床研究在辨证论治原则的指导下，进行了证候分类和辨证方药方面的研究，取得了较好的效果，尤其在应用中西医结合治疗本病，减少并发症的发生和降低病死率方面取得了进展。在恢复期应用针灸或针药并治等治疗，促进机体功能的恢复和减少后遗症，取得了良好的效果。

1. 辨证论治方法研究 张秋才等通过辨证，提出将本病分为5型论治：①肺热型，多因外感而发病，发热恶寒，头痛咽痛，四肢痿软，咳嗽无力，呼吸困难，大便秘结，小便不畅，甚则癃闭，舌红少津，苔薄黄，脉浮数；治以养阴清肺，选用养阴清肺汤加减。②湿热型，因外感或受潮湿发病，身热不扬，缠绵不退，或手热足冷，但头汗出，四肢痿软，渴不欲饮，胸脘痞满，恶心呕吐，小便不利，苔黄腻，脉滑数。治以清热化湿，选用四妙汤加减。③寒湿型，因外感或饮食不节发病，起病缓慢，四肢痿软，肢冷而痛，多起于下肢，腰寒背冷，脘胀冷痛，腹泻，小便不利，舌淡苔白，脉缓。治以散寒除湿，选用羌活胜湿汤加减。④脾虚型，急性感染后，四肢痿软，肌肉瘦削，纳呆食少，面黄乏力，舌淡苔白，脉细无力。治以益气除湿，选用清暑益气汤加减。⑤肾虚型，急性期后，四肢痿软或肉削著骨，或四肢拘挛强直，二便失禁，舌质淡胖，苔薄白，脉沉细。治以益肾填精，选用痿证方加味[1]。

孔祥梅认为痿证有寒，治当不远温散，温阳益肾、填精补髓为治本之要，对格林—巴利综合征后遗症者分：①寒湿痹阻型：治以温阳散寒，蠲痹除湿，方用独活寄生汤加减。②寒湿直侵督脉型：治以温补肾阳、散寒除湿，方用麻黄附子细辛汤加味[2]。张正熹分期辨治：在稳定期鼓舞胃气温阳舒筋，方选参苓白术散进退；在恢复期益肝肾扶正除痿，方选虎潜丸合左归丸出入[3]。

2. 临床药物治疗研究　韩志贞应用中药治疗本病，以黄芪桂枝五物汤合四君子汤为基础。处方：黄芪 60g，怀牛膝、生龙骨、生牡蛎、白芍、白术各 15g，太子参、茯苓、忍冬藤、鸡血藤各 30g，桂枝、生姜、当归、全蝎各 6g，蜈蚣 3 条，甘草 3g。辨证加减：湿热漫淫型酌加苍术、黄柏、萆薢、薏苡仁以清热祛湿；脾胃亏虚型酌加白术用量，加怀山药、砂仁、陈皮以益气健脾和中。水煎浓缩取汁 300ml，共煎 2 次，混合后早晚温服。结果治疗 20 例，痊愈 9 例，显效 6 例，好转 4 例，无效 1 例，总有效率 95%[4]。任明山等用补中益气汤治疗本病，方药组成：人参、当归各 10g，黄芪 30g，白术、柴胡、陈皮各 9g，茯苓 12g，升麻、炙甘草各 6g。每日 1 剂，分 2 次服，疗程 1 个月。结果，治疗 30 例。显效 9 例、好转 15 例、无效 6 例，总有效率为 80%[5]。叶吉晃等介绍周仲瑛教授采用祛风化痰、清热利湿、补益气血、滋养肝肾、活血化瘀、通利筋脉等方法综合治疗，选用白薇煎、四妙丸、牵正散等方复合化裁。方中穿山甲、白薇、泽兰清热凉血、搜风通络，黄柏、知母、苍术、防己、木瓜、薏苡仁清热利湿，生地黄、石斛滋养肝肾，白附子、僵蚕、全蝎、胆南星等祛风化痰止痉，大黄、桃仁、土鳖虫、赤芍、片姜黄、鬼箭羽等活血通络，祛瘀生新。诸药配伍，使风痰湿热一一消除，气血通畅，肌力恢复，痿证自除。服药21 剂，患者能行走如常，基本恢复生活质量，同时避免了大剂量激素的应用[6]。

梁文慧介绍治疗格林—巴利综合征 1 例。中医辨证为湿热阻络型。治宜健脾化湿，清热通络。方选四妙散加味：苍术 10g，黄柏 10g，薏苡仁 30g，川牛膝 15g，白术 15g，茯苓 20g，厚朴 10g，当归 15g，桑枝 30g，忍冬藤 30g，萆薢 15g，滑石 10g，生甘草 6g。水煎服，1 日 1 剂。服上方 7 剂，四肢较前有力，舌苔化净，口渴溲黄已除，上方加黄芪 15g，生地黄 15g，继服 15 剂，手足已不麻，四肢肌力恢复正常[7]。

3. 中西医结合治疗研究　袁曙光等介绍张秋才教授治疗格林—巴利综合征，总结了临床分期与辨证相结合、中医与西医相结合、中药与针灸相结。并将辨证论治、中药与针灸，中西医结合的方法，验之临床每多获效。这种三结合的治疗方法能够很快控制病情发展，使患者安全度过危险期。中西医结合可明显提高疗效、缩短疗程，并可减少激素用量，降低激素带来的副作用。格林—巴利综合征，临床急性期的湿热、寒湿型，多以四肢瘫软为主，不易出现呼吸肌麻痹，病情相对较轻；肺热型，多见呼吸肌麻痹，病情较重，预后差；湿热夹风型，以颅脑神经表现为主，但病势轻浅而易愈。认为该病在急性期治疗尤为关键，当以中西医结合为主，尤其是出现呼吸肌麻痹时，首先要维持呼吸，必要时用呼吸机维持呼吸。马钱子为治疗呼吸肌麻痹的要药，它可兴奋脊髓神经，但应早期、足量使用，并且无论急性期还是恢复期均可使用[8]。

4. 针灸疗法研究 针灸结合药物治疗本病的研究广泛，已有不少临床报道，并为临床广泛运用，提高了中医药治疗本病的有效率，在急危重症救治中，亦为临床增加了治疗手段。

刘世琼等以气血论治，依“治痿独取阳明”的原则，应用针灸疗法治疗本病42例，在改善肌肉萎缩和提高肌力方面，收到了较好的疗效，取穴以督脉经穴和手足阳明经穴为主，取大椎、陶道、身柱、筋缩、肾俞、手三里、外关、合谷、髀关、伏兔、足三里、阳陵泉、太溪、太冲等。治疗方法：督脉经穴点刺不留针，四肢部穴位左右交叉，轮流使用。手法以补为主，配合灸法，留针30分钟。每周治疗3次，12次为1个疗程，6个疗程后进行疗效统计[9]。陈学农等采用电针治疗88例，主穴取华佗夹脊穴，上肢瘫取 $T_{1\sim12}$，下肢瘫取 T_{12}、$L_{1\sim5}$ 夹脊，并随证配穴，并用G6805电针治疗仪以频率33Hz的连续波治疗，经3个疗程治疗后，痊愈72例，显效13例，有效3例，总有效率达100%[10]。杨廷辉以电针夹脊穴为主治疗92例恢复期患者，输出波型选用疏密波，强度以病人能耐受为度，结果92例中痊愈82例、显效6例、好转4例，总有效率达100%[11]。董勤等采用针刺治疗与激素治疗做对照，共治疗72例，针刺组取穴以循经远取手足阳明经穴与局部近取麻痹水平上下相应华佗夹脊穴相结合，辅以随证配穴，对照组口服泼尼松。结果两组总有效率差异无显著性意义，而痊愈率针刺组高于激素组。[12]

刘国良针药并用治疗本病19例。针灸取穴：大椎、曲池、手三里、足三里、三阴交、阴陵泉、阳陵泉、外关、合谷。1日1次，每次留针20分钟，10次为1个疗程。中药：苍术、黄柏、白术、防己、茯苓、当归、牛膝、木瓜、羌活。水煎温服，1日1剂。重症病例对症处理。结果痊愈13例、有效5例、无效1例，总有效率94.7%[13]。

二、药效学研究

马钱子中含有生物碱士的宁(番木鳖碱)，在口服时具有吸收快的特点，马钱子能使脊髓、延髓和大脑皮质兴奋，从而增强骨骼肌紧张度，改善肌肉无力状态，同时对呼吸中枢、血管运动中枢亦有兴奋作用，并提高大脑皮质感觉中枢的功能，使呼吸加快，血压升高，感觉增强。

马钱子含有番木鳖碱，成人用5～10mg即可发生中毒现象，30mg可致死亡。中毒症状：最初出现头痛、头晕、烦躁、呼吸增强、肌肉抽筋感，咽下困难，呼吸加重，瞳孔缩小、胸部胀闷、呼吸不畅，全身发紧，然后伸肌与屈肌同时极度收缩、对听、视、味、感觉等非常敏感，继而发生典型的士的宁惊厥症状，最后呼吸肌强直窒息而死。《中华人民共和国药典·一部》2010年版规定马钱子饮片“用法与用量”为“0.3～0.6g，炮制后人丸散剂用”。

参考文献

[1] 张秋才，张晓晖．辨证治疗急性感染性多发性神经根炎20例[J]．陕西中医，1994，15(11)：496-497.

[2] 孔祥梅，张延群．急性感染性多神经根神经炎从寒湿论治的体会[J]．中医杂志，1997，38(7)：404-405.

[3] 张正熹．格林—巴利综合征中医分期辨证[J]．实用中医内科杂志，1997，11(2)：18-19.

[4] 韩志贞．中药治疗急性多发性感染性神经根炎20例[J]．新中医，1996，(3)：39-40.

[5] 任明山，何光远，董梅，等．补中益气汤治疗慢性格林巴利综合征临床疗效观察[J]．安徽中医临床杂志，1997，9(3)：118-119.

[6] 叶吉晃，叶恬吟．周仲瑛教授复法治疗格林巴利综合征[J]．山东中医药大学学报，2005，29(6)：455-456.

[7] 梁文慧．脾胃学说治疗神经内科疾病举隅[J]．河北中医，2006，28(7)：523-524.

[8] 袁曙光，王威．张秋才教授治疗格林巴利综合征[J]．中医药通报．2006，5(4)：13～15.

[9] 刘世琼，骆文郁，纪彤．针灸对格林-巴利综合征肌肉萎缩和肌力下降的影响[J]．甘肃中医，1999，12(3)：37-39.

[10] 陈学农，周清新，赵开祝，等．电针治疗格林巴利综合征 88 例[J]．上海针灸杂志，2003，22(6)：30-31.

[11] 杨廷辉．电针夹脊穴为主治疗格林—巴利综合征恢复期 92 例[J]．针灸临床杂志，2002，18(19)：27-28.

[12] 董勤，王萍，顾萍，等．针刺对格林—巴利综合征患者四肢功能恢复作用的影响[J]．南京中医药大学学报，2003，19(5)：296-298.

[13] 刘国良．针药并用治疗格林—巴利综合征 19 例临床观察[J]．针灸临床杂志，1996，12(11)：14.

（杨　江　陈运生）

第十一节　流行性出血热

【概述】

流行性出血热是由出血热病毒引起的一种自然疫源性传染病，其传染源主要是黑线姬鼠、家鼠。本病临床特征为发热，出血，低血压或休克，肾脏损害。主要病变为全身小血管和毛细血管广泛性损害。

西医学认为多种啮齿动物为本病病毒的宿主，病毒由动物的体液或排泄物排出。它的传播途径主要通过直接接触、污染饮食、呼吸尘埃以及螨媒传播，或胎孕垂直传播发病。目前研究分离出野鼠型和家鼠型两种病毒血清类型，野鼠型多在秋冬发病，病情重，病死率也较高，家鼠型多在春夏发病，好发于城镇与平原，病情较轻，病死率也低。患者以从事野外劳动的青壮年为多。儿童发病较少，约占 3%～5%，近年来发现少儿发病率有上升趋势。

根据流行性出血热的发病经过及病情变化，本病属中医"温疫"、"疫疹"之范畴，是感受疫邪而致病。它的临床证候及病理表现较为复杂，易出现三焦俱热、虚实夹杂等危重症。通常它的病理过程是按感受温疫时邪的起病特点，具有卫气营血的传变过程，但以气营同病或营血证候表现为主，病变脏腑涉及肺、胃(肠)、肾、心等脏腑。在临床研究方面，大多数学者将本病归于温病，按卫气营血辨证，或三焦辨证，治疗选用温病治法与方药，也有学者将本病按《伤寒论》六经辨证论治，选用伤寒治法与方药，均取得较好疗效。

【病因病理】

中医认为本病病因为外感疫邪，以温疫之邪为主，但温疫之邪常夹湿邪、寒邪为患。一般在初感疫邪可有夹湿、夹寒的证候表现。疫邪初犯，首伤卫表，表卫郁阻可见发热恶寒等表证，从证候上分有温热郁表、湿邪郁表及寒邪郁表之区别。疫邪为患，性质暴烈，传变迅速，极易化热入里，常常表现为表里同病邪热充斥。温疫之邪进入阳明气分，可见壮热烦渴、躁扰谵妄等症；邪热化火，内窜营血，迫血妄行，则出现全身发斑、面红、吐衄、二便下血等症。此为病变初期也即为发热期，发热期即可见卫气营血四个病理过程。

病情进一步发展，邪热深闭于内，使阳气闭遏，不能温煦于外，而成热厥，热深厥亦深。邪热内伏灼伤气阴，气阴内耗进而由阴及阳，出现气阴两脱或气阳虚脱之候，如手足厥冷、大汗淋漓、面色苍白、血压下降等。此期即为低血压休克期，在此期可闭、厥、脱三者兼见。病情发展到厥脱之证，若救治及时，厥脱恢复，但邪热瘀毒仍留于内，闭阻三焦，气化不利，湿浊内停，又与热毒交结，使三焦气机更为闭阻，水道不通则致少尿。若热瘀毒邪耗伤阴液，肾阴亏竭，又致少尿加重，此期为少尿期。在此期可因湿热水浊蕴蒸，上蒙清窍，内闭心包，上凌心肺，而见头晕目眩、恶心呕吐、心悸胸闷、咳嗽喘急、神识昏蒙等症。还可因湿热化火引动肝风，伴有抽搐等症。少尿期为本病的极期，若救治不及时，危在旦夕。

少尿期若救治及时，湿浊渐化，三焦气机宣畅，水道通调，故小便量增多，而进入多尿期。多尿期湿浊与热毒随小便外泄，邪毒渐渐衰退。在早期仍有湿热郁滞，病理机制以湿热郁滞为主。到多尿后期，邪衰正气（气阴）耗伤，病理机制以气阴亏虚为主，甚则可致肾元不固之证。此期应虚实兼顾，不宜攻伐太过，也不宜过于补益，使邪滞正虚，病情缠绵。若调治得当，多尿期后即进入恢复期。恢复期为邪毒消除，正气逐渐恢复，若注意休息，饮食调养，配以药物调补，身体日渐恢复正常。

流行性出血热来势凶猛，发展极为迅速。在它的病情传变过程中，卫分阶段极为短暂，旋即进入气分、营分、血分，形成气营或气血两燔之证。总之它的病理中心在气、营。通过辨证、辨病相结合及分期对照观察，发热、低血压、少尿三期，多见于气营两燔之证，是本病的关键。

【诊断与鉴别诊断】

一、诊断要点

1. 流行病学资料如流行地区、季节或有直接、间接与鼠类接触史等。

2. 发热和全身中毒症状（如头痛、腰痛、眼眶痛等三痛）。

3. 出血及毛细血管中毒症，如“三红”（面、颈、胸部皮肤潮红）及酒醉面貌，球结膜、眼睑水肿，腋下、胸背等处散在点状、搔抓样出血点及瘀斑。

4. 急性肾衰竭。

5. 呈发热期、低血压期、少尿期、多尿期、恢复期五期经过的典型病例。

6. 实验室检查　出现大量异常淋巴细胞；出现蛋白尿、血尿、管型尿等；血清学检查于第4～5病日应用间接IgM抗体，有早期特异诊断价值。

典型病例具备三大症状（发热、休克、肾损害）及五期经过。

二、鉴别诊断

此病呈五期发病经过。发热期应与上呼吸道感染、伤寒、疟疾、流行性脑膜炎、肺炎、败血症及钩端螺旋体病等鉴别。低血压休克期应与感染性休克鉴别，如中毒性菌痢、败血症、暴发性流脑等。少尿期应与急性肾小球肾炎、肾盂肾炎等其他原因引起的急性肾衰竭鉴别。出血明显者应与血液病、血小板减少性紫癜及过敏性紫癜鉴别。本病通过其流行病学史、症状、体征、实验室检查及发病经过，易与上述病症鉴别。

【辨证论治】

一、证候辨别

本病初起既有伤寒型，也有温病型，伤寒型发于伤寒少阳，少阳病的发病机理为“血弱气尽，腠理开，邪气因入。”本病每于农忙季节为发病高峰，多以劳累过度复感风冒雨为诱因，正气抗邪不力，邪正相争，故临床症见恶寒发热，热势起伏或往来，伴胸闷、咳嗽、鼻塞、头晕乏力、恶心呕吐等。温病型发于温病三焦，为湿热瘴秽之气阻遏三焦、募原而致，症见壮热恶寒，热势起伏，呕恶尤剧，口渴不欲饮或水入反吐，胸脘胀满，腹痛，便溏酱黑如泥而恶臭，尿少，颜面肢体水肿，舌苔白黄相兼而干等。伤寒少阳证与温病三焦证有其内在的联系，它们其实是同一疾病在不同人体内邪正斗争的寒化或热化的表现而已，在临床辨证上应灵活应用伤寒、温病学说中的辨证方法。以温热表现突出者，可按卫气营血辨证；伤寒表现为主者，可应用六经辨证；湿热之象突出者可依据三焦辨证。

二、治疗原则

流行性出血热初起无论发为伤寒或温病，其病理机制的共同点为少阳三焦气机不利为主，调畅气机的治则应贯彻始终。临床颇多报道，伤寒"和解表里之半"与温病"分消上下之势"的治则运用于临床治疗本病，效果较佳。

三、分证论治

(一)发热期

1. 寒湿郁热

证候表现　恶寒重发热轻，头痛身痛，骨节酸痛，无汗面红，呕恶纳呆，口渴不欲饮，舌质偏红，舌苔白或白黄相间，脉浮弦。

辨证要点　疾病初起，感受寒湿疫毒之邪，肌表被郁，邪在太阳，故以恶寒发热、头身骨节疼痛、无汗出等为主要证候。疫邪性暴，传变迅速，易化热入里，而见太少合病之证，如面红、呕恶、纳呆、口渴、舌红、脉弦等。此证以寒湿之邪郁表为主。

治法主方　祛寒化湿，兼清郁热。越婢汤合三仁汤加减。

方药运用　常用药：炙麻黄、生石膏(先煎)、甘草、生姜、白豆蔻、杏仁、薏苡仁、厚朴、苍术、青蒿。若寒邪为甚症见恶寒重、骨节疼痛，可用麻黄汤加减。湿邪为甚者，全身重着，呕恶口粘，可加用达原饮。若少汗心烦喜呕者可合用柴胡桂枝汤。

2. 温热郁表

证候表现　发热重，恶寒轻，面红，颈胸潮红，少汗，头痛腰痛眼眶痛，恶心，口渴欲饮，小便黄赤而短，舌边尖红，苔薄黄或薄黄腻，脉浮滑数。

辨证要点　此证病机为温热疫毒郁表。卫分郁遏，表现为热象明显，症见发热重，面红，少汗，口渴，舌质红，苔薄黄，脉浮数。因疫毒之邪易传变入里，此证常出现卫气同病之候，如高热不退、口渴心烦等症。

治法主方　辛凉透表，清热解毒。银翘散或清瘟败毒饮加减。

方药运用　常用药：金银花、连翘、竹叶、荆芥、薄荷、大青叶、知母、半边莲。若热毒较甚可用清瘟败毒饮加减，也可加用清开灵注射液 20ml 静脉点滴。心烦口渴者加芦根、石斛、玉竹、山栀等；小便黄赤者，可加白茅根、车前草等；大便偏干者应加生大黄。此证若疫毒之邪传变入里，卫气同病，治疗同热毒较甚者；若温热夹湿邪为病，湿热毒蕴者可选用甘露消毒丹加板蓝根、丹参等。

3. 邪在气营

证候表现　高热不退，面红目赤，口渴心烦，肌肤可见红色斑点，或有瘀斑，神志恍惚，腹胀腹痛，便秘不通，舌质红或红绛，舌苔黄燥，脉数。

辨证要点　此证为疫毒之邪由卫及气，气分燥热，经腑同病，可见高热口渴，目赤面红等。阳明经证，又可见邪气随经入腑，阻滞气机，津乏舟停的腹痛便秘之症。疫毒之邪传变迅速；易由气及营血，出现肌肤瘀点瘀斑、神情烦躁或恍惚等热入营血、内扰心神之证。

治法主方 清气凉营,化瘀解毒。清营汤合清瘟败毒饮加减。

方药运用 常用药:生地黄、牡丹皮、知母、金银花、大青叶、连翘、生石膏、竹叶、黄连、玄参、水牛角片(先煎)。热毒炽盛,斑色深紫者加紫草、仙鹤草;吐衄便血者,加白茅根、紫草、仙鹤草、生大黄粉,心烦谵语者,加用清营汤;神志恍惚者,加服安宫牛黄丸。此证多以气分为主,宜清透结合,透邪出表,清解气分热毒,尽量防止传营入血。

(二)低血压休克期

此期属中医厥证范畴,厥证有脱证与闭证之分,但两者又相互联系,临床应注意。脱证为主要表现时,不能忽视还有邪气内闭的一面,在临床实践中也证明,固脱法与开闭法同用治疗低血压休克期疗效大增,不易发生第2次休克。

1. 脱证

(1)气阴耗竭

证候表现 身热骤降,烦躁不安,两颧潮红,口干,汗出粘滞,尿短,舌质红少津,脉细弱欲绝。

辨证要点 此证身热骤降,不是邪气祛除,而是因为疫毒之邪内陷,耗伤正气,正气大虚,正不敌邪而致。临床应特别注意,本证的特点为身热骤降,烦渴,手足不温,汗出粘手,舌红少津,脉细弱。

治法主方 益气救阴固脱。生脉散加味。

方药运用 常用药:西洋参或红参、麦冬、五味子、玉竹、煅龙骨、煅牡蛎、黄精、山茱萸等。此时剂量应大,频频饮服。可加用参麦注射液50～100ml静脉点滴。

(2)阳气亡脱

证候表现 身无热,面色苍白,唇绀,四肢厥冷,大汗淋漓,神志淡漠或昏蒙不清,舌质淡红,脉沉伏或微细。

辨证要点 此证为邪毒由阳明或少阳直入少阴、厥阴,阳气大伤或气随血脱,阳无所附而致亡阳证。主要表现为面色苍白,四肢厥冷,冷汗淋漓,脉微欲绝。此为病之危候。

治法主方 回阳救逆。四逆汤或合参附龙牡救逆汤加味。

方药运用 常用药;红参、附子、干姜、生龙骨、生牡蛎、炙甘草、山茱萸等。同时可配以参附注射液20～40ml加入液体中静脉点滴。此证常结合西药抢救治疗。

2. 闭厥

(1)热毒内闭

证候表现 高热烦渴,面红目赤,或神昏谵语,甚者如狂,四肢厥冷,舌红,苔黄燥,脉沉数。

辨证要点 此证系热毒郁结气分,阳气不能外达所致。主症见高热,面红,四肢厥冷,神昏谵语,脉沉数。本证为热闭于内,热深厥深,无大汗淋漓,与脱证之四肢厥冷可资鉴别。

治法主方 清热开窍。白虎汤加味。

方药运用 常用药:生石膏(先煎)、知母、粳米、甘草、山栀、连翘等。神昏者可配服安宫牛黄丸以清热开窍醒神,或用清开灵30ml加入液体中静脉点滴。

(2)瘀毒内闭

证候表现 高热烦渴,神昏谵语,肌肤斑疹,吐血,便血,面唇爪甲青紫,四肢厥冷,小腹硬痛,如针刺,舌质紫黯,脉沉伏。

辨证要点 此证为毒瘀互结营血,热深厥深。主要症见:肌肤斑疹,吐衄,四肢厥冷,高热神昏，及瘀热结于少腹的小腹硬痛如刺。本证瘀血内结表现明显，在辨证方面要与热毒内闭证鉴别。

治法主方　泻热逐瘀，清心开窍。安宫牛黄丸、桃仁承气汤加味。

方药运用　通常先以安宫牛黄丸清心开窍，后以桃仁承气汤加味内服，泄热逐瘀。常用药：桃仁、红花、赤芍、山栀、大黄、枳实。重者可加水蛭、虻虫。

(3)湿毒内闭

证候表现　神志昏蒙，面目水肿，四肢厥冷，喉间痰鸣，呕恶腹胀，舌苔腻，脉沉。

辨证要点　此证为湿毒之邪阻滞气机，湿蕴气滞，清窍蒙蔽而致。主要表现为神志昏蒙，时清时昧，面目水肿，喉间痰鸣，腹胀呕恶。它与热毒内闭均见四肢厥冷，但前者渴不欲饮，脉濡缓；后者为烦渴欲饮，脉数。两者治法选方均有异。

治法主方　祛湿解毒，醒神开窍。玉枢丹、菖蒲郁金汤、苏合香丸。

方药运用　先用玉枢丹，继以菖蒲郁金汤送服苏合香丸。常用药：石菖蒲、郁金、连翘、山栀、滑石、竹沥、厚朴、青蒿。

低血压休克期，各证型之间常互相联系，不能截然分开，故临床上常用白虎汤加生脉散，清营汤合生脉散等。在祛邪开闭的治法中，加用益气养阴之品，使祛邪不伤正。热性病应随时注意固护气阴。

(三)少尿期

1. 湿阻三焦

证候表现　头身重痛，四肢困重，脘腹胀满，恶心呕吐或呕逆，或伴胸闷，喘咳，小便不利而短少，颜面、四肢水肿，舌红，舌苔黄腻或黄白相兼而腻，或白腻，脉濡数。

辨证要点　此证为湿热疫毒，阻滞三焦气机，水道不通，气滞水停，水液泛滥，主要困阻中焦，故恶心呕吐，脘腹胀满较甚。阻滞上焦可见喘咳，胸闷。波及下焦则小便不利而短少。舌脉均为湿浊内蕴之象。

治法主方　化湿泄浊，宣畅三焦。宣畅三焦方。

方药运用　常用药：麻黄、桔梗、杏仁、厚朴、苍术、大腹皮、泽泻、猪苓、陈皮、白蔻仁。此期若湿热壅盛，可致实热结胸，症见心下至少腹硬痛拒按，大便不通，可合用大陷胸汤。临床有报道服药后 2 小时内即可出现腹泻，随之小便渐增。若出现胸闷，喘咳气逆，便秘，证偏寒者，可合用桔梗白散。

2. 瘀热内阻

证候表现　发热口渴，肌肤瘀斑瘀点，面唇发紫，小腹硬痛，小便不利而短，大便不通，舌质红黯，脉数。

辨证要点　此证为瘀热内阻，腑气不通，膀胱气化不利而致。主症见身热肌肤瘀点，小腹刺痛，小便不利，大便不通。毒瘀内闭证也可见肌肤瘀斑瘀点，小腹硬痛，但前者神清肢温，而后者神昏肢厥，两者病情程度、立法选方均有所不同。

治法主方　泻热逐瘀，通腑利尿。桃仁承气汤合猪苓汤加减。

方药运用　常用药：桃仁、红花、赤芍、大黄、芒硝、丹参、猪苓、泽泻、车前子、茯苓。此型可用泻下通瘀中药，水煎取汁，每次 50ml 保留灌肠。少尿后期，应注意养阴利水。

(四)多尿期

1. 余邪未尽

证候表现　尿量渐渐增多，颜面四肢轻度水肿，或有少腹刺痛，舌质红，苔黄腻，脉细数。

辨证要点 此证多见于多尿早期，湿热余邪未完全祛除，故可见颜面四肢水肿，少腹刺痛，苔腻等。本证邪毒未清为主，气阴不足表现不显著，故与邪退正虚证有别。在治疗上不宜过早使用滋补之法，以防碍邪。

治法主方 清热利湿，祛瘀养阴。猪苓汤加味。

方药运用 常用药：猪苓、茯苓、泽泻、阿胶(烊化)、丹参、薏苡仁、白茅根。若表现为肺胃热炽，可予白虎汤合沙参麦门冬汤加减，以清热养阴生津。

2. 邪退正虚

证候表现：尿频而清长，腰膝酸软，头昏乏力，纳呆口干，脉细无力。

辨证要点 此证主要见于多尿后期，邪去正亏，正气大虚。热退身凉，小便清长，腰酸乏力为其主症，一派肾气亏损，阴津耗伤之象。

治法主方 补肾固摄。固肾汤加减。

方药运用 常用药：熟地黄、枸杞子、山茱萸、菟丝子、杜仲、益智仁、黄芪、旱莲草、女贞子。若伴恶寒，腰酸明显者加补骨脂、仙茅、鹿角胶。若热病伤津，口干纳呆，胃阴不足者可用益胃汤。

(五)恢复期

证候表现 热退身凉，气短多汗，头晕乏力，口干纳呆，腹胀便溏，舌淡红，脉细软。

辨证要点 出血热恢复期，证属气阴两伤，脾肾两虚。脾虚为主则食少腹胀便溏；肾虚则腰酸乏力；气阴两虚则短气多汗，头晕乏力。

治法主方 健脾补肾，益气养阴。六君子汤合生脉散加味。

方药运用 常用药：党参、白术、茯苓、法半夏、厚朴、麦冬、五味子、山茱萸、怀山药。肾阴不足明显，耳鸣，盗汗，腰酸者，可用六味地黄汤加减。余热未清者，加生石膏、竹叶、白薇。

本证也可用生脉饮口服液口服，以益气养阴。此剂型方便，味甘，小儿易于接受。

【其他疗法】

一、中药成药

1. 清开灵注射液 用于高热不退或昏迷。

2. 醒脑静注射液 用于高热不退，神昏谵妄。

3. 安宫牛黄丸 用于高热、昏迷。

4. 玉枢丹 用于呕吐频繁。

5. 参麦注射液 用于低血压休克期。

6. 云南白药 用于大量出血。

7. 羚羊角粉 用于惊风。

二、单方验方

1. 生大黄粉 1.5～3g，内服，1 日 2～3 次。用于大量出血。

2. 巴豆霜 80～100mg，内服，1 日 1～2 次。用于少尿期。

3. 甘遂粉 1.5g，大枣汤送服，1 日 1～2 次。用于少尿期。

4. 鲜茅根、芦根各 60g，煎后频频当茶饮服。可用于出血热全程。

三、针灸疗法

持续高热：针刺大椎、曲池、十宣、少商、外关。频繁呕吐：针刺内关、合谷、中脘、足三里。惊风：针刺人中、昆仑、太冲、合谷、八会。昏迷：针刺人中、少冲、涌泉。

四、西医疗法

流行性出血热的治疗关键在于早期诊断、早期休息、早期治疗，并要把好出血、休克、肾衰竭三关。发热期的治疗主要为减轻毒血症，改善血液循环，稳定内环境，并且要做好此期的护理工作。休克期应补充血容量，调整血浆胶体渗透压和晶体渗透压，疏通微循环，降低血液黏稠度，灵活运用血管活性药物。液体应晶胶结合，以平衡盐为主，切忌单纯输入葡萄糖注射液。胶体液用低分子右旋糖酐、甘露醇、血浆和白蛋白。不宜应用全血，因此期存在血液浓缩。补液应早期、快速和适量，血压正常后输液仍需维持 24 小时以上。纠正酸中毒用 5%碳酸氢钠溶液，每次 5ml/kg，据病情每日可给予 1～4 次。若经补液、纠正酸中毒后血压仍不稳定，可予血管活性药物，如多巴胺按 10～20mg/100ml 液体静脉点滴。同时亦可用地塞米松 10～20mg 静脉点滴。

少尿期应限制水、盐的摄入量，采取综合性利尿措施，如用 20%甘露醇或呋塞米静滴，因尿少应控制输入量，每日补液量为前一日尿量和呕吐量加 500～700ml。除用 5%碳酸氢钠纠正酸中毒外，主要输入高渗葡萄糖注射液。另要促进利尿，常用呋塞米从小量开始，逐步加大至 100～300mg/次，直接静注。必要时可应用血管扩张剂如酚妥拉明等静点。若高血钾，明显氮质血症，可应用血液透析或腹膜透析。此期为本病的关键，若治疗不当，预后极差，必要时可行腹膜透析治疗。多尿期主要是保持水、电解质平衡，出血严重时可予止血剂，如酚磺乙胺、卡巴克洛、维生素 K 等。各期应注意并发症的处理，患儿恢复后需继续休息，逐渐增加活动。

【预防护理】

一、预防

1. 灭鼠是消灭出血热的关键措施，应抓住流行前期，进行大规模群众性灭鼠工作，非流行期应加强防鼠。

2. 在疫区草堆周围应挖防鼠沟，草要经常洒杀虫剂，应多翻多晒，不要用疫区的稻草、湖草等铺床。

3. 保持居住房内清洁、通风和干燥，尽量不要住在厨房、仓库内。

4. 在流行地区工作时应防止螨类进入衣内，将衣服的领口、袖口和裤脚扎紧。

二、护理

流行性出血热的护理很重要，主要是发热、休克、出血、急性肾衰竭这些病理过程的护理，具体请参考有关章节。

【文献选录】

《温疫论·肢体浮肿》："时疫潮热而渴……外有通身及面目浮肿，喘急不已，小便不利，此疫兼水肿，因三焦壅闭，水道不行也，但治其疫，水肿自已。"

《温病条辨·下焦篇》："痉厥神昏，舌短，烦躁，手少阴证未罢者，先与牛黄紫雪辈，开窍搜邪；再与复脉汤存阴，三甲潜阳。临证细参，勿致倒乱。"

《外感温热篇》："湿与温合……气病有不传血分而邪留三焦，亦如伤寒中少阳病。"

【现代研究】

一、病因病机研究

李俊玲认为流行性出血热病因为感受瘟邪疫毒致病，进而酿生热毒、瘀毒、水毒，"三毒"几乎贯穿病变的整个过程，发热期、低血压休克期以热毒、瘀毒为主，少尿期以瘀毒、水毒为主，多尿期、恢复期则为正气亏虚，余毒未清[1]。胡元奎等认为本病在气、血、色、脉、神 5 个方面均符合瘟疫特点，而且起病即可见表里同病，故提出了温邪疫毒学说，并且认为病邪由皮肤或口鼻等处侵入人体，损及五脏六腑及气血津液。它的病机特点为：①初起毒邪有入里出表之势；②温毒蕴结脏腑，热郁血滞；③阴阳表里三焦气机逆乱[2]。张文选根据本病具有起病急，来势凶猛，热势盛，传染性强，斑疹出血严重，重伤正气等显著特点，另此毒邪易流窜肾经，壅塞肾络，导致少尿、无尿等致病特点，故认为其病因为特殊毒邪[3]。王迎春等用《伤寒论》六经辨证，认为出血热的各期发展基本上是由太阳夹血传经。其主线为太阳经邪热在表不解，随经入腑与水血互结于下焦，进而邪热与水、血又结于胸中（少尿期）及其移行阶段；其旁线为一过性波及少阴（低血压倾向）或传向少阴（低血压休克）。两线均可进为厥阴少阴并病而死亡，或经治疗进入多尿期、恢复期的传经过程[4]。

二、治疗学研究

（一）分期证治法

1. 发热期 张文奇报道，双黄连注射液主要成分为金银花、连翘、黄芩，具有表里双解，气血两清的功用，用于治疗流行性出血热发热期，可起到抗菌抗病毒，增强机体免疫功能的作用。疗效：总有效率达 94.12%，明显优于西药组[5]。兰克信认为流行性出血热发热期从太阳少阳并病辨证，选用柴胡桂枝汤为主方施治，其退热和消除其他症状的疗效均较满意[6]。庞万华等报道用自拟银翘虎叶汤（竹叶、知母、牡丹皮、金银花、连翘、板蓝根、鱼腥草、生石膏、水牛角、生地黄、玄参、麦冬、薄荷、甘草）口服，中药外敷双肾区（桃仁、红花、乳香、川芎各 3 份，细辛、藿香各 2 份，肉桂、忍冬藤各 1 份），共研细末，取 20g 米醋调成糊状，2 日 1 次外敷，配以静脉点滴复方丹参注射液、利巴韦林、地塞米松等及对症支持治疗。治疗组发热持续时间最短 2 日，最长 4 日；92 例未出现低血压，82 例未出现少尿，治愈率 100%，越期率明显优于西药对照组。为防邪毒侵入，发热期治疗甚为关键，银翘虎叶汤具有清热解毒，滋阴凉血之功，配合中药凉血散瘀祛风之品外敷肾区，药达病所，内外结合，使热毒从卫气而解，病情易于康复[7]。徐德先认为发热期按温病中的卫气营血辨证，这期可包括卫气营血 4 个病理过程。卫分证用银翘散加减，气分证用白虎汤加减，气血两燔用清瘟败毒饮加减内服治疗，治疗 928 例，患者平均退热时间为 2.5 天，有的从发热期直接进入多尿期[8]。周仲瑛认为发热期应以清气泄热、凉营化瘀为主，用清瘟合剂或清气凉营注射液为基本方随证加减，清瘟合剂由大青叶、金银花、大黄、石膏、知母、鸭跖草、赤芍、升麻等组成，清气凉营注射液由大青叶、金银花、大黄、知母等制成针剂。用此二药分别治疗 270 例、278 例，体温恢复正常时间分别为 1.44 天、1.38 天，比西医对照组显著优越（$P<0.01$）[9]。

2. 低血压休克期 徐德先报道休克期在用西药治疗的基础上，重用生脉汤，疗效明显优于纯西药组。认为生脉汤具有强心升压，益气固脱，提高细胞免疫等作用。并认为邪盛正虚证用人参白虎汤合清营汤加减，元气虚脱证属阳脱用参附龙牡汤，阴脱用生脉散加味[10]。周仲瑛主张在热厥闭证阶段，治以清热宣郁，药用柴胡、大黄、郁金、枳实、知母、石菖蒲等；内闭者配合至宝丹或安宫牛黄丸；气阴耗竭者宜养阴益气固脱，药用生脉散加味（西洋参、麦冬、五味子、玉竹、山茱萸、煅龙牡等）；阴阳俱脱者予回阳救逆之法，方选四逆加人参汤，并强调行气活血通脉的治法，在闭证阶段可配以升压灵注射液静脉点滴[11]。

3. 少尿期 周仲瑛认为少尿期应以泻下通瘀为主法，兼以滋阴利水，用自拟泻下通瘀合剂（大黄、芒硝、枳实、生地黄、麦冬、白茅根、猪苓、桃仁、牛膝等）治疗 202 例，总有效率 96.08%，明显优于西药对照组[9]。方国民报道采用先服大黄（泡水）、芒硝（冲服）各 30g，然后服生地黄、玄参、麦冬、水牛角、赤芍、牡丹皮。每日 1 剂，此方可随证加减，治疗出血热急性肾衰竭 75 例，治愈 73 例，均于 1～3 天度过少尿期[12]。徐德先用自拟方（鲜生地黄 60g，鲜茅根 250g，牛角粉、山栀、赤芍、通草、枳实、牡丹皮、玄明粉各 12g，大黄 15g，丹参、麦冬、玄参各 30g），治疗急性肾衰 290 例，疗效明显优于对照组[8]。万兰清提出三焦气机阻滞是出血热急性肾衰竭的重要病机之一，三焦气机阻滞证不宜单纯用清热解毒、通里攻下、活血化瘀等法治疗。认为治疗上重在宣畅三焦气机，自拟宣畅三焦方（麻黄、杏仁、苍术、大腹皮、陈皮、泽泻、猪苓、木香、藿香）为主治疗，并指出应及早逐水攻瘀清热以防内闭，注意顾护正气。亦有人用上法治疗急性肾衰 117 例，痊愈 112 例，疗效明显优于对照组。胡元奎指出癃闭、尿血阶段应以清里泻下、解毒通瘀为法，轻者可用调胃承气汤合小蓟饮子，重则可用桔梗白散 1g（含巴豆霜、川贝母、桔梗各 1/3g），使三焦通，气化行，血归经，小便自利。临床许多报道用中药灌肠法治疗流行性出血热少尿期疗效甚佳，特别是内服中药与中药灌肠结合运用时疗效更为满意，常选用大承气汤、桃仁承气汤、增液承气汤、导赤承气汤等方化裁灌肠。

4. 多尿期　吴开昌提出多尿期治疗六法：①滋阴补肾法，运用于阴虚亏损型，方选六味地黄汤加味；②滋阴潜阳法，适用于阴虚阳亢型，用大补阴丸加味；③滋阴温阳法，适用于阴阳两虚，用金匮肾气丸加味；④润肺救燥法，适用于肺燥阴伤，用白虎合增液汤；⑤健脾益肾法，适用于脾肾两虚，用黄芪束气汤加味；⑥育阴分利法，适用于湿热内蕴，津液亏损，用猪苓汤加味。并认为不能忽视多尿期的辨证治疗，否则影响预后[12]。王少浪认为多尿早期应仿效少尿期治法，以祛邪排毒为主，佐以养阴扶正，具体治法多采用渗湿泄热，排毒祛瘀，养阴利尿之法以通因通用，因势利导，逐邪外出，常选用猪苓汤合增液汤加减，临床疗效较好。多尿后期主张用参苓白术散合猪苓汤加减。徐德先认为多尿期治宜补肾固摄，方用固肾汤加减，偏阳虚加补骨脂，肾阴虚加黄精、五味子；马清茂报道用复方丹参注射液静点治疗出血热出血取得较好疗效，经治疗血小板恢复及出血停止集中于 7 天内，尤以 5 天内最多，总有效率 97.65%[8]。

5. 恢复期　周仲瑛认为出血热恢复期应辨别气阴两伤证、脾虚湿蕴证、肾阴亏虚证分别治疗[9]。乔富渠等认为恢复期病机为邪退正虚，选方用药：肾阴亏虚用六味地黄汤，脾气虚者用参苓白术散，胃阴未复者用益胃汤。综合临床报道，大多数阳虚应用金匮肾气丸，阴虚用六味地黄汤治疗。

（二）特殊证候

流行性出血热的发病早期，其特有症状尚未充分表现，常以某一系统症状或体征为突出表现，极易造成误诊。练祥等报道流行性出血热有的病人临床表现特殊，可将其分为胃肠型、伤寒型、肝炎型、肾炎型、急腹症型、脑炎型、肺型、昏厥型、紫癜型、腔道出血型等 10 型[13]。卜亚州报道：他所在医院从 2000～2007 年共收治 118 例流行性出血热病人，其中以腹痛为首发症状的流行性出血热病人有 15 例，这 15 例中有 12 例误诊，误诊率达 80%[14]。茹绵岩报道小儿流行性出血热以年长儿多见，但症状不典型，尤其是各期特点不明显，三红三痛不典型，而消化道症状较重，有时仅表现某症状较突出（如有消化道出血，腹痛，颅脑症状，皮疹），易造成误诊，应引起医生高度重视，据调查 21 例小儿流行性出血热，有 8 例误诊，达 38.1%[15]。

三、药效学研究

据《中药药理研究方法学》介绍，治疗流行性出血热的中药，应具有抑制病因和发病机制，控制和解除主证的作用。

祛病邪包括：①观察药物对小鼠感染流行性出血热病毒致死的保护作用。②观察流行性出血热病毒感染动物(如小鼠、大鼠、长爪沙鼠)给予药物治疗后,用适当方法(如抗原片法、免疫荧光法、免疫吸附法、单克隆抗体法等)检测相关抗原或特异性抗体,或测定毒力,以判断药物作用。③在流行性出血热病毒感染的体外系统(如 VeroE6)中,观察药物对病毒的作用。

调理病机方面包括:①抑制异常免疫反应,在病理或正常动物中观察药物对 IgG、IgM、C_3和免疫复合物的影响。②对毛细血管扩张、渗透性增强的抑制作用。

解除主证方面包括:①解热实验,对病原微生物做致热原引起动物发热的解热作用。②抗休克实验,特别是感染性、内毒素性休克的抗休克实验。③利尿实验,对实验性肾性坏死动物尿量的影响。④对体力、抗应激能力、消化吸收能力的增强作用的实验可选做,以观察对恢复期的扶正补虚作用。

需要说明的是,选做体外抗病毒实验时,应考虑所试药物在体内转运和发挥疗效的情况以及血中可能达到的药物浓度。另外,上述调理病机和解除主证的实验均为非特异性的,应与临床观察对照进行,若动物实验与临床治疗相吻合,则可证明其作用。

徐德先等报道生脉汤有补虚、固脱、复脉、救逆作用,用于治疗出血热休克疗效甚佳。近年来,动物实验证明生脉汤对狗的急性失血性休克有明显的强心升压作用,主要是通过抑制心肌细胞膜上三磷腺苷酶的活性作用,而增强心肌收缩。并通过将大白鼠放血使心脏停搏,测定心肌糖原的含量,结果注射生脉汤的大白鼠的心肌糖原含量高于未注射生脉汤的大白鼠,说明生脉汤的强心升压作用是稳定而持久的,因为生脉汤能降低心肌能源的消耗,减少心肌耗氧量和糖原代谢,并能促进细胞分裂和核糖核酸的合成。生脉汤的作用以人参为主,现代药理研究证实麦冬含天门冬氨酸、谷氨酸和草酰乙酸等,能改善心肌代谢。五味子有兴奋中枢神经系统,提高强心升压作用,故三者不可缺其一,由此可见生脉汤治疗出血热休克的作用是肯定的。薛俊亮、马长成报道用生脉注射液治疗流行性出血热 94 例,平均退热时间约 1.2 天,出现心脏并发症的病例明显少于对照组。实验证明该药具有明显抗炎作用,能够提高应激时内源性糖皮质激素水平,促巨噬细胞的吞噬能力,增强机体的免疫功能,消除自由基,对抗毒素对心肌细胞的损伤[16]。

周仲瑛等报道在出血热的发热期应用清气凉营剂包括清瘟合剂(大青叶、生石膏,金银花、大黄、升麻等)和清气凉营注射液(大青叶、金银花、大黄、知母等)治疗,降温效果满意,平均约 1.38 天,并能减少发生休克及少尿这两个病理过程。实验证明清瘟合剂能提高小鼠网状内皮系统吞噬功能。动物实验证明,清气凉营剂对出血热病毒、流感病毒有抑制作用,对金黄色葡萄球菌、伤寒杆菌等多种细菌有抑菌和杀菌作用,有明显退热、消炎、解毒作用,能改善微循环。低血压休克期主张用具有理气通脉作用的升压灵注射液(陈皮等理气药研制而成)。动物实验表明:升压灵注射液对手术性及中毒性休克动物有明显升压效应,能增加脑、冠脉血流量,治疗出血热休克期疗效甚佳。对于少尿期主张早用泻下通瘀合剂(生大黄、芒硝、枳实、麦冬、桃仁、木通等)。动物实验证明,本药能降低毛细血管通透性,增加肾血流量,改善微循环,有利于肾功能恢复。临床疗效观察,药后尿蛋白消失和血尿素氮恢复正常的时间,均优于西药对照组[9]。

参 考 文 献

[1] 李俊玲. 中医治疗流行性出血热的体会[J]. 基层医学论坛,2006,10(9):811-812.

[2] 胡元奎. 普济清毒饮治疗 435 例发热期流行性出血热临床观察[J]. 陕西中医,1984,5(3):16-18.

[3] 张文选,张学文,郭谦亨. 从流行性出血热探温病血分的毒瘀交结证[J]. 中医杂志,1983,(10):8-13.

[4] 王迎春,丛丹江,崔秀芝,等.《伤寒论》中西医结合辨治流行性出血热125例探讨[J]. 辽宁中医杂志,1985,(8):12-15.

[5] 张文奇. 双黄连注射液治疗流行性出血热临床体会[J]. 中国中医急症,2008,17(5):676.

[6] 兰克信,高仲华,王国礼,等.《伤寒论》法辨治流行性出血热112例探讨[J]. 新中医,1985,(1):8-13.

[7] 庞万华,韦翠. 中西医结合治疗流行性出血热96例[J]. 中国民间疗法,2000,8(9):9-10.

[8] 徐德先,钱茂,王洪珠,等. 928例流行性出血热的辨证论治及疗效分析[J]. 浙江中医杂志,1982,17(6):267.

[9] 周仲瑛,金妙文,符为民,等. 中医药治疗流行性出血热1127例的临床分析[J]. 中国医药学报,1988,(4):11-13.

[10] 徐德先,钱茂,王洪珠,等. 生脉汤治疗流行性出血热休克的疗效观察[J]. 江苏中医杂志,1983,(3):19-21.

[11] 周仲瑛,孟宪益,乔富渠,等. 流行性出血热证治[J]. 中医杂志,1987,(3):14-18.

[12] 吴开昌. 流行性出血热多尿期治疗六法[J]. 陕西中医学院学报,1989,12(1):10-11.

[13] 练祥,梁伟峰. 流行性出血热特殊临床表现[J]. 医学文选,2000,19(1):18-20.

[14] 卜亚州. 以腹痛为首发症状的流行性出血热诊治体会[J]. 中外健康文摘,2008,5(2):2.

[15] 茹绵岩. 小儿流行性出血热与5例误诊分析[J]. 广东微量元素科学,2000,7(7):46-47.

[16] 薛俊亮,马长成. 生脉注射液治疗流行性出血热94例临床观察[J]. 山西临床医药杂志,2000,9(6):467.

(饶克瑯 朱锦善)

第十二节 病毒性肝炎

【概述】

病毒性肝炎是由多种肝炎病毒引起的传染病,包括甲型肝炎、乙型肝炎、丙型肝炎、丁型肝炎和戊型肝炎等。临床上还可根据有无黄疸分为黄疸型肝炎和无黄疸型肝炎。临床主要表现为神疲乏力、食欲减退、恶心、呕吐、厌油、黄疸(或无黄疸)、肝脏肿大及肝功能异常,隐性感染较常见,重症者常导致肝功能衰竭而危及生命。

中医对病毒性肝炎的认识主要是从有无黄疸分类。黄疸型肝炎属中医"黄疸"范畴;无黄疸型肝炎属中医"胁痛"、"湿阻"、"癥积"等范畴,病情严重的重症肝炎则似中医的"急黄"或"瘟黄"。

中医学对黄疸论述,始见于《内经》,指出了目黄、身黄、小便黄为黄疸病的三大主要症状。《素问·平人气象论》云:"溺黄赤安卧者,黄疸……目黄者,曰黄疸。"从《内经》至明清以来,随着对黄疸的认识深化和发展,形成了一套完整的辨证论治体系,《内经》详于病因病理,略于治法方药。汉代张仲景《伤寒论》、《金匮要略》中指出寒湿、瘀热为发黄的主要病因,提出了至今仍行之有效的方剂如茵陈蒿汤、茵陈五苓散等。隋唐时期,巢元方《诸病源候论·小儿杂病诸候·黄疸病候》中首次提出"阴黄",并创立了"急黄"学说。指出急黄发病迅速,病情严重。后来《备急千金要方》、《伤寒明理论》、《河间六书》、《丹溪心法》、《景岳全书》、《卫生宝鉴》等书,对黄疸的病因病理、治则方法及预后方面做了精辟的论述。

胁痛以一侧或两侧胁肋部疼痛为主要表现,《内经》始创了胁痛的病名,明确指出它的病因与寒、热、瘀有关，发病脏腑在肝胆。《难经》对胁痛的病因认识，除寒、热、瘀外，提出与人的情志因素密切相关，使胁痛的病因得到进一步完善。继之《伤寒论》、《金匮要略》对本病的治疗提出具体措施。以后的《肘后备急方》、《诸病源候论》、《备急千金要方》、《脉因证治》、《景岳全书》、《证治汇补》等书，对胁痛的病因病理、辨证要点、治法方药及外治疗法都叙述得非常完善。如《证治汇补·胁痛》说："至于湿热郁火、劳役房色而病者，间亦有之。"又曰："治宜伐肝泻火为要，不可骤用补气之剂，虽因于气虚者，亦宜补泻兼施……故凡木郁不舒而气无所泄，火无所越，胀甚惧按者，又当疏散升发以达之，不可过用降气，致木愈郁而痛愈甚也。"在此治则的指导下，选用的方剂运用于临床，每获良效。

西医学对病毒性肝炎的研究范围较为广泛，在临床研究方面尤为深入。尽管肝炎的发病机制较为复杂，但已明确，不是由病毒增殖直接引起肝细胞损伤，而是宿主淋巴细胞对病毒抗原产生自体肝细胞排异作用的结果，它在决定肝炎的临床表现及病毒感染过程尤为重要。对于不同类型肝炎的辨证论治在结合辨病的基础上得到不断深化。用多种疗法治疗病毒性肝炎有许多总结报道，增加了肝炎的治疗手段，提高了临床疗效。在预防研究方面也日益深化，重视易感人群的保护，采取切断传播途径为主的综合防治措施，防止肝炎病毒的感染。

【病因病理】

许多病因可引起病毒性肝炎，中医学认为主要有内外两个方面，外因多为感受外邪、饮食不节所致，内因多与脾胃虚寒、肝郁血瘀有关。

1. 感受外邪　外邪主要为湿热疫毒之邪，也有因外感寒湿或感受湿邪为病。感受暑湿、湿热之邪，由表入里，或直中于里，郁而不达，内阻中焦，脾胃运化失常，湿热熏蒸不能泄越，以致肝失疏泄，胆汁外溢而发病。若夹疫毒之邪伤人，其发病急骤，具有较强的传染性。热毒炽盛，伤及营血，内陷心包，出现神昏、出血等严重现象者，中医称急黄，即为重症肝炎的表现。寒湿之邪为患，阻遏中焦，肝胆气机不畅，疏泄失调，也可产生本病。

2. 饮食所伤　饮食无度、不洁或嗜酒过度，均能损伤脾胃，脾失健运，湿浊内生，郁而化热，熏蒸肝胆，肝气疏泄失常而为病。如《圣济总录·黄疸门》说："大率多因酒食过度，水谷相并，积于脾胃，复为风湿所搏，热气郁蒸，所以发病黄疸。"

3. 脾胃虚寒　素体脾胃虚弱，或劳倦过度，或病后脾阳受损，脾运失常，湿从寒化，寒湿阻滞中焦，胆液被阻，溢于肌肤而发黄疸。《类证治裁·黄疸》说："阴黄系脾脏寒湿不运，与胆液浸淫，外渍肌肉，则发而为黄。"

4. 气滞血瘀　情志抑郁或暴怒伤肝，肝失疏泄，气滞络阻，瘀血停积而为病。

病毒性肝炎，中医认为它的病变脏腑在肝脾，涉及胆、胃、肾，无论是感受外邪，饮食所伤及正虚，其共同的病理变化为肝失疏泄，脾失运化，它也是形成本病的基本机制，病理因素主要为湿热邪毒所致，以实证、热证为主。若素体亏虚或病程迁延，邪气伤正，或失治误治，均可耗伤正气，则病机属性以虚为主或虚中夹实。一般认为虚证以脾胃虚弱为主。若病程迁延者可因热邪灼伤肝阴，重者由肝脾及肾，导致肝肾阴虚或脾肾阳虚。

西医学研究表明：病毒性肝炎由感染肝炎病毒引起，目前已明确有甲、乙、丙、丁、戊等多种肝炎病毒，以甲、乙两种多见。肝炎的发病机制较为复杂，现已明确不是肝炎病毒自身直接损伤肝细胞，而是宿主淋巴细胞对肝炎病毒抗原产生自体肝细胞排异作用的结果。人体的免疫活性细胞可终止病毒的感染。另外，人体的免疫系统在消灭肝炎病毒的同时，也消灭了含有病毒抗原的肝细胞膜时，才会引起肝细胞的炎性浸润和坏死。根据人体所处的不同免疫状态，感染肝炎病毒后，可出现急性肝炎、慢性迁延性肝炎、慢性活动性肝炎及重症肝炎等不同的病理演变过程。

【诊断与鉴别诊断】

一、急性肝炎诊断要点

1. 急性无黄疸型肝炎

(1)有肝炎密切接触史,有注射史(指在半年内曾接受输血、血液制品及消毒不严格的药物注射、免疫接种、针刺治疗等)。

(2)症状:近期出现持续数天以上无其他原因可解释的乏力、食欲减退、恶心、厌油、腹胀、便溏、肝区痛等症状。

(3)体征:肝大并有触痛,肝区叩击痛,或伴有轻度脾大。

(4)化验检查:血清谷丙转氨酶活力增高,病原学检查按甲、乙、丙、丁、戊等型肝炎病原学诊断依据。

凡化验检查阳性,且流行病学资料、症状、体征3项中有2项阳性,或化验及体征(或化验及症状)明显阳性,并除外其他疾病者可诊断为急性无黄疸型肝炎。凡单项血清谷丙转氨酶升高,或仅有症状、体征,或仅有流行病学史及症状、体征、化验3项中之1项,均为疑似患者,应进行动态观察或结合其他检查包括肝活体组织检查做出诊断。疑似病例,如病原学诊断为阳性,且除外其他疾病可以确诊。

2. 急性黄疸性肝炎

(1)符合急性无黄疸型肝炎诊断条件。

(2)血清胆红素>17μmol/L,尿胆红素阳性。

(3)排除药物、中毒、乙醇及自身免疫等因素所致的黄疸。

二、慢性肝炎诊断要点

1. 慢性迁延性肝炎(CPH)

(1)有确诊或可疑急性乙型或丙型肝炎病史,病程超过半年尚未痊愈,病情较轻。

(2)可有肝区痛和乏力等症状。

(3)有轻度肝功能损害或血清转氨酶升高而不能诊断为慢性活动性肝炎者。

(4)或经活体肝组织检查符合CPH的组织学改变。

2. 慢性活动性肝炎(CAH)

(1)症状:有肝炎史,或急性肝炎病程迁延超过半年而有较明显的肝炎症状如乏力、食欲减退、腹胀等。

(2)体征:肝大,质中等硬度以上,可伴有蜘蛛痣、肝掌或脾肿大。

(3)化验检查:血清谷丙转氨酶反复或持续升高,伴有浊度试验长期异常,或血浆白蛋白减低,白/球蛋白比例异常,或丙种球蛋白升高,或血清胆红素长期或反复增高。有条件可做免疫学检测如IgG、IgM、抗核抗体、抗平滑肌抗体、抗细胞膜脂蛋白抗体、类风湿因子、循环免疫复合物等,有助于CAH的诊断。

(4)肝外器官表现:如关节炎、肾炎、皮疹或干燥综合征等。

以上4项中第3项为必需条件,并有其他2项阳性,或再有体征阳性,或活体肝组织学检查符合CAH的组织学改变,皆可诊断为CAH。

三、重症肝炎诊断要点

1. 急性重症肝炎(即暴发型肝炎)

(1)急性黄疸型肝炎起病10天内迅速出现精神、神经症状(肝性脑病Ⅱ度以上症状)。

(2)肝浊音界进行性缩小,黄疸迅速加深。

(3)出现昏迷前驱期症状如行为反常,性格改变,意识障碍,精神异常。

(4)肝功能异常,凝血酶原时间延长,凝血酶原活动度低于40%。

(5)对急性黄疸型肝炎有严重消化道症状如食欲缺乏、频繁呕吐、腹胀或顽固性呃逆,极度乏力,同时出现昏迷前驱症状者应考虑本病。即或黄疸很轻,甚至尚未出现黄疸,但肝功能明显异常又具有上述症状者也应考虑本病。

2. 亚急性重症肝炎(即亚急性肝坏死)

(1)急性黄疸型肝炎起病10天以上8周以内。

(2)出现1度以上肝性脑病症状。

(3)黄疸迅速上升,数日内血清胆红素上升>170μmol/L,肝功能严重损害(谷丙转氨酶升高,麝香草酚浊度试验阳性,白蛋白球蛋白比值倒置,丙种球蛋白升高),凝血酶原时间明显延长,凝血酶原活动度低于40%。

(4)重度乏力,明显食欲减退,或恶心呕吐,重度腹胀及腹水。

(5)可有明显出血现象(对无腹水及明显出血现象者,应注意是否为本型早期)。

凡具有第2项阳性者为昏迷型,不具备第2项阳性者为腹水型。

3. 慢性重症肝炎

(1)有慢性活动性肝炎或肝炎后肝硬化史、体征及严重肝功能损害。

(2)临床表现同亚急性重症肝炎。

四、淤胆型肝炎诊断要点

1. 起病类似急性黄疸型肝炎,但自觉症状较轻,且伴皮肤瘙痒。

2. 肝大明显。

3. 肝功能检查血清胆红素明显升高,以直接胆红素为主。表现为梗阻性黄疸,如碱性磷酸酶、7-转肽酶、胆固醇均明显增高,谷丙转氨酶中度增高。

4. 梗阻性黄疸持续3周以上,并排除其他肝内外梗阻性黄疸(包括药源性等)。

具备以上4项可诊断淤胆型肝炎。在慢性肝炎基础上发生上述临床表现者,可诊断为慢性淤胆型肝炎。

五、肝炎后肝硬化诊断要点

1. 活动性肝硬化

(1)慢性活动性肝炎的临床表现依然存在。

(2)肝脏质地变硬,脾进行性增大伴门静脉高压征,如食管静脉曲张、腹水。

(3)肝功能明显异常,特别是转氨酶升高、碱性磷酸酶减少。

2. 静止性肝硬化

(1)有或无肝炎病史。

(2)无黄疸,转氨酶正常,肝质硬,脾大伴门静脉高压征,血清清蛋白低。

(3)肝活检提示肝组织有假小叶形成,在其周围炎症细胞很少,间质及实质界限清楚。

(4)B超、CT以及腹腔镜诊断有参考价值。

【辨证论治】

一、证候辨别

病毒性肝炎的临床证候表现复杂,它有黄疸和无黄疸之分,又有急性与慢性之不同。临床治疗多以辨病与辨证相结合,在确定西医诊断的基础上进行中医的辨证论治。

在辨治过程中要抓住虚实轻重，通常年青体壮感受外邪致病，病程短，临床证候表现为一派阳热之象，为实热证。若素体虚弱，病程长迁延不愈，邪已伤正，临床表现多伴正虚之证，为虚证或虚实夹杂之证。此外，感受疫毒之邪，起病暴急，发展迅速，传染性强烈，黄疸迅速加深，神昏烦躁，伴出血征象为重证。此证若调治护理不当，病情危重，预后不良。

二、治疗原则

病毒性肝炎的临床症状不一，湿热有轻重，正邪有盛衰，病证有虚实，故辨证论治各异，治则治法也各有不同。常用的治法有清热解毒、化浊利湿、健脾和胃、疏肝解毒、活血化瘀、益气养阴等。

三、分证论治

（一）急性黄疸性肝炎

1. 阳黄

（1）热重于湿

证候表现　身目俱黄，黄色鲜明，身重神疲，腹胀胁痛，心中懊侬，口干口苦，纳呆，恶心呕吐，尿色黄，大便干结，舌质红，舌苔黄腻，脉弦数。

辨证要点　急性黄疸性肝炎大多属阳黄范畴。起病后1～2周，湿热交蒸，蕴于脾胃肝胆。症见身目黄色鲜明，尿色黄，伴发热口渴等热重于湿之象为辨证依据。此证热象明显，热重于湿，它与湿困中焦为主的湿重于热证易于鉴别。

治法主方　清热解毒，化浊利湿。茵陈蒿汤加味。

方药运用　常用药：茵陈、山栀、大黄、虎杖、车前草、白花蛇舌草、大青叶、茯苓、猪苓、滑石。腹胀满者加青皮、郁金、川楝子以疏肝理气；恶心呕吐者加橘皮、竹茹以降逆止呕；心中懊侬者加淡豆豉、黄连；若伴衄血可酌加赤芍、牡丹皮以凉血止血。若服药过程中，便通热退，舌苔渐化，可改用茵陈平胃散，以防苦寒之品损伤脾阳，反助其湿，而转阴黄之证。

（2）湿重于热

证候表现　身目俱黄，但不如热重者鲜明，伴头身困重，胸脘痞满，食欲减退，恶心呕吐，腹胀便溏，舌苔厚腻偏黄，脉弦滑或濡缓。

辨证要点　湿重于热应辨别湿阻脾阳的表现，如脘闷痞满、纳呆、便溏、苔腻等。病变在太阴脾经，属湿热阻滞，而以湿邪偏胜，脾失健运为主。此证与身目黄晦，形寒肢冷的阴黄证易于鉴别，治法选方也各不相同。

治法主方　利湿化浊，佐以清热。茵陈五苓散加味。

方药运用　常用药：茵陈、白术、茯苓、猪苓、泽泻、藿香、白蔻仁、板蓝根等。若湿热交蒸较甚，可加用山栀柏皮汤，以增强泄热利湿之功；恶心呕吐者加草豆蔻、半夏、橘皮；食滞不化者加神曲、枳实消食和胃；腹胀不适加木香、大腹皮等以行气消胀。若湿热并重者，可选用甘露消毒丹以祛湿清热。

本证不宜使用过于苦寒之品，当病情好转，湿热清除后，即可改服茵陈平胃散或参苓白术散等调治。

2. 阴黄

证候表现　急性肝炎少数也可出现阴黄证。身目俱黄，黄色晦黯，纳呆脘痞，腹胀，大便溏软，口淡不渴，精神疲惫，畏寒，舌质淡红，苔白腻，脉濡缓或沉迟。

辨证要点　阴黄的病因病机可以用“寒湿、阳虚”来概括。寒湿阻遏阳气，全身失去温煦之源，故主要表现为身目黄晦、形寒肢冷、食少便溏、脉息无力等。此证表现为一派虚寒证候，无热象，可与湿热内蕴证相鉴别。

治法主方 温阳化湿，健脾和胃。茵陈四逆汤加减。

方药运用 常用药：茵陈、熟附子、白术、干姜、茯苓、党参、黄芪、陈皮、薏苡仁、郁金、厚朴等。

肝炎表现为阴黄者，不论是急性肝炎还是慢性肝炎，多示病情较重，如不及时正确治疗，预后不良。阴黄可由阳黄失治迁延日久，或早期过用苦寒药物，损伤脾阳而致，治法方药，均可按上述辨治。

（二）急性无黄疸性肝炎

1. 湿阻脾胃

证候表现 肢体困重，脘腹胀满，食欲减退，口中粘腻，或见水肿，大便溏泻，苔白腻，脉濡缓。

辨证要点 此型肝炎无黄疸，主要表现为湿困中焦脾胃，以脘闷不饥、苔腻为主证。湿邪未化热，无湿热内蕴之证候。

治法主方 醒脾化湿。平胃散加减。

方药运用 常用药：苍术、厚朴、陈皮、生姜、茯苓、薏苡仁、茵陈、砂仁、甘草等。若病程日久损伤脾气，可加党参、黄芪、白术以健脾化湿；若夹有热象，口干口苦，可用茵陈平胃散加减治疗以化湿清热。

2. 肝郁气滞

证候表现 胁肋疼痛，走窜不定，疼痛随情志变化而增减，食欲减退，喜叹息，嗳气，舌苔薄，脉弦。

辨证要点 此证病理机制为肝经气机不畅，以胁肋胀痛、脉弦为主症。胁痛与情志因素有密切关系，肝气抑郁易横逆犯脾，损伤脾气，出现食少嗳气等症。气滞不畅，脉络运行受阻，可致气滞血瘀，出现胁肋刺痛、舌黯红、脉涩等。

治法主方 疏肝理气。柴胡疏肝散加减。

方药运用 常用药：柴胡、香附、枳壳、陈皮、川芎、白芍、生甘草等。若气郁化火可见口干口苦、心烦易怒、便秘等症，加牡丹皮、川楝子、黄连、山栀等药以清肝泄火；胁痛较重加郁金、延胡索、川楝子；肝气犯胃，胃气不和者，症见恶心呕吐，可加法半夏、陈皮等药；肝气犯脾、脾失健运，伴腹泻、腹胀、加白术、茯苓、薏苡仁等以健脾止泻。

（三）慢性肝炎

1. 湿热中阻

证候表现 两胁胀痛，恶心厌油，纳呆，身目发黄，色泽不晦，口粘口苦，肢体困重，尿黄，大便稠糊状，舌苔黄腻，脉滑数。

辨证要点 此证常以湿邪为先，继而湿遏化热，形成湿热中阻脾胃，辨证以脾胃湿热之象为主，脘胁部胀满，恶心厌油纳呆之症明显。因病情缠绵日久，病程长，易与急性肝炎的湿热内蕴证鉴别。

治法主方 清化湿热，调和脾胃。茵陈蒿汤加减。

方药运用 常用药：茵陈、山栀、厚朴、陈皮、虎杖、垂盆草、泽泻、土茯苓、薏苡仁、板蓝根等。此证利湿化湿之药应重用，茵陈用30g。方中土茯苓、泽泻应重用。湿邪过盛，可加藿香、佩兰等；热毒偏甚，口干口苦，心烦者加败酱草、龙胆草以清泻肝胆湿热；两胁胀痛为盛者，上方中可加五灵脂、郁金、川楝子以行气疏肝活血；呕吐频繁加法半夏、旋覆花、代赭石等疏肝和胃。

2. 肝郁脾虚

证候表现 胁肋胀满疼痛，喜叹息，精神抑郁，纳呆脘痞，口淡乏味，神疲懒言，面色萎黄，大便溏泄或食谷不化，每因饮食不调而加重，舌质淡边有齿印，苔白，脉沉弦。

辨证要点 此证多见于肝炎日久不愈，精神抑郁，肝气不舒者，病程日久脾本已虚，肝木不达，克伐脾土而致脾运失常。故此证的辨证关键在于既有肝气抑郁的证候，又见脾气亏虚，运化及化生功能失常的表现。

治法主方 疏肝解郁，健脾化湿。柴芍六君子汤加减。

方药运用 常用药：柴胡、白芍、枳壳、党参、白术、茯苓、法半夏、陈皮、甘草、绿萼梅、薏苡仁、甘草等。脾虚气血不足者，加生黄芪、当归；脘腹痞满者加厚朴、苍术、麦芽；黄疸明显者加茵陈、山栀；胁痛者，加郁金、延胡索。若脾虚日久损及于肾，脾肾气虚，症见腰膝酸软、舌淡、脉沉细，可配以金匮肾气丸内服。

3. 肝肾阴虚

证候表现 右胁隐痛，腰膝酸软，五心烦热，失眠多梦，头晕目眩，目干口燥，舌红少津，脉细数。

辨证要点 此证主要见于少数慢性肝炎及肝硬化患儿，湿热郁久耗伤肝阴，肝肾同源，肝阴亏虚，肾阴也不足，故见一派肝肾阴虚之表现，如腰膝酸软、头晕目眩、目干等症。

治法主方 养血柔肝，滋阴补肾。一贯煎加减。

方药运用 常用药，生地黄、枸杞子、麦冬、五味子、当归、北沙参、川楝子、女贞子。头晕目眩明显者加黄精、杭菊、旱莲草、钩藤以清肝益肾；五心烦热可加山栀、丹参以清热除烦，活血通络；肝大加桃仁、鳖甲、鸡血藤，重者可加三棱、莪术。

4. 瘀血阻络

证候表现 胁肋刺痛，面色晦黯，肝掌，蜘蛛痣，胁下有癥块(肝脾肿大)，舌质黯或有瘀斑，脉沉细涩。

辨证要点 此证为肝郁日久，气滞血瘀而致。主要表现为瘀血停着，脉络痹阻之象，临床上易与他证鉴别。多见于慢性肝炎、肝硬化患者。

治法主方 祛瘀通络。复元活血汤加减。

方药运用 常用药：柴胡、当归、红花、桃仁、天花粉、生甘草、穿山甲。胁下有癥块，正气未衰，可加三棱、莪术以破瘀消坚；便秘者加生地黄、玄参；活动性肝炎肝硬化仍有湿热内蕴者伴有黄疸，加茵陈、山栀、虎杖等。静止性肝硬化，可用鳖甲煎丸与人参养荣丸交替内服。

5. 脾肾阳虚

慢性肝炎出现脾肾阳虚的证候表现时，病情危重，应及时正确治疗，此证可按阴黄证辨治。无黄疸表现，可用术附汤或四逆汤；有黄疸，给予茵陈术附汤或茵陈四逆汤治疗。详见阴黄证治。

(四)淤胆性肝炎

证候表现 黄疸色深，持续不退，皮肤瘙痒，或有灼热感，神疲乏力，纳呆，但症状较轻。右胁胀痛，胁肋下可能触及癥块，小便深黄，大便灰白，舌质黯红，苔少，脉弦实有力。

辨证要点 本病为湿热痰瘀阻滞于血分，属实证热证，自觉症状轻微，黄疸深伴皮肤瘙痒，黄疸与全身症状(食欲、精神改变)不相一致，且伴有梗阻性黄疸的表现。起病与急性黄疸型肝炎很相似。证候上除瘀血内阻外，还有湿热痰阻表现，故易与慢性肝疾的瘀血阻络证相鉴别。

治法主方　清热利湿，凉血化瘀。茵陈蒿汤加味。

方药运用　常用药：茵陈、山栀、大黄、赤芍、牡丹皮、郁金、丹参。以茵陈蒿汤清利湿热，赤芍能通泄瘀热，应重用。若痰阻明显，可加用竹茹、胆南星以涤痰清热。

（五）重症肝炎（急黄）

证候表现　发病急骤，身目黄疸，进行性加深，色如金黄，高热口渴，重度乏力，胁腹胀痛，呕吐频繁，神昏谵语，或见衄血便血，肌肤瘀斑，舌质红绛，苔黄燥，脉弦滑数。

辨证要点　此证其病机为湿热疫毒炽盛，充斥三焦，正邪交争，病情日益加重。毒热之邪可逆传心包，或蒙蔽清窍，也可耗血动血，出现神志变化及出血现象。严重者可致气虚血脱；阴阳离绝之危证。本证常由急性黄疸性肝炎、慢性活动性肝炎及活动性肝硬化之肝胆湿热重证转化而来，一旦出现急黄证，病情非常凶险。

治法主方　清热解毒，凉血开窍。犀角散加味。

方药运用　常用药：水牛角片（先煎）、黄连、山栀、升麻、茵陈、大黄、生地黄、牡丹皮、玄参。神昏为主加服安宫牛黄丸或至宝丹；以出血为主者加侧柏叶、地榆炭等；若小便短小，腹水明显，加木通、大腹皮、车前草以清热利尿。病情危重或患者不能服汤药者可应用茵栀黄注射液 30～60ml 加入 10％葡萄糖注射液 500～1000ml 中静脉滴注（小年龄者酌减），1 日 1 次。神昏谵语者，可选用清开灵 20～40ml 加入 10％葡萄糖注射液中静脉滴注，1 日 1 次，也可用醒脑静注射液静脉滴注。若出现气随血脱，气阴耗竭之证，速用生脉注射液 40m 加入 10％葡萄糖注射液 200ml 中静脉滴注，以益气固脱。

重症肝炎的治疗，应在西医对症支持疗法的基础上，联合应用中医辨证治疗，以提高抢救成功率。

【其他疗法】

一、中药成药

1. 肝炎灵（广豆根）注射液　1 日 2 支，肌注，共 3 个月。使 e 抗原转阴，且有较好的降低血清转氨酶的作用。

2. 乙肝宁冲剂　用于乙肝病毒抗原阳性者和急性肝炎。

3. 茵莲清肝颗粒　用于急慢性甲、乙型肝炎。

4. 乌鸡白凤丸　用于慢性活动性肝炎。

5. 护肝片　用于慢性迁延性肝炎和肝硬化。

6. 鳖甲煎丸或大黄䗪虫丸　用于肝硬化的治疗。

二、单方验方

1. 垂盆草 30g，水煎服，1 日 1 次。用于急慢性肝炎。

2. 板蓝根 30g，水煎服，1 日 1 次。用于急慢性肝炎。

3. 复方丹参注射液 16ml 加入 10％葡萄糖注射液 500ml 静脉点滴，儿童按年龄酌减用量，1 日 1 次，20 天为 1 个疗程。用于急慢性肝炎和重症肝炎。

4. 茵陈蒿、金钱草、板蓝根各 30g，水煎 2 次，每日 1 剂。用于急性肝炎。

5. 苦参素注射液　用于慢性乙型肝炎、肝硬化的治疗。

三、西医疗法

1. 急性肝炎　急性肝炎强调卧床休息，合理饮食，适当增加营养。保肝药物治疗，常用葡醛内酯、维生素 B、维生素 C、能量合剂等药以保护肝脏，忌用损害肝脏的药物。一般病后

1年不宜参加剧烈的体育运动，且不能接受任何预防接种。

2. 重症肝炎 应早期发现，早期积极治疗，要求绝对卧床休息，控制蛋白质的摄入，注意水电解质及酸碱平衡，提高能量，保肝治疗可选用辅酶A、Q_{10}、三磷腺苷、联苯双酯、人血白蛋白等药物。对症治疗，防治肝性脑病，控制出血；注意尿量，防止肾衰竭。

3. 肝性脑病 在原肝炎的基础上出现嗜睡、性格改变、烦躁和谵妄，甚则昏迷、抽搐等。低蛋白饮食；保持大便通畅；口服诺氟沙星以抑制肠道细菌；静脉滴注醋谷胺以降血氨。昏迷时可用左旋多巴每日2~5g鼻饲或灌肠，另应及早使用脱水剂以防治脑水肿。继发细菌感染时应使用抗生素治疗。

4. 出血 皮肤黏膜瘀点瘀斑，牙龈出血，大便色黑如柏油样，甚则呕血。使用足量止血药物，输入新鲜血液、血小板或凝血酶原复合物等。上消化道出血可用甲氰咪胍静脉点滴，必要时可用三腔二囊管压迫止血。

5. 慢性肝炎 治疗目的为调节机体免疫功能，清除病毒及恢复肝脏功能，常用转移因子、免疫核糖核酸、胸腺素、甘草甜素、干扰素等免疫调节药物。

【预防护理】

一、预防

1. 病毒性肝炎的预防 主要是防止肝炎病毒的感染，甲、戊型肝炎主要经消化道传播。应注意饮食、饮用水及环境卫生，防止病从口入。对肝炎患者应采用隔离措施，患者的物品应严格消毒，以防病源扩散传播。乙、丙型肝炎经血行传播途径为主，医疗单位应做到一人一针，切忌混合使用。对献血员应严加管理，每次献血前应进行体检，防止肝炎病毒血源性传播。

2. 目前病毒性肝炎的预防接种工作较为普及。对于甲型肝炎，已用甲肝疫苗预防接种，还有人血丙种球蛋白或人胎盘丙种球蛋白，对预防甲肝也有一定效果，接触后注射时间越早越好。对于乙型肝炎预防接种工作的研究更加全面，有乙肝免疫球蛋白、乙肝疫苗联合阻断母婴传播，单纯接种乙肝疫苗防止母婴传播，还有乙肝疫苗预防高危人群的3种接种方法。

二、护理

1. 重症肝炎病人应卧床休息。病室空气要新鲜流通。

2. 要对肝炎患儿消毒隔离，从起病开始不少于30天，衣物用品应严格消毒。

3. 饮食宜吃清淡，营养价值高，易消化的新鲜食品，忌酒，避免高脂食品。

4. 密切观察病情变化，如精神、黄疸等方面。对重症肝炎应随时观察神志、精神、呼吸、脉搏、血压及皮肤瘀斑等变化，注意呕吐物及大便的情况，计24小时尿量，对昏迷患儿应保持眼、口腔、皮肤的清洁卫生，防止继发感染。勤翻身，保持臀部干燥，防止褥疮的发生。

【文献选录】

《伤寒论·辨阳明病脉证并治》："伤寒发汗已，身目为黄，所以然者，以寒湿在里不解故也……伤寒瘀热在里，身必发黄。"

《诸病源候论·小儿杂病诸候·黄疸病候》："黄疸之病，由脾胃气实，而外有温气乘之。"

《伤寒明理论·发黄》："湿家之黄，身黄如烟熏黄，虽黄而色黯不明，至于热甚之黄，必身黄如橘子色，甚者勃勃出染著衣。正黄如柏汁，是其正黄色也。"

《卫生宝鉴·补遗》："身热，不大便，发黄者，治用仲景茵陈蒿汤。身热大便如常，小便不利而发黄者，治用茵陈五苓散。身热大小便如常而发黄者，治用仲景栀子柏皮汤加茵陈……

皮肤凉又烦热，欲卧水肿，喘呕，脉沉细迟无力而发黄者，治用茵陈四逆汤。”

《临证指南医案·疸》：“阳黄之作，湿从火化，瘀热在里，胆热液泄，与胃之浊气共并，上不得越，下不得泄，熏蒸遏郁，浸于肺则身目俱黄，热流膀胱，溺色为之变赤，黄如橘子色，阳在明，治在胃。阴黄之作，湿从寒化，脾阳不能化热，胆液为湿所阻，渍于脾，浸淫肌肉，溢于皮肤，色如熏黄，阴在晦，治在脾。”

【现代研究】

一、治疗学研究

1. 分症治法研究

(1)急性肝炎：李胜明报道采用清热利湿，健脾活血法，用自拟的茵楂丹参二苓汤治疗108例小儿急性黄疸型病毒性肝炎，治愈98例，占90.74%[1]。李霖报道用清热化痰法(茵陈、山栀、板蓝根、丹参、茯苓、半夏、陈皮、枳实、竹茹、甘草)。王淑波报道用解毒化瘀法(茵陈、板蓝根、败酱草、车前草、连翘、丹参、红花、大黄、陈皮)。姜春华教授以清热解毒为主法(常用生大黄、黄柏、川黄连、龙胆草、山栀、牡丹皮、连翘、大青叶、田基黄等)，均取得了较好疗效。

(2)慢性肝炎：赵亮等报道慢性病毒性乙型肝炎病因病机复杂，病变涉及肝心肺脾胃及肾。①从肺论治，重视调理肝肺气机：开肺解郁，清肺平肝，润肺清金，宣肺化湿。②从心论治，重视母病及子和气滞血瘀：清泻心火，活血化瘀。③从脾胃论治，遵仲景“见肝之病，知肝传脾，当先实脾”：健脾益气，和胃降逆。④从肾论治，根据“虚则补之”的原则：滋补肾阴，温补肾阳。根据病因病机考虑五脏相关论来灵活选用治法以期满意效果[2]。赵纲等系统阐述了补肾法治疗慢性乙型肝炎的机制，认为补肾法是慢性乙肝的治本之法[3]。李建辉采用清热祛湿解毒法、益气养血解毒法、养血解毒、活血化瘀解毒、温阳解毒五种方法进行辨证论治，以主证为基础选药组方，配合清热解毒药物治疗，对清除症状，恢复肝功能，提高病毒阴转率有显著疗效[4]。

(3)淤胆性肝炎：汪承柏报道用凉血活血法(重用赤芍加生地黄、丹参、牡丹皮、葛根)治疗13例，12例迅速退黄。史正方报道用活血化瘀治疗淤胆型肝炎，疗效满意。蒋森报道用清热通腑利胆法(茵陈、金钱草、大黄、山栀、蒲公英、板蓝根、甘草、皂矾、芒硝)治疗25例，痊愈20例、显效4例。

(4)重症肝炎 陈汉京等报道用通下逐瘀法(生大黄、丹参、玄明粉、枳实、茵陈、金钱草、川朴)配以茵栀黄注射液静脉点滴治疗重症肝炎21例，黄疸迅速消退14例。孟宪益报道重症肝炎应对其主要症状进行辨证论治：①黄疸：分热重于湿型(茵陈蒿汤合栀子柏皮汤加减)；湿重于热型(茵陈平胃散合五苓散和化疸汤加减)；气血瘀滞型(茵陈蒿汤加桃花化浊汤合桃仁承气汤加减)；肝肾阴虚型(一贯煎合知柏八味丸加减)；脾肾阳虚型(附子理中汤合真武汤加减)。②出血：分湿热化火、迫血妄行型(清瘟败毒饮加减)；肝脾受损、藏疏失司型(八珍汤加减)；热毒交结、瘀血蓄血型(抵当汤加紫雪)。③昏迷：分湿热疫毒化火、上扰心神型(清瘟败毒饮加大承气汤、送服安宫牛黄丸或紫雪)，热毒交结、瘀血蓄血型(治疗同出血第三型)；胃肠热毒腐蚀、上冲阳明型(大承气汤加安宫牛黄丸)。治疗重症肝炎疗效满意。

2. 辨证方药研究 廖希文报道用中药茵陈蒿汤合犀角地黄汤或清瘟败毒饮加味，每日一剂，水煎分2次服，不能进食者予鼻饲，昏迷者加服安宫牛黄丸3～5丸配合西药保肝治疗，治疗22例重症病毒性肝炎病人，治愈14例(63.64%)，明显优于单纯西药组[5]。郭鹏飞报道用通络退黄汤(茵陈、板蓝根、丹参、柴胡、白芍、焦山栀、郁金、垂盆草、车前子)治疗急性黄疸型肝炎68例,治愈58例、好转8例。陈治水等报道用茵陈平胃汤(茵陈、山栀、黄柏、苍术、茯苓、陈皮、川朴、神曲、麦芽、甘草)治疗急性黄疸型肝炎1000例,治愈970例,平均治愈25.3天,明显优于保肝治疗组。刘鹏军等报道在常规治疗基础上加用苦参碱注射液静点治疗54例,显效18例、有效28例、无效8例,疗效明显优于常规治疗组,能更有效改善症状体征和生化指标,取得满意疗效[6]。卢秉久等报道用清热祛湿,活血解毒,理气通腑治法加味麻黄连翘赤小豆汤(麻黄、连翘、赤小豆、茵陈蒿、白术、大黄、三七、丹参、大腹皮、路路通等)能提高慢性乙型肝炎合并免疫性肝炎的临床疗效。治疗组60例中,显效40例(66.67%)、有效18例(30%)、无效2例(3.33%),明显优于对照组($P<0.05$)。实验研究表明该方有抗病毒、降酶、抗纤维化、保护肝细胞、调节免疫的功能[7]。宁建平等报道口服疏肝健脾活血汤(柴胡、枳壳、山豆根、蚤休、白花蛇舌草、蒲公英、赤芍、白术、丹参、黄芪、茵陈、金钱草、白芍、甘草)治疗慢性乙型肝炎80例,显效55例,总有效率92.5%,疗效明显优于对照组[8]。

3. 肝脏纤维化的防治 肝脏纤维化是造成肝功能异常和影响肝病预后的重要因素,也是发展到肝硬化的必经阶段。段新科等报道用以绿茶提取物茶多酚为原料制成的茶叶片,每片含茶多酚150mg,每日口服6片,观察201例,结果表明绿茶提取物可降低肝细胞炎症指标ALT、AST和肝脏纤维化指标HA、PCⅢ和IV-C,对肝脏的炎性病变和纤维化病变有一定的保护作用[9]。肖继平等也研究发现绿茶对四氯化碳所致的大鼠肝硬化有保护作用。黄聪武等报道采用灯盏细辛治疗70例乙肝患者,结果显示治疗组前后肝纤四项明显下降($P<0.01$),与对照组相比治疗后肝纤四项有显著性差异($P<0.05$)[10]。吴嘉赓报道,将本病分为3型:肝郁脾虚型、气滞血瘀型、热郁血瘀型。以柴胡、白芍、枳壳、黄芪、白术、甘草为基本方随证加减,气滞血瘀型加鳖甲、赤芍、丹参、莪术等,热郁血瘀型加广郁金、水牛角、茜草根等。治疗25例,B超检测治疗后肝纤维化图像得到缓解。于惠钦报道用益气活血方(黄芪、茯苓、白术、甘草、丹参、生山楂、虎杖、草河车、马鞭草、王不留行、泽兰)治疗肝硬化,疗效优于西药组。

4. 乙肝病毒表面抗原转阴的研究 上海中医药大学附属曙光医院肝科以温肾补肾法(巴戟天、菟丝子、肉苁蓉、淫羊藿、桑寄生、虎杖、川连、丹参、党参等)治疗200余例HBsAg阳性的慢性迁延性乙型肝炎,HBsAg近期阴转率为25%~43%,认为补肾法具有调节免疫功能的作用。周仲瑛报道用清化解毒法治疗30例,HBsAg阴转率达40%。肖志报道采用乙肝转阴丸,药用杏仁、白蔻仁、生薏苡仁、泽泻、芡实、茵陈、郁金、青皮、桔梗、山栀、木香、赤芍、土茯苓、白花蛇舌草、穿山甲、桃仁、当归、白术、虎杖、绞股蓝、柴胡、冬虫夏草、灵芝、黄芪、土鳖虫、莪术等组成,加工成每丸10g的蜜丸,每日2次,每次2丸,3月一个疗程,治疗1000例乙型肝炎病人,1个疗程转阴者90例、2个疗程转阴286例、3个疗程转阴379例,无效245例[11]。董振翔等用中药抗HBV冲剂(药物组成:桂枝、肉桂、干姜、白芍、丹参、大枣、甘草)治疗乙肝病毒携带者,疗效均优于聚肌胞和肝必复治疗的对照组,治疗组的阴转率为34.4%。杜奎芳等报道用抗乙肝汤(黄芪、党参、何首乌、淫羊藿、肉苁蓉、黄柏、水牛角粉),连用6个月,治疗50例乙肝病毒携带者,治疗组对HBeAg、HBV-DNA、PHsA 3项复制指标的阴转率均优于云芝肝泰、灭澳灵、肝必复3组。刘绍安等报道采用乙肝易E转阴汤(醋柴胡、炒枳实、郁金、丹参、黄芪、焦白术、云苓、灵芝、甘草、虎杖、鸡骨草、白花蛇舌草、板蓝根、蒲公英、土茯苓、茵陈蒿、泽泻、猪苓、薏苡仁、苦参、蚤休、炒三仙等组成)1日1剂,3月1个疗程,治疗528例乙肝大三阳患者,患者HBeAg转阴率12.5%,并且得出16~30岁转阴率占转阴数的50%，此期与正气旺盛，免疫力强有关，46岁以后阴转率低[12]。付大名报道用贯桑合剂（贯众、蚕砂、桑寄生、桑椹、旱莲草、虎杖），肖才松报道在辨证论治基础上加用虫类药如蜈蚣、地鳖虫、地龙等，都有较高的HBsAg阴转作用。

陶明忠等报道用针灸辨证分型，治疗乙肝病毒表面抗原携带者70例，选用足三里、气海、大椎、三阴交穴。足三里针后加灸，气海只灸不针，大椎、三阴交只针不灸。偏脾虚湿热者加针行间、阴陵泉，用泻法；偏阴虚加针太溪或复溜用补法。每周3次，3个月为1个疗程，针灸组疗效（各项指标）均优于对照组，HBsAg阴转21例。广州市中医院用针刺治疗63例HBsAg阳性的乙肝患者，将30个穴位分成4组，每一疗程一组穴位，2～3个疗程后HBsAg阴转率57%。连维真报道用水针穴位注射，采用蒸馏水，在足三里、阳陵泉，阴陵泉、三阴交，足三里、血海3组穴位上注射，每1疗程1组穴位，每次用1个穴位，阴虚火旺型每次用1ml蒸馏水，其他型用1.5～2ml穴注。治疗后，HBsAg转阴疗效较为满意，22例中8例HBsAg转阴。

二、药效学研究

据《中药药理研究方法学》介绍，肝炎的主要药效学研究包括抗肝炎病毒实验、保肝降酶实验、免疫功能实验、利胆实验。

抗肝炎病毒实验分：①体外抗乙肝病毒实验，目前多用2215细胞株体外培养方法，观察受试药物对乙肝病毒的抑制程度和药效；②体内抗乙肝病毒实验，目前国内可用于评价抗乙肝药的动物模型有鸭肝炎模型，故可利用此种模型进行抗乙肝病毒的药效学实验。

保肝降酶实验可用四氯化碳急性肝损伤模型和D-半乳糖胺盐酸盐急性肝损伤模型，以及四氯化碳慢性肝损伤模型（可用大鼠，皮下注射20%～40%的四氯化碳油溶液，每周2次，连续3个月，造成此模型），观察受试药物对损伤肝的保护作用，前两种模型可通过血清谷丙转氨酶（SGPT）和谷草转氨酶（SGOT）及肝脏病理观察的指标来评定，后一种模型则应增作总蛋白、白蛋白及唾液酸等。上述D-半乳糖胺盐酸盐诱发的肝损伤与病毒性肝炎的肝损伤相当一致。

免疫功能实验，由于乙肝的发病和转归与机体免疫功能密切相关，可用巨噬细胞吞噬功能测定（用小鼠腹腔巨噬细胞吞噬鸡或绵羊红细胞等方法进行实验）、血清溶菌酶的活性测定、对ConA诱导小鼠脾淋巴细胞增殖作用的影响（用小鼠被ConA诱导的脾细胞，观察受试药物对细胞免疫功能的影响）。

利胆实验，可用大鼠或家兔进行胆汁流量的测定，观察受试药物的利胆作用。

北京医科大学第一临床医院传染病学教研室范涛应用传染乙肝病毒DNA的2.2.15细胞株在体外对4种中草药制剂的抗乙肝病毒活性及其作用机制进行了研究。4种药物分别为复方黄芪浸膏和仙茅浸膏水提取液、乾坤宁、双黄连针剂。结果为：①药物对HBsAg、HBeAg分泌及细胞存活的影响：将应用药物对HBsAg、HBeAg的抑制作用作为抗乙肝病毒的指标，应用MTT法检测药物对2.2.15细胞的毒性作用，并根据这两个数据计算出治疗指数（TI），凡TI＞2为有效低毒，1＜TI＜2为低效有毒，TI＜I为毒性作用。该文报告的上述4种复方中草药制剂即是根据上述标准从数十种药物中筛选出来的有效低毒药物。上述4种药物对HBsAg、HBeAg的分泌均有抑制作用，而且对细胞的毒性很少，TI均＞2。在此基础上，作者又进行了作用机制的研究。②药物对细胞内HBV复制的抑制效果：作者提出总DNA含有大量的细胞DNA及特异性HBVDNA，经琼脂糖凝胶电泳后呈一拖带，经Southern转膜，^{32}PHBVDNA探针杂交后可分辨出整合型DNA、环状双链DNA、线状双链 DNA、超螺旋 DNA、线状单链 DNA 5 条区带，4 种药物对整合型 DNA 区带无明显影响，其余各区带均有不同程度的减少，其中以复方仙茅浸膏水提取液、乾坤宁和双黄连针剂抑制效果明显。研究提示，上述这 3 种药物可能影响 HBVDNA 的复制，而复方黄芪浸膏水提取液虽对 HBsAg、HBeAg 有明显的抑制作用，但对 HBVDNA 无明显抑制，提示该药可能作用于病毒的转录、翻译和蛋白质合成等环节，或直接与病毒蛋白结合而致 HBsAg、HBeAg 滴度下降[13]。

据实验研究，具有抑制肝炎病毒作用的药物有：珠子草、苦参、虎杖、板蓝根、大青叶、败酱草、蒲公英，郁金、丹参、茵陈、大黄、沙参。大黄提取液具有促使人体产生干扰素的作用，帮助机体清除肝炎病毒、抑菌、抑毒、抗病原，消除炎症反应，促使胆汁分泌，疏通肝内毛细胆管作用。茵陈、山栀能促进胆汁分泌，降低胆红素含量。有研究表明珠子草含有多种生物活性化学成分，体内外研究表明具有较强的抗乙肝病毒及抗肝细胞损伤作用，临床研究亦证实其治疗乙肝病毒携带者有明显作用。

实验研究报告对乙型肝炎 e 抗原有抑制作用的中草药有：黄柏、大黄、黄连、贯众、败酱草、胡黄连、红藤、桑寄生、虎杖、土茯苓、蚤休、黄芩、山栀、肉桂、升麻等。对乙肝病毒感染复制标本阳性者，可在辨证论治基础上选加解毒药物：龙胆草、黄芩、黄柏、黄连、山栀、金银花、连翘、板蓝根、虎杖、苦参、茵陈、大黄、紫草、生地黄、赤芍、牡丹皮、土茯苓等，临床实验证明有较好疗效。

各地陆续发现数十种降酶中草药，如水飞蓟、垂盆草、五味子、鸡骨草、山豆根、蒲公英、黄芩、夏枯草、平地木、青叶胆、连翘、板蓝根、龙胆草、紫参、虎杖、牡丹皮等。降低胆红素的中草药，如茵陈、金钱草、田基黄、鸡骨草、糯稻根、六月雪、败酱草、虎杖、垂盆草、车前草、玉米须、海金沙等。

抗肝损害的药物有；黄芪、党参、白术、黄精、当归等。

实验表明：病毒性肝炎可致血液流变发生变化，在肝血流图上有所反应，活血化瘀药物可改善肝血流图各项指标，肝气郁滞证有微循环灌注不畅和血细胞轻度黏附聚集现象，疏肝理气药物可使微循环血流滞缓程度减轻。肝经郁热、肝胆湿热证的免疫反应观察可见 IgG 增高，而脾气虚弱证则相反，可使 IgG 下降，总补体及 C_3 大多正常。采用相关药物治疗，能使上述指标恢复或趋于正常。

多糖治疗病毒性肝炎实验与临床研究：实验研究表明，猪苓多糖、枸杞多糖、香菇多糖等具有减弱肝脏病理损伤、使转氨酶复常的作用。吴金桐等研究表明，虫草多糖对四氯化碳肝损伤具有明显的保护作用，但不能改善硫代乙酰胺引起的肝小叶弥漫性水肿变性[14]。焦成松等和姜嘉研究表明，猪苓多糖和香菇多糖具有抗鸭乙型肝炎病毒（DHBV）的作用。猪苓多糖还具有影响抗 HBS 出现的时间和滴度的作用[15,16]。多糖早期的临床研究以单用为主，后发展到联合用药，联合方式一般为：①与免疫制剂的联合，如与乙肝疫苗、抗乙肝免疫核糖核酸、干扰素和胸腺素等联合。②与中成药或方剂联合，如与肝炎灵、乙肝汤、小柴胡汤等联用，或与清肝利胆、活血化瘀的中药联用。③与抗病毒药物联用，如干扰素、利巴韦林、阿昔洛韦、阿糖腺苷等联合。研究表明，联合用药效果比单用为好，且表明多糖能够减弱甚至清除 HBV 血清标志物，保肝降酶，使症状和体征好转。

庞学书等报道在西药常规治疗基础上加用苦参素与丹参注射液治疗慢性乙型肝炎 68 例，并设西药常规治疗组做对比，治疗组临床症状缓解率，肝功能 ALT，TBid 下降均与对照组有显著性差异；HBeAg 阴转率和抗-HBe 阳转率，HBV-DNA 阴转率也有显著性差异。

苦参素主要成分为氧化苦参碱，能降低乙肝病毒(DHBV)感染鸭血清 DHBV-DNA 水平，对 CH4 和 D-半乳糖胺所致的小鼠中毒性肝损害有保护作用。苦参素基础研究表明氧化苦参碱有抗炎，免疫调节，稳定细胞膜，激化细胞膜腺苷环化酶，诱导肝细胞线粒体药物代谢酶活性及清除自由基等作用，并且通过诱导干扰素及某些细胞因子的产生，从而干扰 HBV-DNA 的合成，具有双向免疫调节作用及直接抗病毒作用；同时还可以增强胆汁流速，消退黄疸，抗肝纤维化。丹参注射液能改善微循环，活血化瘀，并能调节免疫功能，还能清除肝细胞自由基，促进坏死肝细胞的修复和再生。苦参素与丹参注射液两种药联合作用增强了抗病毒的作用，明显抑制病毒复制，同时促进肝细胞的再生和修复，改善肝功能和临床症状[17]。

参考文献

[1] 李胜明．茵楂丹参二苓汤治疗小儿急性黄疸型病毒性肝炎 108 例[J]．四川中医，2000，18(11)：40.

[2] 赵亮，李芳，肖会泉．慢性病毒性乙型肝炎从五脏相关论治[J]．新中医，2007，39(10)：93-94.

[3] 赵纲，高月求，陈建杰．再论补肾法为主治疗慢性乙型肝炎的机制[J]．上海中医药杂志，2006，40(3)：6-7.

[4] 李建辉．慢性乙型肝炎辨治五法[J]．光明中医，2006，21(4)：15-16.

[5] 廖希文．重症病毒性肝炎中西医结合治疗体会[J]．中国中医急症，2001，10(2)：112-113.

[6] 刘鹏军，高峰，叶小峰．苦参碱对慢性病毒性肝炎伴高胆红素血症患者的疗效分析[J]．实用临床医学，2008，9(9)：21-23.

[7] 卢秉久，杨新莉，王欣欣．加味麻黄连翘赤小豆汤治疗慢性乙型肝炎合并免疫性肝炎临床观察[J]．中华中医药学刊，2007，25(10)：2018-2019.

[8] 宁建平，崔志文．疏肝健脾活血汤治疗慢性乙型肝炎 80 例[J]．陕西中医，2008，29(9)：1185-1186.

[9] 段新科，袁跃彬，肖文潮．绿茶提取物对肝脏炎性和纤维化病变的保护作用[J]．实用医药杂志，2007，24(9)：1032-1033.

[10] 黄聪武，詹海勇．灯盏细辛与乙型病毒性肝炎患者肝纤维化指标关系的研究[J]．中国实用医药，2007，2(4)：1-3.

[11] 肖志．乙肝转阴丸治疗乙型肝炎疗效观察[J]．实用中医内科杂志，2008，22(9)：41.

[12] 刘绍安，盛国清，程菊根．自拟乙肝易 E 转阴汤治疗 66 例乙肝大三阳 HBeAg 转阴的体验[J]．中国中医药杂志，2004，2(12)：525-526.

[13] 范涛，傅希贤，张国庆，等．中草药制剂抗乙型肝炎病毒活性及其作用机理体外实验研究[J]．中华实验和临床病毒学杂志，1996，10(1)：27-30.

[14] 吴淦桐，赵明珠，徐端正．虫草多糖脂质体对小鼠肝损伤的保护作用[J]．中成药，1995，17(2)：26-28.

[15] 焦成松，楼方岑，瞿瑶，等．香菇多糖脂质体治疗鸭乙型肝炎初步观察[J]．中西医结合肝病杂志，1991，1(3)：1-3.

[16] 姜嘉，巫善明，徐伟民，等．猪苓多糖注射液合并乙型肝炎疫苗抗鸭 HBV 的作用[J]．中华传染病杂志，1994，12(2)：102-104.

[17] 庞学书，芦广萍，闫爱春．苦参素联合丹参治疗慢性乙型肝炎 68 例[J]．陕西中医，2007，28(8)：1034-1035.

(朱锦善 饶克瑯)

第十三节 传染性单核细胞增多症

【概述】

传染性单核细胞增多症简称“传单”，是由疱疹病毒中的EB病毒引起的，以侵犯淋巴系统为主的急性或亚急性感染性疾病。临床以发热、咽峡炎、淋巴结肿大和肝脾肿大、周围血象中淋巴细胞总数及异形淋巴细胞增多为特征。

EB病毒感染为全球性疾病，在我国青少年及儿童中甚为普遍，经一些地区的血清流行病学调查结果表明，在婴幼儿期就有不少儿童血清抗体阳性，并随年龄增高而抗体阳性率不断增高。年幼儿童感染，常呈隐性或不典型表现。故本病的发病以10岁以上的青少年较为多见，但2～10岁者亦不少见，6个月以下小儿较少发病。发病季节以春秋季节为主，四季均可发病。本病可散发，或流行于集体儿童机构如托儿所、幼儿园、小学校、儿童医院等。带病毒者为主要传染源，通过口咽分泌物接触传染，偶可通过输血传染。患病后一般可获终生免疫。

本病的发病，多数病例呈良性经过，幼儿症状多轻，年长儿症状较重，除发热持续、咽痛充血、扁桃体红肿、淋巴结肿大、肝脾肿大、皮疹、周围血象淋巴细胞总数及异形淋巴细胞增多外，严重病例可并发脑炎、格林巴利综合征、肺炎、呼吸道梗阻等，偶有死亡病例报道。病程长短不一，自数周至数月不等，有并发症者病程较长。

从本病的发病和病情经过来看，本病属中医温疫范畴，采用辨证治疗，通过清热解毒、活血化瘀、消痰散结等治法，具有消除症状快、恢复血象早、缩短病程、促进康复等特点，而且对病程较长、迁延难愈的病例，也有较好疗效。由于目前尚无有效的抗EB病毒的药物，西医学的治疗以对症处理为主，而近年来中医中药治疗本病的临床报道较多，显示出中医治疗的良好前景。

【病因病理】

一、病因

中医学认为本病病因为温疫时邪。叶天士云：“温邪上受，首先犯肺。”本病感受温疫时邪，既属温邪之列，又较一般温邪为甚。温疫病毒由口鼻而入，侵于肺卫，结于咽喉，并内传脏腑，流注经络，伤及营血，发生本病。小儿脏腑娇嫩，形气未充，卫外不固，不耐温疫热毒侵袭，易于发生本病。加之小儿感邪之后，易于化热化火，故本病发病之后表现为全身性的热毒痰瘀征象，比如发热持续、咽喉肿痛溃烂、淋巴结肿大、肝脾肿大或皮疹发斑等，病程也较一般温热病症长。

现代研究表明，本病由EB病毒引起，EB病毒为疱疹病毒属的双股DNA病毒，有明显的嗜淋巴细胞性，具有潜伏—激活特点，感染人体后，多表现为无症状的隐性感染和传染性单核细胞增多症。病毒可在体内终生存在，于机体免疫状态改变时，病毒激活，产生病症。

二、病理

1. 温邪由肺卫而入 温邪为病，有卫气营血的发病和传变规律，本病也不例外。但本病为温疫时邪所致，邪从口鼻而入，首犯肺胃，故初起表现为畏寒发热、头痛咳嗽、咽痛咽红、烦渴、恶心呕吐、不思饮食等。若兼夹湿，还可见困倦乏力、脘腹痞闷、面黄肢重等症。初起肺胃受病，且以肺的病变较为突出。比如发热咽痛、乳蛾红肿，甚则溃烂，为温疫时邪化热化火，肺热壅盛上熏咽喉所致，同时伴见咳嗽痰多。

2. 病变以热毒痰瘀为重心 热毒由表入里，由卫气进入营血，虽可见壮热烦渴，皮疹发斑，或衄血尿血等气营血分症状，但本病病变重心在于热毒痰瘀。由于热毒炽盛，炼液为痰，痰火瘀结，充斥脏腑，流注经络，上攻咽喉，内窜营血，故可见全身性的热毒痰瘀之症；如痰火热毒流注经络，发为淋巴结肿大；热毒内结，气血瘀滞，发为腹中积聚痞块（肝脾肿大）；热毒痰火上攻咽喉，发为咽喉肿痛溃烂；热毒内窜营血，迫血妄行，发为皮疹发斑、衄血尿血；热毒内陷心肝，发为抽搐昏迷；痰热内闭于肺，发为咳嗽痰喘，痰火流窜脑络，可致口眼歪斜、失语瘫痪；瘀热蕴结肝胆，发为黄疸。

3. 后期为气阴受伤，余毒未清 由于本病以热毒痰瘀为主要病理表现，加之病程较长，后期以损伤气阴为主，同时热毒痰瘀之邪不易速清，常流连瘀滞，症状消失缓慢。

现代研究表明，EB病毒从口咽部侵入人体，主要感染带有EB病毒受体的B淋巴细胞，促使受染的淋巴细胞变形、增殖。大量增殖的受染细胞浸润体内大多数器官，然而在几天之内，体内T淋巴细胞也增殖，由于T淋巴细胞具有抑制作用和细胞毒性作用，杀灭受染的B淋巴细胞，使B淋巴细胞反应受抑而逐渐消失。在疾病急性期，全身淋巴结肿大、肝脾肿大，是由于受染的淋巴细胞和各种反应性淋巴细胞同时增殖浸润所致。

【诊断与鉴别诊断】

一、诊断要点

1. 流行病学史 当地有本病发生，并有接触史。

2. 临床表现 起病急缓不一，病情轻重表现不同，年幼儿症状较轻。起病初始，可有轻重不同的前驱症状，如全身不适、畏寒发热、乏力、恶心呕吐、食欲缺乏等。继而出现典型症状：①不规则发热，体温38～40℃，热程1～3周，虽有高热但无中毒症状。②咽痛，咽部充血，扁桃体肿大，有时可见灰白色伪膜，腭及咽弓处有小出血点及溃疡。③颈后及全身淋巴结肿大并轻度压痛，与发热同时出现。④肝脾肿大，以脾大为主。⑤皮疹，约10%～20%的病例在病后1周出现充血性斑丘疹，或红斑样皮疹，或荨麻疹样皮疹，以躯干部为主，数日内渐退。另外，本病常累及肝、肾、肺、脑等器官，而出现黄疸、血尿、咳喘、惊厥及瘫痪失语等症状。由于病变涉及全身，又表现不一，临床上可根据主症分为腺肿型（以淋巴结及脾肿大为主）、咽峡炎型（以咽峡炎和发热为主）、热型（以发热、皮疹为主）、肝炎型（以黄疸、肝损害为主）、肺炎型（以发热、咳喘为主）、脑型（以脑神经症状为主）等。恢复期全身症状消退，但精神疲软，淋巴结和脾肿大消退较慢，持续数周或数月。

3. 实验室检查

(1)外周血象：淋巴及单核细胞增多，占白细胞总数50%或以上，异形淋巴细胞＞10%或＞1.0×10^9/L。

(2)血清嗜异性凝集试验：比值＞1∶64，豚鼠肾吸附后＞1∶40，牛红细胞吸附后为阴性。

(3)EB病毒壳抗体中的IgG、IgM增高。

二、鉴别诊断

由于临床表现复杂多样，须注意与下列疾病进行鉴别：

1. 巨细胞病毒感染、弓形虫病 其症状酷似传染性单核细胞增多症，应予鉴别。巨细胞病毒感染的血清嗜异性凝集试验阴性，但双份血清补体结合试验抗体效价增高4倍以上，间接荧光抗体试验巨细胞病毒特异性抗体IgM阴性，病毒分离可获巨细胞病毒。弓形虫病的血清嗜异性凝集试验阴性。病原学检查可获弓形虫滋养体。

2. 溶血性链球菌感染引起的咽峡炎、扁桃体炎 传单早期发热、咽峡炎、淋巴结肿大，应与以上疾病鉴别。溶血性链球菌感染引起的咽峡炎、扁桃体炎血象中中性粒细胞增多，咽拭子细菌培养可得阳性结果，且青霉素治疗有效。

3. 某些药物反应也可引起类似传单的症状，血中也可出现较高比例的异常淋巴细胞，但血清嗜异性凝集反应阴性或抗体效价很低，停用这些药物后病情迅速好转，异淋百分比很快下降，此种情况称为传染性单核细胞增多综合征。

4. 周围血象淋巴细胞增多时，应注意与下列疾病相鉴别：①传染性淋巴细胞增多症，发病年龄以10岁以下为主，而以2～5岁多见，症状轻，淋巴结及肝脾一般不肿大，血象中淋巴细胞占60%～97%，皆为成熟的小淋巴细胞，骨髓象正常，嗜异性抗体阴性。②急性淋巴细胞性白血病，骨髓象可协助确诊。③百日咳，有典型的痉咳症状，病原学检查可查见百日咳杆菌。④其他病毒感染，可引起淋巴细胞增高，但异常淋巴细胞很少超过10%。

【辨证论治】

一、证候辨别

1. 辨卫气营血证候分类 本病的发生、发展、转归属温病范畴。一方面具有卫气营血的传变规律，初起邪郁肺卫，症见畏寒发热、咳嗽咽痛、头痛不适；继而热毒化火入里，肺胃气分热盛，故壮热不退，口渴烦躁，热毒攻喉则咽喉肿烂，热毒流注则瘰疬结核，热毒外泄则皮疹发斑；严重者热陷营血，表现为气营两燔，营血受邪则发斑出血、神昏抽搐，后期气阴损耗，余毒未尽，表现为精神软弱、低热盗汗、瘰疬结核消退缓慢。另一方面由于病因为温疫时邪，疫毒化火，表现为热毒内蕴，腐败气血，生痰成瘀，造成热毒痰瘀、气血瘀滞的基本病理，其临床表现以发热不退、咽喉肿痛溃烂、淋巴结核痰毒、肝脾肿大瘀块、皮疹发斑，甚或衄血尿血等为主症。这些临床主证构成了热毒内炽、痰瘀血滞的证候特点。

2. 辨病变器官病症分型 由于本病的表现复杂多样，虽有上述病变规律和病变重心，但在主症的表现形式上往往以某一器官为突出，构成了临床上的不同分型。咽峡炎型，症见发热咳嗽，咽喉肿痛溃烂、严重者咽喉痹阻，伴颈项瘰疬结核；痰热流注证即腺肿型，症见发热不退，双眼睑水肿，颈项及全身淋巴结肿大（瘰疬结核），肝脾肿大（胁下痞块）；痰热闭肺证即肺炎型，症见壮热烦躁，咳嗽痰喘，鼻翼煽动，胸腹胀满；热毒蕴滞证即热型，症见发热不退，皮下出疹；热瘀肝胆证即肝炎型，症见发热目黄，肝脾肿大，腹胀纳呆；热陷心肝证即脑型之发病急暴者，症见壮热谵妄，神昏抽搐；痰浊阻络证即脑型之发病缓慢者，症见肢体瘫痪，口眼㖞斜，吞咽困难，失语痴呆。

二、治疗原则

温疫毒邪是本病的主要致病因素，热毒痰瘀是基本病理特征，因此，清热解毒、化痰祛瘀是本病的基本治则。根据病变表里浅深的不同又有所侧重，在卫则疏风散表，在气则清气泄热，在营血分则清营凉血，后期气阴耗伤则益气养阴，兼清余邪。若兼湿邪夹杂，应结合化湿利湿，通络达邪。

由于本病病程较长，表现形式多样，早期诊断、早期治疗十分重要，在治疗中牢牢抓住清热解毒、化痰祛瘀这一基本大法，不间断用药，除邪务尽，是防止复发，提高疗效的关键所在。

三、分证论治

1. 邪郁肺卫

证候表现 发热，微恶风寒，微有汗，咳嗽鼻塞，流涕，头身痛，咽红疼痛，舌边或舌尖稍红，苔薄黄或薄白而干，脉浮数。

辨证要点 此证为本病初起前驱症状阶段，病位在肺卫，邪郁肺卫，故以肺卫风热表证为主证。但病因毕竟为温疫毒邪，易化热化火，因此除寒热少汗、咳嗽流涕、脉浮等表证外，咽喉红肿疼痛、淋巴结肿大可在起病初期即出现，这是热毒瘀滞所致。另外，此证辨证时还应注意有无夹湿兼寒，兼寒者，面色淡白，恶寒无汗，舌苔薄白；兼湿者，面色苍黄，精神困倦，头痛身重，胸痞泛恶，舌苔腻滑。

治法主方 疏风清热，清肺利咽。银翘散加减。

方药运用 常用药：金银花、连翘、竹叶、薄荷、桔梗、牛蒡子、荆芥、芦根、甘草、马勃、板蓝根。咽喉肿痛，加蝉蜕、僵蚕、山豆根；淋巴结肿大，加蒲公英、夏枯草、蚤休；高热烦渴，加生石膏、黄芩、知母；咳嗽痰多，加浙贝母、杏仁、前胡；兼寒邪郁表，加羌活、紫苏；兼湿邪郁表，加藿香、苍术、厚朴、滑石。

2. 热毒炽盛

证候表现 壮热烦渴，咽喉红肿疼痛，乳蛾肿大，甚则溃烂，口疮口臭，面红唇赤，皮疹显露，淋巴结肿大，便秘尿赤，舌质红，苔黄糙，脉洪数。

辨证要点 本证相当于咽峡炎型，以咽喉肿痛、壮热烦渴为主症，证因热毒内炽，化火上攻咽喉。由于热毒内炽，充斥表里，除咽喉肿痛外，壮热烦渴、便秘尿赤、皮疹显露、淋巴结肿大均可出现。此证病位以肺胃气分为主，临证时还应分辨热毒的轻重，以及攻喉、闭腑、内窜心肝营血的情况。热毒攻喉则咽喉红肿溃烂、吞咽不利，甚则呼吸困难；热毒闭腑则壮热烦躁、腹胀气急、大便不通；热窜心肝，则进入营血，出现神昏谵语，四肢抽搐。

治法主方 清热泻火，解毒利咽。普济消毒饮加减。

方药运用 常用药：黄芩、黄连、连翘、板蓝根、牛蒡子、桔梗、玄参、僵蚕、马勃、生石膏（先煎）、知母、甘草。淋巴结肿大，加蒲公英、夏枯草、浙贝母；大便秘结不通，加生大黄（后下）、芒硝、枳实；咽喉红肿溃烂严重，合用六神丸，上方中加青黛、儿茶、土牛膝；若邪窜心肝，神昏抽搐，加羚羊角、钩藤、水牛角（先煎）、人工牛黄、牡丹皮，合用紫雪、安宫牛黄丸等。

3. 痰热流注

证候表现 不规则发热，颈、腋、腹股沟处浅表淋巴结肿大，以颈部为著，脾脏肿大，舌质红，苔黄腻，脉滑数。

辨证要点 本证多见于腺肿型，以淋巴结肿大、脾脏肿大为主要表现。为热毒壅滞，痰热互结，流注经络，发为热毒痰核，病位以经络为主。病证有痰浊与热毒偏盛之分，临床以热盛者较多。热毒偏盛者，发热较高，持续不退，常兼烦躁口渴、尿黄便结，淋巴结肿痛明显，或自感胁肋下胀痛，舌红苔黄；痰浊偏盛者，热势不甚，或发热起伏，淋巴结肿大，但疼痛不著，舌偏红或淡红，苔白腻或微黄而腻。

治法主方 清热化痰，通络散瘀。黛蛤散合清肝化痰丸加减。

方药运用 常用药：青黛、海蛤粉、牛蒡子、僵蚕、夏枯草、浙贝母、金银花、连翘、山慈姑、海藻、昆布、白花蛇舌草、赤芍。发热高，去海藻、昆布，加蒲公英、板蓝根、生石膏（先煎）；胁肋胀痛，肝脾肿大，加柴胡、枳壳、三棱、莪术、丹参；淋巴结肿硬不痛，日久不消，热势不甚，加桃仁、红花、皂角刺，适减金银花、连翘、青黛，或用仙方活命饮（穿山甲、甘草、防风、赤芍、白芷、乳香、没药、当归尾、浙贝母、天花粉、皂角刺、陈皮、金银花）。若肝脾肿大日久不消，用血府逐瘀汤（当归、生地黄、牛膝、红花、桃仁、柴胡、枳壳、赤芍、川芎、桔梗、甘草）适加穿山甲、皂角刺。

4. 湿热蕴滞

证候表现 发热持续，缠绵不退，身热不扬，汗出不透，头身重痛，精神困倦，呕恶纳呆，口渴不欲饮，胸腹痞闷，面色苍黄，红疹白痦，大便粘滞不爽，小便短黄不利，舌偏红，苔黄腻，脉濡数。

辨证要点 本证主要见于热型，以发热和皮疹为主症，淋巴结肿大往往在发热10～20天之后。病位在气分三焦，热毒夹湿瘀滞不解。临证时应分辨湿偏重或热偏重，湿偏重者发热不高、面色土黄、困倦肢重、纳呆、苔腻滑之症较为显著；热偏重者，发热口渴、皮疹尿黄、舌红苔黄脉数之症较为显著。

治法主方 清热解毒，行气化湿。甘露消毒丹加减。

方药运用 常用药：滑石、黄芩、石菖蒲、川贝母、木通、藿香、射干、连翘、薄荷、白豆蔻、茵陈、桔梗、甘草、竹叶。咽喉红肿显著，加马勃、僵蚕、板蓝根、山豆根；皮疹显著，加升麻、紫草、牡丹皮；淋巴结肿大，加夏枯草、浙贝母、蒲公英；高热烦渴，加生石膏、知母；湿偏重者可用三仁汤（杏仁、白蔻仁、薏苡仁、厚朴、法半夏、通草、滑石、竹叶）加藿香、苍术、山栀、连翘。

5. 痰热闭肺

证候表现 壮热不退，咳嗽气急，痰涎壅盛，烦躁不安，咽喉肿痛，淋巴结肿大，肝脾肿大，口唇发绀，舌红苔黄腻，脉滑数。

辨证要点 本证相当于肺炎型。以壮热、咳嗽、喘促、痰涌为主症，病位在肺，为热毒壅滞，炼液为痰，痰热闭肺所致。临证时，应分辨热盛、痰盛。热盛者高热烦渴、舌红苔黄脉数；若热邪内闭，腑气不通，则胸高气促，腹胀便秘；痰盛者咳喘频剧，痰涎壅盛，喉中痰声辘辘。

治法主方 清热解毒，宣肺涤痰。麻杏石甘汤合清宁散加减。

方药运用 炙麻黄、杏仁、生石膏（先煎）、桑白皮、葶苈子、紫苏子、浙贝母、黄芩、连翘、甘草、桃仁、鱼腥草。高热烦渴，加知母、天花粉，重用生石膏、黄芩；腹胀便秘，加生大黄（后下）、芒硝、枳实、厚朴；口唇发绀，加红花、丹参、赤芍；痰盛者，加竹沥、天竺黄、胆南星，痰黏稠加青黛、海蛤粉、皂角刺；淋巴结肿大，加夏枯草、蒲公英、蚤休；咽喉肿痛，加马勃、僵蚕、板蓝根、山豆根。

6. 热瘀肝胆

证候表现 身热目黄，皮肤发黄，小便黄短不利，肝脾肿大明显，胸胁胀痛，恶心呕吐，食欲缺乏，大便或溏稠或干结，肝功能异常，舌红，苔黄腻，脉弦数。

辨证要点 本证相当于肝炎型，以身热黄疸，肝脏肿大疼痛，肝功能异常为主症，为热毒瘀滞，肝胆疏泄不利，导致肝胆湿热发黄，病位主要在肝胆。临证应分辨湿、热的偏重，以及热毒血瘀的情况。湿重者，黄疸色晦滞，困倦纳呆，痞闷不舒，小便不利，大便溏稀，舌苔厚腻或滑腻；热重者，黄疸色鲜明，壮热烦渴，便结尿黄，舌红苔黄；血瘀者，肝脾肿大明显，且刺痛或胀痛，刺痛以血瘀为主，腹胀痛以气滞为主，舌边紫瘀。

治法主方 清热解毒，利湿化瘀。茵陈蒿汤加减。

方药运用 常用药：茵陈蒿、黄芩、黄连、山栀、车前子、郁金、赤芍、大黄。茵陈蒿为退黄要药，无论湿偏重、热偏重，均可应用，且宜重用。大黄亦为退黄利疸之要药，若大便泄利则不用。热重者，加龙胆草、蒲公英、田基黄、虎杖、败酱草；湿重者，加泽泻、滑石、金钱草、苍术、厚朴；呕吐加藿香、竹茹、法半夏、生姜；腹胀加厚朴、枳壳、槟榔，纳呆者加炒谷芽、炒麦芽、焦山楂、焦神曲；胁下痞块疼痛，加柴胡、枳壳、桃仁、丹参、乳香，黄疸已退，肝脾肿大长期不消者，可用血府逐瘀汤。

7. 瘀毒阻络

证候表现　症状表现多样，除发热、咽喉肿痛、淋巴结及脾肿大外，主要表现有肢体瘫痪，口眼㖞斜，吞咽困难，失语，痴呆。发病急重者壮热谵妄，颈项强直，神昏抽搐，角弓反张等，舌质红，苔黄腻，脉数。

辨证要点　本证相当于脑型。由于瘀毒阻络的病位不同，其症状表现不同。发病急者，壮热神昏抽搐为主症，属热毒内陷心肝，痰热内闭心包，引动肝风。发病以肢体瘫痪、口眼㖞斜、半身不遂等表现为主者，是热毒阻于经络，常兼湿邪，湿热毒邪瘀滞留阻，经络不通，肢体萎废瘫痪；若病程日久热势已退，则属气血瘀滞；若见吞咽困难，失语痴呆，则属湿热余毒瘀阻心络。

治法主方　急性期以清热解毒，化痰开窍，疏通经络为主，犀角清络饮加减。病程日久者，以清利湿热，活血通络为主，加味二妙丸加减。气血亏虚者，以益气活血，祛瘀通络为主，补阳还五汤加减。

方药运用　急性期常用药：水牛角片（先煎）、牡丹皮、赤芍、生地黄、连翘、竹沥、石菖蒲、郁金、黄连。神昏抽搐，加羚羊角、钩藤、石决明，合用安宫牛黄丸、紫雪。病程日久，肢体瘫痪，余毒未清者，常用药，黄柏、苍术、川牛膝、木瓜、木通、薏苡仁、蚕砂、忍冬藤、萆薢、赤芍、归尾。上肢加桑枝、羌活、姜黄；下肢加独活、桑寄生；口眼㖞斜加僵蚕、全蝎、白附子；肢体震颤瘛疭，或肢体筋脉拘急，合用大定风珠。

病程日久，气血亏虚，肢体瘫痪，肌肉萎缩者，常用药：黄芪、当归、桂枝、赤芍、川芎、丹参、红花。失语痴呆者，可用菖蒲丸，常用药：人参、石菖蒲、麦冬、远志、川芎、当归、乳香、丹参、益智仁。

8. 正虚邪恋

证候表现　病程日久，发热渐退，或低热不退，精神软弱，疲乏气弱，口干唇红，大便或干或稀，小便短黄，咽部稍红，淋巴结、肝脾肿大逐渐缩小，舌红绛或淡红，苔少或剥苔，脉细弱。

辨证要点　本证相当于疾病后期或恢复期，气阴受伤，余邪未尽。临证时应分辨正虚为主还是邪实较多。正虚又宜分辨气、阴损伤的程度，气虚者神疲气弱，易汗头晕，低热起伏，舌淡脉弱；阴虚者低热盗汗、五心烦热、口干唇红、舌红绛苔剥、脉细数。邪恋方面，主要有湿热余毒、气血瘀阻，以淋巴结、肝脾肿大、咽峡部充血及舌象脉象加以辨别。

治法主方　益气生津，兼清余热，佐以通络化瘀。气虚邪恋，用竹叶石膏汤加减。阴虚邪恋，用青蒿鳖甲汤加减。

方药运用　气虚邪恋者，常用药：竹叶、生石膏（先煎）、人参、麦冬、茯苓、神曲、牡蛎（先煎）、甘草、玄参、连翘、夏枯草。气虚甚，易汗出，加黄芪；心悸加龙骨、五味子；肝脾大加桃仁、丹参。

阴虚邪恋者，常用药：青蒿、鳖甲、知母、生地黄、牡丹皮、山栀、连翘、玄参、麦冬。大便干结加火麻仁、瓜蒌仁、郁李仁；食欲缺乏加焦山楂、炒谷芽、炒麦芽；淋巴结肿大加夏枯草、海藻、昆布；肝脾大加桃仁、红花、丹参；血尿加白茅根、小蓟、蒲黄。

【其他疗法】

一、中药成药

1. 抗病毒冲剂　用于热毒炽盛、痰热流注证。

2. 五福化毒丸　用于热毒炽盛证。

3. 小儿化毒散　用于痰热流注证。

4. 六神丸 用于咽喉肿痛溃烂者。

5. 安宫牛黄丸、紫雪 用于热陷心肝证。

6. 生脉饮 用于恢复期气阴两虚证。

7. 清开灵注射液、热毒宁注射液、痰热清注射液 用于热型、咽峡炎型。

二、药物外治

1. 锡类散或冰硼散 适量,喷吹于咽喉部位,适用于咽喉红肿溃烂者。

2. 三黄二香散 黄连、黄柏、生大黄、乳香,没药各适量,共研末。先用浓茶汁调匀湿敷肿大的淋巴结,干后换贴,后用香油调敷,1日2次。适用于淋巴结肿大。早期也可用金黄膏外敷。

三、西医疗法

1. 对咽峡炎继发感染,或合并肺炎时,给予抗生素治疗。

2. 有肝炎症状者,给予保肝治疗。有神经系统症状者,按神经系统病毒感染治疗。

3. 病情严重者,可酌情采用丙种球蛋白静脉滴注,以增强抗病毒能力。

【预防护理】

一、预防

1. 对急性期患儿应予隔离,口腔分泌物及其污染物要严格消毒。集体机构发生本病流行,可就地隔离检疫。

2. 恢复期病毒血症仍可存在,必须在发病后6个月才能献血。

二、护理

1. 急性期患儿应卧床休息2～3周,减少体力消耗。

2. 高热期间多饮水,进清淡易消化的食物,保证营养及足够热量。

3. 注意口腔清洁卫生,防止口腔、咽部并发感染。

4. 出现并发症如肺炎、肝炎、心包炎、心肌炎、神经系统疾病,按各疾病常规进行护理。

【现代研究】

一、病因病机研究

张咏梅认为感受温热毒邪是其发病原因,里热炽盛,气阻血瘀是其病理的基础[1]。多数报道将其病因病机概括为毒、热、痰、瘀四个方面,如张吉仲、郭萍、秦雪峰等。热毒是引起发病与流行的主要原因,是存在于自然界的一种疫疠之气,从口鼻而入,侵袭于肺,热毒郁而化火,上冲咽喉,外蒸肌肤,深入营分,走窜肌表血络,故本病表现为发热不退、咳嗽、咽喉肿痛、出疹等热毒犯肺之证。热毒壅肺,肺失肃降,煎炼津液而成痰,痰与热毒相互胶结,流窜经络,结于颈部淋巴结肿大。热毒内蕴,久居不去,伤津耗气,煎熬血液而生瘀,而致肝脾肿大[2-4]。虞坚尔等认为,小儿传染性单核细胞增多症以热毒痰瘀为其病理变化的主要环节,其中热毒之邪乃致病的主要因素,而痰瘀则是病变过程的病理产物,同时又可与热毒胶结成为新的致病因素,使病情变得复杂多样,如热毒内陷心肝,流窜脑髓或经络,上攻咽喉等[5]。孙希焕等把本病分为温热症和湿热症[6]。

二、治疗学研究

近年来,本病发病明显增多,现代医学对本病无特异疗法,抗生素治疗无效,但中药辨证治疗及专方治疗取得了较好的疗效。

1. 辨证分型治疗 张吉仲根据本病发展的不同阶段分期辨证施治:初期为邪郁肺卫证,治以疏风清热解毒,方用银翘散加减。极期分为:①毒热炽盛证,治以清热解毒散结,方用普济消毒饮加减等。可配合外用药，如喉风散、锡类散、西瓜霜含片、草珊瑚含片等含服。②痰热阻络证，治以清热解毒，化痰散结，方用黛蛤散合消瘰丸加减：青黛、蛤蚧、玄参、牡蛎、贝母、蒲公英、夏枯草、连翘、板蓝根等。如淋巴结肿大可配合中药外敷。③湿热蕴阻证，治以清热解毒，利湿化浊。方用茵陈蒿汤加减。后期为热伤气阴证，治以清热散结，益气养阴。方用沙参麦冬汤加减。并提出在清热、散结、活血的同时，不忘兼顾养阴益气，但在后期余邪留恋，不可单用扶正[2]。何美玲等以温病理论为指导，分三期辨治传染性单核细胞增多症。初期：温疫邪毒外袭，热邪在卫分，常见发热、头痛、咽痛、纳差、口渴、身热、汗出、舌红、苔薄黄、脉浮数，此期极短或不出现，治疗法则辛凉宣透，疏利透达；极期：疫毒化热化火，以汗、吐、下三法开门逐邪。根据传单的病理特点，痰核形成，肝脾肿大，持续发热为主要病症，重视病位用药，邪郁少阳胆经形成痰核，邪客血脉，气滞血瘀，痰瘀互结，导致癥瘕积聚。发热为极期辨治的重点，此期以清热解毒为主，选取入肝、胆经的清热解毒药，直清里热，配合通络活血，化痰散结，选用羚角钩藤汤加减，热重者加大青叶、黄芩、虎杖、蒲公英、夏枯草；湿重者加入茵陈蒿、生薏苡仁、滑石、云茯苓；大便秘结者予大黄、芒硝；汗出不爽者加青蒿、薄荷发汗；活血通瘀，化痰散结加牡丹皮、赤芍、丹参、僵蚕、地龙、丝瓜络、牡蛎、石决明；恢复期：邪热久羁耗气伤阴，邪少虚多，邪留阴分或少阳病症，则以青蒿鳖甲汤主之，随证加生地黄、天花粉、桑叶、银柴胡、地骨皮等。若出现"脉虚大，手足心热甚于手足背部，加减复脉汤主之。"[7]孙希焕等治疗组按中医辨证温热证和湿热证：温热证治以疏风清热解毒法，方用银翘蒿芩汤化裁：薄荷、荆芥穗、炒山栀、金银花、连翘、牛蒡子、黄芩、牡丹皮、青蒿、淡竹叶、大黄、甘草等。湿热证治以化湿清热，疏利透达法，方用达原饮化裁：藿香、银翘、石菖蒲、黄芩、茵陈蒿、薄荷、厚朴、半夏、槟榔、草果、滑石、熟大黄、甘草。加减：合并支气管炎、肺炎，加麻杏甘石汤；合并心肌炎，加生脉散；咽峡炎严重，加射干、赤芍、玄参、生地黄；淋巴结肿痛明显，加夏枯草、蒲公英、浙贝母；肝脾肿大，加丹参、瓜蒌、青皮、鸡内金；皮疹，加紫草、赤芍；血白细胞减少，酌加黄芪、太子参。对照组采用利巴韦林。在症状方面，退热时间，淋巴结肿大和咽喉红肿消退治疗组与对照组有显著差异[6]。郭萍将本病分为6型：①风温闭肺型：银翘散加味。②热毒炽盛型：清瘟败毒饮加减。③痰热阻络型：黛蛤散合消瘰丸加减。④湿热蕴滞型：茵陈蒿汤加减。⑤热伤营血型：清营汤加味。⑥气阴两虚型：竹叶石膏汤加味。结果所治21例，显效12例（占57.14%）、有效9例（占42.86%），有效率为100%[3]。

2. 专方专药治疗　王宗强采用自拟方加减治疗46例，药用黄芩10g，玄参15g，黄芪10g，夏枯草10g，赤芍10g，桔梗10g，白花蛇舌草20g，白茅根30g，白薇10g，甘草6g。实热型加金银花10g，蒲公英10g，石膏20g，板蓝根10g，柴胡10g，葛根10g；阴虚型加生地黄15g，麦冬10g，青蒿15g；毒热紫癜型加生地黄15g，牡丹皮10g，三七粉（冲）3g；气血两虚型加党参10g，当归10g，生地黄10g，熟地黄10g，炒山药10g，白芍10g；伴咳嗽者加枇杷叶15g；伴皮疹加徐长卿10g，紫草10g。结果：痊愈36例、好转8例[8]。赵春玲方用金银花、连翘、蒲公英、黄芩、赤芍、牡丹皮、丹参、玄参、大青叶各10g，青黛、桃仁各5g，水牛角40g，荆芥6g。出现脑部症状如烦躁、惊厥、抽搐、嗜睡甚至昏迷，加安宫牛黄丸1/3丸、羚羊角粉2.5g；咳嗽加前胡、瓜蒌皮、浙贝母各6g；咽喉红肿较甚加射干、牛蒡子各8g，芦根15g；小便短赤加白茅根15g，通草6g；大便秘结加川厚朴、枳壳各6g；如有肝脾肿大者加莪术、三棱各5g，或加三七3g；皮疹加紫草15g；口干加天花粉、知母各10g。结果：显效44例、有效17例，有效率92.42%[9]。葛安霞等用银翘白虎汤，金银花10g，连翘10g，石膏15g，知母6g，大青叶10g，山栀6g，僵蚕6g，桔梗6g，天花粉10g，芦根10g，甘草6g。咳嗽加麻黄、杏仁、桑皮、浙贝母；淋巴结肿大或肝脾肿大加夏枯草、益母草、桃仁、赤芍、丹参；伴皮疹加荆芥穗、紫草、黄芩；舌苔厚腻加藿香、滑石、薏苡仁；后期津伤明显者加麦冬、五味子、太子参、石斛等。结果：痊愈 68 例、好转 21 例、无效 3 例，有效率为 96.74%[10]。

参考文献

[1] 张咏梅．中药治疗小儿传染性单核细胞增多症 40 例[J]．中国中西医结合急救杂志，2000，7(5)，299.

[2] 张吉仲，陈霞．小儿传染性单核细胞增多症的辨证分期施治[J]．中医药学刊，2003，21(6)：964.

[3] 郭萍，王丽．中医辨证分型为主治疗小儿传染性单核细胞增多症 21 例[J]．安徽中医临床杂志，2000，12(2)：143-144.

[4] 秦雪峰，唐锐．传染性单核细胞增多症中医论治体会[J]．甘肃中医，2004，17(4)：31-32.

[5] 虞坚尔，卓跃红，潘新．清瘟败毒饮加减治疗小儿传染性单核细胞增多症[J]．上海中医药杂志，2000，34(6)：24-25.

[6] 孙希焕，袁志毅，马融．中医治疗小儿传染性单核细胞增多症 65 例[J]．中国中医药信息杂志，2002，9(5)：55.

[7] 何美玲，卢景熙．温病理论指导治疗传染性单核细胞增多症的体会[J]．中国中西医结合急救杂志，2002，9(6)：346.

[8] 王宗强，薛莉强．中医辨证治疗传染性单核细胞增多症 46 例[J]．山东中医药大学学报，2004，28(4)：286-287.

[9] 赵春玲，李蔷华．中医治疗小儿传染性单核细胞增多症 66 例疗效观察[J]．中药材，2003，26(6)：464-465.

[10] 葛安霞，冀晓华，郭薇．银翘白虎汤为主治疗传染性单核细胞增多症疗效观察[J]．中国中医急症，2003，12(1)：19.

（朱锦善 喻闽凤）

第十四节 艾 滋 病

【概述】

艾滋病又名获得性免疫缺陷综合征，是由人类免疫缺陷病毒（human immunodeficiency virus，HIV）引起的一种慢性严重传染病。

自 1981 年在美国发现首例艾滋病人以来，至 2001 年底全球 HIV 感染总人数已超过 6000 万，其中 95%分布在发展中国家。每年新增感染者 600 万，其中一半是青年（15～24 岁），40%为妇女，造成每年 60 万新生婴儿的感染，而每年死于 HIV 感染的儿童也在 50 万名以上，HIV/AIDS 已成为全球儿童的主要死因之一。据世界卫生组织估计，下一个 10 年中，将有 500～1000 万儿童感染 HIV，其中 90%以上发生在亚洲和非洲[1]。联合国艾滋病规划署公布全球艾滋病最新报告，截至 2005 年 12 月，全球存活的艾滋病病毒（HIV）感染者 4030 万例（亚洲 830 万），其中女性 1750 万例、儿童 230 万例。2005 年全球新增加 HIV 感染者 490 万例（亚洲 110 万），其中 15 岁以下儿童 70 万例。2005 年全球艾滋病死亡病例为 310 万，其中 15 岁以下儿童 57 万。艾滋病流行以来至今已有超过 400 万 15 岁以下儿童死于艾滋病，仍存活的 HIV 感染儿童估计有 250 万，而目前仍以每年 80 多万，每天 2000 多例新发儿童感染的速度快速增长，这些儿童中 90%以上是因为 HIV 感染母亲经母婴垂直传播而感染，他们中的95%以上HIV感染儿童生活在发展中国家[2]。

本病多发于学龄前儿童，各年龄段发病均有报道。母婴传播感染者出生后即可有临床症状。临床症状无特异性。小儿无症状HIV感染者无任何症状、体征。小儿艾滋病人（小儿AIDS）临床表现：不明原因的持续性全身淋巴结肿大，肝脾肿大，腮腺炎，不明原因的持续发热，慢性反复发作性腹泻，迁延难愈的间质性肺炎和口腔真菌感染，常发生各种机会感染、生长发育迟缓等。婴幼儿易发生脑病综合征，且发病早、进展快、预后差。与成人艾滋病人相比，小儿艾滋病人的特点为：潜伏期短，起病较急，进展快；偏离正常生长曲线的生长停滞；易发生反复的细菌感染，特别是对多糖夹膜细菌更易感染；慢性腮腺炎肿大和淋巴细胞性间质性肺炎常见。在机会性感染中儿童艾滋病患者与成人患者不同之处是儿童艾滋病患者细菌性感染十分多见，而卡波西肉瘤较成人少见。实验室检查中大多数儿童艾滋病的淋巴细胞绝对数正常，这是区别与成人艾滋病的唯一免疫学指标。儿童HIV感染的预后：未接受有效抗病毒治疗HIV感染儿童第一年进展为AIDS约20%，以后每年将增加2%～3%，多数儿童在5年内死亡。而接受治疗的儿童10年的存活率大于60%。

本病起病急骤，进程迅速，病情严重，生长迟缓或停滞，病死率高等特点，中医学将其归属为温病范畴，与伏气温病、温疫等极为相似，症状表现上与胎怯、五迟、五软、疳证、泄泻、痄腮、鹅口疮、肺炎喘嗽、瘰疬、积聚等有关。目前临床上应用中医药对小儿艾滋病进行干预治疗的独立报道还很少，但有部分中医药治疗艾滋病的研究中涉及儿童病例，如黄世敬等在坦桑尼亚运用中医药治疗7～64岁的病人729例，得出中医药治疗本病可改善症状，提高免疫功能，尤以$CD4^+$细胞低于200/mm^3时疗效显著的结论。同时，在国内外已有不少中医药治疗本病患者的临床实践，内服外治相结合，显现出良好的临床疗效，也已出品多种具有良好效果的中成药，这为开展小儿艾滋病的中医药治疗打下良好基础。

【病因病理】

一、病因

中医学认为本病发病急，病情重，进展快，具有强烈传染性，其外因主要是疫疠毒邪，内因主要是先天之精不足，冲任气血匮乏所致。病多虚实夹杂，病位涉及五脏六腑。

西医学认为本病主要是感染人类免疫缺陷病毒（human immunodeficiency virus，HIV）即艾滋病病毒。HIV属于RNA病毒，为“逆转录”病毒。主要有HIV-1和HIV-2两型。

二、病理

本病或与生俱来，或年幼受疫疠毒邪侵袭，精血不足，邪毒潜伏，属伏气温病。正气虚与邪毒盛为病机改变的关键。正气虚是导致邪气伏藏的主要因素，邪气潜藏在体内又常常损伤气血津液，故病多虚实夹杂。邪伏体内，正邪交争，如正邪相持则病状不显；如正不抵邪，邪毒肆虐，或重感时邪，则病症多端。如肺脾气虚，肺脾不和，肺失宣肃，脾失健运者，重感风热湿毒，则风热湿毒交阻，侵淫口咽、肌肤等，常见口咽白糜疼痛、皮肤瘙痒、红疹等。如脾肾虚弱，先天失充，后天脾胃失健，运化无力者，则湿邪阻滞，升降失常，常见慢性腹泻，食少纳差，日渐神疲乏力，面色无华或萎黄，毛发稀疏，皮弱肉薄，性急易怒，或表情呆滞，甚至形成疳证等。邪伏肺系，肺卫受袭，肺卫失宣，故见反复发热恶寒，自汗盗汗或长期发热不退，甚则肺热壅盛，正邪剧争，表现发热、咳喘、胸痛、痰壅等。若疠毒郁阻少阳，肝胆失于疏泄，肝脉不利，可见耳际红肿热痛甚至脓肿，目翳、视物不清等，甚则邪伏心脑，耗血伤髓，心肝失养，毒犯心肝，可见头晕、头痛，甚则痴呆、幻觉、癫痫、抽搐、昏谵等。如疫疠伏邪，深藏体内，正虚邪恋，阻气碍血，则常见颈部臖核肿大或全身瘰疬，胁下痞块，腹中癥瘕积聚。邪毒久伏，脏腑日益受损，则见神志萎靡，形瘦肉薄，体矮体轻，甚至生长发育停滞，甚或恶寒肢冷，声低息微，脉弱细微等。

西医学认为：小儿感染 HIV 主要有以下途径：一是母婴垂直传播，主要是围生期感染，通过宫内感染和分娩过程中由于输入母体受病毒污染的血液或其他体液而感染，以及生后经母乳感染。HIV 母婴传播在发达国家为 15%～25%，发展中国家为 25%～40%。二是经输血或血制品途径感染。三是其他医源性感染及性途径或吸毒感染，这些是极少数。HIV 进入人体后，通过辅助性 T 淋巴细胞（$CD4^+$细胞）表面的 HIV 受体，侵入 CD4 细胞后在其内分裂、繁殖和扩散，使这些免疫活性细胞不断被破坏，功能丧失，从而导致细胞免疫缺陷。在早期，淋巴组织呈现反应性增生的改变。以后出现淋巴结和脾脏中淋巴细胞减少，表现为无生发中心甚至完全丧失淋巴成分。胸腺开始萎缩，缺乏胸腺小体。随着病程进展，部分病例发生肿瘤样改变，如淋巴瘤和卡波西肉瘤。艾滋病病人往往发生机会性感染，其病理改变因病原体不同而异。

【诊断与鉴别诊断】

一、诊断标准

（一）中华医学会儿科分会诊断、分期标准

中华医学会儿科分会感染学组、中华医学会儿科分会免疫学组确定：小儿 HIV 感染和 AIDS 需结合流行病学史、临床和实验室检查等进行综合分析，慎重诊断。小儿 HIV 感染主要由母婴传播途径获得，其次由输入的血液（全血或血浆）和血液制品获得。HIV 抗体检测是诊断 HIV 感染和 AIDS 的主要依据之一。HIV 抗体的检查方法包括：①初筛试验：血清或尿的酶联免疫吸附试验、血快速试验。②确认试验：蛋白印迹试验或免疫荧光检测试验。

小儿 HIV 感染包括无症状 HIV 感染和 AIDS 两期。无症状 HIV 感染期的患儿称为 HIV 感染患儿，AIDS 期的患儿称为 AIDS 患儿。统计 HIV 感染人数时，是指两期的所有患儿。

1. 小儿无症状 HIV 感染

（1）流行病史：①HIV 感染母亲所生的婴儿。②输入未经抗 HIV 抗体检测的血液或血液制品史。

（2）临床表现：无任何症状、体征。

（3）实验室检查：≥18 个月儿童，HIV 抗体阳性，经确认试验证实者；患儿血浆中 HIV RNA（＋）。

（4）确诊标准：①≥18 个月小儿，具有相关流行病史，实验室检查中任何一项阳性可确诊。②＜18 个月小儿，具备相关流行病学史，2 次不同时间的血浆样本 HIV RNA（＋）可确诊。

2. 小儿 AIDS

（1）流行病史同无症状 HIV 感染。

（2）临床表现：不明原因的持续性全身淋巴结肿大（直径＞1cm）、肝脾肿大、腮腺炎；不明原因的持续发热超过 1 个月；慢性反复发作性腹泻；生长发育迟缓；体重下降明显（3 个月下降＞基线 10%）；迁延难愈的间质性肺炎和口腔真菌感染；常发生各种机会感染等。

与成人 AIDS 相比，小儿 AIDS 的特点为：①HIV 感染后，潜伏期短，起病较急，进展快。②偏离正常生长曲线的生长停滞是小儿 HIV 感染的一种特殊表现。③易发生反复的细菌感染，特别是对多糖夹膜细菌更易感染。④慢性腮腺炎肿大和淋巴细胞性间质性肺炎（lymphocyticinterstitial pneumonitis，LIP）常见。⑤婴幼儿易发生脑病综合征，且发病早、进展快、预后差。

（3）实验室检查：HIV 抗体阳性并经确认试验证实，患儿血浆中 HIV RNA（+）；外周血 $CD4^+$ T 淋巴细胞总数减少，$CD4^+$ 细胞占淋巴细胞数百分比减少（见表 6-1）。

（4）确诊标准：患儿具有一项或多项临床表现，≥18 个月患儿 HIV 抗体阳性（经确认试验证实）或 HIV RNA（+）者；<18 个月患儿 2 次不同时间的样本 HIV RNA（+）者均可确诊。有条件者应做 $CD4^+$ T 细胞计数和百分比检测，免疫状况判断见表 6-1。

表 6-1　不同年龄患儿基于 $CD4^+$ 细胞计数和 $CD4^+$ 细胞占淋巴细胞百分比的免疫状况分类

免疫学分类	<1 岁（%）	1～5 岁（%）	6～12 岁（%）
无抑制	≥1500/mm^3（≥25）	≥1000/mm^3（≥25）	≥500/mm^3（≥25）
中度抑制	750～1499/mm^3（15～24）	500～999/mm^3（15～24）	200～499/mm^3（15～24）
重度抑制	<750/mm^3（<15）	<500/mm^3（<15）	<200/mm^3（<15）

（二）WHO 临床分期方法

WHO 在 2006 年更新了对儿童 HIV 感染的临床分期方法。分为四期：

1. 临床Ⅰ期　无症状；全身淋巴结病。

2. 临床Ⅱ期　不明原因持续肝脾肿大；丘疹瘙痒；暴发广泛的疣病毒感染；广泛传染性软疣；指甲真菌感染；原因不明复发性口腔溃疡；腮腺持续肿大；牙龈红斑；带状疱疹；复发性或慢性上呼吸道感染（中耳炎，耳漏，鼻窦炎或扁桃体炎）。

3. 临床Ⅲ期　原因不明的中等营养不良；原因不明的慢性腹泻（≥14 天）；不明原因的持续发热（超过 37.5℃，或持续超过 1 个月）；持续口腔念珠菌感染（出生 6～8 周以后）；鹅口疮；牙龈溃疡或牙周炎；淋巴结结核；肺结核；反复发作的重型细菌性肺炎；局限性肺炎；原因不明的贫血（<8g/dl），中性粒细胞减少（$<0.5\times10^9$/L），慢性血小板减少（$<50\times10^9$/L）。

4. 临床Ⅳ期　不明原因的发育障碍或严重营养不良；卡氏肺囊虫肺炎；反复的严重感染（如脓胸、脓肿、骨髓炎、细菌性脑膜炎，但不包括肺炎）；慢性单纯疱疹病毒感染（生殖器或其他地方感染超过 1 个月，或者内脏感染）；非结核性肺炎；卡波西肉瘤；食管念珠菌感染（或气管，支气管或肺）；中枢神经系统病毒性脑病（出生 1 个月后）；巨细胞病毒感染：巨细胞病毒性视网膜炎或影响其他器官，并在年龄较大（超过 1 个月）时发病；隐球菌性肺炎（包括脑膜炎）；传播性地方性真菌病（肺组织胞浆菌病、球孢子菌病）；慢性隐孢子虫病；非结核的分歧杆菌感染；脑细胞或 B 细胞非霍奇金淋巴瘤；进行性多灶性白质脑病；症状与艾滋病毒相关性肾病或 HIV 相关性心肌病。

二、鉴别诊断

首先应与原发性及继发性免疫缺陷病相鉴别。

1. 与原发性免疫缺陷病鉴别(表 6-2)。

表 6-2 HIV/AIDS 与原发性免疫缺陷病鉴别

鉴别点	HIV/AIDS	原发性免疫缺陷病
家族史	无	有
机会性感染	有	有
生长发育迟缓	有	有
合并恶性肿瘤	有	有
HIV 检测	阳性	阴性
免疫学检测	$CD4^+$ T 淋巴细胞总数及百分比减少等	血清 Ig 异常,T 和 B 细胞功能不全

2. 与继发性免疫缺陷病相鉴别(表 6-3)。

表 6-3 HIV/AIDS 与继发性免疫缺陷病鉴别

鉴别点	HIV/AIDS	继发性免疫缺陷病
病因	HIV 感染	全身病、营养障碍、手术、病毒感染、肿瘤等
反复感染	有	有
生长发育迟缓	有	病因为营养障碍者有,其余无
合并恶性肿瘤	有	有
HIV 检测	阳性	阴性
免疫学检测	$CD4^+$ T 淋巴细胞总数及百分比减少等	低蛋白血症 Ig 异常,淋巴细胞减少等
病程	长期或终身	暂时性

此外,本病所表现的发热、消瘦、疲乏、无力等须与其他感染性疾病如结核等相鉴别。淋巴结肿大、肝脾肿大等须与良性淋巴结综合征、肝炎、白血病等相鉴别。生长发育迟缓、停滞等须与佝偻病、侏儒症等相鉴别。慢性腹泻、长期发热、鹅口疮、肺炎、中耳炎、腮腺炎等须与一般细菌、病毒感染所致者相鉴别。皮疹、瘀斑等须与白血病、传染性单核细胞增多症等相鉴别。头痛头晕、痴呆、抽搐、癫痫发作、运动失调等须与一般细菌、病毒所致脑炎、脑膜炎相鉴别。

【辨证论治】

一、证候辨别

1. 辨邪气潜伏与发病　本病为伏气温病,邪毒隐匿,深伏体内,暗耗气血,常有邪毒潜伏和正邪剧争的病变过程。邪毒潜伏之时,小儿可无明显不适,或见瘰疬或胁下痞块,或神疲乏力、生长发育迟缓等。正邪剧争之时,或见慢性腹泻,或长期发热,或见高热、咳喘,甚则喘憋、发绀,或头痛头晕、急躁易怒,甚或抽搐、幻觉、痴呆,或视物不清,或口咽白糜疼痛、食少纳呆、自汗盗汗,或肌肤斑疹、溃烂,或大便溏泻,水谷不化,或二便失禁,或有癥瘕、积聚等则为邪自内发或新感引动伏疫,正邪剧争,脏腑皆损的病理改变。

2. 辨病情虚实与轻重　本病虽为伏气温病,但又具有温疫和杂病的特征,正气受损与疫毒鸱张尤为突出,故须辨病情虚实,并且,正愈虚而邪愈盛者则病情较重,预后甚差;正气相对不太虚而邪气较弱者则病情较轻,预后较好。如时有腹泻、发热、咳嗽、自汗盗汗、神疲乏力，或头痛头晕、急躁易怒、食少纳呆，或口咽白糜疼痛，或生长发育迟缓等，为正气尚存，尚可抵邪，正邪相争，脏腑功能紊乱，耗气伤阴，正虚标实证。如持续高热、咳喘，甚则喘憋、发绀，急躁易怒，甚或抽搐、幻觉、痴呆，或视物不清、肌肤斑疹、溃烂，或口咽白糜不愈，或二便失禁，或有癥瘕、积聚，或神志萎靡、形瘦肉薄、体矮体轻，甚至生长发育停滞，甚或恶寒肢冷、声低息微、脉弱细微等，则为正邪剧争，疠毒伤正，正气严重耗损，正不抵邪，邪毒肆虐，损精败血，耗气伤阳，阴阳虚竭，病情极重，预后甚差。

二、治疗原则

本病治疗，以扶正补虚，解毒除疠为主。邪毒潜伏之时，治宜补肾健脾，养血填精，行气活血，或行气散结，佐以解毒除疠。如非母婴垂直传播而感染期明显者，治以疏风清热解毒。正邪剧争之时，病症多端，如见肺热壅盛，治以宣肺利气，解毒化瘀；如为疠郁少阳，肝胆失于疏泄者，治以疏肝理气，解毒散结；若为风热湿毒，侵袭肺脾，肺失宣肃，脾失健运者，治以疏风清热，解毒化湿，宣肺健脾；如为邪伏心脑，耗血伤髓者，治以解毒除疠，清心开窍，益精填髓；甚者疠毒深伏，气阴虚衰，治宜益气养阴生髓，佐以清解疠毒；或至疠毒肆虐，阴阳虚竭者，则宜解毒除疠，阴阳双补，或见亡阴亡阳者，则宜益气敛津，回阳救逆，开闭固脱。

三、分证论治

1. 风热湿毒，侵淫肺脾

证候表现　全身皮肤丘疹、风团、痛痒明显，搔抓后皮疹增多、破溃或结痂。舌边尖红，苔白或薄腻，脉浮数或滑数。或口咽白糜疼痛，食少厌食，口咽干燥，或发热，舌红，苔黄厚或黄腻，脉浮数或濡数、滑数，指纹紫。

辨证要点　本病常见皮疹病变，以皮肤丘疹、风团、痛痒明显为特点，因痒而抓挠，常见皮疹破溃或结痂，并伴舌边尖红，苔白或薄腻，脉浮数，此为风热湿毒，侵淫肺卫，肌肤被邪毒郁阻的表现。若见口咽白糜疼痛，食少厌食，口咽干燥，或发热，舌红，苔黄厚或黄腻，脉浮数或濡数、滑数，指纹紫，为风热湿毒，侵淫脾胃，郁阻中焦的改变。本证以全身皮肤丘疹、风团、痛痒或口咽白糜疼痛为特征。

治法主方　疏风清热，解毒化湿，透疹止痒、止痛。用消风散，或当归饮子合全虫汤加减。

方药运用　皮疹为主者用消风散加减，常用药：荆芥、防风、牛蒡子、金银花、蝉蜕、生石膏、知母、苦参、徐长卿、白鲜皮、浮萍、生地黄、生甘草。口疮糜烂为主者用清热泻脾散加减，常用药：黄芩、山栀、黄连、石膏、生地黄、淡竹叶、灯心草。日久全身皮肤粗糙，干燥肥厚，散在抓痕、血痂，痛痒明显，舌质淡，苔薄白或白腻，脉沉细者，用当归饮子合全虫汤加减，常用药：丹参、当归、鸡血藤、赤芍、全蝎、威灵仙、地肤子、蛇床子、防风、苦参、生薏苡仁、桑枝、白蒺藜、生甘草。

2. 脾肾亏虚　湿邪阻滞

证候表现　慢性腹泻，大便溏稀，一日数次，甚者泻下如水注，完谷不化，时发时止，日久不愈，食少纳差，日渐神疲乏力，夜寐不安，面色无华或萎黄，毛发稀疏，皮弱肉薄，性急易怒，或表情呆滞，舌淡红，苔白或腻，脉细弱或濡缓，指纹淡，甚至形成疳证。

辨证要点　大便溏稀，一日数次，甚者泻下如水注，完谷不化为湿邪阻滞，中焦升降失常的表现；日久不愈，食少纳差，日渐神疲乏力，面色无华或萎黄，舌淡红，苔白或腻，脉细弱或濡缓，指纹淡，为脾肾亏虚，生化不济；夜寐不安，毛发稀疏，皮弱肉薄，性急易怒，或表情呆滞，为脾虚肝旺，肝脾不和，渐渐形成疳证。本证以慢性腹泻，时发时止，甚至形成疳证为特征。

治法主方　补肾健脾和胃，利湿止泻。参苓白术散加减。

方药运用　常用药：党参、白术、茯苓、怀山药、莲子肉、薏苡仁、砂仁、桔梗。若纳呆食少，舌苔厚腻者，加藿香、苍术、陈皮、焦山楂；泻下如水注者，加猪苓、泽泻、车前子。如见大便溏稀，色黄、臭秽，舌质红，苔黄腻者，改用葛根黄芩黄连汤加味治疗，清热燥湿，升清止泻。如为五更泄泻，畏寒肢冷，脉象迟缓者，可改用附子理中汤合四神丸加减治疗，温肾暖中，运脾止泻。形成疳气者用资生健脾丸加减、疳积者用肥儿丸加减、干疳者用十全大补汤加减。

3. 正虚邪恋，痰瘀互结

证候表现　神疲乏力，面色无华，颈部臖核肿大，甚或全身瘰疬，胁下痞块，压之疼痛，痛处不移，甚或腹中癥瘕积聚。或大便溏稀，或发热不退，舌淡或黯红、瘀斑瘀点，指纹紫涩，脉弦或细涩。

辨证要点　颈部臖核肿大，甚或全身瘰疬，胁下痞块，甚或腹中癥瘕积聚。为疫疠毒邪，深伏精血，阻气碍血，气郁则津液不布，蓄为痰饮，气滞则血液瘀阻，以致毒邪蓄积兼夹痰瘀，积聚肝脾或经络、肌肤之间的表现。大便溏烂，或发热不退，舌淡或黯红、瘀斑瘀点，苔薄腻，指纹紫涩，脉弦或细涩，均是正虚邪恋，气滞血瘀的征象。本证以颈部臖核肿大，甚或全身瘰疬，胁下痞块或腹中癥瘕积聚为特征。

治法主方　扶正益气，解毒化瘀，软坚散结。消瘰丸合血府逐瘀汤加减。

方药运用　常用药：桃仁、红花、赤芍、川芎、玄参、当归、煅牡蛎、浙贝母、昆布、夏枯草、僵蚕、半夏、白花蛇舌草。如肿块较大，加穿山甲、三棱、莪术；如疼痛甚，加乳香、没药、延胡索；如发热不退加薄荷（后下）、淡豆豉、山栀、胡黄连。

4. 疠毒壅肺，气郁血瘀

证候表现　高热，咳嗽，气喘，痰多，甚则喘憋、发绀，神疲乏力，纳食减少，大便干结，小便短赤，舌质红绛或紫，苔黄厚，脉弦数或滑数，指纹紫滞。

辨证要点　本证为疾病发病期，疠毒潜藏于肺经肺脏，或兼新邪外感。疠毒壅肺，正邪剧争，肺失清肃，肺气上逆，故见高热、咳喘、痰多。肺主气，气热壅盛，清气不布则极易气机郁滞，气滞血瘀而见喘憋、发绀、舌紫、指纹紫滞。神疲乏力，纳食减少，大便干结，小便短赤，舌质红绛，苔黄厚，脉弦数或滑数为热毒壅盛，灼伤气津的征象。本证以高热、咳喘，甚或喘憋，舌红绛为特征。

治法主方　清热解毒，宣肺理气，活血开闭。麻杏石甘汤合黄连解毒汤加减。

方药运用　常用药：炙麻黄、生石膏（先煎）、知母、杏仁、桑白皮、葶苈子、黄芩、黄连、山栀、牡丹皮、虎杖。热毒甚者加大青叶、蒲公英、败酱草、草河车；吐痰量多黄稠者，加黛蛤散、天竺黄、浙贝母、胆南星；大便秘结者，加全瓜蒌、大黄、玄明粉；喘憋、发绀，舌紫黯者，加丹参、赤芍、马鞭草。

5. 疠犯心肝，闭窍动风

证候表现　发热，头痛头晕，或视物不清或目翳，急躁易怒，耳际红肿疼痛，甚或溃烂流脓，甚或四肢抽搐，或神志痴呆、幻觉，舌红，苔黄或厚腻，脉象弦数或滑数，指纹紫滞。

辨证要点　此为疾病发病期，疠毒潜藏于肝胆脏腑经络，并及心脑精髓，或兼新邪外感。疠毒郁阻，正邪交争，肝胆失疏，肝阳上亢，故见发热、头痛头晕、急躁易怒。热毒郁阻肝胆清窍，甚至阻闭心脑神窍，故见视物不清，或神志痴呆、幻觉；阻滞肝胆经络，蕴毒壅结，则见耳际红肿疼痛，甚或溃烂流脓。疠毒郁极，化生内风，肝风妄动，则见四肢抽搐。舌红，苔黄或厚腻，脉象弦数或滑数，指纹紫滞均为疠毒郁阻，肝胆失疏，气郁生痰的征象。本证以头痛头晕，或视物不清，耳际红肿疼痛，甚或四肢抽搐，或神志痴呆、幻觉为特征。

治法主方 清疠解毒，理气消肿，佐以开窍熄风，养血生髓。清瘟败毒饮加减。

方药运用 常用药：水牛角片（先煎）、生石膏（先煎）、黄连、山栀、连翘、牡丹皮、生地黄、赤芍、玄参、淡竹叶、钩藤、僵蚕、芦根。视物不清或目翳，加大青叶、板蓝根、白蒺藜、青葙子、密蒙花、木贼；耳际红肿疼痛，甚或溃烂流脓，可改用普济消毒饮加减；烦躁面赤，四肢抽搐，可改用羚角钩藤汤加减；神志痴呆、幻觉，舌苔厚腻者，加黄精、山茱萸、狗脊、何首乌、郁金、石菖蒲、远志、珍珠母。如病久精神萎靡，面色无华，目眶深陷，形瘦肉薄，呼吸急促，喘促欲脱，舌红少苔，脉虚散大，或面色苍白、畏寒、四肢厥冷、冷汗淋漓、脉微欲绝者，用生脉散、参附龙牡救逆汤加减。

6. 疫毒潜伏，精血亏虚

证候表现 神疲纳少，面色萎黄，形体消瘦，肌肉薄弱，体轻体短，生长迟缓或停滞，或反复呼吸道感染。舌质淡红，舌苔薄白或少，脉细弱，指纹淡红。

辨证要点 神疲纳少，面色萎黄，形体消瘦，肌肉薄弱，体轻体短，舌质淡红，舌苔薄白或少，脉细弱，指纹淡红，为疫疠潜伏，耗伤精血，先后天之本亏虚，生长、发育迟缓或停滞的表现。反复呼吸道感染为形质薄弱，精血亏虚，易受外邪的反复侵袭。此证以生长迟缓或停滞为特征。

治法主方 补肾益精，养血生髓，佐以清解疠毒。补肾地黄丸加减。

方药运用 常用药：紫河车、杜仲、狗脊、川续断、肉苁蓉、熟地黄、黄精、茯苓、怀山药、菟丝子、桑寄生、刺五加、防风、牛蒡子。若五迟五软，加龙骨、牡蛎、鹿茸、巴戟天；如反复发热寒战，头身疼痛，无汗少汗者，用银翘散或柴葛解肌汤加减治疗；若发展为疳证者，用资生健脾丸、十全大补汤加减。

【其他疗法】

一、中药成药

1. 湿毒清胶囊 用于风热湿毒，侵淫肺脾证。

2. 归脾丸、健脾八珍糕、四君子丸、六味地黄丸、参苓白术丸、小柴胡颗粒 选用于疫毒潜伏，精血亏虚证；或脾肾亏虚，湿邪阻滞证。

3. 清开灵注射液、炎琥宁注射液、热毒宁注射液、双黄连注射液 任选一种。稀释后静脉滴注，用于疠毒壅肺，气郁血瘀证；或疠郁心肝，闭窍动风证。

4. 丹参注射液、复方丹参注射液、银黄注射液、刺五加注射液 任选一种。稀释后静脉滴注，用于疠毒壅肺，气郁血瘀证；或疠郁心肝，闭窍动风证。

二、外治疗法

1. 外洗法 金银花、板蓝根、蒲公英、车前草、浮萍、黄柏。煎水外洗患处，1 日 1 次。用于风热湿毒，侵淫肺脾证。

2. 西瓜霜、冰硼散、珠黄散、青黛散、金黄散 任选一种。涂搽口腔、头面或身躯、外阴皮肤等患处，1 日 2 次。用于风热湿毒，侵淫肺脾证。

3. 金黄膏、三黄二香散 任选一种，外敷于肿大的颈淋巴结，1 日 1～2 次。用于颈淋巴结肿大者。

三、针灸疗法

1. 针刺足三里、中脘、天枢、脾俞，艾灸或隔姜灸足三里、中脘、神阙，1 日 1～2 次。用于脾肾亏虚，湿邪阻滞证。

2. 艾灸或隔姜灸命门、心俞、脾俞、肾俞、足三里、关元、百会、神阙、血海、三阴交等穴，1日1～2次，1个月为1疗程。用于疫毒潜伏，精血亏虚证。

3. 针刺尺泽、孔最、列缺、合谷、肺俞、足三里，用泻法。用于疠毒壅肺，气滞血瘀证。

四、推拿疗法

1. 推三关，补脾土，清大肠，推板门，摩腹，按肺俞、脾俞、胃俞、大肠俞等。用于脾肾亏虚湿邪阻滞证。

2. 补脾经，补肾经，补大肠，运八卦，揉板门、足三里，揉中脘、胃俞。用于疫毒潜伏，精血亏虚证。

五、西医疗法

抗 HIV 治疗；预防和治疗机会性感染；调节机体免疫功能；支持疗法和心理关怀。但目前尚无特效根治疾病的方法。

1. 高效联合抗逆转录病毒治疗(HAART)

(1)开始 HAART 的指征和时机：婴幼儿和儿童 HIV/AIDS 患者考虑到婴幼儿病情进展要比大龄的儿童和成人快，对于<12 月龄的婴儿，可不考虑病毒学、免疫学指标及是否伴有临床症状的改变，建议治疗。1 岁以上的儿童，处于艾滋病期或 $CD4^+$ T 淋巴细胞百分比<15%建议治疗；如果 $CD4^+$ T 淋巴细胞百分比介于 15%～20%，推荐治疗；如果介于 21%～25%，建议延迟治疗，但须密切监测 $CD4^+$ T 淋巴细胞百分比的变化；无临床症状，$CD4^+$ T 淋巴细胞的百分比≥25%，建议延迟治疗、定期随访，监测临床表现、免疫学及病毒学指标的变化。

(2)国内现有抗逆转录病毒(antiretrovirus，ARV)药物：共 3 类 12 种，分为核苷类逆转录酶抑制剂(NRTI)、非核苷类逆转录酶抑制剂(NNRTI)、蛋白酶抑制(PI)3 类。

常用 NRTI 药物：①齐多夫定(AZT)：新生儿/婴幼儿：2mg/kg，4 次/d；儿童：160mg/m^2体表面积，3 次/d。②拉米夫定(3TC)：新生儿：2mg/kg，2 次/d；儿童：4mg/kg，2 次/d。③去羟肌苷(ddI)(片剂或散剂)：新生儿/婴幼儿：50mg/m^2体表面积，2 次/d；儿童：120mg/m^2体表面积，2 次/d。④司坦夫定(d4T)：儿童：1mg/kg，2 次/d。⑤阿巴卡韦(ABC)：新生儿/婴幼儿：不建议用本药；儿童：8mg/次，2 次/d，最大剂量 300mg，2 次/d。

常用 NNRTI 药物：①奈韦拉平(NVP)：新生儿/婴幼儿：5mg/kg，2 次/d；儿童：≤8 岁，4mg/kg，2 次/d；>8 岁，7mg/kg，2 次/d。注意奈韦拉平有导入期，即在开始治疗的最初 14d，需先从治疗量的一半开始(1 次/d)，如果无严重的不良反应才可以增加到足量(2 次/d)。②依非韦伦(EFV)：儿童：体重 15～25kg，200～300mg，1 次/d；26～40kg，300～400mg，1 次/d；>40kg，600mg，1 次/d。

常用 PI 药物：①印第那韦(IDV)：儿童：500mg/m^2体表面积，3 次/d。②里托那韦(RTV)(片剂或口服液)：每次 350～400mg/m^2体表面积，2 次/d。③Kalet ra(LPV/RTV)：每粒含 LPV(洛匹那韦)133.3mg 和 RTV33.3mg。儿童：体重 7～15kg，LPV12mg/kg 和 RTV3mg/kg，2 次/d；15～40kg，LPV10mg/kg 和 RTV2.5mg/kg，2 次/d。

(3)儿童 HIV/AIDS 患者治疗首选 3 种 ARV 药物联合治疗方案。许多成人使用的 ARV 药物在根据儿童体重和体表面积改变药物配方后也可以用于儿童。推荐儿童使用的一线药物包括 2 种 NRTI 加 EFV 或 NVP，前者用于 3 岁以上或能够吞服胶囊的儿童，后者用于 3 岁以下或是不能吞服胶囊的儿童。替代方案为 2 种 NRTI 加 1 种 PI。PI 首选 LPV/

RTV。

2. 治疗机会性感染

(1)卡氏肺囊虫肺炎：复方磺胺甲噁唑(TMP-SMZ)治疗剂量为100mg/(kg·d)，分2次口服或静脉滴注，疗程一般3周。预防剂量为30mg/(kg·d)，应终身药物预防，以防复发，如不能耐受TMP-SMZ，可用氨苯砜替代，1mg/(kg·d)，1次/d。最大量不超过100mg。

(2)念珠菌感染：HIV感染病人较易发生念珠菌感染。口腔白色念珠菌感染的首选治疗方法是制霉菌素局部涂抹加碳酸氢钠漱口液漱口。如果对上述治疗无反应，或食管白色念珠菌感染者可以口服氟康唑，重症患者可适当增加氟康唑剂量和延长疗程。

(3)呼吸道感染：及时应用敏感抗生素治疗，也可给予丙种球蛋白。

(4)肠道感染：及时应用敏感抗生素治疗，防止向全身扩散。

(5)巨细胞病毒感染(CMV)：生后2周内从尿中检测到CMV抗原或DNA，或脐血、婴儿血CMV IgM抗体阳性可诊断为CMV先天感染，阴性者需定期检查患儿血清，如CMV IgM抗体阳性或CMV IgG抗体滴度≥4倍增高，可诊断为CMV围生期或后天感染。应采用更昔洛韦或膦甲酸抗CMV治疗。口服更昔洛韦可减少CMV的排出量，对$CD4^+$ T淋巴细胞<50/μl的儿童可采用口服更昔洛韦作为一级预防，因其能减少CMV排毒。已CMV感染儿童必须终身接受预防复发治疗。

(6)结核病：对结核试验阳性或有活动性结核接触史而为找到病灶的病人，用异烟肼30mg/(kg·d)，疗程6～9个月进行预防性治疗。一旦发现患结核病，应采用链霉素、异烟肼、利福平及吡嗪酰胺联合治疗，疗程1年，注意避免蛋白酶抑制剂与利福平类药配伍应用。

【预防护理】

一、预防

1. 预防垂直传播

(1)患有HIV/AIDS的妇女应慎重选择生育，原则上建议在怀孕早期终止妊娠。

(2)为了预防经产道感染，建议患有HIV/AIDS的母亲采用剖宫术生产，以减少母血、产道分泌物的接触。

(3)为防止母乳传播，对患有HIV/AIDS母亲娩出的婴儿应单纯人工喂养。

(4)对患有HIV/AIDS的孕妇采用母婴阻断疗法。

2. 避免输用未经HIV检测的血液和血制品。

3. 杜绝小儿吸毒和对小儿实施性侵犯。

4. HIV感染儿童应该跟未感染HIV儿童一样进行预防接种，但是建议AIDS儿童不接种卡介苗。

二、护理

1. 加强对患儿的心理疏导和关怀，帮助孩子逐渐了解HIV/AIDS的有关知识，树立战胜疾病的信心，消除屈辱、失望、焦虑、悲伤、恐惧等情绪，积极配合治疗。同时，允许孩子有权不告诉任何人自己患有HIV/AIDS。

2. 补充营养，加强锻炼，增强抗病能力。

3. 密切观察病情变化，积极预防和治疗各种机会性感染，并在发生各种感染时按各种感染的特殊需要采取相应的护理措施。

4. 对患儿定期随访，加强对疫情和病情的监测。

【文献选录】

《活幼心书·五软》："爰自降生之后，精髓不充，筋骨痿弱，肌肉虚瘦，神色昏慢，才为六淫所侵，便致头项手足身软，是名五软。"

《温疫论·妊娠时疫》："凡孕娠时疫，万一有四损者，不可正治，当从其损而调之，产后同法。非其损而误补，必死。"

《温疫论·小儿时疫》："今凡遇疫毒流行，大人皆染，小儿岂独不染耶？因其气血筋骨柔脆，故所现之证为异耳，务宜祛邪以治，故用药与大人仿佛。凡五六岁以上者，药当减半；二三岁者，四分之一可也。又肠胃柔脆，少有差误，为祸更速，临证尤宜加慎。

小儿太极丸：天竺黄五钱，胆南星五钱，大黄三钱，麝香三分，冰片三分，僵蚕三钱。右为细末。端午日午时修合，糯米饭杵为丸，如芡实。朱砂为衣，凡遇疫证，姜汤化下，一丸神效。"

《医略·伏气第八》："伏邪所从来远矣。然人之强弱不同，攻守有异，大法有三，攻邪为上策，辅正祛邪为中策，养阴固守为下策。盖邪伏于中，犹祸起萧墙之内，邪正交争，势不两立，正气无亏，直攻其邪，邪退而正自复也。若正气有亏，不任攻邪，权宜辅正，且战且守，胜负未可知也。若正气大亏，不能敌邪，惟有养阴一法，悉力固守，冀其邪氛自解，不已危乎。是以正气不虚，伏邪虽重，治得其宜，可奏全捷。惟正虚可畏。不知者反以攻邪太峻，乐用平稳之方，致使邪氛日进，正气日亏，正不胜邪，则轻者重，重者危，卒至不起，乃引为天数，岂不谬哉。"

【现代研究】

一、病名及病因病机研究

古代医学文献对本病无专门论述及与之相应的病名，但根据其临床表现及传变过程，多数学者认为本病应归属中医学"伏气温病"范畴，也有学者认为应属"虚劳"或"阴阳易"等。郭选贤等主张命名为"艾毒"。关于本病病因，杨凤珍等认为是疫毒之邪，蒋心悦等认为是感受湿热性质的疫疠之气，彭勃等认为是淫秽疫毒，也有学者认为是湿热秽浊之气。至于本病的病机病理，金培祥[4]概括为2种：①外感疾病的演变过程，由于本病具有病情重、症状相似、传染性强、易于流行等特点，故属于中医温病学范畴。②内伤疾病的病理变化过程，即气血阴阳虚衰，或后期虚实夹杂的传变过程。如持续发热、盗汗、体重减轻、异常消瘦、疲乏、食少、纳差、长期腹泻、慢性咳嗽和呼吸困难等特点。孙利民[5]等分析此病与一般温病不同，没有卫气营血之变，而是邪毒直入血络而伏于营分，并可长期处于相对稳定状态。急性感染期，艾滋病病毒入侵为邪毒犯表，郁于腠理，表卫失和；潜伏期邪正相持，正气渐耗，气血阴阳及脏腑功能日渐失调；艾滋病期由于病毒在体内不断复制滋生，邪毒长期耗伤正气，正不胜邪，变症丛生，气血阴阳俱损，最终因正不胜邪导致正气耗竭。另据多数患者始终有肢体疼痛麻木，乏力倦怠，纳差，头痛，胸痛，腹痛或癥瘕，消瘦，皮肤瘙痒，舌质淡有瘀斑或青，脉象细涩或弦涩等，认为气虚血瘀是贯穿此病发展全过程的主要病理变化。另有刘学伟[6]等认为艾滋病病因应当是疫毒病邪，疫毒之邪感染人体后所产生的病理变化概括为：一致卫气营血病理改变及三焦脏腑功能逆乱，进而产生湿浊、痰湿、血瘀等中间病理产物；二致五脏气血阴阳虚衰、三焦命门元气的耗竭；三致五脏元气虚损，进一步导致各种毒邪侵犯和留恋、内陷。此外，元气虚损，脏腑功能低下，又促进各种中间病理产物的形成。故整个艾滋病发生发展的过程中，始终贯穿着正虚邪实的动态病理变化。无论从现代医学的 HIV 致病机制还是中医的病因病机，都能看出“毒邪”为艾滋病的直接致病因素，决定着艾滋病的发生、发展及转归的全过程，是其独特发展演变规律的物质基础；其虚证，也是因毒致虚，湿浊、痰湿、血瘀既是病理产物，又是隶属于“毒邪”的致病因素。

二、治疗学研究

目前临床运用中医药辨证治疗小儿艾滋病的报道还很少，临床主要采用西医抗病毒治疗。国家中医药管理局为了指导各地开展中医药治疗艾滋病工作，发布了《中医药治疗艾滋病临床技术方案（试行）》，主要将本病分 3 期和辨证论治 12 型，即急性感染期（分风热型、风寒型）、潜伏期（分气血两亏型、肝郁气滞火旺型、痰热内扰型）、发病期（热毒内蕴，痰热壅肺型；气阴两虚，肺肾不足型；气虚血瘀，邪毒壅滞型；肝经风火，湿毒蕴结型；气郁痰阻，瘀血内停型；脾肾亏虚，湿邪阻滞型；元气虚衰，肾阴亏损型）。

中国中医研究院在坦桑尼亚坚持中医治疗 729 例病人（年龄 7～64 岁），按脏腑辨证分型。肺型 376 例，主要表现为咳嗽、咽痛、胸痛、皮疹瘙痒、发热、乏力、汗多、淋巴结肿大等，治以补肺益气、养阴清热为主，药以黄芪 10～15g、黄芩 6～9g、麦冬 10～15g、鱼腥草 10～20g、五味子 6～15g、瓜蒌 10～15g、金银花 10～15g、连翘 6～10g 等加减。脾型 136 例，主要表现为腹泻、腹痛、纳差、乏力、淋巴结肿大、消瘦等，治以健脾化湿、理气和中，配以消食、止泻等法，药以黄芪 10～15g、党参 6～15g、白术 6～12g、茯苓 6～18g、甘草 6～10g、黄连 3～6g、紫花地丁 10～15g、蒲公英 10～15g 等加减。肝型 16 例，主要表现为胸闷胁痛、乳房胀痛、情绪波动或带状疱疹、目赤、面瘫、阴痒、月经不调等，治以疏肝清热为主，药以柴胡6～10g、龙胆草 3～10g、山栀 3～10g、黄芩 6～12g、夏枯草 10～15g、牡丹皮 6～10g、生地黄 6～12g、香附 6g、青皮 6g、泽泻 6～10g 等加减。肾型 5 例，主要表现为腰背痛、关节痛、肢体麻木、头晕、耳鸣等，治以补肾益气、通络止痛，药以生地黄 10～20g、山药 10～15g、山茱萸10～15g、牡丹皮 6～10g、茯苓 6～12g、泽泻 6～10g、桂枝 6g、淫羊藿 10～15g 等加减。心型 5 例，主要表现为胸痛、心悸、失眠、口舌生疮或舌有紫斑等，治以益气活血、养心清热，药以丹参 10～20g、赤芍 10～15g、生地黄 10～15g、当归 6～12g、茯苓 10～15g、甘草 10～15g 等加减。两脏以上证候同时并见者，如肺脾型 164 例、肺脾肾型 22 例、肺肝脾 5 型例均兼顾各脏，以上述各方药合并化裁治疗。治疗过程中证候多有转化则随症加减治疗。治疗结果病人的症状体征均有所改善，疗前 $CD4^+$ 计数普遍较低，多数患者能定期复诊，经中医治疗后，免疫指标得到改善，尤其是 $CD4^+$ 低于 200 时，中药对 $CD4^+$ 计数的提高效果显著[7]。

尹勇等对乌干达卫生部附属金贾医院 23 例艾滋病患者进行治疗，证实针灸对艾滋病患者可减轻各种症状，尤其可明显改善患者食欲缺乏、乏力、体重减轻、腹泻、咳嗽以及肢体麻木等症状。其基本治法是分三组穴位：第一组为中脘、关元、气海；第二组为肾俞、命门、胃俞；第三组为肺俞、大椎、曲池。三组穴位交替使用，每次使用一组，每日 1 次，并辅以艾灸，30 次为 1 个疗程，休息 3～5 日，继续下 1 个疗程，治疗 3 个月后观察疗效[8]。李静报道，在埃塞俄比亚援外医疗期间，对针灸治疗艾滋病进行了临床随机对照研究，将 200 例住院艾滋病患者随机分为两组，采取标准对照，即对照组采用常规药物治疗，而治疗组在常规药物治疗的基础上加针灸治疗。结果证明：加针灸治疗组（治疗组）在延长寿命、改善症状、提高生活质量方面显著优于对照组。其所取穴位是足三里（双）、关元、神阙、气海，并辅以艾灸，10 次为 1 个疗程，休息 1 周后，继续下 1 个疗程[9]。周利华等应用艾条灸法治疗艾滋病相关性腹泻 30 例，29 例临床痊愈，痊愈后随访 60 天未见复发，可见其显著的疗效。其基本治疗穴位是关元、神阙、足三里、天枢，艾条点燃后距穴位皮肤约 5～10 厘米，以微热不痛为宜，时间约15～20分钟，以皮肤潮红为度[10]。

三、药效学研究

中国昆明的罗士德从1000多种常用中药中，筛选出140多种对艾滋病有抑制作用的中草药，其中许多是药食两用中药，如甘草、茯苓、大枣、枸杞子、金银花、鱼腥草、蒲公英等，另外一些本身就是食物，如香菇、苦瓜等。从药用植物中提取的活性成分有多糖类、生物碱类、萜类和甾体类等，它们均被证实能有效的抑制HIV病毒。国外亦有关于营养支持疗法、食疗对艾滋病有效性的报道[11]。贾晓元等报道，其在援非期间，对坦桑尼亚达累斯拉母莫西比利医疗中心的艾滋病患者进行的药膳食疗，取得了一定效果。他们的治疗方法是根据艾滋病的中医辨证和临床表现，对不同并发症采取不同食疗药膳。早期患者，以扶正固本为主，用补益气血之药品，如参枣汤、黄芪粥、党参粥等。中期患者以补益为主，气虚外感者用生姜饮、姜糖汤、葱白粥等；肺气阴两虚者，用黄芪粥、杏仁露、茯苓粥等；脾气虚者，用黄精粥；脾气阳虚者，用当归生姜羊肉汤；肾气亏损者，用黑豆桂圆粥等。晚期病人根据并发症应用相应药膳[12]。卢长安等在实验室进行山地香茶菜的抗HIV-1作用的研究，证实山地香茶菜对HIV-1感染细胞有较好的保护作用，表明其对HIV-1的复制具有一定抑制作用[13]。王满霞等经实验研究证实大蒜提取物GO889对HIV-1有抑制作用[13]。

研究还发现：中药复方不仅能改善临床症状，还能提高患者免疫功能。如四君子汤：韩桂华等将其用于治疗脾肾两亏型艾滋病，受治艾滋病患者中有52例出现全身症状，实验室检查包括病毒载量、CD4T淋巴细胞计数较治疗前有很大改善，总有效率为86.7%。能改善症状、体征，提高机体免疫功能，减少机会性感染，提高患者的生存质量，延长生存期[14]。三归片：兰金初等用纯中药精制加工而成的三归片，内含龙胆苦苷，小檗碱，腺苷三磷酸酶加工而成，对南非及河南柘城的艾滋病患者进行治疗，发现CD4细胞提高50/μl以上的占66.6%。金龙胶囊：吕维柏等观察金龙胶囊对艾滋病病毒感染者有免疫增强作用。对20例HIV感染者给以抗癌有效药物金龙胶囊（鲜蛤蚧、鲜白花金钱蛇、鲜蝰蛇），分为小剂量组（15例，每日9个胶囊）和大剂量组（5例，每日12个胶囊），连续服用3个月，治疗前后测定患者的病毒载量和CD4淋巴细胞计数。治疗后病毒载量无明显变化。CD4细胞计数：治疗后小剂量组CD4细胞计数平均升高(114.33±154.76)/mm^3；大剂量组平均下降(14.80±120.40)/mm^3[15]。唐草片：主要成分为老鹳草、香薷、诃子、金银花、黄芪等，具益气补血，清热解毒，活血化瘀，除湿化痰的功效。吴昊等用该药对艾滋病人试验治疗总疗程3个月，发现唐草片组病人CD4细胞平均上升69.32个/mm^3，有效率为50.72%，HIV病毒载量平均下降0.05个log，有提高CD4细胞计数的作用，同时可改善艾滋病患者临床症状，使患者体重增加[16]。金黄胶囊：张可等用金黄胶囊治疗10例HIV/AIDS患者，经过1～3年的治疗观察，能部分改善患者的临床症状。CD4细胞稳中有升，使HIV/AIDS患者的免疫功能得到改善，延长HIV感染者进入AIDS的时间[17]。小柴胡汤：Watanabe等研究发现小柴胡汤能刺激单核细胞T4(CD4)B淋巴细胞等细胞网络系统和(或)抑制T8(CD8)细胞功能。张志军等通过对40例AIDS患者、44位ARC患者的治疗试验，确证小柴胡汤提取剂能刺激单核细胞T4和B细胞网络系统和(或)抑制细胞功能，能改善T细胞聚落形成能力以及诱导产生白细胞介素-1。确认小柴胡汤提取剂对淋巴细胞有免疫调节作用[18]。经日本和美国分别研究发现小柴胡汤能抑制艾滋病患者的逆转录酶活性，抑制能力和剂量成正相关，还抑制PGE2和过氧化物的产生。六味地黄丸：李延斌等研究发现，六味地黄丸对多形核白细胞的免疫功能有明显的双向调节作用，具有增强T细胞功能，诱生α-干扰素，清除病毒的功能，用于艾滋病肾阴不足型。乾坤宁、岳世韬等对66名感染者运用乾坤宁治疗后的CD4和CD8细胞进行检测，结果显示，服药18个月后，感染者的病毒载量有所下降（$P<0.001$），CD_8淋巴细胞有所上升（$P<0.001$），CD_4细胞变化不显著（$P>0.05$），提示该中药复方对HIV感染者体内的病毒有明显的抑制作用，但对感染者的免疫增强作用不显著。[19]爱可扶正片：田圣志等经对99例艾滋病人自身对照法临床疗效观察，对其中75例患者治疗前后病毒载量检测，结果降低0.5 log以上的44例，占58.6%，有7例降至测不出水平；对其中84例患者治疗前后CD_4细胞数量测定，结果由195±167增加到292±239，临床症状改善明显。经不同实验室体外抗病毒实验证明，具有抗HIV-1的作用，其抗病毒机制为阻止艾滋病毒融合免疫细胞受体和CCR_5辅助受体，并阻止艾滋病毒DNA被整合到宿主的染色体上。经对免疫抑制的小鼠实验证明有提高CD_4（$P<0.01$）和提高CD_4/CD_8比值（$P<0.05$）的作用[20]。

黄连、黄芩、夏枯草、螃蟒菊、牛蒡子、淫羊藿、紫草、狗脊、贯众、苦参、天花粉、野菊花等70多种中草药具有抑制HIV复制的活性。其中黄连、黄芩、苦参、紫草、丹参、五味子等22味中草药有抗HIV逆转录酶作用；黄连、黄芩、黄柏、知母、淫羊藿、白花蛇舌草、桔梗、乌梅、石榴皮、鸦胆子、牡丹皮等19味中药有抗HIV蛋白酶的作用。几乎所有补益中药有不同程度的免疫促进作用。如黄芪、冬虫夏草、灵芝、天麻、绞股蓝、枸杞子、银耳、天冬、香菇等能促进辅助性T细胞的增生并增强其功能，提高CD4/CD8比值，抑制CD4细胞耗竭；黄芪、天麻、香菇、银耳有明显的促进病毒诱生干扰素的能力；人参、党参、黄芪、灵芝、阿胶、紫河车、鸡血藤、女贞子、山茱萸、补骨脂、刺五加、菟丝子等可增加白细胞数量；人参、怀山药、薏苡仁、当归、地黄、天冬、女贞子、淫羊藿、灵芝、香菇等能增强中性粒细胞的吞噬作用。

参考文献

[1] 段恕诚，刘湘云，朱启镕．儿科感染病学[M]．上海科学技术出版社，2003：256.

[2] UNAIDS/WHO. AIDS epidemic update[OL]. Dec，2005.（www. UNAIDS. org）.

[3] 中华医学会儿科分会感染学组，中华医学会儿科分会免疫学组．小儿人类免疫缺陷病毒感染/艾滋病诊断及处理建议[J]．实用儿科临床杂志，2004，19（7）：539-540.

[4] 金培祥，彭新，李彩霞．运用系统温病学理论防治AIDS浅析[J]．中医研究，1998，11（6）：5-6.

[5] 孙利民，危剑安，黄霞珍，等．从中医理论谈艾滋病的发病机制[J]．中华中医药杂志，2005，20（2）：100-101.

[6] 刘学伟，郭会军，刘琦，等．艾滋病从"毒邪"论治探析[J]．中医杂志，2006，47（11）：803-804.

[7] 黄世敬，危剑安，曹惠云，等．中医辨证治疗艾滋病729例临床观察[J]．中医杂志，2004，45（9）：680-682.

[8] 尹勇，段丽萍，刘玉生．针灸治疗艾滋病23例[J]．上海中医药大学学报，2002，16（2）：29-30.

[9] 李静．针灸在艾滋病治疗和护理中的应用[J]．河南中医，2001，21（5）：58-59.

[10] 周利华，卢依平．从艾灸治疗艾滋病腹泻看艾灸治艾优势[J]．河南中医学院学报，2005，20（3）：4-5.

[11] 罗士德，鞠鹏．治疗艾滋病的中西药物比较[J]．河南中医学院学报，2006，21（3）：1-4.

[12] 贾晓云，黄卫平，周万里，等．药膳食疗辅助治疗艾滋病合并感染者探讨与应用[J]．天津中医，2002，19（6）：67-68.

[13] 王满霞，卢长安，孙刚．大蒜GO889对HIV等病毒作用的实验研究[J]．中国中医基础医学杂志，1999，5（3）：35-36.

[14] 韩桂华．中医药治疗艾滋病60例临床观察[J]．中医杂志，2004，45（7）：515-516.

[15] 吕维柏．新世纪康保治疗 43 例艾滋病人的临床报告[J]．中国中西医结合杂志，2003，23(7)：494-497.

[16] 吴昊．唐草片治疗 HIV/AIDS 的临床研究[A]．中医药治疗艾滋病的研究进展[C]．北京：中医古籍出版社，2004，4：952，103.

[17] 张可．金黄胶囊(金黄口服液)治疗 HIV/AIDS10 例分析[A]．第一届全国中西医结合防治艾滋病学术研讨会论文汇编[C]．北京：2003，4：59.

[18] 张志军．小柴胡汤提取剂对 HIV 感染细胞吞噬作用[J]．国外医学：中医中药分册，1995，17(1)：64.

[19] 岳世韬．中药乾坤宁对 HIV 感染者病毒载量抑制和免疫状况改善的初步研究[A]．中国艾滋病药物治疗研讨会资料汇编[C]，2001，9：30-33.

[20] 田圣志．爱可扶正片治疗艾滋病 99 例临床疗效分析[A]．中国艾滋病药物治疗研讨会资料汇编[C]，2001，9：160-166.

（艾　军）

第十五节　丹　痧

【概述】

丹痧是一种由痧毒疫疠之邪引起的急性传染病。临床以发热，咽喉肿痛腐烂，全身布满鲜红色皮疹，疹后皮肤脱屑为特征。丹痧之称始见于清・顾玉峰《痧喉经验阐解》一书。丹者，取其疹色红赤如丹；痧者沙也，形容疹点琐碎如沙粒。以皮疹"红晕如尘"、"成片如云头突起"为特征而命名。在此之前及以后，尚有"烂喉痧"、"喉痧"、"烂喉丹痧"、"疫喉痧"等名称。本病属于温毒范畴。

西医学称此病为猩红热，它是乙型溶血性链球菌感染引起的急性传染病。少数病人可并发心肌炎、肾炎等。

本病主要发生于冬春季节，北方发病率高于南方，各年龄均可发病，以 2～8 岁儿童多发，6 个月内婴儿很少发病，具有强烈传染性。近年来发病以轻型病例为主，病死率已下降到 0.5%。

关于丹痧何时传入我国，在我国何时最早发病，目前尚无确切资料考证。有人认为《金匮要略・百合狐惑阴阳毒证治》记载的"阳毒"病，即是本病，但所描述的症状"面赤斑斑如锦文，咽喉痛，唾脓血"亦不甚相符。在中医文献中关于本病较明确的记载见于清代叶天士的医案，在《临证指南医案・疫门》中描述了丹痧的临床特点，提出了治疗大法，如"疫疠秽邪，从口鼻吸受，分布三焦，弥漫神识，不是风寒客邪，亦非停滞里证，故发散消导，即犯劫津之戒，与伤寒六经大不相同。今喉痛、丹疹，舌如朱，神躁暮昏，上受秽邪，逆走膻中，当清血络，以防结闭。然必大用解毒，以驱其秽，必九日外不致昏愦，翼其邪去正复。"清代以来丹痧流行猖獗，论述颇多。程镜宇《喉痧阐义》提出"盖疫痧时气吸从口鼻，并入太阴气分者则烂喉，并入阳明血分者则发痧。"在治疗方面，《吴医汇讲・祖鸿范》说："夫丹痧一症……解表清热，各有所宜，治之得当，愈不移时，治之失宜，祸生反掌，无非宣散、宣清之两途也……再此痊愈后，每有四肢酸痛，难以屈伸之状，盖由火烁阴伤，络失所养，宜进滋阴。"陈耕道《疫痧草》说："发热邪欲达也，宜疏达之。以有汗为吉，无汗为凶。"又说："得汗虽吉，然汗后必得痧点渐足，喉痧渐退为吉。若不得汗，疫毒内郁，痧点无自可达。若一味疏达，则更无汗，痧隐，喉烂甚，而神机呆，往往不治。"实为经验之谈。这也说明清代对丹痧病因证治的认识已臻完善。

【病因病理】

一、病因

本病发生的主要原因为丹毒疫疠之邪。此毒具有强烈的传染性，是一种温毒，或称阳毒，常秉时令不正之气、寒温不调和机体脆弱之机，由口鼻而入侵袭人体发病。

西医学认为本病为产红疹毒素的乙型溶血性链球菌感染而致，传染源为病人及带菌者，传播途径主要是带菌飞沫经呼吸道传播侵入人体。它在咽喉引起炎症反应，而使咽峡部和扁桃体红肿，且有脓性渗出。细菌产生的红疹毒素和外毒素进入血液循环，出现全身毒血症及皮肤微血管弥漫性充血，形成片状或点状红色斑疹。

二、病理

痧毒疫疠之邪自口鼻而入，首侵肺卫，故初起见肺卫表证。继而疫毒化火入里，炽盛于肺胃。咽喉为肺胃之门户，疫火上攻则咽喉肿烂。肺主皮毛，胃主肌肉，热毒外泄，则皮疹发于肌腠之间。由于疫火热毒炽盛，由气分(阳明胃)而窜入营分，表现为气营两燔，故症见壮热烦渴，皮疹如丹，成片成斑。严重者热闭心包，引动肝风，而出现神昏抽搐。后期热伤阴液，表现为肺胃阴伤之证。肺阴不足，可见皮肤干燥、脱屑，时有咽干、颊赤；若胃阴不足，常有食少、唇干、神乏、体倦等症。如失治误治，邪热久稽，余毒留滞，可致变证：热毒留滞筋脉关节，则致关节肿痛；留滞心络耗伤气阴，则致心悸胸闷；留滞三焦，影响肺脾肾功能失调，则致水肿、尿血。

【诊断与鉴别诊断】

一、诊断要点

1. 有与丹痧、乳蛾患者接触史。

2. 根据起病急骤、发热、咽喉红肿、典型皮疹(疹点琐碎如沙粒，疹色红赤如丹，成片成斑)、草莓舌及疹退后脱皮屑等特征可诊断。若不典型病例，需临床观察，并结合细菌培养诊断。

3. 实验室检查

(1)血常规：白细胞数增多，高于 $12\times10^9/L$，中性粒细胞增高，达 70%～90%。

(2)细菌分离：取鼻咽拭子或伤口脓液培养，可分离出致病菌。

(3)尿常规：本病导致肾脏损害时，可出现蛋白尿、血尿、管型尿等急性肾炎的尿液变化。

二、鉴别诊断

丹痧是以发疹为主要特点的疾病，故应与麻疹、风痧、奶麻等出疹性疾病相鉴别。

1. 麻疹　是由外感麻毒引起的一种出疹性呼吸道传染病。临床以发热较高，伴咳嗽、鼻塞流涕、眼泪汪汪，约 3 日出现黯赤红疹，逐渐密布全身，似如麻点，疹退后有色素沉着。口腔两颊黏膜出现麻疹黏膜斑为特征。

2. 风痧　开始即有发热，但热势不高，当天或次日全身出现细小淡红色疹点，不似丹痧之疹色鲜红如丹，经过 2～3 天自然消失，疹后无色素沉着。

3. 奶麻　发于婴儿时期，起病急，持续高热 3～4 天，热退后皮肤才出现红色小丘疹是其特征，疹退后迅速康复，皮肤亦不留下痕迹。

【辨证论治】

一、证候辨别

1. 辨轻重顺逆证　丹痧若痧色红润，痧点外达，发热有汗，说明邪毒可从汗解，此为轻证、顺证。正如古有“烂喉丹痧，以畅汗为第一要义”之说。若壮热无汗，痧隐不透伴神昏，喉烂气秽，多为疫毒内闭，属重证。若痧虽透，色紫夹有瘀点，伴神昏谵妄，为毒火极盛内陷，属逆证。若痧后发热稽留不退，为余邪未尽，或已产生变证。

2. 辨卫气营血证

本病属温病范畴，可按卫气营血传变规律进行辨证，但因发病急骤，传变迅速，往往卫分证未已，气营（血）分证已现，故临床上应灵活掌握。邪在肺卫，其中发热恶寒，丹痧隐隐，咽喉红肿热痛为特征。邪毒化火入里进入气分，则恶寒已罢，以热势增高，疹赤咽烂，烦渴为主证。若邪毒已成燎原之势，本证乃气营两燔，既有壮热烦渴之气分证候，又有嗜睡神萎，痧疹赤红如丹之营血分证候。若病情进一步发展可有邪陷心肝之变。

二、治疗原则

丹痧的治疗，通常可按卫气营血4个阶段分证论治。但因发病急骤，传变迅速，常卫气同病，气营同病，故治疗上应以清泄邪毒为基本原则。初起邪侵肺卫，治以清凉透表，清热利咽；痧毒入里，毒在气营，治以清气凉营，泻火解毒为主；病久伤阴，又宜养阴清热，润喉生津。若有变证，邪毒内陷心肝者，宜凉肝清心，镇惊熄风。痧后若见水肿者，佐以清利之品。必要时应采用西药同治。

三、分证论治

1. 邪郁肺卫

证候表现　发热恶寒，继之高热头痛，无汗面赤，咽喉红肿疼痛，或伴呕吐腹痛，皮肤潮红，丹痧隐现，点如锦纹，舌质红，舌苔白而干或薄黄，脉浮数有力。

辨证要点　本病为痧毒疫邪初犯肺卫，气机失和而致。其发热恶寒头痛、舌苔白干或薄黄、脉浮数等症，与一般温病的初发症状相同；但丹痧病又见咽喉红肿疼痛、丹痧隐现、皮肤潮红、舌红如朱等症，则与一般温病初起相异。

治法主方　宣肺透邪，清热利咽。解肌透痧汤加减。

方药运用　常用药：葛根、蝉蜕、荆芥、浮萍、射干、马勃、牛蒡子、桔梗、淡豆豉、连翘、竹茹、僵蚕、甘草等。渴甚者加天花粉、芦根；胸闷心烦者加郁金、藿香、佩兰、淡竹叶等；咽痛甚者加山豆根、玄参。

此证以表为主者，应辛凉解表使邪从汗泄，毒随痧出，勿早施苦寒之品，而致痧毒内陷。若疫毒之邪在表未解，里热重者，症见热重寒轻，咽喉疼痛赤烂，丹疹显露，舌红苔黄等，治应表里双解，疏解清化并进，可选清咽栀豉汤加减治疗。

2. 毒炽气营

证候表现　壮热烦躁，口渴引饮，面赤汗出，咽喉红肿，甚者糜烂，皮疹密布，色红如丹，红晕如斑，见疹一二天舌质红有刺，苔黄，三四天后舌绛有刺，状如草莓，脉数有力。

辨证要点　本证为痧毒疫邪化火入里，邪入气营，气营两燔，邪毒已成燎原之势，既有气分热盛之壮热、烦渴、汗出等症，又见热入营血之嗜睡、痧疹密布、红色如丹等症，此为本证的辨证要点。若病情发展，邪毒内陷，可见神昏、抽搐等邪陷心肝之证。

治法主方　清气凉营，泻火解毒。清瘟败毒饮加减。

方药运用　常用药：生石膏（先煎）、生地黄、水牛角（先煎）、连翘、山栀、黄连、黄芩、知母、牡丹皮、赤芍、芦根、薄荷、玄参、甘草等。壮热无汗，痧疹布而不透，可去黄连、石膏，加浮萍、淡豆豉以表散透邪；壮热甚者，加寒水石、柴胡；便秘，苔糙，咽喉糜烂，口气秽臭者，加生大黄、玄明粉以通腑泻火。邪毒内陷心肝者，若高热抽搐，可选用羚角钩藤汤加减；若神昏烦躁谵语，皮疹紫红色暗，宜用清营汤合紫雪，或安宫牛黄丸内服，以清营凉血，清心开窍。

3. 余毒损心

证候表现 低热不退，心悸胸闷，神疲多汗，肢节疼痛，舌质淡红，舌苔薄白或无苔，脉细数无力或结代。

辨证要点 本证为毒火耗伤气阴，余邪未尽而致，多见于病程后期，以心气虚，心血不足，阴液亏耗的证候表现为主，如心悸胸闷、多汗神疲、低热不退等。

治法主方 益气养阴，清热宁心。炙甘草汤加减。

方药运用 常用药：炙甘草、人参、当归、丹参、生地黄、麦冬、柏子仁、桂枝、五味子、淡竹叶、知母等。若发热不退加青蒿、银柴胡、鳖甲；口渴甚加芦根、天花粉、沙参；胸闷者加全瓜蒌、枳壳；肢节痛加木瓜、伸筋藤、鸡血藤等。

4. 疹后伤阴

证候表现 午后低热，唇口干燥，痧疹消退，皮肤脱屑，咽痛减轻，干咳无痰，纳食呆滞，大便秘结，舌红少津，脉细数。

辨证要点 本证为热病后，阴液耗伤之证，伤阴是病机关键。一派阴虚内热之象是辨证要点，以肺胃阴虚为主。

治法主方 养阴生津，清热利咽。清咽养荣汤加减。

方药运用 常用药：西洋参或沙参、生地黄、麦冬、天冬、天花粉、白芍、知母、玄参、茯苓、甘草等。若低热不解者，加银柴胡、鳖甲、地骨皮等；食欲缺乏加扁豆、炒麦芽、佛手；大便干结加火麻仁。

本证治疗要抓住阴虚这一关键，阴液不复则余热难退，热不退则阴愈亏。阴虚内热宜用甘寒之品，忌辛寒之品化燥伤阴。

若后期产生水肿、尿血、关节肿痛等变证，参阅有关章节处理。

【其他疗法】

一、药物外治

1. 金银花煎汤，或山豆根、夏枯草、松果茶、嫩菊叶、薄荷适量，煎汤漱口。用于咽喉疼痛者。1 日 2～3 次。

2. 咽喉肿痛腐烂可用西瓜霜、珠黄散、玉钥匙散吹咽部。1 日 2～3 次。

3. 颌下、颈部肿痛者，可局部敷冲和膏或紫金锭。

二、针灸疗法

1. 发热咽痛，针刺风池、天柱、合谷、曲池、少商、膈俞、血海、三阴交。每次选穴 2～3 个，用泻法，1 日 1 次。

2. 咽喉疼痛属实热者，以大肠、肺、胃经穴位为主。可选：①少商或商阳或委中，三棱针针刺出血；②翳风、合谷；③少商、尺泽、合谷。咽喉疼痛属阴虚者，以肾经穴位为主，针刺太溪、照海、鱼际。便秘加丰隆。

三、西医疗法

首选青霉素肌内注射，7～10 天为 1 个疗程。对青霉素过敏者，可用红霉素或林可霉素。重型病例应两种抗生素联合用药。并发休克者应抗休克治疗。停用抗生素治疗后再做咽拭子培养，培养阴性方可解除隔离。

【预防护理】

一、预防

1. 控制传染源 患儿及疑似病人均应隔离治疗不少于 7 天，至症状消退，咽拭子培养连续3次阴性，无并发症时，可解除隔离。已接触患儿的健康者，需检疫观察12天。密切接触的带菌者，亦应隔离，可用青霉素治疗或服药治疗。

2. 切断传播途径　患者分泌物应严格消毒处理。流行季节应减少儿童集会，不到公共场所，提倡戴口罩。对病室及公共场所，应予空气消毒，可用食醋熏蒸。

3. 保护易感儿　在流行期间，对易感儿可用1∶1000黄连素液喷喉，共7～10天。也可用黄芩10g，每日水煎，分3次口服，连用3天。对曾患肾炎及风湿热的密切接触者，应用长效青霉素。

二、护理

1. 急性发热期间，应卧床休息3周，热降时也不宜过多活动，以防并发症发生。居室应安静，空气流动新鲜，定时消毒。

2. 饮食调养方面，发热时宜进流质饮食，供给足够的水分与热量，不能进食者，应静脉补液。咽部肿痛甚者，宜多次少量饮清凉饮料（果汁等），并可用温盐水漱口，保护口腔黏膜。

3. 注意保护皮肤清洁，避免搔抓以防感染，脱屑期间沐浴时，水温宜低，并可加入少量油类（如液状石蜡或炉甘石洗剂等），以减轻痒感。

【文献选录】

《金匮要略》："阳毒之为病，面赤斑斑如锦文，咽喉痛，唾脓血。"

《喉痧证治概要》："烂喉丹痧，发于夏秋者少，冬春者多。乃冬不藏精，冬应寒反温，春寒犹禁，春应温而反冷，经所谓非其时而有其气，酿成疫证之邪也。邪从口鼻入于肺胃，咽喉为肺胃（卫）之门户，暴寒束于外，疫疠郁于内，蒸腾肺胃二经，厥少之火乘势上亢，于是发为烂喉痧也。"

《疫痧草》："兄发痧而豫使弟服药，盍若兄发痧而使弟他居之为妙乎？"

《疡医心得·论烂喉丹痧》："天行疫疠，长幼传染，外从口鼻而入，内从肺胃而发。"

【现代研究】

关于丹痧的研究，目前报道主要集中于本病的中医及中西医结合临床治疗，中医治疗包括辨证论治和选方用药。大多根据病理的进展，分初、中、后期或卫、气、营、血证治疗。现归纳如下：初期邪在肺卫，以肺卫表证为主，治以宣肺透邪，清热解表，常用方剂有银翘散、解肌透痧汤、荆防败毒散、普济消毒饮等。中期邪在气、营、血分，若以肺胃热甚为主，治以清热解毒，清气凉营，常用方剂有清瘟败毒饮、凉营清气汤、黄连解毒汤、清心凉膈散、白虎解毒汤；以热入营分为主，可用清营汤；以热入血分为主，则用犀角地黄汤之类。后期为热病伤阴，以肺胃阴伤为主，治宜滋养肺胃，常用方剂有沙参麦冬汤、清咽养营汤等。[1-3]

中西医结合治疗主要是中药联合青霉素治疗，如楚华报道用丹痧方（蒲公英15g，金银花15g，连翘15g，板蓝根12g，紫草10g，芦根10g，桔梗10g，僵蚕10g，淡竹叶9g，槟榔9g，生甘草5g。根据分期随症加减，1日1剂，水煎分3次温服）。联合青霉素G钠（皮试阴性者）20万U/（kg·d），分1～2次加入5%葡萄糖注射液或0.9%葡萄糖氯化钠注射液静滴。治疗46例，治愈42例（91.3%）、好转4例，全部有效[4]。

李作森报道，辨其卫、气、营、血分，分别采用透表、清营、解毒、养阴等法施治，照顾正气，选用方药。并结合针刺治疗，随证选取外金津、外玉液、大椎、三阴交等穴。同时配合冰硼散、锡类散吹喉。结果治疗173例，痊愈141例、显效23例、无效9例，治愈率达85%[5]。

王行素等报道，针刺参与治疗猩红热退热疗效观察，治疗组55例，抗生素静脉点滴加针刺，取穴：大椎、合谷（双）、曲尺（双）、少商（双）、大椎穴，用0.5寸毫针向上斜刺0.3寸，快速捻转 2 次，出针。合谷、曲尺二穴用 1.0 寸毫针直刺 0.7 寸，用力快速捻转 3 次，出针。少商穴用 0.5 寸毫针点刺，挤出少许血液。结果：18 小时内体温恢复正常者 53 例，包括最早 6 小时恢复正常 1 例，另 2 例针两次后体温在 30 小时内恢复正常，无一例回升，与常规对照组比较，疗效更优（$P<0.01$）[6]。

临床有许多单方治疗本病的报道。如陈瑞芬报道用自拟方（荆芥、防风、金银花、连翘、蒲公英、地丁草、丹参、赤芍、牡丹皮、山栀、板蓝根、忍冬藤、生大黄）以清里发表、凉血化瘀治疗本病，疗效较为满意。此外随证加减用药，如咽喉肿痛甚者加桔梗、牛蒡子以清利咽喉，恢复期余热未尽者可加生地黄、麦冬、玄参、地骨皮等养阴清热之品[7]。高仲山自创喉痧汤：连翘、金银花、芦根、玄参、竹茹、麦冬各 15g，牛蒡子、山栀、黄芩各 10g，生地黄 20g，水煎，5 小时 1 次，连服至痧透热解，并强调丹痧未透不宜攻下，便结重者加大黄 10g，大便通即减之。可配安宫牛黄丸加凉黄酒调化内服，随汤药服之更佳。汤文学报道，用银翘散加减治疗本病，药用金银花、连翘、板蓝根各 15g，牛蒡子、淡豆豉、黄芩、焦山栀各 10g，荆芥 6g，薄荷、生甘草各 5g，马勃 4g，蒲公英 30g，服至发热递退，咽痛减轻，如周身红疹尚未隐退，则原方去荆芥、淡豆豉、薄荷、牛蒡子，加生地黄、牡丹皮、白鲜皮，至病情痊愈[8]。

中药药理研究证明：黄芩、黄连、黄柏、山豆根、蒲公英、金银花、连翘、大青叶、板蓝根、青黛、山栀、夏枯草、穿心莲等中草药具有广谱抗菌作用，抗溶血性链球菌作用也较强，故对本病具有治疗和预防功效，故临证时可根据辨证重点选用。

参考文献

[1] 张德超．猩红热病机证治浅论[J]．江西中医药，1981，(1)：18-21.
[2] 李惠敏．猩红热中医论证初探[J]．天津中医学院学报，1994，13(1)：20.
[3] 卢卫强，王玉玲治小儿丹痧经验[J]．江西中医药，1996，27(3)：12.
[4] 楚华．丹痧方联合青霉素治疗猩红热 46 例[J]．中国中医急症，2005，14(8)：791-792.
[5] 李作森．猩红热辨证论治的体会(附 173 例临床疗效观察)[J]．新中医，1980，(1)：21-23.
[6] 王行素．针刺参与治疗猩红热退热疗效观察[J]．中国针灸，1994，14(4)：21-22.
[7] 陈瑞芬．中药治疗猩红热 4 例疗效观察[J]．河南中医学院学报，1976，(2)：41-42.
[8] 汤文学．猩红热治验[J]．四川中医，1990，(11)：13.

（饶克瑯 朱锦善）

第十六节 顿 咳

【概述】

顿咳，又称顿嗽，是以阵发性痉挛性咳嗽和痉咳后伴有吸气时特殊的鸡鸣样回声为特征的一种小儿呼吸道传染病。明·沈时誉《治验·顿嗽》云："顿嗽一症，古无是名，由《金镜录》捷法歌中，有'连声咳嗽粘痰至之'语，俗从而呼为顿嗽。其嗽亦能传染，感之则发作无时，面赤腰曲，涕泪交流，每顿嗽至百声，必咳出大痰乃住，或所食乳食尽皆吐出乃止。咳之至久，面目浮肿，或目如拳伤，或咯血，或鼻衄……此症最难速愈，必待百日后可痊。"这段论述具体形象地描述了顿咳一病的临床表现。

本病的病名，在中医古代文献中还称为鹭鸶咳、时行顿呛、天哮、天哮呛、疫咳等。因其咳时颈项伸引，状如鹭鸶，故称为鹭鸶咳；因其具有传染性，故称为时行顿呛、天哮、天哮呛、疫咳；因其咳声连连，一阵一阵发作，故称为顿咳、顿嗽。

中医学顿咳包括西医学百日咳和百日咳综合征。百日咳是由百日咳鲍特菌引起的急性呼吸道传染病。发病以后分前驱期、痉咳期和恢复期，重症或体弱婴儿患病后易发生肺炎、脑病等并发症。副百日咳鲍特菌及其他病菌以及一些病毒也可引起类似百日咳的症状，称百日咳综合征，其临床症状、血象、X线发现与百日咳有相似之处，但常可分离出腺病毒、呼吸道合胞病毒、肺炎支原体或副百日咳鲍特菌等。衣原体感染可有类似百日咳样咳嗽，但无鸡鸣样回声。副百日咳鲍特菌引起者症状轻，病程短。

本病一般呈散发性发病，一年四季均可发生，但以冬春季节为多。5岁以下婴幼儿最易感染，年龄愈小，病情大多愈重；10岁以上儿童较少发病。本病经空气飞沫传染，故在儿童集体机构中易发生流行。在病程的最初2～3周，传染性最强。病后可获得持久的免疫力，很少有第2次发病者。近年来，随着预防保健工作的加强，计划免疫的实施，普遍接种百白破菌苗，已使我国本病的发病率大为降低。但是，据世界卫生组织数据，在78%的3剂百白破联合疫苗(DTP)覆盖率下，2004年全球报道百日咳发病236 844例，而2000年为186 151例，近20年来，百日咳的发病率呈现出缓慢、稳定的增多趋势。1978年我国实施计划免疫、普及儿童百白破疫苗接种以后，百日咳发病率明显下降，由使用疫苗前的100/10万～200/10万降低到20世纪90年代后的1/10万以下；近10年来，虽然百日咳发病率仍然保持在低水平，但一些地区出现反弹，局部地区还有暴发流行，发病率超过1/10万。

早在《内经》中，就有关于顿咳症状的类似记载，如《素问·咳论》云："胃咳之状，咳而呕。"又云："久咳不已，三焦受之……此皆聚于胃，关于肺，使人多涕唾而面目浮肿气逆也。"至隋代《诸病源候论·咳论》明确记载了："咳时引动舌本，随咳随伸。"宋代《小儿药证直诀》更进一步论述了此病的主症，并创制"百部丸"治疗。实践证明，百部是治疗顿咳的有效药物，为后世医家所沿用。元代儿科医家曾世荣在《活幼心书》中首次提出本病"风痰壅盛"的病因病机。至明代的医籍中，始正式提出顿嗽、天哮等命名，并对其传染性有了明确的认识。在治疗方面，《保赤全书》、《幼科金针》等认为治法宜降火清金、消痰驱风，用启云抱龙丸、款冬花膏等方药，《本草纲目拾遗》用鸬鹚涎，《温病条辨》提出用千金苇茎汤合葶苈大枣泻肺汤治疗，这些认识为顿咳的治疗提供了宝贵的经验。

现代对顿咳的研究，认为本病辨证论治方法应适用于百日咳和百日咳综合征。针对百日咳鲍特菌的抗菌治疗，对百部、黄连以及家禽动物鸡、羊、猪等胆汁的实验与临床研究，取得了一定成果。在临床辨证论治方面，大多趋向于根据病程分期(前驱期、痉咳期、恢复期)，并结合寒热虚实辨证。单方、验方的挖掘以及临床应用研究，新创制的合剂、糖浆等新制剂的研究应用，报道甚多，疗效也较好，为顿咳治疗寻找高效、速效药物和制剂，打下了良好的基础。

【病因病理】

一、病因

1. 内因　为外感时行疫疠之气。在冬春季节，疫疠之气流行，小儿若肺受感触，最易为疫疠之邪所侵。此疫疠之邪，与寒邪相杂者，性属风寒，与热邪相兼者，性属风热。但毕竟为疫疠之气，其性暴烈，与六淫之风寒、风热不同，且传染性强。

2. 内因　为小儿肺脾不足，内有痰浊蕴伏，一方面肺脾不足，卫外力弱，易受疫疠之邪侵袭为病，另一方面肺脾不足者，易生痰浊，痰浊内蕴，再感疫疠之邪，则内外相感，痰浊、疫毒交阻粘滞，发病剧烈，病程缠绵。

现代研究表明：百日咳的病原体为百日咳鲍特菌属百日咳鲍特菌。该菌侵犯人体后，在呼吸道大量繁殖并释放内毒素，引起呼吸道黏膜炎症，产生大量的黏稠脓性渗出物，影响黏膜纤毛运动并刺激末梢神经，导致反射性剧烈的痉挛性咳嗽。严重频繁的痉咳，又可导致血循环障碍；少数病例可合并肺炎和脑病。

二、病理

1. 病位以肺脏为主　外感时疫之邪（风寒或风热），首伤肺卫，进而与伏痰相搏结，阻于气道，造成肺气上逆。病之初起，以肺失清肃的肺卫表证（风寒、风热）为主；继而疫痰相搏交阻于肺，而见肺逆痉咳之症。由于病程日久，郁而化火，痰火胶结，内扰影响他脏，犯胃则致胃气上逆而见呕吐；犯肝则肝气横逆，甚则肝郁化火而见胁痛胁胀、目睛出血；化火损伤血络则可见衄血、痰中带血；肺为水之上源，肺逆则治节失司，膀胱、大肠失约，故痉咳时见二便失禁，面目水肿。严重病例（多见于年幼儿）可造成痰热闭肺的喘咳证或痰热内陷心肝的昏厥证。故病变脏腑以肺为主，初犯肺卫，继则影响肝、胃、大肠、膀胱，甚则内陷心肝。

2. 病机多痰火胶结　本病病因有外因疫邪、内因伏痰，疫邪初犯虽有兼寒兼热之属性不同，但疫邪暴烈，化火尤速，因此在发病之后经过较短时间的肺卫表郁阶段之后，即进入痰火胶结、阻滞肺络的病理阶段。痰火胶结是造成肺气上逆的病理因素，故见症痉咳阵作，连咳不已，必待吐出痰涎方得气道稍畅而暂止。由于痰火胶结，不易清除，故痉咳反复发作，日久不愈。还由于痰火胶结，内扰他脏，而出现胃气上逆、肝气横逆、热伤血络等见症，甚则闭郁肺气而见咳喘，内陷心肝而见昏、痉等症。痰火久郁，痉咳日久，后期灼伤肺之气阴。

3. 演变分虚实转化　前驱期和痉咳期阶段，以实证为主。疫痰阻肺，肺气上逆，邪盛而正未虚，前驱期兼邪郁肺卫而见表证，痉咳期化热化火，为痰火胶结，肺气上逆，犯及他脏所见诸证也为实证。恢复期（后期）为邪衰正虚，表现为虚证为主（气、阴两虚），余邪未尽。小儿脏腑娇嫩，肺脏尤娇，久咳伤肺，形成后期以肺虚为主的虚证证候。

【诊断与鉴别诊断】

一、诊断要点

参照《中华人民共和国卫生行业标准（WS274—2007）》“百日咳的诊断标准”（2007-10-15 实施）。

诊断原则：根据流行病史、临床表现及实验室检查结果可做出百日咳诊断。

1. 流行病学史　四季均有发生，春夏季多发，该地区有百日咳流行，有与百日咳患者的密切接触史，无预防接种史。

2. 临床表现　潜伏期 2～21 天，一般 7～10 天。百日咳病程很长，临床可分为三期：前驱期、痉咳期、恢复期。

前驱期：约持续 1～2 周，为上呼吸道感染征象，如：低热、流涕、结膜充血、流泪及轻咳，前述症状渐轻，咳嗽日渐加重，进入痉咳期。

痉咳期：一般为 2～6 周。突出表现为阵发性、痉挛性咳嗽，每次咳嗽连续十至数十声为呼气状态，直至咳出黏稠痰液或将胃内容物吐出为止，紧接着急骤深长吸气，发出鸡啼样的吸气性吼声为本病特征。阵咳昼轻夜重，由于剧咳，可致面部、眼睑水肿，眼结膜充血、鼻衄、舌系带溃疡。婴儿无典型痉咳，发作时可能只有咳嗽、呼吸暂停止、发绀、窒息、惊厥，或间歇的阵发性咳嗽。

恢复期：约 2～3 周。痉咳发作次数减少，病情减轻，最后消失。

典型百日咳病人无发热及全身性症状和体征。非典型百日咳发生于已免疫的儿童和曾经感染的成人，儿童的表现为三期症状都缩短，成人则症状无明显的阶段性。常见并发症有肺炎、肺气肿等肺部疾病，百日咳脑病，肺结核恶化。

(1)典型病例：阵发性、痉挛性咳嗽，持续咳嗽≥2周者。

(2)不典型病例：婴儿有反复发作的呼吸暂停、窒息、青紫和心动过缓症状，或有间歇的阵发性咳嗽；青少年和成人具有不典型较轻症状，前驱期、痉咳期、恢复期三期症状都缩短或无明显的阶段性，而只表现为持续两周以上的长期咳嗽。

3. 实验室诊断

(1)外周血白细胞计数及淋巴细胞明显升高。

(2)从痰或鼻咽部分泌物分离到百日咳鲍特菌。(取鼻咽拭子或咳碟法接种于鲍—金培养基分离培养，出现典型菌落时，经涂片染色镜检、生化反应，或与Ⅰ相免疫血清作凝集试验进行鉴定。)

(3)恢复期血清凝集抗体比急性期抗体呈≥4倍升高。

诊断标准

1. 疑似病例　具备2.(1)、2.(2)任何一项的规定，或伴有1.项者。

2. 临床诊断病例　疑似病例同时符合3.(1)。

3. 确诊病例　临床诊断病例同时符合实验室检查中3.(2)或3.(3)项中的任何一项的规定。

二、鉴别诊断

1. 肺门淋巴结核　当肿大的肺门淋巴结压迫气管时，可引起阵发性痉挛性咳嗽，但一般无鸡鸣样回声。可根据结核病接触史、结核菌素实验阳性和肺部X线检查等鉴别。

2. 气管内异物　起病突然，发生阵发性痉挛性咳嗽，有异物吸入史，需进行病原学、血清学及支气管镜检查以鉴别。

【辨证论治】

一、辨证要点

1. 辨识常证　一般按病情经过分3期辨证。

前驱期：历时约1～2周，自发病至痉咳出现之前，类似感冒咳嗽，病性表现为风寒者，与风寒咳嗽相类，病性表现为风热者，与风热咳嗽相似，均可兼有肺卫表证。但此为疫邪郁肺，并与伏痰逐渐胶结，故肺逆症状逐渐显著，虽表证已解，但咳嗽日渐加剧，有日轻夜重趋势，痰涎不易咳出，进而则见痉咳阵作而进入痉咳期。前驱期的辨证要点，一是疫邪的病性属性是风寒还是风热；二是邪郁肺卫表证的轻重；三是痰邪胶阻肺络，肺气上逆的程度。

痉咳期：历时约2～6周。从出现典型的痉咳症状开始至痉咳逐渐消失，患儿连咳不已，每次发作连咳十数声或数十声，咳后有特殊高调鸡鸣样吸气性回声，最后呕吐出痰涎或胃内容食物。由于疫邪化热化火，故此期以痰火胶结、肺气上逆之证为多；若热象不显，则表现为痰浊胶滞、肺气上逆之证。辨证要点为：痰火者痉咳剧烈，痰涎稠黏，面赤唇红，舌红苔黄；痰浊者痉咳之势稍缓，痰涎较稀薄，面唇苍白，舌质不红，苔白。痰火者往往内扰，犯胃则胃火上炎，胃气上逆，症见呕吐剧烈；犯肝则肝郁化火，木火刑金，症见两胁胀痛，目赤流泪，甚则目睛出血、痰中带血、鼻衄等；肺失治节，水道失调，水液潴留则见面目水肿。

恢复期：历时约2～3周，从痉咳缓解至咳嗽完全消失。此期为久咳伤肺，邪衰正虚；正虚表现为肺脾气虚和肺阴不足两证。肺脾气虚者兼痰浊留恋，症见面白气弱，易自汗出，咳嗽无力，痰液稀薄，纳少神疲，舌淡苔白，脉象沉细而弱；肺阴不足者常兼痰热留恋，症见面色潮红，烦躁口干，干咳少痰或无痰，皮肤干燥，消瘦盗汗，舌红苔少无津，脉象细数。

2. 辨别轻重　轻证者痉咳不甚,发作次数较少,痉咳时痛苦表现较轻,痉咳期的持续时间较短,易于恢复,是因为痰疫之邪不甚,肺阻气逆的病理较轻。此证多表现为痉咳期的痰浊胶滞。轻证者,多表现为痉咳期的痰浊胶滞。重证者,多表现为痰火胶结,内扰他脏,症见痉咳剧烈,发作频繁,伴见面红目赤、目睛出血、面目水肿、两胁胀痛。严重者可致痰热内陷引发变证,常见的变证有二:一为痰热闭肺,出现发热咳喘之证;二为邪毒内陷心肝,出现神昏抽搐之证。

二、治疗原则

顿咳的治疗,一般取分期辨证论治。前驱期以宣肺化痰、疏风散邪为主。痉咳期着重泻肺涤痰降逆,痰火者清热化痰,痰浊者温化痰浊,同时根据所犯诸脏分别予以降胃、平肝、泻火、凉血、利尿。恢复期宜健脾益肺或润肺养阴为主,兼以肃肺化痰。变证者,痰热闭肺宜清热解毒,宣肺化痰;痰热内陷心肝则宜清热化痰,开窍熄风。

三、分证论治

(一)前驱期

1. 风寒郁肺

证候表现　恶寒发热,或寒热不显,喷嚏流清涕,咳嗽声浊,日渐增剧,面苍唇淡,苔薄白或白滑,脉浮,指纹淡滞。

辨证要点　本证与风寒感冒或风寒咳嗽证相似,这是因为寒疫之邪郁表,除见风寒表证外,还表现为肺气失宣之证,虽无热象,但顿咳风寒郁肺证,除风寒表证外,因伏痰逐渐胶滞,故咳嗽日剧,日轻夜重。

治法主方　疏风散寒,宣肺化痰。杏苏散加减。

方药运用　常用药:杏仁、紫苏、枳壳、桔梗、前胡、橘红、法半夏、百部、甘草。风寒郁表较重,症见恶寒无汗而发热较高者,加荆芥、防风、麻黄;痰阻较甚,症见咳嗽频作,咳痰难出,或兼气促者,加麻黄、瓜蒌、紫苏子、胆南星,或用百部丸加减,也可用华盖散加百部;寒郁化热,症见唇红心烦、咳频面红,口干苔黄者,加黄芩、知母、青黛、胆南星。

此证与风寒感冒咳嗽有别,在用药上应在疏邪的同时,加强化痰降逆,宣利肺气。寒痰可用法半夏、紫苏子、莱菔子之类;热痰可用瓜蒌、浙贝母、胆南星、竹沥之类;宣利肺气之品如麻黄、瓜蒌、桔梗、枳壳、厚朴、紫苏子之类。另外,百部止咳作用好,可加入,紫菀、款冬花等也可加入,这些止咳化痰药物是治疗顿咳的常用药,既可用于前驱期,也用于痉咳期和恢复期。

2. 风热郁肺

证候表现　发热咳嗽,咳声亢扬,逐日加重,鼻流浊涕,面色或红,唇色多赤,舌尖红,苔薄黄或黄腻,脉浮数,指纹浮紫。

辨证要点　本证与风热感冒咳嗽相似,有风热表证以及痰热症状,咳嗽也往往较风寒郁肺为剧,唇红口干,舌红苔黄(腻),可资鉴别。此证多见于体质较壮实的小儿。

治法主方　清宣肺卫,化痰降逆。轻者,桑菊饮加减;重者,银翘散合清宁散加减。

方药运用　轻证用药:桑叶、菊花、桔梗、杏仁、芦根、连翘、薄荷、瓜蒌皮、冬瓜仁、甘草。此证轻,是风热表证较轻,痰热郁肺之证亦轻,故轻宣肺卫,化痰利肺,方中用药桑叶、菊花、连翘、薄荷疏风清热以宣肺卫,瓜蒌皮、冬瓜仁、桔梗、芦根化痰利肺以畅肺气。若证重者,即风热郁表较重,痰热郁肺亦重,常用药物为:金银花、连翘、桔梗、芦根、牛蒡子、薄荷、桑白皮、黄芩、葶苈子、车前子、甘草、百部、蝉蜕。此方即是在上方基础上加强清热解毒和化痰泻肺之品，也可用麻杏石甘汤加味。

（二）痉咳期

1. 痰热阻肺

证候表现 痉咳不已，痰稠难咯，咳必呕恶，涕泪交流，面赤唇红，目睛出血，或齿鼻衄血、痰中带血，心烦不眠，口渴尿黄，舌下系带红肿溃烂，舌质红，苔黄腻，脉滑数，指纹紫滞。

辨证要点 进入痉咳期大多邪已化热，与伏痰胶结，成为痰热阻肺证。此类患儿平素体质壮实，痉咳剧烈，热象明显，如面赤唇红、目睛出血、心烦口渴、痰稠带血、小便黄、舌下系带红肿溃烂、舌红苔黄等。邪热犯胃，胃气上逆则呕吐亦剧；邪热犯肝，肝郁化火则目赤胁痛，伤及血络则目睛出血、痰中带血、衄血。

治法主方 清热泻肺，涤痰降逆。桑白皮汤合清宁散、千金苇茎汤加减。

方药运用 常用药：桑白皮、黄芩、浙贝母、紫苏子、葶苈子、车前子、芦根、冬瓜仁、桃仁、杏仁、黄连、山栀、甘草。咳嗽频而内热不甚者，加百部、瓜蒌皮，适当减去黄连、山栀；痰稠难咯，加青黛、海蛤粉、海浮石；咳嗽痉挛严重者，加僵蚕、地龙、蝉蜕，甚则加蜈蚣、全蝎；面目水肿明显者，加薏苡仁、滑石、赤茯苓，并重用车前子；咳逆呕吐剧者，加旋覆花、代赭石，甚则加牵牛子、大黄通下降逆；目赤流泪、两胁胀痛者，用丹栀逍遥散或龙胆泻肝汤加减，适加化痰清肺之品；痰中带血、目睛出血、衄血者，适加生地黄、牡丹皮、玄参、白茅根、仙鹤草等凉血止血之品；阴津受伤者，加麦冬、玄参、知母、天冬、生地黄等。

本证若痰热较重，还可造成痰热内陷，发生痰热内闭、热陷厥阴的变证：

（1）痰热闭肺 见症兼有发热，咳喘，气促，鼻翼煽动，口唇发绀，两肺部可闻及湿性啰音，即合并肺炎。治宜开肺平喘，清热化痰。常用方剂麻杏石甘汤加味，常用药物：麻黄、杏仁、生石膏（先煎）、甘草、桑白皮、葶苈子、黄芩、紫苏子、鱼腥草、浙贝母、蒲公英。口唇发绀明显，适加桃仁、赤芍、丹参，以活血化瘀；若大便不通，腹满烦闷，舌苔黄厚，加大黄、枳实，以通腑泻热；若进而出现面色苍白或青灰，喘促汗出，心率加快，脉象微细疾数，为心阳虚衰之象，急以参附龙牡救逆汤回阳救逆。

（2）热陷厥阴 见症兼有高热呕吐，神昏谵语，四肢抽搐，目睛窜视，即合并脑病。治宜清热解毒，清心开窍，凉肝熄风。常用方剂安宫牛黄丸、紫雪、羚角钩藤汤，常用药物：羚羊角粉（冲服）、钩藤、天竺黄、黄芩、白芍、桑白皮、浙贝母、连翘、石菖蒲、郁金、生石膏（先煎）、石决明，送服安宫牛黄丸或紫雪之类。待神清搐止后，继续治疗百日咳。

2. 痰浊阻肺

证候表现 痉咳不如痰热证剧烈，痰液较稀薄，面色苍白或苍黄，目胞水肿，大便溏薄，舌质淡或正常，苔白腻或白滑，脉滑，指纹青紫而隐。

辨证要点 痉咳期表现为痰浊阻肺证者，多由前驱期的风寒郁肺证发展而成，此类患儿平素痰湿较甚，邪未化热。本证的辨证要点是：虽咳嗽为阵发性痉咳，但痉咳不如痰热证剧烈，而且没有明显的热象，表现为痰湿较重，从面色、舌脉上可以加以鉴别，症如上述。

治法主方 温肺化痰，行气降逆。小青龙汤合三子养亲汤、止嗽散加减。

方药运用 常用药：麻黄、杏仁、细辛、法半夏、桂枝、五味子、紫苏子、白芥子、莱菔子、紫菀、百部、白芍、甘草、陈皮。痉咳较频者，加白僵蚕、地龙、乌梢蛇；四肢不温而形寒者，加附子、干姜；脾虚较甚者，加黄芪、党参、白术；面目水肿明显者，加薏苡仁、茯苓、车前子；呕吐者，加旋覆花、代赭石。

(三)恢复期

1. 肺阴不足

证候表现 痉咳缓解,仍有咳嗽,表现为干咳少痰或无痰,咳声嘶哑,面唇潮红,皮肤干燥,虚烦盗汗,睡卧不安,手足心热,口干,舌质红,苔少而乏津,脉象细数,指纹细紫。

辨证要点 久咳伤肺,恢复期证属正虚邪恋。本证多为痰热阻肺之痉咳缓解后,热伤肺阴,余邪留恋。辨证上重点抓住肺阴不足证候,如面唇潮红、皮肤干燥、虚烦盗汗、手足心热,以及舌质红、脉象细数;另一方面,尚有余邪,即痰热余邪留恋于肺,使肺失清肃,故仍见咳嗽少痰,痰稠咯吐不爽。

治法主方 养阴润肺,清热化痰。沙参麦冬汤加减。

方药运用 常用药:沙参、麦冬、天冬、桑白皮、地骨皮、枇杷叶、甘草、百部、五味子。潮热盗汗者,加白薇、银柴胡;口干明显者,加天花粉、知母;声音嘶哑者,加木蝴蝶、桔梗、玄参;久咳不愈者,加百合、乌梅、诃子;痰稠黏咳吐不爽者,加川贝母、黛蛤散;睡眠不宁者,加酸枣仁、合欢皮、夜交藤;胃纳不佳者,加扁豆、炒麦芽、炒谷芽、焦山楂;大便干结者,加全瓜蒌、郁李仁、火麻仁;精神不振者,加太子参或党参、茯苓、黄芪。

2. 肺脾气虚

证候表现 痉咳缓解,仍有咳嗽,咳声无力,少痰或痰液稀薄,面白气弱,神疲自汗,手足欠温,食少腹胀,或作干呕,大便溏薄,舌质淡,舌苔薄而润滑,脉象细弱,指纹淡红。

辨证要点 本证多见于素体脾虚,痰浊阻肺之痉咳缓解后,肺脾气虚,痰湿未尽。辨证要点为:上证肺阴不足为阴虚有热,此证则为气虚无热。肺气虚则脾气亦虚,见证为面白气弱、神疲自汗、食少便溏,舌淡脉弱等;若四肢欠温,甚或形寒畏冷,为脾肺气阳不足;若食少腹胀或干呕,为脾虚运化无力,气机壅滞,升降失常。除上述证候之外,痰浊留恋肺络,故咳嗽有痰,痰液稀薄,与肺阴不足痰热留恋有别。

治法主方 健脾益气,温肺化痰。六君子汤加味。

方药运用 常用药:太子参(党参)、茯苓、白术、法半夏、陈皮、甘草、百部、紫菀、杏仁。精神不振者,加黄芪、黄精;自汗者,加黄芪、浮小麦、牡蛎;久咳不愈者,加百合、诃子,痰涎较多者,加紫苏子、白芥子;不思饮食者,加砂仁、蔻仁、神曲;四肢不温者,加附子、肉桂;食后腹胀者,加苍术、厚朴、香附;食后作呕者,加生姜、苏梗、丁香。

【其他疗法】

一、中药成药

鹭鸶涎丸 每服1丸,1日2~3次,用于前驱期、痉咳期。

二、单方验方

1. 胆汁疗法 新鲜鸡胆汁,加白糖适量调成糊状,蒸熟服。用量:按每日每岁1/2只鸡胆汁计算,最多不超过3只,分2次服,连服5~7日。如无鸡胆,用猪胆、牛胆、鸭胆均可,用量参照鸡胆量的比例计算。用于前驱期、痉咳期。

2. 大蒜疗法 紫皮大蒜,制成50%糖浆,每服5岁以内5~10ml、5岁以上10~20ml,1日3次,连服7日。用于前驱期、痉咳期。

3. 蜈蚣、甘草等份,为末,每服1~2g,1日3次,蜜水调服。用于痉咳期。

三、食疗方药

1. 大蒜白糖饮 大蒜15g,白糖(或冰糖)30g。先将大蒜剥皮捣烂置杯中,加入白糖(或冰糖),冲入开水浸泡或稍煮,分3次饮服,连服5日。用于前驱期、痉咳期。

2. 四汁饮　雪梨、荸荠、甘蔗、白萝卜各 50g,捣碎挤汁,分 2 次服,连服 5 日。用于肺阴不足证。

3. 天龙蛋　蜈蚣 1 条,鸡蛋 2 枚。将蜈蚣剪碎,鸡蛋去壳,共搅匀,入锅中炒成蛋饼,分 2 次服食。连用 5 日。用于痉咳期。

4. 全蝎(炒焦)研末,鸡蛋 1 枚煮熟,用鸡蛋蘸全蝎末食。每服 1～3 岁 0.5～1g、3 岁以上 1～1.5g。用于痉咳期。

四、针灸疗法

1. 四缝穴,点刺出黏液,左右手交替,1 日 1 次,治疗 7～14 日。

2. 少商、商阳,点刺出血,1 日 1 次,治疗 10 日。

3. 主穴取定喘、天突,配穴取大椎、丰隆。先针定喘,后针天突,中强刺激,然后在大椎穴拔火罐,痰多加丰隆穴,1 日 1 次。

4. 尺泽、合谷,隔日针刺 1 次,5 次为 1 个疗程。

5. 肺俞(双)、大椎、合谷(双)为主穴,风池(双)、风门(双)为配穴,左右捻转,徐缓刺入,每穴捻转约 1 分钟即起针。用于痉咳期。

6. 耳穴疗法

处方 1:肺、肾上腺、交感、神门、对耳屏尖。咽喉痛加咽喉,痰多加脾,合并感染时加耳尖放血,久咳体虚加肾。取 0.5 寸毫针,快速点刺,捻转至痉咳缓解。缓解期可用王不留行籽耳穴压丸,每 4 小时压穴 5 分钟,4 日换药 1 次。

处方 2:平喘(对耳屏尖)、支气管、交感。痰多加脾。取 0.5 寸毫针,快速点刺。痉咳期,可埋针 1～2 天;缓解期用王不留行籽压穴治疗,每 4 小时压穴 5 分钟,4 日换药 1 次。

处方 3:肺、支气管、肾上腺、交感、咽喉。每次取单侧 3～4 穴,痉咳期可埋针治疗,留针 1～2 日,缓解期可用王不留行籽压耳穴以巩固治疗,每 4 小时压耳穴 1 次,每次 5 分钟。4 日换药 1 次,5 次为 1 疗程。

7. 艾灸疗法:取穴:少商、商阳、大椎、身柱。少商、商阳点刺放血,大椎、身柱针后施以艾条雀啄灸 5 分钟。

五、拔罐疗法

取穴:璇玑、库房、身柱、肺俞。每日拔罐 1 次,每次 5 分钟。上穴可轮流使用。

六、穴位注射疗法

取穴:尺泽、天突、肺俞、大椎、中杼、奇穴(大椎与大杼穴连线的中点)。以上穴位可单独用,可联合用,也可交替用。穴位注射药物可用 2%普鲁卡因、注射用水,1 日 1 次。

七、推拿疗法

取穴:逆运八卦 10 分钟,退六腑 10 分钟,清胃 5 分钟,揉小横纹 10 分钟,每日 1 次。或运八卦,掐合谷,推肺经,掐揉二扇门,掐揉五指节,推脾胃,揉鱼际,揉太渊,掐尺泽,1 日 1 次。

八、西医疗法

1. 病因治疗　早期应用足量敏感的抗生素可抑制百日咳杆菌,减轻症状。若病程超过 4 周,则效果不显。首选红霉素,30～50mg/(kg・d),口服或静脉滴注。7～14 天为一疗程。罗红霉素 5～10mg/(kg・d),分两次口服,7～10 天为一疗程。阿奇霉素 10mg/(kg・d),一次顿服,3 日为一个疗程。

2. 对症治疗　痉咳频繁而痰液黏稠不易咳出时,可用沐舒坦、α-糜蛋白酶等祛痰剂雾化吸入；睡眠不安，可用氯丙嗪、异丙嗪等镇静；痉咳剧烈而见青紫、窒息时，及时吸痰、给氧或做人工呼吸。百日咳脑病时可用脱水剂甘露醇，用5%葡萄糖注射液稀释后静脉滴注，每日1～2次；惊厥者，必要时可用苯巴比妥、复方氯丙嗪；重症患者可酌用肾上腺皮质激素，可减轻症状、缩短病程。百日咳免疫球蛋白可用于脑病患儿，15mg/(kg·d)，静脉注射。

【预防护理】

一、预防

1. 控制传染源：隔离患儿，尤其在传染性强的前驱期及痉咳期更有意义，隔离期自起病开始，为期7周；或痉咳开始，为期4周。对于密切接触患儿的易感儿应进行检疫观察21天。成人患者需注意避免接触小儿。疫源地只需通风换气。

2. 易感儿实行计划免疫。主动免疫：定期注射百日咳菌苗、白喉类毒素、破伤风类毒素三联制剂。对出生3～6个月的婴儿进行基础免疫，皮下注射3次。在流行期，1个月的患儿即可接受疫苗接种。强调全程免疫，以后再按规定加强。百日咳菌苗偶可引起脑病等神经性反应，故原有脑部疾患或惊厥性疾病、或首剂百日咳菌苗注射后曾有惊厥者，一概不应再予注射。乙型脑炎流行季节也不进行百日咳菌苗注射。现用的全细胞百日咳菌苗虽发挥了一定的作用但效果尚不够理想，免疫后再患百日咳的儿童和成人发病者屡有报道。被动免疫：对幼婴或体弱者，于接触病人后可给百日咳高效价免疫球蛋白，但预防和减轻症状的效果不显著，故应用者少。

3. 与患儿有密切接触的易感儿，可用红霉素或复方磺胺甲噁唑药物预防，用药3～5日。也可口服大蒜，或用大蒜液滴鼻，均有预防效果。

4. 百日咳流行期间，易感儿少去公共场所。平时注意锻炼身体，加强户外活动。

二、护理

1. 居室应阳光充足，通风良好，环境安静，避免尘埃、烟尘和进食刺激而诱发痉咳。

2. 患儿要注意休息，避免外出，保持情绪稳定，避免情绪波动或刺激而诱发痉咳。保证充足睡眠，若因夜间咳频而影响睡眠者，可适当给予镇咳、镇静药物。

3. 调节饮食，宜清淡、易消化，且富有营养的食物，忌食生冷、辛辣、鱼腥、肥甘之品。

【文献选录】

《活幼心书·咳嗽》："有一症，咳嗽至极时，顿呕吐乳食与痰俱出，尽方少定，此名风痰，壅成肝木克脾土，宜以白附饮，投之即效。"

《治验·顿嗽》："顿嗽一症，古无是名，由《金镜录》捷法歌中，有'连声咳嗽粘痰至之'一语，俗从而呼为顿嗽。其嗽亦能传染，感之则发作无时，面赤腰曲，涕泪交流，每顿嗽至百声，必咳出大痰乃住，或所食乳食尽皆吐出乃止；咳之至久，面目浮肿，或目如拳伤，或咯血，或鼻衄……此症最难速愈，必待百日后可痊。"

《幼科金针·天哮》："夫天哮者，上古之书，从无定见方。今治法亦属混淆，其故何也？盖因时行传染，极难奏效。其症嗽起连连，而呕吐涎沫，涕泪交流，眼胞浮肿，吐乳鼻血，呕衄睛红。治法降火清金，消痰驱风，以启云抱龙丸主之。若延久，便当保肺清金，以款冬花膏敛不足之金。此大略也。但已成天哮者，先服发散表邪之剂，次进启云抱龙丸。若嗽而见血者，熟灵脂、柏子仁、胡桃肉共为末，茅根汤调服。若见呕血面青，饮水无度，吐脓腥臭，喉痹失声，惊痫皆至者，俱为不治。"

《医学真传·咳嗽》："咳嗽俗名曰呛，连咳不已，谓之顿呛。顿呛者，一气连呛二、三十声，少者十数声，呛则头倾胸曲，甚者手足拘挛，痰从口出，涕泣相随，从膺胸而下应于少腹。

大人患此，如同哮喘。小儿患此，谓之时行顿呛。顿呛不服药，至一月亦愈……若一月不愈，必至两月，不与之药，亦不丧身。若人过爱其子，频频服药，医者但治其气，不治其血，但理其肺，不理其肝，顿呛未已，又增他病。或寒凉过多，而呕吐不食；或攻下过多，而腹满泄泻；或表散过多，而乳肿喘急。不应死而死者，不可胜计。婴儿顿呛初起，但当散胞中之寒，和络脉之血，如香附、红花、川芎、归、芍之类可用；其内寒呕吐者，干姜、吴萸可加；表里皆虚者，芪、术、参、苓可用。因病加减，在医者之神明。苟不知顿呛之原，而妄以前、杏、苏、芩、枳、桔、抱龙丸辈，清肺化痰，则不可也。"

《本草纲目拾遗·卷九·禽部》：鸬鹚涎"治肾咳，俗称顿呛，从小腹下逆上而咳，连嗽数十声，少住又作，甚或咳发必呕，牵掣两胁，涕泪皆出，连月不愈者，用颅鹚涎滚水冲服，下咽即止。"

《温病条辨·解儿难·疹论》："凡小儿连咳数十声不能回转，半日方回如鸡声者，千金苇茎汤合葶苈大枣泻肺汤主之。近世用大黄者杀之也。盖葶苈走肺经气分，虽兼走大肠，然从上下降，而又有大枣以载之，使不急于趋下。大黄则纯走肠胃血分，下有形之滞，并不走肺，徒伤其无过之地故也。"

【现代研究】

一、治疗学研究

1. 分期辨证论治　百日咳的临床发病阶段性较强，其表里寒热虚实的变化有一定的规律可循，故临床上大都采用分期辨证论治。前驱期以邪郁肺卫为主，治宜疏风解表，宣肺化痰，常用方剂如桑菊饮（用于风热）、杏苏散（用于风寒）。痉咳期为痰阻肺络，治宜宣肺化痰，行气降逆，常用方剂如麻杏石甘汤、千金苇茎汤用于痰热阻肺，小青龙汤、苏子降气汤用于痰浊阻肺。恢复期为邪衰正虚，肺之气阴不足，治宜养阴清肺，益气化痰，常用方剂如麦门冬汤、沙参麦冬汤、人参五味子汤等。

2. 一法为主治疗　痉咳是百日咳的典型症状，痉咳期在百日咳整个病程中为时最长、症状最重，因此也是治疗的关键。围绕痉咳期的发病机制，各地在临床治疗研究中各侧重以某一方面为主，突出某方面的治疗。大致有：

（1）从痰热论治：认为痰热蕴肺、气道受阻是百日咳由初咳发展至痉咳的重要病理变化，小儿纯阳之体，疫邪易于化热，导致痰热阻肺。事实上，痰热阻肺证的痉咳确实较为多见，因此这方面的治疗研究报道较多。比如，孟宪兰效已故老中医侯汉忱先生，用夏枯草配泻白散加味治疗小儿百日咳。以夏枯草 15g，桑皮 10g，黄芩 9g，地骨皮 9g，枇杷叶 10g，百部 10g，杏仁 6g，炒地龙 9g，僵蚕 10g，甘草 3g 治疗小儿百日咳百余例，均获良效[1]。蒙音采用小柴胡汤加味治疗百日咳 30 例疗效满意，证属邪热犯肺，痰热互结，阻遏气机，升降失常。治以清肺化痰，降逆止咳。柴胡 5g，黄芩 5g，姜半夏 5g，沙参 5g，百部 5g，川贝母 5g，葶苈子 3g，桑白皮 5g，代赭石 12g，杏仁 5g，僵蚕 5g，炙甘草 3g，生姜 1 片，大枣 3 枚。发热者加生石膏；痰黏咳出不易者加天竺黄[2]。

（2）从痰浊论治：外感疫邪，内蕴伏痰是百日咳发病的主要病因，痰浊与痉咳关系密切，若热象不甚，重在治痰。若痰涎壅肺、正盛邪实之痉咳，还可用化痰逐水之法，如任国顺用百日咳丸（甘遂、大戟、芫花各 12g，研成细末，加炒黄的麦面 60g，水调为丸，如玉米粒大），每服 1～2 岁 1 丸、3～4 岁 2 丸、5～6 岁 3 丸、7～8 岁 4 丸，每日早晨服 1 次，治疗 283 例，疗效甚佳，一般服药 4～7 日即可治愈[3]。

（3）从痰瘀论治：由痰阻导致血瘀，近年来的研究表明，这也是痉咳病理上的一大特征，通过宣肺化痰、活血化瘀治疗取得了较好疗效。陈瑞林自拟活血镇咳汤(桃仁、红花、川芎、甘草各 3g,桔梗、赤芍、川贝母、地龙、鹅不食草各 5g,炙百部 6g)并随症加减,治疗 120 例,结果治愈 102 例,好转 18 例[4]。

(4)从风痉论治:百日咳为阵发性痉挛性咳嗽,祛风解痉镇咳是有效控制痉咳的重要手段。桂玉萍等进行了评价复方镇咳灵治疗小儿百日咳综合征的有效性和安全性的随机、平行对照的临床研究。复方镇咳灵由蜈蚣、百部和赛庚啶等药组成。具有解痉镇咳、温肺涤痰的功效。并通过实验研究,表明复方镇咳灵的疗效机制,不仅在于其具有祛邪(止咳、化痰、平喘等)作用,而且具有扶正(增强机体免疫力)以祛邪的作用,反映了辨证论治中药的整体效应。复方镇咳灵能有效改善小儿百日咳综合征的呕吐、痰鸣、恶寒、面色、眼部、食欲异常等症状。实验中未观察到实验药物对心、肝、肾功能,血液系统有异常影响等不良反应[5]。贺建华等采用解痉镇咳汤(蜈蚣、僵蚕、地龙、百部等)治疗小儿百日咳(痉咳期)62 例,全部有效,提示该方对本病有解痉镇咳、降气化痰之功[6]。

(5)从肝论治:基于痉咳剧烈者除痰涌咳剧外,常牵引两胁作痛,面红气粗,青筋暴露,目睛出血,呕吐痰涎甚则黄水胆汁,属肝经郁热,治宜清泻肝热,化痰降逆。刘崇玉根据钱育寿老中医的经验,运用天竹兜铃汤治疗小儿百日咳 50 例,均获痊愈,其中用药 2～6 周治愈者 49 例,用药 8 周治愈 1 例。取炙桑皮、南天竹、射干、地骨皮、炙百部、大贝母、金沸草、葶苈子各 10g,炙兜铃 5g,生甘草 3g,黛蛤散(包)15g,鱼腥草 30g。加减:鼻衄加鲜茅根 30g,炙侧柏叶 10g;痉咳频频加炙全蝎 3g,炙僵蚕 10g;呕吐频作,影响进食,加代赭石、紫石英各 15g,枇杷叶 10g;两目红肿加龙胆草 10g;大便干结加全瓜蒌 15g。日 1 剂,水煎分服。认为其病因乃外感时行疠气,侵入肺经,夹痰交阻气道,以致肺失清肃,肝火偏旺。其治重在清肺热、泄肝火、止咳化痰。天竹兜铃汤的组方正禀此义,故而每获佳效[7]。

(6)从胃论治:许耀恒根据肺胃相关原理和临床实践所得,总结了从胃论治百日咳 6 法,即:降胃顺气法、清胃利肺法、温胃化痰法、泄胃肃肺法、和胃调肝法、培土生金法,扩展了临证思路[8]。

(7)从泻肺降逆论治:肺阻气逆是痉咳的基本病理,泻肺降逆化痰是痉咳的基本治法,在临床上普遍应用,热甚佐以清热,偏寒佐以温化。陈根生采用自拟方旋桑百地汤治疗小儿百日咳 60 例收到良好的疗效,其药物组成如下:旋覆花 6g,桑白皮 10g,百部 12g,地龙 6g,沙参 10g,川贝母 6g,橘络 5g,甘草 3g。药物剂量随年龄大小略有增减,每日 1 剂,水煎 2 次,留汁 180ml,早、中、晚各服 60ml。痊愈 51 例、好转 8 例、无效 1 例,总有效率 98%[9]。

(8)温肺化饮:咳嗽是肺系疾病的主要症状之一,寒邪束肺,肺失肃降而致肺气上逆,引起咳嗽。周慧生自拟温肺化饮汤治疗寒邪束肺型百日咳患者 48 例,痊愈 46 例、无效 2 例,总有效为 95.8%。病情轻者治疗 2 个疗程,重者治疗 3 个疗程。方药:半夏、麻黄、五味子、干姜、天竺黄、贝母、甘草各 10g,细辛 3g,百部、葶苈子各 15g。腹胀便溏者,去葶苈子,加白术、茯苓各 10g,砂仁 6g;自汗者加桂枝 6g,白芍 10g。用水先煎麻黄,除去浮沫后再加余药,水煎 30 分钟煎成药液 200ml。1～3 岁每日服 70ml;4～10 岁 100ml;11～16 岁 150ml,分早晚 2 次服,7 天为一疗程。半夏有较强的镇咳作用,其作用机制是直接抑制咳嗽中枢;浙贝母所含生物碱有解除支气管痉挛,扩张支气管平滑肌作用[10]。

3. 针刺法　王轶等针刺少商穴,拇指内侧,爪甲角一分取之。针尖略向上方,速刺半分,出血而终。四缝穴,手部食、中、环、小四指掌面第一指节与第二指节横纹缝中取之。刺出黄白色之透明浆液为度。两手均刺,隔日 1 次。40 例患儿中痊愈 29 例占 72.5%、显效 9

例占 22.5%、无效 2 例占 0.5%，总有效率 95.0%[11]。

二、药效学研究

百日咳治疗药物的药效学研究，主要包括抗菌、抗细菌毒素、抗炎、免疫功能、镇咳化痰等实验。

抗百日咳鲍特菌实验：体外抗菌实验可采用纸片扩散法、琼脂稀释方法或肉汤稀释法；体内抗菌实验，一般选用小鼠造型，由于中药的抗菌作用较弱，可采用预防性给药。

抗百日咳鲍特菌内毒素实验：一般可采用体外鲎实验、半体内中和内毒素实验及动物保护实验相结合。

镇咳实验：方法有浓氨水喷雾法、二氧化硫刺激法、枸橼酸喷雾引咳法、机械刺激法和电刺激猫喉上神经引咳法。化痰试验方法有气管段酚红法、毛细玻管法、家兔离体气管纤毛黏液流运动法、鸽气管纤毛运动法等。

综合近 30 年来各地的研究报道，对百日咳鲍特菌有抗菌作用的药物有：百部、黄芩、黄连、鹅不食草、大蒜、白屈菜、马齿苋、地锦草、穿心莲、公丁香、白及、厚朴、黄药子、小蓟、鱼腥草、金银花、畜禽动物的胆汁等。

镇咳作用明显的药物有：苦杏仁、百部、款冬花、白屈菜、浙贝母、川贝母、紫菀、前胡、桑白皮、何首乌、马兜铃、知母、白毛夏枯草、沙参、天冬、麦冬、瓜蒌、苏子、半夏等。祛痰作用明显的药物有：桔梗、远志、紫菀、半夏、皂荚、前胡、瓜蒌皮、生甘草、制南星等。对呼吸中枢有镇静作用的药物有：苦杏仁、甜杏仁、桃仁、白果、枇杷叶、款冬花、百部、细辛、全蝎等。

李志辉等通过实验研究，认为三七皂苷对百日咳菌液致大鼠脑水肿具有治疗作用，其机制与抑制脂质过氧化和减少肿瘤坏死因子 α 生成有关[12]。

尹飞等发现黄芩苷可减轻百日咳菌液对离体脑组织的损害作用，降低谷氨酸和过氧化氢对离体神经细胞的损害，显示黄芩苷对大鼠脑组织具有保护作用。其保护作用机制之一可能是通过降低兴奋性氨基酸和氧自由基的神经毒性。同时本研究也发现 0.125mmol/L 黄芩苷预处理对离体脑组织保护作用最强，其他浓度的黄芩苷也有一定的保护作用，表明黄芩苷是一种毒性较低，量效范围较广的中药[13]。

杨孟君发明了一种纳米小儿百日咳制剂药物，它是以纳米牛蒡子、纳米川贝母、纳米旋覆花、纳米紫苏子、纳米桑白皮、纳米枳壳、纳米陈皮、纳米山楂、纳米葶苈子、纳米百部、纳米桔梗、纳米法半夏、纳米青蒿、纳米麻黄为原料，按比例配制，制成新的药物制剂，该药物生物利用度高，治疗效果显著[14]。

首都医科大学将鹭鸶咯丸改为同配方鹭鸶咯口服液，主要成分是麻黄、杏仁、青黛、射干等。它具有发汗、平喘、利水、清肺、消炎、止咳等作用，常用于小儿百日咳等病症。咽喉呼吸道疾患多是由于细菌感染引起，测定该药的体外抑菌活性，对巨噬细胞和中性粒细胞活性和数量以及对巨噬细胞吞噬功能的影响，和对淋巴细胞的活化作用，对阐明该药的抗感染机制有重要意义[15]。

参考文献

[1] 孟宪兰．夏枯草治疗百日咳[J]. 中医杂志，1999，40(7)：390.

[2] 蒙音．小柴胡汤加味治疗百日咳 30 例[J]. 中国民间疗法，2001，9(10)：51-52.

[3] 任国顺．自制百日咳丸治疗百日咳 283 例[J]. 湖北中医杂志，1982，(6)：20.

[4] 陈瑞林．活血镇咳汤治疗百日咳痉咳期 120 例[J]. 河北中医，1996，18(2)：13.

[5] 桂玉萍,徐玲,李志山,等．复方镇咳灵治疗小儿百日咳综合征270例临床观察[J]. 光明中医,2006,21(10):36-38.

[6] 贺建华,张善兵．解痉镇咳汤治疗小儿百日咳62例[J]. 黑龙江中医药,2002,(5):25.

[7] 刘崇玉．天竹兜铃汤治疗百日咳50例[J]. 浙江中医杂志,2001,(4):150.

[8] 许耀恒,梅炳南．百日咳从胃论治六法[J]. 安徽中医学院学报,1992,11(2):24-25.

[9] 陈根生．旋桑百地汤治疗小儿百日咳60例[J]. 吉林中医药,2000,(5):42-43.

[10] 周慧生．温肺化饮汤治疗百日咳48例[J]. 实用中医药杂志,2001,17(3):23.

[11] 王轶,何颖妩,王永山．川贝内金散配合针刺治疗百日咳40例[J]. 上海针灸杂志,2007,26(4):34.

[12] 李志辉,张丽环,张天庭．三七皂甙对百日咳菌液致大鼠脑水肿与肿瘤坏死因子α的作用[J]. 黑龙江医药科学,2003,26(2):15-16.

[13] 尹飞,杨于嘉,虞佩兰,等．黄芩苷对百日咳菌液致离体大鼠脑组织损害的保护作用及量效关系的研究[J]. 中国中西医结合杂志,2002,22(4):286-288.

[14] 杨孟君．纳米小儿百日咳制剂药物及其制备方法．中国专利:CN1368262,2002年9月11日．

[15] 首都医科大学．鹭鸶咯口服液的抗菌免疫机理的研究．国家科技成果数据库,2001.

(朱锦善　张　静)

第十七节　白　　喉

【概述】

白喉是由外感疫毒之邪引起的急性传染病,临床以发热、咽痛、声音嘶哑、气憋、犬吠样咳嗽及咽、喉、鼻等部位的黏膜出现灰白色假膜为主要特征。本病清代以前命名未能明确,清代则出现了多部白喉专著。《重楼玉钥·又论喉间发白治法及所忌诸药》指出:"按白腐一证,即所谓白缠喉是也。"将本病又称为"白缠喉"。《时疫白喉捷要》、《白喉全生集》、《白喉忌表抉微》等书均一致命名为"白喉"。

西医学也将本病称为白喉,认为是由白喉杆菌引起的一种急性呼吸道传染病,严重者可并发心肌炎和神经麻痹、全身中毒表现。

本病一年四季皆可发生,以秋冬两季多发,偶可有流行,久晴不雨,气候干燥之时为甚,各年龄均可发病,好发于8岁以下孩儿,其中以2～5岁的儿童发病最多。《喉科秘钥·喉症补编·白缠喉风论》说:"小儿患病尤多,十岁外患者尚可治,十岁内患者难治。"说明小儿发病率较高,年龄越小,病情较重,预后较差。预后与发病年龄、疾病轻重、免疫能力、治疗早晚、有无并发症等有密切关系。一般认为患病后有较持久的免疫力。由于预防接种工作不断加强,近10余年来已基本控制了白喉流行,发病率显著下降。

我国古代医籍中很早就有许多类似白喉的记载。清代《时疫白喉捷要》一书是我国最早的一部白喉专著,书中详尽地说明了白喉的传染性及危重性。因当时白喉流行,继之有许多著作论述白喉,如《喉科秘钥》、《白喉证治通考》、《白喉论证》等,对白喉的流行、传染、病因、病机、证候、治疗及危重性均有较为详细的认识。关于白喉的治疗有不少专著,提出了许多不同意见,归纳起来有"忌表"和"不忌表"两种说法,主张"忌表"的《白喉忌表抉微》一书,治疗白喉重在滋阴。主张"不忌表"的李纪方,在其《白喉全生集》中认为白喉热证多见,但非无寒证,白喉有表证者不忌表。中医中药防治白喉,在保障儿童身体健康中发挥了积极作用。

【病因病理】

一、病因

中医学认为白喉的病因主要是感受疫毒时邪，而气候干燥、素体阴虚、肺胃伏热是导致发病的诱因。

1. 疫毒时邪　本病多发于秋冬季节，说明疫毒时邪是指与秋冬燥气有关的具有强烈传染性的致病邪气。疫毒之邪，传变迅速，病情危重。如《喉证要旨》说："故一感其气，即便炽张，上窜咽喉，为祸甚捷。"即为此意。

2. 气候干燥　秋冬之季，燥气当令，燥气偏甚，则易化火伤阴而为病。《白喉条辨·辨病源第一》说："阳明燥令司天之年，成秋冬之交，天久不雨，燥气盛行，邪客于肺，伏而化火……遂夹少阴君火，循经络而上与所伏之燥火互相冲激，猝乘咽喉清窍而出，或发白块、或白点，名曰白喉。"说明了气候因素是本病发生的外因。

3. 体质因素　素体阴分不足，肺有伏燥，胃有积热的内在因素，亦是本病发生的重要因素。体质不足易受疫毒时邪的侵袭而为病。

二、病理

疫毒时邪经口鼻而入，直犯肺胃，与肺胃积热上熏，而咽喉为肺胃之门户，上攻咽喉，郁而不散，产生白腐伪膜，附于咽部者称为咽白喉，出现于喉部者为喉白喉。

白喉初起，病邪郁于卫表可见风热表证；若火毒盛极，郁于咽喉甚则项背俱肿，多见于毒热证。

疫毒由表入里化火，白膜逐渐蔓延，可由咽白喉发展为喉白喉，或疫毒炽盛直接攻喉而致喉白喉。若火毒上逼，夹痰上行，白膜可迅速扩展，阻塞肺之气道，肺气闭塞，呼吸不利，气促鼻煽，口唇青紫，此为痰火疫毒白喉，为病之极期、危证。

疫毒时邪为阳热燥邪。燥热耗伤阴津，故出现阴虚燥热之证，古有"白喉多阴虚"之说。也有疫毒邪重，传变迅速，起病就表现为阴虚燥热或里热化火的证候。

小儿正气不足，疫毒之邪不解，疾病发展，可变生它证。疫毒损心，耗伤气阴，心气受病，症见心悸怔忡，精神萎靡，面色苍白，脉细弱，甚则出现阴竭阳脱之危象。疫毒内窜经脉，脉络闭阻，气血阻滞，运行不畅，或燥火灼伤经脉，或痰阻络道，而致经脉失养，出现言语障碍、吞咽困难、口眼㖞斜、肢体瘫痪等症。本病起病快，传变迅速，病情危笃，病位在肺胃，发生变证则涉及心、肝、肾。

西医学认为白喉的致病菌为白喉杆菌，主要通过病人和带菌者的痰涎分泌物经呼吸道传播，也可经污染的衣物、食物、玩具接触传染。白喉杆菌首先侵犯呼吸道黏膜，在此不断繁殖而产生大量的外毒素，损伤局部组织而致病。白喉外毒素毒性剧烈，经血液循环延及全身组织器官，可产生毒血症，并损害组织器官，最易损害心肌及神经组织，心肌炎是造成死亡的重要原因之一。白膜可发生在鼻、咽、扁桃体、悬雍垂、喉、外阴部等处，白膜主要是由坏死的上皮细胞、白细胞、渗出物、组织细胞分解物质和白喉杆菌形成。

【诊断与鉴别诊断】

一、诊断要点

1. 流行病学史　白喉主要发生于秋末冬初季节，常有白喉接触史，未进行或进行了不完全免疫接种者。

2. 临床症状　发热，头痛，疲倦，声音嘶哑，犬吠样咳嗽，咽、扁桃体及周围组织出现白膜，不易擦去，强行剥去则易出血为主要依据。

3. 实验室检查　咽拭子分泌物做白喉杆菌培养及直接涂片染色找白喉杆菌有重要诊断价值。有条件者还可进行荧光抗体法检查白喉杆菌，以早期确诊。血常规：白细胞计数增高，中性粒细胞升高，可见有中毒性颗粒，血红蛋白减少。重者血红细胞、血小板可减少。若伴中毒性肾炎时，小便出现蛋白尿，镜下见红细胞、白细胞及管型。

二、鉴别诊断

白喉应与急性扁桃体炎、急性咽喉炎、急性痉挛性喉炎、气管异物等鉴别。主要根据上述流行病学史、临床症状、实验室检查来鉴别。

【辨证论治】

一、证候辨别

白喉常证有风热疫毒白喉、阴虚疫毒白喉、痰火疫毒白喉 3 类。风热疫毒白喉见于白喉初起，感受风热疫毒之邪，兼有风热表证。阴虚疫毒白喉为疫毒之邪化热伤阴，兼有阴虚内热之表现。痰火疫毒白喉为白喉重证，疫毒化火灼津为痰，可兼有痰火搏结咽喉之呼吸不利、痰鸣喘促之危重证候。若白喉重证，正不敌邪，易生变证，则可见疫毒损心及疫毒窜经两种证候，损心以心悸怔忡为特征，窜经以经络受邪失用为特征。

二、治疗原则

白喉的治疗古代有白喉忌表之说，这是因为本病多发于秋冬，燥气当令，阴虚内热者多见。但临床上也存在邪客卫表者，据辨证可应用解表法。常证的治疗有辛凉解表、清热解毒、养阴清肺、化痰泻火等治法。对于变证，应分别采用益气养心、扶正复脉、舒经活络等治法。

三、分证论治

(一)常证

1. 风热疫毒

证候表现　本病初起，发热微恶寒，头痛，咽痛，稍咳，微有汗出，咽部红肿，有点状或片状白膜，苔薄白，脉浮数。

辨证要点　本症见于白喉初起，病情较浅，为风热疫毒之邪客于肺胃之门户所致，与风热外感相似，其所异者，是咽部有白膜，咳嗽较频，声音嘶哑。本证有外感风热证候，以此可与下面两种证候区别。在本证阶段，早期诊断是提高本病治愈率的关键。

治法主方　疏风清热，利咽解毒。银翘散加减。

方药运用　常用药：金银花、连翘、薄荷(后下)、牛蒡子、芦根、山豆根、土牛膝。咽部红肿疼痛较甚者，加黄芩、挂金灯；身热、心烦、口渴，加天花粉、生石膏；大便秘结，加全瓜蒌、生大黄。

白喉为风热疫毒燥邪所致，一般以辛凉清解为主，不宜用辛温发散之法，故不拘泥“白喉忌表”，但应按临床证候表现辨证论治。若白喉初起病情较重，表里俱热，可用除瘟化毒饮(桑叶、葛根、蝉蜕、生地黄、浙贝母、山豆根、僵蚕、黄芩、山栀)以清热泻火，清肺生津，消痰散结。此方见于《时疫白喉捷要·白喉咙治法》一书。

2. 阴虚燥热

证候表现　发热口干，干咳少痰，咳声嘶哑如破竹，喉间干燥，咽及乳蛾布有白膜、或灰黄色假膜，舌苔少或薄黄，舌质红绛少津，脉细数。

辨证要点　疫毒之邪化燥，损伤肺阴，或小儿素为阴虚之体，内有伏热，故易伤阴耗津，多由风热之证转化而来。本证与阴虚咳嗽相似，但病情较重，咽有白膜、咳嗽声嘶、呼吸不利为辨证之要点。

治法主方 养阴清肺，泄热解毒。养阴清肺汤加减。

方药运用 常用药：生地黄、玄参、麦冬、牡丹皮、川贝母、薄荷、白芍、甘草、土牛膝。夹有表证者可加桑叶、葛根等；燥热郁甚便秘者，加瓜蒌仁、生大黄、玄明粉；热重口渴者加生石膏、天花粉、鲜芦根、知母。

此方为治疗白喉的著名方剂，适用于素体阴虚蕴热，复感疫毒，化燥灼津，热毒熏蒸而引起的白喉。

3. 痰火疫毒

证候表现 身热面赤，烦躁不安，呼吸急促，咳嗽如犬吠，声音嘶哑，喉间痰鸣，口唇青紫，恶心呕吐，便秘尿赤，咽喉红肿，白膜成片布于咽喉，不易擦去，舌质红赤，舌苔黄腻，脉洪数。

辨证要点 本证为白喉重证，由疫毒化火，灼津为痰，壅于肺胃，搏结咽喉而致，病情危笃。以高热烦躁、痰鸣喘促、呼吸不利、咽喉布满白膜为辨证要点，病变部位仍在肺胃。

治法主方 泻火解毒，清热化痰。神仙活命饮加减。

方药运用 常用药：生石膏（先煎）、板蓝根、黄柏、玄参、山栀、土牛膝、龙胆草、马兜铃、生地黄、川贝母、胆南星等。津伤阴虚明显者，苦寒之品易化燥伤阴，故宜轻用，中病即止，可加用鲜石斛、鲜生地黄、鲜沙参；便秘加生大黄、芒硝。神昏谵语或斑疹隐隐加水牛角、牡丹皮等。若喉间痰浊壅盛，呼吸困难，极度烦躁不安，可用解毒雄黄丸以涌吐痰涎秽浊。

此证疫毒化火，必须苦寒泄火。叶天士谓："苦寒直降里热"，但应注意苦寒易化燥伤阴，须固护阴液。若出现喉梗阻者，可考虑气管切开，以救危急，采用中西医结合治疗抢救。

（二）变证

1. 疫毒损心

证候表现 面色苍白，精神萎靡，表情淡漠，较大儿童自诉头晕心悸，胸闷气短，头额汗出，四肢不温，舌质淡，苔少，脉沉细无力或结代。严重者可见四肢厥冷，呼吸短促，面色苍白或青紫，脉微细欲绝。

辨证要点 本证可出现在起病数日内，也可发生在疾病恢复期。面色苍白、心悸胸闷、四肢不温、脉沉细弱等心阳虚衰表现为其辨证要点。患儿心率、心音、心律改变，心电图异常及心肌酶升高，甚至心力衰竭表现，均可协助本证辨证。本证与其他热性病引起的心阳虚衰有类同，但可以白喉症状表现加以鉴别。

治法主方 益气养心，复脉固脱。生脉散等。

方药运用 益气复脉选用独参汤，或人参注射液静脉滴注。气阴两亏证见舌红少苔，脉细弱，可用生脉散或用生脉注射液以益气救阴。由虚致脱者气阴衰竭，须济阴扶阳，可选用四逆加人参汤。四肢厥冷，血压下降为肾阳虚衰，可用参附龙牡救逆汤以回阳固脱。

本证因疫毒内攻，耗伤气阴，损及于心，引起心阳不振，因此除有心阳虚衰的症状外，还要密切注意白喉症状的轻重，宜急则治标，或攻补兼施。此证较危重，应采用中西医综合治疗。

2. 疫毒窜经

证候表现 语言不利，吞咽困难，饮水时易从鼻孔呛出，目斜视，眼睑下垂，或口角㖞斜，肢体瘫痪等。

辨证要点 此证发生率较疫毒损心为少，可出现在起病数日内，但大多数发生在疾病恢复期。是以燥热伤阴，经脉失养，经脉痹阻不通，出现各种瘫痪症状为辨证要点。

治法主方　益气养血，舒经活络。当归补血汤加减。

方药运用　常用药：当归、生黄芪、川芎、首乌、桑枝、远志、石菖蒲、地龙、赤芍、甘草。血虚明显可用四物汤加味。

【其他疗法】

一、单方验方

1. 抗白喉合剂　连翘、黄芩各18g，鲜生地黄30g，玄参15g，麦冬9g。水煎至60ml，为1日量，分4次服。有清热养阴解毒作用，适用于咽白喉初起，热毒偏盛者。

2. 鲜土牛膝根30g，加水煎至400ml，分2次口服，每日1剂，服至症状消失。同时亦可用喷雾器，将土牛膝鲜汁直接喷于咽喉部，每日3～4次。用于轻症白喉。

二、药物外治

1. 锡类散或朱黄散　适量吹喉，1日3～4次，用于白喉各种证型。

2. 生熟巴豆散　熟巴豆4粒，生巴豆3粒，去油研末吹喉，每次0.2g。适用于假膜痰浊闭塞喉间者。

3. 蟾蜍明矾泥　活蟾蜍约170g，明矾33g。同放石臼中捣烂。用纱布包成长方形，敷患者前颈，绷带固定，当即有清凉舒适感，约经4～5小时咽喉分泌物减少。重症4～6小时换药1次，轻症4～10小时换药1次，经20小时后即感咽喉部温润舒服。一般重症更换5～6次，轻症3～4次即可减轻症状。作用：泻火解毒。

三、西医治疗

1. 抗毒素治疗　白喉抗毒素可中和局部及血液中的游离毒素，对于已与心肌结合的毒素则不起作用，应尽早应用。咽、喉白喉给2～4万IU，鼻白喉1～2万IU，静脉注射。使用前必须做皮肤过敏试验。

2. 抗生素治疗　常用青霉素，肌内注射，2.5万U/kg，每12小时给药1次；静脉滴注，5万～20万U/(kg·d)，分2～4次给药。对青霉素过敏者可用红霉素。抗生素可抑制白喉杆菌生长，减少外毒素及带菌率。

3. 并发症治疗　①心肌炎的治疗：延长卧床休息至心电图正常(4～6周)。重病人可用泼尼松治疗，1～2mg/(kg·d)，症状好转后逐渐减量。发生心力衰竭时洋地黄应用要特别小心。②喉梗阻的治疗：给氧，清除咽喉分泌物，可用支气管镜夹去假膜，对重病人做气管切开。急性喉白喉可短期大量使用肾上腺糖皮质激素。③神经麻痹的治疗：吞咽困难可给鼻饲或输液。对呼吸麻痹引起呼吸困难者，应予以人工呼吸机治疗。

【预防护理】

一、预防

1. 预防接种　儿童应按时进行百白破三联菌苗的预防接种。

2. 早期隔离患儿，直至白膜全部脱落，症状消失2周或鼻咽分泌物培养连续两次阴性为止。病人卧室要彻底清扫，空气流通，分泌物必须消毒处理，其用具衣物必须严格消毒后才能使用。

3. 草药预防　在流行期间可用中草药预防。①卤地菊全草15～30g，加水煎服，1日1剂，水煎2次，连服3～5天。②鲜土牛膝根30～60g，水煎服，1日1剂，连服5～7天。

二、护理

1. 卧床休息　病后卧床休息至少2周，合并心肌炎者，卧床时间延长约4～6周，仍需视病情而定。

2. 保持呼吸道通畅，随时清除咽、喉分泌物，对气管切开的患儿应加强护理，注意无菌操作，避免并发症。

3. 饮食调理 饮食宜清淡新鲜，富有营养，容易消化。对吞咽有困难的患儿，应予鼻饲流质。

【文献选录】

《时疫白喉捷要·白喉咙治法》："初起用葛根、僵蚕、蝉蜕以散风热；以牛蒡子、连翘、金银花、土茯苓消肿败毒；玄参、生地黄、天冬、麦门冬清金生水；黄芩、黄连、牛栀仁、山豆根、生石膏泻火救水；木通、泽泻、车前子引热下行。重者再加马勃、龙胆草。外用生土牛膝兜，或于未服药之先，既服药之后，煎水间服，再以万年青捣汁，或服或噙。"

《重楼玉钥》："喉间起白如腐之症，其害甚速……患此症者甚多，惟小儿尤甚，且多传染，一经误治，遂致不救……属疫气为患……即所谓白缠喉是也。"

【现代研究】

一、白喉免疫监测

白喉病是一种严重危害儿童身体健康成长的主要传染病之一，随着白喉类毒素制剂的应用，尤其计划免疫和冷链系统建立的实施，疫苗接种率不断提高，白喉发病得到了有效控制，中国近几年未发现白喉病例。目前主要研究儿童进行白喉抗体水平监测及免疫效果评价。据报道，玉溪市 2005 年儿童白喉免疫效果，白喉抗体阳性率为 94.77%，保护率为 85.5%[1]。广州市东山区 2003 年 0～12 岁健康儿童白喉抗体水平，共监测 133 名儿童，保护率为 99.25%[2]。华宁县 1～10 岁儿童进行疫苗接种，共监测 210 名儿童，阳性率为 93.33%，保护率为 89.05%[3]。太原市初免儿童麻疹、白喉、破伤风抗体水平监测，抽取太原市 10 个区县 2004 年 1 月 1 日至 2005 年 12 月 31 日出生的儿童，白喉抗毒素达到保护水平占 95.74%[4]。所有的监测结果都表示各地区儿童白喉免疫均达到满意效果，但尚有个别儿童免疫水平较差，这主要是流动人员。事实证明：坚持"计划免疫"工作是对儿童身体健康的保证，加强流动人员管理，深入基层查漏补种是十分必要的。近年媒体上有关于其他国家出现白喉流行的报道，为此，我们不能掉以轻心，一方面要加强预防接种白喉抗毒素的管理；另一方面还要加强白喉的监测、治疗的研究。

二、治疗学研究

本病通常分为 3 型：风热白喉，治以疏风清热，利咽解毒，常用方为银翘散、除瘟化毒汤等；疫毒白喉以清热解毒，除痰通腑，常用方为神仙活命饮、黄连解毒汤、龙虎二仙汤、竹沥葶苈汤、麻杏石甘汤等；阴虚白喉，以滋阴清肺为主，常用方为养阴清肺汤。夏松如等将白喉分为 3 期：假膜前期，治以疏风清热，佐以利咽，方用银翘散加减；假膜期，此期又分 2 型：①火毒炽盛型，治以清热泻火，解毒利咽，方用五味消毒饮合黄连解毒汤加减。②燥热阴伤型，治以养阴润燥，清热解毒，方用养阴清肺汤或用抗白喉合剂加减，认为假膜期除内服上述中药外，须同时使用六神丸、巴豆朱砂膏和万胺合剂等，并配合西药抗感染及对症支持疗法；恢复期，治以养阴清热利咽，方用养阴清肺汤加减。按上述分期治疗 225 例患儿，治愈率达 95.6%，疗效明显高于西药组[5]。黄建平等报道用复方黄牛涎（焦艾叶细末 1.5g，鲜黄牛口涎 25ml，食盐 0.2g，冷开水 5ml）治疗喉白喉梗阻 17 例，全部治愈，免于气管切开。一般服药 20～30 分钟后，喉梗阻症状减轻，第 3 日梗阻完全消除。认为新鲜黄牛口涎含有蛋白酶和溶菌酶，具有溶解白喉假膜及局部杀菌消炎作用[6]。天津市传染病医院报道：通过分组对照治疗，认为抗白喉合剂治疗白喉和单纯性喉白喉疗效肯定，与抗毒血清或抗生素治疗效果相似，用药 2～3 天后，白喉杆菌培养转阴[7]。靖县甘棠医院取万年青鲜根磨汁与食醋适量调匀，配合百草霜局部应用治疗白喉 5 例，平均 6.8 天痊愈出院[8]。文明峰报道用复方巴豆丸（巴豆肉 2 份，乌梅肉、朱砂各 1 份，做成绿豆大小丸）外敷印堂穴，治疗白喉 13 例，全部治愈，无并发症出现[9]。

林源震报道用鲜败酱草全草 30g 取汁加人中白 3g 调匀含漱缓咽，结合西医使用抗毒素、抗生素等中西医结合治疗白喉 165 例，好转率明显高于纯西药组，假膜脱落时间也较对照组早。认为败酱草具有行血止痛，消瘀散肿，清热利湿的功效[10]。余光开等报道：将 100 名白喉患者分成甲、乙、丙 3 组，甲组单用 200％三匹风流浸膏；乙组用 200％三匹风流浸膏加青霉素；丙组用青霉素加白喉抗毒素治疗，结果用三匹风治疗甲、乙组的各型白喉中，与国内外公认的白喉抗毒血清和青霉素治疗组相比较，在退热时间、脱膜时间、细菌转阴时间及总治愈率等方面均无显著差别。从临床角度看，本品对白喉有一定的治疗作用。药理实验也证明本品对白喉杆菌有抑制作用，并有促进免疫功能作用[11]。

三、药效学研究

天津市传染病医院通过对白喉患者进行分组对照治疗，认为具有养阴清热解毒作用的抗白喉合剂（连翘、黄芩、麦冬、生地黄、玄参组成），治疗咽白喉和单纯性喉白喉的疗效是肯定的。实验研究表明：抗白喉合剂在试管内及动物体内皆有抑制白喉杆菌与中和毒素的作用[7]。靖县甘棠医院对万年青根进行药理研究，证实它对白喉杆菌有抑制作用，它所含的多种强心苷具有扩张冠状血管、改善心肌营养、增强心肌收缩力、解除心脏震颤、兴奋迷走神经、减慢心率，以及兴奋呼吸中枢和呕吐中枢的作用，对防止白喉并发症的发生有一定的作用[8]。黄建平等报道，药理研究证明艾叶对白喉杆菌有杀灭或抑制作用，艾叶油有镇咳、平喘和消炎作用，治疗白喉效佳[6]。

参考文献

[1] 余庆福，杨玉仙，马运葵，等．玉溪市 2005 年儿童白喉免疫效果评价[J]．职业与道德，2008，24(2)：152-153.

[2] 刘淑勤．广州市东山区 2003 年 0～12 岁健康儿童白喉抗毒素水平检测结果分析[J]．中国预防医学杂志，2005，6(3)：235-237.

[3] 向阳武，余庆福，普天贵．华宁县 1～10 岁儿童白喉免疫效果分析[J]．预防医学情报杂志，2008，24(4)：314-315.

[4] 梁海峰，范舒云，郭建娥，等．太原市初免儿童麻疹、白喉、破伤风抗体水平监测[J]．中国健康教育，2008，24(7)：552-553.

[5] 夏松如．中医药治疗白喉 225 例报告[J]．成都中医学院学报，1980，(2)：44-45.

[6] 黄建平，杨宝献．复方黄牛涎治疗喉白喉梗阻 17 例[J]．中级医刊，1989，24(4)：57.

[7] 天津市传染病医院．中药治疗白喉的新途径——“抗白喉合剂”治疗咽白喉的疗效观察[J]．天津医药杂志，1966，8(4)：243-244.

[8] 靖县甘棠医院．万年青鲜根磨食醋局部应用治疗白喉[J]．湖南医药杂志，1980，(2)：41.

[9] 文明峰．复方巴豆丸外敷治疗白喉 13 例[J]．湖北中医杂志，1994，16(6)：43.

[10] 林源震．中西医结合治疗白喉 165 例[J]．福建中医药，1985，16(6)：19.

[11] 余光开，曾乃鼎．草药三匹风治疗各型白喉的疗效观察（附 100 例分析）[J]．泸州医学院学报，1981，(3)：248-253.

（饶克瑯 朱锦善）

第十八节 流行性脑脊髓膜炎

【概述】

流行性脑脊髓膜炎,简称流脑,是由脑膜炎双球菌引起的一种化脓性脑膜炎,临床以发热、呕吐、头痛项强、皮肤瘀斑、昏迷惊厥为主要表现。由于感染致病菌的毒力及机体抵抗力的差异,发病后可有多种表现,如表现为鼻咽部带菌状态或出现呼吸道炎症,或侵入血循环形成败血症,或侵入脑脊液而形成化脓性脑脊髓膜炎。临证可分为普通型、暴发型和慢性型3型,发病急、变化快是其特点,必须积极抢救。

本病好发于冬春季节,尤以春季较多,以小儿和青少年为主,但因各地地理位置不同,发病季节有些差异。如北京地区每年自冬末开始,2~4月份达到高峰,5月逐渐下降。由于人群易感性的不同,我国城乡的发病年龄也有差异。大城市2岁以下小儿发病率高,中小城镇及交通发达农村15岁以下小儿占多数,而边远农村及山区则高年龄组患病较多,而且常易引起暴发流行。

我国本病病死率在20世纪60年代为5%~10%,现已降至4%以下,主要为暴发型病例。在暴发型病例中,80%死于病后24小时以内(半数死于12小时以内),因此早期诊治具有重要的意义。预后视情况而异,病情较轻且及时治疗者,一般都能恢复而不留后遗症。若年龄小(2岁以下)、抵抗力差、病情严重(反复惊厥、深度昏迷、12小时内瘀斑广泛、脑脊液细胞数>100×10^6/L)者,预后不良,或可造成后遗症。

在浩如烟海的中医文献中,对于流脑的各种症状,有着较详细的描述。属温病范畴,与风温、春温相近。因其传染性强,故也属温疫。如余师愚《疫疹一得》:“疫证初起,有似伤寒太阳阳明证。然太阳阳明证头痛不致如破,而疫则头痛如劈,沉而不能举,伤寒无汗,而疫则下身无汗,上身有汗,唯头汗更盛。少阳之呕,胁必痛,疫证之呕,胁不痛,因内有伏毒,邪火干胃,毒气上冲,频频而作”的描述,与流脑甚为相合,而余氏所创的著名治疫方剂清瘟败毒饮,现在仍为治疗流脑的重要方剂之一。也有不少学者认为,流脑和“痉病”关系甚为密切。因为以项背强直、口噤不开,甚至角弓反张为主症的痉病,在临床表现上与流脑甚为相似,吴鞠通认为:“六气皆能致痉”,故本病也包含在痉病的范围之内。

现代对小儿流行性脑脊髓膜炎的研究范围较为广泛。在实验研究方面,对已取得肯定临床疗效的中草药进行了药理研究,以证实其抗菌作用。治疗上,充分肯定多种中医药治疗手段疗效的同时,应用中西医结合治疗,对于控制症状、缩短病程、提高疗效、减少后遗症的发生和降低病死率等方面都有着一定的优势。

【病因病理】

一、病因

中医学认为本病因感受温疫时邪而发病。

由于小儿肌肤薄弱,脏腑之气未充,感受温疫时邪而起病。若先天禀赋不足,或后天调摄不慎,卫外不固,更易罹患本病。且“小儿易痉之故,由于肌肤薄弱,脏腑嫩小,传变最速”,故临证以发病急、变化快为其特点。

在感受途径上,有“伏邪”和“新感”两种认识,无论是伏邪或是新感,皆是疫毒所作。吴又可《温疫论》说:“疫者,感天地之疠气,邪自口鼻而入,舍于伏膂之内。”其发病大多暴急,传变迅速,卫气营血之间常无明显界限,而以热毒内盛、陷营动血、内犯厥阴为其常。若天行疫疠之气已衰，或感之轻者，则病情可见轻缓。

现代研究表明，流行性脑脊髓膜炎是由于机体感染了脑膜炎双球菌而导致疾病发生。国际微生物学会将脑膜炎双球菌分为A、B、C、D、X、Y、Z、29E、W135等若干菌群，并不断发现新菌群。我国流行的菌群95%左右为A群，其他B、C、Y群等也有散发病例。病原菌存在于患者及带菌者的鼻咽分泌物中，由空气传播。麻疹或流感流行后，呼吸道黏膜抵抗力降低，易继发本病流行。

二、病理

1. 病变脏腑广泛　流脑的病变脏腑较为广泛，主要涉及脑、肺、心、肝等脏腑。温疫时邪入侵发病，既可犯于肺卫，又可入里化火，灼伤肺胃；可侵入营血，迫血妄行，蒙闭心包，引动肝风；甚或热毒郁闭，三焦阻塞，正不胜邪，阳气暴脱。

现代研究已表明，流行性脑脊髓膜炎的病变主要位于大脑半球表面及颅底的软脑膜，早期脑膜充血水肿致颅内压增高，后期脑脊液混浊或脓性。颅底部炎症可致视神经、外展及动眼神经、面神经及听神经等损害。少数患儿脑组织也有水肿和充血，甚至形成脑疝和脑积水。暴发型有两种情况，一是由脑膜炎双球菌内毒素引起微循环障碍，导致缺血、缺氧及弥漫性血管内凝血，从而出现休克；一是细菌主要侵犯脑部，导致脑血管痉挛、脑水肿或脑疝，出现颅内高压及呼吸衰竭。

2. 起病急暴、传变迅速，是本病病理演变的突出特点　由于温疫时邪侵入，故起病急暴。而在传变上，虽有卫气营血和三焦的浅深层次与部位可寻，但症状凶险，变化迅速，无明显界限。

病邪由口鼻而入，首犯肺卫，出现卫表症状，如发热、恶寒、头痛、无汗。太阳属表，太阳经气不舒则颈项强硬。病情进一步发展，邪毒入里，热盛气分，则壮热、烦躁、口渴；胃火上逆，则呕吐剧烈而频。大多数患儿卫分阶段短暂，或不甚明显，或起病即卫气同病，这是由于小儿形气未充，卫外不固，不耐外邪侵袭而传变迅速。也有不少患儿抵抗力尚可，感受病邪不重而仅局限于卫表或卫分阶段。若病邪毒烈，热毒化火，侵入营血，外则迫血妄行而皮肤斑疹出血，内则蒙闭心包，引动肝风而神昏谵语、四肢抽搐、角弓反张。少数患儿发病急暴，起病不久，温疫之邪很快由卫分直迫营血，迅即出现逆传心包、内陷肝经之重症，如神昏谵语、抽搐不止等。

现代研究表明，脑膜炎双球菌经鼻咽部侵入，当机体抵抗力低或细菌毒力强时，病原菌侵入血循环，形成菌血症或败血症。若细菌进一步侵犯脑脊髓膜，造成化脓性脑脊髓膜的炎症。其他脏器偶可发生化脓性病灶，如心内膜炎、心包炎、肺炎及化脓性关节炎。

3. 内闭外脱，是本病重证病理演变的突出表现　由于邪毒炽盛，病情急剧进展，往往内闭外脱企踵而现，这是本病重证病理演变的突出表现，也是抢救的关键时刻。若热毒郁闭，三焦阻塞，阳气不达四末，则见热深厥深的闭证，证见神昏惊厥、牙关紧闭，角弓反张；若正不胜邪，邪毒肆虐，正气内溃，则见阳气暴脱的脱证，证见汗出淋漓，四肢厥冷，瘀斑大片融合，气弱脉微，神志不清等。

因此，热毒内郁是内闭外脱发病的基础。初期表现为热深厥深（热厥），继而导致热闭，表现为热闭动血和热闭厥阴。正不胜邪，由内闭导致外脱，在阴脱和阳脱的过程中，由于阴血的外泻和气不摄血，常出现瘀血证。上述诸证是互相联系的，特别是闭、脱、瘀血，又互相影响，互为因果，造成恶性循环发展。

现代研究表明，败血症休克和脑膜脑炎是流脑重症发病的两种凶险表现。脑膜脑炎病变以脑实质为主，病理以脑组织明显充血和水肿为主，表现为颅内压显著增高，可发展成脑疝。而感染性休克的发病机制较为复杂。微循环学说认为，当细菌及内毒素侵入人体内可造成全身微循环痉挛、缺血，有效血循环量减少，组织器官血液灌流量不足，组织细胞缺血缺氧，细胞代谢障碍，进一步造成微循环瘀血、DIC。原发性细胞缺陷发病机制认为，当内毒素接触细胞后，即可致细胞代谢障碍，造成组织损伤，并引起微循环障碍。微循环和细胞代谢障碍，共同导致多脏器结构与功能的损伤，特别是心、肾、脑、肺、肝及胃肠的损害和功能衰竭。

【诊断与鉴别诊断】

一、诊断要点

1. 流行病学　冬春流行季节，1周内有与流脑患儿接触史。

2. 临床特点　突起高热，伴头痛、呕吐，皮肤出现瘀点、瘀斑，颈项强直，克氏征和布氏征阳性，前囟隆起等。

3. 实验室检查

(1)血象：白细胞明显增多，(20～40)×10^9/L，中性粒细胞常达80%～90%以上。

(2)瘀点涂片：可找到革兰阴性的脑膜炎双球菌。

(3)脑脊液检查：压力增高，外观混浊如米汤样，细胞数显著增高，以中性粒细胞为主，蛋白增高，糖量降低，涂片可找到革兰阴性双球菌。

(4)细菌培养：血液、鼻咽拭子、脑脊液培养生长脑膜炎双球菌。

(5)免疫学试验：选用对流电泳、协同凝集、反向被动血凝、乳凝、免疫凝光以及ELISA等试验检测血液或脑脊液中的抗原，获得阳性结果。

二、分期分型

1. 临床分期　可分为3期。

(1)上呼吸道感染期：主要症状为鼻炎、咽炎或扁桃体炎，多数患儿感染可中止于此期。

(2)败血症期：一般起病急骤，高热，呕吐，面容痴呆、灰白或发绀，幼小病儿易发生惊厥，年长儿诉头痛及全身疼痛，关节尤甚。此后数小时，70%患儿出现出血性皮疹，瘀点分布不均，多少不等，可自针尖大至1～2cm直径，形状多为星状。此期血培养阳性，脑脊液正常。多数患儿1～2日内发展为脑膜炎。

(3)脑膜炎期：在败血症期，因颅内压增高，病儿头痛加重，呕吐频繁，烦躁不安或嗜睡，重者神志昏迷，或有惊厥，颈项强直，脑膜刺激征阳性。脑脊液呈典型化脓性改变，培养及涂片可见病原菌。

2. 临床分型　可分为普通型、暴发型和慢性败血症型。

(1)普通型：此型多见，约占流脑病例的90%。按病理过程3期表现，但由于年龄、体质及感染的差异，发病情况有所不同。

(2)暴发型：病人起病很急，病势险恶，临床又细分为常见的3型：①休克型：多见于2岁以下婴儿，休克症状多在发病后24小时左右发生，病情进展迅速。以高热、呕吐、惊厥开始，短期内出现遍及全身的瘀点，并迅速扩大融合。循环衰竭症状很快发生，早期见面色苍白、肢端发凉发绀，血压轻度下降或明显波动，脉搏增快，尿量略少，眼底动脉轻度痉挛。若不及时抢救，可发展为重症休克，上述症状加重，血压显著下降，神志昏迷。此型由于内毒素引起循环衰竭为主要病理改变，故脑膜刺激征多呈阴性，而且脑脊液也无显著异常，但瘀斑涂片及血培养多为阳性。②脑型(脑膜脑炎型)：多见于年长儿，发病急，病情变化快，出现一系列颅内压增高症状。除发热、瘀点外，有剧烈头痛，极度烦躁或尖声怪叫，反复呕吐，频繁惊厥，肌张力增强，四肢强直，上肢内旋，下肢内收，重者角弓反张，初期呈阵发性或持续不缓解。神志恍惚或明显嗜睡，迅速转入昏迷。面色极度苍白，血压升高。如颅内压继续增高，则可发生脑疝，肌张力下降，全身松弛，血压增高，瞳孔和眼球变化，眼底动脉痉挛、静脉迂曲，常见视乳头明显水肿或消失，并出现多种中枢性呼吸衰竭。③混合型：病情严重者，同时具有休克型、脑型的症状，可先后或同时出现。

(3)慢性型：由于抗生素的早期应用，此型已很少见。病程迁延，大多表现为慢性败血症，或并发肺炎、关节炎、心内膜炎等。颅底脑膜的病变特别显著，多伴有脑室积液，常见四肢强直、角弓反张及惊厥，虽经治疗，常见脑积水等后遗症。

三、鉴别诊断

1. 其他化脓性脑膜炎　肺炎球菌脑膜炎常继发于中耳炎、肺炎、颅脑外伤等。流感杆菌脑膜炎多见于3个月至3岁的婴儿。大肠杆菌脑膜炎主要见于新生儿。金黄色葡萄球菌脑膜炎常继发于败血症或心内膜炎。铜绿假单胞菌脑膜炎常见于腰穿、腰麻或颅脑手术后。上述脑膜炎无明显季节性，瘀点瘀斑少见，DIC罕见，确诊有赖于脑脊液和血液的细菌学鉴定。

2. 结核性脑膜炎　起病较缓慢，多见于1～5岁小儿。除以缓慢出现的抽搐，伴神呆、嗜睡、头痛、呕吐为表现外，多有肺内结核病灶存在。脑脊液可见数百个淋巴细胞，葡萄糖、氯化物减少，蛋白增多，PCR法可查见结核杆菌。

【辨证论治】

一、证候辨别

1. 分辨卫气营血见证　本病为感受温疫时邪而发病，故常证应有卫气营血之证可寻。但由于起病多急，变化迅速，因此在临床上常表里之证同见，卫气营血各证的界限多不明显，往往卫气未尽，已见营血。因此，掌握卫气营血的认证，对于治疗十分重要。

一般说来，卫分证有：恶寒发热，头痛而重，项强不舒，或鼻塞流涕，咽痛咳嗽，无汗或少汗。气分证有：壮热烦渴、躁扰不宁，频频呕吐，头痛如劈，项强目直，腹胀不便，皮肤斑疹隐现，甚则谵妄欲痉。营分证有：壮热神昏，躁扰抽搐，项背强直，斑疹显露增多，舌红绛苔黄。血分证有：全身瘀斑成片，甚则吐血衄血，身热不已，烦躁神昏，口渴唇焦，牙关紧闭，角弓反张，频频抽搐，舌干绛无津。

2. 掌握内闭外脱表现　少数暴发型者往往起病就邪势嚣张，由卫气直迫营血，造成内闭外脱。由于内闭外脱为本病重症抢救的关键时刻，因此掌握内闭与外脱的辨证是救治危重险证的关键。

内闭，主要指热闭心包和内陷肝经；外脱，主要指阳气外脱。临证中，热深厥深证见烦躁、昏迷、抽风，面色黯红或面赤，气粗或呼吸不规则，高热，口渴，多无汗或汗出不畅，肢凉而胸腹灼热，强直拘急，舌红绛，苔黄燥少津，脉沉数有力；而阳气将脱表现为萎靡不振，神志朦胧、虚烦躁动无力，面色苍白，气短而弱，体温不高或高热，口不渴，大汗或冷汗，四肢胸腹皆凉，四肢弛缓软弱，舌淡而晦、苔白润或灰黑而滑，脉沉数而无力或脉微欲绝。

二、治疗原则

治疗流行性脑脊髓膜炎，以清热解毒为基本法则。病在卫气，清解宜辛凉透表，使邪从外泄。病在营血，清热解毒重在清营凉血，以安神明之府。气营同病，气血两燔，则宜内清外透，以凉气血。若热闭心包，急以清心开窍；肝风内动，更当凉肝熄风。若邪陷正脱，以救脱为先，待脱固逆回再行解毒。

总之，在整个疾病的过程中，始终以解毒为要务。同时，温毒化火，最易伤阴动血，又须时时顾及养阴凉血。要达到解毒的目的，又应分辨邪之在卫气、营血的不同，或外透、或攻下、或导赤、或滋阴等。

三、分证论治

1. 卫气同病

证候表现　发热恶寒，无汗或有汗，头痛项强，肢体酸痛，口微渴，恶心呕吐，或咳嗽咽痛，不乳嗜睡，或烦躁不安，或精神不振，神志尚清，或皮下斑疹隐隐，舌质正常或舌尖略红，苔黄白相兼，干而少津，脉数或浮或不浮，指纹多浮露而红。

辨证要点　见于普通型流脑的早期。疾病初起，邪郁肺卫，故以发热恶寒、头痛咳嗽为主。但温疫化火最速，易于入里，故气分热证常兼而并见，如呕吐、口渴、烦躁、舌红等。热伤血络，则皮下斑疹。临证时应注意这几方面的消长偏盛，及时治疗，不使疾病进一步发展深入。

另外，在诊断时应注意与普通时邪侵犯卫气之证鉴别。本病为温疫邪毒，化火入里甚速，且易动血络发疹成斑；而普通时邪侵犯，邪郁肺胃，见症较轻，且多无进一步深入营血之虑。

治法主方　清热解毒，疏表达邪。银翘散合白虎汤加减。

方药运用　常用药：金银花、连翘、薄荷、黄芩、白僵蚕、生石膏（先煎）、葛根、荆芥、淡竹叶、芦根、甘草、蚤休、贯众等。偏于肺卫，内热不甚而咳嗽咽痛较重者，去生石膏，加牛蒡子、板蓝根；偏于气分，高热汗出不恶寒者，去荆芥、薄荷，加知母，并重用生石膏；颈项强硬疼痛者，重用葛根、白僵蚕；头痛较剧者，加菊花、钩藤、蔓荆子、龙胆草；呕吐较频者，加竹茹、代赭石，或用玉枢丹；热甚欲痉者，加钩藤、蝉蜕，或酌用紫雪、至宝丹；斑疹显露，或有其他出血倾向者，加青黛、牡丹皮、山栀。

另外，病在卫气阶段，临床上还有以下几种。

（1）兼风寒外束，表气闭塞，太阳经气被遏。症见发热头痛，恶寒无汗，颈项强直，咬牙欲痉，苔白，脉浮数而紧。可先发散风寒，解表开闭，使邪从汗解，用葛根汤。常用药：葛根、麻黄、桂枝、芍药、甘草、生姜、大枣。若口渴，有汗不透，肢体拘紧，脉反沉迟，则用瓜蒌桂枝汤，常用药：天花粉、桂枝、芍药、甘草、生姜、大枣。此为仲景刚痉柔痉治法，对于某些早期寒郁患者也可取效，此类患儿一般年龄偏大，发病1～2天后常化热入里，所以一定要认证确切，且不可过剂。因为流脑病由温疫发病，辛温助热反致有害。上述两方中桂枝用量不宜过大，麻黄可易羌活，并适加白僵蚕、蝉蜕、姜黄。见汗之后，仍宜清解疏利。若表寒不重，仍以银翘散加防风、羌活、蔓荆子、白芷、白僵蚕。

（2）兼湿邪内伏，湿温交滞。症见恶寒发热，甚或寒战高热，头痛而重，心烦痞闷，恶心呕吐，满舌白苔如积粉，或苔厚腻而黄白相间。可用达原饮。常用药：知母、黄芩、槟榔、厚朴、草果、芍药、甘草，适加滑石、淡竹叶、白僵蚕。此证患儿一般年龄较大，且发病季节雨湿较重。

（3）若无他邪兼夹，但感受温疫时邪之后，表里俱闭，三焦不通。症见发热头痛，汗少口渴，脘腹胀满，面赤气粗，咬牙欲痉，项强肢紧，大便秘结，小便短赤，唇焦舌红，苔黄而糙。可用杨栗山加味凉膈散。常用药：白僵蚕、蝉蜕、姜黄、黄连、黄芩、山栀、连翘、薄荷、大黄、芒硝、甘草、淡竹叶。此证宜开泄表里，否则易转内陷营血和内闭心包证。

2. 气营两燔

证候表现 壮热烦躁，头痛如劈，颈项强直，频繁呕吐或呈喷射状，口渴唇干，神志不清，或神昏谵语，四肢抽搐，前囟凸起，斑疹红艳显露，尿黄而少，大便干燥或秘结不通，舌红而绛，苔黄燥，脉弦数，指纹红紫。

辨证要点 此型见于普通型重症流脑。为邪毒化火由气分进入营分，气营同病。辨证除气分热盛证候外，还兼营血证候，如斑疹显露而多，以及神志改变，出现昏痉症状。此型临床上多见。临证时重在辨别热毒上冲(如头痛呕吐)、热毒内扰或内陷厥阴(如神昏抽搐)、热毒内闭腑气不通(如烦闷胀满便秘)、热毒动血(如斑疹)以及阴津耗伤等的轻重偏盛。

治法主方 泄热解毒，清气凉营。清瘟败毒饮加减。

方药运用 常用药：生石膏(先煎)、生地黄、知母、连翘、水牛角(先煎)、黄连、黄芩、赤芍、牡丹皮、淡竹叶、玄参、甘草、蚤休、贯众、芦根。若呕吐频繁影响服药者，可先冲服或鼻饲玉枢丹、鲜竹沥；头痛剧者，加龙胆草、生石决明、牛膝；头痛呕吐剧烈，兼腹胀便秘者，加生大黄、芒硝；斑疹成片而红紫者，加生大黄粉、紫草、青黛；神昏谵语者，加石菖蒲、郁金，并重用连翘、黄连，配合紫雪；喉间痰鸣者，加竹沥、天竺黄、胆南星；抽搐频繁者，加钩藤、羚羊角、石决明，配合紫雪。

总之，此型热毒为诸症之根，若热毒壅盛，清热解毒宜大剂方能奏效，并宜透热转气，驱邪外出以解其毒。同时还应针对上述病机的不同倾向(如上冲、内扰或内陷、闭腑、动血、伤津等)配伍用药，特别要注意防止热毒内陷的进一步发展。温病治疗的重要原则之一"先安其未受邪之地"，在此时具有重要意义。

3. 热陷营血

证候表现 发热不退，肌肤灼热，神志昏迷，躁扰谵语，频频抽搐，角弓反张或肢体强硬，皮肤大片瘀斑，色紫而瘀滞，或鼻衄吐血，唇燥口干，舌绛，苔少或光剥如镜，津液缺乏，或舌体干绛卷缩不展，齿龈干结如瓣，脉数而弦细，指纹紫黯而隐。

辨证要点 见于普通型重症及暴发型流脑。病在极期，热蒸营血而阴液受伤，热陷厥阴而窍闭风动。辨证应区别是热伤血动，还是热闭心肝为主。热伤血动，以皮肤大片瘀斑，色紫而瘀滞，或鼻衄吐血为主；热闭心肝则以神志昏迷、躁扰谵语、频频抽搐为辨证要点。此时邪盛已极，易致正虚而出现内闭外脱的险证，因此要特别注意。

治法主方 清营泄热，凉血解毒，开窍熄风。化斑汤合清热地黄汤或羚角钩藤汤加减。

方药运用 出血倾向严重者，以血热为主，根据叶天士"入血就恐耗血动血，直须凉血散血"的治则，以化斑汤合清热地黄汤。常用药：生地黄、玄参、水牛角(先煎)、牡丹皮、知母、生石膏(先煎)、生蒲黄、侧柏叶、仙鹤草、槐角、白茅根等止血之品。不效，还可加乌梅、白芍、五味子酸敛止血，若无便秘，还可加用生大黄，后下入煎剂，或2～6g研末兑服。

以昏痉为主者，内闭心包，选羚角钩藤汤加减。常用药：羚羊角粉(另吞)、水牛角(先煎)、钩藤、青黛(包)、龙胆草、黄连、连翘、生石膏(先煎)、石菖蒲、生地黄、牛膝、竹沥(冲)、白芍。另服安宫牛黄丸或紫雪。频繁抽搐者，可加用蜈蚣、全蝎各等份研末，每次0.5～1g。

4. 内闭心肝

证候表现 起病急暴，高热烦躁，剧烈头痛，谵妄神昏，频繁抽搐，持续不止，肢体强硬挛急，牙关紧闭，面赤气粗，喉间痰鸣，呕吐喷射，两目上视、斜视、直视，手足厥冷，舌红绛，苔黄而燥，脉弦数有力，指纹粗紫或沉隐。

辨证要点 见于暴发型脑型或普通型重症流脑。热毒内陷，闭阻心肝两经，不得外达，表现为心窍闭塞，肝风内动，热深厥深。可由气营两燔或热陷营血发展而来，也可起病即从卫气直迫营血而内闭心肝。本证易转为脱证，故临证应把握好病机，及时施治。

治法主方　清热解毒，开窍熄风。清营汤合羚角钩藤汤，配用安宫牛黄丸或紫雪。

方药运用　常用药：水牛角（先煎）、生地黄、牡丹皮、黄连、连翘、山栀、丹参、羚羊角粉（吞服）、钩藤、白僵蚕、石菖蒲、竹沥（冲）、郁金、石决明（先煎）等。腹胀气粗，大便秘而不通者，加生大黄、芒硝、枳实。呕吐剧烈者，可先服鲜竹沥，也可先服玉枢丹。昏迷惊厥者，加服安宫牛黄丸或紫雪，安宫牛黄丸每次半丸至1丸，紫雪每次0.3～1g，每隔2～3小时灌服（或鼻饲）1次，待神清搐止后改为每日2次，再服1～2日，以巩固疗效；也可肌注醒脑静注射液，每次2～4ml；或静脉滴注清开灵注射液，每次5～20ml，加入10％葡萄糖注射液中使用。还可配合针刺十宣、太冲。

临证若症见面色苍白加重，并有额冒冷汗，四肢湿冷，皮肤发花，血压下降，脉细数或重按无力，为内闭外脱之证。治宜开窍固脱，用独参汤或生脉散化服安宫牛黄丸。红参每次量用10g左右。若再兼见大片瘀斑扩大融合，是气脱血瘀之证，宜在上方基础上适加丹参、赤芍、白芍、川芎，并重用人参，以益气固脱化瘀。

5. 阳气暴脱

证候表现　高热突然下降，或体温不升，全身冷汗，或全身松弛，面色苍白青灰，四肢厥冷，神志昏糊或昏迷不省，口鼻气凉，呼吸微弱不匀，全身大片瘀斑，迅速融合扩大，皮肤湿粘发花，唇甲青紫，舌绛或黯红，苔灰滑，脉微细欲绝，指纹淡瘀而细或隐伏难见。

辨证要点　见于暴发型休克型或各型流脑的临终状态，至为危急。由实转虚而脱，血压下降，最后瞳孔散大，呼吸停止，故应积极抢救。

治法主方　益气固脱，回阳救逆。生脉散或参附龙牡救逆汤。

方药运用　若以气脱之证危急者，一般可用大剂生脉散益气敛阴，或用独参汤益气固脱。临证经验表明，生脉注射液5～40ml静脉点滴具有良好的益气固脱作用。现代药理研究证实，生脉散具有强心升压、增加心搏量、调整心肌氧供需平衡等作用。若阳脱汗出肢厥较甚，用参附龙牡救逆汤灌服、鼻饲或直肠给药，点滴参附青注射液、参附注射液，并针刺人中、中冲、涌泉等穴。

经抢救，脱证缓解后，热毒内闭或热陷营血，气营两燔之证又会出现，此时可转用开窍熄风、清营凉血、清气凉血等法治疗。若内闭与外脱同时兼见，则应分辨何证为主，治疗各有所侧重。

内闭心肝和阳气暴脱两证，为流脑危候，应当早期发现，尽早结合西药抢救，采取各种综合治疗措施，以减少致残和病死率。

6. 气阴两虚

证候表现　热势已退，或留低热，或夜热早凉，神倦气弱，肌肉酸痛，甚则肢体筋脉拘急不展，心烦易怒，口干易汗，纳食少思，尿黄便干，舌红绛少津，或光剥无苔，脉细数，指纹细。

辨证要点　见于恢复期。温病后期，气阴两伤而余邪未尽，临证应辨其正邪消长及气阴损伤的轻重。

治法主方　养阴益气，佐以清热。生脉散合大补阴丸加减。

方药运用　常用药：太子参、麦冬、五味子、知母、生地黄、龟甲、黄柏、秦艽、石斛、甘草等。气虚甚者，太子参易党参或红参；气阴虚甚者，用西洋参或生晒参；低热不退，或夜热早凉者，去太子参，加南沙参、白薇、青蒿；兼干咳盗汗者，加地骨皮、桑白皮、生牡蛎；动则汗出，气弱心悸者，加黄芪、茯苓、牡蛎、龙骨、浮小麦、麻黄根；纳食少思者，加焦山楂、木瓜、乌梅；肌肉酸痛，拘急不展者，加木瓜、赤白芍、丝瓜络、忍冬藤、桑枝、地龙，去龟甲、石斛；大便干结者，加火麻仁、郁李仁、玄参。

少数患儿由于感染疫毒太盛，或失治误治，机体损伤，可出现后遗症，主要有以下几种。

(1)阴虚风动证：症见偏瘫拘急，瘛疭无力，皮肤干燥，或有低热，或角弓反张，或失语失音，目睛直视呆滞，舌謇而缩，或吐舌弄舌，舌绛少津，苔光剥，脉弦数而细，指纹细红而紫。治宜滋阴养血，柔肝熄风。方用大定风珠。常用药：白芍、地黄、麦冬、阿胶、龟甲、牡蛎、鳖甲、炙甘草、火麻仁、五味子、鸡子黄。适加赤芍、丹参、木瓜、地龙、钩藤；大便畅行者，去火麻仁；食纳呆滞者，去阿胶、炙甘草，加石斛、生山楂、生谷芽、生麦芽。

(2)风痰阻络：症见喉中痰鸣，舌謇失语，肢体不利或某一肢体瘫痪，或神识失清，苔滑腻或厚腻，脉濡涩，指纹滞。治宜搜风通络，化痰开窍。方用导痰汤合牵正散加减。常用药：胆南星、枳实、陈皮、半夏、茯苓、石菖蒲、地龙、乌梢蛇、蜈蚣、全蝎、甘草。神志不清者，可配合抱龙丸。

(3)气血虚弱，经脉瘀阻：症见半身不遂，面色不华，四肢欠温，舌淡有瘀紫，脉细涩，指纹淡滞。治宜益气养血，活血通络。方用补阳还五汤加味。常用药：黄芪、当归尾、赤芍、地龙、川芎、红花、桃仁、桑枝、侧柏叶。

以上后遗症还可结合针灸等疗法，以综合治疗。

【其他疗法】

一、针灸疗法

高热者，取大椎、曲池、合谷等穴。呕吐者，取内关、气海、足三里。躁动抽风者，取内关、大椎、神门、十宣等。呼吸衰竭者，取人中、会阴，灸膻中、关元。昏迷者，取人中、涌泉、十宣、太冲等穴。

二、西医疗法

1. 普通型治疗　首选药物为磺胺类药物，常用磺胺嘧啶或复方新诺明。磺胺嘧啶首次剂量为全日量的1/3～1/2，婴幼儿口服量为150～200mg/(kg·d)，儿童为100～150mg/(kg·d)，分4次服用，每日总量最多不超过6g，并同时加服等量碳酸氢钠。凡对磺胺药过敏，有肝、肾功能损害不宜用磺胺药者，或为耐磺胺药菌株者，均应用青霉素，单独用药剂量为15～20万U/(kg·d)，分次肌注或静滴，与磺胺药合用时剂量3～5万U/(kg·d)。也可用氯霉素(肌注40～50mg/(kg·d)，分3～4次，口服60～80mg/(kg·d)、氨苄青霉素150～200mg/(kg·d)等。

2. 败血症休克的治疗　治疗原则是积极控制感染，迅速纠正休克，防治DIC。

(1)抗菌治疗：首选青霉素和氯霉素，大剂量由静脉滴入。青霉素首次剂量50万U/kg，全日剂量15～20万U/kg；氯霉素首次剂量15～30mg/kg，全日剂量40～80mg/kg。亦可选用氨苄青霉素，剂量为200mg/(kg·d)。还可选用头孢菌素类，如头孢西丁、头孢噻肟等。

(2)扩容：应尽快补充有效循环血量，以保证微循环正常灌注。扩容应根据病情、年龄确定液体张力和总量，按快速、继续、维持3阶段进行。有条件应测定中心静脉压，使其压力维持在1.2～1.4kPa。

(3)纠正酸中毒：休克时均有不同程度的酸中毒，其可抑制心功能，降低血管对血管活性药物的反应，并易促发DIC。首选5%碳酸氢钠，按每次5ml/kg提高CO_2结合力10个容积补给。

(4)血管活性药物:经扩容、纠酸后,休克仍未纠正者,即应用血管活性药物,首选副作用较小的山莨菪碱(654-2),轻型休克每次0.5~1mg/kg,重型2~3mg/kg,每隔10~15分钟静注1次,面色转红、肢体转温、血压回升后,按0.5~1mg/kg延长注射间隔时间并逐渐停用。亦可用东莨菪碱每次0.02~0.04mg/kg,用法同上。东莨菪碱有兴奋呼吸中枢和抑制大脑皮质作用,故对伴惊厥、呼衰或并发脑水肿等之患儿尤为适宜。

使用5~10次莨菪碱休克仍未纠正,可用多巴胺10mg或异丙肾上腺素0.5~1mg加入10%葡萄糖注射液100ml中缓慢静滴,根据休克程度和心率,调整液体速度和浓度。

休克仍未纠正,同时中心静脉压反而升高,两肺底出现湿性啰音时,可选用α-受体阻滞剂,如酚苄明、酚妥拉明,可扩张全身小血管,改善微循环,特别是当体循环改善后,肺内血液可大量向体循环转移,从而解除肺瘀血和微动脉痉挛,防止休克肺的发生。酚苄明每次0.5~1mg/kg,加入100~200ml液体内静脉滴注,1~2小时滴完。酚妥拉明1mg加入100ml液体内静脉滴注,直至休克纠正。

此外,肾上腺皮质激素有抗炎、抗毒及抗休克作用,能稳定细胞内溶酶体膜,防止组织破坏,并提高人体的应激能力,改善毒血症状。常用氢化可的松8~10mg/(kg·d),或地塞米松0.2~0.5mg/(kg·d)。

(5)抗凝治疗:凡疑有DIC或将进入休克状态的患者,可用肝素,剂量每次0.5~1mg/kg,加于10%葡萄糖注射液或甘露醇中静滴,4~6小时重复1次。

3. 脑膜脑炎的治疗

(1)脱水剂:20%甘露醇或25%山梨醇1~2g/kg;50%葡萄糖40~60ml;30%尿素1~1.5g/kg,根据病情需要选用,4~6小时或8小时重复1次,直至呼吸恢复正常,颅内压增高症状好转为止。

肾上腺皮质激素也有降低颅内压作用,常用地塞米松0.2~0.3mg/(kg·d)。

(2)冬眠疗法:主要用于高热、频繁惊厥及有明显脑水肿者。

(3)呼吸衰竭的处理:可给洛贝林、尼可刹米等呼吸兴奋剂,同时行人工呼吸,必要时行气管插管或气管切开,气囊加压辅助呼吸或用呼吸器。

(4)抗菌治疗:见“败血症休克的治疗”。

【预防护理】

一、预防

1. 增强小儿体质,尤其是在冬春季节注意调养。

2. 搞好起居环境卫生及个人卫生,居室空气流通。

3. 流行期间尽量避免到拥挤的公共场所。

4. 早期发现和诊治患者,及时隔离,并做好消毒。居室空气消毒可用太乙流金散烧烟,或用食醋熏蒸。饮水消毒可用贯众、雄黄各45g,浸入饮水缸中(约50kg水的用药量)。

5. 接种流脑提纯菌苗。流行期间对密切接触者可服磺胺嘧啶预防。

二、护理

1. 密切观察病情,注意体温、神志、呼吸、血压、皮肤斑疹等的变化。

2. 昏迷患儿应侧卧,并及时吸痰,保持眼、口腔卫生,勤翻身,预防褥疮发生。皮肤有瘀斑或疱疹者,应加强皮肤护理,保持皮肤清洁,防止继发感染和皮肤坏死;

3. 饮食应易消化的流质或半流质饮食,充足的水分。对昏迷或呕吐频繁影响进食的患儿,应予鼻饲。

4. 后遗症的护理，应注意肢体的康复锻炼和按摩。失语、痴呆者应针对情况进行功能恢复的训练。

【文献选录】

《金匮要略·痉湿暍病脉证治》："身热足寒，颈项强急，恶寒，时头热，面赤，独头动摇，卒口噤、背反张者，痉病也。"

《诸病源候论·小儿杂病诸候·中风痉候》："小儿风痉之病，状如痫，而背脊项颈强直。"

《温疫论》："疫者，感天地之疠气，邪自口鼻而入，舍于伏膂之内。"

【现代研究】

一、治疗学研究

汪受传提出，根据流脑的证候特点，除符合温疫的一般规律外，又具有肝经邪火炽盛的表现。故治疗方面除从卫气营血分证论治之外，还须注重泻肝清火。立方龙胆清瘟败毒饮：龙胆草大剂 12g、中剂 8g、小剂 3g，生地大剂 15g、中剂 12g、小剂 10g，生石膏（先煎）大剂 60g、中剂 30g、小剂 15g，生石决明（先煎）大剂 30g、中剂 20g、小剂 15g，黄连 3g，知母 10g，黄芩 10g，连翘 10g，牡丹皮 10g，赤芍 10g，生甘草 4g。治疗流脑普通型 10 例、暴发型（休克型）1 例、轻型 1 例。除暴发型 1 例先用西药抢救纠正休克外，余均未用西药。经住院治疗 7～10 日，全部病例均治愈出院[1,2]。

孙智等使用清瘟败毒饮加减：生石膏 80g，水牛角 60g，芦根 30g，山栀 20g，知母 20g，玄参 20g，连翘 20g，金银花 20g，牡丹皮 20g，鲜竹叶 20g，夏枯草 30g，寒水石 20g，葛根 20g，甘草 15g。日服 1 剂，水煎 3 次，分 3 次服，连服半月。如热毒重、热势高者加大青叶；神昏较重加安宫牛黄丸；斑出较多者加侧柏叶、白茅根；热灼真阴者可加黄连阿胶汤。治疗 62 例流行性脑脊髓膜炎患者，结果痊愈 58 例、明显好转 3 例、1 例治疗 1 周后无效。[3]

周之风采用丹参注射液治疗暴发型流脑并发 DIC 30 例，其中 4 例加用肝素，同时口服血府逐瘀汤，结果 28 例 DIC 得到控制，表现为出血停止、瘀斑吸收、休克纠正、神志转清、凝血时间和凝血酶原时间以及血小板逐渐恢复正常，2 例无效。孙景振也采用丹参注射液静滴（10～15 支/日），昏迷者静滴醒脑静（20～30ml/d），再结合辨证口服中药，抢救 21 例暴发型流脑，成功 17 例，死亡 4 例。

二、药效学研究

学者们对许多中草药进行了大量的药理研究，发现大蒜、板蓝根、大青叶、贯众、金银花、野菊花、黄连、生石膏等对脑膜炎双球菌具有一定的体外抑菌作用。

参考文献

[1] 汪受传．流行性脑脊髓膜炎辨证治疗体会[J]．辽宁中医杂志，1990，14(11)：24-25.

[2] 汪受传．流行性脑脊髓膜炎从肝经邪火论治体会[J]．中国中医儿科杂志（试刊号），1994：20-21.

[3] 孙智，孟英芳．清瘟败毒饮加减治疗流行性脑脊髓膜炎 62 例[J]．四川中医，2007，25(5)：48-49.

[4] 马健．流行性脑脊髓膜炎的中医治疗概况（综述）[J]．中医药信息，1989，(3)：42-45 转 30.

（高修安 朱锦善）

第十九节 细菌性痢疾

【概述】

细菌性痢疾，又称杆菌性痢疾，简称菌痢。是小儿较常见的一种肠道传染病，以发热、大便次数增多、夹杂黏液脓血、腹痛、里急后重为主症。作为危重类型的中毒性痢疾主要见于小儿，起病急，变化快，易导致早期死亡，必须积极抢救。

本病全年均有发生，但常于夏秋季节流行，一般在7～9月达高峰，南方流行较早而北方较迟。

中医对本病认识较早，《黄帝内经》将本病称为肠澼、赤沃，并对其病因及临床特点做了简要的论述。《金匮要略》将痢疾与泄泻统称为下利，制订出葛根黄芩黄连汤、白头翁汤、桃花汤、乌梅丸等至今仍被广泛用于痢疾治疗的方剂，使其辨证论治有了很大的发展。东晋葛洪《肘后备急方》首先以“痢”相称，区别于一般泄泻，并明确指出其传染性，为后世医家所推崇。此后，本病证候的分类发展迅速，如按病因、痢下性状、病程、并发症等分类。在辨证上，已由重视下痢证象的赤白，转而着重从病因病机上去研究，经历代医家不断探索与总结经验，对菌痢的分证论治日趋详尽，其中尤以《诸病源候论》、《小儿卫生总微论方》、《幼科全书》和《幼科发挥》等对其病因病理、临证表现、处方用药诸方面论述精辟。

现代对小儿细菌性痢疾的研究范围广泛。在实验研究方面，学者们对已取得临床疗效的单味中草药、针灸疗法等进行了药理研究和疗效机制的研究。并希望通过药理及临床研究，寻找并发现行之有效的中草药、复方及其他疗法。在治疗方面，以传统的辨证论治为基础，结合已取得的实验研究和临床研究的成果进行辨病治疗，为治痢药物的筛选、剂型改革提供了良好的基础。需要提出的是，我国首创的山莨菪碱（后合成称654-2）就是从中草药樟柳柽中提取出来的，对改善病儿微循环功能障碍有良好效果，是目前治疗中毒型痢疾休克的主要药物之一。过去中毒型菌痢的病死率高达20%～30%，采用654-2为主的综合治疗后，病死率已下降至1%左右。

【病因病理】

一、病因

本病病因，不外感染外邪与内伤饮食，但两者间互相影响，往往内外交感而发病。

1. 外感时邪疫毒　外感风寒、暑湿、暑疫等时邪疫毒，均可致痢。受凉、疲劳、饥饿及其他急性疾病为本病发病的常见非感染因素。如麻疹及百日咳容易并发杆菌痢疾。若有营养不良、佝偻病、人体反应性低下、肠内溃疡者，可以痢疾经久不愈，成为慢性病儿。究其感染病原菌包括福氏（B群）痢疾杆菌、宋内氏（D群）痢疾杆菌、志贺氏（A群）痢疾杆菌、舒密次氏（C群）痢疾杆菌和鲍依德氏痢疾杆菌等。

2. 内伤饮食　饮食不节为致病的重要内因，大致有两种情况：饮食不洁之物，或夹湿热疫毒，或加之饮食不节，素蕴内热，湿滞热郁，蕴阻于肠间；恣食生冷瓜果，损伤脾阳，可致寒湿内阻。现代研究表明，细菌性痢疾以粪—口感染为其传播途径。卫生习惯不良的小儿易于罹患此病。

二、病理

1. 病变主要在肠腑　细菌性痢疾的病变脏腑，主要在肠腑。无论是暑湿、疫毒时邪，还是风寒之邪，其病机的关键所在，都是邪毒积滞于肠腑、凝滞津液、蒸腐气血所致。

现代研究表明，细菌性痢疾的病变大都局限于大肠，以直肠及乙状结肠最多见，偶尔也延及小肠的下段，重的发生假膜，并有溃疡。溃疡持续不愈，深入而广泛者，病变可累及肠系膜淋巴结、大脑皮质前后沟回、肝脏、肾小管、肾上腺等部位。

2. 病理演变分虚实　痢疾的不同证候，可由不同的病因产生，且受到身体素质、发展过程等因素的影响，究其病理，则可分为虚实两大类。

痢疾总为肠胃积滞有余之证，小儿罹患，湿热之证尤多，而且易于化火，内陷厥阴。但由于夹杂感邪的不同，体质强弱的差异，病程久暂的不同，在临床上见证不尽一致。比如体质壮实者，病多属实；素体怯弱，或脾胃不和，病多属虚。病初多实，且多夹表；久病多虚，又常虚中加实。虚寒多见面白肢冷，懒于言语；湿重多见腹满胀闷不舒，体困肢重；实热则面赤气粗，壮热烦渴。若病起急暴，神昏惊厥，多为热毒蕴结在里，内陷厥阴，其痢下反不易见。若突变肢厥、冷汗、气弱、脉微，则为阳脱。

若邪毒积滞肠胃，气机壅阻，凝滞津液，蒸腐气血，则发为痢下赤白。邪毒熏蒸，故见发热；气机壅滞，故见腹痛；气血津液受损，肠络受伤，邪毒搏血，故见大便脓血；邪毒内郁，气机壅滞，下痢里急而后重。如果疫毒、湿热之气上攻于胃，则胃不纳食。治疗不彻底，痢疾迁延，邪恋正虚，脾虚不健，则久痢不愈，或时止时作。脾气下陷，则滑痢脱肛。日久可由脾及肾，导致肾气虚惫。暴痢久痢，一则伤气耗血，二则损伤阴阳，而致伤阴伤阳之证。若疫毒炽盛，正气不支，火郁湿蒸，内陷厥阴，出现热毒内闭和元气外脱之证，病情重笃。

【诊断与鉴别诊断】

一、诊断要点

1. 急性菌痢　可分为普通型、轻型、重型和中毒型。

(1)流行病学：病前1周内有不洁饮食史，或与菌痢患者接触史。多见于夏秋季。

(2)临床特点：有发热、腹痛、腹泻、里急后重、脓血黏液便等症状，左下腹压痛。

(3)实验室检查：①粪便镜检见多数成堆的白细胞或脓细胞，满视野分散的红细胞，有巨噬细胞。②粪便或肛拭子培养生长致病菌。③荧光抗体染色法检查粪便中致病菌抗原成分阳性结果。

其中中毒型菌痢，多见于2～7岁儿童，发病急，病情发展快。突起高热(少数体温不升)，腹泻一般较轻，粪便或灌肠液检查发现脓血或较多白细胞及红细胞，并迅速出现下列情况1种或1种以上：①中枢神经系统症状：精神萎靡、嗜睡、躁动、谵妄、反复惊厥、神志不清、昏迷等。②循环系统症状：面色苍白或灰白、四肢发凉、发绀、脉细数、脉压小、血压下降等(排除脱水因素)。

危重患儿临证表现为3种类型：①休克型：面色苍白，皮肤发花、发绀，四肢发凉，心音低钝，血压下降，心动过速。重者有吐咖啡色物或其他出血现象。②脑型(即呼吸衰竭型)：血压偏高，反复呕吐，剧烈头痛，病理反射亢进；继而呼吸节律不齐，深浅不匀，暂停，双吸气，叹息样呼吸及下颌运动等。瞳孔两侧大小不等，对光反射迟钝或消失。③混合型：少数病例可兼有以上两型的症状。

2. 慢性菌痢　病程超过2个月者为慢性菌痢。

(1)急性发作型：病前2～6个月内有痢疾病史，本次发作前有受凉、进食生冷饮食或劳累等诱因。有急性菌痢症状，并能排除再感染者。粪便检查符合痢疾改变。

(2)迁延型：过去有痢疾病史，多次发作，症状典型或不典型；或急性菌痢迁延不愈，病程超过2个月者。如能排除其他原因，或粪便培养生长致病菌，可以确诊。

(3)隐匿型：有菌痢病史，临床症状已消失2个月以上，但粪便培养阳性，或肠镜检查肠黏膜有病变者。

二、鉴别诊断

1. 消化不良所致腹泻　粪便镜检时可以看到少数脓细胞，但多次粪便镜检和培养，可资鉴别。

2. 肠炎、结肠炎 主要在于与侵袭性细菌所致肠炎鉴别，如侵袭性大肠杆菌肠炎、空肠弯曲菌肠炎等，这类肠炎同样有脓血便，虽临床症状与菌痢略有不同，但有时难以从临床明确诊断，须借助大便细菌学检查才能鉴别。其他类型肠炎则从症状及大便常规检查较易鉴别。

3. 急性出血性坏死性肠炎 急性发作，有呕吐、腹痛、腹胀，大便为典型的血水便，常合并休克等表现。

4. 阿米巴痢疾 多见于年龄较大的儿童，起病缓慢，不发热或低热，无里急后重，血、黏液常附着在成形或半成形粪便表面或在便后出现，镜检便上的粘血，在便后10分钟内可见有伪足活动的滋养体。

【辨证论治】

一、证候辨别

1. 辨别证候 细菌性痢疾的辨证关键在于辨别寒、热、虚、实，这就必须运用四诊，详尽地收集证候资料，结合小儿生理病理特点仔细辨析。就证候而言，菌痢有疫毒痢、湿热痢、寒湿痢、久痢之分。其中疫毒痢起病急暴，传变迅速，常见实热内闭与元气外脱之证；湿热痢、寒湿痢为其常证，起病较急，症状典型，见湿热蕴滞肠胃或寒湿困阻肠胃之证；久痢则起病缓慢，症状迁延不愈，常伤气耗血、损阴伤阳，而见阴虚内热或脾胃虚寒之证。

2. 辨别症状

(1)辨发热：发热本为痢毒内结外蒸之候，但由于病情、体质等不同，故又有表里寒热虚实之分。

初痢身热，脉浮为兼表，脉沉实为里。兼表证者，若发热而兼恶寒无汗，头痛身疼，苔白，脉紧，为风寒束表；若发热而恶寒轻，或不恶寒，有汗口渴，苔薄黄，脉数，为风热表证；而发热又兼见患儿“无衣则凛凛，着衣则烦”，心烦汗出不畅，口渴而不欲饮，脉浮而濡者，为暑湿困表。里证者，若发热而蒸蒸汗出，口渴舌红，苔黄脉大者，为里热邪盛；若兼见胸腹胀满，拒按，甚则谵语神昏，为邪热里结。久痢身热者，脉虚为正气虚；脉大实为邪气盛；脉虚弱无根，或细数，为危重之候。若午后潮热，五心烦热，舌红少津，脉细数为阴虚之证。

(2)辨痢下形色：分痢下形色的赤白，一般认为白痢伤气分、赤痢伤血分。结合临床，痢色赤，属热属血；痢色白，属寒属气。痢下白冻黏液，亦多因湿热伤气，湿胜于热；湿热俱盛，痢下赤白；亦有痢赤属寒，痢白属热者，当审其脉，脉迟苔白者为寒，脉数苔黄者为热。痢下白冻如鱼脑，或夹杂完谷不化，多为冷积。痢下脓血腐臭，多为热滞。痢下清稀为寒，痢下脓稠多热，痢下血多为热重。久痢滑脱不禁，多属脾肾两虚。久痢脓血，多致阴虚血损。休息痢时止时作，日久不愈，常虚实夹杂。

(3)辨腹痛、里急后重：这是痢疾的主证之一。里急者，窘迫急痛；后重者，肛坠欲便不爽，便后有未尽之意。是因为内有积滞，气机不畅所致。其证多主实积，但也有虚证，还须注意审其寒热。

腹痛胀满，甚则拒按，为实。若腹痛窘急欲便，不及登圊者，为实热，热而化火，火性急迫之故。若腹痛胀满，里急后重，得泄少宽，未几复作，兼见口中气臭，呕吐酸腐者，多为内有食滞。腹痛滑痢，不甚急迫。虽泄而后重反增，甚则滑痢脱肛，是脾肾气虚下陷。腹痛绵绵，喜按喜温，是为虚寒。若久痢血痢虚坐努责，是阴血虚亏之证。

二、治疗原则

一般说来，痢疾初起，重在祛邪。祛邪又有解表、导滞、清解、温通、凉血、解毒、开闭、通下之法。后期多调理脾胃和气血。久痢则应注意扶正，或以养阴止痢，或以温阳固涩；对虚中夹实，反复发作者，当斟酌病机，视其虚实缓急，以施攻补。

然而，痢疾毕竟多由湿热疫毒兼夹积滞为患，故清热毒、消积滞最为常用。同时，痢疾又为伤气伤血、气滞血瘀之证，故不论何痢，均宜注意调气和血，所谓"调气则后重自除，和血则便脓血自愈"。

在具体选方用药时，又要注意护养胃气，苦寒攻伐之品不可过用；注意寒温并用，痢非纯寒纯热，寒温相伍，既可寒热两解，又可防止苦寒败胃。注意慎用分利，《杂病源流犀烛》说："利小便者，治水泻之良法也。以之治痢则乖。痢因邪热胶滞、津液枯涩而成，若分利其水，则津液愈枯而滞涩更甚"。但若湿热壅盛，津液未伤，则可适当加清利之品，如六一散之类。

另外，要注意多种疗法的选用。其中中药煎剂保留灌肠的运用，近年来得到较为广泛的应用。对中毒型痢疾、难治及重危患儿，应采取中西医结合治疗。

三、分证论治

1. 疫毒痢

证候表现　突起高热，腹痛下痢，口渴呕吐，烦躁谵妄，反复惊厥，神志昏迷，继而面色苍白，肢厥冷汗，呼吸不匀。或初起即有高热惊厥而无大便脓血，应做肛拭或灌肠，可发现大便脓血。舌红，苔黄腻，脉由滑数转微弱。

辨证要点　本证属中毒型菌痢，夏秋多发。其发病暴急，病情危重，热入心包、引动肝风的实热内闭证是本证核心。且小儿为稚阴稚阳之体，不耐疫盛毒烈，元气最易受伤，故又易由热毒内闭之实转为元气外脱之虚。若下痢脓血，是热毒下泄，毒邪尚有出路；无下痢，是热毒内闭，尤为可虑。

治法主方　闭者宜开、宜泄、宜清，治以清肠解毒、清心开窍、凉肝熄风。出现脱证，急当固脱以救逆。待闭开脱回后，再继续调治痢证。具体选方视不同情况而定。

方药运用　病情较轻者，用葛根黄芩黄连汤、大黄黄连泻心汤加减。常用药：葛根、黄芩、黄连、大黄、连翘、石菖蒲、甘草。疾病初起，兼风寒表证者，加防风、羌活；暑湿表证较重者，加藿香、香薷、滑石。

病情较重，已出现神昏谵语、反复惊厥、频频呕吐者，应根据不同见症予以加减用药。频频呕吐者，先用玉枢丹辟秽解毒、降逆止呕，或先灌服鲜竹沥；高热、神昏、惊厥为主者，加水牛角、赤芍、牡丹皮，同时可用紫雪、至宝丹等，服药困难者，急以刮痧法刮前胸、后背及两手、腿弯，以宣其营卫，使邪气得以外越，并针刺少商、尺泽、委中放血，以泻经脉之中毒热；神昏痰鸣者，加竹沥、郁金、天竺黄、胆南星；抽搐不止者，加地龙、钩藤、石决明；腹胀痛、拒按、窘急躁扰、大便不通者，加枳实、槟榔，并加重大黄用量，急下以存阴，若当下未下可使内闭导致外脱。

若病情进一步发展，出现元气外脱证，当急以四逆汤或独参汤回阳固脱救逆。待阳回厥复，再根据病情，用凉开醒神、泻热开闭法治之。

此外，可结合采用以大黄、黄连、黄芩、黄柏、白头翁等药组成的中药煎剂直肠给药，或配以中药外治、针灸治疗等，均可提高疗效。

因本证病情较重，病死率高，针对休克、酸中毒、脑水肿等，在采用中医综合治疗的同时，积极配合西药治疗。现代研究表明；无论患儿是否有呼吸循环衰竭的症状，只要甲皱微循环及眼底见微动脉痉挛者，均应尽早使用解除微血管痉挛药（如 654-2），并采取综合治疗方式，方可提高疗效，减少病死率。

2. 湿热痢

证候表现　发热，下痢赤白黏冻或脓血，初起或为水泻，一二日后再便下赤白，里急后重，肛门灼热或坠而不爽，舌苔黄腻，脉滑数。

辨证要点　湿热痢在小儿痢疾中最为多见，急性痢疾大多属于此证，慢性痢疾中也有属此证者。在临床上有偏于热、偏于湿或兼夹为患者，但以偏于热者居多。偏于热者，痢下赤白以红为主，兼见里急下迫、烦渴躁扰、肛灼溲赤而短。偏于湿者，痢下赤白以白为主，兼见痞胀烦满、倦怠纳呆、滞下不爽、苔腻等。

治法主方　清热导滞，行气和血。临床根据湿热之偏重选方用药，选白头翁汤，或葛根黄芩黄连汤、或黄连解毒汤加减。

方药运用　对于热重于湿者，若热痢兼表，用葛根黄芩黄连汤加减，常用药：葛根、黄芩、黄连、甘草、金银花、连翘、淡竹叶。热痢而无表证者，用白头翁汤加减，常用药：白头翁、黄柏、黄连、秦皮、赤芍、金银花、马齿苋、木香。热毒壅盛者，用黄连解毒汤加减，常用药：黄连、黄芩、黄柏、山栀、地锦草、生甘草。热痢若里热壅盛，扰动营血，壮热、躁扰谵妄、腹痛拒按、血痢者，加赤芍、地榆、水牛角、大黄、枳实等内清外泻；若热毒瘀塞，上攻于胃，口噤不食，呕恶不止者，可先用玉枢丹或鲜竹沥灌服，加用人参、黄连、石菖蒲、代赭石、槟榔等。

小儿胃肠嫩弱，易实易虚，使用攻下之品时，应注意中病即止，以免损伤元气。另外，热盛最易伤阴，而痢下之脓血，皆由血气所化，小儿阴常不足，故护阴十分重要。阴伤证常于菌痢后期出现，可加养阴之品，如生地黄、石斛、乌梅、牡丹皮，或用连梅汤。同时对于苦寒化燥或辛温香燥之品，要注意减量或避免使用。

对于湿热痢湿偏重者，选用白头翁汤加减，常用药：白头翁、黄连、黄柏、秦皮、厚朴、薏苡仁、苍术、滑石。暑湿在表者，加藿香、佩兰；患儿素体虚弱，或脾胃不足，可加陈皮、茯苓、炮姜、白术等，苦寒、香燥、滑利之品皆可酌减，此类患儿往往湿从寒化而转为寒湿痢。

临证无论是热偏重，还是湿偏重，湿热痢均易兼夹积滞，《幼科发挥·痢疾》云："痢不问赤白，皆从积治，湿热者，食之所生也。"但积滞有轻重，治疗也就有缓急。积滞较轻者，在上述各治法中稍加消导之品，如神曲、山楂、枳壳之类。积滞较重者，证见腹部胀满疼痛，后重里急，便后痛减，口中气臭，舌苔垢腻，可用槟榔、莱菔子、枳壳、大黄等。但也应指出，虽消积导滞为治痢要法之一，但使用之轻重缓急，应当视病情不同而异，小儿肠胃嫩弱，易虚易实，尤应注意应用。

3. 寒湿痢

证候表现　痢下多白，清稀而腥，或纯下白冻，次数较多，饮食缺乏，肛门后坠，苔白腻，脉沉缓。

辨证要点　此证多见于普通型急性痢疾，以痢下多白、清稀而腥为主。但应注意，痢白多主寒湿，但也有属湿热者；下痢黯红，也可为寒湿所致。辨其寒热，重点看其兼症，如脉舌的情况等。寒湿多苔白腻、脉沉缓，湿热为苔黄腻、脉滑数。

治法主方　温中散寒，化湿止痢。理中汤合平胃散加减。

方药运用　常用药：党参、白术、干姜、厚朴、苍术、陈皮、炙甘草。风寒外束，症见头痛身疼、恶寒发热、鼻塞流涕者，应予外散风寒，内化寒湿，上方去党参，加荆芥、防风、羌活、紫苏；风寒表证较重者，用荆防败毒散或藿香正气散。荆防败毒散重在解表，治疗痢疾能达到"解其外畅其内"的目的，这种应用辛温发散的方法治疗痢疾，自清代喻嘉言倡导并称之为"逆流挽舟法"，已为医家所重视，但应避免过汗。表湿较重者，应芳香化湿，宣透表湿，可用藿香正气散加减。

若兼夹积滞者，加莱菔子、神曲、槟榔、枳壳、山楂等，或用治痢保和丸；内有冷积，面色青灰、腹痛绵绵不绝、脓血滞下不爽、里急、苔白腻、脉沉弦者，可用大黄附子汤温通导下；寒逆呕吐较剧者，加半夏、丁香、吴茱萸；寒气内盛者，可用桂附理中汤；脾气下陷，脱肛者，加黄芪、升麻、煨诃子。

4. 久痢

痢为气血伤耗之证，下痢日久，迁延不愈，气血损耗，病情也多由实转虚。气伤者，多为虚寒；血伤者，多为虚热。在临床上，小儿久痢有虚热痢和虚寒痢两大类。但无论是虚寒还是虚热，均常虚中夹实，且可互相转化。

(1)虚热痢

证候表现　下痢迁延日久，或痢疾后期，午后低热如潮，下痢赤白黏稠，里急欲便，量少难下，或虚坐努责，或涩下黏稠，腹中热痛绵绵，心烦口干，手足心热，皮肤干燥，形体消瘦，小便短黄，舌质干红或干绛少苔，脉细数。

辨证要点　虚热痢多因于湿热痢迁延不愈所致，或过用干燥，以致阴伤血耗，阴血亏虚，而同时余毒未尽，临证以痢下日久和阴虚内热证候为要点。

治法主方　养阴清热，和血止痢。选用驻车丸、连梅汤、加减黄连阿胶汤加减。

方药运用　常用药：黄连、乌梅、阿胶(烊化)、黄芩、当归、芍药。此时用药，一方面注意养阴和血，酸甘合用，因酸可收敛止痢，和血化阴。另一方面，也要注意排毒止痢，因余毒未尽常常贻害非浅，黄连、苦参、马齿苋之类，仍宜应用。在运用时应掌握主次轻重，攻不伤正，补不碍邪，即张璐所谓"切戒攻积之药"。痢久胃气已伤，怀山药、陈皮、白扁豆、山楂、莲子肉等护养胃气之品可适当加入，同时也可避免苦寒、滋腻之弊。

若阴虚血痢日久，可用地榆丸。

(2)虚寒痢

证候表现　下痢日久，便多黏液白沫，或淡红，或紫晦，甚则滑泻不止，腹痛绵绵不绝，喜温喜按，苔白滑，脉沉细而迟。

辨证要点　虚寒痢多由寒湿痢迁延而致，或过用寒凉，或素体阳虚、脾胃虚弱而致。临证以滑痢不止和脾胃虚寒症状为特点。

治法主方　温补脾胃，散寒止痢。真人养脏汤加减。

方药运用　常用药：白芍、当归、人参、白术、肉豆蔻、肉桂、木香、诃子皮、甘草。也可用理中汤、桃花汤之类加减。阳虚，气不化水，出现水肿者，加黄芪、茯苓、大腹皮、泽泻、薏苡仁；滑痢日久，脱肛者，加升麻、黄芪、煨诃子、赤石脂。

对虚寒下痢，应注意区分脾虚为主还是肾虚为主，一般轻证多属脾虚，重证则属肾虚。脾虚以理中汤治之，肾虚则宜四逆类，附、桂、干姜皆为必用之品。

此外，下痢时作时止、逾年经月者，称休息痢，多见于慢性细菌性痢疾，多虚实夹杂，寒热互见。治疗上，发作期重在驱邪解毒，可参考湿热痢、寒湿痢、久痢进行辨证论治；休止期则重在健运脾胃，同时又注意佐以疏导，用资生丸加减，常选用人参、白术、茯苓、白扁豆、陈皮、山药、甘草、莲子肉、薏苡仁、砂仁、桔梗、藿香、黄连、泽泻、芡实、山楂、白豆蔻等药。

【其他疗法】

一、中药成药

1. 香连丸　用于湿热痢。

2. 葛根芩连微丸　用于湿热痢。

二、单方验方

1. 马齿苋、地锦草、铁苋菜、火炭母、凤尾草、白头翁，任选1种或联合应用，鲜品单用每日50～100g，水煎分服。用于湿热痢。

2. 生大蒜头，紫皮者佳，每日食1～2个，年幼儿可将生大蒜头捣泥加适量红糖口服，或用5%大蒜浸液保留灌肠。用于湿热痢、寒湿痢。

三、药物外治

1. 白头翁、苦参、金银花、黄柏、滑石各60g，加清水浓煎成200ml。先予以清洁灌肠，再以药液保留灌肠，1日1次，连用3天。用于湿热痢、疫毒痢。

2. 淫羊藿、乌药、赤石脂、禹余粮、煨肉蔻各15g，附子、刺猬皮、降香、硇砂、五倍子、石榴皮各10g，清水浓煎成200ml。清洁灌肠后用药液保留灌肠，1日1次，7日为1个疗程。用于虚寒痢、休息痢。

四、针灸疗法

1. 针刺　主穴取天枢、上巨虚、足三里、合谷；配穴取气海、关元、中脘、大肠俞、脾俞。随证选2～3个穴。发热加曲池、大椎；里急后重加阴陵泉；腹痛加气海、中脘；呕吐加内关。

2. 穴位敷贴加热熨　巴豆霜18g，胡椒、乳香、没药各3g，五灵脂6g，麝香0.3g，共研为细末。取适量填满神阙穴，外盖胶布，再加热敷，每次30分钟，1日2次。适用于各类痢疾，尤以虚寒痢、休息痢为佳。

3. 耳针　大肠、小肠、直肠下端、神门、交感。

4. 穴位注射　取上巨虚、天枢，用黄连素1ml，每穴注入约0.2～0.5ml，1日1次。

五、西医疗法

1. 抗菌疗法　必须根据不同情况，选用抗菌药物。常用药如黄连素、诺氟沙星、复方新诺明、头孢噻肟、头孢曲松钠等。

2. 液体疗法　液体的需要量视泻痢的程度而定，轻型病例仅适量多饮即可补偿，严重病例有脱水、酸中毒、低血钾症时必须及时输液纠正。

3. 对症药物疗法　里急后重、大便次数过于频繁，在急性期也须适当使用镇静药，以减轻肠蠕动；高热时，须及时降温，包括物理降温及使用退热剂；高热时极易惊厥，要积极止痉。

4. 中毒型痢疾急症处理　对发病急剧、病情严重的中毒型痢疾，必须争分夺秒，积极抢救。虽然中毒痢的发病机制尚不十分清楚，但由于痢疾杆菌内毒素所致的感染性休克和颅内压增高症状都很明显，因此抢救重点应放在这两个主要方面。但在抢救过程中，要针对疾病变化的不同阶段所产生的主要症状，采取相应的综合性治疗措施。

(1)高热、惊厥，尚无呼吸循环衰竭症状：病儿急性发病，高热在39℃左右，惊厥1次或数次，嗜睡、谵语或昏迷，但呼吸、循环无衰竭症状，此种病儿占中毒型痢疾的大多数。凡甲皱微循环及眼底见微动脉痉挛者，皆应早期应用解除微血管痉挛药(如654-2)，并应用抗生素疗法及对症处理，后者包括降温及积极控制惊厥。降温方法可用药物及物理降温，常用降温药物有阿司匹林、复方阿司匹林或肌注复方氯丙嗪，同时可用物理降温，如温湿毛巾敷胸腹部，冰袋置于枕部或乙醇擦浴等。

(2)高热、惊厥并有重症休克症状：病儿有高热，或有惊厥、嗜睡、谵妄或昏迷，并有重症休克症状者，此时循环衰竭症状严重，微循环处在痉挛状态。应采用解除微血管痉挛药(如654-2)，同时先快速补充一批液体(包括碱性液及等张含钠液)，使痉挛的微循环血管得到舒张,并改善人体酸碱平衡及补充有效循环血量。至循环衰竭症状好转,等张含钠液即停止补充,及时换用含钾维持液,否则容易发生脑水肿、颅内压增高出现呼吸衰竭症状。

(3)过高热、反复惊厥、有呼吸及循环衰竭症状:发病急骤,病情凶猛,有过高热,可出现反复惊厥,呼吸及循环均出现衰竭迹象。应立即采用人工冬眠疗法,同时应用解除微血管痉挛药等药物,保护患儿在低温状态下,不致发生严重的呼吸或循环衰竭。待病情稳定后,停止冬眠,逐渐复温,继续治疗痢疾。

(4)出现呼吸衰竭症状:在病情发展或治疗过程中,如出现呼吸衰竭症状,说明患儿有脑水肿及颅内压增高,严重者可发生脑疝。因此在抢救过程中,要早期发现颅内压增高的症状,及时采用脱水疗法。同时使用呼吸兴奋剂,如洛贝林。给予吸痰、吸氧,保持呼吸道通畅。如呼吸停止,应立即给予气管插管采用人工呼吸器。

【预防护理】

一、预防

避免外邪所侵,注意饮食的清洁卫生,尤其在夏秋季节,要注意对痢疾患儿的隔离、消毒,对痢疾接触者应医学观察 7 天。对一般患儿的食具要煮沸消毒 15 分钟,粪便要用 1% 漂白粉澄清液浸泡或沸水浸泡消毒,对尿布和衬裤也要煮过或用开水浸泡后再洗。

二、护理

必须密切观察病情变化,如面色、呼吸、血压、瞳孔等。保持室内安静,病室宜阴凉通风。患痢期间应予清淡易消化的食物,即使在痢疾初愈、食欲恢复时,也要控制,少吃生冷瓜果、香甜油腻食物。病后调理,重在调理脾胃,可用异功散,若以脾胃阴伤为主者,可用叶氏益胃汤。但都应注意调和气血,可加当归、白芍、陈皮等。

【文献选录】

《小儿卫生总微论方·八利论》:"小儿气血怯嫩,脏腑软弱,因触冒风寒,饮食冷热,以邪干正,致脾胃不和,凝滞停积,蕴毒结作,或水谷不聚,或脓血纯杂,变而为利。"

《幼科发挥·痢疾》:"痢不问赤白,皆从积治。湿热者,食积之所生也。"

《时病论·卷之三》:"热痢者,起于夏秋之交,热郁湿蒸,人感其气,内干脾胃,脾不健运,胃不消导,热夹湿食,酝酿中州,而成滞下矣。"

《医镜·症方发明卷八·痢》:"一忌温补……一忌大下……一忌发汗……一忌利小便。"

【现代研究】

学者们总结出治疗小儿痢疾的一些规律,其经验是:①疏肌达表,清热止痢法:因痢疾初起,多兼表证,应先疏肌达表清热为主,以葛根黄芩黄连汤主之。②攻积导滞法:小儿患痢,多因食积湿热之邪,所以宜化滞消积之法,以木香槟榔丸为主加减。③清热消积法:小儿痢疾,每内外二因,外为感受时令之邪,内有肠胃积滞之积,宜以止痢散(葛根、苦参、陈皮、陈松萝茶、赤芍、麦芽、山楂)为主加减。朱锦善总结治痢十一法,即解表疏邪、表里双解、清热解毒、攻下通腑、消积导滞、调和气血、凉血滋阴、升提举陷、降逆化浊、温补固涩和健运脾胃。也有学者对前世医家的治痢手法进行总结整理,如吴鞠通治痢十三法:芳香淡渗、逆流挽舟、疏利湿热、清热凉血解毒、辛开苦泄、温中祛寒、苦辛涤邪、酸甘扶正、健脾渗湿、滑涩兼施、益气升阳、固涩堵截、善后补益等[1]。

张怀富以自拟承平汤(苍术、生大黄、青皮、陈皮、枳实、厚朴、甘草)治疗暴痢 21 例,均治愈[2]。李宗伟使用鬼针草煎液治疗小儿细菌性痢疾 42 例,结果显效 11 例,总有效率达 97.6%[3]。江永珍在西医常规治疗(对照组)基础上加用云南白药(每次 5mg/kg,1 日 3 次)

治疗46例,结果:治疗组46例中治愈41例、好转5例,有效率为100%;而对照组45例中治愈26例、好转6例、无效13例,有效率为71.1%[4]。张振卿采用单味苦参胶囊(0.5g/粒,每次6粒,1日3次)口服、100%苦参液保留灌肠治疗耐药细菌性痢疾,结果近期治愈率为100%[5]。

林武等将38例慢性痢疾患儿按中医辨证不同,在黄土汤基础上,分别加入益气养血、清热化湿、活血化瘀、消食导滞等药物,1日1剂,连服1个月。结果显效28例、有效9例、无效1例,总有效率97.4%[6]。

钱泽全等用甘露醇清洁灌肠联合中药煎剂灌肠(黄连10g,黄芩10g,黄柏10g,生大黄10g,白头翁30g,秦皮15g,马齿苋30g,仙鹤草30g,赤芍、白芍各10g,清甘草5g)治疗小儿急性细菌性菌痢55例,结果治疗组主要临床症状、体征、住院天数、大便常规加隐血试验均优于对照组,两者比较差异有显著性($P<0.01$)[7]。王际国使用黄连解毒汤加味:黄芩、黄连、黄柏、金银花、连翘、赤芍、白芍、白头翁、生地榆各10g,山栀6g,大黄(后下)、生甘草各5g。湿热夹表证加荆芥6g、葛根10g。诸药先置于500ml净水中浸泡1小时,煮沸后改文火浓煎至150~200ml,静置去其杂质,每次取50ml直肠点滴。治疗小儿普通型急性细菌性痢疾52例,结果治愈40例、好转12例,总有效率100%[8]。

参考文献

[1] 周祯祥. 吴鞠通治痢手法初探[J]. 四川中医,1995,13(7):7-8.

[2] 张怀富. 自拟承平汤治疗暴痢21例临床体会[J]. 实用中医药杂志,1996,12(2):7.

[3] 李宗伟,智彩红. 鬼针草治疗小儿细菌性痢疾42例报告[J]. 开封医专学报,1999,18(2):65.

[4] 江永珍. 云南白药治疗小儿急性细菌性痢疾46例[J]. 河南中医,2003,23(9):58.

[5] 张振卿. 单味苦参治疗耐药细菌性痢疾的体会[J]. 四川中医,2002,20(11):48.

[6] 林武,卢永兵. 黄土汤加减治疗儿童慢性菌痢38例体会[J]. 中医药学刊,2006,24(6):1119.

[7] 钱泽全,邹明霞. 甘露醇联合中药煎剂灌肠治疗小儿急性细菌性痢疾55例临床观察[J]. 中医药临床杂志,2006,18(2):155-156.

[8] 王际国,华美英. 黄连解毒汤加味治疗普通型急性细菌性痢疾52例[J]. 实用中医药杂志,2005,21(12):727.

(高修安 朱锦善)

第二十节 钩端螺旋体病

【概述】

钩端螺旋体病是一群致病性钩端螺旋体所引起的一种自然疫源性急性传染病。临床表现差异很大,以骤然发病、高热、结膜充血、头痛、全身酸痛、腓肠肌疼痛、黄疸、少尿或无尿、抽搐、昏迷、浅表淋巴结肿大等为主要表现。本病起病急、变化快,重者常因肝、肾衰竭或肺大出血等而致死亡。有眼和神经系统并发症者可能留有后遗症。

本病散发病例终年可见。流行于夏秋稻谷收割季节,南方一般在6月份开始发病,8~9月达高峰,北方则主要发生在6~9月。主要见于青壮年,儿童发病以学龄儿童为主,婴幼儿少见。

本病属于中医学中暑温、湿温、瘟黄等时行病的范畴。因其主要发生于夏秋稻谷收割季节,故民间俗称"稻瘟"、"打谷黄"和"稻热病"等。

现代对小儿钩端螺旋体病的研究较为集中。在肯定多种中医治疗手段疗效的同时，中西医结合治疗本病，在提高疗效、缩短病程、减少并发症等方面有着广阔前景。

【病因病理】

一、病因

本病是由于人体感受暑湿疫邪所致。在夏秋季节暑湿交蒸的气候和环境中，赤身入水田或淌玩疫水，感受暑湿病邪的侵袭而起病。但又因暑、湿感受多少的不同而影响发病后的病机演变，如吴鞠通《温病条辨·伏暑》中所说："暑兼湿热，偏于暑之热者为暑温，多手太阴证而宜清；偏于暑之湿者为湿温，多足太阴证而宜温。"在气候因素的影响方面，一般炎暑酷热久晴少雨之际发病者，多表现为暑温证；而在阴雨绵绵、湿气较盛之际发病者，则多表现为湿温证。至于内在因素方面，大凡素体阳盛者，病多从热化而归阳明与手太阴二经，主要显现肺胃热炽、暑热偏盛的证候；素体阳虚或有饮食劳倦、湿饮停聚等内伤因素等，病多从湿化而归足太阴脾经，主要显现湿热蕴蒸或湿邪偏盛的证候；素体阴虚血燥者，常易化燥伤津，耗血动血。

不难看出，本病的发生和形成，是暑湿病邪、时令气候和内在因素作用的结果。在发病方面，以暑湿病邪的侵袭和气候的潮湿为主要因素，但在病机的演变与病情的发展转归方面，内在因素则起着重要影响，并由此而导致临床证候的不同。

现代研究表明，本病是自然疫源性疾病，其动物宿主很广泛，如鼠、猪、狗等，我国已从26种以上的鼠和6种以上的食虫类动物中分离出钩端螺旋体，在国际掌握的致病性钩端螺旋体中，国内已发现14个血清群、57个血清型，常见的有黄疸出血群、秋季热群、流感伤寒群、澳洲群、犬群、致热群、猪群和波摩那群等。其传播主要是由于接触带菌动物尿污染的水源或污泥而被感染，钩端螺旋体经皮肤或黏膜侵入人体。值得一提的是，有研究表明，从患病产妇的羊水、胎盘、脐带血和流产儿的肝肾组织以及患病母亲的乳汁中分离出了钩端螺旋体。

二、病理

1. 病变脏腑广泛　钩体病的病变脏腑较为广泛，走窜脏腑经络，充斥三焦上下，煎熬津液营血。

现代研究表明，钩端螺旋体侵入人体后，迅速经淋巴系统和血液到达全身，引起菌血症；由病原体所产生的一种或多种毒素造成许多器官的广泛性损伤。主要病变以肝、肾、血管及横纹肌为显著，神经系统除充血外，少数病例有脑膜炎及脑膜脑炎的病变。

2. 暑湿合化、湿热蕴蒸，是本病的基本病机　暑湿病邪侵入人体之后，在内外因素的作用下，湿为热蒸，热为湿郁，即《温热经纬》中所说："热得湿则郁遏而不宣，湿得热则蒸腾而上熏"，以致热得湿而愈难解，湿得热而愈深伏。反映在临床表现上，虽有暑、湿偏盛的不同证候，但暑热偏盛者每多兼有湿，湿偏盛者亦同时兼有暑热，终非纯热无湿或纯湿无热之证。

3. 传变迅速、波及广泛，是本病病理演变的突出特点　本病在传变上，虽有卫气营血和三焦的浅深层次与部位可寻，但由于暑湿合化，湿热蕴蒸，以及化燥化火，蒸腾燔灼的结果，几乎所有经络脏腑均可累及。

初起虽有短暂的卫分症状，但多迅即消失而转入但热不寒的气分阶段，也有起病即属气分者，且往往气分症状未罢，即呈气营兼现，或迅即进入营分、血分，甚至迅即过卫入营，内陷心包。如湿热郁蒸中焦气分，则现湿热偏盛与湿遏热伏：若脾胃气机郁伤而升降失常，可致严重之呕恶腹泻，使阴液大伤，甚则气阴两竭或阴伤气脱。湿热郁遏，熏蒸肝胆，胆汁受劫，流溢肌肤面目，则发为黄疸。湿热化燥化火，或暑热炽盛，燔灼肺金，肺络伤损，可致咯血，严重者肺气壅闭，化源衰竭而致不救；伤津耗气，致肾水枯涸，肾气不化而尿少尿闭。严重者可因湿郁窍闭与热结尿闭，而致秽浊壅塞清窍，蒙闭心包而神明紊乱，甚则肝肾衰竭，内闭外脱而死亡。如燔灼血络，逼血妄行，则肌肤发斑，上下失血，阳络伤则吐血、咯血、衄血，阴络伤则便血、尿血与阴道出血，甚则气随血脱。营血亏耗，心阴伤残，加以肾水不能上济，致心气不足而心累、心悸与心阳虚衰。风火相煽，肝阴耗灼，兼以水不涵木，致筋脉拘挛、肝风内动而痉厥抽搐。

【诊断与鉴别诊断】

一、诊断要点

应充分注意流行病学资料，详细询问病史，重视流行季节、流行地区以及暴雨或洪水后3～21天内有疫水接触史的未接种疫苗的易感人群。

本病临床类型虽多，但起病急骤，早期常有恶寒高热、周身酸痛、衰弱无力、眼结膜充血、腓肠肌疼痛、淋巴结肿痛并常有肝大等表现。

实验诊断方法，早期可做血暗视野检查，以镀银染色等，显微镜检查直接找病原体，或做培养和动物接种分离病原体。恢复期可进行凝集溶解试验等协助诊断。

二、分期分型

1. 早期（钩体血症期，起病后3天内） 此期发热，体温39℃以上，多为弛张热，热程7天左右。头痛较为突出，全身肌痛，尤以腓肠肌、颈肌、腰背肌、大腿肌和胸腹肌为甚。全身乏力，腿软较明显，有时行走困难，不能下床活动。眼结膜充血，但无分泌物、疼痛或畏光感，充血在热退后仍持续存在。发病第2天即可出现淋巴结肿大，以腹股沟多见，其次是腋窝，黄豆大，有压痛，不红肿。

2. 中期（器官损伤期，3～10天） 除具有上述症状体征外，伴明显器官损伤。因所受累器官和不同的血清型，临床分为6型。

(1)流感—伤寒型：为最常见的病型。本型的临床表现是早期钩体血症症状、体征的继续，较重的患者可有出血倾向、胃肠道症状，或有休克。

(2)黄疸出血型：此型病儿常于发病3～6天体温下降时出现进行性黄疸、出血（毛细血管壁的广泛损伤），肝大及肝功能损伤，或出现肾功能损害。重症病例可因肝肾衰竭、大出血而死亡。

(3)肺出血型：在发病后2～3天出现，以肺部广泛出血为特征，表现为不同程度的咳嗽、咯血或血痰，胸部X线检查呈散在性点片状阴影，或小片融合。肺出血呈渐进性，若未及时诊治，则发展很快，可于几小时内急剧恶化，为死亡的主要原因。

(4)脑膜脑炎型：发病第4～7天，在类似流感—伤寒型症状的基础上，头痛剧烈，出现脑膜刺激征、脑炎或脑膜炎的症状和体征，脑脊液呈无菌性改变。病例多在1周内恢复，较重病例可出现呼吸循环衰竭。

(5)肾型：在发病的1周内出现少尿、无尿，尿中出现蛋白及较多的管型和红细胞、白细胞，且有氮质血症。多数病人的肾脏损害是可恢复的。

(6)休克型：特点是体温不高，除具有本病早期的症状外，面色苍白、精神萎靡，有明显的胃肠道症状，伴低血压、少尿。青少年多见。

3. 恢复期或后发症期（起病10天以后） 主要可见眼部及神经、精神症状。眼部并发症主要包括虹膜睫状体炎、脉络膜视网膜炎，神经系统多见脑损伤、脊髓损伤、颅神经损伤和多发性神经炎。

三、鉴别诊断

1. 流行性感冒　以突发高热、头痛、全身酸痛、乏力及呼吸道炎症为主要表现，与流感—伤寒型症状相似，但前者起病不久出现呼吸道卡他症状，且眼球结膜充血、腓肠肌压痛和浅表淋巴结肿大不明显，血常规、病原体分离和血清学检查可资鉴别。

2. 暴发型肝炎　以发病急、病情迅速恶化、食欲减退、黄疸进行性加重为主要特点，病情加重时，大都有不同程度的出血，重症病儿还有肾功能改变，需与黄疸出血型鉴别。前者最重要的是早期就可见精神状态的改变，表现为精神、智力、行为的异常，而较少感染中毒症状。

3. 流行性出血热　以发热、出血和肾脏损害为主要表现，可见面、颈、上胸部皮肤潮红(三红)和头痛、腰痛、四肢酸痛(三痛)等症状，须与钩体病相鉴别。前者除上述表现外，多经历发热、低血压、少尿、多尿和恢复 5 期，且冬季多发，12 月为发病高峰。

【辨证论治】

一、证候辨别

1. 辨证时应抓住主次轻重　本病起病急骤，传变迅速，既有湿热郁蒸的表现，又有暑热内燔的证候；既有卫气营血的病变，又有脏腑经络的损害。辨证时要注意区别湿热、温热之不同，湿热证中又有湿重热重主次之差异。卫气营血辨证要抓住卫气营血病变的不同特点，同时不可忽视卫气、营气、营血同病之错杂。脏腑辨证要细察受损脏腑的病变特征，同时还要注意病变脏腑和其他脏腑之间的病理传变和相互影响。

2. 辨病情发展和变证　本病的特点是病情发展较快，变证出现较多。在病程经过中，或出现以恶心呕吐、腹痛腹泻为主的脾胃气机逆乱征象；或表现为咳嗽咯血，或突然大量咯血的肺络损伤征象；或主要显现一身皮肤面目发黄与上下各部失血的黄疸出血征象；或主要呈现头痛呕恶、项强抽搐与昏迷谵妄的痉厥动风征象。多数经治疗后可迅速好转；个别由于病情严重或治疗不及时，可内陷营血，深入肝肾，耗血动血，耗气伤阴，出现气阴两竭，或气随血脱，或诸窍闭塞，或肾气肾阴耗竭，致尿少尿闭，秽浊壅塞清窍，终至神昏不醒，肝肾衰竭，或大量咯血，致肺气壅闭，化源衰竭等一系列变证、逆证，此为掌握病情顺逆紧急救治的关键所在。

二、治疗原则

治疗钩端螺旋体病，以清热(暑)、解毒、除湿、扶正为基本治则，而尤应以清热、解毒为主，并针对病位，按卫气营血及脏腑施治。因温邪易耗伤气阴，故整个治疗中应注意顾护阴液、扶助正气。

此外，治疗中力求做到“三早一就”，即早发现、早治疗、早卧床休息，就地治疗和抢救，尽量避免长途转送和搬运，是本病治疗中的一项重要原则。

值得一提的是，钩体病起病快、发展迅速，且病死率较高，应注意多种疗法的合理选用。对重症患儿，应采用中西医结合的方式，予以综合治疗和抢救。

三、分证论治

1. 暑湿犯表

证候表现　发热，恶寒，无汗(或有汗)，头痛，全身酸痛，腓肠肌疼痛，口微渴，烦躁，目睛充血，小便黄，苔黄白相兼，脉濡数。

辨证要点　本型在临床上最为多见，除见于钩体血症期(早期)外，流感—伤寒型多按此辨证。证由暑湿热毒侵表所致，暑湿热毒由卫及气，卫气同病，卫阳被遏，经络不和，而见诸症。以寒战、发热、目赤、小腿肌肉疼痛等为辨证要点，但辨证时应注意邪在卫、在气之偏重，掌握邪阻经络所致全身肌肉酸痛的特点。

治法主方　辛凉透表，清暑化湿。清凉涤暑方加减。

方药运用　常用药：滑石、生甘草、白扁豆、通草、青蒿、连翘、白茯苓、西瓜翠衣。周身酸痛明显者，加柴胡、葛根；里热甚，加生石膏、知母；腓肠肌疼痛，加桑枝、木瓜。若暑邪先受而寒湿外郁，则治宜疏表散寒，清暑化湿，可用新加香薷饮。

2. 湿热郁蒸

证候表现　身热不扬，胸闷脘痞，头重身困，呕恶纳差，口不渴或渴不思饮，大便溏泻，苔黄腻，脉濡数。

辨证要点　本型也属钩体血症期和流感一伤寒型。因湿热蕴蒸，湿遏热伏，中焦气机不畅，脾胃升降失司而引起此证。辨证时要抓住热蒸与湿阻，分清湿和热的偏重。暑热偏盛燔灼阳明者，则高热烦躁、口渴、便结尿赤；暑湿偏重郁阻中焦者，则胸闷、恶心呕吐、腹泻。

治法主方　清热利湿，芳化宣中。甘露消毒丹加减。

方药运用　常用药：茵陈、藿香、佩兰、黄芩、滑石、白豆蔻、杏仁、通草。热重于湿，高热、口渴、烦躁者，加黄连、山栀、生石膏。湿重于热，口腻、纳呆、腹胀、苔白腻者，改用三仁汤加味。

3. 瘟黄动血

证候表现　轻证可见面目皮肤黄染，恶心呕吐，食欲缺乏，尿色深黄；重证则表现为黄疸进行性加深，鼻衄、齿衄、皮肤瘀点瘀斑、便血、尿血等全身各部位出血，甚至出现抽搐、昏迷、尿闭等危象。舌红绛，苔焦黄，黄厚或焦黑燥裂，脉弦数有力。

辨证要点　此型属器官损伤期的黄疸出血型。临证以黄疸和各部位出血为特点，证由暑湿疫毒，阻滞肝胆，蒙闭心包，伤津动血所致。本证于病情演变中，可出现两种危证：一是湿热稽延，熏灼肝胆，黄疸加重加深，闭塞诸窍，湿热秽浊蒙闭心包，而致谵妄昏迷之"瘟黄窍闭证"(肝性脑病)；一是湿热郁阻，或化燥化火，深入营血，劫伤肝肾，致肾气受伤，膀胱气化不行，加以邪热久羁，伤津耗液，肾水枯涸，以致尿少尿闭，从而湿热秽浊蒙闭清窍，心神内闭，而致昏迷谵妄之"热结尿闭证"(肾功能不全)。或邪热燔灼，肝肾俱伤，三焦气机阻滞，致以上两证同时出现。临证时应仔细审视。

治法主方　轻证以暑湿阻滞肝胆，胆汁泛溢肌肤为主要病理变化，故治疗以清热解毒、利湿退黄为主，选用甘露消毒丹、栀子柏皮汤，或茵陈蒿汤加减。重证为邪毒入营动血，伤及心肾所致，治疗当以清营凉血、泻热开窍、滋水清热为主，选用清瘟败毒饮加减。

方药运用　轻证常用药：茵陈、黄芩、黄柏、山栀、藿香、佩兰、滑石、大黄、薏苡仁、木通。恶心呕吐重者，加半夏、陈皮、竹茹。重证常用药：水牛角(先煎)、石膏(先煎)、黄连、生地黄、牡丹皮、赤芍、玄参、黄芩、知母、山栀、茵陈等。鼻衄、齿衄者，加仙鹤草、白茅根；尿血者，加大蓟、小蓟；大便出血者，加地榆炭、槐花；呕血者，加藕节、茜草根、旱莲草。

对于病情演变中出现的两种危候，因其病情笃重，易引起死亡，故应积极采取中西医结合综合治疗。瘟黄闭窍者，宜先以泻热开窍，可用至宝丹或安宫牛黄丸，以金钱草、虎杖、白茅根、郁金、石菖蒲等煎汤送服，或合用菖蒲郁金汤。热结尿闭者，宜滋水清热，不应纯以通利。宜选用冬地三黄汤，或用知柏地黄汤(熟地黄改为生地黄)合增液汤化裁。若因湿热郁阻，浊邪壅闭已致神昏者；可仿《温病条辨·中焦篇·湿温》"先宜芳香通神利窍，安宫牛黄丸;继用淡渗分消湿浊,茯苓皮汤”的治法和方药。

4. 暑热伤肺

证候表现 发热,咳嗽剧烈,痰中带血,鼻衄,气喘,面红目赤,口渴引饮,甚则大量咯血,面色苍白,汗出肢冷,或口鼻大量涌血而危亡,舌深红或红绛,苔薄白少津或黄干,脉洪数或洪大而芤。

辨证要点 此型见于器官损伤期的肺出血型。临证以剧烈咳嗽和咯血为特征。证由暑湿疫毒化燥化火,灼伤肺络,络血外溢所致。若肺络损伤严重,出血过多过急,可致肺气壅闭,或气血两脱,化源衰竭。若能早期发现,及时治疗,大多能在1～2周后恢复,所以对有疫水接触史的儿童,在病初2～3天出现咳嗽,痰中带血或咯血,呼吸稍有增快时就当予以重视。若患儿咳嗽突转剧烈频繁,面色苍白,口唇青紫,烦躁,恐惧不安,常为肺大出血先兆,此时应迅速进行抢救。

治法主方 泻火解毒,凉血宁络。轻者白虎汤合犀角地黄汤加减,重者清瘟败毒饮,或犀角地黄汤合黄连解毒汤加减。

方药运用 轻证常用药:知母、生石膏(先煎)、粳米、炙甘草、水牛角(先煎)、生地黄、牡丹皮、赤芍、黄芩、金银花、连翘、鲜芦根。重证常用药:水牛角(先煎)、石膏(先煎)、黄连、生地黄、牡丹皮、赤芍、玄参、黄芩、知母、山栀、连翘、淡竹叶。也可田大剂清燥救肺汤加知母、黄芩、生地黄、玄参、瓜蒌、贝母等。

三七粉或云南白药冲服,对本型轻、重症均可应用,用量0.2～0.3g,1日3～4次。

在肺大出血先兆时期和重证咯血的治疗抢救中,务须注意保持环境的肃静,使患儿绝对卧床,派专人护理,解除患儿恐惧心理,避免搬动和转送,尽量就地抢救治疗。治疗上应及早采取中西医结合治疗,以提高抢救成功率。出现肺大出血先兆时,急于大剂清瘟败毒饮(去桔梗)泻火解毒,并酌加白茅根、桑白皮、瓜蒌皮、枇杷叶等肃肺宁络之品,并冲服三七粉或云南白药。若出现气随血脱、化源欲绝之危证时,急宜大剂生脉散、独参汤,或用其注射剂以扶正固脱,兼进前述泻火解毒凉血之剂。以上危重证治疗抢救中所用方药,均须用重剂,可1日2剂,每4小时服药1次,昼夜兼进。

5. 邪陷心肝

证候表现 高热不退,头痛剧烈,颈项强直,呕吐恶心,烦躁不安,严重者逐渐神志不清,昏迷,四肢抽搐,甚则手足逆冷,汗出淋漓,舌红绛,苔少或无苔,脉弦数或滑数或细数。

辨证要点 此型见于器官损伤期的脑膜脑炎型。以项强抽搐和神昏惊厥为主要表现,证由暑湿疫毒之邪侵入手厥阴心包和足厥阴肝经,致使肝风内动、心窍内闭而成。

治法主方 凉肝熄风,镇惊开窍。清营汤合羚角钩藤汤加减。

方药运用 常用药:水牛角(先煎)、生地黄、丹参、玄参、麦冬、淡竹叶、连翘、羚羊角粉(另冲服)、钩藤、竹茹、菊花。可同时冲服安宫牛黄丸或紫雪。痰盛者,加竹沥、天竺黄、白僵蚕、地龙等。

本型一般预后尚佳,重症出现脑水肿、呼吸循环衰竭者,应及时应用中西医结合治疗。

6. 余邪未尽

(1)余邪扰目

证候表现 大多发生于热退后1周或1月左右。患儿眼红,流泪,目痛,视物模糊。反复发作日久可致失明。

辨证要点 此型属恢复期眼部并发症。证由病后余热未清,滞留肝经,循经上扰所致。

若迁延日久，肝肾精亏，目失所养，遂使病情反复、加重，甚则失明。

治法主方 余热上扰者，用清肝泄热法清泄肝经余热，选清络饮，或龙胆泻肝汤加减。肝肾精亏，当以滋补肝肾，养阴生津，杞菊地黄丸加味。

方药运用 清肝泄热常用药：菊花、白蒺藜、淡竹叶、龙胆草、黄芩、柴胡、决明子、蒲公英等。滋养肝肾常用药：枸杞子、菊花、熟地黄、怀山药、茯苓、泽泻、牡丹皮、何首乌、桑椹、沙苑子、菟丝子。

(2)邪滞经络

证候表现 偏瘫，或截瘫、面瘫，肢体麻木，或言语不清，痴呆。

辨证要点 此型见于恢复期神经系统并发症。证由余邪留滞经络、气血运行不畅者，肢体失养，而见偏瘫、肢体麻木等；邪阻舌根，蒙闭心窍者，则见失语、痴呆等症。

治法主方 破滞逐瘀，涤痰通络。三甲散加减。

方药运用 常用药：鳖甲、龟甲、白僵蚕、牡蛎、䗪虫、丹参、川芎、桂枝、桑枝、地龙等。言语不利、痴呆者，加石菖蒲、远志。

本型治疗时应采取内外合治，其中针灸治疗尤为临床常用，临证时要针对不同表现，辨证选穴。

【其他疗法】

西医治疗

1. 一般治疗 早期卧床休息，食易消化食物，保持体液及电解质平衡。

2. 控制感染 国内认为青霉素疗效可靠，早期足量使用可控制病情的发展，显著降低后期并发症的发生率。每日剂量为80～160万U，分2～4次肌注，疗程至少1周。首次剂量不宜过大，可用5～10万U，以防止赫氏反应的发生。青霉素过敏者，可用红霉素。

3. 对症治疗 过高热时予以物理降温，酌用退热剂；肌痛或头痛剧烈时，可酌予柳酸制剂、可待因等。出现心功能不全，可静脉注射毒毛花苷K或毛花苷丙；肾衰竭者应限制蛋白质、钠盐和水分摄入。

4. 肾上腺皮质激素 必要时应用，以氢化可的松或地塞米松适量点滴。

5. 急症处理 钩端螺旋体病的钩体血症和器官损伤二期，均为急重表现，且传变迅速，病死率较高，必须争分夺秒，积极抢救。而在处理过程中又需要根据不同证型和损伤器官，选择不同治疗手段。

(1)肺大出血型的处理：①镇静：患儿应绝对卧床，专人护理，切忌搬动。严密观察呼吸、脉搏与血压变化。必要时可用哌替啶1～1.5mg/kg肌注，或酌情用冬眠1号合剂。但大量咯血时应注意确保呼吸道通畅，防止窒息。②肾上腺皮质激素：氢化可的松50～200mg或地塞米松适量静脉滴注，病情显著好转后减量或停用。③抗菌：迅速控制感染，以青霉素为主，其给药途径和剂量，视病情而定。④对症处理：酌情应用氨基己酸、维生素C、维生素K及卡巴克洛等。有中毒性心肌炎，心率快者，可给予毒毛花苷K或毛花苷丙。

(2)黄疸出血型的处理：①护理：卧床休息，记出入量，给予易于消化食物，胃肠道出血者给流食或半流。昏迷患者注意口腔卫生，保持皮肤清洁，防止褥疮和继发感染。②保护肝脏：预防和纠正肝性脑病，予以综合治疗。严格限制饮食中的蛋白质，保持大便通畅。服用乳果糖或新霉素，使肠道pH下降，抑制产氨细菌的生长使产氨量减少，且可使肠道中氨不被吸收。此外，尚可酌情使用腹膜透析、血液透析、换血疗法、换血浆疗法和活性炭血液灌注法等。③出血处理：点滴维生素K、维生素C，肌注维生素K，亦可用云南白药或其他止血剂。出血严重或有失血性休克，可少量多次输新鲜血。④保护肾脏：轻症对症处理，重症按肾衰治疗。

(3)脑膜脑炎型的处理：①对症处理：高热者给予物理降温，亦可选用药物降温或亚冬眠疗法。②降颅压：冰帽连续降温，脱水用20%甘露醇或25%山梨醇，每次1～2g/kg，有脑疝者每次2～4g/kg。③预防呼吸衰竭：保持呼吸道通畅，改善通气功能，及时吸氧，必要时气管切开。

【预防护理】

一、预防

管理传染源，包括灭鼠、管水、管粪，改良水井、畜圈、炉灶、环境，隔离病人等。切断传播途径，保护水源及食物，防止鼠尿及病畜尿的污染，在流行地区和流行季节，还应避免在河沟玩水或洗澡。增强免疫力，用当地菌型制备的3～5价灭活菌苗，在流行季节前1个月完成接种。

中草药预防本病收到效果，常用药物如土茯苓、穿心莲、千里光、大青叶、金银花等。

二、护理

强调早期卧床休息。重症病人尤须绝对卧床休息，加强护理，密切观察，必要时应专人守护，高度关心和及时劝慰病人，并保持环境安静。饮食宜软食及清淡易消化，忌辛辣刺激食品。病愈之后，仍应注意适当休息，避免过早剧烈活动和体力劳动，忌早进油腻坚硬及香燥食物，以免引起劳复、食复。患儿尿液应用石灰或漂白粉消毒处理。

【文献选录】

《温病条辨·上焦篇·伏暑》："小儿暑温，身热，卒然痉厥，名曰暑痫，清营汤主之，亦可少与紫雪。"

《温病条辨·中焦篇·湿温》："夏秋疸病，湿热气蒸，外干时令，内蕴水谷，必以宣通气分为要，失治则为肿胀。由黄疸而肿胀者，苦辛淡法，二金汤主之。"

【现代研究】

一、治疗学研究

江忠远以中药(生石膏、知母、金银花、连翘、板蓝根、鲜荷叶、生地黄、沙参、麦冬、六一散。舌苔黄腻者加藿香、豆蔻；口渴喜饮者加石斛、天花粉、玄参；头痛如劈者加羌活、川芎、白芷；壮热不退者加服紫雪)治疗23例钩端螺旋体病。结果全部治愈，其中12例5天内治愈、9例7～9天治愈、2例治愈时间超过10天，平均疗程8天；体温恢复正常时间平均为18小时；舌苔恢复正常平均为6天[1]。

多数学者证实了中西医结合治疗的优越性和高于单纯中医、西医治疗的疗效，成为多种综合治疗的主体。特别是对器官损伤期的黄疸出血、肺出血、脑膜脑炎等型的救治，须积极采用中西医结合综合治疗。孙捷在西医常规治疗的基础上，采用中医辨证治疗(热毒夹湿者，选用金银花15～30g，连翘、淡竹叶、芦根、桔梗、木瓜各12g，滑石、薏苡仁各18g，通草6g，甘草3g；湿热弥漫三焦者，先用杏仁、山栀各12g，豆蔻、通草各6g，薏苡仁、滑石各18g，半夏、厚朴、独活各9g，生地黄、淡竹叶、木瓜各15g；余邪未净、气阴两伤者，加麦冬、沙参、党参、玉竹、扁豆各12g，生地黄、薏苡仁、滑石各15g，栀仁9g，甘草3g)，中西医结合治疗钩端螺旋体病47例，结果显效30例、有效17例，总有效率100%[2]。叶爱玉在西医常规治疗(青霉素G肌内注射，绝对卧床休息，给以足够的蛋白质、高热量饮食及维生素，维持水电解质平衡，支持疗法及对症处理)的基础上加用中药(生石膏50g，水牛角、生地黄各30g，赤芍、牡丹皮、连翘、玄参、知母、生山栀各15g，黄连6g，黄芩、黄柏、淡竹叶各10g。伴咳嗽咯血者加白茅根、浙贝母各15g，杏仁10g；伴黄疸者，加茵陈30g，郁金10g，生大黄6～10g)，疗程3～5天。结果治疗组14例中，12例痊愈、2例死亡；对照组10例中，8例痊愈、2例死亡。治疗组瘀血消退时间平均为4天、对照组平均为5.2天；肝功能恢复时间治疗组平均7天、对照组平均9.3天；治疗组平均住院日9.5天、对照组12天[3]。周明贤等以清暑解毒化湿法(杏仁6g，滑石30g，黄连6g，佩兰12g，厚朴8g，金银花12g，木防己12g，晚蚕砂15g。恶心呕吐者，加半夏、竹茹；大便泄泻者，加藿香、大腹皮；黄疸者，加茵陈、山栀、白茅根；脑膜炎型加白虎汤)结合青霉素肌注治疗钩端螺旋体85例，4天为一疗程。结果体温恢复正常时间在12小时以内者51例、24小时者31例、2天以内者3例[4]。邓红霞等在常规西医(7例小剂量青霉素肌注无赫氏反应后，改240万U静滴，1日2次，用8～13天；加用氢化可的松200～300mg静滴5例，1日1次，用3～5天)治疗的基础上，加用银翘散合犀角地黄汤加减(金银花12g，连翘10g，淡竹叶10g，生地黄10g，水牛角3g，牡丹皮10g，黄芩10g，白芍10g，白茅根10g，茜草10g，蚕砂9g)治疗肺出血型钩体病8例，疗程5～7天。结果8例均治愈(临床症状消失，复查胸片病灶吸收消散，肝、肾功能均恢复正常，呼吸衰竭纠正)。肺部病灶吸收消散平均9.25天，平均住院日12.25天[5]。

另外，不少学者对钩体病后并发症的中医治疗进行研究。彭兆麟用中药(桂枝5g，广地龙7g，郁金、丹参、全当归各10g，川芎5g，黄芪15g，粉甘草5g。便秘者，加牵牛子6～7g；纳呆者，加麦芽10g、鸡内金7g；腹胀者，加厚朴、陈皮各10g；阴虚盗汗者，加牡丹皮7g、地骨皮25g)、复方丹参注射液静滴、针灸(上肢取穴肩髃、曲池、合谷；下肢取穴环跳、足三里、阳陵泉；口眼㖞斜取地仓、颊车、合谷等)治疗小儿钩端螺旋体病急性偏瘫21例，10天为1疗程。结果痊愈13例、好转7例、无效1例，总有效率95%[6]。李吉宗以加减复脉汤(白参、麦冬、阿胶、金银花各10g，五味子3g，生地黄12g，连翘、土茯苓各15g，黄连、炙甘草各5g。心阳偏亢者，加酸枣仁15g、煅龙骨30g；心阳不振者，加桂枝7g、附片6g)结合西医常规治疗(青霉素、能量合剂及对症处理)治疗钩端螺旋体病致心肌损害56例，设立常规西医治疗对照。结果治疗组治愈48例、有效7例、无效1例、总有效率98.2%，而对照组分别为18例、12例、2例、93.8%[7]。

二、药效学研究

成都中医学院对150种中草药及方剂进行了大量的动物及试管筛选工作，结果显示，有一定抗钩端螺旋体作用者多属清热解毒药，如穿心莲、土茯苓、山豆根、青蒿、鱼腥草、紫花地丁、大青叶、野菊花等。北京友谊医院用24种中草药25%的煎剂，浓度在1∶80或以上有抑菌作用者，有小檗碱、黄连、黄芩、黄柏、连翘、大黄、牡丹皮、金银花、陈皮、钩藤、黄精等，其中前7种在1∶40以上有杀菌作用，尤以小檗碱为最强。重庆医学院报告小檗碱对钩端螺旋体具有强大而迅速的抗菌作用。因而有人主张临床应多以黄连解毒汤为主方，特别是重用黄连(每日10～15g)可获得较为满意的效果。有学者通过抗菌实验研究发现，鱼腥草、千里光、野菊花、地锦草、一枝黄花、景天三七、赤芍、茵陈、地榆、白雪花等均有较好抗菌作用。四川省中药研究所证明，穿心莲对钩体有杀、抑作用，并从中分离出抗钩端螺旋体有效成分穿心莲甲素、乙素。

参考文献

[1] 江忠远．中药治疗23例钩端螺旋体病的体会[J]．湖北中医杂志，2000，22(2)：28.

[2] 孙捷. 中西医结合治疗钩端螺旋体病 47 例[J]. 陕西中医,1991,12(11):485-486.

[3] 叶爱玉. 中西医结合治疗钩端螺旋体病 14 例[J]. 浙江中医杂志,2008,43(8):454.

[4] 周明贤,蒋裕乐. 清暑解毒化湿法为主治疗钩端螺旋体 85 例报告[J]. 江西中医药,1992,23(5):20 转 22.

[5] 邓红霞,刘建和. 肺出血型钩体病中西医结合治疗和误诊原因分析[J]. 湖南中医学院学报,1999,19(3):45,47.

[6] 彭兆麟. 中药治疗小儿钩端螺旋体病急性偏瘫 21 例[J]. 陕西中医,1991,12(1):13.

[7] 李吉宗. 加减复脉汤结合西药治疗钩端螺旋体病致心肌损害 56 例[J]. 四川中医,1999,17(9):14-15.

(高修安　朱锦善)

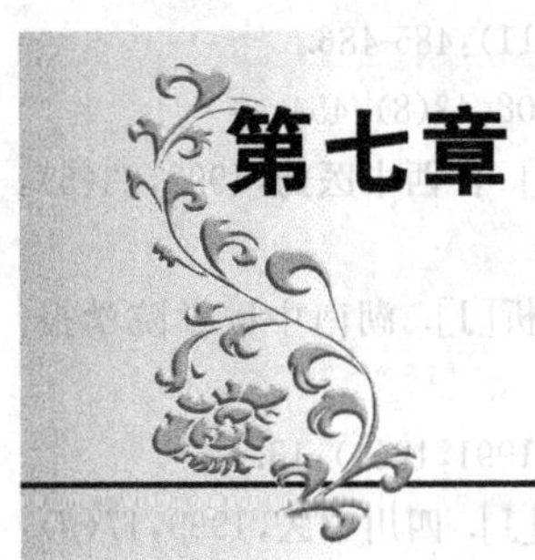

第七章

常见虫病

第一节　蛔　虫　病

【概述】

蛔虫病是由人蛔虫寄生于人体小肠内所引起的疾病。以脐周疼痛，乍作乍止，大便下虫，或粪便镜检有蛔虫卵，并常可引起多种并发症如蛔厥（胆道蛔虫症）、虫瘕（蛔虫性肠梗阻）等为主要特征。本病为小儿时期最常见的肠道寄生虫病。

本病无明显季节性，男女老幼均可感染本病，以儿童的感染率最高。儿童又因体质、居住环境、饮食卫生习惯的不同，发病情况有很大的差异，一般是农村较城市多，饮食习惯差、不注意卫生、体质阴阳不均衡尤以素蕴湿热者发病率高。病情严重者不仅影响胃肠功能和营养，妨碍小儿正常生长发育，甚至引起严重并发症而危及生命。近十多年来，随着人们生活水平的提高，卫生知识的普及，全国学校贯彻肠道感染综合防治方案，感染率逐年下降，发病率显著降低，并发症明显减少。

本病是中医记载最早的一种肠道虫证。从《内经》始，历代医家对蛔虫的形态、致病作用及诊治等均有论述。如《灵枢·厥病》说："肠中有虫瘕及蛟蛕……心肠痛，侬作痛，肿聚，往来上下行，痛有休止，腹热喜渴，涎出者，是蛟蛕也。"《伤寒论》、《金匮要略》立乌梅丸治蛔厥，《外台秘要》用苦楝汤驱蛔虫等，至今为临床所用。在古医籍中，蛔虫另有蚘虫、蛕虫、蛟蛕、长虫、大虫、食虫、消谷虫等名。

现代对蛔虫病的感染途径、发病情况及预防治疗的认识和研究均较古代更明确和深入，尤其是在用现代药理知识研究分析中药驱虫的药理作用方面取得了满意的结果，对蛔虫病的并发症如蛔厥、虫瘕等的临床救治亦进行了较多的研究，创立了多种疗法结合的治疗方法，大大提高了蛔虫病急症的救治水平。

【病因病理】

一、病因

主要是通过各种途径吞入了感染性蛔虫卵所致。蛔虫卵能直接感染人体。农村以人粪为肥料者，各种蔬菜、瓜果均易为蛔虫卵所污染，人生食未洗净的瓜果、蔬菜等后可获感染，污染虫卵的手指也易将虫卵带入口中。

感染性虫卵随食物或水被人吞服，卵壳经肠液消化作用，几小时内幼虫即破壳而出，并侵入肠黏膜，经肠黏膜微血管或淋巴管或直接穿过肠壁进入腹腔经肝至胸腔而移行至肺，在肺泡内蜕皮2次逐渐长大，然后顺小支气管、气管、咽喉再被吞下，经食管、胃到达小肠，在小肠内发育成虫并产生致病作用而发生蛔虫病。

若小儿在短期内吞食了大量感染性虫卵时，3～9天内即可见发热、风疹块（荨麻疹）、咳嗽，甚可见肺炎喘嗽等病证，若在移行过程中，部分幼虫误入歧途而至眼、肝、脾、脑、心肌、脊髓、甲状腺等处引起异位损害可产生相应症状。但窜入其他器官的幼虫均不能发育成成虫而被该处组织消灭。

肠道蛔虫感染者及患者是本病的传染源，且人蛔虫与猪、犬等动物肠道蛔虫可以交叉感染。

二、病理

感染性蛔虫卵进入人体，在小肠内发育成成虫，并产生以下病理变化而发为本病。

1. 损伤肠胃，扰乱气机　蛔虫成虫寄生肠道，可直接扰乱肠道气机，气机不利而发生脐腹疼痛；影响脾胃的气机升降，升降失司，胃气上逆而见流涎、呕恶等症。

2. 夺取精微，久致蛔疳　蛔虫病患儿，体内的蛔虫数目不等，重者可达数百条，它们以人体水谷精微为营养，故可见患儿饮食不养肌肤，面色不华或萎黄，形体瘦弱，甚至身材矮小，发育障碍而成蛔疳。

3. 生湿蕴热，影响运化　成虫寄生肠道，影响脾气运化，生湿蕴热可刺激肠道，并影响患儿的精神气血，可见烦躁多啼、夜寐不安、龂齿、嗜食异物、身发斑疹等症。

4. 阻塞肠道，发为虫瘕　若虫体过多，壅积肠中，或虫体扭结成团，阻塞肠道，肠道梗塞不通，可发为虫瘕(蛔虫性肠梗阻，亦可为肠套叠或肠扭转等)。

5. 易窜胆道，发为蛔厥　蛔虫性喜钻孔乱窜，当受到刺激(如某种食物成分、发热等)时，易在肠中窜动，最常见为蛔虫钻入胆道而发生蛔厥(胆道蛔虫症)，亦可钻入阑尾而引起蛔虫性阑尾炎。

【诊断与鉴别诊断】

一、诊断要点

1. 有吐虫排虫史。

2. 脐周疼痛，乍作乍止。腹部按之可有条索状物或团块，轻揉可散，嗜食异物，形体消瘦等。

3. 粪便检查可查到蛔虫卵(若仅有雄虫或不成熟雌虫时，粪便可无虫卵)。

4. 蛔虫移行时，白细胞总数增高约为$(15\sim20)\times10^9/L$，嗜酸性粒细胞明显增高，约为$3\%\sim6\%$；肠蛔虫症时，嗜酸性粒细胞仅轻度增高。

二、鉴别诊断

主要应与以腹痛为主症的病证进行鉴别。

1. 食积腹痛　脘腹部胀满疼痛，拒按，腹痛欲泻，泻后痛减，伴其他积滞证候。

2. 中寒腹痛　腹痛阵发，得温则舒，伴小便清长，大便稀溏等症。

【辨证论治】

一、证候辨别

1. 辨腹痛部位　肠蛔虫证与蛔厥、虫瘕在腹痛部位上不同，应结合腹部切诊仔细分辨。一般肠蛔虫证以脐周疼痛为主，按之偶有条索状感，无明显压痛；蛔厥以剑突下、右上腹突然发生阵发性剧烈绞痛，并放射至右肩胛部及腰背部；虫瘕疼痛部位可因阻塞部位不同而不同，按之可及大小不等的条索状或团块状物，其形状与部位常可变化。

2. 辨腹痛程度　肠蛔虫证腹痛轻重不一，乍作乍止；蛔厥为阵发性剧烈绞痛致哭叫打滚，屈体弯腰，以拳顶按痛处，而在疼痛缓解时，患儿可活动如常；虫瘕腹痛为持续而阵发性加重，起病急剧，疼痛较剧，但腹部无肌紧张。

3. 辨病情轻重 须结合全身症状来分辨。一般病情轻者,全身症状轻微,不明显;严重者有烦躁不安、龂齿易惊等临床症状,并常引起营养不良,形体消瘦,甚至智力迟钝,发育障碍等。

二、治疗原则

1. 驱蛔杀虫 是治疗蛔虫病的主要方法。各种证候均以驱虫为根本治法。下虫法在无腹泻时均可同时配合使用,尤其是蛔厥证及虫瘕证,加用通下,可提高疗效。

2. 安蛔止痛 适用于蛔虫致腹部剧烈疼痛诸证。为治疗蛔虫病的应急措施。本法须根据蛔虫"得酸则静,得辛则伏,得苦则下"的特性,以酸苦辛药合用,使虫静下行,疼痛自止。安蛔止痛忌食甜药。可配合针灸止痛,必要时手术。

3. 调理脾胃 用于患儿驱虫之后,或多次驱虫无效之患儿再驱虫之前。调理脾胃,改善患儿内环境,尤其是素蕴湿热者,使之不利于蛔虫的繁殖和生长,以行驱杀蛔虫之效。临床须根据患儿个体的差异分别论治调理之法。

三、分证论治

1. 肠蛔虫证

证候表现 脐周疼痛,乍作乍止,按之无明显压痛而有条索感;胃脘嘈杂,食欲异常,嗜食异物,夜卧不安,龂齿易惊,恶心流清涎;重者形体消瘦,面色萎黄,肚腹胀大,青筋显露;大便不调或便下蛔虫。舌苔或薄或腻或见花剥,舌质红,舌面布红色刺点。

辨证要点 本证因虫踞肠腑直接影响胃肠纳食及传导功能,气机阻滞故以脐周疼痛等诸多脾胃症状为要。若病程较长或虫数过多则见体瘦面黄等营养不良诸症。本证轻证亦有无明显临床症状者,可以粪检蛔虫卵阳性为依据。

治法主方 以驱蛔杀虫为主,酌情配合调理脾胃。驱虫以使君子散为主方。

方药运用 常用药:使君子(去皮尖)、乌梅、苦楝皮、白芜荑、雷丸、槟榔等。若腹部胀满、大便不畅者,可加生大黄(后下)或玄明粉;若湿热较甚而大便不畅者,可用追虫丸。

临床上,驱虫可根据药源选择应用驱蛔药物。中药驱蛔以使君子与苦楝皮效果最好,可单用或复方使用。

驱虫之后,常继服健脾和胃之剂,可用异功散加减;若湿热较甚,驱虫难效者,先用泻黄散加减;若体虚虫积,一时不能驱虫者,可先予《医宗金鉴》肥儿丸。

若患儿出现发热、咳嗽、哮喘、血中嗜酸性粒细胞明显增高时,应考虑蛔蚴移行症的可能,可先按发热、咳嗽、哮喘证治,同时给予驱虫。

2. 蛔厥证(胆道蛔虫症)

证候表现 有蛔虫病史。剑突下、右上腹突然发生阵发性剧烈绞痛,哭叫打滚,屈体弯腰,以拳顶按痛处,面色苍白,汗出淋漓,疼痛有时可自行缓解,缓解后患儿活动如常。或伴恶心呕吐,有的可吐出蛔虫。常反复发作,或呈发作持续状态;或伴畏寒发热,甚可见黄疸。舌苔黄腻,脉滑数或弦数。

辨证要点 本证以剑突下、右上腹(即胃脘靠右胁下)阵发性剧烈绞痛为主,结合患儿平素即有虫踞肠腑的一般症状即可诊断。是由蛔虫上窜,钻入胆道,腑气不通,气机逆乱所致。

治法主方 安蛔定痛,继则驱虫。乌梅丸加减。

方药运用 常用药:乌梅、党参、桂枝、细辛、干姜、附子、黄连、黄柏、蜀椒、当归。若唇红、舌红,偏于热者,重用黄连、黄柏;若腹痛喜按,面色苍白,形寒肢冷,唇淡舌淡,偏于寒者,重用干姜、桂枝;疼痛剧烈者,酌加大黄、玄明粉、枳壳;疼痛缓解后再给予驱虫治疗。若伴有憎寒壮热，甚有黄疸者去附子、桂枝、干姜，重用黄连、黄柏，加黄芩、茵陈蒿，或先选用茵陈蒿汤合大柴胡汤加减。必要时手术治疗。

乌梅丸是安蛔主方，方中乌梅味酸，椒、姜味辛，连、柏味苦，酸、辛、苦同用，使蛔虫静伏而下，乌梅、川椒还有驱蛔的作用，最适用于寒热错杂之蛔厥证。一般乌梅可用10g，川椒用6g，余药可随病情寒热加减使用。近年来多主张乌梅丸与泻下法、驱虫法同时配合应用，可加速安蛔止痛。

3. 虫瘕证（蛔虫性肠梗阻）

证候表现　有蛔虫病史。突然阵发性剧烈腹痛，伴频繁呕吐，可吐出蛔虫，便秘，腹胀，腹部可按及大小不等、部位不定的条索状或团状包块，按之有活动性，腹部多柔软，压痛不明显。病情加重可见腹部硬、压痛和肠鸣。舌苔白或黄而腻，脉滑数或弦数。

辨证要点　本证以腹痛剧烈伴呕吐、便秘，切按腹部有条状或团状包块，有活动性，多柔软，压痛不明显等而区别于其他急腹症。是由蛔虫扭结成团，阻塞肠道所致。一般可用药物治疗。若见腹部板硬、压痛，无矢气，且闻及腹部有金属样肠鸣或气过水声，则病情加重，应考虑手术治疗。

治法主方　行气通腑散蛔，继则驱虫。驱蛔承气汤加减。

方药运用　常用药：生大黄、芒硝、枳实、厚朴、使君子、乌梅、苦楝皮、槟榔等。一般大黄可用10～15g（后下），芒硝6～10g（冲服），枳实、厚朴、使君子、苦楝皮可用10～15g，槟榔可用15～30g。若患儿病情较轻，可用生豆油80～100ml，以润滑肠腑使虫团易于松解，达到下虫驱虫的目的。若呕吐频繁，药物难于下咽，可先用推拿等法治疗。

【其他疗法】

一、中药成药

1. 化虫丸　用于肠蛔虫证，湿热较甚而大便不畅者。

2. 乌梅丸　用于蛔厥证寒热错杂者。

二、单方验方

1. 使君子仁　先去皮尖，文火炒黄嚼服，每日每岁1g（约1～2粒），最大剂量不超过10g（20粒）。晨起空腹服，可连服2～3日。服时忌进热汤热食。本品甘温无毒，驱虫有效率在60%～89.4%之间，以当年产未变质走油、无虫蛀者效果为好。服后2小时可加3g大黄煎水服导泻。用于驱蛔。

2. 苦楝皮　一般干品用量为10～15g，鲜品最多不超过30g，加水适量，煎30分钟，浓缩至50ml左右，晨间空腹顿服，可连服2天。本品有毒，不宜过量持续服用。用于驱蛔。

3. 香榧子　文火炒熟，5岁以上每次每岁2粒，嚼细烂服，1日3次，连服1周；5岁以下服香榧子粉（将香榧子炒熟，研成细末）每岁每次1g，温开水吞服，1日3次，连服1周。用于驱蛔。

4. 槟榔、全瓜蒌、茵陈蒿、苦楝皮各10g，番泻叶、陈皮各6g，浓煎至150～200ml，用温豆油20ml送服，每日1剂。若呕吐不能口服者，改作保留灌肠。用于虫瘕证。

三、药物外治

驱蛔散　韭菜蔸、葱蔸各10个，鲜苦楝皮125g，艾叶、川椒各10g，橘叶30g，莪术6g，芒硝5g，酒药子1粒。将艾叶、酒药子、川椒、莪术、芒硝研成细末，再将鲜韭菜蔸、葱蔸、橘叶、苦楝皮切碎，两组药混合加酒炒热，敷于痛处，外用包巾固定。药温保持在37℃以上，最好能在其上加一热水袋保温。每日1剂，严重者用2剂。用于蛔虫腹痛。

四、食疗方药

1. 生豆油　生豆油 5 岁以下 50～150g、6～10 岁 150～200g、11 岁以上 200～250g，在 2 小时内分 2～3 次口服，1 剂不效者，可再服 1 剂。一般口服 2 剂后于 24～48 小时内即排出稀便、豆油或带有蛔虫。用于虫瘕证。

2. 陈米醋　3～6 岁 10～20ml、7～9 岁 20～40ml、10 岁以上 30～60ml。痛时顿服，可连服 2～3 次。用于蛔虫腹痛。

五、针灸疗法

蛔厥　先刺迎香透四白、胆囊穴，后刺内关、足三里、中脘、人中。也可刺"胆蛔压痛点"，部位在两小腿外侧足三里穴下方，以针柄、棉棒或其他类似钝器按压皮肤，寻找压痛敏感点，用毫针刺入，出现第 1 次针感后，继续深刺至出现第 2 次针感。两侧压痛点双手同时行针，边捻转边提插，至疼痛缓解或消失。

六、推拿疗法

1. 蛔厥　用于频繁发作但病程在 1 周内，且无高热、黄疸者。操作方法：治疗前 10～30 分钟肌注阿托品 0.2～0.3mg，患儿屈膝仰卧于检查台上，腰背部适当垫高，操作者立于患儿右侧，右手拇指涂上液状石蜡后连续按摩患儿右上腹，相当于胆囊投影区部位 3～5 次（促使胆囊收缩），然后由胆囊区沿肋缘下向左上方挤压达到剑突，再由剑突右侧垂直向下按压达脐旁，反复按摩 3～5 次，约 5 分钟。当患儿剧烈腹痛突然缓解，再次挤压无不适反应时停止。无效者可再次推压，如经 3 次推压治疗仍未成功，表明蛔虫已死于胆道，不宜再用此法。病程超过 1 周且具有其他并发症及胆道手术史者禁用此法。

2. 虫瘕　先让患儿口服植物油 50～100ml，1 小时后开始按摩腹部。术者站在患儿右侧，在患儿腹部涂滑石粉后，用右掌心贴住腹部皮肤，以脐为中心，由轻至重顺时针方向按摩，如虫团松动，但解开较慢，可用手捏法帮助松解。一般经过 30～40 分钟按摩后，虫团即可散开，腹痛和压痛明显减轻，梗阻缓解。

七、西医疗法

1. 驱虫治疗

(1)阿苯达唑（肠虫清）：每片 200mg。2 岁以上每次 2 片，临睡前顿服。

(2)甲苯达唑（甲苯咪唑）：1 次顿服 200mg，或每次 100mg，1 日 2 次，连服 3 日。用于驱虫。2 岁以下小儿禁用。

(3)左旋咪唑：儿童 2～3mg/kg，夜间临睡前 1 次顿服，或早晚 2 次分服，便秘患者可同时给服轻泻剂。

(4)复方甲苯达唑（速效肠虫净）：每片含甲苯达唑 100mg，盐酸左旋咪唑 25mg。4 岁以上儿童每次 2 片，1 次顿服。4 岁以下酌减。

2. 并发症治疗

(1)胆道蛔虫：主要是解痉镇痛、驱虫和控制感染。若患儿经内科保守治疗 48 小时后腹痛加剧，不见缓解且伴有黄疸者；或有明显腹膜炎体征者；或畏寒发热、血压下降者；或蛔虫钻入胰管造成急性胰腺炎者，均应手术治疗。

(2)蛔虫性肠梗阻：梗阻不完全者可放置胃肠减压管和补充液体；疼痛缓解后驱虫（驱虫可用药物，亦可氧气驱虫，儿童每岁给氧 100～150ml 注入胃管内，治疗后给泻剂 1 次）。若患儿呕吐频繁，腹痛，肛无矢气，腹部望见肠型、蠕动波，闻之有金属样肠鸣或气过水声，腹部坐、立位平片有多个气液平面者，应手术治疗。

【预防护理】

一、预防

1. 控制传染源，积极开展定期的普查普治。尤其是在托幼机构及中小学，应按期进行驱虫治疗。

2. 开展卫生宣教工作，养成良好卫生习惯，不饮生水，生食蔬菜瓜果必须冲洗干净，食前便后洗手，不吮吸指头，不随地大便。

3. 做好粪便管理和改良肥料，有条件时可推行多种高温速成堆肥法以消灭粪便中的虫卵，可以防止大量虫卵进入土壤，减少人群受染机会。

4. 在流行季节(约 7～8 月间)后 2 月左右驱虫，可使感染人体的雌虫在排卵前即被驱除。

二、护理

1. 勤剪指甲，食前便后洗手。

2. 多食新鲜蔬菜，少食或忌食生湿助热之品。

3. 口服驱虫药后要保持大便通畅，多食富含纤维素的食物，切忌便秘。

4. 注意服驱虫药后的反应及排虫情况。

【文献选录】

《诸病源候论·九虫病诸候》："蛔虫者，是九虫内之一虫也。长一尺，亦有长五六寸。或因脏腑虚弱而动，若因食甘肥而动。其发动则腹中痛，发作肿聚。来去上下，痛有休息，亦攻心痛。口喜吐涎及吐清水，贯伤心者则死。"

《小儿药证直诀·虫痛》："面皝白，心腹痛，口中沫及清水出，发痛有时，安虫散主之。小儿本怯者，多此病。"

《活幼心书·腹痛》："蚘虫动痛，口吐清水涎沫，或吐出虫，痛不堪忍，其疾因食甘肥荤腥太早而得，故胃寒虫动作痛，其虫吐来，或生或死，儿小者，此痛苦甚，亦致危难。先以理中汤加乌梅水煎服，使胃暖不逆，次芦荟丸、使君子丸、化虫饮主之。有儿大者，面皝白而间黄色，肉食倍进，肌体消瘦，腹中时复作痛，此有血鳖蚘虫杂乎其间，以二圣丸下之。又有胃受极寒极热，亦令虫动，或微痛，或不痛，遽然吐出，法当安虫为上，若以治虫，反伤胃气，固不可也。因寒而动者，理中汤加乌梅水煎服。因热而动者，用㕮咀五苓散，亦加乌梅水煎投。"

《幼幼集成·虫痛证治》："小儿虫痛，凡脾胃怯弱者，多有此症。其攻虫取积之法，却又未可常用。及取虫之后，速宜调补脾胃。或集成肥儿丸，或乌梅丸，或六君子汤多服之。以杜虫之复生。"

【现代研究】

一、治疗学研究

刘建华依据柯韵伯"蛔虫得酸则静，见辛则伏，得苦则下，见辣则死"的古法，化裁乌梅丸。认为桂、附、姜、辛大辛大热之品，易损小儿之阴导致病症急剧变化；芩、连、柏大苦大寒之品，又易败小儿之阳，导致小儿阳气急剧衰减；至于乌梅之甚酸，党参之呆滞，有驱邪不利的弊端。经多年临床观察筛选出槟榔、白芍、吴茱萸、木香四药为安蛔之基础方。方中白芍酸而不甚，吴茱萸辣而不峻，木香辛而不燥，槟榔苦而不猛，四药合用，苦辛酸辣具备，柔肝缓急，安蛔定痛，行气导滞，健运中土，有和阴阳，理气血之功[1]。

陈小杰采用"大黄乌梅驱蛔汤"治疗胆道蛔虫症。基本方：生大黄、乌梅各 10～15g，防己、虎杖各 15g，苦楝皮、槟榔、鸡内金各 10g，细辛、干姜各 3g，米醋 30～60ml，儿童剂量酌减。在服药前先服米醋 30ml，可加适量温开水稀释，如疼痛较剧时米醋可加量至 60ml 顿服，以后每隔 2～3 小时服米醋 1 次，可连服 2～3 次。有恶心呕吐者加鲜姜 10g；若见黄疸加田基黄 30g；有发热者加蒲公英或刘寄奴 15～30g；腹痛较剧者配合针灸或用阿托品针 0.5mg，取足三里（双侧）穴封，疗效确切[2]。

秦亮采用梅椒二黄汤治疗小儿胆道蛔虫症。方用：黄连 2g，花椒、乌梅、使君子、鹤虱、大黄各 10g。加减：大便稀者减大黄；体虚者加党参；皮肤发黄者加茵陈蒿、焦山栀；脘闷者加郁金、枳壳；阳虚者加肉桂、附片。水煎 2 次，煎成 200～300ml 药液，分次频服，日服 1 剂。腹痛剧者，日服 2 剂。治疗期间忌食生冷、油腻、甘味之品，疗效满意[3]。

包应有采用小陷胸汤治疗胆道蛔虫症。方用黄连 10g，法半夏 12g，瓜蒌 16g。先取瓜蒌置适量凉水中，以文火煎开后去渣，纳诸药再煎开后去渣，取药 150～300ml，每日空腹温服 3 次（儿童用量酌减），连服 3 天。若出现腹胀痛加剧，寒热往来，口干咽干，尿黄便结，黄疸，苔黄腻，脉弦滑数，相当于胆道蛔虫病合并感染，则加茵陈蒿 20g、黄芩 10g、柴胡 7g。认为小陷胸汤治疗胆道蛔虫症疗效确切[4]。

槟榔系常用中药，为棕榈科常绿乔木植物槟榔的成熟种子，具强力杀虫及泻下功能。刘建军用单味槟榔治疗胆道蛔虫症，处方为槟榔 150g，分 2 次煎服，分次为 50g、100g，1 日 1 剂，用 300ml 水浸泡槟榔约 0.5 小时，用文火煎熬 0.5 小时，服完后复查 B 超，疗效明显[5]。

杜维安用姜蜜合剂治疗蛔虫性肠梗阻有较好疗效。姜蜜合剂由生姜 150g、蜂蜜 150g、鲜苦楝皮 45g（干品 15g）组成。其制用方法是：生姜捣烂取汁。苦楝皮用水 200ml，先文火慢煎，沸腾 30 分钟后过滤取汁，二煎以武火煎沸 15 分钟，去渣，将两次药液合姜汁、蜂蜜，共煎煮 15 分钟备用。病轻者，每日 1 剂，3 次分服；病重则胃管注入，第 1 次注入后夹管 1 小时，开放 1 小时后行第 2 次注入，每剂 3 次注完。若症状未解，第 2 日续用 1 剂。共治疗 164 例 2～9 岁小儿，总有效率 100%[6]。

余美玲等采用穴位注射的方法治疗胆道蛔虫症。治疗方法为维生素 k_1 注射液双侧足三里注射，用皮试针取维生素 k_1 5～10mg，取双侧足三里穴，进针深度以患儿自觉胀麻为度。不能合作者，以进针达针头 2/3 为宜。＜6 岁者维生素 k_1 每侧穴注射 2.5mg，＞6 岁每侧穴位注射 5mg。手法快进快出。注射药物后按揉 5～10 分钟。每日注射 1～2 次，最多不超过 3 天。对照组采用 654-2 按 0.5～1mg/(kg・d) 静脉点滴或肌内注射[7]。

朱小珍针对由蛔虫引起的肠梗阻腹痛采用捏揉的手法进行治疗。方法为选择腹痛缓解期或给予解痉镇静药后，使患儿在比较安静的状况下接受治疗。术者站在患儿右侧，暴露腹部皮肤，右手平放于患儿腹部，先轻轻按摩，并对全腹进行扪诊，了解包块大小及腹腔炎症的情况，如无禁忌，便可在包块上进行捏揉。用力由轻到重，以患儿能接受为限。一般捏揉 10～30 分钟，蛔虫包块便可逐渐消散而解除梗阻。急性梗阻解除后，可予芫荑陈皮汤内服：芫荑、陈皮、莱菔子、川厚朴各 9g，木香、槟榔各 5g，大黄 3g，水煎服或制成糖浆 200ml，1 日 3 次分服。梗阻治愈 3 天后可驱虫[8]。

王前琼依据《百症赋》：面上虫行有验，迎香可取。报道迎香透四白穴具有治疗胆道蛔虫的作用。方法为：主穴取迎香透四白（双）；配穴足三里、内关、丘墟、阳陵泉、中脘。先针主穴，再选针 1～2 个配穴。若患者疼痛剧烈伴呕吐，四肢厥冷，可先用麝香药丸灸配穴，待症状缓解后再针刺迎香透四白，加电针连续波强烈刺激，强度以患者能耐受为度，留针 30～60 分钟，一般 1 日 1 次，重者可 1 日 3 次[9]。

陈小平等针刺至阳穴治疗胆道蛔虫症，认为针刺督脉经至阳穴对奥狄括约肌和肝胆管的良性双向调节作用，从而解除奥狄括约肌痉挛，同时加强胆道收缩功能，增强胆道内压力，使蛔虫退出胆道而缓解疼痛[10]。

朱爱华等对蛔虫性腹痛辨证施护。如上热下寒证：①口服乌梅汤：少量白蜜和入食醋50ml，频频食用，以缓解疼痛。②针灸止痛：穴位选胆蛔穴、阳陵泉、足三里、内关等，发病时，手法以强刺激，痛缓时，可留针20分钟。③灌肠：苦楝子100g、槟榔100g，水煎保留灌肠，缓滴，以安蛔、驱蛔止痛。虫寒积聚证：①散聚驱蛔汤。服用驱蛔汤后，应观察大便是否通畅，大便内是否有蛔虫团，若蛔虫随粪便排出，腹痛即缓解。②腹痛缓解2日后可服西药驱虫，或中药杀虫。邪气客脾证：①急服清胰止痛、杀虫通腑之方，如大柴胡汤合乌梅汤。中药煎煮时，大黄宜后下，芒硝应冲服，甘遂研末冲服，汤药宜冷服，观察生命体征变化。②针刺止痛，穴位足三里、上脘、中脘、天枢等。③口服硫酸镁合剂，协助导泻。输液配合西药抗菌消炎。邪陷厥阴证：①频服驱蛔止痛、通泻胃肠之峻剂中药，使壅塞在里之邪排出体外，方如乌梅汤合大陷胸汤、大柴胡汤加减治疗。中药宜冷服。湿热发黄证：①口服乌梅汤与茵陈蒿汤，少量多次频服。②腹痛缓解时，可及时驱虫。③可加服食醋以安蛔止痛。厥阴气郁证：①口服四逆散合乌梅汤。同时强调饮食调摄，以温软淡为宜，忌油腻、荤腥、油煎等难消化之品；注意睡眠充足，有利于患者尽快康复；心理疏导，安慰患者，宣传卫生防病知识[11]。

二、药效学研究

运用现代药理学方法研究中药安蛔、驱虫的药理作用，取得了不少成果。

1. 乌梅丸　主要有以下作用：①麻痹虫体，抑制蛔虫的活动。②增强胆囊收缩，增加胆汁分泌。③松弛奥狄括约肌。④抗菌。⑤镇静[12]。

2. 使君子散　使君子主要有效成分使君子酸钾，对猪蛔虫有麻痹作用；苦楝皮所含苦楝素有很好的驱蛔虫作用，并对蛲虫有麻痹作用；芜荑对猪蛔虫有显著的杀虫效果[12]。

参考文献

[1] 刘建华，廖丽君．安蛔调胃法治疗小儿蛔虫性腹痛48例[J]．中国中医急症，2006，15(6)：603.

[2] 陈小杰．大黄乌梅驱蛔汤治疗胆道蛔虫症30例[J]．实用中医内科杂志，2002，16(1)：14.

[3] 秦亮．梅椒二黄汤治疗小儿胆道蛔虫症65例[J]．湖北中医杂志，2003，25(1)：41.

[4] 包应有．小陷胸汤治疗胆道蛔虫症疗效观察[J]．中医药临床杂志，2008，20(5)：484-485.

[5] 刘建军．槟榔治疗胆道蛔虫症10例[J]．吉林中医药，2005，25(2)：25.

[6] 杜维安．姜蜜合剂治疗蛔虫性肠梗阻164例的疗效观察[J]．中国医药指南，2005，3(2)：64-65.

[7] 余美玲，陶表盛．维生素 k_1 注射液双侧足三里注射治疗小儿胆道蛔虫症30例[J]．江西中医药，2006，37(12)：59.

[8] 朱小珍．捏揉法治疗蛔虫性肠梗阻腹痛[J]．中国民间疗法，1998(1)：36.

[9] 王前琼．针刺迎香穴治疗胆道蛔虫症29例[J]．中国民间疗法，2003，11(10)：12-13.

[10] 陈小平，刘银山，刘继冰．针刺至阳穴治疗胆道蛔虫症36例[J]．中国针灸，1998(1)：22.

[11] 朱爱华，胡兰英．蛔虫性腹痛辨证施护[J]．河北中医，2004，26(3)：222-223.

[12] 陈奇．中成药名方药理与临床[M]．北京：人民卫生出版社，1998：1022-1028.

（尹东奇　韩新民　苏树蓉）

第二节　蛲　虫　病

【概述】

蛲虫（蠕形住肠线虫）病是由蛲虫寄生在肠道内引起的一种寄生虫病。以肛门、会阴部瘙痒及睡眠不安为主要临床特征。

本病无明显季节性，世界性分布，小儿多见。蛲虫生活史简单，孕育期短，传播迅速，临床以3～7岁集体儿童的发病率最高。由于蛲虫成虫（雌虫）的寿命短，一般在体内存活2～4周，若能防止其重复感染，可不治自愈。

我国在2000年前的西汉古尸中已发现有蛲虫卵。中医学自隋代始对蛲虫就有较为详细的认识和记载。《诸病源候论》专立"蛲虫候"，指出："蛲虫犹是九虫内之一虫也。形甚小，如今之蜗虫状。"明代《寿世保元·九虫形状》篇进一步指出："谷道虫者，由胃弱阳虚，而蛲虫下乘也。谷道肛门，大肠之候。蛲虫者，九虫内之一虫也。在于肠间，若脏腑气爽，则不妄动，胃弱阳虚，则蛲虫乘之，轻者或痒，或虫从谷道中溢出，重者侵蚀肛门疮烂。"对蛲虫的形状，蛲虫病的病机、症状及蛲虫的活动等，均有较为正确的认识。

现代根据蛲虫生活史、寄居的部位等特点，强调本病应以预防为主，杜绝重复感染，否则药物也不易有效。在治疗上多主张用外治法或内外治法结合。

【病因病理】

一、病因

主要是吞入有感染性的蛲虫卵所致。

蛲虫寄生于人体回盲部（1条雌虫体可含卵约5000～17000个），在肠腔内向下移行，夜间移向直肠。当人睡眠后，部分雌虫可自肛门爬出（常于入睡1小时左右开始，2～3小时左右爬出的虫最多），受温度、湿度改变和空气的刺激，即开始大量产卵，粘附在肛门附近的虫卵，因温、湿度适宜，氧气充足，约6小时即可发育成熟而成为感染性虫卵（含蚴卵）。当患儿搔抓肛门周围皮肤时，被感染性虫卵污染手指而经口吞入形成自体重复感染；而散落在室内灰尘、物具、食物等上面的感染性虫卵，也多经口吞入（或随空气吸入）而致感染，并可在家庭内或幼儿园、学校流行。

二、病理

虫卵吞下后，外壳经胃液作用，在十二指肠内孵化，幼虫移行至小肠并蜕皮两次，下行进入大肠再蜕皮一次发育成成虫，并产生以下致病作用而发为蛲虫病。

1. 肛门产卵，引起瘙痒　蛲虫雌虫常于入睡后1～3小时在肛门产卵而引起瘙痒致睡眠不安、夜惊等，并由此而污染指甲、衣裤、被褥等。此外可由痒而搔抓致皮肤搔伤或溃烂。

2. 寄生肠道，影响纳运　蛲虫成虫寄生肠道，夺取人体水谷精微，影响脾胃纳运功能。若蛲虫过多或虫踞日久，可见患儿面黄体瘦、食欲减退、恶心呕吐，甚至腹痛腹泻等症。

3. 刺激肠道，侵入邻近器官　蛲虫寄生肠道，头部钻入并附着于肠黏膜上，对肠产生机械性刺激，使肠黏膜产生小溃疡；雌虫在肛门产卵后多数枯干死亡，少数雌虫可再返回肛门或侵入邻近的阴道、尿道，或侵入阑尾等而引起异位并发症如遗尿、尿急、尿频、腹痛等。

【诊断与鉴别诊断】

一、诊断要点

1. 肛周瘙痒，以夜间为甚。

2. 粪便中可见成虫，或夜间在肛周和会阴部皮肤上可见成虫。

3. 大便涂片不易查见虫卵，可采用以下两种方法：①湿拭法：用棉签浸以1%氢氧化钠液，在清晨刮拭肛旁皱襞，随后涂在玻片上镜检。②胶玻纸片法：用胶性玻纸或用普通玻纸涂以胶性物如二甲苯、甘油蛋白等，剪成小块贴在肛周皮肤皱褶处，虫卵即被粘于胶面，然后将纸贴在玻片上镜检。此法检出阳性率极高，使用方便，一般应在晨间便前进行，如系阴性时，应连续检查2～3天。

二、鉴别诊断

主要应与肛周湿疹等引起的瘙痒鉴别。肛周湿疹等瘙痒不会仅局限在夜间睡后，而且局部在未搔抓前即可见形态不一的皮疹。

【辨证论治】

一、证候辨别

1. 辨病情轻重 轻者仅有肛周瘙痒，睡眠不安；重者可见烦躁，夜惊，磨牙，食欲减退，恶心呕吐，腹痛腹泻，面黄肌瘦，甚至生长发育迟缓等。

2. 辨有无异位损害 若伴有尿频、尿急、遗尿、腹痛等症，应考虑为蛲虫所致的异位损害，如遗尿、阴道炎、阑尾炎等病证。

二、治疗原则

驱虫止痒。常内治与外治法结合，尤以直肠给药最有效。防止重复感染可不药自愈。

三、分证论治

蛲虫证

证候表现 肛门、会阴部瘙痒，夜间尤甚，睡眠不安。或注意力不集中，烦躁，夜惊，龂齿；或肛周皮肤搔伤破溃、糜烂；日久可见食欲减退，恶心呕吐，面黄体瘦；或偶可见遗尿、尿急、尿频、腹痛等症。

辨证要点 肛门、会阴部瘙痒难忍，夜间尤甚是本证的主要特征。余症为搔抓所致，或虫踞日久，或侵入邻近器官而成。

治法主方 驱虫止痒。内服驱虫粉(一名蛲虫散)，外用蛲虫软膏或百部煎剂。

方药运用 常用药：使君子、大黄等。将使君子、大黄以8∶1混匀，共为细末，每次剂量0.3g×(年龄＋1)，每日总量不超过12g，饭前1小时吞服，5～6日为1个疗程，可连用1～2个疗程。外用蛲虫软膏(内含百部、甲紫)于每晚临睡前洗净肛门后涂用；或生百部30g，加水500ml，文火煎煮，煮成30ml，每晚保留灌肠，连续10天。

若见食欲不振，恶心呕吐，面黄体瘦者，可以七味白术散或参苓白术散等配合治疗。

【其他疗法】

一、中药成药

追虫丸 用于蛲虫证。有驱虫、缓泻作用。

二、单方验方

1. 槟榔煎剂 槟榔每日30g，煎服。连服5天。用于驱杀蛲虫。

2. 使君子粉 将使君子炒熟，加工研磨成粉，每日剂量为(年龄＋1)g，不超过10g；或每岁用使君子果实1粒，总剂量不超过20粒，分2～3次服，连服3天为1个疗程。与等量百部粉同服可增效。用于驱虫、杀虫。

3. 百部粉 炒百部根，研成粉末，每日每岁1g，最大剂量不超过8g，晨起空腹顿服，或分2～3次于2小时内服完，再隔2小时服泻药，连服2日，停7日，再连服3日。用于杀虫、驱虫。

4. 炙鸡内金、炒薏苡仁、榧子等量，研为细末混合，加白糖少许，开水调服。每服1～3岁1～2g、4～6岁3～4g、7～12岁4～6g，1日2～3次，连服10日。用于兼有食欲不振的蛲虫病患儿。有杀虫消积，健脾渗湿作用。

三、药物外治

1. 蛲虫膏　含百部浸膏30%、甲紫0.2%。每晚睡前清洗会阴和肛周后，涂于肛门周围皮肤上，杀虫止痒。

2. 槟榔煎剂　槟榔每日60g，浓煎后灌肠，连用3日。驱杀蛲虫。

3. 大蒜汁　大蒜30g，捣碎，冷开水浸24小时，过滤取汁，每晚睡前用10～15ml保留灌肠。7日为1个疗程。用于杀虫。

4. 生百部30g，水煎至200ml，再加食醋60ml，和匀。每次取25～30ml，每晚睡前用消毒导尿管插入肛内约20cm，然后用消毒注射器将药液注入肠内，小儿酌减，1日1次，连用3～4天。用于驱杀蛲虫。

5. 生百部30g，苦楝皮60g，苦参10g。煎水，晚上熏洗肛门，连用5～7天。用于驱虫。

四、西医疗法

主要是驱虫治疗。为了防止家庭内交叉感染，应强调治疗家庭中或幼儿园中同时发病者，为根除感染，其治疗应2周后重复。常用的驱虫药有：

1. 甲苯咪唑　剂量和用法与驱蛔虫治疗相同，2周后重复治疗一次。

2. 噻嘧啶(抗虫灵)　30mg/kg(最大量1g)，睡前一次顿服。2周后重复治疗一次。

3. 扑蛲灵　5mg/kg(最大量0.25g)，睡前一次顿服。2～3周后重复治疗一次。

【预防护理】

一、预防

1. 在集体儿童机构中，开展普查普治及卫生宣教工作。在集体居住环境应采用湿擦、湿扫，防止虫卵飞扬。

2. 注意个人卫生，养成良好卫生习惯，食前便后洗手，勤剪指甲，勤换内衣、内裤、被褥等。

3. 纠正吮手指等不良习惯。

二、护理

1. 勤洗澡，勤洗肛门，换下的内衣裤须烫晒。

2. 患儿睡觉要穿满裆裤或戴手套，避免用手搔抓肛门。

3. 在治疗期间，用0.5%碘酊对幼儿园桌、椅、床席及玩具等进行擦洗灭卵。

【文献选录】

《诸病源候论·九虫候》："蛲虫至细微，形如菜虫也。居胴肠间。"

《小儿卫生总微论方·诸虫论》："经言人脏腑中有九虫，内三虫偏能发动为病。人藏腑实强，则不能为害；若藏腑虚弱，则随虫所动而生焉。故经亦别立三虫之名，一曰蚘虫……二曰蛲虫。居洞肠之间，多则发动为痔瘘䘌蚀，疮疥痂癞。"

《圣济总录·蛲虫》："蛲虫甚微细，若不足虑者。然其生化众多，攻心刺痛，时吐清水，在胃中侵蚀不已，日加羸瘦……蛲虫咬人，下部痒。"

【现代研究】

一、治疗学研究

屈庆玲等采用民间验方黄玉汤治疗本病疗效较好，黄玉汤由黄精、玉竹组成，用量：1～3岁者各10g、3～8岁者各15g。将药物放在碗中加水适量浸泡1～1.5小时，然后放于锅中隔水开锅蒸25～30分钟，去渣服汤。将药渣用上法再蒸2次，取汁分2次服用。每日1剂，连服3日为1个疗程。黄精为补气药，功能益气滋阴，主要用于治疗脾胃虚弱，体倦乏力；玉竹为补阴药，滋阴润燥，养胃生津，益脾健胃。两药可作用于虫体神经系统，使其兴奋、痉挛，致使虫体麻痹而不能吸附肠壁，借助肠蠕动和导泻作用，促使虫体排出体外而获愈[1]。

赵卫东等采用蛲虫散治疗蛲虫病 60 例，取得较好疗效。方药组成：大黄 6g，牵牛子 6g，雷丸 2g。共研细末分 3 包，每日早晨空腹服用 1 包，3 日为 1 疗程，小儿减半。5 日后复用 1 疗程效果更佳[2]。

林毅静采用梅雄散外敷治疗本病。方药组成：乌梅肉 15g，雄黄 6g，杏仁 15g。共研细末，分成 5 份，每晚取 1 份，米醋调和，涂于纱布上，敷在肛门口，再用胶布固定，连用 5 日为 1 个疗程[3]。

赵坤等自制蛲虫栓治疗蛲虫病。蛲虫栓主要成分：百部 294g，鹤虱 294g，苦参 294g，大黄 147g，白矾 9g，樟脑 2g。制法：取百部、鹤虱、苦参、大黄加 10 倍量水，煎煮 3 次，每次 1.5 小时，合并 3 次煎煮液滤过，低温干燥成干浸膏，与白矾混合粉碎成细粉，另取代可可豆脂 910g、蜂蜡 160g，加热融化，温度保持在(40±2)℃，先加入樟脑溶解混匀，再加入上述细粉，混匀浇模，制成 1000 粒，每粒 1.34g，含提取物 0.776g。用法：每次 1 粒，于夜晚睡前纳入肛门内 2cm[4]。

介翠菊等利用单方验方治疗本病取得疗效。验方 1：紫苏子(炒)40g，红糖 20g。制法：将紫苏子压细加入红糖，混匀即得。用法与用量：口服，5～7 岁，每次 30g，每日 2 次，早晚服。验方 2：生杏仁 3～5 个。制法：取生杏仁带皮捣烂，加香油调和，再用纱布包好，备用。功能与主治：驱虫，止痒。用于蛲虫病。用法与用量：外用。睡前将纱布包塞入肛门内。验方 3：玉米根适量。制法：取 1 棵玉米根，洗去泥沙，切碎置锅内，加水适量加热至沸，加入红糖适量即得。功能与主治：用于蛲虫病。用法与用量：口服每次 250ml，每日 1 次，小儿酌减[5]。

现代参考文献

[1] 屈庆玲，李健．民间验方黄玉汤驱蛲虫 54 例[J]．中国民间疗法，1999，7(5)：47-48.

[2] 赵卫东，周国芳．蛲虫散治疗蛲虫 60 例[J]．河北中医，1996，18(5)：24.

[3] 林毅静．梅雄散治蛲虫[J]．中国民间疗法，2001，9(6)：61-62.

[4] 赵坤，成淑风．蛲虫栓治疗蛲虫病 200 例[J]．中国中西医结合杂志，2000，20(12)：948.

[5] 介翠菊，潘青．治蛲虫验方三则[J]．时珍国医国药，1999，10(6)：457.

(尹东奇　韩新民　苏树蓉)

第三节　钩　虫　病

【概述】

钩虫病是由寄生于人体小肠内的两种钩虫(十二指肠钩虫和美洲钩虫)所引起的疾病。以贫血、营养不良、上腹不适或疼痛、便秘或腹泻、异食癖等为主要临床特征。

钩虫的分布呈全球性，以热带和亚热带较多。钩虫可产生严重的缺铁性贫血，已被公认为全球最重要的人类肠道病原寄生虫之一。

古代医籍中无"钩虫病"的名称，但据其临床表现，则可见古代医籍中有有关记载。如明代《寿世保元·九虫形状》说："诸般痞积，面色萎黄，肌体羸瘦，四肢无力，皆缘有虫积。或好食生米或好食壁泥或食茶炭咸辣等物者，是虫积。"对其临床特征做了详细的描述。《沈氏尊生书·诸疸源流》对钩虫病引起的面黄浮肿与黄疸做了如下鉴别,"黄胖,宿病也,与黄疸暴病不同。盖黄疸,眼目皆黄,无肿状;黄胖多肿,色黄中带白,眼目如故,或洋洋少神。虽病根皆发于脾,然黄疸则脾经湿热至极而成,黄胖则湿热未甚,多虫积与食积所致,必吐黄水,发毛皆直,或好食生米、茶叶、土炭之类"。可见古代文献中的黄胖病、懒黄病等与钩虫病类似。由于历史的局限,古代医家对钩虫的生活史、传播途径及钩虫病的发病、证候及治疗还缺乏系统的认识。

现代对钩虫种类、生活史及钩虫病的感染途径、发病情况、诊断治疗等方面均有完整的认识,尤其在普查普治及中西医结合诊治方面积累了丰富的经验。

【病因病理】

一、病因

十二指肠钩蚴可通过皮肤或口腔吞入而感染;美洲钩虫只能通过皮肤接触而感染。我国华南和西南部以美洲钩虫流行为主;北方各省以十二指肠钩虫为主。

两种钩虫寄生在人体小肠内,雌雄交配后,雌虫产卵,虫卵随粪便排出人体。钩虫卵在适宜的温度、湿度及含氧充分的疏松土质中,发育为丝状蚴即为感染性幼虫。它在泥土中至少可存活15周,且具有明显的向温性,当人体皮肤接触,受皮肤温度刺激即主动侵入皮肤,进入血管或淋巴管,随血流经右心至肺、小支气管、咽。一部分幼虫可随痰排出,另一部分可由咽吞到达小肠而发育成成虫。此外,十二指肠钩虫还可经口感染,即丝状蚴被吞食后,可自口腔或食管黏膜侵入血管,仍循上述移行途径,再转到肠腔内发育为成虫;亦有丝状蚴经食管、胃时,少数未被胃酸杀死者,直接到小肠内发育为成虫。成虫在人体内寄生的寿命较长,十二指肠钩虫一般可存活7年,美洲钩虫可存活13～15年。

二、病理

人体感染钩虫后,可不出现任何临床症状,只查到少量钩虫卵者,称为钩虫感染;在虫数较多,或人体健康情况、营养条件、抗病能力较差的情况下,产生以下致病作用而发为钩虫病。

1. 损伤肠道,吮吸精微　钩虫成虫寄生人体小肠内,利用口囊和钩齿或板齿吸附在肠黏膜上,以摄取人体的血液等为食,并使肠黏膜出现散在出血点和小溃疡(一条十二指肠钩虫导致的失血量为每日0.1～0.5ml;一条美洲钩虫导致的失血量为每日0.01～0.07ml),造成人体慢性失血,精微耗损,而见面色苍白或萎黄、眩晕、乏力、体力减弱,甚至心悸、气短、浮肿等症。

2. 阻滞肠道,纳运失常　钩虫寄生肠道,阻滞肠道气机,致胃肠纳运功能失常而出现上腹不适或疼痛、恶心、便秘或腹泻等症。

3. 钩蚴入侵,皮肤瘙痒　钩虫丝状蚴钻入皮肤后约在1小时内即可在人体接触泥土部位出现奇痒、红肿,1～2天可见水疱。在流行地区俗称"粪毒"、"着土痒"等,尤以美洲钩虫引起的最为显著。

4. 钩蚴至肺,发生咳喘　钩蚴移行至肺,致肺之宣降失常而发生咳喘,甚则损伤肺络而见发热、痰中带血等症。

【诊断与鉴别诊断】

一、诊断要点

1. 在流行地区有接触粪便泥土、泥水,或生饮、生食史;有钩蚴皮炎、咳嗽、哮喘等病史,应考虑本病的可能。

2. 有不同程度的贫血、营养不良、异食癖、食欲亢进或食欲减退、上腹不适或疼痛、腹泻等脾胃症状者。

3. 粪便检查为确诊方法，主要有以下 3 种检查方法：①粪便直接涂片法。方法简便，但易漏检。②饱和盐水浮聚法。此法准确率较高。③钩蚴培养法。检出率较涂片法与漂浮法高，还可鉴别虫种。每克粪便中虫卵计数：轻度感染$<$3000，中度 3000～1 万，重度$\geqslant$1 万。

4. 外周血检查红细胞及血红蛋白量有不同程度降低，多呈中～重度小细胞低色素性贫血，或伴有轻～中度血嗜酸性粒细胞增加。

5. 血清 IgE、IgG、α_2球蛋白显著增加。

二、鉴别诊断

1. 结合病史、症状、血象及骨髓象等检查，与其他原因引起的贫血鉴别。

2. 本病因贫血而“黄”，应与“黄疸”鉴别，其鉴别要点是本病“眼目如故”。

【辨证论治】

一、证候辨别

1. 辨蚴虫或成虫致病　蚴虫致病多表现为钩蚴性皮炎和肺系的临床症状；成虫致病则多见贫血和纳运功能失常等脾胃症状。

2. 辨病情轻重　轻者可见皮肤萎黄，乏力，营养不良，婴儿多见食欲减退、腹泻等；重者可见柏油样便，心悸，气短，面部及下肢浮肿，生长发育受到严重影响。

二、治疗原则

本病以驱虫为根本治疗大法。但若出现纳运失常，气血亏虚者，又当调补脾胃，益气养血。临床须结合患儿病情，灵活运用上述两个法则，或先或后或同时并用。

三、分证论治

1. 虫蚀胃肠

证候表现　上腹部不适或疼痛，食欲不振或消谷善饥，或嗜食异物，恶心呕吐，大便或干或稀，或有便血，面色萎黄，神疲体倦，甚者心慌气短，浮肿，舌淡胖苔薄白，脉细无力。

辨证要点　本证以上腹不适、嗜食异物、大便不调、面色萎黄，甚者浮肿等脾胃症状为要。为成虫寄生肠间所致。

治法主方　驱虫，扶正。病轻者先予驱虫，而后扶正调理脾胃；病重者，当先扶正调脾，补养气血后再择机驱虫。驱虫以贯众汤加减，扶正用香砂六君子汤或圣愈汤。

方药运用　常用药：驱虫常用贯众、榧子、槟榔、鹤虱、使君子、苦楝皮、百部、雷丸等；调理脾胃用木香、砂仁、党参、白术、茯苓、炙甘草、半夏、陈皮；补养气血用当归、川芎、白芍、生地黄、熟地黄、人参、黄芪等。若消谷善饥，嗜食异物者加牡丹皮、胡黄连；食欲不振者加乌梅、木瓜；大便稀溏者加炮姜、乌梅，或以七味白术散加味；便血者加生地榆、槐花炭；心慌气短者加麦冬、五味子、龙骨、牡蛎；浮肿加泽泻、车前子、附子等。

2. 虫毒犯肤

证候表现　入侵部位皮肤(以手足指趾间、足背、踝等部位多见)奇痒难忍，并有烧灼感，继而出现小出血点及丘疹，1～2 天内转为水疱，常于数日内消失，亦可因搔抓而溃烂、化脓，局部淋巴结肿大。

辨证要点　本证为钩蚴从皮肤入侵所致的钩蚴性皮炎，以皮肤奇痒难忍，见小出血点及丘疹等皮肤症状为要。若溃烂化脓为搔抓而感染所致。

治法主方　解毒止痒。以外治法为主，选用止痒洗剂；若溃烂化脓可以五味消毒饮内服。

方药运用　常用药：苦参、地肤子、蛇床子、黄柏、防风、千里光等，煎水熏洗局部；内服用蒲公英、紫花地丁、土茯苓、野菊花、忍冬藤等。

3. 虫行犯肺

证候表现　咳嗽声嘶，甚者有发热、气急、喉中痰鸣、痰中带血，舌质红，苔白或黄腻，脉滑数。

辨证要点　本证以肺失宣降之咳、喘见证为要。为钩蚴移行至肺所致。

治法主方　驱虫解毒，佐以宣肺降逆。驱虫以贯众汤，宣肺降逆以三拗汤加味。

方药运用　常用药：驱虫药同前；宣肺降逆用麻黄、杏仁、百部、半夏、前胡、竹茹、甘草等。咽部不适加射干、牛蒡子、桔梗、黄芩；喉中有痰加葶苈子、莱菔子、车前子；若咳喘气急还可选用小青龙汤或定喘汤；兼有发热加连翘、知母、黄芩、蒲公英、鱼腥草、大青叶、芦根、青蒿；痰中带血者加白茅根、天冬、玄参、麦冬等。

【其他疗法】

一、中药成药

黄病绛矾丸　用于钩虫病贫血。

二、单方验方

1. 炒榧子　榧子炒熟去壳，每次嚼食 30～50g，1 日 1 次，连用 1 周。用于驱虫。

2. 雷丸　雷丸研末。每次 10g，1 日 2 次，连服 3 日。用于驱虫。

3. 新鲜马齿苋　成人 90g，加水 500ml，慢火煎剩 400ml，去渣后加白醋、白糖各 15g，每晚睡前服，连服 2 日。用于驱虫。

三、食疗方药

1. 榧子君蒜煎　榧子 30g，使君子 10g，大蒜 15g，共捣烂，煎水，加白糖调味，一次饮。用于驱虫。

2. 花生仁 60g，鲫鱼或乌鱼 1 条，同煮烂，加酒或生姜少许。用量根据食欲而定。用于钩虫病贫血浮肿。

四、西医疗法

1. 一般治疗　改善患儿的营养状况，给高蛋白、多维生素饮食；贫血者，口服铁剂；严重贫血，或伴贫血性心衰者，应少量多次输血等。

2. 驱虫治疗　对婴幼儿或一般情况较差者，宜待贫血改善后再驱虫。

(1)甲苯咪唑：剂量 0.1g，1 日 2 次，3 日为 1 个疗程。小儿酌减。或复方甲苯咪唑 1 片，1 日 2 次，连服 3 天。主要用于驱虫。对两种钩虫都是首选，驱十二指肠钩虫优于驱美洲钩虫。不需禁食和服泻药。

(2)双萘羟酸噻嘧啶：30mg/(kg·d)，睡前一次顿服。用于驱虫，对十二指肠钩虫的作用优于美洲钩虫。

(3)左旋咪唑：1.5～2.5mg/(kg·d)，晚餐后一次服，3 日为 1 个疗程。对十二指肠钩虫效果比美洲钩虫好。

3. 局部治疗　皮肤外用 15%噻苯咪唑软膏，或 5%硫黄炉甘石洗剂、2%～4%碘液等。用于钩虫蚴皮炎。

【预防护理】

一、预防

1. 控制传染源　通过普查粪便发现钩虫病患者及带虫者，进行治疗，消灭传染源。此项工作在冬、春季节进行为宜。

2. 切断传播途径　加强粪便管理，并使之无害化。

3. 加强个人保护　在生活和生产方式方面避免与疫土接触的机会，如不赤足行走与劳动，不要在泥土地上玩耍，不吃生水生菜，饭前便后洗手等；增强体质，注意营养，提高免疫能力。

二、护理

1. 驱虫药宜空腹服。服药后注意观察有无药物反应及排虫情况。保持大便通畅。

2. 患儿饮食宜加强营养，常吃营养丰富而清洁卫生的食物。

【文献选录】

《证治汇补·虫病》："脉洪而大，为脾家湿热，及好食茶叶生米草纸怪异等物，当困倦少食……悉属虫症。"

《医学入门·诸虫》："体虚者，俱宜先用温补，扶其元气，然后用王道之药，佐以一二杀虫之剂，如化虫丸、使君子丸、五膈下气丸之类。或追虫后继以温补亦可，不然，虫去而元气亦散矣。"

【现代研究】

杨志文报道对于钩虫引起的贫血误诊率较高。初诊时多数患者通过血常规、消化内镜等一般临床检查而诊断为"营养不良性贫血、消化性溃疡、结肠炎"等，给予相应的治疗，但症状均无改善或继续加重，大便隐血持续阳性。后通过反复粪便检查找到钩虫卵或孵出钩蚴，以及胃镜检查发现十二指肠有钩虫咬附而确诊。由于钩虫成虫主要寄生于上段小肠，临床一般检查难以直观发现，应多次行大便虫卵检查，一次查不出虫卵，不要立即做出否定结论，要重视"反复检查"的重要性，即使暂时找不到钩虫感染的证据，可"试验性驱虫治疗"，有时会收到奇效[1]。

蔡精诚选用古方伐木丸治疗钩虫病经济价廉，疗效卓著。治疗方法为：苍术 150g（米泔水浸泡两宿，去毛皮切片晒干），六神曲 100g（酒拌炒）。皂矾（即绿矾）100g，醋浸，晒干，火煅透。将上药研细末，以好醋和米粉糊为丸，早晚各服 10g，米汤送下。服药丸期间禁饮茶[2]。

陈凌燕等根据《开宝本草》中马齿苋可以"杀诸虫"之说，拟订马苋二白汤治疗钩虫病疗效满意。治疗方法为：鲜马齿 250g，洗净，加水 800～1000ml，煎取 400～500ml 液汁，滤去渣，加入白糖 50g、白醋 500ml，再煎数沸即可。当日晚餐少进食，约夜晚 10 点左右、临睡前空腹 1 次温服。1 日 1 次，连服 2 日；隔日再服 1 次；3 日为 1 疗程[3]。

洪裕彤等采用归脾汤治疗钩虫性贫血，痊愈率达 83.9%。治疗方法：基本方以白术 15g，茯神 10g，黄芪 30g，龙眼肉 30g，酸枣仁 10g，党参 30g，木香 5g，当归 10g，远志 5g，生姜 6g，红枣 15 枚，甘草 5g 组成。用法：全部患者在驱除钩虫基础上，每日服用 1 剂，7 日为 1 个疗程，服用期间不加用任何西药，驱虫与服用本剂可同时进行[4]。

罗新华自 1983 年以来，自拟祛虫生血丸治疗钩虫病合并重度贫血患者 70 例，疗效良好。祛虫生血丸组成：葫芦茶 160g，煅青矾 12g，红枣肉、苍术各 60g，陈皮、厚朴各 30g，甘草 40g。制法：上药除红枣肉外打粉过 80 目筛，红枣肉捣泥共为丸，如梧桐子大，玻璃瓶密封备用。服法：前 2 天早晚各服 40g，以后每天早晚各服 20g，温开水送服，忌生冷及茶。疗程一般服用 1～2 剂，即 8～18 天[5]。

参考文献

[1] 杨志文. 钩虫感染性贫血 54 例诊治分析[J]. 现代中西医结合杂志,2008,17(6):898-899.

[2] 蔡精诚. 伐木丸治疗钩虫病 10 例疗效观察[J]. 时珍国医国药,1998,9(5):403.

[3] 陈凌燕,陈峰. 马苋二白汤治疗钩虫病[J]. 浙江中医杂志,2003,(11):494.

[4] 洪裕彤,黄连根. 归脾汤治疗钩虫性贫血 31 例[J]. 福建中医药,2000,31(2):53-54.

[5] 罗新华. 祛虫生血丸治疗钩虫病合并重度贫血 70 例临床观察[J]. 新中医,2000,(3):18.

(尹东奇　韩新民　苏树蓉)

第四节　绦 虫 病

【概述】

绦虫病是由绦虫寄生于人体所产生的疾病。以排出虫节、乏力、腹痛、腹泻、食欲异常,甚至发育迟缓为主要临床表现。绦虫成虫呈白色或乳白色,背腹扁平,带状,虫体由许多节片组成,称链体,少的 3～4 节,多的达数千节,故体长差别很大,自几毫米至数米。寄生于人体内的绦虫有带绦虫、膜壳绦虫、棘球绦虫、裂头绦虫等,可引起囊尾蚴病、绦虫病、裂头蚴病、棘球蚴病等。其中以猪带绦虫和牛带绦虫引起的绦虫病或囊虫病最为常见。

绦虫感染遍及全国,但各地感染情况差异很大。如牛带绦虫多在一些少数民族居住地区感染;而在云南、东北、华东及中原一带,猪带绦虫较牛带绦虫多见,故这些地区,囊虫病患者也不少;棘球蚴病(包虫病)主要分布在畜牧地区。其总的感染率是小儿较成人低,但可随年龄的增高而升高。短膜壳绦虫儿童较成人多见,且患儿可自行反复感染。

绦虫是我国古代最早记载的人体寄生虫之一,古籍中称为寸白虫、白虫。《金匮要略·禽兽鱼虫禁忌并治第二十四》有"食生肉……变成白虫"的记载;《诸病源候论·小儿杂病诸候·寸白虫候》有"寸白者,九虫内之一虫也,长一寸而色白,形小扁"的描述;而在《神农本草经》中就有雷丸、贯众、芜荑"杀三虫"(蛔虫、蛲虫、寸白虫)的认识。《备急千金要方》列出治寸白虫的 8 张处方;《外台秘要》有 24 方治寸白虫,其中一些常用药如槟榔、雷丸、石榴皮等,至今仍广泛运用于临床。

【病因病理】

一、病因

主要是通过各种途径食入囊尾蚴或虫卵所致。

寄生于人体的绦虫以猪、牛带绦虫为主。成虫寄生于人体小肠,以头节和小钩附着肠壁,虫体后端的孕节脱落,随粪便排出,孕节破裂,子宫内的虫卵散出,可污染食物、饮水。虫卵或孕节被猪(牛)吞食后,孵化出六钩蚴,在骨骼肌肉内发育成囊尾蚴,导致猪或牛的囊虫病。人若生食或半生食含囊尾蚴的猪、牛肉,即可受感染,其包囊被消化,头虫伸出,吸附小肠黏膜上,长出节片,发育成虫。故猪(牛)是中间宿主,而猪带绦虫,人也可以作为中间宿主。若人体吞入猪带绦虫卵(异体感染),或绦虫病患者因呕吐等逆蠕动使绦虫孕节片反流,虫卵在十二指肠孵化出六钩蚴而感染,六钩蚴钻入肠壁入血液,在皮下、肌肉、脑、眼等不同的部位发生囊虫病。

短膜壳绦虫是唯一不需要中间宿主的绦虫。成虫寄生于人或鼠的小肠,孕节或虫卵随粪便排出,被人、鼠食入,在小肠绒毛内发育为似囊尾蚴,再进入肠腔在小肠下段发育为成虫。人感染后两周可在粪便中查见虫卵。在肠腔内虫卵也可孵出六钩蚴，再发育为成虫，称自体内重复感染。长膜壳绦虫在发育中也可以有中间宿主，如蚤类、螨类和甲虫。卵被中间宿主吞入，在肠腔内发育为似囊尾蚴，被感染的中间宿主再被人或鼠误食亦可在体内发育为成虫。

二、病理

1. 绦虫成虫寄生于人体小肠，产生以下致病作用而成肠绦虫病。

(1)吸取人体水谷精微：绦虫的头节深埋入肠黏膜，吸取人体内水谷精微等营养物质，致患儿营养不良及贫血而见消瘦、面色不华、头晕等症，重者影响生长发育。

(2)刺激肠道，扰乱气机，损伤脾胃：见腹胀、腹痛、恶心、呕吐、便秘或腹泻等症。

2. 囊虫常见的寄生部位有皮下肌肉、脑、眼等处，其致病作用可因产生的数量及寄生的部位不同而有很大差异。

(1)皮肤型囊虫病：最常见。由囊虫寄生在肌肉皮下组织所致。囊虫在这些部位发育较大，阻络成瘀成痰，痰瘀互结而呈结节状，形成痰核。

(2)脑型囊虫病：由于囊虫寄生脑部的范围及患儿的反应不同，可终生无任何症状，也可突然致死，其临床表现复杂多样。常见的有癫痫型：最为多见，寄生的部位在大脑皮层运动区；共济失调型：多由囊虫寄生于小脑或广泛寄生于第4脑室；锥体路病变：由囊虫寄生于脑底所致；颅内压增高；眼症状：约有半数患者可见，甚至失明。囊虫寄生脑部，阻络闭窍动风而见临床复杂多样的不同症状。

(3)眼型囊虫病：由囊虫寄生于眼部所致。以玻璃体及视网膜部位多见，可先在囊虫阻滞部位发炎，进而延及其他部位。因囊虫阻滞血瘀，可演化为退行性病变，最终造成眼功能损害。

【诊断与鉴别诊断】

一、诊断要点

(一)绦虫病

1. 有生食或半生食猪、牛肉史。

2. 粪便中发现白色带状成虫节片，时而节片可连串脱出肛门，爬行在皮肤上，衣裤或寝具上发现绦虫节片。

3. 部分患儿有腹部不适、腹痛或腹泻等症。

4. 粪便中找到绦虫卵或节片。

(二)囊虫病

1. 有上述绦虫病诊断要点。

2. 皮下结节病理检查有囊尾蚴头节。

3. 新近癫痫发作而能排除其他原因所致者。

4. 头部CT检查可帮助诊断脑型囊虫病。

5. 眼底检查可帮助诊断眼囊虫病。

6. 免疫学诊断 用囊尾蚴液抗原做皮内试验，及间接血细胞凝集试验可作为初筛法，结果阳性者可进一步检查酶联免疫吸附试验和补体结合试验。

二、鉴别诊断

1. 脑型囊虫病癫痫型应与其他原因所致癫痫鉴别，头部CT检查可助鉴别。

2. 眼型囊虫病应与其他原因所致的虹膜睫状体炎、视网膜剥离和出血鉴别，眼底镜检查可助鉴别。

【辨证论治】

一、证候辨别

1. 辨绦虫病、囊虫病 绦虫病诊断较易,以粪便中找到绦虫卵和节片为确诊依据。囊虫病诊断较为困难,且多数囊虫病因极少或无症状不能诊断,仅有的表现为皮下结节或肌肉结节,结节可在活组织检查中发现,或囊尾蚴在肌肉与皮下组织沉着多年,死后钙化在X线照片显示钙化阴影。头部CT检查和眼底镜检查有助于脑型及眼型囊虫病诊断。

2. 辨病情轻重 绦虫病的病情轻重与感染绦虫种类及患儿年龄有关。多数患儿症状较轻,仅见粪便中或肛门皮肤上有白色带状成虫节片,部分患儿可发生上腹部、脐周疼痛等症;有时可引起虫瘕(肠梗阻)或肠痈(阑尾炎)等并发症;囊虫病的病情更复杂,可从无明显症状到猝死不等,临床须详辨。

二、治疗原则

以驱虫治疗和对症治疗为主。绦虫病多以驱虫和调理脾胃为基本治则;囊虫病则以驱虫配化瘀、活血、软坚等治则。

三、分证论治

1. 绦虫证

证候表现 粪便中发现白色带状成虫节片,时而节片可连串脱出肛门爬行在皮肤上;部分患儿有上腹部、脐周疼痛,以隐痛为主,腹泻,食欲亢进,体重不增,腹胀、乏力等;少数患儿有头痛、头晕、失眠、磨牙、皮肤瘙痒与荨麻疹等。

辨证要点 本证以粪便中有虫卵或节片为要。若见腹痛、腹泻、头晕等症则为虫踞日久或虫数较多,影响了肠胃功能。

治法主方,以驱虫为主。选用南瓜子与槟榔联合驱虫疗法。

方药运用 常用药:南瓜子、槟榔。一次剂量:儿童,取带壳南瓜子75~120g,炒熟后去壳,研细末,清晨顿服;2小时后服35%槟榔煎剂60~120ml。

驱虫后,若患儿有腹痛、腹泻等症时,宜调理脾胃,选用健脾丸:党参、白术、陈皮、炒麦芽、炒山楂、枳壳等;腹痛较重者加香附、川楝子;恶心、苔腻者去枳壳加半夏、苏梗;大便干结者加大黄、玄明粉。气血亏虚用八珍汤。

2. 囊虫证

证候表现 皮下、肌肉可触到圆形或椭圆形直径约0.5~1.5cm大小的结节,无压痛,并可稍移动位置,常出现在头部或躯干部,数量不等自数个至数百个,常分批或周期性出现,亦可逐渐自动消失;或癫痫样发作,同一患者可以有大发作、小发作、精神运动性发作中两种以上发作形式,发作后常遗留下一时性肢体瘫痪、颅神经麻痹或失语症;或表现为步态蹒跚,眩晕、恶心、呕吐等;或肢体麻痹、单瘫、偏瘫或全瘫;或头痛、眩晕、恶心、呕吐、记忆力减退、耳鸣等;或视力障碍甚至失明等症。

辨证要点 皮下、肌肉可触到结节为皮肤型囊虫病;癫痫样发作为脑型癫痫型;表现为步态蹒跚等症为脑型共济失调型;若见肢体麻痹、瘫痪等症则为脑型锥体路病变;头痛、眩晕、恶心等症则为脑型颅内压增高;视力障碍甚至失明则为眼型囊虫病。

治法主方 驱虫杀虫与对症治疗。驱虫杀虫以囊虫丸为主方。

方药运用 常用药:茯苓、水蛭、干漆、雷丸、大黄、炒僵蚕或僵蛹、生桃仁、黄连、牡丹皮、生川乌、醋芫花、橘红、五灵脂流浸膏共13味,制成蜜丸,1日2~3次,成人每次服1丸,小儿每次服 1/3 丸。

若见皮下、肌肉结节者，可配以海藻玉壶汤化痰软坚，活血化瘀。药用：海藻、昆布、半夏、陈皮、浙贝母、当归、川芎、桃仁、红花等；若癫痫样发作时，可配以定痫丸化痰熄风，开窍定痫，药用：胆南星、半夏、陈皮、川贝母、石菖蒲、远志、白僵蚕、琥珀等；头晕头痛加牡丹皮、泽泻、珍珠母；有偏瘫者，用涤痰汤合止痉散涤痰通络，祛风解痉，药用：半夏、陈皮、竹茹、枳实、胆南星、地龙、全蝎、白僵蚕、当归、丹参等；失语者用菖蒲丸调补气血、养心益神。

【其他疗法】

一、中药成药

囊虫丸　用于囊虫证。

二、单方验方

1. 驱绦汤　槟榔 150g，生大黄、枳实各 75g，川椒、乌梅各 15g。先将槟榔砸碎，加水 400ml，煎 20 分钟后，再加余药继续煎 15 分钟，煎成 100～150ml，滤过备用。服法为：在驱虫前 1 日晚上口服硫酸镁，驱虫当日早晨空腹温服驱绦汤 100～150ml，小儿据年龄酌减，一次服完。用于驱虫。

2. 仙鹤草根　水洗后趁湿去皮，晒干，粉碎，制成丸剂或片剂。剂量为每次 1g/kg，空腹顿服，不用泻药。副作用有恶心、呕吐。若反应严重者，可服用止吐剂。用于驱虫。

3. 镇痉灭虫丸　法半夏、枳实、竹茹各 9g，茯苓、雷丸、槟榔各 12g，陈皮、磁朱丸各 6g，甘草 3g。共研极细末，以水泛丸如绿豆大，阴干备用。1 日 2～3 次，成人每次 15g，小儿用量酌减，饭前 1 小时温开水吞服。治疗囊虫病。

三、针灸疗法

用豹文刺法：即在囊虫结节周围采用左右前后围刺法，每次留针 20～30 分钟。治疗皮肤型囊虫病。

四、西医疗法

1. 驱虫治疗

(1)氯硝柳胺(灭绦灵)　总剂量为 1.5～2g，分 2 次空腹服用，2 次服药之间间隔为 1 小时，服后 2 小时给泻药。服药时应将片剂嚼碎后吞服。对猪、牛绦虫均有效，为治绦虫病首选药。

(2)丙硫咪唑　总剂量 20mg/(kg·d)，分 2 次于就餐前半小时口服，连服 10 日为 1 疗程。在治疗过程中应针对不同情况合并应用激素及甘露醇等脱水剂，以减轻或防止副反应的发生。

(3)吡喹酮　治疗绦虫病剂量为 10～15mg/kg，顿服。治疗脑囊虫病的剂量为 20mg/(kg·d)，分 3 次口服，连用 9 日为 1 个疗程。

2. 对症治疗　如脑囊虫引起癫痫发作时给予镇痉剂等。

3. 手术治疗　脑囊虫病如能定位或有脑室及导水管系统囊虫性梗阻的病例，药物治疗前应手术去除梗阻或做引流，以免治疗后发生脑疝等严重后果；眼囊虫应先手术取除眼内囊虫而后进行化学治疗，以免药物治疗后囊虫死于眼内，引起全眼球炎而失明。但若手术时不慎损伤蚴囊，可导致囊液外流，头节侵入其他部位而继发蚴囊，使病情扩展加重，故手术时须注意。

【预防护理】

一、预防

1. 加强卫生宣传，使人们了解吃生肉或半生肉的危害，生熟肉砧板要分开，改变不良的食肉习惯和烹调方法。

2. 加强肉类的检疫工作，不使囊虫肉流入市场。

3. 养猪应废除猪圈人厕相连，不使猪接触人的粪便。

二、护理

1. 服药时须注意 驱虫前一天禁吃油腻食物，晚餐可吃适量稀粥，驱虫药须空腹服。

2. 服药后准备一便盆温水(水温在38℃左右)，排便时坐于盆上，以便将绦虫排于温水中，防止绦虫体遇冷收缩中断，将头部留在肠中(2～3个月后，又可发育为成虫)。

3. 服药后需留取24小时全部粪便，发现粪便中有虫体时，切勿将虫体自粪便中提出，以免头节断落难于寻找，应将盆中粪便加水冲洗，待沉淀后倾去上液，如此反复至粪便澄清，然后将沉渣移入大的玻皿或瓷盘中，补以黑色背景，拨开虫体寻找头节，如头节已断落，须在沉渣中仔细寻找，粪便中未查得头节者，并不一定表示驱虫失败，因头节不一定在治疗当天排出，或驱虫药使头节破坏难以辨认。但未获得头节者应继续随访，3～4个月后复查，无孕节或虫卵发现即可视为痊愈，否则需进行重复治疗。

4. 治疗猪绦虫时，应尽量避免呕吐，以免节片因逆蠕动反流至胃或十二指肠，使虫卵内六钩蚴孵出，造成自身感染，引起囊虫病。

【文献选录】

《诸病源候论·九虫候》:"白虫长一寸，相生至多，其母长至四五丈则杀人。"

《小儿卫生总微论方·诸虫论》:"经言人脏腑中有九虫，内三虫偏能发动为病……三曰寸白虫，居肠胃之间，动则损人精气，令腰脚痛弱。"

《东医宝鉴·卷三·虫》:"寸白虫色白形扁居肠胃中，时或自下，乏人筋力，耗人精气。"

【现代研究】

陈治水等自1972年以来用槟榔承气汤治疗猪带绦虫病548例，并对10例驱出的绦虫做了扫描和透射电镜观察。方剂组成及煎法:槟榔片100g、生大黄20g、芒硝15～25g(冲服)、甘草15g。先煎槟榔片、甘草40分钟，后下大黄煎20分钟，第二煎煎30分钟，合并煎液约300～400ml。服药方法:晨起服药前30分钟肌注胃复安10mg，先空腹服2/3中药煎剂，并冲服芒硝2/3量，间隔3小时服余下的中药。服药后排绦虫节片时，排入盛温水的盆中(水温37℃，收集服药后4小时内的大便)，以利观察绦虫头节。如服药1剂驱虫未成功，间隔5～7天可再治疗1次。548例资料表明本方驱绦治愈率为95.1%，总有效率为100%。对驱出的10条绦虫头节做了电子显微镜观察，表明本方不仅对绦虫的神经索有损伤，对头颈节上皮组织基底膜、肌层和实质层细胞均有不同程度的破坏和损伤作用[1]。

翟丽绪治疗本病，成人用生南瓜仁250～300g、生槟榔90～120g，小儿用生南瓜仁150～200g、生槟榔70～90g为宜。服药方法是驱虫成败的关键。认为空腹服药驱虫力强，服药前晚9:00后应禁食，第2天上午7:00～8:00顿服生南瓜仁250～300g，2小时后药力加强再服生槟榔煎剂。因槟榔能增加肠蠕动，形成缓泻，故后服为宜。为了加快虫体排出体外，服用驱虫剂后还需要服泻下药。选用33%硫酸镁100～150ml顿服，或生大黄15g加水煎10分钟左右至150ml，加入芒硝15g溶化顿服，或用20%甘露醇液150ml顿服。因服用槟榔煎液2小时后绦虫头、颈、体节处于麻痹阶段，此时再服泻下药，可一次将虫体完整地排出体外[2]。

曾蕴渊认为实际效果较差的原因是很难将绦虫的头颈节驱出，头节仍吸附在肠壁上，颈部的生发细胞不断分裂，经过2～3个月后又可发育为成虫，继续危害人体健康。为了能彻底治疗绦虫病，笔者对用药方法和导泻过程做了一些探索性试验，并取得显著疗效。①药物准备：槟榔 150g 制成煎剂 150ml；南瓜子 200g 炒熟、去皮、研细；硫酸镁 30g 制成 30%溶液 100ml。②服药过程：清晨 6：30 空腹服南瓜子粉（顿服）；2 小时后服槟榔煎剂（顿服）；再过 2 小时后服硫酸镁溶液（顿服）；泻药服后 1 小时，若患者仍无便意，则需再饮 300～400ml 温开水。③排虫过程：当患者有便意时，立即往便盆内倒入约 40℃温水半盆。令患者将大便和虫体排在盛有温水的盆内。约经 30～40 分钟，带有头节、颈节和链体的全虫和大便就一起排出[3]。

参 考 文 献

[1] 陈治水，贾丹兵，孙旗立，等．槟榔承气汤治疗猪带绦虫病 548 例临床疗效及绦虫头节的电镜观察[J]. 中西医结合学报，2003，1(1)：32-34.

[2] 翟丽绪，李兴学．南瓜仁与槟榔驱绦虫的体会[J]. 现代中西医结合杂志，2005，14(16)：2170.

[3] 曾蕴渊．提高传统驱绦虫药物疗效的探索[J]. 中国民间疗法，2006，14(9)：7.

（尹东奇　韩新民　苏树蓉）

第五节　姜 片 虫 病

【概述】

姜片虫病是姜片虫（亦称布氏姜片吸虫、肠吸虫）寄生人体小肠所引起的寄生虫病，亦称姜片吸虫病。以腹痛、慢性腹泻及营养不良为主要临床表现。儿童可见浮肿及不同程度的发育障碍。

本病好发于 7～9 月水生植物收获的季节，以 5～20 岁发病较多，其流行与种植水生植物如菱角、荸荠、茭白等有密切关系，故本病多分布在湖沼地，广种水生植物的地区。

姜片虫成虫为长椭圆形，体肥厚，形似姜片故名，成虫活时为肉红色（死后灰白色）状似生肉，故古称赤虫。在《诸病源候论·小儿杂病诸候·三虫候》中，就有"赤虫状如生肉，动则肠鸣"的记载。在我国姜片虫病多发地区，本病为影响小儿健康的重要疾病之一，需要积极防治。

【病因病理】

一、病因

由吞食姜片虫囊蚴后引起。因生食含姜片虫囊蚴的水生植物，或啃水生植物果实的皮，或饮含有姜片虫囊蚴的生水而被感染所致。

姜片虫成虫寄生于人及猪的小肠，卵随粪便排出入水，在适合的温度下发育为毛蚴，毛蚴自卵内逸出在水中游动，遇有可作为中间宿主的扁卷螺即钻入螺体，经胞蚴、母雷蚴、子雷蚴、尾蚴的发育、繁殖，尾蚴自螺体逸出至水中，附着于水生植物表面形成囊蚴，亦可在砂、石等上形成囊蚴，附着物上的囊蚴还很容易脱落而飘浮在水面上，人及猪吞食囊蚴而感染（故姜片虫病为人猪共患的寄生虫病）。

二、病理

人吞食囊蚴，囊蚴至小肠后，后尾蚴脱囊而出，吸附在肠壁上，约经 2～3 个月发育为成虫，产生以下致病作用而发为姜片虫病。

1. 损伤肠道，扰乱气机　姜片虫成虫寄生十二指肠，有时也在胃、空肠、大肠内，以强大的腹吸盘吸附肠壁造成肠壁机械性损伤而致肠壁出血、水肿、溃烂等；扰乱肠胃气机而见腹痛、恶心、大便不调、腹泻等症。

2. 夺取水谷精微，影响纳运功能　姜片虫成虫寄生肠道且吸附在肠壁直接摄取肠内水谷精微等营养物质，并遮盖肠壁，妨碍肠道泌别清浊功能，影响纳运，故临床可见程度不等的营养不良及脾胃纳运功能失调之证，甚则患儿贫血、消瘦、浮肿及生长发育障碍。

【诊断与鉴别诊断】

一、诊断要点

1. 流行地区，患儿有生吃菱角、荸荠、茭白、莲藕等水生植物史，或饮生水史等。

2. 有腹痛，多有上腹部、右季肋部或脐部疼痛及腹泻肠鸣等症；病程长或病情重者，可见浮肿、贫血、营养不良甚至生长发育迟缓。

3. 粪便检查虫卵是主要诊断依据。姜片虫卵大，易于识别，采用直接涂片法或虫卵浓集法检查(每毫升粪便虫卵数少于 2000 者为轻度感染，2000～10000 为中度感染，10000 以上者为重度感染)。

4. 少数病例可肉眼看到排出姜片虫成虫，或呕吐时吐出成虫，亦为确诊依据。

二、鉴别诊断

应与以腹痛为主症的其他寄生虫病鉴别。

1. 蛔虫证腹痛　绕脐疼痛，乍作乍止。

2. 蛔厥证腹痛　右上腹突发阵发性绞痛，并放射至右肩胛及腰背部。

【辨证论治】

一、证候辨别

主要辨病情轻重。病程短，仅见粪便中有虫卵或成虫，无明显自觉症状或仅以脾胃纳运功能失调为主症者病情较轻；病程长，临床除脾胃纳运失调症状外，有气血不足甚至生长发育障碍者，病情较重。少数病例可因衰竭或虚脱致死。

二、治疗原则

以驱虫、调理脾胃为基本治则。一般应以驱虫为主，若体虚明显则应先调理脾胃，待正气恢复后再予驱虫，或驱虫扶正并用。

三、分证论治

1. 虫扰气机(轻证)

证候表现　仅见排虫或查见虫卵，或伴腹痛，多上腹部、右季肋部或脐部痛，腹胀肠鸣，大便稀或大便干结等。

辨证要点　本证多为病初或感染轻者，可无症状或症状较轻，以仅见排虫或查见虫卵，或见腹痛、腹胀、大便不调等症为要。

治法主方　驱虫杀虫。以槟榧汤为主方。

方药运用　常用药：整槟榔 45g(杵碎)，榧子肉 35g(杵碎)，大黄 6g(后入)，广木香 6g(后入)。此为成人 1 日剂量，小儿酌减。煎液，于清晨空腹时分 2 次温服，或清晨、下午空腹(饭后 3 小时)各服 1 次，服时可加适量调味剂。

驱虫后，或伴腹痛、肠鸣、腹胀、便溏者，可予七味白术散加减。

2. 脾胃虚弱(重证)

证候表现　腹痛，腹泻，纳差，面色萎黄，消瘦乏力，精神不振，浮肿，甚至身材矮小，发育迟缓，舌质淡，苔白，脉细弱。

辨证要点　本证多由病程较长或虫数过多所致。以面色萎黄，消瘦乏力，浮肿甚至生长发育迟缓等脾胃虚弱,气血不足见症为要。

治法主方　先健脾益气后驱虫,或两法并用。健脾益气以参苓白术散为主。

方药运用　常用药:党参、白术、茯苓、薏苡仁、桔梗、山药、扁豆、砂仁、大枣等。腹部隐痛加木香、香附;大便稀溏加炮姜、葛根;气血两虚可予八珍汤加减。

【其他疗法】

一、中药成药

1. 参苓白术丸　用于重证驱虫之前。

2. 健脾补血冲剂　用于重证驱虫之前。

二、单方验方

1. 槟榔 30g,煎服,1 日 1 次,连服 2 日。对服药后 3 日未排虫者,可另加服 1 次,剂量同前。主要用于驱虫。

2. 槟榔黑丑合剂　槟榔、黑丑各 9g,均炒,煎服。有杀虫缓泻作用,在服药 1 小时后可排出虫体。主要用于驱虫。

三、食疗方药

1. 龙眼肉 5 枚,莲子肉 10g,糯米 30g,煮粥吃,早晚各 1 次。用于姜片虫引起的贫血及病后体弱儿。

2. 椰子半个,于晨起空腹食,先喝汁,再食肉。食后 3 小时方可进食,不需服泻剂。有杀虫作用。

四、西医疗法

主要为驱虫疗法。

1. 吡喹酮　轻度感染者用总量 5mg/kg,中重度感染者可用总量 10mg/kg,上下午半空腹时 2 次分服。为首选驱虫药。

2. 呋喃丙胺(F30066)　40～60mg/(kg · d),最大量不超过 2g,分 3～4 次口服,连服 2 天。为杀虫药。有轻微呕吐、腹痛等副作用。

3. 六氯对二甲苯　50mg/(kg · d),每晚 1 次顿服,连服 1～2 天。服后未解便者给轻泻剂。

4. 硫双二氯酚(别丁)　50mg/(kg · d),下午或晚上半空腹一次顿服,或连服 2 天,便秘者给轻泻剂。副作用为轻微腹痛、腹泻、腹部不适、肠鸣等,一般于短期内消失。

【预防护理】

一、预防

1. 通过卫生宣传,使群众了解生食水生植物、饮用生水是主要的感染方式。

2. 对食用的水生植物,如菱角、荸荠等应洗刷干净或以沸水烫过再食,不饮用生水。

3. 不以新鲜的青饲料喂猪,青饲料可放置较干燥时再用。

4. 防止猪的粪便污染池塘和已经无害化处理过的粪便。

5. 杀灭中间宿主扁卷螺。

二、护理

1. 服驱虫药后要注意观察是否有虫体排出,大便虫卵检查是否转阴。

2. 重证患儿须注意饮食调护,加强营养。

【现代研究】

一、流行病学研究

本病经全国大规模防治及在经济发展后,发病率较以前已显著下降。如 1999 年在江苏省33个县(市)进行人体寄生虫分布调查,姜片虫感染率仅为0.06%;结果表明,江苏省人体寄生虫的感染率较10年前已有大幅度下降[1]。

二、治疗学研究

牛安欧等报道25例姜片虫病,其中男性19例、女性6例,年龄在14~50岁之间。均有生吃菱角、茭白等水生植物史。25例中14例无明显症状,余11例有轻微腹痛、腹胀、不规则腹泻等消化道症状,3例肝脏增大。25例中15例嗜酸性粒细胞为4%~30%。25例采用水洗自然沉淀法粪检,均检获姜片虫卵[2]。

陈大林等采用吡喹酮治疗姜片虫70例,其中男性43例、女性27例,年龄5~70岁,均有生食红菱史。70例患者按性别和感染度分层随机抽样分为2组。甲组35例,吡喹酮5mg/kg顿服;乙组35例,吡喹酮10mg/kg,顿服。治疗中全部病例无明显不良反应。治疗后2个月,甲组和乙组的虫卵阴转率分别为97.14%(34/35)和100%(35/35)[3]。

查传龙等报道采用槟榔和牵牛子合成的驱姜片(50mg/片),按儿童(10岁以下)0.06g/kg,成人2.1g总剂量顿服,治疗45例姜片虫病患者,药后第10天粪检虫卵,阴转率为95.6%[4]。张光荣报道用驱姜汤治疗12例姜片虫患者,5剂内全部见效,近期粪检连续3次(日),全部阴性。药物组成:槟榔30g,榧子、川椒、雷丸(桂圆肉包吞服)各10g,使君子、乌梅各20g。水煎,每日1剂,分2次服。8岁以下儿童酌情减量,一般连服3剂,未见排虫者再服2剂。无副作用及严格禁忌证[5]。

三、药效学研究

槟榔是最早用于治疗姜片虫的中药,主要成分为槟榔碱,有麻痹虫体,兴奋人体胆碱受体,增加肠蠕动的作用,因此有驱虫作用。尤其是新鲜,未切片者,槟榔碱含量较高,切片后放置时间长者,含量减少则疗效较差。所以有人主张使用时以整槟榔打碎浸泡煎服。该药药源充足,价格低廉,毒性甚小(仅部分病例有轻微腹痛),便于推广应用[6]。

参考文献

[1] 孙凤华,钱益新,曹汉钧,等.江苏省人体寄生虫病流行现状和特点[J].中国寄生虫病防治杂志,2000,13(4):269-272.

[2] 牛安欧,魏德祥,肖长金,等.阿苯达唑治疗姜片虫病25例的疗效[J].中国寄生虫学与寄生虫病杂志,1992,10(2):150.

[3] 陈大林,王恩木.吡喹酮治疗姜片虫70例[J].实用寄生虫病杂志,1996,4(2):92.

[4] 查传龙,吴美娟,陈光裕,等.驱姜片驱治肠道寄生虫病的观察[J].南京中医学院学报,1988(4):14-15.

[5] 张光荣.驱姜汤治姜片虫疗效好[J].中西医结合杂志,1988,8(5):304.

[6] 许隆祺,蒋则孝,余森海,等.当前我国人体寄生虫病流行的趋势和特点[J].中国寄生虫学与寄生虫病杂志,1995,13(3):214-217.

(尹东奇　韩新民　苏树蓉)

第六节 血吸虫病

【概述】

血吸虫病是血吸虫(亦称裂体吸虫)寄生于人体而引起的疾病。其临床症状复杂多样,急性起病者常以发热、腹痛、腹泻、胁下痞块为主要临床表现,慢性起病及晚期患者则以胁下痞块、蛊胀、黄疸、虚损为主要特征；并可见肺、脑等损害症状，对人健康危害较大。寄生人体的裂体吸虫有3种，而我国流行的只有日本裂体吸虫，为日本首次诊断故名。

血吸虫病在世界范围危害严重，尤其在发展中国家，是6种主要热带病之一。在我国其流行地区分布在长江流域两岸的湖沼地带及以南的12个省、市、自治区。以夏秋季节感染最为多见。在多数流行区感染者，以15～30岁为高峰，以后逐渐下降。人对血吸虫有易感性，在劳动与生活中与有尾蚴的疫水接触皆可受到感染，感染度取决于与疫水接触的频率。

血吸虫病在我国的流行久远，距今两千多年长沙马王堆一号墓出土的西汉女尸及湖北江陵出土的西汉男尸体内均发现了日本血吸虫卵。在中医学中自《内经》起就有对本病的认识和记载，其“蛊疫”、“蛊病”等病证均与血吸虫病一致。如《诸病源候论・肠蛊痢候》说：“肠蛊痢者……连年不愈，侵伤于脏腑，下血杂白，如病蛊之状，名为肠蛊也。”《诸病源候论・水蛊候》说：“此由水毒气结聚于内，令腹渐大，动摇有声，名水蛊也。”在治疗方面，《外台秘要》第28卷中收录治疗蛊毒、蛊吐血、蛊下痢、五蛊、蛊注、蛊毒杂疗等60余方，其中使用最多的药物有雄黄、巴豆、蘘荷、藜芦、蜈蚣等，均有杀虫解毒的作用。而对晚期的两大主症——胁下痞块和蛊胀的辨治更有权衡标本虚实之异，或主攻，或主补，或攻补兼施，为临床诊治积累了丰富的经验，至今为临床所借鉴。当代通过对血吸虫病防治的群众运动，取得了显著成绩，对血吸虫病的治疗亦有了新的认识和发展。

【病因病理】

一、病因

主要通过接触了含血吸虫尾蚴的疫水，血吸虫尾蚴从皮肤（或可从口）进入人体所致。血吸虫成虫（为成熟雌雄合抱体）主要寄生在人体肠系膜下静脉。合抱体的雌虫可在肠黏膜下层的小血管内产卵，早期产出的卵大部分顺血流进入肝脏，沉积在门脉分支终端窦前静脉处，少部分沉积在肠壁黏膜下层，待肝脏有一定病变，肝门静脉血流受阻、压力增高时，则有较多虫卵沉积在肠壁，待虫卵内毛蚴发育成熟，其分泌物渗入肠组织，致组织发炎坏死，坏死组织破溃至肠腔，虫卵可随粪便排出，若有入水的机会则进一步发育，在水中孵出毛蚴，若遇到中间宿主钉螺，即钻入螺体，经2代胞蚴的发育成尾蚴。一个毛蚴感染钉螺后可产尾蚴数万条，持续排放尾蚴的时间可达2年以上。尾蚴在水中与人接触时，以口、腹吸盘吸附于皮肤上，侵入皮肤即成为童虫（幼虫），童虫可侵入血管进入血流经肺到肝门静脉发育成雌雄合抱虫体，再随着发育的成熟，移行至肠系膜下静脉寄生。成虫寿命长者可达20～30年。

若饮用含尾蚴的生水，尾蚴可自口腔进入人体，沿上述路线到达寄生部位。

二、病理

从尾蚴进入皮肤发育成成虫，产卵，随虫卵沉积的部位及人体的反应差异而发生不同的致病作用，发为血吸虫病。尾蚴入肤，可致皮疹瘙痒、皮肤水肿等为特点的尾蚴性皮炎；尾蚴入肤症状出现后1周左右，可见由幼虫移肺所致的出血性肺炎；而虫卵积肠，刺激损伤肠壁可致肠壁溃烂而见腹痛、腹泻或下脓血等症，初（早期）溃烂较浅表，数目不多，而由于虫卵的反复沉积，肠壁的病灶亦新、旧、急、慢不一，表现甚为复杂，日久可见肠壁变硬，肠管狭窄、阻塞、功能减退等症；虫卵积肝，肝因虫卵阻塞，早期主要由虫卵在门静脉细支内形成嗜酸性脓肿，发生坏死性血管炎，形成血栓，晚期则可致肝脏发生纤维化改变即血吸虫病肝硬化，出现一系列门静脉高压症状，从而因肝脏严重受累而影响全身代谢功能，引起生长发育障碍和各种内分泌腺继发性萎缩变化。

此外，若虫卵沉积于肺、脑，亦可产生相应的临床症状，如沉积于脑可发生类似脑炎、脑膜炎的症状。

中医学认为本病由蛊虫所致，产生以下致病作用而发为血吸虫病：

1. 蛊毒初犯，肺胃(肠)同病　蛊虫由皮毛而入，可致皮肤出现皮疹瘙痒；继而犯肺，损伤肺络，宣降失常而见咳嗽、血痰等症；下迫大肠，可损伤肠道而见腹痛、腹泻或下痢脓血等症；若蛊毒燔炽，则可见壮热、口渴、多汗，甚至谵妄等阳明(胃)气分热炽之证。

2. 蛊毒留恋，肝脾受病　若蛊毒不解，留恋于胃肠，扰乱气机致肝失疏泄、脾失健运，气滞血瘀而见脘腹胀满，食欲不振，大便稀溏，胁下癥块(肝脾肿大)，日渐消瘦等症。

3. 毒阻肝络日久，气滞血瘀水停　蛊毒阻滞肝络日久，气滞血瘀日甚致水气不行，水停不运，留聚腹中，脉络瘀阻更甚，渐成癥积(肝硬化)、蛊胀(腹水)、黄疸等症。日久肝阴亏耗，脾阳衰败，终致肾阴肾阳虚衰等虚损之证，不仅严重影响小儿生长发育，亦可因脏气衰败，阴竭气脱而死亡。

【诊断与鉴别诊断】

一、诊断要点

1. 急性血吸虫病

(1)疫水接触史：发病前数周有疫水接触史。

(2)症状和体征：畏寒、发热、多汗、肝脾肿大、肝区压痛、腹胀、腹泻等。重者可出现腹水，肝功能损害。

(3)血常规：白细胞总数及嗜酸性粒细胞明显增多。

(4)大便检查：发病2周后可查到虫卵或大便孵化找到毛蚴。

(5)免疫学诊断：环卵沉淀试验和尾蚴膜反应阳性(早于粪便孵化)。

具备(4)和(或)(5)项，即可诊断。

2. 慢性血吸虫病

(1)病史：有疫水接触史。

(2)症状和体征：可无任何症状或体征，部分患者有腹痛、腹泻或脓血便，时轻时重，时愈时发，肝脏(尤以左叶)肿大伴压痛，脾脏轻度肿大。

(3)大便检查或直肠活组织检查：检获血吸虫卵或大便孵化找到毛蚴。

(4)免疫学诊断：无血吸虫病治疗史或治疗后3年以上的患者，环卵沉淀试验环沉率≥3%及(或)间接血凝≥1∶10者。

具备上述(3)项和(或)(4)项，即可诊断。

3. 晚期血吸虫病

(1)病史：长期或反复的疫水接触史。

(2)临床表现：有肝硬化门脉高压症状及体征。

(3)大便检查：可查到虫卵或毛蚴。

(4)免疫学诊断：环卵沉淀试验阳性，或酶联免疫吸附试验阳性。

具备(3)和(或)(4)项，即可诊断。

二、鉴别诊断

血吸虫病急性期，应与上呼吸道感染、急性胃肠炎、痢疾以及急性粟粒性肺结核、伤寒、败血症等鉴别；慢性期应与无黄疸性肝炎等病鉴别；晚期应与其他原因所致的肝硬变鉴别。其鉴别要点是大便检查血吸虫虫卵或毛蚴及免疫学诊断。

【辨证论治】

一、证候辨别

1. 辨感染的轻重 本病视感染的频度与程度以及个体的反应而轻重不一。反复感染或一次大量感染的症状较重;一次或多次少量感染的症状较轻,流行区域先少量感染而有带虫免疫者症状亦较轻。最轻者,临床早期可不出现症状。

2. 辨病程的急、慢、晚期 一般感染在5个月以内,起病急,全身症状明显,有发热及脾胃系症状及尾蚴性皮炎、出血性肺炎者,是急性期,为蛊毒初犯,肺胃(肠)同病所致,小儿多见,尤以非流行区小儿或成人进入流行区,一次大量感染多见。感染在5个月以上,有低热,脾胃系症状,甚至贫血、消瘦、肝脾明显肿大等症则为慢性期,由蛊毒留恋,肝脾受病所致。晚期系指临床出现癥积、蛊胀、黄疸、虚损见症为主(即肝肠纤维化、肝硬化、脾功能亢进及腹水、门脉高压甚可引起大出血),由毒阻肝络日久,气滞血瘀水停,正虚邪实而成。

3. 辨有无异位损害 异位损害主要见于大量尾蚴感染时,以肺、脑异位损害最常见。肺的异位损害可有咳嗽,咯白色痰等症;脑的异位损害在急性期可发生类似脑炎、脑膜炎的症状,经病原学治疗症状很快消失,未经治疗或急性期症状不著者于3～6个月或更长时间后可发生癫痫或颅内压增高的症状。

二、治疗原则

急性期以杀虫解毒为主,慢性期及晚期须权衡标本虚实,或先攻后补,或先补后攻,或攻补兼施,再佐以杀虫解毒。

三、分证论治

1. 蛊毒初犯,肺胃(肠)同病(急性期)

证候表现 畏寒壮热,夜间尤甚,多有腹痛,腹泻,恶心呕吐,食欲不振,少数有脓血便,胁下癥块(肝脾肿大)有压痛;或皮肤出现粟粒大小的红色丘疹或疱疹伴痒感;或有咳嗽、咯血丝样痰等。

辨证要点 本证小儿多见。多为初次感染者,或慢性患者大量感染后的急性发病。以蛊毒壅遏肺卫,燔灼阳明的表现为主。故以发热(是患者对虫卵的免疫反应引起体温中枢一时性功能失调所致,其热度可达39℃,热程一般为2～4周,热型多样)及虫卵积肠、肝的脾胃见症为要。若再次感染尾蚴的患儿,可见尾蚴入肤,皮疹瘙痒之症;尾蚴移肺可见肺系症状。

治法主方 以杀虫解毒为主。南瓜子仁配复方槟榔丸。

方药运用 常用药:①南瓜子仁去油粉剂:1～4岁每次40g、5岁以上每次60～80g,1日2～3次,连服30日;②复方槟榔丸:每服3～6g,1日2次,饭前温开水吞服,20日为1个疗程。

若畏寒发热,可加用柴胡桂枝汤和解表里;若持续壮热,口渴、汗出甚至谵妄者用白虎汤加味;若有腹痛、腹泻、便下脓血,可用葛根芩连汤合白头翁汤;若有皮疹瘙痒用五味消毒饮;若干咳、咯血可选用清燥救肺汤加减;若持续发热,耗气伤津,心烦不得平卧者,可选用竹叶石膏汤或黄连阿胶汤等加减(由于中药杀虫的疗效目前尚不肯定,故若上述杀虫解毒药物无效时,还应采用有关的西药治疗)。

2. 蛊毒留恋,肝脾受病(慢性期)

证候表现 低热,腹胀满不适,食欲不振,便溏溲短,甚者面色萎黄,爪甲苍白,形体消瘦,神疲懒言,胁下癥块(肝脾肿大明显,肝以左叶肿大为主,质偏硬)。

辨证要点 本证以病程较长(多在5个月以上)、脘腹胀满不适、胁下癥块(肝脾肿大明显)等肝失疏泄、脾失健运之气滞血瘀见证为要。

治法主方 以行气通络,活血化瘀,软坚散结为主,佐以疏肝柔肝,健运脾气。用膈下逐瘀汤合肝脾消肿丸为主方配健脾益气方药。

方药运用 常用药:膈下逐瘀汤以五灵脂、当归、川芎、桃仁、红花、牡丹皮、赤芍、柴胡、青皮、枳壳、陈皮等煎汤;肝脾消肿丸每服1.5～3g,1日3次,温开水送服。两方可配合应用,亦可单独使用。

若胀痛明显者,加佛手、莪术、丹参等;神疲乏力,便溏纳差者加党参、黄芪、白术、山药、焦山楂;若癥块较大而坚,且患儿体虚不甚者,可用攻坚峻剂大黄䗪虫丸与瓦楞子丸两方酌情交替使用。大黄䗪虫丸每服2～4g,1日3次,服10日,改用瓦楞子丸,每服6～10g,1日3次,服10日,此为1个疗程,均空腹温开水送下;脾脏肿大为主者,可改服鳖甲煎丸。攻坚之剂最易耗气,需酌情佐以补益。

3. 蛊阻肝络,气滞血瘀水停(晚期)

证候表现 腹胀如鼓,按之如囊裹水,腹部青脉显露,胁下癥块,质地坚硬,痛如针刺,形体瘦弱,小便短少;偏阳虚者,畏寒肢冷,大便溏薄,舌淡,苔白腻;偏阴虚者,低热,颧红,心烦,口干,舌红少津,苔少或光剥,脉细弦无力。

辨证要点 本证为晚期血吸虫病,以胁下癥块、质地坚硬、腹胀满如囊裹水、小便短少等气滞血瘀日甚,水停不运见症为要。甚至伴见脾肾阳虚或肝肾阴虚等邪实正虚之证。

治法主方 以逐瘀攻水法为主,合以温补脾肾或滋养肝肾等法。临床须根据患儿不同情况或先补后攻,或先攻后补,或攻补兼顾。逐瘀攻水用舟车丸,温补脾肾用实脾饮合金匮肾气丸,滋养肝肾用左归饮或一贯煎。

方药运用 常用药:舟车丸(牵牛子、甘遂、芫花、大戟、大黄、槟榔、大腹皮、车前子、青皮、木香等),每服2～5g,1日1次,清晨空腹送下;亦可选用十枣汤(大戟、甘遂、芫花、大枣)攻逐水饮兼以扶正:实脾饮(附子、干姜、白术、厚朴、木香、草果、槟榔、木瓜、茯苓、生姜、大枣、甘草)、一贯煎(麦冬、沙参、当归、生地黄、枸杞子、川楝子)、左归饮(熟地黄、山药、山茱萸、枸杞子、茯苓、炙甘草)。

若见黄疸者,当配以疏肝理脾,利湿退黄,以茵陈蒿汤或茵陈五苓散加减;若为急黄重症当配以安宫牛黄丸,并须严密观察,积极抢救。若有发热持续不退,当辨明阴阳,阴虚者可以青蒿鳖甲汤加味,阳虚者以补中益气汤加减,若为湿热郁遏可用甘露消毒丹加减;若伴出血,少量者只需于主方中加止血药即可,若突然大量吐血、便血,则需严密观察病情,中西医结合救治。中药可给予三七粉一次1.5～3g,或云南白药一次1.5g,或大黄炭15g等,若出血过多,有虚脱之虞者,可予独参汤或生脉饮。

【其他疗法】

一、中药成药

1. 醒脑静注射液 用于血吸虫病急黄重症。

2. 含巴绛矾丸 用于血吸虫病蛊胀证。

二、药物外治

1. 导水饼 巴豆12g,轻粉6g,共研末,做成饼,敷脐上,再盖以纱布固定。用于血吸虫病蛊胀。

2. 甘遂末15g,芒硝30g,混合药末,敷于脐部,每日换1次。用于血吸虫病蛊胀。

三、食疗方药

鲤鱼赤小豆汤 鲤鱼(去鳞及内脏)500g,赤小豆30g,煎汤服。用于血吸虫病体虚伴腹水者。

四、西医疗法

1. 吡喹酮 治疗急性血吸虫的总剂量为120mg/kg,儿童为140mg/kg,6日疗法,其中1/2量在第1、2天内服用,余下的1/2量分4天服完,1日3次。治疗慢性血吸虫病的总剂量为60mg/kg,体重30kg以下者70mg/kg,2日疗法,1日服药2~3次。也可采用1次顿服40mg/kg(儿童酌加1/6量),或分2次服用的1日疗法治疗轻、中度感染者。晚期血吸虫病则用60mg/kg(儿童70mg/kg),分3天服用。此为抗血吸虫治疗的首选药,具有高效、低毒、口服简单、疗程短的特点,可用于急性、慢性、晚期以及伴有并发症的血吸虫病的治疗。

2. 一般疗法 如增进营养、补充蛋白质与维生素,特别是晚期营养不良、贫血、肝功能不佳者更应注意支持。对中或重型患者,在应用抗血吸虫药治疗之前给予支持和对症治疗,如退热、输液及抗休克、抗感染等。

3. 外科治疗 门脉高压引起食管静脉曲张者,或巨脾Ⅲ级及Ⅱ级并发脾功能亢进者,为脾切除和分流手术的指征。但儿童时期符合外科治疗适应证者甚少。

【预防护理】

一、预防

1. 控制传染源 及时发现和治疗血吸虫病患者,坚持不懈进行查治工作。

2. 切断传播途径 防止粪便对水源的污染,严禁儿童在疫水中游泳、洗澡、捕鱼捉虾,采用不同的粪便无害化处理及粪管工作;灭螺是预防的有效措施,在疫区应做到年年反复查灭。

二、护理

1. 患儿要注意休息,加强营养,忌食生冷油腻、辛辣刺激之品。

2. 一般抗血吸虫治疗,均有不同程度的副作用,如吡喹酮,虽副作用轻,且多为一过性,但临床可能会出现神经系统和消化系统的诸多症状和药物皮疹等。应注意了解、观察、护理及采取一些相应措施。

3. 对腹水患儿应给予低盐、高蛋白饮食。

4. 对慢性或晚期血吸虫病患儿,在服药过程中出现心慌气短、精神疲惫等症时,应停止攻伐之品,改用补益,待正气渐复,再行攻伐。攻下剂宜空腹服,一般应从小剂量开始,并严密注意药后反应。若反应较重,可用大枣煮稀粥调和之。

【文献选录】

《备急千金要方·蛊毒》:"凡人患积年,时复大便黑如漆,或坚或薄,或微赤者,皆是蛊也。""凡卒患血痢,或赤或黑,无有多少,皆是蛊毒,粗医以断痢药处之,此大非也。"

《小儿卫生总微论方·八痢论》:"……七日蛊痢,谓如蛊毒,下紫黑血,或如赤豆汁,或如鸡鸭肝片也。"

《幼幼集成·癖积证治》:"癖者,血膜裹水则癖,胁傍时时作痛,时发潮热,或寒热往来似疟……体素弱者消癖丸,气壮实者赭石挨癖丸。大约有癖之儿,虚者居多,攻下之药,非可常用,即不得已而用之,待其略减,用消癖丸缓缓消之,至为良法矣。"

【现代研究】

一、治疗学研究

宋远忠等采用自拟复方乌柴雄黄汤(丸)治疗取得较好疗效。药用乌梅20g,柴胡15g,

黄连 10g,黄柏 6g,细辛 2g,桂枝 6g,附子 6g,川椒 5g,炒干姜 3g,当归、白芍、党参、川楝子各 20g,大黄 10g,雄黄 3g(分吞服)等 21 味,水煎或制丸内服。急性期以服汤药为主,每日 1 剂,分早、中、晚服,每次约 200ml,一般服 3~7 天,以热退为止;后再服药丸,1 日 3 次,每次 9g,共服 26 天。慢性期服汤药,每 2 日 1 剂,分早、中、晚服,每次约 200ml,服 6~18 天;服丸药同急性期。晚期以上方加减化裁,可加活血化瘀、行气利水之品,如桃仁、红花、水蛭、茯苓皮、大腹皮、益母草、牛膝等,宜先服汤药,每 2 日 1 剂,分早、中、晚服,每次约 200ml,服 10~30 天。如需服丸药同急性期。儿童量均需酌减,服药期间禁油荤、生冷及发物(如雄鸡、鲤鱼、韭菜等)[1]。

彭继东辨证治疗血吸虫病所致慢性胃炎 140 例疗效肯定。肝气犯胃证:治以疏肝理气、健脾和胃,药用党参、茯苓、香附各 15g,白术、川楝子、乌梅、木香、郁金、延胡索各 10g。肝胃郁热证:治以清肝解郁、和中止痛,药用白芍、百合各 15g,丹参 12g,乌药、土贝母、青皮、川楝子各 10g,柴胡 8g、黄连、山栀各 5g。胃阴不足证:治以养阴生津、清热益胃,药用沙参、白芍各 15g,生地黄、麦冬各 12g,石斛、乌梅、佛手各 10g,白豆蔻 6g,甘草 5g。食滞胃脘证:治以消积导滞、理气止痛,药用白术、厚朴、陈皮、砂仁、枳实各 10g,焦山楂、香附、莱菔子各 15g,甘草 5g。待患者症状消失,体质增强后再择时进行血吸虫病原治疗[2]。

马异凡在皮下注射 γ-干扰素基础上加服膈下逐瘀汤加味治疗血吸虫病性肝纤维化。方药为:炒灵芝 10g,当归 10g,赤芍 10g,桃仁 10g,红花 10g,香附 10g,乌药 10g,甘草 6g,川芎 10g,牡丹皮 10g,延胡索 10g,枳壳 10g,黄芪 15g,鳖甲 15g,穿山甲 10g,土鳖 10g。1 日 1 剂,煎 2 次分服。两组均以 30 天为 1 疗程,治疗期间均停用其他一切护肝药物[3]。

日本血吸虫虫卵导致结肠病是以消化系统为主诉症状群,临床主要表现为腹痛、食欲不振,消瘦,下腹部条索状物,劳力减退,腹泻,便秘等。熊尚林运用自拟中药行气活血化瘀法为主治疗血吸虫卵所致结肠病,总有效率 94.86%。药物组成:青皮、陈皮、川楝、香附、元胡、桃仁、丹参、广血竭等为基础方。中气虚,舌质淡,脉细弱加四君子汤;寒湿重,苔厚腻加平胃散。给药方法:1 日 1 剂,每天分早、中、晚 3 次服,每次 100ml,30 天为 1 个疗程[4]。

余望交对于由血吸虫病引发的肝硬化腹水分四型辨证施治。气滞血瘀型治疗以五皮饮为基本方,酌加黑丑 10g,甘遂 3g,大黄 12g;两胁胀痛加白芍 15g,乌药 10g;偏热者加白茅根、冬瓜皮。脾虚湿阻型治疗以胃苓汤为基本方。气虚加党参 15g,黄芪 20g;黄疸加茵陈蒿 20g,山栀 12g;有出血倾向者去苍术加白茅根 30g,仙鹤草 15g,焦白术 20g。脾肾气虚型治疗以肾气丸合四君子汤为基本方。阳虚偏盛加淫羊藿 15g,杜仲 12g。脾肾阳虚型治疗以附子理中汤合苓桂术甘汤加味[5]。

喻强等用中西医结合治疗血吸虫性肝硬化腹水取得较好疗效。治疗方法在休息、限钠限水、护肝、利尿,输注白蛋白及支持等治疗基础上,给予中药桃红四物汤治疗:桃仁、红花、川芎各 6g,当归、赤芍各 9g,生地黄 12g。气虚者加黄芪、人参;血瘀较重者加莪术、丹参;阳虚者加附子、干姜;水肿明显者加茯苓、泽泻、车前子。口服或者灌肠给药[6]。

二、药效学研究

胡敏等采用 RT-PCR 技术及放射免疫法观察黄芪总苷对血吸虫虫卵抗原活化的大鼠腹腔巨噬细胞(PMϕs)TNFαmRNA 表达及上清液中 TNFα 分泌的影响。证明黄芪总苷能明显降低 SEA(10mg/L)刺激的大鼠 PMϕs 中 TNFαmRNA 表达及上清液中 TNFα 分泌水平($P<0.05$),且呈药物浓度依赖性趋势。AST 对 SEA 刺激引发的大鼠 PMϕsTNFαmRNA 表达及分泌有明显的抑制作用。黄芪具有显著的抗炎和抗肝纤维化作用[7]。

边藏丽等对生姜液预防日本血吸虫尾蚴感染的效果以及对皮肤的毒副作用进行了实验研究，表明生姜液涂肤未洗擦时有防御日本血吸虫感染的作用，且对皮肤无明显毒副作用[8]。

晏丹等制备小鼠血吸虫性肝纤维化模型，给予水蛭桃仁煎剂灌胃治疗，另设模型对照组和干扰素治疗组。免疫组化法检测治疗后各组小鼠肝组织 α-平滑肌肌动蛋白的表达；TdT 介导的 dUTP(脱氧尿苷三磷酸)缺口末端标记技术(TUNEL)检测肝细胞的凋亡情况，图像分析仪分析结果。结果表明中药治疗组和干扰素治疗组小鼠肝组织 α-SMA 的表达较模型对照组均显著减少，TUNEL 法检测显示中药治疗组和干扰素治疗组小鼠肝细胞凋亡数量亦显著减少。证实抑制肝星状细胞(hepatic stellate cell，HSC)的激活，减少肝细胞的凋亡是水蛭桃仁煎剂抗血吸虫性肝纤维化的机制之一[9]。

现代参考文献

[1] 宋远忠，宋远义，宋春和．复方乌柴雄黄汤(丸)治疗血吸虫病 1013 例[J]. 中国中医药信息杂志，2006，13(3)：77-78.

[2] 彭继东．辨证治疗血吸虫病所致慢性胃炎 140 例[J]. 湖南中医药导报，2001，7(2)：67.

[3] 马异凡．膈下逐瘀汤加 γ-干扰素治疗血吸虫病性肝纤维化 58 例[J]. 中国血吸虫病防治杂志，2002，14(5)：389 转 392.

[4] 熊尚林．行气活血化瘀祛腐法治疗血吸虫卵所致结肠病的临床观察[J]. 云南中医中药杂志，2001，22(1)：25.

[5] 余望交．中西医结合治疗晚期血吸虫病肝硬化腹水患者 126 例疗效观察[J]. 实用预防医学，1999，6(2)：112-113.

[6] 喻强，李新贵，刘烈全．中西医结合治疗血吸虫性肝硬化腹水疗效观察[J]. 中国误诊学杂志，2008，8(24)：5891-5892.

[7] 胡敏，吴强，汤华阳．黄芪总苷对血吸虫虫卵抗原活化的大鼠腹腔巨噬细胞 TNFαmRNA 表达及分泌的影响[J]. 安徽中医学院学报，2007，26(4)：34-37.

[8] 边藏丽，张万明，张爱华，等．生姜液预防日本血吸虫尾蚴感染的实验研究[J]. 长江大学学报(自然科学版)，2008，5(3)：3-4.

[9] 晏丹，舒赛男．水蛭桃仁煎剂对血吸虫性肝纤维化模型小鼠 HSC 活化及肝细胞凋亡的影响[J]. 江苏中医药，2007，39(9)：72-74.

(尹东奇 韩新民 苏树蓉)

第七节 疟 疾

【概述】

疟疾是疟原虫寄生于人体红细胞内引起的一种传染病。是世界卫生组织列为重点防治的 6 种热带病之一。以周期性的寒热发作、贫血及肝脾肿大为基本症状。人类疟疾由 4 种疟原虫引起，即间日疟原虫、三日疟原虫、恶性疟原虫和卵圆疟原虫，其临床表现因疟原虫不同而有差异。我国以间日疟原虫与恶性疟原虫所致的最常见。恶性疟原虫所致的恶性疟疾发作凶险，对儿童健康威胁很大，甚可危及生命。儿童疟疾初起表现酷似流感，婴儿开始可能仅限于发热、呕吐和腹泻，但病情多危重。

本病好发于夏秋季节，分布遍及非洲、亚洲和拉丁美洲。我国以长江流域以南气温高、湿度大的地区多见。任何年龄都可发病，但儿童发病率较高，初生婴儿不论在疟区或非疫区对疟原虫普遍易感。人体感染疟原虫后，可产生一定的免疫力，有些个体对疟疾具有天然免疫力，其临床症状较轻或无症状。

中医学从《内经》始，即对疟疾的病因、证候和治法做了较为详细的论述，如《素问·疟论》说："疟之始发也，先起于毫毛，伸欠乃作，寒栗鼓颔，腰脊俱痛。寒去则内外皆热，头痛如破，渴欲冷饮。"《金匮要略·疟病脉证并治第四》更详述了疟疾的辨证论治，提出了瘅疟、温疟、牝疟等各种不同证候类型，并指出久疟不愈，可胁下结块而形成疟母，所用鳖甲煎丸沿用至今；《神农本草经》中更有恒山（即常山）治疗温疟及蜀漆"主疟"等记载。近年来，对疟疾的辨治理论及临床更进行了系统的研究，尤以青蒿素及其衍生物治疗疟疾的研究，更加丰富和发展了中医学对疟疾的治疗。

【病因病理】

一、病因

由感染疟原虫所致。自然感染主要通过雌性按蚊（亦称斑翅蚊）叮咬而传播，而通过输血可造成人为感染。

疟原虫的生活史较复杂，分无性生殖时期（在人体）和有性生殖时期（在蚊体）两个阶段。按蚊是疟原虫的终宿主，也是疟疾媒介，而人为疟原虫的中间宿主。

当蚊虫叮咬人皮肤时，蚊虫唾液腺内的疟原虫孢子随分泌的唾液进入人体末梢血管，继而入肝细胞，在肝细胞内分裂繁殖成红（细胞）外期裂殖体，继可分裂成数万个成熟裂殖体，逸出肝细胞，一部分侵入血流并钻入红细胞，在红细胞内经过几代裂体增殖，配子体（包括雌、雄配子体）形成。当蚊虫吸吮机体血液时，配子体随之进入蚊胃继续存活发育，并在蚊虫涎腺中发育成熟且具有感染力。

二、病理

1. 疟邪潜伏　疟原虫进入人体后，如上所述，虫体都要经过一定的生长发育阶段和时间，当虫体数量还不多，破坏机体红细胞或其他细胞尚未达到一定程度时，或机体对疟原虫有一定免疫抵抗力时，机体可不出现临床症状，成为带虫者，也就是处于潜伏期。潜状期长短取决于疟原虫种类、虫株、感染数量、机体的免疫力及是否服过抗疟药物等因素的影响。一般潜伏期长者为6～12个月甚可达2年；短者为8～31天。

2. 疟疾发作　疟疾的发作是由疟原虫在红细胞内裂体增殖，破坏机体红细胞，并释放毒素（虫体的代谢产物）所致全身性反应而见寒战、发热、出汗、退热4个阶段。疟疾发作时间与裂体增殖时间基本一致而呈现间歇性。疟疾发作数次后，由于虫体大量破坏红细胞可致贫血等症。发病来势凶猛、病情险恶的常见于由恶性疟原虫所致的恶性疟疾，其中脑型疟疾可出现剧烈头痛、呕吐、谵妄、昏迷与抽搐等症。

疟疾经过治疗或发作数次后，机体产生免疫力且大部分虫体被杀死发作停止，但仍可有少数虫体未被杀伤，潜在红细胞内继续繁殖，待虫体达到一定数量后又开始发作称再燃；或在红（细胞）外期的迟发型孢子仍然存在，待机体抵抗力下降时，可重新开始分裂、成熟、裂体破裂进入红细胞而引起复发。间日疟在1～2年内可复发；恶性疟疾无复发，只有再燃。

古代中医学家认为疟疾主要为疟邪、瘴毒所致。其诱因为感受风寒、暑湿等时令邪气及情志、劳倦、饮食等诸多因素。病位在半表半里。并随不同个体的体质差异而形成不同的证候类型：若感受暑热，或素体伏热而发病者，多表现为热多寒少的温疟；若素体阳虚，复感夏秋风寒之气而发者，多表现为寒甚热微的寒疟（亦称牝疟）；若疟发于暑，或素体湿盛，多发为身热不扬伴肢节重疼的湿疟；素体阳虚，再感瘴毒疫疠则可表现为病情危重、神昏谵语、抽搐等甚至内闭外脱的瘴疫、疫疟；若疫毒久羁，气血耗伤，正虚邪恋可成久疟或遇劳即发的劳疟；久疟致血瘀痰凝结于胁下而形成疟母。

【诊断与鉴别诊断】

一、诊断要点

1. 有在疟疾流行区居住、旅行史；或近期接受过输血。

2. 阵发性或周期性寒战—发热—汗出—热退。婴幼儿症状常不典型，如常无寒战期表现，体温不规则，有不同程度消化不良或神经系统症状等。

3. 肝脾肿大与贫血。婴幼儿可见严重贫血。

4. 脑型疟疾有高热、谵语、昏迷或抽风，有脑膜刺激征。

5. 血片或骨髓片上红细胞内找到疟原虫裂殖体。如一次血检未能查找到，应反复多次，一般取末梢血液制成薄血膜片染色镜检，但最好制成厚血膜片，其检出率要比薄血膜片高很多倍。骨髓涂片有时检出率高，但操作复杂，故自厚血膜检查法推广后已很少用。

6. 血常规　在急性发作时白细胞增加，可超过$10\times10^9/L$；慢性患者白细胞总数显著减少，可减至$(1\sim2)\times10^9/L$，单核细胞增多。

7. 尿常规　尿内尿胆原增加，在急性期更为明显。

二、鉴别诊断

小儿尤其是婴幼儿疟疾症状常不典型，因此在急性期，特别是恶性疟，当与流行性脑脊髓膜炎、脑炎、伤寒、钩端螺旋体病、胆囊炎、肺炎、恙虫病、肾盂肾炎、粟粒性结核、中毒性痢疾、中毒性消化不良等鉴别；慢性病例要与血吸虫病、黑热病、结核病和重度营养不良等鉴别；其鉴别要点是血片查找疟原虫。

【辨证论治】

一、证候辨别

主要辨疟疾类型。中医学疟疾的分类方法很多，综合感邪轻重、病势缓急、正气强弱及病程长短主要分为正疟、疫疟（包括瘴疫）和久疟（包括劳疟）。正疟多为间日一发，有寒热往来，休作有时的典型症状；疫疟为邪毒炽盛，来势凶险，病情危重的一类；反复发作或遇劳则发，正虚邪实的为久疟。

二、治疗原则

以截疟为主，结合不同类型证候分别施治。

三、分证论治

1. 正疟

证候表现　突起畏寒，继之剧烈寒战，伴头痛、背痛等，持续1小时左右，寒战消失继之高热，体温常达40℃或更高，伴烦躁、口渴、谵妄、面潮红、乏力，持续2～6小时，继之大汗淋漓，体温降至正常或低于正常，伴疲乏思睡，此可持续1～2小时。初发时可不规则，几天以后可呈典型的周期性寒热发作，多数间日一作，少数一日作或三日作。苔薄白或黄腻，脉弦或弦数。

辨证要点　本证以寒战—壮热—汗出—热退之周期性发作寒热往来证为要。为疟邪伏于半表半里，出入营卫之间所致典型的少阳证。

治法主方　截疟祛邪，和解少阳。小柴胡汤合截疟七宝饮加减。

方药运用　常用药：柴胡、黄芩、法半夏、常山、草果、槟榔、甘草等。其中常山易引起恶心呕吐，故药不宜热服，宜温服。若热重寒轻，或但热不寒，口渴引饮，便结尿赤者，去法半夏、草果，加石膏、知母，或选用白虎汤加味；舌红少津，大便干结者，可加石斛、天花粉、芦根、大黄等；若寒重热轻，口淡不渴，神疲倦怠者，加桂枝、干姜，或选用柴胡桂姜汤；若身热不扬，肢节烦疼，胸膈满闷苔腻者，可加厚朴、苍术、藿香、佩兰，或以柴平散加减。

2. 疫疟（包括瘴疟）

证候表现　起病急骤，热重寒轻，或壮热不退，头痛剧烈，呕吐，谵妄，昏迷与抽搐，舌红绛，苔黄腻或灰黑，脉洪数或弦数。

辨证要点　本证以发病急暴，病情凶险，壮热不退，呕吐谵妄，剧烈头痛甚至昏迷与抽搐等疫毒迅速化火，内陷厥阴心肝之证为要。脑型疟疾为此证候。

治法主方　截疟辟秽，清热解毒。清瘴汤为主方，配合各种对症急救。

方药运用　常用药：柴胡、黄芩、黄连、青蒿、生石膏（先煎）、知母、常山、法半夏、竹茹等。若热盛伤津，舌质深绛者加生地黄、玄参、石斛；大便干结，舌苔垢黑者，加生大黄泄热通腑；呕吐急剧者，急用玉枢丹；壮热惊厥者用安宫牛黄丸。若湿浊偏重，恶寒较著，汗少胸痞，呕吐腹泻苔白腻者，用加减不换金正气散加减。

3. 久疟（包括劳疟）

证候表现　疟疾迁延日久，遇疲劳易发作，发时寒热不显著，倦怠无力，食少自汗，形体消瘦，面色萎黄，左胁下痞块。

辨证要点　本证以病程长，遇劳则发，伴气血两虚及左胁下痞块（脾肿大）为要点。多见于疟疾日久，由疟邪久恋，耗伤气血所致。

治法主方　截疟祛邪，益气养血，化瘀散结。鳖甲煎丸加减。

方药运用　常用药：人参、阿胶、白芍、柴胡、桂枝、鳖甲、牡蛎、丹参等。若伴食少便溏，可予参苓白术散加减；血虚明显加鸡血藤、枸杞子等。

【其他疗法】

一、中药成药

1. 青蒿素　用于治疗抗氯喹恶性疟。临床治疗收效迅速，比较安全，无不良反应，但再燃率较高。

2. 青蒿琥酯片　用于截疟。能迅速控制疟疾发作，并适用于脑型疟及各种危重疟疾的抢救。未见显著副反应，复燃率较低。

3. 蒿甲醚油剂注射液　用于截疟。适用于各类疟疾的治疗，包括抗氯喹恶性疟的治疗，如恶性疟和间日疟。

二、针灸疗法

1. 常用穴位　①大椎（陶道交替）、肝俞（膈俞交替）、足三里。②大椎、足三里。③大椎（陶道）、内关（间使）。可任选其中一组，于发作前2～3小时针刺截疟，取中强或强刺激，适当留针。

2. 针刺“疟疾穴”（疟疾穴位于8、9胸椎之间的正中线上）。针刺方法：患者取坐位，用普通针灸针，在疟疾发作前1～2小时进行，针刺深度为0.5～0.8cm，行强刺激后留针2～3分钟。

三、西医疗法

1. 抗疟药物治疗　大致分为3类：①主要用于控制临床症状，如氯喹、奎宁、青蒿素等。②主要用于控制复发和传播，如伯氨喹啉等。③主要用于预防疟疾的感染，如乙胺嘧啶等。

(1)氯喹:一般常规为3日疗法,首次量为10mg/kg(最大不超过600mg),6小时后再服1次,5mg/kg,24小时后再服用5mg/kg,48小时后服最后1次,为5mg/kg。亦可用较小剂量和较长疗程,如每次用7mg/kg,第1日连服3次,每8小时1次,以后每日1次,共服4～5日。对昏迷患者可静脉滴注。完成疗程后继服伯氨喹啉。

(2)奎宁:一般常用硫酸奎宁、重硫酸奎宁或盐酸奎宁,注射用二盐酸奎宁。口服:1岁以下按每月龄0.01g计算,每日总量不超过0.1g;1～10岁按每周岁0.1g计算;10～15岁按每日1.0g计算。每日量分3～4次服,连用1周。因奎宁味苦,婴儿不易吞服,可改用无味奎宁,每次剂量应增加1倍。必要时可用复方奎宁或二盐酸奎宁深部肌内注射,用量为口服量的一半。服完奎宁后应继用伯氨喹啉1个疗程。

(3)伯氨喹啉:每片13.2mg。2岁以下每天半片、3～5岁每天1片、6～10岁每天2片、10～15岁每天两片半。连服8天。每天量分2～3次服。如有溶血症状出现,立即停药,给对症治疗。

(4)乙胺嘧啶:主要作为预防用药,一般与氯喹同服。每隔10～14天口服乙胺嘧啶1次,年长儿为25mg,学龄前儿童为12.5mg,同时加氯喹0.25～0.5g。在休止期预防服药时,常与伯氨喹啉配合服用。

2. 一般治疗 发作时卧床休息。注意营养,纠正贫血等。

3. 对脑型疟疾的救治 抢救严重患者时,以青蒿素类药为首选。脑型疟疾发作凶险,症见壮热、烦躁、神昏、抽搐、肢厥、脉细数,甚至脉沉细欲绝,体温、血压不升等。西药以控制高热和惊厥等对症治疗,并参阅感染性休克及中枢性呼吸衰竭的救治。

【预防护理】

一、预防

1. 控制传染源 患者和带虫者为传染源,应及时抓紧治疗。在疟疾休止期,尤其是在每年蚊虫生长期以前,应进行预防投药,对有一二年疟疾病史者和带虫者进行预防治疗,可以达到减少患者的再燃或复发,消灭传染源的目的。中药预防方:常山3000g,半夏、陈皮各125g,共研细末;另用常山1500g,蜀漆1000g,煎浓汁,再以生姜160g捣汁后调和,泛为丸如绿豆大。每日1次吞服3g,于7、8、9月每月连服6日。

2. 切断传播途径 疟疾的传播媒介是按蚊,故灭蚊在防治疟疾方面具有重要意义。

3. 保护易感人群 无免疫力的人群称为易感人群,如幼儿,尤以半岁到3岁,非严重流行区或非流行区的外来人群,在他们进入疟区时,应及时进行预防投药以控制暴发性的流行。

二、护理

1. 患儿宜多饮开水,半流质饮食,忌生冷油腻,食营养丰富而易于消化之品。

2. 寒战时衣被不宜过厚,以免消耗体力;发热时不宜吹风贪凉,以免受寒复感外邪。

3. 服药要按时,并注意观察有无药物反应。

【文献选录】

《小儿卫生总微论方·疟病论》:"疟病者,由夏伤于暑,客于肤里,致肌腠虚隙,至秋又寒湿乘之,动前暑热,邪正相搏,阴阳交争,会遇有时,更相胜负,阳胜则发热,阴胜则发寒,阴阳互胜,则发寒热。热则烦躁闷乱,寒则懔慄战悚。阴阳会遇,交争已过,邪正相离,则寒热俱歇。若邪动气至,又复发作。故疟休作有时也。其发晏者,邪正会遇迟也。其发朝者,邪正会遇早也。其间日发者,邪气入深而行差迟,不能日作,故间日乃发也。"

《肘后备急方·治寒热诸疟》:"青蒿一握,以水二升渍,绞取汁尽服之。"

《保婴撮要·诸疟》:"寒疟宜温,温疟宜和,瘅疟宜清,夹痰则行痰,兼食则消食,劳疟宜安,暑疟宜解,鬼疟宜祛,瘴疟宜散,此亦其略也。更以详言之,则热多寒少者,小柴胡汤。寒多热少者,清脾饮子。无汗者,桂枝麻黄各半汤。有汗者,柴胡桂枝汤。瘴疟者,四兽饮。疟母者,鳖甲饮。"

《幼幼集成·疟疾证治》:"疟疾之证,始而呵欠,继而足冷,面色青黄,身体拘急,战栗鼓颔,腰脊俱痛,寒去未已,内外皆热,头痛而渴,但欲饮水,呕恶烦满而不嗜食者,皆其候也。由小儿脾胃素弱,邪气得以乘之,虽有寒热虚实之不同,然要不离乎脾胃。其证亦有五,乃风、寒、暑、湿、食也。治法之要,宜分初、中、末而治之。初则截之,谓邪气初中,正气未伤,略与疏解,即驱之使去,不可养以为患也。中则和之,谓邪气渐入,正气渐伤,或于补中加截药,或于截药加补药。务适其中,以平为期。末用补法,谓邪久不去,正气已衰,当补其脾胃为主,使正气复强,则邪不攻自退矣。"

【现代研究】

一、流行病学研究

疟疾是人类疟原虫感染所引起的寄生虫病,多发于夏秋季节,临床以反复发作的间歇性寒战、高热,继之出大汗后缓解为特点。据 WHO 报道全球近 30 亿人受其影响,每年有 20 万~25 万人死于该病[1]。因此,寻找治疗疟疾的有效方法,无疑具有重要的临床和社会价值。

二、治疗学研究

黄建荣等用青蒿素类药物(青蒿琥酯、蒿甲醚、科泰新)在中非共和国友谊医院治疗恶性疟疾 478 例,总有效率为 93.5%,疟原虫转阴率达 83.6%,临床疗效及病原学疗效均满意。说明青蒿素类药物对恶性疟疾具有高效、速效等特点,与有关文献的报道一致。3 种药物中科泰新 24 小时体温正常率及平均退热时间较短,可能与该药血浆半衰期为 1.57 小时,用药后 1.33 小时血浓度即达高峰有关。但青蒿琥酯及蒿甲醚有效率高达 98.1%及 97.5%,因而也具有重要的临床应用价值[2]。

邓长生等报道用青蒿素哌喹片治疗间日疟 62 例。采用成人总量 4 片 2 天疗程的给药方案治疗,观察近期治愈率、近期复发率以及平均原虫复燃天数等有效性指标,并评价其安全性。结果 62 例患者经治疗后临床症状较快缓解,平均原虫转阴时间为(60.7±23.9)小时,平均退热时间为(14.1±7.8)小时,其中 54 例完成 28 天观察,近期治愈率为 94.4%(51/54 例),近期复发率为 5.6%(3/54 例)。本组病例对青蒿素哌喹片的耐受性良好,仅有少数患者出现恶心、呕吐,且为自限性,比较服药前与服药后第 7 天的血液、生化、心电图等指标,未发现有明显的毒性。结论认为青蒿素哌喹片治疗间日疟,具有高效、速效、副反应少等优点,值得临床推广应用[3]。

李晋青采用针刺治疗非洲恶性疟疾后遗症。经抗疟治疗,疟原虫转阴,遗留头痛、失语、颈项强直、眩晕、恶心、呕吐、厌食等症状。选穴百会、风池、太阳、足三里、三阴交。颈项强直配风府、大椎;失语配廉泉、哑门;恶心、呕吐配中脘、脾俞;年老体弱配腰阳关、肾俞。操作手法:患者取坐位或卧位,局部皮肤常规消毒,选 35 号 0.5~2.5 寸毫针,快速进针,捻转提插行针至得气。根据病情虚实,选用补、泻的针刺手法,每 5 分钟行针 1 次,每针 30 分钟,每日针 1 次,6 次为 1 疗程。共治疗恶性疟疾后遗症 180 例,效果满意[4]。

陈燕鸣针刺治疗非洲恶性疟疾致疼痛 110 例,效果显著。主穴为大椎、大杼、风池、合谷、丘墟、百虫窝(经外奇穴,屈膝,在大腿内侧,髌底内侧端上3寸,即血海上1寸)。配穴:头痛加太阳、印堂、列缺;腰背痛加肾俞、大肠俞、腰俞;上肢痛加臂臑、曲池、液门;下肢痛加环跳、阳陵泉、中封;膝关节痛加内外膝眼、膝阳关、曲泉。操作方法患者取坐位或仰卧位,局部用75%的酒精消毒。头、背部穴选用30号0.5寸毫针,其他部位均用28号1~3寸毫针,快速进针,捻转提插至得气,平补平泻。一般隔日1次,痛甚者每日1次,每次行针20~30分钟,6次为1疗程。治疗2个疗程后,评定疗效。110例中,痊愈89例,占80.9%;显效21例,占19.1%。总有效率达100%[5]。

林桂君采用针灸配合西药治疗非洲儿童疟疾,并设立对照组随机对照观察。西药组选用二硫酸喹啉进行治疗。观察组在西药的基础上加用针灸治疗,穴取大椎、间使、三阴交、足三里、太溪、合谷。3岁以下患儿不留针,3岁以上患儿留针15分钟。感冒型配风池、曲池;非典型配百会、四神聪及阿是穴;胃肠型配中脘、天枢;脑型配水沟、内关;属气血双亏型者针刺后加艾条雀啄灸,至皮肤微红;如高热不退,可选十宣穴放血治疗。所有穴位除单侧外,均取双侧,每日1次,7天为1疗程。经观察观察组疗效明显优于对照组,经统计学处理具有显著差异[6]。

龚秀杭点刺四缝穴配合药物治疗小儿疟疾取得了满意的疗效。取穴四缝穴;常规消毒皮肤后,医者以左手逐个将患儿近端指关节捏紧,用28号毫针点刺约1分深后出针,挤出少许淡黄色透明液体或血液。隔日点刺1次,针3次评定疗效。药物用磷酸氯喹片,按每次12.5mg/kg剂量,第一天2次,第二天和第三天各服1次的3日疗法服用[7]。

王文英针灸治疗疟疾患儿贫血。患儿从入院起进行针灸治疗,取穴三阴交、足三里、太溪、合谷。根据辨证分型,属湿热内阻型者施泻法针刺,3岁以下患儿不留针,3岁以上患儿留针15分;属气血双亏型者针刺后加艾条雀啄灸,至皮肤微红,每次两穴,隔日交替进行。疟疾患儿1周即可出院,开始的1周每日针灸1次,以后门诊隔日1次,共维持治疗4周。其结果进一步说明了针灸有明显刺激机体造血的作用[8]。

现代参考文献

[1] Surveillance of antimalarial drugs resistance WHO Regional Office For The Western Pacific Report 16-17 October 2000.

[2] 黄建荣,俞雪珍,恩加惠·艾里.青蒿素类药物治疗恶性疟疾临床疗效观察[J].浙江医学,2002,24(9):568-569.

[3] 邓长生,谈博,徐颖,等.青蒿素哌喹片治疗间日疟62例临床报道[J].广州中医药大学学报,2008,25(3):204-206.

[4] 李晋青.针刺治疗非洲恶性疟疾后遗症180例[J].中国针灸,1998(4):204.

[5] 陈燕鸣,李研.针刺治疗非洲恶性疟疾致疼痛110例[J].中国针灸,2001,21(8):507-508.

[6] 林桂君,FatúCamará.针灸配合西药治疗非洲儿童疟疾的随机对照观察[J].中国针灸,2007,27(11):859-861.

[7] 龚秀杭.点刺四缝穴配合药物治疗小儿疟疾[J].针灸临床杂志,1998,14(11):41-42.

[8] 王文英.针灸治疗疟疾患儿贫血的动态观察[J].中国针灸,1999(1):8-10.

(尹东奇　韩新民　苏树蓉)

第八节　阿米巴病

【概述】

阿米巴病是溶组织内阿米巴原虫(亦称根足虫)引起的传染病。有肠道阿米巴病与肠道外阿米巴病之分。肠道阿米巴病以起病缓慢、便下含黏液脓血便、里急后重不显、病程较长等为主要临床特征，亦称阿米巴痢疾；肠道外阿米巴病主要为阿米巴肝病，包括阿米巴肝炎和阿米巴肝脓肿。本病一般呈慢性反复发作，迁延不愈，可影响小儿生长发育。而其少数暴发型可引起肠出血、肠穿孔甚至死亡。是寄生虫致死人数中继疟疾和血吸虫病之后的第3位，对小儿健康威胁较大。

阿米巴病无明显季节性。任何年龄均可发生，小儿随年龄渐长而感染率渐增，发病高峰在10～14岁。呈世界性分布，有10%的世界人口感染，以热带和亚热带地区好发，我国南北各地均有发生。其流行与环境卫生关系很大，经济不发达地区，由于营养缺乏，卫生条件差，阿米巴病较常见，一般农村多于城市。

阿米巴痢疾属中医学痢疾范畴；肠道外阿米巴病属中医学胁痛、肝痈等证范畴。故在中医古籍中有关肠澼、下利、痢疾、肝壅（痈）等病证中有对本病症状的相似记载。《金匮要略》中的白头翁汤、桃花汤等，至今仍为治疗阿米巴痢疾的有效方剂。

现代对本病的致病病因、传播途径、发病机制等有了更清楚的认识。中西医结合治疗亦提高了本病的治疗水平。

【病因病理】

一、病因

通过污染的水源、食物等食入溶组织内阿米巴包囊所致。

溶组织内阿米巴可分滋养体和包囊两期。其滋养体（亦称活动体）存在于患者的粪便和肠组织中，如果不能侵入肠组织，滋养体就会变成包囊，由粪便排出。包囊可以通过污染的食物、水源等再入人体，到回肠下段或回盲部位即破囊而出，自一个阿米巴分裂繁殖成为许多滋养体。滋养体排泄一种溶蚀组织的物质，侵入肠壁而发为阿米巴病。带囊者和慢性患者为主要传染源。

二、病理

溶组织内阿米巴原虫主要侵犯大肠，偶亦涉及回肠下部，破坏肠组织致大便下脓血，且血多脓少。若病原虫经门静脉到达肝脏，可发生肝炎和肝脓肿；甚可由肝转移或经血循环直接入肺、脑而形成脓肿。

中医学认为：食入（染有阿米巴包囊）不洁之物后，积滞内阻，碍滞脾胃正常纳运功能，水谷反滞，蕴湿化热，湿热交阻于肠致大肠传导失司，通降不利，并灼伤血络而见腹痛、痢下赤白等症。若反复发作，病程日久，脾气衰困甚至脾肾阳虚而转为休息痢。若湿热壅滞于肝，气血凝滞甚至肉腐血败而见寒战壮热，右胁下胀满疼痛等症。若患儿体质素虚或感邪太重，邪毒炽盛，壅滞肠腑，内陷心肝则病起急暴，寒战壮热，痢下无度，甚至神昏谵语，内闭外脱而亡。

【诊断与鉴别诊断】

一、诊断要点

1. 发病大多缓慢，一般情况尚可，或仅表现为消化不良，常反复发作。

2. 阿米巴痢疾的典型大便呈暗红猪肝酱状或暗红色血便，腥臭。

3. 肝阿米巴病有不规则发热，肝区持续疼痛，肝肿大，压痛明显。

4. 大便或脓肿抽出物发现典型的阿米巴滋养体即可确诊。若发现小滋养体及包囊表明已受到感染。

二、鉴别诊断

1. 阿米巴痢疾应与细菌性痢疾鉴别。细菌性痢疾起病急，全身症状重，大便次数多量少，脓多血少，里急后重明显，大便培养可得痢疾杆菌。

2. 阿米巴肝病应与胆道蛔虫症、胆囊炎、细菌性肝脓肿及膈下脓肿、病毒性肝炎等鉴别。

【辨证论治】

一、证候辨别

1. 辨肠阿米巴病、阿米巴肝病　肠阿米巴病主要表现为阿米巴痢疾，大多为普通型，表现为起病缓，急者偶见，婴幼儿大便次数较多呈消化不良状；年长儿为含黏液脓血便，脓少血多，或呈血便样，里急后重不显，病程较长，有反复发作倾向；少数暴发型起病急，易伴恶寒发热，且易并发肠出血、肠穿孔而危及生命。阿米巴肝病早期有畏寒、发热，后期肝大、压痛，而多无腹泻史。

2. 辨阿米巴痢疾之寒热虚实　主要根据起病缓急，病程长短，邪正盛衰及痢下颜色，里急后重显著与否，舌苔、脉象等来辨别。一般普通型属湿热痢范畴，若迁延日久则归为休息痢，属寒热虚实错杂之证，暴发型多属实、属热证候。

3. 辨阿米巴肝病有脓无脓　若高热寒战，右胁下疼痛拒按，扪之坚硬或有波动感，多为肝脓肿已成(B超检查可助确诊)。

二、治疗原则

以杀虫治疗为主，并分清病位及证候寒热虚实辨证治疗。

三、分证论治

(一)肠阿米巴病

1. 湿热痢

证候表现　起病缓，大便次数较多呈消化不良状，含黏液及脓血，脓少血多，有腐败腥臭，有时腹泻与便秘相间，里急后重不显，病程较长；偶有发病急，恶寒壮热，呕吐，大便呈血水样，奇臭，日数十次，伴里急后重，甚至失禁，常伴面色苍白、嘴唇樱红、喘促不宁，脉细欲绝。

辨证要点　本证起病缓者为阿米巴痢疾普通型，常见，病程较长、黏液脓血便、脓少血多、里急后重不显。偶见发病急者，为阿米巴痢疾的暴发型，恶寒壮热、大便呈血水样、奇臭等症。

治法主方　以杀虫为主，配以清热解毒化湿止痢。白头翁汤加减。

方药运用　常用药：白头翁、黄连、黄柏、黄芩、秦皮、地榆、木香、马齿苋、赤芍等。腹胀呕吐者加厚朴、竹茹，或用玉枢丹；恶寒发热者加柴胡、葛根；若见面色苍白、嘴唇樱红、喘促不宁、脉细欲绝等邪盛正衰之症，当配以必须的中西医结合救治。

2. 休息痢

证候表现　大便黏液及脓血时发时止，里急后重不显，多伴有神疲乏力，食欲不振，腹部隐痛，畏寒怕冷，四肢欠温，舌淡苔白，脉细或弦细。

辨证要点　本证多见于阿米巴痢疾慢性迁延型。为邪滞日久，湿热积滞内恋而脾之气阳虚衰的寒热虚实错杂之证，以利下脓血时发时止、里急后重不显为要；若日久迁延，阳气式微，还可进一步转化为虚寒痢。

治法主方　痢发时清肠化湿，调气活血，以白头翁汤加减；痢止时以健脾和胃或温补脾肾为主，并配以杀虫治疗，资生健脾丸加减。

方药运用 常用药：白头翁汤加减同前。资生健脾丸：人参、白术、扁豆、甘草、茯苓、薏苡仁、枳实、木香、山楂、神曲、麦芽、黄连等。杀虫可用鸦胆子，总剂量为鸦胆子仁3粒/kg，分6～10日服完，每日量分3次，装入胶囊，饭后吞服。本品对胃肠及肝肾有损害，不宜久服。

若迁延日久，损伤脾肾之阳见痢下清稀及其他全身阳虚之证，可以桃花汤合真人养脏汤加减。

（二）阿米巴肝病

1. 肝胆湿热

证候表现 发热恶寒，恶心呕吐，右胁下胀痛，大便臭秽或有脓血，小便短赤，舌红，苔黄腻，脉弦数。

辨证要点 本证以右胁下胀痛，伴寒热和脾胃见症为要，因湿热郁于肝胆，肝气郁滞所致。此证型多见于阿米巴肝炎。

治法主方 清热除湿，疏肝利胆，配以杀虫。以茵陈蒿汤合柴胡疏肝散加减。

方药运用 常用药：茵陈蒿、山栀、柴胡、枳壳、白芍、黄芩、连翘、冬瓜仁等。下痢脓血者加白头翁、马齿苋。杀虫可用鸦胆子（用法见前）。

2. 湿热成痈

证候表现 寒战高热，右胁下疼痛拒按，扪之坚硬或有波动感，口渴尿赤，舌红，苔黄腻，脉滑数或弦数。

辨证要点 湿热蕴结于肝，致气血凝滞，壅积而腐成痈脓，以右胁下痞块（肝大）坚硬或有波动感伴寒战高热为要点。

治法主方 清热解毒，活血排脓，配以杀虫。五味消毒饮合仙方活命饮加减。

方药运用 常用药：忍冬藤、野菊花、蒲公英、防风、浙贝母、赤芍、当归尾、天花粉、柴胡、龙胆草、败酱草、冬瓜仁等。杀虫可用鸦胆子（用法见前）。

【其他疗法】

一、中药成药

1. 香连丸 用于湿热痢。

2. 参苓白术散 用于休息痢。

二、单方验方

紫皮大蒜，每日服6g，10日为1个疗程。或用10%大蒜浸出液50～100ml，每晚保留灌肠，10日为1个疗程。用于阿米巴痢疾。

三、西医疗法

1. 甲硝唑（灭滴灵） 为首选药。儿童剂量35～50mg/(kg·d)，每日最大量为2250mg，分3次口服。阿米巴痢疾连服5～7日为1个疗程，阿米巴肝病以10日为1个疗程。大剂量可致畸、致癌变等。

2. 吐根碱 每次2～5岁5～20mg、5～10岁30～45mg，1日1次，深层皮下注射。亦可按1mg/(kg·d)计算，分1～2次注射，若无不良反应可继用8～10日。用于重症阿米巴痢疾不能服药者。年幼或兼患其他重病者，或并发营养不良、贫血者，开始量宜小，以后逐渐加大。每次用药前测血压和脉搏。经吐根碱治疗急性症状消失后，可口服喹碘仿或其他碘剂，以肃清感染。

3. 巴龙霉素 2.5万～5万U/(kg·d),分3～4次服,以5～10日为1个疗程,需2～3疗程,可与吐根碱同时应用。只用于肠阿米巴病,对肠道外阿米巴无作用。

4. 喹碘仿(药特灵) 可口服也可灌肠。口服剂量每次20～25mg/kg,1日3次,连服8～10日。灌肠剂量为1～2g,溶于100～200ml生理盐水内,保留灌肠,1日1次,连用8～10日。口服和灌肠间日交替,共治8～10日。用于慢性期或复发病例的治疗。该药为有机碘制剂,对阿米巴活动型及包囊均有效,但对肠道外感染无效。

5. 磷酸氯喹 剂量每次10mg/kg,1日2次,连服2日,以后每日减为1次,连服2周或更久。主要用于阿米巴肝病,可与灭滴灵轮换应用。如氯喹无效,可用吐根碱,剂量同上。

【预防护理】

一、预防

1. 治疗患者和带囊者,控制传染源。

2. 管理粪便,提倡无害化施肥,保护水源不被粪便污染。

3. 注意饮食卫生,消灭苍蝇和蟑螂,养成饭前洗手的卫生习惯。

4. 加强对幼托机构服务人员、饮食服务行业人员的健康检查,发现有感染者要及时离岗治疗。

二、护理

1. 药物治疗量要足,疗程够,治疗要彻底。

2. 注意观察服药后的反应。

3. 注意饮食调养,并根据不同类型进行不同的饮食护理。

【文献选录】

《小儿卫生总微论方·八痢论》:"小儿气血怯嫩,藏腑软弱,因触冒风寒,饮食冷热,以邪干正,致脾胃不和,凝滞停积,蕴毒结作,或水谷不聚,或脓血纯杂,变而为痢。其候有八……八曰休息痢,谓下血黑黯中有白物,如肠中之脂,或如烂鱼肠之状,此肠胃溃伤,患者更休爱惜,故以名之,亦名休息者,谓患即无休息而至死也。"

《幼科全书·痢疾》:"凡痢赤白日久,人事虚弱,原未经下者,若下之则人事虚空,不可损其不足;若不下,则其积不去而难愈,只用保和丸连服数次,以腹痛愈为度,后用香连丸调之。"

《保婴撮要·诸痢》:"钱仲阳云:泻痢黄赤黑,皆热也。泻痢青白,米谷不化,皆冷也。东垣云:白者湿热伤于气分,赤者湿热伤于血分,赤白相杂,气血俱伤也。海藏用四君、芎、归,治虚弱之痢;四君、干姜治虚寒之痢。余尝治手足指热饮冷者为实热,用香连丸。手足指冷饮热者为虚寒,用异功散送香连丸。"

【现代研究】

赵斌认为阿米巴痢疾多通过采集新鲜粪便找到阿米巴滋养体来诊断,但由于在送检的粪便中很难准确采到含有滋养体的标本,故有时不能得到阳性结果,以致被误诊为结肠息肉等疾病。结肠镜取活体组织检查常给患者带来痛苦,不易推广。用直肠指诊法可以用手指直接触及病变的溃疡处,能比较准确地采集到含阿米巴滋养体的标本,故可提高镜检的阳性率,值得推广[1]。

杨声坤等采用白头翁配合灭滴灵保留灌肠治疗肠阿米巴病疗效明显优于单纯西药治疗。治疗方法:采用中西药联用保留灌肠:白头翁30g,煎汤100ml,配以灭滴灵片0.8g(研碎)、654-2注射液10～20mg灌肠,每晚睡前1次,尽量保持2小时以上[2]。

幸平以清热解毒、凉血止痢为主要治疗原则，选用治疗白头翁汤加味取得良好疗效。方法如下：内服白头翁汤加味：白头翁 30g，黄连 9g，黄柏 12g，秦皮 9g，败酱草 15g，金银花 12g。1 日 1 剂，水煎，早晚分服，此为成人剂量，小儿酌减。伴发热者加葛根 12g，黄芩 12g；便血多者加赤芍 12g，地榆 15g。煎剂保留灌肠：白头翁 40g，连翘 15g，山栀 12g，秦皮 10g，大蒜子 15g，加水 400ml，煎成 100ml，保留灌肠，1 日 2 次。此方法临床上疗效好且无明显副作用，药源充足，方法简单，比较适合于农村医院使用[3]。

傅桂茂等应用中药内服加味白头翁汤，外敷消痈散治疗阿米巴肝脓疡患者，获得较好疗效。加味白头翁汤组成：白头翁 25g，黄连 10g，黄柏 10g，秦皮 10g，天花粉 20g，白芷 10g，薏苡仁 15g，丹参 12g，柴胡 6g，白芍 10g，郁金 10g，甘草 6g。1 日 1 剂，水煎 2 次取汁分服。发热者，加龙胆草 10g、败酱草 30g、连翘 15g，热甚者可早晚各服 1 剂；食欲不振、苔腻者，加藿香 10g；热退体虚、形体瘦弱、面色萎黄者，加黄芪 30g、当归 10g。消痈散组成：黄柏 30g、大黄 30g、芒硝 90g、芙蓉花 30g，共研细末，拌匀备用。根据脓肿部位大小，取适量以陈醋调制成超出脓肿范围 2～3cm，厚 0.5cm 左右的糊状圆饼块外敷于脓肿部位，然后外用纱布盖上，胶布固定[4]。

参考文献

[1] 赵斌．直肠刮拭物诊断阿米巴痢疾 28 例分析[J]．检验医学，2006，21(3)：295.

[2] 杨声坤，王全让．白头翁配合灭滴灵保留灌肠治疗肠阿米巴病疗效观察[J]．中国社区医师，2004，20(5)：39-40.

[3] 幸平．白头翁汤加味治愈阿米巴痢疾 30 例临床观察[J]．中国乡村医药，2000，7(1)：13-14.

[4] 傅桂茂，罗筱春．中药内服外敷治疗阿米巴肝脓疡 18 例[J]．江西中医学院学报，1998，10(4)：166.

(尹东奇　韩新民　苏树蓉)

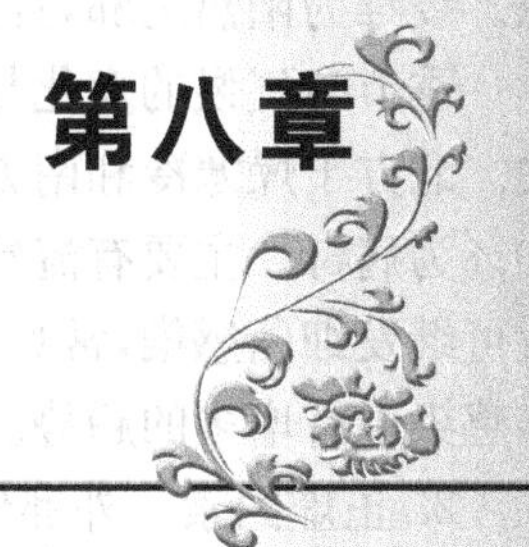

第八章

肺 系 病 证

第一节 感 冒

【概述】

感冒是由于感受外邪所致的临床以发热、头痛、喷嚏、流涕、咳嗽为特征的小儿常见外感性疾病，亦称“伤风”。根据发病特点和流行趋势，又将感冒分为普通感冒和时行感冒，前者邪浅病轻，四时皆可发病，后者邪深病重，为时行邪毒所致，具有传染流行的特点。

感冒的发病率居高不下，占儿科门诊疾病的首位。婴幼儿的发病率更高。本病一年四季均可发病。以冬春两季多发，在季节变换或气候骤变时更易发病，时行感冒常可造成一定区域的流行。

小儿感冒的特点是易出现兼夹证，特别是婴幼儿、体弱年长儿感冒时容易出现夹痰、夹滞、夹惊证候。

古代医学文献中关于感冒的论述很多，《内经》中已认识到感冒主要是外感风邪所致。《小儿药证直诀》发《内经》之微，首提“伤风”之名，并着重阐述了伤风的症状、治法、方药以及兼夹证等。杨仁斋《直指方》首先提出了“感冒”之名，并对其病因和症状做了精辟的论述。《婴童百问·第五十二问》指出了小儿患热性病易夹食、夹惊的特点。《幼科释谜》认为感冒是由于感浸外邪引起，病情较轻浅，通过发散祛邪，病可痊愈。《幼幼集成》对感冒的表热与里热进一步加以区别。

感冒在西医泛指急性上呼吸道感染，系由各种病原引起的上呼吸道炎症，简称“上感”。时行感冒为流行性感冒，简称“流感”。主要侵犯鼻、鼻咽、咽部。如某一局部炎症特别突出，即按该炎症处命名，上感是鼻、鼻咽和咽喉部急性炎症的总称。

本病一般预后较好，多数患儿于1周左右恢复。如感染向下蔓延可致气管炎、支气管炎及肺炎。溶血性链球菌引起的上感可引起急性肾炎、风湿热等，应给予足够的重视。

【病因病理】

一、病因

小儿感冒常见的病因有外感因素和正虚因素。小儿脏腑娇嫩，肌肤藩离不密，卫外功能不固，加之寒暖不知自调，当四时气候骤变，冷暖失常之时，易受外邪侵袭，罹患感冒。

1. 外感因素　主要病因是感受外邪，以风邪为主，风邪多与四时之气合而伤人，冬季多风寒，春多风热，夏季多夹暑湿，秋季多兼燥气，风夹寒、热、暑、湿、燥等外邪袭表，但一般以风寒、风热二者最为常见。亦常有感受时行疫毒所致者。若四时之气失常，“春时应暖而反寒，夏时应热而反冷，秋时应凉而反热，冬时应寒而反温”，非时之气夹时行疫毒伤人，则更易引起发病。小儿寒热失常，衣被增减失宜，或坐卧当风，或更衣脱帽沐浴当风，卒然受邪为患。疫毒为阳热之邪，且互相传染，故可造成流行。

季节与气候的变化与感冒的发生关系密切。感冒与气候干燥、潮湿、寒冷及温暖季节有关。北方干燥寒冷和南方温暖潮湿的季节发病率高。根据病原学研究证实，感冒的病原体90%为病毒。主要有流感病毒、副流感病毒、鼻病毒、呼吸道合胞病毒、腺病毒等。病毒感染后可继发细菌感染，常见细菌为溶血性链球菌、肺炎双球菌、流感杆菌等。近年来，肺炎支原体感染也有增多的趋势。

2. 正虚因素　外邪侵犯人体是否引起发病，关键在于正气之强弱。当小儿卫外功能减弱，肺卫调节失司而外邪侵袭时，则易感邪发病；若体质偏弱，卫表不固，稍不谨慎，吹风受凉之后，则可见体虚发热。在禀赋素质有所偏差失调的情况下，最易内外因相合而引起发病。正如《幼科释谜·感冒》所云："感冒之原，由卫气虚，元府不闭，腠理常疏，虚邪贼风，卫阳受摅"。

由于婴幼儿鼻腔短，无鼻毛，后鼻道、咽喉部狭窄，黏膜柔嫩，血管丰富，呼吸道的非特异性和特异性免疫功能均较差等呼吸道解剖和生理特点，故易患呼吸道感染。若加上营养不良、空气污染、阳光不足等，均可使机体抵抗力降低而易为病毒、细菌侵入而发为感冒。

二、病理

1. 病变部位在肺卫　感冒的主要病变部位在肺卫，但随着病情发展，常可累及肝脾。肺居膈上，上接气道、喉咙，与鼻相通，为脏腑华盖。肺叶娇嫩，不耐寒热，易被邪侵，故称"娇脏"。肺主气，司呼吸，主宣发肃降，外合皮毛，职司卫外。外邪从口鼻、皮毛侵入，卫阳被遏，则见恶寒、发热、头痛、身痛。鼻为肺之窍，咽喉为肺之门户，外邪循经上犯则鼻塞流涕，咽喉红肿。外邪直侵犯肺，则肺失宣肃，气机不利而见咳嗽。正如《婴童百问·伤寒咳嗽伤风》所云："然肺之气应于皮毛，肺为五脏华盖，小儿感于风寒客于皮肤，入伤肺经。"说明小儿感冒病位主要在肺。

小儿感冒亦常累及肝脾等脏。感冒初起，肺失清肃，气机不利，肺为水之上源，加之小儿肺常不足，则津液凝聚为痰，以致痰阻气道，呼吸不利而形成小儿感冒夹痰。小儿脾常不足，饮食不知自节，感冒之后，往往影响脾胃腐熟运化功能，以致乳食停滞不化，阻滞中焦，形成感冒夹滞。小儿神气怯弱，筋脉未壮，加之肝常有余，若风邪入里化热，火热熏灼，则每易出现热扰神明、引动肝风，发生抽搐，此为感冒夹惊。

2. 病理主因为风邪　风邪为感冒的主要病理因素。风为百病之长，风邪常兼夹寒、热、暑、湿等病理因素为患，病理演变上可见兼夹热邪的风热证、兼夹寒邪的风寒证及兼夹暑湿的湿困中焦脾胃升降失司。

3. 病机属性分虚实　小儿乃稚阴稚阳之体，脏腑在趋于成熟过程之中，卫外功能未固，抵抗能力薄弱。若先天不足或后天喂养不当则正气更虚，或遇四时气候骤变，冷热失常则更易感受外邪而发病。一般而言，风寒、风热、暑湿感冒多为实证；反复感冒或久治不愈，迁延日久者则以正虚为主。

4. 病情演变重寒热　小儿乃稚阴稚阳之体，故外感风邪，多易入里化热，热多于寒。辨证时对咽喉红肿者，即使舌苔薄白，也要考虑为风热证，纵有寒象亦以寒包热郁者多见。风热证固为多见，但由于小儿"脏腑薄，藩篱疏，易于传变，肌肤嫩，神气怯，易于感触"(《温病条辨·解儿难》)。风寒证也易寒从热化，或热为寒闭，形成热证或寒热夹杂证。因此小儿感冒重在辨清寒热。

【诊断与鉴别诊断】

一、诊断要点

1. 气候骤变,冷暖失调,或与感冒患者接触,有感受外邪病史。

2. 以发热恶寒、鼻塞流涕、喷嚏等症为主,多兼咳嗽,可伴呕吐、腹泻或高热惊厥。

3. 病原学检查　鼻咽或气管分泌物病毒分离或桥联酶标法检测,可进行病毒学诊断。咽拭子培养可有病原菌生长;链球菌感染者,血中抗链球菌溶血素"O"(ASO)滴度增高。

4. 血常规　白细胞总数正常或减少,中性粒细胞减少,淋巴细胞相对增多,单核细胞增加。

5. 两种特殊类型的感冒

(1)疱疹性咽峡炎:为柯萨奇A组病毒所致。好发于夏秋季。表现为高热、流涎、咽痛,咽腭弓、悬雍垂、软腭等处可见2～4mm大小的疱疹,周围红晕,疱疹破溃后形成小溃疡。

(2)咽结合膜热:为腺病毒所致。好发于春夏季。多呈高热,咽痛,眼部刺痛,咽部充血,一侧或两侧滤泡性眼结合膜炎,颈部、耳后淋巴结肿大。

二、鉴别诊断

1. 急性传染病早期:多种急性传染病的早期都有类似感冒的症状,如麻疹、百日咳、水痘、幼儿急疹、流行性脑脊髓膜炎等,应根据流行病学史、临床特点、实验室检查等加以鉴别。

(1)麻疹:见于未发过麻疹或未接种过麻疹减毒活疫苗者。临床特征有发热、咳嗽、流涕、白睛红赤、怕光、泪水汪汪,有麻疹黏膜斑。

(2)风痧:临床可见轻度发热、咳嗽,继而出现淡红色丘疹,耳后和枕部淋巴结肿大、触痛。

(3)丹痧:发热,咽痛及充血,乳蛾可见渗出物。出疹时体温很高。皮疹呈红色点状,密集成片,颜面潮红而无皮疹,疹退后,可见脱皮。

(4)水痘:临床以发热,皮疹瘙痒且分批出现丘疹、疱疹、结痂为其特征。

(5)流行性乙型脑炎:症见高热抽搐,神昏,项强,婴幼儿可见前囟高凸,脑膜刺激征阳性。血白细胞总数及中性粒细胞百分率大都增高。脑脊液检查透明或微混,压力增高,白细胞计数多在$(50\sim500)\times10^6/L$,蛋白试验弱阳性,糖量正常或略高,氯化物正常。

2. 急性感染性喉炎(急喉瘖):本病初起仅表现发热、微咳,当患儿哭叫时可闻及声音嘶哑,病情较重时可闻犬吠样咳嗽及吸气性喉鸣。

【辨证论治】

一、证候辨别

1. 辨普通感冒与时行感冒　普通感冒有风寒感冒、风热感冒、暑湿感冒、体虚感冒等。辨证可从发病情况、全身及局部症状着手。冬春多风寒、风热感冒,夏秋梅雨季节多见暑湿感冒,小儿感冒日久或反复感冒则多为正虚感冒。风寒感冒多有一派风寒束肺之象;风热感冒有一派风热犯表证候;暑湿感冒可见高热不退或身热不扬,头痛倦怠,泛恶等;体虚感冒有先天不足或喂养失调或感冒反复发作的病史。时行感冒有明显的季节性,发病呈一定的流行性,全身症状一般较重,壮热嗜睡,汗出热不解,或汗出热解而后迅速复升,目赤咽红。或伴见乳蛾咽痛。

2. 辨兼夹证　风性轻扬又为百病之长,风邪常与他邪相伴为病,故感冒常见诸多兼夹证。若感冒咳嗽较剧,咳声重浊,喉中痰鸣,舌苔白腻,脉浮滑,为感冒夹痰;若见脘腹胀满,不思乳食,呕吐酸腐,口气秽浊,大便酸臭或腹痛腹泻,或大便干结,则为感冒夹滞;感冒兼见惊惕啼叫，睡卧不宁，甚或惊厥，舌尖红，脉弦数，则为感冒夹惊。

二、治疗原则

感冒治疗原则以解表为主，即疏风解表。如《幼科心法要诀·感冒门》曰："疏风解表莫从容。"小儿稚阴稚阳之体，发汗不宜太过，以免耗津伤液。根据寒热、暑湿的辨证，治法亦有辛温解表、辛凉解表和祛暑解表之别。小儿感冒易寒从热化，或热为寒闭，形成寒热夹杂证，单用辛凉汗出不透，单用辛温恐有助热化火之虞，故常辛温辛凉并用，并根据辨证不同而有所侧重。

有兼夹证者应标本兼顾，急则治其标，若单用解表药易汗出后复热，应佐以清热、化痰、消导、镇惊之品。体虚感冒患者，不宜过于发表，当益气养阴，佐以和解之法。时行感冒为疫毒内侵，多火毒炽盛，治以清热、解毒为主，佐以发表解肌之品。

感冒的治疗，还应注意多种疗法的选用和联合使用。除选用疏风解表的内服汤剂外，多种口服液、糖浆等剂型使用方便，患儿较易接受。药物外用、推拿、雾化吸入等方法亦可根据病情所需加以选用。

三、分证论治

（一）主证

1. 风寒感冒

证候表现　发热轻，恶寒重，无汗，精神不爽，鼻塞，流清涕，喷嚏，咯痰清稀，年长儿可诉肢体疼痛、头痛，口不渴，咽不红，舌质淡，苔薄白，指纹深红，脉浮紧。

辨证要点　本证有外感风寒病史，风寒外束肌表，卫表阳气受遏，肺气不宣，肺失清肃。主要表现恶寒，无汗，清涕，咳嗽，痰白清稀，咽不红，舌偏淡，苔薄白。

治法主方　辛温解表。葱豉汤加味。

方药运用　常用药：淡豆豉、葱白、桔梗、苏叶、荆芥、甘草。头痛加白芷、川芎；咳甚加杏仁、百部、紫菀、款冬花；痰多加白前、陈皮；呕吐加半夏。

若表寒重者，可选用荆防败毒散：荆芥、防风、羌活、白芷、川芎、苏叶等。兼风寒咳嗽重者，可选用杏苏散：苏叶、前胡、杏仁、桔梗、枳壳、茯苓、半夏、橘红、甘草等。

2. 风热感冒

证候表现　发热重，恶风，有汗或少汗，头痛，鼻塞，流脓涕，喷嚏咳嗽，痰稠色白或黄，咽红或肿痛，或见乳蛾红肿、化脓，口干而渴，舌质红，苔薄白或薄黄，脉浮数。

辨证要点　本证多为感受风热之邪，或寒从热化。发热重，恶寒轻，汗出，涕黏或黄稠，咳嗽痰稠而黄，咽红或肿痛，舌质红，苔薄黄。

治法主方　辛凉解表。银翘散或桑菊饮加减。

方药运用　偏热者，表证明显，选用银翘散。常用药：金银花、连翘、豆豉、牛蒡子、荆芥、薄荷（后下）、桔梗、芦根、竹叶、甘草。

咳嗽明显者，选用桑菊饮。常用药：桑叶、菊花、连翘、杏仁、前胡、薄荷（后下）、甘草、桔梗、芦根。

高热惊厥，加钩藤、僵蚕，另服小儿回春丸；痰多色黄稠，加黛蛤散、浙贝母；腹胀呕吐，大便酸臭，选加焦山楂、焦神曲、枳壳、炒莱菔子。

3. 暑邪感冒

证候表现　发热无汗，头痛，鼻塞，身重困倦，咳嗽不剧，胸闷泛恶，食欲不振，或呕吐腹泻，或鼻塞流涕，舌质红，舌苔薄白或腻，脉数。

辨证要点 本证发于夏季，感受暑风夹湿为病。除感冒的一般证候外，高热无汗，身重困倦，胸闷泛恶，食欲不振，舌尖红，苔腻。

治法主方 清暑解表。新加香薷饮加减。

方药运用 常用药：香薷、豆卷、金银花、连翘、厚朴、六一散（包）、藿香、佩兰、白豆蔻、扁豆衣、薄荷（后下）等。热甚心烦者加黄连、竹叶、芦根；舌苔厚腻，纳呆胸闷，加枳壳、白豆蔻、苍术；呕吐、腹泻加法半夏、陈皮、焦山楂、苍术；湿重者，加鲜荷梗、荷叶、苏梗、佩兰、西瓜衣。

4. 体虚感冒

禀赋不足，后天失养或大病后正气未复之体质虚弱儿，大都抵抗力薄弱，卫外不固，易患感冒。临床较常见气虚感冒和阴虚感冒。

（1）气虚感冒

证候表现 恶寒发热，鼻塞头痛，咳嗽痰白，倦怠无力，气短懒言，舌淡苔白，脉浮无力。

辨证要点 既有风寒感冒的症状，又有气虚的临床表现，病程较长，并易反复发作。

治法主方 益气固表。参苏饮加减。

方药运用 常用药：党参、茯苓、甘草、苏叶、葛根、前胡、桔梗、陈皮、枳壳、半夏等。

气虚较甚者，可用补中益气汤以益气升阳，兼解表邪。若表虚自汗，易感风邪者，可加用玉屏风散，益气疏风，固表止汗。

（2）阴虚感冒

证候表现 头痛身热，微恶风寒，微汗或无汗，心烦少寐，口渴咽干，手足心热，干咳少痰，舌红苔少，脉细等。

辨证要点 有感冒的证候，又有阴虚内热的临床表现。

治法主方 滋阴解表。加减葳蕤汤加减。

方药运用 常用药：玉竹、葱白、淡豆豉、薄荷、桔梗、白薇、甘草、大枣等。表证较重，酌加荆芥；咳嗽咽干，咳声不爽，加牛蒡子、玄参、麦冬；心烦口渴较甚，加淡竹叶、天花粉。

5. 时行感冒

证候表现 全身症状一般较重，壮热嗜睡，汗出热不解，目赤咽红，并伴头痛、全身肌肉酸痛，或有恶心呕吐等，舌质红，舌苔薄黄，脉浮数。

辨证要点 本证有明显的季节性和流行性特征。壮热、头痛等全身症状多重，甚则嗜睡，肺系症状则较轻。

治法主方 宣肺解表，清热解毒。银翘散合普济消毒饮加减。

方药运用 常用药：金银花、连翘、荆芥、薄荷（后下）、羌活、蚤休、贯众、板蓝根、山栀、黄芩、鱼腥草等。

如症见高热寒战，脘痞恶心，头痛，纳呆，舌苔满布如积粉，为时邪夹秽浊疫气，邪入募原。治宜透达募原，辟秽化浊，方用达原饮加味。常用药：槟榔、草果、厚朴、知母、白芍、金银花、黄芩、鱼腥草等。

（二）兼夹证

1. 夹痰

证候表现 感冒兼见咳嗽较剧，咳声重浊，喉中痰鸣，苔厚腻，脉浮数而滑。

辨证要点 有感冒证候，咳嗽多痰，痰白清稀或有泡沫为风寒、痰黄黏稠为风热。

治法主方 ①偏于风寒者，治宜辛温解表，宣肺化痰，佐用三拗汤合二陈汤加减。②偏于风热者，治宜辛凉解表，清肺化痰，加用黛蛤散等加减。

方药运用 ①偏于风寒者常用药：麻黄、杏仁、甘草、法半夏、陈皮、茯苓等。②偏于风热者常用药：青黛、海蛤壳、瓜蒌皮、浙贝母等。

2. 夹滞

证候表现 感冒兼见脘腹胀满，不思饮食，口气臭秽，嗳气酸腐，呕吐，或有腹痛、泄泻，或大便秘结，小便短赤，舌苔薄白，脉滑。

辨证要点 感冒伴积滞证候，如口臭、纳差、脘腹胀满、大便干或稀溏臭秽，或有腹痛等。

治法主方 解表合消食导滞。佐用保和丸。

方药运用 常用药：焦山楂、焦神曲、炒麦芽、鸡内金、莱菔子、枳壳等。

3. 夹惊

证候表现 感冒兼见惊惕啼叫，夜卧不安，龂齿，甚至可见惊厥，舌尖红，脉弦。

辨证要点 感冒伴有躁动不安，惊惕啼叫，或发热抽搐。

治法主方 解表清热，安神镇惊。佐用琥珀抱龙丸。

方药运用 常用药：琥珀、胆南星、朱砂、茯苓、钩藤、蝉蜕、僵蚕等。

【其他疗法】

一、中药成药

1. 小儿热速清口服液 用于风热感冒。

2. 小儿清热解毒口服液 用于暑邪感冒、时行感冒。

3. 午时茶 用于风寒感冒夹滞。

4. 小儿金丹片 用于感冒夹惊。

5. 小儿回春丹 用于感冒夹惊。

二、单方验方

生姜5片，红糖适量，水煎服。用于风寒感冒轻症。

三、药物外治

金银花20g，青蒿、柴胡、生石膏（先下）各10g，板蓝根15g，竹叶5g。每日1剂，水煎2次，药温36～37℃时保留灌肠20～30分钟，1日2次，插管深度视年龄大小插入10～15cm。用治小儿外感高热。

四、食疗方药

1. 葱乳饮 每次用带根葱白5根，洗净剖开，加母乳50ml，放入杯内加盖，隔水蒸，待葱白变黄为止，去掉葱，倒入奶瓶内，喂服。1日2～3次，连服2～3天。用于婴儿风寒感冒。

2. 西瓜番茄汁 取西瓜及番茄榨汁，当饮料服。用于暑邪感冒。

五、针灸疗法

1. 取风池、合谷、大椎、风门、肺俞，中等刺激，不留针。用于风寒感冒。

2. 取大椎、曲池、鱼际、外关、少商，中等刺激，不留针。用于风热感冒。

3. 取大椎、合谷、支沟、中脘、足三里，中等刺激，不留针。用于暑邪感冒。

4. 取大椎、合谷、肺俞、太溪，中等刺激，不留针。用于气虚感冒。

5. 取人中、合谷、百会、涌泉、十宣、内关，强刺激，不留针。用于感冒夹惊。

六、推拿疗法

推攒竹，分推坎宫，揉太阳、黄蜂入洞，分阴阳，推上三关，退下六腑，揉肺俞。风寒者加拿风池，拿合谷，揉二扇门，掐阳池；风热者加推天柱，清肺经，清天河水，退下六腑；夹滞者加清补脾胃，揉中脘，摩腹；夹痰者，加按揉天突，擦胸，按揉乳房乳根；夹惊者加清心经，清肝经，掐十王，掐志龙，水底捞明月，大清天河水。

七、西医治疗

1. 高热时可给予物理降温，如头部冷敷、35%酒精擦浴，口服或肌注退热药如布洛芬或对乙酰氨基酚。

2. 细菌感染者可选用青霉素类、头孢菌素类或大环内酯类抗生素。

3. 热性惊厥的处理原则是立即控制惊厥发作，解除高热，治疗原发病，预防复发。控制惊厥常用安定，每次0.5mg/kg，静脉缓慢注射，每分钟1mg；也可用肌注苯巴比妥钠，每次5～8mg/kg；或10%水合氯醛每次50～60mg/kg加等量温生理盐水保留灌肠。

【预防护理】

一、预防

1. 平时注意体格锻炼，多做户外活动，多晒太阳，增强体质。

2. 合理喂养，及时添加辅食。

3. 随气温变化增减衣服，尤其是气温骤变时，更应重视。

4. 在感冒流行时节，尽量少带小儿到公共场所，尤应避免与上呼吸道感染患者接触。

5. 食醋熏蒸，每立方米空间用食醋10ml，加水1倍，倒入壶中加热，任其蒸干为止。1日1次，连熏3天，熏蒸时关闭门窗。用于感冒流行期间空气消毒。

6. 板蓝根颗粒，每次1/2～1包，1日2次，连服7日。用于感冒流行期间预防发病。

7. 贯众15g，大青叶30g，煎水代茶，连服3天。用于感冒流行期间预防发病。

8. 反复呼吸道感染患儿在平时坚持按辨证使用扶正中药，有预防和减少发病的作用。

二、护理

1. 保持病室空气流通及适当温度。

2. 发热患儿注意口腔护理。

3. 高热患儿及时采取物理降温措施。

4. 给患儿易消化食物，多饮开水。

【文献选录】

《仁斋直指方·诸风》："感冒风邪，发热头痛，咳嗽声重，涕唾粘稠。"

《小儿药证直诀·伤风》："伤风昏睡，口中气热，呵欠顿闷，当发散，与大青膏解。"

《活幼新书·伤风》："恶风发热头应痛，两颊微红鼻涕多，汗出遍身兼咳嗽，此伤风证易调和。"

《婴童百问·伤风》："小儿伤寒，得之与大人无异，所异治者，兼惊而已。"

《幼科释谜·感冒》："感冒之症，未可尽拘，头痛身热，轻则或无，必恶风寒，肢体不舒，鼻流清涕，堵塞气粗，咳嗽声重，涎沫有余，咽干口闭，自汗沾濡，此外因也，当用表除。"

《医宗金鉴·幼科心法要诀·感冒门》："小儿肌肤最柔脆，偶感风寒病营卫，轻为感冒病易痊，重为伤寒证难退，夹食夹热或夹惊，疏散和解宜体会。"

《明医杂著·伤风流涕》："小儿八岁以下，无伤寒，虽有感冒、伤风，鼻塞，流涕，发热，咳嗽，以降痰为主，略加微解。凡散利败毒，非幼科所宜。感冒轻者不必用药，候二三日多有自愈。"

【现代研究】

一、治疗学研究

针对儿童用药特点，特别是婴幼儿的服药特点不断改进剂型。口服液具有吸收快、用量小、服用方便等特点，有的已经制成水果口味，提高了儿童服药的依从性，如小儿热速清口服液。中药注射剂较口服剂型有起效快、用量小而准确的特点，如清开灵注射液、双黄连注射液、炎琥宁注射液等，但毒副反应近年来屡见报道，应引起注意。

胡思源等采用随机分组、阳性药平行对照的方法评价豉翘清热颗粒治疗小儿感冒风热夹滞证的有效性和安全性。结果显示，试验组的愈显率为73.13%，对照组62.26%，两组比较，差异无显著性意义（$P>0.05$）。该药对发热、鼻塞流涕、咳嗽、咯痰等风热感冒症状，腹部胀满、恶心呕吐、食欲不振、大便不调等夹滞症状，以及异常舌脉等均有较高的治疗消失率，且对苔腻这一典型食滞体征的治疗消失率明显高于对照组（$P<0.05$）。试验组安全性指标观测未发现与试验药物有关的异常改变。得出豉翘清热颗粒治疗小儿感冒风热夹滞证有较好疗效，且有优于对照药的趋势，临床应用安全性好的结论[1]。

清热化滞颗粒，由大黄（酒炒）、大青叶、北寒水石、焦麦芽、焦山楂、焦槟榔、草豆蔻、广藿香、薄荷、化橘红、前胡等11味中药按比例组成，具有清热导滞、表里双解的作用。汪受传等临床试验449例，随机分试验组、对照组。试验组予清热化滞颗粒口服，对照组予健儿清解液口服，疗程9日。结果试验组疗效优于对照组（$P<0.001$）[2]。

吴范武等观察穿琥宁注射液超声雾化吸入治疗小儿急性上呼吸道感染的临床效果。方法为选择年龄在5～14岁急性上呼吸道感染患儿68例，随机分为两组。治疗组32例用穿琥宁注射液超声雾化吸入治疗，对照组36例口服病毒唑治疗。结果表明治疗组痊愈11例、显效15例、有效4例、无效2例；对照组痊愈6例、显效14例、有效9例、无效7例，两组疗效经统计分析，有显著性差异（$P<0.05$）。提示穿琥宁雾化吸入是一种有效的治疗小儿急性上呼吸道感染方法，可在临床推广应用[3]。

郭琳观察痰热清注射液治疗小儿上呼吸道感染的临床疗效。方法：将上呼吸道感染患儿80例随机分为治疗组和对照组，治疗组用痰热清注射液以0.6～0.8ml/(kg·d)加入5%葡萄糖注射液100～250ml静滴，对照组用病毒唑10～15mg/(kg·d)加入5%葡萄糖注射液100～250ml静滴；3日后评效。结果显示治疗组疗效及退热效果均优于对照组（$P<0.05$）[4]。

二、药效学研究

中医药防治感冒具有很好的优势，近年对治疗感冒的中药制剂的作用机制进行了深入的药效学研究。针对感冒的病原学研究有抗病毒试验和抗菌试验。抗病毒试验又分为体内试验和体外试验两部分。体内试验一般选择与上呼吸道感染有关的病毒（如鼻病毒、流感病毒或副流感病毒等），在动物体内或鸡胚或组织培养中，观察药物的抗病毒作用。如选择与呼吸道致病有关的病毒株，以可引起动物死亡80%～90%的病毒量，感染易感动物，在感染前或（和）感染后给药，观察动物的行为表现、死亡数和死亡时间；或以适当病毒量感染动物，记录给药后病毒引起器官病变的程度或病毒的增殖量，观察所试药物对病毒致死的保护作用，或对病毒增殖的抑制作用，或对病毒致病变的抑制作用。体外试验也是选择与呼吸道致病有关的病毒株，用组织培养法、鸡胚法等，通过感染前、感染同时或感染后给予所试药物，观察药物对病毒增殖的抑制作用。抗菌试验亦分体内试验与体外试验，应选择与上呼吸道继发感染相关的细菌（如金黄色葡萄球菌、肺炎球菌、链球菌或流感杆菌等）在动物体内或体外观察药物的抗菌作用。此外，针对感冒的主要症状，可设计退热、抗炎、发汗、调节免疫的实验。

唐菲等研究贯黄感冒胶囊（贯众、路边青、山叉苦、黄皮叶等）在抗病毒、解热、抗炎、止咳、祛痰、体内抑菌等方面的作用。选用鸡胚内抗病毒法、细菌内毒素致家兔发热法、1%琼脂致大鼠足跖肿胀及二甲苯致小鼠腹部毛细血管通透性增加法、氨水和二氧化硫引咳法、促小鼠气管酚红排泌法和细菌性全身感染小鼠法。研究结果表明，贯黄感冒胶囊对甲型流感病毒 H1N1 有明显的抑制作用；对细菌内毒素所致家兔发热有显著的解热作用；对 1%琼脂所致大鼠足跖肿胀的形成有明显的抑制作用，并可抑制二甲苯引起的小鼠毛细血管通透性的增加；能明显抑制氨水和二氧化硫引起的小鼠咳嗽，具有很好的止咳作用；但不能促进小鼠气管酚红排泌，不具有祛痰作用；贯黄感冒胶囊对金黄色葡萄球菌感染小鼠死亡具有保护作用，可保护引起 LD93 金黄色葡萄球菌感染动物存活半数以上[5]。

全效感冒康片是由金银花、陈皮、连翘、野菊花、板蓝根、生甘草等组成，经现代工艺制备的复方中药片剂。主要功效为疏风解表、清热解毒、消炎止痛，李兰芳等观察全效感冒康片的药理作用。采用干酵母液致大鼠体温升高、角叉莱胶致大鼠足趾肿胀、二甲苯致小鼠皮肤毛细血管通透性增高、醋酸致小鼠腹腔毛细血管通透性增高、二硝基氯苯引起小鼠耳肿胀等方法，分别观察全效感冒康片的解热、抗炎作用及其对迟发性变态反应的影响。结果表明全效感冒康片可明显降低干酵母液引起的大鼠体温升高；对角叉莱胶致大鼠足趾肿胀、二甲苯所致小鼠皮肤毛细血管通透性增高及醋酸所致腹腔毛细血管通透性增高均有显著抑制作用；可明显减轻二硝基氯苯引起的小鼠耳肿胀作用。说明全效感冒康片具有明显的解热、抗炎、抗过敏作用[6]。

速感宁胶囊由贯众、柴胡、金银花、牛黄等组成，用于感冒、流感等。孙英莲等对其抑菌、抗病毒、抗炎、解热、增强免疫功能等作用进行了研究。对小鼠流感病毒性肺炎具有明显的保护作用，可明显降低体内注射肺炎球菌小鼠死亡率；对大鼠角叉莱胶性足肿胀有显著抑制作用，明显抑制酵母菌所致大鼠发热。对小鼠单核巨噬细胞吞噬功能和小鼠抗绵羊红细胞抗体产生具有明显促进作用。体外对金黄色葡萄球菌、肺炎球菌、甲型溶血性链球菌、乙型溶血性链球菌、流感杆菌的 MIC 分别为 30、60、15、15、30mg/ml，3.75mg/ml 对感染流感 FM_1、柯萨奇病毒 4(CVB4)、腺病毒 3 型(Adv-3)、单纯疱疹病毒Ⅰ型(HSV-1)的 Hep-2 或 FL(人羊膜细胞)具有明显的保护作用，对单纯疱疹病毒Ⅰ型(HSV-1)作用不明显[7]。

银荆感冒颗粒由金银花、连翘、荆芥、板蓝根、防风和薄荷组成，对风热感冒发热、咽痛、周身酸痛、咳嗽等症有良好的治疗作用。邱召娟等采用体外接种甲型流感病毒鼠肺适应株于狗肾细胞(MDCK)，观察银荆感冒颗粒体外抗病毒作用；体内实验①以甲型流感病毒鼠肺适应株滴鼻感染小鼠，观察 14 天，计算小鼠存活率及存活天数；②以甲型流感病毒鼠肺适应株滴鼻感染小鼠，观察肺指数、病理改变等。结果显示银荆感冒颗粒体外抗甲型流感毒 EC_{50} 为 3.24mg/ml。银荆感冒颗粒 10g/kg 和 20g/kg 剂量组可明显延长甲型流感病毒感染小鼠存活天数，降低死亡率；银荆感冒颗粒 10g/kg 和 20g/kg 剂量组可明显抑制肺指数值，抑制率分别为 31.4%和 29.1%。结论：银荆感冒颗粒对甲型流感病毒有一定的抑制作用[8]。

银翘感冒颗粒是以连翘、金银花为主药的复方制剂，孙菊等通过实验观察银翘感冒颗粒的体外抗甲型流感病毒作用。方法采用鸡胚接种和血凝试验测定病毒效价。结果药物的直接灭活作用(A 组)和药物抑制病毒在鸡胚内的增殖作用(B 组)的血凝滴度(GMT)分别为 13.61 和 18.52($P<0.01$)。结果表明银翘感冒颗粒对甲型流感病毒的直接灭活作用和抑制病毒在鸡胚内的增殖作用方面均有效[9]。

参考文献

[1] 胡思源,刘虹,贺爱燕,等. 豉翘清热颗粒治疗小儿风热感冒夹滞证的临床研究[J]. 天津中医药,2008,25(2):103-104.

[2] 汪受传,赵霞,刘书堂. 清热化滞颗粒Ⅲ期临床及实验研究总结[J]. 现代中医药,2003(4):1-4.

[3] 吴范武,吕立勋,王兰英. 穿琥宁注射液超声雾化吸入治疗小儿急性上呼吸道感染的临床观察[J]. 中国抗生素杂志,2005,30(6):371-372.

[4] 郭琳. 痰热清注射液治疗小儿上呼吸道感染伴发热疗效观察[J]. 中国中医急症,2008,17(1):28转33.

[5] 唐菲,朱毅. 贯黄感冒胶囊的药效学研究[J]. 中成药,2006,28(1):89-92.

[6] 李兰芳,陈素青,解丽君,等. 全效感冒康片药效学实验研究[J]. 中国中医药科技,2003,10(6):343-344.

[7] 孙英莲,师海波,苗艳波,等. 速感宁胶囊治疗感冒的药效学研究[J]. 中药药理与临床,2004,20(5):32-34.

[8] 邱召娟,朱萱萱,倪文澎,等. 银荆感冒颗粒抗甲型流感病毒的药效学研究[J]. 中华中医药学刊,2007,25(11):2304-2306.

[9] 孙菊,楚雍烈,郑建武,等. 银翘感冒颗粒体外抗甲型流感病毒作用的药效学实验[J]. 陕西中医学院学报,2006,29(4):49-50.

(张　君　祝江迁)

第二节　鼻　渊

【概述】

鼻渊是因外邪侵袭,脏腑失调或脏腑虚损所致的以鼻流浊涕、量多不止为特征的鼻病。临床常伴有头痛、鼻塞、嗅觉减退等症状。"渊"即渊深之意。如《素问·气厥论》说:"鼻渊者,浊涕下不止也。"

鼻渊是儿童一种常见病,以往因重视不够容易误诊。据文献报道,儿童每人每年罹患6～8次上呼吸道感染,每次发病都可能累及鼻窦黏膜,虽然绝大多数感染可以自行消退,但是大约1%～5%的儿童因呼吸道感染持久不退而形成鼻窦炎。小儿鼻窦与成人不同,在胚胎时期,鼻腔黏膜外凸形成鼻窦。新生儿娩出时,即有上颌窦和前后组筛窦。小儿上颌窦口相对较大,窦腔易受感染,感染后窦口黏膜发生肿胀,妨碍引流,易发生上颌窦炎。筛窦结构复杂,其窦口又狭小,通气与引流不良,小儿鼻腔感染后易引起筛窦炎。额窦和蝶窦在出生时尚处于原基状态,3岁时蝶窦开始气化,6～8岁时额窦开始气化,因此,出生后就可以罹患上颌窦炎和筛窦炎,而额窦炎、蝶窦炎则多见于6岁以后。鼻窦炎概括了各个鼻窦的炎症,炎症发于上颌窦、额窦、前组筛窦者为前组鼻窦炎;发于后组筛窦、蝶窦者为后组鼻窦炎。两个以上鼻窦发炎称为多窦炎。一侧或两侧鼻窦全部发炎称全窦炎。5岁以下儿童患鼻窦炎较少,男女发病率差别不大。5岁以上的儿童患鼻窦炎较多,男多于女。一年四季均可发病,秋冬两季气候寒冷时,发病率明显升高。

本病属西医学鼻窦炎范围,有急、慢性之分。急性鼻窦炎致病菌以肺炎双球菌、链球菌、葡萄球菌为多。慢性鼻窦炎通常为混合感染,以厌氧菌及肺炎球菌感染多见。急性鼻窦炎经及时合理治疗,预后良好。如身体虚弱,抵抗力低下,治疗延误或不当,常可转为慢性鼻窦炎，并易并发鼻窦炎性支气管炎、中耳炎、上颌骨骨髓炎等肺、气管及鼻腔周围组织器官疾病。病久还可影响正常生长发育，甚至有人报道慢性鼻窦炎患儿26.3%脑电图检查出现癫痫样波型。儿童鼻窦炎虽然与成人鼻窦炎有相似的特点，但是由于儿童年龄、解剖和生理的不同，在病因、症状、诊断以及预防、治疗和并发症各个方面，皆有其特殊性，临床尤应引起注意。

鼻渊一证，早在《素问》中已有记载，《素问·气厥论》说："胆移热于脑，则辛頞鼻渊。鼻渊者，浊涕下不止也。"对其病因病机、证候特点及预后做了精辟的论述。后世医家对鼻渊的认识，多在《内经》的基础上，进一步加以论述和发展。在宋、金时期，对鼻渊病因病机的认识仍多持"胆移热于脑"之说，兼及肺热，治法较单调。如元代朱丹溪在《丹溪手镜·卷中》主张用通圣散加味及孩儿茶两方治疗，《圣济总录·鼻门》对《内经》原文做了一些解释和发挥，并收载了6首治鼻渊方，其中5首为内服，1首为纳鼻方，至今仍为临床有较好疗效的治鼻渊方。苍耳子散出自此期的《济生方·鼻门》一书。至明清时期，对本病病因病机的认识和辨证施治有较大的发展。理论上突破了前人囿于热的见解，提出了外感风、火、寒，内伤肺、脾等均可致鼻渊，并认为鼻渊新病多为热证，久病可转为虚证，在治疗上也相应有很大发展。戴思恭发现鼻渊不仅起于胆热，还可由肾虚所生，而采用补脑散、黑锡丹等治疗(《证治要诀·卷十》)，江瓘在《名医类案·卷七》中指出要根据鼻涕的气味来辨别鼻渊的属性。张景岳对鼻渊做了较为详细的论述，他注意到鼻渊"新病者多由于火热，久病者未必尽为热证。"并突出了湿热在鼻渊发病中的作用。在治疗上，张氏认为鼻渊不宜辛散，而应清阴火兼以滋阴，火甚者酌加清凉之品；病久阳气虚者，则非补阳不可，用十全大补汤、补中益气汤之类。

近年对儿童鼻窦炎的研究主要侧重于临床治疗方面。以中药为主采用多种疗法治疗鼻窦炎有许多总结报道，取得较好的疗效。

【病因病理】

一、病因

引起鼻渊的病因比较复杂，归纳起来有四大类。即：外感因素、情志因素、食伤因素和体虚因素。

1. 外感因素　外感因素主要为肺经风热。外感风热之邪或风寒之邪均可致鼻渊。风热之邪从口鼻而入，循经上犯，蒸灼鼻窦而为病；风寒之邪从皮毛或口鼻而入，内犯于肺，郁而化热，循经上炎，灼伤鼻窦而致病。如《医碥·伤风寒》所说："盖鼻渊属风热入脑，热气涌涕伤鼻。"又如《类证治裁·鼻口症》说："有脑漏成鼻渊者，由风寒入脑，郁久化热"。

2. 食伤因素　平素嗜食肥甘厚味，湿热蕴积，郁而化火，侵犯鼻窦而为病；或饮食不节，日久损伤脾胃，脾虚不运，鼻窦失养，邪毒久稽，腐蚀肌膜而为病。

3. 情志因素　情志不遂，喜怒失节，肝胆失于疏泄，气郁化火，循经上犯伤及鼻窦而致病。

4. 体虚因素　主要由于久病体虚，病后失养，邪毒内困，迁延失治而致。肺脏虚损，肺气虚则卫外不固，易为外邪所犯。肺气不足，治节失职，清肃失司，则邪毒易于滞留，上结鼻窦而致病。

二、病理

1. 病变脏腑肺、脾、胆　鼻渊的病变脏腑主要为肺、脾、胆。鼻为肺之外窍，乃气息出入之通道，肺气充沛，则肺系功能正常，肺鼻相互协调，完成其生理功能。肺气通调和平，则鼻功能正常，若肺气失常，不能宣发肃降而上逆，则鼻窍壅塞，通气不畅而为病，故鼻部疾病，多与肺经病变有关。脾主运化，是气血生化之源，鼻居面中，为一身血脉多聚之处，鼻依赖脾气的滋养才能健旺，脾的功能失职，可影响鼻的生理功能。若饮食不节，过食肥甘酿成湿热或湿热之邪内蕴脾胃，不能升清降浊，均可使湿热循经上壅鼻窍而成鼻病。胆之经脉起于目内眦，曲折布于脑后，通过经络与鼻发生联系。胆之经气上通于脑，脑为精髓之海，下通于额，胆通过髓海与鼻相互联系，胆腑有热，可以循经直犯于鼻，亦可循经气移热于脑，而下犯鼻窍。

2. 病理因素为热、郁、湿、虚　肺开窍于鼻，外合皮毛，若卫外不固，风寒外袭，内犯于肺，久郁化热，肺中郁热不散，肺热循经上炎，灼伤鼻窦而引起鼻流黄涕、发热等症；若肺热壅盛，内传肝胆，可使胆火循经上犯鼻窦而出现鼻塞、头痛较甚、黄涕量多味臭等症。如《医碥·伤风寒》所说："盖鼻渊属风热入脑，热气涌涕伤鼻。"胆为中精之腑，与肝互为表里，其气通脑，肝脉循抵鼻腔。情志不遂，肝胆失于疏泄，气郁化火，火热之邪循经迫脑犯鼻，损及鼻窍，煎炼津液，迫津下渗为涕，遂致鼻渊，而表现为鼻塞、流黄涕、口苦咽干等症。如《三因极一病证方论·鼻病证治》曰："……鼻为清气道。或七情内郁……致清浊不分，随气壅塞，遂为清涕，鼻洞浊脓"。

嗜食厚味，湿热内生，郁困脾胃，致脾胃运化失健，清气不升，浊阴不降，湿热邪毒循经上蒸，停聚窦内，蒸灼鼻窦肌膜，临床表现为涕黄稠量多，涓涓不断，有腥臭味，腹胀肢困等症；饮食不节，日久损伤脾胃，脾虚失运，气血精微生化不足，清阳不升，鼻窦失于气血之养，邪毒久羁，腐蚀肌膜，或久病失养，迁延时日，肺脏虚损，肺气不足，治节失职，清肃失司，则邪毒易于滞留，上结鼻窦而表现为鼻涕黏白，日久不愈，每遇风寒则症状加重，常常自汗恶风。

3. 病机属性分外感内伤　引发鼻渊的内因为脏腑功能失调，外因多为风热或风寒之邪，脏腑的病理变化是鼻病发生的基本条件，而外邪是疾病发生的主要因素。由风热或风寒所致者属外感发病；由肝胆或脾胃功能失调所致者属内伤发病。

4. 病情演变辨表里虚实　鼻渊的病情演变是一个由表入里，由实到虚的过程。鼻渊的初期为表证、实证。由于脏腑的生理功能及致病因素对脏腑病理变化及组织器官影响之异，可转为里证、虚证。实证鼻渊起病急，病程短，病因病机为火热上亢，以肺、胆、脾三经热盛为主，虚证鼻渊病程长，缠绵难愈，其病因病机以脏腑虚损为主，主要表现为肺、脾两脏的虚损。总之，鼻渊实证多为热、郁、湿所致。虚证不外肺、脾气虚。小儿有易寒易热、易虚易实的病理特点，寒易化热，邪易伤正，若表现为实热者，一般病情较重，此时为邪气盛，正气未衰。若失治误治，易转为虚证或虚实夹杂之证。

【诊断与鉴别诊断】

一、诊断要点

1. 病史　多有外感病史或急、慢性鼻炎发作史。

2. 临床症状　鼻涕量多、鼻塞、头痛、嗅觉减退。

3. 局部检查　鼻黏膜充血、肿胀，鼻甲肿大，尤以中鼻甲为甚，中鼻道或嗅裂可见黏性或脓性分泌物。

4. 鼻窦X线片或鼻窦CT等有助于本病的诊断。

二、鉴别诊断

1. 急性鼻炎　多于受凉后发病，先鼻内燥痒灼热，然后双侧鼻塞喷嚏，大量水样鼻梯，2～7天后分泌物由稀薄转变为黏稠，量逐渐减少，一般两周内痊愈。

2. 变态反应性鼻炎 多为过敏体质，有变态反应发作史，发作性鼻痒鼻塞，喷嚏，大量清水样鼻涕，鼻黏膜苍白或紫灰色水肿，涕中可查到大量嗜酸性粒细胞。

3. 慢性鼻炎 其病变在鼻腔，首要症状以鼻塞为主，鼻涕黏性而量少，鼻甲淡红或暗红，鼻甲肿胀，以下鼻甲较甚，中鼻道以上无脓涕，鼻底可有黏液。

【辨证论治】

一、证候辨别

1. 辨寒热虚实 鼻渊的主要症状是鼻塞流涕，观察涕液的色、质、量、气味等具有重要意义。如涕色白，清稀，量多，无气味，多属寒性；如鼻塞不严重，流涕色黄，质稠，量多，有气味而不重，多属风热；若鼻塞严重，流涕色黄绿，或带血迹，质稠气味浓重者，多属胆热移脑；如鼻塞，嗅觉减退，涕色白或淡黄、质黏、量多，同时便溏腹胀者，多属清阳不升。实证除鼻塞流涕的主症外，还可以兼见剧烈头痛，头痛可以为前额疼痛，或枕后痛，或双侧太阳穴疼痛，暂时性嗅觉减退或丧失，鼻甲红肿；虚证则表现为头部钝痛或闷痛，或头昏不适，暂时性或永久性嗅觉减退，鼻甲淡红，肿胀。

2. 辨急性慢性 急性鼻渊以起病急、病程短为特点，多属实证，往往继伤风鼻塞而发，原有全身症状当退而不退，甚或加重，局部症状以脓浊涕量多为主要特点。慢性鼻渊则病程长，缠绵难愈，多属虚证或虚实夹杂之证。常可追寻到急性鼻渊病史，局部症状以流黏浊涕（或以口中吐出）为特点。

二、治疗原则

本病的主要特征是鼻塞流涕，宣通肺窍法是本病的基本治法，治疗中根据不同的证型，配合多种不同的治法，如属风寒者配合辛温宣肺，属风热者配合疏风清热，属胆经郁热配合清泻肝胆，属脾经湿热配合清脾泻热、利湿降浊，属肺脾气虚者则配合温肺散寒、补中益气等。总之，临床既要掌握基本治法，又要灵活变通。

鼻渊尤其是慢性鼻渊的治疗，单一疗法往往难以奏效，临床还要根据病情不同选择恰当的各种外治方法配合使用，内外治相结合，以内治为主，外治为辅。外治方法的选用应根据患儿的年龄、病情及耐受程度而分别采用滴鼻、吹鼻、塞鼻、置换、鼻窦穿刺灌洗、针灸等。

三、分证论治

1. 肺经风热

证候表现 鼻塞，涕多色白或微黄，嗅觉减退，部分患儿有头痛、发热恶寒、咳嗽、咯痰，舌苔薄白，脉浮数。

辨证要点 此证多见于急性鼻渊初起，或慢性鼻渊急性发作。多先有感冒症状。与急性鼻炎或感冒相似，有鼻塞和涕多，一般约1周左右恢复，如果未见恢复，反而加重，脓涕增多，表示有鼻窦炎，随病情发展分泌物在鼻窦内的潴留，局部及全身症状较成人为重，患儿明显不适、不安静等。另外还有一些特殊症状，如咳嗽和胃肠症状，特别易发于年龄小的儿童中，因这些儿童不会擤鼻涕，黏脓性鼻涕常常经后鼻腔流入气管、支气管内，引起咳嗽，夜间更为明显，有时突然咳嗽惊醒，如将黏脓性鼻涕咽下，就会引起食欲不振、恶心呕吐和腹泻等胃肠症状。

治法主方 疏风清热，宣肺通窍。苍耳子散加味。

方药运用 常用药：苍耳子、白芷、辛夷、薄荷、菊花、葛根、连翘、黄芩、金银花、甘草等。头痛且胀，鼻涕多而黄浊，为风热夹湿，可选加冬瓜仁、车前子、地肤子、皂角刺等；咳嗽痰多可选加杏仁、前胡、瓜蒌仁、浙贝母等。

2. 胆经郁热

证候表现　鼻塞，头痛较甚，涕多色黄而浊，量多，有臭味，嗅觉差，全身并见发热、口渴、大便干燥，鼻腔内可见较多脓性分泌物，舌红苔黄腻，脉弦数。

辨证要点　此证多见于急性鼻渊，或慢性鼻渊急性发作，症状、体征均较上型为重，头痛更为明显，尤以白天加剧，卧床休息时减轻。急性上颌窦炎，在婴幼儿可引起患侧面部红肿，较大儿童可表现为患侧上颌处疼痛和压痛。以下午明显，呈隐痛，深在；而额窦炎疼痛多在上午，咳嗽、用力、吹冷风均可使疼痛加剧。

治法主方　清泻肝胆，利湿通窍。龙胆泻肝汤加减。

方药运用　常用药：龙胆草、黄芩、山栀、柴胡、泽泻、车前子、生地黄、当归、苍耳子、鱼腥草、白芷、赤芍等。热甚，选加羚羊角、夏枯草、菊花；体壮便秘者加大黄、玄明粉。头痛剧烈者，可根据头痛不同部位，按三阳经脉分别选药：头角、额、眉棱、颞部疼痛者，加柴胡、蔓荆子等以清解少阳风热；头顶、枕部疼痛者，加用藁本，以清散太阳风热；而颊及上牙疼痛者加白芷、川芎，配蔓荆子以疏散阳明经风热。

3. 脾胃湿热

证候表现　鼻涕黄浊量多，缠绵不愈，涕有臭味，鼻塞较甚，嗅觉消失，全身并见头昏头痛，食欲不振，大便溏薄，舌苔黄腻，脉濡数。

辨证要点　此证多见于急性鼻渊后期，证候特点为鼻塞流涕，缠绵不愈，病程较长，鼻塞较甚，嗅觉减退或消失，并兼见脾经湿热之征。

治法主方　清脾泻热，利湿降浊。黄芩滑石汤加减。

方药运用　常用药：黄芩、滑石、木通、茯苓、大腹皮、白豆蔻等。热重者加大黄、黄连、石膏；鼻塞甚者加白芷、辛夷。还可选用加味四苓散加清热解毒药。湿热并重者可选用甘露消毒丹。

4. 肺脾气虚

证候表现　鼻塞，日久不愈，鼻涕混浊，时多时少，伴头昏，记忆力减退，嗅觉减退。全身可见面色萎黄或白，少气乏力，大便溏薄，舌淡苔白，脉细弱。

辨证要点　此证多见于慢性鼻渊，病程长，症状和体征多持续3个月以上，且多累及两个以上鼻窦。儿童慢性鼻窦炎的症状差别很大，常见症状是鼻塞、多黏脓性鼻涕和咳嗽。感染重的，常表现为不爱活动，精神萎靡不振，容易疲劳和记忆力差；有些儿童，由于长期胃肠道症状，可发生继发性贫血和身体衰弱，也有些儿童，由于长期鼻塞和用口呼吸，久之会影响面部发育，形成增殖体面容，甚者还可影响身体和智力的发育。

治法主方　温补肺脾，祛湿散寒。温肺止流丹合参苓白术散加减。

方药运用　常用药：细辛、荆芥、党参、鱼脑石、诃子、辛夷、白芷、藁本、桔梗、苍术、薏苡仁、砂仁、扁豆、陈皮等。头痛、头重、头晕者，加川芎、藁本、白蒺藜、白芷；鼻塞较甚，加白芷、辛夷、苍耳子、石菖蒲；虚寒甚加干姜、桂枝。

浊涕不多，舌苔不腻，可选用补中益气汤合苍耳子散。鼻涕黄浊量多，选用托里消毒散或加黄连、车前子、木通。肺脾气虚，易患感冒者，可加玉屏风散。

【其他疗法】

一、中药成药

1. 鼻炎片　用于急慢性鼻渊。

2. 鼻炎康片　用于肺经风热证及胆经郁热证。

3. 胆香鼻炎片　用于实证鼻渊。

4. 藿胆鼻炎胶囊　用于肝胆湿热证。

5. 防芷鼻炎片　用于慢性鼻渊。

二、外治疗法

1. 熏鼻法　用芳香通窍、行气活血的药物煎水，令患儿用鼻趁热吸入，反复多次。常用药有苍耳、辛夷、薄荷、川芎、白芷等。

2. 局部理疗　局部加中药超短波或红外线等物理治疗。

三、针灸疗法

1. 肺经风热证　迎香、列缺、风府、通天、攒竹、太阳、上星、合谷，每次选2～5穴，施泻法，留针10～20分钟，隔天1次，10次为1个疗程。

2. 胆经郁热证　迎香、上星、头临泣、风池、行间、中渚，针法同上。

3. 脾胃湿热证　迎香、通天、上星、攒竹、足三里、公孙，针法同上。

4. 肺脾气虚证　泻迎香，补百会，补上星、合谷、肺俞、通天、足三里、脾俞、胃俞、阴陵泉，每次2～6穴，施温补法，得气留针10～25分钟，隔天1次，10次为1个疗程。

四、推拿疗法

1. 肺经风热证　按摩风池，推风府，揉迎香、印堂、合谷、列缺，开天门。

2. 胆经郁热证　揉迎香、印堂、风池，分阴阳，按揉阳陵泉、绝骨、太冲、行间。

3. 脾经湿热证　揉迎香、印堂，按中脘，按揉公孙、阴陵泉、丰隆、梁丘，按脾俞、胃俞。

4. 肺脾气虚证　揉百会、印堂、迎香，推足三里、三阴交，按中脘，按揉脾俞、肺俞。

五、西医疗法

急性鼻窦炎以非手术疗法为主。治疗原则是消炎，促进鼻窦的通气引流。慢性鼻窦炎全身治疗和手术治疗并举，着重病因治疗和提高机体的抵抗力，尤须注意对变态反应的治疗。

【预防护理】

一、预防

1. 及时治疗上呼吸道疾病，以免发生急性鼻渊，对急性鼻渊亦应及时治疗，以免急性转为慢性，迁延日久难愈，或并发其他疾病。

2. 平时注意生活起居有节，衣着适宜，避免受凉受湿，过度疲劳，要注意锻炼身体，增强体质，预防感冒。

3. 注意室内空气流通，加强营养，尤要注意食物中维生素A、C的供给。

4. 积极防治牙病，可减少牙源性上颌窦炎的发病。

5. 游泳时注意正确姿势，避免呛水。

二、护理

1. 适当休息，注意营养，实证鼻渊注意饮食清淡，忌食辛辣厚味之品。

2. 清洁鼻腔，去除积留鼻涕，保持鼻道通畅，可让患儿做低头、侧头运动，以利窦内涕液排出。

3. 注意擤鼻方法，鼻塞涕多者，切忌用力擤鼻，以免鼻腔分泌物通过耳咽管进入中耳，发生耳疾。不会擤鼻的儿童，可用弹力好的冲洗皮球，接连一细橡皮管，将橡皮管端插入鼻腔内，利用皮球的弹力将鼻腔内分泌物吸净。

【文献选录】

《小儿卫生总微论方·鼻中病论》："肺气通于鼻，气不和，为风冷所乘，停滞鼻中，搏于津液，使涕凝结壅，气不通快，不闻臭香，谓之鼻塞。若风冷搏于血气而生瘜肉塞滞者，谓之齆鼻。若风湿相搏，则鼻内生疮，而有脓汁出也。”

《圣济总录·小儿门·小儿鼻多浊涕》：“论曰：人之津液涕唾，得热则燥涸，得冷则流溢。小儿因解脱不时，风冷伤于肺经，或冷中囟户，皆令儿涕液不收。盖肺气通于鼻，脑液下通于鼻故也。治小儿鼻多浊涕，菊花汤。”

《万氏家藏育婴秘诀·卷之四》：“肺为气之主，通窍于鼻。鼻，清气出入之道路也。小儿禀受胎气充实者，三关九窍，五脏六腑，内外呼吸，内外贯彻而荣卫行焉。若外感风寒，内伤之气，伤乳食，则清浊不分，泥丸相乱，诸症叠起矣……风属阳，其病为热，宜东垣凉膈散加防风、芥穗主之；内因脑热，鼻流浊涕不止，名曰鼻渊。久而不已，必衄血，凉膈散加羌活、川芎、白芷主之。”

《幼幼集成·鼻病证治》，“鼻渊者，流涕腥臭，此胆移热于肺，又名肺崩，宜用辛夷散。”

《幼科释谜·耳目鼻口舌齿咽喉》：“张涣曰；肺气通于鼻，气为阳。若气受风寒，停滞鼻间，则成鼻塞。气寒，津液不收，则多涕。若冷气久不散，脓涕结聚，使鼻不闻香臭，则成齆鼻，清肺膏。若夹热，则鼻干。皆能妨害乳食。”

【现代研究】

一、治疗学研究

冯宗怀采用加味苍耳子散治疗儿童慢性鼻窦炎。治疗组：口服加味苍耳子散煎剂，方剂组成：苍耳子、辛夷、白芷、薄荷、川芎、黄芩、桔梗、连翘、薏苡仁、黄芪。每日1剂，分2次服用，7天为1个疗程，治疗2～3个疗程。对照组：以0.5%麻黄素滴入患侧鼻腔，施行正负压置换疗法，每周2次，治疗2～3周。同时服用头孢克芙欣30～50mg/(kg·d)，共7天。结果苍耳子散组总有效率95%，对照组76%，两组比较有统计学意义($P<0.05$)[1]。

郝彩莉等采用鼻窦炎口服液(方由辛夷、苍耳子、柴胡、茯苓、白芷、龙胆草等组成)及局部1%呋麻滴鼻液滴鼻治疗儿童上颌窦炎64例，总有效率94%。提示此口服液对鼻塞、嗅觉丧失，头痛等临床症状有所改善[2]。

牛生录等辨证治疗鼻渊340例，观察中医辨证治疗鼻渊不同证型的临床疗效。方法：肺经风热证136例，用苍耳子散加减治疗；胆经郁热证97例，用龙胆泻肝汤加减治疗；肺脾气虚证107例用参苓白术散加减治疗。结果：总有效率分别为97.90%、96.90%、96.26%。认为中医辨证治疗是治疗鼻渊的有效方法[3]。

刘茂辉认为小儿鼻窦炎的产生与肺脾两脏的关系最为密切，其内因以肺脾的虚损为主，病理机制多不离气虚，邪滞窍闭，多属本虚标实之证。据此以补益肺脾，祛邪开窍为治法。运用古方参苓白术散加减(党参12～20g，黄芪20～30g，白术、茯苓各10～12g，薏苡仁12～15g，苍耳、扁豆、桔梗、白芷各10g，鱼腥草15～20g)，治疗小儿慢性鼻窦炎68例，结果：痊愈18例、显效25例、有效20例、无效5例，总有效率为92.6%[4]。

高士杰采用中西医结合方法治疗儿童急慢性单纯性鼻炎各50例，西药用0.5%麻黄素10mg加地塞米松2mg，滴鼻。扑尔敏片按0.4mg/(kg·d)，分3次口服，疑上颌窦积脓者行上颌窦穿刺冲洗，急性者用抗生素5～7日，中药均用苍耳散(含苍耳、辛夷、川芎、白芷、连翘、金银花、菊花)煎服，其中急性者14日1个疗程，慢性者1个月1个疗程，一般1～2个疗程。结果：急性者总有效率100%，慢性者总有效率90%[5]。

外治法是鼻渊常用的辅助治疗。郭志正等采用迎香穴发泡疗法，治疗儿童上颌窦炎39例，将巴豆、辛夷各50g，冰片10g，细辛25g等，研细过筛，加少许凡士林调成巴冰膏备用。

将胶布剪成直径0.8cm圆形，取火柴头大小的巴冰膏置于胶布胶面中心，贴于两侧迎香穴，24小时缓缓揭去。此时皮肤上形成1小水疱，注意勿把水疱弄破。7天贴1次，上迎香穴和下迎香穴交替使用，4次为1个疗程。对照组：口服红霉素片，同时做负压置换疗法。结果：发泡组显效28例、有效10例、无效1例，总有效率为97.43%；对照组显效12例、有效13例、无效5例，总有效率为83.33%[6]。

张金兰采用中药冲泡熏剂治疗急慢性鼻窦炎60例。急性26例中，显效18例、有效8例，平均用药9日；慢性34例中，显效16例、有效17例、无效1例，平均用药21日。其方法为：取金银花、白芷、川芎、薄荷、辛夷、黄芩各15g，加500～800ml开水冲泡并将水杯盖严，5分钟后打开杯盖，杯口周围以手捂严，将鼻孔对准杯口中央熏鼻约10分钟，1日2次，7日1个疗程[7]。

王玉仁采用吹鼻法治疗慢性鼻窦炎也取得较好疗效。吹鼻散组成：冰片、细辛各3g，炒丝瓜络24g，研细末，用纸筒纳药少许吹鼻，1日2～8次，1周为1个疗程，一般用药1～3个疗程。本组病例共64例，痊愈49例、好转11例、无效4例[8]。

二、药效学研究

1. 抗菌作用 苍耳子是治疗鼻渊的常用开窍中药，赵传胜比较了苍耳子及其炮制品抗菌作用，采用分别蘸取相同量的生品和炒制品脂肪油乳浊液或水煎液于5种细菌的培养基上，37℃恒温培养24小时观察抗菌情况。结果：苍耳子生品和炒制品的脂肪油乳浊液、水煎液对金黄色葡萄球菌和肺炎双球菌都有效，且炒制品抗菌作用比生品更强，认为苍耳子用于治疗急慢性鼻炎以炒制品为佳[9]。

2. 抗过敏作用 辛夷是治疗鼻渊的常用中药，吉晓滨等探讨辛夷对变应性鼻炎鼻黏膜P物质的影响。方法：8只为正常豚鼠不做模型，用单纯橄榄油滴鼻作为对照（对照组1）。用橄榄油将甲苯-2,4-二异氰酸酯配成浓度为10%溶液作为致敏剂，滴鼻，建立豚鼠变应性鼻炎动物模型16只，其中8只以后用生理盐水滴鼻作为对照（对照组2），8只用0.5%生理盐水辛夷挥发油滴鼻（辛夷治疗组）。致敏结束、模型成功后，取3组鼻黏膜进行免疫组化染色，观察P物质在鼻黏膜中的分布情况。结果①对照组1：P物质分布于正常鼻黏膜上皮细胞、固有层和黏膜下层的血管内皮细胞、腺细胞及导管。对照组2：鼻黏膜上述部位P物质染色加深，密度增大。辛夷治疗组：鼻黏膜上述部位P物质染色变浅、密度减低。②3组P物质阳性细胞表达计数的比较表明：对照组1 P物质阳性细胞计数低于对照组2（$P<0.05$），显示变应性鼻炎状态下鼻黏膜P物质阳性细胞计数增多，密度增大。辛夷治疗组鼻黏膜P物质阳性细胞计数低于对照组2（$P<0.05$），表明辛夷治疗变应性鼻炎后可以抑制鼻黏膜P物质的生成。辛夷治疗组的P物质阳性细胞计数与对照组1相当（$P>0.05$），表明辛夷治疗后，P物质阳性细胞计数可降到正常水平。结论：辛夷可抑制变应性鼻炎鼻黏膜中P物质，用于治疗变应性鼻炎[10]。李小莉等研究辛夷挥发油的抗过敏作用。采用磷酸组胺（HA）、氯化乙酰胆碱（Ach）所致豚鼠离体回肠收缩实验，卵白蛋白（OA）引起的致敏豚鼠离体回肠实验及大鼠肥大细胞脱颗粒实验法。辛夷挥发油能显著抑制HA、Ach引起的豚鼠离体回肠收缩，对致敏豚鼠离体回肠的过敏性收缩有较强的抑制作用，并能明显阻止大鼠肥大细胞脱颗粒。说明辛夷挥发油具有较强的抗过敏作用[11]。

3. 抗炎作用 吴敏等对辛夷挥发油纳米脂质体药理作用进行初步研究。通过观察辛夷挥发油纳米脂质体对小鼠耳肿胀、小鼠毛细血管渗出率和变应性鼻炎大鼠过敏症状的影响，对其药理作用进行初步研究。结果辛夷挥发油纳米脂质体能显著减轻二甲苯所致小鼠耳肿胀程度，能显著抑制醋酸所致的小鼠毛细血管通透性增加，并能有效对抗大鼠过敏性鼻炎所产生的鼻痒、喷嚏和流涕症状，疗效优于辛夷挥发油。辛夷挥发油纳米脂质体有较好的抗炎、抗过敏作用，采用纳米技术对传统辛夷进行加工可以显著提高其功效[12]。

参考文献

[1] 冯宗怀．加味苍耳子散治疗儿童慢性鼻窦炎疗效探讨[J]．辽宁中医杂志，2006，33(11)：1451.

[2] 郝彩莉，赵晓东．中西医结合治疗儿童上颌窦炎64例[J]．陕西中医，1999，20(7)：308.

[3] 牛生录，牛锐，肖全成．辨证治疗鼻渊340例[J]．陕西中医，2003，24(9)：798-799.

[4] 刘茂辉．参苓白术散加减治疗小儿慢性鼻窦炎的临床观察[J]．四川中医，1994，(11)：55-56.

[5] 高士杰．中西医结合治疗儿童急慢性单纯性鼻窦炎[J]．实用中西医结合杂志，1994，7(10)：628.

[6] 郭志正．迎香穴发泡疗法治疗儿童上颌窦炎观察[J]．中国中西医结合耳鼻咽喉科杂志，1997，5(1)：35.

[7] 张金兰．中药冲泡熏剂治疗急慢性鼻窦炎60例小结[J]．中医杂志，1991，(1)：25.

[8] 王玉仁．吹鼻散治疗慢性鼻窦炎64例[J]．湖北中医杂志，1991，13(4)：3.

[9] 赵传胜．苍耳子及其炮制品抗菌作用实验研究[J]．时珍国医国药，2002，13(9)：522.

[10] 吉晓滨，谢景华，杜洪，等．辛夷对豚鼠变应性鼻炎模型鼻黏膜P物质的影响[J]．广东医学，2007，28(6)：860-863.

[11] 李小莉，张永忠．辛夷挥发油的抗过敏实验研究[J]．中国医院药学杂志，2002，22(9)：520-521.

[12] 吴敏，路微微，张欣．辛夷挥发油纳米脂质体的药理作用初探[J]．上海交通大学学报(医学版)，2007，27(4)：392-394.

（张　君　朱念平）

第三节　鼻　衄

【概述】

鼻衄，又称鼻出血，是以鼻窍中出血为临床特征的病证。是多种疾病的常见症状之一。引起鼻衄的原因很复杂，可由鼻部损伤引起，也可因脏腑功能失调而致。发病与季节无明显关联，一年四季均可发生，但在冬春季节气候干燥时易于发病。临床上以年长儿多见，婴幼儿少见。

关于鼻衄的记载始见于《内经》，将本病称之为“衄”、“衄血”、“血溢鼻”等。后世医家则根据病因或症状称其为“伤寒鼻衄”、“时气鼻衄”、“温病鼻衄”等，如《大明诸家本草》的“鼻洪”，《兰台轨范》称为“鼻沥衄”等。《小儿卫生总微论方・血溢论》描述了小儿鼻衄的病因是血热气上所致：“小儿诸血溢者，由热乘于血气也，血得热则流溢，随气而上，自鼻出者为衄血。”《圣济总录》、《血证论》等书对本病的证候治疗提出精辟的见解。

本证属西医学的鼻出血范围，包括全身性疾病如血液病、高血压病、肝肾疾病等所出现的鼻出血和局部疾患如鼻部炎症、外伤、肿瘤及鼻中隔偏曲等鼻部损伤所引起的鼻出血。本节主要讨论脏腑功能失调所致鼻衄。

对小儿鼻衄的现代研究侧重于中医辨证治疗。由于鼻衄属急症之列，本着“急则治其标”的原则，应请鼻科医师寻找出血点局部处理，然后采取中医为主的综合治疗方法，才能取得较好的临床疗效。

【病因病理】

一、病因

鼻为清窍，脉络丰富之处，不论外感或内伤均可致脏腑功能失调，血不循经溢于清窍，引起鼻衄。病因归纳如下。

1. 外感病因　小儿稚阴稚阳之体，外感六淫之邪，极易化火化热，热盛损伤鼻之络脉则引起衄血。《活幼口议》曰："小儿伤寒后……忽然鼻中出血，五七岁以上至大人亦有此证，为红汗，为不曾表解，其汗出血，故从鼻中出者自解。"《类证治裁》又云："火迫致衄，有六淫之火……如风寒壅盛于经，迫血妄行。"认为火迫致衄之火乃来自风寒壅盛。《血证论·鼻衄》言："秋冬阴气，本应收敛，若有燥火，伤其脉络，热气浮越，逼血上行，循经脉而于鼻。"提出燥火是其病因。张景岳云："暑毒伤人，多令人吐衄失血。"提出暑毒之邪也是其病因。

2. 内伤病因　内伤多为五志郁而化火，五脏功能失调或正气虚弱不能统摄血液。心主血，脾统血，肝藏血，肾藏精，肺主气，精血同源，气为血之帅，血为气之母。凡五脏功能失调，皆可致衄。积怒伤肝，积忧伤肺，烦思伤脾，失志伤肾，暴喜伤心。《类证治裁》指出思虑乃致衄内因："其思伤心脾，惊悸不眠……此致衄内因也。"《幼幼集成·鼻病证治》亦曰："鼻衄者，五脏积热所致，盖血随气行，得热而妄动，溢出于鼻"。

大病久病之后，正气虚弱，脾虚不能统摄，亦可导致鼻衄，正如《医学纲目·阴阳脏腑部》谓；"大病瘥后，小劳而鼻衄"。

二、病理

1. 病变脏腑在肺胃　鼻衄的病变脏腑，主要在肺胃。《血证论·鼻衄》云："鼻为肺窍，鼻根上接太阳经脉，鼻孔下夹阳明经脉，内通于肺以司呼吸，乃清虚之道，与天地相通之门户。"故肺胃热盛，循经上迫，损伤阳络而致鼻衄。

2. 病理因素为火热　鼻衄发病，尽管与正气虚弱及外伤、肿瘤、畸形等因素有关，但其最主要的致病因素为火热邪毒。无论是外感六淫化火，或五脏功能失调，五志郁而化火，皆导致肺胃火热之毒内炽，火热之邪循经上犯鼻窍，灼伤脉络，致血外溢而成鼻衄。

3. 病机属性分虚实　鼻衄的不同证候，是由不同的病因引起。由于其不同的病因及患儿体质强弱的不同，其发病亦有虚证实证之分。若火热炽盛，上循肺窍，损伤络脉，血溢络脉之外则为实证；若久病大病之后，损伤正气，正气虚弱，脾虚不能摄血，致血从络脉溢出则为虚证。临床上常发生实证向虚证转化，如火热灼烙致出血者，反复发作，阴伤气虚，转为阴虚火旺或气不摄血之虚证。

4. 病情演变重阴阳　小儿乃稚阴稚阳之体，稚阴未充，稚阳未长。衄血病势多急危，血为阴，鼻衄失血必先令阴血不足，然气为血之帅，血为气之母，阴阳互根，鼻衄量多或反复发作，可使机体阳气渐耗。若突然鼻衄出血不止，量大势猛，则有气随血脱，失血亡阳的危险。

【诊断与鉴别诊断】

一、诊断要点

1. 多有外感热病、鼻外伤及鼻部疾病、血液病或全身各系统疾病病史。

2. 以鼻中出血为主要症状，单侧多见，双侧同时发生少见，轻者涕中带血；较重者渗渗而出或点滴而下；严重者血涌如泉，甚则出现气随血脱之危象。

3. 鼻腔局部检查有出血点或渗血面。

4. 必要时对能引起鼻衄的相关系统疾病做相关检查。

二、鉴别诊断

1. 鼻异物　小儿由于戏弄豆、纸、小玩物等放入鼻腔，引起局部炎症或损伤而致出血。

2. 鼻损伤　有明确的头面部或鼻外伤史，其血多来自受伤一侧鼻孔，严重者可有鼻骨骨折、鼻中隔脱位，全身症状不明显。

【辨证论治】

一、证候辨别

1. 辨出血情况　鼻衄出血量多，来势凶猛，血色鲜红者为实证；出血量少，血流缓慢，血色淡者为虚证，实证可以随着病情的发展而转变为虚证，有时亦可见虚实夹杂的证候。

2. 辨气随血脱现象　小儿鼻衄反复发作，出血量多，见头晕、心慌、气短、汗出肢冷、面色苍白、虚烦不安者，可能是虚脱先兆，应加强病情观察，预防失血性休克的发生。

二、治疗原则

鼻衄属于急症，遵循"急则治其标、缓则治其本"的原则，小儿鼻衄，出血不止者，应先用外治法局部止其血，再审证求因，辨证治疗。

鼻衄实证多为肺胃火盛或肝火上炎，血热妄行所致，应予泄火清热，疏其内燔之火。虚证多为阴血亏虚、虚火妄动或气虚不能摄血，血液离经妄行，故当滋阴清火或补气摄血。虚实夹杂时，还应标本兼治。

三、分证论治

1. 肺经热盛

证候表现　鼻中出血，点滴渗出，血色鲜红，伴鼻塞、咳嗽，或鼻腔干燥、灼热，或有发热，便秘，舌质偏红，脉数。

辨证要点　本证多发生在冬春气候干燥之季，血色鲜红、咳嗽、鼻腔灼热等证候是本证的辨证要点。

治法主方　清热降火，润肺止血。泻白散加味。

方药运用　常用药：桑白皮、地骨皮、黄芩、牛膝、白茅根、茜草、侧柏叶、阿胶（烊化）、甘草等。热盛损伤肺阴者，可酌加白芍、沙参、麦冬；鼻塞咳嗽加菊花、浙贝母；热盛便秘者，加生石膏（先煎）、知母、生大黄（后下）。

2. 胃火炽盛

证候表现　鼻中出血量多，血色深红。身热，口渴，便秘，鼻黏膜色红干燥，舌红苔黄，脉洪数或滑数。

辨证要点　胃火炽盛鼻衄的出血特点是：出血深红，出血量多而难以自止，常伴见口渴、口臭、大便秘结、小便黄赤，舌苔黄腻糙厚。

治法主方　清胃泻火止血。清胃散合调胃承气汤加减。

方药运用　常用药：生大黄（后下）、玄明粉（冲服）、升麻、黄连、生地黄、牡丹皮、芦根、石斛、甘草等。临床运用时可酌加茜草、藕节、血余炭等。唇干口渴者加天花粉、麦冬、玉竹。若服药而血仍不止，血热衄涌者，可用犀角地黄汤加减，用水牛角、黄芩、山栀等。

3. 肝火上炎

证候表现　鼻中出血常起于恼怒之后，血色稍黯，量或多或少，头痛头晕，口苦咽干，胸胁苦满，舌红，苔黄，脉弦数。

辨证要点　本证特点是伴有头痛、口苦咽干等肝火上亢的证候，且发病多与情绪波动有关。

治法主方　清热泻火，柔肝止衄。龙胆泻肝汤加减。

方药运用　常用药：龙胆草、黄芩、山栀、当归、泽泻、生地炭、车前子、白茅根、柴胡、茜草等。

4. 阴虚火旺

证候表现　鼻中出血量少，口干咽燥，兼有头昏耳鸣，腰酸痛，手足心热，盗汗，舌红苔少，脉细数。

辨证要点　鼻中出血量少或点滴出血，伴有五心烦热，舌质红苔少或无苔为本证型的辨证要点。

治法主方　滋阴降火止血。知柏地黄汤加减。

方药运用　常用药：知母、黄柏、生地黄、山萸肉、茯苓、山药、牡丹皮、泽泻、茜草炭、牛膝等。

5. 脾不统血

证候表现　鼻中出血量少，渗渗而出，常反复发作，血色淡红，鼻黏膜色淡，面色不华，口淡不渴，神疲懒言，饮食量少，大便溏薄，舌淡，苔白，脉细数。

辨证要点　出血量少，色淡，伴面色不华，大便溏薄等脾气虚弱症状为本证特点。

治法主方　补脾摄血。归脾汤加减。

方药运用　常用药：白术、茯神、黄芪、党参、酸枣仁、熟地黄、鸡血藤、茜草、侧柏叶等。

本证若因出血不止，失血过多，而致气血阴阳俱脱者，当大补元气，育阴救阳，急用生脉散合参附龙牡救逆汤补气固脱。

【其他疗法】

一、中药成药

1. 知柏地黄丸　用于阴虚火旺证。

2. 归脾丸　用于脾不统血证。

二、外治疗法

1. 冷敷法　取坐位，以冷水浸湿毛巾或用冰袋敷于患儿前额或后颈部，以凉血止血。

2. 鼻腔内有小出血点、溃疡、血痂而无活动性出血的患儿，可在鼻黏膜涂少量黄连油膏，1 日 1～3 次，以滋润黏膜，泻火止血。本法尤适用于胃火炽盛证。

3. 用血余炭、马勃、百草霜、三七粉、云南白药等具有止血作用的药末吹入鼻腔，用于出血量少的鼻衄患儿。

4. 鼻衄出于鼻中隔者，用马勃（消毒）敷于出血处，如还止不住者，再用消毒的黄连膏纱条蘸百草霜散（百草霜 80%，花蕊石 10%，禹余粮 10%）填充出血鼻腔，如仍不止，较大小儿可采用后鼻孔填塞法。

5. 大蒜捣烂，敷于足底涌泉穴。有引热下行的作用。用于反复鼻衄患者。

三、针灸疗法

1. 体针　主穴：双侧少商穴。配穴：双侧合谷穴。强刺激，用泻法。采取速刺不留针法。针刺双侧少商时，应出少量血液。

2. 指压法　医者以拇指甲压迫患儿中指指端节靠近小指侧缘的端正穴，时间约 2～3 分钟，如出血不止，可稍延长到 15 分钟。如右鼻孔出血，可指压患儿左手，左出血压右手，两侧出血压两手。

四、西医疗法

根据出血量的多少采取局部止血处理，并积极寻找引起鼻出血的病因，进行病因治疗。常用的局部止血方法有简易止血法(冷敷法、压迫法)、烧灼法、填塞法等。必要时请专科医师共同处理。

【预防护理】

一、预防

1. 纠正小儿挖鼻的不良习惯，防止损伤鼻腔的黏膜。

2. 气候干燥季节，应常戴口罩，以保持鼻腔的湿润，或在小儿鼻中隔黏膜常涂少量黄连油膏，以滋润黏膜。

3. 在气温变化较大的季节或小儿患感冒等疾病时，禁食辛辣燥热刺激性食物。哺乳婴儿时，乳母同样忌口，较大儿童应多吃水果，尤其是莲藕，有止衄的作用。

二、护理

1. 稳定患儿情绪，因为烦躁和紧张皆易加重鼻衄的发作。

2. 在炎热夏季，患儿不宜怀抱，应半卧位于阴凉的地方，既有利于止血，又便利于医务人员检查。

3. 观察患儿出血是否停止时，应特别注意有无鼻血流向咽部。

4. 鼻腔用药或填塞之后，要防止患儿掏挖。

【文献选录】

《灵枢·百病始生》："阳络伤则血外溢，血外溢则衄血。"

《幼幼集成·鼻病证治》："鼻衄者，五脏积热所致，盖血随气行，得热而妄动，溢出于鼻。"

《血证论·鼻衄》："秋冬阴气，本应收敛，若有燥火，伤其脉络，热气浮越，逼血上行，循经脉血于鼻。"

《圣济总录·鼻衄门》："今之治衄衊者，专于治衄，不知血之行留，气之为本，犹海水潮汐，阴阳之气使然也。明夫经络逆顺，则血与气俱流通而无妄行之患矣。"

【现代研究】

一、发病特点的研究

沙颖等对86例小儿鼻出血的临床特点进行分析，得出小儿鼻出血的发病特点有男性多于女性，高发年龄在4、5岁，鼻黏膜干燥且中隔溃疡占57%。在调查中发现大多数患儿有偏食习惯，尤以不食蔬菜水果居多。这样就可引起维生素A、维生素C、维生素B_2、维生素PP等缺乏，抗坏血酸缺乏可使血管壁的细胞间质胶原蛋白减少，血管脆性和通透性增加，易致出血。维生素B_2、维生素PP的作用与维生素C相似，缺乏也可导致鼻衄。发病时间以春冬两季居多，因这两季北方地区蔬菜供应缺乏，也造成维生素摄入不足，再者北方冬季室内温度高，比较干燥，春季气候干燥等。总之，小儿鼻出血病因主要是鼻腔黏膜干燥，鼻中隔溃疡造成的，但也与偏食、挖鼻及环境不良等因素有关[1]。

二、治疗学研究

张红采用中西医结合治疗小儿鼻出血46例。出血病因中，全身因素18例、局部因素24例、不明原因4例。单侧出血42例、双侧4例。出血部位：鼻中隔前下方黎氏区出血40例、下鼻甲4例、中鼻道2例。辨证分型：实火型38例、虚火型8例。治疗方法，局部止血加中医辨证中药内服。局部止血采用1%麻黄素或1%肾上腺棉片压迫出血部位止血，若出血部位明显且出血点小，可用20%硝酸银或5%三氯醋酸烧灼出血点止血，若出血量少也可直接指压止血，若以上方法仍不能控制出血，可用凡士林纱条分层填塞，填塞物可在24～48小时取出，同时给予止血药、抗生素、维生素等局部和全身运用1周，部分患儿能停止出血。中医辨证治疗，将鼻出血分为实火证和虚火证。实火证见出血量多色鲜红，发热口渴，大便秘结，小便短赤，舌红，苔微黄，脉数，治宜清热凉血止血。方用白茅根5～15g，生地黄5～15g，侧柏叶5～15g。1日1剂，连服1周。虚火证见面颊潮红，手足心热，口干舌燥，少苔，脉细数，治宜养阴清热，方用知母5～15g，生地黄5～15g，仙鹤草5～15g，剂量服法与实火证相同。46例患儿除1例血液病反复鼻出血外，余均在1个疗程内治愈，治愈率97%[2]。

魏久贞以自拟鼻衄灵方治疗小儿鼻出血肺经郁热证23例取得较好效果。23例中男14例、女9例；年龄4～13岁。出血时间以早间居多，量一般为20～30ml。患儿常伴有鼻塞鼻干、鼻腔疼痛、口干等症状。鼻腔检查无器质性病变。治疗方法：鼻衄灵方（药物组成：白及6g，三七6g，玄参9g，杏仁6g，芥穗炭6g，血余炭6g，小蓟炭6g，生地黄6g，玉竹6g，百合6g，生甘草3g）水煎，分早晚两次服，连用3天。治疗效果：23例中，服药2剂治愈17例，占73.9%；服药3剂治愈6例，占26.1%。作者认为鼻为肺之窍，易受六淫侵袭，尤其是春秋季节，气候干燥，而小儿又为稚阴稚阳之体，鼻腔黏膜脆弱，更易为燥邪所伤，而为鼻衄之证。鼻衄灵方中，白及、三七、芥穗炭、血余炭、小蓟炭凉血止血；玄参、生地黄、玉竹、百合、杏仁养阴润肺。诸药配合，凉血止血，养阴润肺[3]。李光曙等以止衄汤治疗小儿特发性鼻出血100例。临床资料100例中，男56例、女44例；3～6岁40例、6^+～10岁60例；病程1～2年62例、2年以上38例；每周发作1～2次42例，每月发作2～3次34例，间隔不定时发作且进行性加重24例。止衄汤组成：生地黄15g，赤芍、白芍、当归、地榆、牡丹皮、山栀、生侧柏叶、川牛膝、阿胶（烊化）、仙鹤草、生白及各10g，茜草炭3g。1日1剂，水煎，日服3次。对于部分患儿不愿服苦药者则用上方煎熬成糖浆。鼻出血停止后，可选用玉屏风散、金鉴胃爱汤、二仙汤等以增强肺、脾、肾功能。治疗结果显效（服药3剂，鼻出血停止，随访1年以上未发者）54例、有效（服药3～5剂，鼻出血停止，稍感冒又发作，原方继服3～5剂仍有效）40例；无效（服药3～5剂鼻出血未愈）6例。有效率94%[4]。黄伏顺运用《医林一介》中的清络柔肝方（药物组成为丝瓜皮、生黄芪、白芍、荷叶、侧柏叶、炒山栀）治疗小儿鼻衄26例，全部获愈，1年后追访13例，仅2例复发，仍用原方治愈[5]。

刘进虎观察中药内服配合外用鼻衄膏治疗小儿鼻出血42例。内服方药物组成：玄参5～10g，生地黄8～20g，白茅根10～30g，白及5～10g，茜草5～10g，藕节5～10g，侧柏叶5～10g，仙鹤草5～10g，荷叶5～10g，牡丹皮5～10g，血余炭5～10g，黄芩5～10g。鼻塞明显者加辛夷5～10g，苍耳子5～10g；鼻腔干燥明显者加麦冬5～10g，沙参5～10g。每日1剂，水煎2次，取汁混合后分3次温服。外用药采用本院自制鼻衄膏：白及2份，三七、血余炭各1份，共为细末，香油或胡麻油调为稀糊状，用棉球蘸鼻衄膏适量塞入鼻腔（若为双侧鼻腔出血，则交替塞鼻），约2小时后取出，每日塞鼻2～3次。配合内服方，连用10天为1个疗程。观察方法，77例患儿随机分为两组，治疗组与对照组均以内服方为基础治疗，治疗组配合鼻衄膏外用，对照组配合止血宝胶囊外敷。结果：治疗组总有效率为97.6%，对照组总有效率为80.0%[6]。

参考文献

[1] 沙颖，王秀珍，鞠善德，等．小儿鼻出血86例临床分析[J]．中国妇幼保健，1999，14(2)：678.

[2] 张红．中西医结合治疗小儿鼻出血[J]．江苏临床医学杂志，1999，3(3)：275.

[3] 魏久贞．鼻衄灵方治疗小儿鼻出血[J]．山东中医杂志，2006，25(11)：763.

[4] 李光曙，张炳秀．止衄汤治疗小儿特发性鼻出血100例[J]．安徽中医学院学报，1998，17(5)：29-30.

[5] 黄伏顺．清络柔肝方治疗小儿鼻衄26例[J]．浙江中医杂志，1994，29(4)：157.

[6] 刘进虎．中药内服外用治疗小儿鼻出血42例临床观察[J]．中医儿科杂志，2005，1(2)：31-32.

（张 君 孙升云）

第四节 乳 蛾

【概述】

乳蛾是因外邪客于咽喉，邪毒积聚喉核，或脏腑虚损，虚火上炎，以咽痛、喉核红肿、化脓为特征的咽部疾患。以咽喉两侧喉核红肿疼痛、吞咽不利为主症，因其喉核肿大，形状似乳头或蚕蛾，故称乳蛾，又名喉蛾。临证根据病变部位，有发于一侧者为单蛾，发于两侧者为双蛾之称；根据病程，急性发作并有脓性分泌物者称为烂喉蛾，慢性者又称木蛾、死蛾；根据病因病机又有风热乳蛾、虚火乳蛾之称。

本病是儿科临床常见病、多发病，多见于4岁以上小儿，一年四季均可发病，多发于春秋两季。幼儿症状较成人为重，常伴有高热，若治疗得当，一般预后良好，但婴幼儿的病程较长，可迁延不愈或反复发生，如不及时恰当治疗，容易出现鼻窦炎、中耳炎、颈淋巴结炎等并发症。偶可继发急性肾炎、风湿热或风湿性心脏病。长期不愈反复的乳蛾发生亦可形成反复呼吸道感染，降低小儿机体免疫力，影响小儿的健康成长，因此必须给予足够的重视，积极防治。

乳蛾属于西医学的急性扁桃体炎和慢性扁桃体炎的范围。急性扁桃体炎以发热、咽痛、吞咽困难、腭扁桃体红肿化脓为主要特点。慢性扁桃体炎以低热、咽异物感、扁桃体上有少量脓点为特点。

乳蛾之名，初见于《儒门事亲·喉舌缓急砭药不同解二十一》，文曰："单乳蛾，双乳蛾……结薄于喉之两旁，近外肿作，因其形似，是为乳蛾。"历代医籍有关本病的名称较多，如《普济方》之肉蛾，《杂病源流犀烛》之连珠蛾，《张氏医通》之乳鹅，《瘟疫明辨》的喉结，《重楼玉钥》的鹅风，《焦氏喉科枕秘》的死乳蛾、乳蛾核，《咽喉脉证通论》的烂头乳蛾，《梅氏验方新编》的蛾子等。多是依据临床症状及发病情况而命名的。古代医家对乳蛾的分类和治疗亦有论述。《疡科选粹》指出了横蛾、竖蛾的区别，《医学心悟》指出："状如乳头，生喉间。一边生者为单乳蛾，两边生者名双乳蛾。宜用韭菜汁调元明粉，灌去痰涎，吹以冰片散，随服甘桔汤，自应消散。若不清，以小刀点乳头上出血，立瘥。凡针乳蛾，宜针头尾，不可刺中间，鲜血者易治，血黑而少者难痊。凡用刀针，血不已者，用广三七末，嚼服刀口上即止。"不但指出了乳蛾之内服药物治疗，更提出了外治法治疗乳蛾的方法。

近年对乳蛾的研究多侧重于临床辨证治疗和局部外治法的研究，特别是中医的辨证规范与临床疗效的评价、中医疗法的作用机制等取得一定的研究成果。

【病因病理】

一、病因

本病的发生，起病急骤者，多为外邪侵袭。慢性发生者，常有病久体弱、脏腑功能不足之内在原因。

外感主要责之于风热邪毒，从口鼻而入，热毒搏结于喉。或乳食过热，积聚胃腑，或先天禀受母体胃热，而致脾胃积热。由于小儿为稚阴稚阳之体，热病久病伤阴，或素体阴虚者，均可出现肺肾阴虚，甚则虚火上炎。

二、病理

1. 病变脏腑与病位　病位在喉，病变脏腑在肺胃。咽喉为肺胃所属，风热邪毒从口鼻而入，咽喉首当其冲。风热邪毒外侵，肺气不宣，风热循肺经上犯，结聚于咽喉而为乳蛾；或邪毒直接侵袭喉核，气血壅滞，脉络受阻，肌膜受灼，而致发病。正如《疡科心得集·辨喉蛾喉痛论》所云："夫风温客热，首先犯肺，化火循经，上逆入络，结聚咽喉，肿如蚕蛾。"咽喉为胃之系，脾胃有热，胃火炽盛，亦上冲咽喉。《诸病源候论·喉咽肿痛候》认为："喉咽者，脾胃之候也，气所上下。脾胃有热，热气上冲，则咽喉肿痛。"风热失治或邪毒壅盛，致外邪侵里，里热炽盛，热毒之气不得越泄，由胃上攻，搏结于喉核，灼腐肌膜，咽喉肿痛，亦可发为乳蛾。

2. 病理因素为热毒　乳蛾为病无论是风热外邪直侵喉核，或是胃火炽盛上犯咽喉，亦有因肺肾阴虚，虚火上扰，皆与火热之毒壅聚咽喉有关。明代窦梦麟《疮疡经验全书·卷一》言："咽喉有数证，有积热，有风热，有客热，有病后余邪未除，变化双乳蛾者。"指明风热侵袭直中喉核，胃火炽盛上冲咽喉，皆致乳蛾发生。明代方隅《医林绳墨·卷七》言："盖咽喉之证，皆由肺胃积热甚多，痰涎壅盛不已……于是有痰热之证见焉。吾知壅盛郁于喉之两旁，近外作肿，以其形似飞蛾，谓之乳蛾……因食热毒之所使也。"皆说明本病的病理因素为热毒壅盛。

3. 病机属性分阴阳　风热侵袭，胃火炽盛，致火热内盛属阳证，是为阳蛾。急乳蛾缠绵日久，邪热伤阴；或治疗中寒凉攻伐太过，损伤元阳；或温热病后，阴液亏损，余邪未清，以及素有肺肾阴虚，虚火上炎，与余邪互结喉核，发为慢乳蛾，是谓阴蛾。正如《辨证录·卷三》所云："阴蛾则日轻而夜重……斯少阴肾火下元可藏之也，直奔而上炎于咽喉也"。

4. 病情演变分虚实　乳蛾由于其致病因素不同，发病原因的不同，病程长短不一，其病情演变亦有虚实之分。急乳蛾多为风热外侵，肺胃热盛，内外邪热相搏，一派热象，是谓实证。久病失治，或温热病后阴液不足，虚火上扰致使出现的慢性乳蛾，为正虚邪恋，是为虚证。正如《疡科经验全书·卷一》说："单乳蛾，左畔虚阳上攻，其肿微红者，若肺气逆，外证手足厥冷，痰涎自出，头重目昏"，"右畔虚阳上攻，其色微黄，其形若蚕茧之状，故谓之乳蛾，其症亦手足厥冷。"皆一派虚证之象。

现代研究表明，急性扁桃体炎是腭扁桃体的急性非特异性炎症，主要是由乙型溶血性链球菌 A 组、葡萄球菌、肺炎球菌和病毒、支原体感染所引起。慢性扁桃体炎多由急性扁桃体炎反复发作或因隐窝引流不畅，其内细菌滋生繁殖而致。

【诊断与鉴别诊断】

一、诊断要点

1. 病史　有受凉、疲劳、外感或咽痛反复发作史。

2. 症状　急性者，咽痛剧烈，痛连耳窍，吞咽时加剧，常伴高热、恶寒等。慢乳蛾不发热、咽干不利，或咽痛、发热反复发作。

3. 咽部检查

(1)急乳蛾：喉核红肿，连及喉关，喉核表面有脓点，严重者脓点融合成片。

(2)慢乳蛾：喉关黯红，喉核肥大或触之石硬，表面凹凸不平，色黯红，表面有白点，挤压喉核后有白色腐物从喉核隐窝口溢出。

二、鉴别诊断

1. 烂喉痧(猩红热) 发病较急,初期有发热或高热,咽喉部红肿疼痛,甚则腐烂,引饮梗痛,发热1天后出现朱红色皮疹,特点是呈弥漫性猩红色。经3~7天后,身热渐降,咽喉腐烂,疼痛亦见减轻,皮肤开始脱屑,状如鳞片,约2周后脱尽。如无其他病变,即可恢复健康。病中2~3天时可见草莓舌。

2. 喉关痈 是发生在扁桃体周围及其附近部位的脓肿,病变范围较乳蛾大。临床以局部疼痛、肿胀、焮红、化脓,并伴有恶寒发热、言语不清、饮食呛逆等为特征。病情发展迅速,每致咽喉肿塞,吞咽、呼吸均受影响。它包括西医学的扁桃体周围脓肿、咽后壁脓肿等疾病。本病形成脓肿之前,一般都有类似乳蛾急性发作的症状。这种症状若3~4天后逐渐加重,特别是咽痛加剧、吞咽困难者,应考虑本病。

3. 咽白喉 多见于小儿,发病较缓,轻度咽痛,扁桃体及咽部见灰白色的假膜,不易擦去,强行擦去容易出血,并很快再生,颈淋巴结明显肿大,与乳蛾仅有扁桃体红肿的病变极易区别,咽拭子培养或涂片可检出白喉杆菌。

4. 溃疡性膜性咽峡炎 多以局限性炎症反应和溃疡形成、轻度发热、全身不适及咽痛为主。溃疡多位于一侧扁桃体上端,覆盖较厚的污秽的灰白色假膜,周围黏膜充血肿胀,咽拭涂片可找到樊尚螺旋体及梭形杆菌。

【辨证论治】

一、证候辨别

一则辨急慢,二则辨虚实,三则辨表里,四则辨轻重。急性乳蛾起病急,病程短,属实证、热证,当辨风热与胃火。慢性乳蛾病程迁延或反复发作,属虚证,慢性者复感外邪亦可出现虚中夹实证。邪热浅者在表,为风热上乘,病情轻;邪热重者则由浅入深(即由表入里),变为热毒内蕴,阳明积热,病情重。

二、治疗原则

乳蛾之治疗当分清虚实、寒热、表里辨证论治,以"清、消、补"为治疗大法。风热外侵之急性乳蛾,治当疏风清热,消肿利咽;胃火炽盛者,治当清热解毒,泻火利咽;胃火炽盛,肠腑不通治当通下泻火;乳蛾肉腐成脓,治当解毒消痈;肺肾阴虚者,治当滋阴降火,清利咽喉。本病乳蛾焮红,可在内服药物的同时,病灶局部外喷药粉。对于乳蛾反复发生者,可采用烙法治疗。

三、分证论治

1. 风热外侵

证候表现 咽痛,咽赤,喉核红肿,轻度吞咽困难,伴发热、恶寒、咳嗽、咯痰等症,舌苔薄黄,脉浮数。

辨证要点 发热恶寒,咽喉疼痛,乳蛾红肿,但无明显脓点,舌苔薄黄,脉浮数。

治法主方 疏风清热,消肿利咽。银翘散加减。

方药运用 常用药:金银花、连翘、桔梗、牛蒡子、木蝴蝶、薄荷(后下)、山豆根、甘草等。热邪重者加黄芩、赤芍;表证重者加荆芥、防风;红肿明显者加牡丹皮、野菊花;大便干结者加瓜蒌仁、生大黄。

可配用冰硼散、珠黄散或西瓜霜外吹局部患处。

若咳嗽严重者,亦可使用桑菊饮治之。药用桑叶、菊花、杏仁、连翘、薄荷(后下)、桔梗、芦根、生甘草等。

2. 胃火炽盛

证候表现 咽痛较甚，吞咽困难，身热，口渴，大便秘结，咽部及喉核红肿，上有脓点或脓肿，舌质红，舌苔黄，脉滑数。

辨证要点 发热不退，口渴多饮，喉核明显红肿，或者有黄白色脓点，易剥离，口臭，大便秘结，舌红苔黄，脉滑数。

治法主方 泄热解毒，利咽消肿。清咽利膈汤加减。

方药运用 常用药：金银花、连翘、山栀、黄芩、牛蒡子、玄参、桔梗、薄荷(后下)、生大黄(后下)、生甘草、玄明粉(冲)等。若表热未清者加荆芥、防风；颌下臖核肿痛者加射干、瓜蒌、浙贝母，以清热化痰散结；高热者加石膏(后下)、天竺黄、黄连以清热泻火；服药后大便溏薄或腹泻者去生大黄。如肿痛甚者，可含服六神丸。

3. 肺肾阴虚

证候表现 咽部干燥、灼热，微痛不适，干咳少痰，手足心热，精神疲乏，或午后低热，颧红，喉核黯红、肿大，或有少许脓液附于表面，舌红，苔薄，脉细数。

辨证要点 多为午后发热，咽部发干，喉核黯红肿大且表面不平，精神疲惫，干咳少痰，手足心热，舌质红，舌苔少，脉细而数。

治法主方 滋阴降火，清利咽喉。知柏地黄汤加减。

方药运用 常用药：知母、黄柏、生地黄、连翘、牡丹皮、玄参、马勃、麦冬、玉竹等。喉核色转淡，但肿大不消，加浙贝母、夏枯草、赤芍、虎杖等以化瘀活血消肿。

本证若以肺阴虚症状为主者，可用养阴清肺、生津润燥的养阴清肺汤加减。常用药：玄参、生地黄、麦冬、牡丹皮、川贝母、白芍、石斛、枳壳、连翘等。

尚有一种痰瘀热结型乳蛾患儿，证见双侧或单侧扁桃体肥大，无明显充血的现象，感受外邪后会急性发作，出现喉核明显红肿，甚至化脓，常反复发作。治应解毒活血，化瘀消肿，方用清胃散加减。常用药：升麻、赤芍、牡丹皮、夏枯草、僵蚕、浙贝母、全瓜蒌、射干、玄参、牡蛎等。兼有肺脾气虚，乳蛾常反复发作者，又当用玉屏风散合生脉散加味，兼有扶助正气，防止外邪引起慢性病灶急性发作的作用。

【其他疗法】

一、中药成药

1. 银黄口服液 用于风热外侵证。

2. 小儿咽扁冲剂 用于风热外侵证。

3. 小儿热速清口服液 用于急性乳蛾之发热重者。

4. 六神丸 用于乳蛾咽喉肿痛严重者。

5. 双黄连口服液 用于胃火炽盛证。

6. 金果饮 用于肺阴伤证。

二、药物外治

1. 冰硼散 外吹病灶。适用于咽喉红肿，疼痛较轻者。

2. 珠黄散 外吹。适用于咽喉红肿较甚，疼痛较剧，或喉核有脓点者。

3. 锡类散 外吹。适用于乳蛾溃烂。

4. 双黄连粉针剂 水溶后超声雾化吸入，每次1支，加水6ml溶化，超声雾化吸入，1日1次。适用于风热外侵证。

三、食疗方药

1. 胖豆茶 胖大海 2～4 枚，山豆根 1～3g，白糖少许。胖大海、山豆根用沸水浸泡，待胖大海完全发大，将药汁倒出，加白糖少许，冷却后频频饮用，慢慢咽之。用于实热乳蛾。

2. 丝瓜冰糖饮 丝瓜 200g，金银花 15g，冰糖 30g。将鲜嫩丝瓜洗净，切成小段，入金银花、冰糖共放锅内蒸，滤汁饮用，1 日 1 剂。用于实热乳蛾。

四、针灸疗法

1. 实热乳蛾者，主穴有合谷、内庭、少商，配穴有天突、少泽、鱼际，少商点刺出血，高热配合谷、曲池穴。每次选其中 2～3 穴，中强刺激，1 日 1 次。

2. 虚火乳蛾者，主穴有大杼、风门、百劳、身柱、肝俞，配穴有合谷、曲池、足三里、颊车。每次选其中 2～3 穴，中度刺激。

五、刮痧疗法

以汤匙光滑的边缘蘸麻油于患儿脊柱两旁轻轻由上向下顺刮，以出现红瘀点为度。用治风热外侵证。

六、烙灼疗法

慢性乳蛾反复发作或乳蛾肥大者，可施行扁桃体烙治术。用特制的烙铁烧红，蘸香油后直接烧烙扁桃体。用于较大年龄儿童，术时需用开口器固定张开之口腔。

七、西医疗法

1. 急性扁桃体炎 对细菌感染者给予抗生素治疗，给药须足量、足疗程。

2. 慢性扁桃体炎 一般治疗及抗菌药物使用同急性扁桃体炎。亦可用封闭疗法。

3. 手术适应证 ①扁桃体局部疾病：有反复发作急性扁桃体炎病史；扁桃体极度肿大，妨碍吞咽、发音、呼吸者；扁桃体肿大，咽部唾液蓄积，夜间阵发性咳嗽，严重者伴有气管、支气管炎者；扁桃体隐窝内尚存酪状物；扁桃体乙型溶血性链球菌或白喉带菌者，抗菌治疗不能消除者。②病灶型扁桃体炎引起全身性疾病如风湿热、风湿性心脏病、关节炎、急性肾炎、长期不明原因的低热，又能排除其他内科疾病者。以上各种情况，在炎症得到控制的情况下，可施行扁桃体摘除术治疗。

【预防护理】

一、预防

1. 平时注意体格锻炼，多做户外活动，增强体质。

2. 注意随气温变化为小儿增减衣被，尽量避免与上呼吸道感染患者接触。

3. 注意口腔卫生，教育小儿养成刷牙漱口的个人卫生习惯。

4. 应积极治疗急性扁桃体炎，防止迁延成慢性或变生他病。

二、护理

1. 保持病室空气流通及适当温度。

2. 高热者应配合物理降温措施。

3. 患儿的饮食宜清爽，忌荤腥发物，以防助长邪势。

4. 做好口腔护理。可用银花甘草液漱口，1 日 3～4 次。

【文献选录】

《重楼玉钥・双鹅风》："喉中诸证，惟以单双蛾者最多，症虽轻而易治，却难速于平消。"

《疡科经验全书・卷一》："乳蛾由肺经积热，受风凝结而成，生咽喉旁，其色微黄，其形若蚕蛾之状。"

《小儿卫生总微论方·咽喉总论》:"小儿咽喉生病者,由风毒湿热搏于气血,随其经络虚处所著,则生其病,若发于咽喉者,或为喉痹,或为缠喉风,或为乳蛾。"

《疡科心得集·辨喉科喉痛论》:"咽喉为一身之总要,百节关头,呼吸出入之门户……夹风温客热首先犯肺,化火循经上逆入络,结聚咽喉,肿如蚕蛾,是为乳蛾。"

《重订囊秘喉书·乳蛾》:"有单有双,有连珠……初起,一日疼,二日红肿,三日有形,如有细白星者,若发寒热,即飞蛾之凶症也。四日凶势定。治之,四五日可愈。其症生于喉旁。"

《辨证录·卷三　咽喉痛门》:"阴蛾则日轻而夜重……斯少阴肾,火下无可藏之也,直奔而上炎于咽喉也。"

【现代研究】

一、治疗学研究

万恒仙运用自拟射银汤治疗小儿乳蛾68例,男39例、女29例,年龄3～6岁42例、6～14岁26例,病程6～28天。单纯乳蛾32例,乳蛾兼发热27例,乳蛾兼化脓9例。射银汤组成:金银花、射干、连翘、牛蒡子、玄参、山豆根、山栀、赤芍、知母、蒲公英、薄荷、桔梗。若发热、口臭、大便干结者加生石膏、大黄;化脓者加白芷。7天为1个疗程。68例中,痊愈56例(82.36%)、有效8例(11.76%)、无效4例(5.88%)。总有效率94.11%[1]。夏明用加味泻心汤治疗小儿胃火炽盛型乳蛾100例。全部病例均为胃火炽盛型,治疗组60例、对照组40例,两组性别、年龄、临床症状及体征比较无差异,具有可比性($P>0.05$)。治疗组用加味泻心汤治疗。药物组成:大黄(后下)、山豆根、射干各3～5g,黄芩、水牛角、人中白各6～9g,黄连1.5～3g,玄参9～12g,生石膏15～20g,生甘草3～6g。1日1剂,水煎2次,温服。对照组用青霉素常规剂量静滴。两组高热时均以物理降温或适当以百服宁退热。于5天后统计疗效。结果治疗组治愈30例占50.0%、好转28例占46.7%、无效2例占3.3%,总有效率96.7%。对照组治愈13例占32.5%、好转20例占50.0%、未愈7例占17.5%;总有效率82.5%。两组疗效总有效率比较有显著差异性($P<0.05$)。治疗组疗效优于对照组[2]。

吴兆怀将小儿乳蛾主要辨为三证。①风热外侵、肺经有热:治宜疏风清热、消肿利咽,方用通天达地汤(《家传经验良方》)。药物组成:荆芥、防风、连翘、炒牛蒡子、桔梗、枳壳、黄芩、赤芍、玄参、射干、天花粉、浙贝母或川贝母、白芥子、灯心草、甘草。②邪热传里、肺胃热盛:治宜泄热解毒、利咽消肿,方用清咽利膈汤(《喉症全科紫珍集》)。药物组成:连翘、山栀、黄芩、薄荷、牛蒡子、防风、荆芥、元明粉、玄参、金银花、大黄。③邪热久留、肺胃阴虚;治宜养阴清肺胃之热、生津润燥,以养阴清肺汤、沙参麦门冬汤、玄麦甘桔汤(《经验良方》)加减应用。方药组成:玄参、麦冬、桔梗、甘草。认为外感风热、肺胃热盛、邪热久留、肺胃阴伤是发病的主因,风热乳蛾除了内服中药外,应该注意口腔卫生,一般可选用甘平之清热润肺之品,如菊花、金银花、岗梅根、射干、玉竹等煎水漱口,清洁口腔,或用西瓜霜润喉片、四季润喉片含服。如乳蛾见有脓点或伪膜,应用冰硼散、珠黄散、桂林西瓜霜吹喉。饮食以清淡之瘦肉粥、沙参粥为佳,多饮水,避免体内津亏液耗,防止失水。虚火乳蛾多无发热,饮食宜清淡,不宜食辛辣、炙烤之品,以免引动肺胃之火,加重病情。平时可服用一些养阴清肺、生津润燥之中成药,如沙参玉竹晶、太子开胃口服液等,对于虚火乳蛾的防治可起到事半功倍的作用[3]。

丁春采用清热化瘀合凉血化瘀法治疗风热型乳蛾30例,并与单纯采用清热化痰法治疗的30例进行对照。治疗组采用清热化痰法合凉血化瘀法,方选消肿退热汤[柴胡10g,黄芩15g,生石膏30g(先煎),薄荷10g(后下),僵蚕10g,金银花10g,连翘10g,射干10g,蚤休

10g,牛蒡子 10g,桔梗 10g,浙贝母 10g,芦根 15g,生甘草 3g]加牡丹皮 15g,赤芍 10g。对照组采用清热化痰法,方选消肿退热汤。临床服用剂量根据年龄稍作调整。针对风热型乳蛾热毒与血瘀互结的特点,加入凉血化瘀的牡丹皮、赤芍,有散血中之瘀、解血中之毒的功效。从治疗效果看,治疗组总有效率与对照组相比差异无显著性,但治愈率凉血化瘀法明显提高,病程明显缩短,两者比较差异有显著性。提示治疗风热型乳蛾时,在清热化痰的基础上加入凉血化瘀之品,可明显提高疗效,缩短病程[4]。

周菲菲等运用清咽汤治疗急性乳蛾 112 例,与用头孢氨苄治疗的 50 例对照观察。治疗组用清咽汤治疗,处方:金银花 30g,野菊花 30g,蒲公英 30g,射干 15g,紫花地丁 15g,板蓝根 30g,玄参 15g,桔梗 15g,蝉蜕 6g,甘草 6g。邪袭肺经者加薄荷 8g(后下);肺胃热盛者加生石膏 30g(先煎),生大黄 10g(后下)。对照组用头孢氨苄胶囊,每次 500mg,口服,1 日 4 次;草珊瑚含片,每次 2 片,1 日 5 次,含服。疗程同治疗组。两组治疗结果及疗效比较以及两组有效病例主症及体征消失时间比较与对照组比较,有显著性差异($P<0.01$)[5]。

陈婉姬以中西医结合治疗小儿急性化脓性扁桃体炎 92 例。随机分为治疗组 46 例、对照组 46 例。将乳蛾尚未出现局部或全身并发症的 14 岁以下患儿纳入观察对象。对照组采用西医常规治疗,轻度患儿口服阿莫西林——克拉维酸钾颗粒或片剂;中重度患儿静脉滴注阿莫西林——克拉维酸钾针剂,青霉素过敏者改用阿奇霉素,高热者口服退热药物(百服宁、美林等),并适当补充液体对症支持治疗。治疗组在对照组用药的基础上加服清热利咽汤,外用金喉健喷剂喷咽喉部,1 日 4 次。清热利咽汤基本方:金银花 10g,连翘 10g,炒僵蚕 10g,蝉蜕 8g,桔梗 6g,薄荷(后下)4g,鲜芦根 15g,制大黄 6g,玄参 8g,青果 10g,山栀 6g,生甘草 5g。高热加半枝莲 8g、板蓝根 12g;呕吐加竹茹 6g、生姜 3 片;咳嗽加法半夏 6g、前胡 6g;热盛动风加羚羊角粉(另吞)3g、钩藤 6g、地龙 10g;头痛加白芷 6g。两组用药后热退时间、脓性分泌物消失时间、总疗程比较差异非常显著($P<0.001$),两组愈显率差异非常显著($P<0.01$),2 组总疗效差异显著($P<0.05$),均为治疗组优于对照组[6]。

二、药效学研究

乳蛾解毒合剂(由金银花、青蒿、赤芍、蒲公英等组成)是治疗小儿扁桃体炎的中药复方制剂。张秀芹等通过药效学研究证实该药有明显的退热和消炎作用,对醋酸引起的小鼠腹痛和热板引起的小鼠足痛有明显的抑制作用,同时还具有一定的抑菌抗病毒作用[7]。

参考文献

[1] 万恒仙. 射银汤治疗小儿乳蛾 68 例[J]. 实用中医内科杂志,2004,18(2):152.

[2] 夏明. 加味泻心汤治疗小儿胃火炽盛型乳蛾 60 例[J]. 实用中医药杂志,2003,19(9):474.

[3] 吴兆怀,何吴赟. 小儿乳蛾的辨证与治疗[J]. 现代中西医结合杂志,2006,15(14):1932-1933.

[4] 丁春. 清热化痰合凉血化瘀法治疗风热型乳蛾疗效观察[J]. 中国中医急症,2002,11(6):446-447.

[5] 周菲菲,文利. 清咽汤治疗急性乳蛾 112 例[J]. 湖南中医杂志,2004,20(3):61-62.

[6] 陈婉姬. 中西医结合治疗小儿急性化脓性扁桃体炎 46 例[J]. 中国中医药信息杂志,2008,15(2):61-62.

[7] 张秀芹,王凡,李杰,等. 乳蛾解毒合剂药效学研究[J]. 时珍国医国药,2000,11(12):1061-1062.

(张 君 孙升云)

第五节 喉 痹

【概述】

喉痹，是以咽部红肿疼痛，或干燥、异物感、咽痒不适为主要症状的急、慢性咽部疾病。急喉痹是因外邪客于咽部所致，以咽痛、咽肌膜肿胀为特征的急性咽病。慢喉痹是因脏腑虚弱，咽部失养，或虚火上灼所致，以咽部不适，咽黏膜肿胀或萎缩为特征的慢性咽病。喉痹一年四季均可发病，但以冬春或秋冬之交为多。

喉痹属西医学之急慢性咽炎范围。急性咽炎是咽部黏膜及黏膜下组织及其淋巴组织的急性炎症，常为上呼吸道感染的一部分。病原多以溶血性链球菌为主。非溶血性链球菌、肺炎双球菌、葡萄球菌及病毒亦可致病。慢性咽炎是咽部黏膜及黏膜下组织及其淋巴组织的慢性炎症，常为上呼吸道慢性炎症的一部分。多为急性咽炎反复发作所致。

喉痹一词最早见于帛书《五十二病方》，之后《内经》阐述了喉痹的病因病机及其针灸治疗，首次提出喉痹与肺、肾、胃有密切关系。至汉代《伤寒论》对少阴咽痛诸症有了较详细的论述。《金匮要略》中有“火逆上气，咽喉不利，止逆下气，麦门冬汤主之”的论述。《伤寒论》第 334 条又创立了以咽部疼痛释喉痹的观点：“伤寒先厥后发热，下利必自止，而反汗出，咽中痛者，其喉为痹。发热无汗，而利必自止，若不止，必便脓血，便脓血者，其喉不痹。”并创立了治疗喉痹的有关方剂，如猪肤汤、桔梗汤、半夏散及汤、苦酒汤、通脉四逆汤、大承气汤等方。《圣济总录・小儿喉痹》论述病因病机说：“喉痹之病，喉肿闭阻肿痛，水饮不下，呼吸有妨，寒热往来，得之风热客于脾肺，熏于咽喉，小儿纯阳，尤多是疾”。

今人对喉痹的研究较为广泛。随着病原学研究的进展，已认识到喉痹（急慢性咽炎）大都是急性上呼吸道感染的易感病毒或（和）细菌感染引起，常见的致病菌为金黄色葡萄球菌、肺炎双球菌和链球菌等。临床辨病与辨证相结合的研究，以各种疗法综合治疗喉痹也有不少总结报道，并且获得了良好的疗效。

【病因病理】

一、病因

多种病因可引发喉痹，常见的有外感因素和正虚因素。

1. 外感风邪　外感风、寒、热、暑等因素均可致喉痹。而以风邪夹寒或夹热致病最为常见。咽喉上通口鼻，内连肺胃。肺主皮毛，司呼吸，若风寒袭表，肺气不宣，营卫不和，邪郁不能外达，壅结于咽喉，则为风寒喉痹。若外感风热或寒郁化热，邪热犯肺，肺经风热上壅咽喉，或风热邪毒从口鼻直袭咽喉，则发为风热喉痹。正如《太平圣惠方・卷三十五》所说：“若风邪热气，搏于肺脾，则经络痞塞不通利，邪热攻冲，上焦壅滞，故令咽喉疼痛也”。

2. 肺胃热盛　外感失治，邪热入里，肺胃热盛，或过食辛辣炙煿，肺胃积热，火热之邪循经上蒸咽喉，发为火热喉痹。正如《太平圣惠方・卷三十五》所云：“夫咽喉卒肿痛者，由人脏腑充实，脾肺暴热之所致也。或有服食丹石，毒气在脏，熏蒸上焦，而又多食炙煿热酒，冲于脾肺，致胸膈壅滞，气道痞塞，热毒之气不得宣通，故令咽喉卒肿痛也”。

3. 肺胃阴虚　热病伤津，阴液不足，久咳伤肺，以及长期吸入化学气体、粉尘之物，均可致肺阴受损。或久病失养，肾阴不足，肺肾阴亏，咽喉失去津液润养，或阴虚虚火上炎，熏灼咽喉，发为阴虚喉痹。《景岳全书・咽喉》说：“阴虚喉痹……或素禀阴气不足，多倦少力者是，皆肾阴亏损，水不制火而然。”临床上常见鼻渊、龋齿等病之余邪犯咽，或急喉痹余邪未消,与虚火互结而发为本病。

4. 肺脾气虚 久病失治损伤肺气,或饮食不节,过食生冷,或寒凉攻伐太过,致脾胃虚弱,清阳不升,咽喉失于温养,发为气虚喉痹。《医学心悟·喉痹》说:"喉间肿痛,名曰喉痹,古人通用甘桔汤主之。然有虚火实火之分,紧喉慢喉之别,不可不审。虚火者色淡,微肿,溺清,便利,脉虚细,饮食减少,或因神思过度,脾气不能中护,虚火易致上炎,乃内伤之火。"此处虚火实乃肺脾气虚,虚火上乘也。

5. 痰瘀互结 所愿不遂,情志不舒,气机不畅,气滞痰凝,久则经脉瘀滞,互结于咽喉发为喉痹。《杂病源流犀烛·卷二十四》说:"七情气郁,结成痰涎,随气积聚"。

二、病理

1. 病变脏腑在肺胃 喉痹的病变脏腑主要在肺胃,亦常累及肾。咽喉为胃之系,故《景岳全书·卷二十八》指出:"阳明为水谷之海,而胃气直达咽喉。故惟阳明之火最盛。"咽喉又为肺之门户,肺主皮毛,司呼吸,小儿肌腠不密,藩篱疏,易为外邪侵袭,外邪入侵首当犯肺,侵及肺之门户则发为喉痹。《重楼玉钥·卷上》对肺胃均有论述:"夫咽喉者,生于肺胃之上……肺胃和平,则体安身泰,一有风邪热毒结于内,传在经络,结于三焦,气滞血凝,不得舒畅,故令咽喉诸证种种而发。"充分认识到肺胃二脏在咽喉疾病中的重要地位。急喉痹误治失治,或患重病久病,常致肾阴不足,阴精亏损,肾水不足以制相火,则虚火上炎,亦致喉痹。

2. 病理因素为热毒 喉痹的发病原因分为内外因,其内因为平素肺胃积热,外因为外感风邪、疫疠。《疮疡经验全书·喉痹》说:"风热喉闭,其因皆由病人久积热毒,因而感风,风热相搏,故而发作。"又说:"胸膈蕴积热毒,致生风痰,壅滞不散,发而为咽喉之病。"《诸病源候论·小儿杂病诸候·喉痹候》云:"喉痹,是风毒之气客于咽喉之间,与血气相搏,而结肿塞,饮粥不下,乃成脓血。若毒入心,心即烦闷懊侬,不可堪忍,如此者死。"《三因极一病证方论·咽喉病证治》亦云:"诸脏热则肿,寒则缩,皆使喉闭。"可见热毒为喉痹发病的重要病理因素。

痰亦是小儿喉痹发病的重要病理因素,风热邪毒侵袭,或外邪侵袭入里化热,邪热灼炼,津液受灼为痰,痰火热毒结于咽喉而发喉痹;或情志不舒,气机不畅,气滞痰凝,结于咽喉发为喉痹。

3. 病机属性分虚实 风寒袭表,肺气不宣,邪结咽喉;或寒郁化热,或风热侵袭,经口鼻直袭咽喉;或肺经热盛,或辛辣炙煿饮食,肺胃热盛,火热上蒸,均形成急喉痹(实证)。热病伤津,久咳伤肺,或饮食不节,或过用温热药物,均可致肺肾阴虚,虚火上炎,引发阴虚喉痹,或肾阳亏虚,命门火衰,虚阳上浮,均使虚火上扰咽喉,而发为慢喉痹。急喉痹久病或失治,亦可转为慢喉痹。

【诊断与鉴别诊断】

一、诊断要点

1. 病史 多有外感病史,或咽痛反复发作史。

2. 临床症状 咽部疼痛或微痛,咽干,咽痒,灼热感,异物感。

3. 咽部检查 咽部黏膜微红或充血明显、微肿,腭垂色红、肿胀,咽侧索红肿,或见咽部黏膜肥厚增生,咽后壁或有颗粒状隆起,或见脓液,或见咽黏膜干燥,喉核肿痛不明显为特征。

4. 血常规、咽拭细菌培养有助于诊断。

二、鉴别诊断

1. 乳蛾 乳蛾为单侧或双侧扁桃体肿大，而喉痹尽管有咽喉肿痛，但无扁桃体肿大。正如《增删喉科心法·单蛾双蛾》所云：“凡红肿无形为痹，有形为蛾”。

2. 急喉风 急喉风发病迅速，呼吸困难，痰声如锯，语言难出，汤水难下，亦可能出现咽喉红肿疼痛。其主要特点为声音嘶哑，呼吸困难。

【辨证论治】

一、证候辨别

1. 辨局部症状 咽部灼热、红肿疼痛，吞咽不利为急喉痹；咽干不适，微感疼痛、咽痒或有异物感，吞咽微觉不利为慢喉痹。

2. 辨伴见症状 咽痛伴恶寒头痛，鼻塞流清涕，头身痛为风寒喉痹；咽痛伴发热，恶寒，汗出，咳嗽痰稠厚，鼻塞流脓涕为风热喉痹；咽痛伴纳食困难，咳嗽，痰黏难咯，大便秘结，溲黄赤为肺胃积热；咽干伴神倦乏力，语音低微，大便溏薄为肺脾气虚。

3. 辨病程 发病急骤，病情重为急喉痹；病程长，病情反复者为慢喉痹。

二、治疗原则

急、慢喉痹的病机分别为外邪侵袭和气阴内虚，因此治疗大法不外祛邪、利咽、补益气阴，具体治法视不同辨证分型而异。

三、分证论治

(一)急喉痹

1. 风寒外袭

证候表现 咽痛，口不渴，恶寒，不发热或微发热，咽黏膜水肿，不充血或轻度充血。舌淡红，苔薄白，脉浮紧。

辨证要点 此证主要以出现风寒表证同时见咽肿而充血不重为特征。

治法主方 疏风散寒，解表利咽。六味汤加减。

方药运用 常用药：荆芥、防风、薄荷(后下)、白芷、僵蚕、桔梗、甘草。如夹湿见胸闷、纳呆、身重、口淡等可加陈皮、藿香、焦神曲；咳嗽加杏仁、浙贝母；体虚加黄芪、白术、甘草。重症者可用荆防败毒散加减。常用药：荆芥、防风、蝉蜕、柴胡、前胡、羌活、桔梗、茯苓、川芎等。

2. 风热外侵

证候表现 咽痛而口微渴，发热，微恶寒，咽部轻度红肿，或有咳嗽，舌质略红，苔薄白微黄，脉浮数。

辨证要点 病初起，咽干灼热、疼痛，异物感，吞咽不顺，并见风热表证为特点。

治法主方 疏风清热，消肿利咽。银翘散加减。

方药运用 常用药：金银花、连翘、桔梗、牛蒡子、薄荷(后下)、竹叶、荆芥、生甘草、淡豆豉、芦根等。热甚可加大青叶、蒲公英、草河车；头痛加桑叶、菊花、白芷；肺热加桑白皮、黄芩；咳嗽加紫菀、炙款冬花；痰多加杏仁、浙贝母、炙枇杷叶；咽痛加射干、木蝴蝶；暑湿盛者加藿香、佩兰、鲜荷叶。

本证或用疏风清热汤加减。常用药：荆芥、防风、金银花、连翘、黄芩、赤芍、玄参、浙贝母、桑白皮、牛蒡子、桔梗、甘草等。

3. 肺胃实热

证候表现 咽痛较剧，咽红肿，口渴多饮，咳嗽，痰黏稠，发热，大便偏干，小便短黄，舌红，苔黄，脉数有力。

辨证要点 咽喉疼痛较重，痰涎多而黏稠，咽喉梗阻感，咽部红肿显著，并见咳嗽痰黄、发热便干为特点。

治法主方 泄热解毒，利咽消肿。清咽利膈汤加减。

方药运用 常用药：连翘、胖大海、牛蒡子、黄芩、薄荷、玄明粉（冲）、金银花、玄参、大黄、甘草、桔梗、黄连。壮热面赤者加生石膏（先煎）、柴胡、知母；咽部红肿较甚，宜加山豆根、射干等苦寒之品，以助解毒消肿，利咽止痛。痰黏不易咯出者加淡竹沥、天竺黄。

咽喉疼痛明显者，加服六神丸。

内热炽盛者，可选用普济消毒饮加减。常用药：大黄、黄连、黄芩、射干、山豆根、板蓝根、赤芍、玄参、芦根、天花粉、马勃、木蝴蝶等。

4. 痰热蕴结

证候表现 咽喉不适，咽赤有黄白色分泌物附着，受凉、疲劳、多言之后症状较重，咳嗽、咯痰黏稠、口渴喜饮，舌红，苔黄腻，脉滑数。

辨证要点 本证以咽喉肿痛，吞咽不利，同时痰黄黏稠、舌苔黄腻为特征。

治法主方 清热解毒，化痰利咽。金灯山根汤加减。

方药运用 常用药：挂金灯、山豆根、牛蒡子、瓜蒌皮、浙贝母、青果、甘草、桔梗、射干。热重加黄芩、山栀、知母；解毒加金银花、连翘；咳嗽加前胡、杏仁；痰黏不爽加竹沥、冬瓜子。

（二）慢喉痹

1. 阴虚肺燥

证候表现 咽喉干疼、灼热，多言之后症状加剧，呛咳无痰，频频求饮，而饮量不多，午后及黄昏时症状明显，咽部呈黯红色，或有颗粒隆起，舌红少苔，脉细数。

辨证要点 本证以病程较长，咽喉色黯红而干，伴咽痛，口干欲饮为特征。

治法主方 养阴清肺利咽。养阴清肺汤加减。

方药运用 常用药：玄参、麦冬、生地黄、牡丹皮、白芍、川贝母、薄荷、甘草。食欲差，可加怀山药、太子参、谷芽等；言语无力，动则气喘，可酌加太子参、百合、玉竹。

偏于肾阴不足者，证见咽喉干痛，夜晚加重，欲饮冷饮，神疲心烦，舌红，脉细数，宜用滋阴补肾，清利咽喉，用六味地黄汤加玄参、麦冬。若肾水不足，心火独亢，心肾不交，而见心烦不眠、舌干红赤者，宜用二阴煎。若阴虚虚火上炎明显者，用知柏地黄汤加玄参、白芍、五味子治之。

2. 肺脾气虚

证候表现 咽喉干燥，但不欲饮，咳嗽，有痰易咯，平时畏寒，汗多，易感冒，神倦乏力，语声低微，大便溏薄，咽部稍红，病程较长，并时时出现急性发作。

辨证要点 咽喉微干微痒微痛，有异物梗阻感或痰粘着感，伴多汗易感、神倦乏力为本证特点。

治法主方 补肺益脾，利咽。玉屏风散加生脉散合参苓白术散加减。

方药运用 常用药：黄芪、白术、防风、人参、茯苓、五味子、麦冬、山药、白扁豆、莲子肉、薏苡仁、砂仁、桔梗。若咽部黏膜焮红，佐炒黄芩、黄连，或加用牛蒡子、射干之类。

3. 肾阳不足

证候表现 咽干微痛，面色皖白，语声低微，口干不欲饮，或喜热饮，小便清长，或腹痛寒泄，头晕耳鸣，腰膝酸软，倦怠乏力，脉沉细。

辨证要点　面色㿠白，喜温恶寒，腰酸膝软，小便清长，倦怠肢冷，舌淡苔白，脉沉细。

治法主方　温肾扶阳，引火归元。附桂八味丸加味。

方药运用　常用药：附子、肉桂、熟地黄、山药、山茱萸、茯苓、泽泻、牡丹皮。健脾加党参、白术、扁豆衣；补肾加狗脊、女贞子；和胃加焦山楂、炙甘草。

【其他疗法】

一、中药成药

1. 喉症丸　用于风热外侵证。

2. 六神丸　用于风热外侵证、肺胃实热证。

3. 草珊瑚含片　含化。用于急慢喉痹。

二、单方验方

1. 金银花 30g，胖大海 6 枚，青果、麦冬各 10g，泡水代茶饮。用于风热外侵证。

2. 太子参 30g，玄参、金银花各 15g，生甘草 9g，煎汤代茶饮。用于阴虚肺燥证。

三、药物外治

1. 吹药　可选用青吹口散、冰硼散、西瓜霜等喷雾剂吹咽，1 日 3～4 次。用于急喉痹。

2. 雾化吸入

(1)苏叶 60g，煎水，澄清雾化吸入咽部，1 日 2 次。用于风寒外袭证。

(2)清咽雾化液(金银花 15g，连翘 9g，木蝴蝶 6g，淡竹叶 9g)，超声雾化吸入咽部，1 日 2 次。用于风热外侵证。

(3)以吴茱萸、生附子为末，醋调，临睡前敷涌泉穴，每晚 1 次。用于慢喉痹。

四、食疗方药

1. 芒果煎水，代茶频服。用于风热外侵证、肺胃实热证。

2. 雪梨干 50g，罗汉果半个，水煎 20 分钟后，候温，饮汁。用于阴虚肺燥证。

3. 茶榄海蜜饮　绿茶、橄榄各 6g，胖大海 3 枚，蜂蜜 1 匙。先将橄榄放入适量清水煎沸片刻，然后冲泡绿茶、胖大海，闷盖片刻，入蜂蜜调匀。徐徐饮汁。用于阴虚肺燥证。

五、针灸疗法

1. 针法　先取三棱针刺少商、商阳出血，然后取合谷、曲泽、液门，浅刺轻捻。恶寒发热者，加风门、曲池、外关，较强刺激。1 日 1～2 次。用于急喉痹。

或取合谷、内庭、曲池为主穴，天突、少泽、鱼际为配穴。每次选 3～4 穴，用泻法。1 日 1～2 次。用于急喉痹。

取穴天突，廉泉、扶突、合谷，配以足三里、三阴交、列缺、曲池。1 日 1～2 次。用于慢喉痹。

2. 灸法　用小粒艾炷隔姜片灸天突、气舍、璇玑等穴。1 日 1 次。用于慢喉痹。

六、西医疗法

1. 控制感染　选用抗病毒药和抗生素。

2. 局部用药　用复方硼砂溶液含漱，或以溶菌酶含片、碘喉片含化。

【预防护理】

1. 积极鼓励小儿锻炼身体，增强体质，提高机体素质，可起到预防本病的作用。

2. 改善环境，减少空气污染，加强个人防护，尽量减少或避免经常接触干燥、有毒、多灰尘的空气。

3. 起居有时，寒温适中，谨防感冒。

4. 彻底治愈能引发喉痹的原发病，如鼻渊、鼻窒、龋齿等。

【文献选录】

《小儿卫生总微论方·咽喉病论》："小儿咽喉生病者，由风毒湿热搏于气血，随其经络虚处所著，则生其病，若发于咽喉者，或为喉痹，或为缠喉风，或为乳蛾。"

《儒门事亲·口齿咽喉第二》："治喉痹，大黄、朴硝、白僵蚕，右同为细末，水煎，量虚实用，以利为度。"

《婴童百问·喉痹腮肿》："乃风毒之气客于咽喉，与血气相搏而结肿成毒。热入于心，即烦乱不食而死。"

《口齿类要·喉痈》："一男子咽喉肿痛，药不能下，针患处出紫血少愈，以破棺丹噙化，更用清咽利膈散而愈。破棺丹一名通关散，治咽喉肿痛，水谷不化，青盐、白矾、硼砂为末，吹患处，有痰吐出。"

《景岳全书·杂证谟·咽喉》："火症喉痹……凡肝胆之火盛者，宜以芍药、山栀、龙胆草为主；阳明胃火盛者，宜以生石膏为主；若大便秘结不通，则宜加大黄、芒硝之属，通其便而火自降。"

《幼幼集成·咽喉证治》："喉者，肺管，专主呼吸而居前，为一身之总要。若胸膈郁积热毒，致生风痰，壅塞不散，发于咽喉。病名虽多，无非热毒，速宜清解，缓则有难救之患。"

《重楼玉钥·咽喉总论》："夫咽喉者，生于肺胃之上……肺胃和平，则体安身泰；一有风邪热毒积于内，传在经络，结于三焦，气滞血凝，不得舒畅，致令咽喉诸证种种而发。"

【现代研究】

张凡探讨中药清咽下痰汤（马兜铃 6～10g，玄参 10～15g，射干 3～6g，牛蒡子 8～15g，桔梗 8～12g，荆芥 6～10g，全瓜蒌 10～15g，浙贝母 6～12g，甘草 3～5g，板蓝根 10～15g，连翘 10～15g，青果 8～15g）治疗小儿风热喉痹的临床价值。将合格受试者随机纳入中药组（106 例）、西药组（105 例）、中西组（103 例），分别给予中药清咽下痰汤、常规西药方案、中药加西药治疗，进行单盲、随机、对照研究，评价其临床疗效。3 组一般资料基线一致，组间可比。痊愈显效率、总有效率中药组为 83.0%、92.5%，西药组为 57.1%、82.9%，中西组为 86.4%、94.2%，中药组疗效优于西药组（$P<0.01$），而与中西组相当（$P>0.05$）。中药清咽下痰汤治疗小儿风热喉痹疗效肯定，对于血象不高、疑为病毒感染的患儿是理想的治疗方法[1]。

罗小琼采用自拟麻桔青蓝汤（基本方：炙麻黄 3g，桔梗、前胡各 7g，僵蚕、蝉蜕、青天葵各 5g，板蓝根、鱼腥草、百部各 10g，黄芩、玄参各 8g）治疗小儿喉痹 58 例。结果：显效 53 例、有效 5 例[2]。

王超等观察中成药银黄颗粒治疗小儿急性咽炎的临床疗效。治疗组应用银黄颗粒冲服，2 次/日，对照组用林可霉素肌注 1 次/日，各治疗 30 例。结果，总有效率治疗组与对照组分别为 90%和 60%，治疗组疗效明显优于对照组（$P<0.05$）。银黄颗粒治疗小儿急性咽炎疗效肯定，未发现不良反应[3]。

郭亦男等探讨从食积论治小儿急性咽炎 36 例。自拟中药汤剂组成：山楂 10～15g，枳实 6～10g，牛蒡子 10～15g，连翘 6～10g，大青叶 6～10g，板蓝根 10～15g，射干 6～10g，芦根 10～15g，莱菔子 10～15g，桔梗 10～15g。水煎服，1～3 岁 3 天 1 剂、4～6 岁者 2 天 1 剂、7～12 岁者日 1 剂。1 日 3 次口服。5 天为 1 疗程，观察 1 个疗程。结果痊愈 20 例、显效 11 例、有效 3 例、无效 2 例，总有效率 94.4%[4]。

杜伟采用针刺合局部放血治急喉痹74例。局部放血：以三棱针在红肿高突处刺入，深度视肿块大小而定，一般刺入分许，刺1～2次，排出紫血。体针：选穴少商、商阳、尺泽、合谷、曲池、丰隆(均双)，天突。刺法：常规消毒，少商、商阳2穴点刺出血，余穴均用泻法，留针20分钟。结果：治愈47例占63.5%、好转23例占31.1%、无效4例占5.4%，总有效率为94.6%。咽喉是经脉循行交会之处，十二经脉及奇经八脉直接或间接循行于咽喉内外，故针灸治疗本病能取得很好的疗效。局部放血可泄邪外出，既有泻热解毒之功，又有活血消肿、清咽止痛之效[5]。

参考文献

[1] 张凡，李陈，陈淑芬．清咽下痰汤治疗小儿风热喉痹的随机对照研究[J]．四川中医，2006，24(5)：88-90.

[2] 罗小琼．麻桔青蓝汤治疗小儿喉痹58例体会[J]．新中医，2003，35(6)：60.

[3] 王超，孙丽霞．银黄颗粒治疗小儿急性咽炎30例[J]．天津药学，2006，18(4)：76.

[4] 郭亦男，李源．从食积论治小儿急性咽炎36例[J]．吉林中医药，2007，27(11)：34.

[5] 杜伟．针刺合局部放血治急喉痹74例[J]．江西中医药，1999，30(5)：42.

(张　君　孙升云)

第六节　咳　　嗽

【概述】

咳嗽是以咳嗽主症命名的小儿肺系常见病证。《幼幼集成·咳嗽证治》指出："凡有声无痰谓之咳，肺气伤也；有痰无声谓之嗽，脾湿动也；有声有痰谓之咳嗽，初伤于肺，继动脾湿也。"说明咳和嗽在含义上是有区别的，有声无痰为咳，有痰无声为嗽，有声有痰谓之咳嗽，而两者又多并见，故多通称为"咳嗽"。对于乳儿在生后百日以内发生的咳嗽，古人将其称为"乳嗽"或"胎嗽"等。

本病一年四季均可发生，而以冬春季为多，在季节变换及气候骤变时更易发病。各年龄儿童均可发病，其中3岁以下的婴幼儿较为多见。年龄愈小，症状愈重。本病一般预后较好，若治疗不当，调护失宜，可反复迁延。若邪未去而伤正入里，病情可随之加重，转为肺炎喘嗽。

小儿咳嗽有外感咳嗽和内伤咳嗽之分，临床发病特点是外感咳嗽多于内伤咳嗽。由于小儿肺脏娇嫩，卫外功能不固，外感时邪每易犯肺，使肺气失于清宣肃降，发生咳嗽。

西医学的支气管炎、慢性咳嗽属本篇讨论范围。支气管炎的病变部位主要在气管、支气管。致病微生物主要为病毒或细菌，或为混合感染，凡能引起上呼吸道感染的病原体都可引起支气管炎。支气管炎分急性和慢性两类。急性支气管炎常继发于急性上呼吸道感染后，或为急性传染病的一种临床表现。慢性支气管炎指反复多次的呼吸道感染，病程超过2年，每年发作时间超过2个月，有咳、喘、炎、痰四大症状，X线显示间质性慢性支气管炎、肺气肿等改变。此外，婴幼儿可发生一种特殊类型的支气管炎，称为哮喘性支气管炎，其临床特点为：①多见于3岁以下，有湿疹或其他过敏史。②有类似哮喘的症状，如呼气性呼吸困难，肺部叩诊呈鼓音，听诊两肺布满哮鸣音及少量湿啰音。③有反复发作倾向。④随年龄增长发作次数逐渐减少，多数痊愈，少数于数年后发展成为支气管哮喘。慢性咳嗽是指咳嗽症状持续大于4周的非特异性咳嗽。

古代文献对咳嗽的论述较多，早在《内经》已有咳嗽的病因论述，并指出咳嗽的病变在肺又可涉及五脏六腑。《金匮要略》论述痰饮可引起咳嗽，提出"病痰饮者，当以温药和之"的治疗原则。其中有不少方剂如苓桂术甘汤、小青龙汤、苓甘五味姜辛汤、葶苈大枣泻肺汤等至今仍为治疗咳嗽的常用方。《小儿药证直诀》将咳嗽分为"肺盛"和"肺虚"两类，认识到肺与痰关系之密切，并总结了治咳大法，即"盛则下之，久则补之，更量虚实，以意增损"的治疗原则。《素问病机气宜保命集·咳嗽论》对咳嗽的治疗提出："咳嗽者，治痰为先，治痰者，下气为上，是以南星半夏胜其痰而咳嗽自愈，枳壳陈皮利其气而痰自下。"《幼科金针》指出小儿咳嗽的转归，并在治疗方面提出了"风则散之"的法则。《景岳全书》把咳嗽明确地分为外感内伤两大类。《医宗金鉴·幼科心法要诀》将小儿咳嗽分为风寒咳嗽、火热咳嗽、食积咳嗽等。

近年来中医对小儿咳嗽的研究不断深入，从中医证的研究到病证结合的研究，从临床疗效评价研究到作用机制研究，从经方验方研究到中药新药研究，从临床治疗经验研究到实验室的中药治疗咳嗽疗效机制研究均有涉及，并取得一定的成绩。

【病因病理】

一、病因

小儿咳嗽的病因分为外感、内伤两方面，其中以外感多见。

1. 外感因素　外感六淫之邪皆可犯肺，以风邪为著，寒、暑、燥、湿皆可与之相兼为病。春令多风，或从口鼻而入，或从皮毛而侵，肺卫受邪，肺失清肃而发为咳嗽。小儿寒温不知自调，若冬令严寒，衣被太薄，或单衣露宿，将息失慎，寒邪外束肌表，内犯于肺，则肺气不宣，发为咳嗽。夏令酷热炎暑盛行，火气炎上，若感受其邪，伤津耗气，火热刑金，致热邪迫肺，津伤肺燥，肃降无权，气逆而咳。时值长夏，湿热熏蒸，水气上腾，若坐卧湿地，或雨露沾衣，则外伤于湿而内困于脾，致脾阳不振，运化无权，水湿停滞，凝聚为痰，上阻肺道，发为咳嗽。小儿肺脏娇嫩，喜清肃濡润，既不耐热，更不耐燥，燥邪犯肺，伤肺灼津，津伤液耗，肺伤气逆，肃降无权，发为干咳。

2. 内伤因素　小儿脾常不足，若为乳食、生冷所伤，则使脾失健运，水谷不能生成精微，酿为痰浊，上贮于肺；小儿肺脾虚弱，气不化津，痰易滋生，或小儿平素嗜食香燥炙煿诸物，久之香燥走窜耗津劫液，致脾胃之阴液受伤，肺津不能自润而发干咳。或禀赋虚弱，肺气不足，或他脏之病伤及于肺，均可发为咳嗽。

婴幼儿气管、支气管较成人短且较狭窄，血管丰富，黏膜柔嫩，软骨柔软，气道较干燥，纤毛运动差，清除力弱，容易发生感染。研究提示支气管炎的病原主要为各种病毒或细菌，或为混合感染，能引起上呼吸道感染的病原体都可引起小儿咳嗽（支气管炎）。因此，小儿的免疫功能低下、特异性体质、营养障碍、佝偻病，以及支气管的局部结构特点都是引发本病的重要因素。

二、病理

1. 病变主脏在肺　咳嗽病变脏腑主要在肺，可累及脾与肾。外感咳嗽病起于肺，内伤咳嗽或因肺病迁延，或他脏先病，累及于肺。肺主气，司呼吸，上连喉咙，开窍于鼻，外合皮毛，内为五脏之华盖，其贯百脉而通他脏。其体属金，畏火恶寒，喜润恶燥，谓之"娇脏"。凡外感或内伤等诸因所致肺气宣降失调，均可产生咳嗽。《素问·咳论》云："五脏六腑皆令人咳，非独肺也。"小儿咳嗽不离乎肺，但又常和脾肾相关。小儿脾胃薄弱，易为乳食生冷积热所伤，致脾失健运，水谷不能化生精微，反而酿成痰浊，上贮于肺，阻遏气道，使肺失清肃发为咳嗽。肾主水，为水火之脏，肺主气，气出于肺而根于肾，肺为水之上源，肾主人体精液，痰可由脾湿凝聚而成，也可由肾之津液所化，若肾阳虚衰，一则不能暖土，致脾虚湿聚而生痰，二则不能制水，致水寒上犯，以致肺失宣降而发为咳嗽。

2. 病理产物为痰　咳嗽的病理产物为痰。外感咳嗽为六淫之邪，侵袭肺系，以致肺气壅遏不宣，清肃之令失常，则痰液滋生，痰阻气道，影响肺气出入，致气逆而作咳。内伤咳嗽，若肺阴不足，阴虚火旺，灼津为痰，气逆作咳，若肺气亏虚，肃降无权，气不化津，津聚成痰，气逆于上，引起咳嗽。他脏病而及肺者，多因邪实导致正虚，如：肝火刑肺，气火耗伤肺津，炼液为痰而作咳；脾失健运，水湿不化，聚为痰浊，上贮于肺，上逆为咳，此即“脾为生痰之源，肺为贮痰之器”；若痰湿蕴肺，遇感引触，转从热化，则可出现痰热咳嗽。

3. 病机属性分寒热　咳嗽由于病因不同，体质的差异，其病机演变产生寒热之分。外感风寒，束于肌表，郁于皮毛，寒邪袭肺，肺气不得宣畅，发为风寒咳嗽。风热时邪伤于肺卫，卫气郁遏，肺失清肃，气逆而上则咳嗽不爽，呈风热之象。肝热心火素蕴，炼液成痰，逆乘于肺，或外感之邪化火入里灼津成痰，痰随气逆，为痰热内盛之象。脾虚生痰，上渍于肺，肺失宣降，故作咳嗽，是脾虚内寒之象。湿热久羁，津液耗损，则阴虚生燥，证见阴虚内热之象。肺气虚则肺失于布露肺中津液，聚积成痰，形成肺虚内寒之证。综观咳嗽之病机属性，无论外感或内伤咳嗽均可分为寒（表寒、里寒）与热（表热、里热）两类。

4. 病理演变辨虚实　由于咳嗽的致病原因不同，病程长短不一，故病情演变有虚实之分。外感咳嗽常起病急，病程较短，有表证，多属实证。内伤咳嗽发病多缓，病程较长，虚证居多。然外感咳嗽与内伤咳嗽可相互影响，久延则邪实转为正虚，外感咳嗽如迁延失治，邪伤肺气，更易反复感邪，而致咳嗽屡作，肺气益伤，逐渐转为内伤咳嗽。脏腑虚弱，卫外不固，易感外邪从而引发或加重咳嗽，特别在气候骤变时尤为明显。

【诊断与鉴别诊断】

一、诊断要点

1. 咳嗽为主要症状。多继发于感冒之后，常因气候变化而发生。

2. 好发于冬春季节。

3. 肺部听诊　两肺呼吸音粗糙，或有少量散在的干、湿性啰音。

4. X线检查　示肺纹理增粗。

5. 血常规　病毒感染者白细胞总数正常或偏低；细菌感染者血白细胞总数及中性粒细胞增高。

6. 病原学检查　鼻咽或气管分泌物标本做病毒分离或细菌培养。血清肺炎支原体抗体滴度可作为肺炎支原体感染的过筛试验，一般病后1～2周开始上升，可持续数月。

二、鉴别诊断

1. 百日咳（顿咳）　以阵发性痉挛性咳嗽为主证，咳后有鸡鸣样回声，日轻夜重，病程较长，有传染性，可引起流行。

2. 支气管肺炎（肺炎喘嗽）　以发热、咳嗽、气促、鼻煽为主证，严重时口唇指甲可见发绀。肺部听诊有细湿啰音；胸部X线检查可见斑片状阴影。

3. 原发型肺结核（肺痨）　以低热，咳嗽，盗汗为主证，痰中带血或咯血，午后潮热；多有结核接触史；结核菌素试验≥20mm；结核杆菌培养阳性；胸部X线检查显示活动性原发型肺结核改变；纤维支气管镜检查可见明显的支气管结核病变。

【辨证论治】

一、证候辨别

1. 辨外感与内伤　外感咳嗽，常起病急，病程较短，伴有表证，多属实证。内伤咳嗽，发病多缓，病程较长，多兼有不同程度的里证，可虚实互见，然虚证居多。

2. 辨寒热　寒咳多见怕冷，痰稀白，舌质淡，脉紧等；热咳多见发热，痰黄，大便秘结，舌质红，苔黄，脉数等。

3. 辨咳声　咳声重浊多属风寒或夹湿；咳声粗亢多属风热；咳声嘶哑多属燥热；咳而喉痒，多兼风邪。

4. 辨痰质　白稀属寒痰；黄稠属热痰；白黏量多，易咯出属湿痰；白黏而少，难咯出属燥痰；痰夹泡沫属风痰；白稀夹泡沫属风寒；黄黏夹泡沫属风热；痰稠结块为老痰；干咳无痰属燥火。

二、治疗原则

小儿咳嗽的治疗原则首当分清邪正虚实、外感内伤，以分而治之。外感咳嗽一般邪气盛而正气未虚，治宜疏散外邪，宣通肺气为主，邪去则正安。一般不宜过早使用苦寒、滋腻、收涩、镇咳之药，以免留邪。内伤咳嗽，则应辨明由何脏累及所致，随证立法，补益五脏气阴。

三、分证论治

(一)外感咳嗽

1. 风寒袭肺

证候表现　初起咳嗽频作，喉痒声重，痰白清稀，鼻塞流涕，恶寒少汗，或发热头痛，全身酸痛，舌苔薄白，脉象浮紧，指纹浮红。

辨证要点　本证冬春季节多见。有明显感受风寒病史，并具有风寒袭肺的临床表现，如鼻塞清涕、咳嗽咽痒、痰白清稀、脉浮紧等。

治法主方　疏散风寒，宣通肺气。金沸草散加减。

方药运用　常用药：金沸草、前胡、杏仁、荆芥、细辛、半夏、茯苓、生姜、甘草。寒邪较重，咳嗽不爽，气逆喘促者加水炙麻黄；咳甚者加桔梗、枇杷叶；痰多者加橘皮、浙贝母；恶寒头痛甚者加防风、白芷、川芎。

2. 风热犯肺

证候表现　咳嗽不爽，痰黄黏稠，不易咯出，口渴咽痛，鼻流浊涕，或伴有发热头痛，恶风，微汗出，舌质红，舌苔薄黄，脉象浮数，指纹浮露淡紫。

辨证要点　具有感受风热外邪的病史，有风热犯肺的临床表现，如咳嗽痰黄、口渴咽痛、鼻流浊涕、舌质红，苔薄黄、脉浮数等。

治法主方　疏风清热，宣肺化痰。桑菊饮加减。

方药运用　常用药：桑叶、菊花、薄荷(后下)、连翘、桔梗、杏仁、芦根、甘草。亦可加前胡、牛蒡子以增强宣肺之力；肺热重者加黄芩；喉痛红肿者加牛蒡子、射干、玄参、大青叶；咳重者加炙枇杷叶、前胡；痰多者加浙贝母、瓜蒌；鼻衄者加白茅根、仙鹤草；风热兼湿者加黄芩、薏苡仁；风热夹暑者，方用六一散加前胡、香薷、竹叶、鲜藿香、鲜佩兰、西瓜翠衣等。

(二)内伤咳嗽

1. 痰热壅肺

证候表现　咳嗽痰多，色黄黏稠，咯吐不爽，或有热腥味，或痰中带血，发热面赤，目赤唇红，烦躁不宁，甚则鼻衄，小便短赤，大便干燥，舌红苔黄，脉象滑数，指纹色紫。

辨证要点 一则辨痰：痰多，黏稠色黄，甚至痰中带血。二则辨热：发热面红，目赤唇红，烦躁不宁，小便短赤，大便干燥，舌红苔黄等。

治法主方 清肺化痰。清宁散加减。

方药运用 常用药：桑白皮、葶苈子、黛蛤散（包煎）、瓜蒌皮、前胡、黄芩、枇杷叶、车前子、甘草。痰多，色黄黏稠，咯吐不爽者加竹沥、胆南星、天竺黄、浙贝母、海浮石；心烦口渴，面赤溲黄者加山栀、黄连、竹叶。

2. 痰湿蕴肺

证候表现 咳嗽痰壅，色白而稀，胸闷纳呆，神乏困倦，舌质淡红，苔白腻，脉象濡滑。

辨证要点 一则辨咳嗽伴有脾失健运之证候，如神乏困倦、纳食呆滞、苔腻脉滑等。二则辨湿痰特征，如咳嗽痰多、痰白清稀等。

治法主方 健脾燥湿，化痰止咳。二陈汤加味。

方药运用 常用药：陈皮、半夏、茯苓、杏仁、桔梗、远志、白前、款冬花、炙枇杷叶。胸闷不适者加枳壳、苏梗；食滞纳呆加焦山楂、莱菔子。

3. 肺气亏虚

证候表现 咳而无力，痰白清稀，面色㿠白，气短懒言，语声低微，喜温畏寒，体虚多汗，舌质淡嫩，脉细少力。

辨证要点 病程较久，咳而无力，气短懒言，自汗盗汗，平素易患感冒。

治法主方 补肺健脾。玉屏风合六君子汤加减。

方药运用 常用药：黄芪、太子参、茯苓、炒白术、防风、炙甘草、陈皮、法半夏、大枣、生姜。气虚甚加黄精；咳甚痰多者加杏仁、川贝母、炙枇杷叶；纳食不佳者加炒谷芽、炒麦芽、焦山楂、鸡内金。

4. 肺阴亏虚

证候表现 干咳无痰，或痰少而黏，不易咳出。口渴咽干，喉痒声嘶，手足心热，或咳嗽带血，午后潮热，舌红苔少，脉象细数。

辨证要点 咳嗽少痰或无痰，并有阴虚内热之证候，如手足心热、午后潮热、舌红少苔等。

治法主方 滋阴润肺。沙参麦冬汤加减。

方药运用 常用药：麦冬、玉竹、沙参、天花粉、生扁豆、桑叶、生甘草。咳甚痰中带血加白茅根、藕节、蛤粉炒阿胶以润肺止血；阴虚发热者加玄参、生地黄、石斛；潮热盗汗颧红者加银柴胡、炙鳖甲、青蒿、地骨皮。

【其他疗法】

一、中药成药

1. 半夏露 用于风寒袭肺证、痰湿蕴肺证。

2. 蛇胆陈皮末 用于风热犯肺证。

3. 蛇胆川贝液 用于风热犯肺证、痰热壅肺证。

4. 小儿百部止咳糖浆 用于风热犯肺证、痰热壅肺证。

5. 小儿宣肺止咳颗粒 用于风热犯肺证、痰热壅肺证。

6. 儿童清肺口服液 用于痰热壅肺证。

7. 罗汉果玉竹冲剂 用于肺阴亏虚证。

二、食疗方药

1. 葱白粥 糯米60g,生姜5片(捣烂),连须葱白5段,加米醋5ml,煮粥,趁热饮用。适用于风寒袭肺证。

2. 鸭梨1个去核,杏仁10g,冰糖15g,水煎服。适用于风热犯肺证。

3. 薏苡仁山药冬瓜子粥 薏苡仁50g,山药、粳米各100g,同煮粥食。适用于痰湿蕴肺证。

4. 杏仁萝卜猪肺汤 猪肺、白萝卜各1个(切块),杏仁10g,共炖烂熟食。适用于肺气亏虚证。

5. 川贝母6g,雪梨1个,冰糖15g,蒸服。适用于肺阴亏虚证。

三、推拿疗法

常用推拿方法 清肺经,按天突,推膻中,开璇玑,揉乳旁,揉乳根,擦背。

外感咳嗽推攒竹,推坎宫,推太阳,黄蜂入洞,拿风池,推上三关,退下六腑,拿合谷。内伤咳嗽加揉二马,按揉气海,揉肺俞,揉肾俞。

四、西医疗法

控制感染,由于致病原多为病毒,故一般不采用抗生素。虽咽分泌物培养有细菌存在,但常非真正的致病菌。怀疑有细菌感染者,可用青霉素类、头孢菌素类,如系支原体感染,应予大环内酯类抗生素。对症处理,如止喘、支气管解痉剂等。

【预防护理】

一、预防

1. 加强身体锻炼,增强抗病能力。

2. 注意气候变化,防止受凉,特别是秋冬季节,注意胸、背、腹部保暖,以防外感。

3. 饮食不宜过于肥甘厚味、辛辣刺激。

二、护理

1. 注意保持室内空气流通,避免煤气、尘烟等刺激。

2. 咳嗽期间,适当休息,多饮水,饮食宜清淡,避免腥、辣、油腻之品。

【文献选录】

《小儿药证直诀·咳嗽》:"夫嗽者,肺感微寒,八九月间,肺气大旺,病嗽者,其病必实,非久病也。其证面赤痰盛身热,法当以葶苈丸下之。若久者,不可也下,风从背脊第三椎俞穴入也,当以麻黄汤下之。有热证面赤饮水,涎热,咽喉不利者,宜兼甘桂汤治之。"

《婴童百问·伤寒咳嗽伤风》:"然肺主气,应于皮毛,肺为五脏华盖,小儿感于风寒,客于皮肤,入伤肺经,微咳嗽,重者喘急;肺伤于暖,则嗽声不通壅滞。伤于寒者,必散寒邪;伤于暖者,必泄壅滞。发散属以甘辛,即桂枝、麻黄、细辛是也;壅泄系以酸苦,即以葶苈、大黄是也;更五味子、乌梅之酸,可以敛肺气,亦治咳嗽之要药也。"

《医门法律·咳嗽门》:"凡邪盛咳频,断不可用劫涩药。咳久邪衰,其势不锐,方可涩之。"

《万氏家传幼科指南心法·咳嗽》:"大凡咳嗽治法,必须清化痰涎,化痰顺气为先,气顺痰行咳减。"

《证治准绳·幼科·咳嗽》:"此名乳嗽,实难调理,亦恶证也……天麻乃要药也。治未满百晬,咳嗽不止。"

【现代研究】

一、治疗学研究

徐正莉等观察活血祛瘀、清热润肺法治疗燥热咳嗽的疗效,采用润肺饮(炙紫菀、炙枇杷叶、瓜蒌、黄芩、天冬等)治疗本病 60 例,并设对照组。结果总有效率 90%,优于对照组。提示运用润燥清热祛瘀法治疗燥热咳嗽,使肺金之燥热得以清润,肺气之上逆得以肃降,黏滞之稠痰得以化解,血行之瘀滞得以祛除[1]。

谭国明观察鱼腥草序贯疗法治疗痰热壅肺型咳嗽。将 60 例咳嗽患儿随机分为治疗组和对照组各 30 例,分别用鱼腥草静脉滴注加鱼腥草口服和单纯鱼腥草静脉滴注治疗,疗程 7 天。采用鱼腥草序贯疗法治疗痰热壅肺型咳嗽,减少了患儿静滴的次数,减轻了患儿的痛苦,同时住院天数亦因静滴天数缩减而减少。借鉴了抗生素的序贯疗法,提出中药治疗也可以应用其法来治疗,从而节省医疗资源,降低医药费用[2]。

何平等观察桑杏汤加减配以阿奇霉素口服治疗小儿温燥咳嗽的疗效。将 161 例温燥咳嗽患儿随机分为 3 组,A 组 86 例采用桑杏汤加减并配以阿奇霉素口服治疗,B 组 39 例单用桑杏汤加减治疗,C 组 36 例单用阿奇霉素治疗,观察 3 组疗效。结果,A、B、C 3 组治愈率分别为 93%、72%和 61%,总有效率分别为 100%、92%和 89%,A 组治愈率和总有效率明显高于 B 组和 C 组。说明桑杏汤加减配以阿奇霉素口服治疗小儿温燥咳嗽疗效显著[3]。

崔霞等观察雷火灸治疗小儿慢性咳嗽 68 例。分别用灸条距离皮肤 2～3cm 灸天突、膻中、肺俞、定喘及合谷等穴。如食滞明显,可加中脘、脾俞、胃俞等穴。1 日 1 次,9 次为 1 疗程。结果:治愈 54 例、好转 13 例、未愈 1 例[4]。

薛维华等观察速刺拔罐法治疗小儿咳嗽的疗效,600 例随机分为两组,分别采用速刺拔罐法及药物疗法。针刺取穴:尺泽、丰隆、大椎,配合背部取定喘、肺俞、膈俞、肺底,用 95%酒精闪火法闪罐至皮肤潮红,然后留罐 10 分钟起罐。结果治疗组总有效率为 94.67%,对照组总有效率为 85.33%,速刺拔罐法治疗小儿咳嗽具有良好疗效[5]。

二、药效学研究

咳嗽病证结合的动物模型研究不多,对中药止咳化痰的药效研究多采用病的模型。吴康松等建立辣椒素气雾吸入小鼠咳嗽模型及咳嗽记录装置,是一个较好的筛选镇咳药物模型[6]。

刘贤武等采用浓氨水喷雾诱咳法和气管段酚红比色法,探索不同条件蜜炙后对远志化痰功效有无影响。结果显示,各蜜炙远志与生远志组均不同程度呈现镇咳、祛痰作用;远志通过不同条件蜜炙后,其祛痰、止咳作用仍然存在,并未受影响[7]。

徐仿周等为了寻找具有优良镇咳、祛痰和平喘活性且毒性较低的药物,将贝母中的主要药效成分之一浙贝乙素和蛇胆中各主要药效成分进行酸碱反应,得到一系列浙贝乙素胆汁酸盐并对所得的盐进行镇咳、祛痰和平喘活性的筛选。活性筛选结果显示,浙贝乙素胆酸盐和浙贝乙素鹅去氧胆酸盐的镇咳、祛痰和平喘活性较强,尤其是二者显示出比磷酸可待因还强的镇咳活性值得关注。并希望借鉴药物化学中的结构拼合思路有望在中药复方的研究开发中开辟出一条新的途径[8]。

参考文献

[1] 徐正莉,吴力群,陈爱兰. 润燥清热祛瘀法治疗燥热咳嗽 30 例[J]. 陕西中医,2007,28(8):949-951.

[2] 谭国明. 鱼腥草序贯疗法治疗小儿痰热壅肺型咳嗽 30 例[J]. 新中医,2003,35(9):57-58.

[3] 何平,杨若俊,程毅. 桑杏汤联合阿奇霉素治疗小儿温燥咳嗽疗效观察[J]. 现代中西医结合杂志,2006,15(8):1029-1030.

[4] 崔霞，王素梅，吴力群．雷火灸治疗小儿慢性咳嗽 68 例[J]．四川中医，2007，25(11)：119-120.

[5] 薛维华，石奕丽，丁敏，等．速刺拔罐法治疗小儿咳嗽的临床研究[J]．时珍国医国药，2007，18(9)：2169-2170.

[6] 吴康松，谢强敏，沈文会，等．辣椒素吸入小鼠咳嗽模型和记录装置的建立[J]．中国药理学通报，2002，18(1)：109-111.

[7] 刘贤武，吴晖晖，王建，等．远志及其不同蜜炙品的镇咳祛痰作用对比研究[J]．时珍国医国药，2006，17(12)：2379-2380.

[8] 徐仿周，张勇慧，阮汉利，等．浙贝乙素胆汁酸盐的制备及其镇咳、祛痰和平喘活性的筛选[J]．药学学报，2007，42(3)：274-278.

（张　君　祝江迁）

第七节　哮　喘

【概述】

哮喘以发作性的哮鸣气促，呼气延长，不能平卧为临床特征，是一种反复发作的小儿常见肺系慢性疾病。哮指声响言，喘指气息言，哮必兼喘，故通称哮喘。

近年来，世界各国儿童哮喘患病率及病死率均有上升趋势，中国儿童哮喘的患病率由 1990 年的 0.91%上升到 2000 年的 1.50%，增加了 64.84%，美国每年新增 26000 多例哮喘患儿。哮喘已成为严重的公共卫生问题而引起了世界各国的高度重视。本病发病年龄特点，3 岁以前发病的占儿童哮喘的 50%，5 岁以前发病的占儿童哮喘的 70%～80%，儿童期男孩患病率两倍于女孩，至青春期则无性别差异。发作有明显的季节性，以冬季及不定期跨季节发作为主，如春季由寒转温，秋季由热转凉，因气候骤变而诱发。

本节讨论范围包含西医学的支气管哮喘和喘息性支气管炎。支气管哮喘是由多种细胞特别是肥大细胞、嗜酸性粒细胞和 T 淋巴细胞参与的气道慢性炎症，以气道变应性炎症和气道高反应性为特点。喘息性支气管炎是一组有哮喘表现的婴幼儿下呼吸道感染，主要病因为支气管黏膜的高反应性在外界因素刺激下而出现症状。95%的发病诱因为呼吸道感染，其中病毒感染尤为重要，发病有明显的遗传倾向，发病愈早遗传倾向愈明显。

我国历代文献中均有关于哮喘的论述。在《内经》中虽无哮喘之名，但已有“上气，喘鸣”等类似本病的记载，如《素问·通评虚实论》中提出：“乳子中风热，喘鸣肩息者。”《金匮要略·痰饮咳嗽病脉证并治》中的“咳而上气，喉中水鸡声”的论述，即是对哮喘主要症状的描述，当时对本病以膈上伏痰为主因，以寒热之邪为诱因，及发作时的症状、治疗等，已有较全面的认识。以哮喘作为病名，首见于金元时代的朱丹溪，他对哮喘反复发作的特点及其诱发因素、饮食护理、预防方法等，均有比较深入的认识，并提出“轻则以五虎汤，重则葶苈丸治之，若欲断根，当内服五圣丹，外用灸治……仍禁酸咸辛热之物。”这些论述目前仍具有一定的指导意义。明代儿科著作中，有关小儿哮喘的论述多数列入喘证门。如万全的《幼科发挥·喘嗽》记载：“或有喘证，遇寒冷而发，发则连绵不已，发作如常，有时复发，此为宿疾不可除也……宜苏陈九宝汤主之”。鲁伯嗣在《婴童百问》中突出了精神因素亦是致喘原因的论点，在较大儿童的发病过程中，具有临床指导意义，与现代强调哮喘儿心身治疗的观点相吻合。清代沈金鳌在《幼科释谜》中已注意到哮喘与饮食的关系，并根据致病原因的特殊性对哮喘进行分类，将其分为食哮、水哮、风痰哮及年久哮，并强调本病具有一定的严重性，例如“肺胀齁船，若不速治，立见危亡”的论述，具有一定临床意义。

近年哮喘的中医、中西医结合防治研究较多，包括诊断辨证标准的研究、辨证与辨病的研究、临床防治方案的研究、中药作用机制的研究等，均取得了长足的进步。

【病因病理】

一、病因

哮喘的病因错综复杂，归纳起来主要有内因和外因两大类，内因与遗传、体质、年龄、情志等因素有关，外因与外感、饮食、环境、劳逸等因素有关，总括常见的病因有诱发因素、遗传因素、体质因素3类。

1. 诱发因素　总结临床发病的特点，其诱发因素主要有4类：①感受外邪：外邪侵袭以风寒或风热最多见。小儿为稚阴稚阳之体，机体抵抗力较差，易感受外邪。外感时邪，引动伏邪壅阻肺气，宣降失职，气逆为喘。小儿时期的感冒是引起哮喘发作的最主要原因，据流行病学调查报道，由上感而诱发哮喘者约占80%～90%，有些地区甚至高达95%。②饮食不当：《内经》早有因五味所伤损及脏腑功能的记载，若小儿过食生冷酸咸，可致肺脾受损，过食肥甘，积热成痰，使肺气壅塞不利。能诱发哮喘的食物范围很广，如蛋、鱼、虾、蟹、牛奶等富含蛋白质的食物，婴儿期的食物过敏，以牛奶过敏的比重最大。冷食近年来也成为食物不当，诱发哮喘的主要因素之一。③接触异物：如吸入花粉、尘螨及异常气味（香水、烟、化学气体、油漆、冷空气等）以及动物羽毛的皮屑、杀虫粉等。④情志劳倦：精神失调和疲劳也是小儿哮喘的重要诱因之一。情志因素与生气、受责、大喜、大笑、大哭等情志改变有关，精神因素诱发哮喘发作多见于反复发作哮喘的患者。疲劳过度与学习紧张及活动量过大有关。

2. 遗传因素　小儿哮喘发病有明显的遗传倾向，起病愈早遗传倾向愈明显。有资料表明，哮喘患儿有家族过敏史（包括一级、二级亲属）者达85%左右。病儿及家庭成员患过敏性疾病和特应性体质者明显高于正常人群，已发现多种与哮喘发病有关的基因（IgE、IL-4、IL-13、TCR等基因多态性）。

3. 体质因素　在哮喘发作中，体质因素起着重要作用，也是哮喘发作的重要内因，即痰湿内蕴，痰伏于肺为夙根。如秦景明《症因脉治·哮病论》云："哮病之因，痰饮留伏，结成窠臼，潜伏于内，一偶有七情之犯，饮食之伤，或外有时令之风寒，束其肌表，则哮喘之症作矣。"小儿肺脾肾三不足之体是宿痰形成的内在基础因素。

二、病理

1. 病变脏腑在肺脾肾　肺主气司呼吸，开窍于鼻，外合皮毛，司腠理开合，肺气充盛则皮肤腠理开合正常，外邪不易侵入。若肺气虚，开合失职，屏障不固，外邪袭表或内伤之邪犯肺，触动伏痰，郁于肺经，郁肺之痰随息而动，则发为哮鸣，痰郁气道肺失宣降，逆而成喘，所以哮与喘多同时发作。现代研究证实了中医的肺概括了机体的免疫防御功能。肺气虚者存在着呼吸道防御结构的损伤，纤毛柱状上皮细胞脱落变性，局部特异性及非特异性免疫功能低下，与西医认为气道上皮损伤所致的支气管高反应性在哮喘发病中起着重要作用的观点相吻合。

2. 病理因素为伏痰　哮喘的发病是外感因素作用于内在因素的结果。其发病机制主要在于痰饮久伏，触遇诱因而发。当发作时，则痰随气升，气因痰阻，相互搏结，阻塞气道，宣降失常，而出现呼吸困难，气息喘促。痰饮留伏又与肺脾肾三脏功能失调有着密切的关系，痰之本水也，源于肾；痰之动湿也，主于脾；痰之处肺也，贮于肺；肺脾肾三脏虚衰，津液代谢障碍，从而导致痰湿内伏状态。小儿生理上有着肺脾肾三脏不足的特点，所以有肺娇易病、脾弱易伤、肾虚易损的病理特点。小儿这些特有的体质因素，不仅反映了其机体抵御疾病的能力薄弱，而且也是容易促成痰湿内蕴的主要原因，痰既易成而又因其肺脾肾三脏不足而难以速去，日久痰窠深结，酿成宿根，成为哮喘诱发的内在隐患，也是小儿哮喘发病率远比成人高之原因。

3. 病机属性分寒热　感受外邪是诱发小儿哮喘的主要因素，如外感风寒之邪，内伤生冷饮食者，则为寒痰伏肺；如素体阳虚，气不化津，致寒痰内伏，均表现为寒性哮喘；如感受风热之邪，或素体阴虚，痰热郁结，或寒痰久伏化热而致者，则为热性哮喘。

4. 病情演变重虚实　哮喘的病位主要在肺系。发作时，病理环节为痰阻气道，以邪实为主，故呼气困难，自觉呼出为快。若病邪壅盛，深遏于肺，哮喘发作多呈持续状态。若哮喘反复发作，肺气耗散，寒痰伤及脾肾之阳，痰热耗灼肺肾二阴，则可由实转虚。在平时表现肺、脾、肾等脏气虚弱之候，如正气来复，病有转机，邪气消退，诸症告愈。但哮有夙根，触遇诱因又可引起哮喘再次发作，如此反复发作，致使正气不支，疾病迁延，缠绵难愈。

【诊断与鉴别诊断】

一、诊断要点

1. 多有婴儿期湿疹史，过敏史，家族哮喘史。

2. 有反复发作的病史。发作多与某些诱发因素有关，如气候骤变，受凉受热，进食或接触某些过敏物质。发作之前多有喷嚏、鼻塞、咳嗽等先兆。

3. 常突然发作，发作时咳嗽阵作，喘促，气急，喉间痰鸣，甚至不能平卧，烦躁不安，口唇青紫。

4. 肺部听诊两肺可闻及哮鸣音，以呼气时明显，呼气延长。若支气管哮喘有继发感染，可闻及湿啰音。

5. X线检查　急性期胸片正常或间质性改变，可有肺气肿或肺不张。

6. 肺功能测定　采用FEV/用力肺活量（FVC）比率，呼气峰流速（PEER）看有无气流受阻。FEV/FVC＜70％～75％显示气流受阻，吸入支气管扩张剂15～20分钟后增加15％以上为可逆性气流受阻，24小时PEFR变异率＞20％是哮喘的特点。

7. 过敏原测试　将各种过敏原进行皮内试验，有助于发现可疑过敏原，其敏感性和特异性有待进一步观察。

二、鉴别诊断

1. 毛细支气管炎　好发于冬季，以2岁以内婴幼儿多见，多数由病毒引起，起病急骤，有发热，呼吸增快，咳嗽，哮鸣，喘憋明显，有时出现鼻煽、面色发灰、烦躁不安。无遗传倾向，过敏史不明显，喘憋来势凶猛，但中毒症状轻微，病程短，恢复快，对支气管扩张剂疗效差。

2. 肺炎　咳喘并重，并伴发热、痰壅。有感冒病史或其他热病史，发作与间歇界限不清，双肺听诊以中细湿啰音为主。

3. 变态反应性咳嗽　由于腺样体肥大、慢性鼻炎、过敏性鼻黏膜继发感染的分泌物所引起持续性的咳嗽，咳嗽以清晨频繁或较重，常是哮喘的前期症状，年长儿用力呼气后可诱发哮鸣音，对婴幼儿，将听诊器压其胸壁，然后突然放松，常能听到哮鸣音，患儿及其家属常有过敏性疾病史。

【辨证论治】

一、证候辨别

1. 辨寒热　寒性哮喘气促哮鸣，痰涎稀薄，色白有沫，面晄色晦，畏寒肢冷，口不渴或渴喜热饮，舌苔薄白或白滑，脉浮紧。热性哮喘发作时气息短粗，痰黄而黏，咯痰不利，面色潮红，胸中烦热，渴喜冷饮，舌红苔黄，脉滑数。

2. 辨虚实　主要从病程新久和全身症状来辨别。实证哮喘来势骤急，气长有余，以呼出为快，胸胀气粗，声高息涌，脉多有力。虚证哮喘病势徐缓，气短而不续，慌张气怯，声低息短，动则喘促，无明显发作间歇，脉多虚细无力。

3. 辨轻重险逆　轻证虽发时哮鸣，呼吸困难，但不久能逐渐平复。重证则久发不已，咳嗽喘鸣气促，不能平卧；若哮发急剧，张口抬肩，面色青灰，面目浮肿，肢厥身冷，则为险逆之候。

4. 辨肺、脾、肾虚　哮喘在缓解期多表现为虚证，属肺气虚者，见自汗畏风，少气乏力；脾气虚者，见食少，便溏，痰多；肾气虚者，多见腰酸耳鸣，动则喘甚。

5. 辨哮鸣的属性　从哮鸣声响的特点来辨，哮鸣如哨笛者为风邪外袭，哮鸣如水鸡声为风寒犯肺，引动内饮，内外皆寒之证；声如电锯或气粗如吼者，为痰热壅盛之象；哮鸣如鼾者为寒痰内阻；干哮少痰者，为郁火或虚火犯肺所致。

二、治疗原则

哮喘为邪实正虚之证，治疗应区别脏腑之所属，了解脾肺肾的主次，邪实当分寒痰热痰之不同，正虚应审阴阳之偏虚。治疗当根据"发时治标，平时治本"的原则，发时攻邪治标，去痰降气，并需辨其寒热而施治，如寒则宜温，热则宜清，有痰宜涤，有表宜散，气壅宜降等；发时虚实兼见，寒热并存者，治疗时又应兼顾，不宜攻伐太过。

在缓解期应扶正固本。以扶脾益肾，补土生金为主，调理脏腑功能祛除生痰之因，以冀减轻和制止发作，达到治本的目的。久病入络，必有瘀滞，在缓解期治疗中，可适当配合使用活血化瘀药。若病程日久，发作持续不已，而出现危重症时，当采用中西医结合治疗。

由于哮喘的病因复杂，病程迁延，可采用多途径多环节的综合疗法，除口服、雾化吸入、敷贴、针灸等方法外，还应开展序贯疗法、环境疗法、心身疗法等治疗形式，以达到根治哮喘的目的。

三、分证论治

（一）发作期

1. 寒饮停肺

证候表现　咳喘哮鸣，恶寒怕冷无汗，鼻流清涕，痰液清稀，四肢欠温，面色淡白，舌质淡胖，苔薄白或白腻，指纹淡红，脉浮滑。

辨证要点　寒喘在临床上多为过敏性哮喘，多见于年长儿，尤其是平素气阳较弱患儿。常发于寒冷季节，夜晚发作较重，病变易化热，辨证时要注意询问诱发原因，注意其哮鸣音似水鸡声，还应抓住形寒无汗、四肢不温、舌苔白这3个主证。

治法主方　温肺散寒，化痰定喘。小青龙汤合三子养亲汤加减。

方药运用　常用药：麻黄、桂枝、芍药、细辛、半夏、五味子、干姜、白芥子、苏子、莱菔子等。咳甚加紫菀、款冬花；喘甚加葶苈子、枳壳；哮吼甚者加地龙、僵蚕；如婴儿痰声辘辘，大便干结，可加大黄或配服南通保赤丸。

麻黄是小青龙汤的主药，在应用时要注意表实无汗用生麻黄，表虚有汗用水炙麻黄，咳喘而无表证用蜜炙麻黄。少数人服麻黄较大量后可引起心率增快，应控制麻黄剂量，并可加大甘草用量，以减少副作用。

射干麻黄汤也可用于本证。

寒哮外感重者，可用冷哮丸以温化寒饮。因本型多为过敏所致，验方脱敏平喘汤也可选用，其组成为麻黄、钩藤、老鹳草、葶苈子、乌梅、甘草。

2. 痰热蕴肺

证候表现 咳喘哮鸣，痰稠色黄，口干咽红，或发热面红，苔薄黄或黄腻，指纹浮紫，脉滑数。

辨证要点 此型临床较为常见，以气逆喘急、痰涎上壅、脉滑、苔黄腻为特征，辨证时除喘急症状外，应抓住咽红、乳蛾肿大、眼鼻发痒、鼻衄便秘、苔黄主证。

治法主方 清热涤痰，降逆平喘。麻杏石甘汤合葶苈丸加减。

方药运用 常用药：麻黄、杏仁、生石膏（先煎）、汉防己、葶苈子、桑白皮、炙冬花、黄芩、紫苏子、草河车、甘草等。眼鼻痒者加防风、蝉蜕；热重加山栀、虎杖；喘甚加地龙、僵蚕；痰多，便秘加礞石滚痰丸（包煎）；热喘久而伤阴，加当归、白芍。

3. 外寒肺热

证候表现 咳嗽哮鸣，恶寒发热，流涕喷嚏，咽红，口渴，痰黏色黄，舌质偏红，苔薄白，指纹紫，脉滑数。

辨证要点 此型即为"寒包火"型，为风寒外束，痰热内郁所致，故临床以外有风寒之证，内有痰热之邪为特征。

治法主方 散寒泄热，化痰平喘。越婢加半夏汤。

方药运用 常用药：麻黄、生姜、甘草、半夏、生石膏（先煎）、黄芩、浙贝母、葶苈子、莱菔子、大枣等。热重加蚤休、板蓝根；咳重加白前、前胡；痰多加紫苏子、桔梗；喘重加射干、枳壳；表寒重加桂枝。

4. 虚实夹杂

证候表现 哮喘持续发作，喘促胸满，端坐抬肩，不能平卧，动则喘息尤甚，面色晦滞带青，畏寒肢冷，神疲纳呆，小便清长，舌质淡，苔薄白，指纹淡紫，脉缓无力。

辨证要点 多见于先天不足或素体虚弱之患儿，多属久哮，哮喘时轻时重、迁延难平。此证患儿既可见面色晦滞或萎黄，肌肉松软，目欠神彩，咳嗽气喘，动则尤甚，喉间哮鸣，舌淡苔腻，脉细无力等气虚表现，又有外邪客肺，痰涎壅肺的标实证，虚实夹杂，以致形成难以彻底缓解的证候。

治法主方 温阳益气，降逆平喘。人参理肺散合黑锡丹。

方药运用 常用药：人参、杏仁、当归、广木香、沉香、补骨脂、肉豆蔻、麻黄、紫苏子、黑锡丹（包煎）等。气短声低，神疲，痰声辘辘加半夏、茯苓；动则气短难续，加胡桃肉、紫石英、诃子；阳虚明显，怕冷，汗出肢冷加附子、钟乳石；咯痰不畅而憋闷者加细辛、干姜；畏寒腹满者加川椒、厚朴；痰多色白，屡吐不绝者加白果、芡实。气虚痰盛，发作频繁，发作时喉中痰声如鼾，声低，气短不足以息，可用苏子降气汤加味。

（二）缓解期

1. 肺脾气虚

证候表现 面白少华，气短自汗，咳嗽无力，神疲懒言，形瘦纳差，大便溏薄，易于感冒，舌质淡，苔薄白，脉细软。

辨证要点 本证证候为肺气虚而卫表不固，脾气虚而运化失健。临证以肺脾两脏气虚诸症为辨证要点：肺主表，表卫不固故多汗，易于感冒；肺主气，肺虚则气短，咳嗽无力；脾主运化，脾气虚运化失健故纳差，便溏，失于充养则形瘦。

治法主方 健脾益气，补肺固表。人参五味子汤合玉屏风散加减。

方药运用　常用药：人参、五味子、茯苓、白术、黄芪、防风、半夏、橘红、辛夷、炙甘草。汗出甚加煅龙骨、煅牡蛎；喷嚏频作加乌梅、五味子、蝉蜕；痰多加僵蚕、远志；腹胀加枳壳、槟榔、莱菔子；便溏加怀山药、炒扁豆健脾化湿；纳谷不香加焦神曲、焦山楂。

2. 脾肾阳虚

证候表现　面色苍白，形寒肢冷，动则喘促咳嗽，气短心悸，脚软无力，腹胀纳差，大便溏泄，舌质淡，苔薄白，脉细弱。

辨证要点　本证证属脾肾两脏阳气虚衰。偏肾阳虚者动则喘息，面色苍白，形寒肢冷；偏脾阳虚者腹胀纳差，大便溏薄。较大儿童可询及腰酸膝软，四肢欠温，夜尿多等肾气不足的表现。

治法主方　健脾温肾，固摄纳气。金匮肾气丸加减。

方药运用　常用药：附子、肉桂、鹿角片、山茱萸、熟地黄、淫羊藿、怀山药、茯苓、白术、五味子、白果。虚喘明显加蛤蚧、冬虫夏草；咳甚加款冬花、紫菀；夜尿多者，加益智仁、菟丝子、补骨脂。

3. 肺肾阴虚

证候表现　面色潮红，夜间盗汗，消瘦气短，手足心热，时作干咳，喘促乏力，夜尿多，舌质红，苔花剥，脉细数。

辨证要点　本证以肺肾两脏阴虚为特点。偏肺阴虚者，可见干咳少痰，喘促乏力；偏肾阴虚者，可见消瘦气短，夜尿多；部分患儿阴虚生内热，则见面色潮红，夜间盗汗，手足心热等症。

治法主方　养阴清热，补益肺肾。麦味地黄丸加减。

方药运用　常用药：麦门冬、北沙参、百合、五味子、山茱萸、熟地黄、枸杞子、怀山药、紫河车、牡丹皮。盗汗甚加知母、黄柏；呛咳不爽加百部、款冬花；潮热加鳖甲、地骨皮。

【其他疗法】

一、中药成药

1. 寒喘丸　用于寒饮停肺证。

2. 小青龙汤冲剂　用于寒饮停肺证。

3. 小儿肺热咳喘冲剂　用于痰热壅肺证。

4. 小儿肺宝　用于肺脾气虚证。

5. 小儿止咳金丹　用于肺热阴伤证。

6. 固肾定喘丸　用于肾阳虚证。

二、药物外治

炙白芥子、延胡索 7g，甘遂、细辛各 4g。上药各研细末，加生姜汁调成糊状，分别摊在 6 块直径约为 2cm 的油纸上，贴敷双侧肺俞、心俞、膈俞，时间 2～4 小时，如局部有烧灼感，可提前取下。夏季三伏时每伏贴 1 次，连贴 3 年。适用于哮喘缓解期。

三、针灸疗法

1. 体针　肺俞、大椎、风门、定喘。配穴：外感配合谷，咳嗽配尺泽、太渊，痰多配中脘、足三里，痰壅气道配天突、膻中，肾虚配肾俞、关元、太溪，虚寒配以艾条灸，虚热或合并感染者可针后拔火罐于大椎与肺俞之间。发作期 1 日 1 次，喘平后隔日 1 次，10 次 1 个疗程。

2. 穴位埋线法　用“0”号羊肠线，在上背部第 7 颈椎棘突至第 7 胸椎棘突间，背正中线旁开约 1 寸处，定出等距离 8 个点为埋线穴位。操作时，局部消毒后，用缝皮针由上到下，如由第1点进针，到第2点出针，将羊肠线埋于穴位内，再由第3点进针，第4点出针，以此类推。用于哮喘缓解期。

四、推拿疗法

分推坎宫，推太阳，揉天突，按揉膻中、乳根、乳旁，揉脐，补脾土，清肺经，运八卦，掐四横纹，揉板门，掐精宁，掐五指节，按弦走搓摩，掐、揉、拿双侧承山穴，揉仆参，按揉大椎、定喘、肺俞，分推肩胛骨，拿肩井。随证加减：寒哮加推三关，按揉风池；热喘加清大肠，退下六腑，分推膻中，揉丰隆，推天柱穴，推脊；肾虚喘鸣加补肾经、肺经，摩中脘，揉丹田，按揉足三里，按揉脾俞、肺俞、肾俞。

五、西医疗法

西医的治疗要点是长期、持续、规范和个体化治疗。治疗哮喘的药物有糖皮质激素（吸入用药、口服用药、静脉用药）、支气管扩张剂等。

哮喘持续状态的治疗：镇静，吸氧，补充液体，纠正酸中毒，静脉注射甲基强的松龙，2～3天可控制气道炎症，亦可静脉滴注氨茶碱、β_2受体激动剂吸入或静点以缓解支气管痉挛，出现严重持续性呼吸困难者可行机械呼吸。

【预防护理】

一、预防

1. 增强体质，在哮喘缓解期应鼓励患儿适当参加活动，如少儿体操、广播操、散步及文娱活动等，并增加游泳活动。另外应将防治知识教给家属及患儿，调动他们的抗病积极性。

2. 避免受凉，防止感冒。在气候较冷之时，注意保暖，及时增减衣服，对鼻窦炎、扁桃体炎、龋齿等慢性病灶加以治疗。

3. 避免接触过敏原，如烟尘、刺激性气体、屋尘螨、花粉等。

4. 生活规律化，饮食起居要有节制，不宜过饱，勿食过甜、过咸及生冷之品，有些患儿对异类蛋白质过敏，亦应避免食用。

5. 哮喘缓解期间，按医嘱规律使用控制哮喘药物，忌症状好转私自停药。

二、护理

1. 哮喘发作时应保持安静，避免精神紧张而加重病情。室内空气要清新，注意清洁卫生，饮食宜清淡，容易消化，富于营养，要少量多次。

2. 缓解期必须注意营养，多见阳光，适当活动及参加医疗体育，练习呼吸操，锻炼腹式呼吸及游泳，以增强体质，减少发作。

【文献选录】

《小儿药证直诀·脉证治法》："有肺虚者，咳而哽气，时时长出气，喉中有声，此久病也，以阿胶散补之。"

《幼科发挥·肺所生病》："小儿素有哮喘，遇天雨则发者，苏陈九宝汤主之。如吐痰多者，六味地黄丸主之。发挥云：肾者水脏也，受五脏六腑之津液而藏之。入心为汗，入肺为涕，入脾为涎，入肾为精，入肝为泪。凡咳嗽之多吐痰，乃肾之精液不归元也，宜补肾，地黄丸主之，加巴戟、杜仲（盐水炒）、肉苁蓉（酒洗，去甲）、小茴香（炒）、破故纸（炒），研末，蜜丸，煎门冬汤下。"

《万氏秘传片玉心书·哮喘门》："哮喘之症有二，不离痰火。有卒感风寒而得者，有曾伤盐水而得者，有伤醋汤而得者，至天阴则发，连绵不已。轻则用五虎汤一帖，重则葶苈丸治之。此皆一时急解之法。若要断根，常服五圣丹，外用灸法。"

《婴童类萃·喘论》:“若小儿,无过四症:有肺受寒邪,咳嗽而生喘者;有肺热,痰壅而上气喘急者;有食咸酸,肺经受伤而作喘者;又有病后,气虚生痰而喘急者,尤为难治。脉滑手足温者生;脉涩手足厥冷者死。若发汗如油,汗出如珠不流,哮而不休者死。”

《幼幼集成·哮喘证治》:“素有哮喘之疾。遇天寒暄不时,犯则连绵不已,发过自愈,不须上方。于未发时,可预防之。有一发即能吐痰者,宜服补肾地黄丸,加五味、故脂,多服自愈。有发而不吐痰者,宜痰喘方。”

【现代研究】

一、体质与证候本质的研究

赵霞等通过对100例哮喘患儿体质的调查,发现哮喘患儿均为不均衡质,其中以脾肾质为多,占哮喘患儿的80%;T淋巴细胞亚群检测结果表明,脾肾质患儿存在着不同程度的免疫功能低下,与中医有关哮喘患儿素体不足的认识一致,该结果为针对不同体质类型的哮喘患儿制定相应的防治方案提供了客观依据[1]。

郭奕斌等采用分子遗传学技术方法研究广东地区肾虚型体质哮喘病患儿ACE基因的多态性及其在群体中的基因型频率、基因频率的分布情况并与正常对照组进行比较,揭示肾虚型哮喘病与ACE基因的相关性,探讨血管紧张素转移酶(ACE)基因插入/缺失多态性与肾虚型哮喘病易感性的关系。采用中医诊断指标对肾虚型哮喘患儿进行初诊,应用扩增片段长度多态性(Amp-FLP)方法检测52例哮喘患儿及其家系以及72例正常儿童的ACE基因型,用Hardy-Weinberg定律进行遗传平衡状态分析。两组儿童ACE基因型(II型、ID型、DD型)频率的分布差异无显著意义($P>0.05$)。等位基因I频率为0.692,等位基因D频率为0.308,杂合率为34.6%;I、D的传递规律与理论上预计的完全符合。证明肾虚型哮喘病ACE基因也存在插入/缺失多态性,其中DD基因型与肾虚型哮喘的易感性有关,可能是儿童哮喘的危险因素[2]。

二、治疗学研究

1. 发作期治疗　杨江等观察以活血通腑法组方的泻肺平喘灵治疗小儿热性哮喘的临床疗效。将138例患儿随机分为两组,治疗组76例用泻肺平喘灵(处方:炙麻黄、大黄、生甘草、瓜蒌皮、丹参、虎杖、苦杏仁、葶苈子、细辛)治疗;对照组62例以定喘汤(处方:炙麻黄、生甘草、苦杏仁、白果、款冬花、桑白皮、紫苏子、黄芩、法半夏)治疗。观察两组治疗前后临床疗效和中医主症、次症积分变化。结果控显率治疗组为72.4%,对照组为53.2%,治疗组疗效优于较对照组($P<0.05$)。治疗组对改善咳嗽、喘息、咯痰痰鸣、大小便等症状较对照组更为明显,上述症状治疗后积分2组比较,有显著性差异($P<0.01$)[3]。

2. 缓解期治疗　李建保等观察丹龙定喘丸治疗小儿哮喘缓解期的临床疗效。将122例哮喘缓解期患儿随机分为治疗组和对照组,治疗组采用丹龙定喘丸(组成:丹参100g,地龙100g,当归100g,熟地黄100g,法半夏100g,陈皮100g,茯苓100g,射干100g,炙款冬花100g,白芍100g,炙甘草30g)治疗,对照组予氟替卡松气雾剂吸入治疗。观察患儿治疗前后临床症状、体征以及外周血嗜酸性粒细胞(EOS)计数、免疫球蛋白E及肺功能变化。结果:治疗组总有效率为92.06%,对照组为93.22%,两组比较差异无显著性意义($P>0.05$);两组治疗后EOS数目均明显下降($P<0.01$),且治疗组优于对照组($P<0.05$);两组治疗后第1秒钟用力呼气容积、最大呼气流速均明显改善($P<0.01$),但两组间比较差异无显著性意义($P>0.05$)。丹龙定喘丸治疗哮喘缓解期患儿,具有降低EOS浓度及气道阻力的作用[4]。

3. 贴敷疗法研究 曹建梅等以冬病夏治中药穴位贴敷法治疗儿童哮喘缓解期 77 例，探讨冬病夏治中药穴位贴敷法治疗儿童哮喘缓解期的临床疗效。药物组成：白芥子、延胡索各 2 份，甘遂、细辛各 1 份，肉桂半份。穴位：肺俞、心俞、膈俞，均双穴。将 77 例哮喘缓解期患儿随机分为两组：治疗组 50 例、对照组 27 例，将哮喘缓解期的主证进行量化评分，以[(治疗前主证积分－治疗后主证积分)/治疗前主证积分]作为观察疗效的依据。两组治疗前后主证积分经统计学处理，有显著性差异（$P<0.05$），但总有效率比较无统计学意义（$P>0.05$）。认为冬病夏治中药穴位贴敷法是防治儿童哮喘缓解期简便、有效的方法之一[5]。

蔡建新观察了咳喘三伏贴穴位贴敷防治小儿哮喘的临床疗效及对小儿哮喘白细胞介素 4(IL-4)、干扰素 γ(IFN-γ)的影响。将 120 例患儿随机分为三组：治疗组 40 例、对照组 40 例、空白组 40 例。所有治疗在缓解期进行，治疗组分别在头伏、二伏、三伏的第一天穴位贴敷咳喘三伏贴[药物组成：白芥子、麻黄、檀香等。穴位：大椎、定喘（双侧）、肺俞（双侧）、脾俞（双侧）、肾俞（双侧）]，对照组给予西药斯奇康肌注。空白组缓解期不给予任何治疗。结果表明：三组患儿治疗后治疗组、对照组与治疗前比较有显著性差异（$P<0.05, P<0.01$），与空白组比较均有显著性差异（$P<0.05, P<0.01$），治疗组与对照组比较无显著性差异（$P>0.05$）。三组患儿血 IL-4、IFN-γ 水平，治疗后治疗组、对照组与空白组比较均有显著性差异（$P<0.01$）。认为咳喘三伏贴穴位敷贴可减轻小儿哮喘的发作程度；可降低 IL-4 及增高 IFN-γ 水平，使 TH1/TH2 达到平衡，达到预防哮喘发作的目的[6]。

4. 雾化吸入研究 王璇珠等以鱼腥草雾化吸入辅助治疗小儿支气管哮喘，将 80 例哮喘患儿随机分为常规治疗组和鱼腥草雾化吸入辅助治疗组。通过两组临床改善率和临床症状缓解/消失天数的比较确定疗效。结果鱼腥草雾化吸入辅助治疗组的疗效优于常规治疗组，并可缩短病程，减少住院时间[7]。

5. 临床疗效机制研究 李金萠观察了补肾中药（药物组成：淫羊藿 8g，巴戟天 6g，枸杞子 10g，黄芪 10g，麻黄 5g，牡丹皮 10g，杏仁 6g，五味子 8g。）辅以糖皮质激素对哮喘儿童血浆内皮素（Endothelin-1，ET-1）和一氧化氮（NO）的影响。采用随机、对照方法，将 126 例支气管哮喘患儿分为中西医结合组 64 例和西药组 62 例，并选择同期正常体检儿童 22 例作为对照。西药组采用西药常规治疗，中西医结合组在西药常规治疗的基础上加用补肾中药，测定治疗后 2 周时血浆 ET-1 和 NO 的水平。结果：支气管哮喘患儿血浆 ET-1 和 NO 水平急性期高于缓解期，缓解期高于正常组；治疗后中西医结合组 ET-1 和 NO 下降幅度大于西药组，复发率低于西药组，差异有统计意义（$P<0.01$）。结论：ET-1 和 NO 与儿童支气管哮喘发生密切相关，补肾中药联合糖皮质激素治疗儿童哮喘优于单纯西药治疗[8]。

吴彬等探讨补肾中药调节 Th1/Th2 平衡治疗哮喘的分子机制。方法，哮喘缓解期儿童 20 例，抽取静脉抗凝血分离单个核细胞（peripheral blood mononuclear cells，PBMC）。每份血样均分为 3 部分，分为空白组、喘可治（简称 CKZ。主要成分为淫羊藿和巴戟天）Ⅰ组和 CKZⅡ组，加入不同浓度的药物体外培养 48 小时，分别收集细胞沉淀。荧光定量 PCR 检测 T-bet mRNA、GATA-3 mRNA 的表达强度及细胞因子 IFN-γmRNA、IL-4 mRNA 的表达水平。结果：不同剂量 CKZ 干预后，PBMC 中 T-bet mRNA 的表达均较空白组显著增强，以 CKZⅡ组的差异更为明显（$P<0.01$）；CKZ 组与空白组比较，GATA-3 mRNA 的表达强度差异无显著性；CKZ 组的 IFN-γmRNA 的表达较空白组增强，其中 CKZⅡ组与空白组比较差异有显著性（$P<0.05$）；CKZⅡ组 IL-4 mRNA 的表达强度较空白组显著减低（$P<0.01$）。CKZ 组的 T-bet/GATA-3 比值与空白组比较，差异无显著性((($P>0.05$)；CKZ 组的 IFN-γ/IL-4 的比值较空白组上升，其中 CKZⅡ组与空白组相比显著升高（$P<0.05$）。结论：补肾中药 CKZ 可以通过转录因子和细胞因子多个环节，增强 Th1 细胞的功能，同时抑制 Th2 细胞的功能，对 Th1/Th2 平衡具有多层次的调节作用[9]。

孙彦敏等观察了益气活血清热法对儿童哮喘发作期嗜酸性粒细胞（EOS）绝对计数的影响。方法：采用随机方法将 160 例患儿分为治疗组、西药组和中成药组。治疗组内服泻白定喘颗粒（生黄芪、桑白皮、地骨皮、黄芩、葶苈子、苏子、益母草等），外用中药穴位贴敷（莪术、生大黄、细辛，尺泽、大椎和膻中）；西药组采用西医常规治疗；中成药组口服小儿咳喘灵颗粒（麻黄、石膏、杏仁、瓜蒌、板蓝根、金银花、甘草等）。结果：治疗组治疗后 EOS 绝对计数较治疗前显著降低（$P<0.01$），与中成药组、西药组治疗后比较差异显著（$P<0.05$，$P<0.01$）。在改善肺功能方面治疗组优于中成药组（$P<0.05$）。在消除哮鸣音，缓解咳嗽、出汗等症状方面，治疗组明显优于西药组、中成药组（$P<0.05$，$P<0.01$）。治疗组显效率优于西药组、中成药组。结论：内外并用、益气活血清热法治疗发作期儿童哮喘，可以显著降低 EOS，临床疗效良好[10]。

韩凤琴、秦维娜等分别探讨了扶正化瘀平喘法对哮喘发作患儿血清白细胞介素 5（IL-5）、白细胞介素 8（IL-8）和血浆内皮素（ET）、肿瘤坏死因子-α（TNF-α）及免疫功能的影响，方法是将 95 例哮喘发作患儿随机分为治疗组和对照组，治疗组 49 例采用扶正化瘀平喘法（基本方：黄芪 15g，丹参 9g，麻黄 3g，防风 6g，广地龙 9g，桃仁 9g，甘草 6g。热性哮喘酌加石膏、紫苏子、葶苈子等；寒性哮喘酌加桂枝、干姜、半夏、白芥子等。）水煎取汁 100ml，5～10 岁患儿每日服半剂，10～16 岁患儿每日服 1 剂，分 2～3 次服用。疗程 2 周。配合舒利迭治疗。对照组 46 例只用舒利迭。观察两组临床疗效及治疗后患儿血清 IL-5、IL-8、细胞血浆 ET、TNF-α 含量及肺功能变化。结果治疗组在临床疗效及降低血清 IL-5、IL-8、血浆 ET、TNF-α 和改善肺功能方面明显优于对照组（$P<0.05$）。说明扶正化瘀平喘法能有效降低哮喘发作患儿细胞因子含量，缓解气道炎性反应而发挥治疗作用[11,12]。

孔令芬等观察益气补肾活血中药对哮喘患儿血中内皮素-1（ET-1）、一氧化氮（NO）、循环内皮素细胞（CEC）含量的影响。将 200 例哮喘患儿随机分为常规治疗组和加用中药组（基本方：黄芪 9～15g，虎杖 9～15g，贯众 6～12g，丹参 9～12g，川芎 6～12g，紫苏子 6～12g，葶苈子 6～9g，枸杞子 6～9g，女贞子 6～9g。加减：肺热喘重者去黄芪，加石膏 12～30g、知母 6～9g、黄芩 6～12g、麻黄 1～3g；肺阴虚者加沙参 6～12g、桑白皮 6～9g）。分别在急性期、缓解期检测 ET-1、NO、CEC。一年后两组各随访 20 例，观察哮喘发作次数及 ET-1、NO、CEC 变化。结果：小儿哮喘急性期 ET-1、NO、CEC 明显增高。加用中药组血清 ET-1、NO、CEC 水平较常规治疗组显著下降（$P<0.01$），发作次数明显减少。认为益气补肾活血中药可降低小儿哮喘 ET-1、NO、CEC 水平，减少小儿哮喘的发作次数[13]。

参考文献

[1] 赵霞，苏树蓉．100 例哮喘患儿体质调查及分型研究[J]．成都中医药大学学报，2001，24(3)：16-17.

[2] 郭奕斌，吕英，蔡浩武，等．广东肾虚型哮喘病 ACE 基因的遗传多态性[J]．中国优生与遗传杂志，2006，14(8)：20-22.

[3] 杨江，韩新民，孙轶秋，等．活血通腑法治疗儿童热性哮喘 76 例临床观察[J]．新中医，2007，39(11)：31-33.

[4] 李建保,田金娜,刘小凡．丹龙定喘丸治疗哮喘缓解期患儿63例临床观察[J]．中医杂志,2007,48(5):422-423.

[5] 曹建梅,王明明,陆力生．冬病夏治中药穴位贴敷法治疗儿童哮喘缓解期临床观察[J]．中医儿科杂志,2006,2(6):33-35.

[6] 蔡建新．咳喘三伏贴防治小儿哮喘临床观察[J]．光明中医,2008,23(2):143-145.

[7] 王璇珠,吴前方．鱼腥草雾化吸入辅助治疗小儿支气管哮喘的疗效观察[J]．河北医学,2004,10(7):601-603.

[8] 李金茒．补肾中药对哮喘患儿血浆内皮素和一氧化氮的影响[J]．中医儿科杂志,2007,3(5):24-25.

[9] 吴彬,俞建,王莹,等．补肾中药对哮喘缓解期患儿 Th1/Th2 平衡的影响[J]．中国中西医结合杂志,2007,27(2):120-122.

[10] 孙彦敏,肖和印,侯静宇,等．益气活血清热法对儿童哮喘发作期嗜酸性粒细胞的影响[J]．北京中医药大学学报(中医临床版),2006,13(3):13-16.

[11] 韩凤琴,秦维娜,张占英,等．扶正化瘀平喘法对哮喘患儿血清白细胞介素 5、白细胞介素 8 的影响[J]．中医杂志,2006,47(11):844-855.

[12] 秦维娜,阮淑萍,颜世军,等．扶正化瘀平喘法对哮喘患儿细胞因子及免疫功能影响的临床研究[J]．北京中医药大学学报,2005,28(5):78-81.

[13] 孔令芬,郭鲁红,郑秀英,等．益气补肾活血中药治疗小儿哮喘及对血中内皮素和一氧化氮的影响[J]．中国中西医结合杂志,2001,21(9):667-669.

（张 君 朱念平）

第八节 肺炎喘嗽

【概述】

肺炎喘嗽是小儿常见的肺系疾病之一,临床以发热、咳嗽、痰壅、气促为主要特征,严重时可出现张口抬肩、呼吸困难、口唇颜面青紫等症状。

本病是婴儿时期重要的常见病,一年四季均可发生,以冬春二季尤为常见。因冬春二季气候变化较大,小儿体质娇弱,卫外不固,适应能力差,易感受外邪而发病。发病年龄多见于3岁以下婴幼儿,且年龄愈小,发病率愈高,病情容易加重及发生变证。世界卫生组织(WHO)已将小儿肺炎列为全球3种重要儿科疾病之一,我国卫生部将其列为小儿四病防治之一。

本节属西医学的小儿肺炎范围。临床一般有6种分类方法,常用的为病理分类和病因分类。病理分类分为支气管肺炎、间质性肺炎、毛细支气管炎、大叶性肺炎。按病因分类可分为:细菌性肺炎、病毒性肺炎、支原体肺炎、真菌性肺炎及其他(包括吸入性肺炎、衣原体肺炎等)。病程分类有急性肺炎、迁延性肺炎、慢性肺炎。病情分类有轻症、重症。临床表现是否典型分类有典型性肺炎、非典型性肺炎[世界卫生组织(WHO)将其命名为严重急性呼吸道综合征(简称 SARS)]。发生地区分类有社区获得性肺炎、院内获得性肺炎。

我国古代《内经》中就有了类似肺炎喘嗽发病及症状的描述。《内经》中所述“喘鸣肩息”、“肺风”、“肺痹”、“上气”等病,可以说是肺炎喘嗽症状病名的早期描述。《诸病源候论》阐述的肺闭喘咳发病机制与肺炎喘嗽近似。《小儿卫生总微论方》中描述的症状不仅符合肺炎喘嗽的临床表现,病机也很接近,尤其是指出“鼻青孔燥烈”和“鼻干无涕”是肺绝的表现,也是小儿重症肺炎的表现之一。《伤寒论》所创立的麻杏石甘汤现在仍是治疗肺炎喘嗽的最常用方剂之一。至明代，对本病的论述更趋全面，也更为明确。随着温热学派的崛起，对本病的认识又更进一步，并对各个年龄不同阶段的肺炎喘嗽均有描述。在唐宋以前对小儿肺炎喘嗽大多以“喘鸣”、“肺胀”命名，金元时期朱丹溪及明代周震提到了“肺家炎”。肺炎喘嗽这一病名是清代谢玉琼在《麻科活人全书·气促发喘鼻煽胸高第五十一》中提出的，所描述的是麻疹病程中出现肺闭喘嗽症状即是麻疹合并肺炎，至此肺炎喘嗽病名一直沿用至今。

近年对小儿肺炎的研究范围涉及病原诊断方法的改进，肺炎中医防治指南的制定，中医、中西医结合治疗的临床研究与应用基础研究以及中药针剂的研究均取得很好的研究成果。病毒病原学研究开展了快速诊断方法研究，检测抗原如病毒特异性抗体（包括单克隆抗体）免疫荧光技术、免疫酶法或放射免疫法，可发现特异性病毒抗原。检测抗体，酶联免疫吸附捕捉法测定特异性 IgM 抗体、免疫酶标抗体法、棘根过氧化物酶抗棘根过氧化物酶法等。细菌诊断近年来也开始探索快速诊断方法，如对流免疫电泳法测定肺炎球菌多糖抗原和葡萄球菌磷壁酸抗菌素体，试管凝集试验诊断军团菌，鲎珠溶解物试验检测革兰阴性菌内毒素等。随着病原学的进展，肺炎病证结合的辨证论治规律研究也日益增多，尤其对病毒性肺炎的研究在不断深入。

【病因病理】

一、病因

引起肺炎喘嗽的病因主要有外因和内因两大类。

1. 外因　引起肺炎喘嗽的外邪主要为风邪。小儿寒温失调，风邪外袭而为病，由于四时气候变化不同，风邪多夹热或夹寒为患，其中以风热为最常见。

病原学研究表明，小儿肺炎的常见病原体主要为细菌和病毒，也可由病毒、细菌混合感染。发达国家以病毒为主，主要有呼吸道合胞病毒、腺病毒、流感及副流感病毒等。发展中国家仍以细菌为主，以肺炎链球菌多见。近年肺炎支原体、衣原体和流感嗜血杆菌有增加趋势。

2. 内因　又分为先天不足和后天失养。小儿生理特点表现为脏腑柔弱，气血未充，肺脏娇嫩，卫外不固。如先天禀赋不足，或后天喂养失宜，或病后失调，则致正气虚弱，卫外不固，腠理不密，而易为外邪所中。

资料显示，年龄愈小，肺炎发病率愈高。许多慢性疾病如佝偻病、营养不良、先天性心脏病、先天愚型、贫血等易并发本病，且病情较重。

二、病理

1. 病变脏腑以肺为主　本病的病变脏腑主要在肺，常会累及心、肝、脾。肺为娇脏，性喜清肃，外合皮毛，开窍于鼻，小儿“肺常不足”，感受风邪，或从皮毛、或从口鼻而入，首先侵犯肺卫，致肺气不宣，清肃之令不行，而出现发热、咳嗽、呼吸急促等症。本病初起或风寒闭肺，或风热闭肺，均以外邪侵袭，肺气郁闭为主要病机。

本病病位虽然在肺，但肺病可及其他脏腑。肺主治节，肺气郁闭，气滞血瘀，心血运行不畅，可致心失所养，心气不足，心阳不振。血瘀及肺闭相互影响，导致心阳虚衰的演变。若肺热炽盛化火，内陷厥阴心肝，出现动风证候。肺主气，宜宣肃，肝藏血，喜升发。肺气闭阻，肝失疏泄条达，气滞血瘀，可见肋下积块迅即增大等症。脾胃之升清降浊有赖肺气之清肃，脾的运化功能也有赖于肺的宣降和通调水道。肺病及母，脾失健运，可出现呕吐、腹泻、腹胀等证候。水湿不行，聚而为痰，进而影响肺的宣降，加重咳喘痰多的症状。

2. 病理产物为痰热　邪气闭阻于肺，水津不布，留滞肺络，凝聚为痰，或温热之邪，灼伤肺津，炼液成痰，痰热交阻于气道，壅盛于肺，以致出现咳喘加剧，喉间痰鸣，声如拽锯诸症。若小儿素体脾虚湿盛，则以喘促痰鸣为主要特征，并见鼻煽气促，张口抬肩，甚则两胁煽动；若痰热化火，熏灼肺金，则见高热稽留不退，咳嗽，鼻煽气喘加重。在病邪作用下，肺气失于宣发肃降，肺津因之熏灼凝聚，形成肺闭痰阻。肺闭是其病理关键，痰热是其病理产物，二者互为因果，肺闭可加重痰阻，痰阻又进一步加重肺闭，而形成恶性循环。

3. 病机属性分寒热　风热外袭，肺气闭塞，出现肺脏热盛或痰热闭肺之热证；风寒束肺，失于宣降，肺气郁闭，则出现风寒闭肺之寒证。因小儿为纯阳之体，寒邪易于热化，故临床热证多于寒证。若邪热内蕴，复感风寒，寒邪束肺，可形成外寒内热之势，所谓“寒包火”之证。其热有外感之热，有痰郁所化之热，有肺阴伤后之虚热之分。

4. 病情演变重虚实　本病的发生、发展有实虚变化的演变。其病情的转化主要取决于感受病邪与机体正气之间的相互抗争及双方力量的消长变化。由于小儿脏腑柔弱，发病容易，传变迅速，病理变化易虚易实。病之初期邪犯肺卫及中期邪热亢盛阶段，邪气实而正气尚不甚虚，正邪交争，因而出现发热、咳嗽、气急、鼻煽等症。如能得到合理治疗，正胜邪却，则疾病渐趋好转。如邪势过甚，正不敌邪，则病情进一步发展，由肺累及其他脏腑，而形成临床上所见的各种变证。如邪气鸱张，肺气衰败，则可见气绝之危象。如气阴耗伤，易造成余邪留恋，使病情迁延不愈。年龄愈小，疾病的变化愈迅速，虚实转变愈明显。

【诊断与鉴别诊断】

一、诊断要点

1. 病前多有感冒或咳嗽病史。

2. 临床表现　起病较急，有发热、咳嗽、气促、鼻煽、痰鸣等症，或有轻度发绀。病情严重时，喘促不安，烦躁不宁，面色灰白，发绀加重，或高热持续不退。禀赋不足患儿，常病程迁延。新生儿常表现为不乳、口吐白沫、精神萎靡等。

3. 肺部听诊　肺部有中、细湿啰音，常伴干性啰音，或管状呼吸音。

4. 血象　①外周血白细胞：细菌性肺炎白细胞总数和中性粒细胞多增高，甚至可见核左移，胞浆中可见中毒颗粒；病毒性肺炎白细胞总数正常或降低，有时可见异型淋巴细胞。②四唑氮蓝试验（NBT）：细菌性肺炎时中性粒细胞吞噬活力增加，用四唑氮蓝染色时 NBT 阳性细胞增多。病毒感染时则不增加。③C 反应蛋白（CRP）：细菌感染时，血清 CRP 浓度上升；非细菌感染时则上升不明显。

5. 病原学检查　①细菌培养：采取血液、痰液、气管吸出物、肺泡灌洗液、胸水、肺穿刺液、脓液、肺活检组织等进行细菌培养，可明确病原菌。②病毒分离：应予起病 7 日内取鼻咽或气管分泌物标本分离病毒，阳性率高，但需时间较长，不能做早期诊断。③其他病原体的分离培养：肺炎支原体、沙眼衣原体、真菌等均可通过特殊分离培养方法获得相应病原诊断。④病原特异性抗原检测：常用的方法有对流免疫电泳（CIE）、协同凝集试验（COA）、乳胶凝集试验（LA）、免疫荧光技术、酶联免疫吸附试验（ELISA）和放射免疫测定（RIA）等。⑤病原特异性抗体检测：急性期特异性 IgM 测定有早期诊断价值，用 IgM 抗体捕获法及间接免疫荧光法，一般于 4 小时内获得结果。⑥聚合酶链反应（PCR）或特异性基因探针检测病原体 DNA：此法特异、敏感，对诊断有很大价值。

6. X 线检查　早期可见肺纹理增粗、增多、紊乱，以后出现小斑片状阴影，以双肺下野、中内带及心膈区居多，并可伴有肺不张或肺气肿。也可呈不均匀大片阴影。

二、鉴别诊断

1. 急性支气管炎(咳嗽) 以咳嗽为主,一般无发热或仅有低热,以咳嗽为主要症状,肺部听诊呼吸音粗糙或有不固定的干湿啰音,随咳嗽而改变。

2. 支气管异物 吸入异物可致肺部炎症,有异物吸入史,突然出现呛咳,有肺不张和肺气肿可资鉴别,支气管纤维镜检查可确定诊断。

3. 支气管哮喘(哮喘) 有反复发作史,常与某种过敏因素有关。儿童哮喘多因感染引发,故常伴发热、咳嗽等呼吸道感染症状,肺部以哮鸣音为主,呼气延长,末梢血可有嗜酸性粒细胞增多。

【辨证论治】

一、证候辨别

1. 辨表证里证 本病初起时与感冒相似,表现为风寒、风热表证。但特点是表证时间短暂,很快入里化热,主要特征为咳嗽频作、气急喘促、鼻翼煽动。

2. 辨风寒风热 本病为感受风邪所致,初起应分清是风热还是风寒。感受风寒,则表现为恶寒无汗,咳声不扬,痰多清稀,舌不红,苔多白,脉浮而紧。感受风热者,则表现为发热重,咳声响亮,痰黏稠或为黄痰,舌边尖红,苔多薄白或薄黄,脉多浮数。

3. 辨痰重热重 痰热壅肺时,应辨清热重、痰重。热重者高热稽留不退,面赤唇红,烦渴引饮,烦躁不安,干咳少痰,大便秘结,小便短赤,舌红起刺,苔黄燥,脉洪大。痰重者,咳嗽剧烈,气促鼻煽,喉中痰鸣,甚则痰声辘辘,胸高气急,舌红苔厚腻或黄腻,脉滑数。

4. 辨轻证重证 轻证表现为发热、咳嗽、气急,如兼见鼻翼煽动、高热稽留不退、颜面青紫等,则为重证之候。如果病情进一步发展,出现面色苍白,神志不清,四肢不温,精神萎靡,或呼吸不整,甚则痉厥抽搐等,则为变证、危证。

二、治疗原则

本病的基本治则,宣肺开郁,清热化痰。初起时,风邪闭肺,治宜辛散外邪,宣肺开郁,此期应注意分清风寒风热之不同,而分别选择辛温解表或辛凉解表之法。中期痰热壅肺,肺气闭郁,须察清痰热之轻重及痰热、瘀热之偏颇,重在清热解毒,涤痰开肺,或配以活血化瘀。病久气阴耗伤,注意扶正祛邪,并注重调养,以促正气之恢复。总之,痰多者重在涤痰;喘甚者应予平喘;肺热显著者,则宜清泄肺热;如出现变证,当随症治之。

在具体选方用药时要注意的问题:①因本病易于化热,故在风寒袭肺初期,发表药中宜适量加入一二味清热药。②通腑药宜早用,肺与大肠相表里,腑通脏安,但对于脾胃素虚者应用时宜谨慎。③注意夹有湿邪,大剂量应用清热药时应注意顾护脾胃。④病后药宜甘凉,避免用滋腻之品。

三、分证论治

(一)常证

1. 风寒闭肺

证候表现 恶寒发热,无汗不渴,咳嗽气急,痰稀色白,色质淡红,苔薄白,脉浮紧。

辨证要点 此证多见于本病的早期,或严寒季节,年长儿常自诉恶寒体痛。同时需注意到风寒之邪易于化热,临证时要注意化热的程度。对本病初起时出现的寒战应具体分析,不能一概归属于风寒证。属风寒者,恶寒重无汗,并伴有其他风寒表证。若是温热病邪为患,寒战同时见体温急速上升。

治法主方 辛温开肺,化痰止咳。三拗汤合葱豉汤加减。

方药运用 常用药:麻黄、杏仁、防风、桔梗、僵蚕、葱白、豆豉、甘草等。由于本证易于化热,或多兼有热象,故常在上方中加入一二味辛凉解表药或清热解毒药,如金银花、连翘等。咳嗽痰多加浙贝母、半夏;纳呆作呕加陈皮、生姜;喉间痰鸣,胸腹满闷,加海浮石、紫苏子、瓜蒌、厚朴等;表寒重加荆芥、紫苏。

本证还可选用华盖散。如夹有寒饮,喘咳气促,胸闷痰鸣,痰如白沫者,以小青龙汤主之。如寒邪外束,内已化热,畏寒肢冷,发热无汗,烦躁,口渴便秘,咳痰稠黏,以大青龙汤加减治疗。

2. 风热闭肺

证候表现 发热恶风,微有汗出,口渴欲饮,咳嗽,痰稠色黄,呼吸急促,咽红,舌尖红,苔薄黄,脉浮数。

辨证要点 本证可因感受风热之邪而发热,也可由风寒之证转化而来。临床表现有轻重之别,轻证以表证为主,发热较重;重证为气分热甚。有一部分抵抗力很弱的患儿,如重症营养不良、佝偻病等病程中合并肺炎,病情重笃,体温反而低于正常,应引起警惕。另外,要注意观察咽部的情况,如果咽红,一般按热证辨证治疗。

治法主方 辛凉宣肺,清热化痰。银翘散合麻杏石甘汤加减。

方药运用 常用药:麻黄、杏仁、生石膏(先煎)、金银花、连翘、薄荷(后下)、桔梗、牛蒡子、甘草等。身热较甚而咳喘不剧者,银翘散主之;热邪偏重,伴有频咳,气促或痰多者,以麻杏石甘汤为主。若壮热烦渴,重用生石膏,加知母;喘息痰鸣者加葶苈子、浙贝母;咽喉红肿疼痛,加射干、蝉蜕;津伤口渴加天花粉;发热高加黄芩、大青叶、柴胡。

叶天士云:"上焦药味宜以轻",轻可去实,桑叶、薄荷、桔梗、牛蒡子、前胡、连翘等气味轻薄,清灵活泼,皆为宣肺透邪之佳品。发热无汗者用生麻黄,有汗而咳喘者用炙麻黄。

根据现代中药药理研究结果提示,针对不同的病原体感染,临床可以选择用药。如金黄色葡萄球菌感染,可选择金银花、连翘、黄连、黄柏、鲜桑叶、金荞麦、蒲公英等;肺炎双球菌感染,可选用黄芩、防风、麻黄、苍耳子等;大肠杆菌感染,可选择麻黄、香薷、薄荷、羌活等;金银花、连翘、蒲公英、紫花地丁对变形杆菌有抑制作用;麻黄、牡丹皮、鱼腥草、黄芩、黄连、贯众、茵陈蒿、紫草等药物对流感病毒敏感;薄荷、野菊花等对单纯疱疹病毒有抑制作用。

3. 痰热闭肺

证候表现 壮热烦躁,喉间痰鸣,痰稠色黄,气促喘憋,鼻翼煽动,或口唇青紫,舌质红,苔黄腻,脉浮数。

辨证要点 本证见于疾病中期。外邪郁闭于肺,痰热交阻,以壮热、喘促、痰鸣为主要特征。在辨证时要注意辨别痰热轻重及痰热的转化,另外,年长儿可观察到痰的颜色和性状,小儿咯痰的颜色与感染的病原体和疾病的类型有关。由肺炎双球菌引起的支气管肺炎、腺病毒肺炎、合胞病毒肺炎为灰白色黏痰,金黄色葡萄球菌肺炎多咯黄色脓痰,个别病例痰内有血丝。

少数患儿病情凶险,来势急暴,迅速出现胸高气急,撷肚抬肩,痰壅如潮,面唇指甲青紫,闷乱烦躁,便秘溲赤,苔黄厚腻或焦黑,脉象滑数,甚至发生惊厥,此即古代医家所说"马脾风"重证,此证尤须重视,辨别痰重抑或热重。

治法主方 清热宣肺,涤痰定喘。五虎汤合葶苈大枣泻肺汤加减。

方药运用 常用药:麻黄、杏仁、生石膏(先煎)、葶苈子、紫苏子、黄芩、虎杖、前胡、细茶、甘草。痰重者加服猴枣散;热重大便不通加生大黄,或礞石滚痰丸包煎;痰稠便干者加竹沥、枳实；痰多者加天竺黄、制胆南星；喘剧重用麻黄；大便热利者，加葛根黄芩黄连汤；高热惊惕加紫雪丹；喘甚便秘痰涌而病情较急者，牛黄夺命散涤痰通下，上病下取；发绀严重，加紫丹参、当归、赤芍；热入营分，斑疹出血加清营汤。药理研究证实清热解毒药与活血药配伍使用较两类药单独使用更有利于解毒、消炎和炎症的恢复。中药针剂可选用炎琥宁注射液、双黄连注射液等。

本证易于出现邪毒内陷厥阴或心阳虚衰，正气虚脱之变证，临证时应注意观察病情变化，出现变证及早处理。

4. 阴虚肺热

证候表现　病程延长，低热汗出，面色潮红，干咳无痰，舌质红而干，苔光剥，脉细数。

辨证要点　患儿已无急性症状，但咳嗽未愈，干咳无痰，微热烦躁，口干唇赤，舌红少苔，形神委顿，二便短少，部分患儿咳甚或活动剧烈则喘，此缘热伤津液，气阴两虚，故病程迁延。

治法主方　养阴清肺，润肺止咳。沙参麦冬汤加减。

方药运用　常用药：沙参、麦冬、玉竹、桑叶、炙款冬花、天花粉、生扁豆、甘草等。反复低热者加青蒿、知母、黄芩或青蒿鳖甲汤；咳甚者加泻白散；干咳不止加五味子、诃子；盗汗加地骨皮、煅龙骨、煅牡蛎、浮小麦。

5. 肺脾气虚

证候表现　病程迁延，低热起伏，气短多汗，咳嗽无力，纳差，便溏，面色淡白，神疲乏力，四肢欠温，舌质偏淡，苔薄白，脉细无力。

辨证要点　本证多见于肺炎恢复期。此类患儿素体脾虚，或有疳证，或患先天性心脏病、佝偻病、贫血等。临证见神疲乏力、咳嗽无力、痰多稀薄、纳差便溏等。病程迁延，易新感外邪。久不愈者，则转成慢性。

治法主方　健脾益气，肃肺化痰。人参五味子汤加减。

方药运用　常用药：人参（或党参、太子参）、五味子、茯苓、白术、百部、橘红、麦冬、甘草。虚汗多，动则汗出者加黄芪、煅龙骨、煅牡蛎，或用桂枝加龙骨牡蛎汤；咳嗽较甚者加百部、紫菀、炙款冬花；痰多者加半夏、陈皮、天竺黄；纳谷不香加焦神曲、炒谷芽、炒麦芽；大便不实者加怀山药、炒扁豆。偏于脾虚者还可选用六君子汤。

病情迁延兼有血瘀征象，可配合活血化瘀，在健脾益气基础上加入丹参、莪术等活血化瘀药，有助提高疗效。

肺部啰音久不吸收者，可配合活血油膏外敷。其组成为肉桂 12g，丁香 18g，川乌、草乌、乳香、没药各 15g，红花、当归、川芎、赤芍、透骨草各 30g，制成 10%油膏，涂在纱布上敷背部啰音部位，2 日换 1 次。

（二）变证

1. 心阳虚衰

证候表现　突然面色苍白，发绀，呼吸困难加剧，汗出不温，四肢厥冷，神萎淡漠或虚烦不宁，右胁肋下出现积块，舌淡紫，苔薄白，脉微弱虚数。

辨证要点　本证多属体质素虚或感邪较重，使病情急剧恶化，逐渐发展而成。本证以突然出现面色苍白，发绀，呼吸困难加剧，右胁肋下出现积块以及脉微弱虚数为主证。

治法主方　益气固脱，回阳救逆。参附汤合四逆汤加味。

方药运用　常用药：人参、附子、干姜、炙甘草、五味子、龙骨、牡蛎、磁石。面色唇舌青紫，右胁肋下积块明显者，加当归、红花、丹参活血化瘀；呼吸不整或叹息样呼吸者，加山茱萸、炙麻黄、熟地黄，或麝香 0.06g 冲服，并同时嗜鼻；也可隔姜灸人中、百会、神阙、气海等穴位。或用参附注射液、参麦注射液静脉滴注。必要时应采取中西医结合综合措施抢救治疗。

2. 内陷厥阴

证候表现　壮热神昏，烦躁谵语，四肢抽搐，口噤项强，两目上视，咳嗽气促，痰声辘辘，舌质红绛，指纹青紫，可达命关，或透关射甲，脉弦数。

辨证要点　本证系邪毒内陷厥阴。患儿痰热壅盛，高热气促，惊厥之间有明显嗜睡和中毒症状或持续昏迷，或为强直性痉挛、偏瘫等。此时应注意与高热惊厥，或低钙引起的惊厥抽搐鉴别。

治法主方　清心开窍，平肝熄风。羚角钩藤汤兑服紫雪。

方药运用　常用药：羚羊角粉（冲服）、生地黄、白芍、钩藤、菊花、川贝母、鲜竹茹、知母、生石膏（先煎）、甘草等。便秘者加大黄；热闭重者加安宫牛黄丸或局方至宝丹；抽搐者加石决明；痰多加天竺黄、竹沥。中药针剂可选用清开灵注射液等，并可配合针刺以迅速止抽。本证还可选用三黄石膏汤合牛黄清心丸治疗。

【其他疗法】

一、中药成药

1. 通宣理肺丸　用于风寒闭肺证。

2. 桑菊银翘散　用于风热闭肺证。

3. 儿童清肺口服液　用于痰热闭肺证。

4. 参麦止咳糖浆　用于阴虚肺热证。

5. 牛黄醒脑片　用于肺炎合并中毒性脑病。

二、药物外治

天花粉、黄柏、乳香、没药、樟脑、大黄、生天南星、白芷各等份。上药研为细末，以温食醋调和成膏状，置于纱布上，贴于胸部左右中府、屋翳穴，1 日 1～2 次。辅治支气管肺炎，促进啰音吸收。

三、针灸疗法

体针主穴：尺泽、孔最、列缺、合谷、肺俞、足三里。配穴：邪客肺卫，加风门、大椎、风池；痰热壅肺，加少商、丰隆、曲池、中脘；肺灼阴伤，加太溪、膏肓俞；阳气虚脱，加气海、关元、百会。一般施以捻转泻法或透天凉手法，足三里施以捻转补法，气海、关元、百会可配合灸法。1 日 1 次。

四、推拿疗法

风寒闭肺，清肺经、大肠经，清天河水，揉二扇门，按天突、风池、肺俞，擦胸背。

风热闭肺，清肺经、大肠经，清天河水，退六腑，清心经、脾经，推涌泉，推脊。

痰热闭肺，清肺经，清天河水，退六腑，揉天突，分推膻中，直推膻中，揉乳旁、乳根，揉肺俞，分推肩胛骨，推脊，推涌泉。

正虚邪恋，补脾经、肺经，推三关，按揉精宁，摩中脘，按揉足三里，推涌泉，揉心俞、肺俞。

正虚邪陷，清天河水，退六腑，补心经、肺经，掐小天心、人中、十宣、精宁、水底捞月。

五、拔罐疗法

取穴：风门、肺俞、膏肓俞或在肺部有湿性啰音处。闪火法操作。1 日或隔日 1 次。

六、西医治疗

控制炎症，改善通气功能，对症治疗，防止和治疗并发症。

1. 抗生素疗法 对明确为细菌感染或病毒感染继发细菌感染者应使用抗生素。原则根据细菌培养和药物敏感试验或经验选择敏感药物。要及时足量，重症患儿要静脉联合用药。根据不同病原选择抗生素：肺炎链球菌，青霉素或红霉素；金黄色葡萄球菌，苯唑西林钠或氯唑西林钠；流感嗜血杆菌，阿莫西林加克拉维酸（或加舒巴坦）；大肠杆菌和肺炎杆菌，头孢曲松或头孢噻肟；绿脓杆菌替卡西林加克拉维酸；肺炎支原体和衣原体，大环内酯类抗生素。用药时间，持续至体温正常后5～7天，症状体征消失后3天。支原体肺炎至少用抗生素2～3周。

2. 对症疗法

(1)高热者可用物理降温或药物降温。

(2)有缺氧症状者吸氧。

(3)激素疗法：使用指征，严重喘憋或呼吸衰竭；全身中毒症状明显；合并感染中毒性休克；出现脑水肿。

3. 心力衰竭 除给氧、祛痰、止咳、镇静等一般处理外，应尽早给予快速洋地黄制剂（毒毛旋花子苷K，毛花苷丙）、血管活性物质（东莨菪碱，酚妥拉明）。

4. 急性呼吸衰竭 积极治疗原发病，保持呼吸道通畅，清除分泌物。用药物化痰液及排痰，并应及时吸痰，超声雾化吸入，及时正确给氧。如已有代谢性酸中毒，则可用适量碳酸氢钠；呼吸兴奋剂也可应用，尼可刹米和山梗茶碱交替肌内注射或静脉推入，必要时应用呼吸机。

5. 急性中毒性脑病 积极治疗原发病；对高热、惊厥、脱水、缺氧及血生化改变，以及呼吸衰竭进行适当处理；对昏迷患者应吸出痰液，保持呼吸道通畅；及时供氧并持续较长时期，促使脑水肿消退；及早应用654-2以控制微血管痉挛；必要时进行气管切开和人工呼吸。对脑症状采取对症治疗：抗惊厥药，抗高热药，抗脑水肿药，肾上腺皮质激素，抗氧化剂等，恢复脑细胞及脑功能用脑活素。

【预防和护理】

一、预防

1. 保持室内空气新鲜，冬春季节尽量少带儿童去公共场所。

2. 气候寒暖不调时，要注意随时增减衣服。多在户外活动，锻炼身体，预防感冒。

二、护理

1. 饮食宜清淡而富有营养，多喂开水，痰多的患儿可用荸荠煮汤代饮料。

2. 保持室内空气流通，勿在室内吸烟，注意经常调换体位。

3. 保持呼吸道通畅，呼吸急促或困难时，应垫高头部。

4. 咳嗽剧烈时可抱起小儿轻拍其背部，咳嗽引起呕吐时，应将患儿侧卧或侧抱，防止呕吐物吸入气管。

5. 对于重症肺炎患儿要随时巡视，注意病情变化。

【文献选录】

《幼幼新书·咳嗽诸痰》："咳嗽气粗者为何？答曰：小儿脏腑虚细，因食肥腻热食及诸生冷，致冷热相增，遂积痰涎结聚，冷热攻脾壅闭不通，宿痰粘涎，肺经虚热生于膈上，喉中如锯，气喘闷绝，呕吐不快，面色青黄。大约此疾难逢妙药，积久不除，变成风病。"

《普济方·婴孩·喘》："夫喘急者肺心之不安也。巢氏云：肺气有余即喘咳上气，若为风冷所加，即气聚于肺，肺胀胸满气虚也。肺主气，气为阳为卫；心主血，血为阴为荣。皆由荣卫气血共度，阴阳虚实不调，食寒饮冷不避，乳食饥饱不停，内则伤于肺，外则伤于皮毛。上不得下降，下不得上升，中不得中消，则令关膈不通，气道不利，邪客肺经，痰停胃脘，与气相逆，肺脘壅隘，故喘急鸣息。”

《万氏家藏育婴秘诀·喘》：“有小儿胸膈积热大喘者，此肺胀也，名马脾风，用牛黄夺命散主之。”

《幼科释谜·咳嗽哮喘》：“咳嗽哮喘，肺藏所招。为虚为实，有本有标。析而治之，理无或淆。咳则无痰，其声必高。嗽则无声，其痰若胶。声痰俱有，咳嗽名昭。大抵咳嗽，由伤肺杓。或风乘肺，头痛汗侥。或寒乘肺，肢冷酸痛。或热乘肺，面赤热潮。或火乘肺，涕唾血条。或燥乘肺，毛发如烧。惟嗽之痰，脾湿未消。更详时令，四序分镳。秋冬多实，春夏虚劳。更分久暂，莫压敲敲。”

《东医宝鉴·痰涎喘嗽》：“痰乃风黄，火静则伏于脾，火动则壅于肺；痰火交作，则咳嗽喘急，宜泻白散合导痰汤。脾肺母子也，二脏俱虚，则生顽涎。顽涎者，脾肺所出也，涎则流溢在于咽喉，如水鸡之声，喘嗽烦闷，宜抱龙丸、夺命散。马脾风宜用马脾风散、牛黄夺命散、保命丹。”

【现代研究】

一、诊疗指南研究

汪受传组织中华中医药学会儿科分会、世界中医药学会联合儿科专业委员会的专家制订了小儿肺炎喘嗽的中医诊疗指南。指南规范了小儿肺炎喘嗽的定义、诊断、辨证和治疗。指南将常证分为6个证：风寒闭肺证，风热闭肺证，痰热闭肺证，毒热闭肺证，阴虚肺热证，肺脾气虚证。变证分2个证：心阳虚衰证，邪陷厥阴证。目的是规范儿科常见病的中医临床诊断和治疗，为临床医师提供中医标准化处理策略与方法，促进中医儿科临床诊疗和科研水平的提高[1]。

二、病原与证候特点研究

周晓聪等对温州育英儿童医院2005—2006年483例临床诊断为肺炎的住院患儿做了病毒抗原检测，入院当天或次日通过无菌吸痰管取其鼻咽分泌物，送实验室检测的呼吸道病毒单克隆抗体分别检测呼吸道合胞病毒(RSV)、腺病毒(ADV)、流感病毒A、B型(IVA、IVB)、副流感病毒Ⅰ型、Ⅱ型、Ⅲ型(PIVⅠ、PIVⅡ、PIVⅢ)等7项呼吸道病毒抗原。结果总阳性率为48.4%，其中以呼吸道合胞病毒检出率最高，占90.2%，其余依次为副流感Ⅲ病毒、腺病毒、流感病毒，各年龄段间病毒检出率差异有统计学意义($\chi^2=11.3, P<0.05$)[2]。

吕玉霞等探讨了小儿肺炎中医证候分布特点及证型演变特点。通过对190例小儿肺炎住院患儿的临床观察，探讨小儿肺炎中医证候分布与发病年龄、发病季节、感染之病原体是否有相关性。对全部纳入病例在住院当日、治疗后3、5、7、10天观察并记录中医证型，统计小儿肺炎在不同观察时段中医证型演变特点。得出小儿肺炎的中医证候分布与发病年龄、发病季节有相关性，与病原学无关。1～3岁肺炎患儿96例，其中风热闭肺证45例、痰热闭肺证45例，共90例，占93.75%，说明幼儿期肺炎患儿风热闭肺证和痰热闭肺证多见。痰热闭肺证在本次观察中共71例，幼儿组45例，占63.38%，说明痰热闭肺证主要见于婴幼儿。3^+～7岁肺炎患儿共77例，风热闭肺证48例，占62.33%，痰热闭肺证25例，占32.47%，说明该年龄段肺炎患儿主要为风热闭肺证，痰热闭肺证也较多见。在基线点至治疗后第3天，以风热闭肺证、痰热闭肺证为主。在基线点至治疗后第5天，仍以风热闭肺证、痰热闭肺证为主，在基线点至治疗后第7天，各证型转至阴虚肺热证、肺脾气虚证的病例较多[3]。

王雪峰等探讨儿童肺炎常见病原的流行情况以及儿童肺炎的中医证候演变规律，探讨中西医内外综合治疗方案治疗儿童肺炎的疗效。方法：按照最佳临床试验原则开展规范化临床试验研究，通过840例儿童肺炎的RCT研究，对患儿血清用颗粒凝集法检测肺炎支原体抗体、ELISA法检测腺病毒、呼吸道合胞病毒和流感病毒的病毒抗体。跟踪观察患儿在入院当天（基线点）、用药后第3、5、7天和10天的临床表现，确定各观察点中医证型。应用证候的演变概率法对儿童肺炎中医证候在不同观察点和不同地域的演变规律进行系统分析。同时，对治疗组和对照组做总体疗效、证候疗效及临床各单证改善情况对比。结果：共测得病毒感染阳性病例303例，支原体肺炎在3～7岁儿童中阳性率最高，<3岁组病毒阳性率最高，东北、成都地区在不同季节的病原分布差异无统计学意义（$P>0.05$），上海、广州地区在不同季节的病原分布差异有统计学意义（$P<0.05$）。不同的病原在中医证型间的分布差异无统计学意义（$P>0.05$）。儿童肺炎初期以风热闭肺证、痰热闭肺证为主；中期是由实证向虚证转移的关键时期；肺炎初期，南方与北方证型分布差异无统计学意义；肺炎后期，南方与北方肺炎虚证分布差异有统计学意义。中西医内、外综合治疗法可明显提高儿童肺炎总体疗效及证候疗效，对临床各单证的改善情况明显优于对照组。结论：支原体肺炎在3～7岁儿童中患病率最高，病毒性肺炎患病率在1～3岁儿童最高；病毒阳性检出率南方略高于北方。儿童肺炎中医证候在不同观察点、不同地域有着不同的演变规律。同时证明，本研究采用的中西医内、外综合治疗法可缩短儿童肺炎疗程，是治疗儿童肺炎合理有效的治疗方案[4]。

三、治疗学研究

汪受传等提出小儿肺炎可从热、郁、痰、瘀论治，探讨小儿肺炎热、郁、痰、瘀病机的理论依据，提出清热、解郁、涤痰、化瘀治法，分析了小儿病毒性肺炎痰热闭肺证的病因病机，提出开肺化痰解毒治法，研制成清肺口服液（炙麻黄、杏仁、生石膏、葶苈子、桑白皮、前胡、制僵蚕、丹参、虎杖、拳参）。以利巴韦林为对照，进行清肺口服液治疗小儿病毒性肺炎痰热闭肺证有效性和安全性的盲法、分层区组随机、平行对照、多中心临床研究。观察清肺口服液观察组和利巴韦林注射液对照组的综合疗效，以及与热、郁、痰、瘀相关证候的变化。结果：试验组痊愈率51.52%，痊愈显效率89.62%；对照组痊愈率28.7%，痊愈显效率73.92%。清肺口服液疗效显著优于对照组（$P<0.01$）。热、郁、痰、瘀证候为临床常见。清肺口服液在改善咳嗽、咳痰痰鸣、气促、鼻煽、出汗异常、恶寒、口渴、发绀等热、郁、痰、瘀证候方面均疗效满意。开肺化痰解毒法是治疗小儿病毒性肺炎痰热闭肺证的有效疗法。小儿肺炎从热、郁、痰、瘀论治有其中医学理论基础和临床研究依据[5,6]。

汪受传等提出中医药治疗小儿病毒性肺炎的疗效评价体系。试验方法，对照组以利巴韦林注射液，试验组以清肺口服液治疗并进行有效性和安全性的盲法、分层区组随机、平行对照、多中心346例临床研究。结果：综合疗效及多数证候指标（咳嗽、咯痰痰鸣、气促、鼻煽、肺部湿啰音消失、出汗、食欲异常改变的好转等）试验组均显著优于对照组（$P<0.01$）。并提出小儿病毒性肺炎的疗效评价体系应当包括疾病疗效评价、证候疗效评价、并发症发生率与合并用药率评价、安全性评价和卫生经济学评价[7]。

杨燕等报道从主症不同时点的疗效变化评价中医药治疗小儿RSV肺炎痰热闭肺证的临床疗效。对206例患儿进行中西药对照观察，试验组给予清开灵注射液静滴、儿童清肺口服液口服；对照组给予利巴韦林注射液静滴、复方愈创木酚磺酸钾口服液口服，疗程均为10

天。治疗中对主症(发热、咳嗽、痰壅、气促)不同时点的疗效,以生存分析法分别进行评价。结果:试验组各主症的优势均表现在早期起效上,起效时间均为第4天,且咳嗽、痰壅症状的优势疗效一直贯穿于整个疗程。显示了中医药在治疗小儿RSV肺炎痰热闭肺证中显示出多靶点的治疗效应[8]。

樊元观察黄芩贝母瓜蒌汤治疗小儿支原体肺炎的疗效。治疗组以自拟黄芩贝母瓜蒌汤治疗。药物组成:黄芩10g,川贝母9g,瓜蒌10g,射干10g,地龙10g,鱼腥草10g,金银花10g,桔梗10g。伴发热加羚羊角10g,恢复期加丹参10g、太子参10g。1日1剂,7天为1疗程,连服2~3疗程。对照组以阿奇霉素口服,每次10mg/kg,1日2次,连服3天后停3天,共服3~5周。两组疗效比较有显著性差异($P<0.05$),治疗组优于对照组[9]。

唐成定等以中西医结合治疗小儿肺炎喘嗽60例。选择126例随机分为治疗组和对照组。对照组单纯应用西药治疗;治疗组在对照组维持原来的西药治疗基础上给予麻杏石甘汤加味,药物组成:麻黄3g,杏仁3g,石膏15g,鱼腥草9g,金银花6g,炙甘草3g。热甚加黄芩、连翘;痰盛加贝母、天竺黄。1日1剂。结果治疗组临床疗效明显优于对照组($P<0.05$)。得出中西医结合治疗小儿肺炎喘嗽比单纯应用西药治疗效果显著[10]。

朱晔观察中医清肺化痰通络法联合抗生素治疗小儿支原体肺炎的临床疗效。将82例患儿随机分为两组,治疗组予清肺化痰通络法(基本方:炙麻黄3~6g,生石膏12~25g,杏仁6~10g,紫苏子6~10g,桑白皮6~10g,紫菀6~10g,川贝母3~5g,丹参6~10g,地龙6~10g,甘草3~5g),肺热偏盛者加黄芩、鱼腥草,肺阴虚者加沙参、麦冬,痰多者加法夏、枳壳,水煎,1日1剂,联合阿奇霉素治疗,疗程3周。对照组用阿奇霉素治疗。进行临床对比观察。结果:治疗组与对照组总有效率分别为92.9%、75%,差异有统计学意义($P<0.05$)。治疗组的发热、咳嗽、肺部体征消失时间、胸部X线片恢复正常时间明显少于对照组,差异有统计学意义($P<0.05$)。清肺化痰通络法联合阿奇霉素治疗儿童支原体肺炎有较好的疗效[11]。

李宪义以参苓百丹汤治疗小儿迁延性肺炎46例。参苓百丹汤药物组成:党参10g,茯苓12g,白术6g,杏仁10g,百部10g,川贝母10g,半夏6g,陈皮6g,丹参12g,甘草5g。自汗加黄芪、牡蛎、浮小麦;阴虚者去白术、半夏,加沙参、麦冬;肺热者去白术、半夏,加桑皮、鱼腥草;气促痰多加紫苏子、葶苈子;气虚甚党参易生晒参。水煎服,1日1剂,10天为1疗程。治疗结果治愈36例(78.3%)、好转9例(19.6%)、无效1例(2.1%),总有效率97.9%[12]。

王雪峰等评价内外合治法治疗小儿肺炎的临床疗效。采用随机、对照、双盲、多中心方法,将患儿随机分为治疗组(406例)和对照组(411例)。治疗组采用西医基础治疗加中医辨证论治内服药合敷胸膏外用的方法,对照组以基础治疗加与治疗组内外治法中药外形相同的安慰剂,两组进行疾病和证候总体疗效、中医证候和肺部体征改善情况比较。结果:治疗组疾病和中医证候的愈显率分别为97.3%、95.1%,对照组分别为89.8%、86.6%,两组比较,差异均具有显著性($P<0.05$);治疗组患儿肺部体征、咳嗽、喘促和痰症状的改善情况明显优于对照组($P<0.05$)。结论:内外合治法可明显提高小儿肺炎的临床疗效[13]。

四、药效学研究

1. 抑菌作用　冯怡等将小儿肺炎灌肠剂(麻黄、桂枝、细辛、黄芩等)依次对倍稀释分装到各试管中,然后加入培养6~8小时的1∶1000稀释的3种菌液,摇匀后,置37℃培养18~24小时。观察结果表明:小儿肺炎灌肠剂的抑菌效价为:金黄色葡萄球菌1∶160,白色葡萄球菌1∶80,乙型链球菌1∶40~1∶80。将小儿咳喘灵口服液(由麻黄、杏仁、石膏、金银花、黄芩、甘草等组成)，分别在试管内和平板内进行抑菌试验。结果表明，咳喘灵可明显抑制溶血性链球菌、金黄色葡萄球菌、福氏痢疾杆菌、肺炎链球菌及绿脓杆菌的生长繁殖，在较高浓度时杀灭之[14]。

小儿肺炎的主要致病菌是金黄色葡萄球菌、肺炎双球菌及流感嗜血杆菌。现代中药药理学对单味中药的抗菌作用进行了较深入的研究，其中对金黄色葡萄球菌敏感的有：生地黄、金果榄、金银花、连翘、板蓝根、蚤休、苦参、赤芍、银柴胡、黄连、黄柏等；对肺炎双球菌敏感的有：防风、麻黄、连翘、牡丹皮、乌梅、鱼腥草、苍耳子，大青叶、茵陈蒿、黄芩等；对流感嗜血杆菌敏感的有：大青叶、鱼腥草、芫花、茜草、瓜蒌、商陆、麻黄；桑叶、水牛角、辛夷对溶血性链球菌疗效较好。

2. 抗病毒作用　贺氏等用传统治喘名方五虎汤在培养细胞上和动物体内进行抗呼吸道合胞病毒(RSV)实验研究。将幼鼠随机分为感染对照组、五虎汤口服组和五虎汤雾化组。结果表明：在 Hep-2 细胞单层上，五虎汤抑制 50%以上病毒空斑的浓度为 1∶80，在此浓度，病毒繁殖力下降 $10^{-2.4}$ $TCID_{50}$，病毒核酸合成下降率约 55%。药物组比对照组出斑迟5～10 小时，空斑数目明显少于对照组。方中麻黄具有抗 RSV 活性，其抑制 50%以上病毒空斑浓度为 1.6mg/ml。在动物体内通过雾化吸入或口服，能降低小鼠肺组织内 RSV 滴度，促使小鼠肺组织 RSV 提前消失[15]。

廖辉等研究金欣口服液(炙麻黄、苦杏仁、生石膏、黄芩、葶苈子、桑白皮、前胡、虎杖)含药血清对 RSV 入侵宿主细胞环节的影响。在病毒和细胞接触期间采用转换温度方法观察金欣口服液含药血清对 RSV 粘附、侵入的影响。观察药物作用前后宿主细胞表面 F 蛋白的表达。结果温度转换前(黏附阶段)加入金欣口服液含药血清，实验组和对照组 OD 值无差异；温度转换后(侵入阶段)加入金欣口服液含药血清组 OD 值明显升高，与对照组比有显著性差异。荧光标记的 F 蛋白位于感染细胞表面，RSV 感染后，细胞发生融合的部位荧光明显增强，金欣口服液含药血清作用后荧光减少。结论认为金欣口服液拮抗 RSV 的机制之一是抑制病毒的膜融合，作用位点是病毒的 F 蛋白或其受体[16]。

3. 化痰作用　李春响等对喘咳宁(麻黄、黄芩、瓜蒌等)的祛痰作用进行了两个实验。一是观察对家兔痰液分泌的影响，用家兔头低位祛痰法，观察给药前后兔气管分泌量，证实喘咳宁对家兔有明显祛痰作用。二是观察对小鼠注射毛果芸香碱流涎作用的影响，并设生理盐水对照组。结果表明，喘咳宁液能明显增强毛果芸香碱引起的小鼠流涎作用，两组对比差异非常显著，提示喘咳宁可增加气管腺体分泌稀释痰液，有较好祛痰作用。另外念慈庵蜜炼川贝枇杷膏能够明显增加小鼠肺和支气管酚红分泌量以及大鼠痰的排出量，表明其可促进腺体分泌，使分泌量增加，从而达到祛痰作用[17]。

参 考 文 献

[1] 汪受传，赵霞，韩新民，等．小儿肺炎喘嗽中医诊疗指南[J]．中医儿科杂志，2008,4(3):1-3.

[2] 周晓聪，徐强，董琳，等．438 例小儿肺炎呼吸道病毒抗原检测[J]．浙江预防医学，2008,20(1):60-61.

[3] 吕玉霞，杜艳玲，董彩凤，等．小儿肺炎中医证候分布特点及证型演变特点的临床研究[J]．中医儿科杂志，2008,4(3):13-17.

[4] 王雪峰，董丹，虞坚尔，等．儿童肺炎常见病原学分析及中医证候演变规律的多中心随机双盲安慰剂对照试验研究[J]．中国循证儿科杂志，2006,1(3):170-176.

[5] 汪受传，艾军，赵霞．小儿肺炎从热、郁、痰、瘀论治研究[J]．中国中西医结合儿科学，2009,1(1):

29-32.

[6] 汪受传,韩新民,任现志,等. 小儿病毒性肺炎痰热闭肺证治疗方法研究[J]. 南京中医药大学学报,2004,20(2):72-75.

[7] 汪受传,赵霞,韩新民,等,小儿病毒性肺炎的中医药治疗与疗效评价方法分析[J]. 世界中西医结合杂志,2007,2(1):31-34.

[8] YANGYan,WANG Shou-chuan,BAI Wen-jing,et al. Evaluation by Survival Analysis on Effect of Traditional Chinese Medicine in Treating Children with Respiratory Syncytial Viral Pneumonia of Phlegm-Heat Blocking Fei Syndromc[J]. Chinese Jourary of Integreted Medicine,2009,15(2):95-100.

[9] 樊元. 黄芩贝母瓜蒌汤治疗小儿支原体肺炎 60 例疗效观察[J]. 中国社区医师,2008,24(3):40-41.

[10] 唐成定,焦河玲. 中西医结合治疗小儿肺炎喘嗽 60 例[J]. 河南中医,2009,29(1):76-77.

[11] 朱晔. 清肺化痰通络法治疗小儿支原体肺炎 42 例临床观察[J]. 中医药导报,2007,13(1):29-30.

[12] 李宪义. 参苓百丹汤治疗小儿迁延性肺炎 46 例[J]. 实用中医药杂志,2008,24(2):86.

[13] 王雪峰,刘芳,董丹,等. 内外合治法治疗小儿肺炎临床疗效评价[J]. 中国中西医结合杂志,2005,25(6):536-539.

[14] 冯怡,陶建生,谢树华,等. 小儿肺炎微型灌肠剂的药效学研究[J]. 中成药,1995,17(2):33-34.

[15] 贺双腾,欧正式,伍参荣,等. 五虎汤对呼吸道合胞病毒复制的抑制作用研究[J]. 中草药,1995,26(11):585-589.

[16] 廖辉,汪受传,徐建亚,等. 金欣口服液阻断呼吸道合胞病毒入侵的实验研究. 南京中医药大学学报,2008,24(3):168-170.

[17] 李春响,王培忠,于淑丽,等. 喘咳宁的药理研究[J]. 山东中医杂志,1992,11(4):37-39.

(张 君 朱念平)

第九节 反复呼吸道感染

【概述】

反复呼吸道感染是小儿临床常见疾病之一。凡小儿上呼吸道感染及下呼吸道感染次数增多,超过了一定范围,称为反复呼吸道感染,简称“复感儿”。中医学古代文献中没有本病的明确记载,但其中关于“体虚感冒”、“虚人感冒”等论述与本病较为接近。

根据世界卫生组织的调查报告,不论发达国家,还是发展中国家,城市儿童平均每人每年患 4~8 次急性呼吸道感染。反复呼吸道感染发病率有逐年上升的趋势,有报道称中国儿科呼吸道感染占门诊患儿的 80%,其中 30%为反复呼吸道感染。反复呼吸道感染患儿以冬春气候变化剧烈时尤易发病并反复不已,部分患儿夏天有自然缓解的趋势。发病年龄常见于 6 个月~6 岁的小儿,1~3 岁的婴幼儿最为多见。若呼吸道感染反复发作,容易发生咳喘、水肿、痹证等病症,严重者影响小儿的生长发育与身心健康。

中医通过辨证论治,重点在防,内外治法结合,在改善小儿体质、增强抗病能力、扶正祛邪方面有一定的优势。近 20 多年来中医药防治复感儿的研究已经取得了可喜的成绩,用中医中药防治小儿反复呼吸道感染越来越受到人们的重视。

【病因病理】

一、病因

小儿反复呼吸道感染多因正气不足,卫外不固,造成屡感外邪、邪毒久恋,稍愈又作,往复不已之势。

1. 禀赋不足，体质虚弱　父母体弱多病或在妊娠时罹患各种疾病，或早产、双胎、胎气孱弱，生后肌骨嫩怯，腠理疏松，不耐自然界不正之气的侵袭，易感而多病。

2. 喂养不当，调护失宜　人工喂养或因母乳不足，过早断乳，或偏食、厌食，营养不良，脾胃运化力弱，饮食精微摄取不足，脏腑功能失健，脾肺气虚，易遭外邪侵袭。

3. 少见风日，不耐风寒　户外活动过少，日照不足，肌肤柔弱，卫外不固，对寒冷的适应能力差。一旦形寒饮冷，感冒随即发生，或他人感冒，一染即成。病后又易于发生传变。

4. 用药不当，损伤正气　感冒过服解表之剂，损伤卫阳，以致表卫气虚，营卫不和，营阴不能内守而多汗，卫阳不能外御而易感。药物损耗小儿正气，使抵抗力下降而反复感邪。

5. 正虚邪伏，遇感乃发　外邪侵袭之后，由于正气虚弱，邪毒往往不能廓清，留伏于里，一旦受凉或疲劳后，新感易受，留邪内发；或虽无新感，旧病复燃，诸证又起。

二、病理

小儿反复呼吸道感染病位主要在肺、脾、肾，是在肺、脾、肾三脏虚损的基础上，感受外邪而致营卫失和，脏腑失调所致。

1. 先天禀赋不足　先天不足，肾气未充，素体虚弱，小儿生长发育不良，正气内亏，御邪力弱，因而易于感受外邪而反复发病。

2. 后天调护失宜　后天乳食失节，损伤脾胃，以致脾胃气虚，纳运失常，气血生化乏源，土不生金，肺气亦虚，卫外不固，邪易入侵。

3. 营卫失于调和　《素问·阴阳应象大论》说："阴在内，阳之守也；阳在外，阴之使也。"小儿卫阳不足，腠理不密，营阴不能失守，外泄而为汗，是为营卫不和。营卫失和者，则肌肤不固，外邪易感，反复罹患外邪而为病。

总之，复感儿肺、脾、肾三脏亏虚，营卫失和，肌肤薄弱，藩篱疏松，御邪能力差，加上冷暖调护失宜，六淫之邪易从口鼻或皮毛而入，犯于肺卫。反复发生肺系疾病之后，又更加损伤肺脾之气，而且邪毒常有留恋不解。正与邪的消长变化，导致小儿的反复呼吸道感染。

【临床诊断】

诊断要点

1. 按不同年龄每年呼吸道感染的次数诊断　按每年呼吸道感染次数诊断标准表见表8-1。

表 8-1　按每年呼吸道感染次数诊断标准表

年龄(岁)	上呼吸道感染(次/年)	下呼吸道感染(次/年)	
		气管支气管炎	肺炎
0～2	7	3	2
2^{+}～5	6	2	2
5^{+}～14	5	2	2

注：①两次感染间隔时间至少要 7 天以上。②若上呼吸道感染次数不够，可以将上、下呼吸道感染次数相加；反之则不能。若反复感染是以下呼吸道为主，则定义为反复下呼吸道感染。③确定次数需连续观察 1 年。④肺炎需由肺部体征和影像学证实，两次肺炎诊断期间肺炎体征和影像学改变应完全消失。

2. 按半年内呼吸道感染次数诊断　不分年龄，按半年内呼吸道感染的次数诊断：半年内呼吸道感染≥6 次，其中下呼吸道感染≥3 次(其中肺炎≥1 次)。

【辨证论治】

一、证候辨别

小儿反复呼吸道感染的辨证，重在明察邪正消长变化。感染期以邪实为主，迁延期正虚邪恋，恢复期则以正虚为主。初起时多有外感表证，当辨风寒、风热、外寒里热之不同，夹积、夹痰之差异，本虚标实之病机。迁延期邪毒渐平，虚象显露，热、痰、积未尽，肺脾肾虚象显现。恢复期正暂胜而邪暂退，关键已不是邪多而是正虚，当辨肺脾肾何脏虚损为主，肺虚者气弱，脾虚者运艰，肾虚者骨弱，营卫不和者汗出多而不温，是为辨证要领。

二、治疗原则

在呼吸道感染发作期间，应按不同的疾病治疗，本节不再论述，需要注意的是，在以祛邪为主治疗同时，要适当注意到照顾小儿正虚的体质特点。迁延期以扶正为主，兼以祛邪，正复邪自退。恢复期当固本为要，或补气固表、或调和营卫、或补肾壮骨，也常相兼而用。

三、分证论治

1. 营卫失和，邪毒留恋

证候表现　反复感冒，恶寒怕热，不耐寒凉，平时汗多，汗出不温，肌肉松弛。或伴有低热，咽红不消退，扁桃体肿大；或肺炎喘嗽后久不康复。脉浮数无力，舌淡红，苔薄白或花剥，指纹紫滞。

辨证要点　本证见于卫阳不足、营阴外泄之小儿，或在首次感冒后治疗不当，或服解表发汗药过剂，汗出过多，余毒未尽，肌腠空虚，络脉失和，外邪极易再次乘虚而入。识证之要，不在于邪盛而在于正虚，其卫表阳气不足，营阴不能内守而外泄，故汗出多而不温是本证特征。邪毒留恋的表现常见为咽红、扁桃体肿大不消，或肺炎喘嗽久不康复等。

治法主方　扶正固表，调和营卫。黄芪桂枝五物汤加减。

方药运用　常用药：炙黄芪、桂枝、白芍、炙甘草、生姜、大枣、煅龙骨、煅牡蛎。汗多者加碧桃干、浮小麦；形瘦体弱者加党参、茯苓、白术。兼有咳嗽者加百部、杏仁、炙款冬花；身热未清加青蒿、连翘、银柴胡；咽红扁桃体肿大未消加土牛膝、蒲公英、玄参、浙贝母；咽肿便秘加瓜蒌仁、败酱草、生大黄。

2. 肺脾两虚，气血不足

证候表现　面黄少华，常自汗出，唇口色淡，肌肉松软，食欲不振，或大便溏薄。屡感外邪，咳喘迁延不已，或愈后又作。舌质淡红，脉数无力，指纹淡。

辨证要点　本证多见于后天失调，喂养不当，乏乳早断，或久病体弱之小儿。由于小儿肺脾两虚，日久生化乏源，宗气不足，卫外不固，终成此证。其肺虚为主者屡感外邪，常自汗出，咳喘迁延；脾虚为主者面黄少华，肌肉松弛，厌食便溏。

治法主方　健脾益气，补肺固表。玉屏风散加味。

方药运用　常用药：黄芪、党参、白术、山药、煅牡蛎、陈皮、防风、甘草、焦神曲。汗多加碧桃干、五味子；唇舌色淡加当归、鸡血藤；纳少厌食加鸡内金、焦山楂；大便溏薄加炒薏苡仁、茯苓；便秘积滞加全瓜蒌、枳壳。余邪未清可加板蓝根、连翘清其余热。

3. 肾虚骨弱，精血失充

证候表现　面白无华，肌肉松弛，筋骨萎软，动则自汗，寐则盗汗，睡不安宁，五心烦热，立、行、齿、发、语迟，或鸡胸龟背，生长发育迟缓。反复感冒，甚则咳喘。舌苔薄白，脉数无力。

辨证要点　本证多因先天禀赋不足，或后天失调，固护失宜，日照不足，骨骼生长不良，肾虚骨弱，卫外不固，软脆不耐风寒。肾虚骨弱的特征是生长发育迟缓，出现五迟证候。

治法主方 补肾壮骨，填阴温阳。补肾地黄丸加味。

方药运用 常用药：熟地黄、山药、山茱萸、五味子、麦冬、菟丝子、巴戟天、泽泻、茯苓、牡丹皮。五迟者可加鹿角霜、补骨脂、生牡蛎；汗多者加黄芪、煅龙骨；低热者加鳖甲、地骨皮；阳虚者加鹿茸、紫河车、肉苁蓉。

【其他疗法】

一、中药成药

1. 百令胶囊 用于肺肾两虚证。

2. 玉屏风颗粒（口服液） 用于肺卫不固证。

3. 参苓白术颗粒 用于脾气虚弱证。

4. 还尔金（槐杞黄）颗粒 用于气阴两虚证。

二、针灸疗法

取大椎、肺俞、足三里、肾俞、关元、脾俞。每次取3～4穴，轻刺加灸，隔日1次。在好发季节前做预防性治疗。

三、推拿疗法

采用常规推拿手法，掐商阳，揉太阳，揉耳后高骨，推攒竹，推坎宫，推三关，辅加腧穴按摩。每天按摩1次，疗程1个月。

【预防护理】

一、预防

1. 注意环境卫生，避免污染，保持室内空气新鲜。参加户外活动，多晒太阳，增强体质。

2. 注意随气候变化增减衣服。

3. 按时预防接种。感冒流行期间不去公共场所。

4. 积极防治各种慢性病，如维生素D缺乏性佝偻病、营养不良、营养性缺铁性贫血等。

二、护理

1. 饮食多样而富于营养，不偏嗜、不冷饮。

2. 汗出较多者，随时擦干，也可用干毛巾垫于胸背部，随时抽出换新。勿吹风着凉，沐浴时尤应注意。

3. 经常用银花甘草水漱口，1日2～3次。

【文献选录】

《素问·刺法论》："正气存内，邪不可干。"

《素问·评热论》："邪之所凑，其气必虚。"

《素问·生气通天论》："风者，百病之始也。清静则肉腠闭拒，虽有大风苛毒，弗之能害，此因时之序也。"

《诸病源候论·小儿杂病诸候·养小儿候》："小儿始生，肌肤未成，不可暖衣，暖衣则令筋骨缓弱。宜时见风日，若都不见风日，则令肌肤脆软，便易伤损……天和暖无风之时，令母将抱日中嬉戏，数见风日，则血凝气刚，肌肉硬密，堪耐风寒，不致疾病。若常藏在帏帐之内，重衣温暖，譬如阴地之草木，不见风日，软脆不任风寒。"

《小儿药证直诀·腹中有癖》："脾胃虚衰，四肢不举，诸邪遂生。"

《幼科发挥·原病论》："脾胃壮实，四肢安宁。脾胃虚弱，百病蜂起。"

《保婴撮要·肺脏》引张洁古云："若脾气虚冷不能相生而肺气不足，则风邪易感。"

《古今医统·乳令儿病》:"儿多因爱惜过当,三两岁犹未饮食,至脾胃虚弱,平生多病。"

《证治汇补·伤风》:"有平昔元气虚弱,表虚腠松,略有不慎,即显风症者。"

《温病条辨·解儿难》:"脏腑薄,藩篱疏,易于传变;肌肤嫩,神气怯,易于感触。"

【现代研究】

一、病因病机研究

关于小儿反复呼吸道感染的病因病机,现代研究认为本病发病与肺、脾、肾功能不足密切相关,目前大多从脏腑、虚实、标本等方面论述。汪受传通过临床观察,绝大多数复感儿都有不同程度的出汗,且常见汗出多、动则尤甚、抚之不温。究其病理,乃属于卫阳不足,固护失职,营阴外泄,营卫不调。而患儿食欲不振,体质较弱,面色皖白或少华等,又属脾气虚弱,不能化生营卫[2]。

李陈等认为小儿复感的病因有三:一是体质稚弱,邪气易犯,尤其强调与脾肾虚弱密切相关。二是素体不同,感邪各异。不同的素体状况导致机体对不同致病因子易感性的差异,从而表现出阴多阳少或阳多阴少的差异性。三是环境失宜,易感致病。外环境失宜是复感发病的诱因,而内环境是主因。将病机实质概括为本虚标实,肺、脾、肾功能不足为本,热、痰、湿三因为标,且日久夹瘀[3]。

二、治疗学研究

1. 证候分类研究　游金勇等通过对小儿反复呼吸道感染中医辨证证候的文献计量研究结果表明:本病尚无统一的辨证分型标准,证候分型主要以缓解期的脏腑辨证论治为主,以虚证为主,证型集中在肺脾两脏为多,以肺脾气虚证、肺脾气阴两虚证和正虚邪恋证三种证型为主[4]。王力宁等进一步提出了小儿反复呼吸道感染中医证候量表的建立和评价[5]。

2. 辨证方药研究　杨季国等用参芪龙牡合剂(党参、黄芪、白术、薏苡仁、谷精草、防风、龙骨、牡蛎、黄芩、陈皮、鸡内金、甘草)治疗 92 例,与卡慢舒溶液组对照。结果:治疗组的显效率为 41.3%,总有效率 94.6%,均明显优于对照组的 21.7%和 82.6%($P<0.05$);治疗后呼吸道感染次数的减少及身高、体重的增加上,治疗组均优于对照组($P<0.05$);治疗组与对照组比较,Hb、血清钙、血清 IgA 及尿中 D-木糖排泄率有显著性差异($P<0.05$)[6]。

陈培华采用俞景茂所拟八味黄芪汤(黄芪、茯苓各 10g,生牡蛎 15g,鸡内金、仙灵脾、防风各 6g,五味子、青黛〈包煎〉各 3g)防治小儿反复呼吸道感染 39 例,结果显效 7 例(17.9%)、有效 29 例(74.3%)。全方取"间者并行"之旨,补虚、消导、清热、温阳并进,共奏补气消积、清热温阳之功[7]。

陈银燕采用健脾益肾膏方(南北沙参、辰茯苓、苍白术、防风、山药、徐长卿、生黄芪、五味子、陈皮、女贞子、功劳叶、鸡内金、大枣、阿胶)防治小儿反复呼吸道感染 60 例。全部病例血清 IgA 测定均低于正常值。每年冬至以后,每日早晚各 1 次,每次根据年龄大小服膏方 10~20ml,用温开水冲服,每疗程为 1 个月。治疗结果,IgA 水平显著提高,治疗 2 个疗程后,总有效率为 91.6%。次年冬至再服 2 个疗程后,总有效率为 96.7%[8]。

张云洲等观察参贝颗粒对小儿反复呼吸道感染(肺脾两虚并痰浊内阻型)免疫球蛋白的影响和临床疗效。将 60 例患儿随机分为中药组和西药组各 30 例。中药组给予参贝颗粒(含沙参、浙贝母、射干、山药等),西药组给予匹多莫德、祛痰灵口服液,均服药 2 周,对比 2 组疗效和血 IgG、IgA、IgM 的水平。结果显示上述免疫指标及感染次数较治疗前均显著改善($P<0.05$ 或 $P<0.01$)。但两组间差异无统计学意义。因而认为参贝颗粒和匹多莫德、祛痰灵口服液都是治疗小儿反复呼吸道感染的有效药物,两者近期疗效相当[9]。

李治淮等观察了柴胡桂枝汤对复感儿免疫球蛋白及IgG亚类的影响，检测了复感儿治疗前后Ig和IgG亚类的含量，并与正常组对照比较。结果：复感儿IgG、IgA、IgM浓度均显著低于正常对照组（$P<0.01$），IgG亚类缺陷率60.9%。柴胡桂枝汤治疗临床总有效率95.6%，血清IgG浓度较治疗前明显升高（$P<0.05$），IgG亚类缺陷纠正率71.4%。证明改善免疫功能，纠正IgG亚类缺陷状态可能是柴胡桂枝汤治疗复感儿的机制之一[10]。

参考文献

[1] 中华医学会儿科学分会呼吸学组，《中华儿科杂志》编辑委员会．反复呼吸道感染的临床概念和处理原则[J]．中华儿科杂志，2008，46(2)：108-111.

[2] 汪受传．补肺固表、调和营卫法治疗小儿反复呼吸道感染[J]．江苏中医药，2006，27(2)：11-12.

[3] 李陈，李秀亮，钟柏松，等．反复呼吸道感染儿中医病因本质及证治初探[J]．四川中医，2001，19(7)：9-10.

[4] 游金勇，王力宁．小儿反复呼吸道感染中医证型研究的文献计量分析[J]．广西中医药，2005，28(1)：51-54.

[5] 王力宁，黄志碧，刘含，等．小儿反复呼吸道感染中医证候量表的建立和评价[J]．中华中医药学刊，2009，27(7)：1392-1396.

[6] 杨季国，徐珊．参芪龙牡合剂防治小儿反复呼吸道感染的临床观察[J]．中国中西医结合杂志，1998，18(1)：41-42.

[7] 陈培华．八味黄芪汤防治小儿反复呼吸道感染39例[J]．浙江中西医结合杂志，2001，11(1)：57-58.

[8] 陈银燕．健脾益肾膏方防治小儿反复呼吸道感染临床观察[J]．中国中医药信息杂志，2001，8(4)：68.

[9] 张云洲，何平，吴秀双．参贝颗粒对小儿反复呼吸道感染（肺脾两虚并痰浊内阻型）免疫球蛋白的影响及临床疗效观察[J]．中医儿科杂志，2008，4(4)：17-20.

[10] 李治淮，冯学斌．柴胡桂枝汤对反复呼吸道感染患儿免疫球蛋白及IgG亚类的影响[J]．中国中西医结合杂志，1997，17(11)：653-654.

（汪受传）

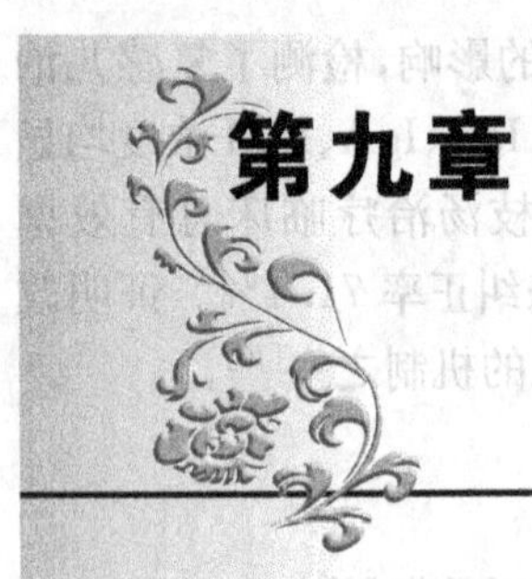

第九章　脾系病证

第一节　鹅口疮

【概述】

鹅口疮是以口舌黏膜上有散在白屑，或白膜满布，状如鹅口为特征的一种小儿常见疾病。其色白似雪片，又称“雪口”。本病西医学也称鹅口疮，属于口腔白色念珠菌病。

本病一年四季均可发生，多见于新生儿、营养不良、腹泻、长期使用广谱抗生素或激素的患儿。新生儿多由产道感染或因哺乳时奶头不洁及污染的乳具感染。若患儿机体抵抗力极度低下或治疗不当，病变可向消化道、呼吸道甚至全身蔓延，出现呕吐、吞咽困难、声音嘶哑或呼吸困难等，严重者危及生命。

“鹅口”之名首见于《诸病源候论》，并明确指出鹅口疮是由心脾积热所致。《备急千金要方·少小婴孺方》也说：“凡小儿初出腹有鹅口者，其舌上有白屑如米，剧者鼻中亦有之，此由儿在胞胎中受谷气盛故也。”之后，《外科正宗》、《幼幼集成》等书对鹅口疮均有详细描述，并能与口疮、口糜等病相鉴别，提出了相应的治疗方法，如用冰硼散外搽患处的治疗方法，一直沿用至今。

现代研究主要在本病的治疗方面，尤其是外治法，如中药贴敷等治疗鹅口疮都有较好疗效，许多用于治疗鹅口疮的中药在药理上均有一定的抗真菌作用。

【病因病理】

一、病因

鹅口疮的病因有外感邪毒、食伤因素、先天因素和正虚因素4类。

1. 外感邪毒　先天不足，或久病久泻之后正气虚怯，或口腔不洁、破损以后邪毒乘虚而入。邪毒一般通过奶头、食具、污手入口中而发病。西医学则认为本病由真菌—念珠菌属感染而引起。

2. 食伤因素　小儿乳食不知自节，乳食不洁则邪毒随之入口，乳食失节，或过食肥甘辛辣之品，湿热滋生，胃热脾火上熏于口，夹邪毒而致鹅口疮。

3. 先天因素　孕母喜食辛辣，热留脾胃，或有湿热邪毒流注阴部，儿在胎中禀受其母热毒，蕴积心脾，生后邪毒上攻而发病。

4. 正虚因素　患儿素体阴虚，或久病久泻大伤元气，而致肾阴亏损，水不制火，虚火上浮；或热性病后，邪热灼津，或误用攻、汗、吐、下之品，阴津亏耗，虚火上炎，发为鹅口疮。

二、病理

1. 病变脏腑在心脾　中医学认为脾开窍于口，脾络布于舌下，口腔黏膜有赖于脾气煦养；心开窍于舌，心脉布于舌上。口舌为心脾之外窍，因而鹅口疮的病变脏腑主要在心脾，心脾积热是其主要病理变化。正如《外科正宗·鹅口疮》所说:"鹅口疮皆心、脾二经胎热上攻,致满口皆生白斑雪片,甚则咽间叠叠肿起,致难乳哺,多生啼叫。"舌为心之苗,心主神明,心与小肠相表里,故偏于心热者,烦躁多啼、小便短赤、舌质红等。脾气通于口,脾之液为涎,故偏于脾热者,口臭涎多。

2. 病理因素为火热 火热炎上,侵入口腔之邪毒属于热毒,常与心脾积热、脾经湿热、阴亏虚火相合而致病。因而火热上炎是本病的基本病理改变。

3. 病机属性分虚实 由于患儿身体素质有差异,诱因不同,因而在病证的发生、发展过程中,其病机属性可分为实火和虚火两类。实火者,常由先天胎热内留,乳食失节,或口腔不洁,感染邪毒而产生。邪毒蕴积心脾上熏口舌而发病,其病机属实,其中也可夹湿、夹滞,并可演变转化为虚实夹杂证,或失治、误治转为虚证。虚火者,常由先天体虚,或久病久泻,或失治、误治而产生,病机属虚。体虚易感邪毒,常致虚中夹实,治疗不当常致病程迁延。

4. 病情演变察正气 小儿鹅口疮主要为邪毒入侵所致,一般证候较轻,但若用药不当损伤正气,致机体抵抗力更加低下,虚实夹杂,则病情加重难愈。邪毒蔓延,可犯胃入肠,或延及气道,影响呼吸、吮乳进食,严重者可危及生命。

【诊断与鉴别诊断】

一、诊断要点

1. 舌上、颊内、牙龈或上唇、上腭散布白屑,可融合成片。重者可向咽喉等处蔓延,影响吮乳及呼吸。

2. 多见于新生儿、久病体弱儿,或长期使用抗生素者。

3. 取白屑少许涂片镜检见真菌的菌丝及孢子。

二、鉴别诊断

1. 口疮 多见于婴儿、儿童,口舌黏膜上出现淡黄或白色溃疡,周围红赤,不能拭去;拭后出血,局部灼热疼痛。

2. 白喉 多见于2～6岁儿童,白膜为灰白色,多附着于咽喉部,虽可向前蔓延至舌根上腭,但其灰白之膜较为致密,紧附于黏膜,不易剥离,强力剥离易致出血,多有发热及全身虚弱症状,病情严重。鹅口疮之白膜洁白,松浮较易剥离,而且发热及全身症状较轻。

3. 残留奶块 其状与鹅口疮相似,若是奶块,以温开水或棉签轻拭,即可除之;鹅口疮白屑,试之较难脱落,去后黏膜面潮红粗糙,有时出血。

【辨证论治】

一、证候辨别

1. 辨别虚实 鹅口疮有心脾积热和虚火上炎之分,可从全身及局部辨证。心脾积热鹅口疮,病程短,体质好,常有发热,面及口舌唇红,白屑较多较厚,甚至蔓延至咽喉、鼻腔。虚火上炎鹅口疮,病程迁延或反复发生,体质虚弱,面白颧红,无发热或仅低热,鹅口白屑稀疏。

2. 辨识轻重 凡发热不高,纳食稍差,呼吸平顺,鹅口疮范围局限者,为轻证。若发热高或体温不升,精神萎靡,白屑范围广泛,层层叠叠,壅塞气道,呼吸困难,影响吮乳进食,为重证。

二、治疗原则

分清虚实,实火者清热解毒泻火,虚火者宜滋阴降火潜阳,引火归原。用药须内治与外治相结合,对轻证,病变局限于口腔黏膜的患儿,单用外治法即可取效。

三、分证论治

1. 心脾积热

证候表现 口腔舌面满布白屑，周围焮红较重，面赤唇红，烦躁不宁，吮乳啼哭，或伴发热，口干或渴，大便秘结，小便短赤。舌质红，苔黄厚腻，指纹紫滞，脉滑数。

辨证要点 病程较短，体质好，常有发热，白屑较多较厚。本证以面赤唇红，口腔白屑堆积，周围焮红较重为其特征。偏于心热者，烦躁多啼，小便短赤。偏于脾热者，口臭涎多，大便秘结。

治法主方 清心泻脾。清热泻脾散加减。

方药运用 常用药：黄芩、黄连、生地黄、生石膏（先煎）、山栀、灯心草、茯苓。便秘加大黄（后下）、玄明粉（兑入）；夹湿热加藿香、佩兰；发热加薄荷、蝉蜕。热盛，口臭涎多，大便干结者，可选用凉膈散加减治疗；心热偏重，湿热上蒸者可用加味导赤散加黄连、滑石治疗；湿热郁阻所致鹅口疮发热，用三仁汤加青蒿、黄芩治疗。本证均需同时加用外治疗法，先用黄连、甘草（各等量）煎汤拭口，再用冰硼散涂搽患处。

2. 虚火上浮

证候表现 口腔白屑散在，周围焮红不重，形体怯弱，面白颧红，口干不渴，或低热盗汗，或大便溏薄，舌质嫩红少苔，指纹淡，脉细数无力。

辨证要点 病程较长，体质弱，口腔白屑稀散，周围红晕不重，伴有阴虚内热、虚火上浮之象。本证以白屑散在，红晕不著，舌红少苔，时时起发，绵绵不休为特征。偏于肾阴虚者，面白颧红，手足心热；偏于脾阴虚者，神疲困乏，食欲不振，或大便秘结。

治法主方 滋阴降火。知柏地黄汤加减。

方药运用 常用药：生地黄、熟地黄、山茱萸、山药、茯苓、牡丹皮、泽泻、知母、黄柏、桔梗、怀牛膝。肾阴亏虚，水不制火，虚火上浮加肉桂末（冲服）纳气、引火归原；久病偏阴虚加沙参、麦冬、玉竹、天花粉；食欲不振者，加乌梅、木瓜、生麦芽滋养脾胃；便秘者，加火麻仁润肠通便。

虚火上浮型鹅口疮也可用甘草干姜汤加黄连、肉桂治疗；虚火鹅口疮偏脾阳虚者用理中汤合参苓白术散加减，温补脾肾之阳，摄其浮游之火；若脾虚水湿不运，浊气上熏，宜健脾益气，和胃化湿，方用参苓白术散加减。本证亦可外涂冰硼散，还可用吴茱萸末、醋调敷两足心，引火归原，每日换药1～2次。

【其他疗法】

一、中药成药

1. 导赤丹 用于心脾积热证。

2. 五福化毒丹 用于心脾积热证。

3. 知柏地黄丸 用于虚火上浮证。

4. 六味地黄丸 用于虚火上炎证。

二、药物外治

选用以下方药，可先用药液含漱或擦洗，再用散剂涂患处。

1. 黄连、黄芩、黄柏各10g，研细粉。加开水300ml浸泡2小时，加入红糖100g。每次用10ml含漱，1日3～5次。

2. 金银花、川黄连、生甘草各3～5g，煎汤。拭口，1日3～5次。

3. 青连散 青黛15g，黄连10g，朱砂5g，共研细末。清洁口腔后涂于患处，1日3～4

次。用于心脾积热证。

4. 口疮散　冰片 18g，枯矾 9g，青黛 15g，玄明粉 30g，共研细末。清洗患处后以药粉少许撒布于患处，每日 3 次。用于心脾积热证。

5. 桂附散　肉桂、附子各等量，共研细末，另加面粉适量，以高粱酒调成饼状，外敷足心，每日更换 1～2 次。用于虚火上浮证。

三、针灸疗法

1. 体针疗法

(1)心脾积热证：取穴：廉泉、少冲、曲池、合谷、阴陵泉。

(2)虚火上炎证：取穴：廉泉、承浆、合谷、太谿、三阴交。

治法：针刺每次取 2～3 穴，交替使用，中等刺激后留针。

2. 耳穴疗法　取穴：口、心、胃、内分泌。治法：用王不留行籽贴压。

四、推拿疗法

1. 清脾胃、天河水。发热去天河水加六腑；流涎重者，加小横纹；烦躁惊悸加小天心；虚火上炎加二马，推涌泉。

2. 补肾水法　在双手指掌面从末端推向掌端，双手各推 10 分钟。推时可于掌面撒布少量滑石粉，动作轻柔。1 日 1 次，1～3 次为 1 疗程。

五、西医疗法

1. 积极治疗原发病，长期应用抗生素或肾上腺皮质激素者，应尽可能暂停。注意营养，适量补充维生素 B_2 和 C。全身衰竭者，应积极给予支持疗法，如输血、血浆等。亦可口服肠道微生态制剂，纠正肠道菌群失调，抑制真菌生长。

2. 局部用 2%～4% 碳酸氢钠液清洗，涂擦新配制的制霉菌素混悬液（制霉菌素 50 万 U 加入 10ml 冷开水、清鱼肝油或液状石蜡中）。1 日 4～6 次。或用 1%～2% 甲紫溶液涂患处，1 日 3 次。也可用克霉唑甘油、克霉唑混合鱼肝油局部涂敷。

【预防护理】

一、预防

1. 注意饮食卫生，食物宜新鲜、清洁。乳母不宜过食辛热炙煿及辛辣刺激之品。孕妇注意孕期卫生，有阴道霉菌病者及时治疗。

2. 注意小儿口腔清洁，哺乳婴儿的奶瓶、奶嘴、乳母的乳头均应保持清洁。防止损伤口腔黏膜。禀赋不足、久病、久泻婴儿更应加强护理。

3. 婴儿室应注意隔离，以防交叉感染。

4. 保持室内空气流通，温度不宜太高，防止潮湿，以免白色念珠菌的滋生和繁殖。

5. 禁止滥用抗生素，避免长期使用广谱抗生素。

二、护理

1. 勤喂水，避免过烫、过硬或刺激性食物。

2. 注意保持患儿口腔清洁，防止损伤口腔黏膜，可用消毒纱布或棉签蘸冷开水轻轻擦洗患儿口腔，或用前列单方验方中的洗剂方擦洗，1 日 2～3 次。

【文献选录】

《诸病源候论·小儿杂病诸候·鹅口候》："小儿初生，口里白屑起，乃至舌上生疮，如鹅口里，世谓之鹅口。此由在胎时，受谷气盛，心脾热气熏发于口故也。"

《幼科类萃·耳目口鼻门》："小儿初生，口内白屑满舌上，如鹅之口，故曰鹅口也。此乃胎热而心脾最盛重，发于口也。用发缠指头蘸薄荷自然汁水拭口内，如不脱，浓煮粟米汁拭之，即用黄丹煅过出火毒，掺于患处。”

《外科正宗·鹅口疮》：“鹅口疮，皆心、脾二经胎热上攻，致满口皆生白斑雪片，甚则咽间叠叠肿起，致难乳哺，多生啼叫。以青纱一条裹著头上，蘸新汲水揩去白胎，以净为度，重手出血不妨，随以冰硼散搽之，内服凉膈之药。”

《医宗金鉴·幼科心法要诀·初生门下》：“鹅口白屑满舌，心脾蕴热本胎原，清热泻脾搽保命，少迟糜烂治难痊。”

【现代研究】

一、治疗学研究

中药内服治疗鹅口疮，分别有采用补中益气汤、调胃承气汤、参苓白术散等的临床报道。外治法的临床报道则较多。詹志良等用青梅散（青黛、冰片、生石膏、人中白、硼砂、大黄、黄连、黄柏、川芎、乳香、没药，研末后混合，加适量蜂蜜调成糊状）涂抹于患处，1日3次，治疗126例，总有效率98.4%，疗效明显高于甲紫加维生素B和C的对照组[1]。方淑芹等用双料喉风散加制霉菌素混悬（15万U/ml）调成糊状，外敷患处，1日3次，共治疗38例，口腔内白色乳状物1天消失的24例、2天消失的11例、3天消失的3例，而对照组30例，口腔内白色乳状物1天消失的8例、2天消失的13例、3天消失的9例，治疗组疗效优于对照组（$P<0.05$）[2]。陈晓红用吴茱萸（吴茱萸30g。烘干研成细末，加醋适量调成糊，外敷于涌泉穴）加冰硼散外涂于患处，治疗30例，总有效率为90%[3]。肖亚对于两组均先用3%碳酸氢钠清洗口腔，治疗组用制霉菌素30万U研末与锡类散0.5g混合，均匀涂抹于口腔病变处；对照组仅用制霉菌素30万U研末涂抹口腔病变处，1日3次，3天为1疗程。治疗组60例，显效45例、有效15例、无无效者；对照组60例，显效18例、有效40例、无效2例。治疗组疗效优于对照组（$P<0.05$）[4]。

针灸推拿治疗鹅口疮亦有报道。如王伏峰点刺四缝穴，并挤出黄白色黏液和血，配合速刺印堂透山根，并放少许血，治疗鹅口疮实证取得良好的效果[5]。李敏等应用清心经、清脾经、摩腹（顺时针）各100次；清天河水、揉二马各200次；揉涌泉、水底捞明月各30次（上肢穴位男左女右，推单手即可，其他部位用双穴，先上肢后腹背、下肢）；捏脊8次。每次治疗时间约20分钟，1日1次，共3次。共治疗30例，男18例、女12例，总有效率为96.67%[6]。另外，穴位贴敷报道亦较多，多为涌泉穴贴敷，常用药物有吴茱萸、五倍子、肉桂、附子、大黄等。

二、药效学研究

王理达等采用显微镜直接计数法和MTr法测定了黄柏等13种生药醇提物的抗真菌作用，发现黄柏、丁香、乌梅等有强烈抑制真菌活性。[7]于军等经实验研究证明射干、金银花、土槿皮、蛇床子、苦参、虎杖、黄连、黄芩八味中药均表现出一定的抗真菌作用，其中以射干、黄芩、黄连、土槿皮抗真菌能力较强，八味中药中除黄连外均对新型隐球菌、镰刀、白色念珠菌、曲菌等临床分离的9种致病真菌有疗效。[8]

参考文献

[1] 詹志良，陈天祥．青梅散治疗小儿鹅口疮126例[J]．浙江中医药学院学报，1998，22(3)：27.

[2] 方淑芹，鞠淑云，苏建平．双料喉风散与制霉菌素外敷治疗鹅口疮38例[J]．中国中医急症，2005，14(2)：174.

[3] 陈晓红．吴茱萸与冰硼散外用治疗婴幼儿鹅口疮 30 例[J]．山东中医学院学报，2008，9(2)：42-43.

[4] 肖亚．锡类散治疗小儿鹅口疮 60 例[J]．中国中医急症，2004，13(1)：55.

[5] 王伏峰．点刺四缝治疗小儿疾病之新用[J]．浙江中医杂志，2000，35(11)：495-496.

[6] 李敏，郝淑文．推拿治疗婴幼儿鹅口疮 30 例[J]．中医外治杂志，2002，11(2)：38-39.

[7] 王理达，胡迎庆，屠鹏飞，等．13 种生药提取物及化学成分的抗真菌活性筛选[J]．中草药，2001，32(3)：241-244.

[8] 于军，苏学今，王丽．射干、金银花等八种中药抗真菌实验研究[J]．军医进修学院学报，2007，28(4)：299-300.

（张　蔚　张　卉　邱　静）

第二节　口　疮

【概述】

口疮是指口舌黏膜上出现淡黄色或灰白色小溃疡，局部灼热疼痛的一种疾病。口疮的范围较广，凡口腔颊腭、唇舌黏膜发生点状溃疡性损害的病变，均属本病范围。口疮又名口疡，发生于口唇两侧者，称燕口疮；满口糜烂，色红作痛者，称为口糜。小儿口疮如与疳病有关者，称为口疳。

西医学中的疱疹性口炎、球菌感染性口炎、复发性口疮、创伤性口腔黏膜溃疡、口腔黏膜结核性溃疡、白塞综合征等均属于中医"口疮"的范畴。小儿常见为疱疹性口炎和球菌感染性口炎。

口疮为小儿常见的口腔疾患，任何年龄均可发病，以 2～4 岁为多。本病可单独发生，或因其他疾患致机体抵抗力降低时伴发。无明显季节性，一年四季均可发病。

小儿口疮一般预后良好，但失治、误治可导致重症，或反复发作，耗气伤阴，转为疳病。

口疮之名，首见于《内经》，后世医家多有阐发。《诸病源候论》明确指出口疮之病因在于心脾热盛。《圣济总录》指出口疮之病有实有虚。《小儿药证直诀》未论及口疮，但钱乙门人阎孝忠所著《阎氏小儿方论》有治口疮方药。《小儿卫生总微论方·唇口病论》说："风毒湿热，随其虚处所著，搏于血气，则生疮疡……若发于唇里，连两颊生疮者，名曰口疮。若发于口吻两角生疮者，名曰燕口疮。"《幼科类萃》指出小儿与母同服药的必要性。《幼幼集成》指出孕母怀胎，对胎儿的影响不容忽视，提出胎禀因素。历代医家对小儿口疮的病因病理及分证论治做了精辟的论述。

现代对小儿口疮的研究主要偏重于临床研究，辨证论治的认识不断提高，多种疗法治疗小儿口疮有许多总结报道，以药物内服或外用者为多，亦有其他方法。药效学研究为中药治疗口疮提供了更客观的依据。

【病因病理】

一、病因

多种病因可引起口疮，常见的有外感因素、食伤因素和正虚因素 3 类。

1. 外感病因　外感风、火（热）、湿、燥邪均可致口疮，而风邪、燥邪及湿邪常与火邪相合而致病。最常见者为风热外感，引动心脾两经内热，蒸于口舌黏膜为口疮。夏令常夹湿，秋冬常夹燥。

2. 食伤病因　小儿乳食不知自节，或过食肥甘辛辣煎炸之品，或饮食无节，贪食无厌，进食过量，致心脾蕴热，火热上炎，熏蒸口舌而致口疮。另外，孕母过食厚味，积郁生热，热传胞胎，致胎儿心脾积热。

3. 正虚病因　小儿素体阴虚，或因患其他疾病，如急性感染、长期腹泻等造成体质虚弱，阴液亏耗，水不制火，虚火上炎，热熏口腔发为口疮。也有身体虚弱而过食寒凉，或吐泻之后脾胃阳虚，由于阳虚而致无根之火上浮发为口疮，此型小儿较少见。

西医学认为口腔炎由细菌和病毒感染引起，常见的细菌如链球菌、金黄色葡萄球菌、肺炎球菌、绿脓杆菌或大肠杆菌等，病毒如单纯疱疹病毒和柯萨奇病毒等。复发性口疮则是一种自身免疫性疾病。

二、病理

1. 病变脏腑在心脾胃肾　口腔通过经络与脏腑有密切联系。脾开窍于口，其华在唇，脾络布于舌下，心开窍于舌，心脉布于舌上，肾脉连咽系舌本，两颊与龈属胃与大肠，牙齿属肾，任、督等经脉均上络口腔唇舌。因而口疮的局部病变在口腔，其病变脏腑在心脾胃肾，无论是外感、食伤，还是正虚，其主要的病理变化是心脾胃肾四脏腑的功能失调。

2. 病理因素为火热　口疮发生与火热上炎有密切关系。外感六淫之邪均可以郁久化热，内伤乳食蕴热化火，正虚阴亏液耗，水不制火，虚火上炎，说明火热上炎是本病的基本病理改变。

3. 病机属性分虚实　由于口疮的病因不同，身体禀赋有差异，因而在病证的发生、发展过程中，病程有长短之分，病机分虚实两类。一般新病，急性起病及体质好者，多为实证；久病，反复发生，迁延不愈及体质虚弱者，多为虚证。小儿口疮以实火者为多。

4. 病情演变重气阴　小儿口疮病理因素为火热，易耗阴液，故其病情演变，必须重视气阴的消长。实火证如失治、误治，灼阴耗气转为虚火证；虚火不除，亦伤气阴，易感外邪，转为虚实兼夹证。阴虚日久，由阴及气，转为气阴两虚，迁延不愈。

【诊断与鉴别诊断】

一、诊断要点

1. 初起口腔内黏膜发生红肿或散在小疮，继而糜烂，形成溃疡，流涎，疼痛，可伴发热，颌颐下淋巴结肿大。

2. 发病多与饮食失调或发热疾患有关。

二、鉴别诊断

1. 牙疳　多见于儿童及青壮年，发病急骤。好发于前牙牙龈，主要特征为牙龈缘及龈乳头形成穿掘性坏死溃疡，可波及多个牙齿，溃疡边缘不齐，互相融合成大片溃疡面，并向周围及深层侵犯，可波及唇颊、舌、腭、咽、口底等处黏膜，局部形成不规则形状的坏死性深溃疡，上覆灰黄或灰黑色假膜，周围黏膜有明显的充血水肿，触之易出血，有特殊腐败臭味。

2. 手足口病　多见于4岁以下小儿。口腔黏膜溃疡，伴手、足、臀部皮肤疱疹，春夏流行。口疮为散发，一年四季均可发病，不伴有皮肤疱疹。

【辨证论治】

一、证候辨别

1. 辨虚实　口疮有实火与虚火之分，辨证可从病史、全身症状及局部病变三方面着手。实火口疮有风热在表、脾胃积热、心火上炎之别，起病急，常有外感或伤食史，病程短，容易治愈。虚火口疮，常有素体阴虚，或久患他病造成体质虚弱病史，病程长，易反复发作。全身症状方面，风热在表多有发热，恶寒；脾胃积热有发热口臭、大便干结等症；心火上炎有心烦不安，小便短赤；虚火上浮则神疲颧红，手足心热。

2. 审病灶　口疮是局部病变，是脏腑功能失调的局部表现，局部病变是辨证的重要依据。辨证时要注意局部与整体的统一，注重局部病变，但必须结合全身症状详察明审。局部辨证主要靠望诊，其辨证要点如下：

(1)斑块：疮周见红色斑块多为实火，见淡红或淡白斑块多为虚火，肿而不红为湿盛。

(2)疮面：黄色脓膜为热毒，黄而黏腻为湿热。

(3)鳞屑：疮周起鳞屑，急性发作者多为实证，日久口疮起鳞屑或见龟裂者多为血虚阴亏。

(4)疼痛：疼痛较甚，灼热，多为实火，疼痛轻微，或因饮食等刺激时痛，多为虚火之证。

(5)深浅：疮浅者病轻，疮深者病重，深陷如穴如坑者更重。

3. 辨轻重　口疮轻证，一般发热不高，纳食稍差，精神尚好，口疮浅、小、少，愈合快。重证者，发热高，精神萎靡，影响进食，口疮深、大，遍布满口，愈合迟，甚则反复发作，日久不愈。

二、治疗原则

治疗口疮，以清热泻火为基本法则，内治外治相结合。口疮是心脾胃肾脏腑功能失调的局部表现，而口疮的局部刺激，又可进一步促使内脏失调。内治是治其本而撤其源，外治是祛腐生肌，直接作用于溃疡病灶。要注意的是实热证虽宜清热泻火，但不能一清到底，后期应以调理为主；虚热以补虚为要，但急性发作时，应清补结合，甚则以清热为主，病情控制后，再用补养之法，调治其本。具体用药时，针对火热炎上，病变在口腔的特点，在辨证用药的基础上，适当选用一些引热下行之品，能提高疗效。外治同样要遵循辨证论治的原则。敷脐、推拿、针灸等疗法也可应用。重症患儿还应中西药配合治疗以提高疗效。

三、分证论治

1. 风热在表

证候表现　唇舌或两颊内出现疱疹、溃疡，红肿，疼痛，流涎，伴有发热、恶寒、咽红、咳嗽，舌尖红，苔薄白或薄黄，指纹浮紫，脉浮数。

辨证要点　口疮初起，起病急骤，全身及局部病变均显示风热束表之象。口疮红肿未甚，溃疡散在，全身热毒不盛，与心脾积热证可以辨别。

治法主方　疏风清热。银翘散加减。

方药运用　常用药：金银花、连翘、竹叶、牛蒡子、板蓝根、薄荷、甘草。发热重加柴胡；小便短赤加通草、滑石；夏令夹暑湿加香薷、荷叶、佩兰；口干欲饮加芦根、天花粉。

口疮兼外感风热者可用竹叶石膏汤：淡竹叶、生石膏（先煎）、生大黄（后下），加金银花、连翘、板蓝根治疗。

本证在内服药同时，应加用外治法，如冰硼散敷患处，1 日 4～6 次。

2. 脾胃积热

证候表现　口腔溃疡较多，或满口糜烂，周围红赤，疼痛拒食，烦躁多啼，口臭涎多，牙龈红肿，小便黄，大便干结，或发热面赤，舌质红，苔黄或黄腻，指纹紫滞，脉滑数。

辨证要点　起病前多有过食厚味，贪食过量史，溃疡较多、周围黏膜鲜红，疼痛拒食，口臭，大便干结等为本证特征。

治法主方　清热解毒，通腑泻火。凉膈散加减。

方药运用　常用药：黄芩、黄连、连翘、山栀、生大黄（后下）、玄明粉（兑入）、竹叶、薄荷（后下）、甘草、蜂蜜（兑入）。口渴烦躁加生石膏、知母；小便短赤加生地黄、通草；溃烂不收口加人中白、五倍子；大便不实者，可选用清热泻脾散清泻心脾积热。

本证常有大便干结，但只要无大便泄泻者，均可用生大黄，取其通腑泄热之功。生大黄一般用3～6g，便秘者后下，大便正常者同煎，药后便泄次频者停用。肺胃热重，阴液已伤可用沙参麦冬汤加减（沙参、麦冬、玉竹、天花粉、扁豆、冬桑皮、甘草、大青叶、人中白）清热解毒，清肺养胃阴，生津润燥。兼有湿热者，可选用甘露消毒丹治疗。本证外治可用青黛散或绿袍散涂敷患处。

3. 心火上炎

证候表现　舌上、口腔糜烂或溃疡，色红疼痛，饮食困难，心烦不安，口干欲饮，小便短赤，舌尖红赤，苔薄黄，指纹紫滞，脉细数。

辨证要点　舌上溃疡、舌尖红、心烦不安、小便短赤等为本证特征。

治法主方　清心泄热，引热下行。泻心导赤散加减。

方药运用　常用药：黄连、生地黄、竹叶、通草、白茅根、灯心草、甘草、车前草。木通可致血尿，对肾脏有损害，小儿不宜用，换用通草。热毒盛可加山栀、黄芩；口干欲饮，热伤津液可加芦根、麦冬等。方中黄连苦寒，剂量不宜大，可用1～2g。灯心草、通草，泻心火，引热下行，亦以1～2g为宜。

本型口疮也可选用五倍子泻心汤（五倍子、薄荷、生甘草、竹叶、生大黄、炒槟榔、黄芩、黄连、连翘）治疗。

4. 虚火上浮

证候表现　口舌溃疡反复发作，稀疏色淡，不甚疼痛，神疲颧红，口干不渴，盗汗，手足心热，舌质淡红，苔少，指纹淡紫，脉细数。

辨证要点　病程较长，口舌溃疡反复发作，稀疏色淡，伴有阴虚内热，虚火上炎之征象。

治法主方　滋阴降火。知柏地黄汤加减。

方药运用　常用药：生地黄、黄柏、知母、山茱萸、茯苓、山药、牡丹皮、泽泻、玄参等。邪热稽留，耗伤津液可加石斛、旱莲草、沙参等；肝肾阴虚者，可加肉苁蓉、女贞子、菟丝子。

心肾虚火口疮可用六味地黄丸合补心丸化裁，滋阴降火，清心安神。脾阴虚口疮用甘露饮滋阴生津，泻热利湿。肝肾阴虚口疮用一贯煎治疗。热病后期，热邪灼阴，阴液亏耗，虚火上炎所致口疮，可用养阴清肺汤治疗，常用药：生地黄、麦冬、玄参、川贝母、牡丹皮、白芍。若吐泻之后，脾肾阳虚，无根之火上浮而见口舌生疮，神疲面白，小便清长，大便溏薄，舌淡苔白者，可用理中汤加肉桂以温补脾肾，引火归原。本证外治，可用锡类散或养阴生肌散涂患处。

【其他疗法】

一、中药成药

1. 瓜霜退热灵　用于实火口疮。

2. 牛黄解毒片　用于实火口疮。

3. 小儿化毒散　用于实火口疮。

4. 知柏地黄丸　用于虚火口疮。

二、药物外治

1. 野菊花、金银花、薄荷、连翘，板蓝根各10g，玄参15g，加水1000ml煎沸，待温后含漱，每次至少含漱3分钟，1日3～5次。用于实火证。

2. 复方西瓜霜　西瓜霜、黄连、贝母、黄柏、黄芩、薄荷脑、冰片、朱砂等，撒布患处，每日1～2次。用于实火证。

3. 珠黄油 取3只稍大的鲜鸡蛋,煮熟取黄,文火煎出蛋黄油,外敷溃疡面上。用于实火证、虚火证均可。用于溃疡日久不敛者更佳。

4. 吴茱萸粉2g,陈醋2ml,蜂蜜2g,调成糊剂,直接贴敷于两足涌泉穴,外用纱布、胶布固定,1日调换1次,3次为1个疗程。用于虚火证。

三、食疗方药

1. 绿豆鸡蛋饮 绿豆适量,鸡蛋1个。鸡蛋打入碗中调匀,绿豆放入砂锅,冷水泡10~20分钟后煮沸,沸后3~5分钟,将鸡蛋冲入沸绿豆水为蛋花饮用,每日早晚各1次。用于实火证。

2. 绿豆青茶汤 绿豆、青茶、冰糖适量煮至绿豆熟透,取汁频服。用于实火证。

3. 麦门冬粥 麦门冬10g,温水浸泡片刻,大枣2枚,冰糖适量,粳米50g,同入锅内,加水500ml,煮麦门冬烂熟,米花粥稠即可。1日2次温服,3~5日为1个疗程。用于虚火证。

四、针灸疗法

1. 体针 脾胃积热证取穴:足三里、内庭、合谷;阴虚火旺证取穴:肾俞、命门、三阴交、合谷。均留针20分钟,1日1~2次。

2. 氦-氖激光穴位照射 主穴:神阙、涌泉(双)。配穴:合谷(双)、足三里(双)。每次每穴照射3~5分钟,可接受的能量密度为15J/cm,疗程为3~7日。

3. 耳穴贴压 常用穴:口、肺、肾上腺、肾。备用穴:心、神门。贴压王不留行籽,每日按压2~3次,每次每穴按压1分钟,隔日换贴1次。每次一侧耳,双耳交替,3次为1个疗程。

五、推拿疗法

清脾胃,清天河水,清心经。清热泻火,用于实火证。加减法:发热去天河水加六腑;流口水重加揉小横纹,推四横纹;烦躁惊悸加揉小天心;虚火上炎加揉二人上马,推涌泉,推补肾经。

六、西医疗法

局部可选涂疱疹净、2.5%~5%金霉素鱼肝油、1%甲紫,较大儿童可用消毒防腐含片如克菌定(特快灵),或含漱剂如0.1%利凡诺溶液,1∶5000洗必泰溶液,或呋喃西林浴液等。疼痛重者,给予磺胺或抗生素。出现脱水和酸中毒者应及时纠正。发热时给予退热。有报道用思密达粉末,或加维生素E油搅成糊状,涂抹溃疡表面,1日5~6次,较大儿童可用思密达3g加入生理盐水或凉开水200ml内摇匀,含漱,1日数次,治疗口腔炎及口腔溃疡。也有报道口服西咪替丁10~20mg/(kg·d),治疗小儿疱疹性口腔炎。

【预防护理】

一、预防

1. 勤漱口 晨起、饭后、睡前要漱口,以去除食物碎屑和口腔污物,保持口腔清洁,可以减少口疮发生。

2. 调节饮食 饮食有节,饥饱适宜,不偏食,多吃新鲜蔬菜、水果,勿暴饮暴食,避免过食辛辣煎炒之品。

3. 加强锻炼 注意身心健康,经常锻炼身体,增强体质,避免过劳及精神刺激。

二、护理

1. 选用适当中药煎剂频漱口。

2. 避免粗硬食品,宜半流质饮食。

3. 饮食宜清淡,忌辛辣刺激及过咸食品。

4. 多休息，避免过劳。

【文献选录】

《诸病源候论·唇口病诸候·口舌疮候》："手少阴，心之经也，心气通于舌；足太阴，脾之经也，脾气通于口；腑脏热盛，热乘心脾，气冲于口与舌，故令口舌生疮也。"

《幼科类萃·耳目口鼻门》："口疮者，乃小儿将养过温，心脏积热，熏蒸于上，故成口疮也。宜南星末醋调贴两脚心，乳母宜服洗心散，以泻心汤主之。"

《证治准绳·幼科·疮疡》："口疮一证，形与名不同故治法亦异，有发于未病之前，有生于已病之后。"

《幼幼集成·口疮证治》："口疮服凉药不效，乃肝脾之气不足，虚火泛上而无制，宜理中汤收其浮游之火，外以上桂末吹之。若吐泻后口中生疮，亦是虚火，理中汤。昧者以为口疮患为实热，概用寒凉，必不效。"

《幼科释谜·口病原由症治》："小儿口内白烂于舌上，口外糜溃于唇弦，疮少而大，不甚痛，常流清水，此脾胃虚热上蒸，内已先发而后形于外也。""大抵此疾，不拘肥瘦，血气盛，又将养过温，或心脾有热，或客热在胃，熏逼上焦而成，此为实证。"

【现代研究】

一、治疗学研究

1. 内治法　内服中药旨在调整机体的生理功能，增强机体抵抗力，促使局部溃疡愈合。郑恺将35例小儿口疮患者均口服竹叶石膏汤加味汤剂，并以1%普鲁卡因2ml调锡类散1支合浓绿茶液外敷溃疡面，1日3次。结果用药后2例患儿溃疡3日愈合，33例患儿溃疡在3日缩小、7日内愈合。结论：竹叶石膏汤配合中药外敷治疗小儿口疮疗效显著[1]。黄胜华将96例小儿疱疹性龈口炎分为治疗组及对照组各48例，两组在溃疡表面涂5%金霉素鱼肝油，治疗组加用玉女清胃散（石膏10g，知母、升麻、牛膝、牡丹皮各4g，山栀、生地黄、茯苓各6g，麦冬5g，黄连、甘草各3g）；对照组加用阿昔洛韦10mg/(kg·d)，静脉滴注。两组均7天为1个疗程。治疗组总有效率89.6%，对照组70.8%，有统计学差异。说明玉女清胃散治疗小儿口疮可以减轻临床症状、缩短病程、提高临床疗效[2]。

中药片剂治疗口疮。如龙血竭含片以传统中药龙血竭为原料，应用现代科技方法精制而成的纯天然药物含片，在治疗口腔溃疡方面也颇有疗效[3]。蜂蜜含漱及局部应用治疗口疮也取得了一定的临床疗效[4]。口疮给药还有的中药喷雾剂如口腔炎喷雾剂、西瓜霜喷雾剂。

2. 外治法　很多中药都具有清热、解毒、祛腐、生肌等功效，将其通过各种剂型作用于患儿口疮上，疗效更直接，临床报道也较多。王晓毅等将160名急性感染性口炎患儿随机分为两组，两组病程及临床表现统计学差异无显著性（$P>0.05$）。治疗组80例，其中疱疹性口炎54例、齿龈炎24例、鹅口疮10例，采用云南白药0.25～0.5g，研粉加以适量香油调成糊状涂口腔，每日4次，于饭后及晚睡前涂用。对照组应用青霉素80万U，1日2次肌内注射。病情严重者给予静脉点滴1～2次/日。结果显示治疗组中80例全部治愈，对照组80例中痊愈45例（56.2%），好转18例（22.5%），无效17例（21.3%），总有效率达78.8%。两组痊愈率、总有效率均有显著性差异[5]。

陈秀珍对28例小儿口疮运用推拿疗法：揉掌小横纹150次，揉总筋100次，掐总筋2～5次，足部揉涌泉50次。发热患儿临时加用清天河水150次，推脊50次，挤捏肺俞、大椎2～3次，提拿肩井2～3次。1日1次，3次为1疗程。经2个疗程治疗，治愈10例占

35.7%、好转18例占64.3%。总有效率为100%。其中发热患儿8例，经临时加用手法按摩1～2次，体温均降至正常[6]。孙钢美等运用中药及点刺放血治疗80例疱疹性口炎患儿。中药采用：紫草20g，细辛10g，大黄15g，当归20g，陈醋15ml。把4味药研磨成细粉，与陈醋调拌均匀，配以适量的凡士林制备成"紫细黄"软膏，涂布于敷料贴患儿脐部，用胶布固定，每日1次。选少商、曲池两穴行点刺放血法。结果：80例中痊愈42例、有效36例、无效2例，成功率98%[7]。

二、药效学研究

李莹等利用大鼠、小鼠动物实验观察胡矾口腔膜（1000cm^{2}膜含苦矾5g；2cm^2/贴）的药效学作用。结果：胡矾口腔膜能明显缩短醋酸所致大鼠口腔溃疡的愈合时间，显著减轻2%复合巴豆油致小鼠耳肿胀，明显减轻琼脂所致大鼠肉芽肿重量，显著延长小鼠热板实验的潜伏期。胡矾口腔膜有很好的抗炎、镇痛作用，可促进溃疡面愈合、提高机体痛阈[8]。刘丽娜等分别选用醋酸、苯酚、白色念珠菌、表皮葡萄球菌建立大鼠口腔溃疡模型，取造模成功的大鼠各50只，随机分5组：模型组（生理盐水），珍珠滴丸（贵州益佰制药股份有限公司提供，试验前用蒸馏水配制成所需浓度的混悬液，每1g含6.15g生药）高、中、低剂量组（0.52g/kg，0.26g/kg，0.13g/kg），阳性对照组（0.1g/kg）。以上各组大鼠于造模第2日开始于溃疡局部涂敷给药，每日1次，连续5日。每天给药前观察溃疡面积大小（以溃疡直径计）及溃疡愈合情况（无肉眼可见的溃疡视为愈合），第6日处死各组大鼠，取颊黏膜，做病理组织学检查。结果珍珠滴丸给药后可明显缩短大鼠口腔黏膜溃疡50%愈合时间，减轻口腔黏膜的炎症充血反应，缩小口腔溃疡面积。能明显加快溃疡创面的愈合，对细菌感染小鼠致死有不同程度的保护作用[9]。常新华等采用家兔口腔黏膜加弗氏佐剂制备抗原诱导动物产生口腔黏膜损害的方法，将25只家兔随机分为5组：空白对照组、模型对照组、牛黄解毒片组、口疮宁（玄参、生地黄、盐炙知母、酒炙黄连、酒炙黄芩、酒炙黄柏、赤芍、桔梗、生晒参、枳壳组成）低剂量组、口疮宁高剂量组。各组于实验的第7日开始灌胃观察口腔溃疡的发生率及病理组织切片。结果显示口疮宁能显著提高阴虚小鼠、大鼠的体液免疫、细胞免疫功能及非特异性的吞噬细胞功能，有很好的改善微循环障碍及抗炎、抗菌、止痛作用，可促使口腔黏膜尽快修复[10]。

现代实验研究还证实多种中药如金银花、射干、虎杖、紫花地丁、马齿苋、赤芍、黄精、侧柏叶等对单纯疱疹病毒有直接抑制作用。

参考文献

[1] 郑恺．竹叶石膏汤配合中药外敷治疗小儿口疮35例疗效观察[J]．北京中医药大学学报（中医临床版），2007，14(4)：24-25.

[2] 黄胜华．玉女清胃散治疗小儿疱疹性龈口炎[J]．湖北中医杂志，2007，29(12)：33-34.

[3] 高明，王宝琴，刘红霞，等．龙血竭含片治疗复发性口腔溃疡73例[J]．中国学术期刊文摘，2007，13(7)：238.

[4] 顾雪竹，李先端，钟银燕，等．蜂蜜的现代研究与应用[J]．中国实验方剂学杂志，2007，13(6)：70-73.

[5] 王晓毅，陈玉秀．云南白药治疗小儿急性感染性口炎80例[J]．实用医技杂志，2006，13(13)：2255.

[6] 陈秀珍．推拿治疗小儿口疮28例[J]．河北中医，2001，23(6)：456.

[7] 孙钢美，王戈．中药结合点刺放血治疗儿童疱疹性口炎的体会[J]．现代中西医结合杂志，2008，17(26)：4177.

[8] 李莹，王平，韩丽，等．胡矾口腔膜药效学研究[J]．山东中医药大学学报，2008，(32)1：77-78.

[9] 刘丽娜，王永林，张贵林，等．珍珠滴丸化腐生肌作用实验研究[J]．贵州医药，2008，32(1)：23-25.

[10] 常新华，李佩洲，于臣志．口疮宁颗粒对实验家兔免疫性口腔溃疡的疗效观察[J]．天津中医，2002，19(5)：46-47.

（张　蔚　张　卉　何　薇）

第三节　滞　　颐

【概述】

滞颐，是指小儿口中涎液不自觉地从口内流溢出来的一种病症。因涎液常滞渍于颐下而得名，俗称流涎、流口水。西医学称为流涎症。

滞颐多见于3岁以内的婴幼儿，一年四季均可发病。若因出牙而引起流涎过多者，不属病态。本病症状轻，预后良好，但治疗常一时难以取效，且经常流涎，浸渍颐间及胸前，影响美观，并易导致颐部潮红糜烂，应积极治疗。

对小儿滞颐各代医家均有论述，如隋代《诸病源候论·小儿杂病诸候·滞颐候》："滞颐之病，是小儿多涎唾流出，渍于颐下，此由脾冷液多故也。脾之液为涎，脾气冷，不能制其津液，故冷涎流出，滞渍于颐也。"阐述了滞颐的病因病机。《婴童百问》、《保婴撮要》等书对滞颐提出了内外治并用等治法。

【病因病理】

一、病因

滞颐的病因有食伤因素和正虚因素。

1. 食伤因素　小儿脾常不足，运化力弱，特别是婴幼儿，乳食不知自节，进食过量；或过恣肥腻、煎炸之食品，致食积肠胃，脾运失司，或湿热内蕴脾胃，使湿浊上犯，迫津外泄。

2. 正虚因素　小儿先天禀赋不足，或后天调护失宜，或久病失养，均能致脾胃虚弱，阳虚不运，不能收摄其津液，而使湿浊上犯，流涎不止。

此外，尚有热病后湿热滞留脾胃，致津液外泄。

二、病理

1. 病变脏腑在脾胃　脾之液为涎，廉泉乃津液之道路。脾运则水津四布，胃和则浊气下行，脾胃湿热及脾胃虚寒，两者均可导致廉泉失束，津液失约而口中流涎不止。正如《保婴撮要·滞颐》所说："脾之液为涎，由脾经虚寒不能收摄耳，治用六君子汤。若脾经实热而廉泉不能约制者，用牛黄清心丸；胃经实热而虫动，津液流出者，用泻黄散。"

2. 病理因素为湿浊　滞颐发病，与湿浊上犯、饮停中焦有密切关系。无论脾胃湿热，或脾胃虚寒，均致水津不布，湿浊上犯，导致廉泉不闭，涎无制约。

3. 病机属性分虚实　由于滞颐的病因不同，身体素质有差异，因而病程有长短之分，病情有寒热之别，其病机属性可分为虚寒、实火两类。一般说来，实证形体多壮实，常由伤乳、伤食产生，乳食停积胃肠，湿热碍滞脾运，其病机属实。虚证形体多虚弱，脾胃虚寒，水津不布，其病机属虚。其中也可演变转化或兼夹。实证迁延不愈，邪气伤正，或失治误治可转为虚证。脾胃虚寒，再伤乳食，可致虚实兼夹。

【诊断与鉴别诊断】

一、诊断要点

1. 涎液过多，不自觉地从口内流出，常滞渍于颐下。

2. 排除口疮、鹅口疮、痿证、痴呆等疾病。

二、鉴别诊断

生理性流涎：新生儿唾液腺不发达，涎液分泌少，至4～5个月开始添加辅食后因食物刺激涎液分泌量显著增加，6个月后乳牙初萌又刺激神经，增加唾液分泌，而这一时期小儿吞咽口水的功能尚未健全，多余涎液外流，此不属病态。

【辨证论治】

一、证候辨别

滞颐有脾胃湿热和脾胃虚寒两类，辨证可从病史、涎液性状及全身症状三方面区别。实热者，病程短，体质好，涎液多黏稠，甚者色黄气秽；虚寒者，病程长，体质虚弱，涎液多清稀，色淡如水，气味腥。

二、治疗原则

滞颐皆从脾胃论治。实热者，清热燥湿，泻脾和胃。虚寒者，健脾益气，温中化湿。具体用药时，还可配合药物外治等疗法。

三、分证论治

1. 脾胃湿热

证候表现　口角流涎，涎液黏稠，颐间红赤，甚则口角赤烂，兼有大便燥结或秽臭，小便短赤，唇红，口臭，舌质红，苔黄腻，指纹紫滞，脉滑数。

辨证要点　起病较急，病程短，涎液黏稠，全身症状显示湿热之象。

治法主方　清热燥湿，泻脾和胃。清热泻脾散加减。

方药运用　常用药：生地黄、黄芪、黄芩、生石膏（先煎）、山栀、灯心草、赤茯苓等。发热者，加金银花、连翘、大青叶、葛根；便秘者，加生大黄；小便短赤者，加车前子、泽泻；日久伤阴者，加五味子、山茱萸。口角赤烂，颐间红赤甚至滋生疮疹者，可用苦参、黄柏、地肤子、蛇床子、败酱草各30g，水煎外敷或外洗患处。

2. 脾胃虚寒

证候表现　口角流涎，涎液清稀，颐部肌肤湿烂作痒，面黄神倦，形体消瘦，兼见大便稀溏，小便清长，舌质淡，苔白滑，指纹淡红，脉沉缓无力。

辨证要点　病程较长，迁延不愈，体质虚弱，涎液清稀，及全身显露脾虚内寒证象。

治法主方　健脾益气，温中化湿。温脾丹加味。

方药运用　常用药：丁香、广木香、半夏、白术、干姜、益智仁、乌药、陈皮、党参、炙甘草等。四肢不温、面色㿠白者，加桂枝；颐间皮肤浸渍作痒者，加苍术、白鲜皮；纳差者，加焦山楂、焦神曲、砂仁；夹痰者，加竹茹、茯苓。本证也可选用益黄散、理中丸或六君子汤加味治疗。

【其他疗法】

一、中药成药

1. 牛黄清心丸　用于脾胃湿热证。

2. 缩泉丸　用于脾胃虚寒证。

3. 参苓白术散　用于脾胃虚寒证。

二、药物外治

1. 肉桂散　肉桂10g，醋适量，调成糊饼状，贴敷两足涌泉穴，每晚睡前敷药，次日晨取下，连敷3～5次。用于脾胃虚寒证。

2. 吴茱萸散 吴茱萸研细末，醋调糊，敷双足涌泉穴，用绷带固定，每日1次，每次2小时。不论属寒、属热、属虚、属实均可用。

三、针灸疗法

1. 体针 脾胃湿热证：廉泉、合谷、曲池，不留针，用泻法，1日1次。脾胃虚寒证：廉泉、足三里，用补法，不留针，另艾灸中脘穴，1日1次。

2. 耳针 耳穴：口、舌、肾上腺、脾，王不留行籽贴压，或耳针针刺。

四、推拿疗法

推天柱骨200次，推补脾土500次，推胃经200次，按揉颊车30次，按揉合谷50次。1日1次。

【预防护理】

1. 注意饮食卫生，勿暴饮暴食，防止损伤脾胃。

2. 勿常吻、捏其腮部，以免刺激涎液分泌。

3. 勤换兜布，用柔软纱布揩拭涎水。

【文献选录】

《小儿卫生总微论方·滞颐论》："治小儿滞颐，涎从口出，浸渍颐颏，口角生疮，以桑白皮汁涂口中。"

《寿世保元·小儿科·滞颐》："一论滞颐，乃涎流出而渍于颐间也。涎者，脾之液，脾胃虚冷，故涎自流，不能收约，法当温脾为主。"

《万氏秘传片玉心书·口疮门》："小儿两颊颐流涎浸溃胸前者，此滞颐。盖涎者脾之液，口为脾窍，由脾胃虚冷，不能收敛津液，故涎从口出，而溃于颐者，宜温脾丹主之。"

【现代研究】

一、病因学研究

闫雁将小儿流涎的病因归纳为生理性和病理性两类。生理性流涎的病因有食物刺激、乳牙萌生。病理性流涎的病因：①母乳喂养时间过长：这种做法不利于小儿脾胃功能的正常发育，中医认为涎为脾之液，脾胃虚弱，失于调摄，故而流涎。②腮腺的机械性损伤：捏压小儿的面颊部，容易造成腮腺的机械性损伤，导致唾液的分泌大大超过正常小儿，从而出现流涎。③口腔炎症：细菌感染性口炎、疱疹病毒引起的口炎等均可刺激唾液腺分泌旺盛导致流涎。④神经系统的疾病：中枢神经系统的疾病：唾液腺由交感神经和舌咽神经支配，主管它们的神经中枢在丘脑，丘脑的损伤和病变都可能导致流涎；周围性神经系统疾病：比如面神经麻痹的小儿由于局部神经功能减退或消失，影响到唾液腺的分泌调节能力而致流涎；先天性疾病：如21-三体综合征、先天性甲减等，因主管交感及舌咽神经的中枢神经受损而致流涎[1]。

二、治疗学研究

1. 内治法 王强用缩泉饮治疗滞颐。方法：怀山药、益智仁、台乌药各10g，苍术6g，石斛12g。水煎服，1日1剂，分3次服用。兼脾胃积热，涎稠黏手，其味腥臭者加用清胃散；兼脾胃虚寒，涎清不黏手者加干姜、法半夏、砂仁、木香；气虚加黄芪、太子参。治疗结果：本组37例患儿全部治愈，1年随访无复发[2]。

李萍用四君子汤加减治疗滞颐。方法：党参、白术、茯苓、炙甘草各6g，木香3g，丁香3g。加减：脾胃虚寒者加干姜3g，益智仁3g；湿重者加苍术3g。煎服，1日1剂，分3次服用。共治疗26例患儿，全部治愈[3]。

帅粉荣等自拟止涎汤:白术 6g,益智仁 5g,诃子 3g,鸡内金 6g,甘草 3g,薏苡仁 4g。口角流涎稠黏腥臭,口周皮肤赤烂,面赤唇红,口渴喜饮,小便黄,大便微黄秽臭,舌红,加黄连 3g,石斛 5g,生地黄 6g,灯心草 4g,竹叶 3g,以健脾清热,泻火止涎;若见口水清澈,色白不稠,大便不实,小便清长,舌质胖嫩,舌苔薄白,加干姜 2 片,山楂 6g;症见病后体虚,流涎已数日,甚则浸湿衣服,面色无华,舌淡苔薄,脉濡细,加黄芪 15g,红枣 2 枚,党参 5g。共治小儿流涎 63 例,治愈 43 例、有效 17 例、无效 3 例。总有效率为 95%[4]。

2. 外治法 蒋惠明运用针刺治疗流涎。取地仓透颊车、合谷、足三里、承浆、廉泉,其中承浆与廉泉交替使用。手法:除足三里用补法外,其余各穴均用平补平泻手法。具体操作用管针叩打法进针,以提插捻转方法缓慢地刺入。留针 20 分钟,行针 1 次。每隔 2~3 天治疗 1 次。本组 28 例中,痊愈 24 例、好转 3 例、无效 1 例,总有效率 96.4%[5]。

何玉华等采用推阴阳(5 分钟)、清脾土(5 分钟)、清鱼际(5 分钟)、清心经(3 分钟)、补肾水(3 分钟)、清天河水(3 分钟)、退六腑(分钟)、揉涌泉(2 分钟)。1 日 1 次,10 次为 1 个疗程。1 个疗程涎止而愈 10 例、2 个疗程涎止而愈者 3 例,半年随访无复发[6]。

王承明等用苍术 10g、天南星 10g、桑螵蛸 10g、明矾 5g。将药干燥为粉入瓶封存备用。用法:取药 5g,加适量醋调成糊状,敷双足涌泉上,胶布固定。1 日 1 次,5 日为 1 疗程,总有效率达 96.7%[7]。梁文慧用吴茱萸 6g、胡黄连 6g,共为细末,加适量面粉共调,敷足心,每晚 1 次。治疗结果 30 例患儿全部有效,治愈 24 例[8]。辛敏用吴茱萸粉 6~12g,加醋适量调成糊状,每晚敷双足涌泉穴,外用纱布绷带包扎,于次晨去掉。3~7 日为 1 疗程,一般治疗 1~2 疗程。共 86 例。经 1~2 疗程治疗,痊愈 60 例占 69.7%、好转 26 例占 31.3%[9]。

参考文献

[1] 闫雁. 小儿流涎的常见原因[J]. 时珍国医国药,2006,17(4):660.

[2] 王强. 缩泉饮治疗小儿流涎[J]. 中华实用医学,2002,4(7):40.

[3] 李萍. 四君子汤加味治疗小儿流涎 26 例[J]. 河南中医,2007,27(1):34.

[4] 帅粉荣,刘丽莉. 中医治疗小儿流涎 63 例[J]. 延安大学学报(医学科学版),2007,5(4):65.

[5] 蒋惠明. 针刺治疗流涎 28 例[J]. 针灸临床杂志,2001,17(4):13.

[6] 何玉华,康静. 推拿治疗顽固性脾胃实热型滞颐 13 例[J]. 中医外治杂志,2005,14(1):21.

[7] 王承明,邹爱玲. "流涎散"治疗小儿流涎 33 例[J]. 中华临床医药杂志,2000,1(1):94.

[8] 梁文慧. 萸连散外敷治疗小儿流涎[J]. 山东中医杂志,2003,22(1):38.

[9] 辛敏,程永菊. 吴茱萸外敷涌泉穴治疗小儿流涎 86 例疗效观察[J]. 世界今日医学杂志,2002,3(10):939.

(张蔚 张卉 邱静)

第四节 呕 吐

【概述】

呕吐是因胃失和降,气逆于上,以致乳食由胃中经口而出的一种常见病症。古人谓有声有物谓之呕,有物无声谓之吐,有声无物谓之哕。由于呕与吐常同时发生,故多合称呕吐。

本证发病无年龄和季节的限制,以婴幼儿及夏季易于发生。凡感受外邪,内伤乳食,大惊卒恐,以及其他脏腑疾病影响到胃的功能,而致胃气上逆,均可引起呕吐。如能及时治疗,预后尚好。经常或长期呕吐,则损伤胃气,胃纳失常,可导致津液耗损,气血亏虚。

《内经》对于呕吐已有记载。如《素问·举痛论》:“寒气客于胃肠,厥逆上出,故痛而呕也。”《素问·至真要大论》:“诸呕吐酸,暴注下迫,皆属于热。”

《素问·脉解》:“食则呕者,物盛满而上溢,故呕也。”认识到寒、热、饮食是致病的主要原因,病位在胃肠。《金匮要略》专立呕哕下利病脉证治篇,把本病分为实热、虚热、虚寒、寒热错杂及水饮停蓄五类,并列出15首处方治疗。《诸病源候论·小儿杂病诸候·呕吐逆候》说:“儿啼未定,气息未调,乳母忽遂以乳饮之,其气尚逆,乳不得下,停滞胸膈,则胸满气急,令儿呕逆变吐。又乳母将息取冷,冷气入乳,乳变坏,不捻除之,仍以饮儿,冷乳入腹,与胃气相逆,则腹胀痛,气息喘急,亦令呕吐,又解脱换易衣裳,及洗浴露儿身体,不避风冷,风冷因客肌肤,搏血气则冷,入于胃则腹胀痛,而呕吐也。”指出了小儿呕吐由哺乳不当、母乳污染、感受风寒多种病因所致。

《颅囟经·病证》说:“小儿哕逆吐,皆胃气虚,逆气客于脏气所作,当和胃气。”简述了小儿呕吐的病因病理,并提出了治疗大法为“当和胃气。”《小儿卫生总微论方》将呕吐分为热吐、伤风吐、伤食吐、惊吐、胃气不和吐、胃虚冷吐和哯乳等7类,论治亦详,切合实际。对小儿呕吐,除用药物外,还十分重视饮食调护,如《活幼心书·明本论·诸吐》提出“诸吐不止,大要节乳,徐徐用药调治必安。节者,撙节之义,一日三次或五次,每以乳时不可过饱,其吐自减。及间稀粥投之,亦能和胃解吐。”《幼科发挥·呕吐》认为:“凡治小儿呕吐,止后不可便与乳。其吐复作,非医之咎也。吐后多渴,禁与汤水,须使忍一时,渴自止也。若与汤水,转渴转吐,不可止也。”指出了吐后少食或暂予禁食的调护方法。

《幼幼集成·呕吐证治》认为:“盖小儿呕吐,有寒有热有伤食,然寒吐热吐,未有不因于伤食者,其病总属于胃。”概括了呕吐的主要病因为伤食所伤,病位在胃。上述内容,丰富和发展了中医学关于呕吐的证治内容。

呕吐可见于多种疾病的过程中,如急性胃炎、幽门痉挛、贲门痉挛、胆囊炎、胰腺炎,或病毒性肝炎等一些急性传染病,或颅脑疾病,或尿毒症、胆道蛔虫、急性阑尾炎、肠梗阻等病,再如中暑、药物、食物影响等。以上这些疾病引起的呕吐,首先要针对病因治疗,但在以呕吐为主症时,亦可参考本节的辨证施治方法。

【病因病理】

一、病因

多种病因可引起呕吐,常见的有外邪犯胃、乳食伤胃、胃中积热、脾胃虚寒、胃阴不足、肝气犯胃、跌仆惊恐等。

1. 外感因素 因护理不当,外感六淫或秽浊之气侵犯脏腑,客于胃肠,胃失和降而发生呕吐,尤以冬春风寒、夏秋暑湿之邪犯胃最常见。正如《古今医统·幼幼汇集·呕吐门》说:“卒然而呕吐定是邪气客胃腑,在长夏暑所干,在秋冬风寒所犯”。

2. 饮食因素 小儿胃小且功能薄弱,若喂养不当,乳食过多,或进食过急,较大儿童因恣食生冷油腻等不易消化食物,蓄积胃中,致中焦壅塞,以致胃不受纳,脾失健运,升降气机失调,其气上逆而呕吐。如《婴童百问·呕证吐乳证》中指出:“凡小儿乳哺,不宜过饱,若满则溢,故令呕吐,胃中纳乳,如器之盛物,杯卮之小,不可容巨碗之物,雨骤则沼溢,酒暴则卮翻,理之必然”。

胃为阳土,性喜清凉,如因乳母过食炙煿辛辣之物,乳汁蕴热,儿食母乳,以致热积于胃,或较大儿童过食辛热之品,热积胃中,胃气上逆而呕吐。《医宗金鉴·幼科心法要诀·吐证门》说:“热呕之证,或因小儿过食煎煿之物,或因乳母过食厚味,以致热积胃中,遂令食入即吐”。

3. 肝气犯胃　较大儿童情志失和，如环境不适，所愿不遂，或被打骂，均可致情志怫郁，肝气不舒，横逆于胃，胃气上逆而呕吐。《景岳全书·呕吐》："气逆作呕者，多因郁怒致动肝气，胃受肝邪，所以作呕。"亦可因肝胆热盛，火热犯胃，致突然呕吐。《幼科发挥·呕吐》认为："小儿呕哕不止，多是肝胆二经之病"。

4. 正虚因素　先天禀赋不足，脾胃素虚，中阳不足，或乳母平时喜食寒凉生冷之品，乳汁寒薄，儿食其乳，脾胃受寒，或小儿恣食瓜果生冷，冷积中脘，或患病后寒凉克伐太过，损伤脾胃，皆可致脾胃虚寒，胃气上逆而呕吐。

素体阴亏，或过食香燥食物，或热病耗伤胃津，病后气阴未复，病程中过用汗、吐、下之品，或误服温燥药物，均可致胃阴受伤，胃失濡润，胃气上逆而致呕吐。

5. 暴受惊恐　小儿神气怯弱，易受感触，若骤见异物，暴受惊恐，惊则气乱，气机逆乱，横逆犯胃，发生呕吐。小儿素蕴痰热，偶遇跌仆惊恐，一时气血逆乱，痰热上涌，发为夹惊吐。《小儿卫生总微论方·吐泻论上·吐》说："吐逆早晚发热，睡卧不安者，此惊吐也。心热则生惊，故睡卧不安，而神不宁也，心神不宁，则气血逆乱而吐也"。

上述病因，既可单独致病，亦常错杂为患。正如《古今医鉴·呕吐》中指出："若胃虚之人，不能摄养，或为寒气所中，或为暑气所干，或为饮食所伤，或气结而痰聚，皆能令人呕吐。"《张氏医通·诸呕逆门·反胃》中提出："吐虽曰脾胃虚寒，然致病之由必有积滞于内"。

二、病理

1. 病变脏腑在胃与肝脾　小儿呕吐的病变脏腑主要在胃，与肝脾密切相关。无论外感、伤食，或正虚、情志所伤，其共同的病理变化，皆因胃失和降，并且与脾失健运、肝气横逆有关。《幼幼集成·呕吐证治》说："盖小儿呕吐，有寒有热有伤食，然寒吐热吐，未有不因于伤食者，其病总属于胃。"脾胃互为表里，生理上共同完成水谷的消化吸收及转输，外感及食伤、正虚等因素损及脾胃功能，均可影响胃之通降而致呕吐。肝属木，胃为阳土，木旺土虚可产生肝木乘土之象，影响胃之通降可致呕吐。

2. 病理关键为胃气上逆　胃主受纳，腐熟水谷，正常情况时胃气以下降为顺，若胃气被外邪、饮食所伤，或肝气横逆犯胃，使胃失和降，气逆于上皆可致呕吐，故有"呕吐者，胃气上而不下也"之说。至于颅内压增高、心肾等全身性疾病致呕吐者，皆因脏腑为病邪所扰，最终导致胃气上逆所致。

3. 病机属性应详辨虚实　呕吐的病因不同，伴随症状亦异，临证分虚实两类。凡因外邪犯胃、乳食伤胃、胃中积热、肝气犯胃、跌仆惊恐所致呕吐者，多为实证；凡因脾胃虚寒、胃阴不足所致呕吐者，多为虚证。二者又可相互转化，实证呕吐失治或久治不愈可转化虚证，虚证呕吐若复感外邪，饮食不节，可转化为虚实夹杂之证。心肾、颅脑等严重疾病患儿所出现之呕吐多属虚实夹杂，其病机转化与原发病直接相关。

4. 病情演变观阴阳存亡　小儿为稚阴稚阳之体，小儿呕吐，既耗伤津液又损阳气，故其病情演变须观察阴液阳气的存亡。轻证呕吐，减少乳食量，代之以米汤、糖盐水，不需药物治疗可愈，或随病因祛除，呕吐多能自愈。重证呕吐因邪气太盛或久病不已，胃气已败，津液随吐而出，暴吐易伤阴液，久吐易伤阳气，而出现阴阳俱伤、阴竭阳脱之象。如呕吐较剧，出现呕血者，尚须注意气随血脱之危候。

【诊断与鉴别诊断】

一、诊断要点

1. 有感受外邪、乳食不节、饮食不洁、情志不畅等病史。

2. 乳食痰涎等从胃中上涌，经口而出。

3. 常伴有嗳腐食臭，恶心纳呆，胃脘胀闷等症。

4. 重症呕吐者，有阴伤液竭之象，如饮食难进，形体消瘦，神萎烦渴，皮肤干瘪，囟门及目眶下陷，啼哭无泪，口唇干红，呼吸深长，甚至尿少或无尿，神昏抽搐，脉微细欲绝等症。

二、鉴别诊断

1. 哯乳 又称溢乳，为小儿哺乳后，乳汁自口角溢出。多为哺乳过量或过急所致。应教其正确的哺乳方法，可随年龄的增长而自愈。

2. 哕 又称“干呕”，多见于较大儿童，哕时多有声无物，为一种嗳气症状。呕吐则有声有物为特征。

3. 不同年龄阶段常有不同的呕吐原因及疾病。

(1)新生儿期

1)新生儿咽下综合征：出生时经过产道吞入较多量的羊水或黏液引起的呕吐，多见于难产、过期产或有窒息史、羊水吸入史的新生儿，常于出生后不久未喂奶前即出现呕吐。

2)新生儿胃食管反流：是新生儿呕吐最常见的原因。生理性者生长发育正常，没有肺部症状，多数在6个月左右反流消失。病理性者可出现体重不增、复发性肺炎、激惹、喂养困难、睡眠障碍、呼吸暂停、支气管痉挛和慢性咳嗽。

3)消化道先天畸形：先天性食管闭锁或狭窄：出生后口内不断流涎液，常于初次喂奶时吞咽1～2口后即发生呕吐，以后每次喂奶或水即发生呛咳，插胃管时不能进到胃。十二指肠梗阻、先天性肠闭锁或狭窄（包括肛门和直肠闭锁）、胃或肠旋转不良等：不论闭锁或狭窄部位高低均以呕吐为主要症状，生后第1次喂乳后即呕吐，以后渐加重和频繁，吐物含胆汁，如在回肠或结肠闭锁则吐物为粪便样，出生后从未排过正常胎粪或仅排出少量灰绿色胶冻样便，有腹胀，可见肠形。先天性巨结肠：新生儿出生后24～48小时无胎粪或经指挖、灌肠后才能排出胎粪，并伴有腹胀和呕吐，钡剂灌肠X线拍片可做诊断。先天性肥厚性幽门狭窄：出生后2～3周出现呕吐，呈喷射状，体重不增，脱水，胃蠕动波及右上腹肿物，X线钡餐可确诊。

4)新生儿幽门痉挛：常于出生后不久出现间歇性呕吐乳汁或白色奶块，多在喂奶后出现，呈喷射状。且无进行性加剧，有时可自然缓解，有时可见胃蠕动波，右上腹无肿块，抗痉挛药物治疗有效。

5)胎粪性肠梗阻或胎粪性腹膜炎：前者由于胰腺纤维囊性病变，胰腺分泌减少，使肠内积聚的胎粪稠厚，积聚回肠末端成梗阻。后者由于胎儿期肠穿孔，胎粪流入腹腔，形成化学性腹膜炎，日久广泛粘连发生粘连性肠梗阻。小儿生后即表现有肠梗阻症状。X线平片可见右下腹有颗粒状胎粪阴影。

6)脑部产伤（颅内出血、硬脑膜下血肿、脑水肿等）：常有难产史，有喷射性呕吐，脑性尖叫、阵发性青紫、惊厥、昏迷，前囟门饱满等。

7)感染因素：中枢神经系统感染、肺炎、败血症等。

(2)婴幼儿期

1)喂养方法不当，尤其人工喂养，如哺乳过急，奶头孔过大，喂奶时吸入大量空气等。

2)呼吸道或其他部位感染，急性传染病等，常有发热，除呕吐外可有其他症状及体征。

3)神经系统疾病，如脑膜炎、硬脑膜下积液或血肿、脑积水等，呕吐常伴有惊厥、昏迷，脑脊液检查可助诊断。

4)肠套叠:6个月到1岁多见,发病较急,喷射性呕吐,腹痛,哭闹或嗜睡,腹部可摸到条索状肿块,有血性黏液便。

5)嵌顿疝:腹痛、哭闹、呕吐,局部可触及包块,腹软,还纳复位后立即消失。

(3)学龄前期及学龄期儿童

1)各种感染:常见有急性胃炎、胃肠炎、菌痢、病毒性肝炎、呼吸道及泌尿道感染、中枢神经系统感染、中耳炎及各种急性传染病等。早期均可有呕吐、发热及各种感染性疾病的症状及体征。

2)肠蛔虫症:常并发蛔虫性肠梗阻、胆道蛔虫症或蛔虫逆入胃部引起呕吐,多伴有腹痛、吐蛔虫、便虫史。

3)急腹症(阑尾炎、肠梗阻、肠套叠等):除呕吐外,常有腹痛、腹肌紧张、阑尾点压痛,或摸到条索状肿块,排血性粪便等。

4)脑外伤、脑肿瘤:可因颅内压增高引起呕吐。

5)再发性呕吐:女孩多见,周期性发作,常在上感或情绪波动后突然发生顽固性呕吐,吐物为胃内容物,常含有胆汁或血丝,可伴有头痛、腹痛、便秘,严重时发生脱水及电解质紊乱。

6)代谢异常性疾病:尿毒症,有慢性肾炎及慢性肾衰竭的病史。糖尿病酮症酸中毒时得不到合理治疗,饮食调节不当或并发急性感染时常出现呕吐。

7)药物反应或各类中毒:药物如氯化铵、四环素族、水杨酸盐、磺胺类药、氨茶碱、呋喃类、洋地黄类、锑剂等均可因刺激胃黏膜及其毒性作用而引起呕吐,误服有毒及腐败变质的食物,可引起剧烈呕吐。

【辨证论治】

一、证候辨别

1. 辨别常证　呕吐常证种类甚多,有外感、伤食、情志、正虚之别,寒热虚实之异,辨证时要问病因,看呕吐物,诊察伴随的全身症状。

(1)审呕吐之病因:外感六淫呕吐,多兼有表证。《伤寒论》述之最详,如太阳中风之呕吐,阳浮阴弱,啬啬恶寒,淅淅恶风,翕翕发热;少阳之呕吐,往来寒热,胸胁苦满,默默不欲饮食,心烦喜呕;少阴之呕吐,手足厥冷,烦躁欲死;各种呕吐分别有其特点。内伤呕吐起病缓慢,多兼里证。呕吐清水,多为胃寒或虫证;呕吐苦水黄水,多为胆热犯胃;呕吐宿食腐臭,多为食滞;呕吐酸水绿水,多为肝热犯胃;呕吐浊痰涎沫,多由痰饮中阻;泛吐少量黏沫者,多为胃阴不足;脑部受损伤时呕吐为喷射状;惊吐则频吐清涎,伴心烦不安、睡中易惊惕、腹痛多啼;若血随呕吐而出,色紫黯,夹有食物残渣,称为呕血,是呕吐一证的变证危候,有胃中积热、肝火犯胃之分。此外,肠有脓痈,或服有毒药物,或小儿误食毒蕈之类,或晕车晕船均可发生呕吐。

(2)辨呕吐之寒热:感受寒邪或过食生冷之后,小儿呕吐有寒热之分,感寒饮冷所致表现为卒然呕吐,呕吐物清冷不化,或伴风寒表证;虚寒者移时方吐,呕吐物清冷淡白,多为不消化乳块、食物,遇寒则呕吐频作,兼有全身虚寒之象。热吐常见于素体阴虚、感受热邪或平素喜食辛辣之物,郁久化热,积于胃肠之后;实热吐则食入即吐,随食随吐,呕吐物酸败腐臭,气热喷人,遇热加剧,兼有全身热象;虚热吐多在热病之后,时作干呕,兼全身阴虚之象。此外寒吐久则热化,变为热吐,热吐亦可寒化,转化寒热错杂之证,更应仔细辨别。

2. 辨识轻重　呕吐有轻重之分。轻者减少乳食量,不治亦可自愈。重证者,频繁呕吐或者呕吐长期不能进食,乃因邪气太盛,或胃气已败,暴吐伤阴,久吐伤阳,发生厥逆虚脱,变证从生。《医宗金鉴·杂病心法要诀·呕吐哕总括》说：呕吐而见"面色青，指甲黑也，中痛不止，肢厥不回，其凶可知"。

二、治疗原则

因呕吐病理总属胃失和降、胃气上逆所致，故和胃降逆止吐为治标主法，但需辨明病因，即审因论治，才为治本。如外邪犯胃呕吐者宜疏邪解表，饮食伤胃呕吐者宜消食导滞，胃中蕴热呕吐者宜清热和胃，胃寒呕吐者宜温中散寒，胃阴不足呕吐者宜滋阴养胃，肝气犯胃呕吐者宜疏肝理气，惊恐呕吐者宜平肝镇惊，各型均兼以和胃降逆，即标本同治。除药物治疗外，还宜重视饮食调护。

再如胃有食滞、痰浊中阻，或误吞毒物、药物而引起呕吐，则无需见呕止呕，应帮助患儿将上述有害之物尽快吐出，吐出后呕吐自止。若骤用止吐法反而有关门留寇之弊。

三、分证论治

1. 风寒呕吐

证候表现　卒然呕吐，其呕吐物清冷不化，伴流涕、喷嚏、恶寒发热、头身不适，舌淡苔白，脉浮紧，指纹红。

辨证要点　本证有感受风寒、饮食生冷史，以卒然呕吐，呕吐物清冷不化，兼有风寒表证为特征。感受风寒之邪，内扰胃府，浊气上逆，故突然呕吐；邪束肌表，营卫失和，故发热恶寒，头身不适；鼻为肺窍，肺卫失宣则喷嚏流涕；舌淡苔白，指纹红，脉浮紧为外感风寒之象。

治法主方　疏风散寒，和中降逆。藿香正气散加减。

方药运用　常用药：藿香、紫苏、丁香、陈皮、白芷、茯苓、白术、半夏、甘草、生姜、大枣。夹有食滞，脘痞嗳腐，去白术、大枣、甘草，加焦山楂、焦神曲、炒麦芽；风寒偏重加荆芥、防风、羌活；腹胀加广木香、枳壳；腹痛加白芷、延胡索。

2. 暑湿呕吐

证候表现　发于夏季，恶心呕吐，肠鸣腹痛，发热汗出，头痛心烦口渴，舌红苔黄腻，脉濡数，指纹浮紫。

辨证要点　本证因感受暑湿之邪致病。以发于夏季，恶心呕吐，腹痛，发热心烦口渴为特征。暑湿秽浊之气郁遏中焦，湿阻脾胃，胃气上逆则呕吐；湿阻中焦，气滞不通则腹痛肠鸣；暑为阳邪，与火同性，暑邪伤心故见发热心烦，伤津则口渴；舌质红，苔黄腻，脉濡数为暑湿蕴阻之象。

治法主方　清暑化湿，和中降逆。新加香薷饮加味。

方药运用　常用药：香薷、扁豆花、厚朴、金银花、连翘、淡豆豉、鲜芦根、滑石、藿香、甘草。秽浊之气犯胃者，先用玉枢丹吞服辟秽止呕；夹食滞者，加焦山楂、鸡内金；心烦口渴者加黄连、竹叶、鲜荷叶；脘腹痞满者，加广木香、大腹皮、枳壳。

3. 伤食呕吐

证候表现　呕吐物多为酸臭乳块或不消化食物，不思乳食，口气臭秽，脘腹胀满，吐后觉舒，大便秘结或泻下酸臭，舌质红，苔厚腻，脉滑数有力，指纹紫滞。

辨证要点　有伤乳伤食的病史，以吐物为酸臭乳块或不消化食物为特征。乳食停滞中脘，浊气上逆，故呕吐酸臭乳块或不消化的食物；胃失腐熟，脾失运化故不思乳食，口气臭秽；有形之物阻滞于中，气机不畅故脘腹胀满，大便秘结；乳食停滞中焦不化故舌苔厚腻。指纹紫滞，脉滑数有力，皆为内伤乳食之象。若胃寒而兼伤食者，吐物酸臭不明显，苔多白腻；若食滞郁而化热，可见口渴面赤唇红、手心发热、舌红苔黄诸症。

治法主方　消食导滞，和胃降逆。伤乳用消乳丸加减，伤食用保和丸加减。

方药运用　常用药：伤乳者，炒麦芽、香附、砂仁、陈皮、茯苓、焦神曲、焦山楂、甘草；伤食者，陈皮、半夏、茯苓、连翘、莱菔子、焦山楂、焦神曲。兼胃寒者，去连翘，加柿蒂、灶心土、藿香；食滞化热加竹茹、黄连；矢气臭秽，加枳实、大黄、槟榔；浊气犯胃呕吐见胸闷恶心，苔浊垢腻，可予玉枢丹。因食鱼、蟹而吐者，加紫苏；饮酒而吐者，加葛花；因食肉而吐者，重用焦山楂。

4. 胃热呕吐

证候表现　食入即吐，呕吐频繁，呕秽声宏，吐物酸臭，口渴多饮，面赤唇红，烦躁少寐，大便臭秽或秘结，小便黄短，舌红苔黄，脉滑数，指纹紫滞。

辨证要点　本证因平素过食辛辣香燥、膏粱厚味致病，以食入即吐，吐物气热酸臭，口渴多饮，面赤唇红为特征。热结胃中，蕴热生火，胃火上冲故食入即吐；热积胃脘，蒸腐乳食故呕吐气热酸臭；胃热爍津，饮水自救故口渴喜饮；热郁于胃，蒸迫于外则面赤唇红，内扰神明则烦躁；胃热爍津，肠腑失于润降故大便秘结；热及膀胱，伤其津液，故小便黄短；舌红苔黄，指纹紫滞，脉滑数为胃中实热之象。

治法主方　清热泻火，和胃降逆。黄连温胆汤加减。

方药运用　常用药：黄连、竹茹、陈皮、半夏、茯苓、炙甘草、枳实。兼食积加焦神曲、焦山楂、炒麦芽；若大便不通加大黄；口渴者加天花粉、麦冬；吐甚者加生代赭石（先煎）。虚热上犯，气逆不降而呕吐者，选用橘皮竹茹汤或竹叶石膏汤养阴益气清热和胃。

5. 脾胃虚寒

证候表现　食久方吐，或朝食暮吐，暮食朝吐，吐物多为清稀痰水或不消化乳食残渣，伴面色苍白、精神疲倦、四肢欠温、食少不化、腹痛便溏，舌淡苔白，脉迟缓无力，指纹淡。

辨证要点　本证多见于禀赋不足，脾胃素虚者，又因饮食调护不当致病。以起病缓慢，食久方吐，吐物多为清稀痰水或不消化乳食残渣，伴面色苍白、精神疲倦为特征。禀赋不足，脾胃虚寒，中阳不运，或感受寒邪，寒凝中脘，以致脾阳不振，运化失职，乳食停积，痰水潴留，久而上逆，故食久方吐，或朝食暮吐；胃中虚冷，不磨乳食，或脾虚失运，痰水内生故吐出物为不消化的乳食或清稀痰水；寒居于中，阳气不敷，故面色苍白，精神疲倦，四肢欠温；寒凝腹部，气滞不通故腹痛绵绵；脾失健运湿滞下趋故大便溏泻；舌淡苔白，指纹淡，脉迟缓无力俱为脾胃虚寒之象。

治法主方　温中散寒，和胃降逆。丁萸理中汤加减。

方药运用　常用药：人参、白术、干姜、丁香、吴茱萸、甘草。虚寒偏盛，腹痛便溏，四肢欠温者，加附子、高良姜；脾虚夹食呕吐而乳食不化者，加炒谷麦芽、鸡内金，或用香砂六君子汤加味。

6. 胃阴不足

证候表现　呕吐反复发作，时作干呕，咽干口燥，饥不欲食，唇红，大便干结如羊屎，舌红少津，脉细数，指纹淡。

辨证要点　本证常发生在热病之后，气阴未复，以时作干呕，咽干口燥，饥不欲食为特征。胃中津液亏乏，胃失濡润，气失和降，故时作干呕，饥不欲食；津液不能上承，故口燥咽干；舌红少津，大便干结，皆是阴液不足，虚中有热之象。

治法主方　养阴生津，和胃降逆。益胃汤加减。

方药运用　常用药：麦冬、沙参、玉竹、怀牛膝、竹茹、陈皮、甘草、粳米、大枣。津伤过甚宜重用麦冬少佐姜半夏，再加石斛、天花粉。大便干结，加郁李仁、火麻仁；日晡潮热，加白薇、银柴胡；食欲不振加焦山楂、炒谷芽、炒麦芽。

7. 肝气犯胃

证候表现　呕吐酸苦，或嗳气频频，每因情志刺激加重，胸胁胀痛，精神抑郁，易怒易哭，舌边红，苔薄腻，脉弦，指纹青。

辨证要点　本证因情志不畅，肝气不舒所致，以嗳气吐酸，遇情志刺激加重为特征。小儿所愿不遂，情志不舒，肝气郁结，故生精神抑郁，易怒多啼。肝逆犯胃，胃失和降，气逆则嗳气频频；肝气犯胃，酸味入肝，故吐酸水；肝气抑郁则闷，情志怫逆则怒；肝经循行胁肋，络道失和，故胸胁胀痛；舌边红，苔薄腻，指纹青，脉弦俱为肝气郁结之象。

治法主方　疏肝理气，和胃降逆。解肝煎加减。

方药运用　常用药：陈皮、半夏、厚朴、紫苏、白芍、砂仁、香附、茯苓、生姜。肝郁化火，热象较甚加竹茹、炒山栀；火郁伤阴加北沙参、石斛；大便秘结加生大黄、枳实。

8. 惊恐呕吐

证候表现　跌仆惊恐后呕吐清涎，面色青或白，烦躁不安，睡卧不宁，或惊惕哭闹，舌脉无明显异常，指纹青。

辨证要点　本证因遭受惊恐致气机逆乱，肝逆犯胃所致，以呕吐清涎，面色青或白，惊惕哭闹为特征。小儿神怯胆虚，骤受惊恐，心气受损，故心神烦乱，睡卧不安；肝胆虚怯，肝色主青，上泛于面故见面色时青时白；惊则气乱，恐则气下，故惊惕哭闹；惊恐则气机逆乱，胃气上逆，脾不摄液则呕吐清涎，清涎自胃而出；指纹青为惊恐之象。

治法主方　疏肝理气，健脾镇惊。全蝎观音散加减。

方药运用　常用药：党参、半夏、神曲、陈皮、茯苓、木香、全蝎、炙甘草、蝉蜕、代赭石。睡眠不安加煅生龙骨、生牡蛎；食欲差加焦山楂、炒麦芽。

【其他疗法】

一、中药成药

1. 藿香正气口服液　用于暑湿呕吐证。

2. 香砂养胃丸　用于脾胃虚寒证。

3. 保和丸　用于伤食呕吐证。

4. 虚寒胃痛冲剂　用于脾胃虚寒证。

5. 养胃舒颗粒　用于胃阴不足证。

6. 舒肝丸　用于肝气犯胃证。

二、药物外治

1. 吴茱萸 30g，生姜、葱各少许。共捣如饼，蒸熟贴脐。1 日 1 次。用于寒性呕吐。

2. 大蒜 5 个，吴茱萸(研末)10g。蒜去皮捣烂，与吴茱萸拌匀，揉成壹角钱硬币大小的药饼，外敷双足心，1 日 1 次。用于寒性呕吐。

3. 胡椒 10g，绿茶 3g，酒曲 2 个，葱白 20g。共捣成糊状，分贴于中脘、膻中、期门穴。1 日 1 次，每次 6～12 小时。用于肝气犯胃证。

三、食疗方药

1. 茶叶、红糖适量，生姜 2 片，泡水随意饮。用于风寒呕吐证。

2. 丁香 1g，生姜 1 片，柿蒂 1 个，水煎频服。用于脾胃虚寒证。

3. 乌梅肉 30g，蜂蜜 30g，熬膏。日服 3 次。用于胃阴不足证。

4. 鲜土豆100g，生姜10g，鲜橘汁30ml，佛手20g。将土豆、生姜、佛手榨汁，兑入鲜橘汁调匀，烫温服用。1日1次。用于肝气犯胃证。

四、针灸疗法

1. 体针　主穴：中脘、足三里、内关。配穴：公孙、胃俞。加减法：热盛加合谷；寒盛加上脘、大椎；食积加下脘；肝郁加阳陵泉、太冲；胃阴不足加内庭。实证用泻法，虚证用补法。1日1次。

2. 耳针　胃、肝、交感、皮质下、神门。每次2~3穴，强刺激，留针15分钟。1日1次。

五、推拿疗法

1. 伤食呕吐证　补脾经，揉板门，横纹推向板门，运内八卦，揉中脘，分腹阴阳，按揉足三里。

2. 胃热呕吐证　清脾胃，清大肠，退六腑，运内八卦，横纹推向板门，清天河水，推天柱骨，推下七节骨。

3. 胃寒呕吐证　补脾经，横纹推向板门，揉外劳宫，推三关，揉中脘，推天柱骨。

4. 惊恐呕吐证　清肝经，掐揉五指节，揉小天心，分手阴阳，推天柱骨，运内八卦，横纹推向板门。

六、西医疗法

1. 对症治疗　新生儿或小婴儿溢乳者应改善喂乳方法，喂乳时应注意采取正确的婴儿体位，喂后将其抱起伏于成人肩上同时拍背，使其胃中气体充分排出。幼儿及幼童呕吐较重者应暂时禁食，呕吐停止或减轻后，可给予少量、较稠微温易消化食物或米汤等流质饮食，液体入量不足时加服口服补液盐，3～4日内恢复正常饮食。

2. 药物治疗　甲氧氯普胺，每次0.3～0.5mg/kg肌注。盐酸氯丙嗪，每次0.5mg/kg肌注。对神经性呕吐、晕船、晕车、胃肠障碍引起呕吐有较好疗效。维生素B_6，每次50～100mg肌注或静脉注射，对药物如红霉素、阿奇霉素、抗肿瘤药引起呕吐有较好疗效。吗丁啉，每次0.3mg/kg，1日3次，于饭前15～30分钟服用，可用于功能性、器质性、感染性、饮食性及放射性治疗及化疗致呕吐。

3. 维持水、电解质和酸碱平衡　呕吐丢失水、电解质和胃酸，常有胃肠功能降低，食欲差，进食进水少，吸收功能差，因而多有不同程度的脱水、电解质紊乱和酸碱失衡。呕吐患儿由于胃液中丢失胃酸，常有代谢性碱中毒，但新生儿呕吐者有时可造成代谢性酸中毒。对于重度呕吐患儿必须静脉输液以纠正脱水及电解质紊乱和酸碱失衡。

4. 病因治疗　新生儿咽下综合征：轻者需暂禁食，给予支持治疗，1～2天呕吐干净后可自愈，呕吐严重不能进食者，及时给予生理盐水或1%碳酸氢钠洗胃。新生儿幽门痉挛者用阿托品：开始剂量为1∶1000的硫酸阿托品1滴，每次喂奶前10～15分钟给予，每天增加1滴至面色潮红为止，不再加量，当有烦躁、瞳孔散大甚至发热时，应及时减量，一般呕吐在几天内停止，食欲渐增加，即可停药，持续用药治疗最多不超过2周。先天性肥厚性幽门狭窄做幽门环肌切开术。如胃肠道梗阻所致呕吐应立即禁水禁食，胃肠减压，必要时做手术治疗。对颅内高压、脑炎、脑膜炎、脑水肿所引起的呕吐，应使用脱水剂。

【预防护理】

一、预防

1. 哺乳时不宜过急，以防空气吞入，哺乳后，将小儿竖抱，轻拍背部，使吸入的空气排出，然后再让其平卧。

2. 哺养小儿时要“乳贵有时，食贵有节”，食物宜清淡而富有营养，不进辛辣、炙煿和有腥臊膻臭异味的食物、饮料及药物。

3. 饮食清洁卫生，不吃腐败变质食品，不恣食生冷。防食物、药物中毒。

二、护理

1. 呕吐小儿，应专人护理，患儿侧卧，以防呕吐时食物呛入气管，安静休息，消除恐惧心理。呕吐时，抱患儿取坐位，头向前倾，使呕吐物吐出畅通。

2. 呕吐较轻者，可进少量易消化的流质或半流质食物，呕吐较重者应暂禁食，宜先用生姜水或米汁内服，必要时静脉补液。

3. 服用中药时少量多次频服。药液冷热适中，一般热呕者，药液宜冷服，寒呕者，药液宜热服，以免病邪与药物格拒加重呕吐。

【文献选录】

《万氏家藏育婴秘诀·呕吐》：“幼科云：小儿呕吐，大概难举，有寒有热，有食积。然寒吐、热吐未有不因于食积者，故呕之病多属于胃也。又有溢乳，有哯乳，有呕哕，皆与吐相似，不可以吐泻治之。又有格拒者，有虫者，当仿法外求之。大抵小儿呕吐，莫如节乳。节者，减少之谓，非断其乳食也。呕吐多渴，勿急饮之，水入复吐，终不得止，必强忍一二时，而后以薄粥与之，吐自止矣。”

《幼科发挥·呕吐》：“呕乳、溢乳、哯乳，当分三症治之。呕乳者，初生小儿胃小而脆，容乳不多，为乳母者量饥而与之，勿令其太饱可也。子之胃小而脆，母之乳多而急，子纵饮之则胃不能容，大呕而出，呕有声，而乳多出。如瓶注水，满而溢也。溢乳者，小儿初生筋骨弱，左倾右侧，前俯后仰，在人怀抱扶持之也。乳后太饱，儿身不正，必溢出二三口也。如瓶注水，倾而出也。哯乳者，小儿无时乳常流出，口角唇边常见。如瓶之漏，而水渗出也，即哺露。呕乳者，节之可也；溢乳者，正抱其身可也，皆不必治。哯乳者，胃病虚也，宜补之，理中汤丸加藿香、木瓜主之。”

《景岳全书·呕吐·论证》：“呕吐一证，最当详辨虚实，实者有邪，去其邪则愈；虚者无邪，则全由胃气之虚也。所谓邪者，或暴伤寒凉，或暴伤饮食，或因胃火上冲，或因肝气内逆，或以痰饮水气聚于胸中，或以表邪传里，聚于少阳阳明之间，皆有呕证，此皆呕之实邪也。所谓虚者，或其本无内伤，又无外感，而常为呕吐者，此既无邪，必胃虚也。或遇微寒，或遇微劳，或遇饮食少有不调，或肝气微逆即为呕吐者，总胃虚也。凡呕家虚实，皆以胃气为言，使果胃强脾健，则凡遇食饮必皆运化，何至呕吐，故虽以寒热饥饱大有所伤，亦不能动，而兹略有所触，便不能胜，使非胃气虚弱，何以若此？此虚实之原所当先察，庶不致误治之害。”又曰：“呕吐虽有火证详列各条，然凡病呕吐者多以寒气犯胃，故胃寒者十属八九，由热者十止一二，而外感之呕，则尤多寒邪，不宜妄用寒凉等药。”

《幼幼集成·呕吐证治》：“予按为医者临诊治病，贵能体贴病情，能用心法，大凡呕吐不纳药食者，最难治疗。盖药入即吐，安能有功？又切不可强灌，胃口愈吐愈翻，万不能止。予之治此颇多，先将姜汤和黄土作二泥丸，塞其两鼻，使之不闻药气，然后用对症之药煎好，斟出澄清，冷热得中，口服一口，即停之半时之久；再服一口，又停止良久；服二口，停之少顷，则任服不吐矣。”

【现代研究】

一、治疗学研究

1. 辨证方药　张新对呕吐用八种方法辨证论治：①疏解表邪止呕，适用于外邪犯胃引起的突然呕吐。风寒暑湿犯胃用藿香正气散加减，风热犯胃用银翘散加减。②因势利导止呕，包括探吐法和中药催吐，是常用的简捷止呕法。适用于食入异物或不洁之品，或饮食过量，食积胃脘。临床上可根据具体情况选用探吐法，或用中药瓜蒂散催吐。③消导通利止呕，主要用于饮食不节、食滞胃脘而引起的呕吐。方选枳实导滞汤加减。④温化痰饮止呕，适用于脾失健运，痰饮内停，胃气上逆而呕吐。方选苓桂术甘汤加减。⑤疏肝和胃止呕，用于七情不和，肝气郁结，横逆犯胃，胃失和降而上逆所致呕吐。选半夏厚朴汤和左金丸加减。⑥清热涤痰止呕，主要用于痰饮日久，郁而化热，痰热内阻，胃失和降而引起的呕吐。方选黄连温胆汤加减。⑦温中健脾止呕，适用于脾胃虚弱所致呕吐。方选六君子汤加减。⑧滋养胃阴止呕，代表方剂麦门冬汤，主要用于热病之后或气郁火灼伤津液致使胃失濡养而呕[1]。

2. 针灸疗法

(1)体针：沈国伟等选取足三里穴，分别使用温针灸、针刺和艾灸三种不同的治疗方法，以呕吐症状的积分为主要临床观察指标，以观察针灸足三里穴对抗化疗呕吐反应的临床疗效。结果：不同的针灸方法，其即时止呕效应和持续止呕效应不尽相同，针刺的即时止呕效应优于温针灸和艾灸，而温针灸的持续止呕效应优于针刺和艾灸[2]。

(2)穴位注射：李永方采用足三里穴位注射治疗呕吐。治法：取双侧足三里穴。患者仰卧于床上或端坐于靠椅上，全身放松，充分暴露膝关节以下小腿部分，足三里穴位表面皮肤常规消毒后，用一次性注射器抽取胃复安注射液 5ml，分别于双侧足三里刺入，得气后将药液缓慢注入，每次每穴 2.5mg。1 日 1 次，一般治疗 1～3 次。共治疗 35 例，包括急性胃炎 20 例、神经性呕吐 1 例、胃肠型感冒 4 例。结果：治疗 1 次症状消失 18 例、2 次症状消失 9 例、3 次症状消失 5 例、治疗 3 次症状减轻但不能完全控制 3 例[3]。

3. 推拿疗法　孙竞春等用推拿治疗小儿呕吐 60 例。外邪犯胃者，揉胃穴、推中脘、推太阳、揉外劳、摩腹、按揉足三里。胃热呕吐，取穴清胃、平肝、天河水、运八卦，腹痛加板门，便秘加清大肠。胃寒呕吐，取穴外劳宫、板门、平肝、清胃、运八卦，寒伤脾胃加清补脾。伤食呕吐，清脾胃、清大肠、推板门、分推腹阴阳、捏脊。夹惊呕吐，取穴平肝、清胃、运八卦、板门、天河水、外劳宫。根据病情的变化，适当增减所需穴位。每日推拿 1 次，5 天为 1 个疗程。治疗结果：痊愈 31 例占 51.6%、显效 12 例占 20%、有效 17 例占 28.2%[4]。单杰等用捏脊疗法治疗小儿呕吐 59 例，然后以双拇指腹面顺逆时针各揉脾俞、胃俞 400 次，1 日 1 次。结果：48 例经治疗 1～3 次即获痊愈、4 例治疗 4 次、5 例治疗 5 次、2 例治疗 7 次后，均获痊愈[5]。

4. 外治方药　宋阿冬用中药穴位贴敷治疗小儿呕吐。方法：以清半夏、枳壳、厚朴、桔梗、陈皮、藿香、佩兰、砂仁、白芷、威灵仙、焦三仙为基本方辨证加减。上药共研细末，白醋调膏，每次取适量敷于双侧内关和神阙，每次敷 4～10 小时。结果：治愈 79 例、好转 37 例、无效 12 例，总有效率 90%[6]。

5. 火丁疗法　王霞芳报道：董廷瑶采用将食指洗净、消毒后，蘸少量冰硼散的方法后快速按压“火丁”(口腔内舌根部悬雍垂相对的会厌软骨部位)上的方法，迅即退出，压后 1 小时方可进乳，隔日 1 次，以 1 周为 1 个疗程，严重者再加 1 个疗程。与西药组及安慰组对照，治疗组总有效率 95.3%，两组有显著差异($P<0.005$)。动物实验观察到本法能使猪胃内容积扩大，胃节律性活动受抑制，从而遏制了吐乳，治疗后 3 个月随访 195 例，总有效率仍达 96.9%[7]。

二、药效学研究

王蕾等在半夏生物碱含量测定及止呕研究中发现，半夏生物碱对顺铂、阿朴吗啡所致水貂呕吐均有止呕作用，对硫酸铜及运动病所致呕吐无效。该结果说明半夏生物碱通过抑制中枢止呕[8]。

陈佃等用聚酰胺柱、正相硅胶柱、中压液相柱等色谱方法对高良姜有效成分进行了分离、筛选，根据紫外光谱(UV)、红外光谱(IR)、质谱(MS)、磁共振谱(NMR)分析鉴定化合物的结构，分得高良姜素和山柰素两者混合晶体和单晶均有镇痛和止呕的药理作用，并确定高良姜素为药材质控标准的对照品[9]。

参考文献

[1] 张新．试论呕吐的证治[J]．内蒙古中医药，2008，27(8)：23-24.

[2] 孙艳，王瑞平．中医分型辨治化疗期间呕吐[J]．实用中医内科杂志，2006，20(5)：489.

[3] 李永方．足三里穴位注射治疗呕吐[J]．中国针灸，2004，24(2)：112.

[4] 孙竞春，赵宇，杨占岭．推拿治疗小儿呕吐 60 例[J]．针灸临床杂志，2006，22(8)：48.

[5] 单杰，王晓莉．捏脊治疗小儿呕吐 59 例[J]．按摩与导引，1998，14(6)：34.

[6] 宋阿冬．中药穴位贴敷治疗小儿呕吐 128 例[J]．河北中医，1998，20(4)：200.

[7] 王霞芳，林洁，封玉琳．董氏手法治疗婴幼儿吐乳症的临床观察[J]．中国中西医结合杂志，1995，15(8)：489-490.

[8] 王蕾，赵永娟，张媛媛，等．半夏生物碱含量测定及止呕研究[J]．中国药理学通报，2005，21(7)：864-867.

[9] 陈佃，何瑞，李彩君．高良姜镇痛止呕有效成分的研究[J]．广州中医药大学学报，2001，18(3)：240-242.

（张桂菊　李燕宁　邢向晖）

第五节　腹　胀

【概述】

腹胀是指以脘腹部胀满，按之濡软触之无形为特征的病证。既可单独出现，也可继发于多种疾病过程中。

腹胀可见于任何年龄，一年四季均可发生。一般功能性腹胀预后良好，器质性病变、感染中毒性疾病、急腹症等病中发生的腹胀，全身情况严重，若得不到及时恰当的治疗，则预后较差。

本病早在《内经》就有记载。如《素问·阴阳应象大论》："寒气生浊，热气生清；清气在下，则生飧泄，浊气在上，则生䐜胀。"《灵枢·本神》："脾气……实则腹胀，泾溲不利。"《灵枢·师传》："胃中寒则腹胀。"《诸病源候论·小儿杂病诸候·时气腹满候》说："腹满者，是热入腹，与脏气相搏，气痞涩在内，故令腹满。若毒而满者，毒气乘心，烦懊者死。"《诸病源候论·小儿杂病诸候·腹胀候》又说："腹胀是冷气客于脏故也。小儿腑脏嫩弱，有风冷邪气客之，搏于脏气，则令腹胀。"较早指出了小儿腹胀的病因和预后。之后，历代医家对小儿腹胀论治各有阐发，钱乙将腹胀分为虚实两类，如《小儿药证直诀·虚实腹胀》曰："腹胀由脾胃虚，气攻作也。实者闷乱喘满，可下之……不喘者虚也，不可下。"李东垣认为腹胀为脾胃虚弱所致，如《兰室秘藏·中满腹胀论》说："皆由脾胃之气虚弱，不能运化精微而致水谷聚而不散，而成胀满。”他又强调“大抵寒胀多而热胀少，治之者宜详辨之。”《景岳全书·小儿则·腹胀腹痛》中强调：“小儿腹胀腹痛，多因食积，或寒凉伤脾而然。”万全在《片玉心书·胀满门》提出：“胀满专属于肺，有虚胀、积胀、热胀、寒胀。”并详细列举治疗方药，认为“厚朴乃胀满必用之药。”《医宗金鉴·幼科心法要诀·腹胀门》中将腹胀分虚、实两类辨证施治，“腹胀之病，脾胃二经主之，有虚有实，宜分晰焉。虚者因久病内伤其脾，实者因饮食停滞于胃，虚则补脾，实则消导。调治合宜，其胀自渐除矣。”沈金鳌在《幼科释谜·腹痛腹胀》中把腹胀分为虚实寒热四类：“腹痛腹胀，病属中宫，脏气相击。邪正交攻，挟寒挟热，症见不同，曰食曰积，壅滞于胸，有虚有实，其故难穷”。

西医学认为，腹胀是临床常见的一种消化道症状，可见于多种疾病过程中。如急慢性胃炎、胃黏膜脱垂、消化性溃疡、小肠吸收不良综合征、结肠炎、中毒性肠麻痹、肠梗阻、肠套叠、胆囊炎、胆石症、急慢性肝炎、肝硬化早期等疾病均可引起腹胀，可在辨病的基础上，参考本节辨证施治。

现代对小儿腹胀的研究范围广泛，研究了木香、大腹皮、砂仁、厚朴、陈皮等多种理气药调节胃肠功能的机制，建立了引起腹胀常见病肠梗阻的动物模型，探讨了大承气汤对人体消化道运动功能的影响。近年来，以多种疗法治疗小儿腹胀有许多总结报道。这些研究成果增加了腹胀的治疗手段，提高了疗效。

【病因病理】

一、病因

多种病因可引起腹胀，常见的有外感因素、饮食因素、情志因素和正虚因素。

1. 外感因素　六淫之邪皆可侵袭脾胃肠腑，影响运化传输，气机郁滞而致腹胀，其中以寒、湿、热邪伤儿尤甚，特别是夏秋之交，湿热交蒸之时更易罹患。脾为阴土，喜燥恶湿，若湿热壅结脾胃，困阻中焦，致脾阳失展，健运失职，升降失调，气机壅滞，则腹胀烦闷。万全在《万氏家传保命歌括·腹胀》中说：“夫胃为水谷之所聚，脾不能腐熟变化，蓄积于中，郁而为热，热则生湿，遂成胀满之证”。

2. 饮食因素　小儿脾常不足，乳食不知自节，若喂养不当，乳食无度，过食生冷肥甘及难以消化食物，致食停中焦，壅塞气机，则脘腹胀满。正如《幼科类萃·腹胀门·论小儿腹胀之由》说：“大抵小儿多由饮食饥饱，生冷甜腻，聚结不散，或久患疳积，及疟后癖块不消，皆能为胀”。

此外，也有因饮食不洁误食被污染的食物而致蛔虫盘踞于肠道，扰动胃肠，阻碍气机运行而腹胀。

3. 情志因素　小儿肝常有余，易木亢侮土，且小儿神气未充，易受惊吓。若情志违和，暴受惊恐，或被责骂，恼怒伤肝，肝气郁结，或思虑伤脾，清阳不升，浊阴不降，气机壅滞则腹胀。若积聚日久，气血瘀滞，脉络瘀阻，气机不利则腹胀日重。

4. 正虚因素　先天禀赋不足，如早产儿、双胞胎，或先天肠道畸形的小儿，或久病体弱，如久泻等病，后天失养，或药物攻伐脾胃，劫阴耗气，使脾胃失健，纳运无力，气机阻滞而为腹胀。《圣济总录·小儿门·腹胀》说：“小儿脏腑怯弱，气血未定，风冷客之，搏于正气，升降不调，故令儿心腹胀满”。

二、病理

1. 病变在肝脾大肠　腹胀的病变脏腑，主要在肝脾和大肠。肝的疏泄功能正常，则气机调畅、气血和调、经络通利，脏腑组织的活动也就正常协调；脾主运化，包括运化水谷和运化水液两个方面;大肠的主要功能是传导糟粕,排泄大便。正常情况下脾主运化水谷,布散精微离不开肝气的疏泄,而肝气的疏泄又离不开脾精的供养,二者息息相关。无论是外感、伤食,还是正虚、情志因素,其共同的病理变化,都是肝主疏泄、脾主运化、大肠主传导运化水谷功能的失常。《金匮要略·脏腑经络先后病脉证第一》有"见肝之病,知肝传脾,当先实脾"之明训,古人还有"见脾之病,当以疏肝"之说,可见肝脾在气机运化、疏泄调节方面的失常,可以发生腹胀。糟粕皆由大肠传导运化,若传导失常亦发生腹胀。腹部胀满,胁肋胀痛,嗳气频作,气郁时加重,则病位在肝;脘腹胀满,纳呆便溏,四肢困倦,体乏无力,则病位在脾;脐腹胀满,大便秘结或便溏,矢气肠鸣,则病位在大肠。

2. 病理因素为气滞　腹胀的发病,与气滞有密切关系。外感湿、热、寒邪困阻中焦,使脾失健运,清阳之气不升而浊阴之气不降,壅滞中焦而腹胀。食伤损害胃气,食积不化,宿食停滞胃肠,阻滞气机而腹胀。情志失和,肝气郁结,横逆犯脾而为腹胀。正虚脾胃不健,纳化无力,气机阻滞亦为腹胀,《小儿药证直诀·虚实腹胀》说:"腹胀由脾胃虚,气攻作也。"总之,各种原因引起气机郁滞,皆可导致腹胀。

3. 病机属性分寒热　腹胀的病因不同,因而腹胀有寒热之分。《景岳全书·杂证谟·肿胀论治》说:"虽皆气分,而气病有不同。故有气热而胀者,曰诸腹胀大皆属于热也;有气寒而胀者,曰胃中寒则䐜胀者,曰脏寒生满病也。"感受外寒,过食生冷寒凉,素体阳虚而腹胀者多为寒胀;多种病因致湿热壅结脾胃或木亢侮土而腹胀者,多为热胀;病程中寒热还可相互转化,如寒胀郁久可热化,热胀误治失治可转化为寒热错杂之证。

4. 病情演变分虚实　小儿体质有别,病程长短不一,以及疗效的差异,其病情演变有虚实之分。实证腹胀一般可由外感湿热、伤食、气滞、腑实所致,起病急,病程短。而虚证腹胀主要由于脾胃功能虚弱,运化无力所致,多见于素体脾虚,或久病失调,误治失治而产生,起病缓,病程长。二者常相互转化,如实证腹胀治不及时,易转成实中夹虚证;虚证腹胀每因腹中邪气或伤食而转为虚中夹实证。一般腹胀早期正盛邪实,正邪相争剧烈,常为结、瘀、热三者互相兼夹;晚期正虚邪少,多现脾胃气虚之象。

【诊断与鉴别诊断】

一、诊断要点

1. 有乳食不节、感受外邪、情志不和、虫结胃肠等病史。

2. 脘腹胀满,腹部外形胀大而触之无积聚、痞块,或虽自感胀满而腹部不大,腹诊无异常,可伴有腹痛、肠鸣、矢气、大便不调等胃肠道症状。

3. 起病可急可缓,或轻或重,依据脾胃的寒热虚实之不同,而有相应的证候和体征。

二、鉴别诊断

1. 臌胀　以腹部胀大,皮色苍黄,青筋暴露为特点,俗称单腹胀。臌胀病之初起,以气胀为主,称为气臌,须与腹胀相鉴别。腹胀为脘腹胀满,虽可见腹部外形胀大,但按之濡,触之无有形之实积;而气臌者,腹部膨满,叩之如鼓,按之胁下痞胀疼痛,且转侧时腹部有轻微振水声,尚有四肢消瘦、小便短少之症。腹胀与气臌预后也截然不同,腹胀病情一般不严重,只要得到正确治疗,祛除病因,多能获效;而气臌若治疗不及时,病情可逐渐发展,一般难以彻底治愈。

2. 水肿　水肿病亦有腹胀之症,但胀必兼有水肿,或见目窠微肿,或见足胫肿,或叩诊腹部有移动性浊音;而腹胀以气胀为主,唯胀不肿,可据此鉴别。

3. 积聚　积者以腹内结块,并有胀痛或刺痛为临床特征,虽有腹部外形胀大及腹胀之感,但按之腹内坚实有块,且疼痛,据此与腹胀不难鉴别。聚虽腹部无包块可及,但有腹内气聚，攻窜胀痛时作时止之特点，与腹胀以胀为主和胀满持续可资鉴别。

4. 痞满 又称心下痞，虽亦为痞塞胀满，触之无形，但其证不痛，部位仅限于心下胃脘部，而腹胀的病变部位则位于胃脘以下的大腹部。

【辨证论治】

一、证候辨别

1. 辨别常证

(1)察病因：因食胀者，食谷不化，腹满胀痛，不能进食；因蛔虫胀者，腹痛绕脐，兼异食，大便下虫或吐虫，镜检大便有虫卵；因气胀者，情志郁结，胸腹满闷，按压腹部，随按随起，如按气囊；因积胀者，痞块有形，心腹坚硬；以水裹为主者摇动有水声，按之如囊裹水；若以血瘀为主者，则见胀满腹痛有定处，腹壁青筋暴露。

(2)辨病位：肝气郁结，失其条达，影响脾气的升发，则精神抑郁、胸胁满闷、食少腹胀等；若肝气横逆，乘犯脾土，则纳呆腹胀、嗳气、肠鸣或矢气频作；湿困脾胃则腹满、腹胀、泄泻肠澼；小肠无以受盛，泌别失职，清浊不分，注入大肠，则泻下便溏，脐腹胀满；大肠津液干枯，燥屎内结，则便秘难下，腹胀口干；若肺热肠壅则喘息腹胀、便秘口臭。

(3)审虚实：腹胀一般按之不痛为虚，痛者为实；腹胀时减，后复如故为虚，腹满不减为实；伴体弱声低为虚，体强气粗多实；小便黄赤，大便秘结者多实，小便清长，大便稀溏者多虚；如腹部胀满，口淡纳呆，食后胀甚，大便稀溏，畏寒肢冷，舌淡苔白，脉沉细弱者，属阳虚；腹部胀满，便秘体瘦，面部潮红，口干舌燥，五心烦热，舌红少津，脉细弱者，属阴虚。病程在1个月内不断进展，则属缓中之急，多为实证、阳证。若病程迁延数月，则为缓中之缓，多为虚证、阴证。

2. 辨识轻重 腹胀轻证，一般来说，注意起居饮食，及时治疗，预后良好。如腹胀甚久，气滞血瘀裹结日深，突然出现剧烈胃痛或腹痛，心烦不宁，坐卧不安，可能会发生突变，出现吐血及便血，甚至神志昏迷等危重症之象。

二、治疗原则

治疗腹胀重在祛除病因，佐以行气导滞。实胀以祛邪为主，属食滞者宜消食导滞以去其积，气郁者宜疏肝解郁以理其气，属湿热者宜清热化湿、分消上下，属虫积胀者则宜驱虫以下虫积。虚胀以温补为主，因寒致者，宜温中散寒，行气消胀，脾胃气虚者，宜健脾益气，理气助运。对实中兼虚、虚中夹实的患儿，则应攻补兼施，驱邪宜消导疏利，不可攻伐太过，中病即止，以免耗伤正气，对年幼体弱儿更应如此。对虚胀使用益气补脾时，也应兼顾导滞理气，不可补益过甚，以免滞邪。

腹胀治疗，除服药外，尚可用外治、针灸、推拿等法，对危重患儿，则应中西医配合治疗，以提高疗效。

三、分证论治

(一)实证

1. 湿热腹胀

证候表现 脘痞腹胀，头昏身重，胸闷不饥，身热不扬，汗出不解，口渴不欲饮，大便秽臭或便溏不爽，小便短少，舌质红，苔厚腻或白或黄，脉濡数或滑数，指纹紫滞。或伴两胁疼痛，引向肩背，呕吐恶心腹胀，面目黄染。

辨证要点 本证夏秋季最为多见，因感受湿热之邪致病，以脘痞腹胀，头昏身重，身热不扬，舌质红，苔厚腻为特征。湿热交蒸损伤脾胃，气机运化失常，脾失健运，胃失和降，故纳少，腹胀，便溏而不爽；湿性重着，脾为湿困，故头昏身重。湿遏热伏，郁蒸于内，故身热不扬、汗出不解，口渴不欲饮，小便短黄。本证有湿重于热、热重于湿的区别。湿重于热则胸闷恶心、大便偏溏；热重于湿则身热、烦躁、口渴、大便臭秽。属肝胆湿热者为感受湿热之邪，或脾胃运化失常，湿浊内生，湿郁化热，湿热相蒸，蕴于肝胆，肝胆疏泄失常，则两胁胀痛，引向肩背；脾胃功能失职，故纳呆、腹胀。

治法主方　清热利湿，行气导滞。湿重于热用三仁汤，热重于湿用甘露消毒丹，肝胆湿热用茵陈蒿汤加味。

方药运用　常用药：湿重于热者，杏仁、白蔻仁、薏苡仁、通草、滑石、厚朴、半夏、枳实、竹叶。热重于湿者，茵陈蒿、滑石、黄芩、石菖蒲、木通、薄荷、白蔻仁、射干、连翘、浙贝母、枳壳、川楝子。肝胆湿热者，茵陈蒿、山栀、大黄。腹胀甚加枳壳、青皮、大腹皮；小便赤涩不利者，加白茅根、车前子；伴高热烦渴引饮者，加生石膏、炒山栀；胸闷嗳气不畅者，加郁金、香附、甘松；兼感暑邪，身热无汗者，加藿香、佩兰、荷叶。

2. 食积腹胀

证候表现　脘腹胀满，痞硬拒按，嗳腐吞酸，呕恶不食，腹痛肠鸣，或痛则欲泻，泻后痛减，大便酸臭或秘结，夜卧不安，手足心热，舌质淡，苔白厚或白腻，脉沉滑，指纹沉滞。

辨证要点　本证起病前有伤乳伤食史，因乳食积滞致病，以脘腹胀满，痞硬拒按，嗳气酸腐，呕恶不食为特征。伤于乳食，停滞肠胃，阻滞气机，故见脘腹胀满，疼痛拒按；食伤脾胃，宿食内停，故不思乳食；食积气滞不行则腹痛欲泻，得泻则乳积下行，肠胃壅塞暂减，气机稍畅，故泻后痛减；宿食腐化，浊气下泄，故大便酸臭；胃不和则卧不安，故夜卧不安；舌淡红，苔厚腻，指纹紫滞，脉象沉滑皆为乳食积滞之象。本证可单独存在，亦常在其他证候中兼见，常以腹胀为主要表现。

治法主方　消食导滞，调和脾胃。伤乳者用消乳丸加减，伤食者用保和丸加减。

方药运用　常用药：伤乳者，炒麦芽、焦神曲、香附、砂仁、炒谷芽、陈皮、炙甘草。伤食者，陈皮、半夏、茯苓、连翘、莱菔子、焦神曲、焦山楂、鸡内金。腹胀甚重用莱菔子行气消积，加厚朴、大腹皮；腹痛甚者，加广木香、白芍、延胡索；食积郁久化热者，加黄连、连翘；舌红苔垢者，加大黄；兼呕吐者，加紫苏梗、生姜、竹茹。

3. 虫积腹胀

证候表现　腹部胀满，多伴有脐周腹痛，时作时止，痛止如常人，或食少消瘦，神疲乏力，或烦躁不安，面色萎黄或苍白，或嗜食异物，大便有虫，舌淡苔薄白或花剥，脉滑弦数，指纹紫滞。

辨证要点　本证因寄生虫感染所致，以腹胀常伴有脐周阵发性疼痛，时作时止，可见大便下虫为特征。蛔虫盘踞于肠道，扰动胃肠，阻碍气机运行，气机壅滞而腹胀；虫踞肠腑，扰动不安则腹痛，虫伏不动则痛止，故腹痛时作时止；虫积日久，脾胃虚弱，气血生化乏源故食少消瘦，神疲乏力，面色萎黄或苍白。

治法主方　驱蛔导滞，调理脾胃。乌梅丸加减。

方药运用　安蛔常用药：乌梅、细辛、干姜、熟附片、川椒、黄连、黄柏、木香、枳壳、使君子、槟榔。体虚加当归、党参；大便干燥加大黄。驱虫常用使君子、苦楝根皮、槟榔、雷丸、大黄等。驱虫后调理脾胃，用香砂六君子汤益气健脾。

4. 气结腹胀

证候表现　精神抑郁，腹胀嗳气，胸闷胁痛，不思饮食，或腹部攻撑作痛，部位不定，可牵引腰及少腹，气聚胀而见形，气散胀而无迹，舌淡红苔薄白，脉弦紧，指纹红或青。

辨证要点 本证多见于年长儿，因情志不畅，肝气郁结致病，以精神抑郁，腹胀嗳气，部位不定，胸闷胁痛为特征。肝失疏泄，气机郁结，则精神抑郁，腹胀嗳气；因气为无形之物，游走不定，故腹胀部位常不固定，时聚时散；肝经循胁，肝气不舒，气机不畅，经脉不利则胸闷胁痛。舌淡红苔薄白，脉弦紧，指纹红或青为肝气郁结之象。

治法主方 疏肝解郁，导滞消胀。逍遥散加减。

方药运用 常用药：柴胡、白芍、当归、白术、茯苓、香附、郁金、干姜、薄荷、炙甘草。胸胁痞闷甚者，加枳实、木香、甘松；嗳气不止者，加旋覆花、降香、紫苏子；若气郁化火，口苦咽干者，加牡丹皮、山栀；腹痛加延胡索、川楝子；食积者加焦山楂、焦神曲。

（二）虚证

1. 脾虚腹胀

证候表现 腹部胀满，不思饮食，食则腹胀，腹满喜按，或伴消瘦，困倦乏力，面色萎黄，大便溏薄，唇舌淡白，苔白，脉沉弱，指纹淡。

辨证要点 本证病程较久，因先天禀赋不足，或后天失调所致，以反复腹胀发作，胀满喜按为特征。脾气虚弱，运化无力则不思饮食，食则腹胀，大便溏薄；脾主肌肉四肢，脾气虚弱，气血生化乏源，肢体失于充养则消瘦，困倦乏力，面色萎黄。唇舌淡白，苔白，指纹淡，脉沉弱为脾虚之象。

治法主方 益气健脾，佐以消导。香砂六君子汤加减。

方药运用 常用药：党参、茯苓、白术、炙甘草、陈皮、半夏、广木香、砂仁。大便稀加山药、薏苡仁，白术改为苍术；食滞加鸡内金、炒谷芽、炒麦芽；腹胀甚加大腹皮、香橼皮。

2. 脏寒腹胀

证候表现 腹胀脘闷，腹满时减，复而如故，得热则舒，精神困倦，怯寒懒动，面白肢冷，或呕吐下利，小便清长，口不渴，舌淡苔白，脉沉迟，指纹淡。

辨证要点 此证多见于脾胃素虚，中阳不足者，因过食生冷，感受风寒，或苦寒药物攻伐太过，使脏腑虚寒所致，以腹胀脘闷，得热则舒，怯寒懒动，面白肢冷为特征。本证与脾虚腹胀区别在于虚寒证之象更为显著，表现为怯寒肢冷、面白不渴诸症。中阳不足，运化失健，则腹胀纳少；阳气不足，寒凝气滞，故腹胀喜温，得热则舒；阳虚肌肤失于温煦，故畏寒肢冷。舌淡苔白，指纹淡，脉沉迟为脾阳不足，脏腑虚寒之象。

治法主方 温中散寒，行气消胀。厚朴温中汤加味。

方药运用 常用药：陈皮、厚朴、茯苓、干姜、草豆蔻、广木香、党参、炙甘草。外感风寒之邪所致者，用香苏散疏散风寒、理气和中，常用药：陈皮、香附、紫苏叶、炙甘草。呕吐加丁香、吴茱萸；食欲不振，加鸡内金、焦神曲、焦山楂、炒麦芽；面色苍白，唇舌俱淡加当归、白芍；大便秘结加火麻仁、郁李仁；肢冷畏寒加用肉桂、附子。

3. 津亏腹胀

证候表现 腹部胀满，饥不欲食，大便干结难解，面部潮红，口干舌燥，五心烦热，体瘦乏力，舌红少苔少津，脉细数，指纹淡。

辨证要点 本证因素体阴亏或大病久病、攻伐太过，耗伤阴津所致，以腹胀便结，面部潮红，五心烦热，口舌干燥，舌红少津为特征。胃喜润而恶燥，以降为顺。胃阴不足，虚热内生，热郁于胃，气失和降，则腹部胀满不适；胃中虚热扰动，则有饥饿感，而胃阴失滋，纳化迟滞，则饥不欲食；胃阴亏虚，阴津不能上承，则口燥咽干，不能下润肠道，则大便干结；小便短少，舌红少苔乏津，脉细数，为阴液亏虚之证。

治法主方 滋阴润肠，健脾消胀。益胃汤加减。

方药运用 常用药：沙参、麦冬、生地黄、玉竹、女贞子、旱莲草、麻仁、杏仁。肝火盛加知母；兼腹痛加白芍、炙甘草；纳呆食滞加焦神曲、炒麦芽、炒谷芽；有瘀滞加桃仁、当归。

此外，小腹腹胀尚有水蓄膀胱所致者，证见小便不利，少腹胀满，兼见发热、恶寒、口渴、脉浮等症，治宜化气行水，方用五苓散。还有下焦蓄血，亦可见少腹胀满或痛、大便色黑、小便自利等，治宜活血化瘀、泻热破结，方用桃仁承气汤。若腹胀中期积水不消，到了晚期则正气虚惫，渐见形瘦骨立，腹水有增无减，面色黧黑，腹壁青筋暴露、脐凸，脉微细欲绝，舌红绛且无津，属危殆之候，治宜攻补兼施，可参阅“疳病”节。

【其他疗法】

一、中药成药

1. 甘露消毒丸 用于湿热腹胀。

2. 保和丸 用于食积腹胀。

3. 木香槟榔丸 用于食积腹胀。

4. 四磨汤口服液 用于气结腹胀。

5. 香砂六君子丸 用于脾虚腹胀。

6. 附子理中丸 用于脏寒腹胀。

二、药物外治

1. 药袋疗法 芒硝 60～120g。将上药装在纱布袋内，布袋两边缝上绷带，上面缝上与布袋同样大小的塑料薄膜，再将布袋的另一面对患儿肚脐，将绷带围腰扎好。6～12 小时换药 1 次。用于食积腹胀。

2. 酒糟 100g，入锅内炒热，分 2 次装袋，交替置于腹部热熨，1 日 1 次，每次 2～3 小时。用于脾虚夹滞证。

三、针灸疗法

1. 体针 取穴：上脘、中脘、下脘、足三里、内关，用强刺激。加减法：气滞者加针章门、肝俞以舒肝理气；寒者针后加灸天枢、气海以温散寒湿；湿热者加针胆俞、三焦俞以清化湿热；宿食者加针大肠俞、灸神阙以消食化滞；阳虚者加灸肾俞、三阴交、涌泉以温补中阳；阴虚者加针肝俞、行间、肾俞以滋阴降火。

2. 耳针 取穴：脾、胃、大肠点。每次选一侧的 1～2 个穴位，埋针 1 周，到期换另一侧。

3. 艾灸 取穴：中脘、神阙、足三里、内关。用于脾虚腹胀、脏寒腹胀。

4. 火罐 取穴：上、中腹胀，取中脘穴和神阙；下腹胀取脐和关元穴。留罐 10～20 分钟，每天 1～3 次。

四、推拿疗法

1. 两手搓热，掌心接触腹部，按顺时针方向轻轻揉按 10 分钟，1 日 2～3 次。可促使胃肠蠕动，减轻腹胀。

2. 按摩足三里：用左右手的中指指端按摩足三里穴 10 分钟，1 日 2～3 次。

3. 运内八卦 以内劳宫为圆心，以圆心至中指根横纹约 2/3 为半径，所形成的圆圈。运 300～500 次，能宽胸和胃，调理升降，对治疗腹胀有良效。

4. 分证论治

实胀：消食导滞。清脾经，推板门，运内八卦，分推腹阴阳，平肝经，清天河水，掐足三里。

虚胀:益气健脾。补脾经,推板门,运内八卦,揉二人上马,推三关,掐揉足三里,揉一窝风,补肾经,摩腹,揉气海,揉关元。

寒胀:温中散寒,理气消胀。补脾经,揉一窝风,掐足三里,运内八卦,清天河水,灸神阙,摩腹,揉天枢。

热胀:清热化滞,理气消胀。清胃经,平肝经,清天河水,清小肠,推板门,泻大肠,退六腑。

五、西医疗法

1. 对症治疗　①禁食,胃十二指肠减压,减少吞咽气体的积存,吸出消化道内滞留的气体和液体,减低肠道内压力,使肠肌得以休息,等待恢复功能。②肛管排气,减低结肠内压力,排结肠内气体。③10%的浓盐水(20～50ml)灌肠,刺激结肠增强蠕动。④静脉补液,纠正电解质紊乱,对缺钾者给以适量的氯化钾。

2. 药物治疗　①吗丁啉,对胃内胀气较好,每次 0.3mg/kg,餐前 15～30 分钟口服,1 日 3 次。②酚妥拉明,可改善肠道微循环促进肠道蠕动功能,有助于消除腹胀。用法,每次 0.2～0.5mg/kg,加于小壶滴入,必要时 2～4 小时 1 次。对全身感染引起的中毒性麻痹性肠梗阻有较好的效果。③新斯的明,0.045～0.06mg/kg,皮下注射,抑制胆碱酯酶,增强肠管蠕动,促进排气。

3. 病因治疗　针对引起腹胀的不同病因积极治疗。对各种类型的绞窄性肠梗阻、先天性畸形、肿瘤所致的肠梗阻,以及非手术治疗无效的患者应行手术治疗,具体手术方法应根据梗阻的病因、性质、部位及全身情况而定。

【预防护理】

一、预防

1. 及时增减衣物,避免居住环境潮湿,防止感受外邪。

2. 注意食品卫生,保持饮食的清洁,饭前便后宜洗手,食具要消毒。

3. 食物宜易消化而营养丰富,勿恣进食肥甘厚味及辛辣生冷之品。喂乳食宜适量,勿暴饮暴食。

4. 避免精神刺激,保持小儿身心愉快,以免气机内郁而产生腹胀。

二、护理

1. 对腹胀小儿宜控制饮食,忌食肥甘厚味。如虫积腹胀者,忌用甜食,适当给酸味食物。虚寒胀宜甘温食品。

2. 严重腹胀者,可暂禁食,口服补液或静脉补充营养。

3. 明显腹胀者宜卧床观察,随时检查腹部体征,并进行必要的辅助检查,以便及早明确诊断,及时处理。

4. 注意腹部、双足保暖。

【文献选录】

《素问·厥论》:"太阳之厥,则腹满䐜胀,后不利,不饮食,食则呕不得卧。"

《小儿药证直诀·虚实腹胀》:"治腹胀者,譬如行兵战寇于林,寇未出林,以兵攻之,必可获。寇若出林,不可急攻,攻必有失,当以意渐收之,即顺也。"

《片玉心书·胀满门》:"胀满专属于肺,有虚胀、积胀、热胀、寒胀。虚胀者,或因吐泄,或误服下药,致成胀满者,此宜补中调气,利小便,以四君子汤去甘草,加厚朴、陈皮、苍术、木香、木通治之。盖中满忌甘草,所以去之,若厚朴乃胀满必用之药。积胀者,腹中原有食积结粪，小便黄，腹时作痛，微喘脉实，时时饮水，又不能食者，可下。用丁香脾积丸，下后，以集圣丸调之。如脾胃素弱，不能消导运化，伤食作胀者，先补脾，四君子汤去甘草，加厚朴、陈皮、砂仁，后以脾积丸下之。后又补脾，集圣丸主之。轻者，只以保和丸调之。热胀者，浑身壮热，面赤烦躁，大便秘，此因胎禀素厚，误服药而致者，急以三黄丸下之。不通者，用胆导法，下后，以胃苓丸调之。寒胀者，因寒积郁结而胀，手足厥冷，面青气急。先以塌气丸治之，后以胃苓丸调之。凡胀满喘急，除寒胀一症，其余俱以葶苈丸治之。"

《医宗金鉴·幼科心法要诀·腹胀门》："凡小儿久病脾虚，或吐泻暴伤脾气，健运失常，所以饮食不化，食少腹即胀满，现症精神倦怠，面黄肌瘦，此虚胀也，宜用香朴四君子汤治之……小儿饮食过度，则胃中停滞，以致腹胀，大便不利，身体潮热，心烦口渴，形气壮实，此实胀也。轻者，平胃散主之；重者，小承气汤主之。"

《幼幼集成·胀满证治》："经谓脏寒生胀满，盖脾为阴中之至阴，因脾湿有余，无阳不能施化，如土之久于雨水则为泥矣，岂能生育万物，必待和风暖日，湿去阳生，自然生长也，凡此，宜以辛热之药运用之可也。"

《幼幼集成·胀满证治》："经谓下之则胀已，此以湿热、饮食有余，脾胃素实，形体气质壮实者言之也。若脾虚内寒，而气不能运精微以成胀满者，只宜以甘温补脾为主，少佐辛热，以行壅滞之气，庶使脾土健旺，胀满运行，斯可愈矣。此经之所谓塞因塞用，从治之法耳，医者不察乎此，惟执下之胀已，急于获效，病者喜行利药，以求通快，不知暂快一时，则真气愈伤，胀满愈甚，去死不远矣。"

【现代研究】

一、治疗学研究

1. 汤剂内服　闵长蓉以升降散为主治疗新生儿腹胀 60 例。方法：除一般静脉补液外，服升降散（白僵蚕 2g，蝉蜕 2g，姜黄 1.5g，大黄 1.5g）。属胎热蕴结，加金银花、菊花、防风、枳壳、木香各 3g，夏枯草 4g；属乳食积滞，加法半夏 5g、茯苓 6g、陈皮 4g、枳壳 3g、木香 2g、焦山楂 6g；吐乳甚再加藿香 4g；兼脾虚夹蛋花便者将方中大黄改为酒大黄 3g，再加白术、泽泻各 4g。结果：治愈 52 例、有效 6 例、无效 2 例，总有效率 96.7%[1]。

范昀以加减承气汤（厚朴、青皮、陈皮、桃仁、大黄（后下）各 10g，蒲公英、炒莱菔子各 30g，芒硝（冲）9g，黄芪 15g，党参、当归、赤芍、白芍各 12g，谷芽、麦芽各 20g，枳实 6g）治疗胃肠术后腹胀 30 例。结果：痊愈 23 例、好转 4 例、未愈 3 例，痊愈率 76.7%，总有效率 90%[2]。

2. 中药灌肠　杨利群等用莱菔承气汤加味（莱菔子 30g，厚朴、大腹皮各 15g，乌药 12g，木香 10g，枳实、大黄、芒硝、桃仁、红花各 10g，水煎浓缩至 100ml，冷却至 40℃左右后取 50ml 保留灌肠，1 日 2 次，连用 3 天）治疗腹部手术后腹胀。对照组用生理盐水灌肠，方法与治疗组一致。结果：治疗组术后显效率、有效率和无效率分别为 70.7%、23.9%和 5.4%，对照组分别为 45.7%、20.0%和 34.3%[3]。

3. 穴位敷贴　彭秋芬等将复方莱菔子散（莱菔子、木香、当归、川芎、肉桂等药物组成）置于神阙穴上，用加热之麝香膏覆盖，4 小时换药 1 次，观察 48 小时。结果：复方莱菔子散预防术后腹胀有效率达 100%，治疗术后腹胀有效率达 99.3%。与对照组比较，有显著性差异（$P<0.01$），且无任何副作用，可促进肠功能早日恢复[4]。刘慎霞用神阙穴敷药（大黄、二丑、槟榔各 30g，党参、朱砂各 15g，共研细末，用醋调和成糊状）治疗小儿腹胀痛 50 例。结果：治愈 40 例占 80%、好转 6 例占 12%、无效 4 例占 8%，总有效率为 92%[5]。王树国等用

生姜、葱白脐部外敷治疗小儿腹胀94例。方法：按重量计，鲜生姜、葱白各1份，研细备用。1岁以内每次10～20g、1～5岁每次20～30g、大于5岁每次30～50g。用纱布包裹，敷脐，每12小时更换1次，最多不超过2日。结果：治愈73例占78%、好转17例占18%、无效4例占4%，有效率为96%[6]。

4. 针灸疗法 刘承浩用电针治疗术后肠胀气56例。取穴：双侧足三里、上巨虚、下巨虚。各穴均用直刺法，得气后行平补平泻手法5分钟，再用G6805号电针连续波进行刺激，留针30分钟，每日上下午各治疗1次。结果：治疗1～4次，腹胀满疼痛完全消失，排气顺畅者22例；治疗5～8次，腹胀满疼痛完全消失，排气顺畅者29例；治疗8次以上腹仍胀满疼痛，排气困难者5例。总有效率为91.07%[7]。

5. 推拿疗法 马印安运用三焦调气法治疗各类腹胀。气滞腹胀：治以疏肝理气，三焦调气法加按揉太冲、期门，并搓摩两胁。食滞腹胀：宜化积消胀，三焦调气法加顺时针摩腹，按揉内关。虚寒腹胀：治以升阳举陷消胀，三焦调气法加逆时针方向摩腹，直擦督脉，后以震颤法震颤命门1分钟，以透热为度。三焦调气按摩法治疗腹胀，急性腹胀大多能1次治愈，最多2次，慢性腹胀（因消化不良的肠胃疾病、溃疡等引发的腹胀）一般都能使症状大幅度缓解或减轻。大部分患者在治疗施术过程中，通常都能感觉腹部气降或下行，矢气或嗳气连连，感觉腹部胀满明显见轻[8]。

二、药效学研究

王贺玲等观察10种理气中药对健康小鼠服药前后胃内残留率及小肠推进率的变化。结论：理气中药木香、大腹皮、砂仁、厚朴、陈皮有明显的促进胃排空作用；木香、大腹皮作用明显强于砂仁、厚朴、陈皮；木香的作用优于西沙必利。枳实、大腹皮、陈皮、香附、砂仁、苦楝子促进小肠传输功能。木香、大腹皮能明显改善L-Arg所致胃排空障碍而，对L-Arg所致小肠传输功能障碍无改善作用[9]。

李梅等观察大腹皮水煎剂对豚鼠胃体环行肌条的收缩活动，并探讨其作用机制。研究方法是取胃体环行肌条置于灌流肌槽中，累积加入不同浓度的大腹皮水煎剂及分别加入拮抗剂，观察对肌条收缩活动的影响。结果大腹皮增大胃体环行肌条的收缩波平均振幅、增高肌条张力、加快收缩频率，并呈定剂量依赖关系；4-DAMP可部分阻断大腹皮对胃体环形肌条收缩波平均振幅的增大作用，而加拉明无明显作用。研究结论：大腹皮增大胃体环行肌条的收缩波平均振幅，其作用部分通过胆碱能M3受体，而不是M1受体介导[10]。

齐清会等观察大承气冲剂对人体消化道运动功能的影响。结果表明大承气冲剂可显著改善术后胃电节律的紊乱，提高移动性运动复合波的幅度和时间，减少胃肠逆蠕动的发生，增加血中胃动素水平，减少口-盲传输时间，促进胃肠运动功能的恢复。结论：大承气冲剂是有效的胃肠动力药，服用方便，可用于消化道运动障碍疾病的治疗[11]。

参考文献

[1] 闵长蓉．升降散为主治疗新生儿腹胀60例[J]．四川中医，2003，21(7)：75.

[2] 范昀．加减承气汤治疗胃肠术后腹胀30例[J]．吉林中医药，2007，27(3)：25.

[3] 杨利群，陈哲宇．莱菔承气汤灌肠对术后腹胀的治疗作用[J]．中国中西医结合外科杂志，2003，9(3)：194-195.

[4] 彭秋芬，雷小玲，肖月英，等．复方莱菔子散外敷防治术后腹胀的临床观察[J]．湖北中医杂志，2002，24(9)：32.

[5] 刘慎霞．神阙穴敷药治疗小儿腹胀痛50例[J]．中医外治杂志，2002，11(2)：8．

[6] 王树国，王小利，伊根兰．生姜、葱白脐部外敷治疗小儿腹胀94例[J]．河南中医，2002，22(1)：54-55．

[7] 刘承浩．下合穴电针法治疗术后肠胀气56例[J]．浙江中医杂志，2007，42(9)：532．

[8] 马印安．三焦调气法按摩治疗腹胀[J]．按摩与导引，2002，18(4)：19-20．

[9] 王贺玲，李岩，白菡，等．理气中药对鼠胃肠动力的影响[J]．世界华人消化杂志，2004，12(5)：1136-1138．

[10] 李梅，蔺美玲，金珊，等．大腹皮对豚鼠胃体环行肌条收缩活动的影响[J]．上海中医药大学学报，1997，22(2)：46-47．

[11] 齐清会，王简，回建峰，等．大承气冲剂对人体胃肠运动功能的影响[J]．中国中西医结合杂志，2004，24(1)：21-24．

（张桂菊　邢向晖　李燕宁）

第六节　腹　痛

【概述】

腹痛，是指腹部胃脘以下、脐之四旁以及耻骨以上部位发生的疼痛。包括大腹痛、脐腹痛、少腹痛和小腹痛。大腹痛，指胃脘以下，脐部以上腹部疼痛；脐腹痛，指脐周部位的疼痛；少腹痛，指小腹部的两侧或一侧疼痛；小腹痛指脐下腹部正中的疼痛。本病可见于任何年龄与季节。

腹痛的名称，始见于《素问·举痛论》。但将小儿腹痛作为病症论述者，则见于《诸病源候论·小儿杂病诸候·腹痛候》，其曰："小儿腹痛，多由冷热不调，冷热之气与脏腑相击，故痛也。其热而痛者，则面赤，或壮热，四肢烦，手足心热是也。冷而痛者，面色或青或白，甚者乃至面黑，唇口爪皆青是也。"此后历代医家多有论述，如《小儿药证直诀·脉证治法》将腹痛分为积痛、虫痛、胃冷虚之证；《证治准绳·幼科·腹痛》中归纳前人经验，列有寒痛、积痛、虫痛、锁肚痛、盘肠内钓痛、癥瘕痛等，对小儿腹痛的病因、症状、分类等论述不断完善。

后世医家承先贤所论，归纳各家之说，多将腹痛分为寒、热、虚、实4大类。婴幼儿不能语言，多表现为无故啼哭，如《古今医统大全·幼幼汇集·腹痛门》说："小儿腹痛之病，诚为急切，凡初生二三个月及一周之内，多有腹痛之患，无故啼哭不已或夜间啼哭之甚，多是腹痛之故，大都不外寒热二因。"《医宗金鉴·腹痛门·腹痛总括》说："小儿腹痛有四因，食寒虫动痛相侵，停食感寒相兼痛，临证医治要详分。"并列举了小儿腹痛四大病因，即寒痛、食痛、虫痛、停食感寒痛，提出了具体的治法与方药。《寿世保元·腹痛》进一步强调："夫腹痛……若外邪者散之，内积者逐之，寒者温之，热者清之……斯治之要也"，对后世影响深远。《丹溪心法·腹痛》对腹痛的治疗提出："气用气药，如木香、槟榔、香附、枳壳之类；血用血药，如当归、川芎、桃仁、红花之类"。

腹痛是儿科临床常见证候之一，导致腹痛的疾病很多，主要分为3大类：第1类为全身性疾病及腹部以外器官疾病产生的腹痛，第2类为腹部器官的器质性疾病，第3类为功能性腹痛（主要为再发性腹痛，约占腹痛患儿总数的50%～70%）。本篇所讨论的以第3类腹痛为主，其他类型的腹痛应在明确病因诊断并给以相应治疗的基础上，参考本节内容辨证论治。

近年来对腹痛的基础与临床报道较多，临床方面包括辨证分型论治研究、多种疗法研究等，基础研究则以中药的药效学研究居多。

【病因病理】

一、病因

多种病因都会引起腹痛，常见者有感受外邪、乳食积滞、热结胃肠、脏腑虚冷、气滞血瘀5种。

1. 感受外邪　小儿脏腑柔弱，寒温不知自调，饮食不知自节，每因调护不当，极易感受外邪。以感受寒邪为最常见，由于调护不当，衣被单薄，风寒之邪侵入脐腹，或因过食生冷瓜果，中阳受戕。寒主收引，寒凝气滞，经络痹阻，气血不畅则腹痛。因小儿稚阳未充，故寒凝气滞者多见。亦可因感受暑湿之邪致病，常于夏令之时，外感暑湿，内犯胃肠，与水谷相互混杂，暑热郁于内，影响脾胃运化功能，引起腹痛。

2. 乳食积滞　小儿脾常不足，运化力弱，乳食又不知自节，故易伤食。如过食膏粱厚味，或强迫进食、临卧多食致脾胃受损，乳食停滞，气机壅塞不通，传导之令不行则发为腹痛。

3. 热结胃肠　胃肠积滞，蕴而化热；或平素过食辛辣香燥、膏粱厚味，胃肠积热；或感受外邪，入里化热，肠中津液不足致燥热内结，气机不利，传导之令不行而致腹痛。

4. 脏腑虚冷　素体阳虚，或病后体弱，脾胃虚寒，脾阳不能运展，致寒湿内停，气机不畅，气血不足，失于温养，腹部绵绵作痛。

5. 气滞血瘀　小儿起居不慎，跌仆损伤；或因暴力损伤腹部；或腹部手术损伤脉络，瘀血内留；或腹部脏腑内伤，久病积瘀以致瘀血内停，脏腑气机不得宣通，而形成腹痛。亦有因小儿情志怫郁，肝失条达，肝气犯胃，气机壅塞，导致气血运行不畅而腹胀疼痛。

此外，进食不洁之物，将虫卵吞入肠道，孳生成虫，蛔虫在腹内扰动不安，可发生蛔虫性腹痛。

二、病理

1. 病变在脾和六腑　腹痛的病变脏腑主要在脾和六腑，无论是外感、伤食，或者正虚、情志外伤，其共同的病理变化是气滞于脾和六腑，脾喜运而恶滞，六腑以通为用，不通则痛。

2. 病理因素为气滞　腹痛的发生，与气滞有密切的关系。小儿脾胃薄弱，经脉未盛，外易为风寒暑湿之邪所侵袭，内易为乳食所伤。六腑以通为顺，经脉以流为畅，再如情志不畅，跌仆外伤均可引起气机壅塞，气血受阻，经脉失调，凝滞不通，不通则痛，故而腹痛。

3. 病机属性分寒热　腹痛的不同证候，主要由不同的病因产生，加上小儿素体差异，其病机属性有寒热之分。一般外感风寒，或过食生冷，或素体阳虚而腹痛者，多属寒性腹痛。暑湿秽邪内犯，过食辛辣香燥或膏粱厚味成积滞，热结阳明而腹痛，多为热性腹痛。至于蛔虫内扰及气滞血瘀致腹痛者，常表现为寒热错杂之证。

4. 病情演变分虚实　腹痛因其致病属性不同，受病脏腑、经络有别，故有不同的表现。其发病急，变化快，因寒、热、食、积、虫等损伤所致者，多为实证。其起病缓，变化慢，病情缠绵，常因脏腑虚弱所致者，多为虚证。但二者常可相互转化，实证未得到及时恰当的治疗，可以转为虚证或虚实互见；虚证亦可因调护不慎复感外邪夹积而虚中夹实。如因误治失治，可迅速出现腹胀、便血、高热及谵语，甚至阴阳离决之变证。

【诊断与鉴别诊断】

一、诊断要点

1. 按部位诊断　①右上腹痛：腹内疾病多为肝、胆、膈下病变；腹外疾病多为右膈胸膜炎、肋间神经炎、心功能不全。②上中腹痛：可见于十二指肠、胃、胰腺、小肠(急性出血性小肠炎)、肠系膜淋巴结炎。③左上腹痛:可见于急性胰腺炎、脾肿大、左膈胸膜炎、左肋间神经炎。④脐周痛:可见于肠蛔虫、肠炎、肠痉挛、食物过敏、急性出血性坏死性肠炎、结核性腹膜炎、肠系膜淋巴结炎、回肠远端憩室病、局限性肠炎、溃疡性结肠炎;腹外疾病如心包疾患。⑤腰部痛:肾、输尿管疾病。⑥右下腹痛:可见于阑尾、回肠、疝、卵巢等病变。⑦左下腹痛:可见于顽固性便秘,结肠、疝、卵巢等病变。⑧弥漫性及不定位腹痛:可见于腹膜、肠(穿孔、梗阻)、大网膜病变;腹外疾病如中毒性、代谢性、过敏性疾病,结缔组织疾病,功能性疾病和癫痫。

2. 应排除的外科性疾病 ①急骤起病,多无先驱症状,腹痛由轻渐重,由含糊到明确,由局限到弥漫,剧痛,特别是疼痛超过3小时。②先有腹痛,后有发热。③先有腹痛,然后有全身症状,如频繁呕吐,但不腹泻,尤其伴有便秘,肛门不排气、腹胀等提示梗阻性疾病的可能。④有压痛及腹肌紧张等腹膜刺激征,或能扪到肿块,或体征局限于腹部,可有放射痛。

3. 功能性腹痛 由于肠管蠕动异常或肠管壁痉挛引起的腹痛,如婴儿阵发性腹痛、功能性再发性腹痛。前者与饮食不当、胃肠胀气有关;后者多见于儿童,有周期性发作,其发病原因与精神因素或自主神经功能紊乱以及外感、饮食等有关。

二、鉴别诊断

1. 全身性疾病及腹部以外器官疾病产生的腹痛 ①呼吸系统疾病引起的腹痛常有咳嗽,或扁桃体红肿,肺部有啰音等。②心血管系统疾病引起的腹痛常伴有心悸、心脏杂音、心电图异常。③神经系统疾病引起的腹痛常反复发作,脑电图异常,服抗痫药有效。④血液系统疾病引起的腹痛常有贫血,血象及骨髓象异常。⑤代谢性疾病引起的腹痛如糖尿病有血糖、尿糖增高,铅中毒有指甲、牙齿染黑色,卟啉病有尿呈红色、曝光后色更深等可助诊断。

2. 腹部器官的器质性病变 ①胃肠道感染如急性阑尾炎、肠结核、腹泻病、急性坏死性肠炎、肠寄生虫病,除有腹痛外,还有饮食不调史及感染病史,大便及血象化验有助诊断。②胃肠道梗阻:肠套叠、嵌顿性腹股沟斜疝有腹痛及腹胀和梗阻现象,全腹压痛,腹肌紧张,肠鸣音消失,X线可助诊断。③肝胆疾病如胆道蛔虫、肝炎、胆囊炎、胆石症,常有右上腹阵痛和压痛,肝功能异常及B超可助诊断。④泌尿系疾病如急性肾炎、尿道畸形、结石、感染,常有腰痛、下腹痛、尿道刺激症状,尿检异常,X线可助诊断。⑤下腹痛时少女要注意有无卵巢囊肿蒂扭转、痛经。⑥内脏肝脾破裂有外伤史,常伴有休克等。配合实验室及医学影像诊断技术检查可以作出诊断。

3. 再发性腹痛 ①腹痛突然发作,持续时间不太长,能自行缓解。②腹痛以脐周为主,疼痛可轻可重,但腹部均无明显体征。③无伴随的病灶器官症状,如发热、呕吐、腹泻、咳嗽、气喘、尿频、尿急、尿痛等。④有反复发作的特点,每次发作时症状相似。

【辨证论治】

一、证候辨别

1. 辨识常证

(1)问病情辨病位:小儿腹痛,年长儿能自述其痛苦,婴幼儿或不能言,或言不足信,则需细心观察,详细询问家属。一般来讲,疼痛难忍,小儿必呱呱啼哭,弯腰捧腹,或时缓时急,呻吟不已者,多为腹痛。再结合病史,腹痛的部位、剧烈程度,伴随症状综合分析,若大腹痛者病在脾胃、大肠、小肠,小腹痛者其病多在膀胱和大肠,脐腹痛多属大小肠,肝胆病多为右上腹痛,若虫积痛多在脐周阵痛,右下腹痛多为肠痈,少腹痛多属足厥阴肝经腹痛及疝气腹痛。

(2)区别气血虫食:腹痛由气滞者,有情志失调病史,腹部胀痛,时聚时散,痛无定处,气聚则痛而见形，气散则平而无迹。属血瘀者，有跌仆损伤手术史，腹部刺痛，痛有定处，按之痛剧，局部满硬。属虫积者，有大便排虫史，或镜检有虫卵，脐周疼痛，时作时止。属食积者，有乳食不节史，见嗳腐吞酸，呕吐不食，脘腹胀满。

(3)明辨虚实寒热：本病的辨证当以八纲辨证为主，结合脏腑辨证。明确疼痛的部位性质，辨虚实寒热。急性腹痛多属实证，其痛有定处，拒按，痛剧而有形，饱而痛甚，兼有胀满，苔黄腻厚，脉大有力，服攻下药有效。慢性腹痛多虚，其痛无定处喜温喜按，痛缓而无形，饥则痛作，兼有闷胀，舌淡少苔，脉弱无力，服温补药痛减。

腹痛还有寒热之分，如热邪内结，疼痛阵作，得寒痛减，兼有口渴引饮，大便秘结，小便黄赤，舌红苔黄少津，指纹紫，脉洪大而数者属热。暴痛而无间歇，得热痛减，兼有口不渴，下利清谷，小便清利，舌淡苔白滑润，指纹紫，脉紧或迟者属寒。

腹痛证候，往往相互转化，互相兼夹。如寒痛缠绵发作，可以郁而化热，热痛日久不愈，可以转为虚寒，成为寒热夹杂证。气滞可以导致血瘀，血瘀而影响气机的流通。虫积可以兼夹食滞，食滞有利于虫体的寄生。必要时需结合实验室检查，综合研究，辨证分析。

2. 辨识轻重　腹痛轻证，见于体质好，病程短，精神尚好的小儿，如食积腹痛，稍加调理即愈。如体质较差，病程较长，正气不足的小儿，患虚寒腹痛，就需较长时间治疗方能见效。单纯性腹痛治疗较易，兼有他症的治疗较难。急性腹痛卒然起病，疼痛剧烈，变化迅速，多为新病；慢性腹痛常由多种因素诱发，病情复杂，有外感内伤之分，气血虫食之异，虚实寒热之别；若经久不愈，正气暗耗，病情加重。而慢性腹痛若误治或失治，遇外感或饮食因素诱发，可以转为急性腹痛。如果腹痛暴急，迅速伴有腹胀、便血、高热、谵语，甚至大汗淋漓，四肢厥冷，脉微欲绝之虚脱证候，需及时抢救，否则危殆立至。

二、治疗原则

腹部多由六腑所居，六腑以通为顺，经脉气血以流为畅，腹痛发生于腹部的经脉气机不畅，不通而痛，因此治疗原则是调理气机、疏通经脉为主。根据腹痛的不同性质，分别采用温散、泻热、攻下、消导、行气、活血、镇痛、运脾、补虚缓急等法，使腑气畅通，通则不痛。正如《医学真传·心腹痛》说："夫通则不痛，理也。但通之之法，各有不同，调气以和血，调血以和气，通也；上逆者使之下行，中结者使之旁达，亦通也；虚者助之使通，寒者温之使通，无非通之之法也。若必以下泄为通，妄矣。"叶天士又有"初痛在经"，"久痛入络"之说，其治采用辛润活血通络之法，对于瘀血阻滞，日久不愈之症，尤为相宜。古人还有"痛无补法"之说，虽小儿腹痛实证多而虚证少，但也绝无不用补法之理，要谨守病机，随证施治。对难治和危重患儿，还要中西医多种方法配合治疗，以提高疗效。

三、分证论治

1. 中寒腹痛

证候表现　腹部疼痛，阵阵发作，痛处喜暖，得温则舒，遇寒痛甚，肠鸣辘辘，面色苍白，痛甚者，额冷汗出，唇色紫黯，肢冷，或兼吐泻，小便清长，舌淡红，苔白滑，脉沉弦紧，指纹色红。

辨证要点　本证因外感寒邪或饮食生冷致病。寒主收引，寒凝气滞不通，故腹痛急剧，肠鸣切痛，得温则缓，遇冷痛甚；寒邪内盛，阳气不伸，卫气不行，开阖失司，故痛而额冷汗出；寒凝血涩，气血不畅，故面白唇黯；寒犯脾胃，升降失常，故见吐泻；寒凝收引，阳气不能温达四肢，故四肢冷；舌淡红，苔白滑，指纹色红，脉沉弦紧皆为感受寒邪之象。

治法主方　温中散寒，理气止痛。养脏散加减。

方药运用　常用药：当归、沉香、广木香、紫苏、肉桂、丁香、川芎。腹部胀满加砂仁、枳壳；恶心呕吐加半夏、藿香；泄泻加炮姜、煨肉豆蔻；抽掣阵痛加小茴香、延胡索。

2. 暑湿蕴阻

证候表现　发于夏季，卒然腹中绞痛，肠鸣腹泻，恶心呕吐，恶寒发热，全身酸痛，头痛，舌质淡，苔白腻，脉濡，指纹淡红。

辨证要点　本证因感受暑湿之邪致病。暑湿秽浊之气郁遏中焦，湿阻脾胃，胃气上逆呕吐；脾失健运，气滞不通则腹痛肠鸣；邪束肌表，营卫不和，则发热恶寒，全身酸痛；苔白腻，脉濡，为暑湿蕴阻之象。

治法主方　祛湿化浊，理气止痛。藿香正气散加减。

方药运用　常用药：藿香、白芷、紫苏、茯苓、半夏、白术、厚朴、大腹皮、桔梗、炙甘草。恶寒发热加荆芥、川芎；头痛明显加藁本、羌活；伴腹胀者，去白术，加焦神曲、鸡内金；舌红苔黄腻加炒山栀、黄芩。

3. 乳食积滞

证候表现　脘腹胀满，疼痛拒按，不思乳食，嗳腐吞酸，或腹痛欲泻，泻后痛减，或时有呕吐，吐物酸馊，矢气频作，粪便秽臭，夜卧不安，时时啼哭，舌淡红，苔厚腻，脉象沉滑，指纹紫滞。

辨证要点　有伤乳伤食的病史，以脘腹胀满，疼痛拒按，不思乳食为特征。饮食停滞肠胃，阻滞气机，故见脘腹胀满，疼痛拒按；食伤脾胃，宿食内停，故不思乳食；宿食腐化，壅塞肠胃，浊气上逆则嗳腐口臭；食积气滞不行则腹痛欲泻，得泻则乳积下行，肠胃壅塞暂减，气机稍畅，故泻后痛减；宿食腐化，浊气下泄，故矢气粪臭；食滞中焦，胃气不和，故呕吐宿食；胃不和则卧不安，故夜卧不安，时时啼哭；舌淡红，苔厚腻，指纹紫滞，脉象沉滑皆为乳食积滞之象。

治法主方　消食导滞，行气止痛。香砂平胃散加减。

方药运用　常用药：苍术、厚朴、陈皮、枳壳、香附、焦山楂、焦神曲、炒麦芽、砂仁。腹胀明显，大便不通加槟榔、莱菔子；食积郁滞化热加大黄、黄连；呕吐重加竹茹、半夏。

4. 胃肠积热

证候表现　腹痛胀满，疼痛拒按，大便秘结，烦躁不安，潮热口渴，手足心热，唇舌鲜红，苔黄燥，脉滑数或沉实，指纹紫滞。

辨证要点　腹痛胀满，拒按便秘为本证特点，但有邪正俱实和邪实正虚的区别。若正气未衰，里实已成者，痞、满、燥、实四证俱现，腹痛急剧，脉沉实有力，为邪正俱实证。若里热津伤，正气衰惫，而燥热闭结，里实未去，即燥实为主。痞满不甚，腹痛未能缓解，但精神极度疲惫，舌干少津者，为邪实正虚。如腹痛发生于上腹部，或偏左或偏右，其痛急剧，拒按，兼恶寒发热、呕吐、便秘者，多因肝胆失于疏泄，脾胃郁火骤生所致，常见于肝、胆、胰诸脏腑病变过程中，尤当详辨。

治法主方　通腑泄热，行气止痛。大承气汤加减。

方药运用　常用药：大黄(后下)、芒硝(冲入)、枳实、厚朴、槟榔。口干、舌质红干伤津者，加玄参、麦冬、生地黄。因肝胆失于疏泄，肝热犯胃而实热腹痛，用大柴胡汤，常用药：柴胡、枳实、黄芩、半夏、白芍、生大黄(后下)、川楝子。亦可用中药煎剂保留灌肠，起到通腑泻下作用。

5. 脏腑虚冷

证候表现　腹痛绵绵，时作时止，痛处喜温喜按，面色苍白，精神倦怠，手足不温，乳食减少，或食后腹胀，大便稀溏，唇舌淡白，脉沉缓，指纹淡红。

辨证要点　本证因素体阳虚，中阳不足，或因消导、攻伐太过，气血不足，失于温养所致。以起病缓慢，腹痛绵绵，喜按喜温，病程较长，反复发作为特点。脾胃虚寒，中阳不振，脏腑失于温养故腹痛绵绵，时作时止；得温则脏腑阳气暂得振奋，故得温痛减，喜暖喜按；脾虚运化无力，气血不足，故面白瘦弱，精神倦怠；脾虚不运，水湿不化故大便稀溏；若脾虚气滞而腹痛者，可见腹部膨胀，按之则濡，不思饮食，食则作痛，大便稀溏或呈豆腐渣状，为虚中夹实之腹痛；唇舌淡白，指纹淡红，脉沉缓皆为脏腑虚冷之象。

治法主方　温中补虚，缓急止痛。小建中汤合理中汤加减。

方药运用　常用药：桂枝、白芍、甘草、饴糖（兑入）、生姜、大枣、党参、白术、干姜。气血不足明显加黄芪、当归；肾阳不足，虚寒内盛明显加附子、肉桂；腹痛而呕吐清涎加丁香、吴茱萸；脾虚而兼气滞加厚朴、木香。

6. 气滞血瘀

证候表现　腹痛经久不愈，痛有定处，痛如锥刺，或腹部积块拒按，肚腹硬胀，青筋显露，舌紫黯或有瘀点，脉涩，指纹紫滞。

辨证要点　本证多见于久病或有外伤、手术史，以痛有定处，痛如针刺拒按或癥块为特征。瘀血乃有形之物，凝聚一处，难于消散，故痛有定处，固定不移；瘀血停聚，气滞不行，故痛而兼胀，舌紫黯或有瘀点，脉涩及指纹紫滞皆为气滞血瘀之象。

治法主方　活血化瘀，行气止痛。少腹逐瘀汤加减。

方药运用　常用药：小茴香、干姜、延胡索、没药、全当归、肉桂（1～2g，研末冲服）、赤芍、蒲黄（包煎）、五灵脂。胀痛甚加川楝子、檀香；有癥块者，加三棱、莪术。若少腹拘急硬痛，大便秘结不通用桃仁承气汤。

此证多系痼疾，治疗时必须照顾正气。瘀血为有形之积，非桃仁、红花、三棱、莪术等药不能化解，然这类药又有伤津耗血之弊，所以病去大半即止服。康复期应加益气活血之品，如人参、黄芪等。瘀血腹痛多因气滞所致，应适当加入理气药，瘀血也有偏寒、偏温之别，偏寒选蒲黄、五灵脂、桂枝、川芎，偏温选牡丹皮、丹参、当归尾、赤芍、大黄等。

7. 虫积腹痛

证候表现　脐周腹痛，时作时止，痛时可有条索块，痛喜揉按，按之痛减，痛时泛吐清涎，饮食不思，精神疲倦，不痛时如常人。或突然右上腹钻顶样绞痛，弯腰曲背，辗转不安，恶心吐蛔，肢冷汗出。舌红苔黄腻，脉沉滑，指纹紫滞。

辨证要点　本证有睡中磨牙，大便时下虫，或粪便镜检有虫卵，以脐周疼痛，时作时止为特征。虫踞肠道，扰动不安则腹痛时作，虫伏不动则痛止，故腹痛时作时止；蛔虫钻窜，聚而成团，抟于肠中，阻塞不通，则腹痛扪之有条索块状；蛔虫上窜，侵入胆道，气机逆乱，则痛剧呕吐，甚则肢厥汗出，此为“蛔厥”；舌红苔黄腻，指纹紫滞，脉沉滑皆为虫积腹痛之象。

治法主方　驱虫止痛。下虫丸加减。

方药运用　常用药：苦楝根皮、白芜荑、使君子、鹤虱、槟榔、当归、大黄。蛔厥则安蛔镇痛，用乌梅丸加减，常用药：乌梅、黄连、黄柏、党参、当归、附子、桂枝、蜀椒、干姜、细辛等，因蛔虫得酸则安，得辛则伏，得苦则下，所以处方宜辛苦酸并用。睡中磨牙，加钩藤、胡黄连；恶心、呕吐加半夏、竹茹；面色萎黄加黄芪、当归。

【其他疗法】

一、中药成药

1. 藿香正气液　用于暑湿蕴阻证。

2. 四磨汤口服液 用于气滞腹痛。

3. 元胡止痛片 用于气滞腹痛。

4. 大山楂丸、木香槟榔丸、化积口服液 用于乳食积滞证。

5. 附子理中丸 用于脏腑虚冷证。

二、药物外治

淡豆豉、生姜、葱白，切细，加青盐炒烫，装入布袋热熨肚腹疼痛处。1日1～2次，每次20分钟。用于虚寒腹痛。

三、针灸疗法

1. 体针 取穴：足三里、合谷、中脘。加减法：中寒腹痛加灸神阙，食积加里内庭（足底第2、3跖趾关节前之间），呕吐加内关，一般取患侧，亦可取双侧。用3～5cm长30号毫针，快速进针，行平补平泻手法，捻转或提插。年龄较大儿童可留针15分钟，留至腹痛消失。

2. 耳穴压豆 取穴：胃、脾、肝、胆。虚证加肾，实证加三焦、大肠，痛甚加神门、耳垂，便秘加肛门、直肠。热证用绿豆，寒证用王不留行籽置于胶布中，贴压耳穴。并轻轻按压，穴区感到越胀痛效果越好，每天按压3～5次，每周换贴2～3次，6次1个疗程。用于慢性腹痛。

3. 艾灸疗法 ①隔姜灸：用鲜姜切成直径大约2～3cm、厚约0.2～0.3cm的薄片，中间以针刺数孔，然后将姜片置于患处，再将艾炷放在姜片上点燃施灸。若艾炷燃尽，再易炷施灸。一般灸5～10壮，以皮肤红润而不起疱为度。常用于脏腑虚冷证。②隔盐灸：将纯净干燥的食盐填敷于脐部，使其与脐平，上置艾炷施灸，患儿稍感灼痛，即更换艾灸。常用于中寒腹痛证。

四、推拿疗法

1. 中寒腹痛证 揉一窝风，揉外劳宫，补脾经。

2. 乳食积滞证 清脾胃，顺运八卦，推四横纹，清板门，清大肠，清脾土，推三关，分推腹阴阳，推四横纹，清板门，清大肠。

3. 胃肠积热证 顺运八卦，清胃，退六腑，推四横纹。

4. 脏腑虚冷证 揉外劳宫，清补脾，顺运八卦。

5. 虫积腹痛证 揉外劳宫（多推），平肝，清胃，清大肠，摩腹（自右下腹沿升结肠、横结肠、降结肠的解剖部位，自右向左运摩）。

【预防护理】

一、预防

1. 避免感受寒邪，注意腹部保暖。

2. 小儿乳贵有时，食贵有节，不宜暴饮暴食、过食生冷瓜果肥甘厚味、进食不洁变质食物。

3. 每餐后稍事休息，勿剧烈运动。

二、护理

1. 剧烈腹痛者或持续不止者应卧床休息，加强观察，按时查体温、脉搏、血压和排泄物，随时检查腹部体征，并作必要的其他辅助检查，明确诊断，及时处理。

2. 消除患儿的恐惧心理，避免情绪激动。

3. 根据病因，给予相应的饮食调护。如食积腹痛，宜控制饮食；虫积腹痛，忌用甜食，适当给以酸味食品；虚寒腹痛者，宜甘温之味；胃肠积热忌肥甘厚味和辛辣之品，必要时冷敷。

4. 寒性腹痛者应温或热服药液，热性腹痛者应冷服药液，伴呕吐者药液要少量多次分服，必要时给予生姜汁入药。

【文献选录】

《婴童百问·腹痛第四十四问》："夫腹痛者，多因邪正交攻，与脏气相击而作也。挟热而痛者，必面赤或壮热，四肢烦，手足心热见之。挟冷而痛者，必面色或白或青，手足冷者见之。冷甚而变证，则面黯唇口俱黑，爪甲皆青矣。"

《幼幼集成·卷之四·腹痛证治》："凡心腹痛者，有上、中、下三焦之别。上焦者痛在膈上，此胃脘痛也；中焦者痛在中脘，脾胃间病也；下焦者，痛在脐下，肝肾病也。然有虚实之分，不可不辨。辨之之法，但察其可按者为虚，拒按者为实，久病者多虚，暴病者多实，得食稍减者为虚，胀满畏食者为实，痛除而缓莫得其处者为虚，痛剧而坚一定不移者为实，实虚既确，则治有准则。"

《张氏医通·腹痛腹胀》："小儿腹痛体瘦，面色㿠白，目无睛光，口中气冷，不思饮食，或呕利撮口，此脾土虚而寒水所侮也，用益黄散、调中丸主之。若口中气温，面色黄白，目无睛光，或多睡恶食，或大便酸臭，此积痛也，用消积丸。"

【现代研究】

1. 内服方药研究　王泽涵总结王静安的经验，认为小儿腹痛多以寒湿内阻、气滞、食积、虫痛为主，治以紫苏梗、沉香、广木香、檀香、炒香附、黄连为基本方。寒积腹痛加高良姜、白豆蔻、陈皮；食积腹痛加山楂、神曲、谷芽、槟榔；虚寒腹痛加饴糖、谷芽、麦芽、白豆蔻、白术；蛔虫腹痛加乌梅、细辛、高良姜、木通、川楝子、槟榔、吴茱萸、延胡索、当归。治疗 186 例患儿，总有效率为 98.4%[1]。

毛玉香以香砂平胃散（厚朴、陈皮、香附、砂仁、山楂、神曲、麦芽、白芍、甘草、白术、佛手）治疗小儿再发性腹痛 66 例。大便不通或泻下不畅加槟榔、炒莱菔子；腹胀甚加莪术；脾气虚弱配合党参、怀山药；胃阴亏虚加沙参，麦冬。结果显效 34 例、有效 30 例、无效 2 例，总有效率 96.97%[2]。

吴肖妮等以四逆散加味（柴胡、白芍、丹参、白术、茯苓、薏苡仁、神曲、枳壳、甘草，痛剧者加延胡索，胃纳不振者加谷麦芽，呕吐加姜半夏，腹泻加山楂炭、煨木香，便秘加制大黄。15 天为 1 个疗程）治疗小儿再发性腹痛 100 例。结果：显效 77 例、有效 19 例、无效 4 例，总有效率 96%[3]。

解晓红治疗儿童功能性再发性腹痛，中药基本方：藿香、厚朴、苍术、白术、茯苓、焦三仙、陈皮、木香、延胡索、甘草。脾胃气虚加党参、山药；湿热内蕴加黄连、白蔻仁；饮食积滞加炒莱菔子、炒鸡内金；寒凝气滞加高良姜、吴茱萸。对照组根据病情对症治疗，粪便检出虫卵者口服肠虫清；疼痛发作时口服颠茄、654-2 等解痉剂；伴有便秘者口服普瑞博思以促进胃肠蠕动。治疗组 82 例，总有效率 97.56%；对照组 81 例，总有效率 65.43%[4]。

陈培英自拟柔肝理脾汤治疗小儿功能性腹痛（钩藤、生白芍、炙甘草、青龙齿、广木香、延胡索、化橘红、炒苍术、苏梗、佛手等）。纳食不香加焦鸡内金、炒谷芽、炒麦芽；恶心欲呕加姜半夏、炒竹茹；大便偏溏加芡实、煨葛根；大便干结加炒莱菔子、杏仁。治疗组 60 例。对照组 30 例，用 654-2 片、颠茄合剂、吗丁啉悬混液等治疗。1 周为 1 疗程，3 个疗程评定结果为：治疗组与对照组治愈，好转，无效，分别为 39、13、16、8，5、9 例[5]。

2. 外治疗法研究　张民素用腹痛贴（藿香、白芷、紫苏叶、延胡索、厚朴、木香、小茴香）治疗小儿腹痛 350 例。用法：共研细末，取药少许，以甘油调和制成直径为 1.5cm 左右、厚 0.6cm 左右的薄饼敷于患儿神阙穴，外用圆形胶布固定，每天换药 1 次，5 天为 1 疗程。结果：痊愈252例、好转84例、无效14例。总有效率96%[6]。黄春霞等用寒痛散（乌药、香附、干姜、紫苏、陈皮、延胡索、吴茱萸）敷脐，治疗腹部中寒型小儿腹痛60例。使用方法：取药粉3g，用米醋调成稠糊状，敷于神阙穴，盖上消毒纱布，胶布固定，每天敷贴12小时后取下，5天为1个疗程。其中痊愈46例（76.7%）、有效11例（18.3%）、无效3例（5%），总有效率95%[7]。

3. 针灸推拿研究

（1）体针疗法：刘怡湘等治疗小儿肠痉挛性腹痛70例。取穴：第1组：足三里、中脘；第2组：天枢、下脘。患者仰卧位，每次一组穴位，两组交替使用。平补平泻，每日1次，每次留针20分钟，较小患儿不能配合者亦可不留针，3次为1疗程。治疗效果：70例全部治愈。本组经3次治疗腹痛消失者56例，占80.0%；针6次腹痛消失者14例，占20.0%[8]。

（2）推拿疗法：侯安莉用推拿疗法治疗小儿腹痛50例。分3型：伤食腹痛型：施消积化滞法，手法用捏脊法，揉乙窝风、小天心，推板门、大肠、四横纹，清脾土、肺金、天河水，退六腑，揉中脘、足三里；寒证腹痛型：施温中散寒法，揉乙窝风、外劳宫、中脘、神阙、足三里，补脾土，推四横纹、三关，灸神阙；虫积腹痛型，施安虫止痛法，揉乙窝风、外劳宫、小天心，推四横纹、三关，补脾土，顺运外八卦。结果：1次痛止者46例（92.00%）、3次痛止者4例（8.00%）[9]。

肖素娟等推拿治疗小儿食积腹痛42例。方法：要求患儿仰卧位腹肌放松，医者先分腹阴阳50次，然后按摩腹部。按摩时以中脘、脐、天枢、气海等穴及按结肠升、横、降的顺序方向逐一进行。用力由轻至重，再由重至轻，不快不慢，节律一致，用时约需15分钟。俯卧位时先按揉膀胱经循行部位，以脾俞、胃俞、三焦俞、大肠俞、关元俞等穴为重点，约5分钟；然后用捏三提一法捏脊3～5遍，最后轻柔地推下七节骨1000次。发热加自上而下直推脊及膀胱经200次，要求红润为度；恶心呕吐加推天柱骨200次，揉按足三里100次；心烦不寐加按揉百会、四神聪等穴各100次。推拿治疗以3次为1个疗程，最多治疗2个疗程，并观察疗效。结果：经3次推拿治愈21例，6次推拿治愈12例、好转7例、无效2例，总有效率95.2%[10]。

（3）推拿配合耳穴压豆：郎俊凤等以推拿加耳穴压豆治疗小儿肠痉挛120例。方法：运内八卦300次，揉外劳300次，揉一窝风200次，摩腹200次，按揉足三里（两侧各150次）。属寒邪侵袭者加推上三关200次，拿肚角5次；脾胃虚寒者加补脾300次，揉中脘300次；受暑邪而痛者加推下六腑200次，水底捞明月200次；食积而痛者加清大肠150次，分推腹阴阳150次；因虫扰腹痛者加揉天枢200次，拿肚角5次。耳穴压豆主穴：皮质下、小肠、交感、神门、三焦、脾。双耳同时取穴，可根据病情及耳廓大小酌情增减穴位。推拿每日1次，3～5日为1个疗程，不愈者休息2日，再行第2个疗程。并嘱患儿勿食生冷寒凉，起居有常，饮食有节，注意腹部保暖，蛔虫性腹痛服用驱虫药。结果：1个疗程内痊愈84例，2个疗程治愈33例、好转2例、无效1例[11]。

4. 磁场疗法研究　高彦果用旋转磁疗机治疗小儿肠痉挛性腹痛1128例。其中急性900例，痊愈873例、好转27例；慢性228例，痊愈195例、好转18例、复发12例、无效3例[12]。

参考文献

[1] 王泽涵．王静安诊治小儿腹痛经验——附186例临床报告[J]．中国中医药信息杂志，1999，6

(9):60.

[2] 毛玉香．香砂平胃散治疗小儿再发性腹痛 66 例[J]．中国中医急症,2004,13(2):66.

[3] 吴肖妮,卢俊明．四逆散加味治疗小儿再发性腹痛 100 例疗效观察[J]．浙江临床医学,2007,9(8):1077.

[4] 解晓红．中药治疗儿童功能性再发性腹痛 82 例[J]．中国中医急症,2005,14(12):1228-1229.

[5] 陈培英．自拟柔肝理脾汤治疗小儿功能性腹痛 60 例[J]．中医药临床杂志,2006,18(3):285.

[6] 张民肃．腹痛贴治疗小儿腹痛 350 例[J]．新中医,2002,34(8):54-55.

[7] 黄春霞,张爱英,赵燕娥．寒痛散敷脐治疗腹部中寒型小儿腹痛[J]．四川中医,2004,22(6):69-70.

[8] 刘怡湘,沈洁．针刺治疗小儿肠痉挛性腹痛 70 例[J]．中国针灸,2002,22(8):524.

[9] 侯安莉．推拿治疗小儿腹痛 50 例[J]．中国中医急症,2002,11(2):131-132.

[10] 肖素娟,孙升,徐臻．推拿治疗小儿食积腹痛 42 例[J]．按摩与导引,2004,20(2):41.

[11] 郎俊凤,吴美玲,李琳．推拿加耳穴压豆治疗小儿肠痉挛 120 例[J]．河南中医,2004,24(10):78.

[12] 高彦果,谭以正,陈红．磁场疗法治疗小儿肠痉挛性腹痛 1128 例疗效观察[J]．临床儿科杂志,1995,13(2):140-141.

（张桂菊　邢向晖　李燕宁）

第七节　胃　　痛

【概述】

胃痛又称胃脘痛,以胃脘部疼痛为主要症状,常伴胀满、泛酸、恶心呕吐等症。多由饮食不节所致,较大儿童可与情志失调有关。年龄较小儿童常定位不准确,显示不典型的脐周痛。

胃痛是临床上常见的一种病症,西医学的急慢性胃炎、胃及十二指肠溃疡、胃结石症、胃黏膜脱垂、胃痉挛、胃神经官能症、十二指肠炎,以及部分胆道蛔虫症、胰腺炎等疾病出现上腹胃脘部疼痛者,均属于中医学胃痛范畴。

本病在儿科发病率不高,但近年来有上升趋势。一年四季均可发病,多见于学龄儿童,较小患儿不能自诉症状,较大儿童虽能诉说疼痛,但往往不能正确表达疼痛部位,常易与腹痛相混淆,因而给临床诊断带来了困难,并且易造成误诊。近年来,随着诊断技术的提高,小儿胃镜的应用,小儿胃痛鉴别诊断水平不断提高,减少了误诊误治。

本病的记载,始见于《内经》,称之为胃脘当心痛。《诸病源候论·小儿杂病诸候·心腹痛候》说:"小儿心腹痛者,肠胃宿食夹冷,又暴为寒气所加,前后冷气重沓动,与脏气相搏,随气上下,冲去心腹之间,故令心腹痛也。"论述了小儿胃脘痛的主要病理特点,称胃脘痛为心腹痛。《小儿药证直诀》对小儿胃脘痛论述更为全面,运用益黄散、调中丸、安虫散等治疗不同证型心腹痛。以后历代医家对小儿胃脘痛的分证论治日趋详尽,《片玉心书》、《幼科发挥》、《保婴撮要》等书对小儿心腹痛的病因病理及分证论治均有精辟的论述。《生生直指》、《抱乙子幼科指掌遗稿》等书明确指出心痛非真心痛,实为胃脘痛,并论述了各型的鉴别要点。

现代对胃痛的研究范围广泛,对小儿胃痛的研究也日益增多。在临床研究方面,随着诊断技术的提高,对不同疾病引起的胃痛辨证论治规律的研究,以及微观辨证的研究均逐渐增多,使辨证论治的认识层次在结合辨病方面得到深化,并有许多总结报道,多种疗法也有介绍，这些临床研究成果提高了小儿胃痛的疗效。在药效学研究方面，从微观角度揭示了中药治疗胃痛的机制，为中医药治疗胃痛提供了更多的参考依据。

【病因病理】

一、病因

多种病因可引起胃痛，小儿常见的有外感因素、食伤因素、正虚因素及情志因素4类。如《幼幼指掌集成·胃脘痛》所说："胃脘痛，即心口疼也。乃胞络间痛，非真心痛也。小儿此症，多因风寒、饮食，或积冷伤胃，痛不能忍。与冷气痛者，十居八九；气裹食痛者，亦有二三；积热痛者，十之一耳"。

1. 外感因素　外感风、寒、暑、湿、火均可引起胃痛，常见者为风寒外感与暑湿（热）侵袭。小儿寒温不知自调，由于护理不当，衣被单薄，常易感受风寒，内客于胃，寒为阴邪，易伤阳气，寒性收引使气血凝滞不通，致胃凉暴痛。夏秋季节，天暑下逼，地湿蒸腾，易冒受暑湿（热），暑湿秽浊之气内犯脾胃，阻滞中焦，灼扰胃腑，引起脘闷灼痛。

2. 食伤因素　小儿脾常不足，饮食常不知自节，或过食生冷，寒积胃中；或过食肥甘辛辣油炸之品，致湿热阻滞中焦，灼扰胃腑；或暴饮暴食，饮食过量，损伤脾胃，致食滞不化，停滞胃脘。

3. 正虚因素　小儿先天禀赋不足，或后天调护失宜，致脾胃虚弱；或久病不愈，延及脾胃，或用药不当，损伤脾胃，进而脾胃虚寒，中阳不运，使胃络失于温养，致胃凉隐痛；若素体阴虚火旺，或肝郁化火生热，耗伤胃阴，胃阴不足，脉络失其濡养，可致胃脘部隐隐灼痛。

4. 情志因素　小儿肝常有余，易木亢侮土，且小儿神气怯弱，易受惊吓，若情志违和，忧思恼怒，暴受惊恐，气郁伤肝，肝木失于疏泄，则乘脾犯胃，脾胃纳运受制，气机阻滞而引起胃脘胀痛。由于气血相依，气滞日久，还可导致瘀血内停，壅塞胃络。

二、病理

1. 病变部位在胃腑，与肝、脾二脏密切相关　胃与脾以膜相连，胃主受纳，腐熟水谷，以和降为顺。脾主饮食精微的运化转输，以上升为常。二者同为后天之本，仓廪之官，在生理上相互配合，在病理上亦相互影响，如饥饱无常，每多脾胃同病。肝属木，为刚脏，喜条达，主疏泄，肝气横逆，木旺乘土；或中土壅滞，木郁不达；或肝火亢炽，迫灼胃阴；或肝血瘀阻，胃失滋荣，故胃病亦多与肝有关。

2. 病理因素为气滞　水谷入胃，经过胃的受纳和腐熟作用后，必须继续传导化物，泻而不藏，实而不满，以通降为顺。胃痛发病是由于通降失司，胃气郁滞所致。外感寒邪致寒凝气滞；食伤停滞胃脘致胃的气机阻滞；脾胃虚弱，气机不运，虚中有滞；情志伤肝犯胃，脾胃纳运受制，气机阻滞。胃气贵在和降通畅，宜通宜降，胃失和降，不通则痛。正如《景岳全书·杂证谟·心腹痛》所说："胃脘痛证，多因食、因寒、因气不顺者，然因食因寒，亦无不皆关于气，盖食停则气滞，寒留则气凝。所以治痛之要，但察其果属实邪，当以理气为主"。

3. 病机属性分虚实　由于胃痛的病因不同，身体素质有差异，因而在病证的发生、发展过程中，疼痛有急缓、病程有长短之分，病情有寒热、在气在血之别，其病机属性，则可分为虚实两大类。

一般说来，实证多因外邪犯胃、饮食失调、情志不畅、瘀血内停所致，而虚证多因胃阴不足、脾胃虚弱所致，其中也可虚实夹杂，寒热转化。胃痛初起多属实证，若久痛不愈，或反复发作，脾胃受损，可由实转虚。若因寒而痛，寒邪伤阳，致脾阳不足，可成脾胃虚寒证；如因热而痛，热邪伤阴，胃阴不足，则致阴虚胃痛。虚证胃痛，又易受邪，如脾胃虚寒者，更易感受寒邪，或健运无权又致饮食停滞，故临床表现虚实兼夹之证。寒热转化，一般实证多从热化，虚证多从寒化。小儿正气充实，阳气旺盛，邪气则能从阳化热；阳虚体弱，正气不足，正不胜邪，则热证也可能转化为寒证。

4. 病情演变重正邪消长　小儿脾常不足，脾胃运化功能尚未健旺，胃痛是胃气郁滞的表现，总属本虚标实证，其病情演变取决于正邪的消长变化。急性胃痛，主要是肝气、外邪、食滞、血瘀之邪犯胃，致脾胃升降功能失调，气机阻滞所致，邪盛人体正气亦旺，脾胃损伤较轻，病多属实证，病情多不严重。若邪气日久不消，严重损伤脾胃脏腑功能，致正气衰弱，可转化为慢性胃痛，多为虚证，常迁延不愈或反复发作。如邪气过盛，致脾胃功能明显失调，气机凝滞，出现急症胃痛，甚至严重损伤胃络，演变为呕血、便血、胃穿孔等重症、危症。

【诊断与鉴别诊断】

一、诊断要点

1. 以胃脘部疼痛为主症。

2. 常伴胃脘痞闷或胀满、嗳气、泛酸、嘈杂、恶心呕吐等症。

3. 发病常与饮食不节、情志不畅、劳累受寒等有关。

二、鉴别诊断

1. 心痛　在古代文献中，常把胃痛与心痛混称，其实二者既有部位之别，疼痛的性质、程度与疾病的预后也大不相同。心痛的病位在胸中，疼痛急且如刀割，痛彻胸背，发时心悸、憋闷，患者常有濒死的感觉，一般病情较重，特别是“真心痛”，其疼痛持续不已者，每每“夕发旦死，旦发夕死”。

2. 腹痛　胃痛与腹痛的鉴别，主要是病位不同。腹痛的病位在胃脘以下、脐之四旁，以及耻骨以上整个腹部发生的疼痛，包括有大腹痛、脐腹痛、小腹痛和少腹痛。但胃腑位于腹中，与肠相连，常常胃痛影响及腹，或腹痛牵连于胃，二者病因病理亦有类似之处，临床上往往两者兼见，故又有心腹痛之称，加之儿童常常不能正确表达疼痛部位，所以要详细检查，根据具体证候的孰轻孰重仔细辨证，进行诊断和鉴别诊断。

3. 常见胃痛疾病鉴别

(1)小儿浅表性胃炎、胃窦炎：最为多见，占70%以上，其次为全胃炎及胃体炎。多数有不同程度的消化道症状，病程迁延。常见症状为脐周疼痛，幼儿腹痛可仅表现为不安和正常进食行为改变，年长儿症状似成人，常诉上腹痛。与溃疡病在进食后疼痛减轻不同，胃炎患儿进食后疼痛常加剧，在进食后立即出现。由胆汁反流所致者常有持续性上腹部不适感或疼痛，进食后转重，可伴有恶心和胆汁性呕吐。胃窦胃炎的症状有时与消化性溃疡相似，无明显体征，偶有上腹部压痛。

(2)消化性溃疡：不同年龄患者的临床表现各有一定特点。新生儿期多为应激性溃疡，主要症状为呕血、便血和胃及十二指肠穿孔。婴幼儿期主要症状为反复呕吐、生长停滞和胃肠道出血。学龄前期常为脐周疼痛，食后常加重，食欲差，反复呕吐或胃肠道出血。学龄期上腹痛呈周期发作，多为钝痛，胃溃疡常为饭后痛，十二指肠溃疡多在饭前痛，进食后可减轻或完全缓解，并常有夜间痛。可有流涎、反酸、嗳气、恶心、呕吐，单独或与腹痛伴发。

【辨证论治】

一、证候辨别

1. 辨识常证　胃痛常证有寒凝胃痛、食积胃痛、气滞胃痛、瘀血胃痛、湿热胃痛及正虚胃痛，辨证可从病史、全身及局部症状3方面着手。寒凝胃痛常有外感风寒，或恣食生冷史；

食积胃痛有暴饮暴食史；气滞胃痛者有情志不畅史；湿热胃痛有恣食肥甘辛辣油炸之品，或久居湿地、外感暑湿等病史。正虚胃痛病程较长，有素体虚弱或久病不愈病史。具体再从发病缓急、寒热、虚实、气血几个方面辨别。

(1)辨缓急：凡胃痛暴作，起病急者，多因外受寒邪，或恣食生冷，或暴饮暴食，以致寒伤中阳，或积滞不化，胃失通降，不通则痛。凡胃痛渐发，起病缓者，多因肝郁气滞，木旺乘土，或脾胃虚弱，土壅木郁，而致肝胃不和，气滞血瘀。

(2)辨寒热：胃痛暴作，遇寒凉过度则甚，得温则减为寒证。胃脘灼痛，痛势急迫，舌苔黄腻，脉弦数或濡数为热证。

(3)辨虚实：胃痛而胀，闭结不通者多实；痛而不胀无闭结者多虚。痛而拒按者多实；喜按者多虚。食后痛甚多实；空腹疼痛者多虚。脉实气盛者多实；脉虚气怯者多虚。痛剧而坚，固定不移者多实；痛徐而缓，痛处不定者多虚。新病体壮者多实；久病体弱者多虚。补法治疗痛剧者多实；攻法治疗加重者多虚。

(4)辨气血：一般胃痛初起，胀痛为主，痛无定处，时作时止，伴见嗳气者，多属气滞；久病入络，痛重于胀，痛如针刺或刀割，痛处固定不移者，多为血瘀。

2. 辨别轻重　胃痛轻症，体质好，疼痛轻，病程短，精神尚好，一般饮食调理、局部热熨按摩，或稍加治疗即愈。重症多有胃痛反复发作病史，体质差，疼痛剧烈，伴有胃肠道症状，病情严重者常伴有呕血、便血等出血症状，甚至出现胃穿孔、虚脱之候，应及时抢救，必要时手术治疗。

二、治疗原则

胃腑以通为用，以降为顺，治疗胃痛，当以理气和胃为基本法则，同时必须审证求因，辨证施治。邪盛者应以祛邪为急，有消食和中、活血化瘀、疏肝和胃等法；虚证当以补虚为先，脾胃虚寒当温中健脾，胃阴不足宜养阴益胃等。若虚实夹杂，当以扶正祛邪，并根据正邪的盛衰，或以扶正为主兼以祛邪，或祛邪为主兼以扶正。另外，胃为阳腑，喜润恶燥，理气药多辛燥香窜，耗散气血，故不宜大量久用，谨防伤阴。对胃阴不足或肝胃郁热者，尤当慎重，宜选用比较平稳又能调诸经之气的理气药，如木香、陈皮、佛手、郁金等。

三、分证论治

1. 寒凝气滞

证候表现　胃痛暴作，疼痛剧烈，以绞痛为主，畏寒喜暖，得温痛减，遇寒痛甚，口不渴，喜热饮，舌质淡，苔白，脉弦紧或弦迟，指纹淡红。

辨证要点　一般有感受风寒，或过食生冷史。发病迅速，疼痛剧烈，以绞痛为主，得温则痛减，遇寒则痛甚，全身症状显示寒证征象。本证多见于胃痉挛，也可见于急、慢性胃炎。

治法主方　温胃散寒，行气止痛。良附丸加味。

方药运用　常用药：高良姜、香附、干姜、吴茱萸、陈皮。气滞较甚者，加广木香；表寒重，加紫苏叶、防风、生姜；兼夹积滞，证见脘腹胀满，加枳实、焦神曲、鸡内金。

风寒气滞，症见胃脘胀痛喜暖，胸脘痞闷，不思饮食，形寒身热者，可用香苏饮加减疏风散寒，理气止痛。寒邪郁久化热，而寒邪未尽，寒热夹杂，证见胸痞脘胀，不思饮食，恶心呕吐，胃脘疼痛有灼热感，口苦口干，舌红，苔黄腻者，宜用半夏泻心汤辛开苦降，寒热并调。寒湿阻胃，脘腹满闷，恶心欲吐，舌苔白腻者，用藿香正气散加减治疗。

2. 饮食积滞

证候表现　胃脘胀疼，拒按，嗳腐吞酸，或呕吐不消化之食物，吐后痛减，不思饮食，大便不爽，舌体胖质红，苔厚腻，脉滑，指纹紫滞。

辨证要点 起病前常有饮食不节或暴饮暴食史，胃脘胀满疼痛，嗳腐吞酸，呕吐不消化物，吐后痛减为本证特征。本证可以单独存在，亦常于他证中兼见。

治法主方 消导行滞，和胃止痛。保和丸加减。

方药运用 常用药：焦山楂、焦神曲、莱菔子、半夏、陈皮、茯苓、广木香。伤于肉食重用焦山楂；伤于面食重用莱菔子；伤于谷食重用焦神曲；胃脘胀满不减，可加香附、枳壳、延胡索；大便不爽，加枳实、大黄（后下）；食积化热，苔黄、便秘者，可加芒硝（兑入）、大黄（后下）；兼胃气上逆而呕恶呃逆者，加橘皮、生姜、姜半夏、旋覆花。

食滞初起，食停胃脘，胸脘痞闷，并有欲吐之势，治宜因势利导，用吐法，选用瓜蒂散或用盐汤探吐，食积得出，一吐痛除。暴饮暴食，饮食过量，胃纳过盛，症见脘腹撑满胀痛难忍，拒按甚或手不可近，可用木香槟榔丸去黄连、黄柏，加焦神曲、焦山楂，消积除满。胃弱食滞，治宜健胃消痞，化积止痛，选用香砂枳术丸加焦神曲、炒麦芽。

3. 肝郁气滞

证候表现 胃脘胀满，攻撑作痛，痛连两胁，嗳气频作，得嗳气或矢气则舒，每因情绪变化而痛作，苔多薄白，脉弦，指纹紫滞。甚则痛势急迫，心烦易怒，嘈杂吐酸。口干口苦，舌红苔黄，脉弦数，指纹紫。

辨证要点 胃脘胀满，痛连两胁，每因情志因素而痛为本证特征。本证在较大儿童较为常见。气郁日久而化火，则见肝胃火炽之象。

治法主方 疏肝理气，和胃止痛。柴胡疏肝散加减。

方药运用 常用药：柴胡、香附、枳壳、陈皮、川芎、白芍。疼痛甚者，加延胡索、川楝子、佛手；嗳气，呕恶较甚，胃气上逆者，宜加半夏、苏梗、旋覆花；胃酸多者，加乌贼骨、煅瓦楞、煅牡蛎、五灵脂以和胃制酸。

若肝气郁结，日久化火，肝胃郁热，胃脘灼痛者，治宜疏肝理气，清热止痛，选用金铃子散合左金丸加乌贼骨、煅瓦楞等。肝气犯胃，日久不愈，脾气亦伤，胃痛而胀，反复发作，治宜调理肝脾，理气和胃，方用逍遥散加佛手、香附、砂仁、郁金等。气滞夹痰，胃痛胸闷，咳吐稠痰，方用越鞠丸合二陈汤加减，解郁化痰，和胃理气。若肝胃郁热，迫血妄行，症见呕血，其色鲜红，治宜清火，凉血止血，方用泻心汤加味治疗。

4. 瘀血阻络

证候表现 胃痛如针刺或刀割，痛处固定，拒按，疼痛持久，或见吐血、黑便，舌质紫黯或有瘀斑，脉涩，指纹沉滞。

辨证要点 本证以胃痛反复发作，痛如针刺或刀割，痛处固定，痛时持久为特征，若瘀痛日久，损伤络脉，血不循经，则见出血症。临床多见于胃及十二指肠溃疡或伴出血的病例。

治法主方 化瘀通络，理气和胃。活络效灵丹合失笑散加减。

方药运用 常用药：当归、丹参、乳香、没药、五灵脂、蒲黄、檀香、陈皮、砂仁。痛甚，加延胡索、郁金、川楝子；痛如刀割，加白芍、甘草以缓急止痛；气虚者可加白术、黄芪、黄精。

血瘀胃痛伴吐血便血，其色紫暗，可用花蕊石散加白及、侧柏叶、地榆炭等以止血活血。失血致虚，症见面色萎黄，神疲乏力，脉象细弱等，此为气血不足，可用调营敛肝饮加党参、白术等。若气随血脱，心慌心悸，面色惨白等，急用补气摄血如独参汤之类治之。

5. 湿热中阻

证候表现 痛势急迫，胃脘部灼热拒按，嘈杂，口干口苦，口渴不欲饮，小便黄，大便不畅，舌质红苔黄腻，脉滑数，指纹紫滞。

辨证要点　本证以病势急迫、胃脘疼痛灼热拒按、口苦口渴、舌红苔黄腻为辨证要点。临床多见于急性胃炎、十二指肠炎及胰腺炎等。

治法主方　清热化湿，理气和胃。清中汤加减。

方药运用　常用药：黄连、山栀、半夏、茯苓、肉豆蔻、陈皮、甘草、藿香、厚朴。胃气上逆而致呕恶者，加竹茹；属气机阻滞便秘者，加枳实、槟榔。

痰热互结，症见脘痛引背，咯痰黏滞，口苦纳呆，治宜清热化痰，理气和胃，可用半夏泻心汤加减。痰湿阻胃者，方用二陈汤合平胃散治疗。

6. 正虚胃痛

(1)脾胃虚寒

证候表现　胃痛隐隐，喜暖喜按，空腹痛重，得食则减，时呕清水，纳少，神疲，手足欠温，大便溏薄，舌质淡，边有齿痕，苔薄白，脉沉缓，指纹淡。

辨证要点　本证以病程较长，胃痛隐隐，绵绵不断，喜暖喜按，全身显现虚寒证之象为特征。临床多见于慢性胃炎、消化道溃疡。

治法主方　温中健脾。黄芪建中汤合理中汤加减。

方药运用　常用药：黄芪、饴糖(烊化)、桂枝、白芍、炙甘草、生姜、大枣、炮姜、党参、白术。如泛吐清水较多者可加陈皮、半夏、茯苓；若吐酸水者可去饴糖加左金丸；胃脘冷痛，寒邪较甚，宜加附子(先煎)、吴茱萸。

阴寒内盛，而见脘腹冷痛、喜温喜按、畏寒肢冷、苔白润、脉沉迟之症，治宜温中补虚，降逆止痛，方用大建中汤加味。脾胃气虚，症见胃脘胀闷，呕逆嗳气，恶心呕吐者，宜健脾和胃，方用香砂六君子丸加减。中气下陷，治宜补中益气，调理升降，方用补中益气汤加枳实治疗。脾不统血而便血，治宜温脾益气摄血，方用黄土汤加减治疗。

(2)脾胃阴虚

证候表现　胃脘隐隐灼痛，空腹时加重，烦渴思饮，口燥咽干，食少，大便干，舌红少苔或剥苔，脉细数或细弦，指纹淡紫。

辨证要点　本证多见于病程较长，或长期使用温燥药物的患儿。临床以胃脘隐隐灼痛、口燥咽干、舌红苔少等胃阴不足之象为特点。

治法主方　养阴益胃。益胃汤加减。

方药运用　常用药：沙参、麦冬、玉竹、生地黄、白芍、甘草、大枣。胃脘胀痛较剧，宜加厚朴花、玫瑰花、佛手等；大便干燥难解，加火麻仁、瓜蒌仁；吞酸加煅瓦楞子、乌贼骨；灼热疼痛，加竹叶、石膏。

肝胃火燔，劫灼肾阴，肾水不足，肝木失于滋养，肝肾阴虚，症见胃脘灼痛，心烦不寐，眩晕耳鸣，舌红少苔者，宜用一贯煎滋肾养肝。气阴两虚，症见胃脘隐痛，纳呆食少，气短懒言，治宜益气养胃阴，方用叶氏养胃方加太子参、炙黄芪。津涸血瘀，方用通幽汤加减，滋阴养血，行瘀止痛。

【其他疗法】

一、中药成药

1. 良附丸　用于寒凝气滞证。

2. 枳实导滞丸　用于饮食积滞证。

3. 气滞胃痛冲剂　用于肝郁气滞证。

4. 元胡止痛片 用于瘀血阻络证。

5. 香砂养胃丸 用于气滞湿阻证。

6. 藿香正气液 用于暑湿困阻证。

7. 三七粉、云南白药 用于急性吐血。

二、单方验方

1. 乌贼骨、浙贝母等分研细末。每次服1～3g。用于胃痛泛酸明显者。

2. 鸡内金、香橼皮各10g,共研细末。每服0.5～1g。用于食积胃痛。

三、药物外治

1. 食盐适量炒热,敷熨胃痛部位。用于治疗寒凝气滞证。

2. 连须葱头30g,生姜15g,共捣烂炒热布包,乘热敷胃部。适用于寒凝气滞证、脾胃虚寒证。

四、针灸疗法

1. 体针 肝郁气滞证:取穴中脘、期门、内关、足三里、阳陵泉,针刺用泻法。脾胃虚寒证,取穴脾俞、胃俞、中脘、内关、足三里,针刺用补法,配合灸治。

2. 耳针 选穴:胃、脾、交感、神门、皮质下。每次选用3～5穴,留针30分钟,或用电针、埋针。泛酸者,去胃加内分泌;十二指肠溃疡,加十二指肠穴。

3. 穴位注射 选穴:胃俞、脾俞、相应夹脊穴、中脘、内关、足三里。选用红花注射液、当归注射液、阿托品或普鲁卡因注射液(皮试阴性)注射于上述穴位,每次1～3穴。

4. 急症胃痛 体针主穴:中脘、足三里。虚证用补法,实证用泻法,虚寒证可加灸。耳针常用穴为胃区、神门区。

五、西医疗法

1. 去除病因 消化性溃疡:轻者两餐间给予黏膜保护剂,如硫糖铝(每次0.5～1.0g)或麦滋林(每次0.3g)。疼痛较重者,食前及夜间服抗胆碱药物,如颠茄、普鲁本辛、阿托品等。重症可加服H_2受体阻断剂或质子泵抑制剂,抗酸作用强而副作用少,如甲氰米胍(每次6mg/kg,1日2次,夜间加倍量1次)或雷尼替丁、洛赛克等。疗程4～6周,疗效显著。维持量每晚服1次,连服6个月～1年。胃结块症:可用2%～5%重碳酸钠反复洗胃,溶解结块。一般开始用2%浓度,如结块不消,可加大浓度,但应防止碱中毒。或口服10%重碳酸钠,1日3次,每次10ml。对慢性胃炎选用铋剂联合抗生素,清除幽门螺杆菌。常用的有三钾二枸橼酸铋(得乐)、羟氨苄青霉素、呋喃唑酮和甲硝唑等。

2. 急症胃痛 口服颠茄合剂,或肌注阿托品,每次0.02mg/kg,或肌注654-2,每次0.3mg/kg。因出血引起的急症胃痛,出现血压下降或胃穿孔者,经内科中医药治疗仍出血不止,胃痛剧烈者,应转外科手术治疗。

3. 急性上消化道出血 首先设法止血,绝对安静,暂时禁食。

(1)西药可选用维生素K_1、安络血、止血敏、止血芳酸、凝血酶等。

(2)内镜下局部止血:急查纤维胃镜,找到出血灶,选用以上止血药,经胃镜活检孔由塑料管注入。

(3)出血量多者,配合输血、输液。

(4)出现厥脱证者,按厥脱证积极处理。

(5)重度出血经治24小时不能控制者转外科治疗。

4. 对症处理 可给予解痉剂,如颠茄片、普鲁卡因等。若发生胃肠穿孔、顽固性腹痛、大量出血时须手术治疗。出现水电解质紊乱，可口服或静脉补液。

【预防护理】

一、预防

1. 饮食有节，防止暴饮暴食，或饮食过量。饮食要定时，避免过饥过饱。

2. 培养良好的饮食习惯，克服偏食，食品温度适中，勿食生冷食品，不过食油炸煎炒、辛辣甜润之品。

3. 保持精神愉快，尽量避免烦恼、忧虑，注意劳逸结合。

4. 改善居住环境，注意饮食卫生。

二、护理

1. 全面细致观察病情，辨证施护，如胃痛的部位、性质、发作时间、诱发因素和舌象脉搏的变化，并详细记录。

2. 发病时，忌油腻、腥味、生冷、粗硬之食物，饮食清淡易消化。并以少量多餐为主。

3. 病情较重者，应卧床休息，防止一切精神刺激，并注意保暖，避免受寒着凉。

4. 对于合并呕血或便血者，应随时注意出血量的多少及颜色。并向患儿及家长宣教，消除紧张恐惧心理，保持乐观情绪，树立战胜疾病的信心。

【文献选录】

《小儿药证直诀·脉证治法》："面㿠白，心腹痛，口中沫及清水出，发痛有时，安虫散主之。小儿本怯者，多此病。积痛、食痛、虚痛，大同小异。惟虫痛者，当口淡而沫自出，治之随其证。"

《小儿卫生总微论方·心腹痛论》："小儿心腹痛者，由脏腑虚而寒冷之气所干，邪气与脏气相搏，上下冲者，上则为心痛，下则为腹痛，上下俱作，心腹皆痛。"

《生生直指·胃脘痛》："心痛者，胃脘痛也。胃之上口名曰贲门，贲门与心洞连，故经曰：胃脘当心而痛。今俗呼心痛者，未达此意耳。其致病之由，皆因恣纵口腹，喜好辛酸，多食炙煿，后餐寒凉生冷。朝伤暮损，日积月深，自郁成积。自积成痰，痰饮相隔，妨碍升降，故胃脘作疼痛。详其所由，皆在胃脘而实不在心也。"

《幼幼指掌集成·胃脘痛》："胃脘痛者，即心口疼也。乃胞络间痛，非真心痛也。小儿此症，多因风寒、饮食，或积冷伤胃，痛不能忍。与冷气痛者，十居八九；气裹食痛者，亦有二三；积热痛者，十之一耳。必审明分别施治之。而真心痛者，旦发夕死，夕发旦死，此一种不可医治矣。"

【现代研究】

一、纤维胃镜检查

小儿消化道疾病的临床症状具有不典型性，年龄愈小症状愈不典型，且个体差异较大，对症状的叙述亦不准确，诊断比较困难，易误诊与漏诊。内镜为小儿上消化道疾病最可靠的检查方法，具有确诊价值，可直接对胃、十二指肠黏膜进行观察，并可根据需要采取标本进行组织学和细菌学检查。对于合并出血的患者，内镜能及时而准确地作出出血部位与病因的诊断，并且可同时进行镜下止血治疗。传统的胃镜检查作为儿科上消化道疾病诊治的重要手段之一，已在儿科领域得到广泛认可。闫慧敏等对 450 例病程>4 周的上腹痛患儿进行胃镜检查，结果显示胃镜的疾病检出率为 96%，其中浅表性胃炎检出率最高，为 51.1%，十二指肠炎为 10%，十二指肠炎合并胃炎为 20.6%，消化性溃疡的检出率为 13.4%，其中十二指肠溃疡占 10.7%，食管炎的发生率相对较低仅占 0.9%[1]。文献报道小儿胃镜检查并发症发生率为0.017%，主要包括麻醉意外、低氧血症、窒息、肺吸入、心律不齐、穿孔和出血、心肺功能紊乱、器械损伤等。

二、Hp感染与小儿胃炎

感染与慢性活动性胃炎和消化性溃疡的发病关系密切，Hp感染好发于儿童，尤其是在生后最初的几年内，一般随着年龄增长而增加。不同国家和地区的Hp儿童感染率差别较大，一般为6%～31%[2]。瑞金医院的研究发现，在小儿慢性活动性胃炎中，Hp感染率高达96.97%，而非慢性活动性胃炎仅为43.56%。在有消化道症状的小儿中，Hp检出率为40%～70%，Hp感染与小儿消化道疾病的密切相关性已被越来越多的研究资料证实[3]。闫慧敏等对450例病程>4周的上腹痛患儿进行Hp检测，其感染率即达31.8%，且以农村发生率相对高，浅表性胃炎占33%，消化性溃疡占51.7%。对照胃镜检查分析发现所有Hp感染患儿胃黏膜病理改变的阳性率达100%，且Hp感染者病理改变多较重，并以中、重度改变为主[1]。因此，对临床反复出现胃痛等消化道症状的患儿，应尽早做Hp的筛查，有条件者进一步做胃镜检查。

三、治疗学研究

辨证论治是中医治疗胃痛的基本法则。闫慧敏等对300例胃脘痛患儿进行胃镜检查及临床观察，胃镜诊断疾病检出率达98.3%，并将胃镜下黏膜辨证分为5型（胃肠滞热、胃肠虚寒、肝胃不和、胃肠瘀滞、胃络阴伤），与临床宏观辨证的5型（湿热中阻、脾胃虚寒、肝胃气滞、胃阴不足、胃络瘀阻）相对应进行分析。研究发现两种辨证方法在浅表性胃炎辨证中的一致性较笼统的胃脘痛辨证中的一致性要好。各宏观证型与微观辨证有密切的关系，并有一定的规律性，说明中医宏观辨证有其微观病理基础，可为中医辨证论治提供一些客观指标，也为提高临床疗效打下一定的基础[4]。单方验方的研究也有很多报道，李原用自拟的英连九味饮加减（蒲公英10g，黄连2g，太子参12g，茯苓10g，白术6g，木香4g，白芍9g，延胡索8g，甘草6g）治疗小儿胃脘痛162例，总有效率达98%[5]。王秀坤等将108例Hp胃病患儿随机分为中药组（安幽颗粒：大黄、槟榔、黄连、丹参、香附、白芍）、西药组（克拉霉素、洛赛克）、中西医结合组（安幽颗粒、克拉霉素、洛赛克），结果显示清热化湿、行气导滞法用于治疗小儿Hp相关胃病中焦积热证有较好疗效，中西药结合治疗小儿Hp相关胃病中焦积热证有较高的治愈率、愈显率和Hp转阴率、根除率，且能减少不良反应的发生[6]。

在辨证论治的原则指导下，辨病论治可根据不同疾病的证候特点，总结论治规律。

1. 小儿胃炎　闫慧敏等将60例慢性胃炎湿热证患儿随机分为治疗组（胃平冲剂：青黛、紫草、茴香、乳香、黄连、藿香、神曲等）和对照组（麦滋林），两组从减轻黏膜炎症及胃黏膜病理组织损害上无显著差异，但从综合疗效上，治疗组总有效率为90%，高于西药组[7]。黄秋云等将腹部中寒型急性胃炎患儿68例随机分为治疗组36例，予运脾散敷脐；对照组32例，予吗丁啉、灭吐灵、维生素B_6、再林等口服。结果：治疗组总有效率为97.2%、对照组总有效率为87.5%，两组差异有显著性，说明运脾散敷脐是治疗小儿腹部中寒型急性胃炎的有效外治法之一[8]。

2. 消化性溃疡　张炜随机将305例消化性溃疡患儿分为治疗组和对照组。治疗组用小儿健脾养胃冲剂治疗，对照组用西咪替丁片、硫糖铝片，均4周1疗程。结果：两组在一周内止痛、增加食欲以及溃疡愈合等方面均有非常显著差异，治疗组疗效比对照组优越。小儿健脾养胃冲剂对小儿消化性溃疡有止痛快、刺激食欲、溃疡愈合率高等优点[9]。拾景梅用中成药枫蓼肠胃康颗粒加奥美拉唑口服治疗儿童消化性溃疡32例，疗程4周，经治疗后临床症状消失29例、缓解3例，腹痛症状消失最快2日，其余症状均在7日内缓解或消失。溃疡愈合率94%，Hp根除率91%[10]。

四、药效学研究

胃痛的药效学研究，主要是观察中药的抗溃疡、镇痛、抗幽门螺杆菌的作用。马汉铭等观察了外敷小儿腹痛散（主要由元胡、炒麦芽等组成）对小鼠胃肠功能和免疫功能的影响。结果显示：小儿腹痛散能明显增强小鼠小肠推进功能，增强小鼠单核巨噬细胞系统吞噬功能，提高小鼠胸腺指数和脾指数[11]。除了复合剂型以外，单味药的研究也很多。党参含有多糖，具有增强单核巨噬细胞系统功能和调节胃肠道的作用[12]。白术主要含挥发油、内酯类化合物及多糖，白术提取液与胃黏膜细胞共同培养能促进胃黏膜细胞的增殖，刺激胃蛋白酶的分泌[13]。麦芽含淀粉酶、转化糖酶、维生素B族、脂肪、磷脂、糊精、麦芽糖、葡萄糖等多种成分，其中消化酶及维生素B族是助消化的主要功能因子[14]。藿香可以增加胃酸分泌，提高胃蛋白酶的活性，增强胰腺分泌淀粉酶的功能，提高血清淀粉酶活力[15]。实验室体外试验具有杀灭和抑制Hp的药物有：黄芩、黄连、青黛、蒲公英、黄芪、桂枝、槟榔、丁香、香附等。

参考文献

[1] 闫慧敏，杨燕．450例小儿上腹痛临床诊断分析[J]．北京医学，2007，29(2)：84-86.

[2] 胡伏莲，周殿元．幽门螺杆菌感染的基础与临床[M]．北京：中国科学技术出版社，2002：232-233.

[3] 李瑜元．第9届亚太消化病周APDW2004会议纪要[J]．中华消化病杂志，2004，24(11)：700-702.

[4] 闫慧敏，杨燕．小儿胃脘痛中医辨证与胃镜表现之关系的探讨[J]．中国中西医结合杂志，2006，26(7)：617-619.

[5] 李原．英连九味饮治疗小儿胃脘痛162例[J]．四川中医，2001，19(7)：55.

[6] 王秀坤，刘殿玉，王云珍，等．清热化湿消积导滞法治疗小儿幽门螺旋杆菌相关胃病中焦积热证的临床研究[J]．南京中医药大学学报，2008，24(2)：88-90.

[7] 闫慧敏，陈昭定．中药治疗小儿慢性胃炎湿热证的临床研究[J]．北京中医，2005，24(6)：330-331.

[8] 黄秋云，张南．运脾散敷脐治疗小儿中寒型急性胃炎36例[J]．中医药通报，2005，4(6)：43-44.

[9] 张炜，海洋，马桂云．小儿健脾养胃冲剂治疗小儿消化性溃疡临床研究[J]．四川中医，2009，27(1)：111-112.

[10] 拾景梅．中西医结合治疗儿童消化性溃疡32例[J]．现代中西医结合杂志，2005，14(7)：903.

[11] 马汉铭，李升刚，杨晓峰，等．小儿腹痛散对小鼠胃肠功能及免疫功能的影响[J]．数理医药学杂志，2003，16(1)：63-64.

[12] 焦红军．党参的药理作用及其临床应用[J]．临床医学，2005，25(4)：92转89.

[13] 王华新，刘文娟．白术在胃肠道疾病方面的药理与临床应用[J]．时珍国医国药，2007，18(11)：2847-2848.

[14] 王亚红．麦芽在临床中应用说略[J]．河南中医，2003，23(1)：60.

[15] 任守忠，靳德军，张俊清，等．广藿香药理作用研究进展[J]．中国现代中药，2006，8(8)：27-29.

（张蔚 张卉 何薇）

第八节 厌食

【概述】

厌食，是指小儿较长时期见食不贪，食欲不振，甚或厌恶进食的病症。古代中医文献中无小儿厌食的病名，其中的恶食、不嗜食、不思食、不饥不纳等病症的主要临床表现与本病相同。

厌食是儿科常见病之一，城市儿童发病率较高，各年龄儿童皆可发病，尤以1～6岁小儿多见。其发生无明显季节差异，但夏季暑湿当令时，易于困遏脾气，使症状加重。本病由脾运胃纳失职所致，患儿除食欲不振外，一般无其他不适，预后良好，但长期不愈者会使气血生化乏源，易于感受外邪，合并血虚证，或日渐消瘦，转化为疳病。

《灵枢·脉度》篇最早记载有关本病的内容，指出"脾气通于口，脾和则口能知五谷矣。"说明脾气调和，则知饥纳谷，食而知味，这一论述为认识小儿厌食的病理生理奠定了基础。病因病机方面，明代《赤水玄珠全集·卷十三·伤饮伤食》说："不能食者，由脾胃馁弱，或病后而脾胃之气未复，或痰客中焦，以故不思食。"《幼科发挥·脾经兼证》说："诸困睡，不嗜食，吐泻，皆脾脏之本病也。"又说："儿性执拗，凡平日亲爱之人，玩弄之物，不可失也。失则心思，思则伤脾，昏睡不食。"提出了情志不调之厌食。说明了引起厌食的病因虽多，但病变脏腑则主要属脾脏。治疗方面，《小儿药证直诀·胃气不和》用益黄散（陈皮、青皮、丁香、诃子、甘草）治疗不思食，开调脾助运为主治疗厌食之先河。明代《奇效良方》载运脾散（人参、白术、藿香、肉豆蔻、丁香、砂仁、甘草）对脾虚失运者颇为适宜。清代《类证治裁·脾胃论治》说："治胃阴虚不饥不纳，用清补，如麦冬、沙参、玉竹、杏仁、白芍、石斛、茯神、粳米、麻仁、扁豆子。"认为胃阴不足之厌食宜清补而不宜腻补，并列举了具体用药，丰富了小儿厌食辨证论治的内容。

现代对小儿厌食的研究与钱乙的调脾助运理论一脉相承且多有创新。江育仁提出"欲健脾者，旨在运脾，欲使脾健，则不在补而贵在运也"的运脾法，指出了欲使脾健当以调理脾胃、扶助运化为主要治疗法则，属八法中的和法。具有补中寓消、消中有补、补不碍滞、消不伤正的特点。

近二十余年来对小儿厌食的实验研究较多，如厌食患儿血清中免疫球蛋白减少、IL-2R水平较正常增高；尿D-木糖排泄率及尿淀粉酶均较正常儿童显著降低，小肠上段吸收功能及胰淀粉酶的分泌功能均比正常儿差；动物实验显示厌食动物下丘脑β-内啡肽含量变化不大，血浆中β-内啡肽减少；血清胃泌素显著下降；厌食的小儿血清中缺锌、铁、铜、锰等均较为明显，血铅含量较正常高，经治疗后趋向于正常。

【病因病理】

一、病因

小儿脏腑娇嫩，脾常不足，若喂养不当、他病伤脾、先天不足、情志失调等均可影响脾胃的正常纳运功能，产生厌食。

1. 饮食不节，喂养不当　为小儿厌食最常见的病因。《素问·痹论》说："饮食自倍，肠胃乃伤。"小儿脾常不足，乳食不知自节。若家长或保育人员缺乏育婴保健知识，婴儿期未按时添加辅食，致断乳后不能适应普通饮食；或过分强调营养而乱投以肥甘厚味，如过食糖类、煎炸、黏腻、炒香食物，或滥服滋补药品，损伤脾气；或小儿生活无规律，进食不按时，贪吃零食、冷饮，饮食偏嗜，饥饱无度，均可导致脾胃损伤，产生厌食。

2. 多病久病，损伤脾胃　"太阴脾土，得阳始运，阳明燥土，得阴自安，以脾喜刚燥，胃喜柔润也。"小儿脾胃薄弱，若罹患温热病、泄泻、肝肾疾病，或伤及脾气，或耗损胃阴；或误用攻伐，峻加消导；或过用苦寒损脾伤阳，过用温燥耗伤胃阴；或病后未能及时调理；或夏伤暑湿，脾为湿困，致脾运胃纳失健时，则发为厌食。

3. 先天不足，后天失调 先天不足的婴儿脾胃薄弱，往往出生之初即表现不欲吮乳，若后天又失于精心护养，则脾胃虚怯，食欲难以增进而厌食。

4. 情志失调，思虑伤脾 小儿神气怯弱，易受惊恐。若受惊吓、打骂，或环境突变，或家长对其要求过高，管教过严，或所欲不遂等，均可使其情志抑郁，肝失条达，气机不畅，横逆犯脾，形成厌食。

二、病理

1. 病变脏腑在脾胃 厌食的病变无论由何原因所致，病变脏腑均以脾胃为主，一般不影响其他脏腑。

2. 病机关键为失运 厌食致病原因虽多，但其病机关键是脾失健运。脾胃互为表里，脾主运化，胃主受纳，脾胃调和，方能知饥纳食，食而能化。如饮食喂养不当，或湿浊困遏脾气，脾阳失于舒展；或素体不足，脾气虚弱，运化无力，或肝气横逆犯胃，则运化失职，胃纳减少，以至不思饮食。

3. 病理属性分虚实 由于病因、病程、体质的差异，证候有偏于脾胃运化功能的失调和偏于脾胃虚弱。一般病程较短，体质好者偏于运化功能失调；而病程较长，体质差者或由他病转来者多属脾胃虚弱证。若素体脾虚，复为饮食所伤者则形成虚实夹杂证。

4. 病情演变分轻重 厌食一般属于脾胃轻证，证候表现多与脾胃功能失调有关，全身症状不重。部分患儿有脾气、胃阴不足证候，虚象亦不严重。若厌食日久不愈，病程迁延，失于调治，脾胃虚弱，肌肤失养，则可演变成疳病。

【诊断与鉴别诊断】

一、诊断要点

1. 长期（一般指2个月以上）食欲不振、食量减少，而无其他疾病者。

2. 面色少华，形体偏瘦，但精神尚好，一般无腹胀。

3. 有喂养不当史，如进食无定时、定量，过食生冷、甘甜厚味、零食，或偏食等。

二、鉴别诊断

1. 积滞 积滞指乳食停聚中脘，积而不消，气滞不行，而有脘腹胀满疼痛、嗳气酸馊、大便腐臭、烦躁多啼等症。其所见之不思乳食由乳食停积不行产生。厌食患儿不思进食，进食甚少，故腹坦然无苦，一般无脘腹胀满疼痛等食积征象。

2. 疳病 疳病患儿除食欲不振外，亦可出现食欲亢进或嗜食异物，并伴见形体明显消瘦、精神异常等，是脾胃病重症，病可涉及五脏，出现口疳、眼疳、肺疳、骨疳、疳肿胀等兼症。而厌食者则除食欲不振外，一般形体正常或略瘦，且精神如常，为脾之本脏轻症，一般不涉及他脏。

3. 疰夏 疰夏亦有食欲不振，同时可见全身倦怠，大便不调，或有身热等症，其发病有严格的季节性，具有“春夏剧，秋冬瘥”的发病特点，秋凉后自行转愈。厌食虽可起病于夏，但秋后不会自行恢复正常，而持久胃纳不开，且一般无便溏、身热等症。

【辨证论治】

一、证候辨别

1. 详问病史析病因 厌食患儿症状不多，要问初生是否是胎怯；喂养史中有无喂养不当，饥饱不调；既往史中曾患哪些疾病，教育方式是否妥当，追寻发病与以上因素的联系，以便明确病因。

2. 脏腑辨证识病变 本病应以脏腑辨证为纲，紧紧围绕脾胃进行。若嗳气、恶心、苔腻，多食后脘腹作胀呕吐，形体尚可者，多属脾运失健；食而不化，大便偏稀，伴面色㿠白形瘦，多汗易感者，多属脾胃气虚；食少饮多，大便干结，伴面色萎黄，皮肤失润者，多属胃阴不足。

3. 四诊合参重舌象　舌为脾之外候，章虚谷说："脾胃为中土，邪入胃则生苔，如地上生草也。"患儿症状少，辨证困难时，舌象可作为重要的辨证依据。脾运失健者舌质多正常，苔腻，湿浊重者苔厚腻，食滞重者苔垢腻；偏气虚者舌淡，苔薄白；偏阴虚者舌红而少津，少苔或花剥苔。

二、治疗原则

脾胃"以和为贵，以运为健"，故本病治疗以运脾开胃为基本法则。宜以轻清之剂解脾气之困，拨清灵脏气以恢复转运之机，俟脾胃调和，脾运复健，则胃纳自开。脾运失健者，以运脾开胃为主法；脾胃气虚者，以健脾益气为主法；脾胃阴虚者，以养胃育阴为主法。兼有湿积、食滞者，须配伍疏理气机、消食醒胃、化湿宽中药物。具体用药时需注意，消导不宜过峻，燥湿不宜过寒，补益不宜呆滞，养阴不宜滋腻，以防损脾碍胃，影响纳化。药物治疗的同时应注意饮食调养，纠正不良的饮食习惯，方能取效。

三、分证论治

1. 脾运失健

证候表现　厌恶进食，食而乏味，若迫食或偶然多食后则脘腹胀满，或伴有嗳气泛恶，胸闷脘痞，大便不调，形体尚可，精神正常，舌质淡红，苔白腻或微黄，脉濡缓或滑数，指纹淡。

辨证要点　本证为厌食初期，病前多有喂养不当史，除厌恶进食外，其他症状不明显，精神、形体如常，舌苔薄腻为其特征。多见于东南卑湿之地及夏令脾为湿困之时。脾失健运则胃失受纳，故食欲不振，多食后运化不及食停中脘，阻滞气机而见脘腹胀满。脾胃受戕未著，故虚象不显。舌脉为脾运失健，湿食不化之象。本证若失治或经久不愈，损伤脾气则易转化为脾胃气虚证。

治法主方　调脾助运。不换金正气散加减。

方药运用　常用药：苍术、陈皮、佩兰、藿香、半夏、枳壳、焦神曲、鸡内金（研冲）、炒麦芽等。若时在夏至以后，暑湿困阻者，加青蒿、大豆卷、荷叶；热象明显者，加生薏苡仁、六一散、黄连；脘痞腹胀者，加莱菔子、木香；苔厚腻者，加厚朴、草豆蔻；食滞中阻，加焦山楂、枳实、槟榔、炒谷芽。乳积者，加麦芽、砂仁；食积化热者，加连翘、胡黄连。偶然多食引起脘腹胀满时，应暂时控制进食。

2. 脾胃气虚

证候表现　不思进食，形体偏瘦。食少便多，大便入水易散，夹不消化食物，常兼面色少华，神倦乏力，部分患儿易出汗，易罹外感，舌体胖嫩，舌质淡，苔薄白，脉缓无力，指纹淡。

辨证要点　本证多见于素体脾虚，或厌食日久，脾气耗损者。虽形体偏瘦，但尚未至疳病消瘦阶段。以不思饮食，肢倦乏力，形体偏瘦，舌质淡，苔薄白为主要辨证依据。脾虚运化无力，则不思饮食，脾虚，湿食相合下趋大肠，故见便溏夹不消化食物；气血精微化生不足，不能溉养全身，故面色少华，形体偏瘦；脾主肌肉四肢，故见肢倦乏力；气虚卫外不固而见多汗易感。若迁延不愈，气血耗损，形体羸瘦，则应按疳病辨证论治。

治法主方　补脾助运。异功散加味。

方药运用　常用药：党参、茯苓、白术、甘草、扁豆、陈皮、砂仁（后下）、焦神曲、焦山楂。若苔腻、大便稀者，白术易苍术，加薏苡仁；大便稀溏者，加煨木香、炮姜、肉豆蔻、益智仁；饮食不化者，加焦山楂、炒谷芽、炒麦芽；腹胀者，加木香、槟榔；汗多易感者，加煅牡蛎、黄芪、防风、浮小麦；情志抑郁者，加柴胡、郁金、川芎。本证病程较久，需坚持较长时间服药，并配合饮食调理，方可见效。

3. 脾胃阴虚

证候表现　以不思进食，食少饮多为主，常兼面色萎黄，皮肤失润，大便偏干，小便短黄，甚或烦躁少寐，手足心热，舌偏红少津，苔少或花剥，脉沉细，指纹紫。

辨证要点　本证多见于素体阴虚或患热病后，或嗜食辛辣伤阴者。以食少饮多、大便偏干、舌红少苔为主要临床特征。胃阴已伤，胃失濡润，故受纳失职，纳谷呆钝；欲饮水自救，故食少饮多；肠道失于濡养故大便偏干；阴虚生内热故手足心热；舌红少津、少苔或花剥为阴虚之象。

治法主方　滋脾养胃。养胃增液汤加减。

方药运用　常用药：沙参、山药、玉竹、麦冬、石斛、乌梅、白芍、炙甘草、香橼皮、谷芽、麦芽。兼脾气不足者，加太子参、茯苓、扁豆；大便干结者，加火麻仁、郁李仁、蜂蜜（调冲）；口渴烦躁者，加天花粉、胡黄连、芦根；手足心热，夜寐不宁者，加牡丹皮、酸枣仁、地骨皮。本病证选方用药要清补而不能腻补，以免养胃而碍滞脾运，取滋而不腻及酸甘化阴之品，以生胃津，也须佐以扶助脾运，但不宜过于温燥，以免劫灼阴津。

【其他疗法】

一、中药成药

1. 启脾丸　用于脾运失健证。

2. 健脾八珍糕　用于脾胃气虚证。

3. 儿康宁糖浆　用于脾胃气虚证。

二、食疗方药

炒鸡内金 30g，炒白术 60g，研细末过筛。与红糖、炒芝麻粉各 30g，精面粉 500g，加水适量和匀。制成 20 个小饼，上锅微火烙制成焦黄松脆香甜即成。1 次 1 个，5 岁以下 1 日 2 次、5 岁以上 1 日 3 次，饭前食用。用于脾运失健证。

三、针灸疗法

1. 体针

(1)脾运失健证：取脾俞、足三里、阴陵泉、三阴交，平补平泻。1 日 1 次，10 次为 1 个疗程。

(2)脾胃气虚证：取脾俞、胃俞、中脘、足三里、三阴交，用补法。1 日 1 次，10 次 1 个疗程。

(3)脾胃阴虚证：取脾俞、胃俞、金津、玉液、大椎、太溪，用补法。1 日 1 次，10 次 1 个疗程。

以上证型均可用三棱针点刺四缝穴，挤出黏液。3 日后可重复 1 次。

2. 耳压法　取穴：脾、胃、小肠、肝、交感。方法：备用胶布上的王不留行籽按压于穴位上，隔日 1 次，双耳轮换，10 次为 1 个疗程。每日按压 3～5 次，每次 3～4 分钟，以稍感疼痛为度。

四、推拿疗法

1. 辨证推拿

(1)脾运失健证：推补脾穴 5 分钟，揉一窝风 3 分钟，分阴阳 2 分钟，逆运内八卦 3 分钟，推四横纹4分钟，推清天河水1分钟。

(2)脾气虚弱证：推补脾穴5分钟，推补肾水5分钟，推清板门5分钟，逆运内八卦3分钟，推四横纹2分钟，清天河水1分钟。

(3)胃阴不足证：顺运内八卦3分钟，清胃3分钟，清天河水1分钟，运水入土5分钟。

2. 捏脊疗法　患儿俯卧，施术者右手半握拳伸入患儿背部(注意保暖)，以示指、拇指提捏其脊柱皮肤肌肉，以脊柱为中心轴，从大椎到尾骶椎来回10次，使局部皮肤潮红。然后换用示指、中指腹面分别旋转揉按脾俞8分钟和肝俞5分钟。1日1次，宜于上午进行。捏脊前后30分钟内禁止饮食。3日1个疗程，间歇1天后进行下一疗程。

【预防护理】

一、预防

1. 掌握正确的喂养方法，养成良好的饮食习惯，做到"乳贵有时，食贵有节"。饭前勿食糖果饮料，夏季勿贪凉饮冷，不过食肥甘厚味，不妄加滋补。根据不同年龄给予营养丰富、易于消化、品种多样的食物。婴儿期按时添加辅食。

2. 对早产儿、新生儿加强护理，注意保暖，预防感染，及早哺喂，力争母乳喂养。因他病致食欲不振者，要及时查明原因，采取针对性治疗。病情好转后饮食要逐渐增加，胃纳不佳者及时予以调脾开胃治疗。

3. 注意小儿情志的变化，防止忧思惊恐损伤脾胃。做好精神调护，培养良好的性格，避免采用打骂、哄骗等方法教育孩子，变换生活环境要逐步适应。若系青春期少年片面理解减肥而不适当节食者，应宣传有关知识。

二、护理

1. 纠正不良饮食习惯。饮食定时定量，荤素搭配。鼓励多食蔬菜、水果及粗粮，饭菜多样化，讲究色香味，以促进食欲。不能让小儿滥服补品、补药。

2. 遵照"胃以喜为补"的原则，先从小儿喜欢的食物着手，诱导开胃，暂时不要考虑营养价值，待其食欲增进后，再按营养的需求供给食物。

3. 注意生活起居及饮食环境，让患儿保持良好的情绪，按照科学的育儿方法，既不随其所欲，也不随便打骂，或对其学习及生活等提出不切实际的过高要求，更不要强迫进食，使之形成思想负担。

【文献选录】

《诸病源候论·脾胃病诸候·脾胃气虚弱不能饮食候》："脾者脏也，胃者腑也，脾胃二气相为表里。胃为水谷之海，主受盛饮食者也。脾气磨而消之，则能食。今脾胃二气俱虚弱，故不能饮食也。"

《小儿药证直诀·脉证治法》："面㿠白色弱，腹痛不思食，当补脾，益黄散主之。"

《幼科发挥·调理脾胃》："儿有少食而易饱者，此胃之不受、脾之不能消也。宜益胃之阳，养脾之阴。宜钱氏异功散合小建中汤主之。"

《临证指南医案·卷四·不食》："其余一切诸症不食者，当责之胃阳虚、胃阴虚，或湿热阻气，或命门火衰，其他散见诸门者甚多。要知此症，淡饮淡粥，人皆恶之，或辛或咸，人所喜也。或其人素好之物，亦可酌而投之，以醒胃气，唯酸腻甜浊不可进。"

《证治汇补·附恶食》："恶食……有胸中痰滞者，宜导痰以助脾；有伤食恶食者，宜消化以助脾；有久病胃虚者，宜参术以健脾。"

【现代研究】

一、病因病机研究

汪受传等分析300例患儿的发病原因，其中饮食不节、喂养不当占50.7%，先天不足、后天失调者占16.4%，多病久病、伤害脾胃占27.6%，暑湿熏蒸、脾阳失展占4.4%，环境变化、思念伤脾占0.9%。表明饮食不节，喂养不当是最重要的病因。脾运失健则是小儿厌食最基本的病机，另外也有脾胃气虚、胃阴不足者[1]。徐世军总结李秀亮治疗厌食的经验，认为脾胃阴虚是脾胃功能失调在本病中的根本表现。原因是：家长过分溺爱，片面追求高营养的食品、补品，或过食甘甜、黏腻的食品，加重脾胃的负担，高热量的食品耗伤脾胃阴津，从而形成阴虚的病理[2]。

二、治疗学研究

1. 辨证方药研究　曲世华总结王静安的经验，将小儿厌食分三期论治：初期，厌食轻，病程短，以食疗为主。中期，邪盛正不虚，以攻为补，按因论治。证见乳食壅滞，以保和丸加减；痰湿壅中，以二陈汤加味；虫积，以乌梅丸加减。后期，久病正虚，扶正佐以运脾。证见脾胃虚弱，以六君子汤加味；脾肾虚弱，以四君子汤合四神丸加减[3]。

胡思源等用金橘开胃颗粒剂（厚朴、苍术、枳实、陈皮、鸡内金、熟大黄）治疗小儿脾失健运证厌食121例，治愈53例、显效40例、有效25例、无效3例，总有效率97.52%[4]。焦平等用童胃冲剂（焦三仙、半夏、陈皮、鸡内金、炒白术、使君子等）治疗小儿厌食112例，痊愈59例、显效30例、有效20例、无效3例，总有效率97.32%[5]。

2. 外治方药研究

(1)敷贴法：田霞采用敷贴疗法治疗小儿厌食症55例，治疗方法是：将中药粉3g(药物组成：玄明粉6g，丁香3g，鸡内金10g，山楂30g，桃仁10g，砂仁10g，莱菔子10g，木香10g)用米醋调成丸状敷神阙穴，胶布块固定24小时，休息24小时。10次为1个疗程。两个疗程观察结果。痊愈25例、显效22例、有效6例、无效2例，总有效率96.36%[6]。

(2)磁疗法：王频等取表面磁场强度分别为20～80MT的永久圆磁片用单层纱布裹缝待用。治疗剂量：1周岁小儿用20MT，1周岁以上小儿年龄每增加1岁，剂量增加10MT，于每晚睡前贴敷神阙穴，次晨取下。4周为1个疗程。治疗1个疗程后，显效87例、好转35例、无效18例，总有效率87.1%[7]。

3. 针灸疗法研究　石素娥采用针刺四缝穴治疗小儿厌食症300例，用75%的酒精常规消毒局部皮肤，用一次性灭菌注射针头刺双手四缝穴，约0.2～0.5分深，出针后挤出无色或黄色透明液体，再用消毒药棉签拭干，每周1次，针刺2～3次。1.5～3岁用4号针头、3～6岁用5号针头、6～8岁用5号针头。痊愈234例、显效60例、无效6例，总有效率达98%[8]。

虞盟鹦应用氦-氖激光穴位照射为主治疗小儿厌食症。取穴：中脘、下脘、足三里(双)。每次每穴照射20分钟，每周1次，4次为1疗程，同时配合挑刺四缝穴。共治疗40例，总有效率92.5%，临床症状改善情况明显优于对照组[9]。

4. 推拿疗法研究　崔霞等运用捏脊疗法治疗缺锌的厌食患儿，1日1次，7日为1个疗程。通过治疗，患儿尿D-木糖排泄率及血锌均显著升高，表明捏脊疗法可以改善肠黏膜的吸收功能，进而促进锌的吸收，起到治疗厌食症的目的[10]。

三、动物模型研制

孙心亮利用"饮食不当法"将幼龄大鼠制作成小儿厌食症模型。选用健康清洁级SD大鼠 58 只，体重(83.91±8.11)克，雌雄各半，鼠龄 40～45 天，用特制饲料喂养，特制饲料由奶粉、鱼粉、玉米粉、豆粉、鲜鸡蛋、鲜猪肉、白糖按一定比例(1：1：1：2：1.8：2：1)混合烧烤制成，喂养 4 周造成厌食动物模型[11]。

四、药效学研究

杜永平等研制儿宝颗粒，以研究其对下丘脑 β-内啡肽的影响。动物实验表明，儿宝颗粒能使模型动物下丘脑 β-内啡肽含量显著增加，从而达到促进饮食的目的。杜永平等用幼龄厌食大鼠研究运脾复方对其下丘脑外侧区和腹内侧区神经元自发放电的影响，实验表明，运脾复方可以通过调节摄食中枢和饱中枢神经元的电活动促进摄食，促进大鼠消化液分泌，增强大鼠肠蠕动功能，达到治疗厌食的目的[12]。

赵春玲等用保儿增食液(太子参 10g，白术 3g，云茯苓 10g，葫芦茶 15g，布渣叶 15g，山楂 10g，连翘 10g，炒莱菔子 10g，麦芽 15g，白芍 10g，甘草 3g)治疗小儿厌食症，发现患儿 IL-2R 水平升高，证实厌食患儿有免疫功能降低，保儿增食液能降低厌食症患儿 IL-2R 水平，增强厌食症患儿机体免疫力，说明调理脾胃中药有改善免疫功能的药理作用[13]。

参考文献

[1] 汪受传，郁晓维，尤汝娣，等．小儿厌食病因病机探讨[J]．贵阳中医学院学报，1986，6(3)：49-51.

[2] 徐世军．李秀亮教授辨治小儿厌食症的学术思想[J]．福建中医药，2002，33(1)：19.

[3] 曲世华．审证辨虚实，论治别三期——王静安治疗小儿厌食症经验[J]．中国社区医师，2006，22(12)：39.

[4] 胡思源，马融，刘海沛．金橘开胃颗粒剂治疗小儿厌食脾失健运证临床研究[J]．中国中医药信息杂志，2003，10(7)：16-17 转 78.

[5] 焦平，薛丽莉，杜晨光，等．童胃冲剂治疗小儿厌食症的临床研究[J]．中成药，2008，30(3)：325-327.

[6] 田霞．中药敷脐疗法治疗小儿厌食症 55 例[J]．中国民间疗法，2007，15(7)：15-16.

[7] 王频，周波．磁片神阙穴贴敷治疗小儿厌食症 140 例[J]．中国民间疗法，2002，10(4)：26.

[8] 石素娥．针刺四缝穴治疗小儿厌食症 300 例[J]．现代中医药，2008，28(5)：76.

[9] 虞盟鹦．氦-氖激光穴位照射为主治疗小儿厌食症 40 例[J]．江苏中医药，2003，24(4)：40-41.

[10] 崔霞，王素梅，吴力群．捏脊疗法对小儿厌食症肠黏膜吸收功能的影响[J]．辽宁中医杂志，2008，35(3)：439-440.

[11] 孙心亮，赵智强，项晓人，等．儿宝颗粒对小儿厌食症大鼠模型胃肠内 P 物质表达的影响[J]．南京中医药大学学报，2005，21(5)：296-298.

[12] 杜永平，张月萍，史健，等．儿宝颗粒对小儿厌食症动物模型下丘脑 β-内啡肽的影响[J]．贵阳中医学院学报，2000，22(4)：59-60.

[13] 赵春玲，顾晓琼，缪湘伊，等．保儿增食液对厌食症患儿血清 IL-2 及 IL-2R 的影响[J]．中药材，2007，30(11)：1484-1486.

(刁娟娟　李燕宁　邢向晖　苗　琦　苗　晋)

第九节　积　滞

【概述】

积滞是指小儿由于内伤乳食，停聚中焦，积而不化，气滞不行所形成的一种脾胃疾患。以不思乳食，食而不化，脘腹胀满，嗳气酸腐，大便溏薄或秘结酸臭为特征。西医学消化不良症的主要临床表现与本病相似。

本病一年四季皆可发生，夏秋季节，暑湿当令，易于困遏脾气，小儿易被食伤，发病率略高。各年龄组小儿皆可发病，但以婴幼儿较多见。禀赋不足，脾胃素虚，人工喂养及病后失调者更易罹患。本病预后一般较好。个别小儿积滞日久，迁延失治，脾胃功能严重受损，气血生化不足，导致营养和生长发育障碍，形体日渐羸瘦，可转化为疳病。故前人有“积为疳之母，有积不治，乃成疳候”之说。

关于“积”的记载，最早见于《灵枢·百病始生》，其云：“积之始生，得寒乃生，厥乃成积也。”这里所言“积”包括了儿科“积滞”之积。积滞病名，始见于《婴童百问·积滞第四十九问》，其曰：“小儿有积滞，面目黄肿，肚热胀痛，复睡多困，哭啼不食，或大便闭涩，小便如油，或便利无禁，粪白酸臭，此皆积滞也。”并把积滞分为乳积、食积和气积三个类型。《诸病源候论·小儿杂病诸候·宿食不消候》曰：“小儿宿食不消者，脾胃冷故也。小儿乳哺饮食，取冷过度，冷气积于脾胃，脾胃则冷……则宿食不消。诊其三部，脉沉者乳不消也。”说明乳食寒冷过度，可引起积滞。《小儿药证直诀·脉法证治·食不消》说：“脾胃冷，故不能消化，当补脾，益黄散主之。”不但提出本病病因，同时提出了治疗积滞虚寒证的方药。《幼幼集成》提到了积滞的虚实夹杂证，所谓“积因脾虚”，认为此证治疗要“消补并行”，“不可妄攻”。《医宗金鉴·幼科心法要诀》在总结前人经验的基础上，结合临床实际，把积滞分为“乳滞”、“食滞”，症状详细，方药实用而有效，为后世所推崇。

现代对小儿积滞的研究不断深入，在临床研究方面，已从单方单药治疗发展为中药复方、外敷、针灸、推拿等综合疗法，成方研究发展为中药有效成分的提取。在辨证基础上结合胃电图等现代检测手段，与辨病相结合治疗，从而明显提高了疗效。在实验研究方面，建立了食积动物模型，探求中药治疗积滞的作用机制，发现胃泌素、胃动素、生长抑素、血管活性肠肽等胃肠激素在积滞患儿体内存在动态变化，和积滞病情变化存在一定相关性，丰富了积滞的发病机制研究及诊疗内容。毕可恩著《食湿与小儿疾病》一书，对积滞进行了较全面系统的论述。

【病因病理】

一、病因

1. 正虚因素　小儿素体脾阳不足，或因病后失调，脾气虚损，或过用寒凉攻伐之品，致脾胃虚寒，腐熟运化不及，乳食稍有增加则易于停蓄不消，形成积滞。《保婴撮要·宿食·食积寒热》说：“小儿食积者，因脾胃虚寒，乳食不化，久而成积”。

2. 食伤因素　小儿脾常不足，乳食不知自节，若喂养不当，饥饱不均；或乳食不节，哺乳过量或偏食嗜食，暴饮暴食；或过食膏粱厚味、贪食生冷坚硬难化之物；或添加辅食过多过快皆可损伤脾胃，受纳运化失职，升降失调，积而不消，乃成积滞。《活幼心书·明本论·伤积》说：“凡婴孩所患积症，皆因乳哺不节，过餐生冷坚硬之物，脾胃不能克伐，积停中脘，外为风寒所袭，或因夜卧失盖”。

二、病理

1. 病变脏腑在脾胃　无论正虚或食伤，积滞的病理变化，都是胃主受纳、脾主运化的功能失常。正如《证治准绳·幼科·宿食》所说：“小儿宿食不消者，胃纳水谷而脾化之，儿幼不知撙节，胃之所纳，脾气不足以胜之，故不消也”。

2. 病理因素为食滞　积滞的发生，由乳食停聚中焦，积而不化，气滞不行而成。《医宗金鉴·幼科杂病心法要诀·积滞门》：“夫乳与食，小儿资以养生者也……若父母过爱，乳食无度，则宿食不消而成疾矣。"乳食壅积，损伤脾胃，或脾胃素弱，复伤乳食，均可导致乳食停积中焦形成积滞。可见食滞脾胃是本病的基本病理改变。

3. 病机属性分寒热 《幼幼集成·卷三·伤食证治》说："凡小儿饮食伤脾之证，非可一例而论，有寒伤，有热伤，有暂病，有久病，有虚证，有实证。但热者、暂者、实者，人皆易知，而寒者、久者、虚者，人多不识。"凡素体脾阳不足，嗜食生冷或病后寒凉药物攻伐，致不思乳食，腹部胀满喜温喜按，遇冷胀甚，大便清稀酸腥或完谷不化，面白肢凉，舌淡苔白者多为寒积。凡素体阴虚，或嗜食肥甘辛辣之品，致不思乳食，食入即呕，吐酸腐乳食，腹部胀满拒按，得热胀甚，大便秘结臭秽，舌红苔黄腻者多为热积。亦有寒热错杂之证。

4. 病情演变分虚实 由于患儿体质有强弱，病程分长短，临证有实证和虚中夹实之别。一般平素体健，乳食不节，食滞脾胃，病程较短者多属实证；平素脾胃虚寒，磨消乳食之力素弱，乳食停蓄中焦，日久形成积滞者，多为虚中夹实。《诸病源候论·小儿杂病诸候·宿食不消候》说："宿食不消由脏气虚弱，寒气在脾胃之间，故使谷气不化也，宿谷未消，新谷又入，脾气既弱，故不能磨之，则经宿而不消也。"若不及时调治，每易转为疳病。《证治准绳·幼科·积》："凡有积滞须辨虚实……况孩儿虚瘦长短黑白，南北古今不同，不可一概论也"。

【诊断与鉴别诊断】

一、诊断要点

1. 有伤乳伤食史。

2. 以不思乳食，食而不化，腹部胀满，大便溏泄或便秘为特征。

3. 可伴有烦躁不安、夜间哭闹或呕吐等症。

4. 大便化验检查可见不消化食物残渣、脂肪滴。

二、鉴别诊断

1. 厌食 以长期食欲不振、厌恶进食为主，一般情况尚好，无脘腹胀满、大便酸臭、嗳吐酸腐等症状。

2. 疳病 可由厌食或积滞发展而成，以形体消瘦，精神异常、饮食异常、面黄发枯、肚腹膨胀、青筋暴露或腹凹如舟等为特征，病程较长，影响生长发育，且易并发其他疾患。

【辨证论治】

一、证候辨别

1. 辨积滞轻重 小儿积滞有轻重的区别，轻症仅表现为不思乳食，伤乳者呕吐乳片，口中有乳酸味，大便中有较多奶瓣；伤食者呕吐酸馊食物，大便中有酸臭食物残渣。若脘腹胀满，胸胁苦闷，面黄恶食，手足心及腹部有灼热感，或午后发热，或心烦易怒，夜寐不安，口干口苦，大便臭秽，时干时稀，为积滞日久湿热中阻重症。若失治误治，迁延日久，常易转化为疳病。《幼幼集成·食积证治》说："脾虚不运则气不流行，气不流行则停滞而为积，或作泻痢，或成癥痞，以致饮食减少，五脏无所资禀，血气日愈虚衰，因致危困者多矣"。

2. 辨虚实多少 《证治准绳·幼科·腹痛》说："按之痛者为积滞，不痛者为里虚。"如肚腹胀痛，拒按，按之疼痛，食入即吐，吐物酸腐，大便秘结或臭秽，便后胀减，舌红苔黄厚腻，脉数有力，或指纹滞者为实证。腹胀而不痛，喜按，面色㿠白或萎黄，神疲乏力，不思乳食，朝食暮吐，或暮食朝吐，呕吐物酸腥，大便溏薄或完谷不化，气味腥酸，小便清长，舌淡胖，苔薄白，脉细弱，或指纹淡，为脾虚夹积证。若素体脾虚或中焦虚寒者，多为虚实夹杂之证。

二、治疗原则

治疗积滞以消食导滞为基本法则。正如《幼幼集成·食积证治》所言："夫饮食之积必用消导，消者散其积也，导者行其气也。"积滞轻者，只需节制饮食，或辅以食疗，病可自愈；积滞重者，宜用通导积滞法，但应中病即止，不可过用。积滞化热者，佐以清解积热；偏寒者，佐以温阳助运。积重而脾虚轻者，宜消中兼补法，消积为主，扶正为辅；积轻而脾虚甚者，宜补中兼消法，扶正为主，消积为辅，"养正而积自除"。

积滞的治疗，除内服药外，推拿、外敷等外治法，简便易行，常可收到较好效果，可灵活选用。

三、分证论治

1. 食滞脾胃

证候表现　伤乳者呕吐乳片，口中有乳酸味，不欲吮乳，脘腹胀满疼痛，大便酸臭夹杂奶瓣；伤食者呕吐酸馊食物残渣，不思乳食，腹部胀痛拒按，或腹痛欲便，泻后痛减，烦躁多啼，大便酸臭夹杂不消化食物，小便短黄或如米泔，或伴低热，舌红苔厚腻，脉弦滑，指纹紫滞。

辨证要点　有乳食不节史，以不欲乳食，脘腹胀满疼痛，嗳气酸腐，大便酸臭等乳食停积证为特点。有形乳食壅积中焦，脾胃纳化失职，则不欲饮食；阻滞气机，则见脘腹胀满疼痛；脾胃受损，气机升降失常，胃气上逆为吐，清浊不分下趋为泻，乳食停滞不化，蕴蒸腐败则吐泻物均酸腐臭秽；泻后痛减说明食滞气阻有所通泄；舌红苔厚腻，指纹紫滞、脉弦滑均为食滞中焦之象。本证如调治不当，积久化热，可转为湿热中阻证；若积久不化，损伤脾胃，可转为脾虚夹积证。

治法主方　消乳化食。乳积宜消乳丸，食积宜保和丸。

方药运用　常用药：伤乳用炒麦芽、焦神曲、香附、砂仁、陈皮、炙甘草。伤食常用焦山楂、焦神曲、莱菔子、半夏、茯苓、陈皮、连翘。腹胀腹痛明显加广木香、厚朴、枳实；大便稀溏加白扁豆、白术、薏苡仁；便结加枳实、莱菔子、槟榔；秘结不下加大黄、芒硝；恶心呕吐加竹茹、生姜；积久化热加黄连。

2. 积热中阻

证候表现　脘腹胀痛，胸胁苦闷，面黄恶食，扪手足心及腹部有灼热感，或午后发热，面部时而潮红，心烦易怒，夜不安寐，自汗盗汗，好翻动蹬被，喜俯卧，口气臭秽，口苦口干，大便臭秽，或干结或溏稠不爽，舌红苔黄腻，脉滑数，指纹紫滞。

辨证要点　本证见于伤食已久、嗳腐吞酸等早期伤食症状消失后，以脘腹胀痛、手足心及腹部有灼热感、大便臭秽等脾胃湿热内蕴证，或胸胁苦闷、口苦心烦、夜寐不安之肝胆湿热证为特点。乳食积滞中焦，阻滞气机，郁而化热，积热内蕴，则见发热面红、大便臭秽，肚腹手足心灼热；积热内扰心肝，则见心烦易怒，夜不安寐，口苦口干；积热内扰，迫津外泄，则见潮热盗汗；舌红苔黄腻，指纹紫滞，脉滑数均为湿热中阻之象。如不及时治疗，积热上蒸脾胃，导致脾胃虚损，津液耗伤可发展为疳病。

治法主方　通导积滞，分消湿热。枳实导滞丸。

方药运用　常用药：枳实、生大黄、神曲、茯苓、白术、泽泻。积热内盛者，加黄连、连翘、山栀；脾胃湿盛者，合平胃散加枳实、槟榔；肝胆湿热者，龙胆泻肝汤加茵陈蒿、麦芽、青黛；夜寐不安，头汗蒸蒸，加山栀、连翘、莲子心、夜交藤、生石膏；盗汗明显者，加地骨皮、青蒿、银柴胡、胡黄连。

3. 脾虚夹积

证候表现　面色萎黄，形体瘦弱，神疲肢倦，不思乳食，食则饱胀，夜寐不安，腹满喜按喜伏卧，大便稀溏酸腥，夹有乳片或不消化食物残渣，唇舌色淡，苔白腻，脉细而滑，指纹淡滞。

辨证要点　本证可由积滞日久不愈损伤脾胃，先有积滞后致脾虚，由实转虚；或因素体脾虚，病后失调，或过食寒凉攻伐之品，脾胃虚寒，运化无力，再伤乳食而致积滞，由虚转实。因此，本证既可见于积滞后期，也可见于积滞初期。以面黄肌瘦、腹满喜按、大便稀溏不化等脾虚与积滞症状并见为特点。因脾胃虚弱，气血生化乏源，则见面色萎黄，形体瘦弱，神疲肢倦；脾胃纳化不健则不思乳食；饮食稍进而脾虚运化不及，乳食停滞难化可见食则饱胀，大便夹不消化物；唇舌色淡，苔白腻，指纹淡滞，脉细而滑均为脾虚夹积之象。若病情进一步发展，影响气血生化，可转化为疳病。

治法主方　若虚多实少，治虚为主，兼治其实，健脾化积，健脾丸加减。实多虚少，治实为主，兼治其虚，消积扶脾，大安丸加减。

方药运用　常用药：偏虚用党参、白术、陈皮、枳实、炒麦芽、焦山楂、焦神曲、肉豆蔻、炙甘草、茯苓、山药。偏实用焦神曲、茯苓、半夏、陈皮、连翘、莱菔子、炒麦芽、白术。兼呕吐者，加半夏、丁香、生姜；寒凝腹痛加白芍、广木香、干姜；舌苔白腻加藿香、佩兰；四肢不温，虚寒甚者加用理中汤。

【其他疗法】

一、中药成药

1. 保和丸　用于食滞脾胃证。

2. 枳实导滞丸　用于积热中阻证。

3. 小儿香橘丹　用于脾虚夹积证。

二、药物外治

1. 焦神曲、炒麦芽、焦山楂各30g，槟榔、生大黄各10g，芒硝20g。以麻油调上药敷于中脘、神阙，先热敷5分钟，后继续保持24小时，隔日1次，3次为1个疗程。用于食滞脾胃证重症、积热中阻证。

2. 玄明粉3g，胡椒粉0.5g，研细末。放于脐中，外盖油布，胶布固定，每日换药1次，病愈大半则停用。用于积热中阻证。

三、食疗方药

1. 鸡内金30g，研细粉，加白糖适量拌匀。每服1～2g，1日2～3次。用于食滞脾胃证。

2. 粟米60g，红糖适量。将粟米饭焦巴焙干，研极细粉，用红糖水冲服，每服2g，1日2次。用于脾虚夹积证。

四、针灸疗法

1. 体针　取足三里、中脘、梁门。乳食内积加内庭、天枢；积滞化热加曲池、大椎；烦躁加神门；脾虚夹积加四缝、脾俞、胃俞、气海。每次取3～5穴，中等刺激，不留针，实证以泻法为主，辅以补法，虚证以补法为主，辅以泻法。

2. 针刺四缝穴　取小号三棱针或26号1.5cm毫针，在四缝穴快速点刺，挤压出黄黏液或血数滴，1日1次，5次为1个疗程。

3. 耳穴　取胃、大肠、神门、交感、脾。每次选3～4穴，用王不留行籽贴压，左右交替，每日按压3～4次。

五、推拿疗法

1. 食滞脾胃证：推板门、清大肠、揉板门、揉按中脘、揉脐、按揉足三里各50次，下推七节50次，配合捏脊。

2. 脾虚夹积证：补脾土、运水入土、下推七节、揉板门、揉中脘、揉外劳宫、揉足三里各50

次,配合捏脊。

【预防护理】

一、预防

1. 提倡母乳喂养,乳食宜定时定量,不宜过饥过饱,选择易于消化和富有营养的食物。

2. 随年龄及生长发育的需要,逐步添加各种辅助食品,要注意遵循由一种到多种,由少到多,由稀到稠的辅食添加原则。

二、护理

1. 饮食、起居有时,以清淡、营养丰富、易消化食物为主,少吃零食,纠正偏食,少进甘肥及黏腻食物,勿乱服滋补之品。

2. 发现有积滞者,应及时查明原因,暂时控制饮食,给予药物调理,积滞好转后,饮食要逐步恢复。

【文献选录】

《诸病源候论·小儿杂病诸候·伤饱候》:"小儿食不可过饱,饱则伤脾,脾伤不能磨消食,令小儿四肢沉重,身体苦热,面黄腹大是也。"

《仁斋小儿方论·积》:"亦有伤乳伤食而身体热者,唯腹肚之热为甚,人知伤积肚热,粪酸极臭,而夜间有热,伤积之明验,人所未识也。"

《育婴家秘·伤食证治》:"所谓伤之轻者,损谷自愈也。损之不减,则用胃苓丸以调之。调之者,调其脾胃,使乳谷自消化也。调之不减,则用保和丸以导之。导之者,谓腐化乳食,导之使去,勿留胃中也。"

《证治准绳·幼科·积》:"凡有积滞,须辨虚实,况孩儿虚瘦长短黑白,南北古今不同,不可一概论也。予今之法,实者可服进食丸,虚而微白及疳瘦者宜服肥儿丸。"

《幼幼集成·食积证治》:"而医者治积,不问平日所伤之物是寒是热,并不察儿之形气或虚或实,可攻不可攻,竟用偏寒偏热峻下之药,而犯虚虚之戒,其害岂胜言哉。为先伤热乳热食者,则为热积;伤冷乳冷食者,则为冷积。五谷之类为食积,禽畜之类为肉积,菜果之类为冷积。故用药宜分寒热,冷积应用消乳丸,热积应用木香槟榔丸……凡用攻下取积之药,必先补其胃气,如六君之类,预服数剂,扶其元神,然后下之,免伤胃气也……小儿体质素虚者,虽有积必不宜下,当以补为消,六君子汤加莪术、木香,共为细末,姜汁打神曲糊丸,每一二钱,米汤下,久服自消……伤食一证,最关利害,如迁延不治,则成积成癖,治之不当,则成疳成痨。"

《幼科释谜·食积·食积原由症治》:"小儿食积者,因脾胃虚冷,乳食不化,久而成积。其症至夜发热,天明复凉,腹痛膨胀,呕吐吞酸,足冷肚热,喜睡神昏,大便酸臭是也。"

【现代研究】

一、治疗学研究

1. 内服方药研究 张纲等报道了梁宗翰老中医治疗小儿积滞的经验。梁老认为:"初病宜消,芳宣苦降",初病宜以消食导滞为主,佐以辛温芳宣及苦寒清降之品。常用药如焦神曲、焦麦芽、焦山楂、莱菔子、藿香、佩兰、草豆蔻、黄连、莲子心等。"久病当和,平调阴阳",此时治法,当既去积滞内实之邪又扶助阴阳偏虚之正。滞热伤阴者,宜消食清热而益脾阴为主,药用谷芽、莲子心、黄连、石斛、麦冬、天花粉等;滞湿困阳者,宜化滞行湿而扶脾阳为主,药用谷芽、茯苓、白术、党参、肉豆蔻、灶心土等。"湿热充斥,化滞为先",湿热乃由积滞内停,蕴郁日久所继发,故化湿清热,须先消积导滞治其本源,法宜以焦三仙、莱菔子、鸡内金、谷稻芽等消导之药为主组方,再视湿重热重不同而分别配合祛湿或清热之品[1]。

毕可恩将积滞分为4个阶段。早期伤食,用消积化滞汤,选药焦神曲、焦山楂、焦麦芽、槟榔、枳实、炒莱菔子、陈皮、生姜。食积化热阶段,用消积清热生津汤,选药焦山楂、槟榔、炒莱菔子、连翘、天冬、麦冬、玉竹;若舌红剥脱苔或无苔者,用清热生津汤,选药沙参、玉竹、天冬、麦冬、连翘、生石膏。日久脾胃并伤阶段,用补脾化积汤,选药党参、炒白术、陈皮、炒扁豆、焦山楂、槟榔、炒莱菔子、甘草[2]。

汪受传等用清热化滞颗粒(酒炒大黄、大青叶、北寒水石、焦麦芽、焦山楂、集槟榔、草豆蔻等)治疗小儿积滞化热证,临床研究表明该药对"脘腹胀痛"、"食欲下降"、"嗳气呕恶"等主要证候疗效较好。共治疗336例,总有效率为83.93%[3]。

张介安等选取1000例食滞患儿,分为单纯食滞型、风迫食滞型、食滞发热型、脾虚食滞型,应用消食散(川朴、茯苓、陈皮、广木香、槟榔、神曲、谷芽、麦芽、石斛、灯心草)加味治疗。治愈914例、好转57例[4]。

杨秀婷等以保和散(神曲、山楂、麦芽、茯苓、半夏、陈皮、连翘、谷芽、鸡内金、枳壳、厚朴、砂仁、焦槟榔、莱菔子)与升降散(大黄、酒军、僵蚕、胆南星、天竺黄、冰片、姜黄)以2∶1的比例混合,治疗出现食欲不振、便秘、腹胀腹痛、恶心呕吐或睡眠不安等症状的积滞患儿100例,3～7日内皆有效[5]。

张涛等利用达原颗粒(葛根、柴胡、黄芩、厚朴、槟榔、草果、薏苡仁、番泻叶)治疗积滞患儿证属积滞不化、湿热中阻者200例。治愈165例、好转25例,总有效率95.0%[6]。

2. 外治疗法研究 李锡久等治疗小儿积滞93例。随机分为2组,治疗组47例,用消积灵(白术、桃仁、杏仁、山栀、枳实、砂仁、樟脑、冰片,共研为细末)外敷,取药2～3g加入蛋清调成糊状,分2份分别敷在双侧内关穴上,用直径约1cm泡沫塑料圈固定,外用宽2cm×4cm橡皮膏固定24小时后取下,间隔72小时用药1次;对照组46例用胃蛋白酶、乳酶生片。结果治疗组显效40例、有效5例、无效2例,总有效率95.8%,明显优于对照组(80.4%)[7]。

3. 推拿针灸疗法 余惠华用捏脊、刺四缝加中药治疗小儿积滞100例。方法:患儿俯卧,医者两手半握拳,两食指抵于背脊之上,再以两手拇指伸向食指前方,合力夹住肌肉提起,而后食指向前,拇指向后退,作翻转动作,两手同时向前移动,自长强穴一直捏到大椎穴。如此反复3～5次,捏第3次时,每捏3把,将皮肤提起1次,每日进行1～2次,5天为1个疗程,一般2～3个疗程。针刺四缝方法:皮肤局部消毒后,用三棱针针刺约1分深,刺后用手挤出黄白色黏液,2周1次,直到针刺后不再有黄白色黏液挤出为止。结果治愈40例、好转38例、无效2例,有效率为98.0%[8]。

温乃元用捏脊和摩腹手法治疗小儿积滞160例。捏脊手法:在适宜的温度下,让患儿俯卧,适当固定其头部和下肢,暴露脊背。医者在其背部由上而下轻轻按摩二三遍,使其肌肉松弛,气血流通,然后两手呈半握拳状,以食指二、三节抵在小儿的尾骨处,向上推起皮肤,再以大拇指捏起,如此两手交替沿脊柱两侧自平长强穴位置向上到平大椎穴为止。反复操作5～8遍,采用捏三提一法(每捏三下需将背部皮肤向上提一次),最后用两拇指分别揉按脾俞、胃俞穴各3～5次。摩腹疗法:小儿取仰卧位,暴露脘腹部皮肤。医者以掌部或四指指腹着力,沿中脘→天枢→关元→天枢→中脘环形摩动,视具体病情采用顺时针或逆时针方向摩腹,做到摩的速度快于移动的速度,即"紧摩慢移",穴位区摩的时间稍长一点,摩至腹壁微红或腹部透热为度。以上两种方法每天1次,连续7天为1个疗程,间隔5天再开始第2个疗程。经1～2个疗程治疗后，160例患儿中，痊愈107例、好转45例，总有效率达95%[9]。

二、动物模型研究

朱富华在“饮食自倍，肠胃乃伤”的理论启示下，通过对多种致模因素的筛选，确定给小鼠喂饲高蛋白热量饲料和加饲牛乳进行造模。造模后，小鼠表现为腹满，食少，体重增加缓慢，粪便中出现淀粉颗粒和脂肪球等乳食积滞表现，病理解剖发现造模组小鼠多数胃和肠腔扩大，并有胀气，而正常对照组无明显变化。造模组小鼠的胃电波呈高波、高幅的变化，复合波增多，与正常组比较，差别十分显著[10]。

三、药效学研究

李中南以健脾和胃饮（芡实、山药、生薏苡仁、莲子肉、陈皮、厚朴、茯苓、神曲、扁豆、砂仁、山楂）给食积模型小鼠灌服后，其体重增加，食量、便量显著增多，腹围缩小，大便镜检脂肪球消失，胃电图显示频率下降，复合波明显减少，说明该方能改善食积症状，增强体质，其疗效高于服保和丸的对照组[11]。

汪受传等用清热化滞颗粒（酒炒大黄、大青叶、北寒水石、焦麦芽、焦山楂、槟榔、草豆蔻等）研究其对胃泌素、胃动素、生长抑素、血管活性肠肽的影响。通过给积滞化热模型小鼠灌喂清热化滞颗粒，证实清热化滞颗粒能提高模型小鼠血和小肠组织中胃动素、胃泌素含量，降低生长抑素水平，表明该药具有促进胃肠蠕动的作用[3]。

参考文献

[1] 张纲，马杰，梁跃华，等．粱宗翰老中医治疗小儿积滞证的经验[J]．辽宁中医杂志，1986(2)：14-15.

[2] 毕可恩．小儿食积的阶段性研究[J]．中医药研究，1992(2)：24-25.

[3] 汪受传，赵霞，刘书堂．清热化滞颗粒Ⅲ期临床及实验研究总结[J]．现代中医药，2003(4)：1-4.

[4] 张介安，蔡根兴．消食散治疗小儿食滞1000例[J]．辽宁中医杂志，l982(8)：15.

[5] 杨秀婷，何希艳．小儿积滞100例临床分析[J]．中医药学报，1985(3)：26-28.

[6] 张涛，马丙祥，李继君．达原颗粒治疗小儿积滞临床观察[J]．河南中医学院学报，2007，22(4)：69-70.

[7] 李锡久，梁虹，马翔，等．消积灵治疗小儿积滞[J]．中国中西医结合脾胃杂志，1997，5(4)：246.

[8] 余惠华．捏脊、刺四缝加中药治疗小儿积滞100例[J]．新中医，1998，30(11)：21-22.

[9] 温乃元，王锦，张飞香．捏脊和摩腹手法治疗小儿积滞症160例[J]．中国民间疗法，2006，14(12)：24-25.

[10] 朱富华，刘爱华，毕可恩．“食积”动物模型初探[J]．陕西中医，1989，10(11)：523-524.

[11] 李中南，许冠荪．健脾和胃饮对食积动物模型的实验研究[J]．陕西中医，1996，17(7)：330-331.

（刁娟娟　李燕宁　邢向晖　苗　琦　苗　晋）

第十节　泄　泻

【概述】

泄泻，是以大便次数、数量增多，粪质稀薄，甚如水样为特征的小儿常见病。《幼科金针·泄泻》说：“泄者，如水之泄也，势犹纷绪；泻者，如水之泻也，势惟直下，为病不一，总名泄泻。”认为泄、泻可从便下之势缓、急而分，但临床因泄、泻字义相近，常通称为泄泻。

西医学称泄泻为腹泻病，发于婴幼儿者又称婴幼儿腹泻。小儿腹泻按照病因可分为感染性腹泻和非感染性腹泻。

本病在儿科发病率高，一年四季均可发病，但夏秋季节多见，因夏秋季小儿脾胃易为暑湿、风寒和饮食所伤，故易患泄泻。小儿脾常不足的生理特点在年龄幼小者表现更为突出，所以泄泻多见于婴幼儿，尤其是1岁以内的婴儿。

1998年全国腹泻病防治学术研讨会提出，我国每年有8.36亿人次患腹泻，其中5岁以下小儿约有3亿人次，说明本病是目前严重危害儿童健康的疾病之一。本病病情危重甚至死亡者，多见于病情发展迅速或治疗不及时，以及原本体质虚弱者。本病若迁延不愈，会使小儿正气日耗，转为疳病、慢脾风等病证。

我国早在《内经》已有关于小儿泄泻的记载，如《灵枢·论疾诊尺》说："婴儿病……大便赤瓣，飧泄，脉小者，手足寒，难已；飧泄，脉少，手足温，泄易已。"《诸病源候论·小儿杂病诸候》记有"冷利候"、"久利候"等。《小儿药证直诀·五脏病》记载："脾病，困睡，泄泻，不思饮食。"明确提出了小儿泄泻，指出病位在脾，并指出"夏秋吐泻"要结合发病时令辨证论治，创制了玉露散、白术散、益黄散等治泻名方。以后历代医家对小儿泄泻的分证论治日趋详尽，《幼科全书》、《幼幼集成》等书更对小儿泄泻的病因病理作了精辟的论述。

现代对小儿泄泻的研究范围广泛。在临床研究方面，随着腹泻病原学的进展，对于不同类型腹泻辨证论治规律的研究也日益增多，使轮状病毒肠炎、空肠弯曲菌肠炎、隐孢子虫肠炎等的辨证论治在结合辨病方面得到深化，以多种疗法治疗小儿泄泻有许多总结报道。这些临床研究的成果增加了泄泻的治疗手段，提高了疗效。《儿科常见病中医诊疗指南·小儿泄泻》的公布实施，在小儿泄泻辨证论治规范化方面迈出了重要的一步。在实验研究方面，建立了泄泻动物模型，明确了泄泻中药新药临床研究的指导原则，提出了药效学研究要求，使中医药治疗泄泻的药效原理从调节胃肠运动、抗腹泻、抑菌和抗病毒等方面得到说明；并给治泻药物的筛选、剂型改革提供了条件。

【病因病理】

一、病因

多种病因可引起泄泻，常见的有外感因素、食伤因素和正虚因素3类。

1. 外感病因　外感风、寒、暑、湿、火邪均可致泻，唯无燥邪致泻之说，而其他外邪则常与湿邪相合而作泻。最为常见者，又为暑湿（热）侵袭与风寒（湿）外感。

夏秋季节，天暑下逼，地湿蒸腾，酿成暑湿之邪，尤于冒受暑热，或淋雨涉水后，更易犯于脾胃，困遏中焦而作泻。感受风寒者，既可见于冬春季节，亦常见于夏季贪凉而遭风受寒者，风伤肺卫，寒伤中阳，若与湿相合，留连脾胃，则为洞泄。外感泄泻，除邪气从鼻及皮毛而入者外，亦常从口而入，多因饮食不洁，外邪随之入内，蕴湿蒸热，壅遏脾胃，形成泄泻。

现代研究表明，气候因素是腹泻的非感染因素之一，感染则是腹泻最常见的病因。病毒如人类轮状病毒、诺沃克病毒、埃可病毒、柯萨奇病毒、肠道腺病毒等，细菌如大肠杆菌、空肠弯曲菌、耶尔森菌等，真菌如白色念珠菌，寄生虫如梨形鞭毛虫、结肠小袋虫、隐孢子虫等，均是小儿腹泻的常见感染性病因。

2. 食伤病因　小儿，特别是婴幼儿，脾常不足，运化力弱，乳食又不知自节，故易为食伤。

婴儿时期，小儿多以母乳或牛乳等乳食为主，若哺乳过量，超过小儿脾胃运化能力，则造成乳积而吐泻。也有因乳母饮食失调，病自乳传，母病及子者，如《活幼心书·诸泻》说："乳母餐生冷肥腻之物，自乳而过，亦能作泻。"或牛奶过期变质、腐败污染，均能致泻。此类泄泻，均属伤乳泻。

若因婴儿骤然改变饮食，添加辅食过多过快；或小儿饮食无节，贪食无厌，进食过量；或过食肥腻煎炸、滑肠、黏滞干硬难化、生冷瓜果伤阳之类食品；或婴儿期未逐渐添加辅食，断乳后骤进普通食物不能运化，或因小儿不注意卫生，误进污染食品等，皆可造成食积肠胃，脾运失司，产生伤食泻。

3. 正虚病因　饮食入胃，游溢精气，上输于脾，糟粕下行，排出体外，是为脾胃升清降浊之生理功能。若脾胃虚弱，则清浊不分，并走于下，形成泄泻。

小儿先天禀赋不足，或后天调护失宜，均能造成脾胃虚弱；也有本为暴泻实证，因未能得到正确处理，迁延不愈，则损伤脾胃而由实转虚。

脾虚致泻者，一般先耗脾阴，继伤脾阳，日久则脾损及肾，造成脾肾两虚；也有因胎禀不足等原因形成脾肾两虚体质者。脾阳虚则水湿不化，肾阳虚则脾失温煦，水谷不能腐熟，以至产生虚寒泄泻。

前人还有“惊泻”之说。如《医宗金鉴·幼科心法要诀·泻证门》说：“惊泻因惊成泄泻。”多见于素体脾虚者，由于卒受惊恐，或暴怒悲愤，或所欲不遂，致肝失条达，横逆乘脾犯胃，使惊泻发生或原有泄泻加重。

二、病理

1. 病变脏腑在脾胃　泄泻的病变脏腑，主要在脾胃，无论是外感、食伤，还是正虚，其共同的病理变化，都是脾主运化功能的失常。正如《幼幼集成·泄泻证治》所说：“夫泄泻之本，无不由于脾胃。盖胃为水谷之海，而脾主运化，使脾健胃和，则水谷腐化而为气血以行荣卫。若饮食失节，寒温不调，以致脾胃受伤，则水反为湿，谷反为滞，精华之气不能输化，乃致合污下降，而泄泻作矣。”说明脾胃升降失司，精华糟粕不分，清浊合污下流，是形成泄泻的基本机制。

2. 病理因素为湿滞　泄泻发病，与湿浊内阻有密切关联。外感泄泻，不论暑热或风寒，皆夹湿；乳食停积酿生湿浊，脾胃虚弱湿自内生。脾性喜燥而恶湿，湿困中焦，运化失司，下泄作泻，故《幼科全书·泄泻》有“凡泄泻皆属湿”之说。脾病与湿盛之间互为因果，是泄泻发生的关键所在。现代对腹泻的研究发现，尽管其病因多样，而在病理方面则均有肠功能紊乱，肠黏膜上皮细胞的分泌增加或吸收功能障碍，肠道液体增多，因而大便水分增加。说明脾主运化功能失常，肠道水液代谢紊乱是本病的基本病理改变。

乳食伤脾也是小儿泄泻发病的重要因素。或因乳食停滞，积于中焦，下趋肠腑，形成伤食泄泻；或在其他原因形成泄泻之后，乳食未节，造成夹食泄泻。小儿泄泻，湿积与食滞常同时存在，它们的产生，既与外来致病因素有关，也是脾胃病变后形成的病理产物，即水湿、水谷不能正常输化，水反为湿，谷反为滞，湿滞相合，泻下大量水液及未化之乳食。

3. 病机属性分虚实　泄泻的不同证候，主要以不同的病因而产生。由于泄泻的病因有不同、身体素质有差异，因而在病证的发生、发展过程中，病程有长短之分，病情有寒热之别，而其病机属性，则可分为虚实两大类。

一般说来，暴泻起病急，病程短，邪气盛，正未虚，多属实证，常由外感湿、热、风、寒之邪，或伤乳、伤食，因实邪壅遏中焦，枢机转化不利而致泻。以湿困脾气、寒伤脾阳、热结肠腑、风走大肠、乳食停积胃肠等碍滞脾运，为其主要病机，故属实。其中也可演变转化或兼夹，如风寒化热、积滞生热、外感夹滞等。

久泻常因素体亏虚，或因病程迁延、邪气伤正或失治误治而产生，病机属性以虚为主，或虚中夹实。一般以脾虚为主，脾气亏虚水湿不化，脾阳不振中气失举，使泄泻迁延难愈。脾虚则肝木失抑，或有受惊郁怒，横逆脾胃，酿成肝郁脾虚之惊泻。久泻全身气虚津伤日著，铸成疳病。先天失后天之补，脾虚及肾，阳衰而阴寒内盛，成为脾肾阳虚泻。

4. 病情演变重阴阳　小儿生理上阳既未盛，阴亦未充，故称稚阴稚阳。小儿泄泻，既耗阴液，又伤阳气，故其病情演变，必须重视阴液的消长和阳气的存亡。

暴泻易伤阴液。尤多见于湿热泄泻，其泻下如注，次频量多者，水走肠间而大量下泄，易于造成阴液耗伤，脾气受损，产生气阴两伤之重证。

久泻易伤阳气。尤多见于脾肾两虚泻，泄泻经久，气耗阳衰。先伤脾阳，继损肾阳，阳气衰微，阴寒四布，甚至阳脱而亡，或则二阳重伤，纯阴无阳，脾败肝贼，虚极生风，便成慢脾风证。也有因暴泻泻下无度，阴津耗竭，阳随之亡者。

阴阳互根，阴竭者，阳随之脱；阳衰者，阴随之亡。因此，阴津重伤，必致气耗、阳虚；阳气衰微，必致阴液失摄，泻下无禁。故小儿泄泻重证的病机演变，常见为气阴两伤、阴竭阳脱。

【诊断与鉴别诊断】

一、诊断要点

1. 病史　有乳食不节、饮食不洁，或冒风受寒、感受时邪等病史。

2. 临床表现　大便次数和数量较平时明显增多。粪质淡黄色、黄绿或褐色；或清水样，或夹奶块、不消化物，或呈蛋花汤样，稀溏或糊状，或夹少量黏液；大便臭。可伴有恶心呕吐、腹痛、发热、纳差、口渴、小便少等症。严重者可出现气阴两伤或阴竭阳脱的表现。

3. 实验室检查

(1)大便镜检：可有脂肪球，或少量白细胞、红细胞。

(2)大便病原学检查：可有轮状病毒等病毒检测阳性，或致病性大肠杆菌等细菌培养阳性等。

二、鉴别诊断

1. 生理性腹泻　多见于6个月以下的婴儿，外观虚胖，常伴湿疹，生后不久即腹泻。除大便次数增加外，食欲好，不呕吐，生长发育不受影响。添加辅食后大便逐渐转为正常。

2. 细菌性痢疾　急性起病，大便次频、性状稀，有黏冻脓血，腹痛、里急后重明显。大便常规检查脓细胞、红细胞多，可找到吞噬细胞；大便培养可见痢疾杆菌生长。

3. 急性坏死性肠炎　早期常为水样便、腹痛，易误诊为肠炎。但随症状发展，逐渐出现暗红色血水便，大便隐血试验强阳性，且中毒症状严重，常出现休克。

【辨证论治】

一、证候辨别

1. 辨别常证　泄泻常证有外感泄泻、食伤泄泻和正虚泄泻，辨证可从病史、全身及大便性状3个方面着手。外感泄泻起病急，有外感史，可伴外感症状；食伤泄泻有伤于乳食史；正虚泄泻病程较长，有暴泻迁延不愈或素体虚弱史。全身症状方面，外感泄泻多有发热、恶寒；食伤泄泻有腹胀呕恶；正虚泄泻形瘦倦怠怯冷。

大便情况是泄泻辨证的重要依据。一般便次多、如水注、色黄褐、气臭秽、夹黏液者属湿热；便清稀、臭气轻、夹泡沫、腹痛著者属风寒；便稀薄、色淡白、夹乳片、气酸臭者属伤乳；腹胀痛、泻后减、矢气臭、夹食物残渣者属伤食，其中粪便稀溏酸臭多伤于米面食，臭如败卵伤于蛋鱼食，表面油花或便检脂肪球多伤于肉类、煎炸食品。便稀溏，色淡不臭，夹未消化物，每于食后作泻，属脾胃气虚；粪清稀，夹完谷，气清冷，或每于五更作泻，属脾肾阳虚；便色青，受惊、啼哭则泻，肠鸣响，泄泻、嗳气后腹痛减，属肝脾不和泻。

2. 辨识轻重 泄泻轻证，一般每日便次在10次以内，精神可，能进食，少呕恶；无明显阴竭阳衰症状。重证者，在暴泻便次达十余次或几十次，久泻则病程久延不止，小便短少甚至无尿为伤阴，四肢不温大便清冷为伤阳。腹泻伴腹胀者值得注意，腹胀得矢气或药物理气后减轻者为中焦气滞，证候轻；腹胀如鼓，不矢气，药难见效，为脾胃衰败，证候重。疳泻患儿不哭不闹，莫误认为证轻，可能为气液阴阳虚衰，尤其在夜半之后，要警惕其阴竭阳脱而亡。

二、治疗原则

治疗泄泻，以运脾化湿为基本法则。暴泻有清肠化湿、散寒化湿、消乳化食之别。湿浊困脾，必使邪有去路。一法燥湿于中，使其消于无形，常取芳香化浊之品；二法渗湿于下，使其从水道而去，常取淡渗分利之品。暴泻虽属实证，亦当注意勿伤脾胃，清化湿热须护胃阴，疏风散寒顾护脾阳，消乳化食勿过于通导。

久泻、虚泻多因脾不化湿、阳失温煦，需以健脾化湿、温阳化湿为法，俾使脾运复健、阳气振奋，则水湿自化，不可过用淡渗利湿之品。正虚泄泻还多有乳食不化，常需在健脾助运之中掺入消乳化食之品，不可予通导积滞之法。重证患儿常见气液耗伤或阴竭阳脱，应予益气生津，挽阴救阳，一旦危象初现，即当以扶正救脱为急，莫待诸症毕现而贻误时机。

泄泻治疗，还要注意多种疗法的选用。内服煎剂，宜少量多次喂服，减少呕恶。散剂也是治泻的较好剂型，但须研末极细，以增加吸收。敷脐、推拿等治法使用方便，对轻症及部分虚泻其他疗法疗效不佳者，可能收到较好效果，对重症患儿则应与内服药同用。难治及重危患儿，还应中西医药配合治疗，以提高疗效。

三、分证论治

(一)常证

1. 外感泄泻

(1)肠腑湿热

证候表现 起病急骤，泻势急迫，便下稀薄，或如水样，色黄而气味秽臭，或夹黏液，肛门灼红，发热烦闹，口渴喜饮，腹痛阵哭，恶心呕吐，食欲减退，小便黄少，舌质红，苔黄腻，脉象滑数，指纹紫滞。

辨证要点 本证夏秋季节最为多见。起病较急，全身及大便症状均显示湿热壅盛之象。与风寒泻从大便次数、性状、气味，及全身寒热轻重等方面可以辨别。结合病原学检查，本证多属细菌或病毒感染，也有因冒受暑湿者。

治法主方 清肠解热，化湿和中。葛根黄芩黄连汤加减。

方药运用 常用药：葛根、黄芩、黄连、木香、地锦草、凤尾草、车前子(包)、炒苍术、焦山楂等。高热烦渴加寒水石(先煎)、生石膏(先煎)，重用葛根；泻下色黄秽臭或夹黏液加铁苋菜、辣蓼；暑湿所伤加香薷、豆卷、鸡苏散(包)、荷叶；湿浊中阻加藿香、佩兰，恶心呕吐加姜半夏、竹茹，另服玉枢丹。

本证热重而阴分已伤者，可用玉露散(寒水石、生石膏、甘草、麦冬)加减治疗。若从湿热偏重分证治疗，热重于湿者，用寒凉的黄连、黄芩、石膏、寒水石，淡渗的猪苓、茯苓、泽泻，利气的陈皮、木香，甘缓的白术、甘草配伍；湿重于热者，用温燥的苍术、厚朴、藿香，寒凉的黄芩、黄连，淡渗的茯苓、泽泻、姜皮配伍。现代实验研究还证实多种中药单味药及复方对不同的腹泻致病细菌、病毒有直接拮抗作用，可在辨证的前提下选择配用。本证泻下、呕吐重者宜早用口服或静脉补液。

(2)风寒犯肠

证候表现 泄泻清稀,多泡沫,色淡黄,腹部切痛,肠鸣辘辘,喜按喜暖,常伴鼻塞,微恶风寒,或有发热,唇舌色淡,舌苔薄白或腻,脉象浮紧,指纹淡红。

辨证要点 本证一般有冒受风寒、饮食生冷史。暴泻中热象不著,大便及全身症状均显示风寒证之象者属于此类。便多泡沫为风走肠腑,若带酸臭味也可为米食不化。寒主收引,故本证腹痛肠鸣症状显著。本证可为非感染性腹泻,亦可为感染性腹泻,应以四诊分析作为主要辨证依据。

治法主方 疏风散寒,化湿和中。藿香正气散加减。

方药运用 常用药:藿香、防风、苏叶、半夏、苍术、陈皮、茯苓、甘草、生姜、大枣。表寒重,加荆芥、白芷;肢体酸痛加羌活、秦艽;里寒重,加炮姜、砂仁,去生姜;腹胀加大腹皮、木香;纳差、大便夹未消化物加焦山楂、焦神曲,去大枣、甘草;水泻夹泡沫者加防风炭、苍耳根;小便短少加车前子(包)、泽泻。

对风寒表证不著、腹泻次数不过多之偏湿泻,可用苍术炭、山楂炭等份研末,制成1号止泻散,周岁小儿每服1g,1日2~3次,证情较重者也可与煎剂配用。本证还可以中成药藿香正气液或藿香正气软胶囊服用。本证配合祛寒温中外治法,如敷贴法、热熨法等,有辅助治疗作用。

2. 食伤泄泻

(1)饮食内伤

证候表现 脘腹胀满疼痛,痛则欲泻,泻后痛减,大便酸臭或如败卵,夹食物残渣,嗳气酸馊,泛恶呕吐,纳呆恶食,矢气臭秽,夜寐不宁,舌苔垢腻,或见微黄,脉象滑数,指纹沉滞。

辨证要点 起病前有伤食史,脘腹胀满疼痛,泻下或呕吐后胀痛减轻,是为本证特征。本证可以单独存在,亦常于其他证候中兼见,若在原有证候基础上又有进食后脘腹胀痛加重,泻下或呕吐不消化物,即为兼有伤食之表现。

治法主方 消食化积,理气降逆。保和丸加减。

方药运用 常用药:焦山楂、焦神曲、莱菔子、半夏、陈皮、木香、苍术、鸡内金。伤于肉食重用焦山楂;伤于面食重用莱菔子;伤于谷食重用神曲;脾胃薄弱者加白术、谷芽;呕恶加藿香、生姜;舌苔黄加黄芩、竹茹;脘痞腹胀,泻下不爽,暂加枳实、槟榔。

本证腹胀痛、苔垢者可暂用通因通用之法,以莱菔子或熟大黄以通为用,不可固涩止泻,消导之剂也不可久服。消食化积药物多含有消化酶、胃泌素等有机成分,若过于加热炒黑则受破坏,故取其消食之功以生用为宜,对便下稀薄欲燥湿收敛者可以炒用,也宜炒黄为度,勿至焦黑炭化。本证还需控制饮食,或暂禁食,方能收效。

(2)乳液内伤

证候表现 乳婴儿便下稀薄,色淡,夹乳块,或如蛋花汤样,气味酸臭或腥臭,脘腹胀满,啼哭不宁,嗳气吐乳,不思吮乳,舌苔腐浊,指纹沉滞。

辨证要点 本证证候表现与伤食泻相似,但病发于以乳为主食之婴儿、大便见乳汁不化为其特点。

治法主方 消乳化积,理气和胃。消乳丸加减。

方药运用 常用药:炒麦芽、焦神曲、香附、砂仁(杵,后下)、炒谷芽、茯苓、姜半夏、陈皮等。乳积化热,舌苔黄,加连翘、胡黄连;形体瘦弱,啼哭无力,舌质淡,加白术、太子参。

麦芽为消乳要药,含淀粉酶、转化糖酶、维生素B等,《药品化义·脾药·麦芽》谓"生用力猛”，若用炒麦芽，取麦芽置锅内微炒至黄色即可，勿炒至焦黄。本证用推拿治疗亦可。本证需同时注意减少喂乳量，或暂停喂乳。个别婴儿对牛奶过敏或乳糖酶缺乏者，需改用其他食品喂养。

3. 正虚泄泻

(1)脾胃气虚

证候表现　病程迁延，时轻时重或时发时止，大便稀溏，色淡不臭，夹未消化之乳食，每于食后即泻，多食则脘痞、便多，食欲不振，面色萎黄，神疲倦怠，形体消瘦，舌质淡，苔薄白，脉缓弱，指纹淡。

辨证要点　病程较长，初起之湿热、风寒证象已解，脾虚证象显露，是本证特点。食后即泻因脾虚纳而不能运，反而促其肠腑传导下行所致。

治法主方　健脾益气，助运化湿。参苓白术散加减。

方药运用　常用药：党参、茯苓、炒白术、怀山药、炒薏苡仁、陈皮、砂仁(杵，后下)、焦山楂、焦神曲等。脘腹胀痛加木香、香附；苔腻腹满加苍术、厚朴；大便清冷，小便色清，腹部绵痛，加炮姜、煨益智、煨肉蔻；少气懒言，便泄不止，甚至脱肛，加炙黄芪、升麻；口苦苔黄，或便夹黏冻，为兼湿热未清，加黄连、马齿苋。

对大便清冷，小便色清，腹部绵痛之脾阳虚泻，轻证可用2号止泻散，以苍术炭、山楂炭、炮姜炭各等分，研末，周岁小儿每服1g，1日2～3次。

脾虚泻须重调理，常食山药粥、薏仁粥、芡实粥有辅治作用。推拿、外治等疗法亦均有效。

(2)脾肾阳虚

证候表现　久泻不止，缠绵不愈，粪质清稀，澄澈清冷，下利清谷，或有五更作泻，食欲不振，腹软喜暖，形寒肢冷，面白无华，精神委顿，甚则寐时露睛，舌质淡，苔薄白，脉细弱，指纹淡。

辨证要点　此证由脾胃气虚泻发展而来。与脾胃气虚泻的区别在于虚寒证象更为显著，表现为大便澄澈清冷无臭、小便色清、形寒肢冷、受寒饮冷后加重等症，精神等全身状况则渐趋恶化。

治法主方　壮火散寒，温补脾肾。附子理中汤合四神丸加减。

方药运用　常用药：炮姜、吴茱萸、炒白术、炒党参、熟附子(先煎)、煨肉豆蔻、补骨脂、煨益智仁、炒山药等。兼夹食滞加陈皮、焦山楂、炒麦芽；久泻滑泄不禁，内无积滞，选加煨诃子、石榴皮、赤石脂、禹余粮。

一些老中医经验，小儿长期腹泻多属脾肾阳虚，一般健脾固涩药疗效欠佳，加用熟附子后有较好效果。附子用量以3～6g为宜，须先煎30分钟左右，以减少毒性。徐小圃治阳虚泄泻，亦推崇附子，并主张早用，他指出：阳虚证端倪既露，变幻最速，如疑惧附子之辛热，举棋不定，必待少阴证悉具而后用，往往贻噬脐莫及之悔。本证辅治，可用艾灸中脘、天枢、关元三穴法。

(3)肝脾不和

证候表现　泄泻色青如苔，胸脘痞满，嗳气食少，肠鸣攻痛，时作啼哭，腹痛则泻，泻后痛减，惊惧则泻剧，矢气，睡中惊惕，面青唇淡，舌质淡，苔薄白，脉弦细，指纹青。

辨证要点　本证亦称惊泻，以大便色青、稠黏不化、胆怯易惊为主要特征。中医学以色青属肝，大便色青乃因胆汁泌别过盛，小肠受盛食糜及胆汁而未及化物，大肠随即传导下泄而产生，是为肝脾不和泻之主证。

治法主方　抑肝镇惊，扶脾助运。益脾镇惊散合痛泻要方加减。

方药运用　常用药：党参、茯苓、白术、白芍、防风、钩藤、陈皮、车前子(包)、焦神曲。惊恐不安，啼哭惊叫，加蝉蜕、煅龙骨、灯心草；惊惕者加服琥珀抱龙丸；腹胀矢气加青皮、香附。

小儿肝脾不和泻有偏肝胆热盛与偏脾虚气滞之别。前者可用验方绿泻宁：柴胡、黄芩、黄连、木香、白芍、甘草、猪苓、泽泻、防风，重用清泻肝胆之品。后者可用扁豆衣、扁豆花、煨木香、炒白术、茯苓、陈皮、炒谷芽、炒麦芽、神曲、炒党参、钩藤等，重在扶脾化湿。

(二)变证

1. 气阴两伤

证候表现　泻下过度，呕吐频繁，精神委顿，肢体无力，面白无华，肤出冷汗，口渴引饮，小便减少，舌质干，舌苔薄，脉象细数，指纹淡紫。

辨证要点　本证多见于湿热泻泻下过度，伤津耗液，气随之衰，而迅速出现全身气阴两伤征象。也可见于久泻而气阴慢性耗伤者。患儿小便减少而未至无尿，啼哭尚有泪，说明阴津已伤而未竭；精神委顿而未至萎靡淡漠，肢体乏力而未至厥冷，说明气分已衰而阳气未亡。本证病势已重，若不及时救治可转向危殆。

治法主方　养阴生津，补益元气。生脉散加味。

方药运用　常用药：人参、麦冬、五味子、生地黄、乌梅、白芍、甘草。若能加用西洋参另煎服则更好。口渴引饮加天花粉、玉竹、鲜石斛、鲜芦根；大便热臭加黄连、黄芩。

本证也可用生脉饮口服液口服，或参麦注射液静脉滴注，以提高给药速度。同时应予静脉补液，纠正水和电解质紊乱。

2. 阴竭阳脱

证候表现　暴泻不止，便稀如水，皮肤干燥，目眶及囟门凹陷，啼哭无泪；久泻不愈，便泄不止，大便清冷，完谷不化，形体羸瘦。精神萎靡，软弱无力，哭声微弱，杳不思纳，少尿无尿，四肢清冷，舌淡无津，脉象沉微，指纹淡白。

辨证要点　本证发生于暴泻不止，泻下无度，未及时救治，或发生于久泻不愈，全身日渐衰竭者。前者先见阴津耗竭，继而阳气亡脱，后者则阴阳俱耗，终至阳脱危亡。无泪无尿为阴竭之征，肢厥脉微为阳衰之象，若不急救，则可迅至虚脱而亡。

治法主方　育阴回阳，救逆固脱。生脉散合参附龙牡救逆汤加减。

方药运用　常用药：西洋参、人参、麦冬、五味子、炮姜、附子、煅龙骨(先煎)、煅牡蛎(先煎)。紧急时也可先用西洋参口服液口服、参麦注射液静脉滴注。本证抢救时，必须同时静脉输液，补充能量、水和电解质等。

临床经验表明，本证务必及早发现，但见一二主证便是，不必悉具。早期用药，及时抢救，可降低死亡率。若必待阴竭阳脱诸症毕现，则难以挽回。

【其他疗法】

一、中药成药

1. 葛根芩连丸　用于肠腑湿热证。

2. 小儿肠胃康颗粒　用于肠腑湿热证。

3. 藿香正气液　用于风寒犯肠证。

4. 纯阳正气丸　用于中寒泄泻，腹冷呕吐。

5. 健脾八珍糕　用于脾胃气虚证。

6. 附子理中丸　用于脾肾阳虚证。

7. 大蒜素片　用于隐孢子虫肠炎、真菌性肠炎等。

二、药物外治

1. 红灵散　0.15～0.30g，置脐内，外用胶布粘贴。1日1次。用于夏季受暑水泻。

2. 丁桂散　丁香1份，肉桂2份，共研末。每用1～3g，置脐内，外用胶布或纸膏药粘贴。1日1次。用于寒证、虚证泄泻。

3. 鬼针草　鲜草6～10棵，或干草3～5棵，加水浸泡后煎成浓汁，连渣倒入盆内。熏洗患儿两脚，轻者1日3～4次，重者6次，年龄较大、腹泻较重者可提高熏洗所至位置达膝部以下。用于各种证型。

三、针灸疗法

1. 体针　肠腑湿热证：尾窍骨（尾骨尖上方1寸处，一排共3穴）、脐中四边穴（脐中上下左右各1寸处，共4穴）、合谷、少商、商阳、水分。乳食内伤证：刺四缝，针合谷、足三里。脾胃气虚证：足三里、中脘、天枢、气海。脾肾阳虚证：长强、足三里、关元、阴陵泉。加减法：发热加曲池，呕吐加内关，纳差加四缝，腹痛加中脘，腹胀加气海，水样便多加水分。虚泻针后加灸。1日1～2次。

2. 氦-氖激光穴位照射　主穴：中脘、天枢、足三里、神阙、长强。腹胀加气海，呕吐加内关，发热加曲池，水样便多加水分。每日上、下午各1次，每次每穴照5分钟。

四、推拿疗法

1. 肠腑湿热证　清补脾土，清大肠，清小肠，退六腑，揉小天心。

2. 风寒犯肠证　推三关，补脾土，揉外劳宫，摩腹，推上七节骨。

3. 乳食内伤证　清板门，清大肠，补脾土；摩腹，逆运内八卦，点揉天突。

4. 脾胃气虚证　推三关，补脾土，补大肠，摩腹，推上七节骨，捏脊，重按肺俞、脾俞、胃俞、大肠俞。

5. 肝脾不和证　清肝经，补脾经，揉五指节，逆时针摩腹，推上七节骨。

五、西医疗法

1. 控制感染　非感染性腹泻及感染性腹泻中的病毒性肠炎、非侵袭性细菌所致肠炎，均不主张用抗菌药物。侵袭性细菌性肠炎可选用氨苄青霉素、头孢霉素、呋喃唑酮、复方新诺明等，然后根据细菌药敏试验结果调整。

2. 微生态疗法　有助于恢复肠道正常菌群的生态平衡，抑制病原菌定植和侵袭，有利于控制腹泻。常用双歧杆菌、嗜酸乳杆菌等。

3. 肠黏膜保护剂　能吸附病原菌和毒素，维持肠细胞的吸收和分泌功能；与肠道黏液糖蛋白相互作用可增强其屏障功能，阻止病原微生物的侵袭。如蒙脱石散。

4. 液体疗法　轻、中度脱水可用口服补液：口服补液盐（ORS），配方为氯化钠3.5g、碳酸氢钠2.5g、枸橼酸钾1.5g、葡萄糖20g，加温开水1000ml。轻度脱水口服液量约50～80ml/kg，中度脱水80～100ml/kg，少量频服，于8～12小时将累积损失量补足。脱水纠正后，可将口服补液盐用等量水稀释按病情需要随意口服。能有效促进水及电解质的吸收，纠正脱水和治疗腹泻。

中度以上脱水，或吐泻重或腹胀的患儿，需静脉补液。根据损失量掌握补液总量，根据脱水性质选择溶液种类，根据脱水程度和大便量掌握输液速度，按照临床表现及生化检查结果纠正酸中毒、补充电解质。

【预防护理】

一、预防

1. 提倡母乳喂养，避免在夏季断乳、改变饮食种类。乳食勿过饱，勿进难以消化的食物。

2. 讲究饮食卫生，保持饮水及食品清洁，食前、便后要洗手，食具要消毒。

3. 调摄冷暖，及时添减衣被，避免受暑或着凉。

4. 不与患泄泻者接触。做好泄泻患者的隔离治疗及粪便消毒。

二、护理

1. 病室空气要新鲜流通，保持适当温度，夏季防暑降温、冬季防寒保暖。

2. 对感染性腹泻患儿要注意消毒隔离。

3. 按时喂水及口服补液盐。忌食油腻、滑肠及各种不易消化的食品，忌生冷、辛辣食品。吐泻严重及伤食泄泻可暂禁食4～6小时。病毒性肠炎多有乳糖酶缺乏，宜暂停乳类喂养或改喂酸奶。吐泻好转后，饮食要逐步增加。

4. 做好臀部护理，大便后冲洗揩干，勤换尿布。呕吐者做好口腔护理，防止误吸呛入气道。

【文献选录】

《诸病源候论·小儿杂病诸候·洞泄下利候》："洞泄不止，为注下也。凡注下不止者，多变惊痫。"

《小儿药证直诀·脉证治法·夏秋吐泻》："五月十五日以后吐泻，身壮热，此热也，小儿脏腑十分中九分热也。或因伤热乳食，吐乳不消，泻深黄色，玉露散主之。六月十五日以后吐泻，身温似热，脏腑六分热四分冷也。吐呕，乳食不消，泻黄白色……七月七日以后吐泻，身温凉，三分热七分冷也……八月十五日以后吐泻，身冷无阳也，不能食乳，干哕，泻青褐水，当补脾，益黄散主之，不可下也。"

《小儿药证直诀·脉证治法·诸疳》："又有吐泻久病，或医妄下之，其虚益甚，津液燥损，亦能成疳。"

《幼科全书·泄泻》："凡泄泻皆属湿。其证有五，治法以分利升提为主，不可一例混施。"

《古今医统·幼幼汇集·泻泄门》："泻泄乃脾胃专病，凡饮食、寒、热三者不调，此为内因，必致泻泄。又《经》所论：春伤风，夏飧泄，夏伤暑，秋伤湿，皆为外因，亦致泄泻。"

《证治准绳·幼科·泻》："论泻之源，有冷泻、热泻、伤食泻、水泻、积泻、惊泻、风泻、脏寒泻、疳积酿泻种种不同……"

《幼幼集成·泄泻证治》："泄泻有五：寒、热、虚、实、食积也……凡泄泻肠鸣腹不痛者，是湿，宜燥渗之；饮食入胃不住，或完谷不化者，是气虚，宜温补之；腹痛肠鸣泻水，痛一阵泻一阵者，是火，宜清利之；时泻时止，或多或少，是痰积，宜豁之；腹痛甚而泻，泻后痛减者，为食积，宜消之，体实者下之；如脾泄已久，大肠不禁者，宜涩之，元气下陷者，升提之。"

【现代研究】

一、治疗学研究

1. 内服药物治疗　袁斌等用苍葛止泻灵（苍术、葛根、车前子、地锦草、白芍、甘草）治疗小儿轮状病毒性肠炎74例，并与同期思密达治疗50例对照。结果：试验组治愈率86.49%，对照组50%，同时，试验组在消除腹胀、发热、上呼吸道感染症状、食欲不振，以及轮状病毒转阴等方面，均优于对照组（$P<0.01$）[1]。张炜等用猪苓汤治疗小儿轮状病毒性肠炎，处方：猪苓、茯苓、泽泻、阿胶、滑石、黄连、白芍、车前子、乌梅、诃子、生姜、甘草。对照

组用利巴韦林、思密达、金双歧。试验组 82 例，显效、有效、无效各 71、8、3 例；对照组 72 例，显效、有效、无效各 41、15、16 例，试验组疗效显著优于对照组($P<0.01$)[2]。王洪玲等采用双苓止泻口服液(黄芩、茯苓、猪苓、贯众、陈皮、肉桂等)治疗小儿轮状病毒性肠炎 300 例，另设葛根芩连组、思密达组对照，结果三组总有效率无显著性差异，双苓止泻组起效时间和痊愈时间明显短于葛根芩连组[3]。

吴葆德认为空肠弯曲菌肠炎可分为 3 型，其主要病理机制都是肠道湿热，以止泻糖浆(秦皮 20g，黄柏 15g)为主药。外感型用止泻糖浆加肠炎 1 号粉(诃子肉、肉豆蔻等量研粉)，脾虚型用止泻糖浆加肠炎 2 号粉(炒白术、炒山楂等量研粉)，湿热型用止泻糖浆加肠炎 3 号粉(地榆粉、炒延胡索等量研粉)，有良好效果[4]。

陈永明认为鼠伤寒沙门菌肠炎是由湿毒热邪相结，阻滞中焦，升降失司，清浊不分，泻利无度所致，用清热燥湿汤(秦皮、苦参、黄芩、黄柏、草豆蔻、葛根各 3g，每日 1 剂)加服滑石(每次 5g，1 日 3 次)，治疗 20 例皆愈[5]。宋桂华等以加味葛根芩连汤治疗小儿鼠伤寒沙门菌肠炎 51 例，治愈 39 例、好转 8 例、无效 4 例[6]。

谢舜辉报道用益气健脾灭霉汤(黄芪、西洋参、炒苍白术、怀山药、黄精、附子、黄连、紫皮大蒜泥、五味子、石榴皮、诃子皮、乌梅、藿香)治疗小儿念珠菌性肠炎 26 例，痊愈 23 例[7]。李亚静采用七味白术散治疗小儿真菌性肠炎 32 例，总有效率 96.9%[8]。孙国龙等采用大蒜匀浆治疗真菌性肠炎 29 例，取紫皮大蒜 10g 去皮，用药杵捣碎制成蒜泥，加入 40ml 温水，制成匀浆，每日口服 3 次，每次 40ml(成人量)，结果：显效 23 例、有效 5 例、无效 1 例。

杨硕平等报道治疗隐孢子虫肠炎 49 例，病程最短 1 天，最长 1 年。用驱隐汤：苍术、苦参、百部各 6g，白芍、槟榔、葛根各 10g，陈皮、芜荑、甘草、雷丸(后下)各 5g。可随证加减。水煎取 100ml，分 3 次口服。1 日 1 剂，6 日为 1 个疗程。经治疗 1 个疗程，47 例治愈，2 例无效[9]。

朱锦善等治疗小儿乳糖不耐受症腹泻 486 例。Ⅰ组常规西药治疗，Ⅱ组常规西药治疗加去乳糖饮食疗法，Ⅲ组用中药，分急性(湿热)和慢性、迁延性(脾虚)，分别用止泻Ⅰ号方(葛根、黄连、茯苓、木香、炒麦芽、甘草)、止泻Ⅱ号方(葛根、炒白术、茯苓、木香、诃子、炒麦芽、甘草)。治疗结果：急性腹泻各组疗效无显著性差异($P>0.05$)，慢性、迁延性腹泻Ⅱ、Ⅲ组疗效显著优于Ⅰ组($P<0.05$)[10]。

马雁军等治疗小儿脾虚泄泻 202 例，试验组用儿宝颗粒(太子参、北沙参、山药、扁豆、茯苓、山楂、陈皮、葛根、麦芽、白芍、麦冬、饴糖)，对照组用胃酶合剂加思密达，两组各 101 例。治疗结果：试验组治愈、有效、无效各 30、68、3 例，对照组 15、61、25 例，试验组疗效显著优于对照组($P<0.05$)试验组平均起效时间显著短于对照组[11]。

2. 推拿疗法治疗 单衍丽等用推拿疗法治疗小儿腹泻 150 例。补脾经，揉外劳宫，运八卦，分腹阴阳，摩腹，捏脊。非感染性配合清三关，补大肠，推上七节骨；感染性配合退六腑，清天河水，清大肠，清小肠，推下七节骨。痊愈 148 例、显效 2 例，总有效率 100%[12]。

二、药效学研究

1. 动物模型研制 在腹泻病动物模型方面，已能制作轮状病毒肠炎乳鼠及成年小鼠模型。泄泻证的动物模型，脾虚泻模型采用大黄、利血平、饮食失节等造模因子，已在广泛应用，而湿热、风寒、伤食等其他证型的实验动物模型则还在探索之中。

2. 胃肠运动功能试验 常用的胃肠运动功能试验，如胃排空试验、对正常小肠推进运动试验、对推进功能亢进小肠的推进运动试验等，均被用作抗腹泻药物的药理试验。李秋华等发现小儿止泻液(由藿香、厚朴等组成)20～60g/kg对大黄所致腹泻有明显止泻作用,能明显抑制小鼠小肠推进运动,大剂量(60g/kg)有抑制胃排空作用。张卫东等观察到温肠宁口服液(肉桂、茯苓、车前子、西洋参等)对新斯的明引起的小肠推进功能亢进有明显拮抗作用。

3. 抑菌及抗病毒试验 伍杰勇等做葛根黄芩黄连汤拆方对于埃希大肠杆菌的抑菌试验,结果表明,本方中抑菌作用的主要药物是黄芩、黄连。刘家骏报道,葛根芩连口服液体外试验,在62.5mg/ml时,能抑制人轮状病毒的致病作用。贺双腾等报道,七味白术散(人参、藿香、白术、茯苓、木香、葛根、炙甘草)对人轮状病毒在培养细胞内复制有抑制作用,并能延长HRV感染后病变细胞存活,促进细胞新生。

有多宗报道提出:苦参、黄芩、黄柏、秦皮、地锦草、马齿苋、铁苋菜、穿心莲、车前子、诃子、枳壳等对大肠杆菌有抗菌作用;黄连、石榴皮、黄柏、秦皮、黄芩、公丁香、败酱草对空肠弯曲菌有抗菌作用;白头翁、地锦草等有抗沙门菌作用;黄连、鱼腥草、知母等有抗白色念珠菌作用;金银花、虎杖、贯众等有抗ECHO病毒作用等。

参考文献

[1] 袁斌,韩新民,叶进. 苍葛止泻灵治疗婴幼儿轮状病毒肠炎74例临床疗效观察[J]. 河北中医,2002,24(10):726-727.

[2] 张炜,海洋. 猪苓汤治疗小儿轮状病毒性肠炎82例[J]. 中医儿科杂志,2008,4(5):29-31.

[3] 王洪玲,王俊显. 双苓止泻口服液治疗小儿轮状病毒性肠炎300例临床观察[J]. 中国中药杂志,2001,26(9):646-647.

[4] 吴葆德,李祯萍,何馥贞. 63例空肠弯曲菌肠炎中医分型治疗分析[J]. 中医药学报,1984(4):28-30.

[5] 陈永明. 清热燥湿汤治疗小儿鼠伤寒沙门氏菌肠炎疗效观察[J]. 中医杂志,1988(7):37.

[6] 宋桂华,杨晓霞. 加味葛根芩连汤治疗小儿鼠伤寒沙门氏菌肠炎[J]. 河南中医,2001,21(1):62-63.

[7] 谢舜辉,谢义达,曾宪移,等. 益气健脾灭霉汤治疗小儿念珠菌性肠炎26例[J]. 上海中医药杂志,1995(1):25.

[8] 李亚静. 七味白术散治疗小儿真菌性肠炎32例[J]. 国医论坛,2000,15(2):31.

[9] 杨硕平,戈建军. 驱隐汤治疗婴幼儿隐孢子虫感染49例报告[J]. 中医杂志,1994,35(1):42.

[10] 朱锦善,陈六英,巢建新,等. 中医药治疗小儿乳糖不耐受症腹泻的临床研究[J]. 中医杂志,2000,41(3):161-163.

[11] 马雁军,王珍. 儿宝颗粒治疗小儿脾虚泄泻纳呆202例临床观察[J]. 山西医药杂志,2008,37(8):691-692.

[12] 单衍丽,王德景,高振华. 推拿方法治疗小儿腹泻150例[J]. 山东中医杂志,2004,23(2):88-89.

(汪受传 张月萍)

第十一节 便 血

【概述】

凡血由肛门而出,或先便后血,或先血后便,或血与粪相杂而下,或纯下血水者,皆谓之便血。古称为"下血"或"后血"。

便血,有远血、近血之分。《景岳全书·杂证谟·血证·便血论治》在《金匮要略》的基础上，明确介绍远血、近血的具体出血部位，如"血在便前者，其来近，近者，或在广肠，或在肛门；血在便后者，其来远，远者，或在小肠，或在胃。"但是，单以血在便前、便后来分辨便血的远近尚欠准确，且血和大便常混杂而下。一般情况下，便血鲜红者，其来较近，便血紫黯者，其来较远。《秘传证治要诀及类方·大小腑门·肠风脏毒》又据血色之清浊，立肠风与脏毒之名，曰："血清而色鲜者为肠风，浊而黯者为脏毒"。

清代进一步发展了便血的理论，更接近临床实际，如《医宗金鉴》认为："便血之证，肠风、脏毒，其本皆热伤阴络；热与风合为肠风，下血多清；热与湿合为脏毒，下血多浊。"认为肠风、脏毒，其本皆热为主要病因，惟因夹风、夹湿的不同而表现的证候不同，是对肠风、脏毒理论的新发展，对指导临床治疗具有重要意义。严用和《严氏济生方·血病门·便血评治》对便血的治疗，提出"风则散之，热则清之，寒则温之，虚则补之"的治疗原则。

据临床统计，50%以上的便血是由消化道局部病变引起的，如肠息肉、梅克尔憩室、肠套叠、食管静脉曲张出血、消化道溃疡、先天性肠旋转不良、肠重复畸形、急性坏死性肠炎、肛裂等。某些急性传染病、肠道寄生虫病、血液病以及维生素缺乏等全身性疾病也可引起便血，如新生儿败血症、新生儿出血症、痢疾、肠结核、钩虫病、过敏性紫癜、血友病、弥散性血管内凝血（DIC）等。自采用纤维内镜、放射性核素^{99m}Tc扫描、选择性腹腔动脉造影及以来，诊断准确率高达85%～90%。

现代对小儿便血的研究不断深入，在临床研究方面，辨证论治与辨病相结合，完善了消化道出血相应疾病的中医诊疗规范；与内镜结合进行中药制剂局部喷洒，发展了便血的外治方法；从成方研究发展为新型中成药研制，开发了川芎嗪注射液静滴的应用，提高了便血的治疗水平。在实验研究方面，创建了便血之溃疡性结肠炎、急性胃黏膜损伤及病证结合的动物模型，发现实验性溃疡性结肠炎（UC）大鼠有免疫失调和氧自由基损伤，中药能提高UC大鼠$CD3^+$、$CD4^+$、$CD8^+$细胞及IL-2的水平，显著降低TNF-α和IL-6的水平，调节免疫，抑制氧自由基反应，从不同层面探索了中药治疗便血的作用机制。

【病因病理】

一、病因

常见有外感因素、食伤因素、情志因素和正虚因素四类。

1. 外感因素　感受湿热之邪，或感受湿邪化热，湿热下趋肠道，损伤肠道脉络，使血渗肠道而致便血。

2. 食伤因素　平素恣食辛热，或食滞肠胃，积久化热，致热积于胃，损伤胃络，迫血外渗大肠而便血。

3. 情志因素　小儿情志不遂，肝失疏泄，气机郁滞，久则由气及血，气滞血瘀，阻滞脉络，日久形成癥块，脉络瘀阻，血不循经，血溢肠道而便血；若气郁化火，横逆犯胃，灼伤胃络，络伤血溢，下渗肠道而成便血。

4. 正虚因素　素体阳虚，或久病体虚，气虚不能摄血，血渗大肠，或气损及阳，阳气虚弱，阳不统阴，血溢肠道，而成便血。《金匮要略心典·卷下·心悸吐衄下血胸满瘀血病脉证治第十六》说："下血先便后血者，由脾虚气寒，失其统御之权而血为之不守也"。

二、病理

1. 病变在胃肠肝脾　便血的病变脏腑主要在胃肠，无论是湿热蕴毒损伤胃络及肠络，还是脾胃虚寒，脾不统血，其共同的病理变化都是肠胃功能失调。《景岳全书·杂证谟·血证·便血证治》说："大便下血，多由脾胃之火，然未必尽由火也。故于火证之外，则有脾胃阳虚而不能统血者，有气陷血亦陷者，有病久滑泄而血因以动者，有风邪结于阴分而为便血者。大都有火者多因血热、无火者多由虚滑。”此外，与肝亦密切相关，小儿每因情志失调，肝失疏泄，气郁及血，气滞血瘀阻滞脉络，血下渗大肠亦可致便血。

2. 病理因素为热、湿、瘀、虚　便血的发生，均与热、湿、瘀、虚有密切关系，湿热之邪迫血妄行，气虚血失统摄，或肝郁气滞血瘀阻于脉络，血液溢于肠胃之中而发生便血。

3. 病机属性分虚实　便血的不同证候，由不同的病因产生，复因素体之差异，病程有长短之分，病情有寒热之别，其病机属性分为虚实两大类。病初多邪实为主，久病则以正虚为主。实证便血鲜红或紫黯，口渴喜饮，时有心烦，伴胃脘灼热疼痛或腹痛，大便秘结，小便色黄，舌红苔黄燥，多由火热或湿热蕴结于胃与大肠，热伤阴络，迫血妄行所致。虚证下血紫黯或色淡，脘腹隐痛，痛时喜按喜温，伴怯寒肢冷，面色无华，神疲乏力，便溏，舌淡苔白，多由脾胃虚寒或脾虚不能摄血，下血日久不止，气血亏损所致。病中由于正邪相争、久病复感外邪，或失治误治又可形成虚实夹杂证。

4. 病情演变重气血　小儿生理特点为稚阴稚阳，小儿便血重者，病势急骤，症情危笃，如救治失当，常可致气随血脱，证见面色苍白，爪甲无华，神志由烦躁转入朦胧或昏睡，虚汗淋漓，四肢厥冷，心悸气短，尿少尿闭，脉沉细欲绝等气血俱脱之危象。

【诊断与鉴别诊断】

一、诊断要点

1. 凡大便下血，无论是便前或便后，或血便夹杂，或单纯下血为主症。可伴有腹痛、腹胀等胃肠道症状和口渴、乏力等全身症状。

2. 有胃病、腹痛、胁痛，或既往有便血病史。

3. 发病前常有饮食内伤，如进食干硬食物等诱因，轻度出血，每次便血少于20ml，全身症状较轻微；中度出血全身症状明显，或昏厥，脉细数；重度出血，一次便血超过200ml，或24小时内丢失循环血量的20%～25%，出现休克症状如肢厥、汗出，或见昏迷，脉微欲绝。

4. 大便镜检有红细胞，急诊胃、肠镜检查、X线钡剂造影、肛门指诊等可发现有出血灶，并明确为胃肠溃疡、炎症、息肉等病所致出血。

二、鉴别诊断

1. 细菌性痢疾　痢疾起病急，病程短，以腹痛、里急后重、脓血便或黏液便为主症，可伴发热等全身中毒症状，粪便检查可见大量脓细胞和红细胞，以及巨噬细胞，大便培养有痢疾杆菌生长。

2. 钩虫病　发病前有粪便、泥土接触史或生食蔬菜史。以贫血、营养不良、胃肠功能紊乱或排柏油样黑便为主症。粪便涂片检查可见到钩虫卵，用粪便饱和盐水漂浮法查钩虫卵阳性率更高。

3. 阿米巴痢疾　在流行地区有饮食不洁史或与本病患者有密切接触史。起病缓慢，全身中毒症状轻，腹痛轻微，大便暗红色果酱样，1日10次左右，有特殊腥臭，无里急后重。粪便检查可找到阿米巴滋养体。

4. 消化性溃疡　以学龄期儿童较多见，黑便，慢性反复发作性腹痛，疼痛常位于上腹或脐周，进食、饥饿、气候变化及精神紧张均可诱发，出血量少则大便颜色不变，素食3天后大便隐血试验呈阳性，胃镜可以确诊。

5. 肠套叠　多见于1岁以下健康婴儿，以突发阵发性哭闹、腹痛，伴面色苍白、呕吐、便血和腹部扪及腊肠样肿块为主要临床特征。发作时腹痛剧烈，持续数分钟后，腹痛缓解如常人，间歇 10～20 分钟后反复，起病后 6～12 小时内出现果酱样黏液血便，或直肠指检有血便，右上腹常可触及腊肠样肿块，有弹性。诊断性空气灌肠腹透和腹部 B 超可确诊。

6. 过敏性紫癜　约半数以上病例有腹痛便血，但以臀部及双下肢对称分布的出血性皮疹为主要特征，并可伴有关节肿痛、肾脏损害。

7. 急性坏死性小肠结肠炎　多见于 4～14 岁儿童。起病急，以突发性腹部绞痛、腹胀、呕吐、腹泻、便血和发热为主要特征，全身中毒症状重，大便呈洗肉水样或赤豆汤样，黏稠时可呈果酱样。卧位 X 线摄片呈小肠局限性充气扩张，肠间隙增宽，肠壁积气。

8. 直肠及结肠息肉　多见于 3～6 岁儿童。以间歇性、反复的小量便血为特征，无痛，血与粪便不相混合，色鲜红或黯红，有时便条上有压迹，或排便后可见息肉脱出，可做肛门指检或直肠镜检查诊断。

9. 痔疮　便血色鲜红，便时或便后出血，不与粪便相混，出血多呈肛门射血如线，或点滴不止，且肛门有异物感或疼痛，可做肛门直肠指检诊断。

10. 梅克尔憩室　多见于 2 岁左右幼儿。以便血为主要临床特征，便血量大，无粪质，暗红色，无痛，可反复发作。放射性核素 ^{99m}Tc 扫描和肠镜可确诊。

11. 便血须与口服生物炭、铁剂、动物内脏、动物血及某些中草药所致黑便相区别。

【辨证论治】

一、证候辨别

1. 查病位　便血当从速明确诊断。注意观察便血的色、质、量及伴随症状。若便血色紫黯或色黑，口臭，口苦，胃脘灼热，舌苔黄者，病位在胃；便血黯黑甚或紫红，伴脘胁胀痛，心烦易怒，苔黄，脉弦数，或脘腹胀痛，肋下癥块，脉弦细涩，病位在肝胃；便血紫黯或黑如柏油样，伴神疲乏力，面色少华，怯寒肢冷，舌淡脉细，病位在脾胃；黯红色大便多为胃或小肠出血；便血鲜红或血附于便外，肛门灼热，大便干结，苔黄腻，病位多在大肠、直肠和肛门。

2. 审病因　风、湿、寒、热皆能导致便血。以便血的颜色和性状作为分析病因的依据，如《证治汇补·卷之八·下窍门·便血》说："纯下清血者，风也；色如烟尘者，湿也；色黯者，寒也；鲜红者，热也；糟粕相混者，食积也；遇劳频发者，内伤元气也；后重便溏者，湿热蕴滞也；后重便增者，脾元下陷也；跌伤便黑者，瘀也。"这些论述，对指导临床有重要参考价值。

3. 辨寒热虚实　便血属于热者多实，便血属于寒者多虚。起病急，病程短，口干而渴，喜冷畏热，下血急迫，舌红苔黄，脉数有力多为实证热证。病程较长，倦怠乏力，脘腹隐痛，饮食减退，怯寒肢冷，便血势缓，舌淡苔白，脉细多为虚证寒证。由于病机变化复杂，病程中二者可互相转化出现寒热相兼、虚实互见的证候。

4. 识轻重　便血轻者，病程短，出血量少，治疗及时，护理适宜，可以很快痊愈。若素体虚弱，出血迁延，出血量较多，而正气尚未衰竭者，虽然会出现气血两亏或阴血亏虚诸多虚象，一般不致危及生命，但恢复较慢。若发病急骤，便血量多者，可使气随血脱，阳气暴脱，如不及时抢救，可威胁生命。

二、治疗原则

唐容川在《血证论·卷四·便血》说："但病所由来，则自各脏而生，至病已在肠，则不能复还各脏，必先治肠以去其标，后治各脏以清其源，故病愈而永不发矣。"因此，便血的治疗，宜分标本缓急，大出血者，随时会气随血脱，甚则阴阳离决，生命危急。应立即采用多种方法止血以治其标，俟病稍缓，可以中医辨证和西医辨病相结合，以期治病求本。

便血一证，以实证热证居多，以清热泻火、凉血止血为治疗原则。兼有气机郁滞者，宜行气解郁；湿浊内蕴者，宜祛湿化浊；血脉瘀阻者，宜祛瘀止血。便血属虚证寒证者，以补益中气、温中健脾、养血止血为治疗原则。虚实并见、寒热错杂者，当攻补兼施，寒温并用。离经之血必瘀，宜适当加用活血止血之品，以祛瘀生新，使血止而不留瘀。

三、分证论治

1. 胃中积热

证候表现　便血色紫黯或紫黑，口干且苦喜冷饮，口气臭秽，胃脘胀痛或灼热，心烦，大便秘结，舌红苔黄燥，脉弦数或滑数，指纹紫。

辨证要点　本证常有过食辛辣厚味史，以便血色紫黯或紫黑，胃脘灼痛，口干喜冷饮，口臭，便秘，舌红苔黄燥为辨证要点。积热蕴于胃脘，灼伤胃络，迫血下渗大肠而便血；热煎熬血液，则血色紫黯或紫黑；热伤津液，故口干苦喜冷饮；肠道失濡则便秘；热积于胃，胃热上冲则口臭；舌红苔黄燥，脉弦数或滑数，指纹紫均为胃热之象。

治法主方　清胃泻火，止血化瘀。泻心汤合十灰散加减。

方药运用　常用药：生大黄（后下）、黄连、黄芩、大蓟、小蓟、侧柏叶、山栀、牡丹皮、荷叶。胃热伤津，口干喜饮加石斛、天花粉；血色黯而不泽者，加三七粉（冲服）、花蕊石（先煎）、炒蒲黄（包煎）。本证可将生大黄粉1～3g另吞服，为胃肠实热出血之要药。

2. 湿热蕴结

证候表现　下血鲜红或兼黏液，大便不畅或稀溏，口苦身热，脘腹胀闷，纳呆，心烦口渴，或肛门灼热，舌红苔黄腻，脉滑数或濡数，指纹紫。

辨证要点　平素恣食辛热肥甘厚味，或有感受湿热之邪病史，以下血鲜红或兼黏液，大便不畅或稀溏，肛门灼热，舌红苔黄腻为辨证要点。外感湿热或饮食辛热厚味，聚湿生热，蕴结肠道，损伤肠道脉络，血液外溢则便血，血色鲜红；肠道传化失常则大便不畅或稀溏；湿热蕴阻，气机不利，则脘腹胀闷；湿阻中焦，胃失和降则纳呆；热郁三焦，上扰心神则心烦，中碍脾胃则口苦口渴，下灼脉络则肛门灼热；舌红苔黄腻，脉滑数或濡数，指纹紫等均为湿热蕴结之象。

治法主方　清热除湿，和营止血。赤小豆当归散加减。

方药运用　常用药：黄芩、黄连、山栀、茯苓、赤小豆、地榆、白芍、金银花、土茯苓、槐花、生甘草。便秘加生大黄（后下）；便血量多者加槐花炭或地榆炭；腹痛甚者加延胡索、川楝子；湿热偏重者，可酌加黄柏、苦参；大便下血，夹有黏液者，加败酱草、金银花；便血日久不愈，湿热未尽而营血已亏者，用驻车丸或脏连丸。

3. 肝胃郁热

证候表现　便血色黯或色黑，甚或血色暗红，口苦目赤，胸胁胀痛，心烦易怒，睡眠不安，舌红苔黄，脉弦数，指纹紫。

辨证要点　本证多见于较大儿童，有情志不遂病史，以胸胁胀痛，心烦易怒，舌红苔黄，脉弦数为辨证要点。情志不遂，肝失疏泄，气机郁滞则胸胁胀痛；气郁化火，则见口苦目赤，心烦易怒；肝火犯胃，灼伤胃络，络伤血溢肠中则为便血；气滞血瘀则血色黯或色黑，甚或血色暗红；舌红苔黄，脉弦数，指纹紫均为肝胃郁热之象。

治法主方　泻肝清胃，凉血止血。丹栀逍遥散加减。

方药运用　常用药：牡丹皮、山栀、柴胡、当归、白芍、生地黄、生大黄（后下）、黄芩、花蕊石、茜草根。脘腹胀痛，加延胡索、川楝子；口干欲饮，加麦冬、石斛、天花粉；若肝火急迫，灼伤胃络，兼见吐血色鲜量多者，可用犀角地黄汤加参三七末调服。

4. 脾胃虚寒

证候表现　大便下血，血色紫黯，或色黑而润，脘腹隐痛，喜温喜按，口中气冷，喜热饮食，面色无华，形寒肢冷，纳少便溏，舌淡苔白润，脉象沉迟细弱，指纹淡。

辨证要点　本证多见于素体阳虚或久病体虚的患儿，以便血润而色紫黯，脘腹隐痛，喜温喜按，纳少便溏，舌淡苔白滑，脉象沉迟细弱为辨证要点。脾胃虚寒，中气衰弱，血失统摄，下渗肠道，寒为阴邪故便血色紫黯或黑；脾胃虚弱，失于健运，气滞则脘腹隐痛，气虚失于温煦则喜温喜按；脾阳不振，运化失司则纳少便溏；面色无华，形寒肢冷，舌淡苔白润，脉象沉迟细弱等均为脾胃虚寒之象。

治法主方　温中散寒，补虚止血。黄土汤加减。

方药运用　常用药：灶心黄土、白术、熟附子（先煎）、阿胶（烊化）、生地黄、黄芩（炒）。神疲乏力加党参、茯苓、黄芪；阳虚较甚，畏寒肢冷者，去黄芩、生地黄，加鹿角霜、炮姜、艾叶等；兼有肾阳虚，大便滑泄不禁，面色㿠白，腰膝酸软，舌淡胖，脉虚弱者，宜加仙茅、淫羊藿、补骨脂或重用附子等；日久中气下陷者，合补中益气汤；出血多者，酌加三七、白及、蒲黄炭、阿胶。

5. 脾虚不摄

证候表现　大便下血，日久不止，血色紫黯，大便稀溏，面色㿠白，倦怠乏力，心悸头晕，心神不宁，少气懒言，食欲不振，或肛门下坠，爪甲无华，唇舌色淡，舌淡胖苔薄白，脉细而无力。

辨证要点　本证多见于慢性消化道出血患儿。临床以久病便血不止，血色紫黯，伴面㿠乏力、头晕心悸、食少便溏，舌淡胖苔薄白，脉细而无力为辨证要点。脾虚统血无力则便血不止，色紫黯；气随血脱则中气下陷，故肛门下坠；气血日渐亏虚且脾虚化源不足无以滋养，故面色㿠白，倦怠乏力，爪甲无华，唇舌色淡；心失所养则心悸头晕，心神不宁；脾虚运化失健则纳差便溏；舌淡胖苔薄白，脉细而无力均为脾虚之象。

治法主方　益气健脾，和血止血。归脾汤加减。

方药运用　常用药：党参、黄芪、白术、茯苓、甘草、当归、炒枣仁、龙眼肉、远志、广木香。若肛门下坠痛者，加升麻，重用黄芪；滑泻下血不止者，加炒诃子、地榆炭、炒槐实、三七粉（冲服）。

【其他疗法】

一、中药成药

1. 紫地宁血散（紫珠草、地稔草等）　用于胃中积热证。

2. 脏连丸　用于湿热蕴结证。

3. 参附注射液　用于出血量多气阳虚衰证。

4. 生脉注射液　用于出血量多气阴虚衰证。

二、单方验方

1. 生大黄粉 1～3g，吞服，1 日 3 次。用于便血实证热证。

2. 三七粉 1～3g，吞服，1 日 3 次。用于便血气滞血瘀证。

三、药物外治

1. 生大黄粉 10g，用醋调成糊状，敷脐，1 日 1～2 次，2 日为 1 个疗程，用于便血热证实证。

2. 云南白药 10g，溶于 50～100ml 生理盐水中，保留灌肠，1 日 1 次，连用 3～5 次。用于便血血瘀证及重症多量出血者。

四、针灸疗法

体针。实热便血：曲池、大椎、三阴交。泻法，1日1次。虚寒便血：足三里、太白、脾俞、肾俞。补法，或用艾条灸百会、气海、关元、命门，1日1次。

五、西医疗法

便血不止，量大，四肢厥冷，少尿或无尿，神志恍惚，收缩压下降至10kPa以下，脉搏大于120次/分钟，血红蛋白低于70g/L，舌质淡，脉细数无力或微细欲绝之气衰血脱证。处理原则：迅速恢复有效循环量，补充失血量；适当的止血措施；根治病因防止再出血。

1. 一般处理　卧床休息，头低脚高位，防止脑缺血。多盖被褥保温。适当给予镇静剂，最常用巴比妥类药物。

2. 输液、输血疗法　等量快速输液、输血为抢救大出血的根本措施。应先给予林格液或平衡盐溶液，病情重者可选用羟甲基淀粉代血浆（403代血浆）或淀粉代血浆（706代血浆），对中度以上失血者应补液与输血同时进行，重度失血发生休克时，一般先于半小时内以30～50ml/kg加压输入为第一步，输完血后如血压仍低，可再重复半量（20～30ml/kg）为第二步，以后可再重复半量直至血压稳定。早期无休克病儿可输全血，晚期有休克时应先输碱性等渗液和低分子右旋糖酐后再输全血，以免增加血管内凝血。如血压仍不上升，应考虑出血不止而进行必要的止血手术，适当应用升压药物。可借助中心静脉压的测定来监测血容量是否已经恢复，是否仍需输血输液。

3. 药物治疗　药物包括减酸药物、保护胃黏膜药物、止血药物三大类。减酸药物为H_2受体阻滞剂西咪替丁和法莫替丁，生长抑素类药物善得定和施他宁；保护胃黏膜药物为氢氧化铝凝胶和黏膜素；全身用止血药物为垂体加压素（5～10U/次，葡萄糖稀释静滴）、6-氨基己酸（每次100mg/kg溶于50ml葡萄糖注射液或生理盐水中静滴）、维生素K_1（10mg肌注）、止血敏（每次0.125～0.25g静滴）、安络血（5岁以下每次2.5mg、5岁以上每次5～10mg，肌注）、抗血纤溶芳酸（每次50～100mg，溶于50ml葡萄糖注射液或生理盐水中静滴）及促凝血血液制剂等；局部止血药物为凝血酶、云南白药，可直接口服或借助内镜局部喷洒。

4. 病因治疗　明确病因者应及时针对病因治疗。如为药物引起的消化道黏膜病变应及时停用相关药物；维生素K缺乏者应补充维生素K_1；如门脉高压症、溃疡病合并穿孔等应加用降低门脉压的药物，及早内镜或手术治疗；血液系统疾病应给予纠正出、凝血障碍机制药，如立止血、冻干凝血酶原复合物等。

【预防护理】

一、预防

1. 对有胃脘痛、肝病等疾病的患儿应及时治疗。如胃脘痛或腹痛发作，疼痛剧烈，不易缓解时，要观察大便颜色，严防便血。

2. 平素注意防止外感，调畅情志，少食辛辣煎煿之品，保持大便通畅。

3. 每日做缩肛动作2～3次，每次30～50下，改善局部血液循环。

二、护理

1. 严密观察病情发展和变化，定时检查和记录血压、脉搏、意识状态、面色及肢体温度，准确记录排出黑便量，严防发生厥脱之证。

2. 注意消除患儿紧张、恐惧等不良情绪。便血量多者应卧床休息。

3. 减少增加腹压的姿态，如下蹲、屏气、哭闹等。忌久坐、久立、久行和劳累过度。

4. 便血期应给予软烂少渣、易于消化食物，少食多餐，忌食辛辣、粗糙和煎炸油腻之品。

5. 属实证者，给予百合汤、藕粉、各种果汁等清热凉血、收敛止血之品。口渴者，可用生地黄、地榆、侧柏叶各10g，煎水代茶饮；脾虚者，饮食不宜过凉，以防伤脾；伴吐血者暂时禁食。

【文献选录】

《灵枢·百病始生》："阳络伤则血外溢，血外溢则衄血；阴络伤则血内溢，血内溢则后血。"

《金匮要略·惊悸吐衄下血胸满瘀血病脉证治》："下血，先便后血，此远血也，黄土汤主之……下血，先血后便，此近血也，赤小豆当归散主之。"

《幼幼新书·卷第三十·血疾淋痔·大便血》："《圣惠》：夫小儿大便血者，为心主于血脉，心脏有热，热乘于血，血性得热，流散妄行，不依常度，其血流渗于大肠者，故令大便血出也。"

《三因极一病证方论·卷之九·便血证治》："病者大便下血，或清或浊，或鲜或黑，或在便前，或在便后，或与泄物并下。此由内外有所感伤，凝停在胃，随气下通，亦妄行之类，故曰便血。"

《证治准绳·幼科·心脏部一·便血尿血》："大便下血者，是大肠热结损伤所为也，脏气既伤，风邪自入，或蓄热，或积冷，或湿毒见于脾胃，或疳食伤于脏腑，因兹冷热交击，疳湿互作，致动血气，停留于内，凝滞无归，渗入肠中，故大便下血也。或有腹胀，冷气在内攻冲，亦令大便下血。又因风冷乘虚客入脾胃，或瘀血在于脾胃，湿毒下如豆汁。又疳伤于脏，亦能便血。若上焦心肺积热，施注大肠，亦令大便下血也。亡血脾弱必渴，久则血虚，其人必肌体萎黄，头发不黑矣。"

《医宗金鉴·幼科杂病心法要诀·失血门·便血》注云："大便下血，皆因小儿恣食肥甘，致生内热，伤阴络也。若血色黯而浊，肛门肿痛，先血后粪，此为近血，名曰脏毒；若血鲜而清，腹中不痛，先粪后血，此为远血，名曰肠风。脏毒肛门每多肿痛，初起宜用皂刺大黄汤消之；大下血后，热盛微痛者，以槐花散和之；湿盛不痛者，以平胃地榆汤和之。肠风亦宜以槐花散主之。便血日久，脉微气血弱者，升阳和血汤和之，继以人参养荣汤补之。"

《幼幼集成·卷三·诸血证治》："有大便下血者，粪前见血者为近血，盖血自大肠来也，黄连解毒汤；粪后见血者为远血，从胃脘、小肠来也，清胃散止之。久不止者，补中益气汤加胡连。"

《儿科要略·杂症论治·二便下血》："凡大便下血，初起多为肥甘积热，蕴蓄于肠，传化失职，以致便血。无论色紫、色鲜，当从实治。下血日久，或粪前先下，或粪后淋出，爽而不痛者，当从虚治。"

【现代研究】

一、病因学研究

王予川等分析368例便血患儿的发病病因，诊断明确者362例。其中肠套叠居首位149例(41.16%)，其次为过敏性紫癜62例(17.12%)，其后依次为迟发性维生素k依赖因子缺乏症57例(15.74%)，肠息肉54例(14.92%)，消化性溃疡14例(3.87%)，肠梗阻7例(1.93%)，ITP 6例(1.66%)，急性胃黏膜病变3例(0.83%)。慢性胃炎、再生障碍性贫血、恶性组织细胞病、梅克耳憩室各2例(0.55%)，直肠癌、肛裂各1例(0.28%)。并分析了与性别、年龄的关系，肠套叠的发生与性别有关，男：女为2.01：1，年龄多在1岁以内；迟发性维生素k依赖因子缺乏症多见于1岁以内婴儿；过敏性紫癜、消化性溃疡、肠息肉的发病，多见于学龄儿童[1]。

二、治疗学研究

左文杰将坏死性肠炎分4型论治：湿热内蕴型用白头翁汤加减；气滞血瘀型用托里解毒活血汤加减；阳气虚弱型用牡丹皮散加减；脾气下陷型用补中益气汤加减。结合西药对症处理，共治疗60例，治愈52例、好转4例、死亡4例，总有效率93.3%[2]。

郭雁冰提出了溃疡性结肠炎从瘀论治的观点。认为其发病以脾虚为本。气为血之帅，气虚必影响血行，因此病之初就有血瘀存在，随着病情的进一步发展，气虚愈加，血瘀愈显。故初期宜清热通瘀，以芍药汤酌加丹参、当归、川芎等。缓解期宜扶正通瘀，以补中益气汤酌加当归、桃仁、红花、牛膝等活血通脉之品。若病程绵长，久病伤阳，虚寒内滞，则以四神丸、附子理中丸化裁，酌加炒五灵脂、生蒲黄、三七粉等活血通络之品[3]。张俊梅等用0.9%利多卡因、云南白药、锡类散、生理盐水的混合液治疗溃疡性结肠炎患儿140例，50ml保留灌肠，每晚1次，2周为1疗程。对照组用2%盐水清洁肠道，每晚1次，口服氟哌酸0.3g，思密达1包，1日3次。结果：治疗组总有效率100%，其中显效49例(35.0%)；对照组总有效率为42.1%，其中显效9例(6.5%)，$P<0.01$，差异显著[4]。

杨燕等采用王鹏飞治疗小儿胃脘痛的验方(青黛3g，紫草9g，乳香9g，黄连6g，藿香9g，丁香1g，赤石脂9g，黄精9g)治疗192例消化性溃疡患儿，全部配合西药止血，纠正贫血及全身支持疗法等。治疗6周后，192例患儿中除29例仍存在不同程度的腹痛外，其余症状均已消失，症状缓解率为84.9%；86例复查胃镜，其中十二指肠球部溃疡愈合52例，胃溃疡14例全部愈合，溃疡治愈率76.7%。对95例患儿进行了出院半年以上的远期观察，其中52例溃疡病复发，复发率为54.7%[5]。

王林采用口服云南白药治疗菌痢后持续便血13例，3例显效、9例有效。服药方法：3～5岁每次0.15～0.2g、5～12岁0.2～0.4g，1日3～4次，温开水送服。出血停止继用药3～5天[6]。

三、动物模型制备

王英完善了冰乙酸性大鼠胃溃疡模型的造模方案，方法可靠，重复性好，溃疡深而大，与人类的慢性胃溃疡极为相似。方法：将36只大鼠随机分为6组，分别为注射冰乙酸0.01ml组，冰乙酸0.03ml组，冰乙酸0.05ml组，注射生理盐水组，滤纸片贴敷组，正常对照组。造模4天后观察各组大鼠胃窦部黏膜是否产生溃疡，并对大鼠胃窦部黏膜进行光镜观察。结果：冰乙酸0.03ml组大鼠胃窦前壁黏膜面产生明显溃疡结构，冰乙酸0.05ml组大鼠胃窦前壁穿孔，其他各组大鼠胃窦前壁均无溃疡产生。光镜观察冰乙酸0.03ml组大鼠胃窦溃疡边缘黏膜腺体正常结构消失，出现典型的溃疡组织结构。故注射0.03ml冰乙酸所建立的模型较为理想[7]。

张艳丽等对葡聚糖硫酸钠(DSS)结肠炎模型的制作进行了研究。方法：急性期溃疡性结肠炎(UC)模型：小鼠饮用5%DSS溶液7天；慢性期UC模型：小鼠饮用5%DSS溶液7天，然后饮用不含DSS的蒸馏水14天；急慢性交替UC模型：小鼠饮用5%DSS溶液7天，然后饮用不含DSS的蒸馏水10天，4～6个循环。结果显示：DSS诱导的急性和慢性UC模型，其临床和病理表现与人类UC极为相似，并可根据实验目的调整DSS的浓度和循环周期，以建立急性、慢性和急慢性交替性UC模型。因此可作为研究人类UC致炎机制和抗炎药物的模型，也可作为免疫机制和遗传学研究的模型，是目前较为理想的UC模型[8]。

四、药效学研究

曹经琳等观察了溃疡宁水溶液（乌药、砂仁、大贝母、海螵蛸、黄芪、白药、吴茱萸、黄连、白及、白术、山药、三七、炙大黄等）对实验性胃黏膜损伤大鼠的影响。实验结果表明，溃疡宁对大鼠无水乙醇型、水浸应激型、消炎痛型、幽门结扎型胃黏膜损伤均有明显保护作用，可显著降低各组的溃疡指数，提高溃疡抑制率，减少炎细胞浸润并可抑制胃酸分泌，降低胃蛋白酶活性，而对胃液分泌无明显影响[9]。

李桂贤等研究加味柴芍六君颗粒（柴胡10g，白芍15g，陈皮6g，半夏10g，太子参15g，茯苓15g，炒白术15g，甘草6g，白花蛇舌草20g，三七10g，凤尾草20g）对溃疡性结肠炎大鼠的影响。结果显示，加味柴芍六君颗粒能明显降低溃疡性结肠炎大鼠溃疡指数，提高CD_3、CD_4、CD_8以及IL-2的水平，降低CD_4/CD_8的比值，尤以大剂量组为优，提示该方对溃疡性结肠炎大鼠的免疫功能具有良好的调节作用[10]。

贾天柱等整理小菅卓夫等对部分止血中药热水提取物的止血活性进行了筛选。结果表明：田三七、旱莲草、地榆可使出血时间缩短4分钟以上，茜草、侧柏叶、莲房、藕节为3～4分钟，而白及、仙鹤草、侧柏叶、乌贼骨、代赭石、伏龙肝则无止血作用。可见其临床起止血效能并非全在止血活性上。在炭药止血作用方面对比了槐花、大蓟、蒲黄、艾叶、莲房、藕节、地榆等制炭前后的止血活性，证实并非制炭皆可提高止血功效。并从槐米中分离出抗止血物质，还确定了制炭的最佳温度，如小蓟210℃炒5分钟、山栀160～200℃炒10分钟止血效果好[11]。

参考文献

[1] 王予川，付晓玲．小儿便血368例临床分析[J]．遵义医学院学报，2001，24(1)：62-63.

[2] 左文杰．中西医结合治疗急性坏死性肠炎118例[J]．中国临床医生，2007，35(3)：46-47.

[3] 郭雁冰．浅谈溃疡性结肠炎从瘀论治[J]．中国中医药信息杂志，2007，14(7)：88-89.

[4] 张俊梅，陈虹玉．云南白药锡类散治疗小儿溃疡性结肠炎与护理[J]．河南医药信息，2003，24(1)：29-30.

[5] 杨燕，李素亭，闫慧敏．小儿消化性溃疡的临床研究与随访报道[J]．北京中医，2001，20(3)：20-22.

[6] 王林．云南白药治疗小儿细菌性痢疾后期持续便血[J]．中国中医急症，2002，11(3)：236.

[7] 王英．冰乙酸性大鼠胃溃疡模型制作方法比较[J]．实用诊断与治疗杂志，2007，21(7)：505-506.

[8] 张艳丽，王承党．葡聚糖硫酸钠结肠炎模型的制作方法、特点和影响因素[J]．胃肠病学，2006，11(1)：56-58.

[9] 曹经琳，田玉芝，郝惠泉．溃疡宁胶囊对胃黏膜损伤保护作用的实验研究[J]．山东医药，2004，44(23)：20-21.

[10] 李桂贤，黄勇华，唐梅文，等．加味柴芍六君颗粒对实验性溃疡性结肠炎大鼠T淋巴细胞亚群及白介素-2的影响[J]．广西中医药，2007，30(4)：51-53.

[11] 贾天柱，谢明，许韵梅．日本对止血药及炭药研究简介[J]．中国中药杂志，1994，19(9)：541-542.

（刁娟娟　李燕宁　邢向晖　苗　琦　苗　晋）

第十二节　便　　秘

【概述】

便秘，是指大便干燥坚硬、秘结不通、排便次数减少、间隔时间延长或虽便意频而排出困难的一种病症。亦称便闭、秘结、大便不通。便秘既可作为一种独立的疾病，也可继发于其他疾病的过程中。

西医学中因肠动力缺乏、肠道刺激不足引起的便秘；或因腹泻、痢疾而过服止泻药等原因引起的肠黏膜应激力减弱而致的便秘；一些直肠肛门疾病如肛裂、痔疮、狭窄等引起的便秘；先天性巨结肠引起的便秘等，多属于中医学便秘的范畴。本病在儿科发病率较高，与排便有关的问题占到小儿消化门诊患者的25%。小儿便秘的发生率大致为0.13%～8%，占儿科门诊患者的3%～5%，28%～50%便秘儿童有家族史，发病年龄高峰为2～4岁，小儿便秘的90%以上属功能性范畴。大约40%功能性便秘的患儿在生后第1年即有症状。

便秘日久，常常会引起其他症状，部分患儿由于腑气不通，浊阴不降，可引起腹胀，甚至腹痛、头晕、食欲减退、睡眠不安等。个别患儿由于便时努挣，往往引起肛裂或脱肛。

我国隋代《诸病源候论》就记载了小儿便秘，并论述了病因。《幼幼新书》、《婴童百问》等书均论述了小儿便秘的机制及治法，《万氏家藏育婴秘诀》对小儿便秘论述较全面，对于便秘，提出辨其虚实缓急，治法很多，不可以攻下概之，论中所列方药，皆切合实用。后世医家对小儿便秘的分证论治更趋详尽，《幼科铁镜》、《临证指南医案》等书对小儿便秘的病因病理、内外治法均作了精辟的论述。

现代对小儿便秘的研究范围广泛。在实验室诊断方面研究较多，如肛管直肠功能测定、胃肠传输时间、排粪造影等，提高了便秘的诊断水平。在临床研究方面，治疗方法的研究较多，在辨证论治原则指导下，单方内服治疗、中药外敷、推拿等多种疗法治疗小儿便秘已有许多总结报道。

【病因病理】

一、病因

多种病因可引起小儿便秘，常见的有饮食因素、情志因素、燥热内结及正虚因素4类。

1. 饮食因素　小儿乳食不知自节，若喂养不当，饥饱失常，损伤脾胃。或进食过少，气血生化乏源，脾气运化无力；或过食辛辣香燥、油煎炙煿之品，致胃肠积热；或过食生冷肥甘等难以消化之物损伤脾胃，致运化失常，乳食停滞中焦，久而成积，积久化热，积热蕴结而致肠腑传导失常，引起便秘。

2. 情志因素　久坐少动，或情志失和，或环境和生活习惯突然改变，每致气机郁滞，脾胃肠运化传导功能失常，糟粕内停，不得下行，致大便秘结。小儿常因贪玩而抑制排便，或某些原因使小儿排便时过度紧张，影响了正常排便反射的建立而发病。

3. 燥热内结　小儿为稚阴稚阳之体。若过用辛温药物，或恣食炙煿辛辣之物，伤津耗液；或热病后肺燥，病及大肠；或胎热素盛，燥热内结肠道等，均可导致肠道津液不足，失于濡润，传导不利而便秘。

4. 正虚因素　小儿脏腑娇嫩，气血未充。若禀赋不足，或后天失调，或吐衄便血，或壮热大汗，或因病过用发汗、通利、燥热之剂，耗气损阴伤津，致身体虚弱，气血虚衰。气虚则脾胃运化传导无力，血虚则津液不足以滋润大肠，均可致大便下行不利。病久及肾，真阴渐亏，则肠道随之干涸；阴损及阳，则温煦无权，不能蒸化津液，温润肠道，使糟粕难行而致便秘。

二、病理

1. 病位在大肠，与五脏、气血密切相关　各种原因影响到大肠传导功能失常，粪便在肠内停留时间过长，粪质干燥或坚硬，即成便秘之病。故病位在大肠，但与肺、肝、脾、肾等脏关系密切。肺与大肠相表里，肺气壅滞或肺气虚，均可导致气机升降失常。肺之燥热亦可移于大肠，致大肠传导失职；脾的运化功能与大肠传导密不可分，若脾虚运化失常，大肠必然受累；肝气不疏，气机壅滞，木郁侮土，或气郁化火伤津，则肠道失润；肾主五液，司二便，若肾阴亏耗，肠津涩少，肾阳不足，火不暖土，气机凝滞。如此等等均可影响大肠传导功能，产生便秘。

2. 病机属性分虚实　由于便秘病因不同、身体素质有差异，本病在临床上可见到寒、热、虚、实 4 种性质的证候：肠胃积热者，属"热秘"；气机郁滞或饮食积滞，腑气不通者，属"气秘"；气血亏虚者，则为"虚秘"；阴寒凝滞，津液不行者，称"冷秘"或"寒秘"。四者之中，若以虚实为纲，则热秘、气秘属实，虚秘、冷秘属虚。而寒热虚实之间，又常互相兼夹或演变。

西医学认为排便是人体一系列复杂而协调的生理反射活动。完整的肛门直肠神经感受器、肛门括约肌群、排便反射的反射弧和脊髓中枢的协调控制能力是完成排便必不可少的，其中任何一处发生损伤或中断均可引起便秘。Benninga 等学者认为肛门括约肌群反常性收缩是儿童便秘的主要发病机制。

【诊断与鉴别诊断】

一、诊断要点

1. 大便干燥或秘结不通，次数减少，间隔时间延长，常二三日以上方排便 1 次。

2. 虽大便间隔时间如常，但排便艰涩，粪质坚硬。

3. 便意频频，但难以排出或难以排净。

4. 可伴有腹胀、腹痛、食欲不振、夜寐不安、生长发育迟缓。长期便秘者可诱发肛裂、痔疮。

二、鉴别诊断

便秘首先应分清功能性便秘或器质性便秘，如肛裂、肛门狭窄、先天性巨结肠、脊柱裂、肿瘤压迫马尾等都能引起便秘。

先天性巨结肠：主要临床表现为顽固性便秘。新生儿胎粪排出延迟，婴儿便秘呈进行性加重。常有营养不良，食欲不振，高度腹胀。肛肠指检有空虚感或裹手感。钡剂灌肠后 X 线检查显示近直肠-乙状结肠处狭窄，上段结肠异常扩大。

机械性肠梗阻：急性便秘伴肠绞痛，肠蠕动增加，肠鸣音亢进，体格检查时应注意腹股沟区有无嵌顿性疝和腹壁有无手术瘢痕。

【辨证论治】

一、证候辨别

便秘一病首当辨虚实，次须辨寒热。实证多为乳食积滞、燥热内结和气机郁滞所致，一般病程短，病情轻浅，粪质多干燥坚硬，常腹胀拒按。食积者伴有不思乳食，或恶心呕吐；气滞常嗳气频作。虚证多因气虚血亏，失于濡润，传导无力，一般体质弱，病程长，病情顽固，粪质不甚干结，但欲便不出或便出不畅，常腹胀喜按。气虚者伴神疲气短，血虚者常面白无华，唇甲色淡。热证者多有面赤身热、口干、尿黄、腹胀满而痛、得温反甚、舌红苔黄等实热兼症；寒证者则常见面色青白、四肢不温、喜热恶寒、小便清长、舌淡苔白之寒象。

二、治疗原则

治疗小儿便秘，以润肠通便为基本原则，但宜针对病因同用消积导滞、增液润燥、理肺、健脾、疏肝、益肾等治本之法。药治、食治并举，通下法只可暂用，不可攻伐过度，以免损伤正气。

三、分证论治

(一)实秘

1. 食积便秘

证候表现　大便闭结，脘腹胀满，不思乳食，或恶心呕吐，手足心热，小便短黄，苔黄腻，脉沉有力，指纹紫滞。

辨证要点　有伤食或伤乳史，并兼有脘腹胀满、不思乳食等食滞中焦之证。

治法主方　消积导滞，清热化湿。枳实导滞丸加减。

方药运用　常用药：枳实、焦神曲、焦山楂、莱菔子、黄连、黄芩、茯苓、大黄(后下)、泽泻、白术等。伤于谷食重用焦神曲；伤于肉食重用焦山楂；伤乳加炒麦芽；恶心加藿香、生姜；食积化热加连翘、胡黄连；腹胀满加鸡内金、枳实。

2. 燥热便秘

证候表现　大便干结，排出困难，甚至秘结不通，面红身热，口干口臭，腹胀或痛，小便短赤，或口舌生疮，舌质红，苔黄燥，脉滑数，指纹紫滞。

辨证要点　常见于热病后期，或素喜肥甘炙煿之品，或胎热内盛者，大便干结，排出困难，兼见内热津亏之症。

治法主方　清热润肠通便。麻子仁丸加减。

方药运用　常用药：大黄(后下)、麻仁、枳实、厚朴、杏仁、白芍、蜂蜜(冲)。口干舌燥，津液耗伤者，加生地黄、沙参、麦冬、玄参；大便干结坚硬者，加芒硝；肺热肺燥下移大肠者，加黄芩、知母、瓜蒌仁；腹胀痛者，加广木香、槟榔。

本证津液耗伤者，可用增液承气汤加减治疗。小儿胃热便秘者可选用泻胃汤：大黄、葛根、桔梗、枳壳、前胡、杏仁。现代研究证明，枳实、石斛均有增强胃肠蠕动之功。

本证治疗时应注意，清热不可过于苦寒伤胃，润肠不可过于滋腻碍脾，必须恰当使用。

3. 气滞便秘

证候表现　大便秘结，欲便不得，嗳气频作，胁腹痞闷胀痛，舌质红，苔薄白，脉弦，指纹滞。

辨证要点　多见于年长儿，或有情志不畅诱因，或平素活动量少，以欲便不得、胁腹痞满胀痛等肝脾气机郁滞之证为特点。

治法主方　疏肝理气，导滞通便。六磨汤加减。

方药运用　常用药：广木香、乌药、沉香(后下)、大黄(后下)、槟榔、枳实。胸胁痞满甚者，加香附、瓜蒌；腹胀攻痛者，加青皮、莱菔子；噫气不除者，加旋覆花、降香、紫苏子；恶心呕吐，去槟榔，加半夏、陈皮、代赭石(先煎)；气郁日久化火，口苦咽干者，加山栀、龙胆草等；虫积阻滞气机者，重用槟榔，并加雷丸、使君子、榧子等。

对肺失宣降，致大肠传导失司而便秘者，治宜降气通便，可用苏子降气汤加减。对肝脾不调所致气机郁滞者，宜调理肝脾，用逍遥散加减。

(二)虚秘

1. 气虚便秘

证候表现　虽有便意，大便不干硬，但努挣乏力，难于排出，挣则汗出气短，便后疲乏，面色㿠白，神疲懒言，舌淡，苔薄，脉弱，指纹淡。

辨证要点　常见于禀赋不足，或病后失调小儿。因气虚大肠传导无力，故以大便不干硬、有便意、努挣乏力、便后疲乏为特征，并伴有全身气虚征象。

治法主方　健脾益气，润肠通便。黄芪汤加减。

方药运用　常用药：黄芪、白术、党参、火麻仁、陈皮、蜂蜜(冲)。肺虚久咳气短者，加生脉散及紫菀、白前；气虚下陷脱肛者，重用黄芪，加升麻、柴胡、桔梗、人参(另煎)；大便干硬加麦冬、冬瓜仁。

气虚下陷，证见屡欲登厕而虚生努责，肛门坠迫，甚则脱肛者，治宜益气升提，方用补中益气汤加枳壳。气虚日久，宜兼补肾，可用大补元煎加味。病久及肾，肾阳不足，阴寒内生，温煦无权，不能蒸化津液，温润肠道，症见大便不干，排出困难，腹中冷痛，四肢不温者，治宜温阳通便，方用温脾汤加减。

2. 血虚便秘

证候表现　大便干结，努挣难下，面白无华，唇甲色淡，头晕心悸，舌淡嫩，苔薄白，脉细弱，指纹淡。

辨证要点　以面唇爪甲淡白无华、大便干结、努挣难下等血虚之象为特征。

治法主方　养血润肠通便。润肠丸加减。

方药运用　常用药：当归、生地黄、火麻仁、桃仁、枳壳、何首乌、桑椹。血虚有热，兼见口干、心烦、苔剥、脉细数者，加玉竹、玄参、知母；兼气虚，而见神疲气短，自汗脉弱者，加党参、黄芪；心悸加酸枣仁、白芍；唇爪淡白加阿胶(烊化)。

大便干结如球，可合用五仁丸以润肠通便；血虚兼肾阴不足者，症见头晕耳鸣，腰膝酸软，五心烦热，舌红脉数，可用四物汤合六味地黄丸加味，以滋阴养血，润燥通便。

【其他疗法】

一、中药成药

1. 枳实导滞丸　用于食积便秘证。

2. 麻仁丸　用于燥热便秘证。

3. 木香槟榔丸　用于气滞便秘证。

4. 补中益气丸　用于气虚便秘证。

5. 桑椹膏　用于血虚便秘证。

二、单方验方

1. 莱菔子炒黄，研末，装瓶备用。每次5～10g，每晚用温开水(或蜂蜜水)送服。用于食积便秘证。

2. 番泻叶1～3g，开水泡服。用于燥热便秘证。

三、药物外治

1. 大黄10g，烘干研粉，以酒适量调成糊状，涂于脐部，纱布覆盖固定，再以热水袋外敷10分钟，1日1次，疗程1～3天。用于小儿热秘。

2. 大葱适量，捣烂做成饼状，外敷脐部，用热水袋熨葱饼上。适用于冷秘。

四、食疗方药

润肠散：南瓜子、松子、黑芝麻、花生仁、白糖各等量。将南瓜子和松子炒香去壳，加入炒香的黑芝麻和花生仁，一起研细后加入白糖。每服1匙，1日2～3次，温开水冲服。用于阴虚便秘。

五、针灸疗法

1. 体针　常用穴有大肠俞、天枢、支沟、上巨虚。实秘用泻法，虚秘用补法，寒秘可加灸。热结加合谷、曲池；气滞加中脘、行间；气血虚弱加脾俞、胃俞；寒秘加灸神阙、气海。

2. 耳穴压丸 常用耳穴有大肠、便秘点、直肠下段。便秘点位于三角窝下缘，对耳轮下脚中段上缘，坐骨神经穴上方。操作：选一侧穴，常规消毒耳廓后，将王不留行籽用胶布贴压所选穴区，令家长或患儿自行按压耳穴，1日3～4次，每次每穴按压1分钟，隔3～5天换药1次，3次为1个疗程。双耳轮流贴压。疗程间停贴5天。

六、推拿疗法

燥热便秘证：推肺金，退下六腑，推四横纹，揉膊阳池，推板门，推肾水，清天河水，揉小天心，揉二人上马。

气滞便秘证：推肺金，退下六腑，揉膊阳池，推肝木，推心火，推小肠，推四横纹。

气虚便秘证：揉中脘，摩腹，推脾经，推肾经，掐神阙，推三关，揉脾、肾俞，捏脊。

血虚便秘证：推肺金，退下六腑，清小肠，摩腹，推板门，逆运内八卦，推四横纹。

七、西医疗法

1. 轻泻药 幼儿可在每晚睡前服镁乳、液状石蜡、酚酞或乳果糖，同时次晨训练排大便。为避免吸入，婴儿不用石蜡油。

2. 微生态制剂 活菌制剂能直接补充肠道正常菌群和双歧杆菌、乳杆菌、酪酸菌等有益菌群，在肠内发酵产生大量的有机酸，降低pH值，抑制肠道有害菌群和异常发酵产生的氨和吲哚类物质，调节肠道正常蠕动。

3. 急性便秘或粪块嵌塞时，可将开塞露注入肛内，刺激直肠引起排便。

4. 生物反馈治疗 利用声音和图像的反馈，指导儿童正确控制肛门外括约肌和盆底肌的舒缩，适用于6岁以上可主动配合治疗的功能性便秘儿童。

【预防护理】

一、预防

1. 注意饮食，婴儿应适时添加辅食，幼儿应多吃蔬菜、水果，主食勿太精细，适当吃些粗粮，注意多饮水。

2. 饮食烹调以稀软易于消化为原则，不宜多吃油煎炙煿之品，忌香燥辛热的食物，纠正偏食和吃零食的习惯。

3. 经常参加体育锻炼，避免少动久坐、久卧。

4. 避免情志刺激，保持精神舒畅。

5. 养成定时排便的习惯，进行排便训练，一般在8～12个月开始，于餐后半小时内胃、结肠反射最活跃期间如厕，每次5～10分钟，1日1～2次，不要错失便意，足下垫高10～15cm，使臀部呈蹲位，避免久蹲强努。

二、护理

1. 注意饮食清淡，多饮水，多吃膳食纤维，如蔬菜、水果、豆类、红薯、土豆等食物，梨、香蕉、弥猴桃、桃子等水果。纠正不良的进食习惯，不偏食。牛奶喂养的小儿，便秘时适当多加一些蜂蜜、橘子汁。另外，尚可选用富含油脂、性质滑利的食品，如黑芝麻等。

2. 大便干硬时，可用蜜煎导或甘油栓之类纳入肛门中，使大便易于排出，避免肛门局部裂伤。

3. 对因排便困难而怕排便、不排便的小儿，要解释劝说诱导排便。

4. 热病之后，由于进食少而多日未大便，不必急以通便，只须扶养胃气，待饮食渐增，大便自能正常。

【文献选录】

《诸病源候论·小儿杂病诸候·大便不通候》："小儿大便不通者，腑脏有热，乘于大肠故也。脾胃为水谷之海，水谷之精华，化为血气，其糟粕行于大肠。若三焦五脏不调和，热气归于大肠，热实，故大便燥涩不通也。"

《诸病源候论·小儿杂病诸候·大小便不利候》："小儿大小便不利者，腑脏冷热不调，大小肠有游气，气壅在大小肠，不得宣散，故大小便涩，不流利也。"

《婴童百问·大便不通》："议曰：小儿大肠热，乃是肺家有热在里，流入大肠以致秘结不通，乃实热也，当以四顺清凉饮加柴胡。热甚者，加山栀、黄芩流利之。其表里俱热者，面黄颊赤，唇燥口干，小便赤涩，大便焦黄。无汗者，先解表，以柴胡散汗之，解后大便秘或肚疼者，以清凉饮、大柴胡汤、承气汤皆可下之。积热者，神芎丸尤妙。"

《万氏家藏育婴秘诀·治大便》："夫饮食之物，有入必有出也。苟大便不通，宜急下之，使旧谷去而新谷得入也。然有实秘者，有虚秘者，临病之时，最宜详审。"

《幼科铁镜·大便不通》："肺与大肠有热，热则津液少而便闭，治用四顺清凉饮；血虚燥滞不通者，治用四物汤加柏子仁、松子仁、胡桃仁，等份服之。"

【现代研究】

一、治疗学研究

1. 内服中药法　周学武等用四磨汤加培菲康治疗功能性便秘患儿 30 例，对照组 30 例仅采用对症治疗。结果治疗组有效率 90%，高于对照组，复发率较低于对照组，且差异有统计学意义[1]。程燕将门诊患者分为治疗组 47 例和对照组 42 例。治疗组用健脾导滞合剂(黄芪、炒白术、藿香、佩兰、炒莱菔子、白豆蔻仁、郁李仁、火麻仁、鸡内金)，对照组口服健胃消食片。治疗 10 天后两组临床疗效无显著差异，但治疗前后脾虚气弱诸症改善情况及停药后便秘及食欲改善情况，治疗组高于对照组[2]。孙艳平等用自拟"三子三仁汤"治疗小儿功能性便秘 80 例。药物组成：紫苏子 9g，莱菔子 9g，牛蒡子 9g，桑皮 9g，杏仁 9g，瓜蒌仁 12g，郁李仁 3g，黄芩 9g，天花粉 9g，茯苓 12g。水煎 2 次，滤汁 150～200ml，日服 3 次，30 天为 1 个疗程。脾肺气虚明显者加生黄芪、太子参，心血虚加当归、首乌，肾阴虚加生地黄，肾阳虚加肉苁蓉。总有效率 91.2%[3]。

2. 外用中药法　耿少怡等将 248 例实证便秘患儿随机分为两组，治疗组 138 例予通便散(组成：大黄、芒硝、炒莱菔子、芦荟。按比例共为极细末，装瓶备用)敷脐治疗；对照组 110 例口服复方芦荟胶囊治疗，两组疗程均为 5 天。经治疗后，两组疗效无显著差异，但治疗组维持时间长于对照组，且不良反应少于对照组[4]。

3. 推拿治疗法　许华等运用推拿疗法治疗小儿便秘 76 例。手法：实证清大肠，退六腑，清补脾土(先清后补)，运内八卦，摩腹，按揉足三里，推下七节骨；虚证补脾经，推肾水，清大肠，推上三关，摩腹，捏脊，按揉足三里。以上手法 1 日 1 次，5 日 1 个疗程，治疗 1～2 个疗程。经治疗后总有效率 94.7%[5]。岳瑞芝等运用推拿合敷脐散治疗婴幼儿便秘 46 例。手法：清大肠，清天河水，清补脾经(先清后补)，按揉足三里，捏脊，推脊。1 日 1 次。敷脐方：大黄 3g，甘草 1g。并加用神灯理疗，24 小时换药 1 次，均为 3～5 天为 1 疗程，经治疗后痊愈 40 例，总有效率为 95%[6]。

二、药效学研究

董自波等在对小鼠进行造模后研究发现小儿便通颗粒(白术、厚朴等药物组成)可以促进正常小鼠小肠蠕动；对抗小鼠因阿托品所致小鼠小肠抑制状态；增加食物在胃中的排空作用和肠道中的推进率；缩短正常小鼠的排便时间，增加排便量和次数，水分吸引减少；对因食自身粪便和失水造成的便秘模型具有一定的治疗作用[7]。丘剑峰等研究发现血虚型便秘模型组小鼠血清中 MDA(丙二醛)含量增加，而 SOD(超氧化物歧化酶)含量减少进一步证实过氧化反应可能是便秘产生的机制之一，并且养血润肠方(熟地黄、当归、赤芍、白芍、川芎、桃仁、炙甘草、木香、枳实、知母、炙黄芪、炒白术等组成)各剂量组均能降低血清中 MDA 含量、增加 SOD 的含量，说明养血润肠方具有减少便秘模型小鼠的过氧化反应，减轻氧自由基的损害，而乳果糖口服液则没有这种作用[8]。刘仍海等研究表明沉香通便散具有缩短小鼠排便时间，增加小鼠排便次数的作用[9]。

参考文献

[1] 周学武，苗其凤，应建义．四磨汤合培菲康治疗儿童功能性便秘 60 例[J]．浙江中西医结合杂志，2008,18(1):52-53.

[2] 程燕．健脾导滞合剂治疗小儿脾虚型便秘 47 例临床观察[J]．天津中医药，2005,22(6):473-474.

[3] 孙艳平，杜捷，肖淑琴．三子三仁汤治疗小儿功能性便秘 80 例[J]．北京中医，2003,22(4):31.

[4] 耿少怡，焦平，谢会卿，等．通便散敷脐治疗小儿实证便秘的临床研究[J]．四川中医，2007,25(9):90-91.

[5] 许华，宋述财，李蕾华．推拿疗法治疗小儿便秘 76 例临床观察[J]．按摩与导引，2004,20(5):49-50.

[6] 岳瑞芝，张宪平．小儿推拿合敷脐散治疗婴幼儿便秘[J]．山西中医学院学报，2002,3(1):36-37.

[7] 董自波，黄世福，徐鹏夫．小儿便通颗粒泻下通便作用的实验研究[J]．安徽医药，2006,10(4):248-250.

[8] 邱剑峰，肖诚，康旭亮，等．养血润肠方对实验性小鼠血虚型慢性功能性便秘血清中 MDA、SOD 的影响[J]．中国中医基础医学杂志，2008,14(1):39 转 48.

[9] 刘仍海，张燕生，张书信，等．中药外敷治疗结肠慢输型便秘的临床与实验研究[J]．北京中医药大学学报，2000,23(1):65-67.

(张 蔚 张 卉 何 薇)

第十三节 脱 肛

【概述】

脱肛，是指肛管、直肠外翻而脱垂于肛门之外的病症。中医又称本病为人洲出、截肠痔、重叠痔。西医学称脱肛为直肠脱垂、直肠黏膜脱垂。

本病小儿较成人多见，尤多见于 2～4 岁小儿。男女发病率相等，无四季区别。

我国在隋代《诸病源候论・小儿杂病诸候》中最早记载了“脱肛”的病名，并论述了小儿脱肛的病因。《活幼心书》对小儿脱肛的病因证治已有较全面的论述，提出了温补固摄与清热泻火两大治疗原则，采用内外兼治的方法。以后历代医家对小儿脱肛的分证论治日趋详尽，《婴童百问》、《保婴撮要》、《医宗金鉴》、《临证指南医案》等书对小儿脱肛的病因病理、辨证论治均作了精辟的论述。

【病因病理】

一、病因

小儿脱肛的病因，主要有正虚因素和食伤因素两类。

1. 正虚因素　小儿气血未旺，元气不实，或禀赋怯弱，"肠胃薄瘦"，加之久泻伤脾、久痢伤阴、久哭耗气、久咳伤气等原因，最易发生脱肛。或因中气不足，气虚下陷不能收摄而脱出；或因肺肾两虚，固摄无力而致脱出；或因气血两虚，湿热下注，固涩失权而脱出。

2. 食伤因素　小儿脾常不足、运化力弱，乳食又不知自节，由于饮食不节或不洁，恣食辛辣厚味，以致湿热滋生，蕴积胃肠，下迫肛门，而为脱肛。

二、病理

1. 病理部位在大肠　无论正气虚弱，还是湿热下注，其共同的病理变化，都是大肠失约。但由于肺与大肠相表里，胃为六腑之大源，脾为肺之母气，肾开窍于二阴，所以肺、脾、胃、肾的病变与脱肛的发生也有密切关系。

2. 病机属性分虚实　由于患儿身体素质有差异，脱肛的病因不同，其病情有寒热之别。而其病机属性，则可分为虚实两大类。虚证多因久病中气不足和脾肾两虚。实证多由恣食辛辣厚味，积湿酿热，湿热下迫而致。其中也可演变转化或兼夹，如气虚兼夹湿热，日久伤阴耗气，致气虚下陷。

3. 病情演变在中气　脱肛之本质属虚，中气不足，气虚下陷，大肠失约而致肠脱不收。中气不虚则升举有力，即使患病也易于恢复。因此，其病情演变，必须重视中气的盛衰。

西医学认为：小儿盆腔的支持组织发育不完善，不能对直肠承担充分的支持作用；骶骨弯曲尚未形成，直肠呈垂直状态并活动；在久病体弱，营养不良、久泻久痢，腹压持续增加等情况易发病；且支持直肠的组织较软，肛门内括约肌紧张力减弱，肛管松弛等，均可导致直肠脱垂。

【诊断与鉴别诊断】

一、诊断要点

1. 多发生于2～4岁的婴幼儿。

2. 常同时患有某些增高腹压的疾病，如百日咳、慢性支气管炎、慢性腹泻、慢性痢疾、便秘等。

3. 排便时，直肠从肛门脱出，便后可自行回缩至肛门内，或必须用手帮助托回。

4. 脱出直肠呈球形，表面呈放射状纵沟者，为不完全性黏膜脱垂；脱出呈圆锥形，表面有多数折叠状环沟者，为完全性直肠脱垂；脱出长度10cm以上者，为乙状结肠脱出。

5. 经常脱垂者，直肠黏膜受摩擦刺激而充血、水肿、溃疡、出血，甚至坏死。

二、临床分度

脱肛按病情轻重分为三度。

Ⅰ度脱垂：多见于排便或努挣时直肠黏膜脱出，色淡红，长度＜4cm，质软，不出血，便后能自行还纳，肛门功能良好，为不完全性脱垂。

Ⅱ度脱垂：排便或腹压增加时，直肠全层脱出，色红，长度4～8cm，圆锥形，质软，表面为环状有层次的黏膜皱襞。便后需手法复位，肛门括约功能可下降，为完全性脱垂。

Ⅲ度脱垂：排便或增加腹压时，直肠全层或部分乙状结肠脱出长度＞8cm，圆柱形，表面有较浅的环状皱襞，触之很厚需手法复位，肛门松弛，括约功能明显下降，为重度脱垂。

三、鉴别诊断

1. 直肠息肉　如果息肉附着的位置低或有较长的蒂，可在排便时脱出至肛门外。息肉呈带蒂的葡萄状或颗粒状突出，色鲜红，可活动，易出血。脱肛的脱出部分成环形，粉红色，表面光滑常可见黏膜皱襞，一般无疼痛亦少出血。

2. 严重的晚期肠套叠　肠套叠常见于2岁以下的婴幼儿，严重者偶有套入部脱至直肠外，颇似脱肛，但伴有阵发性腹痛、便血，右下腹比较松软而有空虚感。晚期常伴有严重脱水、中毒或休克等症状。

【辨证论治】

一、证候辨别

脱肛常证有中气下陷和湿热下注，辨证可从病史、全身及局部症状3个方面着手。中气下陷脱肛，常有久泻、久痢、久咳等久病体虚或素体虚弱史；湿热下注脱肛，常有恣食辛辣厚味等饮食不节史。全身症状方面，中气下陷脱肛常有形体虚弱，气短倦怠，面色少华等症；湿热下注多有面赤身热，便干溺赤。局部症状也是辨证的重要依据，如肛门脱出，无瘘瘤赤肿，脱出肠段一般不能自行还纳，需用手托回者，为中气下陷；脱出直肠的黏膜充血水肿，甚至糜烂，肛门疼痛者，为湿热下注。

二、治疗原则

小儿脱肛有自愈倾向，故应以内科保守治疗为主，以补虚升阳固涩为基本法则。偏中气虚者，补中益气；肺肾虚寒者，温阳固脱；湿热下注者，清热除湿；血虚者，养血固涩。但脱肛一症，其本质属虚，治疗应予培本为主，苦寒攻下之品宜慎用，即使是湿热下迫之脱肛，苦寒攻下之剂亦当中病即止，不宜久服，以防伤脾。另外，脱肛的外治疗法，根据“酸可收敛，涩可固脱”之理论，以收敛固涩药为主，酌情选加清热燥湿、泻火解毒、凉血止血、活血行瘀之剂，水煎坐浴等局部治疗配合，可使疗效更为满意。若经严格的保守疗法而脱肛仍然复发时，可手术治疗。

三、分证论治

1. 中气下陷

证候表现　直肠脱出肛外，一般多在便后脱出，病久虚甚者，咳嗽，打喷嚏即可脱出。脱出肠段一般不能自行还纳，需用手托回。患儿常见面色少华，口唇淡白，气短，便溏，纳少，腹胀，舌质淡，苔薄白，脉缓弱，指纹淡。

辨证要点　常见于久泻久痢等久病体虚的患儿，脱出肠段不能自行还纳，需用手托回，常伴有脾虚不运、中气虚弱之象。

治法主方　补中益气，升举固脱。补中益气汤合真人养脏汤加减。

方药运用　常用药：黄芪、党参、白术、山药、当归、陈皮、升麻、柴胡、炙甘草、肉豆蔻、诃子、罂粟壳。血虚者，加生地黄、阿胶；食少便溏者，加鸡内金、砂仁、焦山楂、焦神曲、芡实；气滞加广木香；脱垂较重不能回复者，加金樱子、五倍子，重用黄芪、升麻。

本证可配合中药水煎坐浴，手法回纳，加压包扎；消痔灵肛缘注射等疗法。如久咳肺气不足，大肠失固者，治以补肺益气，固摄大肠，方用补肺阿胶汤加味。如长期便秘，液燥肠干者，治以益气养阴，润肠导便，方用人参固本丸加麻仁、郁李仁、瓜蒌仁等。

2. 湿热下注

证候表现　直肠脱出肛外，脱出直肠的黏膜充血、水肿，甚至糜烂。肿痛常有血性黏液流出，肛周潮湿、瘙痒，面赤身热，口干口臭，热泻或便秘，尿黄，舌红，苔黄腻，脉滑数，指纹紫滞。

辨证要点　多见于痢疾、百日咳，或内热便秘的患儿。以脱出直肠的黏膜充血、水肿，甚则糜烂为特征，伴有湿热下注魄门及湿热壅盛之象。

治法主方　清肠解热，除湿升阳。葛根黄芩黄连汤合升阳除湿汤加减。

方药运用　常用药：葛根、黄芩、猪苓、泽泻、升麻、苍术、黄连、柴胡、甘草。肿痛出血较多，加地榆炭、槐花、金银花、紫花地丁；便秘者，加大黄、火麻仁；尿黄灼热者，加滑石、车前子。

对菌痢伴脱肛者，先以清热利湿、凉血止痢为主，选用白头翁、白芍、生地黄、秦皮、地榆、茜草、槐花、黄柏、牡丹皮、黄连、甘草。湿热去正气未复时，再以涩肠固脱，温中补虚治之，用诃子、肉豆蔻、木香、党参、白术、当归、白芍、枳壳、升麻、肉桂（后下）、甘草。对肺热脱肛者，可选用验方参麦芩连归地汤：沙参、麦冬、黄芩、黄连、当归、生地黄、枳壳、厚朴、乌梅、白芍。若因大肠湿热，气阴两伤者，治以益气养阴，清化湿热，用补阴益气汤加味，常用当归、生地黄、党参、柴胡、黄芩、黄连、金银花等。

3. 脾肾两虚

证候表现　直肠脱出不收，肛门松弛，常见神倦乏力，遗尿或小便频数，久泻不止，畏寒怕冷，夜啼，舌质淡，苔薄白，脉沉弱，指纹淡。

辨证要点　病久及肾，脾肾两虚，直肠脱出不收，肛门松弛，并兼见肾虚二便失司之症状。

治法主方　温补脾肾，升阳固脱。大补元煎加减。

方药运用　常用药：党参、山药、山茱萸、杜仲、菟丝子、枸杞子、升麻、五味子、肉苁蓉等。滑脱不收，酌加金樱子、乌梅；偏肾阳虚者，加锁阳、巴戟天、鹿角；偏肾阴虚者，可用六味地黄丸加女贞子、玄参、黑芝麻。

本证常滑脱不收，病情较重，应综合治疗，在内服中药补肾固脱的同时，配合硬化剂肛周注射术，苦参、石榴皮、五倍子、明矾等药煎水蒸气局部熏洗，及穴位注射等多种疗法治疗。

【其他疗法】

一、中药成药

1. 补中益气丸　用于中气下陷证。

2. 甘露消毒丹　用于湿热下注证。

3. 十全大补丸　用于脾肾两虚证。

二、药物外治

1. 乌梅 10g，明矾 6g，加水 2000ml，煎汤。坐浴。

2. 榴矾汤外洗　石榴皮 50g，明矾 20g。加水适量，浸泡 10 分钟后，文火水煎取汁，置浴盆中，待温浸洗双足，同时进行坐浴。1 日 1 剂，每日早、中、晚各 1 次，连续 7～10 天。

3. 消痔灵直肠黏膜下注射　常规消毒后，用消痔灵注射液（本品加等量 0.9%氯化钠液），于齿线上 1cm 处刺入黏膜下层，点状注射，各点间距 0.5～1cm，每点注射 0.5ml，每次用药总量 10～15ml。

三、针灸疗法

1. 体针　虚证：大肠俞、承山、百会、长强、关元、足三里，及肛周 3 点、9 点。实证：大肠俞、承山、百会、长强、曲池、阴陵泉。

2. 耳针　常用穴：直肠下段、皮质下、神门。

3. 梅花针　在肛门周围外括约肌部位点刺。

4. 穴位注射　选用长强穴注射维生素 B_1，每次 0.2～0.3ml，隔日 1 次，3 次为 1 个疗程。

四、推拿疗法

1. 中气下陷证　揉外劳宫，补脾，清补大肠，上推七节骨。食欲不振改用清补脾；脾肾阳虚，肢冷滑泄者加揉二马。

2. 湿热下注证　清大肠，运八卦，揉外劳宫，清六腑。

五、西医疗法

1. 注射疗法　常用药物有95%乙醇、50%葡萄糖、5%石炭酸植物油。常用注射方法有两种，直肠黏膜下注射法，用于Ⅰ度直肠脱垂患儿；直肠周围注射法，与上法合用，治疗Ⅱ、Ⅲ度直肠脱垂。

2. 手术疗法

肛门环缩术：在麻醉下将银丝或青铜丝或硅橡胶圈植入肛门周围皮下组织，并将其收紧至自然通过一食指为度，从而阻止直肠脱出。用于直肠脱垂伴有肛门括约肌松弛者。

直肠脱垂经会阴切除术：将脱出肠管切除，各层吻合，再予复位。用于嵌闭性脱肛已有肠管坏死者。

【预防护理】

一、预防

1. 及时治疗可使腹压增加的疾病，如百日咳、腹泻、便秘等。

2. 注意改善营养不良儿童的营养状况，以提高机体的抗病能力，增强体质。

3. 注意饮食卫生，避免暴饮暴食，节制刺激性饮食，以减轻对直肠的不良刺激。

4. 纠正不良排便习惯，积极防治便秘。

二、护理

1. 饮食宜清淡，易消化，少渣滓，以免粪便太多。平时宜多食香蕉、芝麻、蔬菜、蜂蜜等食品，保持大便通畅。

2. 手法复位　用棉花或纱布蘸食油少许，轻轻将肛门托回。复位后肠又立刻脱出或平时一直脱出在外者，则于复位后用纱布叠成厚垫压住肛门，然后用胶布将两臀部拉紧粘固。

3. 不宜进行剧烈活动及重体力劳动。

4. 应避免采取蹲位姿势排便，可采取高坐位排便，或直立排便。脱出严重者，需在睡眠时将患儿双腿捆住，不使向腹壁屈曲。

【文献选录】

《活幼心书·明本论·脱肛十九》："《脉诀》曰：大肠共肺为传送，盖肺与大肠为表里，肛者大肠之门。肺实热则闭结不通，肺虚寒则肠头出露，有因痢久里急后重，努力肛开为外风所吹，或伏暑作泻肠滑不禁，或禀赋怯弱易于感冷亦致大肠虚脱……大肠乃手阳明燥金，而土虚不能生金，金气既虚，则传送之道亦虚，又为风冷所袭，故肛门脱而不收。"

《保婴撮要·脱肛》："……虚寒则肛门脱出。此多因吐泻脾气虚，肺无所养，故大肠之气虚脱而下陷者，用补中益气或四君子为主。若脱出绯赤，或作痛者，血虚而有热也，用补中益气汤，佐以四物、牡丹皮。微者或作痛者，气虚而有热也，佐以四君、牡丹皮。"

《医宗说约·小儿科节抄·脱肛》："小儿脱肛有二症，泻痢之气虚应补，补中益气去当归，外用熏洗能攘命，若还便秘努力来，清火润燥方相称。"

【现代研究】

一、药物疗法研究

1. 内治法研究　刘建萍等自制脱肛宁口服液（药物组成：葛根20g，黄芪30g，麻黄8g，桔梗 10g，白芍 15g，党参 20g，白术 15g，升麻 10g，柴胡 15g，干姜 6g，大枣 5 枚，黄连 10g，桂枝 10g，甘草 10g），用量用法：<5 岁每次 50ml，1 日 3 次；5～10 岁每次 100ml，1 日 2 次；10～13 岁每次 150ml，1 日 2 次。10 日为 1 个疗程。治疗 96 例，治愈 86 例，治愈率为 89.58%。其中Ⅰ度、Ⅱ度直肠脱垂 81 例治愈 75 例，治愈率为 92.59%，提示该药对病情轻者疗效较好[1]。

2. 外治法研究

（1）熏洗法：武锐自拟芪倍提肛汤（黄芪、党参各 10g，五倍子、枳壳、升麻、益智仁、茯苓、台乌药各 5g，当归、白术各 6g）。兼下痢者加白头翁、黄连各 6g；久泻者加赤石脂、诃子肉各 6g；便秘者加火麻仁、郁李仁、沙参各 6g；食欲不振者加神曲、鸡内金各 6g；合并黏膜糜烂出血者加地榆炭、黄芩炭各 10g。煎 2 次，混合，分 2 次服，第 3 次煎约 500ml 倒入盆中先熏后洗，10 剂为 1 疗程。洗后用升提散（蝉蜕 20g，乌梅 20g，煅龙骨 20g，冰片 2g。研细末，过 120 目筛制成）均匀喷在脱垂部位，用绵纸缓缓复位[2]。

邓泽潭以蛇床子为主药治疗小儿脱肛。治疗方法：以蛇床子适量，水洗淘净，文火炒黄，研极细末，贮瓶备用。取蛇床子 15g，甘草 10g，明矾 15g，加水 300ml，煎沸，待温，熏洗肛门及脱出直肠黏膜，洗后擦干，将蛇床子粉撒在脱出的直肠黏膜部分，再还纳复位[3]。

马建梅以补骨脂为主药治疗小儿脱肛。处方及用法：补骨脂 100g，乌梅 30g，五倍子 20g，加水 1500ml，煮开，趁热熏洗肛门，每次 20 分钟，1 日 1 剂，每日 2 次[4]。

（2）外敷法：赵连生等用酸石榴皮 20g，乌梅炭 20g，枯矾 20g，五倍子 20g。上药研细末，过 120 目筛，贮瓶备用。待患儿大便后，用温水洗净，将药末敷于脱出物黏膜上，并使脱出物缓慢复位，动作轻柔。15 日为 1 疗程[5]。

（3）药物注射：柯玮用当归注射液行穴位注射。治疗方法：年龄较长患儿取侧卧位，年龄较小患儿俯卧于家长大腿上，臀部抬高，双腿夹持于家长大腿间，夹紧固定可靠。取长强穴（尾骨端下 5 分）、提肛穴（位于肛侧，即肛门截石位 3 点，9 点位，旁开肛门 5 分），常规消毒，用 4 号半针头刺入穴位约 1～1.5cm。每个穴位注射 2～4ml 药液，术后轻柔按摩肛门及肛周组织 3～5 分钟。1 周 2 次，为 1 疗程[6]。另外还有报道消痔灵、复方明矾注射液等注射治疗小儿脱肛，均取得较好的疗效。

二、针灸疗法研究

1. 体针　蒋晓林采用针刺长强穴，行平补平泻法，不留针，起针后稍按摩，1 日 1 次，6 次为 1 疗程[7]。

2. 红光穴位照射　王勇等取百会、长强、神阙，使用红光治疗仪，每次照 15 分钟，照射百会前尽量剃光头发，照射长强时采用膝位。红光输出光波段 600～700nm，输出功率 2～3W，光斑直径 30mm，1 日 1 次，10 次为 1 个疗程，疗程间休息 3 日。治疗期间停用一切药物[8]。

三、推拿疗法研究

胡竞文等选用主穴：百会，长强，大肠俞。配穴：关元、气海、三焦俞、脾俞、中脘。操作方法：患者取仰卧位或俯卧位，治疗时每穴以补法揉按 30 次，点各穴各 5 次；抹法以补法按摩小腹部 5 分钟，1 日 1 次，每次 30 分钟，每 10 次为 1 个疗程[9]。

参 考 文 献

[1] 刘建萍，陈菊．脱肛宁口服液治疗小儿直肠脱垂 96 例疗效观察[J]．河北中医，2005，27(12)：

902-903.

[2] 武锐．芪倍提肛汤加减治疗小儿脱肛的临床体会[J]．中国中医药信息杂志，2000，7(1)：66.

[3] 邓泽潭．蛇床子善治小儿脱肛[J]．中医杂志，2000，41(8)：457.

[4] 马建海．补骨脂是治小儿脱肛之良药[J]．中医杂志，2002，43(6)：413-414.

[5] 赵连生，杨秀华．中药外敷治疗小儿脱肛22例[J]．中医外治杂志，2008，17(3)：13.

[6] 柯玮．当归注射液穴位注射治疗小儿直肠脱垂48例[J]．时珍国医国药，2004，15(7)：429.

[7] 蒋晓林．针刺治疗小儿脱肛48例[J]．中国针灸，2003，23(6)：334.

[8] 王勇，李云秋．红光穴位照射治疗小儿脱肛26例[J]．上海针灸杂志，2000，19(1)：24.

[9] 胡竞文，陈昕，姜玉珍．按摩治疗小儿脱肛20例的临床观察[J]．按摩与导引，2006，22(9)：26.

（张　蔚　张　卉　邱　静）

第十四节　疳　　病

【概述】

疳病是由于喂养不当，或多种疾病的影响，使脾胃受损，气液耗伤而引起的一种慢性疾病。临床以形体消瘦，面黄发枯，精神不振或烦躁不宁，饮食异常，大便不调为特征。“疳”的含义有两种：其一“疳者甘也”，言其病因。《医学正传·诸疳证》说：“盖其病因肥甘所致，故命名曰疳。”指出其病因多由恣食肥甘厚味，损伤脾胃，致运化失常，形成积滞，日久不愈，转化成疳。其二“疳者干也”，言其病理、主症。《保婴撮要·疳》说：“盖疳者干也，因脾胃津液干涸而患。”指出其病理为津液干涸，气血亏耗。《幼科铁镜·辨疳疾》说：“疳者，干而瘦也。”指出临床主症为形体干瘪羸瘦。

疳病包括西医学的小儿营养不良和多种维生素缺乏症，以及由此引起的并发症。其发病不受季节、地区的限制。各年龄组皆可发病，但以1～6岁发病率最高。本病起病缓，病程长，影响小儿的生长发育、心理及智力健康，有些病例留有永久性后遗症。古代将其列为痧、痘、惊、疳四大要证之一，为历代医家所重视。

全世界有数亿儿童患此病，尤其是在发展中国家，该病的患病率居高不下。在我国，由于社会和儿童保健工作的发展，发病率已大大降低，重症疳病已少见，轻症在临床上仍常见。

疳作为一个病名，首见于《诸病源候论·虚劳病诸候·虚劳骨蒸候》：“蒸盛过伤，内则变为疳，食人五脏。”“久蒸不除，多变成疳。”指出疳为慢性内伤性疾病，病可涉及五脏。嗣后，历代医家多有发挥。如《备急千金要方·卷十五下·脾脏下·热痢七》说：“凡久下一月不差，成疳候。”提出久泻可成疳。《颅囟经·脉法》列举了肝疳、心疳、脾疳、肺疳、骨疳、疳气等17种不同类型的疳病，立调中丸、胡黄连丸、保童丸等疗疳诸方，在疳病的分类和治疗方面阐述全面。《太平圣惠方》八十六、八十七卷创立小儿五疳论，备陈五脏疳之证候，并提出了“可治候”、“不可治候”，搜集了各类疳病的治疗方剂近300首，可谓宋代前疳病辨证、治疗、预后判断经验的汇编。《小儿药证直诀·诸疳》提出：“大抵疳病当辨冷热肥瘦，初病者为肥热疳，久病者为瘦冷疳。”并将疳病病因病理归结于脾胃：“疳皆脾胃病，亡津液之所作也。”为后世医家推崇。杨士瀛《仁斋小儿方论》录蚵蚾（虾蟆）丸、集圣丸，是历代沿用的治疳名方。《幼科发挥·疳》认为“疳为虚证”，在病因方面，“太饱则伤胃，饥则伤脾”，均可致疳，应根据患儿食少、食多而采取不同的治疗方法。《证治准绳·幼科》集前人之大成，条分缕析，论述详尽，列举疳病61候，皆理法方药齐备，在病理方面，提出虚实兼有，治法提出有积宜消宜攻，正虚宜补宜养，虚实夹杂宜攻补兼施。《幼幼集成·诸疳证治》认为“疳之为病，皆虚所致，即热者亦虚中之热，寒者亦虚中之寒，积者亦虚中之积。”治疗“遇极虚者而迅攻之，则积未去而疳危矣。故壮者先去积而后扶胃气，衰者先扶胃气而后消之。”历代医家的不同学术观点和临证经验，使本病的理论和治法不断充实和提高。

疳病患儿皆有脾虚证的表现，近年来通过血清胃泌素、胰淀粉酶、D-木糖吸收排泄、消化道运动排空等多项实验表明，脾虚患儿有胃肠道分泌、吸收和运动的障碍。同时研究表明疳病与微量元素缺乏有关。调理脾胃中药能促进消化吸收，促进食物中所含微量元素的吸收和利用，增进体内代谢。同时研究显示针刺四缝及鱼际割治对治疗疳病都有良好作用。

【病因病理】

一、病因

多种病因可引起疳病，常见有伤食、正虚、虫积、药伤等因素。

1. 伤食因素　小儿饮食不知自节，过食肥甘厚味，生吃瓜果；或父母过于溺爱，缺乏喂养知识，妄投高营养的滋补食品，饮食不能按时定量；或婴儿期不能按时添加辅食，乳食的数量、质量不足，长期不能满足小儿机体需要等。均可导致胃失受纳腐熟，脾失健运，时日渐久，气液亏损，形体日渐消瘦成疳。《婴童百问·疳症》云：“小儿脏腑娇嫩，饱则易伤，乳哺饮食，一或失常，不为疳者鲜矣。”强调“疳以伤得”，“疳因积成”。

现代研究表明，营养不良是一种病理状态，是由于相对或绝对或两者兼有的营养缺乏，或因营养过剩而产生体内组织代谢异常及明显的体格变化，营养缺乏较营养过剩多见。

2. 正虚因素　小儿生理特点为“脾常不足，肾常虚”，先天不足，形体瘦小，脾肾两虚，纳谷不香，食而不化，运化水谷精微力弱，不能荣养机体，形成疳病。或大病久病耗伤，体虚脾弱，特别是呕吐泻痢等直接损伤脾胃的疾病，演化为疳。《幼科铁镜·辨疳疾》说：“疳者……或因吐久、泻久、痢久、疟久、汗久、热久、咳久、疮久，以致脾胃亏损，亡津液而成也”。

3. 虫积因素　小儿不注意卫生，摄食不洁之物，虫卵随之而入，化生成虫。虫积肠腑，酿生湿热，吸食营养精微，久则成疳。《太平圣惠方·治小儿五疳出虫诸方》说：“夫小儿五疳之疾……若久而不差，则腹中有虫，肌体黄瘦”。

4. 用药过伤　《温病条辨·解儿难·儿科总论》云：“其用药也，稍呆则滞，稍重则伤。”患病过用苦寒攻伐、峻下之品，损伤脾胃亦可成疳。《小儿药证直诀·脉证治法》说：“因大病或吐泻后，以药吐下，致脾胃虚弱，亡津液。”儿科病的治疗用药应十分慎重，特别在使用下法时尤须谨慎，应当根据“小儿之脏腑柔弱，不可痛击”的特点，“凡有可下，量其大小虚实而下之，则不致为疳也。”否则峻下、猛下、误下，或久用苦寒、温燥之剂，均可使胃中津液耗损，正如《小儿药证直诀·脉证治法》所说：“热气内耗，肌肉外消，他邪相干，证变诸端，因亦成疳”。

西医学认为本病病因的疾病因素：最常见者为消化系统疾病或先天畸形，如婴儿腹泻、肠吸收不良综合征、唇裂、腭裂、幽门狭窄等。急、慢性传染病，如麻疹、肝炎、结核、寄生虫病；大量尿蛋白（肾病综合征）、长期发热、恶性肿瘤、烧伤等使蛋白质消耗过多；先天不足和生理功能低下，如多产、早产、双胎等，均可引起营养不良。化学药物的消化系统反应，也会形成营养不良。

二、病理

1. 病变脏腑重在脾胃　无论何种病因，疳病共同的病理变化，均为脾胃受纳、运化失职，生化乏源，全身失于充养。《幼科发挥·疳》说：“儿太饱则伤胃，太饥则伤脾。肥热疳，其食多太饱之病乎。瘦冷疳，其食少太饥之病乎。”其发展由浅入深，由轻至重，由脾胃而及其他脏腑，所以说疳病不离乎脾胃。

2. 病理基础津液消亡　疳病发病，与津液气血消亡有密切关系，由于喂养不当，或多种疾病的影响，使脾胃受损，气液耗伤，致全身虚弱羸瘦。正如钱乙所论："疳皆脾胃病，亡津液之所作也"。

3. 病机属性本虚夹实　由于病因不同，禀赋差异，病程有长短之别，证候表现轻重不一，但其病机属性皆以虚为本，可虚实兼夹。

病初各种原因损伤脾胃，脾失升运，胃失和降，纳谷不香，食而不化，水谷精微不敷，以至机体失于荣养。或者胃气未损，脾气已伤者，脾弱胃强，则能食善饥，但腐熟转输无权，故虽能食而不充形骸，为轻浅的疳气阶段。《活幼口议·卷三十一》言："初作为疾，名曰疳气"。

若脾胃失和未能及时调治，运化功能未能恢复，积滞内停，壅塞气机，阻滞络脉，则肚腹膨胀，或虫瘕聚散，或肝脾肿大，积滞久蕴易于化热；土虚木亢，又可见肝脾不和、虚火内扰之象。为本虚标实、虚实夹杂的中期疳积阶段。

若疳病迁延日久，或病因未除，失于调治，脾胃日趋衰败，津液消亡，气血亏耗，渐至五脏皆虚，形成干疳，为虚中重证。干疳气血亏虚至极，则阴竭而阳绝，后期可因虚致脱，全身衰竭而亡。

4. 病情演变渐涉五脏　疳病病情演变经历由浅入深，由轻至重的过程。轻者，初期病变仅在脾胃，如脾胃不和或胃强脾弱。重者渐涉及五脏，疳积、干疳患儿失于调治，可产生脾脏本脏之兼证：脾胃虚弱，运化失健，则脘腹胀满；脾失升清则泄泻；胃失和降则呕吐；中阳不振，气不化水，泛滥肌肤，水肿腹膨，谓疳肿胀；统摄失职，血溢脉外则见紫癜及各种出血。脾病及肝，土虚木旺，则性情急躁，咬指磨牙等；肝阴不足，精气不能上注于目，目失所养，则目翳遮睛，是为"眼疳"；脾病及心，心失所养，心火内炽，循经上炎，则口舌生疮，是为"口疳"；脾病及肺，土不生金，肺卫不固则易罹外感、肺闭咳喘；脾病及肾，肾精不足，骨失所养，久则骨骼畸形，成永久后遗症，形成"骨疳"。

【诊断与鉴别诊断】

一、诊断要点

1. 饮食异常，大便干稀不调，或脘腹膨胀等明显脾胃功能失调。

2. 形体消瘦，体重低于正常平均值的15%以上，面色不华，毛发稀疏枯黄，严重者干枯羸瘦，体重可低于正常值40%以上。

3. 兼有精神不振，或好发脾气，烦躁易怒，或喜揉眉擦眼，或吮指磨牙等症。

4. 有喂养不当或病后饮食失调及长期消瘦史。

5. 因蛔虫引起者，谓之"蛔疳"，大便镜检可查见蛔虫卵。

6. 贫血者，血红蛋白及红细胞数减少。

7. 出现肢体浮肿，属于营养性水肿者，血清总蛋白量大多在45g/L以下，血清白蛋白约在20g/L以下。

二、鉴别诊断

1. 积滞　积滞和疳病同为脾胃疾患。积滞以不思乳食，食而不化，嗳吐酸腐乳食，大便酸臭或便秘，腹部胀满为特征，与疳病以形体消瘦为特征有明显区别。但二者亦有密切的联系。《证治准绳·幼科·疳》说："积是疳之母，所以有积不治乃成疳候。"积滞为实证，积久可成疳，但临证所见疳病，并非皆由积滞转化而成。疳病有夹积滞者，称之为疳积。

2. 厌食　厌食也属小儿常见的脾胃病证，由于喂养不当，脾胃运化功能失调所致，主要症状为长时期食欲不振，无明显消瘦，精神状态尚好，一般病在脾胃，不涉及他脏，预后良好。

3. 痨瘵　前人有认为疳、痨同属一种病症者，如《幼幼集成·诸疳证治》说："十六岁以前，其病为疳；十六岁以上，其病为痨。"亦有认为二者病因病机不同者，如《小儿卫生总微论方·五疳论》说："大人痨者，因肾脏虚损，精髓衰枯；小儿疳者，因脾脏虚损，津液消亡，病久相传，至五脏皆损也。"现代认为这是两种不同的病症，痨瘵专指痨虫(结核杆菌)染易而发之慢性消耗性传染病；疳病是喂养不当或多种疾病影响，使脾胃受损，气液耗伤导致的病症。

【辨证论治】

一、证候辨别

1. 辨别常证

(1)辨形体：疳病患儿皆有形体消瘦，但因病程长短、病情轻重不同，消瘦的程度也有较大差别。初期体重不增加，形体日渐消瘦，但尚未至羸瘦，病情为轻；证情发展，四肢枯细，肚腹膨胀，出现腹大肢细的典型体征，多为虚实夹杂之证；如全身肌肉瘦削，皮包骨头，腹凹如舟，体重减轻至正常的40%以上，则为后期重症，须防虚脱。

(2)辨精神：精神正常，为病在脾胃，未涉及他脏。精神不振，为血不养心；心怯神弱，性急易怒，好动多啼，为脾虚失抑，肝木亢旺；心神失主，精神萎靡，少气懒言，为精气俱耗。

(3)辨食欲：受纳食物赖胃气调和，知饥纳运须脾气健运。疳病常有饮食异常，初起为脾胃不调，久则脾胃气虚；若杳不思食，则胃气全无，脾气将竭；或有食欲亢进，但食而不化，形体不充，为胃强脾弱所致；嗜食异物，与食积或虫积久蕴，内蒸生热有关。

2. 辨轻重　疳病有疳气、疳积、干疳之分。初期脾胃虚弱，或脾弱胃强，则不欲饮食或能食善饥而不充形骸，为病之初期的疳气轻浅阶段；疳气未能及时调治，脾胃虚损不运，积滞内停，壅塞气机，久蕴化热，土虚木亢，心肝之火内扰，则为虚实夹杂的疳积阶段；迁延日久，脾胃虚衰，津液消亡，气血亏耗，渐至五脏皆虚的干疳重证，严重者随时可阴竭阳脱而死亡。

3. 辨兼证　兼证主要发生在干疳或疳积重症阶段，因累及脏腑不同，症状有别。脾病及心则口舌生疮；脾病及肝则目生云翳，干涩夜盲；脾病及肺则潮热久咳；脾病及肾则鸡胸龟背；脾阳虚衰，水湿泛滥则肌肤水肿；牙龈出血，皮肤紫癜者，为疳病恶候，提示气血大衰，血络不固；若出现神萎息微，杳不思纳者，为阴竭阳脱的证候，将有阴阳离决之变，须特别引起重视。

二、治疗原则

治疗疳病以顾护脾胃为本，调脾和胃，以助受纳运化，使后天生化渐充，则可趋康复。疳病病情复杂，虚实有别，应灵活地采用先攻后补、先补后攻或攻补兼施的方法。江育仁提出"疳气以和为主，疳积以消为主或消补兼施，干疳以补为主"的治则，可供临证参照。出现兼证者，应按脾胃本病与他脏兼证合参而随症治之。还应配合全身支持疗法，以减少猝变。

三、分证论治

(一)常证

1. 疳气

证候表现　形体略见消瘦，面色少华，毛发稀疏，精神不振，易发脾气，夜寐不宁，食欲不振，或食多便多，大便干稀不调，动则多汗，易罹外感，舌苔薄微腻，脉细滑，指纹淡。

辨证要点　本证是疳病的初期，因脾胃失和，纳化失健所致。运化失健，气血不充，肌肤初失充养则形体虽瘦而不显著；全身失于滋养则面色少华，毛发稀疏，精神不振；土虚木亢则易发脾气；因脾失健运，胃失受纳则有食欲不振；脾胃升降失和，清气不升则便溏，浊气不降则便秘；舌苔薄微腻，脉细滑，指纹淡皆为脾虚失运之象。病在初起，未涉及他脏，病情轻浅。

失于调治者，可转为疳积证。

治法主方 调和脾胃，益气助运。资生健脾丸加减。

方药运用 常用药：党参、白术、茯苓、薏苡仁、山药、陈皮、白蔻仁、焦神曲、焦山楂、莲子肉、胡黄连。面皖体瘦，多汗易感，加黄芪、防风、煅牡蛎；腹胀嗳气，舌苔厚腻，去党参、山药、白术，加苍术、枳实、厚朴、鸡内金；食积化热加连翘、黄芩；大便溏薄，去黄连，加苍术、炮姜；口干肤燥，舌红少津加沙参、石斛、白芍。

本证用药当注意补不壅滞，消不伤正，以和为主，勿过用滋腻碍运及峻消伤正之品。对脾虚肝旺者，选用平肝药物时，要顾及兼证及证情轻重，如兼大便干结用决明子、白芍，兼有惊惕用牡蛎、钩藤，目赤头晕用谷精草、石决明，肝火有余用胡黄连、黄芩等。

2. 疳积

证候表现 形体消瘦明显，脘腹胀大，甚则青筋暴露，面色萎黄，毛发稀黄结穗，精神烦躁，夜卧不宁，或见揉眉挖鼻，吮指磨牙，食欲减退。或善食易饥，大便下虫。或嗜食生米、泥土等异物，舌质偏淡，苔淡黄而腻，脉濡细而滑。

辨证要点 本证多由疳气发展而来，脾胃虚损，无力运化，肌肤明显失养又有积滞内停，属本虚标实证。虚实辨证，须参腹之按诊，柔软者属虚，硬满或触及包块者属实；形瘦为虚，腹大为实；软者无积，腹满者多为有积。脘腹胀满，嗳气酸腐者为食积；大腹胀满，叩之如鼓者为气积；腹胀有块，推揉可散，大便有虫者为虫积；腹内痞块，推之不移者为血积。病久脾虚，气血生化乏源则形体消瘦，面色无华，发稀结穗；络脉瘀阻则脘腹胀大，甚则青筋暴露；心肝之火内扰，则睡眠不宁，脾气急躁易怒；脾胃虚损，运化无力则食欲减退；胃有虚火，脾弱失运即胃强脾弱，则能食而不充形骸；积滞内停，蕴生蒸热则嗜食异物；舌质偏淡，苔淡黄而腻，脉濡细而滑均为脾胃虚损，积滞内停之象。本证重者可出现兼证，若失于调治，可成干疳之证。

治法主方 消积理脾，和中清热。肥儿丸加减。

方药运用 常用药：党参、白术、茯苓、山药、使君子、胡黄连、砂仁、陈皮、焦神曲、枳壳、炒麦芽、炒谷芽。腹膨气胀加大腹皮、广木香、厚朴；大便秘结加火麻仁、郁李仁；胁下痞块加丹参、郁金、赤芍、山甲片；虫积腹痛加苦楝皮、雷丸、榧子，虫去后再调理脾胃；肌肤枯燥，口干舌红，加石斛、沙参、麦冬、生地黄；潮热盗汗加地骨皮、银柴胡；恶心呕吐加竹茹、半夏；烦躁性急，动作异常，加钩藤、牡蛎、石决明。以上消积之法，均须注意积去药停，及时转以扶益脾胃，勿攻伐太过。体弱者亦可在消导之中佐以扶正之品，如白术、茯苓、党参、沙参、当归等。

3. 干疳

证候表现 极度消瘦，皮包骨头，呈老人貌，皮肤干枯有皱纹，精神萎靡，啼哭无力且少泪，毛发干枯，腹凹如舟，杳不思纳，大便干稀不调，时有低热，口舌干燥。或见肢体浮肿，或见紫癜、鼻衄、齿衄等，舌淡或光红少津，脉弱，指纹隐伏不显。

辨证要点 本证由病程迁延日久，调治失宜，脾胃虚衰，气血生化无源，气血两虚，肌肤严重失养所致。以全身极度消瘦，精神萎靡，杳不思食，腹凹如舟为特征。因脾胃虚衰，运纳无权，则杳不思纳，大便干稀不调；生化无源，精微不敷，四肢百骸失养，则形体极度消瘦，皮包骨头，呈老人貌，皮肤干枯有皱纹，腹凹如舟；心神失养，神气怯弱，则精神萎靡，啼哭无力；阴血亏耗，失于外荣，则毛发干枯，口舌干燥，舌苔光红少津；气阴虚衰，虚热为主则时有低热；脾虚气衰，血失固摄，溢于脉外，则紫癜、鼻衄、齿衄；全身衰竭，阴阳离决，则全身虚脱；舌淡或光红少津，脉弱，指纹隐伏不显均属津液消亡，气血两败之象。病至此，全身衰竭，气血两败，易于发生各种兼证，要从肝、心、肺、肾等脏证候早期识别，对不哭不闹、多睡少动者要多加警惕，重者随时可致虚脱。

治法主方 补益气血。八珍汤加减。

方药运用 常用药：人参、茯苓、炒白术、山药、白芍、熟地黄、川芎、炙甘草、焦神曲、麦芽等。胃阴伤者，舌绛干，少苔或无苔，加乌梅、麦门冬、西洋参（另煎服）、石斛等；夜寐不安者加五味子、夜交藤；脾肾阳衰者，加附子（先煎）、干姜、益智仁。全身衰竭，虚烦不宁，汗多气短，口干舌燥，苔光剥，脉细数无力者，用生脉饮口服液，或生脉注射液静脉滴注；手足逆冷，面色苍白，汗出黏冷，呼吸减弱，脉微欲绝者，系阳气欲脱，应急用参附汤加龙骨、牡蛎，益气回阳，固脱救逆。

（二）兼证

1. 眼疳

证候表现 两目干涩，眨目羞明，眼角赤烂，目睛失泽，甚者黑睛浑浊，白睛生翳，夜间视物不清等。

辨证要点 本证常见于疳病兼维生素缺乏性干眼病患者，由脾病及肝，肝阴不足，虚火上炎，目失濡养所致。以形体消瘦伴有上述眼部症状为特征。

治法主方 养血柔肝，滋阴明目。杞菊地黄丸加减。

方药运用 常用药：枸杞子、熟地黄、山茱萸、茯苓、山药、泽泻、牡丹皮、菊花、密蒙花、谷精草、夜明砂、苍术等。肝热重者，用清热退翳汤，常用木贼草、山栀、赤芍、生地黄、龙胆草、白蒺藜、银柴胡、蝉蜕、胡黄连、白芍、生甘草等。夜盲者选羊肝丸加减。

2. 心疳

证候表现 口舌生疮，面赤唇红，或发热，甚则口舌糜烂堆积，秽臭难闻，五心烦热，小溲黄赤，舌质红，苔薄黄或少苔，脉细数，指纹淡紫。

辨证要点 本证多由脾病及心，心失所养，心阴不足，心火内炽，熏蒸苗窍所致。以形体消瘦，虚烦不安，口舌生疮为特征。

治法主方 清心泻火，佐以养阴。泻心导赤汤合清热甘露饮加减。

方药运用 常用药：生地黄、木通、竹叶、甘草、牡丹皮、大黄（后下）、黄连、莲子心、车前子（包煎）。虚烦不安者加酸枣仁、远志。口腔内用锡类散或冰硼散涂擦患处。

3. 疳肿胀

证候表现 全身或目胞、四肢浮肿，面色无华，神疲乏力，纳少便溏，小便短少，舌淡胖，苔薄白，脉沉缓，指纹隐伏不显。

辨证要点 本证由脾阳虚衰，或脾病及肾，脾肾阳虚，气不化水，水湿泛滥肌肤所致。以形体消瘦，肢体浮肿，按之凹陷难起为特征。脾阳虚水肿兼纳减便溏、肢凉倦怠；肾阳虚水肿常表现全身水肿，肿势多由双脚开始，两踝部肿势较剧，并有腰膝酸软沉重等症状。

治法主方 温阳化气行水。偏脾阳虚用防己黄芪汤合五苓散加减，偏肾阳虚用真武汤加减。

方药运用 偏脾阳虚常用药：黄芪、防己、白术、桂枝、茯苓、猪苓、泽泻、车前子（包煎）、生姜、大枣等。偏肾阳虚常用药：附子（先煎）、白术、茯苓、补骨脂、仙灵脾、白芍、生姜、车前子（包煎）、鹿茸（冲服）等。疳肿胀不可单用淡渗利湿之品，更不可攻逐水湿，否则损阴伤阳使病情加剧，当以温阳化气行水为主，使阳气通利，则阴水自消。本证同时需加强饮食调养，多补充蛋白质，或加用食疗方，如千金鲤鱼汤等，多有裨益。

4. 骨疳

证候表现 发育迟缓，筋骨萎弱，五迟五软，囟门逾期不合，面色晦黯或㿠白，神情呆滞，舌质淡苔薄白，脉沉缓，指纹淡，或舌偏红少苔，脉细数，指纹淡紫。

辨证要点 本病由脾病及肾，肾精不足，骨失所养导致。以生长发育迟缓，甚则骨骼畸形为特征。若面色晦黯，舌偏红少苔，脉细数者，指纹淡紫，则属肝肾阴虚；若面色㿠白，舌淡苔白，脉沉缓，指纹淡者，则属脾肾亏损。

治法主方 肝肾阴虚宜滋肾养肝，扶元益阴，六味地黄丸加减。脾肾亏虚宜扶元固肾，益气健脾，调元散加减。

方药运用 肝肾阴虚证常用药：熟地黄、山茱萸、茯苓、山药、当归、川芎、牡丹皮、白芍、怀牛膝等。脾肾亏虚证常用药：党参、茯苓、白术、山药、当归、白芍、黄芪、黄精、补骨脂、鹿茸（冲服）、巴戟天等。本证可参考五迟五软治法用药。

（三）并发症

1. 泄泻 古称疳泻。由于疳病患儿脾肾虚弱，易合并泄泻。疳泻初期，多为外感或伤食泄泻，可参泄泻治疗，但应照顾患儿体质，注意中病即止，不可过用、久用苦寒清热燥湿之品，以免伤阳败胃，耗伤阴津。疳泻急性期易伤阴伤阳，需密切观察病情变化，及时使用护阴救阳之品，必要时配合补液治疗。疳病合并泄泻易转化为虚寒泻而迁延难愈，如便前不哭闹，大便清冷无热臭，或完谷不化，小便清长等，应予调理脾胃治疗。健脾化湿如七味白术散、参苓白术散，暖脾温肾如附子理中汤、四神丸均为临床所常用。

2. 肺炎 疳病患儿因气虚卫外不固，脾虚痰湿易生，感受外邪后，易成肺气闭郁之变，合并肺炎喘嗽。在风邪闭肺，痰热闭肺阶段，仍宗肺炎喘嗽一般治疗，以祛邪为主。但应注意，此种患儿更易发生心阳虚衰之变证，应密切观察病情变化，早期使用温补心阳，回脱救逆之品，如参附龙牡救逆汤加红花、丹参等。疳证合并肺炎，由于自身抗病无力，易致邪恋正虚，病程迁延。这类患儿的病理特点是邪少虚多，常表现为肺脾气虚或阴虚肺热证，均参照肺炎喘嗽正虚邪恋证候治法处理，结合使用外治法、饮食疗法，切不可屡施攻伐，愈伤其正。

【其他疗法】

一、中药成药

1. 健脾八珍糕 用于疳气证。

2. 疳积散 用于疳积、虫积腹胀。

3. 参苓白术丸 用于疳积证脾虚夹湿证。

4. 十全大补丸 用于干疳气血两虚证。

5. 复方阿胶浆 用于干疳证。

二、单方验方

1. 蟾砂散 大蟾蜍1只，去头足内脏，以砂仁末纳腹，缝口，黄泥封固，炭火煅存性，候冷，研极细末。每服0.5～1.5g，1日2～3次。用于疳积证。

2. 羊肝（或猪肝）30g、苍术6g，煮汤，吃肝喝汤。1日1剂，连服2周。用于眼疳。

3. 皂矾12g，鸡内金6g，红枣（焙干去核）10枚，共研细末，混入白糖100g内。每服1.5～3g，1日2～3次。用于疳病伴有贫血者。

三、食疗方药

茯苓糕：白茯苓、白莲肉（炒微焦）、大麦粉（炒焦）、胡桃肉（炒微焦）、黑芝麻（炒微焦）各

50g,净白糖100g,上药共研细末,再加白糖共拌和调匀上蒸笼,蒸后即成糕糊。取出切为小方块的糕,候冷却,用洁净瓷缸收贮。干燥后随时可以取食,每日10～15g。

四、针灸疗法

1. 体针　取穴:太白、足三里、气海。备穴中脘、商丘、脾俞、胃俞、神门。每次取4～5穴,1岁以下用30号3cm毫针,进针深约1～1.5cm,轻捻不留针;1岁以上可针尖顺经方向刺入,补法行针3～5分钟。1日1次,7次为1疗程,隔1周行第2疗程。用于疳气证、疳积轻证。烦躁不安,夜眠不宁加神门、内关;脾虚夹积,脘腹胀满加刺四缝;气血亏虚重加关元;大便稀溏加天枢、上巨虚;虫积配百虫窝(血海穴上1寸);潮热配三阴交。

2. 艾灸　取穴:脾俞、足三里、中脘、天枢、四缝。备穴:公孙、百虫窝。每次取4穴,以艾条悬灸各穴,每穴灸5～10分钟,灸至穴区皮肤红润为度。1日1次,5次为1疗程,隔3天后行第2疗程,2疗程后停灸观察半个月。用于疳气证、疳积轻证。

3. 点刺　取穴:四缝、阿是穴(中指掌侧第1节中点)。穴位常规消毒,取小号三棱针或26号0.5寸毫针,在穴位上快速点刺,挤压出黄色黏液或血数滴。1日1次,5次为1个疗程。用于疳积证。

4. 皮肤针法　选脾俞、胃俞、华佗夹脊穴(第7～12椎),用梅花针轻度叩打,1日1次,每次叩打20分钟。用于疳气证、疳积证。

五、推拿疗法

1. 推三关,退六腑,分阴阳,推脾土,运土入水,推板门,揉阴陵泉、足三里,揉胃俞,揉腹,摩脐,为消补兼施。用于疳气证。腹泻加推上七节骨;呕吐加推天柱骨;腹胀加揉天枢;发热加推天河水。

2. 捏脊疗法　常规捏,重提大椎、脾俞、胃俞。如烦躁不安,眼眵多时,重提肝俞、风府;如惊悸不安,口舌生疮,加重提心俞;如咳嗽气喘,咽喉不适,加重提肺俞;伴有五迟者,加重提肾俞。背部有皮肤感染或出血者勿用此法。

六、割治疗法

取穴:鱼际。穴位消毒后以2%普鲁卡因液局麻,医者持手术刀在鱼际纵行切开,切口长0.5cm,深0.3cm,用止血钳取出绿豆大黄白色脂肪,压迫止血,覆盖消毒敷料,再用胶布固定,5天后揭去敷料。先割治左手,隔1周后割治右手穴。2次为1个疗程。

七、西医疗法

中至重度营养不良的死因常为水和电解质紊乱、感染、心衰和低血糖,应予以紧急治疗。

1. 纠正水、电解质紊乱　对不能进食而无脱水者,补液总量为60～70ml/(kg·d),对伴有脱水的患儿,补液总量应比一般脱水小儿补液量减少1/3～1/2。由于脱水多为低张性,补入液的钠盐含量应适当提高,电解质的比例可增至2∶1,其中等张含钠液最好用碳酸氢钠,以利纠正酸中毒。补液速度宜慢(10滴/分),切不可急于在短期内纠正脱水。至于含钾液应早些供应,如尿量充足,一开始即用含钾液,需要时可加大葡萄糖浓度至15%。重症缺钾时补充氯化钾10mg/(kg·d),其静滴浓度<0.3%,于6～8小时输入,可连用7天,直至能进食后停用。重度酸中毒患儿可用5%碳酸氢钠5ml/kg,1～2次,每次可提高二氧化碳结合力5mmol/L。严重脱水酸中毒伴休克时,首先给予2∶1等张含钠液20ml/kg快速静滴,后再酌情使用2/3或1/2张液,速度渐至每小时9～6ml/kg。凡连续补液2天以上时,应同时给10%葡萄糖酸钙5～10ml加入液体内静脉点滴或分次口服。对伴惊厥而使用钙剂治疗无效时,可给予25%硫酸镁(0.2～0.4)ml/kg深部肌内注射,1日2次,连用1～3

天。长期补液时,可酌情给予血浆或全血,每周2～3次,直至好转为止。如患儿能口服足量时,须及时停止静脉输液,亦可胃管点滴电解质液。禁食时间宜短,尽量喂以高蛋白去脂酸奶,必要时胃管喂饲。开始供给热量约为125～167kJ/(kg·d),2～3天后增至209～418kJ/(kg·d),以后逐渐增加至502～627kJ/(kg·d)。应注意供给多种维生素,必要时静脉点滴氨基酸、脂肪乳剂。

2. 感染 重度营养不良时细菌感染率高达43%,寄生虫如疟疾、贾第鞭毛虫、钩虫、蛔虫和结核感染等亦非少见,因此,可给预防性抗感染治疗。

3. 防治 心衰浮肿型患儿在治疗后常因水肿消退而发生液体大量进入血循环,发生心衰。此外,因水、钠入量过多或补液速度过快也可致医源性心衰。可用利尿剂、吸氧及其他支持疗法,最好不用洋地黄类药物。

4. 低血糖 轻度无症状性低血糖(1.1～2.2mmol/L)时可用25%葡萄糖液多次口服即可,重度低血糖(<1.1mmol/L)预后不良,常伴发低体温、昏迷和严重感染,应立即静推50%葡萄糖注射液1ml/kg,然后以10%葡萄糖电解质液维持。如血糖仍不能正常,可试用氢化可的松或高血糖素0.1ml/kg,每2～4小时喂食一次,避免夜间饥饿是防止低血糖的有效方法。

【预防护理】

一、预防

1. 提倡母乳喂养。

2. 喂养要定质、定量、定时,纠正贪吃零食、饮食偏嗜、饥饱不均等不良的饮食习惯。

3. 婴儿按时添加辅食,添加时要循先稀(菜汤、米汤、果汁)后干(奶糕、鸡蛋黄),先素(菜泥、豆制品)后荤(鱼泥、肉末),先少后多的原则。

4. 断乳后,应给予品种多样,易于消化又富有营养的食物。

二、护理

1. 病室要温度适宜,光线充足,空气新鲜,患儿衣着要柔软,注意保暖,防止交叉感染。

2. 定期测量患儿的身高、体重及病情变化。

3. 对重症疳病小儿需加强皮肤护理,防止褥疮的发生。加强眼部及口唇部护理,防止眼疳、口疳的发生。

4. 对重症患儿要注意观察面色、精神、饮食、二便、哭声的变化,及时和医生联系,做出相应处理。

5. 据病情需要配制相应的食谱,有助小儿早日康复。

【文献选录】

《颅囟经·病证·脉法》:"小儿,一、眼睛揉痒是肝疳;二、齿焦是骨疳;三、肉色鼻中干是肺疳;四、皮干肉裂是筋疳;五、发焦黄是血疳;六、舌上生疮是心疳;七、爱吃泥土是脾疳。"

《太平圣惠方·治小儿一切疳诸方》:"夫小儿疳疾者,其状多端,虽轻重有殊,形证各异,而细穷根本,主疗皆同,由乳哺乖宜,寒温失节,脏腑受病,气血不荣,故成疳也。"

《小儿药证直诀·脉证治法·诸疳》:"肝疳,白膜遮睛,当补肝,地黄丸主之。心疳,面黄颊赤,身壮热,当补心,安神丸主之。脾疳,体黄腹大,食泥土,当补脾,益黄散主之。肾疳,极瘦,身有疮疥,当补肾,地黄丸主之。筋疳,泻血而瘦,当补肝,地黄丸主之。肺疳,气喘,口鼻生疮,当补脾肺,益黄散主之。骨疳,喜卧冷地,当补肾,地黄丸主之。诸疳,皆根据本脏补其母及与治疳药,冷则木香丸,热则胡黄连丸主之。"

《活幼口议·疳疾症候方议》:"治疳之法,量候轻重,理其脏腑,和其中脘,顺其三焦,使胃气温而纳食,益脾元壮以消化,则脏腑自然调贴,令气脉与血脉相参,壮筋力与骨力俱健,神清气爽,疳消虫化,渐次安愈。若以药攻之五脏,疏却肠胃,下去积毒,取出虫子,虽曰医疗,即非治法。盖小儿脏腑虚则生虫,虚则积滞,虚则疳羸,虚则胀满,何更利下?若更转动肠胃致虚,由虚成疳,疳虚证候乃作,无辜之孩难救矣。"

《医学正传·小儿科·诸疳证》:"若夫襁褓中之乳子,与四五岁之孩提,乳哺未息,胃气未全,而谷气尚未充也。父母不能调摄,惟务姑息舐犊之爱,遂令恣食肥甘,与夫瓜果生冷,及一切烹饪调和之味,朝餐暮食,渐成积滞胶固……而诸疳之证作矣。"

《保婴撮要·疳症》:"小儿诸疳,皆因病后脾胃亏损,或用药过伤,不能传化乳食,内亡津液,虚火妄动。"

《医宗金鉴·幼科杂病心法要诀·蛔疳》:"蛔疳者,因过食生冷、油腻、肥甘之物,以致湿热生蛔;腹中扰动,故有时烦躁多啼,有时肚腹搅痛,口唇或红或白,口溢清涎,腹胀青筋,肛门湿痒也。先用使君子散治之;不愈,下虫丸主之。若蛔退,又当调补其脾,肥儿丸主之。"

《幼幼集成·诸疳证治》:"凡病疳而形不魁者,气衰也;色不华者,血弱也。气衰血弱,知其脾胃必伤。有因幼少乳食,肠胃未坚,食物太早,耗伤真气而成者;有因甘肥肆进,饮食过餐,积滞日久,面黄肌削而成者;有因乳母寒热不调,喜怒房劳之后,乳哺而成者;有二三岁后,谷肉果菜恣其饮啖,因而停滞中焦,食久成积,积久成疳;复有因取积太过,耗损胃气,或因大病之后,吐泻疟痢,乳食减少,以致脾胃失养。二者虽所因不同,然皆总归于虚也……疳之为病,皆虚所致,即热者亦虚中之热,寒者亦虚中之寒,积者亦虚中之积。故治积不可骤攻,治寒不宜峻温,治热不可过凉。虽积为疳之母,而治疳必先于去积,然遇极虚者而迅攻之,则积未去而疳危矣。故壮者先去积而后扶胃气,衰者先扶胃气而后消之。书曰:壮人无积,虚则有之。可见虚为积之本,积反为虚之标也。"

【现代研究】

一、治疗学研究

1. 辨证论治研究 郑桂英将疳病分为4期:早期脾胃不和用党参、苍术、藿香各6g,葛根、焦三仙各8g,鸡内金、木香各4g;中期脾胃虚衰用党参、白术、焦三仙、炒山药各8g,陈皮6g,木香4g,木瓜、乌梅各5g,丁香、甘草各3g;后期脾胃虚损用黄芪10g,白术、党参、山药各8g,陈皮、白芍各6g,升麻、柴胡、当归各4g,神曲9g,木香5g;康复期气阴两虚用黄芪、巴戟天、生龙骨、牡蛎、鳖甲、龟甲、山药各15g,炮山甲、鸡内金、砂仁各9g,珍珠母12g,胎盘粉18g。制成散剂服用。配合刺四缝穴。治愈90%、好转9.6%[1]。林莲梅将102例疳病分为3型:脾胃不和用肥儿丸,肺脾气虚用参苓白术散,脾阴不足用参苓白术散合沙参麦冬汤,配合针刺四缝穴,总有效率93.2%[2]。张文仲将550例疳病分5型:脾气虚型用疳病Ⅰ号(党参、茯苓、莲子肉、白术、扁豆、砂仁、陈皮、甘草),脾阳虚型用Ⅱ号(太子参、山药、玉竹、银柴胡、石斛、秦艽、麦冬、扁豆、乌梅、麦芽),阴阳两虚型用Ⅲ号(党参、黄芪、白术、乌梅、山药、甘草、五味子、石斛、白术)。总有效率87.3%[3]。

汪受传等以壮儿饮口服液(由苍术、焦山楂、黄芪、党参、决明子、胡黄连等组成)治疗疳气证88例,治愈35例、好转44例、无效9例,总有效率89.77%;对照组52例中,治愈7例、好转26例、无效19例,总有效率63.46%($P<0.001$)。动物实验结果显示:壮儿饮具有对实验性大白鼠在不增加胃液和胃酸排出的情况下显著提高胃蛋白酶活性的作用,采用特别高蛋白高热量饲料法制作的小鼠营养不良模型,该药具有使之复健和提高其血清胃泌素水

平的作用。其作用机制主要在于调整患儿低下的消化道功能，促进机体对饮食营养物质的吸收和利用[4]。

夏莺等以资生健脾丸（党参、白术、茯苓、甘草、怀山药、扁豆、桔梗、薏苡仁、莲米、陈皮、砂仁、神曲、谷芽、麦芽等）治疗疳病患儿120例。经3个月的治疗：主要临床脾胃虚弱症状基本得到改善和消失，尤其是纳呆便溏，面黄乏力得到明显改善，测定头发微量元素锌值120例中有91例达到和超过111μg/g，治疗后本组患者发锌平均值125μg/g，总有效率95.6%[5]。

李三红等以健儿口服液（由生山楂、鸡内金、怀山药、焦神曲等组成）治疗疳病患儿100例，显效25例、有效70例、无效5例，总有效率95%[6]。

曾莺等以肥儿冲剂（由西洋参、紫河车、龟甲、怀山药、莲子、龙眼肉、使君子、胡黄连、麦芽、谷芽组成）治疗120例，有效87例、改善12例、无效21例，总有效率90%（$P<0.01$）。治疗前后体重、身高、血红蛋白都各自有明显提高[7]。

郭秋霞等以芦荟丸（芦荟、人参、白术、白茯苓、山药、木香、陈皮、青皮、麦芽、神曲、当归、槟榔、麝香等）配合捏脊治疗83例。芦荟丸依小儿年龄不同，服用量2～5粒不等，1日3次。用示指和拇指从患儿的尾骶骨长强穴开始，将皮肤轻轻捏起，采用推、捏、提、按法，向上至颈椎，反复操作3次。在推捏过程中，每捏3下须将皮肤往斜上方提起，如手法得当，可在第2～5腰椎处听到一种轻微的响声。推捏完毕，再用拇指在腰部两侧的肾俞穴（双腰窝离脊中2cm处）点按5～7下。每日1次，连续7天为1个疗程。痊愈77.12%、好转19.27%、无效3.61%，总有效率为96.39%[8]。

倪菊秀等治疗疳病（疳气型）120例，治疗组运用全国名老中医董廷瑶经验方“董氏苏脾饮（柴胡6g，山楂6g，鸡内金6g，枳壳6g，炒五谷虫9g）”结合针刺四缝穴，对照1组口服董氏苏脾饮，对照2组口服中成药山麦健脾口服液结合针刺四缝穴，对照3组山麦健脾口服液口服。针刺四缝穴以一次性消毒采血针刺穴位：两手除拇指外其余四指的掌面，第二、第三指骨横纹中央，深约1.5～3mm，局部挤压，挤出白色或黄色液滴。每5～7天针刺1次，5岁以下需3～4次，5岁（含）以上需4～8次。每周复诊1次，1个疗程4周，年长儿适当延长1～4周。结果显示总有效率治疗组、对照1组、对照2组无差异，与对照3组有明显差异[9]。

2. 针灸推拿疗法　张志萍采用针灸配合推拿治疗小儿疳证42例，针灸取中脘、四缝、足三里，虫积配百虫巢，操作用毫针浅刺，补法，1日1次，每次留针30分钟，四缝点刺，挤出黄白黏液，左右手交换。推拿：顺运八卦穴2分钟，清胃2分钟，补脾2分钟，揉中脘1～2分钟，分腹阴阳1分钟，捏脊3遍，1日1次。对照组单纯刺四缝穴，挤出黄白黏液，左右手交换。两组均以10天为1疗程。两组间治愈有效率比较，差异有显著性意义，治疗组明显优于对照组（$P<0.01$）[10]。

二、动物模型研究

汪受传等根据目前临床疳病病因以饮食过度为主因的状况，采用特制高蛋白高热量饲料造模法。特制饲料用鱼松、豆粉、面粉、奶粉，按重量1∶2∶1∶1混合制成。喂饲昆明种小白鼠后，小鼠摄食量和活动度减少，体重不增，至第5天，造模组小鼠体重均值较用常规饲料饲养的小鼠低25.95%，符合临床疳病患儿体重比同龄正常儿低15%以上的诊断标准，作为模成指标[11]。

三、药效学研究

1. 对胃泌素分泌的影响 汪受传等观察壮儿饮(由苍术、焦山楂、黄芪、党参、决明子、胡黄连等组成)和健脾糖浆灌胃对疳病模型小白鼠血中胃泌素的影响。结果显示模型组血清胃泌素水平低于正常,而健脾糖浆、壮儿饮治疗组血清胃泌素水平则恢复到正常。壮儿饮口服液试验组体重增长显著高于健脾糖浆对照组[11]。

2. 对胃液分泌的影响 张月萍等用壮儿饮口服液,对大鼠胃液分泌影响进行研究,显示该口服液能增强胃蛋白酶活性,适当加大剂量作用趋势更明显,而对胃液分泌量和总酸度无明显影响。胃蛋白酶促进蛋白质在胃中的初次分解,从而有利于蛋白质在肠中的分解吸收。这种作用途径既不同于西医助消化药如胃蛋白酶的被动补给,也不同于中药行气理脾类药如陈皮、木香。消食健脾药如鸡内金等能显著增加胃液量及胃酸的分泌,这正是壮儿饮口服液补运兼施法的综合作用结果[12]。

3. 对小肠吸收和胰酶分泌的影响 汪受传等对42例疳病患儿作尿D-木糖排泄率和尿淀粉酶测定,发现患儿小肠吸收及胰酶分泌功能较正常儿差,经用运脾法治疗后,尿D-木糖排泄率及尿淀粉酶均较治疗前明显升高($P<0.05$)[4]。

4. 对微量元素及唾液pH值的影响 时毓民用益气健脾化湿法治疗疳病,并检测33例患儿治疗前后的血清锌、铜、锰。结果表明,疳病患儿处于一定程度的缺锌状态,治疗后血锌明显增高($P<0.001$),铜/锌比值下降[13]。闵福伟用健脾益胃养阴法治疗脾虚胃阴不足型疳病30例,并观察对唾液pH值及发锌的影响,结果治疗前唾液呈弱碱性,发锌值明显低于正常儿,治疗后随着症状和体征的明显改善,唾液转呈酸性(pH5.6),发锌值恢复到正常水平,治疗前后比较均有显著性差异。

5. 疳病血红蛋白与免疫功能的变化 田菲等通过对78例疳病儿血红蛋白与免疫功能变化临床的分析表明:大部分患儿存在贫血状态,占85.89%,以轻度贫血为主,免疫功能有所下降,以小细胞低色素性贫血为主,贫血程度与RBC-C_3b花环率有着相差性意义($P<0.05$,$\gamma=0.69$),血红蛋白含量与免疫调节功能是小儿生长发育中最主要的调节因素,营养不良状态也势必影响血红蛋白的提高和免疫功能的正常发挥[14]。

参考文献

[1] 郑桂英,李莉. 治疗小儿疳证240例疗效观察[J]. 新中医,1992,24(12):28-29.

[2] 林莲梅. 小儿疳证102例疗效观察[J]. 上海中医药杂志,1993,(1):19-20.

[3] 张文仲. 中药治疗婴幼儿疳证550例[J]. 湖北中医杂志,1993,15(4):11-12.

[4] 汪受传,郁晓维,鄂惠,等. 壮儿饮口服液治疗小儿营养不良88例[J]. 中国中西医结合杂志,1997,17(4):234-235.

[5] 夏莺. 资生健脾冲剂治疗小儿疳积109例[J]. 实用中医内科杂志,2001,15(2):45.

[6] 李三红,王翠娣. 健儿口服液治疗小儿疳证100例[J]. 南京中医药大学学报,1997,13(5):306.

[7] 曾莺,李伟元,邓丽莎. 肥儿冲剂治疗小儿疳证120例临床研究[J]. 辽宁中医杂志,2003,30(5):376-377.

[8] 郭秋霞,潘文,张丽君. 中药内服配合捏脊治疗小儿疳积83例[J]. 中医儿科杂志,2006,2(1):51转55.

[9] 倪菊秀,徐秋琼,许莉. 董氏苏脾饮治疗小儿疳证(疳气型)临床研究[J]. 中国医药学报,2004,19(7):418-419.

[10] 张志萍. 针灸推拿治疗小儿疳证疗效观察[J]. 湖南中医药导报,2002,8(7):423转425.

[11] 汪受传,郁晓维,张月萍,等. 壮儿饮治疗疳气证的临床观察及实验研究[J]. 南京中医药大学学报,1995,11(2):53-54.

[12] 张月萍,郁晓维,姚惠陵,等. 壮儿饮口服液对大鼠胃液分泌影响的实验观察[J]. 南京中医学院学报,1994,10(4):36-37.

[13] 时毓民,蔡德培,傅美娣,等. 益气健脾化湿法治疗小儿疳证及其微量元素变化[J]. 中国中西医结合杂志,1987,7(4):208-210.

[14] 田菲,张月菊,刘淑玲,等. 疳积患儿血红蛋白与免疫功能变化的临床分析[J]. 天津中医学院学报,1995,14(2):13-15.

(邢向晖 李燕宁 陈 鲁 苗 琦 苗 晋)

第十五节 肥 胖 症

【概述】

肥胖是机体能量摄入超过消耗,多余的能量以脂肪形式贮存于组织,造成体内脂肪堆积过多,体重超常的疾病。儿童肥胖症约95%为单纯性肥胖,是与生活方式密切相关,以过度营养、运动不足、行为偏差为特征,全身脂肪组织过度增生、堆积的慢性疾病;少部分为继发性肥胖,由遗传、代谢、内分泌、中枢神经系统疾病等引起。

本病可发生于任何年龄,以年长儿及青少年多见。儿童期单纯性肥胖对儿童心血管、呼吸功能产生长期的慢性损伤,降低健康水平,是成人期糖尿病、动脉粥样硬化、高血压、冠心病、呼吸通气不良、骨关节炎、某些部位癌症的重要危险因素。同时,肥胖儿童还存在应激反应低下,抗感染能力降低,不能耐受麻醉和外科手术等风险。肥胖症不仅是一个严重的健康问题,也是一个潜在的社会问题,由于社会习俗和认同方面存在的偏见,肥胖者在求学、社交、日常生活等方面面临更多的压力,使儿童的自尊心、自信心受到严重损伤,压抑儿童潜能开发,对儿童的性格塑造、气质培养、习惯养成有破坏性的负面影响。

近年来,随着人类生活水平的提高和膳食结构的改变,小儿肥胖症的发病率呈明显上升趋势。根据WHO报告,目前全球儿童超重率接近10%,肥胖率为2%～3%;欧美发达国家儿童超重率高达20%～30%,肥胖率为5%～15%。2000年我国学生体质调研显示:我国大中城市儿童单纯性肥胖检出率达2.09%～9.99%,在15年间男童肥胖率增长了9.6倍,女童增长了4.9倍。本病目前尚无非常有效的治疗方法,因此预防和控制肥胖在小儿时期尤为重要。

中医没有肥胖症这一病名,但对肥胖早有论述。《灵枢·卫气失常》说:"人有肥有膏有肉……䐃肉坚,皮满者,肥。䐃肉不坚,皮缓者,膏。"这里的脂膏形体则指肥胖。《景岳全书·论经络痰邪》说:"何以肥人反多气虚? 盖人之形体,骨为君也,肥人者柔盛于刚,阴盛于阳,且肉与血成,总皆阴类,故肥人多有气虚。"指出肥胖与气虚有关。清代《临证指南医案·湿》认为:"湿从内生者,必其人膏粱厚味酒醴过度,或饮汤茶太多,或食生冷瓜果及甜腻之物。其人色白而肥,肌肉柔软……"指出肥胖与饮食不节,变生痰湿有关。清代《黄帝内经素问灵枢集注·九针十二原第一》说:"中焦之气,蒸津液,化其精微……溢于外则皮肉膏肥,余于内则膏肓丰满。"指出脂膏来源于津液,肥胖症的发生与食物摄入过量,脂膏余溢有关。

现代对小儿肥胖症的研究仍处在探索阶段,1997年全国第五届肥胖病研究学术会议修订了单纯性肥胖病的中医辨证分型;1999年中华医学会儿科学分会儿童保健学组制订了儿童期单纯肥胖症防治常规;2003年中国肥胖问题工作组制订了中国学龄儿童超重、肥胖体重指数(BMI)筛查分类参考标准,进一步补充完善了肥胖症的诊断指标。

现代研究提出肥胖与遗传、环境、膳食结构等多种因素有关,预防肥胖症要从妊娠、婴儿期开始,以运动处方为治疗基础,以行为矫正为关键技术,饮食调整和健康教育贯彻始终。在中医药防治小儿肥胖症的研究方面,已经开展了不少药物、针灸、推拿临床治疗工作,以及对于降脂中药、方剂的多项实验研究。

【病因病理】

一、病因

引起小儿肥胖的病因有外感、饮食、体质、情志因素。

1. 外感因素　外感湿邪,内蕴于脾,复因脾虚,湿自内生,内外相合,化为痰浊,壅于体内、肌肤,发为肥胖。

2. 饮食因素　饮食不节,过食肥甘厚味。《素问·通评虚实论》说:"甘肥贵人,则高粱之疾也。"肥甘损伤脾胃,胃有燥热,脾失健运,胃强脾弱,胃强则消谷善饥,摄食过多,脾虚则内湿不运,湿浊脂膏内生,日久躯脂满盈,发为肥胖。

3. 体质因素　先天禀赋不足,脾肾两虚,或后天失调,过于安逸少动,伤及一身之气,如张介宾说:"久卧则阳气不伸,故伤气;久坐则血脉滞于四体,故伤肉。"脾肾两虚,气化输布失司,水湿不运,聚湿成痰,脂膏内蓄,壅滞于体内、肌肤,发为肥胖。

素体阴虚,或热病耗伤阴津,肝阴不足,肝失所养,或肝阳亢盛,灼津为痰,壅于体内、肌肤发为肥胖。

先天遗传的影响,父母肥胖者,子女禀赋其体质,患病率显著增高。

4. 情志因素　过度或长期的思虑紧张等情志刺激,可使人体的气机失调。情志不遂,肝失疏泄,气机郁滞,水液不能正常输布运化,停而生饮成痰,造成肥胖;情绪不稳,或饥饱不节,或暴饮暴食,或忧思伤脾,脾失健运,水湿不化,聚湿生痰,脂膏壅聚,形成肥胖。

二、病理

1. 病位在脾胃肝肾　无论何种原因导致肥胖,皆因脾、胃、肝、肾功能失常,痰湿、脂膏积于体内,蕴于肌肤而发。脂膏来源于食物,属津液之一,正常情况下,经过脾胃的吸收运化、肺的输布、肝的疏泄、肾的蒸腾气化,保持动态平衡,营养全身。若脾胃肝肾功能失调,津液及脂膏的生成、输布、利用失常,则水湿、脂膏停于体内,外而四肢百骸,内而脏腑经络,无处不有,积于血中则血脂增高,停于体内、肌肤则肥胖。由此可见,肥胖症的病变脏腑主要与脾胃肝肾有关,少数与肺有关。

2. 病理因素湿痰瘀滞　肥胖的发生与湿、痰有密切关系,无论是禀赋不足,脾肾两虚,或肥甘伤脾,或外湿入里内蕴,均使痰湿内生。脾喜燥恶湿,痰湿困阻中焦,运化失司,湿浊不化,津液失于输布,痰浊、脂膏内生,壅于体内、肌肤则生肥胖。痰湿内蕴化热,致胃中积热,胃强脾弱,消谷善饥,摄食过量,致脾愈失运,湿浊变生愈重。痰湿日久入络,使血行滞涩,气滞血瘀,脂质转化失常,损伤五脏则变证丛生。

3. 病机属性本虚标实　肥胖症的体质特点为"肥人形盛气衰"、"肥人气虚有痰",属本虚标实,即以脏腑虚弱,津液失常为本,痰湿、脂膏积于体内为标。

脾胃为后天之本,气血生化之源,小儿脾常不足,肾常虚,过食肥甘、杂投零食饮品、少动等诱因,致使精微不归常化,水湿内停,聚湿生痰,痰从脂化,酿成脂膏积于体内则为肥胖虚浮之标实证。脾肾气虚,则常感疲乏无力,肢体困倦,腹满气短之本虚证。

4. 病情演变分轻重　小儿肥胖症由于致病原因不同,病程长短不一,以及治疗效果和饮食习惯的差异，其病情演变有轻重之分。

由于过食肥甘，活动过少，或感受外湿所致者，病程短，肥胖程度轻。儿童肥胖症以轻症居多。

由于先天禀赋不足，脾肾两虚或肝肾阴虚，父母体胖遗传，自幼肥胖，久病不愈，痰湿内停者肥胖程度重。痰湿日久入络，阻滞经脉，使血行滞涩，脂质转化失常，清从浊化，脂膏内聚，浸淫脉络，阻滞气血，损伤五脏，则变症丛生，出现胸痹、眩晕诸症。若得不到及时处理，致阴阳离决，引起死亡。儿童肥胖症虽重症相对较少，但久病及成年后则存在由轻转重的趋势。

【诊断与鉴别诊断】

一、诊断依据

参照1999年中华医学会儿科学分会儿童保健学组《儿童期单纯肥胖症防治常规》和2003年国际生命科学学会中国肥胖问题工作组建议的诊断依据：

1. 有食物摄入量过多，主食及肉食过多，喜甜食及油脂类食品，暴饮暴食，进食过快，活动少等肥胖症的危险因素。

2. 四肢肥胖，以上臂及股部明显，并在腹部、乳部、肩部脂肪积聚。

3. 身高别体重法评价儿童肥胖及分度：儿童生长发育数值按不同身高值列出相应标准体重值。超过该标准值20%为肥胖。超过20%～39%为轻度肥胖，超过40%～49%为中度肥胖，超过50%为重度肥胖。超过10%～19%为超重。

学龄期以上儿童可参照体重指数(BMI)评价肥胖：体重指数＝体重(kg)/身高$(m)^2$，中国学龄儿童青少年超重、肥胖筛查BMI值分类标准(见表9-1)。

表9-1 中国学龄儿童青少年超重、肥胖筛查BMI值分类标准

年龄(岁)	男超重	男肥胖	女超重	女肥胖
7	17.4	19.2	17.2	18.9
8	18.1	20.3	18.1	19.9
9	18.9	21.4	19.0	21.0
10	19.6	22.5	20.0	22.1
11	20.3	23.6	21.1	23.3
12	21.0	24.7	21.9	24.5
13	21.9	25.7	22.6	25.6
14	22.6	26.4	23.0	26.3
15	23.1	26.9	23.4	26.9
16	23.5	27.4	23.7	27.4
17	23.8	27.8	23.8	27.7
18	24.0	28.0	24.0	28.0

二、鉴别诊断

1. 单纯性肥胖　小儿此型最多见。体格发育良好，生长亦较迅速，骨龄增长稍快，脂肪堆积在面颊、下颌、胸腹部及臂部，口、眼、鼻相对显小，外生殖器相对较小，四肢肥胖以上臂

及大腿明显，手背厚，手指长而尖。

除外某些内分泌、代谢、遗传、中枢神经系统疾病引起的继发性肥胖或因使用药物所诱发的肥胖，如：皮质醇增多症、甲状腺功能低下、假性甲状旁腺功能低下、胰岛素瘤及增生、糖原累积（Ⅰ型）、脑性肥胖、多囊卵巢综合征、性幼稚-色素性视网膜炎-多指（趾）畸形综合征、肌张力-智力-性腺功能低下肥胖综合征等。

2. 脑性肥胖　可为间脑器质性病变的结果，因脑炎、结核性脑炎、脑积水、脑肿瘤等，病变侵犯和压迫下丘脑而引起食欲亢进或糖代谢障碍而造成肥胖，食欲波动，睡眠节律反常，体温、血压、脉搏易变，应结合 X 线颅骨片、脑电图、CT 及下丘脑-垂体功能检查，确定病变在下丘脑或垂体。

3. 库欣综合征　因肾上腺皮质功能亢进，产生过量皮质醇所引起，脂肪呈向心性分布，面颊肥胖呈满月脸，肩背呈水牛背，躯干明显而四肢脂肪分布较少，皮肤丰满，面红润，有粉刺，年长儿童腹壁及大腿皮肤有紫条纹，毛发多，有胡须及阴毛。血压增高，肾上腺肿瘤在腹部可扪及肿块，可用促肾上腺皮质激素刺激试验及地塞米松抑制试验鉴别肾上腺皮质增生及肿瘤。

【辨证论治】

一、证候辨别

1. 辨常证　肥胖症在小儿有脾虚湿阻、胃热湿阻、脾肾两虚、阴虚内热、肝郁气滞之分。若饮食无度，过食肥甘，损伤脾胃，或脾胃气虚，运化失司，水湿内停，聚湿生痰成肥胖者，常兼有脾气虚证，如乏力，肢体困重，纳呆，腹满，舌淡胖，脉缓等。若湿阻不化，郁久化热，或脾胃阴虚，燥热内盛，则消谷善饥，口渴喜饮，舌红苔黄腻，脉滑数。若先天禀赋不足，脾肾两虚，脂质不能转化利用，则肥胖伴有腰腿酸软，畏寒肢冷，舌淡苔白，脉沉缓无力。若肝肾阴虚，虚热内生，灼津为痰，壅于肌肤，则肥胖伴有头胀头痛，五心烦热，头晕眼花，舌红少苔，脉弦细等。若情志不调，肝气郁结，气滞津停，留滞经脉肌肤，血行滞涩，脂质转化失常，清从浊化，脂膏内聚肥胖者，多有胸胁胀闷，月经不调，舌质暗红，脉细弦。

2. 辨轻重　轻度肥胖，体重超过标准体重 20%～39%，除肥胖外全身症状轻。中度肥胖，体重超过标准体重 40%～49%。重度肥胖，体重超过 50%以上，且常因脾胃肝肾失调，气虚痰湿阻滞，日久入络，阻滞经脉，脂膏转化失常，浸淫脉络，阻滞气血，损伤五脏，发生变证，出现睡眠窒息发作，气短，发绀、心悸，甚至中风、胸痹等症，可危及小儿生命。

二、治疗原则

本病病理是正虚邪实，以脾虚、脾肾两虚为本，痰、热、湿、滞、膏、脂为标，辨证有虚实之分，但多虚实兼夹，本虚标实，故治疗重在补虚泻实，以健脾补肾，涤痰除湿为主要法则。儿童单纯性肥胖症治疗方案不使用“减肥”、“减重”的观念，而以“控制体重”作为指导思想。禁忌饥饿疗法、快速减重、服用“减肥品”、手术取脂等。中医治疗以调理体质为主，不主张用通腑和逐水药物治疗肥胖症。单纯中药治疗效果欠佳者，可配合膳食调整、适当运动、行为矫正、针灸、推拿等方法综合应用，此外，心理疗法也有一定的辅助作用。

三、分证论治

1. 脾虚湿阻

证候表现　虚胖浮肿，疲乏无力，肢体困重，尿少，纳差，腹满，舌质淡红，苔薄腻，脉沉缓。

辨证要点　本证以虚胖、肢体困重、腹满为特征，属虚实夹杂证。若虚胖浮肿，疲乏无力，脉沉缓著者，以脾虚为主；肢体困重，腹胀甚，苔腻著者，以湿阻为主。小儿脾常不足，若乳食过度，损伤脾胃，脾失健运，则痰湿内生；或外感湿邪，内蕴于脾，湿浊壅滞于肌肤，则虚胖浮肿；脾主肌肉、四肢，湿邪困脾，则疲乏无力，肢体困重；脾气虚，运化失司，湿滞气机，则纳差、腹满；舌质淡红，苔薄腻，脉沉缓为脾虚湿阻之象。

治法主方　健脾益气，化湿消肿。平胃散加减。

方药运用　常用药：苍术、厚朴、陈皮、干姜、炙甘草、白术、茯苓、山楂。若气短乏力等气虚甚者，加黄芪、党参；腹满明显者，加槟榔、木香、香附；湿盛者，加薏苡仁、冬瓜仁；脾阳不足者，加干姜、附子。

2. 胃热湿阻

证候表现　肥胖壅肿，头胀眩晕，消谷善饥，肢重困楚，懒言少动，或口渴多饮，或大便秘结，舌红，苔腻微黄，脉滑数。

辨证要点　本证以形体壅肿，消谷善饥，肢困怠惰，便秘，脉滑为特征，以实证为主。小儿脾常不足，过食肥甘厚味，不能腐熟、输布，日久郁而化热，脂膏壅聚体内，渐而发胖；燥热内盛，则消谷善饥，口渴多饮；湿热熏蒸于上，则头胀眩晕；湿邪困脾，则肢重困楚，懒言少动；胃肠结热，则大便秘结；舌红，苔腻微黄，脉滑数为胃热湿阻之象。

治法主方　清胃泻热，除湿消肿。泻黄散加味。

方药运用　常用药：防风、藿香、山栀、生石膏（先煎）、薏苡仁、泽泻、荷叶（后下）、夏枯草、厚朴。大便秘结者，加草决明、大黄；口渴多饮者，加麦冬、天花粉、石斛；湿盛者，加佩兰、砂仁。

3. 脾肾两虚

证候表现　肥胖虚浮，疲乏无力，腰酸腿软，畏寒肢冷，舌淡红，苔白，脉沉缓无力。

辨证要点　本证多见于禀赋父母肥胖之体，以肥胖虚浮伴腰膝酸软，畏寒肢冷，舌淡，脉沉无力为特征。若虚浮肥胖，疲乏无力甚者，以脾虚为主；腰酸腿软，畏寒肢冷，夜尿多，则以肾阳虚为主。小儿脾常不足，肾常虚，先天禀赋不足之体，脾肾两虚，则脾失健运，肾失气化，津失输布利用，变生痰湿脂膏，壅聚体内，蕴于肌肤，则肥胖虚浮；脾主肌肉四肢，湿邪困脾，则疲乏无力；肾主骨生髓，肾气不足，不能温煦充养骨骼四肢，则腰酸腿软，畏寒肢冷；舌淡红，苔白，脉沉缓无力为脾肾两虚之象。

治法主方　补脾固肾，温阳化湿。六君子汤合五子衍宗丸加减。

方药运用　常用药：陈皮、半夏、茯苓、党参、炙甘草、白术、菟丝子、覆盆子、车前子（包煎）、仙茅。兼有形寒肢冷者，加肉桂、制附子（先煎）；腰膝酸软甚者，加杜仲、牛膝、女贞子；肥胖浮肿较重且气短气虚甚者，重加黄芪；湿重者，加苍术、扁豆、泽泻。

4. 阴虚内热

证候表现　肥胖，头昏眼花，头目胀痛，腰痛酸软，五心烦热，低热，舌尖红，苔薄，脉弦细数。

辨证要点　本证以肥胖伴五心烦热，低热盗汗，舌红少苔，脉弦细数为特征。素体肝肾阴虚，或热病伤津，阴虚阳亢，灼津为痰，痰浊脂膏积聚体内，蕴于肌肤，则肥胖；虚热夹湿浊上蒙清阳，则头目胀痛，头昏眼花；腰为肾之府，肝肾阴虚，精亏府空，则腰痛酸软；舌尖红，苔薄，脉弦细数均为阴虚内热之象。

治法主方　滋阴清热，减肥降脂。杞菊地黄丸加味。

方药运用　常用药：枸杞子、菊花、生地黄、山茱萸、山药、泽泻、牡丹皮、制首乌。若头晕头痛重兼急躁易怒等肝火旺者，加煅龟甲（先煎）、石决明；伴心胸闷痛，舌质紫黯、有瘀点等瘀血症者，加丹参、红花、桃仁；低热烦躁者，加知母、黄柏。

5. 肝郁气滞

证候表现　肥胖，胸胁胀闷，胃脘痞满，月经不调，闭经，失眠多梦，苔白或薄腻，舌质黯红，脉细弦。

辨证要点　本证以肥胖伴胸胁胀闷，失眠多梦，舌质黯红，脉细弦为特征。因情志不调，肝气郁结，气滞津停，阻滞经脉肌肤，脂质转化失常，清从浊化，脂膏内聚则肥胖；肝郁气滞，则胸胁胀闷，胃脘痞满；气滞血瘀，冲任失调，则月经不调，甚至闭经；肝血瘀滞，心血亦不足，心失所养，则失眠多梦；苔白或薄腻，舌质黯红，脉细弦为气滞血瘀之象。

治法主方　疏肝理气、活血化瘀。柴胡疏肝散加味。

方药运用　常用药：柴胡、枳壳、白芍、陈皮、川芎、香附、甘草。瘀血征象明显者，加生山楂、丹参、桃仁；胸胁胀痛者，加延胡索、郁金；兼有脾虚者，加白术、茯苓；失眠多梦者，加酸枣仁、远志；兼有嗳气吞酸、口苦者，合用左金丸。

【其他疗法】

一、中药成药

1. 防风通圣丸　用于胃热湿阻证。

2. 七消丸　用于阴虚内热证。

二、针灸疗法

单纯性肥胖分为体质性（与先天有关）和获得性肥胖（后天失调）两种类型。针灸减肥疗效较好的主要对象是单纯性肥胖中的获得性肥胖者、超重者和性腺功能减退者。

1. 体针

脾虚湿阻证：取内关、水分、天枢、关元、丰隆、三阴交、列缺穴。

胃热湿阻证：取曲池、支沟、四满、三阴交、内庭、腹结穴。

脾肾两虚证：取内关、足三里、天枢、曲池、丰隆、梁丘、支沟穴。

阴虚内热证：取中脘、足三里、太溪穴。

肝郁气滞证：取肝俞、期门、曲泉、蠡沟、太冲穴。

可以取四穴，快速进针，捻转提插，得气后，用平补平泻手法，中等刺激，或留针20分钟，脾肾两虚用补法。1日1次，10次为1个疗程。

2. 耳穴埋针　取穴：口、脾、肺、心、神门、内分泌。备用穴：耳迷根、交感、大肠。耳廓按常规消毒，以小号止血钳夹持揿针准确刺入耳穴，用小方形胶布固定，每次1侧，左右交替，3～4天换针1次，10次为1个疗程。

3. 耳穴压丸　取穴：脾、肺。备用穴：神门、交感。耳穴按常规消毒，王不留行籽高压灭菌，阴干，用胶布贴压所选耳穴上，并予以按压，嘱其家长于每餐饭前代为按压穴位5分钟，按压时局部以有痛感为佳。每7天更换1次，4次为1个疗程。

4. 灸法　取穴：阳池、三焦俞。备用穴：地机、命门、三阴交、大椎。每次取两穴用隔姜灸法，艾炷高1cm，柱底直径0.8cm，鲜姜片厚2mm，待患儿感到施灸局部灼热难耐，易炷再灸。每穴灸3～4次，1日1次，30日为1个疗程。

5. 皮肤针　取穴：膀胱经背俞穴，中下腹两侧脾经、胃经、带脉的腹前部位。常规消毒，用七星针轻度叩刺，在每条经脉区间往返叩打3遍，以局部出现红晕为度。隔日1次，10次为1个疗程。

三、推拿疗法

1. 循肺、胃、脾经走向推拿，点中府、云门，提胃、腹结、气海穴。再推拿膀胱经，点脾俞、胃俞、肾俞。

2. 分别先点按中脘、天枢，再以手掌在腹部以脐为中心，逆时针方向按揉3分钟，然后双手前后交叉将腹直肌提起，自上腹部提拿至下腹部，反复数次。再以四肢在左、右腹上、中、下等距离选定3点上下颤动，每点颤动7～10次，最后在腹部以脐为中心，顺时针按摩3分钟。

3. 0～6岁小儿手法按摩法　推脊5～7遍，医者手掌自患儿大椎沿脊柱两侧向下推，推毕后再揉按两侧肾俞、脾俞各50次；摩腹100次，然后用两手拇指自患儿剑突处沿两边肋下分推50次；推按后承山100次。随证加减：脾虚湿阻证，加运脾土、运八卦、揉按足三里各50次；胃热湿阻证，加清大肠、退六腑、清胃经各100次；肝郁气滞证，加清肝经，拿肩井，按弦走搓摩各50次。每天按摩1次，4周为1疗程，共治3个疗程。

四、饮食疗法

合理饮食是防治肥胖症的重要措施，须掌握以下几个原则：①定时定量进餐，不随便加餐；②三餐热量分配要得当，“早餐吃饱，午餐吃好，晚餐吃少”的原则较为适宜；③多吃热量低、饱腹感强的食品；④控制饮食总热量，营养均衡膳食；⑤减肥食品应美味可口，忌单调无味；⑥减肥计划应适应自己的饮食习惯，简便易行；⑦贵在坚持，持之以恒。

食疗方药：

1. 带皮鲜冬瓜100g，粳米、薏苡仁各30g，煮粥。1日1次。用于脾虚湿阻证。

2. 玫瑰花、代代花、茉莉花、川芎、荷叶各适量，开水冲饮。用于肝郁气滞证。

3. 以下食物有助控制体重，可注意食用：葡萄、牛奶、玉米、大蒜、韭菜、香菇、洋葱、胡萝卜、冬瓜、海带、燕麦。

五、行为干预

小儿肥胖症是与生活方式密切相关的疾病，以过度营养、运动不足、心理行为偏差为特征。故在治疗同时制定行为方案也是关键一环。方案应包括行为分析、行为日记、家长会、行为矫正等部分，按照个体化原则具体实施。

【预防调护】

一、预防

1. 防止小儿肥胖症，母亲是关键。母亲孕前应培养良好膳食习惯，孕期应避免营养过剩，以减少肥胖儿的出生。

2. 提倡母乳喂养，母乳喂养儿发生肥胖者明显低于牛乳喂养儿，在生后3个月内避免喂固体食物，定期监测小儿生长发育状况，发现问题及时纠正。

3. 婴幼儿期养成良好的生活和进食习惯。不要偏食糖类、高脂、高热量食物。积极参加各种体力活动和劳动，坚持每天都有一定的体育锻炼。上述习惯的养成对一生的生活方式，特别是成人期静坐式生活方式有重大影响。

4. 青春期及青春早期预防重点是加强对营养知识和膳食安排的指导，运动处方训练的指导，正确认识肥胖等。对于已经肥胖或可能肥胖的青年应由专业医师给予个别指导并且鼓励双亲参加，共同安排子女生活。

二、护理

1. 不要经常指责患儿进食习惯，进行正常的心理疏导，以免发生对抗心理。

2. 饮食以低脂、低糖、低热量食物为主，多食蔬菜，适量增加麦麸等粗纤维食物，多用素油，少吃动物脂肪，限制零食、干果。食物切小块，进食速度减慢，小口进食。吃饭时间不要过长，吃饭时可用适当方式分散其对食物的注意力。教会孩子如何正确选择适宜食物和不同食物间的替代，多参加户外活动。

3. 对严重肥胖并发气促、低氧血症等，应注意给予及时处理。

【文献选录】

《灵枢·卫气失常》："人有肥有膏有肉……腘肉坚，皮满者，肥。腘肉不坚，皮缓者，膏。皮肉不相离者，肉……膏者，多气而皮纵缓，故能纵腹垂腴……必先别其三形，血之多少，气之清浊，而后调之。"

《丹溪心法·中湿》："凡肥人，沉困怠惰是湿热，宜苍术、茯苓、滑石。凡肥白之人，沉困怠惰是气虚，宜二术、人参、半夏、草果、厚朴、芍药。"

《医学实在易·素盛一条》："素禀之盛，由于先天……然素盛之人，外邪难入而亦难出，不可不知，防风通圣散，表里俱病者宜之……大抵素禀之盛，从无所苦，惟是湿痰颇多，以一味丸，制苍术常服，即是欲病延年之剂，又二陈汤加减最宜，火盛者，吞乾坤得一丸。"(注：乾坤得：末制大黄为丸。)

《石室秘录·肥治法》："肥人多痰，乃气虚也，虚则气不能营运，故痰生之。"

【现代研究】

一、微观辨证研究

熊江波等把42例单纯性肥胖儿童分为肝郁气滞型、脾胃湿热型、痰热夹虚型、肾虚痰浊型4组。测定其血糖、血清丙氨酸转氨酶、总胆固醇、甘油三酯、高密度脂蛋白、低密度脂蛋白、空腹胰岛素、血清尿酸水平。结果显示：单纯性肥胖儿童中医辨证分型各组之间BMI有显著性差异；年龄、性别、病程、血压等无显著性差异；痰热夹虚型组甘油三酯、血清尿酸水平较肝郁气滞型组有显著性升高；其余各组在各方面无显著性差异；痰热夹虚、肾虚痰浊组血清丙氨酸转氨酶、空腹胰岛素水平较肝郁气滞、脾胃湿热组明显升高；脾胃湿热组血清丙氨酸转氨酶较肝郁气滞组明显升高；各组两两比较，肾虚痰浊组较其余各组无差异。对理化指标与中医辨证分型的关系进行了有益的探讨[1]。

二、治疗学研究

1. 中药治疗研究 陈红等将肥胖病分为痰湿、痰热、痰湿气虚和痰热气虚四个证型。痰湿型：治以燥湿化痰、调理气血，药用陈皮、半夏、茯苓、胆南星、瓜蒌、焦山楂、薏苡仁、莱菔子、枳实、赤小豆、丹参、王不留行；痰热型：治以化痰和胃、通腑泻热，药用陈皮、半夏、黄芩、天竺黄、茯苓、焦山楂、莪术、熟大黄、厚朴、槟榔、炒鸡内金、甘草；痰湿气虚型：治以益气化痰祛湿，药用黄芪、党参、防风、陈皮、半夏、茯苓、远志、大腹皮、枳实、炒白术、山药、炒谷麦芽；痰热气虚型：治以清热化痰、健脾益气，药用橘红、半夏、茯苓、葶苈子、大枣、黄连、白芍药、生地黄、当归、南沙参、天门冬、夜交藤[2]。

乐芹等用荷泽口服液(由荷叶、山楂、泽泻、苍术、薏苡仁、枳实、知母、决明子等组成)治疗儿童单纯性肥胖症64例。2个月后观察，显效29例、有效31例、无效4例，总有效率93.75%。本方能较好地改善患儿头昏、乏力、气促、食欲亢进、腹胀、便秘、易饥、多汗等症状[3]。郝宏文等认为儿童单纯性肥胖症病因为过食肥甘及运动不足，病位主要在脾胃，与肺肝肾有关，病机主要为痰热蕴阻，病性为本虚标实。治疗需清热化痰，运脾降浊，自拟方药：胆南星、虎杖、决明子、生山楂、莪术、陈皮，经临床应用，取得了较好的临床效果[4]。

2. 针灸疗法研究 张学辰等以中脘、天枢、关元、水道、足三里为主穴。辨证痰湿内蕴者加阴陵泉、丰隆；胃肠实热者加曲池、合谷；月经不调者加血海、太冲。1日1次，10次1疗程，休息5天，3疗程后，每周2次，2周后，每周1次，再2周后停止。总有效率97.5%[5]。

于嫦琴等利用自制的光灸减肥仪进行穴位照射，治疗101例单纯性肥胖儿童，取中脘、巨阙、足三里、内分泌、交感、天枢、大横、气海、关元、丰隆、三阴交，每次选体穴3～5个，每穴照射2～3分钟，每日1次，3个月为1个疗程。同时与101例耳穴压籽法治疗的单纯性肥胖儿童进行对照。结果显示光灸组与耳压组均有明显减肥效果，但光灸疗法疗效明显优于耳压疗法[6]。

3. 推拿疗法研究 李洪玲等应用循经推拿结合行为矫正疗法治疗30例单纯性肥胖儿童，并以30例作对照。治疗组在患者身上循背部夹脊穴和足阳明胃经上穴位进行按摩，并对胃俞、脾俞、肾俞、上脘、中脘、下脘等重点穴位进行刺激，每日治疗30分钟，并进行行为矫正。对照组仅给予行为、饮食、运动指导。30日为1个疗程，疗程结束6个月随访，观察疗效。治疗后实验组30例肥胖儿童体重均有下降，且下降幅度与入院时体重及BMI值明显相关；对照组30例肥胖儿童1个月后BMI值明显高于实验组；实验组治疗结束6个月后随访体重明显低于治疗前，而与出院时体重无明显差异[7]。

邰先桃等将68例儿童单纯性肥胖症患儿随机分为3组，治疗组30例，对照组18例，空白组20例。推拿手法分3步：①补脾300次，泻胃100次，泻大肠200次，揉板门100次，泻小肠100次，运内八卦50次。②开璇玑10次，摩腹3～5分钟，揉摩中脘2分钟，揉脐及天枢100次，按揉水分、气海、天枢、滑肉门、外陵等具有公认减肥效果的脐周八穴，每穴半分钟。③捏脊3～5遍，按揉脾俞、胃俞、足三里，每穴半分钟；揉龟尾100次；推上七节骨100次；擦腰骶部，以局部皮肤轻度充血为度。治疗组第1步使用葱姜水为介质，第2、3步中摩腹和擦腰骶部用减肥按摩膏（半夏、桂枝、决明子、大黄、茯苓、泽泻、丹参、川芎、紫草、花椒、冰片等组成）为介质，每次治疗40分钟，隔日1次，15次1个疗程，休息1周后进行下一个疗程，3个疗程统计疗效。对照组第1步亦使用葱姜水为介质，第2、3步用强生婴儿润肤油为介质。空白组仅给予饮食、运动指导。结果治疗组总有效率86.67%，对照组77.78%，空白组50%，且每两组间差异均有统计学意义[8]。

三、动物模型研究

目前常用的动物肥胖模型有食物性（高脂饲料）、下丘脑性（谷氨酸钠或金硫葡萄糖）、内分泌性（去卵巢、注射胰岛素）和遗传性等所诱导形成，这些模型代表了不同的形成机制：金硫葡萄糖所致的肥胖是摄食中枢受损所致，用于探讨中枢性肥胖机制；谷氨酸钠所致肥胖与代谢异常有关，用于研究内分泌失调在肥胖中的作用；与人类肥胖最为接近的高脂饲料所致食物性肥胖模型应用最为广泛[9]。

适合儿童肥胖研究的幼年大鼠营养性肥胖模型：刚离乳SD雌性大鼠，把牛奶、鸡蛋、奶粉、豆芽、猪油加工后予以单独喂饲（15g/只），同时自由进食基础饲料，造模45天，无论是三大产能营养素的产能比，还是纯高脂的单独喂饲方式，均与现实生活中肥胖儿童的肥胖发生过程贴近，因此不失为一种简便易行的幼年SD雌性大鼠肥胖造模方法[10]。

四、药效学研究

李秀敏等对60只幼小大白鼠喂以高脂饲料，建立肥胖模型，分别观察中药口服液（山荷叶、泽泻、草决明、苍术、知母、花粉等）对幼鼠致肥后体格发育指标、体内脂肪含量、脂肪细胞大小及血清胆固醇、甘油三酯水平的影响，结果显示中药口服液对其脂肪含量、血脂水平有降低作用,对增大的脂肪细胞有回缩作用,对幼鼠肥胖的发生有一定预防作用[11]。

国内外研究具有降脂作用的单味中药有:人参、绞股蓝、何首乌、枸杞子、灵芝、刺五加叶、女贞子、冬虫夏草、怀牛膝、桑寄生、杜仲、月见草、当归、川芎、片姜黄、蒲黄、红花、丹参、茯苓、三七、没药、血竭、山楂、荷叶、银杏叶、泽泻、柴胡、沙棘、虎杖、大黄、陈皮、半夏、漏芦、黄连、黄芩、葛根、决明子、菊花、水蛭、薤白、甘草、熊胆、鬼箭羽、赤松叶、火麻仁、柿叶、花粉、蜂蜡、马齿苋、大豆、大蒜、茶叶、海带、米糠、鱼油、蜂王精、香菇、紫菜、燕麦等60余种。

具有降脂作用的古书名方有:大柴胡汤、小柴胡汤、八味地黄丸、桂枝茯苓丸、桃核承气汤、血府逐瘀汤、柴胡加龙骨牡蛎汤、茵陈蒿汤、三黄泻心汤、钩藤汤、失笑散、防风通圣散、二至丸、升降散、补阳还五汤等多首。

对120首降脂方所用药物统计显示,共使用药物208种,其中使用次数超过10次的药物依次为:山楂45次,泽泻38次,丹参34次,大黄32次,决明子29次,何首乌25次,甘草23次,茯苓20次,柴胡、芍药各19次,川芎、白术各17次,黄芪16次,菊花、茵陈蒿各13次,当归、葛根各12次,荷叶、桑寄生、桃仁各11次,生地黄、党参、姜黄各10次。

近年来越来越多的人相信以天然植物为原料的中药减肥药比化学合成药安全、有效,且副作用小。在降脂中药中,有一部分既是药品又是食品,如山楂、枸杞子、荷叶、菊花、大蒜、海带、鱼油、马齿苋等,这为开发降脂功能食品创造了良好条件。

参考文献

[1] 熊江波,黄金城,林玲,等. 儿童单纯性肥胖中医辨证分型与西医各项实验室指标、并发症关系探讨[J]. 中医药学刊,2006,24(12):2289-2292.

[2] 陈红,陈梅仙. 略论中医对肥胖病的认识与辨治[J]. 湖北中医杂志,2000,22(9):7-8.

[3] 乐芹,王大宪,夏新红,等. 荷泽口服液治疗单纯性肥胖症患儿的临床观察[J]. 中国中西医结合杂志,2002,22(5):384-385.

[4] 郝宏文,王素梅. 从痰热蕴阻探讨儿童单纯性肥胖症的治疗[J]. 北京中医药大学学报(中医临床版),2006,13(1):23-24.

[5] 张学辰,张志山. 针刺治疗肥胖病200例临床观察[J]. 针灸临床杂志,2003,19(9):15.

[6] 于嫦琴,赵树华,赵学良,等. 光灸治疗儿童单纯性肥胖症的临床观察[J]. 中国中西医结合杂志,1998,18(6):348-350.

[7] 李洪玲,刘安民,吴金良,等. 中医循经推拿和行为矫正治疗儿童单纯性肥胖症[J]. 中国临床康复,2003,7(15):2237.

[8] 郤先桃,熊磊. 减肥按摩膏治疗儿童单纯性肥胖症的临床研究[J]. 云南中医学院学报,2006,29(6):29-32.

[9] 钱伯初,史红,吕燕萍. 肥胖动物模型的研究进展[J]. 中国新药杂志,2007,16(15):1159-1162.

[10] 向建军,王文祥,许榕仙. 幼年雌性SD大鼠营养性肥胖模型的建立[J]. 实用预防医学,2006,13(1):34-36.

[11] 李秀敏,王梅,许培斌. 中药防治幼小大白鼠肥胖的实验研究[J]. 中国儿童保健杂志,2004,12(5):423-425.

[12] 孙欣峰,吴立明,郝芬兰. 降脂中药的研究现状及展望[J]. 中国中医药信息杂志,2001,8(1):25-27.

(陈 鲁 邢向晖 李燕宁 苗 琦 苗 晋)

第十章

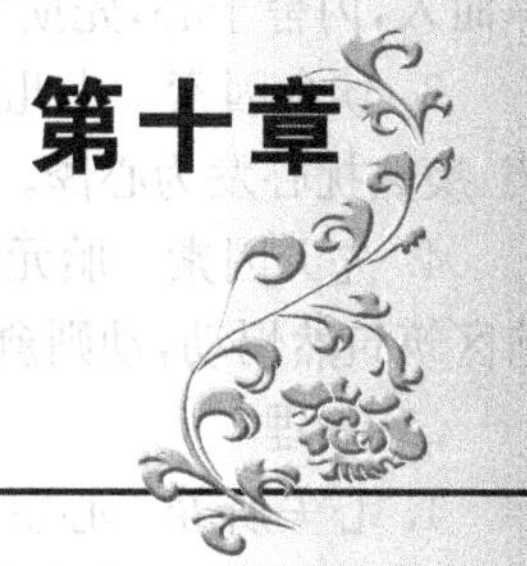

心 系 病 证

第一节 心 悸

【概述】

心悸是自觉心中急剧跳动，心慌不安而不能自主的证候，多见于能诉说自觉症状的较大儿童，在婴幼儿则见心前区明显搏动，甚至其动应衣，脉来数疾急促，或迟涩结代，参伍不调等。

心悸包括惊悸与怔忡。因惊而悸或因情绪激动而悸者谓之惊悸。惊悸时作时止，不发时一如常人，多由外因引起，以实证居多，病情较短暂，其证较轻。无所触动而悸者谓之怔忡。怔忡发作无时，终日觉心中悸动不安，动则尤甚，多因心血虚损，心气不振引起，病情较为深重。惊悸日久可发展为怔忡，怔忡多伴有心悸，故临床上往往心悸与怔忡并称。

早在《素问》中就有三部九候与独取寸口诊法，以及观察虚里部位的搏动来诊断疾病的记载。《金匮要略·惊悸吐衄下血胸满瘀血病脉证并治》有"寸口脉动而弱，动则为惊，弱者为悸"之说，切脉以知心之动悸。《伤寒论·辨太阳病脉证并治法》说："伤寒，脉结代，心动悸，炙甘草汤主之。"提出了补益心气心血以治伤寒所致的脉结代，心动悸。《颅囟经》指出小儿脉息较成人有异，谓"六至以为常"。《小儿药证直诀》以"心主惊"立论，心虚则"卧而悸动不安"，立泻心汤、导赤散泻心火；安神丸补心神的虚实补泻方。《证治准绳·幼科·惊悸》则认为小儿心悸多为虚证，"惊则心悸动而恐则怖也；悸者心跳动而怔忡也。二者因心血虚少，故健忘之证随之。"《医林改错》用血府逐瘀汤治疗心悸怔忡证。《血证论·怔忡》也认为："怔忡……凡思虑过度及失血家去血过多者，乃有此虚证，否则多挟痰瘀，宜细辨之"。

根据本病的临床表现，西医学中各种原因引起的心律失常，如心动过速、心动过缓、过早搏动、心房颤动和扑动、房室传导阻滞、束支传导阻滞、病态窦房结综合征、预激综合征，以及心力衰竭、心肌炎、心包炎、风湿性心脏病、心脏神经官能症等，均与本证有关，可参考本证进行治疗。

【病因病理】

一、病因

小儿心悸的形成，可概括为以下四种因素。

1. 精神因素　小儿神气怯弱，若闻异声，或见异物，或登高涉险，暴受惊恐，惊则气乱，恐则气下，扰动心神，不能自主而发为心悸。此外，由于小儿肝常有余，心火易亢，脉率较数，若因烦躁郁怒，怒则气上，扰动心神发为心悸。《素问·举痛论》说："惊则心无所倚，神无所归，虑无所定，故气乱矣。"说明精神刺激可致心悸。

2. 外感因素　小儿脏腑娇嫩，阴阳之气稚弱，卫外功能不固，易为邪毒所侵。邪毒自口鼻而入，内舍于心，先损“心用”，后损“心体”，以致心神不能自主而悸动不安。

3. 饮食因素 小儿脾常不足，易为饮食所伤，若素体内热，肥甘厚味过度，蕴热内结生痰，痰热扰心发为心悸。若过食生冷，痰湿内生，阻滞中阳，以致脉来停滞，心胸悸动。

4. 先天因素 胎元不足，禀赋有异，或因畸形，心脉有损，血气循行无序，心律不整，心前区筑筑然惕动，动则愈甚，日久血脉瘀滞，口唇发绀，行动困难。

二、病理

1. 心失所养 心主血脉，赖心气、心血、心阴、心阳之滋养。若喂养不当，气血生化乏源，或久病不已，血耗气弱；或失血过多，营血内竭；或误汗损伤心阳，不能温养心脉，推动血行；心血失充，心气不足，心阳不振，心阴失藏，均可导致惊悸怔忡。《丹溪心法·惊悸怔忡》说：“人之所主者心，心之所养者血，心血一虚，神气不宁，此惊悸之所肇端”。

2. 痰饮上扰 心为阳脏，位于膈上清旷之地。若脾肾阳虚，不能蒸化水液，聚而为饮，饮邪上犯，心阳被遏，以致血运不畅，水化为饮，上逆凌心，也可引起心悸。《血证论·怔忡》说：“心中有痰者，痰入心中，阻其心气，是以心跳不安”。

3. 邪侵心脉 感受外邪，内舍于心，邪阻心脉，阻塞经隧，心血营行受阻，或风寒湿热之邪，由血脉内侵于心，耗伤心之气阴，日久也可导致心悸怔忡。

4. 瘀阻脉络 若阳气不能鼓动血脉运行，或因寒邪侵袭，寒性凝聚，而使血脉运行不畅，瘀阻脉络，心脉失畅而成心悸。

【诊断与鉴别诊断】

一、诊断要点

本证根据临床特征即可诊断。

本病的主要症状是心悸，可持续发作，也可阵发，年长儿童常诉说心中急剧跳动，惊慌不安，不能自主，亦可兼短气乏力，叹息，胸闷，神倦懒言等症。心悸之时常伴有脉象的异常变化，可出现数、促、结、代、迟等脉象。病情较重，身体瘦弱的小儿尚有虚里跳动显著，其动应衣的现象。

结合心脏听诊、心电图、动态心电图、超声心电图、X 线摄片及实验室检查酶谱变化、血沉、抗“O”、T_3、T_4等明确心悸的西医诊断，这对不能正确诉说症状的婴幼儿尤为重要。

二、鉴别诊断

由于本病属于中医学中的证候，尚需鉴别西医学中的有关疾病，如先天性心脏病、心肌炎、风湿性心脏病、皮肤黏膜淋巴结综合征心血管病变、甲状腺功能亢进等。这需要结合病史、症状、体征及上述各项检查进行鉴别。

【辨证论治】

一、证候辨别

1. 辨病情轻重 惊悸较轻，怔忡较重。惊悸可以发展为怔忡。惊悸常因外界刺激而发作或加重，常时发时止；怔忡则无惊自悸，经常自觉怵惕不安，悸动不宁，动则尤著，多有脏腑气血阴阳亏损之象，日久常夹有痰饮瘀血。

2. 辨虚实兼夹 心悸以虚为主，以实为次，又多虚实夹杂之证。虚主要是指五脏气血阴阳亏损；实主要指邪毒、痰饮、瘀血之浸淫。水停心下，痰火扰心，瘀血阻脉，均可导致心悸。因此在辨证时要注意正虚的一面，又要注意邪实的一面，分清虚实兼夹的程度。

3. 辨脉象 心悸之证在脉象上变化较著。小儿脉息至数较成人为快，脉形上较成人为细弱，心悸小儿反映在脉象上的变化或疾或迟，或脉律不整，或出现促、结、代之脉。一般说来脉数为热为虚，脉迟为寒为阳虚；脉律不整参伍不调者为气血两亏；脉疾及促、结、代者，提示真脏受损，病情较重，尚需进一步检查，明确其原因，慎防心阳突然虚衰而生变。

4. 辨虚里　虚里在胸前心尖搏动部位，属胃之大络。人以胃气为本，虚里又是宗气会聚之处，故虚里动势有助于观察胃气和宗气的盛衰。正常情况下虚里之动，按之应手，力而不紧，缓而不急，起落有序。若按之微弱为不及，是宗气内虚；动而应衣为太过，是宗气外泄；搏动过速，多为胸腹积热，邪气亢盛，或正气衰而虚阳外脱。起落无序，则为脉律不整，心律不齐。

二、治疗原则

由于本证的病位主要在心，证候特点是以虚为主，虚实相兼，故补虚是治疗本病的基本治则。分别选用益气、养血、滋阴、温阳之法，使气血运行调畅，脏腑功能恢复，心悸可愈。此外，由于本证邪实方面以邪毒侵心、痰饮内停、瘀血阻络较为常见，故解毒、化饮、活血也不可偏废。在此基础上适加安神镇心之味，可望提高疗效。

三、分证论治

1. 心气不足

证候表现　心悸怔忡，动则尤甚，胆小易惊，神疲乏力，自汗懒言，面色无华，或头晕，叹息，舌淡红，苔白滑，脉数、弱或沉、迟，虚里搏动弱。

辨证要点　本证以心气虚证象为主，因心气不足，鼓动无力而致悸动不安；气虚则运行不畅，胸中痹滞，叹息乃作。

治法主方　养心益气，安神定悸。四君子汤加味。

方药运用　常用药：人参、茯苓、白术、甘草、远志、枳壳等。自汗者加黄芪；心阳不振者加桂枝；气滞血瘀者加丹参、瓜蒌皮等。

此外，可按心气虚的情况，选用人参、西洋参煎汤代茶饮。本证若兼心脾气虚之证时，可用养心汤。此方人参、黄芪大补元气；甘草、肉桂散寒通阳；茯神、茯苓、远志、神曲健脾和胃，补心安神；柏子仁、枣仁、五味子养心而敛心气；当归、川芎行气活血，故有补养心脾以生气血之功用。适用于心脾气虚而致之心悸怔忡。

2. 心阳不足

证候表现　心悸不定，动则更甚，胸闷气短，形寒肢冷，反复感冒，自汗肤凉，面色苍白，纳少便溏，舌淡红，苔白，脉沉细、结、代，虚弱，虚里搏动微弱。

辨证要点　本证因气虚及阳，阳气不振，血脉鼓动无力而现悸动，故以阳虚寒盛表现为症状特征。

治法主方　温补心阳，安神定悸。黄芪建中汤加味。

方药运用　常用药：桂枝、芍药、黄芪、炙甘草、龙骨、牡蛎、生姜、大枣等。心阳不振较重者，加人参、附子，兼见心阴不足者，可加麦冬、五味子、玉竹等；兼有水肿者，可加白术，茯苓、车前子等。

本证也可用人参汤（人参、白术、干姜、甘草）加桂枝、茯苓，温其阳而逐其寒。若寒凝心脉者，可用当归四逆汤祛寒活血，通阳复脉；若心肾阳虚可合肾气丸；若虚阳欲脱，四肢厥逆时，亟用回阳救逆，用参附汤或四逆加人参汤。

3. 心血不足

证候表现　心悸怔忡，动则尤甚，夜眠不宁，心烦多梦，面色无华，神倦无力，或自汗气短，舌淡红，脉细弱，虚里搏动微弱。

辨证要点 心血不足，心失所养，悸动不安乃血虚之故。心血为营阴所化，赖脾胃滋生，故脾虚乃血虚之因，心虚乃脾虚之故。

治法主方 补血养心，益气定悸。归脾汤加减。

方药运用 常用药：黄芪、人参、白术、当归、白芍、熟地黄、龙眼肉、茯神、远志、酸枣仁、木香、炙甘草、大枣等。心阴不足，烦躁口干者加麦冬、玉竹、五味子；惊惕不安者加生龙齿。

本证总以补脾助运，滋养化源为要。若生化有源，血气养心，则心悸可愈，故养荣汤、十全大补汤也可服，但需注意药性宜流动、勿呆滞。

4. 心阴不足

证候表现 心悸不宁，颧红唇赤，低热久恋，掌心灼热，烦躁哭闹不宁，少寐多梦，盗汗淋漓，大便秘结，舌红，苔薄黄，脉细数，或结代，虚里搏动微弱，或起落无序。

辨证要点 本证因心肾阴虚，水不济火，心火内动，扰动心神而致。阴虚则阳旺，故见阳有余而阴不足诸症。血为阴类，统称阴血，心阴不足与心血不足同中有异，轻重有别。

治法主方 滋阴清火，养心定悸。加减复脉汤加减。

方药运用 常用药：炙甘草、生地黄、白芍、麦冬、阿胶（烊化）、火麻仁、五味子、生牡蛎等。火旺者加龟甲、知母、黄柏；盗汗较著者加酸枣仁、浮小麦；风湿关节痹痛者加五加皮、桑枝、忍冬藤等。

本证若阴虚火旺而见悸动不安者，也可用天王补心丸滋阴降火，宁心复脉。

5. 气阴两虚

证候表现 心悸怔忡，胸闷气短，倦怠乏力，面色不华，自汗盗汗，睡时露睛，面颧黯红，舌红，苔花剥，脉细数或结、代，虚里搏动或显或弱，或起落无序。

辨证要点 本证因心气不足复兼心阴不足，气虚则气短乏力，自汗脉数；阴虚则颧红盗汗；气阴两虚则睡时露睛，苔花剥，脉细数，虚里搏动有异，较之心气虚、心阳虚、心阴虚、心血虚者为甚。由于小儿脏腑娇嫩，气血未充，故本证尤为多见。

治法主方 益气养阴，宁心复脉。炙甘草汤加减。

方药运用 常用药：炙甘草、人参、大枣、桂枝、生姜、生地黄、阿胶（烊化）、麦冬、火麻仁等。气虚自汗者加黄芪；血虚心慌者加当归、酸枣仁、五味子、柏子仁；血瘀者加丹参、川芎。

本证也可用生脉饮或黄芪生脉饮煎汤内服。

6. 心胆虚怯

证候表现 心悸，善惊易恐，遇惊则心悸怵惕，坐卧不宁，少寐多梦，苔薄白或如常，脉动数或弦，虚里搏动明显，或起落无序。

辨证要点 本证因小儿胆怯易惊，骤遇惊骇，心神失宁而惕惕然悸动不安，过后渐复如常。

治法主方 镇惊定志，养心安神。安神定志丸加减。

方药运用 常用药：龙齿、琥珀、朱砂、茯神、石菖蒲、远志、人参等。心胆气虚，神不自主者加炙甘草；心阴不足而心悸者加柏子仁、五味子、玉竹、天冬、炒枣仁等。

本证也可用远志丸方煎服。该方中有人参、茯神补心气，远志、龙齿镇惊安神，菖蒲通窍，故也可治心虚胆怯受惊而悸者。

7. 热毒侵心

证候表现 心惊多喘，经常感冒，咳嗽咽红，喉核肿大，反复发热，夜汗淋漓，乏力倦怠，脉数，或结、促、代，虚里搏动微弱或应衣，或起落无序。

辨证要点　本证常因外感风热邪毒引起。由于小儿脏腑娇嫩，邪毒乘虚而入，内舍于心，心脉受损，以致悸动不安，每因外感而加重。

治法主方　清热解毒，宁心复脉。银翘散加减。

方药运用　常用药：金银花、连翘、淡竹叶、荆芥、苦参、牛蒡子、豆豉、薄荷、桔梗、芦根、黄芩、北沙参、甘草等。咽喉肿痛较著者加大青叶、山豆根、胖大海；咳嗽痰稠者加杏仁、浙贝母、瓜蒌皮；盗汗自汗者加麻黄根、浮小麦、生牡蛎；表证已解，心悸不已者合生脉散。

本证若见热毒蕴结，身热日久不解，咽喉肿痛，便秘心悸者，可用清宫汤加减（玄参、莲心、竹叶卷心、连翘、麦冬、益母草、丹参、大青叶、苦参、茶树枝等）；若邪毒渐清，心气心阴两伤时，又当益气养阴，清热解毒，可用清营汤（水牛角、生地黄、玄参、竹叶、金银花、连翘、黄连、丹参、麦冬）加西洋参；此皆本"毒清正自复，正盛邪自却"之意，权衡用之。

8. 水饮凌心

证候表现　心悸气促，渴不欲饮，小便不利，下肢浮肿，形寒肢冷，眩晕呕吐，泛泛多唾，舌淡苔滑，脉弦滑，或沉细，虚里搏动明显。

辨证要点　本证多系心阳虚衰之后导致水饮内停。水气凌心则悸，外溢则肿，是本虚标实之证。阳不振致饮不化，饮不化则悸不宁。

治法主方　温补心阳，化气行水。苓桂术甘汤加味。

方药运用　常用药：茯苓、桂枝、白术、甘草、椒目、葶苈子等。呕恶者加法半夏、陈皮；阳虚水泛，下肢浮肿者加泽泻、猪苓、车前子等。

本证若属肾阳虚衰，不能制水，水气凌心，症见心悸喘咳，不能平卧，小便不利，浮肿较甚者，用真武汤加减；若痰阻心气，悸动不安，宜指迷茯苓丸（茯苓、风化硝、半夏、枳壳）加远志、菖蒲、黄连、川贝母、酸枣仁治之。

9. 心血瘀阻

证候表现　心悸，胸闷不舒，善叹息，心痛时作，痛如针刺，口唇指（趾）甲青紫，指（趾）如杵状，舌紫黯，或有瘀斑，脉涩或结、代，虚里搏动明显，起落无序。

辨证要点　本证常因先天胎禀不足，或心病日久，心脉瘀阻，气血运行失常，致气滞血瘀，胸阳失畅。

治法主方　活血化瘀，理气通络。桃红四物汤加减。

方药运用　常用药：桃仁、红花、丹参、赤芍、川芎、延胡索、香附、青皮、生地黄、当归等。阳虚寒凝致瘀者加桂枝、附片、干姜；络脉痹阻，胸痹较甚者加沉香、檀香、降香；夹有痰浊，胸满痹痛者加瓜蒌皮、薤白、半夏等。

本证也可选用血府逐瘀汤加减治之。此方在桃红四物汤的基础上合四逆散加牛膝、桔梗而成。桃红四物汤活血祛瘀而通血脉；桔梗、柴胡与枳壳、牛膝，一升一降，调畅气机，行气活血，故有活血祛瘀、行气通脉之功。

【其他疗法】

一、中药成药

1. 天王补心丸　用于心阴不足，心火偏旺证。

2. 柏子养心丸　用于心气不足证、心阳不足证。

二、单方验方

1. 苦参、益母草各 10g，甘草 3g。1 日 1 剂，水煎，分 3 次温服。用于心悸，脉律不整者。

2. 磁石、龙齿各 15～30g。1 日 1 剂，水煎，分 3 次温服。用于心悸实证。

三、针灸疗法

1. 体针　主穴取内关、心俞、神门、三阴交。配穴：脉数疾取间使；脉缓迟取素髎；胸闷胸痛取膻中，用补法。

2. 耳针　取心、皮质下、交感、神门、胸区。每次2～3穴，留针15～30分钟。

【预防护理】

一、预防

1. 加强孕期保健，特别是在妊娠早期积极预防风疹、流行性感冒等病毒性疾病。

2. 开展体育锻炼，增强体质，有病早治，慎用各种影响心率的药物。

二、护理

1. 消除患儿顾虑，使精神愉快轻松，病室保持安静。

2. 心悸甚者需卧床休息，缓解后适当活动，记录每次发作的时间及脉象。

3. 饮食饥饱适宜，清淡而富于营养，有水肿者，低盐或无盐饮食，不喝浓茶。

4. 重症心悸患儿，应密切观察病情，及时记录呼吸、心率、心律、脉搏、血压等变化，及时对症处理。若患儿脉结代、心动悸，面色青灰，四肢厥冷，大汗淋漓，脉细数欲绝者，应及时抢救。

5. 准时服药。特别是纠正心率的西药要注意掌握好剂量、用法、疗程，必要时在心电监护下使用。

【文献选录】

《丹溪心法·惊悸怔忡》："惊悸，人之所主者心，心之所养者血，心血一虚，神气不守，此惊悸之所肇端也。曰惊、曰悸，其可无辨乎？惊者恐怖之谓，悸者怔忡之谓，心虚而郁痰，则耳闻大声，目击异物，遇险临危，触事丧志，心为之忤，使人有惕惕之状，是则为惊；心虚而停水，则胸中渗漉，虚气流动，水既上乘，心火恶之，心不自安，使人有怏怏之状，是则为悸。惊者与之豁痰定惊之剂，悸者与之逐水消饮之剂；所谓挟虚，不过调养心血，和平心气而已。"

《婴童百问·慢惊》："心藏神而恶热，小儿体性多热，若感风邪，则风热搏于脏腑，其气郁愤，内乘于心，令儿神志不宁，故发为惊，若惊甚不已，则悸动不宁，是为惊悸之病。"

《医学正传·怔忡惊悸健忘证》："夫所谓怔忡者，心中惕惕然动摇而不得安静，无时而作者是也。惊悸者，蓦然而跳跃惊动而有欲厥之状，有时而作者是也。"

《儿科醒·辨惊风之误论》："小儿气怯神弱，猝见异形，猝闻异声，最伤心胆之气。《内经》云：大惊猝恐则气血分离，阴阳破散，经络厥绝，脉道不通，阴阳相逆，经脉空虚，血气不次，乃失其常。又惊则气散，又恐伤肾，惊伤胆。其候则面青粪青，多烦多哭，睡卧惊惕，振动不宁，治法急宜收复神气为要，宜秘旨安神丸，或独参汤、茯神汤之类主之。若妄进金石脑麝之品，是犹落井而又下之以石矣。"

【现代研究】

一、病因病机研究

顾仁樾根据多年的中西医结合治疗心悸之临床经验，认为心悸病机为本虚标实，以虚为本，痰瘀相关，乃因气血阴阳亏虚，或痰饮瘀血阻滞，心失所养，心脉不畅，致心中动悸[1]。严世芸将心悸的病因归纳为邪、情、痰、瘀、虚五个字。病机归纳为其一：风、寒、暑、湿诸邪搏击心神。其二：七情过极，即大喜伤心；大怒伤肝，肝气郁结，胆气不足，母令子虚；思虑伤脾，脾不统血，心脾两虚；悲则气结，恐则气下，惊则气乱，均能导致气机失畅，而致心神不宁。其三：病久不愈，或痰饮、瘀血内停；或心阴亏虚、心气不足、气阴两伤；或阴阳失调；或心阳不振、心肾阳虚等，致心神失宁、心动无力、心脉瘀阻、阴阳气血不相顺接，遂呈心动悸、脉结代之证。纵观心悸的病因病机，虚实夹杂，本虚标实，但虚证为病之关键所在[2]。邓铁涛认为，心悸是标实而本虚之证，其内因是心阴心阳亏损内虚（为本），病理基础是痰与瘀，左右心悸的继续发展（为标）。一般来说心悸以气虚（阳虚）而兼痰浊者为多见，当疾病到了中后期，则以心阳（阴）虚兼血瘀或兼痰瘀为多见。痰瘀相关是心悸的重要病因病机及辨证分型的依据[3]。

二、治疗学研究

余继林等报道用中医药治疗小儿心悸证103例。制定心悸的辨证要点是：主要指标心悸心慌脉结代；次要指标是：①多惊善啼或夜寐不安，舌光红。②面色不华或头晕目眩，舌淡红。③自汗、神疲乏力，动则心慌心悸加重。④自汗盗汗，心烦耳鸣，动则悸甚，舌质红。凡具备主要指标，加上一条次要指标，均可诊为心悸证。根据临床表现，将小儿心悸证分为心神不宁证、心气不足证、气血俱虚证3型。治疗结果：主要指标及次要指标的症状全部消失，各项理化检查均转正常者77例，占74.6%。主要症状消失时间最快2天，最慢28天，平均9.49天[4]。

严君藩等报道用心肝宝胶囊治疗小儿心律失常50例。每粒胶囊含人工虫草0.25g，每次2～4粒，1日3次口服，连服3个月。用药前均做常规心电图检查，室上性心动过速患儿同时进行Ⅱ导联监测，以证实其心律失常的类型、频率等。服后1周、1个月以及疗程完成后均复查心电图。部分病例做X线胸片和超声心动图检查，并查血、尿常规，肝、肾功能，心肌酶谱。结果房性早搏5例，显效3例、有效2例；交界性早搏7例，显效4例、有效3例；频发室性早搏36例，显效25例、有效6例、无效5例；室上性心动过速2例，显效1例、无效1例。总计显效33例、有效11例、无效6例，总有效率88%。实验研究表明，虫草对心血管系统的作用表现在既可降低心肌的耗氧量，又能选择性增强心肌细胞抗缺氧能力，增加心排血量和冠脉血流量，改善心肌缺血、缺氧的状态。该药抗心律失常的作用机制可能与直接作用于心脏、钙拮抗及膜稳定有关[5]。

肖和印等报道治疗11例儿童心脏神经官能症患者，经中医辨证分为心神不宁型5例，心阳不振、神不守舍型3例，痰热内羁型2例，心脾两虚型1例，分别以磁朱丸、桂枝甘草龙骨牡蛎汤、温胆汤、归脾汤加减化裁治疗，均获痊愈。其中1例愈后多次复发[6]。

陈建平在辨治小儿顽固性心律失常方面认为应以补气血为主，正强邪自却，故方中重用黄芪补气举中，治胸中大气下陷，使气行则血行，兼用党参、白术、白芍、当归、五味子、麦冬、益母草、泽兰、丹参、川芎、甘松等药，且甘松尚有对中枢的镇静作用，其所含的缬草酮有抗心律失常作用，用此法治疗小儿顽固性心律失常26例，结果有效率76.7%[7]。

三、药效学研究

陈可冀等综述中医药抗心律失常作用的中药有效成分多数归属于生物碱类、强心苷类、黄酮类及皂苷类。此外，也包括少数香豆精类，萜类、挥发油类及酚类等成分，其中黄连素（小檗碱）有心脏正性肌力和负性频率作用，抗实验性心律失常，延长豚鼠乳头肌动作电位时程，提高猫的电致室颤阈，具有α-肾上腺能受体阻滞作用[8]。

赵卫综述正性肌力作用的单味中药实验研究近况，按其作用机制，大致可分为4类：①能增加心肌细胞内cAMP水平的中药有附子、枳实、毛冬青。②能抑制心肌细胞膜Na^{+}-K^{+}-ATP酶活性中药有黄花夹竹桃、黄柏。③有调节心肌细胞内的钙离子浓度的中药有生姜、牛黄。④通过以上作用中的两种作用途径来增加心肌收缩力的中药有人参、黄芪、黄连[9]。

苦参被现代药理实验发现，具有非特异性"奎尼丁"样效应，能影响心肌细胞膜钾、钠传递，降低心肌应激性，延长绝对不应期，从而抑制异位节律点的兴奋性，故对心房颤动、频发早搏、阵发性室上性心动过速等过速性心律失常具有较明显的治疗作用。苦参在复方汤剂中的用量常在10g左右，若用于过速性心律失常的治疗，用量宜在20～30g左右，此量为常规剂量的2～3倍。由于苦参性寒而清热，有抑制兴奋作用，故多用于兼有热象的过速性心律失常[10]。

细辛对实验动物心脏有明显的兴奋作用，表现为用药后迅速出现心肌收缩力增强，心率加快，并可持续7～10分钟，且呈正性肌力和正性频率等作用，故对病态窦房结综合征、窦性心动过缓、房室传导阻滞等慢性心律失常具有一定的治疗作用。在治疗慢性心律失常时，汤剂中的剂量需用10g左右。由于细辛性温有助阳之功，又有振奋促进作用，故多用于兼有寒象的缓慢性心律失常[10]。

丹参可降低血浆脂质过氧化物(LPO)的含量，稳定生物膜，提高超氧化物歧化酶(SOD)的活性，减少ATP降解，并可扩张冠状动脉，改善微循环，增加心肌营养，减慢氧气消耗，增强心肌收缩力[11]。

崔志清等报道了有关用加味炙甘草汤注射液对大鼠实验性心律失常的防治作用。结果表明加味炙甘草汤注射液预防组与生理盐水组比较可使乌头碱所致室性早搏(PVCs)和室性心动过速(VT)发生率明显降低，使氯化钙($CaCl_2$)所致PVCs和VT发生率显著降低。其出现时间明显推迟。窦性心律恢复时间明显提前，复律率显著提高。治疗组与生理盐水组比较，首次给药窦性心律短时转复率有显著差异，3次给药后窦性心律转复率明显提高，表明加味炙甘草汤注射液有很好的抗乌头碱和$CaCl_2$所致室性心律失常的作用[12]。

罗列波报道了生脉散可增加心肌糖原和RNA的含量，改善缺血心肌的合成代谢，减少心肌耗氧量而延长心肌的存活时间，并有较显著的强心作用[13]。

参考文献

[1] 项志兵，顾仁樾．顾仁樾治疗缓慢性心律失常的经验[J]. 四川中医，2008，26(3)：1-2.

[2] 张玮，徐燕．严世芸治疗心悸七法[J]. 上海中医药杂志，2004，38(11)：3-4.

[3] 吴焕林，周文斌．邓铁涛教授治疗心悸(心律失常)临床经验[J]. 中医药信息，2005，22(5)：60-61.

[4] 余继林，李建，刘晓庆．中医药治疗小儿心悸证103例[J]. 北京中医，1992，(4)：19-20.

[5] 严君藩，包忠宪，吕彩红，等．心肝宝胶囊治疗小儿心律失常50例疗效分析[J]. 中国中西医结合杂志，1992，12(11)：680-681.

[6] 肖和印，王俊宏，刘弼臣．中医辨证治疗儿童心脏神经官能症11例[J]. 中医杂志，1996，37(2)：100-101.

[7] 陈建平．辨证治疗小儿顽固性心律失常26例[J]. 四川中医，1998，16(10)：50-51.

[8] 陈可冀，陈耀青．中医药抗心律失常研究进展[J]. 中西医结合杂志，1991，11(7)：445-448.

[9] 赵卫．正性肌力作用的单味中药实验研究近况[J]. 中国中西医结合杂志，1995，15(7)：443-445.

[10] 郝建新，柯新桥，周祯祥．如何正确运用苦参细辛治疗心律失常？[J]. 中医杂志，1996，37(10)：630-631.

[11] 鲁恒心，方肇勤．清热解毒治法的现代研究进展及其在肝癌中的应用概况[J]. 江苏中医，2001，22(4)：43-45.

[12] 崔志清，林秀珍，郭世铎，等．加味炙甘草汤注射液对大鼠实验性心律失常的防治作用[J]. 中国

中西医结合杂志,1993,13(7):423-425.

[13] 罗列波. 益气养阴活血法治疗急性病毒性心肌炎 24 例[J]. 北京中医,1999,18(3):20-21.

（俞景茂　冯兵勇　徐宇杰）

第二节　夜　　啼

【概述】

夜啼是指婴幼儿入夜啼哭不安,时哭时止,或每夜定时啼哭,甚则通宵达旦,但白天能安静入睡的一种病证。古代儿科医籍中又称为儿啼、躯啼等。多见于新生儿及 6 个月内的小婴儿。

新生儿每天需要睡眠约 20 小时,到 1 周岁仍要 14～15 小时。足够的睡眠是小儿健康的重要保证。啼哭不止,睡眠不足,生长发育就会受到影响。此外,啼哭又是新生儿的一种本能反应。新生儿乃至婴幼儿常以啼哭表达要求或痛苦。因此,饥饿、惊恐、尿布潮湿、衣着过冷或过热等,皆可引起啼哭。此时若喂以乳食、安抚亲昵、更换潮湿尿布、调节冷暖后,啼哭即止,不属病态。同时啼哭也是婴幼儿时期一种极好的呼吸运动,适量的啼哭有利于婴幼儿的生长发育。只是长时间反复啼哭不止方属病态。反之,新生儿若不哭,伴之不动、不吃等,乃是疾病重笃的表现。

夜啼有轻有重。轻者不治而愈,重者可能是疾病的早期反映。因此在未找到夜啼的原因之前,必须密切观察病情变化,以便进行相应的处理。切勿任其啼哭而耽误病情。诚如《幼科释谜·啼哭原由症治》所说:"务观其势,各究其情,勿云常事,任彼涕淋"。

【病因病理】

一、病因

初生小儿初离母腹,由胎内环境转变为胎外环境,又因脏腑幼嫩,阴阳二气稚弱,调节及适应能力差,不论外感六淫,还是内伤乳食,都可导致脏腑功能失调,阴阳气血失于平衡。一旦感到痛苦,就只能用啼哭来表达,病愈而啼止。但也有确无其他病证而夜间啼哭不止者,此时的病因大体有以下几方面。

1. 环境改变　初生小儿由羊水包裹的胎内环境转化为襁褓之中的胎外环境,初度昼夜,未经寒暑,感受有异。气血阴阳运行节律尚未调整,当寐不寐,时时啼哭。这种啼哭将随时间的推移而逐渐减少。

2. 不良习惯　如夜间点灯而寐,摇篮中摇摆而寐,怀抱而寐,边走边拍而寐等,一旦习惯或条件改变则啼哭不止。《幼幼集成·夜啼证治》说:"凡夜啼见灯即止者,此为点灯习惯,乃为拗哭,实非病也,夜间切勿燃灯,任彼啼哭二三夜自定"。

3. 胎禀脏气失和,喂养调护失宜　由于先天禀赋有偏,后天调护不当,而致脾寒、心热、惊恐、肝旺诸因,皆可夜啼不止。本节所论夜啼以此类病因为主。

二、病理

1. 脾寒腹痛　脾为太阴,为阴中之至阴,喜温而恶寒。若孕妇素体虚寒,恣食生冷,胎禀不足,脾寒乃生;若用冷乳喂儿,中阳不振;或因调护失宜,腹部中寒,以致寒邪内侵,凝滞气机,不通则痛,因痛而啼。由于夜间属阴,阴胜则脾寒愈盛,故啼在夜间。白天阳气盛,阴寒之气得阳而暂散,故白天能安然入睡。

2. 心热内扰　若孕妇内蕴郁热,恣食辛热动火之食,或过服温热药物,蕴蓄之热遗于胎儿；或婴儿将养过温，受火热之气熏灼，心火上炎，心中懊侬难言，烦躁不安而啼。夜间阴盛阳衰，阳入于阴则人静而寐。由于心火过亢，阴不能潜阳，故夜间不寐而啼哭不止。彻夜啼哭之后阳气耗损，无力抗争，故白天入寐，正气稍复，入夜又啼。周而复始，循环不已。

3. 暴受惊恐　心主惊而藏神。小儿神气怯弱，若暴受惊恐，惊则伤神，恐则伤志，神志不宁，寐中惊惕，因惊而啼。

4. 脾虚肝旺　若喂养不当，少见阳光，营养失调，积滞内生，郁而生热，肝失疏泄调达，难伸刚直之性，烦躁叫扰而哭闹不安。

【诊断与鉴别诊断】

一、诊断要点

1. 入夜定时（多在子时左右）啼哭不止，轻重表现不一，但白天安静。

2. 无发热、呕吐、泄泻、口疮、疖肿、外伤等表现。

二、鉴别诊断

1. 生理性哭闹　哭时声调一致，余无其他症状，在经过详细检查后未发现病理状态，此时应考虑为生理性哭闹。大多因喂养不当，缺乳或护理不善引起。

2. 病理性哭闹　应与以下疾病鉴别：

(1)中枢神经系统疾病：新生儿中枢神经系统感染或颅内出血，常有音调高、哭声急的“脑性尖叫”声。

(2)消化系统疾病：各种肠道急性感染性疾病或消化不良时，可由肠痉挛所致阵发性腹痛引起，哭声也呈阵发性，时作时止，昼夜无明显差异；脱水时哭声无力或嘶哑；急腹症（如肠套叠）时可引起突然嚎叫不安，伴面色苍白、出汗等症状；佝偻病及手足搐搦症病儿常烦躁不安，易咳，好哭：营养不良小儿常好哭，但哭声无力，易烦躁。

(3)甲状腺功能减退症：由于声带发生黏液性水肿，虽能哭闹，但哭声发哑。

(4)其他常见病：如感冒鼻塞、重舌、腹股沟斜疝、口腔炎、疱疹性咽峡炎、中耳炎及皮肤感染、蛲虫感染等，常伴有夜间哭闹。

【辨证论治】

一、证候辨别

1. 辨疾病轻重　小儿夜间啼哭，白天入睡，哭时声调一致，又无其他病证，此等夜啼病情轻，可按脾寒、心热、惊恐、肝旺辨证。若分娩时有损伤，哭声尖厉、持久、嘶哑或哭声无力、昼夜无明显差异，多属严重病变的早期反应，需注意检查作出诊断。

2. 辨虚实寒热　哭声微弱，时哭时止，四肢不温，便溏，面色白者属虚寒；哭声响亮，啼哭不止，身腹温暖，便秘尿赤者属实热；惊惕不安，面色青灰，紧偎母怀，大便色青，面色时白时青者属惊啼。

二、治疗原则

调整脏腑的虚实寒热，使脏气安和，血脉调匀是治疗夜啼的主要原则。若五脏元真通畅，气血循行有度，昼夜阴阳交替有序，势必安然入睡。因此，一般不必多用镇潜安神之剂，是不安神而神自宁。

三、分证论治

1. 脾虚中寒

证候表现　入夜啼哭，时哭时止，哭声低弱，兼面色㿠白，恶寒踡卧，四肢不温，纳少便溏，肠鸣，腹部胀气，喜温熨抚摩，口唇淡白，舌淡红，苔薄白，指纹沉。

辨证要点 多见于初生儿或小婴儿，啼哭以阵哭为主，推测系腹痛所致，因痛而啼，痛解而安，常伴有脾阳不振的虚寒症状，也可能兼有气滞积停的肠胃症状。

治法主方 温脾散寒，理气止痛。匀气散加减。

方药运用 常用药：陈皮、桔梗、炮姜、砂仁、木香、炙甘草、红枣等。中寒较甚者加艾叶、当归；虚者加太子参；时而惊惕者加蝉蜕、钩藤；食滞脘胀加炒麦芽、炒谷芽、焦山楂，重者加莱菔子、枳实。

本证也可用乌药散治之。取乌药、高良姜温中散寒，行气止痛；白芍、香附疏肝和脾，祛寒止痛。若见蜷卧、面色苍白、大便较溏者，可用小建中汤加味；哭声微弱，胎禀怯弱，形体羸弱者，用附子理中汤加味。同时也可配合使用肚兜、艾灸神阙等治法。注意保暖，尤其腹部宜温。

2. 心热内扰

证候表现 入夜而啼，哭声洪亮，见灯尤甚，烦躁不安，面红唇赤，大便干结，小便浑浊，舌尖红，舌苔黄，指纹紫滞。

辨证要点 本证多见于心火较旺的婴幼儿。除入夜啼哭不止以外。尤以烦躁不安，心神不宁等为主要兼证。面红尿赤便秘，舌尖红，苔黄也系心经积热所致。

治法主方 清心泄热，导赤除烦。导赤散加减。

方药运用 常用药：生地黄、竹叶、通草、甘草等。热盛者加黄连，名黄连导赤散；湿胜者加茯苓、滑石；烦躁叫扰者加栀子；大便秘结者加大黄；乳食不化者加炒麦芽、生山楂、莱菔子等。

本证也可用琥珀、钩藤各3g，黄连6g，共为细末。取0.5g，涂于乳母乳头上令小儿吸吮，或温开水冲服。

3. 暴受惊恐

证候表现 入夜而啼，啼声较尖，神情不安，时作惊惕，紧偎母怀，面色乍青乍白，哭声时高时低，时急时缓，舌质正常，脉数，指纹青。

辨证要点 小儿神气怯弱，若胎禀虚弱，复因惊骇而致夜啼，故兼恐惧不安，声音触动等突然刺激均可使啼哭加重。其因心气虚，其标在惊恐外受，惊则伤神，恐则伤志，心神不宁，神志不安，心虚胆怯，因惊而啼。

治法主方 补气养心，定惊安神。远志丸加减。

方药运用 常用药：远志、石菖蒲、茯神、茯苓、龙齿、人参等。时时惊惕者加钩藤、蝉蜕、磁石、菊花；乳食积滞者可加炒麦芽、砂仁；腹痛便溏者可加炒白芍、广木香等。

本证也可用琥珀抱龙丸清化痰热，安神定志，兼调脾胃；还可用朱砂安神丸镇惊安神，但只能短时期少量服用，不宜久服。

4. 脾虚肝旺

证候表现 入夜而啼，哭声无力，烦躁叫扰，辗转不安，纳少，肚腹膨大，面黄发稀，寐中盗汗，大便色青，舌淡红，苔薄白，指纹紫滞或淡。

辨证要点 本证多见于乳幼儿。因日照不足，喂养不当，营养失调引起，大多见于人工喂养或母乳不足过早断奶的小儿。其属积滞初起，因胃不和则卧不安，脾虚则肝旺，故烦躁叫闹，睡眠不安，时而啼哭。

治法主方 健脾柔肝，消积宁神。柴芍六君子汤加减。

方药运用 常用药：银柴胡、白芍、太子参、炒白术、茯苓、陈皮、半夏、生龙骨、生牡蛎、龟甲、鸡内金等。积著者加谷芽、麦芽、生山楂；惊惕不安者加钩藤、蝉蜕、怀小麦等。

本证若以脾虚为主要见症时，也可用六君子汤加味；若心脾两虚、气血不足时，也可用归脾汤加减，适加平肝壮骨之味。

【其他疗法】

一、中药成药

1. 小儿七星茶　用于脾虚肝旺证。

2. 琥珀抱龙丸　用于暴受惊恐证、脾虚肝旺证。

二、单方验方

1. 甘麦大枣汤（炙甘草 5g，怀小麦 30g，红枣 20g）煎汤内服，不拘多少。用于原因不明，寒热虚实不著之夜啼。

2. 蝉花（蝉蜕壳头上有一角如花冠者）12g，煎汤内服，或研末涂于乳母乳头上。用于原因不明，兼症不著之夜啼。

三、药物外治

将艾叶、干姜粉炒热，用纱布包裹，熨小腹部，从上至下，反复多次。或用丁香、肉桂、吴茱萸等量研细末，置于普通膏药上，贴于脐部。新生儿及小婴儿贴膏药恐易损伤皮肤，可改为醋调或水调敷脐部。用于脾虚中寒证。

四、针灸疗法

1. 取中冲穴，不留针，浅刺出血。用于心热内扰证。

2. 艾灸神阙　将艾叶燃着后在神阙周围温灸，不能触到皮肤，以皮肤潮红为度。每日 1 次，连灸 7 日。用于脾虚中寒证。

五、推拿疗法

1. 分阴阳，运八卦，平肝木，揉百会、安眠（翳风与风池连线之中点）。惊骇者清肺金，揉印堂、太冲、内关；脾寒者补脾土，揉足三里、三阴交、关元；心热者泻小肠，揉小天心、内关、神门。

2. 按摩百会、四神聪、脑门、风池（双），由轻到重，交替进行。惊哭停止后，继续按摩 2～3 分钟。用于惊啼。

【预防护理】

一、预防

1. 穿着冷暖适宜，勿着凉，勿过热。

2. 孕妇及乳母勿多食寒凉及辛辣热性食物。

3. 勿受惊吓，保持环境安静。

4. 不抱怀中睡眠，不通宵开灯，不将光源正对儿眼，养成良好的睡眠习惯。

二、护理

1. 寻找导致啼哭的原因，如饥饿、过饱、闷热、寒冷、虫咬、尿布浸渍、衣料刺激等，并予解决。

2. 检查衣服被褥、包被内有无异物；皮肤上有无感染，保持皮肤清洁；做好口腔护理。

3. 合理喂养，饥饱适度，及时添加辅食。

4. 居室阳光充足，并有适当的户外活动，睡眠时使室内光线暗淡。

【文献选录】

《诸病源候论·小儿杂病诸候·夜啼候》："小儿夜啼者，脏冷故也。夜阴气盛，与冷相搏则冷动，冷动与脏气相并，或烦或痛，故令小儿夜啼也。”

《圣济总录·小儿门·小儿夜啼》：“经谓合夜至鸡鸣，天之阴，阴中之阴也。夜为阴盛之时，凡病在阴者，至夜则邪气亦盛，婴儿气弱，脏腑有寒，每至昏夜，阴寒与正气相击，则神情不得安静，腹中切痛，故令啼呼于夜，名曰夜啼。”

《万氏家藏育婴秘诀·啼哭》：“小儿啼哭，非饥则渴，非痒则痛，为父母者，心诚求之，渴则饮之，饥则哺之，痛则摩之，痒则抓之，其哭止者，中其心也。如哭不止，当以意度。”

《医学入门·胎惊夜啼》，“上夜惊啼多痰热，仰身有汗赤面颊；下夜曲腰必虚寒，甚则内钓手足掣；客忤中恶哭黄昏，乳饮方哭烂口舌。”

《幼幼集成·夜啼证治》：“小儿夜啼有数证，有脏寒，有心热，有神不安，有拗哭，此中寒热不同，切宜详辨。脏寒者，阴盛于夜，至夜则阴极发躁，寒甚腹痛，以手按其腹，则啼止，起手又啼，外证面青手冷，口不吮乳，夜啼不歇，加减当归散。心热烦啼者，面红舌赤，或舌苔白涩，无灯则啼稍息，见灯则啼愈甚，宜导赤散加麦冬、灯芯，甚则加川连、龙胆草。神不安而啼者，睡中惊悸，抱母大哭，面色紫黑，盖神虚惊悸，宜安神丸定其心志。有吐泻后及大病后夜啼，亦由心血不足，治同上。凡夜啼见灯即止者，此为点灯习惯，乃为拗哭，实非病也。夜间切勿燃灯，任彼啼哭二三夜自定。”

【现代研究】

一、病因病机研究

武玉娟等认为小儿夜啼的病因：脾寒、心热、惊骇客忤、乳食积滞、肠凝气滞[1]。安效先认为儿童夜啼是由心肝火旺，阴血不足，神魂不舍所致。对小儿而言，阴血不足是导致心肝火旺，神魂不舍的根本原因。心藏神，主神志，脏和则神安，昼得神安，夜则能寐。心主火属阳，日属阳而夜属阴，至夜阴气盛而阳气衰，阳衰则无力与伏热相争，热扰神明，故入夜心烦而啼。肝主疏泄而调情志，内寄相火，魂居其内，体阴而用阳。肝血不足，肝体失柔，疏泄失调，久则肝阴亏损，内生虚热，相火妄动，魂不守舍，可导致睡眠障碍，小儿则表现为夜啼[2]。总之，小儿脏腑娇嫩，形气未充，心气怯弱，对自然界变化适应能力差，若见异物或闻异声，导致心神不宁而夜啼；肺脾常不足，易为外邪所袭，风邪冷气乘虚入伤脾胃，凝滞气机，不通则痛，因痛而啼。由于夜间属阴，脾为至阴，阴盛则脾寒愈甚，腹中有寒，入夜腹中作病而啼；饮食不知节制，常易损伤脾胃，如小儿入夜啼哭吵闹，影响脾胃消化吸收功能，致使脾胃受损，食滞中焦，气机受阻，化痰生火，困扰神明，使夜啼经久不愈。

二、治疗学研究

1. 内治法研究　张敏涛依据小儿“脾常不足”的生理特点创立了益脾镇惊散，治疗小儿夜啼 90 例。药物组成：党参、白术、茯苓、蝉蜕、钩藤、炒三仙各 3g，生甘草 1g。1 日 1 剂，水煎至 50～100ml，分 4～5 次口服。结果：痊愈 78 例、好转 9 例、无效 3 例。总有效率 96.7%[3]。

王述溢认为婴儿初离母体，胃肠空虚，初纳奶乳，胃肠功能开始运转，肠壁蠕动，气体充盈，上下攻冲，多呈肠绞痛，阵阵发作。若护理不当，使腹受寒邪所侵，乳食滞停，中焦气机阻遏，不通则痛，夜间属阴，故入夜腹痛而啼哭。啼叫曲腰，肠鸣辘辘，扬手掷足，啼叫过多则引起脐突于外，所以夜啼、盘肠气痛、脐突可合为一体治疗，采用《幼幼集成》调中散（木香、川楝子、炙甘草、没药、肉桂、青皮、炒莱菔子、槟榔各 1g，枳壳、茯苓各 3g）水煎服，1 日 1 剂。热啼加黄连、木通、竹叶；惊啼者加钩藤、天麻、琥珀。共治疗 684 例夜啼症。其中痊愈 658 例，占 96.19%；好转 19 例，占 2.78%；无效 7 例，占 1.03%[4]。

2. 外治法研究 张彬等报道中药保留灌肠治疗婴幼儿夜啼32例。治疗方法如下：蝉蜕、地龙各15g，枣仁、砂仁各10g，大黄、灯心草各4g，将上药加水200ml，浓煎至20～40ml，药液温度控制在25～35℃，臀部垫高10cm，采用20～50ml无菌注射器（去掉针头）或用12号导尿管，将导管缓慢插入肛门3cm，将药液缓慢推入，术毕慢慢拔出导管，抱患儿俯卧10分钟，在肛门处用卫生纸轻轻按摩3～5分钟，以利药液保留，1日1次，给药时间不拘。结果治愈27例、好转4例、未愈1例，治疗最短6次、最长15次，总有效率96%[5]。

秦骥用宝贝夜宁散敷脐治疗小儿夜啼20例。宝贝夜宁散组方：血竭3g，冰片1g，菖蒲6g，朱砂1g，磁石5g，肉桂6g。研粉混匀，干燥装棕色瓶备用。使用方法：先用盐水棉球擦净婴儿肚脐，然后用干棉签（球）使肚脐干净不湿，取1～3g宝贝夜宁散撒敷肚脐，敷干棉球（或纱布），外用纱布（或透气胶布）固定。1日1次，每2天换药1次，治疗3次为1个疗程。治疗1个疗程后停止用药20天观察疗效。结果治愈16例、好转3例、未愈1例，总有效率达95%[6]。

3. 针刺法研究 楼意楠用针刺法治疗小儿夜啼1422例，治疗方法以"飞针"为主。针刺选用消毒针灸针，针头圆钝，在患儿腹、背部的正中及两侧沿直线从上至下飞刺。背部正中为督脉循行路线，飞针起于大椎，止于长强；两侧为足太阳膀胱经，起于心俞，止于膀胱俞，并在攒竹穴点刺。腹正中为任脉循行路线，两则为足阳明循行路线，并在足三里及隐白处点刺。针刺的特点是浅刺而疾发针，故曰"飞针"，不必刺出血，年龄愈小刺愈浅，春夏宜轻，秋冬宜重。结果：针挑1次夜即安卧，经随访无反复者1118例（其中208例加服中药3剂），占78.62%；针挑1次夜即安卧，但有定期发作现象者156例，占10.97%；2～3次而愈者148例，占10.4%；总有效率为100%。小儿夜啼主要是心热、脾寒或惊恐所致。因此，选取患儿背、腹部的督脉、足阳明、足太阳经穴位，以通调营卫气血，增强机体免疫力，调整肠胃功能，并有泄热镇惊等作用，从而达到治疗的目的[7]。

王辉用针刺治疗小儿夜啼255例，皆因惊恐恫吓而导致小儿夜间啼哭易惊，不得安睡。治疗方法及取穴：巨阙、四缝（双）、少商（双）。巨阙穴用28号1寸毫针以25°～30°角度向下斜刺0.3～0.5寸（视患儿胖瘦而定，不可直刺、深刺）；再用针点刺四缝穴，用手挤出少许澄清黄白色液体或血，少商穴点刺挤出血液少许。穴位针刺后均不留针。治疗结果症状完全消失者为痊愈。经针刺治疗255例患儿全部痊愈，1次治疗痊愈者209例、2次治疗痊愈者46例[8]。

4. 推拿法研究 王彩玲用推拿法治疗小儿夜啼284例，具体取穴及手法是：阴阳穴合法50次，脾土穴推法300次，天河水穴清法100次，肝木穴推法100次，小天心穴和三阴交穴揉法各100次，神门穴捣法150次，十王穴插法100次，并根据病情适当加穴。手法轻重及操作时间均依辨证所见决定，1日1次，5次为1疗程，治疗中不服任何药物。结果，经1～3个疗程后，痊愈206例、好转67例、无效9例，总有效率为96.8%[9]。

段萍用推拿治疗小儿夜啼23例。具体方法：脾胃虚寒型推补脾土穴8分钟，揉外劳宫穴10分钟，推上三关穴6分钟，摩神阙穴3分钟，揉天枢穴3分钟，四横纹各掐1分钟。心经积热型推清心经穴2分钟，推清天河水穴5分钟，推退下六腑穴10分钟，揉小天心穴5分钟，推清肺金穴5分钟，四横纹各掐1分钟。因惊恐而致推清肝木穴10分钟，揉小天心穴6分钟，揉乙窝风穴6分钟，四横纹各掐1分钟，推退下六腑穴8分钟。结果：推拿3次为1个疗程，3个疗程后仍有夜啼者为无效。其中推拿1疗程夜即安卧18例，占78.26%；推拿2～3疗程而愈4例，占17.39%；无效1例，占4.35%。总有效率95.65%[10]。

三、药效学研究

刘广玉等实验表明，蝉花组小鼠给药1小时后测定10分钟内自主活动次数显著少于对照组；蝉花还能明显延长小鼠睡眠时间，缩短戊巴比妥钠的翻正反射消失时间；蝉花亦能增加小鼠在单位时间内的入睡率。由此证明蝉花有较好的镇静催眠作用[11]。

参 考 文 献

[1] 武玉娟，李艳丽．小儿夜啼的病因与辨证施护[J]．河北中医，2002，24(3)：214.

[2] 冀晓华，彭征屏．安效先主任医师治疗儿童夜啼的经验[J]．中华中医药杂志，2005，20(10)：607.

[3] 张敏涛．益脾镇惊散治疗小儿夜啼90例[J]．陕西中医，2006，27(10)：1212.

[4] 王述溢．调中散治疗小儿夜啼[J]．湖北中医杂志，1993，15(5)：47.

[5] 张彬，余建伟．中药保留灌肠治疗婴幼儿夜啼32例疗效观察[J]．云南中医中药杂志，2003，24(5)：56.

[6] 秦骥．宝贝夜宁散敷脐治疗小儿夜啼20例临床观察[J]．光明中医，2005，20(5)：65-66.

[7] 楼意楠．针刺治疗小儿夜啼1422例临床报道[J]．中医杂志，2000，41(1)：13.

[8] 王辉．针刺治疗小儿惊吓夜啼255例[J]．中国民间疗法，2005，13(2)：14-15.

[9] 王彩玲．推拿治疗小儿夜啼284例[J]．黑龙江中医药，1993(1)：48.

[10] 段萍．推拿治疗小儿夜啼23例[J]．辽宁中医杂志，2005，32(7)：698.

[11] 刘广玉，胡菽英．天然蝉花和人工培养品镇静镇痛作用的比较[J]．现代应用药学，1991，8(2)：5-8.

（俞景茂　冯兵勇　徐宇杰）

第三节　汗　　证

【概述】

小儿汗证是指在日常生活环境中，安静状态下，全身或某些部位较正常儿童汗出过多的一种病证。多见于2～6岁的小儿。

新生儿时期，由于汗腺尚未发育完善，尤其是未成熟儿，在出生后几周或数月之内，极少出汗，随着生长发育的日臻完善，加上小儿又处在生机蓬勃、代谢旺盛、活泼多动、腠理疏松的年龄阶段，出汗常比成人为多，尤其是头额部更易出汗。当小儿入睡时，阴阳气交，营卫和谐，清阳发越而略有微汗，又别无其他症状者，是谓正常现象。若天气炎热，室温过高，穿衣盖被过多，快速进热食，或食辛辣之物，或剧烈运动，或恐惧惊恐等，均可导致汗出过多。这是由于外界因素所致多汗，不属病态。因此，所谓小儿汗证是系体质虚弱而致汗出过多，俗称"虚汗"。一般包括自汗、盗汗两大类。由于小儿往往自汗盗汗并见，与成人有所不同，因此常统称为"汗证"。

中医学中对人体汗出极为重视，认为出汗既可致病，又可治病；既提示疾病的进退转机，又反映某种疾病的临床表现。如《素问·举痛论》说："炅则腠理开，营卫通，汗大泄。"《素问·宣明五气》说："五脏化液，心为汗。"《灵枢·决气》说："津脱者，腠理开，汗大泄"。《伤寒论》中有可汗不可汗之专论，并对外感病汗出的各种证象，从性质、程度、部位等方面来推断疾病的病机。所拟订的调和营卫的桂枝汤、清热生津的白虎汤、通下泻火的承气汤、利湿退黄的茵陈蒿汤、回阳固脱的四逆汤，对证应用确有病除汗止之效。

关于小儿汗证，自隋《诸病源候论》始，即分为"头身喜汗"和"盗汗"两大类。《备急千金要方》已收载多种内外治法和方药治疗小儿盗汗、头汗。《小儿药证直诀》中，对小儿汗证除分"喜汗"、"盗汗"两大类外，还提出"太阳虚汗"、"胃怯汗"的证治方药。书中还记载有小儿汗证的最早医案。

现代研究说明汗证系汗腺分泌过多所致。汗腺是人体调节体温的重要结构之一。出汗可调节体温，也可丢失一定量的钠、钾、氯等电解质及人体必需微量元素。若丢失过多也可影响健康或加重病情。治疗时一般不予直接止汗，而是重在寻找导致出汗过多的原因。如甲状腺功能亢进、风湿、结核、低血糖、虚脱、休克及某些传染病的发热期及恢复期，均可以汗出过多为主要症状。因此，首先应排除或考虑上述这些疾病后，方能按辨证论治的原则对汗证进行治疗。

【病因病理】

一、病因

1. 体质因素　小儿脏腑娇嫩，皮毛疏松，腠理不密，纯阳体热，平时容易出汗。若先天禀赋不足，阴阳气血虚弱，卫外不固，营不内守而汗出过多；若后天失调，脾胃受损，气血虚弱，动则汗出。

2. 疾病因素　外感之后，余邪未清，表卫未固，可时时汗出；或大病之后，气血受损，营卫失和，正气未复，汗出不已。此时汗出过多是疾病过程中出现的一个症状，病未愈则汗不止。

3. 药物因素　四时感冒，辛温发散太过，虚其表而耗其气，损其阳而泄其阴，迫津外泄而成汗证。

二、病理

汗是人体内津液受阳气蒸化从汗孔排出的水液。存于阳者为津，存于阴者为液，发泄于外者为汗。血与汗同源。在内为血，在外为汗。《素问·评热病论》："人所以汗出者，皆生于谷，谷生于精。"说明人体的汗液来源于水谷之精气。《素问·阴阳别论》："阳加于阴谓之汗。"说明汗出乃阳气蒸化津液出于体表而成。适量出汗能疏通腠理，抗御外邪，调整气血，平衡阴阳。若汗出过多，则耗阴竭液，气随汗泄，阳随津脱。导致病理变化的机制主要有以下几方面。

1. 表虚不固　体表之卫气为人身之藩篱，外御邪气，内守营阴，由脾精所化生，经肺气而敷布。《灵枢·本脏》说："卫气者，所以温分肉、充皮肤、肥腠理、司开合者也。"表气实则腠理固密，营阴不致外泄，若因病邪所侵，或病后失调，或发散太过，致使表气虚弱，卫阳不固，腠理开泄，均可导致津液外泄而汗出溱溱。《景岳全书·杂证谟·汗证》说："自汗者属阳虚，腠理不固，卫气之所司也。人以卫气固其表，卫气不固则表虚自汗。"由于肺主气属卫，外合皮毛；脾为卫之本，主肌肉。所以表虚不固与肺脾两脏的虚损关系尤为密切。

2. 营卫失调　营为阴，卫为阳。营行经隧之中，卫充实于皮毛分肉之间，营卫和谐，运行有度。营阴内守，卫阳外固，玄府致密，不令汗泄。若营卫失和，阴阳失衡，即可导致汗证。这是因为卫弱营强，阳失固密，阴不内守，津液外泄而为自汗；若卫强营弱，阳气郁蒸于肌表，内迫营阴，津液外越而为盗汗。《伤寒论·辨太阳病脉证并治》指出："病常自汗出者，此为营气和，营气和者外不谐，以卫气不与营气谐和故尔。"即指营卫失和之汗证。

3. 气阴两虚　脏腑气血阴阳平衡则津液内守，若气血虚弱，气虚不能敛阴，血虚心失所养，心液失藏，汗自外泄。

4. 阴虚火旺　小儿阴常不足，阳热易亢，若热病后，阴津耗伤；或泻痢后阴血受损，或病后失调，心阴不足，虚火内生，迫汗外泄。

5. 脾胃积热 小儿脾胃运化功能尚未健全，若恣食肥甘，积滞不化，郁而生热，积热蒸腾而汗出。或热病后里热未清，余邪郁积脾胃，脾胃损伤，积滞化热，蒸迫津液外泄为汗。

【诊断与鉴别诊断】

一、诊断要点

1. 白天或夜间全身或某些部位汗出较正常小儿为多。

2. 无其他病证。

3. 排除因环境等客观因素的影响。

二、鉴别诊断

本证需与脱汗、战汗、黄汗鉴别。

1. 脱汗 发生于病情危笃之时，出现大汗淋漓，或汗出如油；伴有肢冷、脉微、呼吸低弱，甚至神识不清等。

2，战汗 在恶寒发热时全身战栗，随之汗出淋漓，或但热不寒，或汗出身凉，过候再作，常出现在热病过程中。

3. 黄汗 汗色发黄，染衣着色如黄柏色，多见于黄疸及湿热内盛者。

此外，当小儿在病程中汗出过多时，要注意是否罹患下列疾病：急慢性感染性疾病（如伤寒、大叶性肺炎、败血症、脊髓灰质炎前驱期、感染性多发性神经根炎、结核病等），结缔组织疾病（如风湿热活动期、类风湿病、全身布散性红斑狼疮、结节性多发性动脉炎等），营养性疾病（如佝偻病活动期、Ⅱ～Ⅲ度营养不良等），代谢性疾病（如糖尿病、尿毒症等），内分泌功能异常疾病（如甲状腺功能亢进、肾上腺皮质功能亢进等）。

【辨证论治】

一、证候辨别

1. 辨生理性汗出与病理性汗出 因环境及活动因素而致的多汗，不属病态，若单纯头部出汗也不属病态。《幼科发挥·诸汗》说："心属火，头汗者炎上之象也，故头汗者乃清阳发越之象也，不必治之。"一般说来，病态出汗除头部多汗外，胸背、四肢甚至全身皆有汗，且比正常要多。在疾病过程中，若出现汗证，此时应按《素问·至真要大论》所说："谨守病机，各司其属，有者求之，无者求之"，不能局限于汗出过多一证上。

2. 辨阴虚阳虚 醒时多汗，多属阳虚、表虚；寐则汗出，寤则汗止，多属阴虚、里热。但小儿汗证往往自汗盗汗并见，故不可拘泥于自汗属阳虚、盗汗属阴虚之说。《景岳全书·杂证谟·汗证》指出："自汗亦有阴虚，盗汗也多阳虚。"辨治之法，"但察其有火无火，则或阴或阳自可见矣。盖火盛而汗出者，以火炼阴，阴虚可知也；无火而汗出者，以表气不固，阳虚可知也"。

二、治疗原则

治疗汗证，以治本为主，治标为辅。所谓治本即本其表里、气血、脏腑、阴阳而治之。所谓治标，是指敛汗止汗而言，临证总以辨证为要，审因论治，则不止汗而汗自止。李中梓在《医宗必读·汗》中说："肺虚者固其皮毛，脾虚者壮其中气，心虚者益其血脉，肝虚者禁其疏泄，肾虚者助其封藏。"皆虚者补之之意，阴虚火旺及脾胃积热之汗证不在此例。

三、分证论治

1. 卫表不固

证候表现 自汗为主，时时汗出，以头部及胸背部为多，动则尤著，神疲乏力，面色少华，平素易感冒，舌质偏淡，苔薄白，脉细弱。

辨证要点 本证多见于先天不足、后天失调及病后体质虚弱的小儿，以肺卫气虚证候为主。由于肺气虚则卫气亦弱，卫外不固，腠理疏松，津液外泄。反复出汗导致气虚加重，汗出更不能收。

治法主方 益气固表，敛汗止汗。玉屏风散合牡蛎散。

方药运用 常用药：黄芪、防风、白术、煅牡蛎、浮小麦、麻黄根等。脾胃虚弱，纳呆便溏者，加穞豆衣、山药、扁豆、砂仁；心阳虚者加桂枝、人参、五味子；肾阳虚者加附片、鹿角胶、枸杞子等。

本证若兼见面色萎黄，纳少便溏，肢末不温者，可用黄芪建中汤；面色㿠白，气血不足，心悸肤冷，舌淡苔润，脉弱者，宜参附龙牡汤加浮小麦。由于表虚卫外不固之小儿，极易感冒，此时固表则碍邪，解表则耗正，可用柴胡桂枝汤和解表里，若新感初着表证明显者，又当解表为先，但切勿表散太过。

2. 营卫不和

证候表现 自汗为主，汗出遍身，或恶风，不发热，或伴有低热，精神倦怠，胃纳欠佳，舌淡红，苔薄白，脉细缓。

辨证要点 本证所见系卫阳不足，营阴外泄之证候，多见于病后邪虽祛而正气未复，营卫失和，卫气不能外固，营阴不能内守，津液不能固摄而迫津外泄引起自汗。

治法主方 调和营卫。黄芪桂枝五物汤加味。

方药运用 常用药：桂枝、白芍、黄芪、浮小麦、煅牡蛎、炙甘草、生姜、大枣等，若精神倦怠，胃纳不振，面色少华者可加山药、太子参、生山楂等；若表证未解，兼有汗出恶风者，可用桂枝汤；若表证已解，里热未清者，可加黄芩、知母。

3. 气阴不足

证候表现 以盗汗为主，汗出较多，神萎不振，形体消瘦，或低热，口干，唇红，舌质嫩红，苔少，脉细弱。

辨证要点 本证多见于热病后气阴受损，或素体气阴两虚者，由于脏腑失养，阴阳失衡，病位在心肺；因心主血属营，肺主气属卫，气虚不能敛阴，营阴难以自守，血虚不能养心，心液失藏而汗出，故既有气虚诸证，又兼阴虚诸证。

治法主方 益气养阴。黄芪生脉饮加味。

方药运用 常用药：人参、麦冬、五味子、生黄芪等。心阴虚者重用柏子仁、生地黄；肾阴虚者加熟地黄、龟甲、黑大豆；肝阴虚者加白芍、乌梅、炒枣仁、生牡蛎；肺阴虚者加地骨皮、百合；脾阴虚者加玉竹、山药等。若气虚不甚者方中人参可用党参、太子参；若兼有阴虚者则用北沙参，重者用西洋参。

本证若见阴虚偏甚，潮热心烦，手足心热，睡卧不宁，舌质红绛少津，可合秦艽鳖甲汤；若气血虚亏，心失所养，面色不华，口唇爪甲淡而无华，心悸怔忡，可合归脾汤加龙骨、牡蛎、浮小麦等。

4. 阴虚火旺

证候表现 盗汗为主，头身汗出较多，甚则淋漓不止，形体消瘦，口渴颧红，烦躁易怒，夜寐不宁，唇燥口干，便秘尿赤，舌尖红起刺，苔光或剥，脉数。

辨证要点 本证多见于素体阴虚之小儿，或热病后阴伤，郁热未尽而盗汗淋漓。病机特点为营阴不足，心火上炎，或肾阴虚损，虚火内扰，故有阳常有余、阴常不足诸证。

治法主方　滋阴降火。当归六黄汤加减。

方药运用　常用药：当归、生黄芪、生地黄、熟地黄、黄芩、黄连、黄柏等。食欲不振者加生谷芽、砂仁、生山楂；自汗者加白术、防风；苔厚腻者去生地黄、熟地黄，加陈皮、茯苓、泽泻。

本证若但见阴虚火旺而湿热内阻者，可用大补阴丸加减，也可用知柏地黄丸；肺肾阴虚者可用麦味地黄丸；潮热盗汗者，可用秦艽鳖甲汤。此外，肝经湿热阻郁者，也可用龙胆泻肝汤加减治之。

5. 脾胃积热

证候表现　自汗盗汗并见，头额心胸四肢多汗，病程较短，面色黄，颊红，口臭纳呆，腹胀腹痛，或肚腹胀大，大便或秘或泻，夹有不消化食物残渣，小便或黄或如米泔，睡卧不宁，龂齿易惊，或夜间潮热，苔黄腻较厚，脉滑。

辨证要点　本证为汗证中之属实者，常因食滞化热，湿热蕴蒸所致。小儿脾胃虚弱，饮食不知自节，若恣食肥甘厚味，积滞不化，郁而生热，积热蒸腾，迫津外泄则汗出不已。

治法主方　清热导滞，理脾消积。曲麦枳术丸加味。

方药运用　常用药：焦神曲、炒麦芽、炒白术、炒枳实、生山楂、槟榔、炒莱菔子、鸡内金、黄芩、黄连、银柴胡等。热盛者加龙胆草；低热者加地骨皮；大便秘结者加大黄；食积湿阻苔白腻者，用保和丸加减。

本证若有明显食积中州者，症见入暮身热，夜间盗汗，晨起热退身凉，苔厚腻，口臭者，可用四逆散合保和丸或木香槟榔丸加减。若食滞化热，肚腹灼热，口中气臭，夜间磨牙，舌苔黄腻者，可用保和丸合凉膈散消导泄热，积消则热平而汗止。

【其他疗法】

一、中药成药

1. 黄芪生脉饮　用于气阴不足证。

2. 麦味地黄口服液　用于肺肾阴虚证。

二、单方验方

1. 糯稻根 30g，浮小麦、瘪桃干各 10g。水煎服。用于自汗。

2. 浮小麦 30g，麻黄根 6g。水煎代茶饮。用于自汗。

3. 穞豆衣 30g，红枣 20g，水煎服，连服 3～7 日。用于虚汗证。

4. 瘪桃干 10 个，水煎服，有收敛止汗作用。用于虚汗证。

三、药物外治

1. 牡蛎粉、五倍子粉，等量，调匀，适量外扑。或用龙骨、牡蛎等份，研极细末，每晚睡前外扑。用于各种汗证。

2. 五倍子粉适量，温水或醋调成糊状，外敷脐部。或与明矾等量，各研细末，入温水调匀，做成药饼如铜钱大小，每次临睡前调成糊状，敷脐部，再用胶布固定。用于盗汗。

四、食疗方药

1. 扁豆、红枣适量，煮烂食汤及豆。用于卫表不固证、气阴不足证。

2. 黑豆适量，煮烂食之。用于气阴不足证。

3. 鸭血糯米适量，煮烂食之。用于阴虚火旺证。

【预防护理】

一、预防

1. 进行适当的户外活动与体育锻炼，增强体质。

2. 注意病后调理，避免直接吹风，以免受凉感冒。

3. 合理喂养，饮食有节，避免饥饱无度及肥甘过度，以免损伤脾胃。

二、护理

1. 减少剧烈活动，注意个人卫生，保持皮肤干燥，汗多时用柔软干毛巾或纱布擦干，勿用冷毛巾，以免着凉。

2. 多饮开水，不吃或少吃饮料，忌食辛散食品及药物。

3. 室内温度湿度要调节适宜。

【文献选录】

《诸病源候论·小儿杂病诸候·盗汗候》："盗汗者，眠睡而汗自出也，小儿阴阳之气嫩弱，腠理易开，若将养过温，因睡卧阴阳气交，津液发越而汗自出也。"

《幼科发挥·诸汗》："汗者心之液也。头汗不必治。小儿纯阳之体，头者诸阳之会，心属火，头汗者，炎上之象也，故头汗者，乃清阳发越之象，不必治也。"

《景岳全书·小儿则·盗汗》："小儿之气未充，腠理不密，所以极易汗出。故凡饮食过热，或衣被过暖，皆能致汗。东垣诸公云此是小儿常事，不必治之。然汗之根本由于营气，汗之启闭由于卫气。若小儿多汗者，终是卫气虚所以不固。汗出既多，未免营卫血气愈有所损而衰羸之渐未必不由乎此。此所以不可不治也。大都治汗之法，当以益气为主，但使阳气外固则阴液内藏而汗自止矣。"

《医宗必读·汗》："心之所藏，在内者为血，在外者为汗。汗者心之液也，而肾主五液，故汗症未有不由心肾虚得者。心阳虚不能卫外而为固，则外伤而自汗，肾阴衰不能内营而退藏，则内伤而盗汗。"

《幼科铁镜·出汗》："出汗者，寝中通身如浴，觉来方知，属阴虚，营血之所至之。治宜四物汤加黄芪、浮小麦、黄连，煎服。有自汗者，不时而出，动则乃息，属阳虚，卫气之所司也，治宜补中益气汤加麻黄根、浮小麦、麦门冬，煎服。有脾虚泄泻自汗，而汗出有时者，此症大虚。治宜六君子汤，或附子理中汤，姜枣引，煎服。"

【现代研究】

一、病因病机研究

黄维良认为生活条件的改善，众多的家长给独生子女滥用补法，造成肠胃受纳过盛，胃肠壅积，乃致湿热蕴蒸，迫汗外泄，是小儿汗证最为常见的发病机制[1]。江秀云认为小儿汗证的主要病因为禀赋不足，调护失宜，阴阳失衡，营卫虚弱[2]。霍莉莉等认为小儿汗证不仅属于单纯虚证或虚实夹杂，亦多见肝脾不和所致的实证。究其原因，现在独生子女大多娇纵任性，疏泄失常，枢机不利，津液输布不循经隧，流于脉外而汗出异常；而且随着生活水平日益提高，众多家长给独生子女滥用补品，饮食失节，膏粱厚味受纳过盛，胃肠食积，郁而化热，腠理大开，阳热凌驾于阴津，迫津外泄，犹如旺火烧水，则水气蒸腾而出致多汗[3]。

二、治疗学研究

1. 内服药研究　黄玲报道敛汗汤治疗小儿汗证130例，辨证为表虚不固或气阴不足。其中男68例、女62例，最小9个月、最大10岁，病程最短1周、最长5个半月。治疗方法：黄芪、百合各12g，浮小麦15g，煅牡蛎20g，麻黄根、白术各8g，五味子、防风、地骨皮、竹叶、桔梗、大枣各5g，1日1剂，水煎取汁150ml，分3次温服。结果：痊愈84.6%、好转13.1%、无效2.3%，总有效率97.7%。敛汗汤由玉屏风散合牡蛎散加大枣、百合、五味子、地骨皮、竹叶、桔梗组成，有固表止汗、益气养阴之功，故用本方治疗小儿汗证获得佳效[4]。

胡义保报道用桂枝龙骨牡蛎汤治疗小儿睡眠多汗症56例。主要表现为睡后汗出，轻者头面部潮湿，重者头面部可见汗珠，并湿枕巾；颈部、前胸、后背均有明显出汗，持续2～3小时以后逐渐消失。全部病例做"OT"试验或PPD试验，排除活动性结核。小于3岁者，做血钙、磷、碱性磷酸酶测定均正常，且无佝偻病体征。辨证分气阳虚型与气阴虚型。常规治疗组15例全部服谷维素、维生素B_1、B_6各10mg/次，谷氨酸0.5～1.0g/次，1日3次口服。出汗较多者，睡前服少量阿托品，7天为1疗程。1个疗程后无效或疗效不显著者改用桂枝加龙骨牡蛎汤治疗。药物组成：桂枝4g，白芍9g，甘草3g，大枣5枚，龙骨、牡蛎各15g(先煎)，1日1剂，7天为1疗程。气阳虚型加黄芪、白术、麻黄根，重用桂枝；气阴虚型加黄芪、太子参、五味子，桂枝减量。疗效评定标准：以睡时无汗为痊愈，入眠后出汗明显减少为好转，睡眠时出汗无明显减少为无效。结果常规治疗组好转2例、无效13例。桂枝加龙骨牡蛎汤组，痊愈38例、好转11例、无效5例。两组经统计学处理有非常显著差异($P<0.01$)[5]。

李亚静等用当归六黄汤治疗小儿汗证52例，辨证属阴虚火旺及气阴两虚两种证型。药用当归、生地黄、熟地黄、黄芩、黄连、黄柏各等分(3～6g)，黄芪加倍(6～12g)。并随症加浮小麦、麻黄根、龙骨、牡蛎、乌梅、小黑豆等。盗汗儿或去当归加桂枝。1日1剂，水煎2次，早晚分服，婴幼儿数次分服，3天为1疗程。治疗结果：病程1个月以内者连服3～6剂，1个月以上者连服6～12剂。疗效：治愈(汗止，其他症状消失)24例、好转(汗出明显减少，其他症状改善)20例、未愈(出汗及其他症状均无变化)8例，总有效率84.6%[6]。

2. 外治法研究　李立新报道脐疗贴治疗小儿汗证350例。350例中，男219例、女131例，年龄2个月至12岁，病程5天至6个月。自汗者142例、盗汗者79例，自盗汗均有者129例。治疗方法：①挑选无虫五倍子适量，干燥，粉碎，过80目筛，每取3g，分别装入密封塑料袋中，备用。②用药方法：每晚睡前先将患儿脐部用温水洗净，擦干，然后取五倍子粉3g(1小袋)，用适量陈醋调匀，稍等片刻，待呈褐色膏状时，塞入患儿脐部，用特制脐疗贴或胶布固定，次晨取下，1日1次，4天为1疗程。结果：本组350例，经过2个疗程内治疗，痊愈者257例(73.4%)、有效74例(21.2%)、无效19例(5.4%)，总有效率94.6%[7]。

杨顺珍报道用止汗散外治小儿盗汗。根据症状分为三个证型：气阴两虚49例，阴虚内热58例，脾胃积热1例。治疗方法是将五倍子、龙骨、朱砂按2∶1∶1碾粉备用。睡前将患儿脐部擦净，再将药粉与陈醋调成泥团如蚕豆大小，敷于脐中，然后用4cm×4cm胶布一块贴在放好药团的脐眼上，胶布中心对准脐眼，每次敷12小时，3次为1疗程。治疗结果：痊愈60例(用药1疗程，症状消失无复发)、显效35例(用药1疗程，症状消失，半年后复发，但症状减轻)，总显效率为87.96%。方中五倍子收敛止汗；龙骨镇静安神，收敛固涩；朱砂清心安神除烦，有助汗液归经；陈醋性收敛，与上3味合用共奏安神收敛止汗之功。选择神阙穴为敷贴点，是因其为"五脏六腑之本，冲脉循行之地，六气归藏之根。"脐位于大腹中央，下无脂肪组织，脐下腹膜血管丰富，药物易于透过，便于吸收[8]。

参考文献

[1] 黄维良．清泻法治疗小儿汗证的临床运用[J]. 新中医，1997，29(12)：2-3.

[2] 江秀云．牡蛎散加味治疗小儿多汗症50例[J]. 河南中医，2006，26(9)：74-75.

[3] 霍莉莉，虞坚尔，朱盛国．小儿汗证从肝脾论治浅析[J]. 上海中医药大学学报，2006，20(4)：60-61.

[4] 黄玲．敛汗汤治疗小儿汗证130例临床观察[J]. 黑龙江中医药，1997，(3)：36-37.

[5] 胡义保. 桂枝加龙骨牡蛎汤治疗小儿睡眠多汗症[J]. 河南中医,1991,11(5):26.

[6] 李亚静,李峥. 当归六黄汤治疗小儿汗证52例[J]. 实用中医药杂志,2007,23(8):505.

[7] 李立新. 脐疗贴治疗小儿汗证350例疗效观察[J]. 社区中医药,2007,9(19):101.

[8] 杨顺珍. 止汗散外治小儿盗汗[J]. 中医外治杂志,1995,4(4):44.

（俞景茂 冯兵勇）

第四节 病毒性心肌炎

【概述】

病毒性心肌炎是病毒侵犯心肌所致的,以局限性或弥漫性心肌炎性病变为主要表现的疾病。有的可伴有心包或心内膜炎症改变。

中医学中无特定的病名与本病相对应,临床以病位结合病性或以主症来确立中医诊断。若系急性感染起病者,可从温病论治;若以心律失常为主者,可归属心悸、怔忡范畴;若以胸闷、胸痛为主者,则可按胸痹论治;若合并心功能不全者,又与心水相仿。此外,还与汗证、虚劳、猝死相关。

近年来由于病毒感染增多,病毒性心肌炎的发病率有逐渐升高的趋势,已成为小儿常见的心脏疾病,尤其多见于婴幼儿。本病临床表现轻重不一,预后大多良好,一般于半年至一年可恢复,少数则转为慢性。若治疗不及时,可影响患儿生长发育及学习,甚至发生心力衰竭及心源性休克。

早在《素问·平人气象论》中就已注意到心尖区的搏动。《伤寒论·辨太阳病脉证并治》说:“伤寒脉结代,心动悸,炙甘草汤主之”。《小儿药证直诀·脉证治法》说:“心主惊……虚则卧而悸动不安。”这些论述均与本病有类似之处。因此,近年来有学者提出人参败毒散、参苏饮之用人参,加减葳蕤汤之用葳蕤,并非仅仅扶正以资汗源,而寓有护心之意,似可说明本病古人已有所察。

自1960年《福建中医药》杂志首次报道中西医结合救治病毒性心肌炎获得成功以来,中医药治疗该病的报道日趋增多。随着认识的逐步深入,对本病治疗规律的探讨及辨病与辨证相结合方面进展较快,增加了本病的治疗手段,提高了疗效。通过对某些药物的药理研究,为中药治疗本病提供了实验依据,并为开发新药提供了新方法。

【病因病理】

动物实验及临床观察证明,可引起心肌炎的病毒有二十余种,其中以柯萨奇病毒乙组(1～6型)最为常见。其发病机制尚不完全清楚,一般认为有两种可能:一是病毒直接侵犯心肌,一是变态反应或自身免疫反应所致。

中医学认为邪毒侵心是致病之因,气阴虚损是发病的主要病理基础。

一、病因

1. 外感因素　小儿脏腑娇嫩,形气未充,卫外功能不固,运化能力薄弱,最易感受邪毒致生本病。

邪毒侵入多通过两种途径:一是从鼻咽而受,卫表而入,先犯于肺,继侵心脉,其病邪以风热邪毒为主;二是由口鼻而入,侵犯肠胃,蕴湿生热,阻滞心脉,其病邪以湿热邪毒为多,两者皆可损伤心之气血阴阳。心之气阴虚损,则运血无力,心脉瘀阻,从而失去心主血脉的功能而致病。由此可见,西医学认为病毒性心肌炎是病毒感染引起心肌病变的观点与中医“邪毒侵心”、“毒热伤心”之说是大致相符的。

2. 正虚因素 若小儿先天禀赋不足，或后天失于调养，或大病、热病后气阴两虚，心脉虚损，均为小儿发生本病的内在因素。一旦感受邪毒，侵入血脉，先损心“用”，继损心“体”，从而导致本病的发生与发展。

二、病理

1. 病变脏腑在心 本病的病变脏腑主要在心，无论是感受邪毒，还是正虚，其共同的病理变化，都是心主血脉功能的失常。邪毒侵及心脉，留滞不去，损及心气、心血，心气不足难以鼓动血脉，心血亏虚则脉难以充盈，阳不能宣其气，阴无以养其心。气血衰微则脉气不相接续，日久脉络瘀阻，气血失调，心脏扩大，心律因而紊乱，脉来不整。

2. 病机属性为本虚标实 脏腑功能失调是导致本病的内因，邪毒内侵则为外因。因此本病以正虚为本。气血阴阳亏损，尤其是气阴两虚，心失所养而致心悸、怔忡。以邪毒留伏，痰湿瘀阻为标。外邪侵犯，内舍心脉，气滞血瘀，胸阳痹阻而发为本病。虚实之间常相互兼夹或转化。

3. 病情演变易波及他脏 气血阴阳虚损导致诸脏气化失司，水湿内停，波及他脏，上凌心肺则为心阳虚衰诸症；病甚邪陷心包，肝肾阴阳不得维系，或阳气暴脱，或阴精枯竭，或闭塞心窍，或引动肝风，则可出现昏厥、抽搐、心阳暴脱等凶险危象。

【诊断与鉴别诊断】

一、疾病诊断

1. 临床诊断依据

(1)心功能不全、心源性休克或心脑综合征。

(2)心脏扩大(X线、超声心电图检查具有表现之一)。

(3)心电图改变：以R波为主的2个或2个以上主要导联(Ⅰ，Ⅱ，aVF，V5)的ST-T改变持续4天以上伴动态变化，窦房、房室传导阻滞，完全右或左束支传导阻滞，成连律、多型、多源、成对或并行期前收缩，非房室结及房室折返引起的异位心动过速，低电压(新生儿除外)及异常Q波。

(4)CK-MB升高或心肌肌钙蛋白(cTnI或cTnT)阳性。

2. 病原学诊断依据

(1)确诊指标：从患儿心内膜、心肌、心包(活体组织检查、病理)或心包穿刺液检查发现以下之一者可确诊。①分离到病毒。②用病毒核酸探针查到病毒核酸。③特异性病毒抗体阳性。

(2)参考依据：有以下之一者结合临床表现可考虑心肌炎由病毒引起。①从患儿粪便中、咽拭子或血液分离出病毒，且在病症恢复期血清中同型抗体滴度较第一份血清升高或降低4倍以上。②病程早期血中特异性IgM抗体阳性。③用病毒核酸探针自患儿血中查到病毒核酸。

(3)确诊依据：具备临床诊断依据两项，可临床诊断。发病同时或发病前1～3周有病毒感染的证据支持诊断者：①同时具备病原学确诊依据之一者，可确诊为病毒性心肌炎。②具备病原学参考依据之一者，可临床诊断为病毒性心肌炎。③凡不具备确诊依据，应给予必要的治疗或随诊，根据病情变化，确诊或除外心肌炎。应除外风湿性心肌炎、中毒性心肌炎、先天性心脏病、由风湿性疾病和代谢性疾病(如甲状腺功能亢进症)引起的心肌损害、原发性心肌病、原发性心内膜弹力纤维增生症、先天性房室传导阻滞、β受体功能亢进及药物引起的心电图改变。

二、临床分期

主要根据病情变化分期，病程长短仅作参考。

1. 急性期 新发病、临床症状明显而多变，病程多在6个月内。

2. 恢复期 临床症状和心电图改变等逐渐好转，但尚未痊愈，病程一般在6个月以上。

3. 迁延期 临床症状反复出现，心电图和X线改变迁延不愈，实验室检查有病情活动表现者，病程多在1年以上。

4. 慢性期 进行性心脏增大或反复心力衰竭，病程在1年以上。

三、鉴别诊断

1. 风湿性心肌炎 在年长儿童中较多见，为风湿热的主要表现之一。多出现在病程的初期（发病1～2周内）。心率增快与体温不成比例，心尖部第一心音减弱，常出现收缩期吹风样杂音，有时可闻及心包摩擦音，严重者并发心力衰竭。

2. 心内膜弹力纤维增生症 多数于1岁以内发病。主要表现为充血性心力衰竭，心电图多呈左心室肥大，可同时出现ST段、T波改变以及房室传导阻滞，X线改变以左心室扩大为明显，左心缘搏动多减弱，肺纹理增多。

【辨证论治】

一、证候辨别

由于本病临床表现不一，证候错杂，辨证论治亦较为复杂。可依据临床表现辨别心阴心阳、心气心血，各司其属，作为辨证的基本点。此外，尚可结合病原是病毒，心律失常是主要临床症状等特点，辨证与辨病相结合，可将本病分为急性期、恢复期、迁延期、慢性期四期进行辨证论治。急性期为外感邪毒，以邪实为主，但温邪最易耗伤气阴而出现虚实错杂之证，并随时注意心阳虚衰之变化。恢复期外邪渐解，以正虚为主，气阴不足，心失所养多见；迁延期大多由气及血，由心用累及心体，以气阴两虚兼有余邪留伏为其基本特点；慢性期系本病较重的阶段之一，以阴阳两虚为主，尤以阳气不足，水气泛溢多见，可有瘀滞络阻之兼症。

二、治疗原则

病毒性心肌炎的病位主要在心，《难经·十四难》说："损其心者，调其营卫。"卫主气，营主血，调和气血，扶正祛邪是治疗本病的基本原则。病初治当清解与护心并用，以补其不足，损其有余；外感渐解，正虚为主，应根据气血阴阳的亏损分别调以益气养阴，补血温阳。在病程中，还常可反复出现感冒发热、咽喉肿痛、咳嗽痰多等症，又当急则治标，或标本兼顾，以利于病情的稳定与好转。

导致邪毒侵心的重要原因是体质虚弱，发病以后，特别是后期将累及其他脏腑，因此应按照五脏相关的理论，"心病"治心而不限于心，调整脏腑的气血阴阳而利于心，即从整体着眼加以调治。此外，由于心主血脉，心肌受损，血脉为之痹阻，故在各阶段的治疗中均应适当增加活血化瘀之药，以通脉养心，利于受损心肌的恢复。

此外，若在应用肾上腺皮质激素及纠正心律失常的药物治疗的同时并用中药，要注意到激素使用后出现阴虚火旺证候及抗心律失常药物对脾胃纳运功能的影响等，综合辨治为要。

三、分证论治

（一）急性期

1. 风热邪毒内侵心脉

证候表现 发热、恶风、咳嗽、鼻塞、流涕、头痛、咽痛、全身不适。婴幼儿可有哭闹不安、面色㿠白、气短、乏力、多汗；较大儿童可述心悸、胸闷、心前区痛。舌红、苔薄、脉浮数无力或促结代。听诊可闻及第一心音低钝或有早搏，心电图、超声心动图有异常，实验室检查心肌酶谱、心肌肌钙蛋白有改变，或X线片示心脏扩大。

辨证要点　本证见于疾病初起阶段，是由于风热邪毒袭于肺卫，郁而不解内侵于心，伤及心脉所致。除有病毒性心肌炎较典型的症状体征外，发热、恶风、咳嗽、头痛、咽痛等风热上袭症状可作为主要辨证依据。

治法主方　清热解毒，护心复脉。银翘散加减。

方药运用　常用药：金银花、连翘、淡竹叶、荆芥、牛蒡子、薄荷（后下）、板蓝根、玄参、半枝莲、苦参、太子参、甘草等。胸闷较著者，加瓜蒌皮、郁金；咳甚者，加前胡；咽红肿痛者，加桔梗、鲜芦根；汗多者，加煅牡蛎；早搏频作者，加丹参；热毒甚者，可用竹叶石膏汤或清营汤加减。

本证若邪犯中焦，以胃肠道症状为主时，方用藿朴夏苓汤或藿连汤、葛根芩连汤加减，佐以厚朴、苦参、山楂、丹参等理气化瘀之味。

2. 湿热邪毒内侵心脉

证候表现　常见寒热起伏，全身酸痛，恶心、呕吐、腹痛、腹泻，伴有心慌、胸闷、憋气、乏力，苔腻，脉濡。

辨证要点　本证多见于疾病初起阶段，因湿热邪毒内侵肠胃，留滞不去，上犯于心。除见心慌、胸闷、憋气、乏力、脉结代外，还可见恶心、呕吐、腹痛、腹泻、苔腻、脉濡等典型的湿滞胃肠症状。

治法主方　清热利湿，解毒透邪，顾护心脉。葛根黄芩黄连汤加减。

方药运用　常用药：葛根、黄芩、黄连、半夏、木香、板蓝根、莲子心、竹叶等。胸闷气憋者，加薤白、枳壳；心烦者加栀子、茯苓；早搏频作者，加苦参；若以盗汗为主者，用当归六黄汤加减，清热之中兼以扶正固表。

本证若兼有风热表证者，邪客肺卫，以呼吸道症状为主时，可用银翘散加减，酌加玄参、麦冬、牡丹皮、赤芍等养阴凉血之品。

3. 心阳虚脱

证候表现　起病急骤，多在邪毒侵心症状的基础上，突然面色青灰，口唇青紫，心悸不安，心胸憋闷，呼吸困难，冷汗淋漓，四肢不温，脉微欲绝，或舌紫黯，有瘀斑。

辨证要点　本证由于心气素虚，复感邪毒，正不敌邪，心阳暴脱，心脉瘀阻所致。常以起病急骤，出现亡阳虚脱之危候及心血瘀阻证为主要辨证依据。

治法主方　温阳益气，强心复脉，救逆固脱。参附龙牡救逆汤加减。

方药运用　常用药：人参、附子、龙骨、牡蛎、五味子、白芍、甘草等。浮肿尿少者，加五加皮、万年青；血瘀明显者，加参三七、丹参、桂枝；也可频频灌服独参汤、参附汤。本证在抢救时须中西医结合救治。

急性期用清热解毒法，目的在于清除原发病灶，以利于心肌功能的恢复。但苦寒伤胃，过用则心阳被遏，痰湿易阻，导致他病。因此，不宜单一驱邪而应适当扶助心之气血。若发病之初，正气已虚，应及早补心气益心阴，辅佐清热解毒之品。扶正与驱邪之孰轻孰重，应根据患儿的禀赋与证候，找出个体差异，因人因证论治。邪盛而正气尚实者，主张重用清热解毒以祛邪；邪气虚而正气已伤者，应清热解毒与补益正气并用；对于虽病在急性期，邪气仍盛而正气已伤，甚至出现阴竭阳绝者，则不可拘泥于邪盛先祛邪之法，应首当顾护心之气阴。

急性期关系着本病的预后，应特别重视此阶段的辨治，及时清肃肺胃之邪，解毒护心，使患儿迅速进入恢复期。

(二)恢复期

1. 气阴两虚

证候表现 心悸，怔忡，气短，胸闷，乏力，多汗，掌心灼热，面色㿠白，舌红或淡红，舌体胖或有齿印，苔薄或花剥，脉细数无力或结代，指纹淡。心电图及实验室检查逐渐正常。

辨证要点 本证为中后期最为常见的证型。由于小儿阴阳二气稚弱，邪毒侵犯心肺，最易耗伤气阴。临床上以病程超过半年，症状及心电图改变逐渐好转且伴有气短、汗多、面色㿠白、苔剥等气阴两虚证为主要辨证依据。

治法主方 补益气阴，养心复脉。生脉散合炙甘草汤加减。

方药运用 常用药：人参、麦冬、五味子、炙甘草、桂枝、生地黄、阿胶(烊化)、火麻仁、炒白芍、丹参、大枣、生姜等。阳热有余者去生姜、大枣；五心烦热者，去桂枝、生姜、大枣，加玉竹、白薇；夜寐不宁者，加酸枣仁、柏子仁；早搏、怔忡心悸者加苦参、万年青、甘松、鹿衔草；便秘常可诱发或加重心律不齐，故大便稍干时，应重用火麻仁，加瓜蒌仁、柏子仁、桑椹等养血润便之品。此外，汗多不仅耗伤津液，而且耗散正气，加重气阳两伤，延久不复，故若寐中汗出、淋漓不止，可按“汗证”论治。

本证若气阴受损而毒热留恋不尽者，治疗上应顾及已伤之气阴外，可酌加连翘、大青叶以清热毒，牡丹皮、赤芍以活血通络；气虚偏重者加黄芪；阴伤为主时加川石斛、玉竹。

2. 心脾两虚

证候表现 面色少华，心悸不安，气短胸闷，倦怠乏力，夜寐不安，恶寒肢冷，自汗便溏，纳差厌食，舌淡，苔白而润，脉缓或有结代。各项检查渐趋正常。

辨证要点 本证由脾胃素虚、心病及脾而成。临床上以各项检查渐趋正常，且伴有心悸、胸闷、夜寐不安、倦怠乏力、纳差、便溏等心脾两虚之证为主要辨证依据。

治法主方 调理脾胃，益气复脉。四君子汤合桂枝加龙骨牡蛎汤加减。

方药运用 常用药：党参、白术、茯苓、桂枝、炒白芍、生龙骨、生牡蛎、当归、黄精、仙鹤草、炙甘草、大枣等。体虚多汗者，加黄芪、浮小麦；心悸、脉结代者，加甘松、万年青；血瘀者加丹参、降香、苏木；夜寐不宁者，加琥珀粉、磁石、酸枣仁；血虚明显者，用归脾汤、人参养荣汤补益心脾气血，脾胃阴虚者，宜养胃汤加减。

(三)迁延期

1. 痰热痹阻

证候表现 低热起伏，咳嗽，气粗，痰稠难咯，胸中烦闷，心悸，反复感冒，病情迁延不已，时轻时重，舌红、苔黄腻，脉滑数或结代。各项检查长期不正常。

辨证要点 本证是由于素体湿盛，邪毒久羁，痰热酿生，内扰心窍所致。常以病情迁延反复不愈，时轻时重，且伴有低热起伏，咳嗽痰稠，胸中烦闷；苔黄腻等痰热症状为主要辨证依据。

治法主方 清肺化痰，通痹复脉。栀子豉汤合半夏泻心汤加减。

方药运用 常用药：黄芩、黄连、法半夏、淡干姜、茯苓、远志、瓜蒌皮、郁金、栀子、豆豉、淡竹叶、莱菔子、炙枇杷叶等。胸闷憋气者加薤白、沉香、丹参；大便秘结者，加制大黄；咽喉肿痛者，加土牛膝、板蓝根、蝉蜕、白花蛇舌草；早搏频繁者加苦参、万年青。

2. 气虚血滞

证候表现 乏力，心悸，胸闷气短，头晕，心前区刺痛，胸痛掣背，舌青黯或绛，舌边有瘀点瘀斑，脉结代。各项检查长期异常。

辨证要点 邪毒侵心日久，久病入络，心气受损，心脉痹阻，从而导致本证的发生，属本虚标实，虚实夹杂证。以临床症状反复出现，各项检查长期异常，且伴有血瘀症状为主要辨证依据。

治法主方 益气活血，调心复脉。血府逐瘀汤合生脉散加减。

方药运用 常用药：当归、生地黄、桃仁、红花、桔梗、枳壳、赤芍、丹参、参三七(冲服)、人参、麦冬、五味子、炙甘草等。胸闷痛甚者，加郁金、延胡索、制乳香、制没药、血竭；腹胀肝脾肿大者加川楝子、郁金、降香、莪术；咽红，有滤泡增生者加玄参、蚤休、浙贝母。

本证尚可酌加生黄芪、桂枝、姜黄，以益气通阳化瘀，多用于心率缓慢者。若以心肌供血不足及心脏扩大为主症时，可酌用生山楂、姜黄、降香等治疗。此证病程已久，药需长服方能获效。

迁延期患儿病程已久，病情复杂，营卫气血化生不足，热毒、痰湿、瘀血留滞，使病情反复不愈或加重。因此，从整体上加以调节，以避免病情反复，有利于正气的恢复和机体抗病能力的提高。

(四)慢性期

1. 心肾阴虚

证候表现 心悸阵作，胸闷胸痛，烦躁易怒，失眠多梦，五心烦热，盗汗，舌尖红，苔薄黄或舌红少苔，脉细数或结代。

辨证要点 本证多由病延日久，心阴亏损，累及肾阴而成。临床上除见心悸、胸闷、胸痛等症状外，还可见烦躁易怒、失眠多梦、五心烦热、盗汗等阴虚火旺症状。

治法主方 滋阴清热，益心补肾。知柏地黄丸合天王补心丹加减。

方药运用 常用药：知母、黄柏、生地黄、牡丹皮、麦冬、五味子、龙眼肉、莲子肉、天冬、枣仁、柏子仁、夜交藤等。口苦苔黄者加黄连；午后低热者加地骨皮；胸痛较甚者加瓜蒌皮；失眠、惊悸者加生龙齿。

2. 心脾阳虚

证候表现 心悸，怔忡，气短，乏力，纳少，便溏，下肢微肿，面黄形瘦，反复感冒，舌淡或黯、苔白，脉沉缓或有结代。可反复出现心力衰竭。

辨证要点 小儿脾常不足，病至后期，心气不足，损及于脾，脾不制水，致生本证。临床常以病程在一年以上，反复出现心力衰竭，且伴见心悸、气短、纳少、便溏等心脾阳虚证候作为主要辨证依据。

治法主方 健脾利水，宁心定悸。苓桂术甘汤加味。

方药运用 常用药：茯苓、桂枝、白术、党参、陈皮、椒目、丹参、炙甘草等。瘀血明显者，酌加郁金、赤芍、当归；阳虚明显者，加附子、淫羊藿；食积有滞者，可加鸡内金、焦神曲等。

3. 心肾阳虚

证候表现 心悸，怔忡，气短，动则尤剧，精神萎靡，四肢不温，浮肿，面色㿠白，小便清频，舌体胖，色黯或淡，脉沉无力或结代。各项检查长期明显异常。

辨证要点 本证多由久病及肾，心肾阳虚，不能制水，水气泛溢于心所致。临床主要以病程日久，各项检查长期明显异常，且伴精神萎靡，四肢浮肿，面色㿠白，小便清频，舌胖，脉沉无力等肾阳虚损证候为辨证依据。

治法主方 温阳利水，益气宁心。真武汤加味。

方药运用 常用药：熟附子、茯苓、赤芍、白术、桂枝、生姜、人参、丹参、泽兰、泽泻、炙甘草等。气虚甚加黄芪；浮肿甚加车前子、防己；气短不能平卧加葶苈子（包煎）；若表里俱寒者，可并用麻黄附子细辛汤，但不宜久用。

【其他疗法】

一、中药成药

1. 生脉饮 用于气阴两虚证。

2. 黄芪生脉饮 用于气阴两虚证。

3. 丹参注射液 用于血瘀证。

4. 珠黄散 用于咽喉肿糜，反复感染的心肌炎患儿。有解毒强心作用。

5. 宁心宝胶囊 用于恢复期、迁延期，心律不齐、早搏者。

6. 参麦注射液 用于阴竭阳脱，血压下降者。

7. 参附注射液 用于心阳虚衰阳气欲脱者。

二、针灸疗法

常用穴有内关、列缺、合谷、心俞、神门、足三里、三阴交、阴陵泉等。上述穴位交替使用，平补平泻，留针15分钟，7日为1疗程。适用于配合较好的学龄儿童，出现脉结代不整者。

三、西医疗法

1. 控制心力衰竭 并发充血性心力衰竭必须及时控制。根据病情可选用作用快、排泄快的洋地黄制剂，如西地兰或地高辛。急性心力衰竭时可加用利尿剂，但应注意预防低钾血症，否则易致心律失常。

2. 肾上腺皮质激素的应用 经一般治疗后，心力衰竭及末梢循环衰竭未能控制及有严重心律失常者可试用。一般可选用氢化可的松、强的松，但在感染早期一般不宜应用。

3. 维生素C的应用 大剂量维生素C静脉注射对心肌炎有一定的疗效。其他促进心肌代谢药物，如1,6-二磷酸果糖、三磷酸腺苷、肌苷、辅酶A等也可选用。

【预防护理】

一、预防

加强锻炼，增强体质，避免感冒、腹泻、劳累等诱因，防止精神刺激。

二、护理

急性期应卧床休息，一般需休息3～6周，重者宜卧床半年到1年。烦躁不安时，给予镇静剂，尽量保持安静，减少活动量，以减轻心脏负担。待体温稳定3～4周后，心衰控制，心律失常好转，心电图异常纠正时，可逐渐增加活动量。

饮食宜营养丰富而易消化，少量多餐。

【文献选录】

《素问·痹论》："复感于邪，内舍于心。"

《伤寒论·辨太阳病脉证并治》："伤寒二三日，心中悸而烦者，小建中汤主之。""伤寒脉结代，心动悸，炙甘草汤主之。"

《诸病源候论·虚劳病诸候·虚劳惊悸候》："心藏神而主血脉，虚劳损伤血脉，致令心气不足，因为邪气所乘，则使惊而悸动不定。"

《诸病源候论·小儿杂病诸候·温病胸结候》："凡温热之病，四五日之后，热入里，内热腹满者，宜下之。若热未入里而下之早者，里虚气逆，热结胸上，则胸否满短气，谓之结胸也。”

《小儿药证直诀·脉证治法》：“心主惊。实则叫哭，发热，饮水而摇；虚则卧而悸动不安。”

《婴童百问·慢惊》：“心藏神而恶热。小儿体性多热，若感风邪，则风热搏于腑脏，其气郁愤，内乘于心，令儿神志不宁，故发为惊。若惊甚不已，则悸动不宁，是为惊悸之病。”

【现代研究】

一、治疗学研究

1. 内服药研究　王雪峰等用柴琥清心饮为主治疗小儿病毒性心肌炎52例。方药：柴胡、黄芪、人参、半夏、甘草、瓜蒌、连翘、琥珀等，1个月为1个疗程。结果治愈21例、显效16例、进步12例、无效3例，愈显率71.2%，对照组愈显率53.1%，两组比较有显著性差异。观察了该方对细胞免疫功能的影响，治疗前患儿CD_3明显低于正常组，CD_4/CD_8比值略低于正常组，治疗后CD_3明显升高，与本组治疗前和对照组治疗后比较有显著差异。用多普勒超声测量了短轴缩短率(FS)、左室射血分数(EF)、心输出量(CO)、心输出指数(CI)。治疗组用中药后EF增加，FS提高，与本组治疗前和对照组治疗后比较有显著差异。说明中药能提高左室功能[1]。杨生科以心胆相通，故应心胆同治为原则。采用解毒温胆汤治疗青少年病毒性心肌炎30例。方药为金银花、连翘、板蓝根、丹参、瓜蒌、黄芪各9～19g，黄芩、姜半夏、陈皮、炙甘草、竹茹、远志、酸枣仁、枳壳、葛根各6～9g。有效率90%[2]。

林馨等根据辨证与辨病相结合的原则针对心电图的异常进行辨证论治。①早搏和心动过速：在急性期往往伴有发热、咽痛等症状，为温热致病，侵犯心肺，易伤正气。治应驱邪与扶正并用，选甘寒与益气养阴之药，如蒲公英、板蓝根、金银花、生黄芪、麦冬、太子参等；慢性期或后遗症期之早搏，多为气阴两虚，甚则阴血亏虚。宜益气养阴，生麦散、炙甘草汤主之。②传导阻滞或心动过缓：多属阳虚或痰瘀阻滞，以苓桂术甘汤或麻黄附子细辛汤化裁，治宜益气温阳，兼活血化瘀。③心肌损伤：心电图表现为ST-T改变。为气阴两虚，甚则阴阳两虚，应益气养阴，予参麦注射液静脉滴注，口服黄芪生麦饮，疗效显著[3]。

胡思源等用自制通脉液观察对小儿急性病毒性心肌炎左心功能的影响，分别采用心阻抗图(ICG)法和心尖搏动图(ACG)法检测病毒性心肌炎患儿左心室收缩及舒张功能。诊前检测心功能以及X线胸片、彩色多普勒超声心动图、心电图、心肌酶谱等，然后分别用药。中药组予通脉散(由当归、丹参、川芎、降香、赤芍、姜黄、山楂、三七组成，每毫升含生药1g)：＜7岁每次25ml，1日2次；7～12岁每次25ml，1日3次；＞12岁每次50ml，1日2次，连续口服4～6周。西药组予能量合剂(ATP 20mg、辅酶A 100U、细胞色素C 15mg)加维生素C 3～6g，溶于10%葡萄糖注射液100～200ml中静脉滴注，1日1次，10次为1疗程，用2～3个疗程，每疗程间隔3～4天。疗程结束后，复查心功能及其他观察指标，用t检验法统计各项心功能参数，结果表明通脉液对病毒性心肌炎患儿左室收缩功能的影响，治疗前后比较有显著性差异，优于能量合剂加大剂量维生素C的西药疗法，对患儿左室舒张功能的影响，中药组治疗前的比较有显著差异，而西药组无显著性差异。随着左心功能获得改善的同时，其临床症状、心电图、X线胸片、心肌酶谱等异常表现也有相应的改善。其作用机制，可能是与该药的主要成分丹参、川芎、当归等具有的对病毒感染心肌细胞的保护作用，以及增强冠脉流量、改善心肌缺血、增强细胞吞噬功能、促进心肌细胞再生等综合治疗作用有关[4]。

计算机选方是一种新的尝试，黄星原等用计算机筛选名医治疗心肌炎处方，定名为黄龙口服液，包括黄芪、龙骨、沙参、远志、酸枣仁、贯众、茯神、五味子8味药，经电镜证实对小鼠实验性病毒性心肌炎有良好的保护作用[5]。

2. 注射液治疗　黄芪注射液具有抗病毒，抑制心肌细胞内病毒RNA复制，保护被病毒感染的心肌细胞，促进抗体形成及诱生干扰素，提高NK细胞活性，促进心肌细胞再生等作用，且能激活T淋巴细胞，具有免疫调节作用。现代药理研究表明，黄芪注射液中的黄芪皂苷Ⅳ具有明显的正性肌力作用，还可增加心肌组织的 Na^{+}-K^{+}-ATP 酶活性，间接降低细胞膜对 Ca^{2+} 离子的通透性[6]。另外黄芪还可使超氧化物歧化酶活性提高、脂质过氧化物含量减少，从而减少氧自由基造成的损伤[7]。周昭烈等将病毒性心肌炎患儿65例随机分为2组，对照组采用常规药物治疗，治疗组在此基础上加黄芪注射液10ml(加入5%葡萄糖注射液500ml中静脉滴注)，1日1次，2周为1个疗程。结果显示：治疗组症状总有效率、体征总有效率、心电图变化总有效率和心肌酶谱变化总有效率均显著高于对照组，治疗期间未发现明显毒副作用[8]。

参附注射液具有扩张冠状动脉和降低心肌耗氧量的作用，有益于缺血心肌功能的恢复，配合其他措施治疗病毒性心肌炎的疗效甚为理想。郑孝清等将病毒性心肌炎患儿62例随机分为2组，治疗组给予参附注射液2ml/(kg·d)，加入10%葡萄糖注射液100～200ml中静脉滴注，1日1次，对照组给予维生素C静滴，其他治疗相同，3周为1个疗程。从总体趋势看，治疗组显效率在第1、2、3周末均极显著高于对照组，治疗期间未发现明显毒副作用。对其中部分住院患儿在病程3个月左右进行了复查，显示治疗组心肌酶谱和心肌肌钙蛋白(cTnT)总正常率显著高于对照组[9]。

参麦注射液中人参补益元气，麦冬益气养阴，五味子收敛耗散之心气。现代药理研究表明：人参对心动过速有较强的纠正作用，能使心率恢复到正常水平，同时对心肌有保护作用，能增强心肌耐缺氧的能力；麦冬能明显增加心肌营养性血流量，从而对心肌有保护和抗心律失常作用；五味子能加强和调节心肌细胞的能量代谢，从而改善心肌细胞的营养和功能。张伟将病毒性心肌炎患者63例随机分为2组，治疗组给予参麦注射液50ml静脉滴注，1日1次，对照组给予磷酸果糖和能量合剂静脉滴注，并口服维生素E，两组均根据心律失常情况对症处理，4周为1疗程。结果显示：治疗组总有效率为93.93%，显著高于对照组。治疗组ST-T改变及心律失常总有效率亦高于对照组。治疗期间未发现明显毒副作用[10]。

葛根素注射液为中药野葛根的提取物，具有扩张冠状动脉、对抗血管痉挛、改善缺血区血液供应、减慢心率、降低心肌耗氧量、降低血液黏度和改善微循环等作用。孟浦等将病毒性心肌炎患儿83例随机分为2组，对照组用ATP、辅酶A、维生素C，治疗组在此基础上加葛根素注射液，治疗20天。结果显示：治疗组总有效率明显高于对照组；主要症状平均缓解时间、心率恢复时间、ST-T恢复时间均显著短于对照组；心功能恢复情况亦显著优于对照组[11]。

二、药效学研究

黄芪是研究较多的单味中药，体外实验表明有明显抑制柯萨奇 B_3 病毒(CVB_3)繁殖和保护病毒感染细胞的作用。杨英珍等不但发现黄芪对实验性病毒性心肌炎有效，且初步阐明了其主要机制：①降低心肌中病毒RNA及病毒滴度，即有抗病毒作用。②调节T细胞免疫，改善由病毒引起的外周血、脾和心肌中总T细胞、Th和细胞毒性T细胞的异常分布。

③改善心肌细胞异常电活动。④减轻心肌细胞炎性浸润和心肌坏死面积。⑤提高NK细胞的活性及INF-γ的水平[12]。

芮涛等应用常规细胞内微电极技术及实时微机数据处理系统，记录心肌细胞电活动参数：静息电位(RP)、动作电位振幅(APA)、超射(OS)、动作电位零相最大除极速率动作电位时间(APD_{50}和APD_{90})和心肌细胞异常波形动作电位，研究了不同时期使用黄芪对急性实验性小鼠柯萨奇B_3病毒(CVB_3)性心肌炎模型心肌细胞异电活动的影响。结果发现在感染病毒同时和感染病毒后3天开始每天给小鼠腹腔注射黄芪(每只0.8g/0.4ml)1周，能使心肌炎小鼠心肌细胞异常电活动得到部分改善。而感染病毒前1天1次性腹腔注射黄芪(每只0.8g/0.4ml)对心肌炎小鼠心肌细胞异常电活动没有影响。提示早期使用黄芪对急性CVB_3性心肌炎有一定防止作用，单剂量黄芪对CVB_3性心肌炎没有防治作用[13]。

王鹏等使用CVB_3等诱导Balb/c小鼠形成病毒性心肌炎模型。分别予益心康(人参、黄芪、连翘、白术、丹参、甘草)、病毒唑稀释液和生理盐水灌胃，结果显示，益心康治疗组小鼠的血清CK和CK-MB明显低于其他两个治疗组，且益心康组小鼠心肌细胞内的病毒RNA含量亦较其他两组明显减少，提示益心康可减轻CVB_3病毒导致的心肌损伤，并能抑制CVB_3病毒在心肌细胞内的复制[14]。

王玉林等给雄性Balb/c小鼠腹腔注射CVB_3病毒液建立起病毒性心肌炎模型。将芪芍五味合剂(黄芪、赤芍、五味子)用于实验动物，并与对照组小鼠(未用任何药物)进行比较，发现应用芪芍五味合剂后，小鼠心肌细胞凋亡率和死亡率均显著降低，提示中药芪芍五味合剂可明显减轻病毒性心肌炎小鼠的病理损害程度，对心肌细胞有保护作用[15]。

参考文献

[1] 王雪峰，严文初，郭振武，等．柴琥清心饮为主对小儿病毒性心肌炎左心功能及外周血T细胞亚群的影响[J]．中国中西医结合杂志，1997，17(2)：73-75.

[2] 杨生科．解毒温胆汤治疗青少年病毒性心肌炎30例[J]．实用中医药杂志，2002，18(1)：15.

[3] 林馨，王刚．小儿病毒性心肌炎心电图异常的中医辨治[J]．浙江中医学院学报，1998，22(4)：13-14.

[4] 胡思源，贺爱燕，刘虹，等．自制通脉液对小儿急性病毒性心肌炎左心功能的影响[J]．中国中西医结合杂志，1995，15(7)：432-433.

[5] 黄星原，江钟炎，麦根荣，等．黄龙口服液治疗小鼠柯萨奇B_3病毒性心肌炎的疗效观察[J]．中华儿科杂志，1996，34(4)：246-248.

[6] 刘建勋，马晓斌，王杨慧，等．黄芪注射液对离体大鼠心脏功能及钠-钾交换ATP酶活性的影响[J]．中国新药与临床杂志，1999，18(6)：370-372.

[7] 储利胜，施雪筠，席时芳，等．黄芪皂苷提高心脏保存效果的实验研究[J]．中国中西医结合杂志，1999，19(8)：481-483.

[8] 周昭烈，张淇钏．黄芪注射液对病毒性心肌炎的辅助治疗作用(附30例报告)[J]．河北医药，2001，23(11)：844-845.

[9] 郑孝清，胡晓华，陈菲燕，等．999参附注射液治疗小儿病毒性心肌炎临床评估[J]．辽宁中医杂志，2001，28(12)：734-735.

[10] 张伟．生脉注射液治疗急性病毒性心肌炎伴心律失常33例临床观察[J]．江苏临床医学杂志，2001，5(2)：176.

[11] 孟浦，周东风，胡晓华，等．葛根素治疗小儿病毒性心肌炎临床观察[J]．中国中西医结合杂志，

1999,19(11):647-648.

[12] 杨英珍,熊丁丁．病毒性心肌炎治疗现状[J]．中国新药与临床杂志,1998,17(5):307-309.

[13] 芮涛,杨英珍,杨学义,等．黄芪对小鼠急性病毒性心肌炎作用的心肌细胞电生理研究[J]．中国中西医结合杂志,1994,14(5):292-294.

[14] 王鹏,陈苏宁,张玉芳,等．益心康对柯萨奇 B_3 病毒性心肌炎小鼠作用的实验研究[J]．辽宁中医杂志,2002,29(11):695-696.

[15] 王玉林,彭京洪,马沛然,等．中药芪芍五味合剂对病毒性心肌炎小鼠心肌细胞凋亡和坏死的影响[J]．山东医药,2002,42(22):16-19.

（俞景茂　赖正清　徐宇杰）

第五节　儿童多动综合征

【概述】

儿童多动综合征简称儿童多动症,又名注意力缺陷多动障碍(ADHD),是一种较常见的儿童行为障碍性疾病。以注意力涣散,活动过多,情绪不稳,冲动任性,自我控制能力差,并有不同程度的学习困难,但智力正常或基本正常为主要临床特征。由于此病妨碍儿童健康成长,给家庭、学校、社会带来不良影响,所以日益受到儿科、精神科、神经科、遗传学、心理学和教育学等多学科的关注。

据我国多个城市调查,约有1%～5%的在校小学生符合“多动症”的诊断标准,男孩远较女孩为多,约为(4～9)∶1,好发年龄为6～14岁。目前认为本病的预后受患儿家庭环境、遗传、父母文化素养等因素的影响,但总的来看,症状较轻的患儿如能及早发现,加强教育,改善环境,适当治疗(包括心理治疗与药物治疗),则随年龄增长,一般到青春期,活动过多会逐渐减少,即便仍有一定程度的注意力涣散和情绪不稳,也不致影响生活和学习。对那些症状较重的患儿,则需综合治疗,才能取得良好的效果。有些患儿经治疗后,其活动过多虽可减轻,但注意力涣散和冲动行为则可持续至成年,仅1/3的病例会随着发育成长而完全趋于正常。

本病根据临床表现似属于中医学“躁动”、“失聪”、“健忘”等病证。从20世纪70年代开始,我国学者向国内介绍有关本病的国外研究动态。20世纪80年代开始国内对儿童多动症进行了多方面的综合研究,并从中医药的角度认识与研究本病。鉴于国内外西医应用中枢神经兴奋剂治疗本病,虽可使部分病儿得到改善,但因具有食欲不振、头晕、抑制生长发育等副作用和复发率高而影响其广泛应用。近年来,应用中医药治疗本病表现出较好的疗效和副反应少等优点,显示了良好的应用前景。

【病因病理】

一、病因

1. 禀赋不足　由于父母健康状况欠佳,母亲孕期多病,如先兆子痫、先兆流产、高热等,或亲属中有患精神及神经病者,致使子女先天不足,精血不充,大脑失养,稍有感触即产生阴阳偏颇,出现记忆力不良,注意力分散,多动多语,急躁易怒,行为冲动和反复无常等,或兼见口吃、口齿不清、斜视等某些先天缺陷。

2. 营养不当　过食肥甘厚味,产生湿热痰浊,阻滞气机,扰乱心神;或过食生冷,损伤脾胃,造成气血亏虚,心神失养,心无所倚,神无所归而多动。

3. 教育不良　溺爱子女,不加管教,放肆无忌,日久形成性格任性,脾气急躁多变,抑制能力差的习惯。

4. 外伤因素 分娩时有难产、产伤史或窒息病史，或头部有外伤史，致使患儿气血瘀滞，经脉不畅，心肝失养而神魂不安。

5. 其他因素 如感染、中毒、高热抽搐、昏迷致气血不足，或气血逆乱，使肝阳上亢，心神失养，神不安藏，而成本病。其他如家庭环境不良、父母离异、单亲或双亲病故、精神刺激等，也是导致本病的因素之一。

二、病理

1. 阳动有余、阴静不足是其主要病机特点 《素问·阴阳应象大论》说："阴静阳躁。"即阴主柔静，阳主刚躁。《素问·生气通天论》说："阴平阳秘，精神乃治。"阴阳和谐，相辅相成，则机体调节有序，动与静、兴奋与抑制、亢进与减退等协调无病。由于小儿为纯阳之体，阳常有余，精血津液等物质相对不足，阴不足则阳有余，阴虚则不能制阳，易出现阴亏阳亢的病理变化。阳失制约则出现兴奋不宁、多动不安、烦躁易怒等症。但此种貌似"精力充沛"之多动，实乃虚假之象，从神志涣散、健忘失聪、动作迟滞笨拙等来看，实属虚阳浮动，故其本为虚。

2. 脏腑功能失调是其主要病理改变 由于本病乃精神、思维、情志兼病，病位主要在心、肝、脾、肾四脏，其中尤以心为主导。

(1)心藏神，为智慧之源，心神得养则神志清晰，思维敏捷，反应灵敏。若心气不足，心阳虚弱，神失所养，可出现神志飞扬不定、精神不专、反应迟钝、健忘等症。此外，心属火为阳脏，小儿阳常有余，心火易亢，易现心阴不足、虚阳外浮、神无所归之多动症。

(2)肝为刚脏而性动，藏魂，其志怒，其气急，体阴而用阳，为罢极之本，主人体生发之气。小儿肝常有余，若肝体之阴不足，肝用之阳偏亢，则可见性情执拗，冲动任性，动作粗鲁，兴奋不安。肝血不足则魂不守舍，而出现梦呓、梦游等兼症。

(3)脾为至阴之脏，其性静，藏意，在志为思。小儿脾常不足，若喂养不当，或疾病所伤，脾失濡养，则静谧不足，表现为兴趣多变，做事有头无尾，言语冒失，不能自制。土虚则木旺，动静不能互制。脾气不足则易生湿生痰，痰浊内阻或痰蕴化热，痰火扰心，也可引起本病。

(4)肾藏精，主骨生髓通于脑，主伎巧。小儿肾气未充，或病后肾气虚衰，髓海空虚，则可动作笨拙不灵、听觉辨别能力差、遗尿等。肾水不能涵木则肝阳易亢，肾水无以制火则心火有余，而见心烦、急躁、易怒等症。

总之，由于心有余而肾不足，肝有余而脾不足，阳有余而阴不足，因而表现为神飞扬不定，志存变无恒，情反复无常，性急躁不耐等神、志、情、性四类见症。

现代研究认为，本病系多种原因引起的疾病，可能与遗传因素、生物化学因素、神经生理因素、心理因素及脑部的器质性病变有关。脑内神经递质的研究表明，本病有多巴胺(DA)和去甲肾上腺素(NE)的代谢减低状况。用新的影像技术发现，患儿大脑额叶和纹状体的局部血流灌注减少，额叶的葡萄糖代谢率下降。

【诊断与鉴别诊断】

一、诊断要点

诊断本病主要根据病史，体格检查和心理测试。7岁以前起病，病程在6个月以上，根据父母及幼儿园、学校老师的连续性观察记录，按照美国精神病学会《智能障碍诊断及统计手册Ⅳ》(DSM-Ⅳ，1994)标准，可进行ADHD诊断。在诊断标准中强调ADHD的多动、冲动和注意力不集中与正常小儿的发育年龄不相称，因此生理性的与年龄相应的多动不能诊断为 ADHD。

1.(1)或(2)

(1)注意分散：以下症状≥6 条，持续 6 个月以上且达到与发育阶段不相适应和不一致的程度：

1)常常不注意细节问题或经常在作业、工作或其他活动中犯一些粗心大意的错误。

2)在完成任务或游戏中难以保持注意集中。

3)别人和他说话时常似听非听。

4)常不能按别人的指示完成作业、家务或工作(不是由于违抗行为或未能理解所致)。

5)常难以组织工作和游戏。

6)常逃避、讨厌或不愿做要求保持注意力集中的工作(如学校作业或家庭作业)。

7)常常丢失学习和活动要用的物品(如玩具、学校指定的作业、铅笔、书本或工具)。

8)常常易受外界刺激而分散注意力。

9)日常活动中容易忘事。

(2)多动/冲动：以下症状≥6 条，持续 6 个月以上且达到与发育阶段不相适应和不一致的程度：

1)常常手或脚动个不停或在座位上不停扭动。

2)在课堂上或其他要求保持坐位的环境中常离开座位。

3)常在不适当的情况下乱跑或乱爬。

4)常难以安静的玩耍或从事闲暇活动。

5)经常忙个不停像是被迫地活动过分。

6)经常话多。

7)经常难以按顺序排队等待。

8)常打断或干扰别人的活动(如插话或干扰别人的游戏)。

2. 7 岁前就有一些造成损害的多动/冲动或注意力障碍症状。

3. 一些症状造成的损害出现在两种或两种以上的环境中(如在学校、工作单位或家庭)。

4. 必须有明确的社会功能、学习功能或职业功能损害的临床证据。

5. 排除广泛性发育障碍、精神分裂症、心理障碍或其他精神疾病引起的多动。

二、鉴别诊断

1. 正常顽皮儿童　可从以下两方面鉴别。一为主动注意力方面，多动症患儿上课时大都注意力涣散，精神不集中，作业潦草，边做边玩，拖拉时间，学习成绩日趋下降；正常顽皮儿童虽有时注意力不集中，但大部分时间仍能集中，为了贪玩，常草率地迅速完成作业，并不拖拉。多动症患儿在集体活动、群体相处时，往往表现为不守纪律，喜好挑逗，不能控制自己的行为，而正常顽皮儿童则能够遵守纪律，自我制约。

2. 孤独症　常有活动过多和注意力集中困难的症状，极似严重的儿童多动症。但其不能与周围人建立感情联系，行为表现重复单一。

3. 多发性抽动症(抽动—秽语综合征，抽动障碍)　有不自主的运动性抽搐和发声性抽搐，表现为喉部发出奇特的叫声，个别音节、字句不清楚，甚至骂人。

4. 智力低下　也常有多动、注意力缺陷和学习困难，但智商低。

【辨证论治】

一、证候辨别

1. 辨虚实　本病的本质为虚证，但也有标实之状。多动、急躁、易发脾气乃肝阳过亢之征；心神不足，难以静谧，注意力涣散乃心脾不足之象。故多现虚实夹杂之证。

2. 辨脏腑　神不定者病在心，志无恒者病在肾，情无常者病在脾，性急躁者病在肝。

二、治疗原则

应采取综合措施，如从生物（如治疗病患，提高素质）、社会（如协调家庭、学校和社会的关系）和心理（如教育、训练和行为矫正治疗）等方面共同治疗，患儿、家长、教师、医师四方面互相配合，才能取得良好的疗效。中医药治疗时应注意以下原则。

1. 以肾为本，心脑并治　在补肾的基础上清心平肝，补脾祛痰，兼以益智化瘀，标本同治，以本为主。

2. 调理脏腑，燮理阴阳　重在补不足、泻有余，使阴平阳秘，精神乃治，不应因患儿活动过多、冲动暴躁而过用苦寒或重镇安神之剂。

三、分证论治

1. 肾阴不足，肝阳偏旺

证候表现　多动多语，急躁易怒，冲动任性，难以自抑，神思涣散，难以静坐，注意力不能集中，两颧潮红，五心烦热，口干咽燥，盗汗，喜食冷饮，舌质红，少苔或无苔，脉细数或弦细。

辨证要点　本证是儿童生长发育期阴阳失衡的一种状态，处在病理变化的临界状态，除多动症常见症外；尚有阴虚阳旺表现，阳亢实本于阴精之匮乏。

治法主方　滋阴潜阳，宁神益智。左归饮加减。

方药运用　常用药：熟地黄、山药、山茱萸、枸杞子、茯苓、龟甲、柏子仁、生龙骨、炙甘草等。口渴便秘、午后潮热者加麦冬、玄参、制首乌；夜寐不宁者加女贞子、知母、琥珀；学习困难者加石菖蒲、丹参、远志。

本证阳有余而阴不足，宜长养其阴，平抑其阳，阴与阳齐，水能制火，则诸症可宁。若阴虚火旺，相火妄动者，可用大补阴丸加石菖蒲、远志；若肾阴不足，虚火上炎者，也可用知柏地黄丸加远志、石菖蒲；肾水不足，心火上炎者，可用黄连阿胶汤加减。若虑其苦寒直折复伤其阴时，可用《摄生秘剖》补心丸化裁，以滋阴清热，补心安神，常用药为：石菖蒲、北沙参、生地黄、丹参、青果、茯苓、麦冬、当归、柏子仁、甘草。

2. 心脾气虚，神失所养

证候表现　心神涣散，注意力不集中，或虽能集中但时间短暂，活动过多，动作行为杂乱无目的性，气短，精神倦怠，常自汗出，记忆力差，喜忘，心悸，夜寐不宁，多梦夜惊，口吃，面色㿠白少华，纳食不佳，舌质淡红，苔薄白，脉虚或细弱。

辨证要点　心脾气虚，精微不能濡养五脏和髓海，阴阳失衡，虚火浮动，上扰心神，故见烦扰不宁，多动不已诸症，兼见面白㿠少华、消瘦纳呆、多汗乏力、四肢疲惫等乃心脾不足之证。

治法主方　补益心脾，安神益智。甘麦大枣汤加味。

方药运用　常用药：炙甘草、浮小麦、大枣、夜交藤、杭白芍、丹参、太子参、生龙骨、生牡蛎、远志、法半夏、磁石等。手足灼热者加胡黄连、青蒿；惊惕不安者加钩藤、蝉蜕；脘腹痞胀者加厚朴、陈皮；多汗，反复感冒者加炙黄芪、防风、炒白术。

本证虚多实少，法当补益为主，平抑为次。若气血两虚，心脾不足者，宜人参养荣汤加减；若心神失养，气虚阳浮者，也可用桂枝、龙骨、牡蛎、茯苓、炒白术、炒扁豆、炙甘草等，或归脾汤合甘麦大枣汤加味（太子参、麦冬、茯苓、白术、酸枣仁、远志、五味子、石菖蒲、当归、陈皮、黄芪、大枣、小麦、炙甘草）。

3. 湿热内蕴，痰火扰心

证候表现 多动难静，烦躁不宁，冲动任性，难以制约，神思涣散，注意力不能集中，胸中烦热，懊侬不眠，纳少，尿赤，口渴，大便燥结或溏而不爽，舌质红，苔黄厚腻，脉浮滑数。

辨证要点 本证因气滞湿阻，结为痰浊，郁而化热，心火内盛，神明受扰，以致注意力不能集中，多动难静，冲动任性，难以自制，胸闷纳呆，便秘尿赤，舌红苔黄厚腻是内热见症。

治法主方 清热利湿，化痰宁心。黄连温胆汤加味。

方药运用 常用药：陈皮、法半夏、茯苓、竹茹、胆南星、瓜蒌、枳实、黄连、石菖蒲、珍珠母。实热顽痰内阻清窍者，可用礞石滚痰丸（包煎）；积滞中阻者，可加炒麦芽、鸡内金、莱菔子；大便秘结难下者，可加生大黄（后下）；口苦、苔黄、尿赤、外阴痒湿者可加龙胆草、焦山栀。

本证若犯及神明，心失守舍，动作不能自律，法当豁痰镇惊熄风，可用《医学心悟》铁落饮化裁。其方为：九节菖蒲、胆南星、法半夏、铁落花、茯苓、天麻、丹参、麦冬、川贝母、陈皮等。若痰火壅盛时加瓜蒌皮、青礞石；肝胆火盛烦躁不安时加龙胆草、山栀、生石决明；心火上炎，烦扰不宁时加黄芩、黄连。

【其他疗法】

一、中药成药

1. 静灵口服液 适用于肾阴不足，肝阳偏旺证。

2. 天王补心丸 适用于阴虚火旺，烦躁不宁者。

3. 柏子养心丸 适用于心气虚寒，健忘、多梦、易惊、肢冷者。

二、针灸疗法

1. 体针 主穴取内关、太冲、大椎、曲池。注意力不集中配百会、四神聪、大陵；活动过多配定神、安眠、心俞；情绪烦躁者配神庭、膻中、照海。用泻法，不加灸，隔日 1 次，10 次为 1 个疗程。每次针刺后即用梅花针叩背部夹脊穴、膀胱经、督脉，以叩至皮肤潮红为度。心俞、肾俞、大椎等穴重点叩刺。

2. 耳针 取穴脑干、肾、肝、心。1 日 1 次，留针 20 分钟，10 日为 1 个疗程。

3. 王不留行贴压耳穴 主穴取脑干、枕穴、神门。肝肾阴虚配肝、肾耳穴；心脾不足配心、脾耳穴。方法是将王不留行用胶布贴于一侧耳穴，按压刺激，每日不少于 3 次，每次半分钟至 1 分钟，连续 5 天换另一耳，左右耳交替，20 天为 1 疗程，休息 1 周，重复治疗，共 1～6 个月。

三、西医疗法

1. 哌醋甲酯（利他林） 起始量 0.3mg/(kg·d)，无效可逐步加至 0.6mg/(kg·d)，约每 3 天增加 5mg，最大量 0.8mg/(kg·d)，分 2 次，晨起和中午服。6 岁以下不宜服。副作用是食欲不振、失眠、腹痛、面色苍白、诱发癫痫等，多为一过性。采用假日停服的办法可减少副作用。一般需服 6 个月至 1 年，必要时延长。

2. 右旋苯丙胺 起始量 0.15mg/(kg·d)，每晨服 1 次，无效可逐渐加量，每 3 天加 2.5mg。副作用同哌醋甲酯。

【预防护理】

一、预防

1. 适龄结婚妊娠的孕妇应保持心情愉快，精神安宁，饮食清淡而富于营养，谨摄寒温，劳逸适度，避免七情刺激，慎用药物，禁烟酒。

2. 妊娠期应定期做产前检查，及时纠正胎位，争取顺利分娩，避免新生儿脑受损。

3. 提高双亲的文化修养，创造安静和谐的家庭环境，及时纠正孩子的不良习惯。

4. 睡眠充足，喂养合理，避免精神创伤及意外事故的发生。

5. 食品中限制含有甲基水杨酸盐类的食物（如西红柿、苹果、橘子等水果）及限制加入调味品和人工染料（如胡椒油）。

二、护理

1. 体谅关心病儿，稍有进步应予表扬，切勿伤害孩子的自尊心。教育切忌简单粗暴，不惩罚、打骂孩子，但也不要溺爱与迁就，纵其任性不羁，以免加重精神创伤，抑或不能自制。

2. 帮助患儿树立信心，磨炼意志，明确学习目的，抓紧学业辅导，培养学习兴趣，给孩子以良好的教育和正确的心理指导。

3. 加强管理，及时疏导，谨防攻击性、破坏性、危险性行为的发生。

4. 西药治疗过程中要密切观察患儿反应，及时调整药物剂量和停药。

【文献选录】

《素问·灵兰秘典论》："心者君主之官，神明出焉……肝者将军之官，谋虑出焉……肾者作强之官，伎巧出焉。"

《灵枢·行针》："重阳之人，熇熇高高，言语善疾，举足善高，心肺之藏气有余。"

《圣济总录·卷四十三·心脏门·心健忘》："健忘之病，本于心虚，血气衰少，精神昏愦，故志动乱而多忘也。"

《小儿药证直诀·原序》："骨气未成，形声未正，悲啼喜笑，变态不常。"

《格致余论·相火论》："太极动而生阳，静而生阴，阳动而变，阴静而合……火内阴而外阳，主乎动者也，故凡动皆属火。其所以恒于动，皆相火之为也。见于天者，出于龙雷，则木之气，出于海，则水之气也。具于人者，寄于肝肾二部，肝属木而肾属水也。肝肾之阴，悉具相火……相火易起，五性厥阳之火相煽，则妄动矣。"

《婴童百问·烦躁》："嗞煎不安是烦，嗞啀不定是躁。嗞煎者，心经有热，精神恍惚，内烦不安，心烦则满，自然生惊。嗞啀者，心经有风邪，精神恍惚，心躁生风，热多不安，烦久而惊，风多不定，躁久而搐。"

《类经附翼·求正录》："真阴之脏，不可不察也。命门之水，谓之无精，故心赖之，则君主以明之；肺赖之，则治节以行；脾胃赖之，济仓廪之富；肝胆赖之，资谋虑之本。此虽之肾脏之伎巧，而实真阴之用。阳盛于标者，原非阳盛，以命门之水亏也，水亏其源，则阴虚之病叠出。所谓真阴之治者，凡乱有所由起病有所生，故治病必当求本。盖五脏之本，本在命门，神气之本，本在元精，此即真阴之谓也。钱氏六味丸，即壮水之剂也，而用随其人，斯为尽善。因扩大其意，用六味之意而不用六味之方。余因制二归丸方，愿与知本知音者共之。"

《证治汇补·胸膈门·惊悸怔忡》："人之所生者心，心之所养者血，心血一虚，神气失守。"

《证治要诀·不寐》："大抵惊悸、健忘、怔忡、失志、不寐、心风，皆是痰涎沃心，以致心气不足。若用凉心之剂太过，则心火愈微，痰涎愈盛，病愈不减，唯当以理痰气为第一要义。"

【现代研究】

一、病因病机研究

王立华等报道儿童多动症患儿虽然表现似属实证，但临床观察多数患儿形体消瘦，面色少华，动作笨拙不灵，神思涣散，睡眠不安有梦呓、梦游，或有遗尿等，以形神不足表现为主，属本虚标实；主要病机是脏腑功能不足，阴阳失调，病变部位在心、肝、脾、肾。为探讨其与甲皱微循环之间的联系，给诊断此病提供理论依据，因而对儿童多动症患儿与健康儿甲皱微循环检测进行对比观察，结果儿童多动症患儿多数存在管袢异常率高、数目减少、管袢长度缩短、顶部瘀血等皮肤微循环灌注不良表现，与中医气血虚的理论一致，为本病“起病于渐”，临床表现形神不足及脏腑功能不足的病机特点，提供了一定的客观理论依据。此外，用 RF-540 型荧光分光光度计检测了 24 小时尿儿茶酚胺（去甲肾上腺素）含量，结果多动症病儿组平均数值明显低于正常儿，提示神经内分泌功能低下，可能是多动症的一个发病环节[1]。

谭美珍等用原子吸收分光光度法对 60 例儿童多动症患儿以及 50 例对照组进行血铅、锌等监测，发现该病患儿多伴铅过量、锌缺；血铅越高，注意力缺陷越明显[2]。王改青等对儿童多动症患儿及健康儿童各 60 名进行智商、血液以及头发铅、镁含量的监测，儿童多动症患儿血铅水平明显高于对照组儿童，发镁含量显著低于对照组儿童，智商水平低于对照组儿童，说明铅暴露、镁缺乏及智商相对降低均与儿童多动症的发病有关[3]。

二、治疗学研究

1. 内服药研究　孙远岭等报道用王玉润经验方：煅龙牡、珍珠母、白芍、大枣各 30g，钩藤、黄芪、浮小麦、夜交藤各 15g，当归、黄柏各 9g，五味子、甘草各 6g，以上为 1 日量，加工制成益智糖浆，每瓶 200ml，每次口服 10ml，1 日 3 次，用药时间平均 3～5 个月。治疗结果：显效 39 例、有效 17 例，总有效率为 84.8%。对 25 例患者治疗前后的生化指标进行了对照，以儿茶酚胺（CA）提高尤为显著，且达到正常值水平。研究结果表明，儿童多动症患者，不仅仅是体内第一信使物质含量不足，而且更重要的是第二信使物质亦处于低水平，这两类物质的前体成分均与食欲正常与否密切相关。所以，如何提高食欲，以促使第一、二信使物质含量上升，是其中极其重要的环节。cAMP、儿茶酚胺（CA）及其代谢产物多巴胺（DA）、去甲肾上腺素（NE）、3,4-二羟基苯乙酸（DOPAC）以及肌酐（Cr）等可作为诊断、治疗本病的客观观察指标[4]。

马融等针对儿童多动症，提出“髓海发育迟缓”病机假说，认为本病病位在脑，其本在肾，病机关键为“肾精亏虚，髓海发育迟缓，阴阳失调，阳动有余，阴静不足”，据此确立了益肾填精治法，研制出益智宁神颗粒。临床研究以静灵口服液及利他林分别作为中、西药对照组，对 159 例多动症患儿的疗效和安全性进行了综合评定。结果表明：益智宁神颗粒控显率为 63.64%，中医证候控显率为 85.45%，显著优于静灵口服液及利他林；对主症积分的改善，益智宁神颗粒与利他林相当，优于静灵口服液。在中医证候方面，三药对主症的改善无显著差异，对次症及舌脉的改善，益智宁神颗粒及静灵口服液明显优于利他林，显示出中药整体调节的独特优势。三药对多动指数及神经软体征均有显著改善作用，但三药之间比较无显著差异。对显效以上病例随访结果及安全检测表明，益智宁神颗粒远期疗效稳定，安全可靠[5]。

2. 针灸疗法研究　徐秋华用梅花针叩刺配合耳穴贴压治疗儿童多动症 16 例。梅花针叩刺取百会和四神聪，轻叩刺以微出血为度，时间为 5 分钟，隔日 1 次，7 次为 1 个疗程，共治疗 4 个疗程。耳穴贴压以王不留行籽贴压所选穴位，每日按压 2 次，每次 20 分钟（每穴 5 分钟），每隔 7 日两耳交替，2 周为 1 疗程，共 4 个疗程。结果总有效率 87.5%[6]。郗玉兰用针刺配合闪罐治疗儿童多动症51例。治疗组采用针刺百会、四神聪、风池(电针)、三阴交(电针),心脾两虚配神门,肾阴不足配太溪,肝阳偏亢配太冲,痰火壅盛配丰隆。1次取2～3穴,轮次取穴。闪罐取穴大椎、身柱、灵台、筋缩。每周2次,8周为1疗程。对照组采用耳穴贴压配合闪罐治疗。耳穴贴压取神门、脑干、皮质下、心、肝、肾,闪罐疗法同治疗组。结果:治疗组总有效率98.0%,对照组总有效率94.1%[7]。

3. 推拿疗法研究　张树勇以按摩疗法治疗多动症患儿,方法如下:①头部:双拇指合推印堂至太阳并配合指揉按法,在膀胱经用五指拿法和捏法反复进行,重点揉按百会、强间、翳风、风池、风府等。②背部:先用掌揉按背部,然后再揉按心俞、膈俞、肝俞、脾俞、肾俞、神道、至阳等穴。③腹部:用掌摩法、掌揉法、掌振法施于中脘、关元穴上,再用指揉、指按法按揉中脘、上脘、建里、气海、关元等穴。共治疗该病100例,取得较好的疗效[8]。

三、药效学研究

孙远岭等认为,由于目前还无法复制多动症动物模型,为了探讨"益智糖浆"(煅龙牡、珍珠母、白芍、大枣、钩藤、黄芪、浮小麦、夜交藤、当归、黄柏、五味子、甘草)对中枢儿茶酚胺(CA)等物质及cAMP的影响,参考利血平耗竭中枢CA的原理,采用小剂量慢性给药(利血平)及几组同时对照进行观察,并进行学习记忆测试及免疫指标测定。动物选用昆明种小白鼠,雌雄各半,体重18～21g/只,48只随机分为4组,每组12只,Ⅰ组为利血平组,Ⅱ组为益智糖浆组,Ⅲ组为利他林组,Ⅳ组为正常组。观测方法为:在进行生化、免疫等指标检测前,先进行学习记忆实验。为提高准确性,实验在具有隔音设备的行为测试室进行,室温为22～24℃。学习记忆实验采用Y型迷路学习记忆试验(一种形成记忆试验)和EL试验(一种记忆保持试验,即跳台被动回避学习方法,EL愈长,记忆保持愈差)。处死动物均在上午8～11时一次完成,交替将各组小鼠迅速断头取血,开颅取脑,一分为二,剖腹取脾,按照不同要求,备存样本,待测相应指标,用高效液相色谱(HPLC)电化学法(EC)测定脑去甲肾上腺素(NE)、多巴胺(DA),放射免疫法测定脑、血浆cAMP,^{3}H胸腺嘧啶核苷掺入法测定淋巴细胞转化率(CT),^{125}I-vaR释放试验法测定自然杀伤细胞活性(NKCA)。实验结果表明,益智糖浆有提高能量代谢,促进cAMP的合成,提高DA、NE的含量,增加记忆,增强免疫的作用[9]。

马融等以幼年雄性自发性高血压大鼠为研究对象,研究益智宁神颗粒(紫河车、熟地黄、石菖蒲、远志、泽泻、黄连)治疗儿童多动症的神经生化机制。通过高效液相-电化学法检测结果发现,病模组大鼠脑组织中多巴胺(DA)、去甲肾上腺素(NE)含量显著高于正常对照组,高香草酸(HVA)差别不明显。提示脑组织中DA、NE含量增多,并存在平衡失调,即DA含量相对较高,NE处于相对低下的水平,可能是ADHD发病的神经生化机制。通过开阔实验表明益智宁神颗粒能够减少病模大鼠的多动行为和探索行为,通过Morris水迷宫实验表明益智宁神颗粒能够改善病模大鼠的认知行为[5]。

史正纲通过各种化学试剂造成幼龄小鼠学习记忆功能障碍,采用跳台法和电迷宫法,观察益智口服液(远志、石菖蒲、肉苁蓉、郁金、鹿角霜)的改善作用。显示益智口服液能明显减少东莨菪碱所致记忆获得障碍小鼠的错误次数,对抗亚硝酸钠造成的幼龄小鼠记忆巩固障碍和40%乙醇引起的记忆幼龄小鼠记忆再现障碍[10]。

参考文献

[1] 王立华,姚爱荣,邢向辉,等. 儿童多动症患儿与健康儿甲皱微循环检测对比观察[J]. 山东中医学院学报,1994,18(3):148-150.

[2] 谭美珍，梁惠慈，陈力，等．儿童多动症与血微量元素水平关系的探讨[J]．中国妇幼保健，2006，21(3)：358-359.

[3] 王改青，杨期东，刘尊敬，等．铅镁及智商与注意力缺陷多动障碍的关系[J]．中国行为医学科学，2005，14(9)：782-783.

[4] 孙远岭，王玉润，瞿秀华，等．儿童多动症的中医治疗与临床研究[J]．中医杂志，1992，33(9)：36-37.

[5] 马融，魏小维，李亚萍，等．益肾填精法治疗儿童多动症及其神经生化机制研究[J]．天津中医药，2007，24(4)：309.

[6] 徐秋华．梅花针叩刺配合耳穴贴压治疗儿童多动症16例[J]．中国针灸，2005，25(10)：678.

[7] 郗玉兰．针刺配合闪罐治疗儿童多动症的临床观察[J]．上海针灸杂志，2005，24(7)：13-14.

[8] 张树勇．浅谈用按摩疗法治疗学生多动症[J]．按摩与导引，2002，18(7)：27.

[9] 孙远岭，王玉润，瞿秀华，等．"益智糖浆"治疗儿童多动症的动物实验观察[J]．陕西中医学院学报，1991，14(4)：37-38.

[10] 史正纲，江育仁．益智口服液对幼龄小鼠学习记忆行为影响的实验观察[J]．甘肃中医学院学报，2003，20(1)：10-15.

（俞景茂　赖正清　徐宇杰）

第六节　过敏性紫癜

【概述】

过敏性紫癜又称亨-舒综合征(HSP)，是一种毛细血管变态反应性出血性疾病，以广泛的小血管炎症为病理基础，以皮肤紫癜、消化道黏膜出血、关节肿痛、腹痛、便血和血尿的症状为主要临床表现。发病年龄以学龄儿童较为常见，2岁以下的幼儿少见，男性发病高于女性，春秋季发病较多，夏季较少。

《证治准绳·疡医》中虽有"紫癜风"的记载，但按过敏性紫癜的临床表现，本病似与中医学中的"紫斑"、"肌衄"较为接近，与"斑疹"、"葡萄疫"、"发斑"也有相似之处。当出现鼻衄、便血等出血现象时，又与"衄血"、"便血"、"尿血"等血证相关。当然，上述中医学病证名中，尚包括特发性血小板减少性紫癜。这两类紫癜的临床表现与实验室检查虽异，但近年来从分析两者的发病机制同属免疫异常，治疗上均可用皮质激素或免疫抑制剂，故两病又有一定的相似之处。尤其是中医学中对两病的治疗有相近之处。

过敏性紫癜的病程较长，且容易复发，各地为此进行了大量的研究。近二十年多来有关运用中医药治疗本病报道很多，在防止复发、防治肾损害等方面已取得了长足的进展。

【病因病理】

过敏性紫癜多与某些致病因素有关，常见的过敏原有细菌、病毒、寄生虫等感染，或牛奶、鸡、鱼虾、蕈类等食物，以及药物、花粉、虫咬、疫苗接种等。上述这些致敏原对某些人具有致敏作用，使机体发生变态反应，但临床上致敏原常不易肯定。其基本病理改变为较广泛的急性无菌性毛细血管和小动脉的炎性反应，毛细血管壁通透性增加，使红、白细胞和血浆进入组织间隙，引起出血和水肿。

一、病因

外感因素、饮食因素与虚损因素均可导致过敏性紫癜的发生。

1. 外感因素　一般多为外感时邪引发伏热而成。邪热由表入里，入营入血，迫血妄行，络脉损伤，血不循经。阳络伤则血外溢，阴络伤则血内溢，外溢则为吐衄，内溢则为便血、尿血，溢于皮肤则为发斑，瘀而不行则为蓄血。

2. 饮食因素 偶食鱼虾荤腥、蕈类等食品，邪毒滞中，胃热炽盛，熏发肌肉，血液外溢而成紫癜。药物过敏也在此列。

3. 虚损因素 禀赋不足、肾阴虚损，精髓失充，或疾病反复发作后脏腑虚损，气不摄血，血不循经而成紫癜。

二、病理

1. 风热外邪，灼伤血络 风热之邪从口鼻而入，内伏血分，郁蒸于肌肤，与气血相搏，灼伤脉络，血不循经，渗于脉外，溢于肌肤，积于皮下，则出现紫癜；气血瘀滞肠络，中焦气血阻遏则腹痛便血；若风热夹湿，或与内蕴之湿热相搏，下注膀胱，灼伤下焦之络，则见尿血，瘀滞于关节之中，则见关节肿痛。

2. 热毒内盛，迫血妄行 若湿热素盛，热毒内伏，日久郁热化毒化火动血，灼伤络脉，迫血妄行，血液溢出常道，外渗肌肤则为紫癜，从清窍而出则为鼻衄；损伤胃络，热结阳明则见吐血；热邪循胃之脉络上至齿龈则为齿衄；下注大肠或膀胱则见便血、尿血等。

3. 气血虚损，瘀阻络脉 禀赋不足或紫癜反复发作，气血耗损，气虚无力推动血液运行，瘀阻脉络。日久脏腑受累，脾气虚则统摄无权，肾阴虚则虚火扰血妄行，不循常道，溢于脉外，留于肌肉脏腑之间而出现紫癜、便血、尿血等气滞血瘀诸证。

总之，本病多为内有伏热兼感时邪而发病。邪热入血、迫血妄行、血不循经、热盛伤络是其主要病理基础。迁延不已，病情反复，虚实夹杂，气虚不能生血、行血、摄血，则血液不循常道而溢于脉络之外而成本病。

【诊断与鉴别诊断】

一、诊断要点

1. 发病较急，紫癜多见于下肢远端及臀部，分布常对称，形状不一，压之不退色，可伴有腹痛、关节肿痛、便血、尿血、水肿等。

2. 出血时间、凝血时间、血小板计数及功能均正常，毛细血管脆性试验可为阳性。肾组织活检可确定肾炎病变性质。

二、鉴别诊断

1. 特发性血小板减少性紫癜 紫癜多发于黏膜、皮下、内脏等处，紫癜的形态为瘀点、瘀斑、血肿，实验室检查血小板，出血时间延长，血块收缩不佳。

2. 症状性紫癜(感染所致的紫癜) 由于感染所致的皮肤出血，如脑膜炎双球菌菌血症、亚急性细菌性心内膜炎以及其他败血症，这些疾病过程中所见紫癜是由于血栓形成，其中心坏死，患儿多急骤起病，一般情况危重，白细胞明显升高，血细菌培养阳性。

3. 有关节疼痛肿胀症状时需与风湿性关节炎鉴别；有腹痛症状时需与阑尾炎、肠套叠、肠道虫症相鉴别。

【辨证论治】

一、证候辨别

1. 辨缓急虚实 本病早期起病急骤，多属实证，以血热为主，虚证较少；迁延不已，时发时止，多属虚证，以气不摄血为主，也有阴虚火旺者。

2. 辨表热里热 若有发热、咳嗽、头痛、鼻塞、咽红、喉核肿大(乳蛾)者，为风热在表所致；若仅见壮热、口渴、便秘、苔黄、脉数者，为里热之证。

3. 辨出血部位　上部诸窍出血者多为里热炽盛，迫血妄行，实证居多；仅见下部出血者，多为湿热下注或肾阴亏损，阴虚火动。

4. 辨紫癜色泽大小　紫癜红紫属血热，红赤者胃热，紫黑者热极；斑色淡红黯晦属气虚，紫斑大而多，是出血量多，紫斑小而少，是出血量少。

二、治疗原则

皮肤紫癜以“疹”为主，不融合成片者，宜从肺治；以“斑”为主，融合成片者，宜从胃治；反复出现者，宜从脾治；合并肾炎肾病者，宜从肾治、从瘀治。具体尚需注意以下几点：

1. 宜解毒化瘀勿见血治血　解毒化瘀是治疗本病的总则。“无毒不生斑，有斑必有瘀”，故不论兼症如何，均当“必伏其所主，而先其所因”，重视发病与毒瘀的密切关系，只有毒解瘀行方能治病求本。

2. 宜活血行血勿见血止血　止血药应用不当会造成血液凝滞而加重血瘀，应当选择既能收敛止血又能化瘀生新的药物，或在止血之中配以活血行血之品，以达到止而不滞，活而不破之功效。

3. 宜清解勿发汗　根据“夺血者勿汗”之训，虽有表证，只宜清解，勿发汗，以免伤津动血。

三、分证论治

1. 风热伤络

证候表现　先有发热、微恶风寒、咳嗽咽红、鼻衄、全身不适、食欲不振等，后见皮肤紫斑。紫癜好发于下半身，尤以下肢和臀部为多，常对称，颜色较鲜红，呈丘疹或红斑，大小形态不一，可融合成片，或有痒感，面部微肿，并可见关节肿痛，或腹痛、便血、尿血等症，舌质红、苔薄黄、脉浮数。

辨证要点　本证的特点是先有风热表证，继发紫癜，或在紫癜病程中因外感风热而使病情加重。由于风热之邪伏于血分，充斥络脉，导致血不循经而溢出于肌肤，轻者仅见皮肤紫癜或伴瘙痒，重者可兼腹痛、关节肿痛，甚则尿血等。

治法主方　祛风清热，凉血安络。银翘散加减。

方药运用　常用药：金银花、连翘、牛蒡子、薄荷、荆芥、紫草、茜草、生地黄、牡丹皮等。若皮肤瘙痒可加白鲜皮、牛蒡子、地肤子、浮萍、蝉蜕；大便出血者可加苦参、槐花炭；腹痛者可加广木香、赤芍；小便出血者可加藕节炭、白茅根、大小蓟、旱莲草、益母草；关节肿痛可加秦艽、防己、怀牛膝；若表证不著，血热已成者可用清营汤加减。

风热伤络类似于瘾疹，治当清疏。验方金蝉散风汤可以参考运用。方中用桂枝、防风、蝉蜕解表散风；连翘、金银花清气分热；苍术、薏苡仁、茵陈蒿、猪苓、赤苓化湿渗利；郁金、赤芍、红枣活血和营。

2. 血热妄行

证候表现　发病急骤，皮肤瘀斑密集，甚则融合成片，色深紫红，伴发热面赤，咽干而痛，喜冷饮，或见衄血、便血，大便干结，小便短赤，舌质红，苔黄略干，脉数有力。

辨证要点　本证多见于紫癜早期，形体壮实之小儿，其特点是热毒炽盛，邪火内实，由气分直逼血分。阳明热结，灼伤血络，迫血妄行，常伴鼻衄、齿龈出血，甚则便血尿血，出血量一般较多，也可兼风温表证。

治法主方　清热解毒，凉血化斑。清瘟败毒饮加减。

方药运用　常用药：水牛角、生地黄、玄参、牡丹皮、赤芍、黄连、山栀、黄芩、紫草、生石膏

(先煎)、知母、连翘、甘草等。若皮肤紫斑量多可酌加藕节炭、茜草等；鼻衄量多者可酌加白茅根、炒蒲黄(包煎)、仙鹤草、三七粉(吞服)；齿衄者加人中白、藕节炭；尿血者加小蓟、大蓟；大便秘结者加生大黄(后下)。

本证邪热常波及上、中、下三焦，且累及营血，故可用芩、连、柏清三焦之热，若热势不盛者，可合四物汤加牡丹皮活血凉血。此外，尚需注意宣气透营，防其苦寒直折，阻遏气机，可配伍金银花、连翘、竹叶透热于外，使邪热转出气分而解；兼有表证发热者，又可伍以薄荷、豆豉以宣通疏解。

3. 湿热痹阻

证候表现　皮肤紫斑色黯，或起疱，尤以关节周围多见，伴有关节肿痛灼热，常见于膝关节与踝关节，四肢沉重，影响肢体活动，偶见腹痛、尿血，舌质红，苔黄腻，脉滑数或弦数。

辨证要点　本证以关节肿胀疼痛为主要症状，紫癜常见于关节周围，尤以膝踝关节为主，究其原由多因平素湿热较盛，复感外湿，郁而化热，聚于关节使然。

治法主方　清热利湿，化瘀通络。四妙丸加味。

方药运用　常用药：苍术、黄柏、牛膝、生白术、薏苡仁、木瓜、紫草、桑枝、独活等。关节肿痛活动受限者加赤芍、鸡血藤、忍冬藤；小便出血者加小蓟、石韦等。若湿重肿著者，也可用导赤散加减。

本证与风湿客于筋脉、湿热伤络之痹证有类似之处，为缓解关节肿痛之症，可配以秦艽、晚蚕砂、松节、木瓜以宣风祛湿而奏效。当伴有发热时，可用玉女煎加味，取生石膏辛凉解肌，清热凉血而化斑，生地黄凉血生津以濡其筋脉，牛膝下行通经，知母、麦冬柔筋润燥。若腹痛较著者，则可配以芍药甘草汤。

4. 胃肠积热

证候表现　下肢皮肤满布瘀斑紫斑，腹部阵痛，口臭纳呆腹胀，或伴齿龈出血；大便色黄或暗褐，舌红，苔黄，脉滑数。

辨证要点　本证除皮肤紫癜外，腹部阵痛尤为突出。由于肠胃积热在里，化火灼络而致血渗肌肤，溢于肠外。

治法主方　泻火解毒，清胃化斑。葛根黄芩黄连汤合小承气汤加味。

方药运用　常用药：葛根、黄芩、黄连、大黄(后下)、枳实、玄明粉(冲服)等。肠胃热盛，苔黄腻而垢者加知母、人中白；热毒炽盛者加大青叶、焦山栀。为缓解腹痛，可加炒赤芍、炒延胡索、丹参；出血较多者可加水牛角(先煎)、牡丹皮、人中白。

5. 肝肾阴虚

证候表现　起病较缓或反复发作，皮肤瘀斑色黯红，时发时隐，或紫癜已消失，但仍伴有低热、五心烦热，潮热盗汗，头晕耳鸣，血尿较长时间不消失，尿检有红细胞、管型及蛋白尿，舌质红，少苔，脉细数。

辨证要点　本证由于瘀热损伤肾络，或下焦湿热灼耗肾阴，故紫癜反复不已。阴血耗损，虚火内生，血随火动，外走肌肤则紫癜时发时止。内伤阴络则尿血经久不已。

治法主方　滋阴清热，活血化瘀。茜根散加减。

方药运用　常用药：茜草、水牛角片(先煎)、生地黄、当归、黄芩、黄连、山栀、女贞子、旱莲草、阿胶(烊化)、鳖甲、地骨皮、银柴胡等。若尿中红细胞较多者，可另吞三七粉、琥珀粉；尿蛋白不消失者可加益母草、石韦、白术、薏苡仁；若肾阴虚者可服六味地黄丸或大补阴丸。

本证由于营血内耗，伤及肾阴，阴不足而阳不能振，法当滋阴固肾，兼顾肾阳，多以归芍地黄丸加菟丝子、艾叶炭，阴中求阳，资益化源。若脾胃湿阻，中运乏力，伴纳呆腹胀，肢软，面色萎黄，头晕心悸者，可配合二陈汤、平胃散，既可矫地黄之腻，又可调和脾胃之升降，促进气血之化生。此外，本证若日久不已，导致阴虚火旺者，可用知柏地黄汤加减，以滋阴降火，凉血止血，适加女贞子、旱莲草、丹参等。

肾络损伤，以尿蛋白升高为主者，可加用雷公藤多苷片，剂量为 1～1.5mg/(kg·d)，分 2～3 次口服。若尿中红细胞较多，又经久不消失者，可吞服三七粉、琥珀末，或另服云南白药等。在服雷公藤多苷期间有一定的胃肠道反应，并可出现血白细胞下降及肝、肾、性腺的损害，停药后可恢复。

【其他疗法】

一、中药成药

1. 紫雪　适用于热毒较盛者。

2. 云南白药　适用于热毒不著而出血较多者。

二、单方验方

1. 鲜白茅根　每日 30～60g，煎汤代茶，连服 15～30 天。治鼻衄、齿衄、尿血等。血止后可逐渐停药。

2. 三七粉　每次 0.5～1.5g，1 日 2 次。适用于出血较多者。

三、食疗方药

红枣 10 枚，煮后食枣饮汤，1 日 3 次，或每日煮 50g，煎后随意食之。用于病程较久，脾虚血少者。

四、西医疗法

1. 立即避免与已明确的过敏原接触。若发病前曾有细菌感染病史，应给足量青霉素类抗生素治疗 10 天。有关节症状，发热和倦怠者，应用阿司匹林。

2. 急性期消化道出血、肠梗阻或穿孔等危及生命的并发症，可早期速用肾上腺皮质激素。一般采用强的松 1～2mg/(kg·d)口服，或氢化可的松每次 5～10mg/kg 静注，可使症状较快缓解。

3. 过敏性紫癜肾炎可采用强的松治疗，主要用于以蛋白尿为主者。对于肾上腺皮质激素治疗不敏感者可试用环磷酰胺或硫唑嘌呤，也可以联合用药。

【预防护理】

一、预防

1. 注意预防感冒，不吃和不使用可能引起本病的食物和药物，驱除体内各种寄生虫。

2. 加强体育锻炼，增强体质，提高抗病能力。

二、护理

1. 急性期或出血量多时，应限制患儿活动，尽量卧床休息。

2. 饮食宜软而少渣，如有消化道出血时，应给流质或半流质，忌用刺激性及热性食品，如生姜、干姜、胡椒、辣椒等。

【文献选录】

《灵枢·百病始生》："阳络伤则血外溢，血外溢则衄血；阴络伤则血内溢，血内溢则后血。"

《小儿卫生总微论方·血溢论》："小儿诸溢血者，由热乘于血气也，血浮热则流溢，随气而上，从鼻出者为鼻衄，从口出者为吐血，少则为唾血。若流溢渗入大肠者，则为便血，渗入小肠而下者为溺血，又有血从耳目牙缝诸窍等出血者，是血随经络虚处者溢，自皮孔中出也。”

《外科正宗·葡萄疫》：“葡萄疫，其患多生于小儿，感受四时不正之气，郁于皮肤不散，结成大小青紫斑点，色若葡萄，发则遍布头面，乃为腑证。自无表里，邪毒传胃，牙根出血，久则虚人，斑渐方退。初起宜服羚羊角散清热凉血，久则胃脾汤滋益其内。”

【现代研究】

一、从瘀论治小儿过敏性紫癜的研究

离经之血即是瘀血，病程中应始终注重活血化瘀，慎用温燥、助阳、动血之品。西医学认为，过敏性紫癜在病理变化上主要为毛细血管及小动脉无菌性炎症改变，血管壁有灶样坏死和血小板血栓形成，胃肠黏膜及关节腔内亦有类似改变，这与中医学离经之血不能及时排除消散，而停滞于经脉脏腑肌表较为相似，故对本病的治疗应始终重视活血化瘀。而且免疫复合物的沉积可诱发血小板凝集，故患儿血液处于高凝状态。周焕荣等检测 30 例 HSP 患儿 D-二聚体值与对照组比较有显著性差异，说明 D-二聚体检测对 HSP 急性期高凝状态有较高的特异性和敏感性，证实 HSP 患儿存在血液高凝状态[1]。

王茜茜以血府逐瘀汤加减治疗 23 例过敏性紫癜，血热明显者加牡丹皮、赤芍；关节肿痛者加木瓜、桑枝、地龙；腹痛者加白芍、半夏；便血者加槐花、地榆；腰痛者加延胡索、杜仲；尿血者加小蓟、白茅根、仙鹤草；气虚明显者加党参、黄芪。结果痊愈 18 例、显效 5 例，总有效率 100%[2]。张天实验研究证实，活血化瘀药物能扩张血管，改善微循环，降低毛细血管通透性，调节免疫功能，抑制或减轻变态反应性炎性损害，防止肾脏纤维组织增生。如丹参、赤芍、白鲜皮、紫草、地龙、三七等具有祛瘀止血通络而不留瘀之功能。仙鹤草、白茅根、小蓟等尤长于止血尿[3]。现代药理研究亦证实丹参、赤芍等具有抑制血小板聚集、抗凝、改善微循环、有利于受损组织修复等作用，皆为中医药治疗本病提供了理论依据，可能是本法获效的机制之一。

师建国等采用清热化瘀法自拟紫草汤治疗小儿过敏性紫癜 52 例，紫草汤药物组成：紫草、生地黄、赤芍、牡丹皮各 8g，水牛角丝（先煎）18g，金银花、升麻各 10g，仙鹤草、连翘各 12g，甘草 3g。紫癜伴腹痛者加炒白芍 12g，延胡索 8g；紫癜兼有蛋白尿、血尿者加大、小蓟各 6g，白茅根 12g，车前草 10g；便血者加三七 4g（冲），地榆炭 10g；关节肿胀者加鸡血藤 15g，忍冬藤 10g，防己 6g；皮肤瘙痒者加土茯苓 10g，蝉蜕 6g。1 日 1 剂，水煎服。结果治愈 39 例、好转 12 例、无效 1 例，治疗 1 周内紫癜消退者 21 例、2 周内消退者 22 例、1 个月内消退者 4 例，总有效率为 98%。应用活血化瘀、清热解毒法治疗本病，使症状得以改善，祛邪安正[4]。

近年来的研究发现，过敏性紫癜存在明显的高黏滞血症，这种高黏滞血症加剧了免疫介导炎症反应，进一步导致了组织缺血、缺氧。丹参具有活血化瘀、改善微循环、降低血液黏滞性的功能，治疗过敏性紫癜可缩短病程，防止复发。丹参注射液用于治疗过敏性紫癜已得到广泛肯定。张映波认为丹参注射液具有抗过敏及稳定肥大细胞膜，降低 IgE 和提高 C_3 及 IgG 的作用，故对变态反应的第一、二阶段均有良好的阻抑作用[5]。另外，过敏性紫癜在发病过程中可能有过氧化损伤的参与，从而成为导致该病肾脏受累的原因。丹参能有效清除体内自由基，减轻脂质过氧化物对肾细胞及各种亚细胞器功能受损，从而减轻对肾小球滤过膜的损害，减少蛋白尿。在治疗本病时对加速皮肤紫癜消退，缓解关节症状及胃肠道症状，减少肾脏受累均有较好的近期疗效。

二、紫癜性肾炎(HSPN)的治疗研究

沈维增等用丹芍汤治疗过敏性紫癜肾炎，将110例HSPN患者随机分为2组。对照组52例，单用常规西药治疗；治疗组58例，在对照组治疗基础上加服丹芍汤。两组均予常规治疗，维生素C 200mg、芦丁20mg，1日3次口服，口服潘生丁5mg/(kg·d)，合并感染者给予抗生素对症治疗，肾病综合征患者加服强的松，每日晨服强的松0.5～2mg/kg，连服6～8周后逐渐减量，每周减5mg，减至20mg时维持1～2个月，再按2.5mg/周量渐减，直至减完停药。治疗组在对照组治疗基础上加服丹芍汤，主要药物为牡丹皮、白芍、泽泻各12g，茯苓18g，旱莲草20g，女贞子10g，太子参5g，蝉蜕6g，蒲公英25g，牛膝15g，甘草6g。1日1剂，水煎2次，上、下午分服。血尿明显者加仙鹤草、大小蓟、白茅根等；蛋白尿明显者加芡实、金樱子等；斑疹明显时加防风、荆芥等；腹痛者加延胡索；关节痛者加忍冬藤；浮肿明显者加大腹皮；紫癜反复发作者加黄芪、白术、防风等。疗程均为3个月。观察两组治疗前后的临床疗效和24小时蛋白、尿红细胞、血清白蛋白、血肌酐(Scr)、血尿素氮(BUN)、血纤维蛋白原(Fib)、活化部分凝血活酶时间(APTT)的变化。结果：治疗组总有效率为89.66%，明显优于对照组78.85%($P<0.05$)；治疗组在减轻血尿、蛋白尿，改善肾功能和高凝状态方面明显优于对照组($P<0.05$)[6]。

聂莉芳将本病分为急性发作期与慢性迁延期。急性期多实热证，治以祛邪为先。常用方如化斑汤，犀角地黄汤等；中期以阴虚燥热证为主，宜滋阴降火，凉血化瘀。方用紫癜肾2号方(自拟方)，其组成为女贞子、旱莲草、牡丹皮、生地黄、金银花、小蓟、炒山栀、五味子。迁延期以气阴两虚为主，治以扶助正气为本，用紫癜肾1号方(自拟方)，其组成为太子参、生黄芪、白芍、旱莲草、当归、丹参、小蓟等。临床取得较好疗效[7]。卢燕等收治该病患儿67例，治疗组37例，分毒热内蕴型、脾肾两虚型，前者以消癜益肾饮Ⅰ号(仙鹤草、小蓟、苦参、石韦、凤尾草、倒扣草、牡丹皮、丹参等)，后者以消癜益肾饮Ⅱ号(生黄芪、菟丝子、生山药、芡实、莲须、豆豉、牡丹皮、丹参等)。对照组予常规用药。结果，治疗组有效率86.6%，明显高于对照组($P<0.05$)[8]。

章惠陵以紫草为主治疗过敏性紫癜肾炎30例，治疗组用紫草15～30g，生地黄12g，白茅根15g，赤小豆30g，赤芍、牡丹皮各10g，每日1剂，连服2个月。尿中有蛋白加土茯苓15g，腹痛加延胡索5～10g，神疲、肢倦、少气、纳差时加炒白术12g，关节疼加海风藤10g。对照组上方去紫草，其余方药相同。结果紫草治疗组治愈24例、好转5例、无效1例。最先消失的体征为腹痛、关节痛及皮疹，然后是尿中蛋白及红细胞，疗程最短20天、最长3个月，平均疗程26.8±10天，与对照组相比有显著差异。因紫草中的紫草素等能抑制毛细血管通透性的亢进，亦能抑制局部水肿，缓解胃肠道平滑肌的痉挛疼痛。紫草煎剂能增强小肠的紧张性或使其收缩。此作用可能与紫草滑肠功能有关，因而常被用于腹痛、呕吐、便血等消化道症状。在临床上应用未发现不良反应，且能缩短疗程，降低复发率[9]。

三、伴有心肌损害的治疗

樊水平等报道三年来在儿科病房收住的54例过敏性紫癜患儿中，有17例伴有心肌损害，病初心电图及心脏听诊均正常，随着病情发展逐渐出现异常变化，最短在病后10天出现、最长在病后2个月出现，平均在皮疹后20天出现。中医分型以湿热内蕴和毒热炽盛两型最多，有严重消化道出血及合并肾炎者心电图异常率高。治疗后随着全身情况改善，在半个月左右即可恢复正常。合并心肌损害后，由于其基本证型不变，因而中医治疗用药只是稍有出入。在辨证用药的基础上，注重清热解毒和凉血止血化瘀中药的使用，如连翘、金银花、蒲公英、黄芩、黄连、生地黄、当归、三七、丹参、鸡血藤等。这些药物具有抗炎、抗变态反应、增强非特异性免疫和调整免疫功能的作用，有的还能增加血液灌流、改善心肌缺血缺氧。因此，这些药物的早中期使用，对于控制感染、保护心肌，以及促进损伤心肌的修复极为重要[10]。

四、关于中药与激素的配合应用

在治疗 HSP 方面，激素类药物仅对软组织肿胀、血管神经性水肿、关节肿痛及腹痛症状的改善有一定作用。但不能缩短病程和预防皮疹复发，也不能促使皮疹消退，对肾脏受累的发生率及肾脏损害的程度乃至慢性肾炎的发生等方面无明显效果。且激素类药物长期使用会产生诸多副反应。对于皮肤型、关节型、肾型及腹型胃肠症状不甚严重者，一般采用中医辨证治疗即可，但对于腹型或混合型呕吐、腹痛明显，进服中药困难或伴有较严重消化道出血者，此时则不宜放弃对激素的应用，可考虑早期应用激素和中药联合治疗，待症状缓解后继服中药巩固。

参考文献

[1] 周焕荣，方磊．过敏性紫癜患儿血浆 D-二聚体的临床意义[J]．河北医药，2003，25(1)：74.

[2] 王茜茜．血府逐瘀汤加味治疗过敏性紫癜 23 例[J]．浙江中医杂志，2000，35(9)：384.

[3] 张天．实用中医肾病学[M]．上海：上海中医学院出版社，1990：541.

[4] 师建国，刘茂君．紫草汤治疗小儿过敏性紫癜 52 例[J]．陕西中医，2002，23(11)：998.

[5] 张映波．复方丹参注射液治疗过敏性紫癜 28 例[J]．浙江中西医结合杂志，2001，11(6)：352-353.

[6] 沈维增，吕红梅，谢峥伟，等．丹芍汤治疗过敏性紫癜肾炎的临床观察[J]．中华中医药学刊，2008，26(2)：411-412.

[7] 于大君，金俊佑．聂莉芳教授治疗过敏性紫癜肾炎的经验[J]．中国中西医结合肾病杂志，2003，4(4)：190-191.

[8] 卢燕，陈芳，杨燕．消癜益肾饮治疗过敏性紫癜肾炎的临床研究[J]．北京中医药大学学报，2001，24(4)：63-65.

[9] 章惠陵．紫草治疗过敏性紫癜肾炎[J]．中医杂志，1996，37(3)：134-135.

[10] 樊水平，武守恭，樊惠兰．小儿过敏性紫癜合并心肌损害 17 例报告[J]．中国医药学报，1994，9(3)：29-31.

（俞景茂　赖正清　徐宇杰）

第七节　原发性血小板减少性紫癜

【概述】

原发性血小板减少性紫癜是与免疫有关的出血性疾病，故又称自身免疫性血小板减少性紫癜（简称 ITP）。其特点是循环血中血小板减少，骨髓中巨核细胞数增多或正常，巨核细胞的发育受到抑制，出现多部位多脏器的自发性出血，大部分患者查到增多的血小板抗体或补体 C_3。

本病有急性型、慢性型与反复型三种类型，在小儿中以急性型多见，约占 80%，大多能在半年内痊愈。约有 10%～20%转为慢性型及反复发作型。慢性型大约需要 3 年时间才能恢复。发病年龄以 2～8 岁最为常见，9 岁以后很少发病，无明显性别差异。每年以春季的发病率为最高，约占全年的 1/3，其预后较成人为好。主要死亡原因是颅内出血，可在疾病早期 4 周内出现。此外，感染和外伤引起的大出血也是导致死亡的重要原因。

由于本病的主要症状是皮肤、黏膜出现瘀点瘀斑，常伴有鼻衄、齿衄等，故属于中医学中的血证范畴，与虚劳、肌衄、葡萄疫、鼻衄等病证相近。

中药治疗原发性血小板减少性紫癜，总有效率约 81.7%，其特点是见效较慢，但副作用远较肾上腺皮质激素和细胞毒类药物为小。起效时往往先出现自觉症状改善，自发性出血现象好转，继而血小板计数逐渐上升，疗效较为巩固，反复较少。疗程一般需要 2 个月到半年，难治病例需长期调治。如遇大出血危重病例，采用中西医结合治疗，可提高疗效。

【病因病理】

一、病因

1. 外感因素　外感风热燥火疫毒等不正之气，内扰营血，灼伤血络，使血液渗出于血脉之外，留着于肌肤之间而出现紫癜。

2. 内伤因素　由于饮食、疲倦等因素导致脏腑气血虚损，尤以脾肾虚损为要，使气不摄血，脾不统血，精血不足，阴虚火旺，阴阳失衡。阳络伤则血外溢而见肌衄、鼻衄、齿衄；阴络伤则血内溢而见便血、尿血。

二、病理

1. 风热伤络　外感四时不正之气，尤以风热邪毒入侵，酿成热毒，郁于皮肤，血络受损，血液外溢而形成紫癜。

2. 血热妄行　不论外感之热毒或内生之郁热，均可使血脉受到火热熏灼，热迫血行，血从肌肤腠理溢出脉外，少则成点，多则成片，瘀积于肌肤之间而成紫癜。

3. 气不摄血　脏腑内伤，脾气亏虚，正气不足，不能统血摄血，血液散漫，外溢肌肤形成紫癜。若久病不愈，反复出血，血出既多，气亦随血而损，以致气血两虚。气虚则不能摄血，脾虚则不能统血，血失统摄，溢于肌肤而成紫癜。

4. 虚火灼络　反复大量出血之后，阴血耗损，肾阴不足，精血匮乏，虚火内生；或久服温热之剂，脏腑阴阳乖张，阴不能抑阳，均可导致虚火灼络、血脉受损而成紫癜。

5. 脾肾阳虚　病情迁延，气随血损，阳气日耗，虚寒之象显露，精血难以化生，血脉失去温煦，血液溢于络外。

现代研究认为本病的前驱病多为病毒、细菌感染。由于免疫因素的作用，产生抗血小板抗体，引起血小板寿命缩短，血小板数量减少，质也发生变化，加上巨核细胞发育障碍和毛细血管脆性增加，从而引起各种临床症状。

【诊断与鉴别诊断】

一、诊断要点

1999 年中华医学会儿科分会血液病组拟订的原发性血小板减少性紫癜的诊断标准如下。

1. 诊断标准

(1)血小板<100×10^9/L。

(2)骨髓巨核细胞增多或正常，有成熟障碍。成熟障碍主要表现为幼稚型和(或)成熟型无血小板释放的巨核细胞比例增加。巨核细胞颗粒缺乏，胞浆少。

(3)皮肤出血点、瘀斑和(或)黏膜出血等临床表现。

(4)急性型脾脏多无肿大。慢性型可有脾大。

(5)具有以下 4 项中的任何 1 项：①糖皮质激素治疗有效。②脾切除有效。③血清血小板相关抗体(PAIg 或 PAC_3)或特异性抗血小板抗体阳性。④血小板寿命缩短。

(6)排除其他可引起血小板减少的疾病,如再生障碍性贫血、白血病、骨髓增生异常综合征(MDS)、其他免疫性疾病以及药物性因素。

具有上述第(1)~(6)项者可诊断为特发性血小板减少性紫癜。

2. 分型诊断

(1)急性型:起病急,常有发热,出血一般较重,血小板计数常$<20\times10^9$/L,病程$\leqslant$6个月。

(2)慢性型:起病隐匿,出血一般较轻,血小板计数常为$(30\sim80)\times10^9$/L,病程$>$6个月。

3. 病情分度

(1)轻度:血小板$>50\times10^9$/L,一般无自发出血,仅外伤后易发生出血或术后出血过多。

(2)中度:血小板$(25\sim50)\times10^9$/L,有皮肤黏膜出血点或外伤后瘀斑、血肿,外伤后出血延长,但无广泛出血。

(3)重度(具备下列一项即可):①血小板$(10\sim25)\times10^9$/L,皮肤广泛出血、瘀斑或多发血肿,黏膜活动性出血(齿龈渗血、口腔血疱、鼻出血)。②消化道、泌尿道或生殖道暴发性出血或发生血肿压迫。③视网膜或咽后壁出血。④外伤处出血不止,经一般治疗无效。

(4)极重度(具备下列一项即可):①血小板$\leqslant10\times10^9$/L,皮肤黏膜广泛自发性出血、血肿或出血不止。②危及生命的严重出血(包括颅内出血)。

二、鉴别诊断

1. 过敏性紫癜 皮肤紫癜多见于四肢,尤以下肢伸侧面多见,呈对称分布,形态多为点状出血,高出皮肤,伴荨麻疹样反应,常兼见关节肿痛、腹痛、便血、尿血。实验室检查血小板计数、出血时间、血块收缩均属正常。

2. 继发性血小板减少性紫癜 多见于急性感染(如败血症、流行性脑脊髓膜炎、伤寒、麻疹、上呼吸道炎、粟粒型肺结核、疟疾等),因引起血小板破坏增多而致血小板减少,出现紫癜。

3. 脾功能亢进 脾脏明显肿大,贫血,白细胞减少,骨髓巨核细胞增多或正常,血小板形成正常。

4. 再生障碍性贫血、白血病 均可导致血小板减少,但各有血象和骨髓象特点。

5. Evans 综合征 特点是同时发生自身免疫性血小板减少和溶血性贫血,Coombs 试验阳性,糖皮质激素或脾切除治疗可能有效。

【辨证论治】

一、证候辨别

1. 辨别虚实 一般急性型多邪毒伤络,血热妄行之实证;慢性型多气阴两虚,血失生化统摄之虚证。实证者发病较急,病程常少于 6 个月,1~3 周前常有外感病史,紫癜色紫红黯瘀,出血部位以上半身为主,常伴有鼻衄、齿衄,口腔及舌上出血,出血量较多,贫血较轻,常伴有发热、舌红、苔黄腻、脉滑数有力。虚证发病缓慢,病程常超过 6 个月,一般无上呼吸道感染病史,紫癜颜色淡红,分布以下肢为主,一般不出现口腔及舌黏膜血疱,出血量较少,贫血较重,常不发热,或有低热;舌淡红或舌尖红,苔薄或花剥,或有瘀点瘀斑,脉象细数或弱。

2. 辨轻重 一般急性型较轻,慢性型较重;先见风热表证后有紫癜者较轻,未见风热表证而反复发作者较重;出血量少者轻,出血量大者重。

3. 辨标本 急性者以邪毒为本,脏腑为标,邪毒廓清,脏腑可安;慢性者以脏腑为本,血瘀为标,脏腑气血安宁,瘀祛方能生新。

二、治疗原则

1. 止血是治疗本病的重要环节,虽是治标之策,然也是稳定病情必不可少的一步。为达到止血的目的,实热者宜清热解毒凉血止血;虚损者宜补气摄血,滋阴凉血。

2. 增加血小板数量与延长血小板寿命是治疗之根本。急性型重在廓清邪毒,使血络安宁;慢性型又需补益脾肾,使血有所生,髓有所化,精血旺盛,方可使血小板的数量增加,质量提高。

3. 活血化瘀是治疗过程中的圆机活法。血液一旦离经即成瘀血。瘀热互结,又势必加重出血。瘀血不去则新血不生,出血不止,故活血化瘀也不可偏颇。由于化瘀较易伤正,故不宜太过。实验证明,活血化瘀药物有抗变态反应及抑制抗体形成的作用,通过调整免疫功能及抗炎等作用,进而消除外源性的致病因素,并降低毛细血管的通透性,阻断疾病的发展。临床观察也证实活血化瘀药物能使 ITP 患者血小板增多,降低血小板抗体(PAIgG),具有免疫抑制作用。故在辨证分型的基础上加三七、丹参、牡丹皮、紫草、赤芍、川芎、鸡血藤、云南白药等活血而不伤正的药物,可取得较好的疗效。

三、分证论治

1. 风热伤络

证候表现 多见于婴幼儿,春季发病较多,多先有寒热、微恶风寒、咳嗽咽红、全身酸痛、食欲不振等病史,后见针尖大小的皮内或皮下瘀点,或大片瘀斑,分布不均,以四肢较多,常伴有鼻衄、齿衄等,舌质红,苔薄黄,脉浮数。

辨证要点 本证多见于急性期或慢性型急性发作,先有风热表证,后见皮肤紫癜,或表证与紫癜并见。

治法主方 祛风清热,凉血安络。银翘散加减。

方药运用 常用药:金银花、连翘、牛蒡子、薄荷(后下)、荆芥、板蓝根、紫草、蝉蜕、茜草、生地黄、牡丹皮等。若咳嗽咽红者可加杏仁、黄芩;鼻衄者可加白茅根、仙鹤草、藕节炭、血余炭;大便出血者可加苦参、地榆炭、槐花炭等;出血较重者可加阿胶(烊化)、参三七粉(吞)等。

本证若邪毒不能廓清则血分始终不得安宁,故务必先疏风解毒为要,勿视其方药平淡轻清而等闲视之。往往随着风热邪毒的疏解,血小板计数上升。若再次感冒后又出现血小板计数明显下降时,应加重金银花、连翘的用量,并伍以羊蹄根等,以加强疏风清热解毒凉血之功效。

2. 血热妄行

证候表现 起病较急,出血倾向较重,除出现皮肤瘀斑,斑色深紫外,多伴有鼻衄、齿衄、咽红等,甚则可见壮热面赤、烦躁口渴、咽干喜冷饮、大便干结、小便短赤、舌质红绛,或有瘀斑、苔黄燥、脉弦数或滑数。

辨证要点 本证多见于急性型,其证里热著,出血多,也可兼见表热或阳明里热证。

治法主方 清热解毒,凉血化斑。清瘟败毒饮加减。

方药运用 常用药:生石膏(先煎)、知母、水牛角(先煎)、生地黄、玄参、牡丹皮、赤芍、黄连、山栀、黄芩、紫草等。若风热未尽可加连翘、竹叶、桔梗;鼻衄量多不止者可加白茅根、茜草炭;血尿者加小蓟、仙鹤草;便秘者加制大黄;大便出血者加地榆炭;烦躁不宁者加青黛、钩藤；若热陷心营，邪陷心包而见神昏谵语者，可加服安宫牛黄丸或神犀丹。

本证热势充斥，邪毒炽盛，故宜苦寒直折里热，同时注意宣透与通下，使邪热分解，势孤而平。症状缓解后为避免反复，应根据气阴耗损程度，适当加入益气养阴药，如黄芪、鳖甲、地骨皮等，并撤去或减轻苦寒药的使用。

3. 气不摄血

证候表现　紫癜反复出现，斑色较淡，面色萎黄或苍白少华，神疲乏力，纳少肌瘦，头晕心悸，唇舌淡红，舌苔薄白，脉象细弱。

辨证要点　本证多见于慢性型，病程较长，因反复发作而现虚象。

治法主方　补气摄血，滋养化源。归脾汤加减。

方药运用　常用药：生晒参、黄芪、白术、熟地黄、白芍、当归、阿胶（烊化）、景天三七等。肾虚精血亏损可加山茱萸、女贞子、枸杞子、桑椹、鹿角胶（烊化）、菟丝子、肉苁蓉等；若阳虚寒凝，肢冷便溏者加附子、肉桂、炮姜炭；血热者可加生地黄、牡丹皮、黄芩；血瘀气滞者加土大黄、红花、桃仁、丹参、蒲黄。若因大量出血而见面色苍白、冷汗淋漓、四肢厥逆等阳虚欲脱之象时，应宗"有形之血不能速生，无形之气所当急固"，急服独参汤（以别直参、野山参为佳）益气固脱，病情较缓者也可用补中益气汤加味。

本证多见于慢性型，因病程迁延，病情反复，气血耗损日久，脏腑内伤，脾胃之气受损，不仅令血生化不足，且摄血统血之功能削弱，治疗应以补益脾胃为主，可适加黄精、山药、莲肉等健脾益气之味。纳呆厌食者加焦山楂、炒麦芽、陈皮、鸡内金等，若伴有白细胞下降者，可用黄芪建中汤加淫羊藿、补骨脂；若伴贫血者，宜加重黄芪、当归用量。

4. 虚火灼络

证候表现　皮肤紫斑时发时止，病程较长，兼有鼻衄、齿衄、低热、盗汗、心烦不宁、手足心热、口燥咽干、两颧潮红，舌红少津，脉细软。

辨证要点　本证多见于慢性型。因营血暗耗，日久渐成阴虚火旺诸证。在肾上腺皮质激素治疗过程中多见此等证候。

治法主方　滋阴降火，凉血止血。大补元煎合茜根散加减。

方药运用　常用药：生地黄、牡丹皮、玄参、知母、龟甲、女贞子、旱莲草、茜草、侧柏炭、阿胶（烊化）、甘草等。若阴虚明显者可加鳖甲、地骨皮、银柴胡；盗汗明显者加煅牡蛎、红枣；鼻衄齿衄者加焦山栀、白茅根、乌梅等；兼有腰膝酸软者加二至丸。

本证常见于慢性型。因反复出血而阴血耗损，虚火内炽，灼伤血络，血溢脉外，若系肾阴不足，阴虚火旺者，亦可用三甲复脉汤加减，或用左归丸加减。症情日久不愈，阴损及阳，治宜阴中生阳，可酌用枸杞子、肉苁蓉、淫羊藿、巴戟天等温肾助阳。若睡眠不安者可选用五味子、珍珠母、石菖蒲敛阴安神。由于本证病程日久，起效较慢，需长期守方治疗，以利于巩固疗效、防止反复。若长期服药有困难者，可改汤为丸。部分患儿因长期服用大剂量激素后，呈阴虚火旺之势，也可用知柏地黄汤滋阴降火，以抑制激素的副作用。

5. 脾肾阳虚

证候表现　皮肤紫癜色黯，以下肢为多，可伴有齿衄、鼻衄，兼见形寒肢冷，面色少华或晄白，头晕气短，精神困倦，纳少便溏等，舌质淡红或有瘀点瘀斑，苔薄白，脉沉或细弱。

辨证要点　本证常见于慢性型，病情反复，出血不已，或素体脾肾阳虚，或肾上腺皮质激素治疗后血小板计数升后又降，或无效而停药，日久脾肾阳虚诸证日渐显露，气血虚衰，生化乏源，迁延不已。

治法主方　温补脾肾，益血生髓。右归丸加减。

方药运用　常用药：生地黄、熟地黄、山药、枸杞子、山茱萸、菟丝子、鹿角胶（烊化）、龟甲胶（烊化）、补骨脂、当归、旱莲草等。气虚者加黄芪、玉竹、白术；阳虚者加巴戟天、肉苁蓉、鹿茸等；血瘀者稍佐参三七、牡丹皮、赤芍；脾虚纳呆者酌加焦山楂、茯苓、砂仁等。

本证常配合肾上腺皮质激素治疗。若激素治疗已经取效，按疗程准备减量或停用时，为防止病情反复，可在激素递减过程中应用此方药治疗，温阳药物可随激素递减而逐渐增加，以稳定病情，巩固疗效。当病情稳定时，亦可用《景岳全书》全鹿丸口服缓调之。

【其他疗法】

一、中药成药

1. 贞芪扶正冲剂　用于气不摄血证。

2. 知柏地黄丸　用于虚火灼络证。

二、食疗方药

1. 鲜牛骨髓1根，不加油盐，炖汤喝。连服1～2个月。用于脾肾两虚证。

2. 羊骨粥　生羊胫骨1～2根，敲碎，加水适量，煮1小时，去渣后加糯米适量，红枣10～20枚，煮稀粥，1日2～3次分服。用于脾肾两虚证。

三、西医疗法

1. 肾上腺皮质激素　急性型中度以上有明显症状者，应早期使用激素治疗，常用强的松，剂量1.5～2mg/kg·d，分3次口服。出血严重者，可用冲击疗法：地塞米松0.5～2mg/kg·d，或甲基强的松龙20～30mg/kg·d，静脉滴注，连用3天，症状缓解后可改强的松口服。待血小板数回升至接近正常水平时即可逐渐减量，疗程一般不超过4周。停药后如有复发，可再用强的松治疗。

2. 大剂量静脉滴注丙种球蛋白　单独应用大剂量静脉滴注丙种球蛋白的升血小板效果与糖皮质激素相似，常用剂量为0.4～0.5g/kg，连续5天静脉滴注；或每次1g/kg静脉滴注，必要时次日可再用1次，视病情变化，以后1～6周内可再次使用。副作用少，偶见过敏反应。

3. 输血小板　因患儿血循环中含有大量抗血小板抗体，输入血小板很快被破坏，故通常不主张输血小板；只有在发生颅内出血或急性内脏大出血危及生命时才输注血小板，并需予以大剂量肾上腺皮质激素，以减少血小板被破坏。每次0.2～0.25U/kg，静脉滴注。

4. 脾切除　激素治疗无效者可考虑脾切除，手术年龄最好控制在6岁以后进行。

5. 免疫抑制疗法　主要用于对皮质激素及脾切除治疗无效的慢性型难治病例。常选用环孢素A，剂量3～5mg/kg·d，分2～3次口服，开始剂量可稍大，应根据血药浓度调整剂量，疗程3～4个月；其他如硫唑嘌呤，剂量1.5～2.5mg/kg·d，分2次口服；或用环磷酰胺，剂量为2～3mg/kg·d，分2次口服。一般需治疗1～2个月后血小板才开始上升，平均疗程约10个月。如用药3个月无效则应停药。

6. 其他　达那唑是一种合成的雄性激素，对部分病例有效，剂量为10～15mg/kg·d，分次口服，连用2～4个月。

【预防护理】

一、预防

1. 平时注意适当户外活动及一定的体育锻炼，注意调养身体，增强体质。

2. 预防感冒、肺炎、腹泻、麻疹、水痘、风疹、腮腺炎、传染性单核细胞增多症、肝炎等病的发生。若已患本病，病程中尤应注意避免罹患上述疾病，以免加重病情。

二、护理

1. 急性期出血量多的小儿应尽量卧床休息，避免外伤。

2. 忌用对血小板有抑制作用的药物，如阿司匹林等。

3. 密切观察病情，注意出血的量、色与部位，若出现头痛眩晕者乃颅内出血之先兆，应及时报告及做好抢救工作。

4. 饮食易于消化、富于营养的食物。虚证宜食血肉有情之品，血热妄行者宜食清凉食品，如藕汁、茅根汁等，忌酒及辛辣刺激性食物。

【文献选录】

《灵枢·百病始生》："卒然多食饮则肠满，起居不节，用力过度则络脉伤。阳络伤则血外溢，血外溢则衄血；阴络伤则血内溢，血内溢则后血，肠胃之络伤则血溢于肠外。"

《景岳全书·杂证谟·血证》："凡治血证，须知其要，而血动之由，惟火惟气耳。故察火者，但察其有火无火。察气者，但察其气虚气实。知此四者，而得其所以，则治血之法无余义矣。"

《幼科金针》："葡萄疫乃不正之气使然，小儿稍有寒热，忽生青紫斑点，大小不一，但有点而无头，色紫若葡萄，发于头面者点小，身上者点大。此表证相干，直中胃腑，邪毒传攻，必致牙宣，十有八九，久能虚人。"

《血证论·阴阳水火气血论》："血虚则肝失所藏，木旺而愈动火，心失所养，火旺而益伤血，是血病即火病矣。治法宜大补其血，归地是也。然血由火生，补血而不清火，则火终亢而不能生血，故滋血必用清火诸药。四物汤所以用白芍，天王补心丹所以用二冬，归脾汤所以用枣仁，仲景炙甘草汤所以用二冬、阿胶，皆是清火之法。至于六黄汤、四生丸则又以大泻火热为主，是火化太过，反失其化，抑之即以培之，清火即是补血。又有火化不及，而血不能生者，仲景炙甘草汤所以有桂枝，以宣心火，人参养荣汤所以用远志、肉桂，以补心火，皆是补火生血之法。其有血寒血痹者，则用桂枝、细辛、艾叶、干姜等。禀受火气之药，以温达之，则知治火即是治血，血与火原一家。知此乃可与言调血矣。"

【现代研究】

一、治疗学研究

梁爽等观察仙连颗粒治疗 ITP 的临床疗效，对血小板相关抗体、血小板膜蛋白水平的影响，选取 ITP 病例 40 例和正常对照 20 例，运用单盲法将 40 例病例随机分为两组，对照组口服强的松片，治疗组口服仙连颗粒。检测治疗前后 ITP 患者的血小板(PLT)值，ITP 患者及正常对照组的 PAIgG、PAIgA、PAIgM、血小板膜蛋白 GPⅡb/Ⅲa 的水平。仙连颗粒(由仙鹤草、连翘、鸡血藤、三七粉、茜草、石上柏、黄芪、牡丹皮等药物组成)，为进行单盲试验，将仙连颗粒装入胶囊(每粒相当于生药 1.6g)。成人 6 粒/次，12 岁以下儿童减半，均 1 日 3 次。对照组口服强的松片将药片碾碎装入胶囊(每个胶囊含强的松 5mg，余为糊精)，用量为 1mg/kg·d，分 2 次口服；待血小板恢复正常后，每两周减 5mg，减至维持量 5～10mg/d。两组均以 2 个月为 1 个疗程，共观察 2 个疗程。治疗前后做有关实验指标的检测，观察两组患者的总体疗效、治疗前后 PLT 的变化(采用 ELISA 法和流式细胞仪，取外周血检测)，两组患者治疗前后以及正常对照组 PAIgG、AIgA、PAIgM、血小板膜蛋白 GPⅡb/Ⅲa 的水平。结果显示仙连颗粒的疗效明显优于强的松($P<0.05$)；可以升高 PLT，降低 PAIgG、PAIgA、PAIgM 及 GPⅡb/Ⅲa 的表达水平(均 $P<0.01$)。仙连颗粒能降低血小板抗体

PAIgG、PAIgA、PAIgM 的表达水平，可以减少抗原与抗体相结合，减少血小板被单核巨噬细胞系统破坏，从而达到升高血小板的作用；能够降低血小板膜蛋白 GPⅡb/Ⅲa 的水平，通过抑制体液免疫反应，从而达到升高血小板作用[1]。

程志等采用中西医结合治疗儿童慢性血小板减少性紫癜 36 例，取得了良好的疗效。中医辨证标准分为 3 型。①瘀血型：皮肤出血点及紫癜，色暗红，舌质暗，或有瘀斑，脉细涩。治以活血止血，处方：丹参、赤芍、白芍、牡丹皮、土大黄各 10g，紫草 12g，三七粉(冲服)3g，生甘草 5g。②气血两虚型：病程日久，面色苍白无华，少气乏力，皮肤黏膜有出血点或紫癜，舌淡苔薄白，脉细弱无力。治以益气养血止血，处方：党参、茯苓、白术、当归、白芍、紫草、茜草各 10g，鸡血藤 12g，生地黄炭、炙甘草各 5g。③阴虚血热型：皮肤黏膜出血点或紫癜，或鼻出血，齿龈出血，色鲜红，或有发热，或咽痛，或牙龈肿痛，大便干结，小便黄赤，舌质红，苔薄黄，脉细数。治以凉血止血，处方：水牛角粉(冲)、生地黄各 15g，牡丹皮、知母、茜草、紫草、山栀炭、黄芩炭、连翘炭各 10g。西药治疗：①强的松片 1～1.5mg/kg・d，口服。②达那唑 6～9mg/kg・d；2～3 次/d，口服；③长春新碱(VCR)0.5～1.5mg/次，每周 1 次，静脉点滴，持续 6h，共 4～6 周。中药持续治疗 3 个月，3 个月后视病情可酌情改为 2 天 1 剂，以后可维持 6 个月～1 年。西药长春新碱用够 4～6 次后即停止，强的松使用半年后逐渐减量，达那唑可继续使用 6 个月～1 年后减量。治疗 3 个月后统计疗效。结果显效 11 例、良效 16 例、进步 5 例、无效 4 例，总有效率 88.89%[2]。

张旭亚等报道用中药治疗小儿慢性血小板减少性紫癜 18 例，取得较好疗效。将 35 例 ITP 患儿随机分为 2 组，治疗组 18 例、对照组 17 例。对照组采用常规治疗，有出血现象者尽量减少活动，避免外伤，根据临床表现及血小板计数情况，适当给予激素或免疫抑制剂治疗。治疗组在上述治疗原则下加服中药治疗，主方如下：生黄芪 15g，生地黄、白茅根、玄参、牡丹皮各 10g，生甘草、仙鹤草、紫草各 6g。根据年龄及病情进行加减，紫癜明显者加用三七。一个月为 1 疗程。观察出血情况及血红蛋白含量和血小板计数，结果治疗组临床症状改善及实验室指标恢复均优于对照组($P<0.01$)[3]。

蒋文明认为难治性 ITP 久治不愈，出血反复不止，血伤阴亦伤，且常常应用激素，易升阳助火，久用易耗伤阴津，出现阴虚之象，以滋阴养血为法治疗。自拟两地升板方为基础方(生地黄、熟地黄、山茱萸、山药、黄芪、当归、白芍、女贞子、旱莲草)，临床疗效显著[4]。

二、药效学研究

黄芪有益气和血之功，通血滞，畅脉络。现代研究认为黄芪可促进血细胞的生成、发育和成熟过程，其作用机制可能为促进细胞内 cAMP 含量增加，促进骨髓细胞的分裂、分化和生长；黄芪具有抗血小板聚集作用，对血小板聚集具有明显的解聚作用，其作用机制是通过抑制血小板钙调蛋白而抑制磷酸二酯酶的活性，从而增加血小板内 cAMP 的含量，发挥抑制血小板聚集作用[5]。黄芪对造血功能损伤有明显的修复作用，能阻止环磷酰胺所致的骨髓有核细胞的减少，促进减少的白细胞、血小板、网织红细胞和巨核细胞数明显回升。给动物腹腔注射环磷酰胺制成模型，用黄芪后有核细胞数明显增加。说明黄芪有促进骨髓造血功能，促使骨髓细胞生长旺盛的作用，从分子水平进一步阐明了黄芪的益气化瘀作用机制[6]。

鸡血藤为豆科植物密花豆与山鸡血藤的藤茎。含儿茶酚、挥发油、还原糖等。其性温、味苦、甘，具有补血，活血，通络功效。临床用于活血、祛瘀、通利经脉，常用单味药或以鸡血藤为主组方治疗各种原因(如放疗、化疗、出血性疾病)引起的白细胞、血小板、红细胞等全血细胞减少性疾病。动物实验证明，鸡血藤可升高骨髓抑制性贫血小鼠的红细胞、血红蛋白、血细胞比容、红细胞分裂指数，并对早期红系祖细胞和晚期造血红系祖细胞的增殖有明显刺激作用。试验研究证明，鸡血藤可通过直接和（或）间接途径诱导淋巴细胞和微环境中的网状细胞、巨核细胞等基质细胞合成和分泌细胞因子样活性物质，启动机体造血调控系统，直接或间接地刺激造血祖细胞增殖分化，进而调控机体造血，这可能是鸡血藤“补血、活血”的分子生物学机制之一[7]。

ITP患者T淋巴细胞比例失调，CD_{4+}减少，CD_{8+}明显增多，CD_{4+}/CD_{8+}显著降低。杨辉等通过动物实验研究，探讨不同剂量雷公藤多苷对ITP小鼠T淋巴细胞亚群的作用，为不同剂量雷公藤多苷治疗ITP提供理论依据。采用注射豚鼠抗小鼠血小板血清（APS）的方法建立小鼠免疫性血小板减少性紫癜模型，小鼠随机分为模型生理盐水组（A组）、雷公藤多苷大剂量组（B组）、雷公藤多苷小剂量组（C组）3组，每组12只。结果显示，大剂量雷公藤多苷比小剂量雷公藤多苷使小鼠CD_{4+}、CD_{8+}降低、CD_{4+}/CD_{8+}上升为更明显。说明了大剂量雷公藤多苷对ITP模型小鼠有明显治疗作用，使造模后动物死亡率明显降低，T淋巴细胞亚群得以改善[8]。

参考文献

[1] 梁爽，周波，王祥麒．仙连颗粒对特发性血小板减少性紫癜患者血小板抗体的影响[J]．北京中医，2007，26(2)：75-77.

[2] 程志，吴艺，陈疏敏，等．中西医结合治疗儿童慢性血小板减少性紫癜36例[J]．中医研究，2005，18(10)：45-46.

[3] 张旭亚，李鲁娟，时德廷．中药治疗治疗小儿慢性血小板减少性紫癜18例[J]．陕西中医，2008，29(3)：286-287.

[4] 杨琳，蒋文明．蒋文明教授治疗特发性血小板减少性紫癜经验[J]．湖南中医杂志，2007，23(2)：36-38.

[5] 吴发宝，陈希元．黄芪药理作用研究综述[J]．中药材，2004，27(3)：232-234.

[6] 祝晓玲．黄芪的药理学研究进展[J]．四川生理科学杂志，1998，20(1)：25-28.

[7] 陈东辉，罗霞，余梦瑶，等．鸡血藤煎剂对小鼠骨髓细胞增殖的影响[J]．中国中药杂志，2004，29(4)：352-355.

[8] 杨辉，严鲁萍．不同剂量雷公藤多苷对ITP小鼠T细胞亚群的影响[J]．湖南中医杂志，2006，22(3)：92-93.

（俞景茂　赖正清）

第八节　缺铁性贫血

【概述】

缺铁性贫血是由于体内铁贮存缺乏致使血红蛋白合成减少而引起的一种低色素小细胞性贫血。是小儿营养性贫血中最常见的一种，尤以婴幼儿发病率最高。自1980年以来，我国对此病进行普查时发现，7岁以下小儿血红蛋白低于120g/L者占62.37%，低于110g/L者占37.88%，其中以6个月～3岁的小儿最为常见，因此列入我国重点防治的小儿疾病之一。

轻度贫血可无自觉症状，中度以上的贫血可出现不同程度的面色苍白，指甲、口唇和眼结膜颜色苍白，头晕乏力，纳呆倦怠无力等。重度贫血或贫血时间过长，可影响小儿正常生长发育，又可使机体抗病力下降，容易罹患感染性疾病，使小儿健康受到影响。目前西医常用铁剂治疗缺铁性贫血，应用至红细胞和血红蛋白达到正常水平后至少6~8周。

本病属中医学中血虚、虚劳、萎黄、疳病等范畴，因其常有出血症状，故与血证也有一定的联系。据统计，缺铁性贫血的病儿中约有81.6%属中医学中的脾胃虚弱证，故与脾虚证关系也十分密切。绿矾、皂矾等含硫酸亚铁的中药，早已成为中医治疗贫血的专药。临床观察证实，在健脾益气中药的协同作用下，通过强化和提高消化功能，能促进铁剂的吸收和利用，且能减轻铁剂的副作用，较单纯用铁剂治疗具有一定优势。

【病因病理】

本病是缺乏生血所必须的元素铁所致。缺乏的原因与体内贮存及摄入量不足、丢失或消耗过多、生长发育过快、需要量增加有关。铁缺乏则血红蛋白的合成障碍，细胞浆不足，但对细胞的分裂增殖影响较少，故呈小细胞低色素性贫血。以上原因可单独或同时出现。

中医学对本病的病因病理认识主要有以下几个方面。

一、病因

1. 禀赋不足　因孕期失于调护，或因母体素弱，气血不足，影响胎儿的生长发育，出生之后表现为形体消瘦，面色不华，发育迟缓，形气不足，气血内亏而成贫血，常见于早产儿、多胎、双胎或孕妇有严重贫血者。诚如《小儿药证直诀·胎怯》所说："生下面色无精光，肌肉薄，大便白水，身无血色……。"即指贫血可因先天禀赋不足，脏腑功能低下，使血液化源不足而成。现代研究也证实胎元薄弱，储铁不足，致生后3~4月内发生贫血。

2. 喂养不当，生长过快　小儿出生后未按时添加营养丰富的辅助食品，或小儿偏食、挑食、厌食，少食肉、蔬菜等含铁丰富的食物，单纯用含铁量较低的牛乳、人乳喂养；若又加上婴儿期生长发育过快，未能满足日益增加的需要量；或恣食肥甘生冷，不恰当地运用滋补药物，影响脾胃的纳运功能，使水谷精微不能吸收输布，均易致缺铁性贫血。

3. 其他因素　如长期少量出血、蛔虫病、钩虫病、绦虫病、腹泻等，均可导致营养精微物质的吸收不足，耗铁增加，摄铁减少，丢失过多，日久可导致造血所需的各种营养物质不能很好吸收利用而成贫血。

二、病理

血液的生化与五脏的功能密切相关，脾为生血之源，肾为生血之本，心主血，肝藏血，脾肾不足殃及心肝易致贫血。

1. 脾胃虚弱，心血不足　《灵枢·决气》说："中焦受气取汁，变化而赤，是为血。"小儿脾常不足，若因喂养不当，或偏食少食，或感染诸虫，或病后失调，脾胃受损，受纳运化转输水谷的功能失常，精微无以吸收，气血难以化生而成贫血。

2. 肝肾亏损，精血匮乏　肾为生血之根，藏五脏六腑之精，精血同源，若禀赋不足，肾精失充，或久病及肾，精气耗夺，肾阳衰惫，不能运化腐熟水谷，使气血匮乏而成贫血诸证。

总之，缺铁性贫血是诸多因素造成的病理结果。营血亏损，五脏六腑皆失其养而疾病丛生。受其影响最大的是中焦脾胃，其次是心肝。病延日久，穷必归肾。由于血以气行，气以血载，故血虚多伴气虚；血为人体之阴液，故血之贫乏，阳亦不足；阴伤日久，阳气亦耗，故可出现阴阳气血不足诸证。

【诊断与鉴别诊断】

一、诊断依据

1. 红细胞形态有明显低色素小细胞的表现。平均血红蛋白浓度(MCHC)<31%，红细胞平均体积(MCV)<80fl，平均血红蛋白(MCH)<26pg。

2. 贫血的诊断标准(以海平面计) 生后10天内新生儿血红蛋白<145g/L,1～4个月婴儿血红蛋白<90g/L,4个月～6个月<100g/L,6个月～6岁<110g/L,6～14岁<120g/L。海拔每增高1000m,血红蛋白升高约为4%。

3. 有明确的缺铁病因 如铁供给不足,吸收障碍,需要增多或慢性失血等。

4. 血清(浆)铁<10.7μmol/L(60μg/dl)。

5. 总铁结合力>62.7μmol/L(350μg/dl),运铁蛋白饱和度<15%。

6. 骨髓细胞外铁明显减少或消失(0～+);铁粒幼细胞<15%。

7. 红细胞游离原卟啉>0.9μmol/L(50μg/dl),或血液锌原卟啉>0.96μmol/L(60μg/dl)。

8. 血清铁蛋白<12μg/L。

9. 铁剂治疗有效,用铁剂治疗4周后,血红蛋白比治疗前增多20g/L以上。

具有上述1、2项,同时具有3～9项中至少3项者,可诊断为缺铁性贫血。

二、分度诊断

1. 轻度 血红蛋白90g/L至正常下限,新生儿血红蛋白120～145g/L。

2. 中度 血红蛋白60～90g/L,新生儿血红蛋白90～120g/L。

3. 重度 血红蛋白30～60g/L,新生儿血红蛋白60～90g/L。

4. 极重度 血红蛋白<30g/L,新生儿血红蛋白<60g/L。

三、分期诊断

1. 铁减少期 骨髓细胞外铁减少,血清铁蛋白、红细胞内碱性铁蛋白减少,红细胞游离原卟啉、血清铁、总铁结合力、运铁蛋白饱和度、外周血血红蛋白均正常。

2. 红细胞生成缺铁期 骨髓细胞外铁明显减少,血清铁蛋白、红细胞内碱性铁蛋白减少,红细胞游离原卟啉升高、血清铁、总铁结合力、运铁蛋白饱和度、外周血血红蛋白均正常。

3. 缺铁贫血期 骨髓细胞外铁消失,血清铁蛋白、红细胞内碱性铁蛋白减少,红细胞游离原卟啉升高,血清铁、运铁蛋白饱和度、外周血血红蛋白减少,总铁结合力升高。

四、鉴别诊断

1. 婴儿生理性贫血 大都在生后10天～3个月内发生。因此时婴儿的储备铁已经基本耗尽,肾脏分泌促红细胞生成素不足所致。若能注意合理喂养含铁丰富的饮食,一般在3～4个月后可自然恢复。

2. 营养性大细胞性贫血 因维生素B_{12}及叶酸缺乏引起,多见于单纯母乳喂养或羊乳喂养的婴幼儿,表现为面色蜡黄虚肿,智力呆滞,神疲体倦,动作迟缓。常可伴有手足、头或口唇颤抖,头发稀黄,哭而无眼泪。末梢血象可见到大量的体积大的红细胞,红细胞内血红蛋白浓度不减少,粒细胞呈分叶过多倾向。骨髓各期红细胞呈巨幼样变,胞体增大,核染色质疏松。中、晚幼及杆状粒细胞也呈巨幼样变。维生素B_{12}、叶酸治疗有效。

3. 地中海贫血 是一组由于血红蛋白合成障碍所致的贫血。有家族史,地区性也较明显,特殊面容(如头颅大、额、顶、枕部圆凸,鼻梁低平等),肝脾明显肿大,末梢血象呈红细胞大小不等,中央淡染区扩大,并可见较多的靶形红细胞。血清铁、骨髓可染性铁均增高。血红蛋白电泳,可分离出异常血红蛋白。

4. 慢性感染性贫血 多呈小细胞正色素性贫血,偶呈低色素性。血清铁和铁结合力皆降低,骨髓中铁粒幼细胞增多,有慢性感染灶与体征。白细胞和粒细胞增加,铁剂治疗无效。

5. 铁粒幼细胞贫血 多有脾肿大。血清铁异常增高，骨髓检查见较多环状铁粒幼细胞。用铁剂治疗无效。部分患者对维生素 B_6 治疗有效。

【辨证论治】

一、证候辨别

1. 审察病因病机 缺铁性贫血的病因虽较易明了，但其发病机理却较为复杂。需在详细询问喂养方法的同时，注意兼夹诸症的出现。辨明是因饮食自过其度，恣食肥甘及生冷黏腻炙煿之物，造成积滞中州，脾胃损伤而成，抑或喂养不足，化源匮乏，气血耗损所致。若系虫积肠道者则有脐腹隐疼，时作时止，止后如常，面黄或有虫斑；若腹泻日久，则有多食多便，大便粗糙，甚则完谷不化等。

2. 明辨脏腑虚实 本病与心、脾、肝、肾四脏虚损相关，其中尤与脾胃关系更为密切。一般说来，轻度贫血，多见脾虚证；重度贫血，多见肝肾虚证。病在脾者除面色萎黄或苍白外，突出的表现是纳呆，肢倦无力，气短懒言，头目昏晕；病及心者，心悸怔忡，虚烦不寐，盗汗，五心烦热；病及肝肾者口唇淡白，畏寒肢冷，浮肿久痢等。

二、治疗原则

本病的治疗原则是调理脾胃，补益气血，滋养肝肾。当宗《素问·阴阳应象大论》"形不足者温之以气，精不足者补之以味"的原则，运用调理脾胃，滋养气血，脾胃并调之法，使阳生阴长，精血互生，切勿单纯补血。

贫血若见于早产儿者，多属先天禀赋不足，治疗当补先天之精，以补肾为主；若因消化不良，治疗宜独取脾胃，但不宜用滋腻滞中的补血药；若贫血时间长，影响生长发育，智力迟缓，宜脾肾双补，肝肾并调。

轻度贫血时，由于尚无明显症状，可根据化验指标应用补血方药，或仅以合理喂养方法指导之；中度贫血时除血虚症状外，往往兼有气虚证，治疗应以气血双补；重度贫血时往往兼有消化失常、消瘦、浮肿等，可参疳病、疳肿胀辨治。

绿矾是治疗缺铁性贫血的专药，含硫酸亚铁，入水易溶解，用健脾益气药配合绿矾治疗本病有显著的疗效。若用西药补铁剂的同时，兼用健脾益气药，可促进铁剂的吸收和利用，且可减轻铁剂的消化道副作用。

三、分证论治

1. 气血不足

证候表现 唇口、黏膜、指甲轻度苍白，面色欠红润，或淡白少华，食欲欠佳，舌质淡红，苔薄白，脉虚无力。

辨证要点 本证多见于轻度贫血，一般无明显症状，多在体检时发现，属气血不足之证，常兼见脾胃不和，消化不良，偏食、厌食之证，也可无证可辨。此时可按化验指标诊断，按此证候辨治。

治法主方 益气养血，健脾助运。八珍汤加味。

方药运用 常用药：党参、白术、茯苓、熟地黄、当归、川芎、白芍、陈皮、黄芪、炙甘草等。若中运失健者宜加木香、砂仁、佛手等行气之品，以收补而不滞之功，或酌加山药、黄芪以增其补气之力。胃纳不佳，中焦积滞者，宜酌加炒麦芽、川朴花、荷叶等轻清之味，以生发胃气；血虚甚者可酌加阿胶（烊化）等血肉有情之品。

本证亦可选取当归补血汤意，重用黄芪，适加当归以益气生血。若卫气不固，经常感冒者，可加玉屏风散加味治之。

2. 脾胃虚弱

证候表现 面黄无华，或㿠白不泽，指甲苍白无血色，食欲不振，四肢倦怠乏力，或大便稀溏，唇舌色淡，苔薄白，脉弱。

辨证要点 本证除有血虚证候外，兼见脾虚证候。脾胃虚弱是本，血虚是标。脾胃失健则水谷难以运化，精微物质不能转输，气血难以化生。

治法主方 健脾养血，运化精微。参苓白术散加减。

方药运用，常用药：黄芪；党参、白术、茯苓、山药、莲子肉、砂仁、炙甘草、桂圆肉、大枣等。脘腹冷痛者加桂枝、白芍；口臭、大便粗糙不化，夹有不消化食物残渣者加鸡内金、炒谷芽、炒麦芽、焦神曲、生山楂等；大便秘结者加制首乌、火麻仁等。

本证亦可用异功散加味，通过健运脾胃，以达到益气养血之功，此方温而不燥、补而不滞，可建殊功。若食欲不振者可加焦神曲、生山楂、炒谷芽、炒麦芽；便溏者可加扁豆、莲肉、薏苡仁，可谓滋化源以治本，不补血而血自旺。临床观察提示参术苓草等益气健脾增强运化功能的药物，能增强对食物中营养物质的吸收；焦神曲、炒麦芽、山楂、鸡内金等消导药能促进胃排空，从而消食化积；熟地黄、枸杞子、大枣有生血补血之作用，且因含铁、锌、铜等人体必需微量元素较为丰富，从而可促进血液的化生。

3. 心脾两虚

证候表现 唇口、皮肤、黏膜、指甲苍白，面色萎黄，毛发稀黄枯燥，容易脱落，纳少便溏，心悸气短，动则尤甚，虚烦少寐，头晕目眩，精神萎靡，注意力不易集中，学习记忆力下降，舌质淡，苔薄白，脉数细弱。

辨证要点 本证除血虚证候外，兼见心血失养诸证，因心主血，心脉运行要靠心血的滋养，心血一虚，神失所养，因而出现心脾两虚见证，重者尚可影响智力发育。

治法主方 补益心脾，滋养气血。归脾汤加减。

方药运用 常用药：黄芪、党参、白术、木香、茯苓、当归、白芍、熟地黄、炒枣仁、桂圆肉、红枣等。若脾虚不运，食少便溏，腹胀明显者去当归、白芍、熟地黄等，酌加陈皮、砂仁、枳壳等理气之味；阳虚水泛，浮肿者可加淡附子；气不摄血而致便血、衄血者，可加阿胶(烊入)、三七、仙鹤草、地榆炭、白茅根等。

本证也可用养荣汤加减治之，重在补心气、养心血、安心神。若心血不足日久，心阴受损而致心悸难寐，虚里搏动应衣，脉来虚数者，可用生脉饮加味。取生脉饮补心气、养心阴；加酸枣仁、柏子仁滋肝安神；炒麦芽疏肝消食；桂圆、红枣养心补血；磁石安神平肝。

4. 脾肾阳虚

证候表现 皮肤、黏膜、指甲苍白无华，面色㿠白，毛发干燥，倦怠无力，心悸气短，四肢不温，不思乳食，嗜异，腹大虚满，大便稀薄或完谷不化，生长发育迟缓或停滞，哭声无力，皮下脂肪减少或消失，或见肝脾及淋巴结轻度肿大，舌质胖嫩，脉数沉细，甚者心率增快，心脏扩大，并出现收缩期杂音。

辨证要点 本证已属重度贫血，与疳病无别，脾虚日久，气血耗损，穷必归肾。肾阳虚衰，命火不足，不能腐熟水谷；脾阳不振，中气虚寒，不能运化水谷，营血不足，精血难以化生，因而消瘦羸弱。

治法主方 温补脾肾，养血填精。右归丸加减。

方药运用 常用药：熟地黄、山药、枸杞子、山茱萸、菟丝子、鹿角胶(烊化)、附片、肉桂、杜仲、当归等。若发育迟缓，智力落后者加黄精、五味子、制首乌、紫河车；气短者加党参、白术、黄芪；大便溏泻者加补骨脂、肉豆蔻、诃子等；若畏寒肢冷明显者，酌加附片、肉桂；若有出血症状者加炮姜炭、仙鹤草等。

本证不仅铁与蛋白质等营养物质缺乏，而且几乎所有的营养物质均显不足，故一般抗贫血治疗难以奏效。此时可考虑服用少量人参，以大补元气，生津养液，安神益智。只有功能恢复，活力增强，才能增加血红蛋白。此外，附子与僵蚕均有兴奋肾上腺皮质功能的作用，也可适当应用。除药物治疗外，还需配合饮食疗法，以脾胃的承受能力和运化能力为度，由淡到浓，由少到多地增加饮食营养。只有脾胃功能恢复，充分吸收营养物质，贫血才能纠正。用药中还需注意适当应用阿胶、鹿角胶、龟甲胶、紫河车等血肉有情之品。若血红蛋白<30g/L，应给予输血、补充血红蛋白及能量，中西医结合，方可挽其危急。

【其他疗法】

一、中药成药

1. 复方阿胶浆　用于气血不足证。

2. 归脾丸　用于气血不足证、心脾两虚证。

二、单方验方

1. 大枣100枚，皂矾(研细)6g。先将枣捣烂，再加皂矾捣匀，捻成40丸。每服1丸，1日2次，20日为1疗程。

2. 何首乌9～30g，菠菜60～120g，同煮，吃菠菜及汤。

三、食疗方药

1. 海带、芥蓝各100g，同煮当菜食。

2. 鸭血糯米、薏苡仁、百合、莲肉、山药各30g，加大枣10枚，煮粥。婴儿饮米汤及烂粥，儿童吃粥。

四、推拿疗法

补脾经(左侧)、推三关(左侧)各100次，摩腹3～5分钟，捏脊3～5次。隔日1次，10次为1疗程。

五、西医疗法

1. 口服铁剂　二价铁易吸收，选用二价铁盐，常用硫酸亚铁、富马酸亚铁、葡萄糖酸亚铁等。口服剂量以元素铁计算，一般为每次1.5～2mg/kg，1日2～3次。最好于两餐之间服药，既减少对胃黏膜的刺激，又利于吸收，可从小剂量开始，如无不良反应，可在数日内加之足量。在服用铁剂的同时最好服用维生素C，以促进铁剂的吸收。

2. 注射铁剂　在不能口服铁剂的情况下使用，常用的注射铁剂有右旋糖酐铁、山梨醇枸橼酸铁复合物，均含铁50mg/ml，可做肌内注射。

3. 输血治疗　重症贫血并发心功能不全或明显感染者可输给浓缩红细胞。每次可输注浓缩红细胞4～6ml/kg。重度、极重度贫血者输血速度应慢，防止诱发心功能不全。

【预防护理】

一、预防

1. 做好喂养指导，提倡母乳喂养，及时添加含铁丰富且易吸收的辅助食品，如肝、瘦肉、鱼、动物血等，并注意膳食搭配，烹调方法合理。

2. 牛乳宜加热处理后服用，以减少因过敏引起的肠道出血。

3. 婴幼儿食品中宜加入适量铁剂进行强化。

4. 对早产儿、低体重儿及时给予铁剂预防，服硫酸亚铁0.05～0.075g/(kg·d)(相当于元素铁0.8～1.5mg/kg)。

5. 及时治疗小儿消化道疾病,纠正偏食,少吃零食。

二、护理

1. 注意气候变化,及时增减衣服,以免感染,平时可多食猪肝、鸡血、鸭血、红枣、黑木耳等。

2. 重度贫血患儿注意卧床休息。饮食易消化且富于营养,对积滞内阻者,忌肥甘油腻滋补之品;脾胃虚弱者,忌生冷瓜果肥厚之品。脾胃运化尚佳者酌加血肉有情之品。

3. 在服铁剂时忌服茶叶水及含鞣质类水果药物,还应避免与大量牛奶同时服用。因牛奶中含磷酸较高,影响铁的吸收。

4. 重度贫血患儿应密切注意观察神志、心率、心律、呼吸、血压、瞳孔及大便、呕吐物等。若出现面色苍白,呼吸急促,口唇发绀,脉细数,肢体浮肿及神识朦胧,应及时做好抢救准备。

【文献选录】

《灵枢・邪客》:“营气者,泌其津液,注之于脉,化以为血。”

《灵枢・决气》:“血脱者,色白,夭然不泽,其脉空虚。”

《素问・脉要精微论》:“脾脉搏坚而长,其色黄,当病少气;其软而散,色不泽者,当病足胻肿,若水状也。”

《诸病源候论・小儿杂病诸候・羸瘦候》:“夫羸瘦不生肌肤,皆为脾胃不和,不能饮食,故血气衰弱,不能荣于肌肤。”

《小儿药证直诀・黄相似》:“……又有面黄,腹大,食土,渴者,脾疳也……诸疸皆热,色深者黄是也,若淡黄兼白者,胃怯,胃不和也。”

《幼科发挥・胎疾》:“胎弱者,禀受于气之不足也。子于父母,一体而分。如受肺之气为皮毛。肺气不足,则皮脆薄怯寒,毛发不生。受心之气为血脉,心气不足,则血不华色,面无光彩。受脾之气为肉,脾气不足,则肌肉不生,手足如削。受肝之气为筋,肝气不足,则筋不束骨,机关不利。受肾之气为骨,肾气不足,则骨软。此胎禀之病,当随其藏气求之。肝肾心气不足,宜六味地黄丸主之。脾肺不足者,宜参苓白术丸主之。”

《幼幼集成・诸血证治》:“经曰:营者,水谷之精也,调和于五脏,洒陈于六腑,乃能入于脉也。生化于脾,总统于心,藏受于肝,宣布于肺,施泄于肾,濡润宣通,靡不由此……血虚者,精神如旧,唇舌如常,以四物汤加参、术,补气即所以生血也。”

【现代研究】

一、治疗学研究

柯有甫等观察中药新药生血宁片(主要成分是蚕砂提取物——铁叶绿酸钠)对缺铁性贫血铁代谢分子指标的影响。将缺铁性贫血患者分为治疗组和对照组各50例,治疗组与对照组按随机数字表实行双盲分组。治疗组口服生血宁片,对照组口服葡萄糖酸亚铁片,每片同样规格(含铁叶绿酸钠或葡萄糖酸亚铁50mg)。每次2片,1日3次,儿童减半。连续服药30天。观察期间停用其他治疗缺铁性贫血药物或保健食品。治疗前后各测一次血清铁(Fe)、总铁结合力(T IBC)、转铁蛋白饱和度(TS)、转铁蛋白(Tf)、铁蛋白(SF)、血清可溶性转铁蛋白受体(sTfR)。同时测定生命体征、三大常规、心、肝、肾功能、心电图及气血两虚评分。并记录身高、体重、贫血病程、贫血原因、药物副反应等。全部数据采用SPSS11.0统计软件包处理。结果显示:两组治疗后铁代谢分子指标比治疗前均有所好转,与对照组比较治疗组更优($P<0.001$)[1]。

王明明等用血康糖浆治疗小儿缺铁性贫血48例。将78例缺铁性贫血患儿随机分为2组，观察组48例口服血康糖浆（由苍术、陈皮、鸡内金、当归组成，各药剂量比例为2∶1∶1∶2，含生药30g/100ml。），6个月至3岁患儿，每次10ml，1日3次口服；3～7岁患儿，每次20 ml，1日3次口服。对照组30例口服西药速力菲，按元素铁5mg/(kg·d)，分2次口服。1个月为1个疗程。2组患儿在治疗期间，除上述药物外，不再使用其他药物，服药1个疗程统计疗效。对符合诊断标准及纳入标准的病例，填写观察表格，记录治疗前后相关症状和体征变化，检测血红蛋白（Hb）、红细胞（RBC）、血清铁蛋白（SF）。结果显示：观察组临床总有效率（87.5%）明显高于对照组（70.0%），两组比较有显著性差异（$P<0.05$）；两组治疗后观察组和对照组Hb、RBC、SF较治疗前均有所升高（$P<0.05$，$P<0.01$），在Hb升高幅度上，观察组明显优于对照组（$P<0.01$）；2组患者治疗后面色萎黄、食欲不振、多汗易感、心悸气短主要症状改善情况观察组明显优于对照组（$P<0.01$）。现代药理研究表明苍术能通过提高血清铁含量，增加血红蛋白合成，提高红细胞功能；当归能促进血红蛋白及红细胞的生成；鸡内金含有促胃泌素、淀粉酶、少量蛋白酶、白蛋白及多种氨基酸；陈皮可促进消化液的分泌。诸药合用具有运脾健脾、生化气血的功能，能切中病机，从而改善小儿贫血[2]。

李玉权等复方红衣补血口服液（花生红衣、木耳、枸杞子、大枣）治疗小儿缺铁性贫血50例。选择缺铁性贫血患儿100例，随机分为治疗组和对照组各50例。治疗组服复方红衣补血口服液，每次2～3ml，1日3次；对照组服硫酸亚铁片，5mg/(kg·d)，两餐之间服。两组疗程均为4周。两组患儿治疗7天后网织红细胞明显升高，血红蛋白于第14天开始上升，治疗组平均76.88g/L，对照组75g/L（$P>0.05$）。复方红衣补血口服液患儿食欲增强面色逐渐恢复红润。治疗28天血红蛋白、血清铁、血清铁蛋白，均有明显升高，治疗组分别为101.3g/L，12.652μmol/L和15.004μg/L，对照组分别为98.24g/L，12.128μmol/L和14.580μg/L，三项指标两组比较均有显著差异（$P<0.05$）。服硫酸亚铁片的患儿均出现不同程度的食欲下降，其中36例下降明显，被迫自行减量11例、停药3例；而服用复方红衣补血口服液患儿组出现食欲不振3例，均按计划完成疗程。花生红衣能对抗纤维蛋白的溶解，促进骨髓造血功能增加血小板的含量，对出血及出血引起的贫血有明显疗效。大枣本身含铁丰富，为治疗贫血提供了原料，而木耳、枸杞含有铜、锌等微量元素，滋补肝肾、益精血，对全血细胞均有升高作用[3]。

徐袁明用双屏散（主要成分为黄芪、麦芽各10g，柴胡、党参、白术、枳实、防风、白芍、甘草各6g）治疗小儿营养性缺铁性贫血40例，1日1剂，水煎浓缩至60ml，分3次内服。对照组20例用葡萄糖酸亚铁糖浆（3%）每次0.3ml/kg，1日3次，饭后服；维生素C每次0.1g，1日3次。4周为1疗程。结果显示：两组均能显著减少患者患病次数、增强食欲、改善营养性缺铁性贫血，但治疗组作用更持久、疗效更稳定，且在减少患者患病次数、增强食欲方面显著优于对照组（$P<0.01$）[4]。

马荣华将300例IDA患儿分为3组，中药组98例用异功补血汤内服治疗，西药组87例口服琥珀酸亚铁，中西结合组115例除内服异功补血汤外，按铁耗减期铁剂预防量，加服琥珀酸亚铁，以4周为观察期。结果显示中西结合组治愈率91.0%、中药组治愈率78%、西药组治愈率70%[5]。

二、药效学研究

丘赛红等采用低铁饲料喂养加放血法建立缺铁性贫血（IDA）动物模型，研究生血宝颗粒（主要由制何首乌、女贞子、桑椹等组成）对缺铁性贫血的影响。将SD大鼠随机分为5

组，每组 12 只，分为正常对照组及模型组，模型组又分为蒸馏水对照组、西药（硫酸亚铁）治疗组、生血宝 5g/kg 组、生血宝 20g/kg 组，造模后正常与模型对照组分别给蒸馏水，其他组分别给 0.1g/kg 硫酸亚铁，5g/kg、20g/kg 生血宝颗粒。灌胃体积均为 10ml/kg。每天给药 1 次，连续给药 20 天。观察动物给药后的一般变化。每 10 天测量 1 次动物体重，进食量。末次给药后，取动物按常规方法进行 Hb、RBC、Hct 检测，并取血清进行铁含量测定。实验中观察到生血宝可使造模动物外周血 Hb、RBC、Hct 逐渐恢复，表明生血宝对大鼠贫血有明显的治疗作用。造模后动物的血清铁，血清铁饱和度及血清铁蛋白的含量均显著低于正常，总铁结合力和红细胞游离原卟啉的量则明显高于正常。这些结果均从不同角度反映动体内严重缺铁，符合缺铁性贫血的特征。服用生血宝治疗后，动物上述情况明显改善。血清铁及饱和度、铁蛋白均较模型组显著增加，总铁结合力及游离原卟啉含量则较模型组明显降低，表明生血宝能使机体铁状况得到改善[6]。

陈茵等用缺铁饮食法复制 25 只 IDA 大鼠模型，饲以不同含铁量饲料及健脾补血口服液（党参、鸡血藤各 12g，黄芪 42g，白术、茯苓、陈皮、鸡内金、女贞子各 9g）或硫酸亚铁，观察体重、血红蛋白（Hb）、耗铁量等指标的变化，计算铁相对生物利用率（RBA%），观察健脾补血口服液对缺铁性贫血大鼠铁生物利用率的影响。结果显示：健脾补血口服液能显著地提高低铁饲料下铁的生物利用率，对 IDA 大鼠铁生物利用率有显著的提高作用[7]。

陈育等采用低铁饲料喂养加放血法建立 IDA 动物模型，研究加味二至丸（旱莲草、制何首乌各 30g，女贞子 15g，枸杞子、菟丝子各 10g）对缺铁性贫血模型大鼠的复健作用。将 SD 大鼠随机分为 8 组，每组 10 只，分为正常对照组及模型组，模型组又分为生理盐水（NS）对照组、西药（硫酸亚铁）治疗组、当归补血汤组、当归补血汤加铁剂组、加味二至丸组、加味二至丸加常规剂量铁剂组、加味二至丸加 1/2 剂量铁剂组，造模后分别按比例给予 NS、硫酸亚铁、当归补血汤、当归补血汤加铁剂、加味二至丸、加味二至丸加常规剂量铁剂、加味二至丸加 1/2 剂量铁剂灌胃，1ml/100g 体重灌胃，1 日 1 次，连用 30 日后处死大鼠。正常对照组常规饲养，不做任何处理。结果显示：加味二至丸加铁剂组对 IDA 模型大鼠有明显的治疗作用，使造模后动物红细胞、血红蛋白、血清铁蛋白均明显上升，红细胞内游离原卟啉降低，大鼠贫血症状得到改善[8]。

现代参考文献

[1] 柯有甫，魏克民，郑军献，等．生血宁片对缺铁性贫血铁代谢分子指标的影响[J]．浙江中医杂志，2003，38(6)：261-263.

[2] 王明明，赵丽萍，郁晓维．血康糖浆治疗小儿缺铁性贫血 48 例[J]．河北中医，2004，26(9)：662-663.

[3] 李玉权，麦露丝，常惠礼，等．复方红衣补血口服液与硫酸亚铁治疗小儿缺铁性贫血疗效比较[J]．第一军医大学学报，2005，25(6)：732-733.

[4] 徐袁明．双屏散治疗小儿营养性缺铁性贫血 40 例[J]．陕西中医，2008，29(3)：287-288.

[5] 马荣华．中西医结合治疗小儿缺铁性贫血临床观察[J]．四川中医，2004，22(10)：70-71.

[6] 邱赛红，耿强，汤淮波，等．生血宝颗粒对缺铁性贫血模型大鼠治疗作用的实验研究[J]．中国医药导刊，2007，9(2)：143-145.

[7] 陈茵，廖若莎，许华，等．健脾补血口服液对缺铁性贫血大鼠铁生物利用率的影响[J]．中药药理与临床，2001，17(2)：43-44.

[8] 陈育，吴晓勇，毕莲．加味二至丸对缺铁性贫血模型大鼠复健的实验研究[J]．贵阳中医学院学报，2007，29(5)：62-64.

（俞景茂　赖正清　徐宇杰）

第九节　红细胞葡萄糖-6-磷酸脱氢酶缺乏症

【概述】

红细胞葡萄糖-6-磷酸脱氢酶(G-6-PD)缺乏症是红细胞内6-磷酸葡萄糖脱氢酶遗传性缺陷，因蚕豆、药物或其他因素而诱发之溶血性贫血。以贫血黄疸及血红蛋白尿为主要特征。中医古代文献对此病无专门论述，散见于血虚、虚劳、黄疸、蚕豆黄等病证中。

G-6-PD缺陷者于人群中分布很广，全世界估计有4亿人，多见于黑人及地中海地区和东方民族。我国的广东、广西、四川、福建等地区的发病率较高。

临床及时发现本病，立即祛除诱因，适当治疗后一般预后较好，病程常呈自限性，大多于1～4周内恢复。但当再次服食蚕豆(包括制品)及相关药物时又可发病。病死率约在2%以下，多因休克、心力衰竭、急性肾衰竭等治疗不及时所致。

【病因病理】

本病为伴性不完全性显性遗传，结构基因缺陷位于X染色体上。当红细胞葡萄糖-6-磷酸脱氢酶缺陷时，三磷酸吡啶核苷(TPNH)生成减少，使谷胱甘肽(GSH)随之减少，导致抗氧化剂作用减弱，引起红细胞膜发生改变，同时血红蛋白受氧化变成高铁血红蛋白，并凝聚成变性珠蛋白小体(Heinz小体)，固定于红细胞膜内，使膜变硬而可塑性减少，易被脾脏破坏而致溶血。常见的诱发因素主要有以下三个方面。

一、病因

药物诱发　由于服用某些具有氧化特性的药物，作用于G-6-PD缺陷的红细胞而引起急性溶血。诱发本病的常用药物有：安替比林、非那西丁等镇痛退热药；奎宁、伯氨喹啉等抗疟药；呋喃西林、呋喃唑酮等硝基呋喃药；磺胺异噁唑等磺胺类药物；此外，尚有牛黄、黄连、珍珠粉、番泻叶等中药。

蚕豆诱发　春末夏初，蚕豆开花成熟之季，因食用蚕豆(包括蚕豆制品，如粉丝等)；闻及或接触蚕豆花粉；或母亲食蚕豆后哺乳，婴儿吸吮其乳汁，均可诱发本病。

感染诱发　细菌或病毒感染(如沙门菌属感染、细菌性肺炎、病毒性肝炎和传染性单核细胞增多症等)，均可诱发G-6-PD缺陷者发生溶血。

二、病理

本病的发病机制是由于先天禀赋不足，正气虚弱，邪毒内侵，正虚不能抵御邪毒所致，使中焦运化失常，脏真失固，营血蚀耗，出现头晕、心悸、面色苍白等血虚诸证；由于肝不藏血，木失所养，疏泄失职，湿热郁结于内，或脾虚脏真外露而现黄疸；邪毒内羁，蕴化湿热，下注水道，小便红赤，甚则少尿或无尿。湿热化火，耗气动血，可出现亡阴亡阳之危象。一旦邪毒廓清，正气来复而渐趋康复。

【诊断与鉴别诊断】

一、诊断要点

根据病史中有急性溶血的特征，并有食蚕豆或服药物史，或新生儿期黄疸，有阳性家族史或既往史，应考虑为本病。实验室检查证实G-6-PD活性降低者可确诊。

G-6-PD缺乏所致溶血与一般溶血性疾病的临床表现大致相同。根据有无诱因及诱因的性质可分为以下5型。

1. 蚕豆病 进食蚕豆或蚕豆制品之后引起的急性血管内溶血性贫血。轻者仅有轻度贫血，不伴有黄疸和血红蛋白尿，可自愈。重者表现为迅速贫血、黄疸及血红蛋白尿。极重型者溶血症状加重，甚至出现休克、昏迷，急性肾衰竭等，如不及时治疗可导致死亡。

2. 药物性溶血 G-6-PD缺乏者服用氧化药物如止痛退热药、抗疟药、磺胺类、呋喃类后，可引起急性溶血。常于接触氧化性药物1～2天起病，表现与蚕豆病相似。

3. 感染诱发的溶血性贫血 感染如病毒、细菌，均可诱发急性溶血。由于感染病程中体内氧化代谢产物（如过氧化氢）堆积，引起与伯氨喹啉型药物相似的溶血性贫血。

4. G-6-PD缺乏所致新生儿高胆红素血症 多数于生后2～4天出现黄疸，高胆红素血症，间接胆红素增高，贫血可有可无。黄疸出现可无任何诱因，或仅有轻微感染。口服或接触氧化剂药物（如人工合成维生素K_3、K_4、磺胺、氯霉素、樟脑丸）、缺氧、低血糖、酸中毒等的诱发下，发生溶血。严重的高胆红素血症可致核黄疸。

5. 先天性非球形红细胞性溶血性贫血 新生儿或婴儿期发病，表现为新生儿高胆红素血症，儿童或青年期发病表现为慢性溶血、贫血、肝脾肿大，代偿良好者可无症状，但服具有氧化作用的药物或吃蚕豆后可使病情加重，出现急性血管内溶血。

二、诊断标准

1. 红细胞G-6-PD缺乏筛选试验（高铁血红蛋白还原试验、荧光斑点试验、硝基四氮唑蓝纸片法）中2项阳性。

2. 红细胞G-6-PD缺乏筛选试验1项阳性加变性珠蛋白小体生成试验阳性，并排除其他原因所致溶血性贫血。

3. 红细胞G-6-PD缺乏筛选试验1项试验阳性，并有明确的本病家族史。

4. 红细胞G-6-PD定量测定活性降低。

5. 红细胞G-6-PD活性正常而高度怀疑为红细胞G-6-PD缺陷者，可进行变异型鉴定，确定有红细胞G-6-PD性质异常。

在溶血性贫血、黄疸或伴有血红蛋白尿的基础上，加上上述1～5项中任何一项可确定诊断。

三、鉴别诊断

1. 缺铁性贫血 虽均有贫血，但缺铁性贫血无黄疸及血红蛋白尿，血清铁蛋白含量减低，骨髓外铁和铁粒细胞减少，有缺铁诱因，铁剂治疗有效等可资鉴别。

2. 遗传性球形细胞增多症 也可表现为慢性溶血性贫血及黄疸、脾肿大等，但其病因系红细胞膜有先天性缺陷而使红细胞变成球形，血液中球形红细胞增多，网织红细胞升高，红细胞脆性增加。

3. 地中海贫血 表现为婴儿期开始即出现慢性进行性贫血，脾脏肿大和特殊面容。外因血红细胞形态改变呈靶形，红细胞渗透脆性减低，血红蛋白电泳异常。

4. 新生儿ABO溶血症 血型不合，母亲血型多为O型，新生儿A型或B型，血清特异性抗体检查有助于诊断。

5. 免疫性溶血性贫血 某些药物（如奎宁等）可诱发免疫性溶血性贫血，该病直接Coombs试验、间接Coombs试验阳性可资鉴别。

【辨证论治】

一、证候辨别

1. 辨主证 本病的主要症状是贫血、黄疸、血红蛋白尿。出现面色苍白，口唇爪甲无血色，头晕神倦，气短乏力，心悸怔忡；巩膜黄染，尿色深红如酱油样或茶褐色样等症。

2. 辨轻重缓急 本病初起发热恶寒，周身酸疼，头晕目眩，神疲乏力，纳呆恶心，呕吐腹痛等，病程持续1～2天，初起轻症。若出现面色苍黄，黄疸，尿色红褐，或肝脾肿大，严重者出现休克和急性肾衰竭，是谓重症，如不及时辨识治疗，可于起病后1～2天死亡。当发热渐退、黄疸渐消、贫血好转、血象检查恢复正常，则已渐趋康复。

二、治疗原则

本病正气不足是本，湿热邪毒为标。初起病势急骤者当治其标；后期病势轻缓者当治其本。具体可按3期论治。初期及中期以湿热为主要表现者，清热利湿为主要治则，兼以补益气血。病情危重，有厥脱之变者可配合西医补液及输血等措施。恢复期以补益气血为主，兼清利湿热，也可单纯补益中气，滋填耗损之阴血。此外，在治疗的同时必须去除诱发溶血的原因，否则病必难解。

三、分证论治

1. 邪毒入侵，湿阻发黄

证候表现 发热恶寒，头身疼痛，恶心呕吐，胃纳较差，腹痛腹泻，皮肤巩膜黄染，舌质红，苔黄腻，脉滑数。

辨证要点 本证乃湿热邪毒初犯中焦胃肠，扰及上焦卫分而成。多见于前驱期与急性溶血期。正邪交争，湿阻热迫故有寒热及胃肠道症状，并开始出现皮肤巩膜黄染，小便也渐见红赤黯褐。

治法主方 清热利湿，解毒退黄。柴胡白头翁汤加减。

方药运用 常用药：柴胡、白头翁、车前草、凤尾草、生甘草等。发热甚者加鲜芦根、淡竹叶、黄芩、生石膏；恶心呕吐甚者加藿香、竹茹、黄芩；腹疼腹泻者加黄连、赤芍、木香；黄疸已现者，加茵陈蒿、虎杖、焦山栀等。

本证也可用茵陈黄花汤加味。此方含茵陈蒿、黄花草（鼠曲草）、生地黄、狗脊、槐角，具养阴利湿、清热退黄之功，对控制急性溶血有较好的疗效。上述方药均适合于素体湿热较盛，气血亏损未著者。若湿从寒化、素体虚寒、肢冷脉沉、舌淡苔白者，又当温化寒湿，可用柴胡桂枝汤加茵陈蒿或用黄芪建中汤加茵陈蒿，从调理中州着手，提高机体的免疫能力，也有利于湿浊黄疸从小便中廓清。

2. 湿毒郁结，气血损伤

证候表现 面色苍白，全身无力，精神困倦，皮肤巩膜发黄，尿如酱色，或见肝脾肿大，舌质淡，脉濡缓。重证可见神昏惊厥，水肿尿闭等。

辨证要点 本证因湿热邪毒入侵后正邪交争，气血日益耗损。若湿热邪毒不得外泄，则贫血进一步加重，出现全身衰竭，而见神昏惊厥、水肿尿闭。若湿热邪毒渐渐廓清，在除去诱因的前提下，溶血渐渐控制，病情趋向好转。

治法主方 清热利湿，养血益气。归地茅根汤加减。

方药运用 常用药：当归、生地黄、白芍、白茅根、仙鹤草、茵陈蒿、马尾松针、大枣等。若湿热已尽者可加黄芪、党参、阿胶；若湿热邪毒未尽、小便未清、巩膜尚黄者，加平地木、虎杖、焦山栀；若嗜睡神昏者加用至宝丹，惊厥者加紫雪；大汗淋漓、四肢厥冷、血压下降，脉微欲绝者，用独参汤以益气固脱，也可用参附注射液或生脉注射液10～20ml，加入10%葡萄糖注射液250ml中，静脉滴注，或配合西医抢救。

本证的治疗是病机转归的关键。本着急者治其标、缓者治其本的原则，权衡轻重缓急，使邪毒得清，气血得复，病情稳定而转入恢复期。

3. 气血虚衰，脾肾亏损

证候表现　面色苍白，唇口爪甲淡白，头晕，视物不清，心悸怔忡，少气乏力，精神疲惫，纳谷不香，或左胁下有癥块，生长发育迟缓，舌淡红，苔薄白，脉细弱。

辨证要点　本证多见于恢复期，湿热邪毒已清，气血不足，脾肾两虚日显，或见血瘀之证；日久可影响生长发育及智力。

治法主方　益气养血，补虚培本。人参养荣汤加减。

方药运用　常用药：人参、黄芪、白术、当归、白芍、茯苓、炙甘草、熟地黄、陈皮、桂心、远志、五味子、生姜、大枣等。湿热仍未尽者可加茵陈蒿、金钱草、平地木；胁下癥块者可用鳖甲、鸡血藤、桃仁、丹参等；肾阳不足便溏畏寒者可加淫羊藿、肉苁蓉等。

本证也可用当归补血汤峻补气血，适加鸡血藤、生地黄、大枣，以滋化源。若出现肝脾肿大时也可用当归补血汤合桃红四物汤加味，以化瘀消癥。

【其他疗法】

一、单方验方

复方白头翁汤　白头翁60g，凤尾草、车前草各30g，茵陈蒿10g，水煎当茶饮，不限量。用于湿热证。

二、西医疗法

重症病例应配合西医治疗，主要采取输血及补液疗法。

1. 输血　贫血较重时，可输给G-6-PD正常的红细胞1～2次。发生溶血危象时，如血红蛋白降至30g/L以下应即输血，输血量为10～20ml/kg。

2. 补液　维持有效循环量，特别注意补充碳酸氢钠，防止血红蛋白在肾小管中形成管型，防止肾衰竭，纠正酸中毒。

【预防护理】

一、预防

1. 在G-6-PD缺陷高发地区，应进行群体普查，已知的G-6-PD缺陷者，应避免进食蚕豆及其制品，不到种植蚕豆的地方去。忌服有氧化作用的药物，并加强对各种感染的预防。

2. 注意询问有无溶血性贫血病史，对可疑者，勿用诱发性药物，特别是在蚕豆成熟收获季节或用药物防治疟疾时，尤应注意。

二、护理

1. 一旦发病，应立即去除导致溶血的诱因。

2. 密切注意观察神志、体温、呼吸、血压、脉搏及尿色、尿量等变化。对出现嗜睡、神昏、惊厥及四肢厥冷、大汗淋漓、脉微欲绝、血压下降者，应及时做好输血及其他抢救准备。

3. 饮食应注意营养，忌肥甘油腻海腥发物及辛辣炙煿及难消化的食品，恢复期可食血肉有情之品以利康复。

4. 保持口腔及皮肤清洁，防止出血感染。

【文献选录】

《小儿药证直诀·黄相似》："身皮目皆黄者黄病也；身痛膊背强，大小便涩，一身尽黄，面目指爪皆黄，小便如屋尘色，看物皆黄，渴者难治，此黄疸也。二证多病于大病后。另有一证，不因病后，身微黄者胃热也，大人亦同。又有面黄腹大，食土，渴者，脾疳也。又有自生而身黄者，胎疸也。古书云：诸疸皆热，色深黄者是也；若淡黄兼白者，胃怯，胃不和也。"

《幼幼集成·黄疸证治》："若面目俱黄而带虚浮，唇白舌淡，口不渴，身不热，夜无烦热，小便不涩，不可认为湿热而分利之。速救脾胃，四君子、六君子是其宜也。"

【现代研究】

傅浩忠等报道小儿蚕豆病92例，按入院顺序分为观察组和对照组，分别为50例和42例。两组的基本治疗相同，以碱化尿液、支持疗法为主。观察组加用茵栀黄注射液10ml加10%葡萄糖注射液滴注，连用3～5天。治疗前及治疗期间均每天检测1次尿潜血、间接胆红素、G-6-PD活性水平。并与第4天早晨检测的间接胆红素值、G-6-PD水平进行比较。结果两组病例均全部治愈，未出现肾衰竭等并发症和药物副作用。茵栀黄注射液对小儿蚕豆病已发生的溶血过程无影响，对G-6-PD的活性亦无干预，但可显著减轻黄疸的程度，缩短黄疸的持续时间，改善肝脏对胆红素的代谢。在目前对小儿蚕豆病尚无特效治疗方法的情况下，用茵栀黄注射液能明显促进胆红素的排泄，显著减轻患儿的症状[1]。

洪颜报道对62例蚕豆病患儿采用中西医结合的方式进行治疗。中西药结合组基本方茵陈蒿30g，生地黄20g，山栀5g，狗脊10g，甘草5g。煎汤少量频服。呕吐者，加陈皮9g、法半夏9g。佐以复合维生素B片及硫酸亚铁等制剂补铁、补充维生素。贫血严重者，少量输血，并加用强的松或地塞米松等。对照组52例采用传统西医治疗，即少量多次输血、肾上腺皮质激素、维生素、铁剂等。结果治疗组62例服药5～10剂全部治愈，对照组也全部治愈，但在退黄时间上，茵陈饮治疗组平均早1.2天，症状改善优于西医组[2]。

参考文献

[1] 傅浩忠，赖利玲，黄文清．茵栀黄注射液治疗小儿蚕豆病50例分析[J]．中国实用儿科杂志，2001，16(12)：762.

[2] 洪颜．中西医结合治疗蚕豆病62例疗效观察[J]．实用中西医结合杂志，2003，3(3)：21.

（俞景茂　赖正清）

第十节　再生障碍性贫血

【概述】

再生障碍性贫血简称再障；又称全血细胞减少病，是骨髓造血功能衰竭所导致的一种综合征，临床以贫血、出血、发热（反复感染）、全血细胞减少为特征，常无肝脾或淋巴结肿大。

一般将全血细胞减少性再障分为先天性与后天性两大类。先天性再障又称范可尼综合征，是一种常染色体隐性遗传性疾病，其特点除全血细胞减少外，尚伴有多发性先天畸形。后天获得性再障按其病因又可分为特发性与继发性两大类。临床所见多为特发性，而继发性仅占10%左右。本节主要探讨特发性再障，其发病率为2/10万，是小儿时期较常见的一种贫血，50%发生在6～9岁，3岁以前少见，男孩多于女孩，且病情较成人为重。

特发性再障根据病程和病情可分为急性再障、慢性再障和重型再障。急性再障起病急，病程短（平均约4个月），预后差。慢性再障起病缓，病程长（可达4～25年），大部分病例经过治疗可以好转和缓解，少数死亡。小儿再障以急性居多，约占55%～70%。由于病死率高，在20世纪50年代被视为不治之症，20世纪60年代根据“脾为后天之本，气血生化之源，脾统血”的理论，治重在脾。20世纪70年代根据“肾主骨生髓，精血同源”的理论，又注重于肾。

再障在中医古代典籍中无专门论述，散见于虚劳、虚损、急劳、血证、亡血、温毒等病症中，现今仍按此进行临床诊疗及实验研究。峻补脾肾治疗本病取得了一定的疗效，但对急性再障病情的迅速发展，日益恶化，补益之剂疗效不佳之状况也提出质疑。因此，到20世纪70年代末，逐渐重视“邪毒”在发病中的作用。认为急慢性再障均与邪毒内侵相关，从病程中呈现的一派热毒充斥之象来看，治重攻邪解毒。近年来认为急性再障多为邪实正虚，外感邪毒，伤及脾肾，耗夺精气，髓损血枯；慢性再障以正虚为主，精气内夺，阴阳气血亏损。特别是实验提示中药大菟丝子饮与十四味建中汤能对抗环磷酰胺对小鼠骨髓造血干细胞的毒害，给再障的中医药治疗开拓了思路，提高了疗效。但总的来说，本病仍然是一种难治的疾病。

【病因病理】

一、病因

再障的病因尚不十分明了，一般认为后天获得性再障多为药物、化学物品、放射性物质、肝炎、肿瘤、感染等导致。从近年发病率逐渐增多来看，可能与城市空气污染，蔬菜、水果、粮食受化肥、农药、杀虫剂污染有关。此外，由于小儿感染性疾病较多，抗生素及退热药物应用不当与本病的发生也有一定的关系。其发病机制是骨髓多能干细胞及微环境受损而产生一系列功能与形态变化，进一步导致全血细胞减少。近年来的研究还认为与免疫因素有关。

二、病理

中医学认为血的生成虽来源于后天脾胃所汲取的水谷精微，但脾气的健旺又赖肾气的温煦，肾精充足造血功能才能旺盛。因此，造成再障的病理主要与脾肾两脏的虚损，尤其是肾气的虚损关系最为密切。

水谷入胃，需脾为胃行其津液。其清者入脉中为营，浊者行脉外为卫。营卫运行，泌其津液，化赤为血。脾损则水谷不能化生精微，气血来源不足，而出现气血虚损症。脾虚统摄无权，血溢脉外，又易导致出血症状，故再障的发生与脾损有关。

肾为生命之根，元阴元阳之室。肾精是肾阴肾阳的物质基础，一旦肾精失充，骨髓空虚，肾阴肾阳就会偏颇。阴损及阳，阳损及阴。阴精亏损则阳气生化乏源，阳气虚衰则阴津化生不足，孤阴则不生，独阳则不长，最终导致阴阳俱虚，精血难以再生，产生严重的贫血证候。如肌肤憔悴，面色萎黄无华，口腔黏膜、爪甲苍白，头晕目眩，气促乏力以及全身浮肿等；日久精血虚衰，骨髓枯竭，卫外不固，邪毒乘虚而入，故病程中经常反复产生感染性发热，最后导致正不胜邪，气血衰败而夭亡。

此外，肾阳虚则不能温养脏腑，肾阴亏则不能滋养络脉，气虚则血脉运行无力，血虚则髓海失荣，致使血行阻滞，髓海瘀阻，瘀血不去，新血不生，精血难以再生，成为再障。

【诊断与鉴别诊断】

一、诊断要点

1. 诊断依据（2001年中华医学会儿科分会血液病学组制定）

(1)全血细胞减少，网织红细胞绝对值减少（如两系减少，其中必须有血小板减少）。

(2)一般无脾肿大。

(3)骨髓至少一个部位增生减低或重度减低（有条件时应做骨髓活检）。

(4)排除其他全血细胞减少的疾病,如阵发性睡眠性血红蛋白尿、骨髓增生异常综合征、急性白血病等。

(5)一般抗贫血药物治疗无效。

具有上述(1)~(5)项可诊断再障,应再进一步分型诊断为急性型再障或慢性型再障。

2. 分型诊断标准

(1)急性型再障(重型再障Ⅰ型,SAA-Ⅰ型)

1)临床表现:起病急,进行性贫血,常伴严重感染、出血。

2)血象检查:除血红蛋白进行性下降外,须具有下列3项中的2项:①网织红细胞<1%,绝对值<15×10^9/L。②白细胞明显降低,中性粒细胞绝对值<0.5×10^9/L。③血小板<20×10^9/L。

3)骨髓象检查:多部位增生减低,三系造血细胞明显减低,非造血细胞明显增多,淋巴细胞增多(>70%);骨髓小粒中非造血细胞明显增多。

(2)慢性型再障(CAA)

1)临床表现:起病慢,病情进展缓慢,贫血轻度或中度,感染和出血较轻。

2)血象检查:网织红细胞、白细胞、血小板3项中至少有2项减低(包括血小板减少)。

3)骨髓象检查:两至三系细胞减低(巨核细胞系必须减低),淋巴细胞增多(>30%)。骨髓小粒中非造血细胞增多。

(3)重型再障Ⅱ型(SAA-Ⅱ型):此型为慢性型再障病情加重,网织红细胞、白细胞、血小板减低,与急性型再障相似。

二、鉴别诊断

1. 急性白血病　也有全血细胞减少,若单纯根据症状很难与急性再障鉴别。但再障贫血一般无脾肿大,不伴胸骨压痛,末梢血液检查无幼稚细胞,骨髓检查有助于鉴别。

2. 阵发性睡眠性血红蛋白尿　也可出现全血细胞减少,但反复尿检可发现血红蛋白尿,感染较少,出血现象轻微,网织红细胞大都高于正常值或波动较大,糖水试验、酸化血清溶血(Ham)试验,以及尿中含铁血黄素试验均呈阳性。

3. 巨幼红细胞性贫血　因缺乏维生素B_{12}或叶酸或两者同时缺乏所引起的一种大细胞性贫血。其特点是红细胞数减少比血红蛋白降低明显,红细胞胞体变大,骨髓中出现巨幼红细胞,用维生素B_{12}或叶酸治疗有效。

4. 骨髓增生异常综合征(MDS)　也可呈全血细胞下降,尤须与不典型再障鉴别。但MDS常呈增生性骨髓象,至少两系以上呈病态造血(巨幼样变、成熟障碍、淋巴样小巨核)细胞等,巨核细胞可无明显减少,部分病例伴原始细胞增多或环状铁粒幼红细胞增多。病程长者可伴肝脾大,淋巴结肿大。

5. 脾功能亢进　可出现一种或多种血细胞减少,骨髓相应增生活跃,脾肿大,脾切除后血象与骨髓象恢复正常,可资区别。

【辨证论治】

一、证候辨别

1. 辨标本缓急　急性再障发病急,进展迅速,短期内出现严重贫血、出血与感染三大证候;慢性再障起病和进展大多缓慢,除贫血为主要表现外,出血多不严重,感染也较轻。

2. 辨脏腑病位　本病的发生与发展与五脏虚损有关,尤当责之于脾肾。脾虚生化无源,肾虚精血枯竭是本病之肯綮;倘若出现血行缓慢而瘀滞时当责之于心气虚损,鼓动无力;

频频感染发热者当责之于肺卫失固，邪毒入侵；出血不止，散漫无稽者又当责之于肝失所藏，阴虚火旺，脾不统血。

二、治疗原则

1. 急则治标，缓则治本　急性再障首先要解除出血与感染，应采用清热解毒，凉血止血法为主以治其标，稳定后再补益脾肾，滋养气血以治其本；或标本兼顾，固本与解毒并进。慢性再障重在补肾填精，壮骨生髓，补益气血，化瘀生新。

2. 阳中求阴，阴中求阳　小儿有“肾常虚”的生理特点，尤以肾阴未充为著，开始多见阴虚证候，后期多见阴阳两虚证，或以阳虚证为主。不论阴虚还是阳虚，抑或阴阳两虚，其治疗均应根据“阴为阳之基”、“阳为阴之统”、“阴阳互根”、“阴生阳长”的理论，或补阴，或补阳，或阴阳双补。其间的法度当本张景岳“善补阳者，必从阴中求阳，则阳得阴助而生化无穷；善补阴者，必从阳中求阴，则阴得阳升而泉源不竭。”临证时根据阴虚阳虚的孰轻孰重，权衡用药。阳虚为主者重在补肾阳，以振奋命门，刺激骨髓生血；阴虚为主者，重在滋养肾阴，为骨髓造血提供物质基础，缓和病情，改善机体虚弱状况。

3. 壮骨生髓，化生血源　根据现代研究，再障是骨髓造血功能衰竭而导致的全血细胞减少，骨髓细胞的损害是在多功能干细胞。根据中医学“肾主骨生髓”、“精血同源”的理论，应用补肾药物可促使血液化生。所以，以补肾为主治疗再障为目前各种治法中最有效的方法。尤其是补肾温阳之剂，能刺激骨髓造血功能。

4. 活血化瘀，改善循环　现代研究认为干细胞分化需要有一个完整无损的骨髓微环境（包括微循环与基质）。免疫复合物沉着于骨髓血窦和血管引起血管炎，这与中医学中的血瘀证相关。活血化瘀治则有助于改善骨髓微循环和调节免疫功能，借以解除“髓海瘀阻”，从而有利于干细胞的增长，特别是在运用补法治疗效果不著而又无明显出血倾向时，在辨证的基础上适当加用活血化瘀药物，能提高疗效。

5. 鼓舞中气，滋养化源　小儿脾常不足，消化负担重而营养需求大，若脾失健运，虚不受补，药效就难以发挥作用。故必须鼓舞脾胃之气，使精血生化有源，促使内服药物能充分吸收利用。现代研究认为再障与免疫有关，而健脾药物有调整免疫功能的作用。因此，补脾治则在再障治疗中也不能忽视。

6. 长期守方，中西医结合　再障的治疗，疗程较长，一般掌握在半年至3年，取效后应守方长期应用，绝不能因短期无效而放弃治疗。此外，慢性再障若单用中药治疗4个月以上无效者，应考虑中西医结合治疗。急性再障尤应开展中西医结合治疗。

三、分证论治

1. 温毒髓枯

证候表现　起病急骤，持续高热，汗出热不退，口渴烦躁，口腔溃疡，齿衄鼻衄，皮下大片紫癜，尿血，便血，心悸气短，面色苍白，神疲乏力，舌淡无津，苔黄腻，脉浮数无根。

辨证要点　本证多见于急性再障，以感染发热及出血为主要症状。贫血由轻到重，日益显著。邪热是发病的外因，但由于其势炽盛，故持续高热，汗出热不退，烦躁不安，口腔溃疡；邪毒化火迫血妄行而见齿衄鼻衄，尿血便血。邪毒炽盛而正气衰败，因而出现面色苍白，心悸气短，神疲乏力诸症。

治法主方　清热泻火，凉血解毒。凉血解毒汤加减。

方药运用　常用药：羚羊角（另服）、水牛角（先煎）、牡丹皮、生地黄、麦冬、茜草、板蓝根、黄芩、贯众、地肤子、生龙骨、生牡蛎、三七粉（冲）、琥珀粉（冲）、苍耳子等。感冒咳嗽者加桑叶、菊花、金银花、连翘，一般不用辛温解表药，以防汗出过多或伤络动血。痰中带血者加阿胶（烊化）；呕血者加藕节、云南白药（另服）；大便出血者加地榆、槐花炭；小便出血者加小蓟、大蓟、白茅根；神昏抽搐者可鼻饲安宫牛黄丸或至宝丹；兼口腔溃疡者，用绿袍散外敷，久不愈者涂锡类散。

本证若出现肺炎喘嗽者，用麻杏石甘汤加味；腹痛泻利者用葛根芩连汤加味；若热毒炽盛，出血不止者，亦可用黄连解毒汤（黄芩、黄连、黄柏、山栀）合清热地黄汤（水牛角、生地黄、赤芍、牡丹皮）加味，急则清热解毒，毒不清则虚难复，故暂不宜补益。因病情凶险，可考虑用中西医结合治疗，加用抗生素、激素与输血等。

2. 气血两虚

证候表现　面色苍白或萎黄，口唇爪甲淡白，神疲乏力，心悸气短，头晕眼花，少寐，或肌衄、齿衄、鼻衄，舌质淡，苔薄滑，脉虚细。

辨证要点　本证多为慢性再障的早期或轻型病例，仅见气血两虚证候，脏腑阴阳虚弱尚不明显。由于气为血之帅，血为气之母，血由气生，气由血化，气虚不能统血而行则血溢于络脉之外，血虚精无以化生而骨髓有枯竭之势。

治法主方　补益气血，壮骨生髓。人参养荣汤加减。

方药运用　常用药：党参（或红参）、黄芪、当归、白术、熟地黄、白芍、陈皮、茯苓、麦冬、五味子、鸡血藤、川芎、炙甘草、红枣等。血小板明显减少，出血较著者，加仙鹤草、参三七、花生衣、血余炭、鱼鳔胶等；红细胞明显减少者酌加阿胶；血白细胞降低明显者加鸡血藤、虎杖、补骨脂、鹿角胶（烊化）等；若见动则发热者多为气虚所致，宜甘温除热，可用补中益气汤。

本证在补血的同时应注意补气。由于气能统血而行，促使精化为血。血又赖于气化，气盛则化血功能自强，故补气药物的使用常多于养血之品，补气药物中最常用的要推人参，其具有促进人类骨髓基质细胞增殖作用，进而影响血细胞的生成。这可能是补气药生血的机制，同时也是气血之间密切联系的实验证明。病情危重，里热未清时，当用野山参；阳虚里寒时，当用别直参（红参）；病情缓解时，也可用党参缓调，剂量随病情年龄而定。

3. 肾阴虚衰

证候表现　面色苍白，口唇爪甲淡白，头晕目眩潮热，或低热久羁，五心烦热，两颧潮红，夜间盗汗，口干咽燥，夜眠不安，皮肤紫斑，齿鼻衄血，或尿血、便血，舌淡红无津或有血疱，苔少，脉细数或弦数。

辨证要点　本证多见于慢性再障初起阶段，也可见于急性再障。由于肾精不足，阴虚则阳亢，水亏则火旺，虚火上炎，血为气所逼而溢于脉外。

治法主方　益肾填精，清热凉血。大菟丝子丸加减。

方药运用　常用药：菟丝子、制首乌、巴戟天、枸杞子、桑椹、女贞子、黄精、熟地黄等。潮热颧红、盗汗甚者加青蒿、鳖甲、白薇、地骨皮；感受外邪高热者加金银花、连翘、蒲公英；气虚者加黄芪、玉竹；出血明显者加茜草、阿胶（烊化）、仙鹤草、白及、白茅根等；口腔感染者局部涂锡类散；肺部感染者加生石膏、黄芩、败酱草、鱼腥草、苇茎；颅内出血者加服安宫牛黄丸或至宝丹。

本证重在填阴，使肾精骨髓得以填充，阴虚火旺得以平抑，出血感染得以控制。虽可应用助阳药物，但只宜辅佐，以免助火动血，加重出血倾向。

4. 肾阳虚衰

证候表现　面色苍白，口唇爪甲淡白，畏寒肢冷，夜尿频多，自汗纳呆，便溏，肌衄、齿衄、鼻衄，舌淡胖嫩，边有齿印，苔白滑，脉弱。

辨证要点　此证多由肾阴虚衰转化而来，也可见于素体肾阳不足者。肾阳虚则阴精化生不足，髓海空虚，气血乏源，虚寒内生，阳气虚馁，温运统摄无权，血液散漫，流失无穷，难以止遏。

治法主方　温壮肾阳，化生阴精。温阳益精汤加减。

方药运用　常用药：熟地黄、鹿角胶（烊化）、补骨脂、肉苁蓉、巴戟天、当归、肉桂、黄芪等。阳虚明显者加鹿茸、制附片；兼气虚者加红参；出血明显者酌加仙鹤草、藕节炭、血余炭等。

本证肾阳式微，法当温振元阳，同时益精滋肾，以图阳化阴生而精血渐充。近年来研究认为十四味建中汤有刺激骨髓造血的作用。该方除用八珍汤补益气血外，另增黄芪补气，肉桂、附子、肉苁蓉温补肾阳，半夏、麦冬和中养胃。全方脾肾并调，气血双补。血虚甚者可加阿胶、何首乌、紫河车；夜尿频者加菟丝子、覆盆子；血红细胞久不升者，加用活血之品，如桃仁、红花、赤芍、丹参，以祛瘀生新。

5. 阴阳两虚

证候表现　面色苍白，口唇爪甲淡白，畏寒肢冷，五心烦热，自汗盗汗，渴而不欲饮，精神倦怠，动则气短，纳呆便溏，皮下紫斑，齿鼻衄血，舌胖色淡白，脉虚弱细微。

辨证要点　再障日久，多见阴阳两虚之证，肾阴虚则盗汗，五心烦热，渴而不欲饮；肾阳虚则畏寒自汗，乏力气短，纳呆便溏，阴阳两虚则畏寒自汗，乏力气短，纳呆便溏；阴阳两虚络脉受伤，血不循经，渗溢于络外则出血难止。肾阳不振，命门火衰，督脉空虚，阴寒之证日甚。

治法主方　培补阴阳，滋填精髓。右归饮加减。

方药运用　常用药：熟地黄、何首乌、枸杞子、山茱萸、山药、鹿角胶（烊化）、仙茅、淫羊藿、补骨脂、肉苁蓉、肉桂等。虚热明显者加青蒿、地骨皮、鳖甲（先煎）；出血不止者加三七、阿胶（烊化）、仙鹤草；精血大损者，兼服龟鹿二仙膏。

本证当阴中求阳，阳中求阴，使肾气能化生元阴元阳，阴生则阳长，方能缓解病情，除用药物守方长服外，酌情选用紫河车、牛骨髓、羊肝、驴肾、狗肾、鹿鞭等血肉有情之品补益之。病程中若兼有外感高热者，可暂治其标，或标本兼治，待热退毒解后再治其本。

【其他疗法】

一、中药成药

1. 再障生血片　用于气血两虚证。

2. 乌鸡白凤丸　用于气血两虚证。

3. 河车大造丸　用于肾阴虚衰证。

二、单方验方

牛骨髓、生山药各250g，冬虫夏草、胎盘粉各30g，蜂蜜250g。共捣，入瓷罐，再置锅中炖30分钟，每次2汤匙，1日2次。用于肾阴虚衰证。

三、食疗方药

1. 牛骨髓、精猪肉、红枣肉各60g，熬膏，每次1汤匙，1日2次。用于气血两虚证。

2. 海参（干品）50g，大枣10枚，猪骨髓200g，加水炖服。1日1次，10日为1疗程，两疗程间隔2～4天。用于肾阴虚衰证。

3. 羊骨粥　羊骨1000g，粳米或糯米50g，细盐少许，葱白2茎，生姜3～5片，煮食。用于肾阳虚衰证。

四、针灸疗法

1. 取大椎、脾俞、肝俞、关元、曲池、气海、足三里、箕门、地机、血海。每次5～6穴，每穴灸3～5壮，或悬针15分钟左右，1日1次，15次为1疗程。

2. 耳针 皮质下、肾上腺、肝、肾、脾、肠、内分泌、脊柱。每次3～4穴，1日1次，10日为1疗程。

五、西医疗法

1. 对症及支持治疗 如去除病因，休息，加强营养，防治感染，防治出血，对症输血等。严重贫血者最好输沉积红细胞。

2. 雄性激素 丙酸睾丸酮，每次1～2mg/kg，肌内注射，每周3次；康复龙（羟甲雄酮）0.25～4mg/(kg·d)，分3次口服；大力补（美雄酮）0.25～0.5mg/(kg·d)，分2～3次口服。以上可任选一种，连用3个月，若无效则停药，有效者至少连用6个月以上。

3. 同化类固醇 苯丙酸诺龙0.5～1mg/(kg·d)，肌内注射，每周用1～3次。或葵醇诺龙1～1.5mg/(kg·d)，肌内注射，每周1～3次。

4. 肾上腺皮质激素 强的松10～15mg/d，严重出血时可用氢化可的松，5～10mg/(kg·d)，控制出血症状，可增强雄性激素的作用，目前主张小剂量应用。

5. 免疫治疗 抗淋巴细胞球蛋白（ALG）或抗胸腺细胞球蛋白（ATG），其他如长春新碱、环磷酰胺、左旋咪唑、环孢霉素A、植物血凝素、转移因子等，可能对免疫紊乱所致再障有效。

6. 大剂量免疫球蛋白。

7. 异基因造血干细胞移植。

8. 其他 如应用莨菪类药物、士的宁、一叶秋碱等改善骨髓微环境。

【预防护理】

一、预防

1. 加强营养，锻炼身体，增强体质。

2. 积极预防感染，如流行性感冒、水痘、麻疹、病毒性肝炎，如已被传染，应及时治疗，尽快控制。

3. 对造血系统有损害的药物，如氯霉素、氮芥、环磷酰胺、6-巯基嘌呤、阿糖胞苷、氨甲蝶呤和阿霉素等，应慎用，必须用时应定期检查血象。

4. 尽可能避免接触化肥、染料和杀虫农药等。

二、护理

1. 严重贫血和出血明显者，应多卧床休息，少活动，以免出血加重。对于白细胞低者要严格隔离。

2. 鼻衄者可令其仰卧头低位，鼻额部置冷毛巾或冰袋，也可向鼻中隔方向压迫鼻翼以止血。若血仍不止，可用干棉球蘸焦山栀粉或云南白药，或用明胶海绵压迫出血部位以止血。血仍不止者，可用油纱条填塞以压迫止血，但放置时间不可过久，一般2天即当取出。

3. 做好口腔护理，牙龈糜烂或口腔溃疡者，先予银花甘草汤漱口，然后在溃疡处涂敷绿袍散或锡类散。

4. 密切注意观察病情变化，如体温、呼吸、血压、脉象及出血情况，若患儿突然剧烈头痛项强，烦躁或昏睡，瞳孔不等大，喷射性呕吐等，可能为颅内出血；若出血量多，面色苍白，盗汗，语言低微，脉沉细或洪大，为气随血脱现象。均应及时抢救。

【文献选录】

《灵枢·决气》:"血脱者,色白,夭然不泽,其脉空虚。"

《难经·十四难》:"一损损于皮毛,皮聚而毛落;二损损于血脉,血脉虚少,不能荣于五脏六腑也;三损损于肌肉,肌肉消瘦,饮食不能为肌肤;四损损于筋,筋缓不能自收持;五损损于骨,骨痿不能起于床。"

《诸病源候论·血病诸候·九窍四支出血候》:"凡荣卫大虚,腑脏伤损,血脉空竭,因而恚怒失节,惊忿过度,暴气逆溢,致令腠理开张,血脉流散也,故九窍出血,喘咳而上气逆,其脉数有热,不得卧者死。"

《景岳全书·新方八阵·补略》:"凡气虚者宜补其上,人参、黄芪之属是也;精虚者宜补其下,熟地、枸杞之属是也;阳虚者宜补而兼暖,桂、附、干姜之属是也;阴虚者宜补而兼清,门冬、芍药、生地之属是也;此固阴阳之治辨也。其有气因精而虚者,自当补精以化气,精因气而虚者,自当补气以生精。又有阳失阴而离者,不补阴何以收散亡之气?水失火而败者,不补火何以甦垂寂之阴?此又阴阳相济之妙用也。故善补阳者,必于阴中求阳,则阳得阴助而生化无穷;善补阴者,必于阳中求阴,则阴得阳升而泉源不竭。"

《医门法律·虚劳论》:"虚劳之证,《金匮》叙于血痹之下,可见劳则必劳其精也。荣血伤,则内热起,五心常热,目中生花见火,耳内蛙聒蝉鸣,口舌糜烂,不知五味,鼻孔干燥,呼吸不利,乃至饮食不生肌肤,怠惰嗜卧,骨软足瘦。营行日迟,卫行日疾,营血为卫气所迫,不能内守而脱于外,或吐或衄,或出二阴之窍。血出既多,火热迸逼煎熬,漫无休止,营卫有立尽而已,不死何待耶?"

【现代研究】

一、治疗学研究

李玮按 1987 年全国再障会议修订的诊断标准,采用中药健脾补肾方联合西药治疗小儿慢性再障 25 例。其中男 18 例、女 7 例,年龄:3~12 岁 16 例、13~18 岁 9 例。病程:1 年以内 13 例、1~3 年 9 例、3 年以上 3 例。骨髓增生状况为:增生极度低下 15 例、增生减低 7 例、增生活跃 3 例。基础治疗给予康力龙片、叶酸、654-2 注射液(片)等。血红蛋白<50g/L 者,输压积红细胞,使血红蛋白提升到 50g/L 以上;血小板<20×10^{9}/L 并有出血倾向者,输血小板;并发感染者,选用敏感抗生素等。对经济条件允可的患者,连续或间断使用粒细胞集落刺激生长因子(G-CSF)、促红细胞生长素(EPO)等。按辨证与辨病相结合的原则,以健脾补肾为主,兼以清热解毒,给予健脾补肾汤,药物组成:党参、黄芪、白术、补骨脂、紫河车各 10g,茯苓、菟丝子、连翘各 12g,陈皮、焦山楂、鸡内金各 9g,枸杞子、黄精各 15g,炒莱菔子 6g,女贞子、炙甘草各 5g。红细胞减少者,加阿胶;出血者,加仙鹤草、血余炭、三七。将上药 1 剂煎成 200 ml/袋。年龄 3~5 岁每次 50ml,每天 2 次;年龄 6~9 岁每次 100ml,每天 2 次;年龄>9 岁每次 200ml,每天 2 次。3 个月为 1 个疗程。基本治愈 5 例、缓解 15 例、明显进步 3 例、无效 2 例,总有效率占 92.0%[1]。

钟华等报道用凉血化瘀补肾法治疗再生障碍性贫血 45 例,取得较好疗效。男 26 例、女 19 例,年龄 4~17 岁,平均 11 岁。病程 10 天至 5 年,平均 2.3 年。初治 14 例、复治 31 例,复治病例为应用中西药无效者,其中骨髓象增生极度减低 8 例、增生明显减低 17 例、增生减低 11 例、增生活跃 9 例,皮肤黏膜出血 22 例、鼻衄 8 例、牙龈渗血 15 例,合并感染 9 例。基本方药:当归、白芍、阿胶(烊化)各 9g,炒生地黄 18g,人参 6g,白术 12g,旱莲草、女贞子、乌贼骨各 15g,山栀 9g,藕节 30g,三七粉 2g 冲服。阴虚者去人参,加西洋参 6g、何首乌 15g;

阳虚者去山栀，加淫羊藿 9g、鹿茸粉 0.3g；脾虚便溏者加苍术 12g、砂仁 9g；出血者加炭类药，并加仙鹤草 30g、牡丹皮 9g；发热者加白茅根、金银花各 30g、羚羊角粉（冲服）0.5g。1 日 1 剂，早晚分服，1 个月为 1 个疗程，一般用 2 个疗程以上。合并感染者可静脉应用抗生素，血红蛋白低且症状明显不能耐受者，可间断输血。结果基本治愈 17 例、缓解 13 例、明显进步 10 例、无效 6 例，总有效率 88.89%[2]。

关冬梅等报道中西医结合治疗小儿慢性再生障碍性贫血 35 例。男 17 例、女 18 例，年龄 2～14 岁，病程 2～10 年，其中原发性再障 15 例、继发性再障 20 例。对照组 34 例，男 12 例、女 22 例，年龄 2～14 岁，病程 2～10 年，其中原发性再障 10 例、继发性再障 24 例。2 组均口服康力龙（0.1～0.3mg/(kg·d)。治疗组在此基础上加用中药治疗，药物组成：菟丝子、枸杞子各 20g，覆盆子、五味子各 10g，当归、仙茅、巴戟天、仙鹤草各 15g，阿胶 10g（烊化），鹿角胶 7g（烊化）。血小板明显减少者加花生衣、鱼鳔；白细胞明显降低者加鸡血藤、虎杖。1 日 1 剂，水煎 2 次，早晚分服。两组均 3 个月为 1 疗程。治疗组总有效率为 88.57%、对照组总有效率为 67.65%，治疗组疗效优于对照组，差异有显著性意义（$P<0.05$）[3]。

再生障碍性贫血存在染色体不稳定性，染色体不稳定性可为姐妹染色单体互换（SCE）所表达。杨利丽等以姐妹染色单体互换（SCE）率和淋巴细胞转化率为指标，观察中药生白片（“十全大补汤”为基础加减组成）对由再生障碍性贫血引起的染色体损伤的修复作用和对机体免疫功能的改善情况。102 例再障患者皆符合宝鸡会议修订的再障诊断标准。其中男 49 例、女 53 例。年龄 9～68 岁，平均年龄 35 岁。选择身体健康，年龄及环境条件相仿，无吸烟史的 10 例个体作为正常对照。再障患者口服生白片，每次 6 片，1 日 3 次，以 15 天为 1 个疗程，服用 1～4 个疗程。停用其他影响白细胞的药物，用药前及用药后每周复查血常规。对照组以升白胺为治疗药物。再障患者在服用生白片前的 SCE 值显著高于正常对照（$P<0.05$），服用生白片后 SCE 值显著降低（$P<0.05$）；淋巴细胞转化率（cpm）在服药前后也有显著差异（$P<0.05$）。结果显示再障患者具有染色体不稳定性，生白片对再障患者的染色体不稳定性具有明显的修复作用[4]。

梁冰将急性再障分为 2 型，急痨髓枯温热型，用凉血解毒法，方拟凉血解毒汤（羚羊角粉、牡丹皮、生地黄、麦冬、茜草、板蓝根、黄芩、贯众等），病情缓解后转为急痨髓枯虚寒型，治宜温补脾肾，填精益髓，方拟加味参芪仙补汤（人参、生黄芪、补骨脂、仙鹤草、当归、鸡血藤、淫羊藿、附片、肉桂、肉苁蓉等）。将慢性再障分成初期、中期、后期、末期 4 个阶段治疗。初期滋阴益肾，用自制再障生血宝（太子参、仙鹤草、补骨脂、阿胶、女贞子、黄柏、天冬）治疗；中期治以滋阴济阳，用自制的再障生血灵（人参、黄芪、淫羊藿、黄精、附子、肉桂、肉苁蓉等）；后期温补肾阳，填精益髓，药用造血丸（人参、田基黄等）；末期属再障缓解的巩固治疗，药用再障生血灵与造血丸交替服用。再障初、中、后、末 4 个时期，用药要掌握好凉、平、温、热的用药程序。临床取得较好疗效[5]。

二、动物模型研究

孙纪元等首次采用照射加药物的复合法建立了一种方法简便、成功率高、与人类病理改变相似的再障小鼠模型。方法如下：模型组采用^{60}Co-γ 射线 3.0Gy 照射后第 4 天开始给予环磷酰胺 50.0mg/kg 及氯霉素 62.5mg/kg，共 3 天。对照组小鼠假照射（铅砖屏蔽）后予等容量生理盐水。动物分别于照射后第 8 天、12 天、16 天（各组 10 只）摘取右侧眼球取血抗凝做血常规分析，并取血煌焦油蓝染色后推片计数网织红细胞。第 8 天时，从对照组和模型组中随机活杀小鼠3只，取左侧股骨，Bouin液固定，塑料包埋，切片，骨髓活检。结果：模型组白细胞(WBC)第8天时降至$(0.87\pm0.18)\times10^9/L$($P<0.01$)，此后略有回升，但至第16天时与对照组比较差异有显著性($P<0.01$)，并且在随后的10天内维持在一个较低的水平。红细胞(RBC)、血红蛋白(Hb)、血小板(Plt)和网织红细胞(Ret)则随时间延长呈进行性下降($P<0.01$)。实验还证实在18天时红细胞等降至最低，在25天时与对照组比较差异仍有显著性($P<0.05$)。此外，模型组的淋巴细胞(LYM)绝对值显著减低($P<0.01$)。骨髓活检，模型组与对照组比较，骨髓增生极度低下，造血细胞显著减少(造血细胞容量<20%)，脂肪细胞增多，间质水肿，血窦扩张，无巨核细胞等改变，各项指标均符合再生障碍性贫血[6]。

三、药效学研究

梁毅等为比较中药复方活髓片(由黄芪、吉林参、川芎、黄精、补骨脂、虎杖、当归、枸杞子等药物组成)与四物汤(由当归、白芍、川芎、熟地黄组成)对免疫介导再障模型小鼠骨髓造血微环境及表面黏附分子表达等方面的影响。采用免疫介导法制作再障小鼠模型(Balb/c小鼠经X射线6.0 Gy/ 3min亚致死剂量照射后1～4小时内，立即经尾静脉输入DBA/2小鼠胸腺淋巴结混合细胞悬液，输入细胞数每只小鼠为$1\times10^6/0.2ml$)，分成正常对照组、再障模型组、活髓片组和四物汤组，于制模后第11～14日取骨髓细胞制成单细胞悬液，进行成纤维细胞培养，于培养的第28日收集细胞，上流式细胞仪进行细胞周期、凋亡率及血管细胞黏附分子1(VCAM-1)表达水平检测。结果显示再障模型小鼠骨髓培养基质细胞凋亡率增加、培养细胞VCAM1表达水平下降，培养基质细胞绝大部分停留在G_0/G_1期，S期和G_2+M期细胞显著减少，与正常对照组比较有极显著性差异(均$P<0.01$)。四物汤和活髓片两种中药复方均能促进小鼠骨髓培养基质细胞的分化增殖，降低细胞的凋亡率，促进培养细胞VCAM1的表达，但活髓片的效果明显优于四物汤($P<0.05$)。因而认为：活髓片可改善免疫介导再障小鼠骨髓造血微环境紊乱状况，促进骨髓培养基质细胞表面黏附分子的表达水平，且整体效果优于四物汤[7]。

孙伟正等为探讨补髓生血颗粒(主要药物有熟地黄、山茱萸、枸杞子、桑椹、黄芪、红参、菟丝子、鸡血藤、鹿茸等，由黑龙江中医药大学附属第一医院药厂制备，15g/袋，每袋含生药成分25g。)对慢性再生障碍性贫血(CAA)患者骨髓造血细胞相关黏附分子表达水平的影响。采用免疫荧光法及流式细胞技术分别对使用该颗粒治疗前后的CAA患者骨髓造血干(祖)细胞受体c-kit、$CXCR_4$、骨髓基质细胞的淋巴细胞归巢受体($HCAM/CD_{44}$)、细胞间黏附分子($ICAM\text{-}1/CD_{54}$)表达进行检测，并与再障生血片对照组(简称对照组)及正常组进行比较研究。结果两组患者治疗前$c\text{-}kit/CD_{117}$表达明显高于正常组，而$CXCR_4$、$HCAM/CD_{44}$、$ICAM\text{-}1/CD_{54}$水平明显低于正常组，治疗后两组患者$CXCR_4$、$HCAM/CD_{44}$、$ICAM\text{-}1/CD_{54}$表达均有所升高，并且补髓生血颗粒实验组(简称实验组) $CXCR_4$水平优于对照组，治疗后$c\text{-}kit/CD_{117}$与正常组比较无显著差异，亦优于对照组。结论：CAA患者骨髓造血干(祖)细胞受体c-kit、$CXCR_4$、骨髓基质细胞$HCAM/CD_{44}$、$ICAM\text{-}1/CD_{54}$表达异常，补髓生血颗粒可能是通过提高$CXCR_4$、$HCAM/CD_{44}$、$ICAM\text{-}1/CD_{54}$的表达以及降低$c\text{-}kit/CD_{117}$的表达而促进骨髓造血的[8]。

林庚庭等为探讨蚕沙提取物对再生障碍性贫血的治疗作用及机制，建立免疫介导的再生障碍性贫血小鼠模型，胃饲3种不同剂量叶绿素铜钠(蚕沙提取物)，以环孢菌素为阳性组，正常组及模型组胃饲生理盐水，连续15天。检测血清及骨髓α肿瘤坏死因子，γ干扰素、白介素-6 含量。结果显示：模型组小鼠血及骨髓 IFN-γ、IL-6、TNF-α 水平升高，蚕沙提取物组小鼠血及骨髓 IFN-γ、IL-6、TNF-α 水平降低，与模型组比较差异有统计学意义($P<0.05$)。蚕沙提取物通过调节造血调控因子 IFN-γ、TNF-α 及 IL-6 的水平，改善造血功能[9]。

参考文献

[1] 李玮．健脾补肾方联合西药治疗小儿慢性再生障碍性贫血 25 例[J]．中医研究，2007，20(4)：61-62.

[2] 钟华，马存谟．凉血化瘀补肾法治疗小儿再生障碍性贫血 45 例[J]．山东中医杂志，2004，23(5)：279-280.

[3] 关冬梅，赵彩云．中西医结合治疗小儿慢性再生障碍性贫血 35 例临床观察[J]．中医药信息，2008，25(2)：40.

[4] 杨利丽，李如江，耿秀芳，等．中药对再障染色体损伤的修复作用[J]．中国优生与遗传杂志，2003，11(1)：55-56.

[5] 梁冰．中医治疗再生障碍性贫血的思路与方法[J]．湖南中医药导报，1999，5(11)：3-6.

[6] 孙纪元，王四旺，谢艳华，等．再生障碍性贫血的动物模型实验研究[J]．中国实验动物学杂志，2000，10(4)：210-212.

[7] 梁毅，陈志雄，丘和明．活髓片与四物汤对再生障碍性贫血小鼠骨髓基质细胞的影响比较[J]．中国中西医结合急救杂志，2002，9(6)：327-330.

[8] 孙伟正，王金环，马智刚，等．补髓生血颗粒对慢性再生障碍性贫血患者骨髓造血细胞黏附作用影响的研究[J]．中华中医药杂志，2005，20(2)：89-91.

[9] 林庚庭，魏克民，梁卫青，等．蚕沙提取物对再生障碍性贫血小鼠细胞因子影响的实验研究[J]．中国中医药科技，2008，15(2)：117-118.

（俞景茂　赖正清）

第十一节　白　血　病

【概述】

白血病是造血系统的恶性增殖性疾病。其特点是白血病细胞在骨髓中恶性增生，并浸润其他组织与器官，从而产生一系列临床表现，主要有发热、贫血、出血，肝、脾和淋巴结肿大等。

本病是小儿恶性肿瘤中发病率最高的疾病，约占 1/3。15 岁以下的儿童白血病发病率为 4/10 万左右。我国每年平均有 15000 例左右 15 岁以下的儿童患此病，其中 70%为急性淋巴细胞白血病，20%～30%为急性非淋巴细胞性白血病，慢性白血病仅占 3%～5%。本病治疗困难，病死率高，20 世纪 70 年代约为 3/10 万，是 5 岁以上小儿死亡的主要原因。近年来因化疗药物的不断问世，化疗方案的合理调整，支持疗法的增加，中西医结合的治疗，骨髓移植的深入开展等，大大提高了白血病的缓解率和生存期。据国外统计，儿童急性非淋巴细胞白血病的完全缓解率已达 95%左右，5 年持续缓解率已达 60%左右，约 50%的患儿可长期无白血病生存。国内基本接近此水平，但远期疗效仍然欠佳。影响预后的因素除与 MICM 分型、患儿年龄(<2 岁及>9 岁者差)及外周血白细胞数量($>20.0\times10^9$/L 者差)有关外，还与有无感染、出血，是否侵犯中枢神经系统，以及浸润的淋巴结、肝、脾和其他组织器官肿大的程度有关。复发难治性白血病的治疗目前仍没有突破。

白血病是西医病名，自首次报道至今将近两个世纪。由于其病情复杂，全世界各地分型标准难以统一。一般根据自然病程的缓急、细胞分化的程度分为急性和慢性两大类。急性白血病根据细胞形态和生化特征，又分为急性淋巴细胞白血病和急性非淋巴细胞白血病。急性非淋巴细胞白血病包括急性粒细胞白血病、急性单核细胞白血病、红白血病、巨核细胞白血病等。慢性白血病分为慢性粒细胞白血病、慢性淋巴细胞白血病、慢性粒-单核细胞白血病、慢性单核细胞白血病。小儿慢性粒细胞白血病又可分为幼年型和成人型。另外特殊类型的还有淋巴肉瘤性白血病、先天性白血病等。1976 年法（French）、美（American）、英（Britain）三国协作组提出了急性白血病形态学划分标准的具体要求，即 FAB 分型。至此使全世界对急性白血病的分型得以基本统一。1986 年全国白血病分类分型交流讨论会，根据国内具体情况，对急性白血病的 FAB 分型略作修改。20 世纪 80 年代后随着细胞免疫和遗传学的研究进展，国际上提出了急性白血病的形态学（morphology）、免疫学（immunology）、细胞遗传学（cytogenetics）的分型，即 MIC 分型方案。此方案以形态学为基础，又补充了形态学的不足，使分型更趋精确。近年来，随着分子遗传学和分子生物学研究的不断拓宽，尤其是高分辨分带技术的开展，人们对急性白血病发生的分子机制有了更深入的认识，发现了一些特异的、与疾病诊断和预后密切相关的基因改变。因而建议有条件的实验室在 MIC 分型的基础上再结合分子遗传学（molecular genetics）的特征进行分型，即 MICM 分型。2001 年世界卫生组织（WHO）根据白血病的研究进展对急性白血病作了进一步分类，即 WHO 分类，将白血病的分型又往前推进一步，成为国际上一种新的分类标准。

中医学虽无白血病这一病名，但与白血病有关的临床表现在《内经》、《金匮要略》及历代医籍中都有论述，散见于虚劳、急劳、温病、血证、癥积、痰核等病证。如《灵枢·决气》曰："血脱者，色白夭然不泽，其脉空虚。"论述了贫血的症状。《医学入门·积聚门》云："有积聚成块不移动曰癥，言坚硬贞固也。"《金匮要略·五脏风寒积聚病》曰："积者脏病也，终不移。"《素问玄机原病式》记载："……腹胀大鼓之如鼓，痈，疽，疡，疹，瘤气，结核，吐下霍乱，瞀，郁，肿胀，鼻塞，鼽，衄，血溢，血泄，淋，闷，身热，恶寒，战栗，惊，惑，悲，笑，谵，妄，衄，蔑血汗，皆属于热。"白血病是一种具有自身发病特点和规律的血液系统的恶性疾患，其综合了上述多种证候于一体，单一的证候已无法概括其复杂性，故应以中医学的整体辨证观来认识和揭示本病。

当前中医学对白血病的研究越来越深入广泛。在临床研究方面，借用现代检测手段，采取辨证与辨病相结合的方法，在病因病机的认识以及辨证分型方面都取得了不少进展。关于病因病机的认识，20 世纪 60 年代多倾向于正气虚损，复感外邪而发病的"因虚致病"的观点。至 20 世纪 70 年代，特别是从清热解毒药青黛中提取合成靛玉红治疗慢性粒细胞白血病，获得临床和实验研究成功后，基本转为邪热为患，伤耗阴血，阴损及阳，终至阴阳两竭之"因病致虚"的观点。目前大多数学者的观点是：①本病的发生有"邪"与虚的同时存在。②病理改变为邪毒伤髓入血，正气亏虚，虚实夹杂。在诊断分型方面，通过细胞、亚细胞水平以及分子生物学的观察研究，显示了中医辨证分型的科学合理内涵，并指导着辨证分型向着更科学、更合理的方向发展。在药效学实验研究方面，明确了白血病新药临床研究的指导原则，提出了药效学研究要求。随着自动化技术、免疫学、细胞遗传学、动物模型、分子生物学、电子显微镜等科学技术在药效学研究中的应用，中医药治疗白血病的机制不断得到阐明，使中医从辅助配合治疗阶段，上升到单独使用取得诱导缓解的主导治疗阶段，并不断成功地从单方、验方中提取出有效成分，如从青黛中提取研制的靛玉红片，从“癌灵1号”方中提取制成的三氧化二砷(As_2O_3)注射液，在治疗慢性粒细胞白血病和诱导缓解急性早幼粒细胞白血病中，均取得了令人瞩目的疗效，为白血病的治疗增添了新的药物，也为剂型改革提供了基础。特别是As_2O_3对急性早幼粒白血病细胞诱导分化，促进细胞凋亡的作用被证实，临床治疗完全缓解率高，且不引起出血和骨髓抑制，显示了中医药有效且副作用少的特有优势。在上述研究的基础上，目前中医药正在从病因病机、证候分型、临床治疗以及药效学研究等方面对逆转白血病多药耐药进行着全方位的攻克研究，并在复发难治性白血病的治疗中取得了可喜的疗效，受到了国内外的关注。

【病因病理】

一、病因

人类白血病的确切病因至今未明。经大量研究，西医学认为多与病毒、化学、放射及遗传等因素有关。

中医学多认为，是由于外因邪毒相侵，内有正气虚损，以致邪毒内伏而成发病之因。

1. 外邪病因

(1)六淫为患：小儿脏腑骨髓精血未充，卫外不固，易为外邪侵袭，若加先天不足或后天失养等原因，更易为外邪所伤，继而入内深伏酿发本病。

现代研究目前多数倾向病因是病毒因素。RNA肿瘤病毒在一些动物身上致白血病的作用已经肯定。这类病毒所致的白血病多属于T细胞型。从成人T细胞白血病和淋巴瘤患者体内分离出人类T细胞白血病病毒(HTLV)，是一种细胞型逆转录病毒。

(2)其他伤害：即除六淫之外的其他外来因素。如化学因素、放射因素等。有确实证据说明，一些化学物质、药物及各种电离辐射条件可以引起人类白血病。

2. 正气虚弱　人体正气不足是疾病发生的内在原因。白血病的发病与人体正气密切相关，邪气之所以能够入侵内伏，必是人体抗病能力的减弱，或是外来邪气过强，导致正不胜邪，难以抵抗而发病。邪入体内之后，人体正气的强弱又决定着发病的急缓与预后。邪轻，精血正气消灼较慢，则发病缓，预后较好；邪重，则大损精血，正不胜邪，故发病急，预后差。

分子遗传学研究表明：大多数白血病患者有克隆性和获得性染色体异常，基因的变异是白血病的分子基础，加之环境因素的诱发，因此白血病的发生常是遗传因素和环境因素综合作用的结果。研究还显示染色体的畸变、核型的异常，常提示预后差，复发率高，揭示了白血病发病、发展及预后的内在基础，与中医“正虚邪犯”的观点是一致的。

3. 邪毒内伏　由于邪侵正虚，内外因相合，从而导致邪毒内伏，并由里外发。白血病病在骨髓发于血分，继而波及全身。症情险重，常常起病即见发热、出血、贫血、癥积、痰核等复杂证候，表现出既有“精气内虚”又有“温毒内陷”的虚实相兼之象。因此，有人对其病因提出了“伏气温病”的观点。

二、病理

1. 病变部位在骨髓　白血病的发病部位在骨髓，髓为血源，较血分更深。由于外来和内在的因素，导致深伏骨髓的邪毒，外发于血分出现耗精动血之证。其发病后大致呈现出从骨髓—血分—营分—气分—卫分的传变倾向。甚则一发病即髓、血、营、气、卫俱病，迅及全身，危及生命，与伏邪温病的发病和传变颇相类似，形成邪郁骨髓，由里外发的病机。

2. 病理因素为热毒　对于白血病病理的认识，历经几十年探索，经大量的临床实践总结、证候分析以及科研结果的验证，目前一般认为白血病属热毒为患，是因温热毒邪伤髓入血，由里外发，波及全身所致。因是热毒为患，故见高热难退；发于营血，耗血动血，则见出血；热毒扰神闭窍，引动肝风，则可见神昏谵语、抽搐等症；热毒瘀阻气血，壅塞脏腑，可见癥积（肝脾肿大）；热毒流注骨与关节，痹阻不通，而致骨及关节疼痛；热炼津液成痰，聚成痰核（淋巴结肿大）；热毒内伏骨髓，耗灼精血，而致贫血虚损。在临床治疗过程中，当邪毒得到控制时，则诸症遂减；当邪毒鸱张，难以控制时，则诸症俱增。可见热毒为其基本的病理因素。

3. 病机属性虚夹实　本病症状复杂，临床多表现为本虚标实，虚实夹杂的证候。在虚实夹杂的病变过程中，邪毒往往占主导地位，而正气损耗是病变过程中一个必然方面。常常是邪愈盛，正愈虚，因此临床常见在壮热神昏出血危重之时，又兼贫血严重，全身衰竭之象，呈现出一派“大实有羸状，至虚有盛候”的虚实夹杂的复杂病机。

4. 病情演变重正邪　疾病的演变转归，取决于邪正的消长盛衰。邪正斗争的胜负，决定着疾病的进退。正胜于邪则病退，病情趋于好转和痊愈；邪胜于正则病进，病情趋于恶化，甚者导致死亡。白血病同样如此，当病邪轻，正气尚存时，则发病较缓，症状较轻，治疗较顺利；当病邪重，充斥全身，难以控制时，也常导致造血功能丧失，正气极度耗损，以致衰竭，出现“邪气盛，精气夺”之危候；而当病邪得到控制，完全缓解时，正常造血功能也随之恢复，即正气来复，贫血、乏力等正虚之候也渐消失。因此，病情的演变决定于正邪交争消长的状况。

【诊断与鉴别诊断】

一、诊断要点

1. 临床表现　主要表现有发热、贫血、出血、肝、脾淋巴结肿大等。

急性白血病起病较急，常以发热、出血、贫血为主，肝、脾、淋巴结多轻、中度肿大。

慢性白血病发病缓慢，多见肝、脾、淋巴结明显肿大，兼有发热、贫血、出血。急慢性白血病均伴有乏力之症。

2. 实验室检查　依据血液，主要靠骨髓检查确诊。

(1)急性白血病：周围血为白细胞质和量的改变。白细胞在诊断时可高可低，总数可高于 $100\times10^9/L$，亦可低于 $1\times10^9/L$。大多数在 $(10\sim30)\times10^9/L$，原始和幼稚细胞在分类中所占的比例可因诊断的早晚和白细胞数目而异。就诊于发病早期或白细胞总数低者，白血病细胞多不易发现。贫血程度轻重不等，为正常红细胞型。血小板大多减少。

骨髓象多呈有核细胞增生活跃或极度活跃，有关系列的原始和幼稚细胞>30%，大多数超过 50%。红细胞系增生受抑制（除 M_6 外）。巨核细胞极少见到（除 M_7 外）。

附：

1)急性白血病分型（FAB 分型）：急性白血病根据形态分型，可分为急性淋巴细胞白血病（ALL）和急性非淋巴细胞白血病（ANLL）。ALL 共分 3 型：L1——原始和幼淋巴细胞以小细胞为主；L2——原始和幼淋巴细胞以大细胞为主；L3——原始和幼淋巴细胞以大细胞为主，大小较一致。ANLL 分为 8 型；M1——急性粒细胞白血病未分化型；M2——急性粒细胞白血病部分分化型；M3——急性早幼粒细胞白血病；M4——急性粒-单核细胞白血病；M5——急性单核细胞白血病；M6——急性红白血病；M7——急性巨核细胞白血病；M0——急性髓细胞白血病微分化型。

2) B 细胞系 ALL 的 MIC 分型（表 10-1）

表 10-1 B 细胞系 ALL 的 MIC 分型

亚型与核型	细胞标志						FAB
	CD19	TdT	CD10	CD20	Cylg	Smlg	形态学
早 B-前体-ALL	+	+	+	−	−	−	L1,L2
早 B-前体-ALL t(4;11)							
早 B-前体-ALL t(9;22)							
普通型-ALL	+	+	+	+	−	−	L1,L2
CALL,6q−							
CALL							
CALL t 或 del(12p)							
CALL t(9;22)							
前 B-ALL	+	+	+	+	+	−	L1
前 B-ALL t(1;19)							
前 B-ALL t(9;22)							
B 细胞 ALL	+	−	+/−	+	−/+	+	L3
B 细胞 ALL t(8;14)							
B 细胞 ALL t(2;8)							
B 细胞 ALL t(8;22)							
B 细胞 ALL 6q−							

3) T 细胞系 ALL 的 MIC 分型(表 10-2)

表 10-2 T 细胞系 ALL 的 MIC 分型

亚型与核型	细胞标志			FAB
	CD7	CD2	TdT	形态学
早期 T-前体-ALL	+	−	+	L1,L2
早期 T-前体-ALL t 或 del(9p)				
T-细胞 ALL	+	+	+	L1,L2
T-细胞 ALL t(11;14)				
T-细胞 ALL 6q−				

(2)慢性白血病:常见者为慢性粒细胞性白血病。小儿分为 2 种类型:①幼儿型:多发生在 5 岁以下,周围血象白细胞中度增高,多在 100×10^9/L 以下,可出现未成熟粒细胞和有核红细胞,并有单核细胞增多。白细胞碱性磷酸酶降低(偶正常)。血清和尿中溶菌酶增多,抗碱血红蛋白(HbF)增高。骨髓粒:红为(3～5)∶1。粒系和单核系增生旺盛,原始粒细胞在

20%以下。可见红系增生异常，巨核细胞减少。②成人型：多在5岁以上，以10～14岁多见。周围血象主要为白细胞增多，80%在100×10^9/L以上。Hb在80g/L左右，血小板增多。原始粒细胞增多不明显，以中晚幼和成熟粒细胞为主。白细胞碱性磷酸酶减低，HbF不增高。骨髓增生活跃，以粒系增生为主。原始粒细胞＜10%，多为中、晚幼粒细胞及杆状核细胞。粒：红为(10～50)：1。部分患儿可见骨髓纤维化，血清和尿溶菌酶不增高。

二、鉴别诊断

1. 再生障碍性贫血　症状与急性白血病有相同之处，如贫血、出血、发热等，但一般肝、脾、淋巴结无明显肿大。骨髓增生低下，原始及幼稚细胞减少。常需与白血病外周血低白细胞和无幼稚细胞型进行鉴别。

2. 类白血病反应　可因不同诱因而有不同表现。也多表现肝、脾、淋巴结肿大，末梢血中白细胞增高，可见幼稚细胞，甚至少数原始细胞，但骨髓分类中原始加早幼粒细胞在正常范围，原发病治愈后，白细胞恢复正常。

3. 类风湿关节炎　有发热，骨、关节痛的白血病患儿易误诊为类风湿关节炎。而本病血及骨髓中无白血病改变，一般无贫血及血小板减少。

【辨证论治】

一、证候辨别

白血病的诊断，要靠实验室检查。因此中医在治疗本病时，也常根据其发病特点，采取辨证与辨病相结合的方法。

1. 辨别证候，分期证治　根据不同的临床表现，白血病分发病期和缓解期。发病期症状明显，除不同程度的发热、出血、贫血、癥积、痰核之外，还常兼高热、汗出热不退、烦躁、脓肿等感染症状，属热证者多，故常按卫、气、营、血辨证；缓解期则无明显的临床表现，此时常依据阴阳、气血、津液的变化来辨证。此外，化疗期在采用联合化疗之后，由于化疗药物的副作用，会出现许多严重的并发症即兼证，应根据具体情况辨证论治。

2. 辨识轻重，判断预后

(1)辨全身：白血病有轻重之分。轻重的辨识，当根据全身情况如起病的缓急，症状的轻重，肝、脾、淋巴结肿大的程度以及客观指标的变化，进行综合判断。轻者起病较缓，症状较轻，肝、脾、淋巴结肿大不明显或轻度肿大，并发症少或无，周围血白细胞数正常，白血病细胞比例低，骨髓增生活跃或明显活跃，细胞免疫学分型类型较好，染色体异常较少。在西医危险程度评分时，常评为标危。重者起病急，症状重，肝、脾、淋巴结肿大明显，兼有并发症，周围血白细胞数明显增高，白血病细胞比例增多，骨髓增生极度活跃，免疫学类型较差，染色体明显异常，此类常评为高危。标危易缓解复发率低，预后较好，而高危则相反。

(2)辨脉象：大量的临床观察表明，脉象对于本病的辨证及预后有着重要的意义。主要表现在脉搏的幅度与频率两方面的变化。在白血病发病过程中，当病情重，难以控制时，常出现"大脉"。"大主邪盛，主病进"，由于邪气亢盛，临床常表现为热势高，出血重，病情进展的同时可见洪大、滑大、弦大等脉象。当病情进一步发展，耗损正气，邪盛正虚时，常出现脉象虚大，预后较差。有外感时，脉象浮大。而当病情得到控制，趋于平稳时，脉象即由大转小。符合中医学"脉大为病进，脉小为病退"的观点。脉搏的频率也具有同样的意义。所有的白血病患者在发病期均出现脉数，数脉多主热，本病的临床表现也显示，热邪越重脉越数急，病情越重。当热邪得清，病情缓解后，脉象也渐趋和缓。热邪最易伤阴，故白血病患者常出现细数脉。若脉数不减，病情也难以缓解；脉由缓和转数急，又常是病情复发或加重的征兆。

二、治疗原则

由于本病属“邪毒为患”，故治疗时，清热解毒为其基本原则。综合多年来各家临床证治的结果表明：此治疗原则在不同证型，不同阶段或为主、或为辅，常贯穿于辨证论治的始终。

因本病症多凶险，发病过程变化复杂，临床常常出现虚实夹杂，因此治疗时又当根据病情分标本虚实。如发病期或合并感染时，邪毒炽盛，应以清热解毒祛邪为主，扶正为辅；缓解期邪却正虚，则以调补气血津液为主，清热解毒祛邪为辅；当出现邪盛正衰之危候时，应祛邪扶正同时并重。

由于本病邪毒深伏，遍及全身，不易荡尽，且易复发，实属顽难之症，故应长期坚持治疗。西医学认为，本病的缓解不等于治愈，完全缓解后，体内尚存在着相当数量的白血病细胞，故缓解后仍需正规维持，定期加强治疗 2 年半至 3 年半，高危患者还应延长，防止复发，以达治愈。

当白血病合并严重感染、出血及中枢神经系统浸润时，采用中西医结合的方法抢救治疗，可提高疗效。

另外，根据本病的特点。治疗时尚需注意如下方面：①顾护津液：白血病多属热性病，温热之邪最易伤阴。在热性病中，津液的存亡是决定预后的重要因素，“津回则生，津亡则亡”。因此治疗时宜用甘寒清热解毒、养阴之品顾护津液，燥热伤津之品应慎之又慎。②顾护胃气：疾病本身和化疗药物的使用，均会损伤胃气，出现严重恶心、呕吐、纳呆等症。脾胃乃后天之本，气血生化之源。在疾病发展过程中，胃气的存在与否，同样是决定预后的关键，“有胃气则生，无胃气则死”。因此当脾胃受损时，应及时采用健脾和胃之法顾护胃气，以保证治疗的成功。③顾护元气：元气是人体生命活动的原动力，疾病的消耗，化疗药物的攻伐，均会损伤元气，出现虚弱乏力，甚至衰竭之状。元气的盛衰对于疾病的预后至关重要，元气的损伤，标志着病情的危重，因此要加强多种支持疗法来顾护元气，以战胜疾病。

三、分证论治

统一白血病的中医诊断分型，仍是中医临床研究的一个重要课题。目前从大多数临床资料来看，其分型大同小异，大致分为热证、痰瘀互结证、气阴两虚证、气血双亏证，2001 年11月中华中医药学会内科分会血液病专业委员会，提出白血病证型诊断标准（试行方案）将常见证候总结为气阴两虚、毒热炽盛、瘀血痰结三型。此外尚有兼证。

（一）常证

1. 热证　热证的主要症状是发热，可见于不同时期。热证当分实热、虚热辨治。

（1）实热

证候表现　高热、烦躁、口渴喜冷饮，出血重，甚者神昏谵语、四肢抽搐，舌红（因贫血可见舌淡）、少津，苔黄或褐或黑，甚者焦燥，脉弦数滑疾，或虚大数。

辨证要点　一般符合温病的特点和规律，常按卫气营血进行辨证，但传变并不都是由表及里顺序进行。本病多是“先里而后表”由里外发，故首发症状以营血分证为主。卫分证多见于不同时期合并的呼吸道感染，极为常见；重症感染常表现为气分证候。

1）卫分证

证候表现　发热重，微恶风，咽干痛或口渴，咳嗽，有痰，或有泡沫痰，或有出血，紫癜（未缓解时），苔薄白或薄黄，脉浮数。

治法主方　重剂辛凉解表，清热祛邪。银翘散加减。

方药运用 常用药:金银花、连翘、桔梗、薄荷(后下)、荆芥、牛蒡子、桑叶、菊花、芦根、淡豆豉、甘草、杏仁等。咳嗽明显者加炙前胡、炙白前、款冬花、紫菀等;发热、痰多、气喘者用麻杏石甘汤加葶苈子、紫苏子、川贝母、胆南星、化橘红;咽红肿痛者加山豆根、板蓝根、马勃、玄参等;出血重者加大蓟、小蓟、仙鹤草、藕节等。

2)气分证

证候表现 壮热,汗出热不退,口渴引饮,或有咽痛、咳嗽、胸痛,或有牙龈肿胀、口舌糜烂、烦躁、大便干结或溏稀,或有骨关节剧痛,舌干、苔黄或厚腻,脉洪大。

治法主方 清热救津。白虎汤或葛根黄芩黄连汤加减。

方药运用 常用药:生石膏(先煎)、知母、粳米、连翘、金银花、大青叶、山豆根、板蓝根、葛根、黄芩、黄连、瓜蒌、大黄等。气分湿热证常选用三仁汤和甘露消毒丹加减,如薏苡仁、白蔻仁、茵陈蒿、滑石、石菖蒲、藿香、佩兰等。大便干结者可加芒硝;关节疼痛者加桑枝、忍冬藤、丝瓜络等。

3)营分证

证候表现 发热不退,午后尤甚,烦乱不安或有谵语,或头痛如裂,喷射呕吐,甚者神昏,颈项强直,抽搐惊悸,舌绛,干燥少津,脉数或细数。

治法主方 清心开窍,凉营透热。清营汤合清宫汤加减。

方药运用 常用药:玄参、莲子心、竹叶 、连翘、麦冬、水牛角片(先煎)、牡丹皮、生地黄、黄连、金银花等。需配服紫雪、《局方》至宝丹等清凉开窍的中成药。抽搐惊悸者加羚羊角粉(冲服)、钩藤、白僵蚕、玳瑁等;头痛甚者加菊花、生石决明、蔓荆子等。

4)血分证

证候表现 高热、出血(鼻衄、齿衄、吐血、便血),紫癜弥漫,或突然昏迷,喉间痰鸣,尿闭,舌红绛或有紫斑,脉细数。

治法主方 凉血解毒,平肝熄风,醒脑开窍。犀角地黄汤加味。

方药运用 常用药:水牛角片(先煎)、生地黄、赤芍、牡丹皮、玄参、茜草、大蓟、小蓟、侧柏炭、仙鹤草等。神昏者配服安宫牛黄丸;鼻衄加焦山栀;齿衄加荷叶、血余炭外用;血尿加白茅根;便血加地榆炭、槐角;贫血加阿胶(烊化)、龟甲胶(烊化)。

本证还可以用四鲜汤(鲜生地、鲜蒲公英、鲜白茅根、鲜小蓟)。热证中热入气营者可用清瘟败毒饮加减治疗;湿热证可以龙胆泻肝汤为主,加清热解毒抗癌中草药,同时热重者加五味消毒饮、黄连解毒汤;湿重者加藿朴夏苓汤、三仁汤或五苓散。

有人主张白血病初期用抗白解毒汤:金银花、连翘、蒲公英、桑叶、生地黄、生石膏、大青叶、白花蛇舌草等。病情稳定后,改服本方制成的片剂,每次 2g,1 日 3 次。

(2)虚热

证候表现 骨蒸潮热,日晡加重,或夜热早凉、盗汗、五心烦热、咽干思冷饮,舌光红无苔或少苔、少津有裂纹,脉细数。或持续发热,气短乏力,自汗,动则加重,心悸头晕,倦怠嗜卧,纳呆便溏,舌淡,苔薄白,脉虚弱。

辨证要点 本证有阴虚、气虚或阳虚发热之不同。白血病多是温热邪毒为患,易伤津耗液,故阴虚内热较为常见,而气虚、阳虚发热者,可见于大病久病之后。

治法主方 育阴潜阳,清热解毒,或益气退热。大补阴丸,或补中益气汤加减。

方药运用 常用药:生地黄、龟板(先煎)、麦冬、天冬、黄柏、知母、白芍、牡丹皮、银柴胡、地骨皮、人参(党参)、黄芪、炙甘草、白术、升麻、柴胡、紫河车、陈皮等。贫血重者加用阿胶

(烊化)、龟板胶(烊化)、熟地黄、何首乌等;夜热早凉加青蒿、鳖甲(先煎);食少纳呆者加用炒谷芽、炒麦芽、神曲、鸡内金;便溏腹泻者加用莲子肉、山药、白扁豆、薏苡仁、茯苓等。

本证也可用清骨散(《医学心悟》)为基本方,以清虚热为主,配合辨证加减,阴虚火旺重者合青蒿鳖甲汤;邪毒肝火旺者合黄连解毒汤加白花蛇舌草、半枝莲、龙胆草;血热妄行者加生地黄、阿胶(烊化)、黄药子、山栀、白茅根、侧柏叶、紫草、水牛角(先煎);气阴两虚者合参芪地黄汤;正虚瘀阻者合血府逐瘀汤加太子参、西洋参、猫爪草、牡蛎。也可用六味地黄丸加减治疗。

2. 痰瘀互结

证候表现　痰核多见(颈、腋、腹股沟等处),腹有癥积(肝、脾肿大),骨或关节疼痛,胸腹胀痛,肌肤瘀斑,色紫黯。舌质紫黯。

辨证要点　本证多由于邪毒炽盛,壅塞气血津液,酿成瘀血痰积互结,阻塞各部所致,即“邪毒致瘀”之说。急性白血病由于发病急,迅及全身,故常常上述诸证俱见;慢性白血病,病势稍缓,常以局部体征突出,如慢粒多见癥积(肝、脾肿大),慢淋多见痰核(淋巴结肿大)。本型可因不同情况,向不同证型转变,更易向热毒炽盛型转变,二者相兼,往往病情进展加重。

治法主方　活血化瘀,清热解毒。桃红四物汤合犀角地黄汤加减。

方药运用　常用药:当归、川芎、丹参、赤芍、鸡血藤、桃仁、红花、三七、水蛭、穿山甲、土元、鳖甲(先煎)、水牛角片(先煎)、生地黄、金银花、连翘、蒲公英、青黛、紫花地丁等。痰核明显者加猫爪草、牡蛎、海藻等;贫血重者加阿胶(烊化)、龟板胶(烊化)、熟地黄、何首乌等。

治疗慢粒以大黄䗪虫丸为主,配合化疗。本证疼痛明显者用身痛逐瘀汤加减,头痛加升麻、白芷、藁本、蔓荆子等;胸痛加瓜蒌、薤白、枳壳等;上肢痛加桑枝、桂枝、姜黄等;腹痛加炒蒲黄、五灵脂、沉香、降香、白芍等;腰背痛加杜仲、狗脊、川断等;骨盆痛加覆盆子、巴戟天;下肢痛加牛膝、鸡血藤等。肝、脾肿大者可加用六神丸、紫金锭、西黄丸。实验研究证实传统的抗癌中成药具有减轻、缓解白血病细胞对肝、脾浸润的作用。

3. 气血双亏

证候表现　面色苍白或苍黄,唇甲舌淡,精神倦怠或萎靡,少动不贪玩耍,食欲不振,发热时有时无,紫癜时起时消,出血,肝、脾、淋巴结有不同程度肿大,舌淡或有齿痕,苔薄白、脉沉细数。

辨证要点　本证主要是邪毒耗灼精血而致血虚,继而阴损及阳,表现为乏力倦怠。各类白血病均有不同程度的贫血,本型更为突出。本证由于邪毒尚未鸱张,一般起病稍缓,也常见于化疗损伤气血之时。

治法主方　补益气血,清热解毒。八珍汤合犀角地黄汤加减。

方药运用　常用药:党参(西洋参、太子参、人参)、黄芪、茯苓、白术、当归身、白芍、阿胶(烊化)、龟甲胶(烊化)、何首乌、熟地黄、枸杞子、水牛角片(先煎)、生地黄、牡丹皮、赤芍、白花蛇舌草。出血者加大蓟、小蓟、仙鹤草、侧柏叶;痰核癥瘕者加猫爪草、蒲公英、青黛、牡蛎、鳖甲、穿山甲。

陈泽涛等自拟补气养血方加凉血解毒药:党参、黄芪、茯苓、白术、当归、阿胶、枸杞子、白花蛇舌草、补骨脂、何首乌、小蓟治疗本型,效果较好,急淋效果最好。有人观察急性白血病缓解后,按期坚持化疗,长期服用自制的人参黄芪片(人参、黄芪、补骨脂、龟甲、当归、生地黄、熟地黄、山茱萸、山楂、紫河车、狗脊、猪苓、白花蛇舌草),每次 2 片,1 日 3 次。复发率较低，存活率较高。

4. 气阴两虚

证候表现 软弱无力，五心烦热，时有低热或夜汗早凉、盗汗或自汗，口渴喜冷饮。出血及肝、脾、淋巴结肿大较少。舌淡或嫩红、苔少或无、或有裂纹，脉细数弱。

辨证要点 本证可见发病期，也可见于缓慢期。因邪气未盛，正气损耗尚轻，虽气虚但未见萎靡衰竭之状；虽阴津不足，但未耗损至明显贫血之貌。证情发展相对缓和。经临床观察，不仅症状、体征较其他类型为轻，在外周血、骨髓及细胞动力学等客观指标上，病理改变程度也较轻。

治法主方 益气养阴，清热解毒。生脉饮合清营汤加减。

方药运用 常用药：党参（太子参）或西洋参（另煎）、黄芪、茯神、麦冬、天冬、五味子、黄精、枸杞子、山药、水牛角片（先煎）、生地黄、牡丹皮、玄参、金银花、连翘等。出血者加大蓟、小蓟、仙鹤草；低热或夜热早凉者加青蒿、鳖甲、知母、地骨皮。

有人自拟益气养阴方配合清热解毒药：太子参、黄芪、茯苓、白术、黄精、生地黄、天冬、麦冬、旱莲草、女贞子、小蓟、半枝莲、白花蛇舌草、蒲公英治疗本型。温振英等用生黄芪、花粉、乌梅、甘草、黄精、山药为主要药物，配合化疗治疗小儿急性白血病，以急淋效果最好。

（二）兼证（并发症）

白血病病情复杂，除以上分型外，尚出现一些常见的兼证，即并发症。如感染、出血、中枢神经系统白血病、口疮等。这些并发症常是白血病主要的死亡原因，所以正确地治疗并发症，使患儿渡过险关，也是提高白血病缓解率和生存期的重要环节。

1. 感染

证候表现 高热难退甚者寒战，或伴咽红咽痛，咳嗽气喘，或腹泻，泄下黏液或稀水。或单一或多部位脓肿，甚者神昏谵语、苔黄、脉浮数或大数或细数。

辨证要点 本证主要表现为卫分证和气分证，重则表现出营血分证。热毒炽盛，腐败成脓，则发为脓肿。泄泻甚者，损伤正气，可转为泻下无度，完谷不化虚证。临床以呼吸及消化道感染最为常见。发病初期若合并感染，会增加治疗的难度和病情的危险程度。化疗后，骨髓受抑，粒细胞缺乏，易发生败血症，是白血病最常见的死亡原因。

治法主方 卫分证，辛凉重剂，清热祛邪，酌情选用银翘散、桑菊饮、麻杏甘石汤加减；气分证，清热救津，白虎汤或葛根芩连汤加减；热入心营者，解毒凉营，醒脑开窍，清瘟败毒饮合安宫牛黄丸。

方药运用 常用药：参照实热证之卫气营血的方药。咳嗽重者加前胡、白前、紫菀、桔梗；痰多者加川贝母、瓜蒌、款冬花、橘红；喘促者加紫苏子、葶苈子、代赭石；大便质稀水多，泄下无度者加白术、茯苓、党参、莲子肉、白扁豆、山药；神昏大便干者加用紫雪；衰弱者加西洋参。

本证可用银黄两地汤（金银花 20g，生地黄、板蓝根各 15g，连翘 12g，地骨皮、银柴胡、牡丹皮、玄参各 10g，白芍 6g，麦冬 9g，生石膏 15～30g），配合抗生素治疗化疗期间感染。急性白血病化疗致中性粒细胞缺乏症，也按中医辨证分型择方选药。如热毒袭表型用银翘解毒散、柴葛解肌汤合荆防败毒饮加减；热毒炽盛型用人参白虎汤、黄连解毒汤合清营汤加减；热毒炽盛，气阴两虚型，用人参白虎汤合当归补血汤加减；气血两燔，热壅血瘀型，用白虎汤、三黄汤合犀角地黄汤加减；热闭心包，用清瘟败毒饮合羚角钩藤汤加减，必要时加服安宫牛黄丸。白细胞减少严重者可加八珍汤或十全大补丸。

2. 出血

证候表现　出血较重，量多，或一处或多处，常见的有鼻衄、齿衄、便血、呕血、尿血，严重紫癜，颅内出血。

辨证要点　可并发于任何证型，是仅次于感染致白血病死亡的原因之一。导致出血加重的原因主要由于热毒炽盛，迫血妄行所致，往往出血急，量多，伴发热、烦躁、脉大数。也可见于气虚不能统血，证见出血绵绵，面色㿠白，乏力衰弱，脉虚弱。在西医白血病分型中最多见于急性早幼粒细胞白血病(M_3)，此型极易合并DIC。以及任何原因引起的血小板严重减少。颅内出血，预后极差。

治法主方　凉血、散血、止血或益气摄血。犀角地黄汤合十灰散加减。补中益气汤或丸加减。

方药运用　常用药：水牛角片(先煎)、生地黄、牡丹皮、赤芍、白茅根、大蓟、小蓟、荷叶、侧柏叶、茜草根、山栀、大黄、棕榈皮、党参(人参)、黄芪、白术、炙甘草、升麻、柴胡、当归、陈皮。颅内出血加安宫牛黄丸。治疗本证应配合输血小板或新鲜血，以及西医止血药以尽快止血。

林兴江老中医主张热证以犀角地黄汤为主，气虚以补中益气汤为主。孙孝洪总结了大量的清营凉血方的近况研究，用现代研究热性病导致DIC的机制、以及清营凉血方的作用，解释了叶天士："入血犹恐耗血动血……直须凉血散血"的认识。指出在热性病中，细菌毒素、癌组织的破坏和毒物的刺激，酸性代谢物的堆积和组胺、5-羟色胺、缓激肽等一系列血管活性物质的释放，引起微血管的破坏，通透性增加，激活凝血系统导致微循环瘀滞，红细胞聚集，多个组织和脏器缺氧，特别是心、脑、肾的损伤而产生谵妄、脉数等DIC早期症状，即是温热病"入血"的过程。凝血机制的激活，广泛的微血栓形成，大量消耗血中的凝血因子、血小板、纤维蛋白原、继之造成广泛出血、即是"耗血动血"。"直须凉血、散血"从中医角度概括了治疗DIC所采取的保护血管壁、补充凝血因子及适当地选用抗凝药等多种措施。现已证实清营凉血药中侧柏叶、白茅根富含维生素C；槐花含大量芦丁，可保护血管壁；水牛角、阿胶、生地黄中含钙，可致密毛细血管，有升血小板的作用；紫草有吸附作用，可缩短出凝血时间。大量的清营凉血药保护肝脏，从而提高肝脏合成凝血因子的作用，达到补充凝血因子的目的。另外，牡丹皮、丹参、赤芍等可降低血液黏滞度，干扰血小板凝集，可减轻微循环中血栓形成，达到抗凝效果，即"散血"作用。

3. 中枢神经系统白血病

证候表现　临床表现复杂，可出现口眼㖞斜、失语、瘫痪等；也可出现头痛、呕吐、抽搐、神昏。可以无临床症状，只是脑脊液异常(称无症状或亚临床型)。

辨证要点　为邪毒入中经络或蒙蔽心窍所致。邪中经络常见出现失语，偏瘫或瘫痪，口眼㖞斜；中脏腑蒙蔽心窍则头痛，呕吐，抽搐，神昏。本证绝大多数发生于白血病完全缓解期(尤其是急淋白血病)，全缓3个月后发病率明显升高，是急性白血病复发的主要原因。

治法主方　解毒通络，开窍醒神。大秦艽汤、羚角钩藤汤加减。

方药运用　常用药：秦艽、独活、当归、川芎、生地黄、赤芍、桑枝、丝瓜络、羚羊角粉(冲服)、钩藤、茯神、菊花、生石决明(先煎)、地龙。安宫牛黄丸是治疗本证的主要中成药。口眼㖞斜加牵正散，痰浊重者加局方至宝丹，失语者加莲子心。

本证应以预防为主，在白血病治疗的最初，即开始预防本证，并定期复查脑脊液，同时鞘内注射化疗药，可有效预防本证的发生。

临床可将本证分为四型：气血亏虚，肝肾阴虚型，用杞菊地黄丸合当归补血汤加减；脾失健运，痰浊中阻型，用半夏白术天麻汤加减；肾阴亏虚，肝风内动型，用天麻钩藤饮或镇肝熄风汤；热毒炽盛，邪入心包型，用清瘟败毒饮合羚角钩藤汤加减。

4. 口疮

证候表现　口舌生疮或口腔糜烂，齿龈肿痛，流涎拒食，大便干结或便黏不爽，小便黄赤，苔黄、脉数。或溃疡不甚疼痛，周围淡红，神疲颧红，舌淡红，苔少，脉细数。

辨证要点　本证有虚实之分。凡溃疡周围鲜红，疼痛较甚，口臭流涎，甚或发热，口渴，小便黄，大便干，苔黄，脉数者为实证；若溃疡周围淡红或淡白，疼痛较轻，伴神疲颧红，舌淡红、苔少，脉细数者，乃虚火上炎。急性单核细胞白血病(M_5)易合并。本证也是化疗药甲氨蝶呤常见的副作用。若有霉菌引起，可见口腔白屑和合并腹泻。

治法主方　清热泻火或滋阴降火。实热者：清胃散、导赤散加减；虚火者：六味地黄汤合玉女煎加肉桂。外用锡类散、冰硼散、口腔溃疡散等。

方药运用　常用药：生地黄、玄参、黄连、黄芩、大黄、山栀、连翘、竹叶、生石膏、知母、当归、升麻、大青叶、蒲公英、生蒲黄、麦冬、肉桂。适当配用外用药。大便燥结者加芒硝；腹泻者加煨葛根、煨肉豆蔻、煨诃子、炒山药、炒白术、白扁豆；睡眠不安者加炒酸枣仁、合欢花、夜交藤。

另用生地黄10g、玄参30g、黄芩10g、贯众10g、大黄6g，加水浓煎200ml，漱口，1日3次。或用山豆根、薄荷、生石膏、细辛、地骨皮、黄芩煮汤含漱，对口腔细菌及真菌感染均有一定疗效。生蒲黄对咽喉痛溃疡效佳，可单味频频涂搽，配入复方效果更佳。

【其他疗法】

一、中药成药

1. 银翘解毒丸　用于实热证之卫分证。

2. 清热地黄丸、紫雪　用于实热证之血分证。

3. 人参养荣丸、大补元煎丸、阿胶三宝膏　用于气血双亏证。

4. 局方至宝丹　用于痰热、痰浊蒙蔽心窍(包括中枢神经系统白血病)之神昏、谵语。

5. 百宝丹　可用于白血病各种出血者。

6. 六神丸、梅花点舌丹、紫金锭　用于白血病之热毒炽盛，咽喉肿痛，口舌生疮，肝、脾肿大者。

7. 当归龙荟丸、大黄䗪虫丸　用于治疗慢性粒细胞性白血病。

二、单方验方

1. 蟾蜍酒　取125g左右的蟾蜍15只，剖腹去内脏，洗净，加黄酒1500ml，放入瓷罐中封闭，然后置入铝锅内加水，煮沸2小时，将药液过滤。成人每次服用15～30ml，1日3次，饭后服，儿童酌减。连续用药至完全缓解，后改为服半月休半月维持缓解。

2. 抗白丹　雄黄、巴豆、生川乌、乳香、郁金、槟榔、朱砂各3g，大枣7枚。将雄黄、生川乌、乳香、郁金、槟榔共研细末，巴豆去外皮，置砂锅中文火至微黄色，再去内皮，用双层纸包裹压碎，微热半小时，达到稍去油的目的(不换纸，仅去一次油)。将煮熟的大枣去皮、核与上述药物混合，并充分捣研均匀。和丸如黄豆大，朱砂为衣，风干贮瓶。成人每天4～8丸，小儿1～4丸。于清晨5时开水一次送服，连续3～5天，休息1天。一般先从小剂量开始，逐步加量，以保持大便每天4～5次为度。用于气虚、阳虚证。

3. 酱草大黄方　半枝莲、败酱草、白花蛇舌草各15g，生大黄3g(后下)，莪术、三棱各

6g，鸡内金 10g，薏苡仁、丹参各 12g，水煎服，1 日 1 剂。治疗急性白血病肝脾肿大明显者。

4. 四鲜汤 鲜生地黄、鲜白茅根各 250g，鲜小蓟、鲜蒲公英各 500g。为成人 1 日量。鲜小蓟、鲜蒲公英洗净，切碎，捣烂，挤汁约 200ml，鲜生地黄、鲜白茅根洗净，煎水约 200ml，兑在一起，分 4 次温服，4 小时 1 次，每次 100ml，1 日 1 剂。儿童根据年龄酌减。用于阴虚内热证。

三、药物外治

蜈蚣 2 条，雄黄 6g，共研细末，用香油调匀外敷。用于白血病合并水痘或带状疱疹。

四、食疗方药

蟾蜍煮鸡蛋可配合其他药物治疗各类型白血病。蟾蜍洗净，去内脏，腹内放鸡蛋 1 个，缝合，煮 30～40 分钟，取蛋食之，7 个月为 1 疗程，观察症状和血象，如无不良反应，可再服。

五、耳穴贴压

取与血液生成及调节有关的心、肝、脾、肾、胃、小肠等，配用三焦、交感、肾上腺、皮质下等耳穴。用王不留行籽，以胶布固定埋压在耳穴上。两耳交替，隔日一换，可辅助治疗白血病。

六、西医疗法

1. 联合化疗 联合化疗仍是西医治疗白血病的核心。应根据白血病的分类及患儿全身状况，选择适当的联合化疗方案，以诱导和维持缓解。

儿童时期以急性淋巴细胞性白血病（ALL）最多见，故在此重点介绍小儿 ALL 的治疗。近年来通过大量临床实践认为影响预后的因素包括年龄、白细胞总数、免疫学和形态学分型，染色体改变，肝、脾和淋巴结肿大程度，治疗前是否发生中枢神经系统白血病等。因此，从诸多方面进行评价分型，对治疗方案的选择有很大帮助。根据 1998 年 6 月山东荣城中华医学会儿科分会血液学组“小儿急淋白血病诊疗建议”，首先将分为标危与高危两型。

附：ALL 分型

（1）与小儿 ALL 预后确切相关的危险因素

1）＜12 个月的婴儿白血病。

2）诊断时已发生中枢神经系统白血病（CNSL）和（或）睾丸白血病（TL）者。

3）染色体核型为 t(4;11) 或 t(9;22) 异常。

4）小于 45 条染色体的低二倍体。

5）诊断时外周血白细胞计数≥50×10^9/L。

6）强的松诱导试验 60mg/(m^2·d)×7 天，第 8 天外周血白血病细胞≥1×10^9/L(1000/μl)，定为强的松不良效应者。

7）标危 ALL 诱导化疗 6 周不能完全缓解（CR）者。

（2）根据上述危险因素，临床分为二型

1）高危 ALL：具备上述任何一项或多项危险因素者。

2）标危 ALL：不具备上述任何一项危险因素者，伴有或不伴有 t(12;21) 染色体核型和≥50 条染色体的高二倍体 B 系 ALL。

小儿 ALL 的治疗原则是：按型选择方案；尽可能采用强烈诱导化疗方案；采用联合、足量、间歇、交替、长期治疗的方针。

ALL 的治疗分二步，诱导缓解治疗和缓解后治疗，后者包括巩固治疗、庇护所的预防、强化治疗和维持治疗。

(3)诱导缓解治疗

1)标危 ALL 方案:采用 VDLD 方案(28 天)。

长春新碱(VCR,V) 每次 1.5mg/m^2(最大量每次 2mg),静脉推注,每周 1 次,共 4 次(d_1、d_8、d_{15}、d_{22})。

地塞米松(Dex,D) 6mg/(m^2 · d),分 3 次口服(d_1～d_{21}),第 22 天起减停 1 周。

柔红霉素(DNR,D)每次 30mg/m^2,静脉推注(d_1～d_2)。

左旋门冬酰胺酶(L-ASP,L)每次 5000IU/m^2,肌注,隔日 1 次,共 8 次,(d_9、d_{11}、d_{13}、d_{15}、d_{17}、d_{19}、d_{21}、d_{23})。

化疗第 15 天复查骨髓,如未缓解,原＋幼淋在 5%～20%之间,则追加 L-ASP 3 次,同时追加 DNR 1 次。若第 28 天仍未达完全缓解(CR),原、幼淋≥20%,为失败病例,应更换方案。

2) 高危 ALL 方案:采用 CVDLP 方案 4 周。

环磷酰胺(CTX,C) 800mg/m^2稀释于 5%葡萄糖注射液 100ml,在 1 小时内快速静脉滴注,d_8(1 次)。

长春新碱(VCR,V)每次 1.5mg/m^2(最大量每次 2mg),静脉推注,每周 1 次,共 4 次(d_8、d_{15}、d_{22}、d_{29})。

柔红霉素(DNR,D)每次 30mg/m^2,稀释于 5%葡萄糖液 100ml 快速静脉滴注(30～40 分钟),$d_{8\sim10}$,共 3 次。

左旋门冬酰胺酶(L-ASP,L)每次 5000～10000IU/m^2,肌注,隔日 1 次,共 8 次(d_9、d_{11}、d_{13}、d_{15}、d_{17}、d_{19}、d_{21}、d_{23})。

强的松(Pred,P)60mg/(m^2 · d),口服,分 3 次,d_1～d_{28}(d_1～d_7为强的松试验),第 29 天起每 2 天减半,1 周内减停。

对于高白细胞血症(WBC≥100×10^9/L)者,若有条件,做血浆置换 1～2 次,或强的松试验后,白细胞仍>100×10^9/L 者,DNR 推迟到白细胞<50×10^9/L 时开始连用 3 天。

化疗第 19 天复查骨髓,若骨髓呈不同程度抑制,原淋＋幼淋:5%～25%,提示疗效较差,须加用 2 次 L-ASP 或 1 次 DNR;若骨髓抑制或不抑制,原淋＋幼淋:>25%,提示无效,属难治性白血病,必须更换更为强烈的方案。

(4)缓解后治疗

1)巩固治疗

①标危 ALL:用 L-ASP 结束后休息 6 天,即化疗第 29 天,中性粒细胞绝对值(ANC)≥1000 时,采用 CAT 方案(14 天)。

环磷酰胺(CTX,C) 600mg/m^2,静脉滴注。于第 1 天水化碱化尿液。

阿糖胞苷(Ara-C,A)100mg/m^2,每日 Q12H 肌注,第 1～7 天。

6-巯基嘌呤(6-MP,T)75mg/m^2,口服,QN,第 1～7 天。

②高危 ALL:诱导缓解治疗 28 天达 CR 后,中性粒细胞绝对值(ANC)≥1000 时,尽早在第 29～36 天开始巩固治疗。方案用威猛(VM_{26})或依托泊苷(VP16)＋阿糖胞苷(Ara-C)。VM_{26} 150mg/m^2或 VP16 200mg/m^2静滴,Ara-C 300mg/m^2静滴,d_1、d_4、d_7。

巩固治疗后休息 1 周,当 ANC≥1000,肝肾功正常时,开始进行庇护所预防。

2)庇护所预防:根据不同情况可适当选择。

①采用大剂量氨甲蝶呤(HD-MTX)＋四氢叶酸钙(CF)。(30 天)

MTX：每次 $3g/m^2$，总量的1/5（不超过500mg）静推，其余4/5在6小时内均匀滴注。静推MTX后2小时鞘注1次。静推MTX后36小时予CF解救，第1次CF剂量为每次 $30mg/m^2$，静推。以后予每次 $15mg/m^2$ 口服，每6小时1次，即第42、48、54、60、66、72小时，共7次。HD-MTX用药当天及次日需水化碱化尿液，予5%$NaHCO_3$ 80～$100ml/m^2$ 静脉滴注，使尿pH≥7，同时予充分的液体2000～$3000ml/(m^2 \cdot d)$。标危ALL用HD-MTX同时予VP 1周〔VCR每次 $1.5mg/m^2$，Pred $40mg/(m^2 \cdot d)$〕。高危ALL则每天用6-MP $50mg/m^2$，共7天，本治疗既能预防中枢神经系统白血病，又能预防睾丸白血病，主要用于男孩。

②鞘内注射（IT）：采用MTX、Ara-C、Dex三种药物联合鞘内注射。标危ALL在诱导治疗第1、15、29天各1次，诱导期间共3次；高危ALL在诱导治疗第1、8、15、22天各1次，诱导期间共4次，以后每8周三联鞘注1次，第3年起每12周鞘注1次。鞘内注射化疗药物已很少单独使用，2～3岁以内不能配合颅脑放疗的患儿可以选择。不同年龄三联鞘注剂量见表10-3。

表10-3 不同年龄三联鞘注剂量（mg）

年龄（岁）	MTX	Ara-C	Dex
－1	5	15	2
－2	7.5	20	2
－3	10	25	4
≥3	12.5	30	4

③ 颅脑放疗：原则上适用于3岁以上患儿。凡诊断时WBC计数 $\geq 50 \times 10^9/L$，t(9;22)，t(4;11)，有CNSL者，因种种原因不宜做HD-MTX治疗者，于CR后6个月时进行，总剂量18Gy，分15次于3周内完成，同时每周IT 1次。放疗期间用VDex及VADex方案每周交替，各2次。VCR $1.5mg/m^2$ 静注1次，Dex $8mg/(m^2 \cdot d) \times 7$ 天口服。Ara-C $100mg/(m^2 \cdot d) \times 5$ 天，分2次肌注。

3）早期强化治疗：方案VDLD：VCR、DNR均于 d_1、d_8，剂量与用法同前；L-ASP 5000～$10000IU/m^2$，d_2、d_4、d_6、d_8，共4次；Dex $8mg(/m^2 \cdot d)(d_{1\sim14})$。第3周减停。休息1～2周（待血象恢复，肝肾功能无异常），予VM_{26}＋Ara-C 3次（剂量与用法同前）。

4）维持加强治疗与停药：巩固治疗与"庇护所"ALL预防后1～2周，开始维持加强治疗。

① 维持治疗：VDex/6-MP＋MTX方案：6-MP $75mg/(m^2 \cdot d) \times 21$ 天，夜间睡前顿服；MTX每次20～$30mg/m^2$，肌注或口服或静推，每周1次，连用3周。接着予VDex，如此反复序贯用药，需强化治疗时暂停。

在6-MP＋MTX用药3周末保持WBC计数：$3 \times 10^9/L$ 左右，ANC $1 \times 10^9/L$，根据WBC和ANC计数，调整6-MP和MTX剂量。

②小加强治疗：CVADex方案。自维持治疗起，每年第3、第9个月各用1个疗程（CTX为600mg，其余剂量与用法同前）。

③ 大加强强化治疗：维持治疗期每年第6个月予VDLDex（用法同早期强化）。每年第12个月用VM_{26}或VP16＋Ara-C（同早期强化方案）。

④未作颅脑放疗者,维持治疗第2个月进行HD－MTX＋CF治疗,每3个月1次或每6个月2次,共8次。之后每3个月三联鞘注1次。进行过颅脑放疗者,不能再作HD－MTX＋CF治疗,只能采取三联鞘注每12周1次,直至停药。

5)总疗程:自维持治疗起,女孩3年,男孩3.5年。

2. 骨髓移植 骨髓移植(BMT)治疗白血病是通过植入多能干细胞,使白血病患儿因强烈化疗和放疗而受到严重损害的骨髓功能得到恢复,并通过移植引起的移植物抗白血病作用,消灭化疗和放疗后微量残留白血病细胞(MRLC)。近年来由于BMT技术和方法不断改进,移植成功率亦随之提高,为白血病的治疗开辟了一条新的途径。由于联合化疗对小儿ALL效果较好,故先不采用BMT治疗。但对于部分高危、复发和难治的病例,BMT往往是最有效的治疗手段。

3. 白血病的辅助治疗

(1)预防和控制感染:感染是白血病最常见的并发症,也是导致白血病死亡的最主要的原因。对有感染和可疑感染者,应根据血液、咽拭子或病灶细菌培养及药敏试验,选用针对性强的抗生素,如在强烈的化疗中发热,应及时应用抗生素控制一般感染,且药量要足。当中性粒细胞减少时,感染不易局限,证明确切的感染灶常较困难,故一般抗生素用量要大。而诊断为粒细胞缺乏有感染时,常联合2种或3种抗生素,使抗菌谱更宽广,且可加强药物的协同作用。但此时要高度注意霉菌感染,一旦发现霉菌感染迹象,应及时加用抗霉菌药物。由于化疗药物抑制免疫功能,在化疗期间及化疗后,常发生卡氏肺囊虫感染,当患儿出现高热、轻咳,于数日内病情进展迅速,出现发憋、呼吸困难、发绀时,应考虑本病。可询问类似病的接触史,当X线胸片检查多示肺透亮度减低,可见斑片影,血气分析pH值＞7.35,PO_2下降。应及时用复方新诺明(SMZco)治疗量100mg/(kg·d)连续用2周;改为50mg/(kg·d),用2周;再用25mg/(kg·d),连续用2个月。为预防此病,急性白血病患儿从化疗开始即用SMZco 25mg/(kg·d),每周服3日停4日,连用6个月。

病毒感染除多见呼吸道感染外,在儿科尤可见一些急性传染病,如肝炎、麻疹、水痘、带状疱疹、腮腺炎、扁平疣等。肝炎时应加强保肝措施及减少应用由肝脏排泄的药物。麻疹时应用成人血、血浆或人血球蛋白。水痘在白血病患儿中发生率较高,且患过水痘的小儿可以发生二次水痘或带状疱疹,此时应减停皮质激素,用无环鸟苷或阿糖腺苷注射,外用中药调敷患处。国外曾用水痘减毒活疫苗以预防白血病患儿并发水痘。我国曾用麻疹疫苗来预防水痘。

对于骨髓抑制期粒细胞缺乏的患者,可给予细胞生长因子,如G-CSF、GM-CSF约30μg/(kg·d),皮下或静脉注射,直至白细胞正常。对于免疫功能低下者,可肌注或静脉注射人血丙种球蛋白。同时加强支持治疗,供给充足热量,保证水电解质平衡,输注氨基酸营养液、血浆,贫血者给予新鲜血或红细胞等。

(2)防治出血:出血是白血病的另一常见并发症,是仅次于感染的致死原因。出血可发生于整个病程之中,尤其是诱导缓解期。诱导治疗有效,病情缓解,出血的危险性也随之减少。血小板数量减少及其质量异常、血管通透性改变、凝血机制异常是引起出血的原因。出血可见于全身各部位,皮肤黏膜出血可给予局部压迫止血;胃肠道出血应禁食,口服凝血酶;全身出血除应用止血药物外,必要时可输注浓缩血小板;合并DIC者,故应做凝血因子及3P试验,以指导用药,适当选用肝素、潘生丁等治疗;颅内出血,则预后不良,按其治疗方案抢救。

(3)防治高尿酸血症：白血病患者，尤其化疗前外周血白细胞>100×10^9/L者，化疗时白血病细胞在短期内大量破坏，核酸代谢旺盛，其嘌呤分解产物尿酸在血中浓度显著增加，导致经肾脏排泄量增加，可在肾实质或泌尿道中形成结晶沉淀，并引起梗阻，严重时可导致少尿甚至急性肾衰竭。临床表现为腰痛和血尿。腰痛常是早期症状，多为钝痛或隐痛，易被忽视，严重时可出现肾绞痛。尿酸盐结晶损伤肾小管上皮时，可引起血尿。多数为镜下血尿，少数可出现肉眼血尿。发生急性肾衰竭者，表现为少尿、无尿或尿毒症的症状。故白血病诱导化疗时应补充足够的液量，以增加尿量，促进尿酸的排泄。碱化尿液，给予5%碳酸氢钠5～10ml/(kg·d)，使尿pH>7，增加尿酸的溶解度。口服别嘌呤醇8～10mg/(kg·d)，减少尿酸的形成。最好在化疗前2日开始服用，连续服用4～6天。经上述处理仍发生肾衰竭者，可给予甘露醇或速尿，必要时应进行肾透析。

【预防护理】

一、预防

1. 患儿尽量不要到公共场所，以减少外源性感染。

2. 讲究饮食卫生，保持饮水及食品清洁，饭前便后要洗手，食具要消毒，预防肠道感染。

3. 应避免吃硬性食物，防止口腔黏膜损伤及感染。避免碰撞外伤引起出血。

4. 气候寒冷应及时增添衣物，转暖时要及时减少衣物，冷暖适宜，避免感冒。

二、护理

1. 病室要求光线充足，空气流通新鲜，保持适当温度，严格消毒。强化疗后导致粒细胞缺乏，应施行保护性隔离，有条件可使用层流消毒隔离病房。

2. 被褥衣物应勤换、勤洗、勤消毒，以轻软为宜，以免皮肤的损伤与感染。定期给患儿擦身、洗澡。

3. 饮食营养丰富、易消化，最好能按辨证原则，选择适当的药物做成药膳，以达到营养与治疗双重效果。

4. 注意口腔，鼻黏膜的保护及会阴部护理。一般均用多贝尔溶液在食后漱口，减少食物的残留和细菌的繁殖。气候干燥时宜用液状石蜡或香油涂鼻腔，保持鼻腔的湿润，以免鼻黏膜损伤出血。

5. 严密观察病情，争取及早发现并发症、医源性疾病和药物的副作用、提前预防和妥善处理。

【文献选录】

《素问·六元正纪大论》："上少阳相火、中太徵火运、下厥阴木。"又："……其运暑，其化喧嚣郁燠，其变炎烈沸腾，其病上热郁，血溢血泄，心痛。"

《太平圣惠方·卷二十七》："夫急劳者，是血气俱盛，积热在内，干于心肺，脏腑壅滞，热毒不除之所致也。其候，恒多燥热，颊赤头痛，烦渴口干，饮食无味，心神惊悸，睡卧不安，骨节酸痛，夜多盗汗，面色萎黄，形体羸瘦，毒热之气，传于脏腑，即难拯疗，故名急劳也。"

《小儿卫生总微论方·血溢论》："小儿诸血溢者，由热乘于血气也。血得热则流溢，随气而上，从鼻出者为衄衄；从口出者多则为吐血，少则为唾血；若流溢渗入大肠而下者，则为便血；渗入小肠而下者，为溺血。又有血从耳目牙缝齿龈舌诸窍等出者，是血随经络虚处著溢，自皮孔中出也。"

《景岳全书·杂证谟·血证》："凡治血证，须知其要。而血动之由，惟火惟气耳。故察火者，但察其有火无火。察气者，但察其气虚气实。知此四者，而得其所以，则治血之法，无余义矣。”

《景岳全书·杂证谟·积聚》:“积聚之病，凡饮食、血气、风寒之属，皆能致之。但曰积曰聚，当详辨也。盖积者，积垒之谓，由渐而成者也；聚者，聚散之谓，作止不常者也。由此言之，是坚硬不移者，本有形也，故有形者曰积；或聚或散者，本无形也，故无形者曰聚。诸有形者，或以饮食之滞，或以脓血之留。凡汁沫凝聚，旋成癥块者，皆积之类，其病多在血分。”

【现代研究】

一、病因病机研究

唐志宇等认为少阴功能失调与急性白血病的发病关系密切。因少阴主收藏，到了厥阴就应该要结束这个过程，使阳气转入到升发即“出”的状态。如果这个过程发生障碍，阳气不得出，就会生热。另一方面，少阴的作用是影响开与合，主导水与火的枢转。少阴是水火之脏，对水火的调节起作用。如果枢机出了问题，就会影响到水火的调和，或出现水太过，水太过必寒；或出现火太过，火太过必热。内生邪热如不能及时从体内清除，在体内蓄积到一定程度就会转化为内生热毒(伏毒)，随着时间的推移热毒愈积愈盛，致热毒外发，同时收藏过度而生化不足，细胞成熟过程被阻滞而致病。并认为少阴主导水与火的枢转犹如骨髓微环境的细胞因子构成的正负调控网络，“火”就是调控网络中的多种集落刺激因子，如:粒系集落刺激因子(G-CSF)、单核细胞集落刺激因子(M-CSF)、粒-单细胞集落刺激因子(GM-CSF)等。“水”就是调控网络中的多种负调控因子，如:TGF-β1 和 SCF。少阴主导水与火的枢转功能正常，骨髓微环境中的造血调控因子相互协调，就能对造血进行正常的调节，否则就会导致造血功能的紊乱，随着时间的推移逐步导致白血病的发生[1]。杨文华等将白血病分期进行探讨，认为用药期:病机特点为正虚邪盛。抑制期:病机特点为脏腑失调，气血亏虚，骨髓损伤。恢复期:病机特点为正盛邪退，气血日渐充盈，阴平阳秘。随着研究的不断深入，学者们在对初发白血病的中医病因病机研究的同时，对白血病的多药耐药性以及难治性白血病的中医病因病机也进行了大量的研究[2]。马武开认为是毒邪深入脏腑经髓，阻碍气血的运行而致瘀。瘀积日久不散，久蕴则成瘀毒，因此毒瘀互结的理论可揭示白血病多药耐药发展的总趋势。由于其发展过程中必然存在毒蕴血瘀、络脉瘀阻，是其病情缠绵，久发难愈的根源所在。因此白血病多药耐药的根源是毒蕴血瘀[3]。陆运鑫等通过总结近年来研究的多类中药及其有效成分逆转白血病多药耐药的临床效果，得出化瘀、祛痰药疗效较为突出，是逆转耐药的重要药物。故认为“痰瘀互结”可能是白血病耐药的重要病机[4]。

二、证候学研究

由于白血病临床表现较为复杂，故使得中医诊断分型难以统一，辨证分型不统一，则疗效评价标准化、规范化难于实现。因此完善和规范本病的辨证分型标准，仍然是临床研究的重要课题。为提高白血病的临床疗效，有利于临床辨证诊断，指导临床治疗，2001 年 11 月第四次中华中医药学会内科学会血液病专业委员会学术会议组织专家进行了充分讨论，提出白血病证型诊断标准(试行方案) 将证候总结为气阴两虚、毒热炽盛、瘀血痰结三型。之后学者们仍在不断的探索研究，马武开检索了近 20 年来中文期刊网医学类文献数据库，收集有关中医辨证分型治疗急性白血病的文献 37 篇，对其公开报道的 1258 例急性白血病患者进行临证分型分析研究。其中气阴两虚型 423 例(33.6%)，气血两虚型 330 例(25.8%)，热毒型 237(18.8%)，血瘀阻滞型(包括气虚血瘀和热毒血瘀型)167 例(13.4%)，其他(包括肝肾阴虚型、湿热型、阴虚内热型等)101 例(8.5%)。认为急性白血病辨证分型的总趋势还是以气阴两虚型、气血两虚型、热毒蕴结型和血瘀阻滞型为主[5]。单丽娟等将 106 例急性白血病初治患者按中医证候诊断标准分为：热毒炽盛型、痰热瘀结型、气阴两虚型、气血两虚型4型，检测并比较各型患者血浆内皮素(ET)含量，并观察化疗后4型完全缓解(CR)率。结果：①热毒炽盛型、痰热瘀结型ET含量明显高于气血两虚型、气阴两虚型($P<0.05$)，其趋势为热毒炽盛型或痰热瘀结型>气血两虚型或气阴两虚型。②化疗后CR率气血两虚型、气阴两虚型明显高于热毒炽盛型、痰热瘀结型($P<0.05$)，气血两虚型明显高于气阴两虚型($P<0.05$)，其趋势为气血两虚型(91.66%)>气阴两虚型(81.82%)>热毒炽盛型(42.55%)或痰热瘀结型(48.00%)。认为血浆ET可作为中医证候诊断及中西医结合疗效判定和估计预后的客观化参考依据之一[6]。据国外研究白血病细胞恶性增生的能力与异常升高的端粒酶活性有关，人端粒酶逆转录酶(hTERT)是调节端粒酶活性的关键组分，在调节端粒酶的活性中起决定作用。为探讨急性白血病患者hTERTmRNA表达的中医本质，李宏良等检测了29例急性白血病患者外周血hTERTmRNA表达，发现其明显高于正常人($P<0.01$)。因此推测，hTERTmRNA表达与邪毒内盛存在一定相关性。同时发现不同证型急性白血病患者hTERTmRNA表达量由低到高依次为，瘀血痰结型<气阴两虚型<毒热炽盛型。其中毒热炽盛型和瘀血痰结型对比差别有统计学意义($P<0.05$)。表明，与瘀血痰结、气阴两虚比较，毒热炽盛与hTERTmRNA表达更具相关性。换而言之，hTERTmRNA的高表达可能反映了中医"毒热炽盛"的本质。气阴两虚型和瘀血痰结型患者hTERTmRNA表达亦有升高，是因为这两型同样存在白血病细胞增殖，即存在"毒热炽盛"的病理因素[7]。证候的研究同样深入到难治性白血病，史哲新等探讨了难治性白血病中医证候分型与耐药基因P170蛋白表达和治疗疗效之间的关系。将42例难治性白血病病例按中医辨证分为热毒炽盛、热毒动血、热痰瘀结、气血两亏、气阴两虚型，以间接免疫荧光法检测所有病例的P170蛋白表达，结果显示难治性白血病各型之间气血两亏型P170蛋白表达最低，与其他各型比较$P<0.05$；热痰瘀结型次之，与其他各型之间比较$P<0.05$；热毒炽盛型P170蛋白表达最高；热毒炽盛型、热毒动血型和气阴两虚型之间比较$P>0.05$。从治疗缓解率来看，热毒炽盛型和气阴两虚型较低，两组之间无显著性差异；气血两亏型最高，分别与热毒炽盛型和气阴两虚型比较$P<0.05$；热毒动血型和热痰瘀结型居中，两型之间无显著性差异。提示难治性白血病热毒炽盛与气阴亏虚对本病的发病、病程、治疗起着关键性作用。指导临床在治疗热毒炽盛与气阴亏虚型急性白血病时，适当加用MDR逆转剂，可提高临床疗效[8]。

三、治疗学研究

天津中医药大学第一附属医院血液科，多年来采用中西医结合单元疗法，即根据病期病情分别采用不同的中医或西医或两法共同固定模式的框架疗法。如化疗单元：西医治疗可分为用药期、抑制期、恢复期和缓解后治疗4期。用药期选择适当的化疗方案；抑制期、恢复期以支持治疗为主；缓解后给予巩固加强治疗。此单元中医治疗可分为用药期、抑制期和恢复期3期。用药期以脏腑辨证为依据进行辨证论治，分别采用疏肝和胃、补气养血、养心安神、健脾补肾、滋补肝肾之法。以二陈汤、柴胡疏肝散为主方随证加减。药用：陈皮10g，半夏10g，茯苓10g，白芍10g，川楝子10g，延胡索10g，青蒿10g，郁金10g，白豆蔻10g，砂仁10g，焦三仙30g，鸡内金10g，竹茹10g等。治疗目的是保护正常组织不受损伤，减轻化疗药毒副作用，增加化疗疗效。抑制期以扶正为主佐以驱邪。根据气血亏虚的特点，分别采用补气养血、健脾补肾之法，对于化疗后抑制期的并发症采取对症治疗，以当归补血汤为主随证加减，药用：黄芪30g，当归15g，女贞子10g，墨旱莲15g，何首乌15g，黄精10g，阿胶(烊化)

15g,龟甲(先煎)15g 等。如发热配合清热解毒,出血配合凉血止血,瘀血配合解毒化瘀之法。治疗目的为调动机体免疫功能,使脏腑气血阴阳调和,以求正盛邪退。恢复期治疗以气血津液辨证为依据进行辨证论治,分别采用补气养血、调补阴阳之法,重在调补心肝脾肾。以归脾汤、一贯煎为主方加减,药用:党参 10g,黄芪 30g,白术 10g,当归 15g,远志 10g,茯苓 10g,生地黄 15g,沙参 15g,麦冬 10g,川楝子 10g,枸杞子 15g 等。目的在于调整机体功能状态恢复至正常。以此类推 BMT 单元、长期缓解治疗单元等均有固定模式的框架疗法。并总结了 2004 年 11 月至 2005 年 11 月以中西医结合单元疗法治疗急性白血病患者 78 例，3 例骨髓移植后病例,临床获得满意疗效。2 个疗程后统计疗效,其中达 CR 43 例占 55.1%,PR 29 例占 37.1%,总有效率为 92.2%。3 例外院骨髓移植后期病例,其中急淋 2 例、慢粒 1 例,因合并上呼吸道感染发热来本院就诊,经中药清热解毒、化痰清肺法治疗后痊愈出院[2]。

唐由君等采用中药与化疗相结合方法治疗急性白血病患者,诱导缓解期中医常用益气养阴解毒方(黄芪 15～45g,当归 9～12g,台参 15～30g,白术 12～18g,茯苓 15～30g,生地黄 15～45g,麦门冬 15～30g,小蓟 15～30g,白花蛇舌草 15～45g,牡丹皮 15～24g,砂仁 9～12g,黄精 15～30g,甘草 9～15g。水煎服,1 日 1 剂,分 2～3 次);补气养血方(黄芪 18～45g,当归 9～15g,熟地黄 18～45g,生地黄 15～30g,白芍 12～24g,枸杞子 12～30g,阿胶 11～33g,台参 15～30g,砂仁 9～12g,白花蛇舌草 12～30g,小蓟 12～30g,旱莲草 12～30g,甘草 6～12g。水煎服,1 日 1 剂,分 2～3 次);清热解毒凉血止血方[犀牛角 1.5～3g(现用水牛角代),生地黄 18～60g,牡丹皮 12～45g,生石膏 30～90g,茜草根 12～30g,连翘 12～30g,小蓟 12～30g,金银花 12～30g,白茅根 30～60g,陈皮 9～12g,甘草 9～15g。水煎服,1 日 1～2 剂,分 2～3 次]。强化治疗期常用益气养阴解毒方。维持缓解期应用益气养阴解毒方或健脾补肾方(台参 12～30g,白术 9～18g,黄芪 15～45g,砂仁 9～15g,菟丝子 15～30g,黄精 18～30g,枸杞子 15～30g,女贞子 15～30g,五味子 9～18g,白扁豆 15～30g,山药 12～30g,甘草 9～12g。1 日 1 剂,分 2～3 次口服)。治疗 400 余例中有 18 例均存活 5 年以上,其中存活 20 年以上 7 例,男 4 例、女 3 例。该 7 例发病年龄在 5～41 岁。其中急淋 1 例,急非淋 6 例(包括急早粒 1 例、急单 1 例、急粒 4 例)。缓解时间最长者 28.5 年 1 例、24.1 年 1 例、22.4 年 1 例、20 年 4 例。本组除 2 例死于白血病复发外,其他 16 例仍继续高质量生存。有 3 例均停用中西药 5.5～10 年之久,属临床治愈。结论:中医药在使急性白血病患者长期存活、临床治愈方面的作用是肯定的[9]。

复发难治性白血病是白血病治疗中的难中之难,近年来中医药在此方面的研究无论是白血病耐药的逆转、还是联合化疗起增敏作用都在不断取得可喜的结果,而单独应用中医药治疗难治性白血病的研究还不多见。陆运鑫等单独用养阴清热法(自拟地黄合剂)观察治疗难治性白血病 17 例,其中急性淋巴细胞白血病 5 例(L_1型 2 例、L_2型 2 例、L_3型 1 例);急性髓性白血病 10 例(M_0型 1 例、M_1型 1 例、M_2型 3 例、M_3型 1 例、M_4型 1 例、M_5型 2 例、M_7型 1 例);慢性粒细胞白血病(急性变)2 例。中医证候分型按照 2001 年 11 月第四次中华中医药学会内科学会血液病专业委员会学术会议制定的《白血病中医证型诊断标准》,分为毒热炽盛、气阴两虚、瘀血痰结 3 型。其中气阴两虚型 5 例、毒热炽盛型 8 例、瘀血痰结型 4 例。结果 17 例中完全缓解 5 例(29.4%)、部分缓解 5 例(29.4%)、未缓解 7 例(41.2%),总缓解率 58.8%。10 例有效病例服药最长达 5 个月、最短为 1.5 个月,平均为 2.5 个月。观察显示该方药对于毒热炽盛型、气阴两虚型疗效较好,而对于瘀血痰结型稍差。对中医药治疗难治性白血病有了一些初步尝试[10]。

四、药效学研究

1. 对体外人类白血病细胞的研究

(1)诱导白血病细胞凋亡:白血病与细胞凋亡关系密切,利用凋亡机制清除白血病细胞引发出白血病治疗的新观念、新手段。许多临床上常用的化疗药物、激素制剂、放疗等的作用机制之一即是诱导细胞凋亡。但这些药物不良反应较大,对淋巴细胞及骨髓造血细胞破坏较强。中药可通过多种途径诱导白血病细胞凋亡,包括直接杀伤、细胞周期阻滞、影响凋亡基因表达、诱导分化、提高细胞因子及体内激素水平等。因此,研究中药诱导白血病细胞凋亡的作用,有助于从更深层次揭示中药抗白血病的作用机制,为中药治疗白血病提供更加科学、客观和现代的手段与方法。目前的白血病治疗,中医药从多种途径、多个方面诱导了白血病细胞的凋亡,且多为天然药物,不良反应小,显示出了独特的优势。但目前的研究除砷剂、榄香烯外,促白血病细胞凋亡的中药及天然药物的研究多局限于实验阶段,距临床应用治疗尚有一定距离。

从中药轻粉、砒霜、雄黄中提取的砷剂作为一种新的诱导分化剂,不仅安全有效,而且在恶性肿瘤,特别是白血病的治疗中具有极大的潜力。陈智超等观察了三氧化二砷对人类白血病细胞 K562(慢性髓性白血病急粒变细胞株,内源性表达 P210 Bcr-Abl 融合基因,p53 缺失)、NB4(APL 细胞株)、BV173(慢性髓性白血病急淋变细胞株,p53 表达)、HL-60(急性髓性白血病细胞株)、U937(急性单核细胞白血病细胞株)5 种白血病细胞体外效应的比较研究。结果显示 As_2O_3 明显抑制实验所用 NB4、K562、BV173、U937、HL60 等 5 种白血病细胞的生长增殖,5μmol/L 浓度 As_2O_3 处理 48 小时后细胞凋亡率分别为 K562(14.6±2.5)%、BV173(19.4±3.1)%、U937(13.8±3.6)%、HL60(18.2±4.0)%,与 NB4 细胞(41.8±2.6)%比较,差异有统计学意义(均 $P<0.01$)[11]。

As_2O_3 诱导细胞凋亡的机制很复杂,王东生对此方面的研究进行了总结:①As_2O_3 能通过诱导烟酰胺腺嘌呤二核苷酸磷酸(nicotinamide-adenine dinucleotidephosphate,NADPH)氧化酶的活化,产生大量的超氧负离子,使活性氧(ROS)增加,破坏线粒体而诱导凋亡。②As_2O_3 能抑制谷胱氧化酶的活化,产生大量的超氧负离子,使 ROS 增加,破坏线粒体而诱导凋亡。③As_2O_3 在转录水平不抑制 bcr-abl,但抑制其翻译。其作用机制可能是抑制 PDK1 和 56K1 两种激酶的活性,减少其作用于 bcr-abl 的 UTR(5′-untanslated region)。减少表达 bcr-abl,引发凋亡。④As_2O_3 还可以通过阻断细胞周期凋亡相关基因如 bcl-2,降低线粒体膜电位和激活 caspase3 导致凋亡,并且还与降低端粒酶的活性有关。⑤As_2O_3 诱导细胞凋亡过程中,还有很多信号途径参与,如通过 MAPK/SEK 或 ASK 途径,活化 JNK。活化 JNK 后,可能会引起 bcl-2 家族蛋白磷酸化,使 bcl-2、bcl-xl 失活,而 bax、bid、bak 活化,引起线粒体膜通透性升高,释放细胞色素 C,诱导凋亡。⑥As_2O_3 还能使 caspase 10 基因所在染色体位置的 H3 上面的 ser-10 磷酸化和 lys-14 乙酰化。促进 caspase 10 表达活化,进一步激活下游的 caspase 3,促进凋亡。同时还发现它能激活 MAP 途径使 SMRT 与 PML-RARα 蛋白分离,使 NB4 细胞走向分化或者凋亡等等。近年来,通过研究还发现,某些中药或有效成分对白血病细胞有诱导凋亡的作用。蟾蜍灵主要是通过 Ras-RAF-1-MAPK 途径诱导细胞凋亡,但是蟾蜍灵的主要作用受体可能是 Na^+,K^+-ATPase,抑制多种肿瘤细胞胞浆膜上该酶的活性,而 MAPK 活化下游的 c-Jun 氨基末端激酶(JNK)途径,激活 AP-1,诱导细胞凋亡。大蒜油、冬凌草甲素、槲皮素均能通过下调 bcl-2,上调 bax 基因表达，活化 caspase 3，分裂聚 ADP 核糖聚合酶(PARP)，使 HL-60、K562 细胞凋亡。由此可见引起细胞凋亡是多途径多方面的[12]。

(2) 抑制白血病细胞的增殖：戴勤等采用造血细胞体外培养形态学观察、免疫细胞化学流式细胞术等实验血液学技术证明人参多糖(GPS)可能通过阻止 HL-60 细胞从静止期 G_0 期进入增殖周期 S/G2+M 期抑制 DNA 的合成等途径进而抑制细胞的增殖，提示 GPS 有可能成为既能促进正常造血又能抑制人白血病等肿瘤细胞增殖的天然诱导剂[13]。12.5μg/ml 浓度的天花粉蛋白(TCS)可以显著抑制各种白血病细胞系的增殖，但对 T 淋巴细胞系和巨噬细胞系表现为诱导细胞凋亡的作用，而对 B 淋巴瘤细胞系则表现为生长抑制效应。通过细胞周期检测发现，TCS 可以将 B 淋巴瘤细胞系细胞阻滞在 S 期，从而抑制细胞增殖，但对 T 淋巴细胞系则无明显影响[14]。

(3) 诱导白血病细胞分化：通过诱导分化，使肿瘤细胞向正常细胞分化，从而得到治疗。花宝金总结了此方面的研究有：①苷类：研究显示人参茎叶总皂苷(GSL) 对急非淋、U2937 等细胞有诱导分化作用；三七皂苷 R1、淫羊藿苷(ICA)均有诱导 HL-60 细胞向粒细胞系分化的能力；葛根有效成分之一大豆苷元(S86019)为黄酮酸苷中的一种苷元，对 HL-60 细胞、小鼠 B16 黑色素瘤细胞诱导分化作用。②多糖类：据研究茯苓多糖 F101 可以诱导 HL-60 细胞分化；黑菇多糖(PPS)对 U2937 细胞株有诱导分化作用。③胆酸盐类：有人研究熊胆(含胆酸盐、胆甾醇及胆色素)能诱导 HL-60 细胞向单核-巨噬细胞方向分化；猪胆酸钠(SBA2Na)诱导 HL-60 细胞，证实其参与细胞内蛋白激酶 C(PKC)活性的调节、c-myc 基因表达增加。④有机酸类：乳香酸(BC4)诱导 HL-60 细胞分化；桂皮酸类化合物对人肺巨细胞癌(PGCCL3)诱导分化作用。⑤有人研究观察了 302 种中药，发现其中巴豆、苦参、芫花、当归等 20 种中药水提物可诱导 60%～90%的 HL-60 细胞向单核-噬细胞方向分化。⑥含维甲类及其他：五灵脂、当归均含维甲类化学成分，具有 HL-60 诱导分化作用[15]。

2. 中药逆转白血病多药耐药的研究　多药耐药(MDR)是白血病化疗失败和复发的主要原因之一。如何逆转多药耐药，提高难治性白血病的疗效是近年来白血病研究的热点。对抗多药耐药的目的是应用药物对抗 MDR，使肿瘤细胞恢复对药物的敏感性。西药学研究包括钙通道阻滞剂(如维拉帕米)、钙蛋白拮抗剂(如三氟拉嗪)、免疫抑制剂(如环孢菌素 A)、激素类(如他昔莫芬)等。另外研究较多的还有新药 PSC-833 及其他一些药物如双嘧达莫、奎宁、白细胞介素-2、干扰素等，基本上还处于体外细胞株及动物实验阶段，其临床结果及整体水平的实验结果尚欠理想，且由于这些药物均有毒性，特别是对实质性器官的损害，使选择患者的指征难以统一，疗效难以肯定。即使常用的逆转剂如异搏定、环孢菌素 A 等，虽在耐药细胞系和白血病细胞的体外实验中表现出对 MDR1 表型的逆转作用，但体内应用要达到相应的作用浓度，机体也往往难以耐受药物产生的毒副作用，从而限制了临床上的广泛应用。因此，近年来，国内外学者致力于从中药中寻找高效、低毒、多靶点的多药耐药逆转剂，已在中药单体、复方及联合用药等方面均取得了一定进展。综合其研究有：

①作用于耐药相关蛋白 P-糖蛋白(P-gp)：经典的 MDR 机制与 Mdr 基因及其产物 P 糖蛋白(p-glycoprotein，P-gp)有关，P-gp 是一种相对分子量为 170000、具有能量依赖性“药泵”功能的跨膜糖蛋白，其含有 2 个 ATP 结合位点和 2 个跨膜结构域，受 ATP 分子能量驱动，可将进入细胞的化疗药物“泵”至胞外，造成细胞内药物浓度下降，细胞毒作用降低或完全丧失而产生耐药性。P-gp 是细胞产生 MDR 的分子基础。单味中药逆转多药耐药的研究显示：皂苷类的人参皂苷、绞股蓝总皂苷、三七总皂苷；黄酮类的槲皮素；生物碱类的苦参

碱、浙贝母碱、以及汉防己甲素、川芎嗪、功劳木的主要成分小檗胺；冬凌草甲素、蟾酥灵均可直接下调 mdr1 mRNA 表达，降低 P-gp 的表达。通过这种机制达到逆转 MDR。作为钙拮抗剂，与细胞膜上的 P-gp 结合，阻断其药物泵作用，提高细胞内化疗药物浓度，有效杀伤耐药细胞。中药此方面的研究提示汉防己、补骨脂、川芎、丹皮酚等即具有钙通道阻滞作用。中药复方研究显示复方三根制剂(FFSG)由虎杖根、藤梨根、水杨梅根、党参、白术、茯苓、山楂肉、甘草等组成。经研究发现此制剂可部分恢复 K562/ADM 和 K562/VCR 耐药细胞 ADM 的敏感性；用流式细胞仪测定发现 FFSG 可增加细胞内 ADM 的浓度。推测复方三根制剂逆转多药耐药的机制为在转录水平下调 MDR1mRNA，从而降低了多药耐药细胞 P-gp 的表达。复方天佛参口服液(TFS)由天门冬、西洋参、佛手、倒卵叶五加、猕猴桃根、蟾酥等配伍制成。通过实验发现：TFS 在无细胞毒浓度时，具有显著逆转 K562/ADM 细胞耐药性的作用，且 K562/ADM 的耐药性与 P-gp 高表达有关，经 TFS 作用后其表达下降，48 小时后完全消失，呈时间依赖性。TFS 逆转机制可能是通过与 P-gp 竞争结合，抑制 P-gp“药泵”功能，从而增加肿瘤细胞内抗癌药物蓄积，达到逆转肿瘤耐药的目的。

②作用于酶介导的白血病多药耐药：谷胱甘肽-S 转移酶(GST)分为碱性 a、中性 μ 和酸性 π3 个亚类，其中 GST-π 与肿瘤 MDR 关系密切。研究发现全蝎的主要成分蝎毒(buthus martensii karsch，BMK)作用于 MCF-7/ADM 细胞后，可不同程度地降低胞内酶 GST-π 的表达含量，使 MCF-7/ADM 的药敏性得以部分恢复。提示 BMK 对 MDF-7/ADM 细胞 MDR 的逆转作用可能是通过 GSTs 以高亲和力直接结合 BMK 亲脂性物质，占据了 GSTs 和化疗药物 ADM 的结合位点，从而部分恢复 ADM 的敏感性，增强 ADM 的杀伤作用，抑制细胞生长，最终得以有效地杀伤肿瘤。DNA 拓扑异构酶Ⅱ(TopoⅡ)催化 DNA 拓扑异构体相互转换，直接参与 DNA 修复、转录及分离，是许多抗肿瘤药物的重要靶点。由 TopoⅡ数量及活性异常引起肿瘤 MDR 称为非典型多药耐药。鸦胆子油乳在浓度为 0.025g/L 时对耐药细胞株 KB/VCR、K562/A02 和 MCF-7/ADM 有一定的耐药逆转作用，逆转倍数分别为 13.7 倍、8.2 倍与 3.6 倍。同时发现鸦胆子油乳能特异性地抑制 TopoⅡ的活力，而对 TopoⅠ没有影响，对 DNA 无直接作用。这些现象提示 TopoⅡ是鸦胆子油乳细胞内作用靶点之一，推测鸦胆子油乳穿过细胞膜到达细胞内，可被 P-gp 识别并与其作用，来竞争 P-gp 对其他化疗药物的结合位点，抑制药物泵出，从而达到逆转耐药的目的。

③多方面逆转白血病细胞多药耐药：研究显示刺五加多糖亦具有逆转 MDR 的作用。以 MTT 法测定刺五加对 K562/S 和 K562/ADM 的直接细胞毒作用；测定 DNR 对细胞的毒性作用；测定不同浓度刺五加作用后 DNR 的细胞毒性变化；采用荧光法测定细胞内 DNR 浓度的变化。结果发现刺五加在高浓度(＞200μg /ml)情况下具有一定的抗肿瘤作用，而在无或低细胞毒浓度(50～200μg /ml)下可以使耐药细胞 K562/ADM 对 DNR 的敏感性增加，且呈一定的量效关系；且刺五加能显著提高 K562/ADM 细胞内 DNR 的浓度，而对敏感细胞 K562/S 无显著影响，提示刺五加通过提高耐药细胞内 DNA 的量而增强 DNR 对耐药细胞的毒性作用，从而逆转白血病细胞多药耐药性。刺五加逆转 MDR 的机制可能有：直接影响细胞膜的组分变化，改变细胞膜的通透性，减少化疗药物的外排，提高细胞对药物的蓄积能力；通过诱导或促诱导细胞产生 IFN-α 或 IL-2 等细胞因子而间接达到逆转作用；于其钙通道阻滞作用，抑制 P-gp 的外排药物作用；可能通过影响肿瘤细胞的增殖和凋亡与化疗药物起协同抗癌作用；可能通过 mdr1/P-gp 以外途径而起作用，如通过影响谷胱甘肽 S 转移酶或细胞色素 P450 酶的活性而达到逆转作用。苦参、汉防己、冬凌草、小檗胺、绿茶等不

仅可降低 P-gp 表达，还可通过影响细胞增殖与凋亡，与化疗药物起协同作用[16]。

参考文献

[1] 唐志宇，黄天艺．透邪法治疗白血病微小残留病刍议[J]．现代中西医结合杂志，2008，17(12)：1810-1811.

[2] 杨文华，杨向东，汤毅，等．中西医结合单元疗法治疗急性白血病 81 例[J]．辽宁中医杂志，2007，34(1)：72-73.

[3] 马武开．中医药逆转白血病多药耐药的机制探微[J]．世界中西医结合杂志，2008，3(4)：229-231.

[4] 陆运鑫，罗昌国．试析白血病耐药的中医病机[J]．辽宁中医药大学学报，2008，10(5)：10-11.

[5] 马武开，张惠臣．急性白血病中医辨证分型探讨[J]．浙江中西医结合杂志，2007，17(2)：89-90.

[6] 单丽娟，吴玉霞．不同中医证型急性白血病患者血浆内皮素含量比较及临床疗效观察[J]．新疆医科大学学报，2008，31(2)：165-167.

[7] 李宏良，谢斌．急性白血病患者中医证型与 hTERTmRNA 表达相关性的研究[J]．中医研究，2007，20(8)：41-42.

[8] 史哲新，杨文华，汤毅，等．难治性白血病中医分型与耐药基因关系的研究[J]．陕西中医，2007，28(6)：686-687.

[9] 唐由君，殷静．中西医结合治疗急性白血病长期生存 18 例[J]．浙江中西医结合杂志，2007，17(1)：16-18.

[10] 陆运鑫，罗昌国．养阴清热法治疗难治性白血病 17 例[J]．中国中医药信息杂志，2007，14(9)：57.

[11] 陈智超，李秋柏，吕建，等．三氧化二砷对 5 种人类白血病细胞体外效应的比较研究[J]．临床血液学杂志，2007，20(3)：158-161.

[12] 王东生，刘北忠．中药及其有效成分抗白血病的分子机制[J]．国际中医中药杂志，2007，29(3)：160-163.

[13] 戴勤，王亚平，周开昭，等．人参多糖对人早幼粒白血病细胞株(HL-60)增殖的影响[J]．重庆医科大学学报，2001，26(3)：126-128 转 131.

[14] 王媛媛，欧阳东云，郑永唐．天花粉蛋白体外抗人白血病和淋巴瘤细胞的作用机制[J]．中国实验血液学杂志，2007，15(4)：729-732.

[15] 花宝金．中药有效单体对肿瘤细胞诱导分化及凋亡的机制研究[J]．中国中医基础医学杂志，2002，8(7)：63-65.

[16] 曹林娟，韩艳秋，孟学民．单味中药及其有效成分逆转白血病多药耐药性的研究进展[J]．中草药，2008，39(1)：144-148.

（安　丽）

第十二节　智力低下

【概述】

智力低下又称精神发育迟滞、智能落后、智能迟缓、弱智，是指生长发育时期内智能明显低于同年龄平均水平，同时伴有适应能力较差甚至缺陷，泛指脑发育不全、神经发育不全或大脑受损伤而智力发展障碍。

智力是一种能力。它包括从学习中获得知识并从中获益的能力，思维的能力，解决问题和适应环境变化的能力，属于认识范畴。它决定于遗传和环境的相互作用。环境决定这种潜能实际上得到发展的程度，遗传决定在最适应的条件下可能达到的智力水平。

检测智力是用心理学方法，即智力测验，以衡量个人认识功能的综合水平。用分值表示的，称为智商。智商测验使用城乡标准化的心理量表，常用的有婴幼儿用盖塞尔(Gesell)发育诊断量表，学龄前儿用韦氏（Wechsler）幼儿智力量表，学龄儿和少年用韦氏儿童智力量表。此外，斯坦福-比内（Stanford，Binet）量表和 Bayley 量表也可应用。智商在人群中呈常态分布，以智商 100 为均值，以 15 为 1 个标准差，约有 95%的人处于常态曲线的中央部分，即属均值正负两个标准差之间，相当于智商 70～130，曲线左侧尾端约有 2.3%的人智商<70。

我国儿童智力低下的患病率约为 1.2%（包括轻型），在城市约 0.7%，在农村约 1.4%。根据 1987 年残疾人调查公报推算，我国智力低下患者约有 1017 万人，全世界约有 3 亿，说明这是一种不容忽视的疾病。

智力低下隶属于中医学中的痴呆、白痴、呆病、五迟、五软、胎弱、胎怯证中。若形体发育尚属正常，但学习困难，难以教育，社会适应不良及心理与情绪障碍为主者属痴呆、白痴、呆病范畴；若以动作发育延迟为主者，属于中医学中立迟、行迟范畴；以语言发育延迟为主者，属中医学中语迟范畴；若出生后不久即现明显征象者，属胎弱、胎怯范畴。

由于本病系先天精髓失充，精明之府空虚，或痰浊阻滞脑络，颅脑内伤，神明受累而致失聪者是为疑难痼疾，由于目前尚没有改善智能的理想药物而被视为不治之症。近年来经过临床实践，证明智商是可以改善的，这打破了人们对智力低下疗效估计过低的倾向。通过中药、针灸、教育和训练可以在不同程度上提高病儿生活自理的能力，增强其独立性，学会与人交往和改善适应社会生活的能力。

【病因病理】

一、病因

智力低下的病因复杂，涉及社会、心理、生物学因素。现已查明造成弱智的病因多达数百种，尚有很多病例的病因仍欠明了。根据“中国 0～4 岁儿童智力低下流行病学调查”表明，其发病原因 89.6%来自生物学因素，10%来自社会心理及文化因素。中医学将本病的病因分为先天因素和后天因素两类。

1. 先天因素　父母精血虚损，或孕期调摄失宜，精神、起居、饮食、药治不慎；或孕母罹患疾病后损伤胎元之气；或年高得子，或堕胎不成而成胎者。均禀赋不足，降生之后精气不充，精明之府未能得到充养，脑髓发育不全而成智力低下。

2. 后天因素　主要有分娩时难产、产伤，使颅内损伤出血；或胎盘早剥、脐带绕颈、娩出后窒息，或早产、低体重儿、中毒；或系温热病程中因高热惊厥昏迷造成脑发育受损，影响机体和智能的发育。

二、病理

1. 肝肾阴精亏损　肾为先天之本，主骨生髓，上充于脑，藏志、主伎巧，为生长之本，作强之官。肾气不足，骨髓空虚，大脑失充，则意志、毅力、意识、思维、动作皆无所本而智力迟钝，目无神采，神思涣散，动作迟缓笨拙。

肝主筋，藏血，出谋虑，主魂。肝血不足，魂不守舍，血不养脑，神志失聪，谋虑失常，筋弱不能束而立迟、行迟。

2. 心脾气血不足　心主血而主神明。言为心声。《灵枢·邪客》说：“心者，五脏六腑之大主也，精神之所舍。”人对外界事物通过感觉器官形成感知，产生印象、记忆、思维、分析、推理、判断、决策等系列思维活动，正常与否皆取决于心的功能。心的生理功能正常则神志清晰，思维敏捷，反应灵敏。若先天心气禀受不足，后天心血失于充养，则神机不利，精神离散，智力不足，语言发育迟缓。

脾为后天之本，气血津液生化之源，主四肢肌肉，藏意。脾经气血充盈则为神志活动提供物质基础。脾经气血亏虚，不能上荣于心，神失所养，智识不开，思维迟钝，意志不清，心神恍惚，肢体痿软，站立行走皆差于正常同龄儿童。

3. 脑髓精血空虚　脑为精明之府，由精髓汇集而成，是人体精神意识和思维活动的统帅。王清任在《医林改错·脑髓说》中指出："脑为元神之府，灵机记性在脑不在心。"脑为髓海，脑之神明依赖髓之荣养。脑髓充足则脑力旺盛，反应灵敏。脑髓空虚则神无所依，智力低下，记忆丧失。

4. 痰浊瘀血阻滞心窍　因产伤、外伤等原因损伤脑髓，瘀阻脑内，或热病后痰火上扰，痰浊阻滞，蒙蔽清窍，使窍道不通，心脑神明失主，为痰浊所蒙，肢体活动失灵。若痰浊瘀血阻滞心经脑络，也可使元神无主，心窍昏塞，神识不明而失聪。

总之，小儿智力低下的病因病理较为复杂，非一因一脏所致，往往数因兼致，数脏合病。一般说来，肉眼能查出的脑病(包括遗传变性)以及原因不明的先天因素，染色体病可归属于先天不足，病多在肝肾脑髓；代谢营养因素所致者病多在脾；不良环境、社会心理损伤，伴发精神病者病多在心肝，感染、中毒、损伤、物理因素所致者，又多属于痰浊瘀血为患。

【诊断与鉴别诊断】

一、诊断要点

智力低下的诊断标准有3条，缺一不可。

1. 智力水平比同龄儿童明显低下，发育商(DQ)或智商(IQ)低于人群均值2个标准差，一般IQ低于70以下(婴幼儿可根据临床判断其智能明显低于平均水平，因为现有智力测验不能提供婴儿的智商值)。

2. 适应行为存在缺陷，低于社会所要求的标准。

3. 起病在发育年龄阶段，即18岁以前。

单有智力功能障碍或单有适应行为缺陷都不能诊断智力低下。在18岁以后出现的智力损害不称智力低下，而称痴呆。

程度分型　国际广泛采用将智力低下分为4型的方法。

(1)轻型：智商50～70间，即均值以下2～3个标准差，并有轻度适应缺陷。

(2)中型：智商35～50间，即均值以下3～4个标准差，有中度适应缺陷。

(3)重型：智商低于35，即均值以下4～5个标准差，有重度适应缺陷。

(4)极重型：智商20以下，适应行为有严重缺陷。

临床应用时，也可将上述4型分为轻重两型。轻型智商在50～70间，严重型智商在50以下，包括中、重、极重3型。

二、鉴别诊断

智力低下是一个以症状命名的疾病，智力低下又可作为一个主要症状出现在以下疾病中：如个子矮小、皮肤干粗见于克汀病；面颊部血管瘤见于脑面部血管瘤病；面部皮脂腺瘤见于结节性硬化；头围过大可见于脑积水；头围过小见于头小畸形；皮肤毛发颜色浅淡、鼠味尿见于苯丙酮尿症；塌鼻、眼距增宽、眼裂斜向外向，见于先天愚型；肝大或肝脾肿大见于半乳糖血症、尼曼-匹克病、高雪病、巨细胞包涵体病和黏多糖病。

1. 发育延迟　包括运动发育落后、言语发育落后、视觉发育落后和听觉发育落后等。

有些儿童在生后数周或数月内发育落后，但随后能追上正常。

2. 脑性瘫痪 指出生前到生后1个月内由各种原因所致的非进行性脑损伤，症状在婴儿期出现，主要表现为中枢性运动障碍及姿态异常。由于脑性瘫痪表现有运动发育落后，通常易误诊为智力低下，到脑性瘫痪同时还伴有肌张力异常、反射异常和主动运动减少，且智力发育可以正常。但约有25%～80%的脑性瘫痪患儿合并有智力低下。

3. 孤独症 2岁半以前发病，75%以上有智力低下，孤独表现（社会交往困难），言语困难（言语发育迟缓），有刻板动作，对非生命的物体有特殊依恋。

【辨证论治】

一、证候辨别

1. 辨先天后天 出生后渐现病态者多属先天禀赋不足，肝肾亏虚；温热病后失调，或有产伤、外伤史者多属后天失养，痰滞血瘀。

2. 辨脏腑病位 与肾肝心脾有关，尤与脑髓关系最为密切。一般说来，兼有行迟者多系肝肾亏损；语迟者多系心血不足；神情呆钝，反应迟滞，智识不开者多属心肾不足；形体消瘦，四肢软弱者多属脾；烦躁不安，神志失常者多属肝。

3. 辨虚实 以虚证为多，也有部分实证。先天因素者以虚证为主，后天因素者以实证为多或虚中夹实证。

二、治疗原则

先天为病者重在补虚益智，填精养髓，可用滋肝肾、益肾精、补脑髓、健脾气、养心血、开智慧等法，以冀智力的提高。后天为病者多从祛邪着手，可开窍通脑、活血通络、涤痰化浊等法，长期守方常服。也可将效方制成蜜丸或膏剂，以半年为1疗程，可重复2～3个疗程。注意尽可能早期治疗，并配合针灸、推拿、教育及训练等综合治疗，方能取得一定的疗效。

三、分证论治

1. 肝肾亏虚，髓海不足

证候表现 智力迟钝，目无神采，发育迟缓，抬头、匍匐、坐、爬、站、走及说话等动作语言发育均明显迟于正常同龄小儿，日久出现两目干涩、筋骨痿软、懒以动作、反应迟钝等症。舌淡红，苔少或光剥，脉细弱，尺脉尤著。

辨证要点 本证多见于先天愚型和某些智力低下儿，婴儿甲状腺功能低下症、脑白质营养不良等退行性脑病及出生后脑损伤等。以筋骨痿软、发育迟缓，特别是智力发育迟缓为特征。本证若出现于婴幼儿时期，易误诊为佝偻病，但佝偻病智力如常，经适当治疗，近期即会明显好转。此外，若后天久病亏损者，可因脾虚气弱日久转化而成。

治法主方 滋补肝肾，强筋填髓。补肾地黄丸加减。

方药运用 常用药：熟地黄、山茱萸、山药、茯苓、牛膝、枸杞子、菟丝子、补骨脂、巴戟天、鹿茸等。若肾阳不振，命火式微者也可加肉苁蓉、淫羊藿、杜仲等；立迟、行迟者可加鹿角霜、紫河车等；语迟者可加菖蒲、远志等。

本证以培补肝肾精血为其要领，适加温阳之品，以求阴中生阳。肝肾足则脑髓充，智力灵性可望有所提高。然有形之精血需有情之血肉方能填补，故鹿茸片、龟甲胶、紫河车之类可作为主药长期服用。此外，右归丸、左归丸、鹿胎胶（片）等也可选用。若有阴虚火旺见症者，也可用知柏地黄丸或大补阴丸。

2. 心血不足，神失所养

证候表现 神情呆滞，智力迟钝，不哭不闹，语迟，甚则只能无意识发音，不能用语言表达意思，或语言含混不清，词不达意，极不流利，兼见面黄少华，或皖白无华，唇舌指甲色淡，发稀黄等，舌淡红，苔少，脉缓弱。

辨证要点　此病多为久病体弱所致，或代谢性疾病及某些脑炎后遗症，以语言的发育迟缓为主要特征。心之声为言，心赖血充。言语障碍，多因心血不足，舌窍不利，可根据病史辨别其系先天胎禀不足所致，抑或后天抚养不当，疾病耗伤心血，环境不良，接触交流不够而成。

治法主方　补血养心，益智开窍。菖蒲丸合人参养荣汤加减。

方药运用　常用药：太子参、黄芪、炒白术、茯苓、当归、炒白芍、熟地黄、远志、麦门冬、石菖蒲、龙眼肉、大枣等。若纳少便溏者加山药、焦山楂、菟丝子等；兼有涎多不能自收者加诃子、肉桂、芡实等；若先天肾气也感不足者，宜加补骨脂、杜仲、益智仁、鹿茸等。

本证从后天着手，补脾气养心血以益智健脑，使气血能充养脑髓而提高患儿智力，可按气血虚损的程度与所累及的脏腑加以调治。因此，当归补血汤、归脾汤、十全大补汤也可服，并配合饮食营养，以后天滋先天，可不同程度地提高患儿智力。

3. 心肾两虚，神志失养

证候表现　智力不全，形貌笨拙，反应迟钝，神情默默，举止粗鲁，动作发育迟缓，细动作不灵敏而又欠协调，学习困难，成绩低劣，接受教育能力差，但生活尚能勉强自理，舌淡红，苔薄，脉细软。

辨证要点　本证要从心藏神，肾藏志来辨别。因先天禀赋不足；脑髓空虚，气血不能上承于脑，神志失养，知识不开而智力低下。形体的发育一般尚可或接近正常，而智慧的发育日显差异，应及早发现，尽快图治。

治法主方　补心养血，益肾生精。河车八味丸加减。

方药运用　常用药：紫河车、熟地黄、茯苓、山药、牡丹皮、当归、麦冬、石菖蒲、益智仁、肉桂、鹿茸等。若夜眠不宁，惊叫啼哭者加生龙骨、生牡蛎、磁石、夜交藤等；若伴有行动障碍者，当加牛膝、续断、杜仲、木瓜等。

本证若出现烦躁不安，行为冲动等心神不安征象时，治宜镇静安神，可用珍珠粉、龙骨、龙齿、琥珀末、丹参、怀小麦、石菖蒲、远志等镇静安神开窍益智之品。若精乏髓枯，难以教育，不懂人意，生活不能自理，神识不明者，可用河车大造丸长期服用。

4. 痰浊蒙蔽，心窍失灵

证候表现　失聪失语，反应迟钝，意识不清，动作不由自主，或肢体强硬，或行动不便，或吞咽困难，口流痰涎，喉间痰鸣，苔腻，舌淡红，脉滑。

辨证要点　多见于中毒性脑病后遗症及先天性脑缺陷，以痰湿内盛为主要兼证，痰浊湿邪蒙蔽清窍，痰火内扰心神，均可导致智力低下。

治法主方　涤痰泄浊，化涎开窍。温胆汤加味。

方药运用　常用药：半夏、陈皮、茯苓、竹茹、枳实、石菖蒲、远志、龙齿，琥珀粉（冲服）、甘草等。若见肥胖多痰，胸闷脘痞，苔厚腻，脉滑等症，宜用天竺黄、陈胆星；瘀血内阻，舌上瘀斑显现者适加桃仁、红花、川芎、当归、丹参等。

本证见有心火偏旺，肝火内扰者也可用泻心导赤散合珍珠散化裁。药用生地黄、黄连、麦冬、茯神、当归、大黄、珍珠（先煎）、羚羊角粉（冲服）、甘草等，若有神志失常之象者，可加朱砂（冲服）、马宝（先煎）等。

5. 瘀阻脑络，神明失聪

证候表现　神情麻木，反应迟钝，时作惊叫，动作延迟，语言謇涩，或关节强硬，肌肉软弱，或有癫痫发作，舌下紫络显露，舌上有瘀斑瘀点，苔腻，脉沉涩不利。

辨证要点　本证多有颅脑产伤或外伤史。初起症状不著，日后若有躁动尖叫、呕吐等症者需及早辨明，日久发育迟缓之象毕露则易成痼疾。由于瘀痰交阻脑府，阻碍气血，脑失其养是导致本证的关键。

治法主方　活血化瘀，通络开窍。通窍活血汤加减。

方药运用　常用药：赤芍、川芎、桃仁、红花、郁金、丹参、玄参、五灵脂、生姜、大枣等。大便干结色黑腹痛者加制大黄、郁李仁；抽搐、躁动者加天麻、钩藤、龟甲、牡蛎。若将此方剂制成丸剂，则可加入麝香少许。

本证若并发癫痫者，可在此方基础上适加天麻、全蝎、僵蚕、蜈蚣、石菖蒲、通天草（荸荠苗）等；面赤舌红者加牛膝；久病气血不足加当归、生地黄、党参、黄芪；血瘀日久，症状难消者，可加水蛭，或用膈下逐瘀汤。

【其他疗法】

一、中药成药

1. 六味地黄丸　连服3～6个月。用于肝肾亏虚，髓海不足证。

2. 河车大造丸　连服3～6个月。用于肝肾亏虚，髓海不足证。

3. 天王补心丹　连服3～6个月。用于心肾两虚，神志失养证。

4. 枕中丸　连服3～6个月。用于阴虚火旺，痰浊蒙窍证。

二、单方验方

紫河车烘干，研粉内服，每次1～2g，1日2～3次。用于肝肾亏虚，髓海不足证。

三、食疗方药

1. 桃豆花生浆　核桃肉1个，花生20粒，黄豆20粒，晚上清水润透，晨捣烂加水滤过，煮沸加糖适量即成。

2. 银耳樱桃汤　银耳3g，晚上煮透装入保温瓶内，晨起煮10分钟，加蜜樱桃10粒、白糖适量即成。

3. 芝麻黄豆糊　黑芝麻10g，黄豆50g，糯米蒸熟阴干50g，各炒熟共研末即成。每晨50g，开水调散，加糖稍煮，即可服用。

4. 兔脑猪髓汤　兔脑髓2个，猪脊髓50g，洗净，同煮熟，加盐、葱、姜、味精调味食之。

四、针灸疗法

1. 针刺风府、风池、大椎、哑门、陶道、百会、大杼、上星、间使、足三里、神门、气海等。1日1次。

2. 耳针　取心、肾、脾、脑干、皮质下。隔日1次。

3. 穴位注射　足三里穴位注射5%当归注射液，每次0.3～0.5ml。隔日1次，20日为1疗程。

五、推拿疗法

取额、脊、腰；上肢部取大椎、肩井、肩髃、曲池、阳池、合谷；下肢部取肾俞、命门、腰阳关、居髎、环跳、殷门、委中、承山、解溪、昆仑、足三里、阳陵泉等。用推、拿、按、揉、搓、插等手法，1日1次，10次为1疗程。用于运动发育迟缓。

六、西医疗法

1. 特殊治疗用于一些先天代谢病，如甲状腺功能低下用甲状腺素，苯丙酮尿症限制饮食中苯丙氨酸，同型胱氨酸尿症补充其辅酶（维生素B_6、B_{12}）。

2. 症状治疗　纠正缺陷，如视听障碍和癫痫的治疗等。

3. 加强教育和训练　轻型智力低下的学龄儿可在普通小学接受教育，中度智力低下需要在特殊教育的班级里学习。行为治疗应由专门人员进行。

【预防护理】

一、预防

1. 防止高龄妇女生育和近亲结婚，做好遗传咨询和产前、围产期保健，避免滥用药物和嗜好烟酒，注意卫生、营养、环境保护，预防传染病，宣传育儿知识，提高父母文化水平，加强学前教育和早期刺激。

2. 做好新生儿遗传代谢病筛查，遗传病杂合子检测、出生缺陷监测、产前诊断、高危儿随访、学前儿童健康筛查等，早期发现可能引起智力低下的疾病，或在症状尚未显现之前做出诊断，发现问题及时治疗。

3. 已经发生疾病、损伤、缺陷以后，要采取综合措施以减少或预防残疾。

二、护理

1. 饮食应易于消化吸收，多吃含脑物质及高蛋白、高维生素的食物，如鱼、虾、蛋、豆制品等。并可用新鲜猪脑或羊脑 1 具，加少许食盐、葱、姜蒸熟，或各种鱼头，不拘多少，常当菜吃。

2. 将保健、康复、教育转向社区，减少隔离状态，以利于适应常人的社会生活。

3. 以生活为基础，以家庭为基地，将生活训练内容与游戏融合一体，在生活中随时强化。

【文献选录】

《灵枢·海论》："髓海有余，则轻劲多力，自过其度；髓海不足，则脑转耳鸣，胫酸眩冒，目无所见，懈怠安卧。"

《灵枢·本神》："所以任物者谓之心，心有所忆谓之意，意之所存谓之志，因志而存变谓之思，因思而远慕谓之虑，因虑而处物谓之智。"

《小儿卫生总微论方·五气论》："心气盛者，则伶俐早言笑，形神清而多发；心气怯者，则性痴而迟语，发久不生……心系舌之本，怯则语迟也。"

《奇效良方·小儿初生总说》："小儿所禀形质寿命长短者，全在乎精血。二者和而有妊……聪明愚痴，皆以预定。"

《幼科发挥·胎疾》："儿之初生，只是一块血肉耳。虽有形而无所用。虽有五脏而无其神，犹空脏也。至于变蒸之后，皮肉筋骨，以渐而坚；声色臭味，以渐而知；志意智慧，以渐而发；知觉运动，而始成童。此天地生物之心，至诚不息也。"

《幼科金针·全胎》："先天之气其足而生者，其子易于长成；如其不足，必至尪羸。"

《辨证录·呆病门》："大约其始也，起于肝气之郁；其终也，由于胃气之衰，肝郁则木克土而痰不能化，胃衰则土制水而痰不能消，于是痰积于胸中，盘踞于心外，使神明不清而成呆病矣。"

《医林改错·脑髓说》："小儿无记性者，脑髓未满；年高无记性者，脑髓渐空。"

【现代研究】

一、治疗学研究

邓先军等报道用健脑益智冲剂（由太子参、熟地黄、山药组成）等治疗儿童智力低下 105 例，取得较好临床疗效。将 135 例患儿随机分为 2 组。治疗组 105 例，其中男 59 例、女 46

例。年龄最小者6个月、最大12岁。6个月至3岁者54例、4～6岁者29例、7～12岁者22例，轻型23例、中型38例、重型44例。中医辨证分型：肾气不足型21例、肝肾阴亏型50例、脾虚血弱型34例。对照组30例，其中男19例、女11例。年龄1～3岁者16例、4～6岁者9例、7～12岁者5例，轻型8例、中型13例、重型9例。中医辨证分型：肾气不足型7例、肝肾阴亏型14例、脾虚血弱型9例。治疗组服健脑益智冲剂，每包5g，1岁以内每次1/3包、1～3岁每次1/2包、3～5岁每次2/3包、6～12岁每次1包，1日2次，开水冲服。连服3个月为1疗程，最多3个疗程。对照组服脑复康片，1岁以内每次0.1g、1～3岁每次0.2g、3～5岁每次0.3g、6～12岁每次0.4g，1日3次。连服6周为1疗程，最多3个疗程。两组疗程间均停服2周。治疗组疗效明显优于对照组（$P<0.01$），对各年龄组疗效接近[1]。

王岚芬等以补肾填精、益气醒神立法，制成智力宝口服液（人参、枸杞、黄精、黑芝麻、益智仁、肉苁蓉等），用之治疗70例智力低下患儿，并设脑复康治疗对照组40例，经3个月治疗观察，治疗组在语言能区、操作能区及全量表总智商的提高程度均明显高于脑复康组（$P<0.01$），智力宝治疗组总有效率为50%，二者有显著性差异。通过动物实验研究，表明智力宝口服液对实验性小鼠记忆获得及再现障碍有改善作用，对小鼠急性脑缺血有保护作用，并能缓解阳虚证小鼠的阳虚症状[2]。

刘安龙等报道用太子金口服液治疗智力低下22例，正常10例、好转8例、无效4例，总有效率82%。太子金口服液由太子参、苍术、熟地黄、茯苓、龙骨、牡蛎各60g，麦冬40g，五味子、女贞子各30g，鸡内金120g制备而成[3]。

张毅敏以头针为主配合穴位注射治疗小头畸形儿童25例，其中男18例、女7例，年龄最小4岁、最大12岁。主穴取智三针（前发际与头正中线交界为第1针，左右旁开3寸各1针）、四神针（位于百会穴前后左右各旁开1.5寸，共4针）、颞三针（耳尖直上2寸为第1针，第1针旁开1寸为2、3针）、脑三针（脑户1针，左右脑空各1针，共3针）。配穴取合谷、手智针（内关、神门、劳宫）、足三针（足三里、三阴交、太冲）；语言不利加风府透哑门。用0.35mm×40mm不锈钢毫针，头部平刺1寸左右，四肢穴位直刺至常规深度，得气后留针30分钟，每隔10分钟捻转行针1次，平补平泻，每日治疗1次，每星期治疗5日，4个月为1疗程。1疗程结束，休息1个月，行第2疗程治疗。根据临床表现交替选用维生素B_{12}加维丁胶性钙、胞二磷胆碱、胎盘组织液、脑活素等药穴位注射。穴位常选择背俞穴，心俞、脾俞、肾俞，可配合下肢穴位足三里、三阴交。每次选2个穴位轮流注射，每日1次。治疗时间与疗程同针刺疗法。每个患儿治疗前后采用中国-韦氏智力量表对患儿进行智力测定，4～6岁采用幼儿量表，6～16岁采用儿童量表。智商测试结果表明，治疗后患儿言语智商由56.40提高到66.24，$P<0.01$；操作智商由58.96提高63.88，$P<0.01$；总智商由53.88提高到61.80，$P<0.01$[4]。

幸小玲取主穴哑门、风池、大椎，观察了脑神经生长素穴位注射治疗43例小儿智力低下的临床疗效。方法是每天交替选择1个主穴位进行穴位注射，每次根据病情轻重及年龄大小，每穴注入0.5～2ml。然后针"四透穴"，即前顶、后顶穴及左右络却穴，四穴均沿皮透刺至百会穴，并随证进行配穴，1日1次，10次为1疗程，疗程间隔1周，30次为1疗程。结果：智力进步者42例，语言能力进步者19例，走路步态改善、双下肢有力者10例，流涎减少4例，总有效率96%[5]。

陈华德等采用头针、穴位注射、耳穴按压和体针的针刺综合疗法治疗48例弱智儿童。每周治疗3次，10次为1疗程，3个疗程为观察周期，疗程之间休息1周。结果患儿的社会适应性行为评分50%有效，总智商、语言智商、操作智商有效率分别为41.6%、33.33%、45.85%。具体方法：头穴取额中线、额旁1线、顶中线和枕上正中线为主。有运动功能障碍者。配顶颞前斜线、顶旁1线；穴位注射取穴哑门、内关、大椎、肾俞、风池、足三里，配通里、廉泉、曲池、阳陵泉等，每次选2～3穴，穴注乙酰谷酰胺注射液1～2ml；耳穴取脑干、皮质下、肾、心、神门，用小磁珠或王不留行籽，左右耳穴交替贴压，每次2～4穴。体针（用于有肢体障碍的患儿）取肩髃、曲池、外关、合谷、后溪、环跳、伏兔、阳陵泉、委中、悬钟、解溪、足临泣等[6]。

彭增福等观察了接受BAEP（脑干听觉诱发电位）检测的36例精神发育迟滞儿童治疗前后IQ的变化。结果：治疗后BAEP异常组的VIQ及FIQ（总智商）提高的差值较BAEP正常组大（$P<0.05$）。而两组之间的PIQ（行为智商）变化则无显著性差异（$P>0.05$）。认为BAEP异常的MR儿童，电针治疗后智商的提高同电针使其脑干听觉通路的神经传导能力以及外周听觉敏感度的改善等可能有着十分密切的关系[7]。他们还通过对36例MR儿童脑干听觉诱发电位的Ⅰ、Ⅲ、Ⅴ波各波形及各波潜伏期与波幅变化情况的观察，发现电针治疗后其BAEP的潜伏期较治疗前缩短；Ⅴ波波幅较治疗前升高。二者均具有显著性差异（$P<0.05$）。认为电针治疗可以加快MR听神经的传导速度、缩短其初级听觉神经元突触后电位综合作用的函数，促进MR损伤的脑干的康复[8]。

二、药效学研究

益智实验常用的筛选方法有：跳台法、避暗法、水迷路法、电迷路法、复杂迷宫趋食法，常用的中枢递质和受体测定方法主要有测定乙酰胆碱含量、单胺类神经递质含量等。

焦俊英等为探讨醒脑增智方（由红景天、西洋参、山茱萸、山药、远志、菖蒲、丹参等组成，经陕西中医学院附属医院制剂室制成0.2g/ml的浓缩液）对β-淀汾样蛋白（β-AP）含量的影响，以验证醒脑增智方对β-AP神经毒性的拮抗作用。采用D-半乳糖加速衰老合并Meynert核毁损为模型，制造痴呆大鼠模型，随机分为醒脑增智方组、脑复康对照组、造模组和对照组，行为学采用Y型电迷宫测试，动物经治疗处理后，采取放免法检测β-AP的含量。造模组大鼠受电击次数与空白组比较明显增多（$P<0.01$），提示模型大鼠的学习、记忆能力减退，提示造模成功；经治疗后醒脑增智方组和复康组的大鼠学习、记忆能力有明显提高（$P<0.05$）。造模组β-AP的含量明显高于对照组（$P<0.01$），醒脑增智方组和脑复康组能够显著降低升高的β-AP含量，差异有显著性（$P<0.05$）。醒脑增智方能够对抗β淀粉样蛋白对神经产生的毒作用[9]。

白学斌等为探讨益智合剂（由鹿茸、茯苓、石菖蒲等组成）的益智作用及益智机理。经Y型电迷宫测试，在筛选出的所有智力正常的大鼠中随机选出12只作为假手术组，采用4血管阻断法建立智力低下的大鼠模型，将40日龄SD大鼠分为假手术组、模型组、阳性西药组、中药小剂量组、中剂量组、大剂量组、针刺组、针药组共8组，分别灌胃针刺。假手术组、模型组、针刺组分别以等量生理盐水灌胃。阳性西药组用脑复康液按0.64g/kg灌胃。中药小剂量组、中剂量组、大剂量组分别按4.27g/kg、8.54g/kg及17.10g/kg灌胃。以上各组均每天灌胃1次，疗程4周。针刺组选百会穴，用30号毫针向前斜刺入2mm，用捻转补法，5分钟时行针，10分钟时启针，1日1次，疗程4周。针药组按4.27g/kg体重灌胃，半小时后针刺，方法同针刺组。除针刺组和针药组外，其余各组大鼠均于每次操作前捉拿、固定、酒精棉球消毒，并用同一体位固定10分钟。在末次灌胃24小时后进行，用Y型电迷宫测试，学习功能连续测10次，记忆再现功能于学习功能测试24小时后以同样方法连续测试

10 次，两次均计算其错误次数。模型组与假手术组比较，学习记忆能力明显降低($P<0.01\sim0.001$)，乙酰胆碱(AchE)活性升高($P<0.001$)；各观察组与模型组比较，学习记忆障碍均有不同程度改善($P<0.05\sim0.01$)，AchE 活性降低($P<0.05\sim0.01$)。实验结果显示益智合剂及针刺百会具有益智作用，其机制可能与降低大脑皮质 AchE 活性有关[10]。

石菖蒲具有芳香化湿、开窍宁神作用，临床广泛应用于中风失语昏迷、癫痫、痰厥、健忘、痴呆及其他智能障碍等病症。对缺血再灌注脑损伤有保护作用，能抑制神经细胞凋亡。吴宾等通过相关实验研究探讨了石菖蒲改善记忆作用的有效部位及其作用机制。实验方法如下：①对老年小鼠学习记忆功能的影响：12 月龄 NIH 小鼠 80 只随机分为 8 组，6 个药物组分别给予石菖蒲 6 个提取部位[(药量均为 10.75ml/(kg·d)]；空白对照组给予生理盐水[10.75ml/(kg·d)]；阳性药对照组给予脑复康[0.73g/(kg·d)]；另设 2 月龄对照组，给予生理盐水[10.75ml/(kg·d)]。各组每天灌胃 2 次，连续给药 10 天。给药同时，采用水迷宫法训练及测试。②对东莨菪碱(SCOP)造成记忆获得障碍的影响：2 月龄昆明小鼠 90 只随机分 9 组，6 个药物组；SCOP 模型组及正常对照组，给予生理盐水[10.75ml/(kg·d)]；阳性药对照组给予脑复康[0.73g/(kg·d)]。各组给药同上，末次给药 1 小时后，药物组、模型组及阳性药对照组腹腔注射 SCOP 1mg/kg，正常对照组注射等容量生理盐水，15 分钟后跳台法训练，24 小时后测试。③对亚硝酸钠致记忆巩固障碍的影响：分组和给药同上，末次给药 1 小时后，跳台法训练，训练后模型组、药物组及阳性药对照组立即分别腹腔注射亚硝酸钠 120mg/kg，正常对照组注射等容量生理盐水，24 小时后测试。④对乙醇致记忆再现障碍的影响：分组和给药同上，末次给药 1 小时后，避暗法训练。24 小时后，于测试前 30 分钟，模型组、药物组及阳性药对照组灌服 40%乙醇 0.1ml/10g 体重，正常对照组灌服等量生理盐水，测试记忆。⑤对老年小鼠脑乙酰胆碱酯酶活力的影响：前述行为学实验结束后，老年小鼠处死取脑，迅速分离出脑皮质及海马，匀浆。比色法测乙酰胆碱酯酶活力，蛋白含量。⑥对老年大鼠海马 CA1 区 c-jun 基因表达的影响：SD 老年大鼠随机分为 7 组，6 个药物组[药量均为 3.68ml/(kg·d)]，空白对照组给予生理盐水[3.68ml/(kg·d)]，另设 SD 成年大鼠对照组，给予生理盐水[3.68ml/(kg·d)]。各组给药同上，末次给药 2h 后取脑，免疫组织化学染色法检测 c-Jun 蛋白表达。实验结果显示：石菖蒲对多种学习记忆障碍模型都有改善作用，能抑制脑内乙酰胆碱酯酶活力、提高脑内乙酰胆碱水平，诱导 c-jun 基因表达，这可能是石菖蒲改善学习记忆的重要作用机制之一[11]。

参考文献

[1] 邓先军，田圣志，蒋瑞英．健脑益智冲剂治疗儿童智力低下的临床研究[J]．河南中医，1998，18(6)：356-357.

[2] 王岚芬，姜健鹏，周绍华．智力宝口服液治疗精神发育迟滞的临床与实验研究[J]．中国中药杂志，1997，22(10)：627-630.

[3] 刘安龙，杨冬梅，王金旺．太子金口服液的制备及临床观察[J]．光明中医，2007，22(4)：39-40.

[4] 张毅敏．头针加穴位注射对小头畸形儿童智力的影响[J]．上海针灸杂志，2006，25(5)：16-17.

[5] 幸小玲．脑神经生长素穴位注射治疗小儿智力低下 46 例[J]．针灸临床杂志，2001，17(9)：6.

[6] 陈华德，周雪娟，陈彤．48 例弱智儿童的针刺治疗临床观察[J]．浙江中医学院学报，1999，23(6)：25-26.

[7] 彭增福，靳瑞．电针对精神发育迟滞儿童语言智商的影响及其与脑电的关系[J]．广州中医药大学学报，1998，15(3)：161-163.

[8] 彭增福，靳瑞．电针治疗对精神发育迟滞儿童适应行为的影响[J]．新中医，1999，31(4)：21-22.

[9] 焦俊英，贾成文，支江平，等．醒脑增智方对 AD 鼠 β 淀粉样蛋白神经毒性拮抗作用的实验研究[J]．辽宁中医杂志，2006，33(3)：375-376.

[10] 白学斌，罗世杰，苗晋，等．益智合剂及针刺百会影响幼龄大鼠学习记忆能力及 AchE 活性的实验研究[J]．陕西中医，2005，26(9)：986-987.

[11] 吴宾，方永奇．石菖蒲益智作用的物质基础及其机理研究[J]．中医药学刊，2004，22(9)：1635-1636 转 1640-1641.

（俞景茂　赖正清）

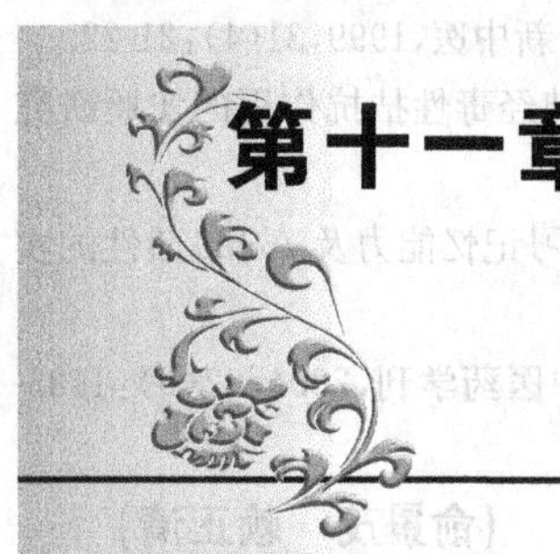

第十一章 肝系病证

第一节 惊 风

【概述】

惊风是由多种原因引起，以神志不清、全身或局部肌肉抽搐为主要临床表现的一种病证，又称“惊厥”，俗名“抽风”。惊风的证候可概括为四证八候，四证即：痰、热、惊、风；八候：搐、搦、掣、颤、反、引、窜、视。急惊风发作时，往往热、痰、惊、风四证并出，大多混同出现，难以截然分开；八候的出现，则表示惊风已在发作，但惊风发作时，不一定八候全部出现。由于惊风发病有急缓之不同，证候表现有虚实寒热之别，故临证一般分为急惊风、慢惊风两大类：凡起病急暴、属阳属实者，称之谓急惊风；病久中虚、属阴属虚者，称之为慢惊风。慢惊风中若出现纯阴无阳的危重证候，称为慢脾风。

惊风是一个证候，可发生于许多疾病之中，以1～5岁的儿童发病率最高，一年四季均可见到。本病西医学称小儿惊厥，其中伴有发热者，多为感染性疾病所致，颅内感染性疾病常见有脑膜炎、脑炎、脑脓肿等；颅外感染性疾病常见为高热惊厥及各种严重感染如中毒性菌痢、中毒性肺炎、败血症等。不伴有发热者，多为非感染性疾病所致，如水及电解质紊乱、低血糖、颅脑发育不全、药物中毒、食物中毒等。一般来说，急惊风多由感染性疾病引起；慢惊风多由非感染性疾病所致，或发生于各种脑炎、脑膜炎、中毒性脑病等的恢复期。

急惊风中最常见的是高热惊厥，属儿科常见急症，患病率4%～10%，占小儿各类惊厥的30%，尤其以6个月至3岁间多见。本病多有阳性家族史，年龄依赖性发育期是其内在基础，中枢神经系统以外感染引起的发热是其发生的条件。高热惊厥分单纯性高热惊厥和复杂性高热惊厥。高热惊厥转变为癫痫的几率2%～7%，抗癫痫药物治疗是否能预防癫痫的发生，尚无明确证据。但对复杂性高热惊厥患儿，应尽早使用健脾顺气、豁痰熄风类中药治疗，以预防癫痫病的发生。对于许多危重病早期表现为急惊风的，应及时寻找病因，治疗原发病，不能单纯控制抽风，否则后果严重，甚至危及生命。慢惊风中较常见的一种疾病是婴儿手足搐搦症，其病因是维生素D缺乏，导致血清钙低下，神经肌肉兴奋性增强，而出现惊厥和手足搐搦，该病好发于6个月以下小儿，以春季多见。一般给予补充维生素D和钙剂，大多预后良好，若该病中出现喉痉挛，则应警惕发生窒息和呼吸骤停。

惊风一证，在唐代以前多与痫证混称，宋代《太平圣惠方》始将惊风与痫证区别开来，并创急惊风、慢惊风之病名。钱乙《小儿药证直诀》对急、慢惊风的病因病机、辨证治疗进行了详细论述，尤其是钱乙创立的泻青丸、益黄散等，对治疗小儿惊风至今仍有重要的参考价值。清代陈复正在《幼幼集成》中将惊风归纳为“误搐”、“类搐”和“非搐”三大类，对于纠正当时惊风名目繁多之弊端起到了积极的作用。

现代对小儿惊风的研究更加深入，在临床研究方面，开展了病因学的研究，为治疗引起惊风的原发性疾病提供了可靠的依据；对频繁复发性惊风进行了预防为主的治疗，使惊风转为癫痫的发病率降低。在实验研究方面，建立了惊厥的动物模型，使中医中药治疗惊风的作用机制得以阐明，并为进一步开发研制抗惊风新药提供了条件。

【病因病理】

一、病因

急惊风的病因与外感时邪，饮食内伤和暴受惊恐有关；慢惊风常见的病因有脾胃虚弱、脾肾阳衰、肝肾阴亏等。

(一)急惊风

由于急惊风多见于外感热病，所以外感时邪，尤其是外感风邪、暑邪及疫疠之邪为其主要因素。

1. 外感时邪　时邪包括六淫之邪和疫疠之气。小儿肌肤薄弱，卫外不固，若冬春之季，寒温不调，气候骤变，感受风寒或风热之邪，邪袭肌表或从口鼻而入，易于传变，郁而化热，热极生风；小儿元气怯弱，真阴不足，易为暑邪所侵，暑为阳邪，化火最速，传变急骤，内陷厥阴，引动肝风；暑多夹湿，湿蕴热蒸，化为痰浊，蒙蔽心窍，痰动则风生；若感受疫疠之气，则起病急骤，化热化火，逆传心包，火极动风。

2. 饮食内伤　饮食不洁，误食污秽或毒物，湿热疫毒蕴结肠腑，内陷心肝，扰乱神明，而致痢下秽浊，高热昏厥，抽风不止。甚者邪毒内闭，阳气外脱，肢冷脉伏，口鼻气凉，皮肤花斑。

3. 暴受惊恐　小儿元气未充，神气怯弱，若猝见异物，乍闻异声，或不慎跌仆，暴受惊恐，惊则气乱，恐则气下，致使心失守舍，神无所依，轻者神志不宁，惊惕不安；重者心神失主，痰涎上壅，蒙蔽清窍；惊痰入络，引动肝风，发为惊厥。

(二)慢惊风

1. 脾胃虚弱　由于暴吐暴泻、久吐久泻，或他病妄用汗、下之法，导致中焦受损，脾胃虚弱。中土既虚，则土虚木贼，肝亢风动，致成慢惊之证。

2. 脾肾阳虚　若胎禀不足，脾胃素虚，复因吐泻日久，或误服寒凉，伐伤阳气，以致脾阳式微，阴寒内盛，不能温煦筋脉，而致时时搐动之慢脾风证。

3. 肝肾阴亏　急惊风迁延失治，或温热病后期，阴液亏耗，肝肾精血不足，筋脉失于濡养，阴虚阳亢，灼烁筋脉，以致虚风内动而成慢惊。

西医学认为，本病病因分为感染和非感染两类。①感染又可分为颅内感染和颅外感染。颅内感染可见于细菌、病毒、原虫、寄生虫等引起的脑炎、脑膜炎、脑膜脑炎、脑脓肿等。颅外感染常见于呼吸系统感染，如上呼吸道感染、肺炎等；消化道感染，如中毒性痢疾、胃肠炎等；泌尿系感染，如肾盂肾炎等；传染性疾病，如麻疹、猩红热等以及中毒性脑病等。惊风由感染引发者大多伴有发热，临床以急惊风为主。②非感染引起的惊风大体可分为颅内疾病与颅外疾病两类。颅内疾病多由颅脑损伤(包括产前、产时、产后脑损伤)、颅内出血、颅内肿瘤、脱髓鞘疾病等。颅外疾病包括代谢性疾病，如低血糖、低钙血症、低镁血症、维生素 B_1 或 B_6 缺乏症等。中毒性疾病如氨茶碱等药物中毒；蛇毒、发芽马铃薯等植物中毒；乐果、敌敌畏等有机磷农药中毒以及一氧化碳、汽油中毒等。心源性疾病如先天性心脏病、严重心律失常等。肾源性疾病如肾炎并发高血压脑病等。非感染引起的惊风大都不伴有发热，属慢惊风范畴。

二、病理

1. 病变脏腑在心肝脾肾　惊风的病变脏腑主要在心肝脾肾，其中急惊风多与心肝有关，慢惊风的病理变化主要责之脾肝肾。急惊风多由外感时邪引发，时邪入里化热化火，内犯心包，引动肝风，则见神昏抽搐；或饮食不洁，食入污秽之物，湿热疫毒蕴结肠腑，内陷心肝，而致痢下秽浊，高热昏厥，抽风不止；亦可因暴受惊恐，气机逆乱，惊痰内生，痰郁化火，扰心伤神，引动肝风，发为惊厥，此如《幼科发挥·急慢惊风》所言："急惊风者，肝风甚而心火从之。"慢惊风临床多由脾胃先伤，肝木侮土，脾虚生风；或因素体虚寒，复伤于寒凉，致脾阳式微，阴霾四布，筋脉失于温煦而致抽动；亦有因热邪久羁，消烁真阴，以致肾阴不足，肝血亏损，阴虚而风动。

2. 病理因素为痰热惊风　外感风热之邪或外感风寒入里化热，或感受暑湿疫毒，化热化火，灼津生痰，扰动心神，引动肝风，发为惊厥，此如《幼科铁镜·阐明发惊之由兼详治惊之法》所言："热盛生风，风盛生痰，痰盛生惊。"痰热惊风是急惊风的主要病理机转，且可相互影响，互为因果。慢惊风可由急惊风后余邪未尽，正气已虚，邪热久羁，上扰心神，痰浊滞络，引动肝风，发为慢惊风；或由肝肾阴亏，筋脉失于濡养，水不涵木，而致虚风内动。

3. 病机属性分虚实　惊风由于病因不同，病程长短各异，病情有寒热之别，体质有虚实之分，因此，其病机也可分为虚实两类。实证多为急惊风，一般患儿体质健壮，起病较急，病程短，多伴有高热等证，常由外感六淫，内伤饮食及暴受惊恐而致，其正气未虚，故属实证。虚证多指慢惊风，患儿体质多羸弱，素有脾胃虚弱或脾肾阳虚，而致土虚木亢或虚极生风。此外，急惊风后驱邪未尽，而致肝肾阴虚，虚风内动，常为虚证。

4. 病情演变重阴阳　急惊风多为阳盛之证，其由外感六淫之邪化热化火，热盛生风；或由内伤饮食，痰浊内生，郁而化热，痰热动风；亦有猝受惊恐，气机逆乱，神志不宁，惊惕不安，出现一时性惊厥。慢惊风有伤阳、伤阴之不同，暴吐暴泻，损伤脾胃，迁延不愈，而致脾肾阳虚，虚极生风，发为慢脾风；或急惊风后，邪热未尽，阴液已伤，筋脉失养，水不涵木，而致慢惊风。

西医学认为：本病是由多种原因引起的大脑神经元异常放电所致的脑功能障碍。

【诊断与鉴别诊断】

一、诊断要点

急惊风常痰、热、惊、风四证俱备，临床以高热、抽风、昏迷为主要表现；慢惊风来势缓慢，抽搐无力，时作时止，反复难愈，多伴昏迷、瘫痪等症。

1. 急惊风

(1)以3岁以下婴幼儿为多，5岁以上则少。

(2)以四肢抽搐，颈项强直，角弓反张，神志昏迷为主要临床表现。

(3)有接触疫疠之邪，或暴受惊恐史。

(4)有明显的原发疾病，如感冒、肺炎喘嗽、疫毒痢、流行性腮腺炎、流行性乙型脑炎等。中枢神经系统感染者，神经系统检查出现病理反射。

(5)必要时可做大便常规、大便细菌培养、血培养、脑脊液等检查协助诊断。

2. 慢惊风

(1)具有反复呕吐、长期泄泻、急惊风、解颅、佝偻病、初生不啼等病史。

(2)多起病缓慢，病程较长。症见面色苍白，嗜睡无神，抽搐无力，时作时止，或两手颤动，筋惕肉瞤，脉细无力。

(3)根据患儿的临床表现,结合血液生化、脑电图、脑脊液、头颅CT等检查,以明确诊断原发病。

惊风的诊断主要根据临床症状和实验室检查,此外,还要参考发病年龄及季节因素,如在新生儿期发病者,常见的病因是产伤窒息、缺血缺氧性脑病、颅内出血、低血糖、低钙血症、新生儿破伤风等;婴儿期常见的病因是高热惊厥、中毒性菌痢、败血症等急性感染所致的中毒性脑病;学龄前期病因以颅脑外伤、颅内感染为多;儿童期出现惊风以颅内感染最为常见。在发病季节中春季发病多见流行性脑脊髓膜炎;夏季发病常见流行性乙型脑炎;夏秋季发病以中毒性菌痢为多;冬季发病多见重症肺炎、低钙血症;高热惊厥以及各种中毒引发惊风可见于一年四季中。

二、鉴别诊断

惊风的主要表现是神昏和抽风,因此,需与临床中出现意识障碍、抽搐的其他疾病鉴别。

1. 癫痫　癫痫的发作表现多种多样,其中最为典型的症状为神昏、抽搐,且有突发突止,醒后如常的特点。癫痫可反复发作,脑电图可见痫性放电。与外感六淫而致的急惊风颇为相似,临床须仔细鉴别。其要点为:①急惊风多发生在3岁以下的幼儿,5岁以上的儿童出现抽风多为痫证。②急惊风患儿发作前常伴有高热,体温在38.5℃以上,癫痫患儿发作前体温常正常,亦有发作后体温升高者。③急惊风患儿的发作,多在体温的上升段。④急惊风在一次发热中,大多只抽搐1次,发作2次以上者较少,癫痫患儿可有多次发作。⑤急惊风的患儿脑电图正常或异常,癫痫患儿脑电图多有棘波、尖波、棘慢波等痫性放电。

2. 脐风　脐风以唇青口撮,牙关紧闭,苦笑面容,甚至四肢抽搐,角弓反张为主证,与急惊风有相近之处。但脐风多出现在生后4～7天,因断脐时处理不当,被秽邪风毒侵入所致,根据病史,发病年龄,典型症状等不难鉴别。但需指出的是,各年龄小儿均可因外伤等出现与脐风相同的破伤风,也须与急惊风加以鉴别,诊断主要根据受伤史和临床症状。

3. 厥证　厥证是由于阴阳失调,气机逆乱而引起,以突然昏倒,不省人事,四肢厥冷为主要表现。其鉴别要点在于,厥证多出现四肢厥冷而无肢体抽搐或强直等表现。

4. 多发性抽动症　发作表现为面肌抽动、耸肩、摇头、吸肚等,神志清醒,入睡后症状消失。抽动可受意识短暂控制,分散注意力时亦可暂时缓解,但受精神紧张、感染和情绪等因素影响而加重。脑电图无痫性放电。

【辨证论治】

一、证候辨别

1. 辨别急慢　惊风可根据其发病的急缓、病程的长短、是否伴有发热以及神昏、抽搐症状的轻重,分为急惊风和慢惊风两大类。

急惊风起病急骤,病程较短,多伴有高热等症状,神昏、抽搐较重。急惊风主要辨识病因:若感受风邪者,多伴鼻塞、流涕、咳嗽;感受暑邪者,多见于盛夏之季,常见反复抽搐,伴有头痛项强、恶心呕吐、烦躁嗜睡、皮肤出疹发斑,甚至出现昏迷狂躁、呼吸困难等危象;感受疫邪者,好发于夏秋季节,抽搐频发,兼见持续高热、腹痛呕吐,大便黏腻或夹脓血等症;若痰食惊风者,多有伤食史,常伴有纳呆、呕吐、腹痛、口中气秽、大便不通等症。若因惊恐惊风者,常有惊吓史,发作不伴高热,可见惊惕不安、面色乍青乍赤、喜投母怀等表现。

慢惊风起病缓慢,病程较长,多不伴有发热症状,神昏、抽搐症状相对较轻,有时仅见手指蠕动。慢惊风主要辨别寒热虚实和病变脏腑:脾胃虚弱者,常见精神萎靡,嗜睡露睛，不欲饮食，大便稀溏，抽搐无力，时作时止；脾肾阳衰者，精神委顿，昏睡露睛，面色㿠白，四肢厥冷，手足震颤；肝肾阴虚者，低热虚烦，手足心热，肢体拘挛或强直，抽搐时轻时重，舌绛少津。

2. 辨识轻重 一般说来，抽风发作次数较少(仅1次)，持续时间较短(5分钟以内)，发作后无神志、感觉、运动障碍者为轻症；若发作次数较多(2次以上)，或抽搐时间较长，发作后神志不清，甚至有感觉、运动障碍者为重症。尤其是高热持续不退，抽风反复发作时，应积极寻找原发病，尽快早期治疗，控制发作，否则可危及生命。

二、治疗原则

急惊风的主证是痰、热、惊、风，因此治疗应以清热、豁痰、熄风、镇惊为基本法则。然而痰有痰火、痰浊的区别，热有表热、里热的不同，风有外风、内风的差异，惊有实证、虚证的划分。因此，豁痰有豁痰开窍、清心涤痰的区别；清热有解肌透表、苦寒泻热的差异；治风有疏风和熄风的不同；镇惊有平肝镇惊、养血安神的区分。在急惊的治疗中既要重视熄风镇惊，又不可忽视原发疾病的处理，分清标本缓急，辨证结合辨病施治。

慢惊风由虚生风，属于虚风，治疗以补虚治本为主，临床常用的治法有温中健脾、温阳逐寒、育阴潜阳、柔肝熄风等，若有虚中夹实者，宜攻补兼施，标本兼顾。

三、分证论治

(一)急惊风

1. 外感惊风

(1)感受风邪

证候表现 多见于冬春之季，起病急骤，发热，头痛，鼻塞，流涕，咳嗽，咽痛，随即出现烦躁、惊厥、神昏，舌苔薄白或薄黄，脉浮数。

辨证要点 本证常见于高热惊厥，多发于5岁以下儿童，尤其3岁以下小儿更为常见，抽风时体温常在38.5℃以上，并多见于体温的上升段，一般一次发热只抽1次，抽2次者少见。本证以起病急，高热惊厥兼有风热表证为特征。

治法主方 疏风清热，熄风镇惊。银翘散加减。

方药运用 常用药：金银花、连翘、薄荷、荆芥穗、防风、牛蒡子、钩藤、僵蚕、蝉蜕。高热不退者加生石膏(先煎)、羚羊角粉(冲服)；喉间痰鸣者，加天竺黄、瓜蒌皮、胆南星；咽喉肿痛，大便秘结者，加生大黄、黄芩；舌苔厚腻，大便溏者，加草果、槟榔、青蒿；神昏抽搐较重者，加服小儿回春丹清热定惊。

若属风寒束表，郁而化热者，可改用葛根汤(葛根、麻黄、桂枝、芍药、生姜、大枣、甘草)加天麻、钩藤、全蝎、石菖蒲。

(2)感受暑邪

证候表现 多见于盛夏之季，起病较急，壮热多汗，抽搐，头痛项强，恶心呕吐，烦躁嗜睡，口渴便秘，或见狂躁不宁，皮肤出疹发斑，舌红苔黄，脉弦数。病情严重者高热不退，反复抽搐，神志昏迷，舌红起刺，苔黄腻，脉滑数或指纹紫滞，甚至出现深度昏迷、狂躁不安、呼吸困难等危象。

辨证要点 本证常见于流行性乙型脑炎，好发于盛夏之季，与蚊虫叮咬有关，可以是暑温病的早期表现，其神昏较重，并可逐渐进入昏迷状态，抽搐常反复发作不止，颈项强直有抵抗，呕吐常呈喷射状，结合腰椎穿刺，可早期确诊。本证以盛夏发病，高热不退，头痛项强，神昏，抽搐，恶心呕吐为特征。

治法主方 清热祛暑，开窍熄风。清瘟败毒饮加减。

方药运用 常用药：生石膏（先煎）、生地黄、黄连、水牛角片（先煎）、山栀、黄芩、知母、赤芍、玄参、连翘、牡丹皮、竹叶、羚羊角粉（冲服）、钩藤、僵蚕。昏迷较甚者，可选用牛黄清心丸、安宫牛黄丸清心开窍，熄风止痉；大便秘结加生大黄（后下）、玄明粉（兑入）；呕吐加半夏、玉枢丹；皮肤瘀斑加大青叶、丹参、紫草。

暑为阳邪，伤人最速，因此方中生石膏、水牛角等用量宜大，生石膏可用30～90g，水牛角片15～30g，羚羊角粉0.6～1.2g。

本病初期表邪未解，可用新加香薷饮（香薷、金银花、鲜扁豆花、厚朴、连翘）；如兼有湿浊之邪，痰涎壅盛，舌苔黄浊厚腻者，可用白虎汤（生石膏、知母、粳米、甘草）加入茵陈蒿、佩兰、天竺黄、冬瓜仁、浙贝母、藿香。

(3)感受疫邪

证候表现 常见于夏秋之季，起病急骤，突然高热，持续不退，神志昏迷，频繁抽搐，烦躁谵语，呕吐腹痛，大便腥臭或夹脓血，舌质红，苔黄腻，脉滑数。

辨证要点 本证常见于疫毒痢，好发于夏秋之季，由饮食不洁、感受湿热疫毒所致。初起即见高热，继而迅速出现神昏、抽搐反复不止。早期可无大便或大便正常，须灌肠或肛门内采取大便方见脓血。后期出现脓血便，化验检查，大便常规中有大量红、白细胞，大便培养可见痢疾杆菌。本证以夏秋好发，高热不退，神昏、抽搐，呕吐腹痛，大便腥臭夹脓血为特征。

治法主方 清热化湿，解毒熄风。黄连解毒汤合白头翁汤加减。

方药运用 常用药：黄连、黄柏、山栀、黄芩、白头翁、秦皮、钩藤、全蝎。呕吐腹痛明显者，可加用玉枢丹辟秽解毒止吐；大便脓血较重者，可用生大黄水煎灌肠，清肠泄毒；昏迷不醒，反复抽搐者，选用紫雪、至宝丹清心熄风；若出现内闭外脱，症见面色苍白、精神淡漠、呼吸浅促、四肢厥冷、脉微欲绝者，改用参附龙牡救逆汤灌服或参附注射液静脉滴注，回阳救逆固脱。

2. 痰食惊风

证候表现 纳呆，腹痛，呕吐，便秘，继而出现发热，神昏惊厥，喉中痰鸣，口中气秽，舌苔厚腻，或白或黄，脉滑数。

辨证要点 本病初起多有伤食，表现为纳呆，呕吐，腹痛等，随即出现发热，惊厥，口中气秽，大便不通，此为食积化热，生痰动风而致。本证以惊厥，纳呆，腹痛，口中气秽，便秘，舌苔厚腻为特征。

治法主方 消食导滞，涤痰熄风。保和丸加减，送服玉枢丹。

方药运用 常用药：焦山楂、焦神曲、陈皮、莱菔子、半夏、连翘、胆南星，玉枢丹。痰多者加用礞石滚痰丸；便秘者，加大黄、枳实、风化硝（冲服）、芦荟；腹胀痛剧者，加木香、厚朴；呕吐甚者，加藿香、竹茹。痰滞交结、腑气不通者，可加保赤散通便祛痰。

3. 惊恐惊风

证候表现 面色时青时赤，惊惕不安，喜投母怀，甚至惊厥，偶有发热，大便色青，脉数乱。

辨证要点 本病患儿常有惊吓史，平素情绪紧张，胆小易惊，夜间恶梦，惊啼，面色乍青乍赤，抽搐时间较短，可不伴有神昏等表现，脑电图检查多正常。本证以惊吓病史、惊惕颤栗、喜投母怀、夜间惊啼为特征。

治法主方 镇惊安神，益气健脾。远志丸加减。

方药运用 常用药：远志、龙齿、茯神、石菖蒲、蝉蜕、琥珀（冲服）、党参、山药、钩藤、全蝎、磁石（先煎）等。抽搐甚者可加抱龙丸；呕吐较重者，加竹茹、半夏；心神不宁，夜寐多梦者，加用朱砂安神丸；寐中肢体抖动，惊啼不安者，加用磁朱丸；平时胆小易惊，加用镇惊丸。

朱砂中含汞，有一定毒性，该药在儿科应用时尤应注意，一般每日剂量不超过0.5g（冲服），疗程应在10天以内为宜。

（二）慢惊风

1. 脾胃虚弱

证候表现 精神萎靡，嗜睡露睛，面色萎黄，不欲饮食，大便稀溏，色带青绿，时有腹鸣，四肢不温，抽搐无力，时作时止，舌淡苔白，脉沉弱。

辨证要点 本病以脾胃虚弱为主，常发生于婴幼儿，初期有精神萎靡，面色萎黄，嗜睡露睛等临床症状，继而出现抽搐，可反复发作，但程度较轻。一般不伴有高热，此点可与急惊风鉴别。本证以抽搐无力，时作时止，精神萎靡，面色萎黄，嗜睡露睛为特征。

治法主方 温中健脾，扶土抑木。缓肝理脾汤加减。

方药运用 常用药：人参、白术、干姜、茯苓、白芍、钩藤、炙甘草。抽搐频发者，加天麻、蜈蚣；泄泻日久者，将干姜改为煨姜，加山楂炭、升麻、葛根；纳呆食少者，加焦神曲、焦山楂、砂仁；四肢不温，大便稀溏者，改用附子理中汤。

若胃阴虚而肝阳亢动，症见皮肤干枯，目眶凹陷，啼哭无泪，口渴烦躁，手足蠕动，舌干红无苔，脉细数者，宜酸甘化阴，柔肝熄风。可用连梅汤加白芍、天麻、钩藤。

2. 脾肾阳衰

证候表现 精神委顿，昏睡露睛，面色㿠白或灰滞，口鼻气冷，额汗不温，四肢厥冷，溲清便溏，手足蠕动震颤，舌质淡，苔薄白，脉沉微。

辨证要点 本病多发生在暴泻久泻之后，体内阳气衰竭，病至于此，为虚极之候，阳气虚极而生风，属慢脾风证。临床除上述阳气虚衰症状外，还可见心悸气促、脉微细欲绝等危象。本证以精神委顿、额汗不温、四肢厥冷、手足蠕动震颤、脉沉微为特征。

治法主方 温补脾肾，回阳救逆。固真汤合逐寒荡惊汤加减。

方药运用 常用药：党参、白术、茯苓、黄芪、甘草、炮附子、肉桂、山药、炮姜、丁香。汗多者加煅龙骨、煅牡蛎、五味子；恶心呕吐者，加吴茱萸、半夏、丁香；痰多者，加白附子、天南星。脾肾阳虚证慢惊风已属亡阳欲脱，上述症状但见一二者，即应投以益气回阳固脱之品，不可待诸症悉具再用药，否则延误投药时机，影响疗效。

3. 肝肾阴虚

证候表现 精神疲惫，面色萎黄或时有潮红，虚烦低热，手足心热，易出汗，大便干结，肢体拘挛或强直，抽搐时轻时重，舌绛少津，苔少或无苔，脉细数。

辨证要点 本病多发于急惊风之后，痰热炼灼阴津，筋脉失养，故临床见有抽搐反复发作，低热，舌红少苔，脉细数等症。部分患儿可伴有筋脉失养之肢体活动障碍，甚至萎废不用。本证以抽搐时轻时重反复发作，低热，舌红少苔，脉细数为特征。

治法主方 育阴潜阳，滋水涵木。大定风珠加减。

方药运用 常用药：生白芍、龟甲（先煎）、生地黄、麻仁、鳖甲（先煎）、五味子、生龙骨（先煎）、生牡蛎（先煎）、麦冬、当归、甘草。日晡潮热者，加地骨皮、银柴胡、青蒿；抽搐不止者，加天麻、乌梢蛇；汗出较多者，加黄芪、浮小麦；肢体麻木，活动障碍者，加赤芍、川芎、地龙、僵蚕；筋脉拘急、屈伸不利者，加黄芪、党参、鸡血藤、桑枝。

【其他疗法】

一、中药成药

1. 小儿回春丹 用于急惊风风热动风证。

2. 牛黄抱龙丸 用于急惊风感受风邪者。

3. 安宫牛黄丸 用于急惊风外感惊风，邪陷心肝者。

4. 牛黄镇惊丸 用于急惊风惊恐惊风证。

5. 羚羊角粉 用于急惊风各证。

二、单方验方

全蝎、蜈蚣等份，研末。每服 0.3～1g，1 日 2～3 次。用于各种惊风。

三、针灸疗法

1. 体针

(1)外感惊风证：取穴人中、合谷、太冲、手十二井（少商、商阳、中冲、关冲、少冲、少泽），或十宣、大椎。以上各穴均施行捻转泻法，强刺激。人中穴向上斜刺，用雀啄法。手十二井或十宣点刺放血。

(2)湿热惊风证：取穴人中、中脘、丰隆、合谷、内关、神门、太冲、曲池。上穴施以提插捻转泻法，留针 20～30 分钟，留针期间 3～5 分钟施术 1 次。

(3)惊恐惊风证：取穴印堂、内关、神门、阳陵泉、四神聪、百会。施捻转泻法，留针 20 分钟。

(4)脾胃虚弱证：取穴脾俞、胃俞、中脘、天枢、气海、足三里、太冲。其中太冲穴施捻转泻法，余穴皆用补法。

(5)脾肾阳虚证：取脾俞、肾俞、章门、关元、印堂、三阴交。诸穴均用补法。

(6)肝肾阴虚证：取关元、百会、肝俞、肾俞、曲泉、二阴交、太溪、太冲。诸穴均用补法。

2. 耳针 取穴神门、脑（皮质下）、心、脑点、交感。强刺激，每隔 10 分钟捻转 1 次，留针 60 分钟。

3. 梅花针 取穴神庭、百会、大椎、身柱、筋缩、命门、华佗夹脊穴、膀胱经背俞穴、关元、足三里。叩刺宜轻，使局部皮肤略红即可。

4. 灸治 取穴大椎、脾俞、命门、关元、气海、百会、足三里。用于脾虚肝亢证、脾肾阳虚证。

四、推拿疗法

1. 急惊风 高热：推三关，透六腑，清天河水；昏迷：捻耳坠，掐委中；抽风：掐天庭，掐人中，拿曲池，拿肩井。急惊风欲作时：拿大敦穴，拿鞋带穴；惊厥身向前曲：掐委中穴；身向后仰：掐膝眼穴；牙关不利，神昏窍闭：掐合谷穴。

2. 慢惊风 运五经，推脾土，揉脾土，揉五指节，运内八卦，分阴阳，推上三关，揉涌泉，揉足三里。

五、西医疗法

惊厥发作的治疗原则是：维持生命功能；药物控制惊厥发作；寻找并治疗引起惊厥的病因；预防惊厥复发。

1. 控制高热 物理降温，用冷湿毛巾敷额头处，每 5～10 分钟更换一次，必要时用冰袋放在额部、枕部及颈侧。药物降温，美林口服，或赖氨匹林肌注、静滴。

2. 抗惊厥 10%水合氯醛 40～60mg/kg，保留灌肠。或用地西泮（安定），每次 0.3～

0.5mg/kg，最大量不超过10mg，注射速度每分钟1mg，新生儿每分钟0.5mg，注射过程中注意防止呼吸抑制。惊厥控制以后，仍应继续使用抗惊厥药物，首选苯巴比妥，先给负荷量，5mg/kg肌注，然后口服维持量3～5mg/(kg·d)，直至热退为止。高热惊厥持续状态，即惊厥持续30分钟以上，应按癫痫持续状态急救处理。加强护理，保持呼吸道通畅，吸氧，必要时气管插管及人工呼吸，插胃管以减少吸入。抗惊厥药首选安定，必要时20分钟重复一次。

3. 注意心、肺功能，维持水电解质平衡。

4. 预防脑损伤 减轻惊厥后脑水肿。惊厥持续30分钟以上者，给予吸氧，疑有低血糖时，用高张葡萄糖1g/kg静脉注射；可能脑水肿时静脉注射地塞米松，起始量2～6mg，以后每6小时用1～4mg或用20%甘露醇1～2g/kg，于20～30分钟内快速静脉滴注，必要时6～8小时重复1次。

5. 在控制惊厥发作的同时要积极寻找病因，对症治疗。

【预防护理】

一、预防

1. 高热患儿除应及时服用西药退热药外，可服用羚羊角粉或紫雪散清热止痉，高热仍不退者可用50%酒精或温水擦浴降温，亦可用冰袋等降温，以防抽搐。

2. 对于暑温、疫毒痢的患儿，要积极治疗原发病，防止惊厥反复发作。

3. 慢惊风患儿，要加强体育锻炼，增强体质，减少发作。

二、护理

1. 抽搐发作时，切勿强制按压，以防骨折。应将患儿平放，头侧位，并用纱布包裹压舌板，放于上、下牙齿之间，以防咬伤舌体。

2. 保持呼吸道通畅，痰涎壅盛者，随时吸痰，同时注意给氧。

3. 保持室内安静，避免过度刺激。

4. 随时观察患儿面色、呼吸及脉搏变化，防止病情突变。

5. 抽搐时要禁食，抽搐停止后以流质素食为主，病情好转后，给予高营养，易消化食物。

【文献选录】

《小儿药证直诀·脉证治法》："小儿急惊者，本因热生于心，身热面赤引饮，口中气热，大小便黄赤，剧则搐也。盖热甚则风生，风属肝，此阳盛阴虚也，故利惊丸主之，以除其痰热，不可与巴豆及温药大下之，恐搐痰热不消也。小儿热痰客于心胃，因闻声非常，则动而惊搐矣。若热极，虽不因闻声及惊，亦自发搐。

慢惊：因病后或吐泻脾胃虚损，遍身冷。口鼻气出亦冷，手足瘛疭，昏睡，睡露睛，此无阳也，栝蒌汤主之。

凡急慢惊，阴阳异证，切宜辨而治之。急惊合凉泻，慢惊合温补。世间俗方多不分别，误小儿甚多。又小儿伤于风冷，病吐泻，医谓脾虚，以温补之，不已，复以凉药治之，又不已，谓之本伤风，医乱攻之。因脾气即虚，内不能散，外不能解，至十余日，其证多睡露睛，身温。风在脾胃，故大便不聚而为泻，当去脾间风，风退则利止，宣风散主之，后用使君子丸补其胃。亦有诸吐利久不差者，脾虚生风而成慢惊。"

《活幼口议·小儿惊风痰热四证》："小儿有患惊风痰热四证如何用药？议曰，小儿有热，热盛生痰，痰盛生惊，惊盛作风，风盛发搐，又盛牙关紧急，又盛反张上窜，痰涎壅，牙关紧，风热极闭经络即作搐搦。涎壅胃口，闷乱不省，才入中脘，手足挛，是诸关窍不通，百脉凝滞。有退热而愈者，有治惊而愈者，有截风而愈者，有化痰通关而愈者，皆是依证用药，不可不究竟其所以受病。凡病在热，不可妄治痰；病在惊，不可妄治风；病在痰，不可便治惊；病在风，不可便治搐。凡治小儿病在惊，惊由痰热得，只可退热化痰，其惊自止。病在风，风由惊作；只可利惊化痰，其风自散；病在痰涎，急须退热化痰。若也有搐须用截风散惊，此乃谓医工至妙之道。若以意急虽治惊，痰不化，热亦不退，惊如何自止？化其痰热，若不退风，亦不散痰，如何去？是知不治之治所以治之之谓与！学者深可留心，操志于此一端。究竟无至得失，乃谓之醇全通道而已矣。"

《证治准绳·幼科·急慢惊风总论》："大抵肝风、心火，二者交争，必挟心热而后发，始于搐，故热必论虚实，证先分逆顺，治则有后先。盖实热为急惊，虚热为慢惊，慢惊当无热，其发热者虚也。急惊属阳，用药以寒。慢惊属阴，用药以温。然又必明浅深轻重、进退疾徐之机，故曰热论虚实者此也……凡热盛生痰，痰盛生惊，惊盛生风，风盛发搐，治搐先于截风，治风先于利惊，治惊先于豁痰，治痰先于解热。其若四证俱有，又当兼施并理，一或有遗，必生他证。故曰治有先后者此也。纲领如此，若分三者言之，暴烈者为急惊，沉重者为慢惊，至重者肝风之克脾土，则为慢脾风矣。"

《景岳全书·小儿则·惊风》："惊风之要领有二：一曰实证，一曰虚证而尽之矣。盖急惊者，阳证也，实证也。乃肝邪有余而风生热，热生痰，痰热客于心膈间，则风火相搏，故其形证急暴而痰火壮热者，是为急惊。此当先治其标，后治其本。慢惊者，阴证也，虚证也。此脾肺俱虚，肝邪无制，因而侮脾生风，无阳之证也。故其形气病气俱不足者，是为慢惊。此当专顾脾肾，以救元气。虽二者俱名惊风，而虚实之有不同，所以急慢之名亦异。凡治此者，不可不顾其名以思其义。"

《医宗金鉴·幼科杂病心法要诀·惊风门》："急惊风一证，有因目触异物，耳闻异声，神散气乱而生者；有因心肝火盛，外为风寒郁闭，不得宣通而生者；有因痰盛热极而内动风者。然证多暴发壮热，烦急，面红，唇赤，痰壅气促，牙关噤急，二便秘涩。噤急者，齿紧急不能开也。二便秘涩者，大便秘结而小便涩难也。脉洪数者，主阳热也。触异致惊者，清热镇惊汤、安神镇惊丸主之；火郁生风者，至宝丹主之；痰盛生惊者，牛黄丸攻下之；热极生风者，凉膈散清解之；病不甚者，则用平治之法。风热者，羌活散主之；肝热者，泻青丸主之；痰兼热者，清热化痰汤主之；心经热者，导赤散、凉惊丸主之。惟在临证者审而用之。"

【现代研究】

一、治疗学研究

小儿惊风中最常见的为热性惊厥(febrile convulsion，FC)。现代研究认为，热性惊厥是小儿时期因体温升高诱发的一种特殊的癫痫综合征，6个月至3岁小儿多见。研究发现其与遗传因素有关，有较明确的基因位点。机体细胞及体液免疫紊乱成为易复发的原因之一。在血生化方面，血清铁、钙的含量降低也是重要的诱发因素。流行病学研究表明，大多数FC儿童预后良好。

李君芳等综合治疗小儿高热惊厥51例，采用针刺人中穴，必要时加刺涌泉穴；当小儿苏醒后口服清热熄风中药以防止惊厥复发。结果：90.2%的患儿能够在1分钟内停止惊厥，96.1%的患儿不同程度的抑制了惊厥的发生。结论：首先快速针刺是制止惊厥的较好方法，口服清热熄风中药可减少惊厥的再次发生[1]。康玉亭等采用小承气汤保留灌肠治疗小儿高热惊厥60例，并与单纯西药组对照。结果：两组治愈率相同，在退热和改善食欲方面，观察组明显优于对照组，$P<0.01$[2]。此外，有研究表明：滋阴柔肝养筋熄风中药配合安定预防复发效果显著；人参汤加味治疗小儿慢惊风疗效确切；防惊散对本病具有较好的防治作用，

治疗后患儿发热次数明显减少，惊厥复发次数明显降低。

二、动物模型研制

周戬平等采用热水浴法建立热性惊厥大鼠模型，具体方法为：将FC组大鼠放入一透明玻璃筒中（直径10cm，高50cm），该玻璃筒下部有多个小孔和外部相通；将筒竖立于恒温[(45.0±0.25)℃]水浴箱（100cm×70cm×50cm）中，通过向玻璃筒底垫放橡胶垫片以调节筒中水的深度，以大鼠沿筒壁站立时仅露出头部为准；每只大鼠上、下午均用该方法诱发惊厥1次，连续5天，共10次；观察惊厥的发生并记录惊厥发生的潜伏期、级别、持续时间和惊厥发生即刻大鼠的直肠温度[3]。惊厥级别参照Jiang等的标准：0级，未发生抽风；1级，面部抽动；2级，点头；3级，前肢阵挛抽搐；4级，全身强直；5级，全身强直阵挛[4]。

三、药效学研究

尚莉丽等做小儿回春丹对实验大鼠热性惊厥的预防作用研究，结果表明，小儿回春丹组和安定组均可明显降低实验大鼠惊厥发生率，延长惊厥潜伏期及减慢肛温上升速度（$P<0.01$或$P<0.05$）。而三组间相比，差异无显著性（$P>0.05$），小儿回春丹对热性惊厥具有显著的预防作用[5]。

张信岳等观察克比奇胶囊的解热、镇静和抗惊厥等主要药效学作用。结果表明，以羚羊角粉为主药的克比奇胶囊可明显抑制细菌内毒素所致的家兔体温升高，使体温峰值明显降低，并延迟体温的达峰时间。明显减少正常小鼠和苯丙胺兴奋小鼠的自主活动，并明显延长回苏灵和尼可刹米所致小鼠惊厥的潜伏期，明显抑制尼可刹米致惊厥小鼠的死亡率。因此说明：克比奇胶囊具有明显的解热、镇静和抗惊厥作用[6]。

参考文献

[1] 李君芳，蒋平．综合治疗小儿高热惊厥51例临床研究[J]．河北医学，2003，9(3)：254-256.

[2] 康玉亭，康小刚．小承气汤保留灌肠治疗小儿高热惊厥60例[J]．陕西中医，2005，26(10)：1041.

[3] 周戬平，王帆，李瑞林，等．热性惊厥对大鼠行为运动及空间学习记忆的影响[J]．中华儿科杂志，2004，42(1)：49-53.

[4] Jiang W，Duong TM，Lanerolle NC. The neuropathology of hyperthermie seizures in the rats[J]. Epihpsia，1999，40：5-19.

[5] 尚莉丽，邓军霞，牛敏国．小儿回春丹预防热性惊厥的实验研究[J]．安徽中医学院学报，2004，23(4)：41-43.

[6] 张信岳，王国康，郑高利，等．克比奇胶囊解热、镇静和抗惊厥作用的实验研究[J]．中国中医药科技，2003，10(3)：144-145.

（马 融 张喜莲）

第二节 癫 痫

【概述】

癫痫是以突然仆倒，昏不识人，口吐涎沫，两目上视，肢体抽搐，惊掣啼叫，喉中发出异声，片刻即醒，醒后一如常人为特征的一种发作性疾病。癫痫是中西医共用之病名。但是，西医学之癫痫是指由于大脑神经元反复地、异常地、阵发性超同步化放电引起一种慢性的、反复出现的、发作性的脑功能障碍性疾病，常表现为发作性意识障碍、抽搐、精神行为异常等各种临床症状。因此，西医学的癫痫内涵范围比中医学要广泛。从发作症状上看，中医学的癫痫病是西医学癫痫病中的一个类型，即全身强直—阵挛性发作，而西医学癫痫病中的自主神经性发作、失神性发作、精神症状性发作等，则归属于中医学的头痛、腹痛、呕吐、癫狂、郁证等范畴。

癫痫是儿科常见病之一。据调查，我国癫痫的年发病率为(79～182)/10 万人，人群累积患病率为 7‰(2001 年)，多数癫痫在儿童期发病，很多癫痫仅见于小儿，所以癫痫的防治要从小儿开始。

近年来，治疗癫痫病的西药新药不断涌现，如拉莫三嗪、奥卡西平、左乙拉西坦等，对患者肝脏损害及认知功能影响均较前减少。中医药治疗癫痫疗效显著、毒副作用较低，尤其是有些药物还有改善患儿认知功能的作用，对于小儿良性癫痫能控制发作、并可避免损害肝肾功能；对于癫痫伴有智力障碍的患儿，还有部分增智作用。

【病因病理】

一、病因

引起癫痫发作的原因颇为复杂，归纳起来，主要为先天因素、后天因素及相关促发因素三方面。

1. 先天因素　先天因素常见于以下情况：

(1)胎禀不足：父母素有癫痫之疾，致使肾精亏虚，胎儿禀赋不足，易患痫疾；或胎儿先天元阴不足，肝失所养，克土伤心，出生后亦可发为癫痫。如《慎斋遗书·羊癫风》所云："羊癫风，系先天之元阴不足，以致肝邪克土伤心故也"。

(2)调护失宜：孕期调护失宜亦可引发癫痫，如《诸病源候论·小儿杂病诸候·养小儿候》云："小儿所以少病痫者，其母怀娠，时时劳役，运动骨血，则气强，胎养盛故也。若侍御多，血气微，胎养弱，则儿软脆易伤，故多病痫"。

(3)胎产损伤：宫中胎儿位置不正，致使脐带绕颈、缺氧；生产时难产，亦可损伤胎儿，发为癫痫。

(4)胎中受惊：儿在母腹之中，动静莫不随母，若母惊于外，则胎感于内，势必影响胎儿，生后若有所犯，则引发痫证。此如《素问·奇病论》所云："人生而有病颠疾者，病名曰何？安所得之？岐伯曰：病名为胎病，此得之在母腹中时，其母有所大惊，气上而不下，精气并居，故令子发为颠疾也"。

2. 后天因素

(1)脾虚痰伏：历代医家一致认为痰与痫疾的关系最为密切，如朱丹溪指出："痫症有五……非无痰涎壅塞，迷闷孔窍。"(《丹溪心法·痫》)。沈金鳌云："然诸痫证，莫不有痰。"(《幼科释谜·痫痉》)。娄英说："痰溢膈上，则眩甚仆倒于地，而不知人，名之曰癫痫。"(《医学纲目·肝胆部·癫痫》)等，故有"无痰不作痫"之说。而痰之所生，因小儿脾常不足，加之饮食所伤或他病影响，使脾胃受损，运化失常，水聚为痰，痰阻经络，上逆窍道，阻滞脏腑气机升降之路，致使阴阳气不相顺接，清阳被蒙，因而作痫。正如《幼幼集成·痫证》云："从前攻伐太过，致中气虚衰，脾不运化，津液为痰，偶然有触，则昏晕卒倒，良久方苏"。

(2)惊风频发：外感瘟疫邪毒，化热化火，火盛生风，风盛生痰，风火相煽，痰火交结，可发惊风。惊风频作，未得根除，风邪与伏痰相搏，进而扰乱神明，闭塞经络，亦可续发痫疾。《证治准绳·幼科》曾有"惊风三发便为痫"之论，所谓三发是指惊风多次发作不愈而言，日后可致癫痫。

现代研究认为，有相当一部分癫痫是由高热惊厥(急惊风)移行而来。据报道，高热惊厥随访5年以上有9.9%～18.5%的患儿转为癫痫。反之，在癫痫病例中有5.1%的患儿曾有高热惊厥史。由此可知，高热惊厥是导致癫痫的病因之一。

(3)暴受惊恐：惊吓是小儿癫痫的常见原因之一。除上述胎中受惊之先天之惊因素外，最常见的为后天之惊，与小儿生理特点有关。小儿神气怯弱，元气未充，尤多痰邪内伏，若乍见异物，卒闻异声，或不慎跌仆，暴受惊恐，可致气机逆乱，痰随气逆，蒙蔽清窍，阻滞经络，则发为癫痫。

(4)颅脑损伤：随着现代影像技术的发展，人们对于引发癫痫的颅脑损伤因素的认识越来越深入，例如：颅内肿瘤、感染、出血、颅外伤等因素损伤颅脑，使痰阻气滞或血络受损，血溢络外，瘀血痰浊停积，脑窍不通，以致精明失主，昏乱不知人，筋脉失养，抽搐顿作，发为癫痫。正如《普济方·婴孩一切痫门·候痫法》所论："大概血滞心窍，邪气在心，积惊成痫。"或因重金属中毒，药物、食物中毒，一氧化碳中毒等中毒性脑病，损伤颅脑，致肾精亏虚，脑髓失养，也会发为癫痫。

3. 促发因素　促发因素亦称诱发因素，部分癫痫发作可有明显的诱因，如：视觉刺激(阅读)、听觉刺激(异声)、过度换气(大笑)、睡眠、情感、饥饿或过饱，以及长时间玩电子游戏等。

西医学认为癫痫的病因可分为特发性、症状性、隐源性三类：

1. 特发性　指除可能与遗传性癫痫易感有关外，无其他可寻的病因。有遗传素质的小儿发作阈值降低，惊厥易感性增高，遇到某种环境因素时，易出现癫痫发作。家系研究发现，特发性癫痫患者的亲属比一般人群的癫痫发病率高出数倍。遗传方式较复杂，可能是多因素性遗传、多基因遗传或单基因遗传，也可为几个相邻基因的微缺失。常有明显的年龄依赖性和不同的外显率。

2. 症状性　由已知的脑病变引起，包括脑的器质性、结构性病变，或生化代谢紊乱等原因。如脑发育畸形，缺氧性脑损伤，先天代谢性异常等。

3. 隐源性　根据当前的知识和技术未能找到结构或生化方面的原因，但疑为症状性者。随着对癫痫认识的深入和诊断技术的进展，所谓特发性癫痫的病因也将逐步阐明。

二、病理

1. 病位在心肝脾肾　肾为先天之本，脾为后天之本。先天禀赋不足，元阴亏乏；后天调摄失宜，脾失运化，均可造成气机不利，津液运行不畅，日久可使痰浊内生，若复受于惊，惊则气乱，痰随气逆，上蒙心窍，则神昏；横窜经络，引动肝风，则抽搐；发作日久，耗伤气阴，又可损伤脾肾。由此可知，癫痫的病变脏腑与心肝脾肾皆有关。

2. 病理因素为痰瘀　历代医家的论述中，痫与痰的关系最为密切，痰既是致痫之因，亦是癫痫发作的病理产物。致痫之痰可分为有形之痰与无形之痰两大类。有形之痰是言痫症发作过程中喉中痰鸣，口吐黏沫；无形之痰乃由神昏、抽搐之症测知。有形之痰为致痫之标、无形之痰为致痫之本，有形与无形之痰，两者又可相互为害。无形之痰可使有形之痰阻于咽喉，排出不畅；有形之痰阻碍气机，滞其升降出入之路，又可加重无形之痰所致的神昏、抽搐之症。由此可见，痰气逆乱是小儿癫痫的病机关键。

瘀血是小儿癫痫的又一重要病理因素，既为导致癫痫发作之因，亦为癫痫发作日久之果。各种原因导致的颅脑外伤，致使络脉破损，血溢络外，瘀血停滞，或痰阻气滞，脑络血瘀，均导致脑窍不通，筋脉失养，引发癫痫。而癫痫发作日久，必生瘀血，即所谓"久病必瘀"。且痰和瘀亦密切相关，痰浊阻滞，气机不畅，气不行血，亦可变生瘀血；瘀血阻络，气机郁滞，使津液运行不畅，日久可使痰浊内生。由此可见，痰、瘀为癫痫病理演变过程中的两大重要病理因素。

3. 病机属性分阴阳 癫痫的病因不同，患儿体质各异，故而在病证的发生、发展过程中有阴阳之分。阳痫多属实热，阴痫多属虚寒。阳痫者，素体阳盛，外感温热邪毒，化火最速，火盛生风，风盛生痰，风火相煽，痰火阻窍，故见抽搐有力，神昏嚎叫；阴痫者，素体阴盛阳虚，痰浊内伏，暴受惊恐，气机逆乱，痰气内闭心窍，横窜经络，故有失神呆滞，肢体抖动或颤动等症。《诸病源候论・小儿杂病诸候・风痫候》说的真切："又病先身热，瘈疭惊啼叫唤，而后发痫，脉浮者，为阳痫，内在六腑，外在肌肤，犹易治。病先身冷，不惊瘈，不啼唤，乃成病，发时脉沉者，为阴痫，内在五脏，外在骨髓，极者难治"。

4. 病情演变辨虚实 癫痫由于致病原因的不同，病程久暂不一以及疗效的优劣差异，故其病情演变也有虚实之分。实证癫痫多病程短，症状轻，次数少，正未虚，常由外感温疫邪毒或暴受惊恐而来，风火相煽，痰气逆乱为其主要病机，故属实证。癫痫反复发作，次数频繁，症状较重，病程迁延或失治误治，致使寒痰凝滞，阻塞经络，蒙闭孔窍，属虚证或虚实夹杂证。一般以脾虚较为常见，多见神疲乏力、面色无华、纳呆便溏、舌淡等脾胃损伤表现；脾虚日久可致肾虚，出现智力迟钝、腰膝酸软、四肢不温、脉沉细无力等症状，形成脾肾阳虚之证。若因温病日久，低热留连，精神憔悴萎靡，或昏睡烦躁，项强，震颤，或肢体拘挛，自汗盗汗，大便干结，或有失聪、失语、失明、失听等症，舌红少苔或无苔，脉细数无力，指纹紫滞者，则属肝肾阴虚之证，临床应当详细审察分辨。

西医学认为，癫痫发作为大脑神经元反复异常的阵发性超同步化放电引起，其发病机制涉及神经、免疫、内分泌等多个方面。研究发现，与神经细胞 Na^{+}、Ca^{2+} 内流增多，中枢神经系统兴奋性氨基酸类递质（EAAs）和抑制性氨基酸类神经递质（IAAs）的平衡失调，脑内NMDA受体及即刻早期基因（IEG）的过度表达，免疫系统的紊乱，脑组织脂质过氧化物（LPO）含量的增高，星形胶质细胞异常激活，使细胞肥大增生、胶质纤维酸性蛋白（GFAP）增加等有密切关系。

【诊断与鉴别诊断】

一、诊断要点

1. 癫痫病的诊断应依据国家中医药管理局1994年发布的《中华人民共和国中医药行业标准・中医病证诊断疗效标准・痫病》。

(1)全身性发作时突然昏倒，项背强直，四肢抽搐，或仅两目瞪视，呼之不应，或头部下垂，肢软无力。

(2)部分性发作时可见多种形式，如口、眼、手等局部抽搐而无突然昏倒，或幻视，或呕吐，多汗，或言语障碍，或无意识的动作等。

(3)起病急骤，醒后如常人，反复发作。

(4)多有家族史，每因惊恐、劳累、情志过极等诱发。

(5)发作前常有眩晕、胸闷等先兆。

(6)脑电图检查有阳性表现，有条件做CT、磁共振检查。

(7)应注意与中风、厥证、痉病等鉴别。

2. 癫痫病的临床表现是西医癫痫病中的一个类型，即全身强直—阵挛性发作，此外，在临床中比较常见的症状还有失神、失张力、肌阵挛、腹痛、头痛、恶心等。因此，癫痫的诊断主要根据患儿典型的临床表现、反复发作史及脑电图出现的痫性放电波，三者之中只要出现两种，即可诊断。

二、鉴别诊断

癫痫病的临床表现以神昏、抽搐为主，因此需与下列疾病进行鉴别。

1. 高热惊厥　高热惊厥是婴幼儿常见的病症，主要发生于6个月至3岁，4岁以后发病率明显下降，6岁以后较少见。鉴别要点：①年龄＜3岁，＞5岁少见。②一般发热体温＞38.5℃。③惊厥大多数发生于体温的上升支（急骤高热开始2小时内），一般发作时间较短暂，仅数秒到10分钟，个别可达30分钟以上。④大多数患儿一次发热只抽搐一次，很少出现多次，惊厥停止后，神志即可恢复正常，不引起脑部损害，也查不到异常神经系统体征。⑤脑电图可暂时出现慢波，热退一周后即可恢复正常，日后也不引起癫痫的发作。若高热惊厥反复发作或发作的时间较长，或缓解后两周脑电图仍有异常者，则有可能继发癫痫。

2. 屏气发作　屏气发作又称呼吸暂停症，是婴幼儿受到外界环境刺激后，大声啼哭时出现的发绀、抽搐、意识丧失等表现。鉴别要点：①每次屏气发作都有诱因存在。②严重的屏气发作过程是，哭喊之后呼吸暂停（呼气相），继之面色青紫（或苍白）、意识丧失、少数患儿可有角弓反张、强直抽搐或尿失禁。而癫痫大发作过程与此不同，往往一开始就有意识丧失。③屏气发作恢复呼吸后意识转清，而癫痫大发作往往有发作后昏睡。④屏气发作间歇期脑电图正常，而癫痫常有痫性波。⑤屏气发作不在睡眠中发生，而癫痫在夜间的发作机会较多。⑥屏气发作多于6个月至2岁起病，3岁后发作逐渐减少，大多5岁前停止发作，而多数癫痫无此规律。

3. 晕厥　是由于急性广泛性脑供血不足而突然发生的短暂的意识丧失状态。与癫痫的鉴别要点：①晕厥大多发生于立位时，部分发生于坐位，很少发生于卧位。晕厥发生时一般是慢慢倒下，而癫痫发作时体位无明显特征，可见突然摔倒。②晕厥前有头晕、眼花、面色苍白、腹部不适等前驱症状，而癫痫少见。③晕厥时可见面色苍白、血压降低，脉搏慢而弱，无呼吸暂停，极少见抽搐，而癫痫发作时面色发绀，血压不低，脉搏增快，呼吸暂停，抽搐时间较长，发作后嗜睡等。④晕厥发作时脑电图主要为慢波，发作后正常，而癫痫发作期或发作间期脑电图均可见痫性放电。

4. 癔症　癔症的发生与遗传素质、家庭环境及精神因素有关。如委屈、气愤、紧张、恐惧、突然遭受不幸之事，均可导致发作。鉴别要点：①癔症多见于年长儿，与精神因素密切相关。②癔症性昏厥缓慢倒下，不受伤，面色无改变，瞳孔反射正常，发作后能记忆。③癔症性抽搐杂乱无规律，不伴有意识丧失和二便失禁。④癔症性发作与周围环境有关，常在引人注意的时间、地点发作，周围有人时发作加重。⑤暗示疗法可终止癔症性发作。⑥癔症发作时脑电图正常。

5. 多发性抽动症　本病为身体局部肌肉或肌群突然、快速、不自主的反复收缩，有时还伴有异常发声，临床应注意与肌阵挛癫痫进行鉴别。鉴别要点：①多发性抽动症有其发展规律，多从反复眨眼开始，呈波浪式进展，逐步发展至颈、肩、四肢及全身。而癫痫在同一患儿身上发作形式比较固定。②多发性抽动症多伴有喉中异常发声或有秽语，而癫痫无此症状。③多发性抽动症虽可有脑电图异常，但多无特异性，没有痫性放电波。

6. 习惯性阴部摩擦　又称交叉擦腿发作、夹腿综合征等，因其发作时两腿交叉内收或互相紧贴，全身用力，目光凝视，症状类似癫痫，应注意鉴别。鉴别要点：①本病发作时面色红润，神志始终清楚。②发作时分散注意力或从床上抱起可终止发作。③发作时全身用力或下肢摩擦，没有真正的抽动。④脑电图正常。

【辨证论治】

一、证候辨别

1. 辨别病因　本病的发作期以病因辨证为主，常见的病因有惊、风、痰、瘀。可根据病史、发病诱因及症状表现区别。惊痫发病前常有惊吓史，发作时常伴惊叫、恐惧等精神症状；风痫多由外感发热所诱发，发作时抽搐明显，或伴发热等症；痰痫发作以神识异常为主，常有一过性失神、摔倒，手中持物坠落，并伴痰涎壅盛，喉中痰鸣等症；瘀血痫通常有明显的颅脑外伤史，头部疼痛位置较为固定，兼见瘀血脉证。

2. 辨识轻重　癫痫的发作有轻重之分。轻者一般发作时间短，抽搐轻微，意识丧失时间短。仅有短暂的眨眼、点头、愣神、凝视、咀嚼动作，而无叫声、吐涎沫，事后对发作情况全然不知。重者，起病急骤，发作时间长，意识丧失时间长。多表现为卒然仆倒，口吐涎沫，抽搐频剧，神志不清，喉中异声，二便自遗，数分或十余分钟方可恢复，发作后乏力嗜睡。严重者反复发作不止，或抽搐后昏睡未醒，又接下一次抽搐，连续超过30分钟者，为癫痫持续状态，应及时抢救。

3. 辨识虚证　癫痫发作日久必损伤正气，或患儿素体虚弱而发癫痫者，必见虚证，可以脏腑辨证为主，继分阴阳。病在脾者，可有神倦肢疲、纳呆便溏等脾胃虚弱证象；病在肾者多有生长发育迟缓、智力迟钝、记忆力减退、腰膝酸软等症状；病在肝者，多有头晕乏力、失眠、失明、失听等症。阳虚者多有四肢不温或厥冷、舌淡苔白、脉迟缓无力；阴虚者可见低热留连、自汗盗汗、大便干结，或有失聪、失语，舌红少苔或无苔，脉细数等症。

二、治疗原则

癫痫的治疗，宜分标本虚实，频繁发作者以治标为主，着重豁痰顺气、熄风开窍定痫；发作间隔时间较长者，以治本为重，宜健脾化痰，柔肝缓急，益肾填精；癫痫持续状态可用中西药配合抢救。对于反复发作，单纯中药治疗效果欠佳者，可配合针灸、割治及埋线等方法综合治疗。

本病治疗时间较长，一般认为在临床症状消失后，仍应服药2～3年，如遇青春期则再延长1～2年，此后结合脑电图等理化检查，方可逐渐停药，切忌骤停抗癫痫药物，以防引起反跳，加重癫痫发作。癫痫发作基本控制后，可将抗癫痫中药汤剂改为丸剂、散剂、糖浆剂或膏剂，服用较为方便，利于长期用药。

三、分证论治

1. 惊痫

证候表现　起病前常有惊吓史，发作时惊叫、吐舌、急啼、神志恍惚，面色时红时白，惊惕不安，如人将捕之状，四肢抽搐，大便黏稠，舌淡红苔白，脉弦滑，乍大乍小，指纹色青。

辨证要点　本证多有惊吓病史，或较强的精神刺激。平时胆小易惊，烦躁易怒，寐中不安或坐起喊叫，发作时以惊叫急啼，精神恐惧为特点，神昏、抽搐症状较重。详细询问家族史，部分患儿与遗传因素有关。本证以病前惊吓史，发作时惊叫、急啼、精神恐惧为特征。

治法主方　镇惊安神。镇惊丸加减。

方药运用　常用药：茯神、酸枣仁、朱砂（冲服）、石菖蒲、远志、钩藤、天麻、胆南星、半夏、川黄连、沉香等。抽搐发作频繁加蜈蚣、全蝎、僵蚕；夜惊哭闹加磁石、琥珀粉（冲服）、铁落花（先煎）；头痛加菊花、石决明。

上方朱砂用量需慎重，一般以每日0.5～1g冲服为宜，服药时间应控制在1个月之内，否则易致汞中毒。全蝎、蜈蚣、僵蚕等动物类药物，水煎加热后可致蛋白凝固影响疗效，故而应研末冲服为宜。癫痫反复发作，经久不愈，可致气阴两伤，伤于气者，重用健脾益气的太子参、白术；伤于阴分者，加用滋阴安神的生地黄、龟甲、黄精。

2. 痰痫

证候表现　发作时痰涎壅盛，喉间痰鸣，瞪目直视，神志恍惚，状如痴呆、失神，或仆倒于地，手足抽搐不甚明显，或局部抽动，智力逐渐低下，或头痛、腹痛、呕吐、肢体疼痛，骤发骤止，日久不愈，舌苔白腻，脉弦滑。

辨证要点　本证多由痰浊留滞、蒙蔽心窍而致，表现为抽搐较轻，但神识症状较重，如失神、平地摔倒、痴呆等，日久可致智力低下。亦有无神昏抽搐，仅见头痛、腹痛、呕吐、肢体疼痛，骤发骤止，久治不愈者，此为痰气逆乱，扰腑阻络，致使气机阻滞，腑气不通所致，脑电图检查可协助诊断。本证以发作时失神、痴呆、痰涎壅盛、抽搐不明显、舌苔白腻为特征。

治法主方　顺气豁痰开窍。涤痰汤加减。

方药运用　常用药：石菖蒲、胆南星、陈皮、清半夏、枳壳、沉香、川芎、神曲、朱砂（冲服）、天麻、青果、青礞石（先煎）等。眨眼、点头、发作较频者加天竺黄、琥珀粉（冲服）、莲子心；头痛加菊花、苦丁茶；腹痛加延胡索、川楝子、白芍、甘草；呕吐加代赭石、竹茹；肢体疼痛加威灵仙、鸡血藤；表情淡漠、沉默寡言、悲欢无常者，加服甘麦大枣汤、百合地黄汤。

本证痰湿困脾、脾失健运，导致脾虚痰盛者，可用香砂六君子汤（党参、白术、茯苓、砂仁、陈皮、半夏、藿香、薏苡仁、甘草）加减治疗。智力低下可选配杞菊地黄丸（益智仁、山茱萸、熟地黄、山药、泽泻、茯苓、枸杞子、补骨脂、菊花）化裁应用。

3. 风痫

证候表现　发作常由外感高热引起，发作时突然仆倒，神志不清，颈项及全身强直，继而四肢抽搐，两目上视或斜视，牙关紧闭，口吐白沫，口唇及面部色青，舌苔白，脉弦滑。

辨证要点　本证多由急惊风反复发作变化而来，初次发作多因外感高热引起，年龄在5岁以下，尤其是3岁以下的婴幼儿更为常见，以后逐渐发展为低热抽搐、无热抽搐。证候表现以抽风为主，一般为先强直，后阵挛、抽搐，并伴有神志不清，口吐白沫，口唇色青等。发作时间较长者，可危及生命。本证以突然仆倒、神志不清、颈项及全身强直、四肢抽搐、牙关紧闭为特征。

治法主方　熄风止痉。定痫丸加减。

方药运用　常用药：天麻、全蝎、蜈蚣、石菖蒲、远志、胆南星、半夏、青礞石（先煎）、陈皮、茯苓、朱砂（冲服）、琥珀（冲服）、川芎、枳壳、钩藤等。伴高热者加生石膏、连翘、羚羊角粉（冲服）；大便秘结加大黄、风化硝（冲服）、芦荟；烦躁不安加黄连、山栀、竹叶。久治不愈，出现肝肾阴虚、虚风内动之象，可加用白芍、龟甲、当归、生地黄。

4. 瘀血痫

证候表现　发作时头晕眩仆，神识不清，单侧或四肢抽搐，抽搐部位及动态较为固定，头痛或头晕，大便干硬如羊矢，舌红少苔或见瘀点，脉涩，指纹沉滞。

辨证要点　本证常有明显的产伤或颅脑外伤病史，若因产伤发作者，初发年龄多在8个月之内，因颅脑外伤而致发作者，多在外伤后2个月之内。年长女孩的发作，还与月经周期有关，一般在行经前或经期血量较少时易于发作。发作部位、症状每次大致相同，发作时间有一定的周期性，结合病史及脑CT检查，不难确诊。本证以发作时抽搐部位及动态较为固定、头痛或头晕、大便干硬如羊矢、舌有瘀点为特征。

治法主方　活血通窍熄风。通窍活血汤加减。

方药运用 常用药：桃仁、红花、川芎、赤芍、老葱、石菖蒲、天麻、羌活、黄酒等。抽搐频繁者加朱砂（冲服）、乌梢蛇；头痛剧烈、肌肤枯燥色紫者加三七、阿胶（烊化）、丹参、五灵脂；大便秘结加芦荟、麻仁；频发不止者，加失笑散；伤阴者，加生地黄、玄参、白芍、当归。瘀血部位较大，或有肿瘤，保守治疗效果欠佳者，可行颅脑手术切除。

5. 脾虚痰盛

证候表现 发作频繁或反复发作，神疲乏力，面色无华，时作眩晕，食欲欠佳，大便稀薄，舌质淡，苔薄白，脉细软。

辨证要点 本证多因反复发作，耗伤机体气阴而致，临床表现以脾胃损伤为主，脾为生痰之源，痰浊阻络，滞而不去，痫久难愈。本证以反复发作、神疲乏力、食呆便溏为特征。

治法主方 健脾化痰熄风。六君子汤加味。

方药运用 常用药：人参、白术、茯苓、甘草、陈皮、半夏、天麻、钩藤、乌梢蛇。若大便稀薄者加山药、扁豆、藿香；纳呆食少者加焦山楂、焦神曲、砂仁。

6. 脾肾两虚

证候表现 症见发病年久，屡发不止，时有眩晕，智力迟钝，腰膝酸软，神疲乏力，少气懒言，四肢不温，睡眠不宁，大便稀溏，舌淡红，苔白，脉沉细无力。

辨证要点 本证多因抽搐发作较重，经久不愈，耗气伤阳，致使脾肾阳虚。发作多以瘛疭、抖动为主，体质较差，智力发育迟钝较为明显。本证以瘛疭、抖动屡发不止，神疲乏力、智力迟钝、便溏、脉沉细为特征。

治法主方 补益脾肾。河车八味丸加减。

方药运用 常用药：紫河车（研粉，冲服）、生地黄、茯苓、山药、泽泻、五味子、麦冬、牡丹皮、肉桂、附子。抽搐频繁者加鳖甲、白芍；智力迟钝者，加益智仁、石菖蒲；大便稀溏者，加扁豆、炮姜。

【其他疗法】

一、中药成药

1. 小儿抗痫胶囊 用于脾虚痰盛者。

2. 医痫丸 用于风痫。

3. 羊痫疯丸 用于惊痫。

二、单方验方

1. 羊癫风药饼 煅青礞石 18g，姜半夏 25g，南星、海浮石各 22g，沉香 9g，生、熟牵牛子各 45g，炒建曲 12g。研细末过筛，加面粉约 500g，与水制成饼，小儿 1～3 岁烙饼 40 个、4～7 岁烙饼 30 个、8～15 岁烙饼 25 个。每晨空腹服 1 个，开水送下，一料服完继服下一料。用于痰痫。

2. 代白散 白胡椒、代赭石，配方比例为 1∶2，共为细末，备用。每服 1～3g，1 日 2～3 次，白萝卜汤或白开水送服。疗程 3～6 个月。用于惊痫。

3. 紫河车 1 个，辰砂 10g。紫河车焙干，与辰砂共为细末。每服 2～4g，1 日 1～2 次，白开水送服。用于各型癫痫伴体虚者。

4. 白胡椒、荜茇等份，研粉。每服 3g，1 日 2 次，以白萝卜汤或开水送服，3 个月为 1 疗程。用于风痫。

5. 蝉蜕、白僵蚕、全蝎、蜈蚣各等份，共研细末和匀。每服 2g，1 日 2 次，开水送服。用于风痫。

三、药物外治

吴萸膏:将生吴茱萸研细末,加冰片少许,取生面粉适量,用凡士林调为膏状。贴敷时,先将吴萸膏涂在穴位上,覆盖纱布块,外用胶布固定(夏季纱布块宜小、透气好)。风痫者以吴萸膏敷神阙穴;痰痫者敷脾俞穴;惊痫者敷肝俞穴;其他或混合发作型以贴神阙穴为主,另可任选肝脾俞穴之一。并根据症状适当加穴,如:痰多加膻中;夜晚多发加涌泉;热重加大椎。隔日1次,每次12小时(从晚8时至早晨8时为佳)。治疗1个月为1疗程,要求治疗12～16个疗程。

四、针灸疗法

1. 体针　发作期取人中、合谷、十宣、内关、涌泉,针刺,用泻法;休止期取大椎、神门、心俞、合谷、丰隆,针刺,平补平泻法,隔日1次。百会、足三里、手三里灸治,各3壮,隔日1次。

2. 耳针　选穴:胃、皮质下、神门、枕、心。每次选用3～5穴,留针20～30分钟,间歇捻针。或埋针3～7天。

3. 穴位注射　选穴:足三里、内关、大椎、风池。采用维生素B_1注射液100mg或维生素B_{12}注射液0.5～1mg,每穴注射0.5ml,每次选用2～3穴。

五、埋线疗法

常用穴:大椎、腰奇、鸠尾。备用穴:翳明、神明。每次选用2～3穴,埋入医用羊肠线,隔20天1次,常用穴和备用穴轮换使用。用于癫痫发作较重的患儿。

六、西医疗法

1. 癫痫持续状态　一次癫痫发作持续时间长达30分钟以上,或者虽有间歇期,但意识不能恢复,反复发作连续30分钟以上者称为癫痫持续状态。若发作频繁,持续多次不止,但间歇期意识恢复、生命体征正常,则称为连续性癫痫发作。

(1)治疗原则:癫痫持续状态的治疗原则是:①控制惊厥发作,选用强有力的抗惊厥药物,经注射途径给入。②维持生命功能,预防和控制并发症,特别应注意避免脑水肿、酸中毒、过高热、呼吸循环衰竭、低血糖等症状的发生。③积极寻找病因,针对病因处理。④发作停止以后,立即开始长期抗癫痫药物治疗。

(2)抗惊厥药物:①安定:安定是治疗各型癫痫持续状态的首选药物。剂量为每次0.25～0.5mg/kg,或按每次1～2mg/岁,婴儿期可按每次0.3mg/kg计算。原药液不经稀释,静脉慢推,注射速度每分钟1mg,新生儿则需每分钟0.1～0.2mg。必要时20分钟后重复应用1次,在24小时内可重复应用2～4次。②苯巴比妥:用其钠盐,每次5～10mg/kg,肌注。若苯巴比妥静脉注射后可在1小时后重复一次。必须继续应用,则至少再经过4小时以后才能注射第3剂,8～12小时以后才能注射第4剂。

对于癫痫持续状态的病儿要采取严密的监护措施,维持正常的呼吸、循环、血压、体温,并避免发生缺氧、缺血性脑损伤。对于原有癫痫的患儿,发生癫痫持续状态的最常见原因之一,是突然停用抗惊厥药物,也可能由于间发感染、中毒、严重应激反应、睡眠不足等诱因引起,应找出原因,并立即给以对症治疗。癫痫持续状态在发作后1～2小时以内及时控制发作,则预后较好;若发作得不到及时控制,则可造成不可逆性脑损伤。

2. 癫痫的药物治疗　癫痫诊断确立后,应尽早开始治疗,以取得较好的预后。

(1)抗癫痫药物的选择原则:①根据发作类型和综合征的类型选药。②强调单药治疗的原则(两次单药治疗后仍不能很好控制者,考虑合理的多药治疗)。③缓慢的增加剂量。

(2)减药停药原则:①患者在药物治疗的情况下,2～5年以上完全无发作,可以考虑停药。②患者经较长时间无发作，仍然面临停药后再次发作的风险，在决定是否停药前应评估再次发作的可能性。③不同综合征预后不同，直接影响停药后的长期缓解率。④停药过程应该缓慢进行，可能持续数月甚至1年以上。⑤多药联合治疗的患者，每次只能减掉一种药物，并且撤掉一种药物之后，至少间隔1月，如仍无发作，再撤第二种药物。⑥如在撤药过程中出现发作，应停止继续撤药，并将药物剂量恢复到发作前的剂量。

(3)根据癫痫发作类型及综合征类型选药原则　见表11-1。

表11-1　癫痫选药原则表

发作类型	一线用药	二线用药	可考虑药物	可能加重的药物
强直阵挛	VPA	LEV、TPM	PB、PHT	
失神	VPA、LTG	TPM		CBZ、OXC、PB、GBP
肌阵挛	VPA、TPM	LEV、CZP、LTG		CBZ、OXC、PHT、GBP
强直	VPA	LEV、CZP、LTG、TPM	PB、PHT	CBZ、OXC
失张力	VPA、LTG	LEV、TPM、CZP	PB	CBZ、OXC
部分性	CBZ、VPA、OXC、LTG	LEV、GBP、TPM、ZNS	PHT、PB	
分类不确定	VPA、LTG、TPM、LEV			
儿童失神	VPA、LTG	LEV、TPM		CBZ、OXC、PHT
青少年失神	VPA、LTG	LEV、TPM		CBZ、OXC、PHT
青少年肌阵挛	VPA、LTG	LEV、TPM、CZP		CBZ、OXC、PHT
婴儿痉挛	类固醇	CZP、VPA、TPM、LTG		CBZ、OXC
L-G综合征	VPA、TPM、LTG	LEV、CZP		CBZ、OXC
伴中央颞区棘波的儿童良性癫痫	VPA、CBZ、LTG、OXC	LEV、TPM		
伴枕部爆发活动的儿童良性癫痫	VPA、CBZ、LTG、OXC	LEV、TPM		
肌阵挛站立不能癫痫	VPA、TPM、CZP	LEV、LTG		CBZ、OXC

代码说明：VPA丙戊酸；LTG拉莫三嗪；LEV左乙拉西坦；TPM妥泰；PB苯巴比妥；PHT苯妥英钠；CBZ卡马西平；OXC奥卡西平；GBP加巴喷丁；CZP氯硝基安定；ZNS唑尼沙胺。

(4)手术治疗：对于药物难治性癫痫、某些继发性癫痫(如脑肿瘤、脑血管病变等)、特殊的癫痫综合征等可手术治疗。

【预防护理】

一、预防

1. 孕期保健　孕妇宜保持心情舒畅，情绪稳定，避免精神刺激，避免跌仆或撞击腹部。

2. 慎防产伤、外伤 孕妇应定期进行产前检查，临产时注意保护胎儿，及时处理难产，使用产钳或胎头吸引器时要特别慎重，避免窒息，注意防止颅脑外伤。

3. 防受惊恐 禁止观看恐怖性影视剧，避免惊吓。

4. 预防后遗症 对于急惊风、小儿暑温、疫毒痢等病证治疗必须彻底，除痰务尽，慎防留有痰湿阻络扰心等后遗症。

二、护理

1. 控制发作诱因，如高热、惊吓、紧张、劳累、情绪激动等。在发作期少让患儿看电视，禁止玩电子游戏机等。

2. 注意饮食的调摄，不可过食，忌食牛羊肉，无鳞鱼及生冷油腻等。

3. 嘱咐患儿不要到水边、火边玩耍，或持用刀剪锐器，以免发生意外。

4. 抽搐时，切勿强力制止，以免扭伤筋骨，应使患儿保持侧卧位，用纱布包裹压舌板放在上下牙齿之间，促使呼吸通畅，痰涎流出，以免咬伤舌头或发生窒息。

5. 抽搐后，往往疲乏昏睡，应保证患儿休息，避免噪音，不宜急于呼叫，使其正气得以恢复。

【文献选录】

《诸病源候论·小儿杂病诸候·惊痫候》："惊痫者，起于惊怖大啼，精神伤动，气脉不定，因惊而发作成痫也。初觉儿欲惊，急持抱之，惊自止。故养小儿常慎惊，勿闻大声。每持抱之间，常当安徐，勿令怖。又雷鸣时常塞儿耳，并作余细声以乱之。惊痫当按图灸之，摩膏，不可大下，何者，惊痫心气不足，下之内虚，则甚难治。凡诸痫正发，手足掣缩，慎不可捉持之。捉之则令曲突不随也。"

《诸病源候论·小儿杂病诸候·风痫候》："风痫者，由乳养失理，血气不和，风邪所中；或衣厚汗出，腠理开，风因而入。初得之时，先屈指如数，乃发掣缩是也……小儿风痫，三部脉紧急，痫可治。小儿脉多似雀斗，要以三部脉为主，若紧者，必风痫。"

《圣济总录·小儿胎风》："论曰子在胞胎，禀受不足，肝心经虚，及其始生，乳养无法，触冒外邪，或因断脐。疮痂未敛，风邪一入，则令脏腑虚弱，经络不通，蕴结为热，盖风善行而数变，入于荣卫气血间，则令儿壮热吐，精神不宁，睡卧饶惊，手足抽掣，故名胎风，纵而弗治，则成痫疾。"

《医学纲目·肝胆部·癫痫》："癫痫者，痰邪逆上也……邪气逆上，则头中气乱，头中气乱，则脉道闭塞，孔窍不通，故耳不闻声，目不识人，而昏眩无知，仆倒于地也。以其病在头巅，故曰癫疾。治之者，或吐痰而就高越之，或镇坠痰而从高抑之，或内消痰邪使气不逆，或随风寒暑湿之法用轻剂发散上焦，或针灸头中脉络而导其气，皆可使头巅脉道流通，孔窍开发，而不致昏眩也。"

《冯氏锦囊秘录·胎风》："胎风者，由在胎之时，脏腑未具，神气未全，其母动静不常，沉酒房劳，或忧愁思虑，叫唤声高，自闻大声，心伤神动，兼又将养失宜，感冒寒暑，腠里开泄，风邪乃伤，入于胞中，儿生之后，邪气在脏，不能宣通，又或包裹，一失冷伤脐带，风触四肢，乳哺又乱，吐顿成。时或面青，时复面红，痰壅壮热，惊卧不安，手足摇动，身反强直，头面如火，撮口不乳，胃间青色，拘挛握指。然男握外、女握内为顺。若逆搐或偏搐，身冷而软，角弓反张，面青唇战者，皆为不治。"

《温病条辨·解儿难·痉病瘛病总论》："谨按痉者，强直之谓，后人所谓角弓反张，古人所谓痉也。瘛者，蠕动引缩之谓，后人所谓抽掣、搐搦，古人所谓瘛也。抽掣、搐搦不止者，瘛也。时作时止，止后或数日，或数月复发，发亦不待治而自止者，痫也。四肢冷如冰者，厥也；四肢热如火者，厥也；有时而冷如冰，有时而热如火者，亦厥也。大抵痉、瘛、痫、厥四门，当以寒热虚实辨之，自无差错。”

【现代研究】

一、病因病机研究

近年来对癫痫的病因病机研究较多，并且对先前的病因病机不断地补充说明。概括起来，不外乎风、痰、惊、瘀、火(热)、郁、虚、寒、湿几个方面，这些因素在发病过程中又可相互影响，相互为患，而各家对其认识亦各有侧重。

1. 痰　癫痫病因虽为复杂，但历代医家均认为与痰的关系最为密切。现代张晶等也强调“痰”在癫痫发病中的重要作用，“痰邪逆上”为本病的主要发病机制。由于痰浊蒙蔽脑窍，导致脑主神明的功能失调，出现神志异常[1]。

2. 风　风可分为外风与内风，外风为感受风邪，内风指内生之风，由外感瘟疫邪毒或因五志过极，化热化火，热极火盛生风，风盛生痰，风痰相搏，扰乱神明，闭塞经络，发为癫痫；或因先天禀赋元阴不足，或久病耗阴伤血，致阴血亏虚，筋脉失养，虚风内动，夹痰蒙蔽清窍，发为癫痫。亦可由惊风频作，未得根除，风邪与伏痰相搏，进而扰乱神明，闭塞经络，继发为癫痫。不论外风、内风，因热因火，因痰因恐而致痫，均与风息息相关。徐荣谦认为癫痫病之根本在脑，病机是络脉不通，或为风痰阻络，或为瘀血阻络，或惊恐气逆，或阴虚风动，但皆与风有关[2]。

3. 瘀　李振光等认为瘀血贯穿痫病顽疾病程的始终，并从“久病多瘀，瘀久化热”、“久病血伤入络”、“久病多虚”、“治风先治血，血行风自灭”四方面论述了瘀血在痫病过程中的病理演变[3]。

5. 热(火)　火热致痫可由外感温热疫毒之邪，或五志过极化火，或由脏腑失调(偏盛偏衰)而成。如张士卿等在总结著名医家王伯岳治疗本病的经验时提到，王老认为癫痫昏仆和抽搐产生的主要原因是由于肝热心火，炼液成痰，火升痰壅，气血不顺，故治疗应以清肝定搐，清心开窍为主[4]。

6. 食　食滞性癫痫的发生，多因儿童饮食不节，过食甘肥、油腻之食物，或因乳食过量，阻塞肠胃，造成积滞不化，阻滞中焦气机，积久化痰生热，痰热之邪扰动肝风，造成神昏抽搐而诱发癫痫。

7. 郁　郁为气机郁滞。肝主疏泄，调畅人体全身气机，且肝主筋，为风木之脏。小儿肝常有余，若所欲不遂，或情绪失调，肝脏疏泄失职，可使气机郁滞，气逆不顺，肝风内动，夹痰上扰清窍，阻滞筋脉，发为癫痫。杨丽珍等认为气机郁滞是造成癫痫的关键所在，因此提出治疗癫痫应重在畅利三焦，调畅气机，和解表里，疏解肝胆[5]。

8. 寒(湿)　由寒湿致痫的报道较少，且多与腹型癫痫发作密切。如周丽华等认为中阳不足，脏腑虚寒是小儿腹型癫痫的发生关键，因而主张采用益气温胃、化瘀通脑、解痉镇惊的方法治疗[6]。由寒湿致痫的观点，另开先河，补充了癫痫的病因病机，值得深入探讨。

9. 虚　张世珍认为癫痫的发生与脑、髓、督脉功能密切相关，多由肾精不足，精髓不能上充于脑，脑失所养而致[7]。

10. 诸邪相互为患　大多数医家认为癫痫病理机制复杂，与风、痰、惊、瘀、虚等多方面因素有关。不只涉及一脏一腑，且多表现虚实夹杂之候。如马融等提出小儿癫痫强直一阵挛性发作病机为本虚标实、气机逆乱。“本虚”责之于肾精亏虚。“标实”即临床表现风和痰之见症。且本病常反复发作，日久不愈，“久病必瘀”、“久病入络”，因此采用益肾填精、豁痰熄风、化瘀通络法治疗本病取得较好疗效[8]。张新建认为本病病因既有先天禀赋不足、胎惊、气血逆乱等内因因素，又有痰、热、惊、风以及劳倦、外伤、虫证等外因因素。其病机则为脏腑气机逆乱，痰浊内生，或痰瘀合邪，阻塞经络，阴阳不相顺接，上蒙清窍，气聚于脑，引动肝风而致。其病位主要涉及肝、脾、肾。因此主张以清热化痰、涤痰化瘀、平肝熄风、健脾益肾、镇痉止抽法治疗[9]。

二、治疗学研究

1. 审因论治

(1)从痰论治：临床上众多报道认为“痰”与癫痫发作的关系甚为密切，或从湿痰论治，或从风痰论治，或从热痰论治，或从痰气论治，或从痰瘀论治，亦或从正虚痰扰论治，各有所侧重。马融等以健脾顺气、豁痰熄风之抗痫胶囊治疗135例，并设立对照组60例予苯巴比妥，结果抗痫胶囊组显效率56.3%，总有效率82.97%，其疗效明显优于对照组[10]。曾莲英等提出风阳痰浊，蒙闭心窍，流窜经络是造成癫痫发作的基本病理因素，因此使用性味辛温、燥湿化痰的半夏研末制成胶囊，治疗58例癫痫患儿，连续治疗1～2年后，痊愈10例、好转41例、无效7例[11]。

(2)从风论治：徐荣谦采用通络开窍法，以乌梢蛇、蕲蛇、白花蛇、白檀香、地龙、水蛭、石菖蒲、远志、钩藤、生龙骨、生牡蛎、珍珠母、青磁石为基本方，随症加减，治疗癫痫患儿38例。结果痊愈4例、显效21例、有效10例、无效3例，显效率为65.79%，总有效率达92.11%[2]。

(3)从虚论治：张世珍等用补脑汤(黄精、玉竹、川芎、决明子、熟地黄、桑椹子、紫河车等)以填精益髓、滋液补脑，治疗23例癫痫患儿。治疗6个月后，痊愈12例、好转6例、无效5例，总有效率为78%[7]。王小平等以补肾健脾法治疗51例癫痫患儿，药用紫河车、黄芪、黄精、焦白术、半夏、茯苓、天麻等，治疗6～42个月后，显效39例、有效6例、效差3例、无效3例，总有效率89.1%。其中37例复查脑电图，均为显效患儿，其改善程度与临床效果一致[12]。

(4)从气论治：杨安婷等提出痫风之证莫不气机上逆，痰涎上涌，以镇气降逆的代赭石治疗121例患儿，同时设立对照组86例(苯巴比妥口服治疗)，1个半月为1疗程。结果1疗程后治疗组显效100例、有效15例、效差4例、无效2例，其中1个月显效者90例；对照组显效60例、有效13例、效差10例、无效3例，其中1个月显效者52例；治疗组的治愈率明显高于对照组[13]。杨丽珍等采用和解表里、疏解肝胆之小柴胡汤加减治疗45例患儿，显效35例、有效7例、效差2例、无效1例，总有效率93.6%[5]。

(5)从寒论治：周丽华等采用益气温胃、化瘀通脑、解痉镇惊法，以建中汤加生铁落饮治疗107例腹型癫痫患儿。服药1年后，显效77例、有效13例、效差10例、无效7例，疗效明显优于苯妥英钠对照组[6]。

(6)从食论治：王明义等对确诊为腹痛型癫痫的患者30例，根据中医辨证为食痫，采用消食导滞，熄风降逆，清热祛痰法，予自拟复方三仙定痫丸，随症加减治疗。结果临床治愈13例、有效15例、无效2例，总有效率93.33%。

(7)从瘀论治：王天才报道，内服镇痫灵片(桃花蕊、黄花败酱、缬草、丹参、水牛角浓缩粉、珍珠层粉、羚羊角粉、地龙、紫河车、冰片等)，至少6个月，外用镇痫灵脐贴膏(桃花蕊、黄菊花、胆南星、白僵蚕、丹参、马钱子、天仙子、青阳参等)，治疗各类癫痫患者239例，总有效率为95.4%，尤其对大发作效果更佳。

(8)从热论治：王作林提出上中二焦热盛为小儿原发性癫痫的主要病机，主张用清泻上中二焦之热的凉膈散加减。治疗小儿原发性癫痫10例，追访5年未发作者5例、3年未发作者2例、2年未发作者2例，1例半年后复发。

2. 分证论治

(1)辨证分型：汪受传在《新世纪全国高等中医药院校教材·中医儿科学》中将癫痫分为惊痫、痰痫、风痫、瘀血痫、脾虚痰盛、脾肾两虚6种证型，分别采用镇惊丸、涤痰汤、定痫丸、通窍活血汤、六君子汤及河车八味丸加减治疗。王霞芳总结董廷瑶治疗小儿癫痫经验中提到，董廷瑶在临床辨证中对于痰瘀阻窍、痰火扰神、元虚致痫、虚风内动、血滞心窍等型，分别治以涤痰开窍熄风、豁痰平肝凉心、培元补气益神、滋阴平肝熄风、豁痰活血逐瘀之法。

(2)主方结合辨证分型：马融等将421例小儿癫痫分为风痰痫、痰浊痫、风痰火痫、风痰瘀痫、风痰惊痫、风痰虚痫六型。临床使用健脾顺气，豁痰熄风的抗痫散(石菖蒲、胆南星、天麻、川芎、半夏、陈皮、茯苓、羌活等)为基础方。抽搐甚者加钩藤10g，生铁落、代赭石各20g；发作频繁加天竺黄、瓜蒌各10g；风痰火痫加山栀、薄荷、黄连各9g，大黄5g；风痰瘀痫加香附、牛膝、益母草各6g；风痰惊痫加夜交藤15g，生龙齿30g；风痰虚痫加党参、白术各10g。6个月为1疗程，总有效率为83.37%。

3. 辨病与辨证相结合　癫痫临床发作分为多种类型，每种类型都有各自典型的病机特点。将西医辨病与中医辨证有机结合，也是治疗癫痫的一个新思路。马融等认为癫痫强直-阵挛性发作的基本病机为肾精亏虚，风痰瘀内阻所致，故采用益肾填精、豁痰熄风、化瘀通络之熄风胶囊治疗取得了较好疗效；癫痫失神小发作病机关键在于脾虚痰伏，采用顺气豁痰、健脾和中之抗痫胶囊治疗效果较优[14]。

4. 微观辨证论治　根据癫痫患者脑局部微循环及血液流变学异常机制，研究活血化瘀类中药的抗痫作用；根据癫痫的免疫学发病机制，探索健脾益气、补益肝肾类中药的抗痫作用；根据各类癫痫患儿脑电图中脑波的形成机制与表现规律，研究中医的辨证分型与脑波的关系[15]，为中医的辨证提供客观依据等。

三、药效学研究

癫痫的药效学研究，主要是观察中药的抗惊厥和抗癫痫发作的试验。

1. 致惊剂诱发惊厥法　使用过量的致惊剂，可引起动物惊厥。试验选用大鼠或小鼠；观察药物对致惊剂引起动物惊厥的抑制作用。

(1)戊四唑惊厥发作阈试验：戊四唑主要作用于脑干嘴侧区及大脑，使兴奋性突触的易化过程增强，容易发生惊厥。其阈剂量引起小鼠头部及前肢抽搐，故戊四唑惊厥发作阈试验是筛选癫痫小发作药物的常用方法。一般认为，能明显对抗戊四唑惊厥的药物，临床上对小发作癫痫可能有效。

(2)士的宁惊厥法：士的宁是脊髓抑制性神经元甘氨酸受体的拮抗剂，对脊髓有选择性兴奋作用。

(3)谷氨酸钠惊厥发作试验：谷氨酸是中枢神经系统的兴奋性神经递质，也是γ-氨基丁酸(GABA)生物合成的前体。两者在维持中枢神经系统功能上起着重要作用，一旦两者平衡失调，谷氨酸相对增多时可致惊厥。

2. 最大电休克发作试验　用JJO-2型生理实验多用仪分别引出两个电极夹住小鼠两耳尖端，以120±1.5V电压，1.5±1秒时间刺激小鼠，以肢体弯曲，随即后肢伸展，产生强直性惊厥为指标。最大电休克发作被认为是很好的癫痫大发作实验模型，对本试验具有强大对抗作用的药物，临床对大发作癫痫有效。

3. 听源性发作法 以强烈的铃声刺激，使某些敏感的大鼠产生奔跑和惊厥，称"听源性发作"。其机制可能是由于过量的听觉刺激，造成听觉中枢过度兴奋，而后抑制扩散到邻近的运动中枢所致。这种发作与人类癫痫大发作类似，是研究抗癫痫药物的一种常用模型。

4. 精神运动性发作法 以一定参数的方波电流，通过角膜电极刺激小鼠双眼角膜，凡小鼠表现发愣、竖尾或伴有抽搐，但仍直立，没有强直性惊厥发作，持续10秒钟以上者，作为实验动物模型。记录发作至恢复正常活动时间，凡能在10秒钟内动物转变为通常运动状态，开始探索行动者，作为药物抗精神运动性癫痫发作的指标。

参考文献

[1] 张晶，张洪斌．祛痰药物在癫痫治疗中的应用[J]．山东中医杂志，2003，22(2)：73-74，85.

[2] 徐荣谦．通络熄风法治疗小儿癫痫38例临床疗效观察[J]．中国临床医生，2000，28(12)：38-39.

[3] 李振光，王净净．从瘀治痫理论基础及机理的研究摄要[J]．中医药学刊，2001，19(4)：323，329.

[4] 张士卿，谭玉玲．先师王伯岳治疗小儿癫痫经验撷要[J]．甘肃中医学院学报，2001，18(1)：1-5.

[5] 杨丽珍，丁丽萍，宋静君，等．小柴胡汤加减治疗小儿癫痫45例临床观察[J]．中医药学报，1999，27(2)：40-41.

[6] 周丽华，刘传珍．建中汤加生铁落饮治疗小儿腹型癫痫的临床研究[J]．实用中医内科杂志，2004，18(3)：224.

[7] 张世珍．补脑汤加味治疗儿童癫痫23例[J]．浙江中医学院学报，1999，23(4)：6.

[8] 马融，张喜莲．熄风胶囊治疗小儿癫痫强直-阵挛性发作200例临床观察[J]．中医杂志，2004，45(5)：363-365.

[9] 张新建．抗痫冲剂治疗小儿癫痫110例[J]．河南中医学院学报，2006，21(2)：68-69.

[10] 马融，李少川，李新民，等．抗痫胶囊治疗小儿癫痫930例临床研究[J]．中医杂志，2002，43(4)：279-280.

[11] 曾莲英，李文炜．半夏胶囊治疗小儿癫痫58例[J]．齐齐哈尔医学院学报，2004，25(4)：408.

[12] 王小平，翟慕东，丁维俊．补肾健脾法治疗小儿腹型癫痫51例[J]．实用中西医结合临床，2004，4(2)：27.

[13] 杨安婷，林秀萍．中药赭石治疗小儿癫痫121例临床体会[J]．黑龙江中医药，1998(5)：16.

[14] 马融．小儿癫痫病的辨证与辨病治疗[J]．开卷有益·求医问药，2004(8)：12-13.

[15] 马融，张喜莲．小儿癫痫的辨证分型与脑电图检测的关系——附320例分析[J]．北京中医，2001，20(5)：10-12.

（马 融 张喜莲）

第三节 多发性抽动症

【概述】

多发性抽动症又称抽动—秽语综合征、抽动障碍、进行性抽搐、托力特(Tourette)综合征(TS)等。主要表现为不自主的、反复的、快速的一个或多个部位肌肉运动抽动和发声抽动的综合征，并可伴有注意力不集中、多动、强迫动作和思维以及其他行为症状，大多起病于儿童和青少年时期。

本病的特点是抽动症状可时轻时重，呈波浪式进展，间歇或静止一段时间，新的抽动症状可以代替旧的抽动症状，或在原有抽动症状的基础上出现新的抽动症状。抽动症状可随着时间的推移逐渐减轻自然缓解，大多数患儿在长大成人后病情向好的方面发展，但少数病情迁延，可因抽动迁延或伴随异常行为而影响生活质量。大约 1/2 的患儿青春期过后抽动症状自然缓解，1/4 患儿抽动症状明显减轻，1/4 患儿症状迁延到成年。

1825 年 J. M. G. Itard 首先描述本病的相关症状，1885 年法国医生 Georges Gilles La Tourette 报道了 8 例相似病例，并进一步描述症状及阐明了疾病的本质，所以后世使用 Gilles La Tourette 综合征来命名此病。20 世纪 60 年代以前一直视为原因不明、罕见、可自愈性疾病。20 世纪 70 年代以来，本病的发病率有逐年增高的趋势，特别是 20 世纪 90 年代以来，普遍认为本病已比较多见，是一种儿童和青少年时期起病、由遗传代谢和不良环境因素所致的神经精神发育障碍，并发现城市多于农村，男性多于女性，约为(3～9)∶1。

中医古籍中无本病的病名，根据怪病多责之于痰，抽动又责之于风的理论，本病与痰证、风证相关，属惊风、抽搐、肝风、瘛疭、筋惕肉瞤等范畴。按中医学风痰论治取得了较好的疗效。

【病因病理】

一、病因

本病的病因尚未明确，可能是由于遗传因素(常染色体显性遗传或为多基因遗传等)、神经生理(产伤、窒息，基底节发育异常等)、生化代谢(神经递质、内分泌功能失调)、社会环境因素(环境污染、精神创伤、紧张等)在发育过程相互作用的结果。另外，感染疾病，服用药物(如中枢兴奋剂)也可引起发病。中医学认为多由五志过极、风痰内蕴而引发。病位主要在肝，与心、脾、肾三脏密切相关。

1. 情志因素　五志过极化火生风而致肝亢风动。肝体阴而用阳，主藏血，喜条达而主疏泄，其声为呼，其变动为握，为风木之脏，风性善动而数变。小儿肝常有余，若过于娇惯，纵其所欲，任其所为，稍不顺其心，则使小儿心情不畅，肝气郁结，或劳神太过，五志过极，化火生风，而致肝风内动，风邪上扰，伤及头面，故伸头缩脑、张口噘嘴，皱眉眨眼，怪象丛生，肝风内动欲畅其性，以呼叫为快，故口中异声秽语。

2. 外感因素　小儿为纯阳之体，外感六淫之邪后极易热化，火热炼液成痰，痰热互结，上扰心神，心神不宁，则呼叫不安。痰火流窜经络则摇头耸肩，步态不稳。

3. 饮食因素　小儿脾常不足，由于饮食不节或后天失养，致脾虚失运，而痰浊内生，痰阻清窍，络脉痹滞，则发为抽动、呼叫。肝强脾弱，肝乘脾则噘嘴，口唇蠕动。脾虚气血无以化生，血虚风生，筋脉失养，则见不自由的扭颈、耸肩、腹部抽动、手足徐徐颤动、肌肉抽动无常、面黄形瘦诸症。

4. 先天因素　先天禀赋不足，肝肾阴亏，水不涵木，筋脉失养，故虚风内动而抽动。若素体相火内炽，痰随火升，循经上逆，痹阻咽喉，木火刑金，金鸣异常，故口出怪声。

二、病理

本病病位主要在肝脾肾，病机属本虚标实之证，以肝肾阴虚为本，以阳亢风动、风痰鼓动为标。风为阳邪，性主动主抽，风痰之邪久羁不去，上犯清窍则挤眉弄眼，上袭鼻窍则鼻塞耸动，上壅咽喉则咽痒不适，怪声连连，流窜经络则肢体抽动不已。

1. 肝风内动是本病主要病理特征　《素问·至真要大论》说："诸风掉眩，皆属于肝。"《素问·阴阳应象大论》说："风胜则动。"不管任何部位的抽动，皆为风邪为患。"风为阳邪，其性善行而数变"，其特性流动急速，容易激荡，变化很快，或上或下，所以当一组抽动症状缓解或消失时又会出现另一组抽动，或在原有基础上又增加新的抽动症状。风性轻扬，巅顶之上，唯风可到，故头面部的各种抽动症状多见。风有内风与外风之分，内风是抽动症发生的重要因素，也有部分外风引动内风者。另有阴血内耗，肾精不足，水不涵木，筋脉失养之虚风内动证。故本病与肝关系最为密切。

2. 痰是本病主要病理产物　古有“怪病多由痰作祟”之说。情志不畅，肝郁化火，母病及子，心肝火旺，均可灼津为痰；肝旺克脾，水湿不运，聚而成痰；子病及母，久病及肾，肾水上泛为痰；外感风邪，犯肺化热，灼津为痰。故抽动症喉中干咳、吼叫、鸟鸣、犬吠或发出“吭吭啊啊、嘘嘘喔喔”声，或秽语詈骂，或随地唾沫等异常发声和行为，以及不少小儿同时喉间如有痰阻，有吐之不出、咽之不下的“梅核气”症状，均属于顽痰作祟，痰阻气道，梗塞喉间而成。

痰为阴邪，质性黏稠，滞涩难散，故难以速愈。风善行而速变，导致症状的多动和多发。

总之，本病病机复杂，但总不离肝、痰、风，因风生痰，因痰生风，风痰胶结，肝郁风动而成疾。

【诊断与鉴别诊断】

一、诊断要点

根据美国《精神疾病诊断及统计手册》第 4 版(DSM-IV)拟订抽动障碍的诊断依据为：

1. 具有多种运动性抽动及一种或多种发声性抽动，有时不一定在同一时间出现，所指的抽动为突然、快速的、反复的、非节律性的、刻板的动作或发声。

2. 抽动每天发作多次，通常为阵发性的，病情持续或间断发作超过 1 年，其无抽动间歇期不超过 3 个月。

3. 上述病症引起明显的不安，显著地影响社交、就业和其他重要领域活动。

4. 发作于 18 岁以前。

5. 上述症状不是直接由某些药物(如兴奋剂)或儿内科疾病(如病毒感染后脑炎等)引起。

二、鉴别诊断

1. 风湿性舞蹈症　常表现为面部及四肢各种异常动作，通常也多发生于 5～15 岁，但其有舞蹈样异常运动伴有肌张力减低等风湿热体征，有血沉增快、抗链球菌溶血素 O 及黏蛋白测定结果增高。病程呈自限性，无发声抽动。抗风湿治疗可有效。

2. 肝豆状核变性　是铜代谢障碍所引起，发病及进展缓慢，有肝损害，肌张力不全、构音障碍、僵直等锥体外系受累体征及精神障碍。可见角膜 K-F 色素环，血浆铜蓝蛋白减低等。

3. 儿童多动综合征　部分患儿可伴有注意力不集中、多动等类似多动症的表现，但多动症患儿无抽动、异常发声等表现。但这两种疾病也可以伴发。

4. 癫痫肌阵挛发作　表现局限性肌抽动，但其发生于任何年龄，有多种病因，是癫痫的一种发作类型，每次发作持续时间短暂，常伴有意识障碍，脑电图异常。抗癫痫药物治疗可控制发作。

【辨证论治】

一、证候辨别

1. 辨虚实　本病本虚而标实，风、火、痰、瘀为标，脏腑功能失调为本。病程尚短，抽动频繁有力，发声响亮，伴有烦躁易怒，咽红便干者多由风盛痰扰所致，属实；病程较长，抽动较弱，发声低弱，伴有面色无华，倦怠懒言，或潮热盗汗者多由气阴不足所致，属虚。本病病程较长，常虚实并见，错综复杂，故在不同阶段需根据临床表现，准确辨证。

2. 辨脏腑　本病病位在心肝脾肾四脏，以肝为主导，尚可及肺。怪象百出，肢体震颤，动摇不止者，病属肝风内动；夜眠多梦，心烦不宁，呼叫抽动者，病属痰浊扰心；抽动无力，纳少厌食，面黄体瘦，精神不振者，病属脾运失健；抽动秽语，两颧潮红，手足心热，舌红苔光剥者，病属肾阴亏虚。时有外感，引起抽动或加剧者，病属肺卫不固。

二、治疗原则

坚持药物治疗与心理治疗并重原则，注意生活饮食调理，妥善安排日常作息时间，避免过度紧张疲劳，适当参加一定的体育和文娱活动，应避免食用含食物添加剂及咖啡因饮料等食品。由于本病病机为本虚标实，即脾气虚弱、肝肾阴虚为本，治疗要扶脾益气，以除生痰之源，滋补肝肾之阴以涵肝木，以图其本。标实为主，则清火安神，镇惊熄风，涤痰化瘀，以治其标。

三、分证论治

1. 肝风内扰

证候表现　摇头，耸肩，挤眉眨眼，噘嘴踢腿，动作频繁而有力，咽喉不利，不时喊叫，声音高亢，性情急躁难抑，头痛头晕，面红目赤，或胁下疼痛，尿赤便干，舌红苔黄，脉弦数有力。

辨证要点　本证多由五志过极，或六淫引发，肝气郁结，升发太过，化火生风，致肝亢风动。

治法主方　清肝泻火，熄风止搐。天麻钩藤饮合泻青丸加减。

方药运用　常用药：天麻、钩藤、生石决明、大黄、炒山栀、黄芩、龙胆草、夜交藤、茯神、川芎、防风等。口干、舌红者，加玄参、天冬；四肢抽搐明显，加地龙、全蝎等；若因外感诱发，见咽红者，加山豆根、板蓝根；腹胀胁痛明显加枳壳、川楝子、郁金、佛手、生麦芽；肝气郁结明显者，可加丹栀逍遥散疏肝解郁。

2. 痰热互结

证候表现　头面、躯干肢体肌肉抽动，动作快而多且有力，呼叫不安，行路不稳，伴有喉中痰鸣，伴烦躁口苦，胸闷呕恶，睡中易惊，口渴便干，形体多胖，舌质红，苔黄厚腻，脉弦滑。

辨证要点　本证患儿平素喜肥甘厚味，或外感六淫之后极易热化，火热炼液成痰，痰热互结，肝火亢盛，引动心火，上扰心神所致。

治法主方　清热化痰，熄风安神。温胆汤加减。

方药运用　常用药：竹茹、陈皮、半夏、茯苓、郁金、枳实、胆南星等。心烦啼叫易惊者加黄连、竹叶、山栀；痰稠难咯者，加竹沥、瓜蒌、石菖蒲；纳呆腹胀，加厚朴、焦山楂、炒麦芽。

3. 脾虚肝亢

证候表现　全身不自主抽动，时发时止，时轻时重，抽搐无力或手足蠕动，可伴腹部抽动，喉中有痰，时时作响发出怪声，伴面黄形瘦，倦怠乏力，纳呆便溏，性急易怒，胸闷胁胀，气短叹息，睡卧露睛，舌淡红，苔薄白，脉细无力或沉滑。

辨证要点　本证多见于平素体质较差，或久病吐泻之后，脾气虚弱，肝木乘脾以致虚风内动。

治法主方　疏肝理脾，扶土抑木。缓肝理脾汤加减。

方药运用　常用药：桂枝、党参、白术、茯苓、陈皮、煨姜、山药、扁豆、炙甘草、白芍、天麻、钩藤等。手足蠕动频繁加木瓜、伸筋草；若腹部抽动明显，重用白芍、甘草，并加桔梗、厚朴；摇头抛颈重用葛根；若胃阴虚而肝阳旺时，去山药、白术，加菊花、乌梅、黄连以酸甘化阴；泄泻加乌梅炭;纳呆加焦山楂、鸡内金。

4. 肝肾阴虚

证候表现 挤眼弄眉,摇头扭腰,筋脉拘急,肢体震颤,咽干清嗓,形体憔悴疲惫,两颧潮红,手足心热,头晕耳鸣,口出秽语,睡眠不安,大便干结或有尿频。舌质红少津,苔少或剥脱,脉细弦无力。

辨证要点 本证病程较长,素体阴亏,情志不舒,化火生风,伤阴劫液,真阴灼伤,致肝肾阴亏,水不涵木,阴虚动风所致。

治法主方 滋水涵木,柔肝熄风。大定风珠加减。

方药运用 常用药:鸡子黄(冲入)、阿胶(烊化)、麻仁、生地黄、麦冬、白芍、龟甲(先煎)、鳖甲(先煎)、牡蛎(先煎)、五味子、炙甘草等。手足心热甚加地骨皮、牡丹皮、青蒿;眩晕眨眼明显,加菊花;尿频者,加山茱萸、金樱子、莲子;注意力不集中,加五味子、益智仁;睡眠不安,加酸枣仁、百合。阴虚火旺重者,可用知柏地黄汤加味。

【其他疗法】

一、中药成药

1. 礞石滚痰丸 用于痰热互结证。

2. 当归龙荟丸 用于肝胆实热证大便秘结,头晕目眩,神志不宁者。

3. 归脾丸 用于心脾两虚证。

二、针灸疗法

1. 体针 主穴取脑中、章门、中脘、肝俞、大陵、阳陵泉。痰火内扰证加阴陵泉、丰隆、风府、大椎以清热化痰。肝风内动证加行间、太冲、中封、期门以平肝熄风。心脾不足证加内关、神门、脾俞、巨阙以健脾养心。局部配穴:眨眼、耸鼻加太阳、迎香;口角抽动加地仓、颊车;皱眉加印堂。1 日 1 次,30 日为 1 疗程,连续 2 疗程。

2. 耳穴贴压法 主穴取肝、脾、心、肾上腺、皮质下、脑点、内分泌、丘脑及相应部位。痰火内扰证加肺、交感、神门;肝风内动证加结节下、耳中、艇中;心脾不足证加三焦、脑干、胰、胆。耳穴贴压王不留行籽,每穴每天按压 3 次,每次 2～3 分钟,隔日重新埋丸 1 次,15 次为 1 个疗程。

三、推拿疗法

取心俞、肝俞、膻中、大椎、曲池、太冲穴。用中指螺纹面对准穴位,依次持续用力揉按 50～100 次,15 次为 1 疗程。

四、西医疗法

1. 药物治疗 首选氟哌啶醇,一般主张从小剂量开始,根据疗效和副作用情况适当调整。通常从每日 0.5mg 开始,早、午服用。如果疗效不明显,每 5 日可以增加每日 0.25mg,剂量范围控制在每日 1.5～10mg,平均每日 5mg 或每日 0.05mg/kg。病情稳定后可逐渐减量,维持量为每日 2～4mg 或更少。该药有记忆力减退,注意力不集中及锥体外系症状(如震颤、强直)等副作用,当出现副作用时应立即停药,减小剂量或加苯海索(安坦)减轻副作用。也可用泰必利,具有拮抗多巴胺的作用,推荐剂量每次 50～100mg,每日口服 2～3 次。对伴发有多动症的患儿,可首选可乐定,通常口服起始量为每日 0.05mg,分 2～3 次口服,如疗效不显著,可选用抗抑郁药。

2. 心理治疗 本病患儿的神经心理发育存在不同程度损害,故配合心理治疗十分必要。应加强支持性心理治疗,解除患儿的各种心理困扰,使患儿正确认识疾病,正确处理所遇到的问题，如同学的耻笑等，积极配合治疗。

3. 行为疗法　可进行习惯颠倒训练，利用对抗反应来阻止抽动。例如：对于一个抽动累及前臂伸肌的患者，每次当他意识到要发作抽动时，训练他收缩相应的屈肌，这种操作是通过有意识的训练来防止或阻断抽动。对于发声抽动患儿可训练闭口、有节奏缓慢地做腹式深呼吸，从而减少抽动症状。

【预防与护理】

一、预防

1. 注意围产期保健，孕母应避免七情所伤，改善或避开造成发育异常可能性因素，避免产伤。

2. 避免感染，避开致敏因素，注意锻炼身体，增强患儿体质。居室清洁，空气流通，饮食要清淡有营养，多食新鲜蔬菜水果。

3. 创造和谐的家庭环境，生活调理轻松，避免外伤、惊吓和精神创伤，学习安排不宜过度紧张，勿长时间看电视或玩游戏机。

二、护理

1. 请专科医生及时诊治，采取合理的治疗方案。使用西药精神药物强调剂量和疗程的个体化，严密观察药物副作用，发现后及时减量或停药。

2. 帮助患儿排除紧张感和恐惧感。家长要千方百计地创造条件，让孩子生活在平静和自信的气氛中。不要过度注意他，亦不要模仿他、取笑他。

3. 鼓励和引导患儿参加各种有兴趣的游戏和活动，转移其注意力。帮助孩子摆脱自己的封闭状态，振作精神，完全放松。不饮咖啡等兴奋性饮料。

4. 可以采用正强化法，只要孩子的抽动行为有一点减轻，就及时给予适当的表扬和鼓励，以强化孩子逐渐消除抽动行为。

【文献选录】

《素问·阴阳应象大论》："阴静阳躁……东方生风，风生木，木生酸，酸生肝，肝生筋，筋生心，肝主目。其在天为玄，在人为道，在地为化。化生五味，道生智，玄生神。神在天为风，在地为木，在体为筋，在藏为肝，在色为苍，在音为角，在声为呼，在变动为握，在窍为目，在味为酸，在志为怒。"

《小儿药证直诀·肝有风甚》："凡病或新或久，皆引肝风，风动而上于头目，目属肝，肝风入于目，上下左右如风吹，不轻不重，儿不能任，故目连劄也。若热入于目，牵其筋脉，两眦俱紧，不能转视，故目直也，若得心热则搐，以其子母俱有实热，风火相搏故也。治肝泻青丸、治心导赤散主之。"

《证治准绳·幼科·慢惊》："水生肝木，木为风化，木克脾土，胃为脾之腑，故胃中有风渐生，其瘛疭症状，两肩微耸，两手下垂，时腹动摇不已，名曰慢惊。"

《景岳全书·小儿则·论惊风证治》："盖小儿之真阴未足，柔不济刚，故肝邪易动。肝邪动则木能生火，火能生风，风热相搏则血虚，血虚则筋急，筋急则为掉眩反张搐搦强直之类，皆肝木之本病也。"

【现代研究】

一、治疗学研究

刘初生等应用血浆儿茶酚胺高效液相色谱法和酸水解法，对48例本病患儿及24例正常儿血浆DA及兴奋性氨基酸—谷氨酸(Glu)、门冬氨酸(Asp)进行测定。并给20例TS患儿服用熄风静宁汤(由辛夷、苍耳子、玄参、半夏、石菖蒲、钩藤、酸枣仁、龙齿、琥珀、僵蚕、白芍、木瓜等组成)前后进行比较。结果表明患儿血浆 DA、Glu、Asp 水平明显高于正常儿,20 例患儿服用熄风静宁汤后血浆 DA、Glu、Asp 水平明显下降。说明患儿存在神经递质功能失调,熄风静宁汤对患儿中枢神经递质的释放与分泌存在影响[1]。

张凤春等为探讨中药抽动灵冲剂(全蝎、天麻、钩藤、白芍、党参、菖蒲、僵蚕、郁金、蝉蜕、白术、炙甘草等)对本病患儿神经递质的影响。应用酶联免疫法,对 60 例患儿及 10 例正常儿血浆 DA、5-羟色胺(5-HT)进行检测。对 30 例患儿服用抽动灵冲剂前后进行比较,结果血浆 DA 升高、5-HT 水平明显降低,应用抽动灵后 DA 水平明显下降、5-HT 水平明显提高,表明中药可以调节患儿单胺类神经递质失调[2]。

张帆等以培土生金抑木法治疗本病,基本方药组成:党参 15g,茯苓、白术(或苍术)、陈皮、夏枯草、僵蚕各 10g,法半夏、制南星、天麻、远志各 6g,全蝎 3g(研末冲服),珍珠母 30g。鼻部抽动加辛夷 6g;烦躁易怒、头部摇动加连翘 10g;上肢抽动明显加桑枝 10g;喉部发声加百合、生地黄、白芍各 10g;躯干抽动加钩藤 10g;抽动严重加蜈蚣 1 条。有些病例初次发病,抽动幅度大、频率高、发声高亢、舌苔黄腻,可先去肝火痰实之标,去党参,加龙胆草或黄连短时(7～10 天)用之。治疗期间,不得使用泰必利、氟哌啶醇、可乐定等西药,以及其他有关治疗该病的中西药物。2 个月为 1 个疗程,根据严重程度,可连用 1～2 个疗程。以上剂量为 10 岁以内小儿 1 日量,>10 岁据病情增加剂量,1 日 1 剂,水煎,分 2 次服用。方中以六君子汤益气健脾、培土生金,土旺金强则肝木自平,同时用夏枯草、珍珠母辅其抑木,合制南星、远志除化痰浊,天麻、全蝎、僵蚕熄风。诸药合用,共奏培土生金抑木、熄风定抽之功效。经过 1 个疗程的治疗,30 例患儿,痊愈 17 例、显效 6 例、有效 6 例、无效 1 例,总有效率 96.6%[3]。

孔群等以滋肾平肝,熄风化痰法治疗本病 20 例。药物组成:生地黄 12g,白芍、郁金、僵蚕、地龙、天麻各 9g,全蝎、钩藤各 6g。制成浓缩液,1ml 含 1.1g 生药。<6 岁每服 20ml,1 日 2 次;≥6 岁每服 30ml,1 日 2 次。治疗 4 周为 1 疗程,根据病情程度及疗效可连服 2～3 疗程。阳亢风动者,加水牛角、白蒺藜、珍珠母、石决明;痰火扰心者,加山栀、黄连、竹茹、石菖蒲、磁石、茯神;肾虚肝旺者,加熟地黄、女贞子、何首乌、生龙骨、生牡蛎;肝郁脾虚者,加白术、茯苓、柴胡。治疗 1 疗程后,痊愈 2 例、显效 2 例、有效 14 例、无效 2 例[4]。

迟旭等报道以头针加中药治疗本病。60 例患者中,男 45 例、女 15 例;年龄最小 4 岁、最大 20 岁;病程最短 1 年、最长 8 年。随机分为针药组和西药组各 30 例,两组患者在年龄、病程方面均无明显差异,有可比性。针药组主穴取百会、舞蹈震颤区、风池、合谷、内关。眨眼加印堂、太阳;耸鼻加迎香;口角动加地仓、颊车;发声加廉泉;睡眠差加神门。常规消毒后,用 40mm 不锈钢毫针,在百会穴和舞蹈震颤区快速平刺入皮下,达帽状腱膜下,然后施快速捻转手法 200 转/分钟,连续捻转 2 分钟,其他穴位均用直刺,施平补平泻手法。每 10 分钟捻针 1 次,留针 30 分钟。1 日 1 次,20 次为 1 个疗程。中药以镇肝熄风汤加减。西药组口服氟哌啶醇,4 岁患儿开始剂量为每日 0.5mg、5 岁以上开始剂量每日 1mg,1 日 2 次口服。以后可根据病情逐渐增量,每日总量为 1.5～8mg。同时服用等量的安坦,以减少其副作用。结果针药组与西药组组间对比有显著性差异($P<0.05$),针药组优于西药组[5]。

廖永州等用天麻钩藤汤加减治疗本病 45 例。方药:天麻、法半夏、钩藤各 10g,茯苓、龙齿各 15g,甘草 3g,陈皮、全蝎各 5g。随症加减:皱眉、眨眼,加白蒺藜、木贼、防风、僵蚕等;缩鼻,加苍耳子、蝉蜕;肢体抽动,加木瓜、宽筋藤;腹部抽动,加芍药甘草汤;如伴多动,加珍珠母、磁石；伴注意力不集中，加石菖蒲、远志、益智仁等；伴脾气暴躁，加柴胡、龙骨、牡蛎等。上方每日1剂，每周5剂。2个月为1个疗程，可连用1～3个疗程。结果：痊愈36例、好转9例。其中2例在治疗后半年复发，1例在9月后复发，1例在1年半后复发，经再次治疗，均获痊愈[6]。

二、药效学研究

杨龙飞等为观察熄风静宁冲剂（由辛夷、苍耳子、玄参、半夏、石菖蒲、钩藤、酸枣仁、龙齿、琥珀、僵蚕、白芍、木瓜等组成）对阿扑吗啡（APO）诱发大鼠定型活动和黑质损毁模型旋转行为的影响。将50只大鼠，随机均分为5组，即对照组、模型组、氟哌啶醇组（0.5mg/kg）、熄风静宁冲剂（简称熄风冲剂）Ⅰ、Ⅱ组（1000mg/kg，4000mg/kg）。各组动物连续给药5天，1次/天，其中对照组和模型组予10ml/kg自来水灌胃。除对照组外，分别于给药第1天和第5天灌胃后腹腔注射APO 2mg/kg，10分钟后在笼中（每笼2只）观察其定型活动，并评分。每4分钟评分1次，共评4次，各次累加的评分和为总评分。0分：无定型活动，与生理盐水的作用无区别；1分：动物不连续地闻，常伴有兴奋活动；2分：动物连续地闻，头稍有活动，伴有周期性的兴奋活动；3分：动物连续地闻和头部活动，伴有不连续地咬、啃和舔的动作，并有暂短的活动期；4分：动物连续地咬啃和舔，无兴奋活动期，有时全身迅速移位。以对听觉的反应性作为辅助评分标准：1分：很容易通过听觉分散其注意力；2分：在一个位置保持近5分钟，容易通过听觉分散其注意力；3分：对大声的听觉刺激稍有反应；4分：对大声的听觉刺激无反应。评分前由与实验无关人员进行重新分组，进行双盲评分。用水合氯醛350mg/kg腹腔注射麻醉大鼠，常规消毒皮肤，正中矢状切开头皮，钝性分离皮下组织及骨膜，暴露前后囟，将大鼠固定于立体定位仪上。参照大鼠脑立体定位仪图谱，调整门齿钩平面高度使门齿平面低于耳间线214mm；前囟与后囟基本处于同一水平，相差不超过0.1mm；右侧黑质定位为前囟向后5.6mm，右旁开2.0～2.1mm，以硬膜平面为零点；深度为7.6～7.8mm。牙科钻钻开颅骨并重新定位后，以5μl微量进样器吸取新鲜配制的6-羟基多巴胺（6-OHDA）液4μl（内含6-OHDA 8μg，抗坏血酸0.8μg），以1μl /min的速度注射至该侧黑质，以选择性地损毁该处多巴胺（DA）能神经元。术后1个月在隔音的环境下进行实验，实验时先将大鼠放在凹底锅中适应10分钟，然后腹腔注射APO或硫酸安非他明（Amph），观察其旋转次数及旋转方向，筛选出注射APO向左侧（健侧）旋转，注射Amph向右侧（损毁侧）旋转，且旋转次数大于3次/分钟的大鼠备用。将筛选出的大鼠腹腔注射APO 2mg/kg，记录15分钟后的旋转次数，记录时间为5分钟。按5分钟内的旋转次数较为平均地分成2组，然后一组给阳性药氟哌啶醇0.15mg/kg，一组给熄风静宁冲剂4g/kg，给药5天后再按上法在凹底锅中观测其旋转行为，记录5分钟内的旋转次数。大鼠定型活动测定后，各组继续给药5天，1次/天，于最后1次给药后2小时，大鼠断头取脑，剥离纹状体，用高效液相电化学法测纹状体内DA及代谢产物高香草酸（HVA）的含量。实验结果显示熄风静宁冲剂能对抗APO引起的定型活动和Tourette综合征模型大鼠的旋转行为（$P<0.01$），且能提高纹状体内HVA含量（$P<0.01$）[7]。

马伯艳等用温胆汤原方煎剂给小鼠灌胃7天，记录小鼠的自主活动次数，观察其对戊巴比妥钠所致小鼠睡眠时间的影响及戊巴比妥钠阈下催眠剂量实验中小鼠入睡率。研究结果表明：温胆汤可以明显减少小鼠的自主活动次数，与空白对照组比较有显著性差异（$P<0.01$）；并可协同戊巴比妥钠延长小鼠睡眠时间、提高小鼠戊巴比妥钠阈下剂量时的入睡率，与空白对照组相比的显著性均为$P<0.05$[8]。

谢辉等采用免疫组化技术和高效液相-电化学法(HPLC-EC)分别对酪氨酸羟化酶(TH)、DA 进行了含量测定,结果表明温胆汤可增加 TH、DA 的含量从而促进 DA 的合成。测定了实验大鼠纹状体 DA 及其代谢产物 3,4-二羟基苯乙酸(DOPAC)、高香草酸(HVA)的含量,结果表明温胆汤可升高单胺氧化酶(MAO)活性及 DA、DOPAC、HVA 的含量,使 DA/HVA 下降($P<0.01$)[9]。

参考文献

[1] 刘初生,王俊宏,刘弼臣.熄风静宁汤对抽动-秽语综合征患儿血浆多巴胺和兴奋性氨基酸的影响[J].中国中医药信息杂志,2002,9(5):19-21.

[2] 张凤春,吕玉霞,周丽,等.中药抽动灵冲剂对抽动-秽语综合征患儿血浆 DA、5-HT 的影响[J].中医药学报,2004,32(6):23-25.

[3] 张帆,顾明达,朱盛国.培土生金抑木法治疗小儿抽动症 30 例[J].四川中医,2006,24(6):69-70.

[4] 孔群,张骠.滋肾平肝、熄风化痰法治疗小儿多发性抽动症 20 例[J].新中医,2006,38(1):83-84.

[5] 迟旭,金泽,崔淑子,等.头针加中药治疗多动秽语综合征临床研究[J].上海针灸杂志,2003,22(10):15-16.

[6] 廖永州,赖东兰,陈晓刚.天麻钩藤汤为主治疗儿童抽动症 45 例[J].陕西中医,2005,26(10):1033-1034.

[7] 杨龙飞,潘思源,尹丹.熄风静宁冲剂抗大鼠实验性 Tourette 综合征[J].北京中医药大学学报,2005,28(2):47-49.

[8] 马伯艳,吴晓丹,张福利,等.温胆汤镇静催眠作用的实验研究[J].中医药信息,2004,21(6):30-31.

[9] 谢辉,贺又舜.温胆汤及其配伍对大鼠纹状体 DA 合成的影响[J].湖南中医杂志,2004,20(3):66-67 转 70.

(俞景茂 赖正清)

第四节 痿 病

【概述】

痿病是指肢体筋脉弛缓,软弱无力,日久因不能随意运动而致肌肉萎缩的一类病证。痿的含义有两点:一是枯萎,痿者萎也,指萎缩;二是指无力软弱,不能行动。前者以患肢枯萎瘦削为特征,后者以软弱无力,不能随意动作为主要表现。本病以往称"痿证",临床以下肢痿弱较为常见,亦称"痿躄"。

小儿痿病多起于温热病之后,也有部分患儿初生后即有症状,或随着年龄增长而症状逐渐加重。本病的高发年龄一般在 5～10 岁。发病无明显的季节性,通常以 5～10 个月发病率高。大多数患儿在患病后经治疗可痊愈,但严重病例往往留有后遗症,如肢体痿废不用、肌肉萎缩或畸形。极重病儿易出现呼吸困难,若不及时抢救,可危及生命。

痿病首见于《内经》成书之前的经典著作《下经》、《本病》两书中,其有"肌痿"、"筋痿"、"肉痿"、"骨痿"的记载,并指出"脉痿"发生由于"大经空虚"。《内经》设专篇讨论痿病,将其分为皮痿、脉痿、筋痿、肉痿、骨痿 5 类,以示病情的浅深轻重以及与五脏的关系,提出了"肺热叶焦"的病因病机和"治痿者独取阳明"的治疗法则。后世医家在此基础上又有了进一步的发展,如:在病机方面,《儒门事亲》认为本病的病机特点是"肾水不足",《景岳全书》补充了

"元气败伤"致痿的病机。在治法方面,《丹溪心法》提出"泻南方、补北方"的治痿原则。在方药运用方面,归纳了清燥救肺汤、三妙散、河车大造丸等一批有效方剂,至今仍在临床中广泛应用。

西医学的多发性神经炎、急性脊髓炎、进行性肌萎缩、重症肌无力、周期性麻痹、肌营养不良症、癔症性瘫痪和中枢神经系统感染并发软瘫的后遗症等临床表现与本病相似,故临床可参考本篇辨证治疗。

现代对痿病的研究日趋广泛,在临床研究方面,采用辨证与辨病相结合的方法,使得对本病的认识和治疗达到一个更深的层次。

【病因病理】

一、病因

引起痿病的病因颇为复杂,常见的有邪热伤津、湿热浸淫、脾胃虚弱、肝肾亏损。

1. 邪热伤津 小儿"肺常不足",易罹外感;小儿为稚阴稚阳之体,感邪之后传变迅速,极易化热伤津。故若外感风热暑湿之邪或温热毒邪,或感受风寒入里化热,或病后邪热未清,皆可耗伤肺之阴津,肺津受伤,气化失司,宣降失常,高源化绝,不能布送津液以润五脏,养五体,四肢筋脉失养,遂致手足痿弱不用,发为痿病。

2. 湿热浸淫 若久居阴暗潮湿之地,或冒雨涉水、外感湿邪,浸淫筋脉,致营卫运行受阻,郁而生热;或因小儿过食肥甘厚味,碍脾伤胃,水湿不得运化,湿浊内蕴,郁而化热,皆可致湿热郁阻,气血运行不利,筋脉肌肉失于濡养,弛纵不收,发为痿病。此如《素问·痿论》所云:"有渐于湿,以水为事,若有所留,居处伤湿,肌肉濡渍,痹而不仁,发为肉痿"。

3. 脾胃虚弱 小儿"脾常不足",若素体脾胃虚弱,或因病致虚,脾胃受损,受纳、运化、输布功能失常,津液气血生化之源不足,无以濡养五脏,运行气血,致肌肉筋脉失养,导致肢体痿弱不用,发为痿病。

4. 肝肾亏虚 小儿"肾常虚",若先天禀赋不足,或体虚病久,致阴精气血亏损,精亏不能充养,血虚不能濡润,肝肾阴虚,筋骨经脉失于濡养,成为痿病。

西医学认为,本病的发生与感染及遗传等因素密切相关。如急性感染性多发性神经根神经炎(亦称"格林—巴利综合征"),其发病原因是在某些感染因子(如呼吸道合胞病毒、巨细胞病毒、流感病毒、空肠弯曲菌等)的作用下,引起一系列的免疫学变化,导致周围神经的髓鞘脱失和轴索损伤。重症肌无力发病内因为遗传因素,外因多数认为与胸腺的慢性病毒感染有关。进行性肌营养不良的病因为遗传因素,其中杜氏型肌营养不良为男性中最常见的X连锁致死性遗传病之一,较轻的贝氏型肌营养不良为其等位基因型。

二、病理

1. 病变脏腑在肺脾肝肾 脾为后天之本,气血生化之源,主肌肉、四肢,脾胃虚损,运化失司,则气血乏源,肌体痿弱不用,此如《素问·太阴阳明论》所言:"帝曰:脾病而四支不用,何也?岐伯曰:四支皆禀气于胃,而不得至经,必因于脾,乃得禀也。今脾病不能为胃行其津液,四支不得禀水谷气,气日以衰,脉道不利,筋骨肌肉,皆无气以生,故不用焉。"然而,脾胃运化之水谷精微需靠肺气的宣发肃降,方可濡养百脉、筋骨,若邪热伤肺,肺失宣降,不能布津液以养肌肉筋脉,亦可出现筋软肉痿之证,此如《内经》"肺热叶焦"之论。肝藏血,主筋,为罢极之本;肾藏精,主骨,为作强之官。精血充盛,则筋骨坚强,活动正常;精血亏损,易致阴虚内热,灼液伤津,筋骨经脉失其濡养而成痿证。由此可见,本病所病脏腑以肺脾肝肾为主。

2. 病理因素为湿热 湿邪既是发病原因,又是病理产物。湿邪久积不去,郁而生热,浸淫经脉，致使筋脉弛缓不用。诚如《素问·生气通天论》所云："因于湿，首如裹，湿热不攘，大筋软短，小筋弛长，软短为拘，弛长为痿"。热邪有虚实之分，实热多由外感而致，热灼肺津，水谷精微输布失常而致痿病；虚热则因肝肾亏虚，阴精耗伤，虚热内生，耗津伤液，致使筋膜干，肾精竭，不能束利关节，而见肢体松弛，肌肉瘦削，骨骼畸形，成为痿病。

3. 病机属性分虚实　痿病的病因颇为复杂，患儿体质强弱亦有差异，因此，其病机属性可分为虚实两大类。一般起病急，病程短，伴有恶寒发热等外感证者，多为实证，常由暴感暑热温毒灼伤肺津，津液不足以敷布全身，筋脉失养导致肢体痿弱不用；亦有因湿热郁蒸，浸淫筋脉，阻滞气血而致肢体痿软无力者，亦为实证。起病缓慢，病程迁延，或症状进行性加重者，其病机属性以虚为主，或虚中夹实。患儿多伴有先天禀赋不足，后天调养失宜，脾胃虚弱，气血生化之源亏乏；肝肾亏损，筋脉失于濡养，故渐成痿病。

4. 病情演变重阴阳　新痿多由感受暑湿温热之邪，灼伤肺津，浸淫筋脉所致，为阳盛之证。久痿常因脾胃虚弱，肝肾亏损，阴精不足，气血失常而成，多为阴虚之证。阴阳互根，又可相互转化，新痿的阳盛之证，如若治疗不当，邪除未净，肺津耗竭，亦可出现阴虚之证；久痿失治、误治，阴损及阳，可致阴阳两伤。

本病归属于西医学多种疾病范畴，不同疾病，病因不同，病理变化亦不同。如：急性感染性多发性神经根神经炎的病理改变为周围神经的单核细胞浸润及节段性脱髓鞘。重症肌无力的病理改变是自身免疫应答反应，攻击神经肌肉接头处突触后膜上的乙酰胆碱受体抗体及被乙酰胆碱受体致敏的T细胞及分泌乙酰胆碱受体抗体的B细胞，通过不同机制最终使有功能的乙酰胆碱受体数目减少，神经肌肉传递发生障碍，导致相应肌群的肌肉易疲劳及无力。进行性肌营养不良的病理变化为结缔组织增生，肌纤维萎缩或消失，肌纤维横断而失去原有的多角形，或膨大、或缩小，形态不一；许多肌纤维呈嗜酸性染色，内部结构不清或有透明变性。

【诊断与鉴别诊断】

一、诊断要点

1. 肢体经脉弛缓，软弱无力，活动不利，甚则肌肉萎缩，弛纵瘫痪。

2. 可伴有肢体麻木、疼痛，或拘急痉挛。严重者可见排尿障碍，呼吸困难，吞咽无力等。

3. 常有久居湿地、涉水淋雨史，或有药物史、家族史。

4. 可结合西医相关疾病做相应理化检查，如有条件应做CT、磁共振等。

5. 应注意与痹病、风痱、震颤等鉴别。

二、鉴别诊断

1. 痹病　痹病后期，由于肢体关节疼痛，运动障碍，肢体长期失用，也有出现痿病的肌肉瘦削枯萎的症状。其鉴别要点主要在于痛与不痛，痿病肢体关节一般不疼，而痹病多伴有疼痛。

2. 中风　痿病与中风均可见肢体瘫痪，但中风起病急骤，临床表现为猝然昏仆，口眼㖞斜，半身不遂，日久可见患肢萎缩；而痿病多见一侧，或双侧上、下肢痿软无力，运动不利，虽日久可有肌肉萎缩，但无神识变化。

【辨证论治】

一、证候辨别

1. 审虚实　痿病以虚为本，或本虚标实。因感受温热毒邪或湿热浸淫者，多急性发病，病程发展较快，属实证；热邪最易耗津伤气，故疾病早期就常见虚实错杂。若先天禀赋不足，后天调养失宜，或久病脏腑虚损，致脾胃虚弱，气血生化乏源，肝肾亏损，筋脉失于濡养致痿者，多属虚证，又常兼夹郁热、湿热、痰浊、瘀血，导致虚中夹实。

2. 辨病邪　痿病发病突然，并伴有恶寒、发热等外感表证，继而出现两足痿软无力，或四肢瘫痪者，多由外感风温之邪，伤及肺胃之阴所致；若见两下肢痿软，足跗微肿麻木，伴有溲赤，苔黄腻者，则因湿热浸淫，气血阻滞而成。

3. 分脏腑　倘若病程较长，渐见四肢痿软无力，肌肉萎缩，并伴有食少便溏、纳呆腹胀者，应责之脾胃虚弱，气血乏源；若伴有腰膝酸软，头晕遗尿者，则为肝肾亏损，精血不足。

4. 识轻重　痿病发病有轻重之分，一般以一侧下肢或一侧上肢痿软不用，不伴有肌肉萎缩者为轻；出现四肢软瘫，呼吸困难者多为重证。若发病年龄较早，一般在5～6岁前发病，出现某些肌群假性肥大，其他部位肌肉萎缩现象，最后假性肥大的肌群亦出现萎缩，并进行性加重者，大多在青春期前死亡。

二、治疗原则

小儿痿病，初起以邪实为主者，应注意祛邪，常用的方法有清热解毒，利湿通下等；后期以正虚为主，多用扶正之法，如调理脾胃、益气养血、补益肝肾等。

对于痿病的治疗，《素问·痿论》有“治痿者独取阳明”之名论，所谓“独取阳明”，指补益后天的治疗法则。阳明者胃也，为五脏六腑之海，主润宗筋，宗筋主束骨而利机关。肺之津液来源于脾胃，肝肾之精血亦有赖于脾胃受纳运化而成，因此，脾胃功能健旺，饮食得增，津液得复，则肺津充足，脏腑气血功能正常，筋脉得以濡养，有利于痿病的恢复。

痿病的治疗，应注意采用综合疗法，除内服药外，还可酌情选用针灸、推拿、理疗及功能锻炼等。对于病情急、症状重或病危的患儿，还应积极采用中西医结合的方法进行抢救。

三、分证论治

1. 邪热伤津

证候表现　发病急，病起发热，或热后突然出现两足痿软无力，或四肢全瘫，可伴皮肤干燥，心烦口渴，咳嗽无痰，咽干，溲赤热痛，大便干燥，舌红苔薄黄，脉浮数。

辨证要点　本病以冬春季多见，常发生在温热病中或病后，起病急，肢体痿软症状明显。结合病原学检查，多属病毒感染而致。本证以起病急，发热或热后突然肢体痿软无力，干咳，烦渴，脉浮数为特征。

治法主方　清热润燥，养肺生津。清燥救肺汤加减。

方药运用　常用药：沙参、麦冬、桑叶、前胡、金银花、连翘、生石膏(先煎)、知母、杏仁、枇杷叶、阿胶(烊化)、黑芝麻。烦躁不安者，加竹叶、莲子心；小便黄赤加车前子、通草；纳呆食少加焦山楂、焦神曲、炒麦芽、炒谷芽；口渴者加石斛、天花粉。

本证邪热未净，伴有高热口渴，汗出，脉洪大者，可用白虎汤加生地黄、金银花、连翘清气分热，解毒祛邪；若出现呼吸困难，咳嗽无痰，吞咽不利等肺胃气阴两伤者，改用玉华煎(玉竹、五味子、麦冬、沙参、黄柏、知母、党参、茯苓、白术、山药)加减以润肺养胃，益气生津。

2. 湿热浸淫

证候表现　两下肢痿软无力，或兼微肿麻木，身热不扬，肢体困重，胸脘痞闷，小溲黄赤热痛，舌苔黄腻，脉濡数。

辨证要点　本证多见于夏秋之季，常有久居湿地，或冒雨涉水之病史。有些患儿发病前可有双峰热(初起发热，1～4日后热退，经过1～6日的静止时间，热度再起)表现。除肢体软弱无力外，还多伴有触痛，拒绝抚抱等症状。本证以双下肢痿弱，肢体困重，胸脘痞闷，舌苔黄腻为特征。

治法主方 清热解毒，利湿通络。三妙丸加味。

方药运用 常用药：苍术、黄柏、牛膝、木瓜、萆薢、防己、木通、滑石、豨莶草。胸脘痞闷，纳呆，苔腻者加厚朴、茯苓、藿香、佩兰；热邪偏盛，身热肢重，小便赤涩热痛者，加忍冬藤、连翘、蒲公英、赤小豆；肢体麻木不仁，关节运动不利者，加丹参、红花、地龙、穿山甲；下肢痿弱伴冷感者，去黄柏，加桂枝；下肢无力伴热感，心烦，舌红，脉细数者，去苍术，加龟甲、麦冬、生地黄。

若见肢软，腰膝麻木而无热者，证属湿痰阻络，宜用二术二陈汤（苍术、白术、陈皮、半夏、茯苓、甘草）加姜汁；若素体瘦弱，两足奇热，心烦，舌边尖红，中剥无苔，脉细数者，此为湿热伤阴，宜清热利湿的同时兼以滋阴，可用二妙四物汤（黄柏、苍术、当归、川芎、生地黄、白芍）加沙参、麦冬、天花粉等。

3. 脾胃虚弱

证候表现 起病缓慢，肢体软弱无力逐渐加重，甚则肌肉萎缩，纳呆食少，大便溏薄，神疲乏力，面色无华，舌苔薄白，脉细。

辨证要点 本证患儿素体多瘦弱，临床以四肢困倦无力为主，常伴有纳少便溏等症状，日久可见肌肉萎缩。本证以起病缓，渐见肢体软弱无力，甚至肌肉萎缩，并伴纳少便溏为特征。

治法主方 健脾和胃，益气养血。参苓白术散加减。

方药运用 常用药：党参、白术、山药、莲子肉、陈皮、茯苓、薏苡仁、大枣、炒麦芽、焦神曲。若畏寒肢冷者，加附子、桂枝；病久体虚，气血两亏者，加当归、白芍、生地黄、黄芪；食积不运者，加炒谷芽、炒麦芽、焦山楂、焦神曲。

本证兼有脱肛者，为脾虚气陷，可用补中益气汤（黄芪、甘草、人参、陈皮、升麻、柴胡、白术）加减治疗。

4. 肝肾亏虚

证候表现 病起较慢，肢体痿弱无力，腰膝酸软，甚则步履全废，遗尿，头晕，舌红少苔，脉细数。

辨证要点 本证常有先天禀赋不足，起病多缓慢，并进行性加重，严重者可见行走困难，甚至四肢萎废不用。本证以先天不足，肢体痿弱进行性加重，甚至四肢萎废不用，可伴遗尿为特征。

治法主方 补益肝肾，滋阴清热。虎潜丸加减。

方药运用 常用药：龟甲、熟地黄、牛膝、当归、白芍、黄柏、知母、锁阳、陈皮、鸡血藤、络石藤、马钱子（研末、冲服）。面色萎黄无华，心悸怔忡者，加黄芪、党参、远志益气养心；病久阴损及阳，见畏寒肢冷，溲赤脉沉者，加鹿角胶（烊化）、补骨脂、巴戟天、肉苁蓉、杜仲、附子、淫羊藿温补肾阳。

马钱子含有番木鳖碱，有大毒。成人用 5～10mg 即可发生中毒现象，30mg 可致死亡。中毒者初有嚼肌及颈部肌抽筋感，咽下困难，全身不安；然后伸肌与屈肌同时极度收缩而出现强直性惊厥。中毒后可用乙醚轻度麻醉或用巴比妥类药物静脉注射以抑制惊厥，另用高锰酸钾洗胃。

治疗痿病使用马钱子，应取制马钱子（砂烫法），研成细粉，多入丸散剂用，每日用量限于 0.3～0.6g 之内，儿童按年龄酌减。不宜多服久服及生用。

【其他疗法】

一、中药成药

1. 香砂六君子丸 用于脾胃虚弱证。

2. 十全大补丸 用于脾胃虚弱证。

3. 健步丸 用于肝肾亏损证。

4. 河车大造丸 用于肝肾亏损证。

5. 六味地黄丸 用于肝肾亏损证。

二、食疗方药

1. 天门冬粥 天门冬15～20g,粳米50～100g,冰糖少许,先煎天门冬取浓汁,去渣,入粳米煮粥,沸后加入冰糖适量,煮成粥。用于邪热伤津证。

2. 猪肾粥 猪肾1对,粳米100g,草果、缩砂仁各6g,陈皮3g,将猪肾洗净,切块,与陈皮、草果仁、砂仁共煎取汁,入白酒少许,再与粳米煮成稀粥。用于肝肾亏虚证。

3. 羊脊骨羹 羊脊骨1具洗净、捶碎,与肉苁蓉30g、草果仁3个、荜茇6g共熬成汁,后加葱白3茎,取汁汤与适量面粉做成面羹食。用于肝肾亏虚证。

4. 鳖鱼补肾汤 鳖鱼1只(去肠脏及头),枸杞子、怀山药各30g,女贞子15g。共煮熟,去药调味食。用于肝肾亏虚证。

三、针灸疗法

1. 体针

(1)邪热伤津证:主穴:少商、列缺、尺泽。配穴:上肢:合谷、曲池、肩髃。下肢:足三里、阳陵泉、环跳、风市。用平补平泻法,兼以点刺出血。

(2)湿热浸淫证:主穴:足三里、解溪、肩髃、外关。下肢:阴陵泉、三阴交、阳陵泉、环跳。用平补平泻法。

(3)脾胃虚弱证:主穴:脾俞、肺俞、气海、关元、足三里。配穴:上肢:肩髃、阳溪、手三里;下肢:伏兔、阳陵泉、悬钟、解溪。用补法,可加灸。

(4)肝肾亏损证:主穴:肾俞、肝俞、太溪、悬钟、三阴交。配穴:上肢:曲池、肩贞;下肢:阳陵泉、丘墟,八髎、环跳。用补法。

2. 头针 头部取穴:①运动区。部位:上点在前后正中线中点往后0.5cm处,下点在眉枕线和鬓角发际前缘相交处。运动区又可分为上、中、下三部。上部是运动区的上1/5,为下肢、躯干运动区。中部是运动区的中2/5,为上肢运动区。下部为运动区的下2/5,为面运动区。主治:上部治疗对侧下肢、躯干部瘫痪。中部治疗对侧上肢瘫痪。下部治疗对侧中枢性面神经瘫痪等。②感觉区。部位:在运动区向后移1.5cm的平行线处。感觉区可分上、中、下3部,分别主治对侧相应部位的感觉异常等。③足运感区。部位:在前后正中线的中点旁开左右各1cm,向后引3cm长,平行于正中线。主治对侧下肢瘫痪等。

操作方法:明确诊断,选定刺激区后,让患者采取坐位或卧位,分开头发,常规消毒,选用5cm长的不锈钢毫针,快速进针,刺入皮下或肌层,沿刺激区快速推进到相应的深度,然后快速捻转1～2分钟,每分钟旋转200次左右,然后留针15～20分钟,再重复捻转。一般每日或隔日1次,10～15次为1疗程。

3. 皮肤针 叩刺部位:可分循经、穴位、局部叩刺3种。①循经叩刺:是循经络路线叩刺。治痿最常用的是项背腰骶部的督脉和足太阳膀胱经。②穴位叩刺:主要选用手足阳明经的穴位。上肢加夹脊3～5椎,下肢加夹脊13～21椎。③局部叩刺:即在患部叩刺。

叩刺方法：叩刺时针尖必须平齐，垂直向下，轻度叩刺。循经叩刺时，每隔1cm左右叩刺一下，一般可循经叩刺10～15次。局部病变部位叩刺时，须反复叩刺。叩刺宜隔日1次，10次为1疗程。

4. 穴位注射 取穴：肩髃、曲池、手三里、外关、髀关、足三里、阳陵泉、绝骨。方法：可选用维生素 $B_1$100mg、维生素 $B_6$50mg、维生素 B_{12}0.1mg 注射液，注射于上述穴位，每次2～4穴，每穴注入0.5～1ml，隔日1次，10次为1疗程。或穴位注射维生素 $B_1$25mg、马钱子素0.25mg、1%～2%普鲁卡因1.5mg，皮下穴位注射，以上为1.5岁小儿量，1天1次，3～7天为1疗程。或维丁胶性钙，穴位长期注射。以上方法，可根据痿证病情酌情选用。

四、推拿疗法

1. 上肢 拿肩井筋，揉捏臂臑、手三里、合谷部肌筋，点肩髃、曲池等穴，搓揉臂肌来回数遍。

2. 下肢 拿阴廉、承山、昆仑筋，揉捏伏兔、承扶、殷门部肌筋，点腰阳关、环跳、足三里、委中、犊鼻、解溪、内庭等穴，搓揉股肌来回数遍。手劲刚柔并济，以深透为主。

【预防护理】

一、预防

1. 作好孕妇保健，防止妊娠期间的感染和外伤，注意孕期营养，减少产伤。

2. 加强体育锻炼，及时接受预防接种。

3. 避免居室潮湿，慎防湿邪侵袭。

二、护理

1. 治疗要及时，并应加强患肢的被动活动，如按摩、推拿等，防止肌肉萎缩。

2. 对长期卧床，不能翻动体位，或翻动较少者，应勤给患儿翻身、按摩，避免局部受压时间较长，影响血液循环，发生压疮。

3. 对于患儿大小便失禁，或出汗较多者，应及时更换尿布。此外，患儿床铺要清洁整齐，经常保持干燥、平坦、无渣屑，防止皮肤破溃。

【文献选录】

《素问·痿论》："黄帝问曰：五藏使人痿，何也？岐伯对曰：肺主身之皮毛，心主身之血脉，肝主身之筋膜，脾主身之肌肉，肾主身之骨髓。故肺热叶焦，则皮毛虚弱急薄，著则生痿躄也。心气热，则下脉厥而上，上则下脉虚，虚则生脉痿，枢折挈，胫纵而不任地也。肝气热，则胆泄口苦，筋膜干，筋膜干则筋急而挛，发为筋痿。脾气热，则胃干而渴，肌肉不仁，发为肉痿。肾气热，则腰脊不举，骨枯而髓减，发为骨痿。"

《素问·痿论》："帝曰：论言治痿者，独取阳明何也？岐伯曰：阳明者，五藏六府之海，主润宗筋，宗筋主束骨而利机关也。冲脉者，经脉之海也，主渗灌溪谷，与阳明合于宗筋，阴阳总宗筋之会，会于气街，而阳明为之长，皆属于带脉，而络于督脉。故阳明虚，则宗筋纵，带脉不引，故足痿不用也。帝曰：治之奈何？岐伯曰：各补其荥而通其俞，调其虚实，和其逆顺，筋脉骨肉，各以其时受月，则病已矣。"

《万氏秘传片玉心书·五软病症》："如小儿五软，有胎元不足软者，有大病后软者，有误服凉药软者……以上三症，若不急治，有伤真元，久则成痿，以至不可治者多矣。"

《医林改错·瘫痿论》："或曰：元气归并左右，病半身不遂，有归并上下之症乎？余曰：元气亏五成，下剩五成，周流一身，必见气亏诸态。若忽然归并于上半身，不能行于下，则病两腿瘫痿。奈古人论痿症之源，因足阳明胃经湿热，上蒸于肺，肺热叶焦，皮毛憔悴，发为痿证，概用清凉攻下之方。余论以清凉攻下之药，治湿热腿痛痹症则可，治痿证则不相宜。岂知痹证疼痛，日久能令腿瘫，瘫后仍然腿通。痿证是忽然两腿不动，始终无疼痛之苦。倘标本不清，虚实混淆，岂不遗祸后人。”

《余听鸿医案·痿》：“治痿诸法，《证治准绳》各书言语甚为纷繁。以余思之，用法当简，惟干、湿二字足矣。如花卉菜蔬，过湿则痿，过燥则痿，人之痿而不振，亦为干湿二字尽矣。看痿之干湿，在肉之削与不削，肌肤之枯润，一目了然。如肉肿而润，筋脉弛纵，痿而无力，其病在湿，当以利湿祛风燥湿。其肉削肌枯，筋脉拘缩，痿而无力，其病在干，当养血润燥舒筋。余治痿症甚多，今忆两条，未尝不可为规则也。”

【现代研究】

一、重症肌无力

该病是机体因异常的免疫应答产生了针对自身抗原的抗体，形成有害的抗原抗体复合物，激活补体而导致神经-肌肉接头处传递障碍的自身免疫性疾病。近年来中医治疗本病取得了较大的进展。

1. 病因病机

(1)脏腑病因病机：脏腑虚损为导致重症肌无力的主要病机，常见为脾胃肝肾虚损。脾胃为气血生化之源，若因先天禀赋不足、后天失调，或情志刺激，或外邪所伤，或病后失养，均可导致脾胃气虚，气血生化乏源，肌肉筋脉失于濡养发为痿病。肝主筋，肾主骨，肝藏血，肾藏精，精血同源。故肝血旺则筋柔肉润，肝肾强则筋骨得养，举动自如。肝肾精血亏虚，则筋骨肌肉失于濡养而萎软。

(2)气血津液病因病机：李广文提出本病病机为气虚或气血亏虚，夹瘀、痰或痰瘀并见。气虚日久则血虚，血虚则气易衰，气衰则运血无力，可致血瘀。病久更加气弱血虚，血虚失濡，气机逆乱，气不化津，津凝滞成痰，或阳气衰微，无力蒸化敷布津液，炼液为痰，阻滞脉络。气虚血瘀亦可使津液凝为痰，痰瘀互结，深入经络、脏腑，正所谓“痰瘀同源”[1]。

(3)经络病因病机 陈金亮等从奇经角度论述了本病的病机，认为本病发病机制为奇阳虚损，鼓动无力，血行障碍，经络阻滞。奇经八脉通行上下，总督诸阴诸阳，渗灌三阴三阳，与五脏六腑及体表器官关系密切。奇阳虚损，不能约束十二经脉，血液运行散乱，经络瘀滞，则肌肉失去濡养，而致肌肉颓废无力[2]。

2. 辨证论治

(1)从脾胃论治：自《素问·痿论》提出治痿独取阳明后，从脾胃论治本病历来备受重视。如邓铁涛认为重症肌无力之根在于脾胃，提出“脾胃虚损、五脏相关”是其主要病机，据此自拟强肌健力饮，随证加减，治疗重症肌无力疗效较高[3]。

(2)从肝肾论治：肝藏血，肾藏精，肝肾同源。肝肾精血不足，筋脉失养是重症肌无力的主要病机。张宏伟等从肝论治重症肌无力 63 例，药用：白芍 15g、当归 15g、杜仲 15g、天麻 10g、鸡血藤 15g、桑枝 15g、川芎 15g、甘草 10g，总有效率 96.82%[4]。

(3)从脾肾论治：周仲瑛等认为，一般医家都强调“治痿独取阳明”的原则，而忽略了补肾法在痿证中的重要作用。肾主骨，痿证不仅有脾虚，肾虚亦常见，正如《金匮要略·中风历节病脉证并治篇》中所言：“咸则伤骨，骨伤则痿”，《脾胃论》中所云：“脾病则下流乘肾，土克水则骨乏无穷”。故治疗痿证在健脾益气升清的基础上，要重视应用补肾温肾之品[5]。支惠萍等认为痿病成因与先天之肾及后天脾胃关系密切，提出辨治痿病当重视滋养肾髓，调理脾胃，以“滋培水土”为治疗大法，可通过调整肾与脾胃生理功能，补其虚损而疗疾[6]。

(4)从经络论治：吴以岭认为“奇阳亏虚，真元颓废”为重症肌无力发病之本，“络气虚滞”

为其主要病理环节。奇阳亏虚、真元颓废、络气虚乏为本,因虚致邪,络脉阻滞,经气输布运行障碍,升降出入传导失职为标。属邪盛正衰、本虚标实之证。故治疗当以"温理奇阳,扶元振颓"以及"通络"为法[7]。

二、多发性硬化病

现代医学认为,多发性硬化病是中枢神经系统病毒感染引起的自身免疫性疾病。病毒感染可能是发病的促发因素,中心环节是免疫紊乱,引起中枢神经系统损伤和血管炎症导致微循环障碍。对于多发性硬化的辨证论治,目前尚无统一、公认的辨证分型标准。林贞慧将本病分为7型论治:肺热津伤型、寒湿凝滞型、湿热浸淫型、气虚血瘀型、脾胃虚弱型、肝肾亏虚型、脾肾虚衰型[8]。樊永平认为,多发性硬化病程中,肾虚常与痰瘀并存,肾虚是本,痰瘀是标,祛瘀化痰尤为重要,且贯穿始终,祛瘀以桃红四物汤加减,全蝎、僵蚕、地龙等虫类药入络搜邪,用量不宜大,在于渐消缓散,化瘀生新;化痰常用天麻钩藤饮、菖蒲郁金汤化裁,化痰中兼顾熄风开窍,佐以培本补肾之品,或配合健运脾胃之品[9]。詹文涛辨证治疗多发性硬化48例,脾肾亏虚型予补中益气汤合六味地黄汤,肝肾阴虚型予自拟乌鸡地黄汤或杞菊地黄汤,气虚血瘀型选益气聪明汤合补阳还五汤,阴虚阳亢型选天麻钩藤饮或镇肝熄风汤,痰湿壅盛型予半夏白术天麻汤合泽泻汤等治疗,共治4疗程,有效率92%[10]。

三、急性感染性多发性神经根炎

针对格林巴利综合征,有学者将其辨证分为暑湿浸淫型、湿热阻络型和脾肾不足、寒湿下注型四型论治,取得良好效果。何贤德等将多发性神经炎辨证分为气虚不运、血行瘀滞,血虚不荣、肢端失养,寒湿凝滞、脉络闭阻,湿热郁阻,肝肾亏虚、精血不足、经脉失养,痰瘀交阻、营卫不运、四末失养等6型进行治疗,取得良好疗效[11]。总之,本病的临床辨证病初多从实、后期多从虚或虚实夹杂。

四、进行性肌营养不良症

肌营养不良(muscular dystrophy,MD)是一组原发于肌肉组织的遗传病,临床上缓慢起病,表现为进行性加重的骨骼肌萎缩与无力。本病治疗多以脾肾为本,补肾益脾,脾胃功能健旺,气血津液充足,脏腑功能转旺,有利于痿病恢复。如宋秋云等将本病分为脾胃虚损、气血不足,脾肾阳虚、痰瘀阻滞,肝肾亏虚、髓枯筋痿,元气亏虚、精微不运等四型辨证论治,效果确切[12]。邓铁涛认为本病属本虚标实,以脾肾虚损为本,痰瘀互结为标,治法宜标本兼顾。重滋肾健脾,化痰消瘀[13]。李建军等从奇经论治杜氏型肌营养不良症:奇经八脉纵横交错于十二正经之间,对十二正经的气血起着贮藏、濡养和灌溉的作用,其本身功能是由正经的流溢之气所形成,故奇经病变多为虚证,此为其本;因流溢之气不足,病变多伴瘀象,此为其标。在治疗中以补为主、以通为辅,即所谓寓通于补,采用扶元起萎、养荣生肌治法,疗效显著[14]。

五、治疗用药规律

陈凯佳等调研200例痿病患者初诊时症状、体征、舌脉、诊断、处方用药情况,采用指标聚类分析方法,归纳痿病常见证型和常用药物。结果:第Ⅰ类药物由升麻、柴胡、当归、党参、甘草、五爪龙、白术、黄芪、陈皮组成,第Ⅱ类药物包括一些健脾补肾、补虚润肺、补血调肝、强筋活络、强腰膝之品。认为痿病的治疗应以健脾为主,脾肾并补,五脏相关[15]。

参考文献

[1] 李广文．辨治重症肌无力的探讨[J]．光明中医,2003,18(3):2.

[2] 陈金亮,许凤全．从奇经论治重症肌无力120例临床报告[J]．光明中医,2000,15(4):44-45.

[3] 曾升海，田惠民．邓铁涛教授治疗重症肌无力的经验介绍[J]．陕西中医，2000，21(12)：559-560.

[4] 张宏伟，左淑英，刘丽．从肝论治重症肌无力63例体会[J]．现代中西医结合杂志，2002，11(4)：337.

[5] 周仲瑛，陈四清，周宁．健脾益肾、熄风通络法治疗重症肌无力[J]．江苏中医，2006，27(12)：40-41.

[6] 支惠萍，李庚和．痿病辨治首当"滋培水土"[J]．上海中医药杂志，2005，39(8)：39-40.

[7] 许凤全．吴以岭教授从奇经和络脉论治重症肌无力经验撷萃[J]．四川中医，2006，24(2)：4-6.

[8] 林贞慧．痿病的分型辨治[J]．福建中医学院学报，2002，12(3)：8-9.

[9] 樊永平．化瘀通络为主治疗脑部疑难病症[J]．江苏中医，2001，22(5)：15-17.

[10] 李青，詹青，琚坚，等．詹文涛教授辨证治疗多发性硬化经验[J]．北京中医药大学学报(中医临床版)，2003，10(1)：18-20.

[11] 何贤德，崔雪蓉．多发性神经炎的辨证论治简说[J]．中医药学刊，2001，18(1)：73-74.

[12] 宋秋云．进行性肌营养不良症辨治心得[J]．江西中医药，2004，35(8)：39-40.

[13] 熊文生，刘小斌．邓铁涛教授治疗进行性肌营养不良症经验介绍[J]．新中医，2005，37(11)：9-10.

[14] 李建军，周顺林，陆春玲，等．浅谈从奇经论治杜氏型肌营养不良症[J]．中国中医药信息杂志，2005，12(5)：87-88.

[15] 陈凯佳，张绮霞，何婉婉．200例痿病患者辨证用药规律探讨[J]．中华中医药学刊，2008，26(5)：1067-1068.

（马　融　张喜莲）

第五节　痹　　病

【概述】

痹病是由于风、寒、湿、热等邪气闭阻经络，影响气血运行，导致肢体、筋骨、肌肉、关节等处发生疼痛、酸楚、重着、麻木，或关节屈伸不利、僵硬、肿大、变形等症状的一种疾病。轻者病在四肢关节肌肉，重者可内舍于脏。

本病一年四季均可发生，尤多见于秋冬季节，气候的突变往往使症状加重。潮湿寒冷、高山滨海地区患病较多。好发于学龄儿童，与患儿禀赋不足，正气亏乏，感受风寒湿热之邪有关。若病程缠绵或治疗不当，日久不愈，病邪可内传入脏，导致气血阴阳受损，出现脉乱、心神不安、悸惕不宁或肌肉瘦削、腰膝酸软等症，往往成为终身痼疾。

痹病的记载，首见于《内经》，列痹论专篇，认为该病病因为"风寒湿三气杂至，合而为痹"，将痹证分为行痹、痛痹、着痹3种类型，并指出痹证迁延不愈，复感于邪，内舍其合，而引起脏腑痹。汉代张仲景在《伤寒杂病论》中论述了太阳风湿病以及湿痹、历节、血痹、肾痹的辨证论治。华佗《中藏经·论痹》提出暑热是痹证发病的病因之一，故此提出热痹的名称。明代《景岳全书》强调机体正气的盛衰在痹证发病中占有重要位置。《医宗金鉴》则主张以虚实归纳诸痹。叶天士对痹久不愈者，有"久病入络"之说，王清任《医林改错》也有瘀血致痹之论。在治疗中，历代医家创立了防风汤、乌头汤、薏苡仁汤、白虎加桂枝汤等治痹名方，《医学心悟》还提出治疗风痹要"参以补血之剂，所谓治风先治血，血行风自灭。"王清任提倡久痹加用祛瘀之药，并设身痛逐瘀汤治之。

本病的临床表现多与西医学的结缔组织病、骨与关节等疾病相关，如风湿性关节炎、类风湿关节炎、强直性脊柱炎、痛风、肌纤维炎、增生性骨关节炎等出现痹证的临床表现时，均可参考本篇内容辨证论治。

现代对小儿痹病的研究不断广泛和深入，在基础理论方面，各地开展了动物造模、机制探讨、药理实验及中药化学分析等工作。在临床研究中开展了辨证与辨病相结合的观察方法，中药、针灸、推拿、理疗等综合治疗手段，尤其是近年来研制出雷公藤多苷片、昆明山海棠片、风湿寒痛片等一批治痹新药，使临床疗效得到较大的提高。

【病因病理】

一、病因

中医学认为痹病的病因有内、外之别。正虚卫外不固为本病发生的内在基础，感受风寒湿热为本病发生的外在条件。

1. 正气亏乏　若小儿先天禀赋不足，肝肾亏损，或后天喂养不当，气血两虚，或病久体弱，气血亏虚，均可致肢体筋脉关节失于濡养，发为痹病。且小儿正气不足，卫外不固，腠理空虚，易于感受外邪；感邪之后，正虚无力驱邪外出，使外邪得以逐渐深入，留恋于筋骨血脉，阻碍气血而成痹证。

2. 外邪入侵　若小儿久居寒冷潮湿或炎热潮湿之地，或贪凉露宿，或睡卧当风，或冒雨涉水，均可使风寒湿邪、风湿热邪直入肌肉、关节、筋脉，痹阻气血经脉，发为痹证。若素体阳气偏胜，感受风寒湿邪之后，邪气郁久化热，亦可发生热痹。

亦有因饮食不节，用药不当，致脾胃受损，湿热痰浊内生，痹阻经脉气血导致痹病；或外伤跌仆，损及肢体筋脉，致气血运行不畅，血脉痹阻，发为痹病者。

痹病属西医学风湿性疾病范畴，其发病原因可由感染性、免疫性、内分泌性、代谢性、遗传性、肿瘤性、退化性及地理环境等多种因素引起。

二、病理

1. 病变脏腑在肝肾　肝主筋，肾主骨。风寒湿热之邪侵袭人体，闭阻经脉，致使气血运行不利，筋骨失养，发生痹证。痹证日久不愈，气血亏耗，肝肾虚损，可见关节僵硬、畸形。由此可见新痹多因外邪留滞于筋骨之间，久痹常由肝肾亏损，筋骨失于濡养而致。

2. 病机关键为经脉痹阻　病初多为风寒湿热之邪乘虚入侵人体，痹阻肢体、经络，致使气血运行不畅；邪气壅阻日久，入里化热，气机不畅使湿聚为痰，血滞为瘀，痰瘀互结，湿热留注，致痹阻加重；病久不愈，邪滞不祛，致正气虚损，气血运行无力，更易生郁滞，加重痹阻，从而形成恶性循环。

3. 病理因素为痰瘀　在痹证中，由于经脉气血长期周流不畅，常常导致“血停为瘀，湿凝为痰”，痰瘀互结或与外邪相合，痰滞关节，瘀阻络脉，更加重了痹阻，使邪气根深难以遂除。痹证晚期所见到的关节肿胀、变形，亦为痰瘀交阻于骨节之间所致。

4. 病机属性分虚实寒热　一般痹证新病属实，久病属虚。初起感受风寒湿热之邪，闭阻经络气血者，常以邪实为主；反复发作或渐进发展，经络长期壅阻，营卫之气不行，导致痰瘀内生，滞留经脉者，多为正虚邪实；病久不愈，邪气久滞不祛，气血亏耗，肝肾虚损，筋脉骨骼失于濡养者，为正虚邪恋，以正虚为主。亦有肝肾气血亏损在先，复感外邪者，病初即出现以虚为主或本虚标实之证；而病程虽缠延数月数年，或寒湿久羁，或湿热留注，或痰瘀胶结，虚实夹杂，以邪实为主者也属常见。

本病病机属性亦有寒热之分，并可相互转化。平素阳气不足者，易感受风寒湿邪，发生风寒湿痹；素体阳盛，内有蓄热者，易为风湿热邪所侵，发为风湿热痹。若湿热痹阻经治热去湿留，或阳虚阴盛之体，易热从寒化，致风湿痹阻或寒湿痹阻证；若阴虚阳盛之体感受风寒湿邪，易寒从热化或邪郁化热，导致湿热或热毒痹阻证。病邪的寒热性质与患儿的体质特点相反时，往往呈现寒热错杂证表现。

5. 病情演变重阴阳　小儿痹病的发生，多为体虚感邪所致，体虚是本病重要的内在因素。体虚大体上又可分为阳虚与阴虚，阳虚者卫外不固，易为风寒湿邪所伤，故感之者多为风寒湿痹；阴虚者，阳气相对处于偏盛状态，阴虚阳盛，故感之者多为风湿热痹。痹证日久不愈，肝肾亏衰，故后期亦可见阴阳两虚的虚痹。

痹病可归属于西医学多种风湿性疾病范畴，不同疾病，发病原因不同，引起的病理变化亦不同。例如：

风湿热：其发生与 A 族 β 溶血性链球菌致病的抗原性、易感组织器官的特性及宿主的易感性有关。病变发生在结缔组织胶原纤维，全身各器官均可受累，但以心脏、血管及浆膜处改变最明显。其基本病理改变为风湿小体，即阿孝夫(Aschoff)小体。病变发展第一期为渗出变性期：表现为渗出、变性和炎症，基质水肿，胶原纤维断裂。T 淋巴细胞、巨噬细胞、B 淋巴细胞及浆细胞浸润。吞噬细胞可能通过产生氧自由基对心脏造成病理损伤。嗜酸颗粒类纤维蛋白散在沉积。多见于关节的滑膜、心包及胸膜。第二期为以 Aschoff 结为特点的增生样改变，见于心肌内的小血管周围和心瓣膜中，中心为肿胀坏死的胶原纤维，边缘为 Aschoff 细胞。进一步在 Aschoff 结处形成瘢痕而硬化。

幼年类风湿关节炎：在感染及环境因素的影响下，个体体液免疫及细胞免疫异常，自身抗体和自身抗原形成免疫复合物沉积于组织而出现病理改变，以关节慢性非化脓性滑膜炎为特征。受累的滑膜充血、水肿，淋巴细胞和浆细胞浸润。关节腔内液体逐渐增多形成关节积液。随着滑膜增厚形成绒毛突出于关节腔中，滑膜绒毛增生与关节软骨粘连而形成血管翳。软骨被吸收，软骨下骨质被侵蚀，关节腔狭窄，关节面粘连，引起关节强直、畸形或脱位。胸膜、心包膜和腹膜呈非特异性纤维素性浆膜炎。类风湿皮疹的组织学改变为轻度血管炎，位于皮下组织的小血管周围有少量炎性细胞浸润。

【诊断与鉴别诊断】

一、诊断要点

1. 病前多有咽痛乳蛾史，或涉水淋雨，久居湿地史。

2. 临床表现以四肢大关节游走性疼痛为主，伴重着、酸楚、麻木、关节屈伸不利。多伴有恶寒、发热等。或初起多以小关节呈对称性疼痛肿胀，多发于指关节或背脊，晨僵，活动不利。病久受累关节呈梭形肿胀、压痛拒按，活动时疼痛。后期关节变形僵直、周围肌肉萎缩。

3. 部分患者可有四肢环形红斑或结节性红斑。常可心脏受累。

4. 实验室检查，如抗溶血性链球菌“O”、红细胞沉降率、C 反应蛋白、黏蛋白、血清免疫球蛋白、类风湿因子、血清抗核抗体、血清蛋白电泳、血尿酸盐以及关节镜等检查，有助于西医相关疾病的诊断与鉴别诊断。

5. 病变相关部位的骨关节 X 线和 CT 等影像学检查常有助于本病的诊断和了解骨关节疾病的病变部位与损伤程度。

6. 心电图、有关血清酶及心脏彩色超声多普勒等检查可提示痹证有无内舍入心。

二、鉴别诊断

本病要与痿病鉴别。鉴别要点首先在于痛与不痛，痹证以关节疼痛为主，而痿证则为肢体力弱，无疼痛症状；其次要观察肢体的活动障碍，痿证是无力运动，表现为手足软弱无力，甚至手不能持物，足不能任地，痹证是因痛而影响活动，为活动障碍；再者，部分痿证病初即有肌肉萎缩，而痹证则是由于疼痛甚或关节僵直不能活动，日久废而不用导致肌肉萎缩。

【辨证论治】

一、证候辨别

1. 辨病邪偏盛　痹证多由风寒湿热之邪外侵所致，病久可导致痰、瘀的产生。风邪偏盛者，疼痛游走不定，部位多偏上，为行痹；寒邪偏盛者，疼痛剧烈，痛有定处，经脉拘急挛缩，并有遇寒则剧，得温则减的特点，为痛痹；湿邪偏盛者，关节酸痛、重着、漫肿，病位多偏于下，随气候变化症状可加重或减轻，为着痹；热邪偏盛者，多见关节红肿，灼热疼痛，兼有身热口渴等症状，为热痹；关节疼痛日久，肿胀局限，或见皮下结节者，为痰凝；关节肿胀，僵硬，疼痛不移，肌肤紫黯或瘀斑者，为瘀滞。

2. 辨证候虚实　一般而言，新病多实，久病多虚。实者，发病较急，痛势较剧，脉实有力；虚者，发病较缓，痛势绵绵，脉虚无力。病程缠绵，日久不愈，常为痰瘀互结，肝肾亏虚之虚实夹杂证。

3. 辨体质阴阳　平素体质的阴阳盛衰差异，往往决定着受邪的性质。阳虚体质的患者，多呈虚胖体型，面色㿠白或黄晦，多汗恶风，气短乏力，大便溏薄或次数增多，舌胖大质淡，脉虚，病之者多为风寒湿痹；阴血不足之体，多呈瘦削体型，面色黧黑，或面黄颧赤，潮热盗汗，五心烦热，舌红少苔，脉细数，病之者多属风湿热痹。

二、治疗原则

痹病的治疗应以祛邪通络为基本原则，并根据邪气的偏盛，分别予以祛风、散寒、胜湿、清热、祛痰、化瘀之法。痹病日久耗伤气血，损及肝肾，治疗当以扶正为先，或扶正祛邪并用。

痹证的治疗，还宜重视养血活血，即所谓“治风先治血，血行风自灭”；治寒宜结合温阳补火，即所谓“阳气并则阴凝散”；治湿宜结合健脾益气，即所谓“脾旺能胜湿，气足无顽麻”之意。久痹正虚者，应重视扶正，补肝肾、益气血是常用之法。

三、分证论治

1. 行痹

证候表现　肢体关节、肌肉疼痛酸楚游走不定，可涉及肢体多个关节，关节屈伸不利，初起可见恶风、发热等外感表证，舌苔薄白，脉浮或浮缓。

辨证要点　本证主要为感受风邪所致，常兼夹寒湿，留滞经脉，闭阻气血。因风性善行而数变，故行痹以关节游走疼痛，时而走窜上肢，时而流窜下肢为特征。外邪束表，营卫失和故见恶风发热。脉浮或浮缓均为邪气外侵之象。本证以肢体多个关节疼痛酸楚，游走不定为特征。

治法主方　祛风通络，散寒除湿。防风汤加减。

方药运用　常用药：防风、麻黄、桂枝、葛根、当归、茯苓、生姜、大枣、甘草。全身关节疼痛者，加鸡血藤、丝瓜络、豨莶草、晚蚕砂、海桐皮、忍冬藤通络止痛；腰背酸痛为主者，多与肾气不足有关，加杜仲、桑寄生、淫羊藿、巴戟天、续断等；若兼心悸、气短、脉结代者，为邪气扰心，气阴不足之象，可加生脉散（人参、麦冬、五味子）；若见关节肿大，苔薄黄，邪有化热之象者，宜寒热并用，投桂枝芍药知母汤（桂枝、芍药、知母、麻黄、白术、防风、甘草、附子、生姜）加减。

2. 痛痹

证候表现　肢体关节疼痛较剧，甚如刀割针扎，痛有定处，遇寒痛增，得热痛减，日轻夜重，关节屈伸不利，舌苔薄白，脉弦紧。

辨证要点 本证多发于秋冬气候寒冷季节，临床以关节剧痛为主要表现，且有遇寒痛增，得热痛减的特点。本证以肢体关节剧痛不移，遇寒痛甚，得热痛缓为特征。

治法主方 散寒止痛，祛风除湿。乌头汤加减。

方药运用 常用药：川乌、麻黄、细辛、芍药、甘草、秦艽、茯苓等。疼痛剧烈者，加草乌、乳香、没药；疼痛以肩肘为主者，加羌活、姜黄；疼痛以膝、踝关节为主者，加牛膝，木瓜；疼痛以腰脊为主者，加杜仲、桑寄生、老鹳草。

上方中川乌、草乌二药有一定毒性，使用不当，可致中毒，尤其生用毒性更大，其毒性物质主要为乌头碱，剧毒成分为双酯型生物碱。研究发现，它的毒性与药效有关，故临床中对本证轻型患儿，可使用制川乌、制草乌，若效果不佳或症状较重者，可考虑使用生川乌、生草乌，但需用文火将二药与蜜或豆豉同煎2小时，方能减少其毒性和副作用。用量应从小剂量开始，初次剂量为0.5g，以后逐渐递增，以知为度，不可久服。如药后出现口腔、咽部黏膜刺痛及烧灼感，舌及口腔周围有麻木感，说话不流利，四肢麻木，甚至躁动不安，肢体发硬，抽搐，耳鸣，复视，心悸，脉迟或结代等中毒反应，应立即停药，迅速投以绿豆、黑豆、甘草水煎频服，或催吐，输液及用阿托品、普鲁卡因酰胺解救。

3. 着痹

证候表现 肢体关节疼痛重着，或肿胀、痛有定处，肌肤麻木不仁，手足沉重，活动不便或胸脘痞闷，泛恶，纳少，舌淡红，苔白腻，脉沉缓。

辨证要点 本证患儿多有久居湿地或冒雨涉水病史，发作时以肢体关节重着为主，疼痛较痛痹为轻，并有阴雨天加重的特点。本证以肢体关节酸楚疼痛重着，肿胀散漫，阴雨天加重为特征。

治法主方 除湿通络，散寒祛风。薏苡仁汤加减。

方药运用 常用药：薏苡仁、苍术、防己、麻黄、桂枝、羌活、独活、防风、海桐皮、木瓜。小便不利，身形浮肿者，加猪苓、泽泻、茯苓；关节肿胀甚者，加萆薢、木通；湿热盛者，加黄柏、苍术；痰湿盛者，加半夏、南星；关节肿大变形者，加当归、红花、乳香、没药；肌肤麻木不仁者，加海桐皮、豨莶草；心悸者，加太子参、五味子、麦冬、丹参、鸡血藤。

4. 热痹

证候表现 关节红肿疼痛，得冷稍舒，痛不可触，关节屈伸不利，兼有发热口渴，大便秘结，小便灼赤，舌红苔黄腻，脉滑数。

辨证要点 本证多兼有发热，或热退后出现关节的红、肿、热、痛及功能障碍，或伴有皮下结节、环形红斑以及心悸、憋气、脉结代等。化验室检查，多有白细胞总数增多，血沉增快，抗溶血性链球菌“O”抗体阳性，心电图常见心律失常如房室传导阻滞等。本证以肢体关节疼痛，灼热红肿，痛不可触，得冷则舒为特征。

治法主方 清热通络，疏风胜湿。白虎加桂枝汤加味。

方药运用 常用药：生石膏（先煎）、知母、桂枝、桑枝、金银花、黄连、赤芍、牡丹皮、威灵仙、虎杖、甘草。发热、恶风、咽痛者，加荆芥、薄荷、牛蒡子、桔梗；头痛胸闷，舌苔黄腻，脉濡数者，加藿香、佩兰；汗出、口渴，加石斛、天花粉；下肢肿痛，小便短赤者，加海桐皮、防己、萆薢。热毒炽盛，化火伤津，深入骨节，而见关节红肿、触之灼热，疼痛剧烈如刀割，筋脉拘急抽挛，入夜尤甚，壮热烦渴，舌红少津，脉弦数，宜清热解毒，凉血止痛，可选用五味消毒饮合犀黄丸。

如伴有心悸、胸闷、憋气，心电图见房室传导阻滞等心律失常者，用生脉散（人参、麦冬、五味子)加莲子心、茯苓等;皮肤见有环形红斑,皮下结节者,加水牛角、地龙。本证亦可合用西药阿司匹林、强的松等治疗。

5. 顽痹

证候表现　肢体关节疼痛反复发作,骨节僵硬变形,疼痛剧烈或麻木不仁。关节或红肿焮热,兼见发热、口渴、尿赤;或关节冷痛,遇寒加剧,得热暂安。舌质紫,或见瘀斑,脉细涩。

辨证要点　本证有二个特点,一为痹证日久,反复难愈;二为骨节僵硬变形,此乃气血为外邪壅滞,运行不利而变生瘀血痰浊,停留于关节骨骱所致。西医学类风湿关节炎多属此证。本证以肢体关节刺痛固定,反复发作,骨节僵硬变形为特征。

治法主方　活血化瘀,化痰通络。身痛逐瘀汤加减。

方药运用　常用药:桃仁、红花、赤芍、五灵脂、乳香、没药、香附、川芎、地龙、全蝎、乌梢蛇、羌活、独活、秦艽、牛膝、甘草。痰浊滞留,皮下有结节者,加胆南星、天竺黄;痰瘀不散,疼痛不已者,加穿山甲、白花蛇、全蝎、蜈蚣、地龙;关节红肿焮热,伴发热口渴,尿赤者,加忍冬藤、桑枝、虎杖、生石膏、黄柏;关节冷痛,遇寒加剧,得热暂安者,加附子、川乌、桂枝。

若瘀血痹阻,关节疼痛,甚至肿大、强直、畸形,活动不利,舌质紫黯,脉涩,可选桃红饮。久痹不愈,伴血虚肾亏者,改用益肾蠲痹丸(熟地黄、当归、淫羊藿、鹿衔草、全蝎、蜈蚣、乌梢蛇、露蜂房、地鳖虫、姜黄、炙蜣螂虫、生地黄、老鹳草、寻骨风、虎杖等)。本证亦可用雷公藤多苷片治疗。骨节畸形严重,影响功能者,可考虑手术矫形。

6. 虚痹

证候表现　痹证日久不愈,骨节酸痛,肢体屈伸不利,肌肉萎缩,面黄少华,心悸乏力,气短自汗,舌淡苔白,脉象濡弱。

辨证要点　本证多发生于痹证后期,以肌肉萎缩,心悸气短为主,其原因多为气血耗伤,筋骨肌肉及脏腑失养所致,严重者还可伴有肝肾亏损之证。本证以痹证日久不愈,肢体屈伸不利,肌肉萎缩,心悸气短为特征。

治法主方　益气养血通络。黄芪桂枝五物汤加味。

方药运用　常用药:黄芪、桂枝、大枣、白术、白芍、生姜、当归、鸡血藤。骨节疼痛较甚者,加姜黄、防风、秦艽、豨莶草祛风胜湿止痛;倦怠乏力者,加党参、茯苓、炙甘草益气健脾;肾气虚,腰膝酸软较著者,加鹿角霜、续断、狗脊补肾壮骨;阳虚畏寒肢冷,关节疼痛拘急者,加附子、干姜、巴戟天或合用阳和汤加减温阳逐寒,通络止痛。

伴有肝肾不足者,改服独活寄生汤以益肝肾,补气血,祛风除湿,蠲痹和络。

【其他疗法】

一、中药成药

1. 风湿寒痛片　用于行痹、痛痹。

2. 风湿关节炎片　用于热痹。

3. 消肿祛痛灵　用于痛痹、着痹。

4. 风湿马钱片　用于痛痹、着痹。

5. 雷公藤多苷片　用于类风湿关节炎、强直性脊柱炎等。

二、药物外治

1. 生艾叶 15g,生川乌、生草乌、白芷、川芎、羌活各 9g。上药共为粗末,分为 2 份,各装入布口袋,封口放入水中煎煮,煮时加鲜大葱 4～5 根,生姜 1 片,均捣碎,老酒 1 杯。煮沸 20 分钟后,取出 1 个口袋,将水压干,趁热敷贴痛处,两口袋轮流使用。每次热敷 15 分钟,每日2次，每剂可用2～3次。热敷时注意不要当风，敷后擦干，注意保温。用于热痹。

2. 坎离砂，适量加醋，湿敷痛处。适用于痛痹。

三、针灸疗法

1. 上肢肩胛肘关节　主穴：肩髃、曲池、合谷、肺俞。配穴：支沟、后溪、尺泽、天井、肩髎。

2. 上肢腕、掌、指关节　主穴：外关、曲池、合谷。配穴：阳溪、阳池、阳谷、中渚、八风、十宣、经渠、太渊、腕骨。

3. 脊柱　主穴：风府、大椎、腰俞、肺俞、厥阴俞。配穴：环跳、委中、昆仑。

4. 下肢关节　主穴：肾俞、大肠俞、八髎、腰俞、环跳、阳陵泉、足三里。配穴：风市、伏兔、阴市、行间、解溪、委中、承山、窍阴、绝骨、昆仑、照海、然谷、内庭、中冲、玉阴、中封。

针刺时要注意补泻手法，实证多用泻法，虚证多用补法，虚中夹实，可补泻兼施。重病宜先针健侧主穴，后针患侧主穴，待病情减轻后，可先针患侧主穴。患者自觉以酸、痛、软、麻木为主者，可多灸少针；胀痛、红肿，只针不灸。一般留针时间以10～15分钟为宜。

四、推拿疗法

1. 腰痛

(1)急性腰扭伤：患者侧卧位，屈髋屈膝，术者位于患者背侧，一手按于患肩前，一手按于臀部，双手轻轻向相反方向推动，趁患者腰部放松时，再适当用力抖扳，听到轻轻的关节错动声，可一次成功。也可配以按揉、点穴等方法。

(2)强直性脊柱炎：推拿按摩也按上述方法进行。增加按揉脊柱的两侧，自上而下反复4～5次，双拇指沿棘突两侧按穴自上而下反复4～5次，双手鱼际顺背部两侧向外分推于季肋部4～5次，叩击沿后背进行。双手摇踝，轻屈髋作伸屈牵动3～4次。一手摇动双踝，一手按于微屈双膝，左右摇动髋部。稍久加压后再以双手握踝牵拉伸直。

2. 髋痛　患者伏卧按环跳以肘代指，下肢伸直，一手置于膝前，另一手扶臀略外侧，向对方轻轻扳动。然后仰卧位，伸直下肢，拇指按点压于臀大肌处，余四指扶于鼠蹊部，拇指用力向上内点按有酸胀感，揉动半分钟轻轻松开，再以拇指点压髀关穴(相当于股动脉)，渐用力停留半分钟，轻轻松手后患者感下肢热即止，最后摇髋牵抖。

3. 膝痛　患者仰卧位，先拿血海、梁丘、阳陵泉、阴陵泉、膝眼穴。然后滚揉大腿部，按揉伏兔穴，被动活动膝关节，挤、按、揉、推膝关节周围，拿揉委中、承山、解溪穴。以姜酒外擦，再行按揉膝部，可缓解痉挛，祛瘀消肿止痛，松解粘连。

五、磁疗法

将磁片直接贴敷于人体一定的穴位和患病局部，利用磁片产生的恒定磁场治病。一般用0.008～0.015T的小磁片贴敷于患病关节及其邻近穴位。如膝关节取穴膝眼、鹤顶、阴陵泉。腕关节取穴内关、外关。肘关节取穴曲池、手三里。指关节、踝关节等小关节用两个磁片异名极对置贴敷，在两个磁片之间形成贯通磁场。如大关节部位较深，宜用高磁场程度的磁块。

六、氦-氖激光穴位照射

颈椎病变可选用大杼、风池、痛点(阿是穴)、椎体横突间或椎间之相应穴位。腰椎病变常取的穴位是环跳、肾俞、委中、上髎、昆仑、承山及病变椎体邻近的相应穴位。膝关节病变取患侧内外膝眼、阳陵泉、足三里、悬钟、昆仑、犊鼻、梁丘等穴。每日1次，每次取3～5个穴位，每穴5分钟，10～12次为1疗程。为提高疗效，照前穴位可涂甲紫，促进光能的吸收。

七、西医疗法

1. 阿司匹林　用量80～100mg/(kg·d)，每日用量不超过3～4g，少数病例需增加到120mg/(kg·d)，每6小时1次，分4次口服。开始剂量用至体温下降，关节症状消失，血沉、C反应蛋白及白细胞下降至正常，大约2周左右减为原量的3/4，再用2周左右，以后逐渐减量至完全停药。单纯关节炎者用药4～6周，有轻度心脏炎者宜用12周。

2. 强的松　用量为2mg/(kg·d)，分3～4次口服，开始用量持续2～3周，以后缓慢减量，至12周完全停药，或在停强的松前1周，加用阿司匹林治疗，继用6～12周，时间久暂可视病情而定。

3. 免疫抑制剂　全身症状严重，严重进展性关节炎应用阿司匹林或强的松未能控制者可试用免疫抑制剂。常用有环磷酰胺2～3mg/(kg·d)，或硫唑嘌呤1～2.5mg/(kg·d)；均口服。此类药副作用较大，慎用。

【预防护理】

一、预防

1. 注意防寒、防潮和保暖，尤其在气候变化反常时，要避免汗出当风，防止感冒。

2. 加强体育锻炼，增强体质，提高健康水平，避免风寒湿热侵袭。

二、护理

1. 注意防寒避湿，可在疼痛处加用护套，阴雨寒湿天气更应注意保护，以免病情加重或急性发作。热痹患儿虽不畏寒，但也不宜直接吹风。

2. 饮食宜营养丰富，少食辛辣刺激食物。痛痹者忌食生冷，宜食羊肉等温性食物；热痹者应食蔬菜水果，还可根据脏腑气血不足的情况，酌情选用各种补养食品，以增强机体的抗病能力，防止变证。

【文献选录】

《素问·痹论》："风寒湿三气杂至，合而为痹也。其风气胜者为行痹，寒气胜者为痛痹，湿气胜者为著痹也。"

《诸病源候论·风病诸候上》："痹者，风寒湿三气杂至，合而成痹。其状肌肉顽厚或疼痛，由人体虚腠理开，故受风邪也。病在阳曰风，在阴曰痹，阴阳俱伤曰风痹。其以春遇痹者为筋痹，则筋屈。筋痹不已又遇邪者，则移入肝，其状夜卧则惊，饮多小便数。夏遇痹者为脉痹，则血凝不流，令人萎黄。脉痹不已又遇邪者，则移入心，其状心下鼓，气暴上，逆喘不通，嗌干，喜噫。仲夏遇痹为肌痹。肌痹不已复遇邪者，则移入脾，其状四肢懈惰，发咳呕汁。秋遇痹者为皮痹，则皮肤无所知。皮痹不已又遇邪，则移入于肺，其状气奔痛。冬遇痹者为骨痹，则骨重不可举，不随而痛。骨痹不已又遇邪，则移入于肾，其状喜胀，诊其脉大而涩者为痹，脉来急者为痹。"

《古今医统大全·幼幼汇集·鹤膝候》："小儿禀受不足，气血不充，故肌肉瘦薄，骨节呈露，状如鹤膝。抑亦肾虚得之，肾虚则精髓内耗，肤革不荣，易为邪气所袭，日就枯悴，其殆鹤脚之节乎？加味地黄丸治小兒鶴膝。"

《景岳全书·杂证谟·风痹》："风痹一症，即今人所谓痛风也。盖痹者闭也，以血气为邪所闭，不得通行而病也。如《痹论》曰：风气胜者为行痹。盖风者善行数变，故其为痹则走注历节，无有定所，是为行痹，此阳邪也。曰：寒气胜者为痛痹，以血气受寒则凝而留聚，聚则为痛，是为痛痹，此阴邪也。曰：湿气胜者为著痹，以血气受湿则濡滞，濡滞则肢体沉重而疼痛顽木，留著不移，是为著痹，亦阴邪也。凡此三者，即痹之大则也。此外如五脏六腑之痹，则虽以饮食居处皆能致之，然必重感于邪而内连脏气，则合而为痹矣。若欲辨其轻重，则在皮肤者轻，在筋骨者甚，在脏腑者更甚。若欲辨其寒热，则多热者方是阳证，无热者便是阴证。然痹本是阴邪，故惟寒则多而热者少，此者不可不察。"

【现代研究】

一、病因病机研究

焦树德认为本病的病机特点为各种原因导致肝肾不足，寒湿深侵入肾，留于筋骨；冬季寒盛，感受三邪，肾气应之，寒袭入肾；复感三邪，内舍肝肾，故其发病机制较一般风寒湿痹更为复杂，病情更为深重，病程更为缠绵难愈。故尪痹治疗以补肾祛寒为主，辅以化湿疏风，祛瘀通络，强筋壮骨法，以补肾祛寒治尪汤为主方，根据证型加减，还有加减补肾治尪汤、补肾清热治尪汤，形成了独具特色的诊疗体系，取得了明显的疗效[1]。朱良春认为，痹证是由人体营卫气血失调或气血亏损，腠理疏松，以致风寒湿热之邪乘虚袭人，壅塞经络，深入骨骱，久而为痹。针对痹证的疼痛、肿胀、僵直拘挛，主张辨证与辨病相结合，治法方面主张"攻不伤正，补不碍邪"为基本思想，治疗上"益肾壮督以治本，蠲痹通络以治标"，考虑到"久病入络"，常借虫蚁之类搜剔穿透，使浊去凝开，气通血和，经行络畅，深伏之邪除，困滞之正复[2]。姜春华认为，痹者闭也，痹证初起多为风寒湿之邪乘虚入侵人体，气血为病邪闭阻，以邪实为主；如反复发作或渐进发展，络脉瘀阻痰瘀互结，多为正虚邪实；病久入深，气血亏耗，肝肾虚损，筋骨失养，遂为正虚邪恋之证，以正虚为主。治疗方面主张扶正固本，强调以肾为本，运用补肾法为主，治疗各种类型痹证，效果明显[3]。

二、治疗学研究

1. 药物治疗　浦斌红等总结著名中医贾斌治疗痹证的经验，早期以风寒湿为主者，宜以祛风除湿、温经散寒、疏通经络为法选方，多用《医学心悟》蠲痹汤化裁；后期则以补益肝肾、益气养血、化瘀活血为法选方，如《备急千金要方》中的独活寄生汤加减[4]。邓玉兰认为治疗寒痹首先要发散风寒，继而温通经络，再予补益气血，因此运用麻黄附子细辛汤合当归四逆汤加减治疗寒痹，取得一定的治疗效果[5]。朱文元等采用温阳通痹酒（黄芪、牛膝、川乌、蜈蚣等）治疗痛痹 100 例，并与宝光风湿液作对照，结果表明，治疗组总有效率为 91%，对照组总有效率为 78%，二者比较有显著性差异（$P<0.01$）[6]。冯晓东以痹可舒胶囊治疗寒湿痹证 260 例，并设对照组（采用追风透骨丸治疗）。结果：治疗组总有效率为 91.15%，疗效明显优于对照组（$P<0.01$）[7]。

2. 其他疗法　王永亮采用埋线疗法配合火针治疗本病 120 例。主穴取风池、大杼、肝俞、肾俞、大肠俞；配穴取中脘、气海、关元、迎香、合谷、足三里、环跳、阴陵泉、阳陵泉、八风、八邪等穴。7～15 天 1 次，5～10 次为 1 个疗程。总有效率为 97%[8]。曲齐生等治疗本病采用温针加拔罐疗法，对 40 例 RA 患者，取华佗夹脊穴和肢体穴位，采用温针。用皮肤针叩刺关节局部肿胀处至微渗血为度后，加拔罐治疗，总有效率达 87.5%[9]。肖学吕等采用低强度激光血管内照射治疗本病，将 90 例患者，随机分为激光组和对照 1 组、2 组。激光组用激光加半量固醇类消炎药，对照 1 组用全量固醇类消炎药，对照 2 组用半量固醇消炎药，疗程均为 1 个月。结果：激光组与对照 1 组临床疗效相似，但毒副作用明显少于对照 1 组，且临床疗效明显优于对照 2 组。激光组血清 IgG、IgM、IgA、TGF-β1、SOD、MDA 指标改善显著优于对照 1 组和对照 2 组（$P<0.05$，$P<0.01$）[10]。吴燕红等将 40 例中早期（关节功能障碍分级在 3 级及以下者）RA 患者，按入院先后顺序随机分为观察组 2 组。对照组仅予药物治疗，观察组在药物治疗的基础上辅以关节功能康复操训练。结果：治疗后观察组关节疼

痛、晨僵时间低于对照组，两组比较差异具有显著性意义（$P<0.05$）。两组关节功能障碍程度均有改善，但对照组效果不及观察组（$P<0.05$）[11]。

三、药效学研究

徐世杰等发现切除卵巢所致肾虚可明显加重 CIA 小鼠关节局部病理改变及全身免疫损伤程度。卵巢被切除作为小鼠肾虚模型造模的始动因素，其最直接的变化就是血清中雌激素水平明显下降，由此说明雌激素水平与 CIA 的发病率及严重程度紧密相关。总之，由于 CIA 的临床症状及病理改变与 RA 极为相似，并且都有针对 CIA 的自身免疫，是当前研究得最为广泛的一种 RA 动物模型[12]。曹建国等建立了弗氏完全佐剂关节炎大鼠模型，观察痹痛灵注射液（由穿山甲、秦艽、木瓜组成）治疗本病的疗效。结果表明，痹痛灵注射液可使关节灌流液中 PGE_2 含量降低，cAMP 含量增高[13]。有学者建立了Ⅱ型胶原诱导性大鼠关节炎模型（CIA），探讨复方丹参注射液治疗 RA 的作用机制。结果发现，注射复方丹参的大鼠关节滑膜的炎症改变明显减轻，淋巴细胞浸润和纤维组织渗出明显减少，但关节发病率与造模组类似，表明丹参对 CIA 的关节症有一定的保护和治疗作用。周学平等建立佐剂性关节炎大鼠模型，探讨舒关温经冲剂（由淫羊藿、制川乌、续断、威灵仙、白芥子、全蝎、熟地黄、蜈蚣、鸡血藤组成）和舒关清络冲剂（由生地黄、制首乌、石萝藤、秦艽、鬼箭羽、胆南星、露蜂房、地龙组成）对白细胞介素 1(IL-1)和前列腺素 E_2(PGE_2)的影响。结果表明，两冲剂均能显著降低弗氏完全佐剂关节炎大鼠血清 IL-1 的含量，用药后弗氏完全剂关节炎大鼠血浆 PGE_2的含量均显著低于模型组[14]。徐庆荣等观察了风湿佳（由川乌、草乌、红藤等中药组成，以 38°白酒提取而得）对小白鼠免疫抑制的作用。结果表明，该药高浓度和低浓度均能降低小白鼠淋巴细胞转化率、T 淋巴细胞百分率[15]。

参 考 文 献

[1] 何羿婷，陈伟，焦树德．焦树德教授补肾祛寒法治疗尪痹、大偻经验介绍[J]．新中医，2004，36(6)：7-8.

[2] 冯蓓蕾．朱良春治疗痹证的经验[J]．江苏中医，2000，21(5)：9.

[3] 姜春华．中国百年百名中医临床家丛书・姜春华[M]．北京：中国中医药出版社，2001，166.

[4] 蒲斌红，贾育新．贾斌教授治疗痹症经验拾零[J]．甘肃中医，2002，15(2)：25.

[5] 邓玉兰．经方治疗寒痹的临床体会[J]．实用中医内科杂志，2001，15(3)：25.

[6] 朱文元，孙法泰．温阳通痹酒治疗痛痹 100 例[J]．陕西中医，2002，23(3)：230-231.

[7] 冯晓东．痹可舒胶囊治疗寒湿型痹证 260 例疗效观察[J]．中国中药杂志，2002，27(8)：630-631.

[8] 王永亮．埋线配合火针治疗类风湿性关节炎 120 例[J]．上海针灸杂志，2004，23(10)：31.

[9] 曲齐生，李严龙，张立峰．温针灸加叩刺拔罐治疗类风湿性关节炎 40 例[J]．中医药信息，2005，22(5)：63.

[10] 肖学吕，梁晓萍，肖学长，等．激光血管内照射对老年类风湿性关节炎的治疗作用[J]．中华物理医学与康复杂志，2003，25(3)：174-176.

[11] 吴燕红，庞学丰，吴立友．运动干预对早中期类风湿关节炎患者关节功能恢复的作用[J]．中国康复医学杂志，2005，20(9)：686-687.

[12] 徐世杰，吕爱平，王安民，等．卵巢切除所致肾虚对免疫性关节炎小鼠血清骨钙素和肿瘤坏死因子的影响[J]．中国中西医结合杂志，1999，19(1)：34-36.

[13] 曹建国，祁文学．自拟痹痛合剂治疗类风湿性关节炎的实验研究[J]．黑龙江中医药，2001，(2)：29-30.

[14] 周学平，周仲瑛，金妙文，等．舒关冲剂治疗中晚期类风湿性关节炎的临床与实验研究[J]．中国

中西医结合杂志,1999,19(2):80-83.

[15] 徐庆荣,高永,李娜,等. 风湿佳抗炎镇痛及免疫抑制作用研究[J]. 时珍国医国药,2000,11(6):483-485.

(马 融 张喜莲)

第六节 胁 痛

【概述】

胁痛是以一侧或两侧胁肋疼痛为主要表现的病证,也是临床比较常见的一种自觉症状。在儿科范围,本证多见于学龄儿童,临床表现除胁肋部胀痛、刺痛或隐痛外,尚可见胸闷纳差、脘腹胀满,或咽干、心烦、口苦、目赤等症。中医之胁痛常见于西医学的急慢性肝炎、胆囊炎、肝硬化、肝脓肿、胆道蛔虫症、肋间神经痛等疾病,此类疾病以胁痛为主要表现时,可参考本篇辨证论治。

胁痛一症,早在《内经》就有记载,并已明确指出其病位主要在肝胆。如《素问·脏气法时论》说:"肝病者,两胁下痛引少腹。"《素问·缪刺论》云:"邪客于足少阳之络,令人胁痛不得息。"关于病因,《内经》认为有寒、热、瘀等方面。如《素问·举痛论》曰:"寒气客于厥阴之脉……则血泣脉急,故胁肋与少腹相引痛矣。"《素问·刺热论》说:"肝热病者……胁满痛,手足躁,不得安卧。"《灵枢·五邪》云:"邪在肝,则两胁中痛……恶血在内。"《伤寒论》从外感伤寒方面论述了"胸胁苦满"、"胁下痞硬"、"胁下硬满"等少阳胆腑之症,并在《金匮要略·痰饮咳嗽病脉证并治》篇,提出水饮留伏引起胁痛的病理机制:"水在肝,胁下支满,嚏而痛";"留饮者,胁下痛引缺盆。"巢元方《诸病源候论·胸胁痛候》指出:"邪气乘于胸胁,故伤其经脉,邪之与正气交击故令胸胁相引而急痛也。"朱震亨《丹溪心法》说:"胁痛,肝火盛,木气实,有死血,有痰流注。"至明代《景岳全书·杂证谟·胁痛》根据病因的不同将胁痛分为外感、内伤两类,并提出以内伤者为多见,如:"胁痛有内伤外感之辨……有寒热表证者,方是外感。如无表证,悉属内伤。但内伤胁痛者十居八九,外感胁痛则间有之耳。"同时,对内伤胁痛发病原因进行归纳,认为有郁结伤肝、肝火内郁、痰饮停伏、外伤血瘀以及肝肾亏损等方面。在此基础上,清·叶天士《临证指南医案》提出:"久病在络,气血皆窒"之说,从而使胁痛的病因病机制论更趋完善。

现代对胁痛的研究更加深入,一方面不断完善胁痛的病因病机,同时根据西医不同疾病的特点,采用辨病与辨证相结合的思路,并将西医的客观检查结果合理地运用于辨证中,大大丰富了胁痛的辨证思路。在治疗方面,除了辨证论治使用中药外,还结合针灸、药物敷贴等外治法,取得了满意疗效。对中医治疗胁痛的药效学及机制研究亦取得了较大的进展。

【病因病理】

一、病因

胁痛病因有外感、内伤之分,以内伤居多。内伤包括气滞、血瘀、阴虚、湿热、食积、痰饮等因素,外感方面多因感受风寒、邪郁少阳而发病。

西医学认为,引起胁痛的原因有多种,如急慢性肝炎、胆囊炎、肝硬化、肝脓肿、胆道蛔虫症、肋间神经痛等多种疾病,均可引起胁痛,不同疾病,病因不同。

二、病理

1. 病位责之肝胆　肝居胁下,其经脉布于两胁,胆附于肝,其脉亦循于胁,故胁痛之病,主要责于肝胆。正如《景岳全书·杂证谟·胁痛》说:"胁痛之病本属肝胆二经,以二经之脉皆循胁肋故也。"肝主疏泄,性喜条达,无论内伤诸因,还是外感风寒,均可导致肝胆疏泄不利,或升降失调,或肝脉不通,或肝络失养而引起胁痛。由于足少阳胆经起于目外眦,上至头角;足厥阴肝经循少腹,上至巅顶,故临床上还可出现头痛、少腹疼痛等症。

2. 病性以实为主　胁痛病证可由多种因素所引起,其病机属性有虚有实,而以实证多见。实证以气滞、血瘀、湿热、痰饮、食积为主,其中又以气滞为先。虚证多属阴血不足,肝失所养。此外,实证日久,化热伤阴,肝肾阴虚,亦可出现虚实夹杂之证。

肝郁气滞:肝为刚脏,性喜条达,职司疏泄,若所愿未遂,情志抑郁或暴怒伤肝,肝失条达,疏泄不利,气机郁滞阻于胁络,则致胁肋胀痛。

瘀血阻络:多由高处坠落,跌仆损伤,恶血流于胁下,阻塞脉络;或肝郁气滞,病久入络,血流不畅,瘀血停着,胁络痹阻,而致胸胁刺痛。

肝胆湿热:饮食不节,脾失健运,则生内湿,湿从热化,侵及肝胆;或长夏溽暑,湿热内侵,蕴结脾胃,传于肝胆,土壅木郁,胁络阻痹而发生胁痛。

饮食积滞:饮食失节,积滞中焦,损伤脾胃,气机阻滞,脘腹胀满,升降失调,浊气厥逆,上冲两胁而致胁痛。如《素问·五脏生成论》说:"腹满䐜胀,支鬲胠胁,下厥上冒,过在足太阴、阳明"。

痰饮留积:中阳不足,复加外感寒湿,或为饮食所伤,脾胃运化无权,水津失于转输而聚为痰饮,痰饮留积,壅塞胁络,气机升降失调,因而发生胁痛。

肝阴不足:肝郁日久,化火伤阴,或由肾阴不足,损及肝阴;或因久病血虚,不能养肝,肝阴不足,肝络失于濡养而致胁肋隐痛。

邪犯少阳:少阳经脉布于两胁,风寒之邪直犯少阳,或由太阳传入少阳,少阳枢机不利,升降失调,经气郁滞,而致胸胁苦满、胁肋疼痛。

西医学多种疾病均可出现胁痛的症状,不同疾病,病理不同。如慢性胆囊炎的病理为胆囊壁的增厚和瘢痕收缩,胆囊缩小,周围可有粘连。若在胆囊颈部或胆囊管有梗阻,胆囊亦可扩大。病毒性肝炎的病理表现为肝细胞变性、坏死,炎细胞浸润及间质反应性增生及肝细胞再生。胆道蛔虫症的病理为蛔虫在人体全身及消化功能紊乱时,尤其在胆管炎、结石及括约肌松弛时可被激惹异常活动,钻入胆管,引起括约肌强烈痉挛收缩,发生胆绞痛;其带入的细菌导致胆管炎症,且可引起重症胆管炎、肝脓肿、胆道出血等疾病。

【诊断与鉴别诊断】

一、诊断要点

1. 以一侧或两侧胁肋疼痛为主要表现,疼痛性质有刺痛、胀痛、隐痛、窜痛等。

2. 可伴有胸闷、纳差、口苦、咽干、恶心、心烦等症状。

3. 常有饮食不节、情志失调、跌仆损伤或感受风寒等病史。

4. 相关体征及肝功能、病毒检测、血脂、特异性免疫指标、肝纤维化检测、肝胆B超或CT、胆道造影等检查可帮助诊断原发疾病。

二、鉴别诊断

胁痛病证可见于病毒性肝炎、急性胰腺炎、胆道蛔虫病、肋间神经痛等多种疾病。

1. 病毒性肝炎　为常见传染病,除胁痛外,尚可见食欲不振、恶心呕吐、疲乏无力,或具黄疸、发热,肝脏肿大,肝功能异常及血清学检测的阳性结果等。

2. 急性胰腺炎　以上腹疼痛为主,伴有发热、恶心呕吐、白细胞上升等,血尿淀粉酶检测及超声检查可帮助诊断。

3. 胆道蛔虫病　有蛔虫病史。典型症状为突然发生上腹部剧烈疼痛，时间持续数分钟至十余分钟不等，发作时表情痛苦，呻吟叫喊。静脉胆道造影和B型超声检查，可见胆道内有蛔虫影像。

【辨证论治】

一、证候辨别

1. 辨外感内伤　外感胁痛，起病较急，多因风寒之邪郁滞少阳所致，临床常见发热、恶寒等症。内伤胁痛，起病较缓，多由肝气郁结、瘀血阻络、痰饮留积、肝胆湿热或肝阴不足等引起，一般无寒热表证。诚如《景岳全书·杂证谟·胁痛》云："胁痛有内伤外感之辨。风寒邪在少阳经，乃病为胁痛，耳聋而呕，然必有寒热表证者，方是外感，如无表证，悉属内伤"。

2. 辨胁痛性质　疼痛走窜不定，时痛时止者，多为肝失疏泄，气机郁滞所致；胁肋刺痛，入夜尤甚，痛处拒按者，多为瘀血内阻，肝络不通所致；胸胁胀满疼痛，以胁下部位为主，呼吸、咳唾、转侧时疼痛加重者，多为痰饮留积，壅阻胁络所致；胁肋剧烈疼痛，有重着感，且有定处，触痛明显者，多为肝胆湿热，胁络痹阻所致；胁肋胀痛，脘痞厌食，多为饮食积滞，浊气厥逆所致；胁肋隐痛，悠悠不休，疲劳后疼痛加重，按之反较舒适者，多为肝阴不足，肝络失养所致。

3. 辨气血　若痛无定处，以胀痛为主，时作时止，每与情志因素有关者，属气痛；若胸胁刺痛，痛有定处，局部拒按，入夜尤甚，舌紫黯，属血瘀痛；胁肋隐痛，绵绵不断，为阴血亏虚。

4. 辨虚实　病程短，病势急，胁肋胀痛或刺痛，拒按，胸胁满胀，面目发黄，口苦，便秘者，为气滞、血瘀、湿热，属实证。病程较长，病势较缓，胁肋钝痛或隐痛，喜按，口干咽燥，眩晕者，多为阴血不足，属虚证。

二、治疗原则

气为血之帅，气行则血行，气滞则血滞，滞则不通，不通则痛。根据"通则不痛"的原则，胁痛治疗应以"通"即行气通滞为主。诚如《景岳全书·杂证谟·胁痛》云："凡属有形之证，亦无非由气之滞，但得气行则何聚不散？是以凡治此者，无论是血是痰，此皆兼气为主而后随宜佐使以治之，庶得肯綮之法，无不善矣。"治疗胁痛，可分外感内伤。外感胁痛，因风寒之邪郁滞少阳胆经，治当祛邪为主，和解少阳；内伤胁痛，宜分清气、血、虚、实，随证使用疏肝理气、祛瘀通络、养阴柔肝、清热利湿、涤痰通络、消食导滞等法。

三、分证论治

1. 邪犯少阳

证候表现　往来寒热，胸胁满痛，不思饮食，心烦喜呕，口苦咽干，耳聋目眩，舌苔白滑，脉弦。

辨证要点　本证由邪犯少阳，枢机不利，胁络阻滞所致。其证胸胁满痛，且伴有寒热往来、口苦咽干、心烦喜呕、不欲饮食等邪居半表半里、正邪相争或胆火上炎，胃失和降的症状，多属外感胁痛。本证以胸胁满痛、寒热往来、口苦咽干、心烦喜呕、不欲饮食为特征。

治法主方　和解少阳，畅利胸膈。柴胡枳桔汤加减。

方药运用　常用药：柴胡、枳壳、姜半夏、生姜、黄芩、桔梗、陈皮。胁下痞硬者加郁金、丹参、牡蛎（先煎）；腹中痛者去黄芩，加芍药、甘草。

2. 肝郁气滞

证候表现　胁肋胀痛，走窜不定，胀痛每随情志变化而增减，胸闷不舒，饮食减少，嗳气频作，舌苔薄白，脉弦。

辨证要点　本证多由所愿未遂，情怀不畅，情志失调，致肝失调达，疏泄不利，气机郁滞，胁络痹阻而引起。气属无形，时聚时散。故其疼痛特点为胁肋胀痛，疼痛走窜不定，疼痛程度随情志变化而增减，且常伴有胸闷不舒、食少嗳气等肝气犯胃的症状。本证以两胁胀痛走窜不定，因情志不遂而加重，胸闷不舒为特征。

治法主方　疏肝解郁，理气止痛。柴胡疏肝散加减。

方药运用　常用药：柴胡、香附、枳壳、芍药、陈皮、川芎、甘草、苏梗。胁肋痛甚者加青皮、白芥子；恶心呕吐者加旋覆花（包煎）、代赭石（先煎）、半夏、生姜；肠鸣腹泻者加茯苓、白术。胁肋灼痛胀满，烦热口干，舌红苔黄，脉弦数者，加金铃子散、左金丸、牡丹皮、山栀行气解郁，清热泻火。

3. 瘀血阻络

证候表现　胁肋刺痛，痛有定处，入夜更甚，胁肋下或见瘕块，舌质紫黯或有瘀点，脉沉涩。

辨证要点　多由气郁日久，气滞血瘀，或跌仆损伤，瘀血停着，痹阻胁络所致。其证以胁肋刺痛，痛处不移，入夜痛甚为特点。由于瘀血停滞，积久不散，渐成痞块，故有的病儿可于胁下触及瘕块。本证以胁肋刺痛，痛处不移，入夜痛甚，舌质紫暗为特征。

治法主方　活血化瘀，通络止痛。旋覆花汤加减。

方药运用　常用药：旋覆花（包煎）、茜草、归尾、桃仁、郁金、丹参、延胡索、牡丹皮等。痛甚者加乳香、没药；久病气滞血瘀者加香附、青皮、川芎。瘀血较重者，可用复元活血汤加丹参。若胁肋下瘕块而正气未衰者，加莪术、三棱、地鳖虫，亦可加服鳖甲煎丸活血化瘀，软坚消积。

4. 肝胆湿热

证候表现　胁痛口苦，胸闷纳呆，恶心呕吐，目赤肿痛，或眩晕头痛，或目黄、身黄、小便黄赤，舌苔黄腻，脉弦滑数。

辨证要点　本证由湿热蕴结肝胆，肝失疏泄，气机不畅，胁络阻滞所致。其特点为胁肋胀痛，常伴有口苦耳肿、目赤肿痛等湿热熏蒸，胆火上炎，肝火上攻的症状。若湿热郁遏，胆汁不循常道，则可表现身目发黄。本证以胁肋胀痛，胸闷呕恶，口苦目肿，苔黄腻为特征。

治法主方　泻肝清胆，清利湿热。龙胆泻肝汤加减。

方药运用　常用药：龙胆草、山栀、黄芩、柴胡、泽泻、木通、车前子（包煎）、郁金、半夏、青皮。胁肋痛甚加延胡索、川楝子；身目发黄者加茵陈蒿、黄柏；大便秘结者加大黄（后下）。

5. 饮食积滞

证候表现　胁肋疼痛，脘腹胀满，恶心厌食，夜卧不安，大便不通，舌苔厚腻，脉滑。

辨证要点　本证多由饮食不节，积而不消，损伤脾胃，脾不升清，胃不降浊，浊气横逆，肝气失调所致。其特点为胁肋胀痛，并伴有恶心厌食、腹胀不适、夜卧不安、舌苔厚腻等宿食积滞，脾胃不和的症状。

治法主方　消食导滞，行气止痛。保和丸加减。

方药运用　常用药：焦神曲、焦山楂、陈皮、茯苓、莱菔子、香附、厚朴、青皮。胀甚者加木香、槟榔；大便不通者加枳实、大黄（后下）；恶心呕吐者加藿香、生姜；食积发热加青蒿、胡黄连。

6. 痰饮留积

证候表现　胸胁胀痛，咳嗽，吐痰涎泡沫，发热或寒热往来如疟状，舌苔白滑，脉沉弦或沉滑。

辨证要点　本证多因中阳不足，复感寒湿，或饮食所伤，脾胃运化无权，水津内聚为痰饮。其特点为胸胁胀满疼痛，呼吸、咳唾、转侧时疼痛加重，往来寒热如疟。同时常伴咳嗽、吐痰涎泡沫等痰饮上迫于肺，肺失清肃的症状。本证以胸胁胀满疼痛，呼吸、咳唾、转侧时加重，咳嗽、吐痰涎泡沫为特征。

治法主方　化痰逐饮，通络止痛。香附旋覆花汤加减。

方药运用　常用药：香附、旋覆花(包煎)、紫苏子、陈皮、半夏、茯苓、薏苡仁、杏仁、郁金。胁痛兼热者加山栀、黄芩；腹部胀满者加厚朴、枳壳。

7. 肝阴不足

证候表现　胁肋隐痛，悠悠不休，口干咽燥，心中烦热，头目眩晕，或两目昏花，舌红少苔，脉细弦而数。

辨证要点　本证由肝阴不足，肝络失于濡养所引起。其特点为胁痛隐隐，悠悠不休。常伴有口干咽燥、心中烦热、舌红少苔、脉细数等阴虚内热的症状。本证以胁痛隐隐，口干咽燥，舌红少苔，脉细数为特征。

治法主方　养阴柔肝。一贯煎加减。

方药运用　常用药：沙参、麦冬、当归、生地黄、枸杞子、川楝子、白芍、牡丹皮、天花粉。胁肋痛甚者加延胡索；头晕眼花者加菊花、白蒺藜、石决明；心烦口苦者加山栀；虚热内蒸者加知母、地骨皮；大便干结者加瓜蒌仁。

【其他疗法】

一、中药成药

1. 舒肝片　用于肝郁气滞，两胁刺痛，饮食无味者。

2. 龙胆泻肝片　用于肝热头晕，耳痛耳鸣，胁痛口苦，小便赤涩。

3. 木香分气丸　用于闪腰岔气，胸胁刺痛，胸闷胀饱，胃痛气闷，消化不良。

4. 木香顺气丸　用于胸膈痞闷，腹胁胀满，停食停水，消化不良。

二、针灸疗法

1. 体针　邪犯少阳：中渚、外关、大椎、足临泣。肝气郁滞：肝俞、期门、丘墟、太冲。瘀血阻络：膈俞、肝俞、血海、三阴交、行间。痰饮留积：尺泽、列缺、天突、足三里、丰隆。肝胆湿热：大椎、阳纲、足三里、太冲、期门。肝阴不足：肝俞、风池、曲泉、三阴交、太溪。1日1次。

2. 耳针疗法　处方：胸、神门、交感、枕、肺。操作法：用捻转手法，每次1～2分钟，留针20～30分钟，间隔5～10分钟捻针1次。适用于肋间神经痛。

3. 激光照射法　处方：阿是穴(指压痛点)、相应节段夹脊穴、支沟。操作法：用氦-激光仪照射上列各穴，每穴每次照1～3分钟，每日照射1次。

4. 皮肤针　用皮肤针叩胸胁痛部，加拔火罐。适用于外伤胁痛，有止痛化瘀作用。

【预防护理】

一、预防

1. 正确引导小儿调摄情志。

2. 预防外感。

3. 节制饮食，注意卫生。

4. 避免外伤。

二、护理

根据引起胁痛的原发疾病进行针对性的护理，如病毒性肝炎、急性胆囊炎等疾病的护理，可参照本书有关章节。

【文献选录】

《会心录》："胁痛一证，不徒责在肝、胆，而他经亦累及之。有寒热虚实之不同，痰积瘀血之各异。"

《古今医鉴·胁痛》："胁痛者……若因暴怒伤触，悲哀气结，饮食过度，冷热失调，颠仆伤形，或痰积流注于血，与血相搏，皆能为痛……治之当以散结顺气，化痰和血为主，平其肝而导其气，则无有不愈矣。"

《症因脉治·胁痛论》："内伤胁痛之因……或死血停滞胁肋，或恼怒郁结，肝火攻冲，或肾水不足……皆成胁肋之痛矣。"

《临证指南医案·胁痛》："胁痛一证，多屑少阳厥阴。伤寒胁痛，皆在少阳胆经，以胁居少阳之部；杂症胁痛，皆属厥阴肝经，以肝脉布于胁肋。故仲景旋覆花汤、河间金铃子散及先生辛温通络、甘缓理虚、温柔通补、辛泄宣瘀等法，皆治肝着胁痛之剂。可谓曲尽病情，诸法备矣。然其症有虚有实，有寒有热，不可概论。苟能因此扩充，再加详审，则临症自有据矣。"

《谦斋医学讲稿·痛证的治疗》："治疗肝气胁痛以疏肝为主，疏肝的药物以柴胡、青皮入肝胆经，善于散邪理气，最为多用。"

【现代研究】

一、治疗学研究

1. 专方治疗　任金生认为，急性病毒性肝炎病因病机为感受湿热邪毒，内传中焦，脾胃失和，肝失疏泄，胆汁瘀滞，旁流入血，外溃肌肤所致，其病理上往往有不同程度的气滞血瘀。治疗上主张清热利湿解毒与活血退黄为主，配合运脾和胃法。自拟利湿化瘀解毒汤（赤芍60g，蒲公英、茵陈蒿、车前子各30g，茯苓、山栀、陈皮、牡丹皮、丹参、郁金、当归、板蓝根各15g，生大黄6g），配合常规疗法，治疗88例急性病毒性肝炎患者，其疗效明显优于对照组（单纯常规治疗），$P<0.05$[1]。熊玉钟应用通降法治疗慢性胆囊炎150例，基本方：生大黄15g，白豆蔻12g，滑石10g，藿香10g，沉香12g，枳壳12g，延胡索10g，焦白术20g。有黄疸加茵陈蒿30g；有结石加海金沙12g、鸡内金15g、金钱草15g；兼寒者加附子10g。煎服，1日1剂，10剂为1疗程。结果显效94例、有效32例、无效4例，总有效率84%[2]。

刘建华等采用安蛔调胃法治疗小儿蛔虫性腹痛。基本方：槟榔6～15g，木香4～10g，白芍8～12g，吴茱萸3～6g。腹痛缓解不明显者加乌梅8～10g，椒目5～10g；食纳不佳者加鸡内金5～10g，焦白术8～12g；大便干结加黄芩5～10g，冬瓜子10～15g；夹风寒外邪加防风8～10g，白芷8～12g；风热加金银花8～12g，连翘5～10g。1日1剂，文火三煎，早中晚分服。服药3剂后统计疗效。共治48例，痊愈39例、有效6例、无效3例，总有效率93.75%[3]。

宫宏伟等认为，胁痛以右下为多，且多数兼咳嗽症状，或其他湿热见证，或自觉喉间有痰而不易咳出等。其病因多属湿热、痰浊所致之机窍壅塞，肺气不利。宗前辈之训，胁痛当分左右，左属瘀血，右属痰气，治右胁痛宜驱痰化浊。故临床采用小陷胸汤（瓜蒌、黄连、半夏）清热化痰，宽胸散结，并佐以桔梗、枳壳宣肺理气祛痰，山栀、郁金、降香泄热除烦利湿、降气活血止痛，收到了较好疗效[4]。

2. 辨证论治　阎振立治疗264例慢性胆囊炎患者，辨证分为五型论治：①肝胆湿热型，治以清利肝胆湿热，方用龙胆泻肝汤加减。②肝气郁滞型，治予疏肝解郁，用柴胡疏肝散加味。③气滞血瘀型，治宜活血化瘀、理气止痛，方用血府逐瘀汤加减。④肝胃阴虚型，治当滋阴柔肝、养胃止痛，方用一贯煎合麦门冬汤加减。⑤脾虚湿阻型，治以健脾化湿，方用六君子汤合胃苓汤加减[5]。

肖俊高将185例胆道蛔虫症患者辨证分为4型：①寒热不显型（76例），治以安蛔止痛、利胆降下法，方用一加减乌梅汤，即胆道蛔虫基本方：乌梅30～50g，川椒3～10g，苦楝10g（或苦楝根皮10g，鲜者30g），槟榔、雷丸、郁金、青皮各10g，大黄10～15g。②偏寒型（25例）治以温中安蛔、利胆降下法，方用二加减乌梅汤，即基本方酌加干姜、附片、桂枝、细辛、法夏。呕恶加干姜、法夏；恶寒肢冷加桂枝、细辛；形寒肢厥加附片、细辛。③偏热型（38例），治以清热安蛔、利胆清下法。方用三加减乌梅汤，即基本方酌加山栀、黄连、竹茹、牡丹皮、延胡索、茵陈蒿、金钱草。心烦不宁加山栀，局部热痛拒按加黄连，再加重大黄剂量，口渴饮冷加黄连，呕吐加竹茹，热郁发黄加茵陈蒿、金钱草。④寒热错杂型（46例），治以寒热互调、安蛔利胆降下法。方用四加减乌梅汤，即基本方合二加减和三加减乌梅汤，须辨别寒热之轻重主次而随证加减。结果治愈126例、好转58例、无效1例，总有效率为99.5%[6]。

周永安等将胁痛辨证分为肝气郁结、瘀血停滞、血不养肝、肝阴不足四型，采用疏肝理气、祛瘀通络、养阴柔肝法，以《伤寒论》四逆散加味为基本方，药用柴胡、白芍、枳壳、炙甘草、炒青皮、丹参、当归、郁金、川楝子、丝瓜络。如气郁化火兼见口干、二便不畅者加黄芩、牡丹皮；肝血不足兼见心怯惊恐、视物模糊者去郁金、枳壳，加炒枣仁、白蒺藜、合欢花、枸杞子；胁痛日久，痛甚者加穿山甲、红花、乳香、没药；如肝气犯胃克脾出现腹胀、嗳气、大便不调等，加厚朴、豆蔻、大腹皮、生大麦芽等。临床收到满意疗效[7]。

王芳采用辨病与辨证结合的方法治疗胁痛，辨证分为六型：肝胆湿热型，治以疏肝利胆、清热利湿，方用龙胆泻肝汤、茵陈蒿汤。肝郁气滞型，治以疏肝理气，方用柴胡疏肝散、金铃子散。若气郁化火，见胁痛胀热者，可用化肝煎。土虚木郁型，治以健脾疏肝，方用香砂六君子汤合四逆散加减。肝阴不足型，治以滋阴柔肝、养血通络，方用一贯煎、芍药甘草汤。气滞血瘀型，治以疏肝理气，活血软坚，方用血府逐瘀汤、失笑散、鳖甲煎丸加减。另可用三七粉3g吞服，活血止痛。胆道阻滞型，治以疏肝利胆、清热导滞，方用大柴胡汤合金铃子散加减。并常用自拟方柴胡利胆汤（柴胡、黄芩、法半夏、枳壳、延胡索、川楝子、金钱草、广郁金、白芍）加减，疗效较好。在辨证的基础上，结合辨病治疗：病毒性肝炎多加用清热解毒药，如垂盆草、连翘、蒲公英、虎杖、茵陈蒿等护肝降酶退黄；肝脓疡加清肝泻火、解毒排脓药，如山栀、金银花、蒲公英、败酱草、大黄、冬瓜仁、生薏苡仁等；胆囊炎胆石症者，加用金钱草、海金沙、郁金等利胆排石药；胆蛔症者急用乌梅安蛔丸口服，或于方中加乌梅、川楝皮（子）安蛔止痛；肝硬化常加五灵脂、蒲黄、鳖甲、牡蛎、穿山甲等理气活血软坚药[8]。

姜兴俊对西医肝病所致胁痛进行了中医辨证论治的分析，提出肝病胁痛的辨病位、辨病机和辨病因的辨证思路。①辨病位：首先应明确中医之肝居于右胁之里。其次应区分肝病胁痛在脏在经：在脏为肝痛或脾痛，在经则为肝经痛。须结合临床体征和实验室检查（视为中医四诊的延伸）及病史判断。如右侧胁痛，查体有肝区压痛、叩击痛或扪及肝脏肿大与触痛，肝功或B超检查发现异常者，即为肝痛；左侧胁痛，查体有脾区压痛或扪及脾脏肿大与触痛，或B超检查发现脾脏肿大者，即为脾痛。若右侧或左右两侧胁痛，但查体并无阳性体征，B超或肝功能检查亦无异常发现，惟乙肝血清标志物为阳性者，即为肝经痛等等。②辨病机:根据胁痛的病位、病程和病势辨识。胁痛在经,初痛多为肝经气滞,久痛则由气滞兼生血郁;痛轻多为肝经气滞,痛剧则为气血皆窒;在右多为肝经气滞,及左多因肝气偏盛,横逆至左,气血郁阻,经脉不畅所致等等。③辨病因:在辨病位与病机的基础上,再结合胁痛所伴随的症状、体征、舌象和脉象,进一步判断与肝病胁痛相关的病因。如:胁痛伴肝脾肿大,黄疸鲜明,大便干燥或溏滞,小便黄赤,舌苔黄腻浊厚,脉弦滑,为有湿热浊毒之邪;伴心烦易怒,口干口苦,目多眼眵,或头面疮疖,或唇舌深红或黯红,脉弦数,为有肝火热毒之邪等等。同时提出针对病机共性确定基础方药,根据不同病情选加不同药物的用药思路,并介绍了个人用药的临床经验[9]。

3. 其他疗法 尚健针刺悬钟穴治疗胁痛 32 例,取得满意疗效。方法:取悬钟穴(重者取双侧,一般取单侧),用 1.5 寸 28 号不锈钢毫针刺入,施捻转提插手法,实证用泻法,虚证用补法,留针 30 分钟,15 分钟行针 1 次。结果:显效 24 例、缓解 5 例、无效 3 例,总有效率 90.6%[10]。

陈静等通过穴位敷贴中药透皮贴剂——肝舒贴(主要由黄芪、莪术、穿山甲等药物组成)治疗胁痛。选择肝郁脾虚兼血瘀的慢性肝病胁痛患者 60 例,随机分为治疗组和对照组(各 30 例)。治疗组予肝舒贴,贴于肝区胁肋疼痛部位(期门、日月、章门)和肝俞、足三里处,一次 2～3 日;对照组口服逍遥丸,每次 6g,1 日 3 次。疗程均为 2 周。结果:治疗组总有效率 93.4%,对照组 86.6%($P>0.05$),在胁痛缓解起效时间、持续止痛时间方面,治疗组均明显优于对照组($P<0.05$)[11]。

二、药效学研究

陈忻等依据中医辨证论治思想,归纳治疗病毒性肝炎复方中常用中药近百种;分析其药理研究资料;从整体、多靶点的认识出发,归纳辨析了中药治疗病毒性肝炎的药理学基础。结果认为这些中药治疗病毒性肝炎的药理基础主要为抗 HBV 病毒,增强或抑制机体免疫功能,抗炎保肝降酶,抗肝纤维化、抗肝硬化,利胆;药物促进肾上腺皮质功能的作用,是补肾、益气治则现代药理基础的重要体现;调节胃肠功能促进消化的作用,对改善肝炎的消化道症状有积极的意义;降血脂有利于预防肝炎并发的脂肪肝、血瘀证;活血化瘀药治疗瘀血阻络型肝炎的药理基础是改善血液流变性、抗血栓形成;重型肝炎使用通腑泻下的药物是基于其泻下、解毒和抗内毒素作用[12]。

高建平等探讨中药养肝利胆颗粒治疗胆囊炎的作用机制。方法:采用体外溶石实验,观察该药的溶石作用;采用豚鼠胆色素结石模型,观察口服养肝利胆颗粒对动物的成石率和胆汁成分的影响;采用体外试管法研究药物的直接抑菌作用以及含药血清和含药胆汁的抑菌作用。结果表明:养肝利胆颗粒体外能溶解胆色素型、胆固醇型和混合型结石;体内能降低模型豚鼠的成石率,升高胆汁中总胆汁酸的量,降低总胆红素和游离胆红素含量;药物对痢疾杆菌、变形杆菌、大肠杆菌等有直接抑制作用;含药血清和含药胆汁对大肠杆菌、痢疾杆菌等有较强的抑菌作用。提示养肝利胆颗粒治疗胆囊炎主要的作用机制是其具有溶石和抗菌作用[13]。

参考文献

[1] 任金生. 利湿化瘀解毒汤治疗急性病毒性肝炎 88 例[J]. 河南中医,2008,28(7):55-56.

[2] 熊玉钟. 应用通降法治疗慢性胆囊炎 150 例[J]. 现代中西医结合杂志,2000,9(14):1339.

[3] 刘建华,廖丽君. 安蛔调胃法治疗小儿蛔虫性腹痛 48 例[J]. 中国中医急症,2006,15(6):603.

[4] 宫宏伟,姜淑兰,赫春来. 小陷胸汤加减治疗右胸胁痛[J]. 实用中医内科杂志,2003,17(6):488-489.

[5] 阎振立. 辨证治疗慢性胆囊炎264例[J]. 国医论坛,2004,19(5):19.

[6] 肖俊高. 加减乌梅汤分型论治胆道蛔虫185例[J]. 四川中医,2001,19(5):45-46.

[7] 周永安,刘路芬. 四逆散加味治疗胁痛浅识[J]. 实用中医内科杂志,2008,22(6):89-90.

[8] 王芳. 胁痛辨治体会[J]. 实用中医药杂志,2003,19(2):101.

[9] 姜兴俊. 肝病胁痛的辨证思路与用药经验[J]. 成都中医药大学学报,2001,24(3):6-9.

[10] 尚健. 针刺悬钟穴治疗胁痛32例[J]. 针灸临床杂志,2003,19(6):48.

[11] 陈静,王灵台,赵钢. 肝舒贴治疗慢性肝病胁痛的临床研究[J]. 上海中医药杂志,2004,38(10):6-8.

[12] 陈忻,张楠. 中药治疗病毒性肝炎的药理学基础辨析[J]. 陕西中医,2007,28(1):73-76.

[13] 高建平,金若敏,朱培庭,等. 养肝利胆颗粒治疗胆囊炎作用机理研究[J]. 时珍国医国药,2008,19(5):1101-1104.

（马 融 张喜莲）

第七节 肝 痈

【概述】

肝痈,是脓疡生于肝脏的疾病,属内痈的一种,临床以右胁肋部作痛、手不可按、发热、寒战等为主要表现。《素问·大奇论》说:"肝雍,两胠满,卧则惊,不得小便。"其中所论肝雍,即后世所称之肝痈。

肝痈相当于西医学的肝脓肿,如细菌性肝脓肿、阿米巴肝脓肿等均可参照肝痈论治。小儿肝脓肿以细菌性肝脓肿为主。由于临床诊治方法的进步和治疗及时,本病已较少见。各年龄均可发病,年长儿多于婴幼儿,偶发于新生儿,无明显季节和性别差异。该病病情往往较重,病死率较高,尤以年幼患儿、继发于胆道蛔虫症、脓肿多发或有全身并发症者,预后较差。

自《内经》以来,历代医家均有肝痈病名的记述,并提出了许多有效的治疗方法。如元代朱震亨主张肝痈之证,初服复元通气散,次服柴胡清肝汤,痛胀已止的宜服六味地黄丸,脾虚食少佐以八珍汤滋肾补脾。清代陈士铎则主张,由恼怒动气,肝火内生,酿成痈脓的,其治法必以平肝为主,佐以泻火去毒之药,方用化肝消毒汤。若因忧郁而成的,初病用逍遥散,痈成毒发时用宣郁化毒汤,愈后用四物汤调治。清代马培之治肝痈初期,因饮食不节,痰、气、血三者结聚而成的,用舒郁涤痰汤;若因闪挫跌仆,络伤血瘀而成的,用清肝活络汤。现代多主张分阶段按不同证型论治,分别采用通腑泻火、清热解毒、活血化瘀、扶正托脓等法,特别是采用中西医结合治疗后,明显提高了本病的治愈率。然而,有关中药治疗本病的作用机制,特别是活血化瘀、通里攻下等治法在中西医结合治疗该病过程中发挥的作用,有待进一步研究。

【病因病理】

一、病因

肝痈的发生,与郁怒动气,肝火内生,感受外邪,邪入肝络,饮食不节,嗜食甘肥等因素有关。如《辨证录·肝痈》说:"然而肝痈不止恼怒能生,而忧郁亦未尝不能生痈也。"《马培之医案·肝痈》亦言:"小儿之生,乃因痰热入于肝络,先咳嗽而后胁肋肿胀。"此外,由于用力过度，闪挫跌仆，络伤血瘀；或因外伤后，肌腠不固，复感邪毒，均可形成肝痈。

西医学研究认为，小儿肝脓肿多由金黄色葡萄球菌或大肠杆菌所引起。感染途径多为血源性，逆行感染以胆管为主，亦可经门静脉或肠淋巴系统。此外，溶组织阿米巴也可引起肝脓肿，放线菌、结核杆菌亦偶致此病。

二、病理

1. 病位主要在肝　本病病位主要在肝，多因痰热壅盛伤及肝络；或体内湿热交蒸于肝；或肝火内生，气滞血瘀；或跌仆肝络受损等致肝血郁热，蕴结不散而成脓。

感受外邪，痰热入肝：小儿肺常不足，卫外不固，易感外邪，而外感之邪皆能化火，火热炼液成痰，痰热火毒交结，伤及肝络，聚而不散，酝酿成脓。初生儿因脐部疾患，邪毒入脐，随血流入肝而致病。

饮食不节，湿热蕴结：小儿脾常不足，若嗜食甘肥，伤及脾胃，湿热内生；或过食辛辣发物及腐败食品，致使脏腑功能失调，痰湿不化，湿热火毒内生；或食入染有阿米巴包囊的不洁之物后，积滞内阻，脾运失司，蕴湿生热，湿热壅滞，流注肝络，蕴结不散，气血凝滞，发展成为肝痈。

惊恐郁怒，肝火内生：惊恐伤志，恼怒伤肝，肝气横逆；忧思过度，肝气郁结，气郁化火，灼伤肝血，气滞血瘀，血肉腐败，液化成脓。

闪挫跌仆，络伤血瘀：因于用力过度，损伤肝气，气郁于里；或跌仆闪挫，血瘀在内，以致气机不利，瘀血内蓄，流注肝络，郁积不散，腐败成脓。如《马培之医案·肝痈》说："又有闪气之人亦生此患，闪则气滞而血亦滞，久而不愈亦发痈疡"。

2. 病性可分虚实　"邪气盛则实，精气夺则虚"。肝痈初期，多属实证，乃热毒炽盛，蕴结肝络，气滞血瘀所致。若未及时合理的治疗，病情迅速发展，热壅血瘀于肝，酿而成痈，即邪正剧争，毒盛肉腐阶段。痈疡内消或穿刺排脓后，邪毒渐尽，病情逐渐好转，但终因肝络受损，邪去而正虚，故肝痈恢复阶段常表现气阴两伤或正虚邪恋之证。也有因正不克邪，脓毒流连，气血亏虚，病程迁延，成虚实夹杂之证。

西医学认为，细菌性肝脓肿通常有以下几个感染途径：①胆道系统，是比较常见的感染途径，多由胆囊炎或胆道系统结石时，细菌上行感染肝内胆管系统所致。②门静脉系统，常为门静脉所属的腹腔脏器脓肿，多见于化脓性阑尾炎及肠溃疡。③动脉系统，由败血症或菌血症所致。④邻近组织器官感染，如膈下脓肿或腹腔脓肿直接蔓延所致。肝脓肿形成大致分为化脓炎症期、脓肿形成初期和脓肿形成期。化脓炎症期病理为肝组织的局部炎症、充血、水肿；脓肿形成初期肝组织开始坏死，部分液化；脓肿形成期脓腔坏死液化，脓肿壁形成，脓肿壁由纤维肉芽组织或炎症充血带形成，脓肿周围肝组织充血水肿。

【诊断与鉴别诊断】

一、诊断要点

1. 发热，伴有或不伴有寒战。

2. 腹痛，尤以右上腹疼痛为主。

3. 肝脏肿大伴有肝区压痛或肝区有包块。

4. 血常规：白细胞增高，以中性粒细胞为主，核左移，常伴有贫血。

5. 脓液或血培养阳性。

6. 影像学检查有助于确诊。如B型超声波检查有液平段有助于诊断，CT可看到脓肿的位置、范围和数目。

7. 放射性核素检查可见肝区有放射性分布稀疏区或缺损区。

二、鉴别诊断

肝痈相当于西医学的肝脓肿，包括细菌性肝脓肿、阿米巴肝脓肿等，临床以细菌性肝脓肿多见。细菌性肝脓肿和阿米巴肝脓肿均有弛张高热、肝大、右上腹压痛、白细胞增多等相似表现，但后者多有阿米巴痢疾史，其巨大肝脓肿，肝前区隆起，脓液呈牛奶咖啡样外观，脓液中找到阿米巴滋养体可确诊，粪便检查亦有助诊断。

【辨证论治】

一、证候辨别

1. 辨热毒血瘀　热毒、血瘀为本病的主要病变基础。一般来说，热毒炽盛，可见发热烦躁、口苦口渴、舌红苔黄、脉数等症；因瘀致痈者，起初即疼痛明显，由于尚未化热化火，故寒战表现不明显。热毒内炽，蕴阻肝络，疏泄失职，则气滞血瘀；瘀滞日久，化热化火，以致肉腐成脓。因而，临床可见壮热不退，胁腹剧痛，局部可触及固定包块，或有波动感，舌红脉数等症，为热毒、血瘀并存之象。

2. 辨邪正消长　肝痈早期，邪正交争，临床虽见发热口渴、胁腹疼痛，但全身中毒症状相对较轻，此时多正气未虚，治宜以祛邪为主。及至肉腐成痈，正气已耗，特别是素体虚弱者往往托脓无力，此时宜在祛邪之中佐以扶正托脓之品。疾病后期，发热渐退，胁肋隐痛，全身乏力，形瘦自汗，多为邪去正虚或余邪留恋，正气已虚，治宜扶正为要，或佐以祛邪。

二、治疗原则

未溃前以消为主，兼以清、下，常用疏肝理气、通腑泻火、清热解毒、活血化瘀等法；脓溃后重在扶正补托，益气养阴。临床治疗本病时，在采用一种主要治法的同时，往往根据病情需要兼用其他治法，以提高疗效。如解毒消痈、补气托毒并进，清解余毒、活血消癥与益气养血、滋阴清热合用，均为常用治法。

三、分证论治

1. 肝火炽盛

证候表现　起病急骤，开始即有发热恶寒，右上腹部隐痛，右胁饱胀痛，不能向右侧卧，局部拒按，按则其痛更甚，甚至呼吸不利。烦躁口渴，汗出口苦，大便秘结，舌质红，苔黄，脉弦数。

辨证要点　本证由外感时邪，肝火炽盛所致，多见于疾病初期。外邪由表入里，化热化火，入于肝络，是邪正相争的初期阶段，故除恶寒发热表证外，尚见烦躁口渴、口苦等肝火炽盛的里热实证，其证胁腹胀痛。若由痰浊蕴结而病者，起病较缓，多无全身症状。因瘀血而致者，气机郁结，初起即疼痛明显，由于还未化热化火，故一般没有寒战表现。本证以起病急骤，右胁腹胀痛拒按，烦渴口苦，脉弦数为特征。

治法主方　疏肝解郁，清肝泻火。柴胡解毒汤加减。

方药运用　常用药：柴胡、白芷、牡丹皮、赤芍、黄芩、白芍、金银花、连翘、紫花地丁、甘草等。肝区痛甚者加延胡索；黄疸者加茵陈蒿；恶心呕吐者加姜半夏、竹茹。

因痰浊蕴结成痈者，用舒郁涤痰汤以理气化痰、通络解郁。常用药：陈皮、瓜蒌仁、半夏、茯苓、竹茹、香附、苏梗、枳壳、佛手、当归、郁金、参三七等。由气滞血瘀所致者，用清肝活络汤加减以理气疏肝、通络化瘀。常用药：当归、赤芍、桃仁、新绛、郁金、参三七、泽兰、瓦楞子、青皮、枳壳、苏梗等。

2. 湿热蕴结

证候表现 右胁持续胀痛拒按,可扪及固定包块,且有波动感,呕恶纳差,发热不退,口苦尿黄,舌质红,苔黄腻,脉弦数。

辨证要点 本证多为饮食不节,化湿生热,或脾失健运,湿热内生,湿热邪毒蕴阻肝络,导致疏泄失常,气血瘀滞,日久化热化火,肉腐成脓,故右胁持续胀痛,并扪及固定包块,发热,苔黄腻等。因邪非外感,故无恶寒。本证以右胁持续胀痛,可扪及固定包块,呕恶纳差,苔黄腻为特征。

治法主方 清热解毒,通络活血。复元活血汤合五味消毒饮加减。

方药运用 常用药:柴胡、天花粉、当归、桃仁、红花、金银花、黄芩、大黄、蒲公英、紫花地丁、生甘草等。大便秘结,属阳热实证,重用大黄(后下),加芒硝(冲服)。本证清热解毒药的用量相对要大,并且在体温正常后,尚需继续服用一段时期,一般在1周以后才能逐渐减量,以避免体温回升。

3. 毒盛肉腐

证候表现 壮热,大汗,胁腹剧痛放射至右肩部,右胁饱满,局部红肿,口苦口干,厌食,恶心呕吐,舌质红,苔黄厚腻,脉滑数。

辨证要点 本证为邪正剧争,肉腐成痈阶段。由于热毒壅盛,蕴结于肝,化腐成脓,故临床以壮热、胁剧痛、局部红肿、舌红、苔黄厚腻、脉滑数为主症,尤以痛证表现为突出。本证以壮热、胁剧痛、局部红肿、舌红、苔黄厚腻、脉滑数为特征。

治法主方 解毒化腐,扶正托脓。柴胡解毒汤加扶正之品。

方药运用 常用药:柴胡、牡丹皮、赤芍、黄芩、白芍、金银花、连翘、蒲公英、甘草、黄芪、当归、党参等。恶心呕吐者加姜半夏、竹茹;胁痛甚者,加延胡索。及至肉腐成痈,患儿正气已耗,特别是素体虚弱者往往托脓无力,故在清热解毒、化腐活血的同时,佐入扶正托脓之品,一方面防止本病进一步恶化,另一方面加速脓液排出,缩短病程。

4. 气阴两伤

证候表现 发热渐退,精神食欲好转,右胁肋疼痛虽减轻但未全止,面色不华,形体消瘦,气短息微,自汗盗汗,五心烦热,舌质红,苔少而剥,脉细数。

辨证要点 本证属肝痈恢复阶段。痈疡消后,邪毒渐尽,病情日趋好转,但终因肝络受损,邪去而正虚,阴伤气耗,故见上述气阴两亏证。本证以右胁肋疼痛减而未止,面色不华,气短息微,自汗盗汗,五心烦热,舌苔少而剥,脉细数为特征。

治法主方 益气养阴,补益肝脾。生脉散合一贯煎加减。

方药运用 常用药:生黄芪、太子参、当归、麦冬、五味子、生地黄、白芍、枸杞子等。低热不退者加青蒿、地骨皮;脾虚便溏,纳差者加白术、山药、茯苓。

5. 正虚邪恋

证候表现 右胁隐痛,纳差,恶心,全身乏力,面色无华,形体消瘦,自汗,便溏,舌质淡,苔薄白,脉沉细。

辨证要点 本证亦属肝痈恢复阶段,病机特点为余邪未尽,正气已虚。临床以肝气不舒、脾胃不健、气血两亏的症状为主,其证表现复杂,但总以虚多邪少为要。本证以右胁隐痛,纳差,乏力,便溏,舌淡,脉沉细为特征。

治法主方 疏肝健脾,培补气血。逍遥散加减。

方药运用 常用药:柴胡、炒白术、丹参、党参、郁金、延胡索、牡丹皮、当归、黄芪、薏苡仁等。若并发咳吐脓血者，选加苇茎、桃仁、冬瓜仁、鱼腥草等；并发腹痛下痢脓血者，酌加白头翁、马齿苋、鸦胆子（以干龙眼肉及胶囊或面皮包裹吞服）等。

若中气不足，脾阳虚损，迁延不愈者，补中益气汤或香砂六君子汤加减以益气补脾；气血两亏者，加八珍汤益气养血。

【其他疗法】

一、药物外治

1. 消炎散　黄芩、黄连、黄柏、大黄、薄荷、白芷、冰片，共研细末。用温开水调成糊状，单层纱布包好，敷于患处，覆盖塑料纸后胶布固定。用于肝脓肿的各个时期。

2. 臭椿树根皮胶外敷　鲜野臭椿树根皮，武火煎煮，去渣后武火煎成胶糊状为度，然后用敷料按包块大小敷患处。用于肝脓肿成脓期。

二、西医疗法

1. 抗生素疗法　对肝脓肿一般采用内科疗法，注意营养及输血等支持疗法。选用对病原菌有强效的抗生素静脉滴入，往往要多种有效药物交替长时间（6～8 周）使用。如合并厌氧菌感染可加用灭滴灵口服或静滴。脓肿较大者应穿刺抽脓或插管排脓。对阿米巴肝脓肿，在排脓之前也应全身用药（参阅第 7 章第 8 节阿米巴病）。

2. 外科疗法　在内科治疗的基础上，对于大的脓肿、反复积脓的脓肿、局部胀痛及全身中毒症状严重、或脓肿已破或有突破的可能时，应进行外科疗法，常见方法如下：

B 超或 CT 引导下经皮穿刺抽脓或置管引流术：B 超或 CT 引导下穿刺抽脓。方法简单、可靠、创伤小、并发症少，疗效显著，已成为治疗肝脓肿的首选方法。

门静脉插管灌注抗生素疗法：对于穿刺困难、特殊部位及粟粒型等特殊类型肝脓肿，可直接作用于病灶，其作用迅速而有效，不失为一种可取的治疗措施。

肝脓肿切开引流术：适于穿刺引流不畅、脓肿无明显缩小、临床表现无明显改善或进行性加重者；伴有原发病变需要手术处理者；脓肿壁厚，非手术治疗效果差的慢性肝脓肿；脓肿壁已穿破或估计有破溃可能者；肝右叶的前侧、左外叶、肝右叶膈顶部或后侧的肝脓肿，与腹壁紧密粘连者。

带蒂大网膜填塞术：适于脓腔较大的肝脓肿。具有缩短愈合时间，减少并发症的优点。

腹腔镜肝脓肿切开引流术：适于脓肿大、位置浅、易破溃、经支持治疗及穿刺引流疗效不佳或穿刺困难者。

肝叶切除术：适于病程长的慢性厚壁肝脓肿，切开引流后脓肿壁不塌陷，长期留有无效腔，切口经久不愈；切开引流后，因有无效腔或窦道长期流脓不愈；肝内胆管结石合并左外叶多发性肝脓肿。

【预防护理】

一、预防

1. 慎避风寒，衣着应随气候之变化而增减，以免感生风寒痰热之病证。

2. 避免嗜食膏粱厚味，防止痰火内生。

3. 防止闪挫跌仆等外伤。

4. 积极预防和治疗原发疾病，切断感染途径，如新生儿脐炎、败血症、脓毒败血症、胆道感染（如胆道蛔虫症、化脓性胆囊炎、胆石症等）、化脓性阑尾炎、细菌性痢疾等。

现代研究认为，多发性肝脓肿多起源于胆道梗阻，尤多见于急性梗阻性化脓性胆囊炎，查胆道解除梗阻是预防和治疗本病、改善预后的主要措施。

二、护理

1. 患儿应绝对卧床休息，衣被要柔软而舒适，避免重压肝区而引起不适，并向左侧卧位，以减轻疼痛。

2. 高热时应鼓励喝水，并及时予以物理降温。

3. 注意口腔护理，出汗多者应及时更换被单、衣服，避免受凉。

4. 给予高蛋白、高碳水化物、低脂肪而易消化的流质或半流质饮食，切忌食用肥甘辛辣滋腻之物。

5. 发病后切勿在肝脓肿部位施行针灸疗法，以免引起不良后果。

【文献选录】

《灵枢·玉版》："病之生时，有喜怒不测，饮食不节，阴气不足，阳气有余，营气不行，乃发为痈疽。阴阳不通，两热相搏，乃化为脓。"

《外科大成·肝痈》："肝痈之发，必先期门穴隐痛不已，令人两胠满，卧则惊，不得小便，由愤郁气逆所致。初宜瓜蒌散，或柴胡清肝汤调之。溃后用六味丸、八珍汤。滋阴托里。此肝心火盛而虚中有热也。禁用温补药及针灸等法。"

《疡医大全·肝痈门主论》："余闻异人云：胁疼手不可按者，肝叶生痈也……然痈生于内，何从而见，然外可辨也。肝痈生在左而不在右，左胁之皮必见红紫之色，而舌必见青色也。此而辨之，断断无差，治必以平肝为主，佐以泻火去毒，切不可因循令其溃烂而不可救也……有左胁大痛，按之尤甚，此肝痈耳，非胁痛也……因失于速治，而肝中郁气，若不能宣，而血因之结矣。血结不通，遂化脓而成痈，其势似缓，然肝性最急，痈成而毒发甚骤也。"

【现代研究】

中医药治疗肝脓肿多宗"气滞血瘀，热毒壅聚，腐而成脓"、"疮疡皆为温邪"等理论，而常采用清热解毒、活血化瘀、排脓消肿或扶正补托等治疗方法。

高志忠在西医治疗基础上，采用中药分期辨证治疗：①初期：肝区隐痛或胀痛，不能侧卧，局部压痛拒按，甚则呼吸不利，恶寒发热，脉弦。证属肝郁气滞，热聚成毒。治宜清肝泻火，理气解毒，药用：柴胡10g，黄芩15g，山栀10g，连翘30g，川楝子、青皮各10g，郁金15g，川芎10g，蒲公英30g，蚤休10g，甘草6g。②中期：肝区胀痛增剧，胁肋明显膨满，身热不退，形体渐瘦，面色萎黄，精神委顿，时时出汗，口苦纳呆，脉弦数。证属气滞血瘀，不通则痛。治宜清热解毒，活血消痈，药用：柴胡、黄芩各10g，蒲公英、败酱草、薏苡仁各30g，桃仁、川楝子各10g，红藤30g，乳香、没药、甘草各6g。③后期：并发咳吐脓血，或并发剧烈腹痛，下利脓血及虚脱者，证属热腐成脓，阴液被劫。治宜清热养阴排脓，药用：柴胡、黄芩各10g，鲜沙参15g，鲜芦根、鱼腥草各30g，桃仁、牡丹皮各10g，冬瓜子30g，天花粉10g，生黄芪30g，甘草6g。④恢复期：溃脓后邪势已去，口干少津，胃纳不香，脉细数，证属气阴两亏。治宜益气养阴。药用：太子参、麦冬、五味子、石斛、天花粉各10g，生黄芪30g，当归、山药、紫草、白蔹、白及各10g。结果治疗组痊愈11例，平均住院20天。对照组痊愈2例、好转5例，无效2例（病危自动出院1例）[1]。

李勇等采用中西医结合治疗细菌性肝脓肿56例，在西医常规基础上，配合中医辨证分期论治：①初期（发热期）：证属肝郁气滞，热毒内蕴。治宜清热解毒，消痈散结，清利肝胆。方选清肝消痈汤加减：金银花30g，连翘20g，蒲公英15g，白芍药15g，茵陈蒿20g，龙胆草10g，枸杞子10g，甘草6g，紫花地丁15g，当归10g，川芎5g。②中期（成痈期）：证属毒热内蕴，血肉腐烂，脓液形成。治法及方药同初期。③后期：证属气损阴亏。治宜益气养阴，扶正固本。方选生脉饮合补中益气汤为主：生地黄 15g，太子参 12g，麦门冬 12g，玉竹 10g，五味子 5g，山药 12g，茯苓 12g，白术 10g，金银花 10g，黄芪 12g。对脓肿＜30mm×30mm 者，以中医治疗为主。结果本组 56 例中，治愈 49 例、显效 6 例、无效 1 例，总有效率 98.2%。疗程最短 20 日、最长 36 日，平均 26.06 日。其中，中医药为主治疗 18 例，治愈 16 例、显效 2 例；配合肝穿刺抽脓术治疗 38 例，治愈 33 例、显效 4 例、无效 1 例[2]。

陈金坤在抗感染、营养支持、穿刺抽脓等西医治疗的基础上，配合中医分三期辨证施治：①肝脓肿初期（发热期）：症见发热恶寒，胸胁疼痛拒按，厌食纳少，口苦咽干，舌质红、苔黄，脉弦数。B 超提示肝脏有面积大小不同的低回声。证属肝郁气滞，热毒内蕴，治宜疏肝解郁，清热解毒，方选柴胡疏肝散合五味消毒饮加减。药用柴胡、白芍、枳实、延胡索、郁金、金银花、蒲公英、紫花地丁、山栀、败酱草、甘草。②肝脓肿中期（成脓期）：症见发热不退，右胁饱满，胀痛较剧，口渴，多汗，体瘦，乏力，便秘尿赤，舌红、苔黄厚，脉弦细数。B 超提示肝脏可见液性暗区。证属火毒蕴盛，血肉腐烂成脓，治宜泻火解毒，消痈透脓。方选黄连解毒汤合消痈汤加减。药用黄连、黄柏、黄芩、山栀、赤芍、连翘、天花粉、蒲公英、白芷、生大黄、薏苡仁、柴胡。③肝脓肿后期（吸收期）：症见发热已退，胸胁胀痛消失，神疲乏力，面色萎黄，消瘦、纳少，口渴，舌红，苔少或薄黄，脉细数。B 超提示脓腔明显缩小或消失。证属气损阴亏，正虚毒恋。治宜益气养阴，补虚托毒。方选生脉饮合透脓散加减。药用太子参、麦冬、黄芪、当归、赤芍、生地黄、天花粉、皂角刺、沙参、金银花、蒲公英。结果治愈 39 例、显效 4 例、好转 1 例、无效 2 例，总有效率 95.5%；治疗时间最短 16 天、最长 45 天，平均 26 天；配合经皮肝穿刺抽脓引流 37 例，中转手术引流 2 例，无死亡病例[3]。

邱汉平等认为肝脓肿属于中医肝痈范畴，为肝郁化火或痰湿郁久、化热，热毒壅盛，气血瘀滞，瘀热相搏而蕴结成痈。其病理基础是热毒瘀血。治疗原则是清热解毒、破瘀散结、排脓消痈。两组均在 B 超引导下经皮肝穿刺抽脓减压，治疗组在上述治疗基础上加用自拟清肝消痈汤。基本方：金银花、野菊花、蒲公英、紫花地丁、贝母、丹皮各 10g，柴胡 15g，穿山甲 6g，酒大黄 15g，天花粉 10g，皂角刺 6g，当归 9g，甘草 3g。若疼痛较重者加郁金 10g，乳香 5g，青皮 10g。抽脓后，上方去大黄、皂角刺，加黄芪 20g、白术 10g、珍珠粉 3g。上药水煎 2 次分服，7 天为 1 个疗程。一般抽脓期间用药 1 个疗程，抽脓后继续 1～2 个疗程。结果两组均全部治愈，无 1 例转手术治疗和出现并发症。抽脓 1～5 次。住院大多在 1 周左右。治疗组疗程比对照组缩短近 2 个月。且 2 个月内脓腔闭合情况治疗组明显优于对照组（$P<0.05$）[4]。

廖武军等在应用抗生素、厌氧治疗、局部穿刺引流西医治疗基础上，配合用中药银鱼角消脓汤，药用金银花、蒲公英、败酱草、红藤、鱼腥草、薏苡仁各 30g，牡丹皮 12g，皂角刺 15g，柴胡 6g。肝区痛加川楝子、延胡索 12g；恶心呕吐加竹茹、芦根各 12g；便秘加槟榔 15g，大黄 12g（后下）；高热加石膏（先煎）、大青叶各 30g；自汗加黄芪 15g。水煎服，1 日 1 剂，10 天为 1 个疗程，服 3 个疗程。治疗细菌性肝脓肿患者 44 例，并与 22 例单纯西医治疗作对照，观察两组总有效率及体温复常、疼痛消失、血象复常、脓肿消失、住院时间五项临床指标。结果：治疗组总有效率 95.5%，明显高于对照组的 77.3%（$P<0.05$），临床五项指标治疗组均优于对照组[5]。

张武强等总结其父张文泰重用薏苡仁治疗肝脓肿的经验，认为该药味甘淡，性微寒，入脾、胃、肺、大肠经，具有利水渗湿，健脾，除痹，清热排脓之功效。可主治水肿、脚气、淋证、湿温、痹证、肺痈、肠痈等。治疗肝脓肿时重用薏苡仁达 150g，取其大剂量应时良好的清热利湿、消痈排脓作用，常配合柴胡 18g，黄芩 18g，山栀 18g，败酱草 30g，马齿苋 30g，皂角刺

15g,冬瓜仁 20g,大黄 10g(后下),延胡索 12g 等应用,取得良好疗效[6]。

潘海林针对糖尿病合并细菌性肝脓肿患者,认为在治疗上应注意:①早发现,早诊断,结合患者临床发病特点,如高热不退,血常规检查白细胞明显偏高者,应尽早行 B 超或 CT 检查,可及时发现肝脓肿情况。②积极控制血糖在理想范围;胰岛素的早期应用非常重要,建议用静脉点滴,皮下注射或胰岛素泵治疗,可使应激状态下血糖不稳的情况及时得到纠正。③早期、足量应用抗生素。由于致病菌主要为 G^- 杆菌,故选用抗菌药物应为第二、三代头孢类或喹诺酮类。肝脓肿时合并厌氧菌感染常见,主张联合甲硝唑或替硝唑治疗。④加强支持治疗,糖尿病合并感染时,存在糖代谢及蛋白代谢的紊乱情况,低蛋白血症时,不利于炎症的消退和吸收,常给予人血白蛋白以提高机体免疫力,促进患者早日康复。若各种抗生素使用不能使体温降至正常,病情难以控制时,需进行脓肿穿刺抽脓,较大脓肿尚要置管引流,或脓肿腔冲洗,局部注入抗生素,或外科手术治疗才能收效[7]。

王文鸽等在西医治疗(胰岛素、广谱抗生素和抗厌氧菌抗生素、营养支持等)的基础上,加用自拟中药清热益气滋阴汤,药用金银花、黄芪、石膏各 30g,紫花地丁、蒲公英、黄柏、连翘各 20g,熟地黄、麦冬、玄参各 15g。并根据不同阶段加减:发病初期为脓肿蕴结期,可加大清热解毒药物剂量,见大便干结、小便黄赤加大黄、龙胆草等。随中西医结合治疗及疾病发展至成脓期,糖尿病患者本阴虚之体,高热后更至阴虚。此期加大滋阴之功,方中可加石斛、天花粉等。脓肿吸收期次期多正虚邪恋,加大黄芪用量、加以太子参、白术增扶正之力。在抗生素停用后继续中药治疗 2~3 周。治疗结果本组治愈 16 例、好转 24 例、无效 2 例,总有效率 94.8%。其中一例经超声定位下穿刺引流,另一例为左肝外叶脓肿行左肝切除,均治愈出院。治愈组和好转组患者在治疗后 4~10 天体温恢复正常(平均 6.7±2.3 天),住院时间在 18~32 天(平均 24.6±5.8 天),好转组患者在出院后继续服用中药治疗 2~3 周,3 周后复查 B 超或 CT 提示脓肿吸收痊愈,无再发病例[8]。

周德亮等采用中西医结合的方法治疗糖尿病合并细菌性肝脓肿 30 例,中医根据辨证分型,方用《医宗金鉴》柴胡清肝汤加减:柴胡、黄芩、青皮、皂角刺各 6g,金银花、连翘、紫花地丁、红藤各 20g,赤芍、桃仁、熟地黄、麦冬各 10g,生甘草 5g。疼痛剧者加川楝子、延胡索各 12g;恶心呕吐加竹茹、芦根各 12g;高热加石膏(先煎)、大青叶各 30g;便秘加大黄(后下)12g。1 日 1 剂,水煎 2 次,分 2 次服用。2 周为 1 个疗程,停用抗生素后继续使用 2~3 周。结果痊愈 16 例、好转 13 例,1 例合并高血压、冠心病因败血症死亡,总有效率为 96.7%。有效患者体温恢复正常平均为 6.5+2.2 天,住院时间 16~32 天(平均 23.6+6.0 天),出院后 3~5 周复查无复发[9]。

李爱群等应用中西医结合方法治疗糖尿病合并细菌性肝脓肿 26 例。西医给予胰岛素、抗感染、营养支持及饮食疗法等。中药采用分期辨证:①初期:证属肝郁热聚,治以疏肝解郁、清热解毒法。药用柴胡、黄芩、郁金、赤芍各 12g,延胡索、川楝子、生大黄、牡丹皮、甘草各 10g,金银花、鱼腥草各 30g,连翘、紫花地丁、栝楼各 20g。②蕴结成脓期:证属血瘀成痈,治以清热解毒、化瘀止痛。药用金银花、蒲公英、紫花地丁、败酱草、红藤、鱼腥草、栝楼、薏苡仁各 30g,牡丹皮、桃仁、赤芍各 10g,桔梗、皂角刺各 12g,穿山甲 15g,乳香、没药各 6g。③吸收恢复期:证属气阴两亏,治以益气养阴、活血散瘀。药用黄芪、党参各 30g,太子参 15g,天花粉、石斛、沙参、生地黄、当归、赤芍、穿山甲、桃仁、牡丹皮、甘草各 10g。结果治愈 25 例,总有效率 96%[10]。

牛秀峰等对肝脓肿的外科治疗方法进行了综述,并指出了每种方法的各自优点及适应证。内容如：①B超或CT引导下经皮穿刺抽脓或置管引流术：随着超声、CT、MRI等影像技术的发展，穿刺或置管引流已成为治疗肝脓肿的首选方法。B超或CT引导下穿刺抽脓方法简单、可靠、创伤小、并发症少，疗效显著，已经被广大医师接受并推广使用。②门静脉插管灌注抗生素疗法：对于穿刺困难、特殊部位及粟粒性等特殊类型肝脓肿，可直接作用于病灶，其作用迅速而有效，不失为一种可取的治疗措施。③肝脓肿切开引流术：有下列情况应考虑开腹手术治疗：穿刺引流不畅、脓肿无明显缩小、临床表现无明显改善或进行性加重者；伴有原发病变需要手术处理者；脓肿壁厚，非手术治疗效果差的慢性肝脓肿；脓肿壁已穿破或估计有破溃可能者；肝右叶的前侧、左外叶、肝右叶膈顶部或后侧的肝脓肿，与腹壁紧密粘连者。④带蒂大网膜填塞术：对脓腔较大的肝脓肿，可采用带蒂大网膜填塞术。具有缩短愈合时间，减少并发症的优点。⑤腹腔镜肝脓肿切开引流术：本方法具有创伤小、安全可靠、术后患者痛苦小、并发症少、恢复快等优点，对于脓肿大、位置浅、易破溃、经支持治疗及穿刺引流疗效不佳或穿刺困难者可应用腹腔镜治疗。⑥肝叶切除术：此术式可以彻底去除脓肿病变，但要严格掌握适应证：病程长的慢性厚壁肝脓肿，切开引流后脓肿壁不塌陷，长期留有无效腔，切口经久不愈；切开引流后，因有无效腔或窦道长期流脓不愈；肝内胆管结石合并左外叶多发性肝脓肿[11]。

参考文献

[1] 高志忠．中西医结合治疗细菌性肝脓肿疗效观察[J]．辽宁中医杂志，2004，31(4)：322.

[2] 李勇，吴永辉，王兴．中西医结合治疗细菌性肝脓肿56例[J]．河北中医，2004，26(2)：138-139.

[3] 陈金坤．中西医结合治疗细菌性肝脓肿46例[J]．新中医，2003，35(10)：60-61.

[4] 邱汉平，伊仕菁．中西医结合治疗肝脓肿126例疗效观察[J]．浙江中西医结合杂志，2001，11(11)：702-703.

[5] 廖武军，倪斌，周清华．中西医结合治疗细菌性肝脓肿临床观察[J]．浙江中西医结合杂志，2006，16(6)：342-343.

[6] 张武强，张武标．薏苡仁善治肝脓肿[J]．中医杂志，2008，49(1)：58.

[7] 潘海林．糖尿病合并细菌性肝脓肿的临床特点及治疗探讨[J]．广西医科大学学报，2007，24(4)：640-641.

[8] 王文鸽，刘四清．自拟清热益气滋阴汤配合西药治疗糖尿病合并细菌性肝脓肿[J]．陕西中医，2008，29(1)：15-16.

[9] 周德亮，廖恒祥．中西医结合治疗糖尿病合并细菌性肝脓肿的疗效观察[J]．湖北中医杂志，2009，31(3)：47-48.

[10] 李爱群，刘国凤，刘雪梅．中西医结合治疗糖尿病合并细菌性肝脓肿26例[J]．陕西中医，2007，28(1)：18-19.

[11] 牛秀峰，倪家连．肝脓肿的外科治疗进展[J]．人民军医，2005，48(11)：672-673.

(李新民　张喜莲)

第八节　急性胆囊炎

【概述】

急性胆囊炎是由细菌感染、胆汁滞留等原因引起的胆囊炎性疾病，临床以发热、右上腹疼痛及压痛、呕吐、白细胞增多等为主要表现。小儿急性胆囊炎比较少见，常继发于全身感染后，且以无结石性胆囊炎的发病率较高。好发年龄为8～14岁，男孩发病较多。

中医文献中虽无胆囊炎的病名，但根据胆囊炎的证候特征，可归属于胁痛、胆胀、黄疸、癖黄、结胸发黄、结胸热实等门类之中。如《灵枢·胀论》说："胆胀者，胁下胀痛，口中苦，善太息。"《灵枢·经脉》则说："胆足少阳之脉……是动则病口苦……心胁痛不能转侧。"《灵枢·邪气脏腑病形》还记载有"胆病者……呕宿汁……其寒热者。"这些症状的描述与胆囊炎相似。

国内从1958年开始该病的中西医结合临床研究，1962年大连医学院主编的《新急症学》中，首先报道了用中西医结合非手术治疗胆囊炎的经验。随后，全国各地都有大量病例的治疗报道。在辨证治疗方面，根据胆囊炎的临床表现及中医的病机学说，逐步确立了本病的常见证型及治疗原则。

【病因病理】

一、病因

湿热内蕴为本病致病的内在基础，饮食不节、寒温失调或蛔虫上扰，或外感热病传变(如邪传足少阳胆经或邪热内陷胸膈)等为本病发病的重要因素。西医学认为，各种原因的胆囊管或胆总管狭窄梗阻，胆管系统功能失调，导致胆汁滞留和细菌感染是引起小儿急性胆囊炎的主要病因。

二、病理

1. 病变脏腑在肝胆　肝居胁下，职司疏泄；胆为中精之腑，以通为顺。急性胆囊炎多系湿热之邪侵袭肝胆，肝胆失疏，气血阻滞，不通则痛，故右胁下剧烈绞痛。湿热熏蒸，气血凝滞，故胁下疼痛呈阵发性加重，拒按、有压痛。肝胆经脉循胁肋，肝胆气滞，疼痛可先在右胁下，并可放射到右肩胛部和背部。湿热留恋胆腑，热结阳明，则发热、恶心呕吐、大便秘结及黄疸等。临床每因饮食不节、寒温失调、蛔虫上扰等因素，影响肝之疏泄及胆腑"中清不浊"、"通降下行"的功能，形成"热气相搏，郁蒸不散"之势，从而导致急性发病。

2. 病情演变主热毒　湿热内蕴，肝胆失疏，为本病的基本病机，但小儿之病传变迅速，湿热蕴结不散，热甚可腐血成脓，进而热毒化火，火毒炽盛，可内攻营血，形成全身性严重毒热证候，甚则可以出现内风扰动，阴伤阳脱之危候。

【诊断与鉴别诊断】

一、诊断要点

1. 症状

(1)腹痛：腹痛多发生于右上腹，也有发生于中上腹者，程度较剧烈而持久，常有阵发性加剧，可向右肩放射。随炎症的发展，腹痛常局限于右肋下胆囊区。疼痛常发生于夜间，多于饱餐尤其进食较多脂肪后发作。若有胆囊管梗阻，可有间断性胆绞痛发作。

(2)恶心呕吐：60%～70%的患者可有反射性恶心及呕吐，甚则呕出胆汁，并可造成脱水和电解质紊乱。

(3)全身症状：80%的患者可有中度发热。当发生化脓性胆囊炎时，可出现寒战、高热及烦躁、谵妄等症状。严重者可发生感染中毒性休克。

2. 体征　右肋下胆囊区有压痛、反跳痛及肌紧张，墨菲(Murphy)征阳性。约1/3患者因胆囊积脓或胆囊周围脓肿，可在右肋缘下触及肿大的胆囊。部分患者可出现黄疸。

3. 辅助检查

(1)血白细胞计数及分类：白细胞计数多轻度升高，一般不超过15×10^9/L，若超过$20\times$

10^9/L，且显著核左移，常提示病情严重。

(2)血清学检查：并发胆管炎或胆石症者，可有血清胆红素、转氨酶、碱性磷酸酶、γ-谷氨酰转肽酶升高。并发急性胰腺炎时，血清淀粉酶明显升高。

(3)B型超声波检查：对了解肝囊大小、囊壁厚度和光滑度，尤其是对了解有无结石快速准确。

(4)放射诊断学检查：腹部X线平片可见胆囊区的阳性结石、扩大的胆囊、胆囊壁钙化影；在产气细菌感染所致的气肿性胆囊炎时，胆囊区可见积气和液平面。静脉胆道造影，如胆囊不显影，支持急性胆囊炎的诊断。CT对胆囊增大、囊壁增厚及胆石的存在诊断准确。

(5)放射性核素胆系扫描：若有正常胆管和肠道排泄相，而胆囊区无放射性显示，则支持本病的诊断。如胆囊区有放射性显示，可排除本病。

二、鉴别诊断

1. 高位急性阑尾炎　疼痛在脐周或中上腹部，逐渐转移或集中在右腰部或右下腹上方。而急性胆囊炎疼痛在右上腹部，且肋缘下可触及肿大的胆囊，墨菲征阳性，可资鉴别。

2. 十二指肠球部溃疡急性穿孔　可有类似急性胆囊炎并发局限性腹膜炎征象，但往往有典型节律性周期性胃病史，也可有上消化道出血史。纤维胃镜及腹平片有助鉴别。

此外，本病还应与急性病毒性肝炎、急性胰腺炎、右心衰竭及肝周围炎等疾病相鉴别。

【辨证论治】

一、证候辨别

小儿急性胆囊炎并发于全身温热性疾病过程中的较多，一般无慢性胆囊炎病史，发病比较急骤，临床辨证可根据小儿的证候特点，将其分为湿热、毒热两种，作为本病的主要辨证基础。一般来说，湿热证病情较轻，临床以胁脘疼痛、持续发热、口苦厌食、恶心呕吐等为主要表现；毒热证病情较重，常由湿热证发展转化而来，其胁脘剧痛、持续不解，高热不退，精神萎靡，甚或神昏抽搐、皮肤瘀斑，或可突然出现阳脱危象。两者可从疼痛程度、热度高低、精神状态、腹部体征及舌脉表现等方面进行鉴别。

二、治疗原则

本病治疗着眼于清利、疏泄、通滞。湿热证以清泄湿热、疏利肝胆为主，毒热证以泻火解毒、通腑泄热为要。同时，临床应根据病情变化，辅以熄风镇惊、活血化瘀、益气养阴、扶正固脱等不同治法。

三、分证论治

1. 湿热证

证候表现　胁脘疼痛拒按，持续发热，精神不振，口苦咽干，恶心呕吐，厌食，大便秘结，甚至面目发黄，小便短黄，舌质红，苔黄腻或黄燥，脉滑数。

辨证要点　本证病机要点在于湿热内蕴，肝胆失疏，热结阳明，不通则痛。其局部及全身症状均为湿热熏蒸于里的表现。结合体征及理化检查，本证常为急性胆囊炎而没有并发症的一般表现。

治法主方　清泄湿热，疏肝利胆，辅以通里攻下。大柴胡汤合茵陈蒿汤加减。

方药运用　常用药：柴胡、黄芩、白芍、枳实、生大黄(后下)、茵陈蒿、山栀、金钱草、金银花、连翘等。腹痛甚者倍白芍，加川楝子、延胡索；呕吐甚者少佐半夏、黄连；热甚津伤，苔黄燥者，加鲜生地、麦冬、石斛。蛔虫梗塞者加川椒、乌梅；伴有胆石症者加海金沙、鸡内金。

2. 毒热证

证候表现　胁脘剧痛，持续不解，腹肌强直，压痛拒按，或右胁下扪及胆囊肿大，持续高热，精神萎靡，唇口干燥，面目全身发黄，大便燥结，小便短赤，舌红绛，苔黄燥、灰黑。甚或神昏、抽搐，皮肤瘀斑，或突然面色苍白，四肢厥冷，脉微欲绝。

辨证要点　常由湿热证发展转化而来。因肝胆积热不散，热毒化火，瘀积于胆，火热腐血而为脓毒，毒热窜入营血，并殃及周围脏腑。辨证要点应把握病情变化过程中多种变证的发生，如火毒炽盛、热伤营血、肝风内动、阴伤和阳脱等证候的出现，由此即可区别于湿热证。本证常为急性化脓性胆囊炎、坏疽性胆囊炎和胆囊穿孔引起腹膜炎时的表现。

治法主方　泻火解毒，通腑泄热。黄连解毒汤合茵陈蒿汤加减。

方药运用　常用药：大黄(后下)、黄连、黄芩、山栀、茵陈蒿、柴胡、玄明粉(冲服)、金银花、连翘、鲜生地等。高热昏迷、惊厥者，加服安宫牛黄丸或紫雪丹；热入营血，皮肤瘀斑者，加水牛角、丹参、赤芍。津液干涸，阴损阳伤者，用生脉注射液静脉滴注；阳气衰脱者，用参附注射液静脉滴注。

【其他疗法】

一、中药成药

1. 消炎利胆片　用于急性胆囊炎。

2. 胆石通胶囊　用于胆囊炎及伴胆石者。

3. 茵栀黄注射液　用于急性胆囊炎湿热证伴黄疸者。

二、针灸疗法

1. 体针　主穴取阳陵泉、足三里、胆俞。发热加曲池；呕吐加内关；疼痛加上脘、中脘；黄疸加至阳。强刺激，每日 2 次，留针 20～30 分钟。

2. 耳针　右耳取神门、交感、胰胆、胆囊下。左耳取胰胆透十二指肠。

3. 水针　穴取右侧阳陵泉及支沟，各注射七叶莲注射液(每 2ml 含生药 10g)0.4～1ml。有止痛效果。

三、推拿疗法

患者俯卧位，从第 7 颈椎至 12 胸椎两侧膀胱经路线，以手掌根部从上而下反复按揉，再用拇指拨揉数遍，然后在膈关、胆俞、肝俞及压痛处揉点，各穴约 1 分钟。最后由上而下推抚 2～3 遍，用力按压胆囊穴，直至疼痛缓解。

患者仰卧位，用手掌以逆时针方向轻揉上腹部，用两拇指由剑突下沿肋向两侧轻轻分推多次，点按期门、梁门。再以手掌从上腹部向下推抚数遍，最后用拇指揉点足三里和足临泣、胆囊穴。

四、西医疗法

急性胆囊炎可采用非手术疗法，包括解痉挛、镇痛及抗感染治疗。因多不能进食，故亦须静脉补液维持营养及水分。

胆汁性腹膜炎等严重并发症诊断后应尽早手术，解除胆道梗阻，降低胆道压力。手术方式可根据患儿一般情况及局部情况决定。

【预防护理】

一、预防

1. 注意饮食有节，不过于饱食，勿食生冷油腻。保持大便通畅。

2. 注意饮食卫生，及时检查并服药驱除肠道寄生虫，防止胆道蛔虫引起的胆道感染。

3. 防止受凉感冒，减少疾病的发生，一旦热性病发生后要及时治疗，并给予必要的支持疗法，防止脱水伤津，引起胆汁浓缩而造成本病的发生。

二、护理

1. 一般患儿应进食低脂流质、半流质和易于消化的软食。

2. 持续高热，呕吐、不能进食的患儿，应给静脉补液，维持水、电解质及酸碱平衡。

3. 对呕吐频繁和腹胀明显的患儿，应及时插鼻胃管作短期胃肠减压。

4. 对严重患儿要密切观测体温、神志、呼吸、脉搏、血压的变化，并观察有无黄疸和皮下瘀斑的出现。

5. 对腹痛变化的观察，应注意随时检查疼痛的部位、性质，注意有无胆囊肿大、穿孔和腹膜炎的发生。

【文献选录】

《伤寒论·辨太阳病脉证并治》："伤寒六七日，结胸热实，脉沉而紧，心下痛，按之石硬者，大陷胸汤主之……伤寒十余日，热结在里，复往来寒热者，与大柴胡汤；但结胸，无大热者，此为水结在胸胁也，但头微汗出者，大陷胸汤主之。"

《诸病源候论·胁痛候》："邪气客于足少阳之络，令人胁痛咳汗出。阴气击于肝，寒气客于脉中，则血泣脉急，引胁与小腹，诊其脉弦而急，胁下如刀刺……左手脉大，右手脉小，病右胁下痛。寸口脉双弦，则胁下拘急，其人涩涩而寒。"

《外科全生集》："结胸发黄，病人心闷满硬，按之痛或手不可近，大陷胸汤加茵陈，盖结去则黄自退也。"

【现代研究】

一、治疗学研究

傅志雄等认为胆囊炎的主要病理变化为肝郁气滞、湿热内蕴、脓毒炽盛，治疗着重以燥湿通腑为主，湿邪清则浊气得降，腑气通则湿热毒随之消散。用茵栀黄注射液以清热利湿退黄，用清开灵注射液以清热解毒泻火，辅以中药汤剂。基本方：大黄、柴胡、黄芩、法半夏。肝郁气滞者加延胡索、郁金、川楝子；湿热内蕴者加茵陈蒿、厚朴、山栀、金钱草；脓毒炽盛者加白花蛇舌草、败酱草、蒲公英、芒硝、厚朴。治疗急性胆囊炎 114 例，治愈 82 例、好转 17 例、无效 15 例，总有效率 86.8%[1]。袁长富报道用自拟中药汤剂治疗胆囊炎 48 例，方剂组成如下：金钱草、柴胡、木香、黄芩、蒲公英、枳壳、赤芍、山楂、虎杖、海金沙、大黄。脾虚湿滞加党参、白术、薏苡仁；气滞化火加龙胆草、生大黄、黄连；湿热重加茵陈蒿、山栀、青蒿；痛甚加延胡索、香附、川楝子。结果，临床 48 例患者有 10 例服药 3 剂、18 例服药 5 剂后痛止，症状缓解，占 58%；11 例服药 8 剂、6 例服药 10 剂后缓解，占 35%[2]。

吴东运用中药配合穴位封闭的方法治疗胆囊炎。口服药采用大柴胡汤化裁（柴胡、郁金、猫爪草、生姜、黄芩、白芍、半夏、甘草、炙枳实、大黄、金钱草、川芎、大枣），1 日 1 剂，以胃复安针 10mg 足三里穴位封闭，隔日一次，共 7 次。对照组用消炎利胆片。结果：治疗组 114 例，治愈 85 例、显效 12 例、有效 9 例、无效 8 例，总有效率 92.98%；对照组 109 例，治愈 62 例、显效 7 例、有效 5 例、无效 35 例，总有效率 67.89%[3]。

徐立新采用中西医结合的方法治疗胆囊炎 62 例取得良好疗效。中药采用大柴胡汤加减。基本方：柴胡、黄芩、芍药、半夏、大黄、枳实、金钱草。气滞加金铃子、延胡索、郁金；血瘀加桃仁、红花；湿热加茵陈蒿、山栀、虎杖；有胆结石加海金沙、鸡内金。西药采用输液解痉、止痛、利胆、抗感染等。结果：62 例中痊愈 48 例、好转 9 例、无效 5 例，总有效率 91.9%，治疗时间 1～3 周[4]。季朝金等中西药结合治疗胆囊炎 70 例。中药采用胆囊消炎汤，组成：柴胡、条参、紫花地丁、蒲公英、玄参、延胡索、川楝子、龙胆草、双莲花、山栀、茵陈蒿、甘草。西药采用有效抗生素，并注意调节电解质及酸碱平衡。结果 4 例行胆囊手术除石，2 例行急性坏疽性胆囊炎手术，剩余 64 例均痊愈[5]。

二、药效学研究

胆囊康泰胶囊是由白花蛇舌草经提取有效部位后，加工制成的纯中药制剂，具有清热解毒、利湿消肿、活血止痛等功效。欧阳杰湖等采用盐酸林可霉素致豚鼠胆囊炎病理模型及在体引流家兔胆汁，比较治疗前后胆汁流量等方法，研究胆囊康泰胶囊的抗炎、利胆作用。结果表明：胆炎康泰胶囊高、中、低 3 个剂量组(0.130g/kg、0.065g/kg、0.033g/kg)均能显著增加家兔胆汁分泌量，且高剂量组给药后 1 小时和 2 小时的利胆作用明显强于消炎利胆片组的利胆作用；胆炎康泰胶囊能明显改善胆囊炎豚鼠胆囊的病理变化[6]。王玉春等进行了金茵颗粒剂(熊胆粉、金钱草、郁金、茵陈蒿、枳实、大黄、甘草)抗豚鼠胆囊炎的实验研究，结果表明，金茵颗粒剂治疗后的豚鼠胆囊较模型组体重增加，胆囊重量减轻，胆汁容量减少，病理组织切片观察炎症反应明显减轻，血清中 IL-1β 含量减少。可见，金茵颗粒剂对豚鼠胆囊炎有治疗作用，抗炎机制与其减少血清中 IL-1β 含量有关[7]。

参考文献

[1] 傅志雄，邱国海，吴奕强，等. 114 例急性胆囊炎中医治疗观察[J]. 新中医，2001，33(2)：25-26.

[2] 袁长福. 中医药治疗胆囊炎 48 例疗效观察[J]. 黑龙江中医药，2008，37(2)：36.

[3] 吴东. 足三里穴位封闭联合大柴胡汤治疗胆囊炎 114 例[J]. 陕西中医，2007，28(3)：339-340.

[4] 徐立新. 中西医结合治疗胆囊炎胆石症 62 例报告[J]. 苏州医学院学报，2001，21(2)：201.

[5] 季朝金，辛同令. 中西医结合治疗胆囊炎 70 例疗效观察[J]. 现代中西医结合杂志，2005，14(2)：222.

[6] 欧阳杰湖，潘善庆，陈子渊. 胆炎康泰胶囊治疗胆囊炎的实验研究[J]. 中医药导报，2008，14(9)：85-86.

[7] 王玉春，苏富琴，苗术，等. 金茵颗粒剂抗豚鼠胆囊炎的实验研究[J]. 医学研究杂志，2008，37(9)：90-91.

(李新民 张喜莲)

第九节 急性胰腺炎

【概述】

急性胰腺炎是由胰腺的消化液作用于胰腺本身和胰腺周围组织而引起的急性炎症。临床以持续性上腹痛、恶心呕吐、发热、淀粉酶值增高，严重者可出现休克为特征。

小儿急性胰腺炎是小儿急腹症之一，近年来发病率呈明显上升趋势。国内尚无关于发病率的准确资料，美国的发病率接近 0.2/万。本病多发生于学龄儿童，学龄前儿童也可见到，男女发病率无明显差异。临床症状轻重不一，轻者有胰腺水肿，重者胰腺发生坏死或出血，可出现休克和腹膜炎，病情凶险，病死率高达 30%～40%。

中医古代文献中无急性胰腺炎的病名，但有许多类似本病的记载。如《素问·六元正纪大论》："木郁之发……故民病胃脘当心而痛，上支两胁，鬲咽不通，食饮不下。"《伤寒杂病论》中的大柴胡汤证、大陷胸汤证、厚朴三物汤证、茵陈蒿汤证、四逆汤证等，均有与本病临床特征相似之处。后世医籍先后所提出的胃心痛、脾心痛、食心痛、饮心痛等证，也包含着本病的临床表现。

国内从1958年开始进行了本病的中西医结合临床研究，针对该病实多虚少、多为宿食或湿热壅闭腑气的特点，根据“六腑以通为用”、“通则不痛”的理论，创造性地总结了一整套以通腑攻下为主，立足于“动”的有效治疗方法，使罹病的胰腺及其受累相关脏腑在积极运动中渐趋康复。

【病因病理】

一、病因

中医认为，外感六淫、情志不畅、蛔虫内扰、暴饮暴食等诸多因素，均可影响脾胃肝胆功能，以致气滞、湿蕴、热结，发为本病。

现代医学认为，本病的发生与下列因素有关：

1. 特发性　原因不明，国内外的报道均在30%左右。

2. 外伤　是主要的发病因素，占14%～22%，如腹部外伤，摩托车或自行车事故，家庭暴力等因素导致腹部受到挤压，造成胰腺外伤使胰腺管破裂，胰腺液外溢以及外伤后血液供应不足所致发生。

3. 胆道疾病　胰腺和胆道结构异常，如先天性胰胆系统形态异常、分裂胰、先天性括约肌异常、胆总管囊肿等，胆道结石及胆道蛔虫等原因造成胰管内高压环境或胆道内压力较高，高压的胆汁反流入胰管，造成胰腺腺泡破裂，胰酶进入胰腺间质而发生胰腺炎。

4. 感染因素　各种感染如伤寒杆菌、沙门菌、肺炎支原体、腮腺炎病毒、水痘病毒、柯萨奇病毒等，通过血液或淋巴进入胰腺组织而引起。腮腺炎病毒除感染腮腺外，也可波及胰腺组织，并发胰腺炎。一般情况下，这些感染均为单纯水肿型为主。

5. 遗传因素　儿童遗传性胰腺炎是以7号染色体长臂的改变为特征，使得胰腺分泌变异的胰蛋白酶原，引起胰腺的自身消化而致胰腺炎的发生。

6. 并发于其他疾病　如系统性红斑狼疮(SLE)、过敏性紫癜、高脂血症、营养不良、甲状旁腺功能亢进症等。

7. 药物诱发　如应用大量肾上腺皮质激素、免疫抑制剂、吗啡、左旋门冬酰胺、对乙酰氨基酚及磺胺类药物等。

在以上因素中，小儿病因以胆道疾病、外伤和特发性因素为主。

二、病理

1. 病位在脾胃肝胆　胰腺在中医学中缺乏专述，一般将其生理功能归属于脾胃，且与肝胆相关。故本病的发生与脾胃肝胆关系密切。

肝脾气滞：情志不畅，肝胆失于条达，肝逆犯胃，肝脾不和则中焦运化失常，气机壅滞；或暴饮暴食，宿食停积不化，气机郁滞不畅，以致出现腹胀腹痛、恶心呕吐。

脾胃实热：外感六淫之邪传里化热，热郁于里，形成中焦实热；或因饮食不节，暴饮暴食，骤至中焦窒塞，脾胃郁火骤生，火热炽盛，充斥阳明，壅塞腑气，以致高热口渴、脘腹剧痛、恶心呕吐、大便秘结。

肝脾湿热：素有胆道疾患，湿热内蕴肝胆，肝失疏泄，影响脾的运化功能，水湿不化，停聚中焦；或饮食不节，损伤脾胃，脾失健运，内生水湿，郁而化热，湿热弥漫，充斥胃胆，肝胆湿热，瘀阻中焦，故见脘胁胀痛、黄疸、呕吐口苦等症。

蛔虫上扰：本病部分继发于胆道蛔虫症。蛔虫内扰，上入胰胆之窍，使胰液胆汁疏泄受阻，以致肝脾功能失调，气血逆乱，症见上腹剧痛、汗出肢冷、恶心呕吐，多有吐蛔。

2. 病情演变重厥脱　本病来势急骤，部分病例可迅速出现厥脱危象。由于腑实内闭，阳气不能宣通，故四肢厥冷；热邪弛张，燥屎内结，重伤津液，以致阴竭；阴阳互根，津液消灼，则气随液脱，阳随阴亡。故本病变证的病机演变主要在于阴竭阳脱，临床可见内闭外脱、气阴两竭等证候。

西医学认为，小儿急性胰腺炎发病机制较为复杂，目前的共识是胰酶消化自身胰腺和消化周围组织所引起的化学性炎性反应而引发胰腺炎。一旦胰腺防御机制受到破坏，如感染、胆管内压增高、血液循环障碍等因素，导致胰蛋白酶原被激活，后者又激活其他酶反应，如弹性蛋白酶、激肽释放酶、脂肪酶、磷脂酶等，导致胰腺及其邻近组织炎性反应，严重病例可以发生出血、坏死等改变。坏死产物迅速诱导氧自由基释放和大量促炎细胞因子的产生，进一步加重胰腺损伤，或触发炎性反应介质的瀑布样级联反应，导致胰腺炎从局部病变迅速发展成为全身炎症反应综合征和多器官功能不全综合征。其他因素在的发病机制中亦起重要作用，如磷脂酶 A 和血栓素 A_2、胰腺血循环障碍、细胞膜的稳定性及内毒素等。根据病理变化程度，小儿胰腺炎可分为水肿型及出血坏死型。儿童胰腺病变一般均较轻，水肿型占90%以上，出血坏死型少见。

【诊断与鉴别诊断】

一、诊断要点

1. 起病较急，持续性上腹痛，压痛，进食后疼痛加剧，肌紧张，恶心呕吐，发热，严重者出现休克等症状。

2. 血常规　白细胞总数升高，中性粒细胞显著上升。

3. 淀粉酶测定　1岁以上小儿血清淀粉酶达到成人水平，正常值为40～150U(Somogyi法)。急性胰腺炎发病3小时后，血清淀粉酶值即可增高，24～48小时达高峰，病变缓解后逐渐下降。如增至300～500U以上对诊断有意义。尿淀粉酶在发病后12～24小时开始升高，下降较慢，常在发病后期血清淀粉酶已恢复正常时应用，但其结果受肾功能及尿浓度的影响，故不如血清淀粉酶准确。尿淀粉酶正常值为8～32U(Winslow法)。需注意的是其他有关急腹症如肠梗阻、肠穿孔、肠坏死时，淀粉酶也可升高，但很少超过300～500U。

4. 血清脂肪酶测定　正常值为0.5～1U(Comfort法)，于发病24小时后始升高，超过1.5U对急性胰腺炎诊断有意义。其持续高值时间较长，可作为晚期患儿的诊断方法。

5. 对诊断困难而腹腔渗液较多者，可行腹腔穿刺，根据腹腔渗液的性质(血性、混有脂肪坏死)及淀粉酶测定有助于诊断。

6. 超声检查　对水肿型胰腺炎及后期并发胰腺囊肿者的诊断很有价值。前者示胰腺明显增大，后者示囊性肿物与胰腺相连。此外腹部超声与扫描线平片检查可观察有无肠麻痹，并有助于排除其他急腹症。

7. ERCP、磁共振胰胆管显像(MRCP)检查　对于发现病因和临床分型有一定帮助。

二、鉴别诊断

1. 出血性小肠炎　又称坏死性小肠炎或节段性小肠炎，临床可分一般表现及重型症状。前者常以急性腹痛起病，部位多在脐周，按压可稍缓解，或同时伴有便血；重者绞痛拒按，检查时上腹中部明显压痛。病情好转后，腹痛仍可持续数天。便血为本病主要回、结肠充气，腹壁脂肪线消失，并可见到大小不等的液平面。

2. 机械性肠梗阻　起病急剧，阵发性腹部剧烈绞痛、呕吐(呕吐物中有胆汁及粪便)、腹胀。高位梗阻早期，肛门有少量排气和排便；低位完全性梗阻，无肛门排气或排便。腹胀，可见肠型及蠕动波，听诊有阵发性肠鸣、高调及气过水声。X线见近端胃肠内充气，肠内多数梯形液平面。

【辨证论治】

一、证候辨别

1. 辨别常证　本病基本病机在于气滞、湿蕴、热结，临床常见肝脾气滞、脾胃实热、肝胆湿热、蛔虫上扰等证候。上述四证可从病因特点、证候表现两方面进行辨别。肝脾气滞者，因肝失疏泄、脾气壅滞所致，其证发热较轻，腹痛阵发或窜痛，查体上腹仅有压痛，无明显腹肌紧张。脾胃实热者，为热毒炽盛所致，阳明里、实、热证俱全，其证高热口渴、腹痛剧烈、腹肌紧张、拒按，甚则可出现休克症状。肝胆湿热者，多为胆道疾患并发胰腺炎，除腹痛拒按外，尚有肝胆湿热见症。蛔虫上扰者，多为胆道蛔虫所引起，其证上腹绞痛、痛后如常，多有吐蛔史。

2. 辨识变证　急性胰腺炎之变证主要表现内闭外脱或气阴两竭。前者除面色苍白、多汗、肢冷搐搦外，尚见脘腹剧痛、呕恶便秘、身热烦渴等腑闭之症；后者表现为冷汗淋漓、肢厥脉微、舌干红少苔等气阴两竭之象。

二、治疗原则

本病治疗以理气攻下，清泄里热为主要原则。气滞者，主以疏肝理气；实热者，重以苦寒直折；湿热者，注意疏肝利胆，清泄湿热；因蛔虫上扰所致者，配以利胆驱蛔。若出现内闭外脱或阴竭阳脱者，当立即抢救，法以通腑开闭，回阳固脱，或育阴回阳，救逆固脱，待厥回脱止后，又当审证辨治。

一般说来，中医药为主治疗水肿型胰腺炎有较好疗效。出血坏死型胰腺炎病情严重，病程较长，可因休克死亡，亦可形成局限性脓肿，并可后遗假性胰腺囊肿，应当中西医结合积极抢救。

三、分证论治

1. 肝脾气滞

证候表现　突然上腹部阵痛或窜痛，恶心呕吐，发热较轻，多大便秘结。查体上腹仅有压痛，无明显腹肌紧张，舌质偏红，苔薄白或偏黄，脉弦或紧。

辨证要点　本证因肝气失于疏泄，脾胃之气壅滞所致。故常表现为阵痛或攻窜作痛，伴恶心呕吐。其腹痛特点是限于上腹部，仅有压痛，无明显肌紧张。本证虽为气滞，气有余便是火，实为里实火郁证，一般无腹胀。临床常见于轻型水肿性胰腺炎。本证以上腹部阵痛或攻窜作痛，无腹肌紧张，伴恶心呕吐，脉弦为特征。

治法主方　疏肝理气，通里攻下。大柴胡汤加减。

方药运用　常用药：柴胡、黄芩、黄连、白芍、厚朴、枳实、木香、大黄(后下)。若腹痛甚者，加延胡索；呕吐较频者，佐半夏、姜竹茹；伤食者，加莱菔子、炒麦芽、焦山楂。

2. 脾胃实热

证候表现　全上腹剧痛、胀满、拒按，腹肌紧张，饮水进食后疼痛加剧，呕吐频繁，呕吐后腹痛不能缓解，伴有高热、口干渴、大便秘结、小便短赤，舌质红，苔黄燥或黄厚而腻，脉弦数。

辨证要点　本证由热毒炽盛，充斥阳明所致，其证高热口渴、腹痛剧烈、腹肌紧张，以痞、满、燥、实为特征，从而显著区别于肝脾气滞证。该证病情严重，甚则可出现休克症状，临床常见于严重水肿型或急性出血、坏死型胰腺炎。本证以高热口渴、腹痛剧烈、腹肌紧张，痞、满、燥、实为特征。

治法主方　通里攻下，清泄里热。大承气汤加减。

方药运用　常用药：生大黄（后下）、芒硝（冲服）、枳实、厚朴。热重者加金银花、黄芩、黄连；痛甚者加白芍、延胡索；神昏者加服安宫牛黄丸。

天津南开医院研制的清胰汤1号（柴胡、黄芩、胡黄连、白芍、木香、延胡索、生大黄、芒硝）亦适应于本证。

3. 肝脾湿热

证候表现　上腹胀痛拒按，发热，呕吐口苦，咽干，多有轻度黄疸，小便短赤，舌质红，苔黄腻，脉滑数。

辨证要点　本证由肝胆湿热，瘀阻中焦所致。病位在肝胆与脾。与其他各证的鉴别要点在于，除上腹胀痛拒按外，尚有口苦、呕吐、黄疸等肝胆湿热之见症。临床常见于胆道疾患并发胰腺炎者。本证以上腹胀痛拒按，口苦、呕吐、黄疸为特征。

治法主方　疏肝利湿，清泄湿热。茵陈蒿汤加减。

方药运用　常用药：柴胡、黄芩、茵陈蒿、山栀、半夏、川楝子、延胡索等。热重者加龙胆草；湿重者加赤苓、金钱草；便秘者加大黄（后下）、芒硝（冲服）。

本证亦可用清胰汤1号加茵陈蒿、山栀。

4. 蛔虫上扰

证候表现　上腹突然剧烈绞痛，呈持续性，伴有钻顶样痛，剧痛时汗出肢冷，痛后如常，多有吐蛔，身微热，恶心呕吐，舌质红，苔黄腻，脉弦数。

辨证要点　本证多为胆道蛔虫引起的急性胰腺炎。由蛔虫上扰，肝失疏泄，肝脾不和所致。其证以持续性上腹绞痛和剧痛时四肢发厥为特征，或伴有吐蛔史。本证以持续性上腹绞痛，剧痛时四肢发厥，可伴吐蛔史为特征。

治法主方　利胆驱蛔，清热攻下。清胰汤2号加减。

方药运用　常用药：柴胡、黄芩、胡黄连、木香、白芍、槟榔、使君子、苦楝根皮、芒硝（冲服）。大便秘结者加大黄（后下）。

5. 内闭外脱

证候表现　脘腹剧痛，呕恶身热，烦渴多汗，面色苍白，肢冷搐搦，舌质干红，苔灰黑而燥，脉沉细弱。

辨证要点　本证病情危急，若不及时抢救，可危及生命。其病机主要在于腑实内闭，阳气不能宣通以致虚阳外脱。该证除有阳脱表现外，尚有腑闭血瘀的症状，从而区别于阴竭阳脱证。本证以脘腹剧痛，呕恶身热，肢冷搐搦为特征。

治法主方　通腑逐瘀，回阳救逆。小承气汤合四逆汤加味。

方药运用　常用药：生大黄（后下）、厚朴、枳实、瓜蒌、葛根、赤芍、红花、附子、干姜、生晒参、甘草、代赭石（先煎）、生牡蛎（先煎）。1日2剂，分次频服。必要时加用参附注射液或参麦注射液静脉给药。

本证病情危重，宜采用综合治疗方法积极抢救。待厥回之后，可按脾胃实热或肝脾气滞证论治，需酌加益气生津之品为妥。

6. 阴竭阳脱

证候表现　面色苍白，神情淡漠或焦虑不安，冷汗淋漓，四肢逆冷搐搦，舌质干红多裂纹，少苔或苔薄而燥，脉微细欲绝。

辨证要点　本证多见于急性胰腺炎并发休克者。其病机在于阴竭阳脱，与上证比较，缺乏腑实内闭的证候表现，呈现一派气阴两竭之危象。本证以面白神淡，肢厥汗冷，舌干而燥，脉微欲绝为特征。

治法主方　益气回阳，养阴固脱。参附龙牡汤合生脉散加味。

方药运用　常用药：人参、附片、甘草、生地黄、麦冬、五味子、龙骨（先煎）、牡蛎（先煎）等。昼夜频服。配用参附注射液或参麦注射液静脉给药。此时，宜积极采用综合治疗方法进行抢救。待厥回脱止之后，宜审察病情，随证治疗。

【其他疗法】

一、单方验方

1. 生大黄粉 9g，玄明粉 15g，开水冲 150ml，分 3 次口服，每隔 2～4 小时。用于急性水肿型胰腺炎。

2. 番泻叶 5～10g，开水冲泡 50～100ml，频服，首次大便后，改为每日 2～3 次，每次 5g，保持大便每日 3～5 次。用于急性水肿型胰腺炎中病情较轻者。

二、针灸疗法

1. 体针　肝脾气滞证：中脘、内关、支沟、足三里、阳陵泉。脾胃实热证：曲池、合谷、内关、天枢、上巨虚、内庭。肝胆湿热证：胆俞、肝俞、中脘、至阳、阳陵泉、三阴交、丘墟。蛔虫上扰证：不容、期门、阳陵泉、上脘、太冲、内关、足三里。以上诸穴均予泻法，强刺激。

内闭外脱证：人中、内关、足三里、十宣，泻法或平补平泻针刺。阴竭阳脱证：素髎、内关、中冲，平补平泻或间断捻转留针针刺。

2. 电针　根据辨证施治配方取穴。按电针操作常规采用断续脉冲波，各穴通电 30 分钟～1 小时，急性期每日针刺 3～4 次。

3. 耳针　取穴胆、胰、交感、神门。用毫针强刺激，留针 2～3 小时，或用揿针埋针 2～3 天。

4. 穴位注射　取两侧足三里或下巨虚（压痛点处），每穴注射 10%葡萄糖注射液 0.5～1ml，取得针感后快速推入，1 日 1～2 次。

三、西医疗法

1. 禁食　重症病例需持续胃肠减压。患儿腹部已不胀，并能自肛门排气及有食欲时，则可开始少量进食，以碳水化物为主，佐以蛋白质，应较长时间限制脂肪。

2. 纠正水和电解质紊乱　脱水严重或出现休克的病儿，应首先恢复血容量，可输 2∶1 溶液、血浆或全血等，按 20ml/kg 于 30～60 分钟内输完，8～10 小时内用 1/2～2/3 张溶液纠正其累积损失。注意验尿补钾。脱水纠正后，需按不同年龄补充生理需要及继续丢失液量，并注意热量、维生素供给，可适当输血浆或人血白蛋白等。病程较长者可考虑静脉高营养。

3. 止痛　一般用阿托品。腹痛严重可用度冷丁，甚则同时肌内注射氯丙嗪。禁用吗啡，因其可使奥狄括约肌痉挛。

4. 抗生素应用　对此尚有争论，但对重症及合并细菌感染者一般均主张应用广谱抗生素。

5. 手术　只有在以下情况时考虑手术：①非手术治疗无效，高热持续不退、精神不好、腹胀、腹肌紧张、压痛不减轻者，须手术探查，同时腹腔引流。②诊断不明确，不能除外其他外科急腹症者，应尽早手术。③并发局限脓肿及巨大胰腺假性囊肿者，须行切开引流或于消化道行内引流术。

其他尚有主张应用胰蛋白酶抑制剂抑肽酶静脉滴注，认为早期应用效果良好。疑有蛔虫感染者，症状缓解后驱虫。

6. 出血坏死性胰腺炎危症处理　临床表现：腹痛严重，上腹部除有压痛外伴有腹胀、肌紧张板样腹，有时为弥漫性腹膜炎体征；病情急剧，可出现血容量下降，低血压休克；白细胞计数超过正常；一般情况严重，但血尿淀粉酶反而降低；血钙进行性降低，手足搐搦。非手术疗法包括：禁食，胃肠减压，输血补液，纠正水电解质紊乱，积极抢救休克，止痛等。同时，宜选用胰液中排泄浓度较高的药物如氯霉素等抗生素抗感染；并可根据病情采用腹腔灌洗，清除腹腔内有毒的胰腺渗出物。对于诊断明确的重型胰腺炎即出血坏死性胰腺炎，一般主张应积极作手术前准备，争取早期手术（48～72 小时）或晚期手术（7～10 天）。手术的目的主要是引流含胰腺、毒性物质等的液体和清除坏死组织。

【预防护理】

一、预防

1. 积极防治蛔虫病、胆石症及胆道感染。

2. 饮食要有节制，避免暴饮暴食，忌食生冷油腻。

二、护理

1. 急性胰腺炎患儿应卧床休息。

2. 轻型患儿可给予低脂流质或半流质饮食，病情较重或呕吐剧烈者可暂禁食。

3. 防止呕吐，保证服药发挥作用是取得疗效的关键。呕吐轻者可少量多次服药，或服药前针刺内关穴止呕，或注射小剂量阿托品解痉止呕。腹胀明显者，应及时插鼻胃管持续减压，并经鼻胃管定期灌服，一般应在灌药后关闭胃管 2～3 小时。

4. 胰腺的修复需用蛋白质，症状缓解后，要选用含必需氨基酸多的蛋白质饮食，宜少量多餐。忌刺激性食物，如咖啡、浓茶、酒、香料等。

【文献选录】

《伤寒论·辨太阳病脉证并治法》："太阳病，重发汗而复下之，不大便五六日，舌上燥而渴，日晡所小有潮热，从心下至少腹硬满而痛，不可近者，大陷胸汤主之。"

《金匮要略·腹满寒疝宿食病》："病者腹满，按之不痛为虚、痛者为实，可下之。舌黄未下者，下之黄自去……按之心下满痛者，此为实也，当下之，宜大柴胡汤。"

《景岳全书·杂证谟·心腹痛》："痛有虚实。凡三焦痛证，惟食滞、寒滞、气滞者最多，其有因虫、因火、因痰、因血者，皆能作痛。大多暴痛者多有前三证，渐痛者多由后四证……可按者为虚、拒按者为实；久痛者多虚、暴痛者多实；得食稍可者为虚、胀满畏食者为实；痛徐而缓莫得其处者多虚、痛剧而坚一定不移者为实。"

《珍本医书集成·蠢子医》："今结胸症与古不同……如果真实结胃口，亦须硝（芒硝）黄（大黄）往下行。非是后学好奇异。"

【现代研究】

一、治疗学研究

高立超治疗小儿急性水肿性胰腺炎，治疗组在西药常规治疗（同对照组）基础上，以小陷胸汤、大柴胡汤加味。药用：黄连 6～12g，全瓜蒌 10～30g，法半夏 6～10g，柴胡 6～10g，黄芩 6～10g，枳壳 6～10g，大黄 6～15g，白芍 6～10g，甘草 6～10g，槟榔 6～10g，焦三仙各 10～15g，莱菔子 4～6g。1 日 1 剂，水煎服。共治本病 40 例，总有效率达 47.22%，与单纯西药常规治疗相比，总疗效相当；但住院天数明显缩短，两者4天内治愈（显效）率相比，有显著性差异（$P<0.05$）[1]。

邓戎等详细阐述了“六腑以通为用”在急性胰腺炎治疗中的运用，“通”包括通里攻下、清热解毒、活血化瘀、清通脏腑，相当于西医的“内引流”。可使胰腺及其受累的有关脏腑，在积极运动中渐趋康复。急性期以柴芩承气汤（柴胡、黄芩、厚朴、枳实、生大黄、芒硝）为基础方，随证化裁。如肝胆湿热者加茵陈蒿、金钱草、山栀；毒热炽盛者加蒲公英、败酱草、金银花、连翘；蛔虫上扰者加乌梅、使君子、槟榔、苦楝根皮。重度肠麻痹者同时给予柴芩承气汤中药保留灌肠，配合针刺足三里等穴位或新斯的明穴位注射，待肠蠕动逐渐恢复，大便通畅后，芒硝或大黄减量或停用；腰胁部红肿疼痛者，可外敷六合丹。恢复期以六君子汤、参苓白术散、金铃子散等健脾和胃、芳香化湿、活血化瘀的方药为主辨证施治。并探讨了六腑以通为用的作用机制[2]。

项蓉治疗小儿急性胰腺炎，在西医治疗基础上，中医采用本院制剂清胰片及清热解毒片，以清脾胃实热及肝胆湿热为治则。主要成分：黄芩、白芍、延胡索、厚朴、木香、柴胡、大黄、金银花、野菊花等。剂量：小于6岁每服2片，1日2次；大于6岁每服3～4片，1日2次。如实热重加大承气汤加减。结果：两组患儿均治愈或好转，无一例患者进行手术治疗。临床症状、体征好转、尿淀粉酶恢复时间均优于单纯西药对照组[3]。曹红在对照组常规西药治疗基础上内服中药。药物组成：大黄4～15g，黄连4～10g，黄柏3～10g，枳实3～8g，柴胡5～15g，吴茱萸3～10g，芒硝（冲）3g。1日1剂，水煎分3次服。结果治疗组50例，痊愈47例、显效2例、无效1例，总有效率98.0%。对照组40例，痊愈28例、显效7例、无效5例，总有效率87.5%。2组总有效率比较有显著性差异（$P<0.05$）[4]。何仲安等西医常规治疗的基础上，配合中医治疗，以大承气汤加减：大黄、厚朴、枳实各6g，芒硝3g。合并胆道蛔虫者加用苦楝皮、槟榔各6g；有黄疸者加入茵陈蒿10g，山栀6g；有腮腺炎者加板蓝根10g，黄芩6g。根据年龄大小调整剂量，1日1剂，经胃管灌服，连服3～5天。腹胀明显患儿，加用大黄煎剂灌肠（大黄15g，煎水200ml），1日1次，连用2～3天。结果本组21例治愈，症状在入院后3～4天明显缓解，尿淀粉酶3天左右恢复正常。1例因继发于胆道感染，胰腺高度肿胀，腹膜刺激征，腹腔渗液多而及时中转手术[5]。

袁志毅等采用西医常规、中药、针刺等多种方法配合治疗。西医治疗措施包括控制饮食或禁食、补液、纠酸及抗菌药物治疗。抗菌多选用青霉素、氨苄青霉素、菌必治、甲硝唑等。抗酶治疗选用善宁注射液（醋酸奥曲肽注射液）肌内注射。中药制剂用莪术油滴注，针刺疗法止痛（取足三里、中脘、三阴交为主穴，呕吐者加内关及阳陵泉，发热加曲池及合谷，均留针强刺激）。配合中药汤剂内服。处方：柴胡10g，黄芩10g，半夏10g，枳实6g，白芍9g，酒大黄5g（后下），焦三仙30g，厚朴6g，延胡索6g，川楝子6g，炒莱菔子9g，生姜6g。水煎150～300ml，分2～3次口服。46例中痊愈42例、好转3例，1例未愈自动出院。随访6～12天，平均8天，无复发病例。血尿淀粉酶恢复正常时间为2～12天，平均4天。住院时间最短5～12天，平均8天[6]。

熊旭东对重症急性胰腺炎中医分期辨证序贯治疗进行了综述，中医药分期序贯治疗根据本病不同临床表现和病理过程，分为三个阶段，即急性反应期（早期）、全身感染期（中期）和残余感染期（恢复期）。西医在不同的阶段有各自侧重的治疗方案，中医在这三个不同的阶段也给予辨证分型施治，取得了较好的临床疗效。急性反应期与全身感染期临床表现交叉重叠，难以区分。此两期辨证多属阳明腑实、热入营血之实热证，大多采用通腑攻下、清热解毒。除了口服汤剂外，尚配合灌肠、中药外敷、针灸等中医综合治疗[7]。

赖少彤等以同期中西医结合疗法治疗 SAP 患者作对照，动态观察了内镜结合中医疗法（通里攻下、疏肝理气、清热解毒、活血化瘀、益气养阴法）治疗 SAP 前、后血浆白细胞介素 6（IL-6）、IL-8、IL-1β、肿瘤坏死因子-α（TNF-α）、内毒素（LPS）的变化及住院天数和病死率。结果：内镜结合中医疗法及中西医结合治疗均可降低血浆 IL-6、IL-8、IL-1β、TNF-α、LPS，但内镜结合中医疗法治疗后血浆 IL-6、IL-8、IL-1β、TNF-α、LPS 下降较快（均 $P<0.05$）。住院时间缩短，病死率 2 组差异无统计学意义（$P>0.05$）。说明内镜结合中医疗法治疗效果与解除下端胆管梗阻、降低血浆细胞因子有关[8]。

二、药效学研究

张喜平等对大黄、丹参、山栀等单味中药对重症急性胰腺炎的治疗作用与机制进行了综述。如大黄的作用机制为：①促进结肠蠕动排空，改善腹痛和腹胀。②明显降低血浆内 TNF-α、IL-6 和 ET 含量，使血浆中血栓素 B_2（TXB_2）下降及前列腺素（PGE_2）成分上升，纠正 TXB_2/6-keto-PGF1α 的比例失衡，从而阻断血栓形成倾向，疏通微循环。③提高血浆渗透压，降低血液的高黏度和毛细血管通透性，有利于遏止渗漏。④可加强肠黏膜屏障作用，防止肠菌移位，控制内源性感染，并有抗 ET 的作用。⑤强力松弛括约肌，促进胆石排出，控制胆道感染，有助于胆汁、胰液的引流通畅和胆道炎症的控制。⑥抑制胰酶活性，抑制胰蛋白酶、胰脂肪酶等胰酶的分泌，抑制巨噬细胞过度激活和中性粒细胞浸润，减少炎症细胞因子。⑦抑制 Na^+-K^+-ATP 酶，减低 ATP 消耗，使分解代谢处于较低水平。⑧抑制氧自由基（OFR）生成，对体内超氧离子自由基有较强的清除能力。⑨抑制促进受损的细胞紧密连接及细胞核等组织结构恢复正常，稳定溶酶体膜，达到保护胰腺细胞的作用。⑩可提高中性粒细胞吞噬功能和血清总补体水平，提高机体的免疫力。说明中药可从多途径、多靶点治疗 SAP，具有独特功效，值得进一步开发研究[9]。

参考文献

[1] 高立超．小陷胸汤大柴胡汤加味治疗小儿急性水肿型胰腺炎临床观察[J]．中医药学刊，2005，23（11）：2120.

[2] 邓戎，黄宗文，蒋俊明，等．六腑以通为用在急性胰腺炎治疗中的运用[J]．新中医，2000，32（11）：39-40.

[3] 项蓉．中西医结合治疗小儿急性胰腺炎 40 例临床体会[J]．天津中医，2002，19（6）：26-27.

[4] 曹红．中西医结合治疗小儿胰腺炎 50 例疗效观察[J]．河北中医，2003，25（7）：535.

[5] 何仲安，邵锦全，陈进宏．中西医结合治疗小儿急性胰腺炎 22 例[J]．广西中医学院学报，2005，8（1）：20-21.

[6] 袁志毅，靳晓利，孙希焕．中西医结合诊疗小儿急性胰腺炎 46 例体会[J]．中国中西医结合外科杂志，2006，12（6）：580-581.

[7] 熊旭东．重症急性胰腺炎中医分期辨证序贯治疗[J]．中国中医急症，2007，16（11）：1397-1398.

[8] 赖少彤，邓兆彬，李斌，等．内镜结合中医疗法治疗重症急性胰腺炎对细胞因子的影响[J]．中国中西医结合消化杂志，2006，14（3）：141-144.

[9] 张喜平，石焱．单味中药对重症急性胰腺炎的治疗作用与机制[J]．中国急救医学，2006，26（2）：138-140.

（李新民　张喜莲）

第十节　肝豆状核变性

【概述】

肝豆状核变性是一种遗传性铜代谢异常的疾病，临床以进行性加剧的肢体震颤、肌强直、发音困难、精神症状、肝硬化及角膜色素环等为主要表现。肝损害比较突出是本病在儿童期发病的特点。因而，小儿发病常以黄疸、肝脾肿大、食欲不振等肝系症状为主诉，或伴震颤、吐涎、言语不清等神经症状。年长儿亦可以神经症状起病。

本病发病率约占出生儿的1/(10～50)万。起病年龄最小为3岁，最大的可以在50岁以后才发病，但至40岁时95%的患者已出现症状。学龄期至青少年期发病者最多。本病特点为铜沉着在肝、脑、肾和角膜等组织，由此引起一系列的症状。因而治疗用促进铜排泄的药物排除体内过量的铜，避免铜在体内继续累积。一般在尚未出现症状时即开始治疗可不发病。早期肝、脑、肾损害较轻者用药后症状消失，坚持用药可不再出现症状；若不治疗则在数年内逐渐恶化；晚期病例疗效差，预后不良。

中医学根据其肝脾肿大、震颤、语言困难三大主症，认为其属积聚、慢惊风范畴。临床多从痰湿、瘀滞、肝风、热毒辨证治疗。

【病因病理】

一、病因

中医学认为本病主要由于先天禀赋不足，元阴亏虚所致。现代研究认为，本病为常染色体隐性遗传所致，其异常基因位于染色体13，连锁分析确定本病的位点在染色体13的q14～q21上。但引起铜在体内累积的基本生化缺陷尚不清楚。

二、病理

1. 病位在肝肾脾胃　本病病位在肝肾脾胃，以肝为主。无论患儿出现肝脏肿大，还是表现震颤强直，均与肝的功能失调有关。肝居胁下，职司疏泄，调畅气机。肝为“罢极之本”，“主身之筋膜”。若肝阴不足，筋失所养，或肝失疏泄，气滞血瘀，则可变生上述各种症状。肾为先天之本，肝肾同源，肝肾之阴相互润养；脾为生痰之源，木旺则土衰，土虚则木亢，故肝之功能失调与肾、脾胃关系密切。

2. 病机属性以虚为主　本病病因主要责之于先天元阴亏虚，整个病理演变以肝之阴血不足为基础，其病机属性以虚为主。然因痰湿、热毒、瘀滞等病理因素，临床又可出现虚中夹实之证。

3. 病理因素为痰湿、热毒、瘀滞、肝风

(1)气滞血瘀：禀赋不足，肝肾阴虚以致肝气郁结，气滞血瘀而成积聚。《景岳全书·杂证谟·积聚》指出：“积聚之病，凡饮食、血气、风寒之属，皆能致之。”并指出聚证以气机阻滞为主，积证以瘀血壅滞为要。气滞日久，可致血瘀而成有形之积；有形之血瘀，亦必阻滞气机，气滞血瘀，经脉阻塞，积为痞块，小腹胀痛，肝脾肿大，面色晦黯。若瘀血阻滞胆道，胆汁外溢，则见黄疸。积聚日久，气血壅滞更甚，脾失健运，肾失开阖，气、血、水瘀积腹内，以致腹部逐渐胀大而为臌胀。

(2)痰湿阻络：先天元阴不足，肾水不能滋养肝木，木旺土衰，加之小儿脾常不足，脾失健运，不能运化水湿，内生痰浊，痰湿阻络，经脉不利，肌肉僵直，行动困难，或见面具样表情；痰阻络脉，上扰舌根，则言语不清，张嘴流涎。甚则痰浊动风，临床出现阵挛抽搐。

(3)热毒内盛：脾失健运，水湿内阻，郁久化热，湿热蕴毒，热毒内扰，心神不宁，则在四肢抽搐，肌肉僵直症状表现基础上，出现哭闹不休，甚至狂妄不宁，幻觉妄想，冲动打人或自伤行为等。

(4)土虚木亢：肝失疏泄，横逆犯脾，脾失健运，水湿停留，进而壅塞气机，水湿气血停瘀蕴结，病延日久，积聚不散，愈伤脾胃，土虚木贼，肝亢生风，临床除见肝脾肿大、黄疸、腹水症状外，还可出现手足震颤、搐搦无力等慢惊之候。若病情进一步发展，损及肾脏，脾肾阳衰，以致慢脾风，则预后不良。

(5)阴虚风动：禀赋不足，元阴亏乏，水不涵木，肝失濡养。肝属木，木失滋养，则肝血不足，筋无所养，虚风内动，筋脉牵引挛急，震颤语艰，即所谓"水不涵木，阴虚风动"的慢惊之证。

现代研究认为，正常血浆铜主要以铜蓝蛋白的形式存在。肝豆状核变性时，肝脏合成铜蓝蛋白障碍，胆汁排铜明显减少。因而铜只有与白蛋白结合才能运转，但二者易于分离，于是铜沉积于各组织中引起组织的破坏，以肝、脑、肾等组织损害明显而出现各种症状。

【诊断与鉴别诊断】

一、诊断要点

1. 病史　父母为近亲婚配、同胞中有本病时对诊断有帮助。

2. 临床表现　发病缓慢，病变迅速，临床可表现下述一方面或几方面的症状，因而对于任何原因不明的肝病、锥体外系或其他神经症状、溶血性贫血、肾小管功能不全及代谢性骨病，都应考虑本病的可能。

(1)肝脏症状：多见于起病年龄较小者，如食欲不振、疲乏、黄疸、肝脾肿大、肝有压痛、腹水等。

(2)神经症状：多见于年龄较大的小儿，如肢体震颤，吃饭、写字等精细动作困难，语言不清，肌张力障碍；或有手足徐动；锥体束征及情感不稳，注意力不集中，行为异常等。偶有惊厥。

(3)角膜K-F环：又称角膜色素环，即角膜边缘有棕灰色或棕绿色的色素环，必要时需用裂隙灯检查，阳性者可确诊。

(4)溶血性贫血。

(5)肾脏症状：如尿中氨基酸、糖、尿酸、钙、磷及蛋白增加，比重低，或有肾小管性酸中毒，偶见血尿。

(6)骨骼改变：下肢交叉如"X"形或"O"形腿，关节痛和自发性骨折等。

3. 实验室检查

(1)血清铜蓝蛋白减低：正常小儿铜蓝蛋白为200～400mg/L。血清铜氧化酶活性也可代表铜蓝蛋白的含量。

(2)尿铜增加：正常小儿<40μg/d，患者>100μg/d，甚至可达100μg/d以上。

(3)血铜减低或正常：正常小儿血铜72～186μg/dl。

(4)必要时可考虑作肝穿刺肝铜定量或^{64}Cu定量：肝铜在本病尚未出现症状时即明显增加，100μg/g(干重)，多数>250μg/g(干重)；正常人<45μg/g(干重)。静脉注射放射性核素^{64}Cu后正常人血中^{64}Cu活性升高之后逐渐下降，在4～48小时期间由于肝合成的铜蓝蛋白释放至血中，^{64}Cu又一次上升；患者血的^{64}Cu下降慢，无第二次的^{64}Cu上升。

二、鉴别诊断

本病肝病症状应与急性肝炎、慢性肝炎、肝硬化、急性黄色肝萎缩或班替综合征相鉴别。仅有神经症状者，注意与双侧性手足徐动、扭转痉挛及癔症鉴别。

【辨证论治】

一、证候辨别

1. 辨虚实偏重 肝豆状核变性的临床表现复杂多样，而以肝病症状及神经系统表现为主。其病机演变有实有虚，总以虚为基础。一般来说，起病急重者以实证居多，病程迁延，反复不愈者多为虚证或虚中夹实之证。就肝病症状而言，病初起时即可突见肝脏肿大、硬化、腹水、全身黄疸、纳呆溲赤、脉弦，属实证。经治好转，黄疸消退而肝肿大无变化，纳呆，神疲乏力，易患上呼吸道感染，脉软，出现肺、脾气虚症状；若病情进一步发展，又可损及脾肾，出现脾肾虚候。就神经系统症状而言，其震颤乏力、神倦语艰、舌绛苔少、脉气虚弱者为虚证；肌肉僵直、行动困难、张嘴流涎、面具样表情，或见脑水肿者，多为实证或虚中夹实证。

2. 辨痰湿、热毒、瘀滞、肝风 肝豆状核变性的病理因素主要有痰湿、热毒、瘀滞、肝风诸方面。无论气滞血瘀、痰湿阻络、热毒内盛，或土虚木亢、阴虚风动均可引起本病。因瘀滞者，多以肝病症状为主，如肝脾肿大、胁肋胀痛等，还可出现皮肤黧黑、肌肤瘀斑、舌紫脉涩等瘀血为患的症状。因痰湿者，常表现神经系统症状，如肌肉僵直、张嘴流涎等。因热毒者，口中臭秽，口苦便秘，常伴见精神症状，如哭闹不休，狂妄不宁，冲动打人等。以上情况多以实证为主。肝风证常以虚证居多，或见虚实夹杂之证，临床总以搐搦、震颤为主要表现。其中，土虚木亢者尚见面黄神疲、纳差便溏，或胁下痞块、腹大胀满、舌淡脉弱等脾气虚弱证候；阴虚风动者尚见虚烦疲惫、面色潮红、低热起伏、手足心热、舌绛少苔等阴虚内热之象。

二、治疗原则

肝豆状核变性的治疗，以滋肝肾、熄内风为基本治则。临床根据证候虚实及痰湿、热毒、瘀滞、肝风等病理因素，又可采用活血化瘀、化痰通络、健脾祛湿、清热解毒、扶土抑木、养血荣筋、柔肝熄风等多种治疗方法。

三、分证论治

1. 气滞血瘀

证候表现 面色晦黯，食欲不振，神疲乏力，皮肤黄染，色深不泽，鼻衄瘀斑，腹胀腹痛，胁肋下有积聚痞块，甚则肚腹膨胀，腹壁青脉怒张。或见肌肤黧黑，言语不清，肢体震颤等。舌质紫，可有瘀点，苔薄黄，脉弦涩。

辨证要点 本证多见于起病年龄较小者，临床以胁肋胀痛、肝脏肿大、面色晦黯等气滞血瘀的症状为特点。若痰湿阻络，气郁日久，亦可出现瘀血痹塞，筋失充养，而见肌肤黧黑、震颤不已、舌紫脉涩等症。

治法主方 理气活血，祛瘀消痞。金铃子散合失笑散加减。

方药运用 常用药：金铃子、延胡索、五灵脂、蒲黄、丹参、陈皮、郁金、柴胡、甘草等。痞块甚者，加三棱、莪术、穿山甲；大便秘结，加生大黄(后下)；伴有腹水者，加济生肾气丸。腹中气聚攻窜，胀痛时聚时散者，可用柴胡、郁金、丹参、当归、赤芍、金钱草等。若肌肤黧黑，震颤不已，积聚不著者，可用桃红四物汤为主和血通络。

2. 痰湿阻络

证候表现 言语不清，张嘴流涎，表情呆板，呈面具样，咳痰脘痞，纳差呕恶，饮水或进食时发呛，动作迟缓笨拙，肢体震颤，肌肉僵直，甚则成为固定的奇特姿势，或见阵挛抽搐。舌苔腻，脉弦滑。

辨证要点 本证多见于儿童及青少年，临床多以神经症状为主。全身及局部症状均由痰湿为患所致。其中，尤以脘痞、流涎、咳痰等为特征而区别于气滞血瘀证。

治法主方 祛湿化痰，通络利脉。涤痰汤加减。

方药运用 常用药：茯苓、半夏、胆南星、陈皮、枳壳、石菖蒲、郁金、竹茹、怀牛膝、木瓜等。若腹胀便秘，加厚朴、大黄（后下）；兼阵挛抽搐者，加天麻、钩藤。

3. 热毒内盛

证候表现 四肢抽搐，肌肉僵直，急躁易怒，哭闹不休，甚则狂妄不宁，冲动打人或自伤行为，胁肋灼痛，口干口苦，便秘尿黄，舌质红，苔黄，脉数。

辨证要点 本证病机以热毒内盛，心神不宁为主，临床以急躁易怒，口中臭秽，便秘苔黄为特点。

治法主方 通腑泄热，泻火解毒。泻心汤加减。

方药运用 常用药：大黄、黄连、黄芩、鱼腥草、半枝莲等。若火热炽盛，肢体抽搐，加山栀、钩藤、天麻。

4. 土虚木亢

证候表现 形神疲惫，面色萎黄，食欲不振，胁下痞块，腹中肠鸣，或腹大胀满，按之如囊裹水，四肢不温，大便溏薄。并见震颤、流涎、言语不清，或动作笨拙，肢体强直。舌质淡，苔薄白，脉沉弦无力。

辨证要点 本证病机以脾虚肝旺，木亢生风为主。临床除表现脾虚湿阻之肝病症状外，还有土虚木贼，虚风扰动的症状如震颤不已、搐搦乏力等。与阴虚风动证比较，本证脾气虚弱证候比较突出。

治法主方 健脾柔肝，扶土抑木。逍遥散或缓肝理脾汤加减。

方药运用 常用药：党参、茯苓、白术、扁豆、白芍、柴胡、枳壳、甘草等。痞块明显者，加桃仁、红花、牛膝，腹水显著者，加车前子（包煎）、牛膝，或配合济生肾气丸加减；搐搦较甚者，加天麻、钩藤。

5. 阴虚风动

证候表现 虚烦疲惫，情感不稳，或行为异常，面色潮红，低热起伏，手足心热，肢体震颤，吃饭、写字等精细动作困难，言语不清，构音障碍，大便干结，舌光无苔，质绛少津，脉细数。

辨证要点 肝豆状核变性的基本病机为元阴虚亏，肝之阴血不足。本证病机重点在于阴虚风动。临床一方面表现肝肾阴虚、虚热内扰之虚烦潮热、舌绛少苔等症，另一方面出现水不涵木、虚风内动之震颤、搐搦等症；既有别于兼夹痰湿、瘀血等病理因素的痰湿阻络和气滞血瘀证，也不具备土虚木亢证之脾虚失运的典型症状。西医学所说的假性硬化型多属此证，其病情发展较为缓慢，对治疗的效果较好。

治法主方 滋水涵木，育阴熄风。大定风珠加减。

方药运用 常用药：白芍、鸡子黄（冲服）、阿胶（烊化）、干地黄、麦冬、枸杞子、石菖蒲、天麻、钩藤、鸡血藤等。潮热者可加青蒿、地骨皮、银柴胡；口干欲饮者，加西洋参（另煎）、石斛、玉竹；大便秘结者，加生大黄（后下）。龟甲、鳖甲、牡蛎、珍珠母等药物铜含量较高，本病宜慎用。

【其他疗法】

一、针灸疗法

1. 体针　风池、太冲、神门、三阴交、血海、肝俞、肾俞等。随证选穴组方针刺治疗。

2. 头针　运动区。

3. 耳针　肝、肾、命门、神门及运动区。

二、推拿疗法

理阴阳，调气血，随证取穴，按揉并施。

三、西医疗法

1. 促进铜的排泄　右旋青霉胺可螯合体内铜并从尿中排出，疗效可靠。锌制剂可干扰肠道内铜的吸收，常用硫酸锌或醋酸锌。三乙烯四胺，作用和右旋青霉胺相似，副作用较轻，适用于不耐受右旋青霉胺者。二巯基丙醇(BAL)对促进肾脏排铜有一定效果，但疗效不及以上药物，且毒性较大。

2. 对症治疗　锥体外系症状用安坦、东莨菪碱或氟哌啶醇等药物。肝功能损害者按肝病的营养和药物治疗。

【预防护理】

一、预防

1. 对于本病患者的同胞(尤其是弟、妹)、父母及近亲，应尽可能做筛选检查，可发现症状很轻或症状前期的病例以及能检出杂合子，对早期诊断、治疗有一定意义。

2. 对确诊为肝豆状核变性的患者，应劝阻他们不要结婚，结婚后不要生育，以免后代发病。

二、护理

1. 限制铜的摄入量，少吃含铜量较多的食物如肝、硬壳果、蛤蜊、可可和蘑菇等。

2. 宜多食含铜量少的食物，如大米、面粉、牛奶、蛋类等。

3. 吞咽困难者，应予易消化的半流质和流质饮食。

4. 对排尿困难、抽搐、四肢强直、生活不能自理的患儿，要注意保持其清洁、干燥。

5. 避免使用高铜类药物，如全蝎、蜈蚣、僵蚕、地龙等因含铜量高，用后可加重病情。因此，切不可误投虫类截风平肝的药物，以免耗伤正气，使病情恶化。

【现代研究】

一、治疗学研究

中医药治疗肝豆状核变性的报道不多，但已显示出一定疗效。杨任民认为本病的主要病理机制为铜毒内聚，湿热内蕴，故拟以清热解毒，通腑利湿法，并结合肝豆状核变性的病理生理特点，胆道为铜代谢的主要排铜途径以及锌与铜在体内相互拮抗、平衡作用，选用兼具利胆、含锌量高的中药大黄、黄连、黄芩、泽泻、半枝莲、鱼腥草等组成肝豆汤(片)。临床观察198例患者，住院期间均静脉滴注二巯基丙磺酸，同时口服肝豆片和葡萄糖酸锌进行强力排铜治疗；出院后予二巯基丁二酸和青霉胺交替服用，并同时服肝豆片和葡萄糖酸锌以维持治疗。结果，疗程结束时，临床痊愈、显效及改善分别为22例(11.11%)、15例(7.58%)及131例(66.16%)，愈显率18.69%，总有效率84.85%。随访6个月时，愈显率与总有效率均有显著增高；随访6个月至24年，临床痊愈、显效率均增高，无效和恶化率亦增高，而改善率下降。可见，倘若长期坚持中西医结合维持排铜治疗，可使大多数肝豆状核变性患者生活质量进一步提高，并能长期存活，而少数不能坚持服药或晚期重症患者，往往病情恶化，甚至死亡[1,2]。

洪铭范等报道，将146例患者随机分为A、B、C三组，分别给予二巯基丙磺酸钠(DMPS)加中药肝豆片、DMPS、依地酸钙钠(EDTA)治疗8周。观察3组患者治疗前后肝脏声像图、血清蛋白电泳、24小时尿铜的变化。结果，A、B、C 3组肝脏声像图改善率分别为54.0%、44.0%、39.1%；A、B两组血清白蛋白较治疗前明显增加($P<0.01$，$P<0.05$)，而C组较治疗前无明显差异。3组血清γ球蛋白均较治疗前减低($P<0.05$)；3组24小时尿铜排出量均较治疗前显著增高($P<0.01$)，而A、B两组的增高较C组更为明显($P<0.05$)。可见，驱铜治疗可通过减轻肝细胞的铜中毒，促进患者肝硬化及肝脏功能的改善。而DMPS加中药肝豆片治疗的改善作用优于DMPS、EDTA的单纯治疗[3]。任明山等对122例具有不同临床表型的肝豆状核变性患者以二巯基丙磺酸钠和中药肝豆片治疗，疗程1个月。采用多聚酶链反应-单链构象多态(PCR-SSCP)分析技术对全部患者和20名健康志愿者的ATP7B基因第18外显子扩增进行突变及多态检测。结果，37例患者呈现4种不同类型的PCR-SSCP异常迁移带而强烈提示突变的存在。不同临床表型患者的突变率以及有明显突变可能和无突变患者的疗效比较无显著性差异($P>0.05$)。而肝豆状核变性型和假性硬化型的总有效率明显优于肝型患者($P<0.05$)[4]。

刘康永等采用中药肝豆康(生大黄、黄连、泽泻、姜黄、金钱草、三七粉等)配合二巯基丁二酸钠治疗肝豆状核变性患者23例，结果，显效12例、好转11例[6]。肖利民等将38例肝豆状核变性肝纤维化患儿随机分两组，治疗组26例、对照组12例。两组均予低铜饮食，皆采用护肝、降酶和青霉胺、硫酸锌治疗，治疗组加用软坚糖浆(党参、柴胡、赤芍、白芍、三棱、莪术、郁金、牡蛎、枸杞子等)。结果：治疗组显效10例、有效14例，总有效率92.3%，明显优于对照组($P<0.05$)[5]。崔贵祥等将33例肝豆状核变性患者随机分为两组，治疗组17例、对照组16例。两组患者均给硫酸锌口服，予规定的低铜饮食，治疗组加用肝豆汤(大黄6~9g，黄连、黄芩、半枝莲、穿心莲、萆薢各20g)，疗程均为4周。结果：治疗组有效率88.24%，对照组有效率56.25%；治疗组治疗后24小时尿铜、锌含量均有明显增加($P<0.01$)，治疗后第3周尿铜增加最多，明显优于对照组($P<0.05$)[7]。

崔煜等报道，对30例脑型肝豆状核变性患者给予中药肝豆汤配合二巯基丙磺酸钠治疗2个月后，分别用韦氏成人记忆量表(WAMS)测定，对其记忆力变化进行观察，并选30例正常人为健康对照组。结果提示：铜离子在肝豆状核变性患者脑内沉积可损害记忆，中西医结合治疗后患者记忆力较治疗前显著提高[8]。事件相关电位(ERP)也称认知电位，P300是ERP中的一个重要的内源性成分，可反映患者的认知功能障碍及程度。童建兵等报道，对30例肝豆状核变性患者采用肝豆汤或肝豆片，配合二巯丙磺酸钠或青霉胺治疗，治疗前后进行P300检测，并与健康对照组进行比较。结果表明，患者治疗前P300潜伏期(PL)延长($P<0.01$)，波幅(Amp)降低($P<0.01$)；治疗后P300PL明显缩短($P<0.05$)，但Amp变化无统计学意义。中西医结合疗法对肝豆状核患者认识功能障碍具有较好疗效[9]。

参考文献

[1] 杨任民．肝豆状核变性的中西医结合治疗[J]．中国中西医结合杂志，2007，27(9)：773-775.

[2] 杨任民，程楠．中西医结合治疗198例肝豆状核变性患者的近期疗效及随访观察[J]．中国中西医结合杂志，2002，22(9)：657-659.

[3] 洪铭范，王共强，杨任民，等．中西医结合治疗对肝豆状核变性患者肝硬化及肝脏功能的改善作用

[J]. 中国中西医结合杂志,2000,20(12):890-892.

[4] 任明山,琚双五,张志,等. 中西医结合治疗肝豆状核变性疗效与临床表型和 ATP7B 基因突变的关系[J]. 中国中西医结合杂志,1998,18(11):652-654.

[5] 肖利民. 中西医结合治疗肝豆状核变性肝纤维化的临床观察[J]. 湖北中医杂志,2003,25(12):9-10.

[6] 刘康永,王慧,沈虹,等. 中西医结合治疗肝豆状核变性临床观察[J]. 疑难病杂志,2003,2(6):361-362.

[7] 崔贵祥,赵庆文. 中西医结合治疗肝豆状核变性 33 例临床观察[J]. 山东中医杂志,2001,20(5):353-355.

[8] 崔煜,蔡永亮,徐磊,等. 中西医结合治疗对脑型肝豆状核变性患者记忆力影响的研究[J]. 中国中医急症,2007,16(5):527-529.

[9] 童建兵,王晓旸,高宁宾. 中西医结合治疗对肝豆状核变性患者 P300 的影响[J]. 安徽中医学院学报,2007,26(6):14-15.

(李新民 张喜莲)

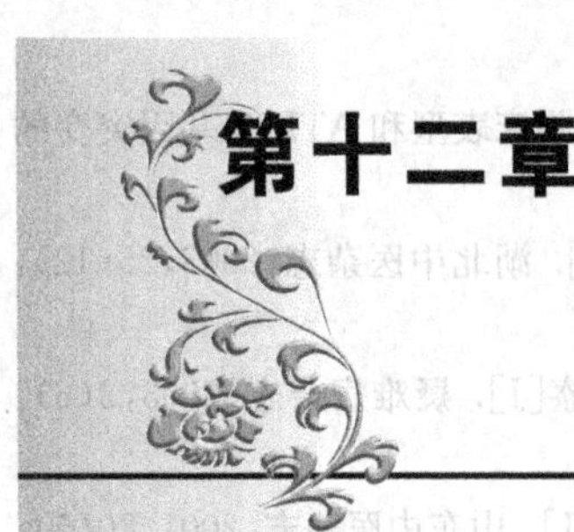

第十二章

肾系疾病

第一节　急性肾小球肾炎

【概述】

急性肾小球肾炎简称“急性肾炎”，为儿科常见的免疫反应性肾小球疾病。临床表现为急性起病，以血尿、蛋白尿、水肿、高血压、少尿及肾功能损伤为主要特征。因其表现为一组临床综合征，故又称之为急性肾炎综合征。本病常出现于感染之后，目前仍以链球菌感染后急性肾炎最为常见。此外可由多种原因引起，如其他细菌或病原微生物感染之后等。

本病是小儿时期最常见的一种肾脏疾病。多发生于5～14岁儿童，男女发病比例约为2∶1。发病前1～4周多有前驱感染史。发病后病情轻重悬殊，轻者除实验室检查异常外，临床无明显症状，重者则并发高血压脑病、心力衰竭及急性肾衰竭。绝大多数患儿2～4周内肉眼血尿消失，利尿消肿，血压逐渐恢复，残余少量蛋白尿及镜下血尿多于6个月内消失，少数迁延1～3年，但其中多数仍可恢复。近年来，由于早期采取中西医结合的治疗措施，严重并发症明显减少，预后大多良好。95%的病例能完全恢复，小于5%的病例可有持续尿检异常，病死率已降至1%以下，其死因主要为肾衰竭。

中医古代文献中，无肾炎病名记载，但据其临床表现，多属“水肿”、“尿血”范畴。如《灵枢·论疾诊尺》说：“视人之目窠上微痈，如新卧起状，其颈脉动，时咳，按其手足上，窅而不能起者，风水肤胀也。”张仲景在《金匮要略·水气病脉证并治》中载有风水、皮水的症状及病因，均与急性肾炎极为相似。《小儿药证直诀·肿病》曰：“肾热传于膀胱，膀胱热盛，逆于脾胃，脾胃虚而不能制肾。水反克肾，脾随水行，脾主四肢，故流走而身面皆肿也。若大喘者重也，何以然，肾大盛而克退脾土，上胜心火，心又胜肺，肺为心克，故喘。”强调了脾土不能制肾水在水肿发生中的机制，并初步描述了水肿的变证，此与小儿急性肾炎合并心衰的症状相类似。元代朱丹溪将水肿分为“阳水”及“阴水”两类，根据临床表现，本病急性期多属“阳水”。《医学入门·水肿论阴阳》进一步阐发了阳水的病因，认为“阳水多外因涉水冒雨，或兼风寒、暑气，而见阳证。”“阳兼食毒与疮痍”。此所记述的阳水成因，与西医学所说急性肾炎的发病与呼吸道感染及皮肤感染有关的认识基本一致。对于本病的治疗，早在《素问·汤液醪醴论》就有“平治于权衡，去宛陈莝……开鬼门，洁净府”，即发汗、利小便的方法，《金匮要略·水气病》亦云：“诸有水者，腰以下肿，当利小便；腰以上肿，当发汗乃愈。”在此基础上，历代又有逐水、清热等多种治法。《金匮要略》运用麻黄连翘赤小豆汤、越婢汤、越婢加术汤、防己茯苓汤、五苓散等分别治疗风水、皮水、湿邪结肿等水肿证，此后《华氏中藏经》、《小儿药证直诀》、《济生方》、《太平惠民和剂局方》提出的五皮散、六味地黄丸、小蓟饮子、参苓白术散等有效方剂，至今在急性肾炎的治疗中仍被广泛采用。《证治准绳·幼科》、《幼幼集成》提出的水肿"忌盐"的饮食调养，对现代治疗水肿的早期饮食护理，也具有重要指导意义。

现代对小儿急性肾炎的研究逐渐深化，在临床研究方面，已从中药单纯口服治疗，发展为中药静脉给药、灌肠、透析、药物外治等综合疗法；从单方、成方的一般应用，发展为有效方剂的筛选及其主要药理成分的提取；从单纯辨证发展到利用生化、免疫、血液流变、病理等现代检测手段，进行辨证与辨病结合论治，均提高了本病的疗效。在实验研究方面，国内确定了急性肾炎中药新药临床研究指导原则，并提出了中药药效学研究要求，建立了肾炎动物模型，使中医药治疗急性肾炎的药效原理得到了初步说明，为进一步筛选有效药物和剂型改革奠定了基础。

【病因病理】

一、病因

急性肾炎的病因主要有感受外邪与正气不足两个方面。

1. 感受外邪　导致本病的外邪主要为风邪、湿邪和热毒之邪。

风邪夹寒或夹热袭于肌表，致肺气郁遏，失于宣降之职，上不能宣发敷布水津，下不能通调水道，致风遏水阻，风水相搏，内侵脏腑经络，外泛四肢肌肤，而发为本病之风水肿。正如《证治汇补·水肿》所言："肺主皮毛，风邪入肺，不得宣通，肺胀叶举，不能通调水道，下输膀胱，亦能作肿"。

气候、环境潮湿或涉水冒雨，水湿内侵；或饮食不节（洁）均可伤及脾胃，脾失健运，不能升清降浊，水湿停留，溢于四肢，而发为水肿。湿郁化热，蕴蒸于肌肤，则为湿热肿。湿热下注，伤及下焦血络，可致尿血。

皮肤疮疖、丹毒、湿疹等湿热毒邪，内犯脏腑，肺脾受害，而影响于肾。因肺失通调，脾失健运，肾不能主水，致水液代谢障碍，水湿运行受阻，溢于肌肤，发为热毒肿；热毒伤及膀胱血络，可致尿血。

现代研究证实，感染所介导的肾小球免疫损伤，是急性肾炎发病的重要致病因素，其中以甲组B型溶血性链球菌感染最多见，如上呼吸道炎、急性扁桃体炎、咽炎、化脓性淋巴结炎、化脓性皮肤病、猩红热等。另外，也可见于其他细菌或病原微生物感染之后，如细菌（肺炎球菌、脑膜炎球菌、布氏杆菌等）、病毒（水痘病毒、麻疹病毒、腮腺炎病毒等）、立克次体、支原体、真菌、寄生虫等。由此可见，中医所认为的感受外邪，确为急性肾炎发病的重要病因。

2. 正气不足　小儿先天禀赋不足或素体虚弱，肺脾肾三脏功能不足，尤其是肺脾气虚，是导致急性肾炎的内在因素。肺气不足，易感外邪；脾气不足，易水湿内生；脾病及肾或外邪传肾，从而致肺脾肾三脏功能失调，通调、运化、开合失司，水液代谢障碍，水湿泛滥则为肿。本病后期，邪势已去，正气受损，也成为恢复期的主要病因。

二、病理

1. 病位在肺脾肾　急性肾炎的病位主要在肺脾肾，少数重症可累及心肝。肺为五脏之华盖，外合皮毛，为水之上源；脾为中土，主运化水谷精微，制水生金；肾为水脏，主一身之水液，司膀胱气化，泌别清浊。三脏配合共同完成水液的气化和排泄。若六淫之邪外袭，首先犯肺；水湿或湿热毒邪浸淫，每易伤脾；热毒伤肾或脾病及肾，致肺失通调，脾失健运，肾失气化，不能泌别清浊，从而使水湿停聚，泛于肌肤，发为水肿。膀胱血络受损而见血尿，清浊不分还可见蛋白尿，正如《景岳全书·杂证谟·肿胀篇》所指出："凡水肿等证，乃肺脾肾三脏相干之病。"在急性肾炎的开始阶段，水肿多责之肺脾，至恢复期则多责之脾肾。

在疾病发展过程中，若水湿、热毒炽盛，正气受损，以致正不胜邪，可出现一系列变证：

①邪陷心肝：湿热邪胜，郁阻脾胃，内陷厥阴，致使肝阳上亢，肝风内动，心窍闭阻，而出现头痛、眩晕，甚则神昏、抽搐。②水凌心肺：水邪泛滥，上凌心肺，损及心阳，闭阻肺气，心失所养，肺失肃降，而致心悸、咳喘，甚则发绀。③水毒内闭：湿浊内盛，脾肾衰竭，三焦壅塞，气机升降失司，水湿失运，浊毒内滞，不得通泻，致使水毒内闭而发生少尿、无尿。此证亦称"癃闭"、"关格"。

2. 病理因素为风、湿、热、毒　急性肾炎以风、湿、热、毒4种因素互为因果。风为百病之长，多首先由表犯肺，肺因风窒，水由风起，风激水浊，源不清则流不洁，故急性肾炎初起，多表现为"风水"之证。其与《灵枢·论疾诊尺》及《金匮要略·水气病脉证并治》中指出风水的名称和证候一致。

风邪夹寒、夹热，伤及肺脾肾与水气互结是形成水湿发生水肿的重要因素。而湿热、热毒则是导致本病水肿及血尿的又一病理关键。正如《杂病源流犀烛·肿胀源流》指出："有血热生疮，变为肿病。"其湿热及热毒，可因外感而致，也可因湿与风热互结，蕴郁日久而成。湿热、热毒与水气互结，既可循经犯肾，进一步伤及下焦血络，而致水肿、血尿加重，严重者可致热盛动风，邪犯厥阴，水凌心肺，水毒内闭之证。若湿热、热毒久恋，还可伤阴耗气，致肾脏功能失调，而尿检异常迁延不愈。

由此可见，风、湿、热、毒既是急性肾炎的主要病因，又是本病发展、变化、迁延的关键病理因素。

此外，湿热、热毒内侵，热伤血络或病久入络，致脉络阻滞，气血不畅，尚可出现血尿不止、面色晦滞、舌质紫黯等瘀血之证。

3. 病机属性分阴阳　急性肾炎的水肿，多属阳水范畴。阳水多属邪实，症见眼睚或全身水肿，按之凹陷随手而起、尿少、色黄或尿色鲜红，可伴有风寒或风热表证，咽喉肿痛，身发疮毒，心烦口渴，或口黏口苦，或大便干结，或大便黏滞不爽，舌红苔黄。但若病情迁延不愈，则可由阳水转化为阴水，表现为正虚邪恋的证候，可见水肿消退，但尿检持续不恢复，伴面黄、乏力、纳少便溏或腰腿酸软、手足心热等气虚或阴虚之证。

4. 病情演变辨虚实、寒热　急性肾炎由于致病因素不一，病程阶段不同，故病情演变有虚实寒热之分。本病的急性期，因病程较短，正盛邪实之证，有实寒、实热之异；若邪气过盛，则可出现水邪上凌心肺、邪陷心肝、水毒内闭之变证。水肿消退后至恢复期，轻证可较快恢复。重证或病程迁延者，则由实转虚，多表现为正虚邪恋，虚实夹杂之证。

【诊断与鉴别诊断】

一、诊断要点

1. 前驱感染病史　发病前1～3周多有呼吸道感染（如急性扁桃体炎、猩红热等）或皮肤感染（如疖、丹毒等）史。

2. 急性起病　急性期一般为2～4周。

3. 水肿及尿量减少　70%病例有水肿，一般水肿仅累及眼睑及颜面部，水肿呈非凹陷性，尿量减少。水肿与尿量呈正相关性。

4. 血尿　半数患儿起病表现为肉眼血尿，镜下血尿几乎见于所有病例。

5. 高血压　30%～80%患儿病初有高血压，常为120～150/80～108mmHg(16.0～20.0/10.7～14.4kPa)。

非典型病例可无水肿、高血压及肉眼血尿，仅表现为镜下血尿。

6. 并发症　重症患儿早期可出现以下并发症

(1)高血压脑病:血压急剧增高,常见剧烈头痛及呕吐,继之出现视力障碍,嗜睡,烦躁,或阵发性惊厥,渐入昏迷,少数可见暂时偏瘫失语,严重时发生脑疝。如血压升高超过 140/90mmHg(18.7/12.0kPa),并伴视力障碍、惊厥、昏迷三项之一即可诊断。

(2)严重循环充血:常发生在起病1周内,由于水、钠潴留,血浆容量增加而出现循环充血。当肾炎患儿出现呼吸急促和肺部出现啰音时,应警惕循环充血的可能性。严重者可见呼吸困难,胸闷,频频咳嗽不能平卧,颈静脉怒张,肝大压痛,心脏扩大,心率快、奔马律等。

(3)急性肾功能不全:常发生于疾病初期,出现少尿或尿闭等症状可引起暂时性氮质血症、电解质紊乱和代谢性酸中毒。一般持续 3～5 日,不超过 10 日。

7. 实验室检查

(1)尿沉渣镜检红细胞增多,尿红细胞严重变形、多型改变,为肾小球性血尿,沉渣中可见红细胞管形。尿蛋白可在 +～++,且与血尿程度相平行,也可见透明、颗粒管形。

(2)抗链球菌溶血素"O"抗体(ASO)可增高,抗脱氧核糖核酸酶 B 和抗透明质酸酶升高,纤维蛋白降解产物(FDP)增多。

(3)血清总补体(CH50)及补体 C3 可一过性明显下降,6～8 周恢复正常。非链球菌感染后肾炎(如病毒或其他细菌性肾炎)补体 C3 不低。

二、鉴别诊断

1. 肾病综合征　急性肾小球肾炎与肾病均以水肿及尿液改变为主要特征。肾病以大量蛋白尿为主,伴低蛋白血症及高脂血症,水肿多位凹陷性;而急性肾炎以血尿为主,不伴低蛋白血症及高脂血症,水肿多为紧张性。

2. IgA 肾病　多于急性上呼吸道感染后 1～2 天内即发生血尿,有时伴蛋白尿,多无水肿及高血压、血 C3 正常。但其病情常反复发作。部分病例鉴别困难时,需行肾脏活检。

3. 原发性急进性肾炎　起病与典型的急性肾炎很相似,但表现为进行性少尿、无尿及迅速发展的肾衰竭,终至尿毒症。急性肾炎综合征表现持续一个月以上不缓解时,应及时行肾活检与本病相鉴别。

4. 紫癜性肾炎　过敏性紫癜肾炎也可以急性肾炎综合征起病。但其多伴对称性皮肤紫癜、关节肿痛、腹痛、便血等全身及其他系统的典型症状或(和)前驱病史。

5. 急性泌尿系感染　约 10%可有肉眼血尿、但多无水肿及血压升高,有明显发热及全身感染症状,尿检有大量的白细胞及尿细菌培养阳性为确诊的条件。

【辨证论治】

一、辨证要点

1. 辨别常证　急性肾炎的常证,急性期有风寒证、风热证、热毒证、湿热证及寒湿证;恢复期有阴虚邪恋、气虚邪恋。可根据病史、水肿情况及全身症状来区别。

急性期为正盛邪实阶段,起病急,变化快,水肿及血尿多较明显。其风寒证多见于病程早期,多因外感风寒而诱发水肿,全身皆肿,以眼睑、头面部为甚,伴表寒之象;风热证也多见于起病早期,病前多有风热感冒史,起病后除全身水肿、头面肿甚外,多伴表热之象;热毒证多因皮肤疮疖痈肿而诱发,全身肿,多伴口苦、口渴、心烦、便秘、舌红苔黄等内热证候;湿热证则多见于急性期水肿减轻或水肿持续阶段,多以头身困重,脘闷纳呆,口苦口黏,大便不爽,苔黄腻等湿热中阻之证为主要表现;寒湿证多见于素体虚弱或久居水湿环境者,水肿以肢体或下半身为著,伴身重困倦,脘闷纳呆,舌淡苔白等证候。

恢复期共有特点为水肿已退,尿量增加,肉眼血尿消失,但镜下血尿或蛋白尿未恢复,且多有湿热留恋。阴虚邪恋以头晕乏力、手足心热、舌红苔少为主要证候；气虚邪恋则以倦怠乏力、纳少便溏、自汗、舌淡为特征。

2. 辨识轻重 急性肾炎的证候轻重悬殊较大。轻证一般以风寒证、风热证、热毒证、湿热证及寒湿证等常证的证候表现为主，其水肿、尿量减少及血压增高多为一过性，中医治疗多能痊愈。重证则为全身严重水肿，持续尿少、尿闭，并可在短期内出现邪陷心肝、水凌心肺、水毒内闭等危急证候，需及时抢救。在辨证中应密切注意尿量变化，尿量越少，持续时间越长，水肿越明显，出现变证的可能也越大。

3. 辨别虚实 本病急性期病程较短，多属正盛邪实，为阳水范畴。但若邪气过盛，出现变证，或因病情迁延不愈，则可由实转虚，由阳水转为阴水，表现为正虚邪实、虚实夹杂的证候。

二、治疗原则

急性肾炎的治疗原则，应紧扣急性期以邪实为患，恢复期以正虚邪恋为主的病机。急性期以祛邪为旨，宜宣肺利水，清热凉血，解毒利湿；恢复期则以扶正兼祛邪为要，并应根据正虚与余邪孰多孰少，确定补虚及祛邪的轻重。如在恢复期之早期，以湿热未尽为主，治宜祛除湿热余邪，佐以扶正（养阴或益气），后期湿热已渐尽，则应以扶正为主，佐以清热或化湿。若纯属正气未复，则宜用补益为法。但应注意，本病治疗不宜过早温补，以免留邪而迁延不愈。应掌握补益不助邪，祛邪不伤正的原则。

对于变证，应根据证候分别采用平肝熄风、清心利水，泻肺逐水、温阳扶正、通腑泻浊、解毒利尿为主。同时应积极配合西医综合抢救治疗措施。

三、分证论治

（一）急性期

1. 常证

(1)风水相搏

证候表现 水肿自眼睑开始迅速波及全身，以头面部肿势为著，皮色光亮，按之凹陷随手而起，尿少色赤，微恶风寒、或伴发热，咽红咽痛，鼻塞咳嗽，舌质淡，苔薄白或薄黄，脉浮。

辨证要点 本证多见于病程早期，外感风邪而诱发。以起病急，水肿发展迅速，全身水肿、头面部为甚，伴风热或风寒表证为特点。

治法主方 疏风宣肺，利水消肿。麻黄连翘赤小豆汤合五苓散加减。

方药运用 常用药：麻黄、桂枝、连翘、茯苓、杏仁、猪苓、泽泻、白术、车前子（包煎）、甘草等。咳嗽气喘，加葶苈子、紫苏子、射干、桑白皮；外寒证明显、骨节酸楚疼痛，加羌活、苏叶；血压升高明显，去麻黄，加浮萍、钩藤、牛膝、夏枯草；血尿重者加小蓟、茜草、仙鹤草。兼有郁热者，可用越婢加术汤合四苓散加减；风热蕴结于咽喉者，可用银翘散合玄麦甘桔汤加减；汗出恶风，小便不利，身重，水肿不退，此卫气已虚，宜用防己黄芪汤加减。

(2)湿热内侵

证候表现 头面肢体浮肿或轻或重，小便短赤，或见尿血，烦热口渴，头身困重，舌质红，苔黄腻，脉滑数。常有近期疮毒史。

辨证要点 本证多见于疮毒内归患儿，或病程中期、后期，水肿减轻或消退之后持续阶段。以血尿、烦热口渴、头身困重、舌红苔黄腻为特点。

治法主方 清热利湿，凉血止血。五味消毒饮合小蓟饮子加减。

方药运用 常用药：金银花、野菊花、蒲公英、紫花地丁、山栀、猪苓、淡竹叶、小蓟、蒲黄、当归等。小便赤涩加白花蛇舌草、石韦、金钱草；头痛眩晕加钩藤、菊花；皮肤疮毒、湿疹加苦参、白鲜皮、地肤子；口苦口黏，加茵陈蒿、龙胆草；大便秘结加生大黄。

2. 变证

(1)邪陷心肝

证候表现　肢体面部水肿，头痛眩晕，烦躁不安，视物模糊，口苦，恶心呕吐，甚至抽搐、昏迷，小便短赤，舌质红，苔黄糙，脉弦数。

辨证要点　本证多见于病程早期，血压明显增高者。以头痛眩晕、烦躁、呕吐，甚至抽搐、昏迷为特点。

治法主方　平肝泻火，清心利水。龙胆泻肝汤合羚角钩藤汤加减。

方药运用　常用药：龙胆草、菊花、黄芩、山栀、生地黄、泽泻、车前子(包煎)、竹叶、羚羊角粉(另吞服)、钩藤、白芍等。大便秘结加生大黄(后下)、芒硝(冲入)通便泻火；头痛眩晕较重加夏枯草、石决明；恶心呕吐加半夏、胆南星。昏迷抽搐可加服牛黄清心丸或安宫牛黄丸解毒熄风开窍。

(2)水凌心肺

证候表现　全身明显水肿，频咳气急，胸闷心悸，不能平卧，烦躁不宁，面色苍白，甚则唇指青紫，舌质黯红，苔白腻，脉沉细无力。

辨证要点　本证多见于病程早期，水肿严重的患儿。以全身严重水肿，频咳气急，胸闷心悸，不能平卧为特点。

治法主方　泻肺逐水，温阳扶正。己椒苈黄丸和参附汤加减。

方药运用　常用药：防己、椒目、葶苈子、大黄、泽泻、桑白皮、茯苓皮、车前子(包煎)、人参、附子等。若见面色灰白，四肢厥冷，汗出脉微，乃心阳虚衰之危象，应急用独参汤或参附龙牡救逆汤回阳固脱。

本证之轻症，也可用三子养亲汤加减，以理肺降气，利水消肿。常用紫苏子、葶苈子、白芥子、香橼皮、大腹皮、陈葫芦、炙麻黄、杏仁、甘草等。

(3)水毒内闭

证候表现　全身水肿，尿少或尿闭，色如浓茶，头晕头痛，恶心呕吐，嗜睡，甚则昏迷，舌质淡胖，苔垢腻，脉象滑数或沉细数。

辨证要点　本证也多见于病程早期，多因持续少尿或无尿引起，故尿少尿闭为其最突出证候，同时伴头晕头痛、恶心呕吐、嗜睡或昏迷为特点。

治法主方　通腑降浊，解毒利尿。温胆汤合附子泻心汤加减。

方药运用　常用药：姜半夏、陈皮、茯苓、竹茹、胆南星、黄连、生大黄(后下)、车前子(包煎)、制附子、枳实等。呕吐频繁，先服玉枢丹辟秽止呕。不能进药者，可以上方浓煎成100～200ml，待温，做保留灌肠，1日1～2次。也可用解毒保肾液以降浊除湿解毒，药用生大黄、六月雪、蒲公英各30g，益母草20g，川芎9g，浓煎200ml，1日2次保留灌肠。昏迷惊厥加用安宫牛黄丸或紫雪温水溶化后鼻饲。

(二)恢复期

若水肿消退，尿量增加，血压下降，血尿及蛋白尿减轻，即标志病程进入恢复期。此期为正气渐虚，余邪留恋阶段，尤其在恢复期早期，常以湿热留恋为主。病程长者则渐转为气阴亏虚为主。

1. 阴虚邪恋

证候表现　乏力头晕，手足心热，腰酸盗汗，或有反复咽红，舌红苔少，脉细数。

辨证要点 本证为恢复期最常见的类型，可见于素体阴虚，或急性期曾热毒炽盛者。临床以手足心热，腰酸盗汗，舌红苔少，镜下血尿持续不消等肾阴不足表现为特点。

治法主方 滋阴补肾，兼清余热。知柏地黄丸合二至丸加减。

方药运用 常用药：生地黄、山茱萸、山药、牡丹皮、泽泻、茯苓、知母、黄柏、女贞子、旱莲草等。血尿日久不愈加仙鹤草、茜草；舌质黯红，加参三七、琥珀。反复咽红，加玄参、山豆根、板蓝根，或改用麦味地黄汤加减，以养肺清热滋肾，常用药有沙参、玄参、麦冬、五味子、百合、生地黄、山茱萸、茯苓、芦根、射干、牛蒡子、甘草等。

2. 气虚邪恋

证候表现 身倦乏力，面色萎黄，纳少便溏，自汗出，易于感冒，舌淡红，苔薄白，脉缓弱。

辨证要点 本证多见于素体肺脾气虚患儿，临床以乏力纳少，便溏或大便不实，自汗易于感冒为特点。

治法主方 健脾益气，佐以化湿。参苓白术散加减。

方药运用 常用药：党参、茯苓、白术、山药、砂仁（后下）、白扁豆、薏苡仁、黄芪、陈皮、甘草等。血尿持续不消，可加参三七、当归；舌质淡黯或有瘀点，加丹参、红花、桃仁。

【其他疗法】

一、中药成药

1. 银黄口服液 用于急性期风热及热毒证。

2. 肾炎清热片 用于急性期风热、热毒、湿热等证。

3. 肾炎消肿片 用于急性期风水相搏证，也可用于恢复期气虚邪恋证。

4. 清开灵注射液 用于急性期热毒证或邪陷心肝证。

5. 知柏地黄丸 用于恢复期阴虚邪恋证。

6. 二至丸 用于恢复期阴虚证。

二、药物外治

1. 二丑方 黑丑、白丑（煅）、牙皂（煅）各75g，木香、沉香、乳香、没药各9g，琥珀3g。上药用砂糖研细末，调和，外贴气海穴，每2日换药1次。用于急性期水肿兼有腹部胀气者。

2. 沐浴法 羌活、麻黄、苍术、柴胡、紫苏梗、防风、荆芥、牛蒡子、柳枝、忍冬藤、葱白各适量。加水煮上药，待药液煎至适量，取出，令其降至40℃时沐浴，汗出即可，1日1次。用于风水相搏证。

三、食疗方药

1. 防风粥 防风15g，葱白（连须）2根，粳米100g。先煎防风、葱白取汁去渣。粳米按常法煮粥，待粥将熟时加入药汁，熬成稀粥服用。用于急性期风寒证。

2. 绿茶1g，鲜白茅根50～100g（干品25～50g），鲜车前草150g。后两味加水300ml，煮沸10分钟，加绿茶。1日1剂，分2次服。用于急性期风热、湿热、热毒之水肿。

3. 薏仁姜皮粥 薏苡仁、生姜皮、粳米各100g，加水1000ml，煮粥服食。用于寒湿肿或风寒肿。

4. 冬瓜皮薏仁汤 冬瓜皮、薏苡仁各50g，赤小豆100g，玉米须（布包）25g，加水适量，同煮至赤小豆熟透，食豆饮汤。用于急性期水肿明显，或伴有高血压者。

5. 芹菜头250g或芹菜根60g，捣烂取汁，加白糖适量，水煎，1日1剂。用于急性期高血压、水肿。

6. 荠菜粥 鲜荠菜250g（干品90g），粳米60～90g。将荠菜洗净切碎，用粳米煮粥服食。用于各期之血尿。

四、针灸疗法

1. 体针　取肺俞、列缺、合谷、阴陵泉、水分、三焦俞。针刺，均用泻法。咽痛配少商；面部肿甚配水沟；血压高配曲池、太冲。

2. 耳针　从肾、脾、膀胱、交感、肾上腺、内分泌等耳穴中每次选 2～3 穴，轻刺激，刺后可埋针 24 小时，1 日 1 次，10 次为 1 疗程。

3. 穴位注射　主穴有京门、膀胱俞。配穴有水道、足三里、复溜。每次选主穴、配穴各 1 个，每穴注入 5%当归注射液 0.5ml，1 日 1 次，7～10 次为 1 个疗程。

五、推拿疗法

1. 急性期　平肝经，清肺经、胃经、脾经、小肠经，退六腑。介质用滑石粉。

2. 恢复期　平肝经，清补肾经、脾经，揉二马，清小肠。气虚者介质用葱或姜汤，阴虚者介质用滑石。

六、西医疗法

目前尚无直接针对肾小球免疫病理的特异性治疗。主要通过对症治疗纠正其病理生理过程，如预防和治疗水钠潴留、控制循环血容量，从而减轻临床症状。同时要积极防治急性期并发症、保护肾功能，以利其自然恢复。

1. 常规治疗

(1)抗感染：对仍有感染灶者应给予青霉素 G，5 万 U/(kg·d)，分 2 次肌注，连用 10～14 日。

(2)对症治疗：①水肿显著者可用呋塞米。口服剂量 2～5mg/(kg·d)；注射剂量 1～2mg/(kg·d)，分 1～2 次，肌内或静脉注射。②尿量显著减少伴氮质血症者，可肌注或静脉注射呋塞米，每次 1mg/kg，必要时每 4～8 小时重复使用。③高血压者可选用硝苯地平，开始剂量为 0.25mg/(kg·d)，最大剂量为 1mg/(kg·d)，分 3 次口服。

2. 并发症治疗

(1)高血压脑病：快速降压：选用硝普钠 5～10mg，加入 5%葡萄糖注射液 100 ml 中(50～100μg/ml)，以每分钟 0.02ml/kg 速度静脉点滴，无效时可增加滴速，但最快不超过每分钟 0.16ml/kg。继以血压情况调整其速度。也可用利血平肌注降压，每次 0.07mg/kg，最大量不超过 1.5mg/次。还可选用卡托普利，初始剂量为 0.3～0.5mg/(kg·d)，最大剂量 5～6mg/(kg·d)。分 3 次口服。快速利尿：呋塞米每次 1～2mg/kg，加入 5%葡萄糖注射液 20ml 中稀释后缓慢静脉推注。保持呼吸道通畅，及时给氧。

(2)严重循环充血：严格限制钠和水摄入、快速利尿、降压，以减轻心脏前、后负荷。仍不能控制症状时，需采用腹膜透析，以迅速缓解循环过度负荷。

(3)急性肾衰竭：严格控制水分入量，按照“量出为入”原则，即每日液体入量＝前一日尿量＋不显性失水(8～16ml)＋异常损失量。宜选用低蛋白、低盐、低钾和低磷饮食。少尿或尿闭者应快速利尿。同时应积极纠正水、电解质紊乱及酸中毒，必要时应进行血液透析。

【预防护理】

一、预防

1. 积极锻炼身体，提高抗病能力。

2. 注意保持皮肤及口腔清洁，避免呼吸道及皮肤感染。

3. 已患感染者应及时彻底治疗，感染后 2～3 周时应检查尿常规以及时发现异常。

二、护理

1. 病初应注意休息，尤其水肿、尿少、高血压明显者应卧床休息。待血压恢复，水肿消退，尿量正常后逐渐增加活动。3个月内应避免剧烈活动。

2. 水肿期及血压增高者，应限制盐和水摄入，小儿摄入氯化钠以60mg/(kg·d)为宜。若高度水肿和明显高血压时，应忌盐，严格限制水入量。

3. 急性期，尤其有水肿、尿量减少者，应限制蛋白质摄入。氮质血症者，蛋白质摄入量依0.5g/(kg·d)计算，选优质蛋白（如乳类、蛋类），以减轻肾脏排泄负担。

4. 尿少尿闭时，应限制高钾食物。

5. 水肿期应每日准确记录尿量、入水量和体重，以掌握水肿增减情况。

6. 急性期应每日测2次血压（必要时可随时测）以了解病情，预防高血压脑病发生。

7. 水肿期应保持皮肤，尤其皱褶处的清洁。

【文献选录】

《金匮要略·水气病脉证并治》："风水其脉自浮，外证骨节疼痛，恶风。皮水其脉亦浮，外证跗肿，按之没指，不恶风，其腹如鼓，当发其汗。正水其脉沉迟，外证自喘。石水其脉自沉，外证腹满不喘。"

《小儿药证直诀·肿病》："肾热传于膀胱，膀胱热盛，逆于脾胃，脾胃虚不能制肾，水反克土，脾随水行。脾主四肢，故流走而身面皆肿也，若大喘者，重也。"

《证治准绳·幼科·水肿》："初得病时见眼胞早晨浮突，至午后稍消……饮食之忌，惟盐、酱、韭、鲊、湿面皆味咸能溢水者，并其他生冷毒物，亦宜戒之，重则半载，轻则三月，须脾胃平复，肿消气实，然后于饮食中旋以烧盐少投，则其疾自不再作。"

《证治汇补·内因门·水肿》："阳水外因涉水冒雨或兼风寒暑气。先肿上体肩背手面，手之三阳经。"

《幼幼集成·肿满证治》："治肿当分上下。经曰：面肿者风，足肿者湿。凡肿自上而起者，皆因于风，其治在肺，宜发散之，参苏饮合五皮汤。肿自下而起者，因于肾虚水泛，或因于脾气受湿，宜渗利之。故仲景云：治湿不利小便，非其治也。宜五苓散加防己、槟榔。"

《类证治裁·肿胀论治》："因湿热浊滞，致水肿者，为阳水。因肺脾虚，致水溢者，为阴水。"

【现代研究】

一、辨证规范化研究

对小儿急性肾炎目前国内尚无统一辨证分型标准。1977年北戴河全国中医肾炎座谈会建议把本病分为风寒型、风热型、湿热（毒）型三型，对本病的中医辨证初次进行了规范[1]。1988年卫生部组织国内有关专家制定了"中药新药治疗急性肾小球肾炎的临床研究指导原则"，并于1993年重新修改审定，将本病分为风寒束肺、风水相搏证，风热犯肺、水邪内停证，热毒内归、湿热蕴结证，脾肾虚亏、水气泛溢证，肝肾不足、水气泛溢证等5个证型，使本病的病证分型进一步规范化。《新世纪全国高等中医药院校规划教材·中医儿科学》在此基础上提出按急性期和恢复期进行辨证分型，将急性期分为风水相搏、湿热内侵两个常证及邪陷心肝、水凌心肺、水毒内闭三个变证；恢复期分为阴虚邪恋、气虚邪恋两型。自此，小儿急性肾炎的辨证分型进一步明确，对本病临床的诊断、治疗也有较大指导意义[2]。

二、治疗学研究

1. 辨证论治与客观指标的研究　张维真等为探讨一氧化氮（NO）与小儿急性肾炎发病

关系及中西医结合治疗对其影响，将44例急性肾炎患儿分为两组，甲组采用凉利法（基本方：大蓟12g，小蓟12g，白茅根15g，荔枝草12g，车前草12g）加西药，乙组采用清解凉利法（甲组方剂基础上加用鱼腥草15g、金银花12g、黄芩12g、蒲公英15g，并辨证加减）加西药。用Griess硝酸盐还原法进行治疗前后血亚硝酸/硝酸盐（NO_{2-}/NO_{3-}）测定，并以28例健康儿童作对照。结果显示，急性期患儿NO_{2-}/NO_{3-}显著高于恢复期及对照组（$P<0.01$）。肉眼血尿NO_{2-}/NO_{3-}高于镜下血尿（$P<0.01$）。尿补体C_3、α_2-巨球蛋白（α_2-M）阳性者NO_{2-}/NO_{3-}高于阴性者（$P<0.01$）。伴感染者NO_{2-}/NO_{3-}高于无感染者（$P<0.01$）。近期治愈率乙组高于甲组（$P<0.01$）。认为NO参与急性肾炎发病及病理损伤过程，清解凉利法加西药可抑制NO所致肾组织损伤，使病情缓解。凉血利尿中药可促进受损组织修复，利尿消肿降压，使临床症状体征消失[3]。

陈孝银等以加用三金片治疗小儿急性肾小球肾炎40例（观察组），并与西药组（常规对症治疗）38例及正常对照组40例对比。结果显示，急性肾小球肾炎患者（包括观察组及西药组）脂质过氧化物（LPO）、谷胱甘肽过氧化物酶（GSH-Px）与正常组比较有显著性差异（$P<0.001$），而超氧化物歧化酶（SOD）则无显著性差异（$P<0.05$）。经治疗后LPO降低，GSH-Px增高，观察组疗效优于西药组（$P<0.05$）。患儿前列腺素稳定代谢产物6-K-PGF1a降低，TXB2下降，TXB2/6-K-PGF1a比值升高，与正常组相比具有显著差异（$P<0.001$）。治疗后TXB2下降，6-K-PGF1a升高，TXB2/6-K-PGF1a下降，观察组疗效优于西药组（$P<0.01$）。此外，观察组患儿血尿和蛋白尿阳转率也明显优于西药组。提示观察组用药具有较强的抗自由基及消除炎性致病因子能力，并且对肾功能有良好的保护作用[4]。

此外，现代药理实验证明多种中药具有不同程度的免疫调节作用，许多中药如黄芩、猪苓、苦参、桃仁、红花、大黄、龙胆草、生地黄、金钱草、山豆根等，均具有免疫抑制作用，在中医辨证的前提下，选用具有免疫调节功能的中药为主，组成能对急性肾炎不同证型的病机进行相应调节的组方，具有副作用小，复发率低等优势，对急性肾炎是较理想的治疗方法。

2. 辨证论治　有关小儿急性肾炎的辨证论治报道较多，分型选方各异，归纳分析有以下几个方面。

（1）分期论治：近年来，许多学者对小儿急性肾炎的分期论治较为重视，根据疾病发展不同阶段的证候表现进行辩证论治，取得了较好的临床疗效。

李少川辨治本病，重视分期辨证，强调肺、脾、肾三脏并重，以调畅气机为先，并随证化裁。①初起阶段，最明显的症状就是水肿，而水肿多由气不足，湿热内蕴，感受风邪而发，临床常伴有风邪外犯的表现。临证除适当利水外，重点在于疏风宣肺。因小儿“体属纯阳”，肌疏易行，对麻桂之辛，似难于受纳。故强调疏风宣肺之时，切忌妄投过辛过燥之味，而多以银翘四苓散化裁，借其薄荷、豆豉、荆芥穗之辛凉疏表以疏风宣肺；金银花、连翘以清热解毒；配猪苓、泽泻、茯苓淡渗利湿而不伤阴。临床常加益母草、自茅根、生地黄、牡丹皮、滑石、甘草，以清热凉血、通络利水。②水肿消退阶段，每多出现烦热口渴，小便短赤，大便不畅，舌红，苔薄黄，脉沉而软，蛋白尿、血尿等。在此阶段，主要责之于湿邪蕴久化热，或邪热内侵与湿相并，三焦气化失司，气机开合不利。临床上常以小蓟饮子加减为治。去原方之当归、炒蒲黄，加鲜茅根、粉牡丹皮、赤芍、瞿麦以清热通淋，加黄柏、知母滋肾通关，以清命门之相火。方中重用白茅根、生地黄二药，一般5～7岁小儿，多用至30g。常配伍柴胡、半夏二药，借其苦辛通降以宣透疏达、调整气机、和调阴阳。③后期阶段，除残留尿蛋白、红白细胞之外，常伴有面黄少华、腰膝酸软、四肢疲惫、舌红、少苔等肾阴不足之象。此阶段的治疗，既要照顾到滋阴固肾的一面，又要重视调理脾胃的一面，绝不能草率地见肾治肾，而忽略了肾与其他脏腑的相互联系。临证时首先辨别是肾阴不足还是脾气不振。如果患儿面黄疲惫，反复发作，脾肾两虚，而脾气不足为重，多以参苓白术散加苏梗、柴胡调理脾胃，促进生化之源，以调后天补先天。即使是肾阴不足之体，投益肾育阴的同时，也常常配陈皮、厚朴、枳壳、砂仁，相互为使，以顾后天之本。④恢复期阶段，患儿多无自觉不适，尿蛋白持续转阴，惟尿中少量红细胞缠绵不愈，有的病例可表现镜下血尿反复加重。从临床看，除个别病例为脾失统摄之权，或肾气不足，溲便为之变外，大部分病例属湿热下注、瘀血内阻之象，治宜清利湿热、凉血活瘀为上，切勿一派投予收敛止血之味，以防瘀血内阻，伤其阴络，而使妄行之血不循常道。临证多以鲜白茅根、炮生地黄、金银花、大小蓟、炒山栀、藕节、知母、厚朴、滑石、甘草等取效。若尿中白细胞明显者，可加萹蓄、瞿麦；肺肾阴虚，加墨旱莲；室女经断，加益母草[5]。

王凤琴认为，本病初期最明显的症状是水肿，为风邪侵袭肺卫、肺气壅塞、不得通降，致使水道通调不利，水湿泛溢肌肤而为水肿，故其治疗，重在于疏风宣肺，辅以淡渗利水。小儿以热证居多，治以银翘四苓散化裁为上。中期，水肿消退，烦热口渴，小便短赤，舌质红苔薄黄，脉沉数等，此因湿热蕴久化热或邪热内侵与湿相并，湿热内蕴，三焦气化失职，气机升降不利所致。治以清热利湿，以小蓟饮子去当归、蒲黄，加白茅根、牡丹皮、赤芍、瞿麦以清热通淋，加知母、黄柏滋阴通关，以清命门相火，在一派清热利湿群药中，切勿忘记疏解少阳之枢，故需配伍柴胡、半夏二药。后期，常有肾阴不足与脾气不足之象，应以六味地黄丸化裁，后者以参苓白术散加减。恢复期，尿中红细胞残留，缠绵不愈，除个别属脾失统摄或中气不足之变外，大部分为湿热下注，瘀血内阻所致。治以清热利湿、凉血化瘀，忌投收敛止血药，以防瘀血内阻伤其阴络[6]。

孙郁芝认为，初期病位在肺，外邪上受，治以疏散表邪，宣肺利水。根据外邪寒热的不同，分别选用麻黄汤和银翘散加减治疗。药用荆芥、防风、金银花、连翘、蝉蜕、石韦、白茅根、茯苓、薏苡仁、枇杷叶、薄荷、白术、小蓟等。缓解期病邪由表入里，从热而化，辨证当属邪热留恋中下二焦，治宜清热利湿、凉血止血为主，佐以扶正，顾护脾胃，选用藿香正气散加减，药用藿香、苍术、白术、陈皮、半夏、薏苡仁、砂仁、焦三仙、神曲、甘草等。恢复期以尿常规检验是否正常为诊断依据。尿常规检验红细胞较多者为下焦余热未尽，肾阴已虚，治以滋肾凉血，方用知柏地黄汤加味，加用藕节、白茅根、旱莲草、女贞子等。若尿常规检验尿蛋白持续不消者为下焦不固，通常分两种情况：一是脾虚不摄，治以健脾益气，方用四君子汤加减，药用熟地黄、山药、茯苓、黄芪、党参、炒白术、陈皮、甘草等；二是脾肾两虚，治以健脾补肾，选用六味地黄汤合四君子汤加减，药用黄芪、党参、白术、熟地黄、山茱萸、女贞子、旱莲草、石韦、薏苡仁等[7]。

（2）综合分型论治：目前，仍有学者主张将本病综合分型论治，虽然临床分型不尽一致，但均以表邪、水湿、化热这三个环节为关键，具体治疗亦多用宣肺、利水、清热之剂。

董廷瑶认为小儿急性肾炎的发展，常有演变，所以临证当尽详细辨，弄清标本缓急，圆活善变，做到“知彼知己，多方以制之”。临证将小儿急性肾炎分为四大类型：①风水郁表型：证见畏寒恶风，发热或咳，目睑水肿，或继而四肢全身水肿（腰以上为甚），舌红苔薄白，咽红，纳少，小便短少，大便尚调，脉紧或浮数。治以祛风利水，越婢汤主之。若偏于热者，则以银翘散、桑菊饮、栀豉汤等辛凉疏散之剂加减施治；偏于寒者以桂枝麻黄各半汤温散主之。②水湿浸渍型：可见面目及遍身水肿，身重困倦，面白，畏寒肢冷无热或微热，舌淡苔白腻，脉沉缓或浮而带濡，小便短少。治以通阳利水，五苓散合五皮饮主之。③湿热壅结型：可见面目肢体水肿，发热口渴，或皮肤疮毒，便秘或骛溏，小便短赤，舌红苔黄或腻，脉滑数或弦数。治以清热解毒，利湿消肿。此型当分湿热之孰重孰轻，如湿偏重，可选用三仁汤合甘露消毒丹；如热偏重，症见舌红苔黄燥，烦渴或热，便秘溲赤，方可选用黄连解毒汤合五味消毒饮为主；复感外邪，则可选用银翘散合甘露消毒为主；若兼见皮肤疮毒湿疹，可选用苦参、地肤子、晚蚕砂、土茯苓、蝉蜕之类；局部红肿可选用牡丹皮、赤芍、白茅根之属。④热盛损津型（上盛下虚）：多见于风热感冒、急性扁桃体炎、猩红热及皮肤疮疡肺热盛而劫伤肾津者。证见面目略水肿，咽红口渴，舌红唇朱，常伴低热，便干尿少、脉细数。治宜清上滋下，用清金滋水汤（由北沙参、黄芩、蝉蜕、板蓝根、石斛、麦冬、生地黄、川柏、怀山药组成，此方之意重在清肺）少佐滋阴，以达到金清则水清，水清则络宁之目的。若咽肿甚可加射干、牛蒡子；伤津重可加玄参、女贞子；血尿明显可加三七、白茅根、羊蹄根之类[8]。

吴寅保将本病辨证分为四型：①风热化毒证，证见突发小便短赤，全身水肿，上身尤甚。或见腰部酸痛，头痛眩晕，急躁易怒，舌红苔黄，脉细弦数，血压较高。治以疏风清热，解毒养阴，予清热养阴汤（自拟）：金银花 20g，连翘 20g，黄芩 10g，菊花 15g，猪苓 30g，蝉蜕 10g，地龙 10g，牡丹皮 10g，玄参 10g。咽痛咳嗽者加杏仁 9g，荆芥 6g；血尿明显者加小蓟 30g，白茅根 30g。②风热夹湿证：证见面部水肿，尿短色赤，纳谷不香，神疲乏力，时有头晕，舌胖嫩红，苔黄厚腻，脉弦滑数。治以疏风清热利湿，予清化利湿汤（自拟）：金银花 20g，连翘 20g，黄芩 10g，藿香 10g，佩兰 10g，厚朴 10g，猪苓 30g，地龙 10g，茯苓 30g，鸡血藤 30g。肢节疼痛明显者加桑枝 30g，羌独活各 10g。③风寒化热证：证见外感风寒，1～2 周出现尿少黄浊，面浮肢肿，腰及肢体酸痛，疲乏无力，时有眩晕，舌黯红，苔黄白相兼，脉数。治以疏风散寒，清热利水。予疏风清肾汤（自拟）：麻黄 10g，连翘 10g，赤小豆 30g，金银花 20g，黄芩 10g，猪苓 30g，山楂 20g，蝉蜕 10g。腰痛怕冷者加桂枝 10g，生姜 10g。④风寒夹湿证：证见肢体腰膝重着酸痛，疲乏无力，全身水肿，小便短少，时有眩晕，舌胖苔白，脉滑。治以疏散风寒，通阳利水。予疏风通肾汤（自拟）：麻黄 10g，蝉蜕 10g，桂枝 10g，茯苓 20g，黄芪 20g，泽泻 10g，猪苓 20g，陈皮 10g，防己 10g。形寒肢冷，四末不温者加熟附片 10g[9]。

（3）专方专病：近年来，针对小儿急性肾炎的专方治疗也多见诸报道，疗效显著，可资借鉴。

李宝珍等认为小儿急性肾炎病位虽然在肾，但与外邪侵袭，肺卫不固关系密切。提出从肺论治的理论。自拟强金利尿汤（麻黄、姜皮、白茅根各 6g，杏仁、桔梗、茯苓皮、牛蒡子、麦冬各 10g，桑白皮、赤小豆各 15g）治疗小儿急性肾炎 50 例。若肺气闭郁，咳嗽喘急者加葶苈子 6g，前胡 6g，炙枇杷叶 9g；湿热毒盛者加金银花 15g，连翘 10g，蒲公英 6g，紫花地丁 6g；热伤血络，血尿甚者加大小蓟各 10g，藕节 6g；头痛目眩加桑叶 12g，菊花 12g，黄芩 6g；咽痛不利明显者加生地黄、蝉蜕、生甘草各 6g；肾虚明显者加女贞子 10g，旱莲草 10g，山药 6g，生地黄 6g；下焦湿热，尿涩痛者加木通 6g，车前子 10g。结果痊愈 35 例（轻型 12 例、中型 23 例）占 70%；好转 12 例（中型 11 例、重型 1 例）占 24%；无效 3 例（中型 2 例、重型 1 例）占 6%，总有效率 94%。而且，用强金利尿汤可明显增强患儿免疫功能[10]。

（4）辨病论治：对急性肾炎的治疗近年有较多以辨病治疗，一法为主的研究报道。以下几种治法较具代表性，可供参考。

1）解毒活血法：崔建强等认为急性肾炎后期之血尿多为湿热之余邪内伤血络所致，而“离经之血即为瘀”，有出血必兼有瘀滞，故血瘀在急性肾炎后期血尿的发病中亦起重要作用。自拟清热解毒活血化瘀处方：金银花、连翘、半枝莲各 10g，黄柏、车前草各 6g，丹参 15g，鱼腥草、益母草各 20g，白茅根 30g，灯心草、甘草各 3g。治疗小儿急性肾炎恢复期血尿

28 例，临床观察表明，本方对小儿急性肾小球肾炎后期的血尿有较好的效果，其治愈率为 78.6%、好转率为 14.3%，总有效率达 92.9%[11]。

2)宣肺泄热法：方淳兰等认为治疗小儿急性肾炎应在治已病的同时，亦治疗未病，把治疗的重点放在抓住肺为水之上源，清其源则流自彻。以麻黄连翘赤小豆汤加减治疗小儿急性肾炎 100 例。处方：麻黄 4～9g，连翘 8～15g，赤小豆 15～25g，桑白皮 9～12g，苦杏仁 6～9g，生姜 3～6g，大枣 4～6 枚，益母草 9～15g，土茯苓 10～15g。剂量随年龄大小而增减。随症加减：表邪重者加防风、荆芥；水肿重者酌加重麻黄量；烦热口渴者加石膏；湿热毒邪表现者加金银花、紫花地丁，去姜枣；尿少，尿检见白细胞多者加白花蛇舌草，尿蛋白多者加石韦、枇杷叶；于服药 1 周后见辨证偏阴虚者加女贞子、旱莲草；脾肾渐复，余邪未尽者酌加茯苓皮、山药、芡实、薏苡仁。结果：痊愈 87 例、显效 7 例、有效 3 例、无效 3 例，有效率 97%。认为小儿急性肾炎病机与麻黄连翘赤小豆汤方证相合，治疗小儿急性肾炎宣肺泄热，佐以清热解毒仍是一行之有效的方法[12]。

3)清热解毒法：李云萍研究认为小儿急性肾炎病因是由肺胃热盛，外感风热湿毒引起，如咽炎、扁桃体炎、脓疱疮、下肢化脓性感染等，循经入肾而发病，热毒为主要致病原因。故认为清热解毒法是治疗急性肾炎的大法，湿浊、瘀血潴留体内则表现为蛋白尿、血尿，湿与瘀又是病理产物，故在清热解毒的基础上，辅以利湿消肿、活血化瘀、凉血止血。取金银花、连翘、蒲公英、半边莲、白花蛇舌草清热解毒为主药；车前子、茯苓利湿消肿以健脾；丹参、赤芍活血化瘀；白茅根凉血止血；蝉蜕消除尿蛋白，甘草调和诸药。从而使肾功能恢复正常达到治愈目的[13]。

4)化瘀利水法：活血化瘀法不仅是近年治疗急性肾炎备受关注的方法，早在《诸病源候论·肿病诸候·诸肿候》中就明确指出："肿之生也，皆由风邪寒热毒气客于经络，使血涩不通，壅积皆成肿也。"《内经》指出的"去宛陈莝"的方法也应包括祛瘀的治疗。国内大量研究报道证实，活血化瘀有抑制免疫反应、改善组织局部微循环、促进炎症消散及抗凝等多种作用，可见活血化瘀利水法是治疗急性肾炎的重要手段。常用的牡丹皮、蒲黄、赤芍、马鞭草、地榆草，既能破血行瘀，又能清热凉血止血；益母草、牛膝、桑寄生、鬼箭羽等，既可活血通络，又能利水降压；破瘀药如桃仁、大黄、水蛭、虻虫、䗪虫因其药力强，用于治疗本病之重症或迁延缠绵难愈之证每获良效。吕萍报道用活瘀利水之三草二丹汤(益母草 15g，茜草、车前草各 10g，牡丹皮、丹参、牛膝各 6g，当归 4g)，随证加减治疗小儿急性肾炎 35 例，12 天为 1 疗程，连续治疗 2～3 个疗程。结果：痊愈 33 例、显效 2 例，总有效率为 100%。李应瑞报道用化瘀利水之活血抗敏肾炎汤治疗小儿急性肾炎 54 例。结果：治愈 50 例、无效 4 例，治愈率为 92.5%。其药物组成：益母草、丹参、僵蚕、地龙、蝉蜕、石韦、地肤子、车前子、白茅根、金银花、甘草。剂量随年龄及病情调整，水煎服，1 日 1 剂。

此外，值得提出的是，诸多报道强调，急性肾炎的恢复期不宜采用补法，尤其不宜用温补法如参芪之类。因补气补阳可助长热邪，常促使感染病灶活动，致病情迁延反复。补阴也只适用于恢复期后期湿热已减的患者，补阴过早可助长湿邪。总之，治疗上特别强调驱邪为主的原则。

三、药效学研究

急性肾小球肾炎主要为 A 族溶血性链球菌后引起，因 A 族溶血性链球菌为人类特异的致病菌，故迄今尚无成熟稳定的本病动物模型可供研究。目前已有的急性肾炎动物模型，是由细菌感染合并异种免疫蛋白联合作用造成模型，或采用肾小球切除或用肾毒性的药物损伤肾小球结构与功能的方法造模。但这种动物模型不表现明显的水肿，仅为一个时相的病理过程。

张智等运用解表利湿法，观察麻黄连翘赤小豆汤加减方在预防大鼠外感风寒后急性肾小球肾炎发生过程中的作用机制，使用免疫法制作急性肾小球肾炎模型。方法为以大鼠肾皮质制成肾皮质-福氏完全佐剂匀浆乳剂作为抗原，每只大鼠肌内注射抗原 0.4ml，每周 1 次，共 10 周。10 周后收集每只大鼠 24 小时尿液检测尿蛋白、肌酐和尿素氮，大鼠腹主动脉取血分离血清检测肌酐、尿素氮、ON、IL-6、IL-8 指标；取肾脏剥离肾皮质，加入 9 倍体积 0.1mol/L pH7.4 磷酸盐缓冲液，在冰浴中用玻璃匀浆器做组织匀浆，转移至离心管中，4000r/min 离心 10 分钟，取上清液，放射免疫分析法检测 IL-6、IL-8 及酶标仪检测 ON 含量。结果表明，给药组动物肾皮质中 IL-6、IL-8 及 ON 含量与模型组比较明显降低。认为麻黄连翘赤小豆汤加减方在预防模型大鼠急性肾小球肾炎过程中对保护肾脏、减少免疫性损伤可能起到积极的作用[14]。

参考文献

[1] 王海燕．肾脏病学[M]．第三版．北京：人民卫生出版社，2008：961-965.

[2] 汪受传．中医儿科学[M]．第二版．北京：中国中医药出版社，2007：154-159.

[3] 张维真，李敬顺．清解凉利法治疗小儿急性肾炎的临床研究[J]．中国中西医结合杂志，1999，19(3)：141-143.

[4] 陈孝银，沈强．加用三金片治疗小儿急性肾小球肾炎的临床研究[J]．广西中医药，2000，25(3)：4-6.

[5] 李新民．李少川治疗小儿急性肾小球肾炎临证经验[J]．中国中医药信息杂志，2007，14(5)：83-84.

[6] 王凤琴．小儿急性肾炎的辨证治疗[J]．河南中医，2003，23(3)：49-50.

[7] 高艳霞．孙郁芝论治急性肾小球肾炎经验[J]．山西中医，2008，24(4)：3-4.

[8] 董幼祺．董廷瑶治疗小儿急性肾炎的经验[J]．中医文献杂志，2001，(2)：35-36.

[9] 吴寅保．急性肾小球肾炎中医辨证治疗体会[J]．基层医学论坛，2008，12(14)：436-437.

[10] 李宝珍，王崇仁．“强金利尿汤”治疗小儿急性肾小球肾炎 50 例[J]．中西医结合实用临床急救，1999，6(6)：279.

[11] 崔建强，张凡，王涛，等．清热解毒活血化瘀治疗小儿急性肾炎恢复期血尿[J]．四川中医，2000，18(8)：44.

[12] 方淳兰，陈伟刚．麻黄连翘赤小豆汤加减治疗小儿急性肾炎 100 例[J]．新中医，1997.29(4)：18-20.

[13] 李云萍．清热解毒法治疗急性肾炎 65 例[J]．天津中医，2000，17(1)：50.

[14] 张智，张雪亮，闪增郁，等．解表利湿法预防大鼠急性肾小球肾炎作用机理的初步探讨[J]．中国中医基础医学杂志，2008，14(7)：518-519.

（丁　樱　李向峰）

第二节　肾病综合征

【概述】

肾病综合征是由于肾小球滤过膜对血浆白蛋白通透性增高，大量血浆白蛋白自尿中丢失，并引起一系列病理生理改变的临床综合征。以大量蛋白尿、低蛋白血症、高胆固醇血症及不同程度的水肿为主要特征。其病程长，发病率高。

肾病综合征(以下简称"肾病")，根据病因和发病年龄可分为先天性、原发性和继发性三种类型，其中原发性肾病占90%以上，为本节主要论述内容。根据临床又将原发性肾病分为单纯型和肾炎型两类；按病理变化又分微小病变性、膜性肾病、局灶节段硬化、系膜增生、膜增生性肾炎等，我国儿童以系膜增生多见。随着活检、电镜、免疫病理以及分子生物学等肾病诊断技术的进展和认识的深入，对原发性肾病的病因以及临床表现与病理之间的关系正逐步阐明。

肾病是儿童时期泌尿系的常见病，近年来其发病呈上升趋势，在全国儿科住院患者泌尿系统疾病调查中占21%，仅次于急性肾炎，居第2位。据国外报道，16岁以下儿童原发性肾病累积发生率为16/10万，我国1992年24个省市统计，原发性肾病占泌尿系疾病住院患儿的31%，且有逐年增加的趋势。本病多发生于2～8岁小儿，其中以2～5岁为最高峰，男多于女。部分患儿因多次复发，病程迁延，严重影响小儿健康。部分难治性肾病最终发展成慢性肾衰甚至死亡。

小儿肾病属中医"水肿"范畴。《黄帝内经》一书最早论述了水肿病证特点，详细阐述了水肿的病因病机。如《素问·水热穴论》指出："肾者胃之关也，关门不利，故聚水而从其类也，上下溢于皮肤，故为胕肿。"《素问·至真要大论》指出："其本在肾，其末在肺，皆积水也。"并提出"诸湿肿满，皆属于脾。"指出水肿的发病与外感及肺脾肾功能失调有关。在此基础上，《金匮要略》等历代医籍对水肿的认识均有发展，对其证候及病因进行了分类，但方法繁杂。直至元代朱丹溪执简驭繁，将水肿归纳为"阳水"、"阴水"两大类，从而使水肿的证候及病因病机学说渐趋完善。对于水肿的治疗，《素问·汤液醪醴论》曰："平治于权衡、去宛陈莝……开鬼门、洁净府，精以时服。"首先提出攻逐、发汗、利小便三大法则。《金匮要略·水气病》发挥了"开鬼门、洁净府"的治疗原则，提出"诸有水者，腰以下肿，当利小便；腰以上肿，当发汗乃愈。"创制了五苓散、防己黄芪汤、防己茯苓汤、麻黄附子汤、肾气丸等诸多治疗水肿名方。宋以后，历代对水肿的分证论治渐趋详尽，对阴水的治疗尤其重视健脾温肾的方法，《济生方》运用实脾饮、济生肾气丸治疗脾肾虚之水肿；《小儿卫生总微论方》、《幼科铁镜》、《幼幼集成》等亦均强调了温脾、实脾、健脾以利水消肿的方法。《仁斋直指方》提倡活血化瘀法治疗水肿，创立了桂苓汤、调荣饮等活血利水方剂，《证治汇补》则归纳了前人治疗水肿方法，总结提出"治分阴阳"、"治分汗渗"、"湿热宜清"、"寒湿宜温"、"阴虚宜补"、"邪实当攻"的多种治疗原则，对后世治疗各种水肿以及当今临床治疗肾病水肿，均有重要的指导意义。

目前，对小儿肾病的研究已经进入肾脏临床病理的细胞、分子水平，从而使小儿肾病的中西医结合研究与国际先进水平接轨。研究发现本病预后转归和激素耐药与否及其病理类型密切相关。随着对肾组织病理、免疫病因病理研究的不断进展，对中医辨证分型及治疗规律的研究日益丰富，从单纯中药治疗发展为与激素、细胞毒药物等有机配合的中西药结合治疗方法，明显提高了疗效，小儿肾病的预后转归有了显著好转。

【病因病理】

一、病因

小儿禀赋不足、久病体虚、外邪入里，致使肺脾肾三脏亏虚是本病发生的主要原因。

1. 禀赋不足　小儿先天禀赋不足，素体虚弱或母孕期感染邪毒或父母患有此疾遗传于子，均可致生后肺脾肾三脏亏虚，尤其是脾肾二脏虚弱，运化、气化功能失常，封藏失职，精微外泄，水液停聚而发为本病。《诸病源候论·水病诸候》指出："水病无不由脾肾虚所为，脾肾虚则水妄行，盈溢肌肤而令周身肿满。"《幼幼集成·肿满证治》亦指出："一身尽肿者，或胎禀不足……"。

2. 久病体虚　原有他疾，失治误治，致脏腑亏损，正气愈伤，肺脾肾功能虚弱，精微不得输布吸收与封藏，水湿失于运化而发为本病。如《临证指南医案·肿胀》指出："大病之后，因脾肺虚弱，不能通调水道；因心火克金，肺不能生肾水，以致小便不利，因肾经阴亏……内发者为不足，即为阴水"。

3. 外邪入里　感受外邪，入里内侵肺脾肾三脏是小儿肾病发作或复发的最常见诱因。其中以外感风邪（风寒或风热）、湿、热、热毒最多见。

外感风寒或风热，内伤于肺，使肺气虚弱，失于宣发肃降、通调水道，致水液代谢障碍，发为水肿，或使原有水肿复发或加重。皮肤不洁，热毒内归；或外阴不洁，湿热之邪侵入下焦，伤及膀胱及肾，均可耗劫阳气真阴，使原已不足的肺脾肾愈亏，而发为本病，或使原有病情复发或加重。《诸病源候论·肿病诸候·诸肿候》指出："肿之所生也，皆由风邪寒热毒气，客于经络，使血涩不通，壅结皆成肿也。"《小儿药证直诀·肿病》进一步指出："肾热传于膀胱，膀胱热盛逆于脾胃，脾胃虚而不能制肾，水反克土，脾随水行，脾主四肢，故流走而身面皆肿也。"可见水肿病不仅有外邪、热毒的因素，也有脾肾虚的一面。

西医认为本病病因目前尚未阐明，可能与T细胞免疫功能紊乱及免疫复合物的形成有关。

二、病理

1. 病位在肺脾肾，重点在脾肾　人体水液的正常代谢，水谷精微输布、封藏，均依赖肺的通调、脾的运化、肾的开阖及三焦、膀胱的气化来完成。如《素问·经脉别论》所言："饮入于胃，游溢精气，上输于脾，脾气散精，上归于肺，通调水道，下输膀胱，水精四布，五经并行。"若肺脾肾三脏虚弱，功能失常，必然导致"水精四布"的功能失调。水液输布失常，泛滥肌肤则发为水肿；精微不能输布、封藏而下泄则出现蛋白尿。《景岳全书·杂证谟·肿胀》提出："凡水肿等证，乃肺脾肾三脏相干之病，盖水为至阴，故其本在肾；水化于气，故其标在肺；水唯畏土，故其制在脾。今肺虚则气不化精而化水，脾虚则土不制水而反克，肾虚则水无所主而妄行。"明确指出了本病以肾为本，以肺为标，而脾为制水之脏，三脏之间相互联系同时又相互制约的关系。

2. 病理因素为水湿、湿热、瘀血　肾病的关键病理因素是水湿为患。水湿不仅是贯穿在病程始终的病理产物，成为损伤人体正气、阻碍气机运行的主要因素，同时又是进一步伤阳、化热，使瘀血形成，推动疾病发展的重要病理环节。水湿与脾肾虚之间互为因果，是肾病水肿发生的关键所在。正如《幼幼集成·肿满证治》说："因中气素弱，脾虚无火，故水湿得以乘之。"《诸病源候论·水病诸候·水通身肿候》说："水病者，由脾肾俱虚故也，肾虚不能宣通水气，脾虚不能制水，故水气盈溢，渗液皮肤，流遍四肢，所以通身肿也。"湿热也是肾病发生、发展、迁延反复的重要因素，其可因水湿内停、郁久化热而成湿热；或肾病日久、蛋白尿流失过多，阳损及阴，使真阴亏虚，虚热内生，热与湿互结而成湿热，更有因长期用激素而助火生热，并易招致外邪热毒入侵，致邪热与水湿互结，酿成湿热。湿热久结，难解难分，致气机壅塞、水道不利，进一步加重，从而使病情反复，迁延难愈。

国内大量资料统计，在本病过程中，湿热证的发病率为47.95%～100%。现代研究认为湿热证与感染密切相关。因肾病过程中，反复发作的主要因素是感染，无论是上呼吸道感染、肺部感染、口腔感染、皮肤感染、尿路感染，还是真菌感染，患儿多呈现不同程度的湿热证候表现。而肾病的反复感染，也反映了湿热之邪缠绵难解的特点。

血瘀是导致肾病发病及缠绵难愈的又一重要病理因素。肾病以水肿为主要表现，而水与血、气本不相离，如《金匮要略·水气病脉证并治》说"血不利，则为水……"《血证论·阴阳水火气血论》说："水火气血，固是对子，然亦互相维系。故水病则累血……瘀血化水，亦发水肿，是血病而兼水也。"可见水病可致血病，而血瘀亦可导致水肿。水肿可致气滞，而气滞则血瘀；反过来，血瘀又可致气滞，气化不利而加重水肿。可见，血气水三者是相互影响的，而血瘀可存在于肾病整个病程之中。概括肾病血瘀的病因病理有：精不化气而化水，水停则气阻，气滞则血瘀；阳气虚衰，无力推动血液运行，血行瘀阻，或气不摄血，血从下溢，离经之血留而不去，或脾肾阳虚，失去温煦，日久寒凝血滞，均可导致血瘀；病久不愈，深而入络，致脉络瘀阻；阴虚生火，灼伤血络，血溢脉外，停于脏腑之间而成瘀；阴虚津亏、热盛血耗，使血液浓稠，流行不畅而致瘀；因虚或长期应用激素使卫外不固，易感外邪，外邪入侵，客于经络，使脉络不和、血涩不通，亦可成瘀。可见，形成血瘀的病理环节很多。

高凝状态在肾病综合征患儿是最为普遍的继发性改变。此与凝血酶原降低、凝血因子Ⅴ和Ⅶ显著增高、血浆纤维蛋白原增高、抗凝血酶Ⅲ水平和纤溶酶原活性降低、血小板数量增加、血小板凝聚增强等有关。此外，肾病水肿时的低血容量、血液浓缩、血流缓慢、高脂血症及使用激素等，均可促使血液黏度增高，加重肾病高凝状态。这些研究充分说明了血瘀证在肾病中的存在及其在病理变化中的重要地位。

3. 病机属性重标本虚实　肾病的病程长，虽其病因涉及内伤、外感，病理维系脏腑、气血、阴阳，但其病机属性却是一致的，均以正气虚弱为本，邪实蕴郁为标，属本虚标实、虚实夹杂之病证。正虚是指气虚、阳虚、阴虚或气阴两虚，结合脏腑又可分为肺脾气虚、脾肾阳虚、肝肾阴虚等，此为肾病病机变化之关键，故为本；邪实是指外感及水湿、湿热、瘀血与水浊等病理产物，故为标。

在肾病的发病与发展过程中，本虚与标实之间是相互影响、相互作用的，正虚易感外邪、生湿、化热致瘀而使邪实，可谓"因虚致实"；邪实反过来又进一步耗伤脏腑之气，使正气更虚，从而表现出虚实寒热错杂、病情反复、迁延不愈的临床特点，尤其难治性病例更为突出。

在肾病不同阶段，标本虚实主次不一，或重在正虚，或重在标实，或虚实并重。一般来讲，在水肿期，多本虚标实兼夹，在水肿消退后，则以本虚为主。

4. 病情演变分阴阳　肾病之病因不同，患儿体质各异，病势轻重、病程阶段不一，对药物（尤其激素及细胞毒药物）的反应有别，故在本病的发生发展中，有阴阳之分。正如《景岳全书·杂证谟·肿胀》云："凡欲辨水气之异者，在欲辨其阴阳耳。"本病早期或未用激素治疗之前，多表现为水肿明显、面色苍白、畏寒肢冷、乏力纳差、腹胀便溏，舌质淡胖、苔白或白腻，脉沉无力等证，此属阳虚，多由脾阳虚或脾肾阳虚所致。患病日久，尤其在用足量激素以后，患儿出现面色潮红、盗汗、烦躁易怒、头痛眩晕、手足心热、舌红少苔、脉细数等，则属阴虚，此多为病久不愈，阳损及阴；或激素助阳生热，或湿热郁久，热盛伤阴致肝肾阴虚所致。

阴阳相互依存、相互制约，阳损可伤阴，阴伤可损阳，病情反复发作，迁延不愈，则会出现气阴两虚，阴阳两虚之证。

概括肾病的病情演变，初期及恢复期多以阳虚、气虚为主，难治病例，病久不愈或反复发作或长期用激素，可由阳虚转化为阴虚或阴阳两虚。而阳虚（尤其是脾肾阳虚）乃病情演变之本始。

【诊断与鉴别诊断】

一、诊断要点

1. 单纯性肾病 具备四大特征：①全身水肿。②大量蛋白尿（尿蛋白定性常在+++以上，24小时尿蛋白定量≥50mg/kg。③低蛋白血症（血浆白蛋白：儿童＜30g/L，婴儿＜25g/L）。④高脂血症（血浆胆固醇：儿童＞5.72mmol/L，婴儿＞5.2mmol/L）。其中以大量蛋白尿和低蛋白血症为必备条件。

2. 肾炎性肾病 除单纯性肾病四大特征外，还具有以下四项中之一项或多项：①明显血尿：尿中红细胞＞10个/HP（见于2周内3次离心尿标本）。②高血压持续或反复出现（学龄儿童血压＞17.3/12kPa（130/90mmHg），学龄前儿童血压＞16.0/10.7kPa（120/80mmHg），并排除激素所致者）。③持续性氮质血症（血尿素氮＞10.71mmol/L并排除血容量不足所致者）。④血总补体（CH50）或C3反复降低。

3. 先天性肾病 ①多于生后3～6个月内起病。②具备单纯性肾病四大特征。③对肾上腺皮质激素耐药。④病情严重，病死率高。

4. 继发性肾病 ①有全身或其他系统病变（如紫癜、乙肝、系统性红斑狼疮、糖尿病等）的临床与实验室诊断依据。②具备单纯性或肾炎性肾病的特征。

二、鉴别诊断

除在肾病范围内鉴别原发性、继发性及先天性三者之外，尚应与下列可出现水肿的病证相鉴别。

1. 急性肾小球肾炎 急性肾小球肾炎与肾病均以水肿及尿改变为主要特征。但肾病以大量蛋白尿为主，伴低蛋白血症及高胆固醇血症，其水肿多为指凹性。急性肾炎则以血尿为主，不伴低蛋白血症及高胆固醇血症，其水肿多为紧张性。

2. 营养性水肿 严重的营养不良与肾病均可见指凹性水肿，小便短少，低蛋白血症。但肾病有大量蛋白尿，而营养性水肿无尿检异常，且有形体渐消瘦等营养不良病史。

3. 心源性水肿 严重的心脏病也可出现水肿，以下垂部位明显，但呈进行性加重，有心脏病史及心衰症状和体征而无大量蛋白尿。

4. 肝性腹水 肾病水肿严重时可出现腹水，此时应与肝性腹水相鉴别。肝性腹水以腹部胀满有水，腹壁青筋暴露为特征，其他部位无明显水肿或仅有轻度肿，有肝病史而无大量蛋白尿，病变部位主要责之于肝。

【辨证论治】

一、证候辨别

1. 辨别标本 临证中首先要区别本证与标证，明辨标本虚实，权衡孰轻孰重。

肾病的本证以正虚为主，有肺脾气虚、脾虚湿困、脾肾阳虚、肝肾阴虚及气阴两虚。可根据病史、水肿情况及全身症状来区别。肺脾气虚多有反复感冒史，且多因外感而诱发水肿，以面目为甚，以自汗出，纳呆便溏，乏力为主要证候。脾虚湿困多见于病程早期或水肿持续阶段，其水肿以肢体为著，全身以面黄、胸闷腹胀、纳呆便溏等脾虚证候为主。脾肾阳虚以高度水肿为主，常伴胸水、腹水，全身以神疲畏寒、四肢不温等阳虚外寒证候为主。肝肾阴虚多见于素体阴虚，尤其长期足量用激素之后，其水肿较轻或不肿，全身以面色潮红、头晕、烦躁、舌红无苔为主证。气阴两虚多见于病程较久或反复发作或长期、反复用激素后，水肿多较轻或无水肿，其既有易外感之气虚证，又有口干咽燥、手足心热、舌红苔少之阴虚证。

肾病之标证以邪实为患，有外感、水湿、湿热、血瘀及湿浊之分。其外感以感受风邪（风寒或风热)为多,以发热、恶风、咳嗽、流涕、咽红咽痛等为主症。水湿则以明显水肿或胸水、腹水为特征。湿热壅滞于上焦,以皮肤疮毒为主;中焦湿热以口黏口苦、口干不欲饮、脘闷纳差、苔黄腻为特点;下焦湿热多见小便短赤,灼热涩痛不利等证。瘀血除有面色晦黯,唇舌紫黯,舌有瘀点,脉弦涩等之外,还可结合血液流变学检测指标来判断。

2. 辨识难易　肾病有难易之分。难易主要根据其分型、对药物(包括激素)的反应、病程及复发情况识别。易治者,多为单纯型、药物反应敏感、病程短,治疗后短期未反复或未复发者;难治者则多为肾炎型,药物反应不敏感,病程较长,或治疗后仍频繁反复及复发者。

二、治疗原则

肾病的治疗原则应紧扣"本虚标实"之病机,以扶正培本为主,重在益气健脾补肾、调理阴阳,同时注意配合宣肺、利水、清热、化瘀、化湿、降浊等祛邪之法以治其标。在具体治疗时应掌握各个不同阶段,解决主要矛盾。如水肿严重或外邪湿热等邪实突出时,应先祛邪以急则治其标;在水肿、外邪等减缓或消失后,则扶正祛邪,标本兼治或继以补虚扶正为重。总之,应据虚实及标本缓急,确定扶正与祛邪孰多孰少。

单纯中药治疗效果欠佳者,应配合必要的西药等综合治疗。对肾病之重症,出现水凌心肺、邪侵心肝或湿浊毒邪内闭之证,应配合西药抢救治疗。

本病的疗程较长,一般认为在尿蛋白消失后,仍应巩固治疗半年以上,难治病例常需一年或更长时间,尤其配合应用激素类药物时,应逐渐减量,切忌骤停,以防反跳,引起肾病复发。

三、分证论治

(一)本证

1. 肺脾气虚

证候表现　全身水肿,面目为著,小便减少,面黄身重,气短乏力,纳呆便溏,自汗出,易感冒,或有上气喘息、咳嗽,舌淡胖,苔薄白,脉虚弱。

辨证要点　本证多由外感而诱发,以头面肿甚,自汗出,易感冒,纳呆便溏,气短乏力为特点。轻症水肿较轻,但有自汗、易感冒的特点。本证多见于病程的早期或激素维持治疗阶段。

治法主方　益气健脾,宣肺利水。防己黄芪汤合五苓散加减。

方药运用　常用药:黄芪、白术、防己,茯苓、泽泻、猪苓、桂枝等。水肿明显,加五皮饮,如生姜皮、陈皮、大腹皮等;伴上气喘息、咳嗽者加麻黄、杏仁、桔梗;常自汗出而易感冒者应重用黄芪,加防风、牡蛎,取玉屏风散之意益气固表。若同时伴有腰脊酸痛,多为肾气虚之征,应加用五味子、菟丝子、肉苁蓉等以滋肾气。

验方扶正御邪汤可用于肺肾气虚之无水肿期,其药物组成为生黄芪、白术、防风、生山药、生薏苡仁、芡实、莲肉、山茱萸、连翘、郁金、佩兰、枳壳、升麻、蒲公英。

板侧防感汤可治疗本证之反复感冒患儿,药用黄芪、白术、防风、板蓝根、侧柏叶。

2. 脾虚湿困

证候表现　肢体泛肿,面色萎黄,倦怠乏力,纳少便溏,小便短少,或兼腹胀、胸闷、四肢欠温,舌淡胖,苔薄白,脉沉缓。

辨证要点　本证以四肢水肿为著,伴纳少便溏、倦怠乏力、舌淡胖为特点。轻症可仅见踝部水肿或不水肿。尿常规检查可有少量蛋白或无蛋白。临床多见于病程早期,或病程较长,水肿持续不消,或未用激素治疗的轻型病例。

治法主方 益气健脾，化湿利水。防已茯苓汤合参苓白术散。

方药运用 常用药：黄芪、人参（或党参）、防己、桂枝、茯苓、白术、山药、薏苡仁、砂仁、甘草等。水肿明显，尿量少可加生姜皮、大腹皮、车前子；若腹胀胸闷者加厚朴、槟榔；脘闷纳呆者加枳壳、木香、陈皮；四肢欠温者加制附片；便溏腹泻者，桂枝改为肉桂。

3. 脾肾阳虚

证候表现 全身明显水肿，按之深陷难起，腰腹下肢尤甚，面白无华，畏寒肢冷，神疲倦卧，小便短少不利，可伴有胸水、腹水，纳少便溏，恶心呕吐。舌质淡胖或有齿痕，苔白滑，脉沉细无力。

辨证要点 本证多见于大量蛋白尿持续不消，病情加剧者。临床以高度水肿、面白无华、畏寒肢冷、小便短少不利为辨证要点。若脾阳虚偏重者，则脘闷纳呆、大便溏泻；若肾阳虚偏重者，则形寒肢冷、面白无华、神疲倦卧显著。

治法主方 温肾健脾，化气行水。偏肾阳虚：真武汤合黄芪桂枝五物汤加减；偏脾阳虚：实脾饮加减。

方药运用 常用药：制附子、干姜、黄芪、茯苓、白术、桂枝、猪苓、泽泻等。肾阳虚偏重者加用淫羊藿、仙茅、巴戟天、杜仲等。偏脾阳虚者常用药：制附子、干姜、黄芪、白术、茯苓、草果、厚朴、木香等。水湿重加五苓散，药用桂枝、猪苓、泽泻等；若兼有咳嗽胸满气促不能平卧者，加用己椒苈黄丸，药用防己、椒目、葶苈子等。兼有腹水者，加黑白二丑、带皮槟榔。在温阳利水的同时，可加用木香、槟榔、大腹皮、陈皮、沉香等助气化，以利小便。

4. 肝肾阴虚

证候表现 水肿或重或轻，头痛头晕，心烦躁扰，口干咽燥，手足心热或有面色潮红，目睛干涩或视物不清，痤疮，失眠多汗，舌红苔少，脉弦细数。

辨证要点 本证多见于素体阴虚，过用温燥或利尿过度，尤多见于大量使用激素，水肿或轻或无。临床以头痛头晕、心烦易怒、手足心热、口干咽燥、舌红少苔为特征。偏于肝阴虚者，头痛头晕、心烦躁扰、目睛干涩明显；偏于肾阴虚者，口干咽燥、手足心热、面色潮红突出；阴虚火旺则见痤疮、失眠、多汗等。

治法主方 滋阴补肾，平肝潜阳。知柏地黄丸加减。

方药运用 常用药：生地黄、山药、山茱萸、牡丹皮、茯苓、泽泻、知母、黄柏、女贞子、旱莲草等。肝阴虚突出者，加用沙参、沙苑子、菊花、夏枯草；肾阴虚突出者，加枸杞子、五味子、天冬；阴虚火旺者重用生地黄、知母、黄柏；有水肿者加车前子等。

对本证之阴虚火旺者，也可用生地黄、女贞子、枸杞子、地骨皮、知母、龟甲、鳖甲、泽泻、玄参为基本方加减治疗。

对本证之虚阳上扰，见有高血压者，可用六味地黄丸加珍珠母、菊花、女贞子、旱莲草、生龙骨、生牡蛎、茺蔚子等药治疗。对阴竭肝风内动者，治以三甲复脉汤加减，以育阴潜阳、平肝熄风。

5. 气阴两虚

证候表现 面色无华，神疲乏力，汗出，易感冒，或有水肿，头晕耳鸣，口干咽燥或长期咽痛，咽部黯红，手足心热，舌稍红，苔少，脉细弱。

辨证要点 本证多见于病程较久，或反复发作，或长期、反复使用激素后，其水肿或重或轻或无。本证的气虚是指脾气虚，阴虚指肾阴虚。其中以汗出、反复感冒、神疲乏力为气虚特点；阴虚则以头晕耳鸣、口干咽燥、长期咽痛、咽部黯红、手足心热为特征。此外在激素减撤过程中，患儿由阴虚转向阳虚，而见神疲乏力，面色苍白，少气懒言，口干咽燥，头晕耳鸣，舌由红转淡，此乃阴阳两虚之证，临床应注意辨别。

治法主方　益气养阴，化湿清热。六味地黄丸加黄芪。

方药运用　常用药：黄芪、生地黄、山茱萸、山药、茯苓、泽泻、牡丹皮等。气虚证突出者重用黄芪，加党参、白术；阴虚偏重者加玄参、怀牛膝、麦冬、枸杞子；阴阳两虚者，应加益气温肾之品，如淫羊藿、肉苁蓉、菟丝子、巴戟天等以阴阳双补。

（二）标证

1. 外感风邪

证候表现　发热，恶风，无汗或有汗，头身疼痛，流涕，咳嗽，或喘咳气急，或咽痛乳蛾肿痛，舌苔薄，脉浮。

辨证要点　本证可见于肾病的各个阶段，尤多见于肾病的急性发作之始。此乃气虚卫表不固，加之长期用激素或细胞毒药物，使免疫功能低下，卫外功能更虚，易感受风邪而致。临床应区别风寒或风热之不同。外感风寒以发热恶风寒、无汗、头身痛、流清涕、咳痰稀白、舌淡苔薄白、脉浮紧为特点；外感风热则以发热、有汗、口渴、咽红、流浊或黄涕、舌红、脉浮数为特征。如见喘咳气急，肺部细湿啰音者，则属风邪闭肺之证。

治法主方　外感风寒：辛温宣肺祛风，麻黄汤加减；外感风热：辛凉宣肺祛风，银翘散加减。

方药运用　常用药：外感风寒用麻黄、桂枝、杏仁、连翘、牛蒡子、蝉蜕、僵蚕、桔梗、荆芥等；外感风热常用金银花、连翘、薄荷、牛蒡子、荆芥、蝉蜕、僵蚕、柴胡、桔梗等。无论风寒、风热，如同时伴有水肿者，均可加五苓散以宣肺利水；若有乳蛾肿痛者，可加板蓝根、山豆根、冬凌草。若出现风邪闭肺者，属风寒闭肺用小青龙汤或射干麻黄汤加减，属风热闭肺用麻杏石甘汤加减。

2. 水湿

证候表现　全身广泛水肿，肿甚者可见皮肤光亮，可伴见腹胀水臌，水聚肠间，辘辘有声，或见胸闷气短，心下痞，甚有喘咳，小便短少，脉沉。

辨证要点　本证以中度以上水肿，伴水臌（腹水）、悬饮（胸水）为特征。水臌（腹水）责之脾肾肝；悬饮（胸水）责之肺脾。

治法主方　一般从主证治法。伴水臌、悬饮者可短期采用补气健脾、逐水消肿法。防己黄芪汤合己椒苈黄丸加减。

方药运用　常用药：黄芪、白术、茯苓、泽泻、防己、椒目、葶苈子、大黄等。如脘腹胀满加大腹皮、厚朴、莱菔子、槟榔；胸闷气短，喘咳者加麻黄、杏仁、紫苏子、生姜皮、桑白皮等。若水臌、悬饮，胸闷腹胀，大小便不利，体气尚实者，可短期应用甘遂、牵牛子攻逐水饮。

此外，可配合西药利尿剂短期应用，以期及时利尿消肿。

3. 湿热

证候表现　皮肤脓疱疮、疖肿、疮疡、丹毒等；或口苦口黏，口干不欲饮，脘闷纳差等；或小便频数不爽、量少、有灼热或刺痛感、色黄赤混浊、小腹坠胀不适；或有腰痛、恶寒发热、口苦便秘；舌红苔黄腻，脉滑数。

辨证要点　湿热为肾病患儿最常见的标证，可出现于病程各阶段，尤多见于足量长期用激素及大量用温阳药之后。临证应区分上、中、下三焦湿热之不同。上焦湿热以皮肤疮毒为特征；中焦湿热以口苦口黏、脘闷纳差、苔黄腻为主症；下焦湿热则以小便频数不爽、量少、尿痛，小腹坠胀不适等为特点。此外，下焦湿热之轻症可无明显症状，但尿有白细胞、脓细胞增多，尿细菌培养阳性。

治法主方 上焦湿热：清热解毒燥湿，五味消毒饮加减；中焦湿热：清热化浊利湿，甘露消毒丹加减；下焦湿热：清热利水渗湿，八正散加减。

方药运用 常用药：上焦湿热用金银花、菊花、蒲公英、紫花地丁、天葵子、黄芩、黄连、半枝莲等；中焦湿热用黄芩、茵陈蒿、藿香、厚朴、白蔻仁、滑石、薏苡仁、木通、猪苓等；下焦湿热用木通、车前子、萹蓄、滑石、山栀、连翘、黄柏、金钱草、半枝莲、大黄等。

现代药理研究证实，清热解毒药能激活 T 细胞，提高淋巴母细胞转化率；增强白细胞和吞噬细胞功能，从而能预防并控制感染，可在各型辨证的基础上选择使用。严重感染者，可配合西药有效抗生素治疗。

4. 血瘀

证候表现 面色紫暗或晦黯，眼睑下发青、发黯，皮肤不泽或肌肤甲错，有紫纹或血缕，常伴有腰痛或胁下有癥瘕积聚，唇舌紫暗，舌有瘀点或瘀斑，苔少，脉弦涩。

辨证要点 血瘀也是肾病综合征常见的标证，可见于病程的各阶段，尤多见于难治病例或长期足量用激素之后，临床以面色晦黯，唇黯舌紫，有瘀点瘀斑为特点。也有以上证候不明显，但长期伴有血尿或血液流变学检测提示有高凝情况者，也可辨为本证。

治法主方 活血化瘀。桃红四物汤加减。

方药运用 常用药：桃仁、红花、当归、生地黄、丹参、赤芍、川芎、党参、黄芪、益母草、泽兰等。尿血者选加仙鹤草、蒲黄炭、旱莲草、茜草、三七；瘀血重者加水蛭、三棱、莪术；血胆固醇过高，多从痰瘀论治，常选用泽泻、瓜蒌、半夏、陈胆星、生山楂；若兼有郁郁不乐，胸胁胀满、腹胀腹痛、嗳气呃逆等气滞血瘀症状，可选加郁金、陈皮、大腹皮、木香、厚朴以行气活血。

本证之高黏滞血症，可用水蛭粉装胶囊冲服，每日 1.5～3g 为宜。也可用丹参注射液或脉络宁注射液静脉滴注。

5. 湿浊

证候表现 纳呆，恶心、呕吐，身重困倦或精神萎靡，水肿加重，舌苔厚腻，血尿素氮、肌酐增高。

辨证要点 本证多见于水肿日久不愈，水湿浸渍，脾肾衰竭，水毒潴留，使湿浊水毒之邪上逆而致。临床以恶心呕吐、纳差、身重困倦或精神萎靡，血尿素氮、血肌酐增高为辨证要点。

治法主方 利湿降浊。温胆汤加减。

方药运用 常用药：半夏、陈皮、茯苓、生姜、姜竹茹、枳实、石菖蒲等。呕吐频繁者，加代赭石、旋覆花；舌苔黄腻、口苦口臭之湿浊化热者，可选加黄连、黄芩、大黄；肢冷倦怠、舌质淡胖之湿浊偏寒者，可选加党参、淡附片、吴茱萸、姜汁黄连、砂仁等；湿邪偏重、舌苔白腻者，选加苍术、厚朴、生薏苡仁。

本证若呕恶不甚，以口黏纳呆、便溏、舌苔白腻为主者，可选用藿香正气散加减（藿香、苏梗、大腹皮、陈皮、半夏、茯苓、白术、厚朴、扁豆、苍术）。

对尿毒症阳虚浊气冲逆者，可采用温肾利水泻浊之法，以附子、大黄各 20g 分多次服，可能获较好疗效。

氮质血症期，消化系统症状明显者，以温脾汤、旋覆代赭汤、左金丸等方综合加减，药用党参、淡附片、干姜、旋覆花、代赭石、法半夏、炒陈皮、吴茱萸、姜汁炒黄连、肉桂粉、茯苓、佛手、生薏苡仁、砂仁。另以伏龙肝30g，焦锅巴一块煎汤代水。也可用升清降浊汤（大黄、贯众、六月雪、苏叶、黄连、半夏、菖蒲、生姜）治疗本证。

【其他疗法】

一、中药成药

1. 雷公藤多苷片　1～1.5mg/(kg·d)，分2～3次口服，3个月为1个疗程。适用于各证型。

2. 肾康宁片　每服2片，1日2～3次。用于肾阳虚弱，瘀水互结证。

3. 肾炎消肿片　每服2片，1日2～3次。用于脾虚湿困证。

4. 香砂胃苓丸　每服3～6g，1日2次。用于脾虚湿困证。

5. 济生肾气丸　水蜜丸1次6g、小蜜丸1次9g、大蜜丸1次1丸，1日2～3次。用于肾阳、肾气虚弱证。

6. 肾炎阳虚片　每服4～6片，1日2～3次。用于脾肾阳虚证。

7. 金匮肾气丸　每服1丸，1日2次。用于脾肾阳虚证。

8. 滋补肝肾丸　每服1～2丸，1日2次。用于肝肾阴虚证。

9. 六味地黄丸　每服8粒(3g)，1日2～3次。用于肝肾阴虚证。

10. 强肾片　每服2～3片，1日2～3次。用于阴阳两虚兼血瘀者。

11. 复方丹参注射液　0.5ml/(kg·d)，加入5%葡萄糖注射液100～250ml中，静脉点滴，疗程4周。用于肾病兼血瘀水肿者。

二、单方验方

1. 干葫芦（不去子）3个，水煎，加红糖适量，分6次量，每日1次量。有消肿作用，用于肾病水肿期。

2. 蝼蛄10条，研末，温开水冲服。每日1次，连服1周。用于肾病各证型之水肿。

3. 玉米须60g。水煎，分次服。用于肾病水肿、蛋白尿、高脂血症。

4. 黑大豆丸　黑大豆250g，怀山药、苍术、茯苓各60g。共研细末，水泛为丸。每服6g，1日2～3次。用于肾病恢复期。

三、药物外治

1. 消水膏　大活田螺1个，生大蒜1片，鲜车前草1根。将田螺去壳，用大蒜瓣和鲜车前草共捣烂成膏状，取适量敷入脐孔中，外加纱布覆盖，胶布固定。待小便增多，水肿消失时，即去掉药膏。

2. 逐水散　甘遂、大戟、芫花各等量，共碾成极细末。每次1～3g置脐内，外加纱布覆盖，胶布固定，每日换药1次，10次为1疗程。用于消肿。

3. 腹水糊　商陆100g，麝香1g，葱白或鲜姜适量。将商陆研极细末，每次取药末3～5g，葱白一茎，捣融成膏，再加凉开水适量，调如糊状，取麝香粉0.1g，放入神阙穴内，再将调好的药糊敷在上面，盖以纱布，胶布固定。每天换药1次，3～5天见效，7天为1疗程。用于治疗腹水。

四、食疗方药

1. 黄芪炖母鸡　炙黄芪120g，嫩母鸡1只（约1000g）。将鸡去毛及内脏，纳黄芪于鸡腹中，文火炖烂，放食盐少许，分次食肉喝汤。用于肺脾气虚证。

2. 黄芪杏仁鲤鱼汤　生黄芪60g，桑白皮15g，杏仁15g，生姜3片，鲤鱼1尾（约250g）。将鲤鱼去鳞及内脏，同上药一起煎煮至熟，去药渣食鱼喝汤。用于脾虚湿困证。

3. 黄芪山药粥 炙黄芪60g，山药、茯苓各20g，莲子、芡实各10g。共煮为粥，送服五子衍宗丸。用于脾肾两虚证。

4. 鲫鱼冬瓜汤 鲫鱼120g，冬瓜皮60～120g。先将鲫鱼去鳞，剖去肠脏，与冬瓜皮同煎，炖汤不放盐，喝汤吃鲫鱼。用于肾病各证水肿及蛋白尿。

5. 薏仁绿豆粥 生薏苡仁、赤小豆各30g，绿豆60g。共煮粥食用，1日1次。用于脾虚兼湿热水肿。

6. 乌鲤鱼汤 乌鲤鱼1尾(约250g)，黑白丑(炒)研末3g。将鲤鱼去鳞及内脏，纳黑白丑末于鱼腹中，用线缝合，共炖至熟，鱼汤同服。用于湿热证。

五、针灸疗法

对脾肾阳虚证者，可选用下列针灸疗法。

1. 体针 取肾俞、脾俞、太溪、足三里、三阴交、气海、水分。针刺，均用补法。灸法各3壮。隔日1次，7次为1疗程。

2. 耳针 选穴：脾、肾、皮质下、肾上腺、膀胱、腹。每次取2～3穴，双侧，用中等刺激，留针30分钟，或埋皮内针24小时，隔日1次，10次为1疗程。

六、推拿疗法

1. 脾肾阳虚证 补肾3分钟，揉二马2分钟，揉丹田2分钟，揉神阙2分钟，推三关2分钟。

2. 肝肾阴虚证 平肝2分钟，补肾2分钟，揉二马2分钟，揉三阴交2分钟，清天河水2分钟，揉丹田1分钟。

七、西医疗法

1. 对症治疗

(1)利尿：水肿严重时可予利尿剂，常选用氢氯噻嗪(双氢克尿塞)、螺内酯(安体舒通)、呋塞米(速尿)等。在严重水肿、少尿，使用安体舒通、速尿等一般利尿剂不能奏效时，可予右旋糖酐40、人血白蛋白或血浆等扩容利尿。

(2)降压：合并高血压时应给予降压治疗，可选用血管紧张素转换酶抑制剂，如卡托普利1mg/(kg·d)，最大量6mg/(kg·d)，分3次口服。钙离子拮抗剂硝苯地平(心痛定)0.2～0.3mg/kg。

2. 肾上腺皮质激素 肾上腺皮质激素为目前治疗肾病综合征的首选药物，能有效诱导蛋白尿消失，多选用中效制剂强的松。

(1)激素的治疗分两个阶段

1)诱导缓解阶段：给予泼尼松1.5～2.0mg/(kg·d)，最大剂量60mg/d，分次口服，尿蛋白转阴后巩固治疗2周，一般足量治疗不少于4周，最长为8周。

2)巩固维持阶段：逐渐过渡到隔日顿服，首先以原足量2日量的2/3量，隔日晨顿服4周，如尿蛋白持续阴性，以后每2～4周减量2.5～5mg维持；至0.5mg/kg时维持3个月，以后每2周减量2.5～5mg至停药。

(2)对于使用足量激素等于或超过8周者，可于诱导缓解后采用移行减量方法，再进入巩固维持阶段。

1)移行减量方法：维持2日量的2/3量隔日晨顿服，另将其余2日量的1/3量于次日晨顿服，并逐渐于2～4周内减完。

2)拖尾疗法：对于频繁复发者可在酌情给予泼尼松0.25～0.5mg/kg的水平上，选定一能维持缓解的剂量，较长时间维持不变。

3. 免疫抑制剂 频繁反复或复发，对激素依赖或耐药者，可加用免疫抑制剂如环磷酰胺、苯丁酸氮芥、环孢素、霉酚酸酯(骁悉)、他克莫司(FK506)等；对少数持续不缓解病例，可酌情慎重采用甲基强的松龙或地塞米松冲击疗法或上述免疫抑制剂的联合应用。

4. 并发症的治疗

(1)感染：常见有呼吸道感染、泌尿系统感染、皮肤和腹膜炎等。一旦发现感染应立即予足量、有效抗生素以控制感染，但要避免使用有明显肾毒性的抗菌药物。

(2)高凝状态及血栓：严重高凝或并发肾静脉血栓时，可选用肝素或抗栓酶。

【预防护理】

一、预防

1. 尽量寻找病因，若有皮肤疮疖痒疹、龋齿或扁桃体炎等病灶应及时处理。

2. 注意接触日光，呼吸新鲜空气，防止呼吸道感染。保持皮肤及外阴、尿道口清洁，防止皮肤及尿道感染。

3. 注意精神调养，起居适度。

二、护理

1. 水肿明显者应卧床休息，病情好转后可逐渐增加活动。

2. 水肿期及血压增高者，应短期限制水钠的摄入，摄入量应根据水肿及血压增高程度而定，病情缓解后不必继续限盐。活动期盐摄入量1～2g/d。

3. 水肿期应给清淡易消化食物。平素宜食高维生素、高钙及优质蛋白(乳、蛋、鱼、瘦肉)饮食，蛋白质摄入量应控制在1.5～2.0g/(kg·d)，避免过高或过低。

4. 水肿期，每日应准确记录病儿水液的出入量，体重变化及电解质情况。

5. 水肿期应注意皮肤，尤其皱襞处的卫生，阴囊水肿明显时避免挤压。

【文献选录】

《诸病源候论·小儿杂病诸候·肿满候》："小儿肿满，由将养不调，肾脾二脏俱虚也。肾主水，其气下通于阴。脾主土，候肌肉而克水，肾虚不能传其水液，脾虚不能克制于水，故水气流溢于皮肤，故令肿满。"

《丹溪心法·水肿》："遍身肿，不烦渴，大便溏，小便少，不涩赤，此属阴水……诸家只知治虚当利小便之说，执此一途，用诸去水之药，往往多死。又用导水丸、舟车丸、神佑丸之类大下之，此速死之兆。盖脾极虚而败，愈下愈虚，虽劫效目前，而阴损正气，然病亦不旋踵而至。"

《景岳全书·杂证谟·肿胀》："夫所谓气化者，即肾中之气也，即阴中之火也，阴中无阳，则气不能化，所以水道不通，溢而为肿。故凡治肿者，必先治水，治水者，必先治气……凡水肿等证，乃肺脾肾三脏相干之病，盖水为至阴，故其本在肾；水化于气，故其标在肺；水唯畏土，故其制在脾。今肺虚则气不化精而化水，脾虚则土不制水而反克，肾虚则水无所主而妄行。"

《证治汇补·水肿》："治水之法，行其所无事，随表里寒热上下，因其势而利导之，故宜汗、宜下、宜渗、宜清、宜燥、宜温，六者之中，变化无拘。"

《幼幼集成·肿满证治》："夫肿满之证，悉由脾胃之虚也。脾土喜燥而恶湿，因中气素弱，脾虚无火，故水湿得以乘之。而脾愈不运，则乳食凝而不化，停积于中，而肿满作焉。治肿者，当以脾胃为本，而以浮肿为标……肿自下起者，因于肾虚水泛，或因于脾气受湿，宜渗利之，故仲景云：治湿不利小便非其治也，宜五苓散加防己、槟榔。”

【现代研究】

一、辨证分型规范化研究

对小儿肾病，目前国内尚无统一辨证分型标准。1977 年北戴河肾炎座谈会建议对本病分为 5 个证型，即气虚型、阳虚型、阴虚型、湿热型及瘀血型，使本病的中医辨证初步有了规范[1]。《新世纪全国高等中医药院校规划教材·中医儿科学》根据小儿生理病理特点，首次提出了小儿肾病综合征的辨证分型规范，将其按本证和标证进行划分，本证分为肺脾气虚、脾肾阳虚、肝肾阴虚及气阴两虚四证；标证则以外感、水湿、湿热、瘀血、湿浊分证。并根据上述辨证分型，提出了规范的理法方药，使小儿肾病的辨证分型进一步规范化，对小儿肾病的诊断、治疗也有较大指导意义[2]。

二、治疗学研究

1. 辨证分型与客观指标的研究

(1)证型与临床及生化常规检查指标：大量研究结果表明，肾小球疾病不同中医证型的临床及生化常规检查指标的变化不尽相同。毛良发现，慢性肾炎阴虚患者的尿肌酐量明显高于正常，而阳虚患者的尿肌酐又明显低于正常，并进一步从尿中肌酐、尿素、钾、磷、镁的排泄量探讨了阴虚、阳虚的病理基础。黄氏分型观察了 34 例小儿肾脏病患者的尿红细胞、白细胞、肾小管上皮细胞形态、数量及管型的出现，发现湿热型和风火型上述改变明显，脾肾阳虚型改变不明显，肝肾阴虚型有持续不稳定的改变。有人提出本病阳虚型血钙、钠、总蛋白、红细胞、尿磷、尿钾显著低于阴虚型；血磷、钾显著高于阴虚型。

有报道表明：肾病患儿血清白蛋白与中医分型有一定关系。脾虚型血清白蛋白水平明显低于湿热型；脾肾阳虚型含量明显低于脾肾气虚型。

(2)分型与内分泌指标：肾病患儿多有内分泌紊乱，内分泌功能与中医证型有密切的内在联系。大量研究表明，肾阳虚患者有垂体-肾上腺皮质系统兴奋低下现象，其 24 小时尿 17-羟类固醇含量普遍低于正常值，且从实验证实了下丘脑-垂体-肾上腺皮质系统功能紊乱是肾阳虚发病原理中的一个重要环节。时毓民等研究证明，肾阳虚患儿的血浆皮质醇不但明显低于正常对照组，也低于阴虚及血瘀组，而阴虚及血瘀证患儿肾上腺皮质功能也较正常儿童明显低下。但也有报道肝肾阴虚、阴虚火旺证者，尿 17-羟类固醇正常或高于正常。

陈曙霞报道，肾病阳虚水肿患者，其水肿及阳虚程度与尿醛固酮含量成正比。此类患者病情顽固，单用利尿剂或免疫抑制剂均无明显效果，采用温阳利水、温阳益气药，可使阳虚及水肿症状明显减轻，蛋白尿减少，尿醛固酮含量下降或正常。

(3)证型与免疫学指标：西医学研究表明，肾病的发生发展与体液免疫和细胞免疫功能失调有密切关系。在辨证分型与免疫学指标的关系方面，众多报道一致认为本病阳虚型血清 IgG 偏低，认为血清 IgG 可作为阳虚的一项客观指标。有研究认为，细胞免疫功能低下是肾虚的共性，肾阳虚的主要矛盾是辅助性 T 细胞减少，而肾阴虚突出表现为抑制性 T 细胞低下，并认为中医学阴阳平衡失调理论与现代免疫学的免疫调节紊乱学说有其相似之处。另有研究提示：本病湿热型血中补体 C3 低下的比例较气虚、阴虚、血虚型高，尿中补体 C3 阳性率最高，提示湿热型的肾实质损害较重。但亦有研究认为，湿热型血中补体 C3 及 IgA、IgG、IgM、血浆蛋白、尿蛋白定量、血尿 β-微球蛋白、血尿渗透压较非湿热组无显著差异。

(4)分型与病理：随着肾活检的广泛开展和病理诊断水平的不断提高，我国肾脏疾病的诊断已从单纯根据临床表现转到结合组织形态学及免疫病理学进行分析的阶段。施赛珠等首次进行了中医辨证分型与肾穿刺活检病理之间的对比观察，发现在成人慢性肾炎中，肝肾阴虚型以系膜增生性肾炎为多，脾肾阳虚型则以膜性及膜增生性肾炎为多。另有研究表明，在48例阴虚型肾炎中，64.6%属增生性肾炎，认为以增生性病变为主的肾炎，中医辨证以阴虚为多，推测“热象”可能与增生性病理有关。相关研究提示：中医辨证为气虚，有60%病理是轻微病变，与其他病理类型肾炎相比，有显著性差异。系膜增生性肾炎以阴虚和气阴两虚密切相关。阳虚型以膜性肾病多见，膜增殖性次之。以上研究在国内具有一致性。

(5)分型与分子生物学及其他：邹燕勤观察到成人慢性肾炎气阴两虚、湿热交阻证血浆血栓素 B_2(TXB_2)和6-酮-前列腺素F1α(6-Keto-PGF1α)含量明显高于正常值，TXB_2/6-Keto-PGF1α 比值明显升高。毕增祺观察发现，肾阳虚患者血浆前列腺素 F_2 含量明显低于正常，阴虚型则无显著性变化。而阴虚患者血浆和尿中环核苷酸含量均高于正常人，肾阳虚则无明显变化。

罗陆一等观察了肾气虚证患者红细胞超氧化物歧化酶(SOD)活性变化，发现SOD降低可能是肾气虚证的发病机制之一。

此外，尚有分型与微量元素指标关系的研究，比较一致的看法是，阳虚型血锌显著低于正常，铜与锌的比值明显增高，阴虚及气阴两虚型则不如阳虚型变化明显。

2. 分期论治　在小儿肾病病情发展的不同时期，中医论治目前已形成一套规律。如多数学者认为水肿初期多由脾虚和肺气不宣所致，治疗重在健脾助运，宣肺利水。水肿极期多为脾虚及肾，脾肾阳虚，治疗重在温肾健脾、利水消肿。水肿消退期多为肺、脾、肾三脏俱虚，治当补肺健脾益肾并举。而另有学者则将小儿肾病分为水肿期、蛋白尿期、恢复期三个阶段辨证施治，亦有一定的效果。

3. 中西医结合辅助治疗　目前普遍认为单纯中医治疗小儿肾病虽然是有效的，也确能部分逆转肾病的某些病理途径，但缓解率不满意，而单纯西药治疗其复发率高，副作用大。大量临床报道表明，中西医结合治疗小儿肾病疗效显著，已经成为临床共识。如潘海英等认为在应用激素的早期，采用健脾温阳利水法，处方选黄芪防己汤、五苓散、五皮饮、真武汤等加减；在激素应用的中期，采用健脾益气、滋阴清热法，处方选用六味地黄汤、异功散加减。在激素应用的后期(包括激素的减量及维持量阶段)，采用健脾益气、补肾助阳法，在中期药物基础上渐加入淫羊藿、仙茅、熟地黄、金樱子等。在恢复期(巩固疗效期)，可少量长期服用四君子汤，玉屏风散等。结果表明，西药辅助中药阶段性治疗，能增尿量、减少尿蛋白、抗高凝、增强免疫功能、减少感染、激发肾上腺皮质功能、顺利撤减激素，从而为肾病的彻底治愈起到很好的辅助治疗效果。

4. 对高凝状态的研究　现代研究从血液流变学的检测、纤维蛋白降解产物的测定以及病理活检等检查，均证实肾病综合征血液高凝状态与中医瘀血证之间有密切的相关性。肾病综合征时，高脂血症引起血液黏度的增高；由于低蛋白血症，肝脏代偿性蛋白合成加速，纤维蛋白原合成亦增多。而纤溶酶原从尿中排泄其纤溶作用降低，加之血液内凝血因子浓度增加和血小板数升高，聚集功能亢进，伴随炎症毛细血管内皮细胞损伤等使微循环障碍，血液呈现高凝状态。即血液流变学呈现的4高特点：高度浓稠性、高度黏滞性、高度聚集性和高度凝固性。血液高凝状态使循环动力异常和血脂增高，促使凝血、血栓形成和炎症反应。而且肾病综合征常见的几个病理改变中，均有不同程度的微循环障碍：肾小球毛细血管壁的损伤，并有通透性增加、间质细胞和内皮细胞肿胀、增生性炎细胞渗出，使管腔狭窄，甚至阻塞，或微血栓形成。这些病理组织学改变亦符合中医血瘀的概念。

临床上运用中医药治疗小儿肾病高凝状态也是热点之一。如有研究结果表明：水蛭含的水蛭素有组织胺样物质、肝素和抗血栓等成分。且有抗凝、促纤溶、抑制血小板聚集、扩张血管、降低血液黏度、促进血液循环和降血脂、抗炎等作用。吴文先等以肝素为对照，观察水蛭对于肾病综合征患儿高凝状态的影响。结果表明：应用水蛭和肝素治疗后，均明显降低了患儿的 Fib 及 D-dimer，说明二者对肾病患儿高凝状态均有广泛的作用，提示水蛭具有和肝素相似的抗凝作用；而且水蛭对 PT、APTT 影响较小，故无普通肝素易并发出血、需要监测凝血时间等弊端[3]。李杰在激素和免疫抑制剂基础治疗上加用肾复康（基本药物组成：大黄、水蛭、土茯苓、黄柏、黄芪等）与丹参治疗后，t-PA 活性增强，PA-I 活性降低，Fib 下降，证明肾复康合丹参具有抗凝、促进纤溶作用。认为肾病患儿，尤其在服用糖皮质激素时，应加用抗凝药及促进纤溶药物，及活血化瘀中药，可以有效预防血栓型并发症[4]。

5. 难治性肾病研究　难治性肾病是指原发性肾病中频繁复发、激素依赖和激素耐药病例的总称。但难治性肾病不包括由于激素剂量不足，未经正规治疗或反复感染所致的“难治”病例。目前小儿难治性肾病依然是临床研究的热点和重点。本病之所以迁延难愈，关键在于病因复杂，病机多变，病邪缠绵，难以祛除。其病机变化常阴阳交错、虚实夹杂、本虚标实。

李少川认为“脾虚湿困”是本病的主要病变基础，水湿、湿热、热毒、瘀血为该病的重要病理因素。认为“脾虚宜健不宜补”、“治湿不利小便，非其治也”，并结合“少阳主枢”理论，提出了“疏解清化（疏利少阳、清热解毒、活血化瘀）、健脾利湿”治疗法则[5]。曾章超认为小儿难治性肾病总的病变实质是本虚标实，因此治疗上应采取扶正祛邪并用。扶正即补益脾肾；祛邪则重在祛除湿瘀。并研制出肾康灵系列治疗儿童难治性肾病临床取得良好效果[6]。丁樱认为，本病病机虽较复杂，但基本证型以气阴两虚型多见，以肺脾气虚和肾阴阳两虚为主；标证则以外感、湿热、瘀血为主。治疗应以益气健脾、滋补肾之阴阳为主，同时扶正祛邪兼顾标证，配合宣肺、清热、活血化瘀，方能取得满意疗效。据此研制的“肾必宁”颗粒，临床疗效颇佳。本方由黄芪、太子参、淫羊藿、刺五加、生地黄、白花蛇舌草、知母、丹参、川芎等组成。全方温阳与滋阴并举，扶正与祛邪兼顾。药理研究表明，本方可以改善全血黏度，抑制血小板聚集，使末梢血管扩张，防止血栓形成，改善全身及肾脏微循环；同时可促进机体免疫反应，提高细胞免疫和体液免疫应答，改善机体对抗原的清除力、修复肾小球基膜、使尿蛋白下降、肾功能改善，又能防止激素免疫抑制剂的毒副作用而加强和巩固西药疗效。临证加减：阴虚甚者加五味子、玄参、石决明；阳虚重者去知母，加肉苁蓉、菟丝子；兼外感者加金银花、连翘；兼湿热者加黄柏、黄芩；血瘀者加水蛭粉、三七粉等[7]。

三、专药单方研究

1. 雷公藤研究　雷公藤多苷是中药卫茅科植物的提取物，大量的动物实验研究证实，雷公藤多苷有减少尿蛋白的作用。其主要作用机制：①抑制免疫复合物在肾小球内沉积；②消炎；③恢复肾小球滤过膜的电荷屏障功能；④改善肾小球滤过膜的通透性。刘光陵等对病理类型明确的 86 例难治性肾病患儿，用雷公藤总苷 2mg/(kg · d)治疗 4 周，随后减半量维持。治疗期间，66 例患儿病情缓解（占 76.7%）、16 例改善（占 18.6%）、4 例无数（占 4.7%），总有效率达 95.3%，未见明显不良反应。其中微小病变型肾病综合征(MCNS)、系膜增生性肾小球肾炎（MsPGN）、膜增生性肾小球肾炎（MPGN）和膜性肾病（MN）的缓解率分别为 82.1%(23/28)、83.8%(31/37)、66.7%(10/15)和 33.3%(2/6)。随访 3 个月内未见复发。普遍认为，雷公藤似有类激素样作用而无其副作用，降低蛋白尿的疗效确切，其疗效与中医辨证分型无明显相关性。副作用较激素及细胞毒药物少且轻，可骤然停药。但其副作用有胃肠道反应、白细胞减少、血小板减少、性腺损伤、肝功能损害等，停药后多可恢复[8]。

丁樱自20世纪90年代初开始运用雷公藤多苷片治疗小儿肾脏疾病，发现临床上对激素有效的肾病患儿常对雷公藤多苷也有较好的反应，用激素无效者，雷公藤多苷仍可有效，两者联合可加强疗效，两药副反应与用药时间及剂量成正相关。在皮质激素撤减过程中产生反跳的病例，加用雷公藤多苷常可使激素顺利撤减。对估计常用量激素疗效不佳或虽疗效好、副反应难耐受的免疫介导性肾病综合征，可通过应用小剂量激素加雷公藤多苷而得到缓解。临床发现，儿童雷公藤多苷用量以1.5mg/(kg·d)为最佳剂量，既能充分发挥疗效，同时副反应较少，疗程须控制在3个月以内[7]。

2. 专方专药的研究　近年来，专方专药治疗小儿肾病报道较多，且疗效显著，对缓解病情、调整免疫状态、预防感染、降低血脂及减轻激素副作用等效果明显。

李新民等研究中药肾病合剂(由太子参、黄芪、柴胡、黄芩、白花蛇舌草、猪苓、泽泻等组成)对儿童单纯型肾病综合征复发的影响。以肾病合剂配合强的松治疗儿童单纯型肾病综合征68例(中西药组)，并随机设立强的松组33例(西药组)，进行对照研究。结果表明：1年复发率中西药组为14.3%，对照组为59.3%，中西药组明显低于对照组($P<0.01$)。患儿治疗前血清皮质醇、IgG、IgA及CD3、CD4、CD4/CD8、红细胞C3b受体花环率均明显低于健康组($P<0.01$或$P<0.05$)；中西药组患儿治疗6个月后，上述指标均明显上升，与健康组比较差异无显著性。认为肾病合剂可减少肾病复发，其作用机制与其调整T细胞功能紊乱，改善体液免疫和红细胞免疫功能及促进肾上腺皮质功能恢复等多种途径有关[9]。

现代研究表明：玉屏风散对体液免疫有保护作用，同时玉屏风散对细胞免疫及T细胞功能有一定保护作用，在同时使用免疫抑制剂情况下，能使各类肾小球肾炎患者低于正常或高于正常的IgM恢复正常。陈莉等研究玉屏风散防治儿童单纯性肾病综合征继发性免疫功能低下的疗效，在采用泼尼松中长程疗法的基础上加用玉屏风散，观察治疗前后肾病患儿的感染和复发情况，结果表明玉屏风散能明显改善肾病患儿免疫状态，减低合并感染和复发机会[10]。

曾章超研制的肾康灵系列包括清解肾康灵和健脾肾康灵。前者组方为知母、黄柏各6g，太子参、生地黄各15g，山茱萸、怀山药各9g，茯苓12g，泽泻、牡丹皮、丹参各9g，黄芪20g，白花蛇舌草15g，甘草3g。全方具有清热利湿，益肾健脾，活血等功能，适用于肾病水肿期和大剂量激素诱导期临床表现为脾虚湿困兼有外感和阴虚火旺的证候。后者健脾肾康灵组方为党参、黄芪、熟地黄各15g，山茱萸9g，怀山药15g，泽泻、牡丹皮、车前子、菟丝子各9g，制附子6g，淫羊藿9g，甘草5g，山荔枝9g。全方具有温肾健脾化湿祛瘀的功效，适用于肾病后期或激素减量维持期表现为脾肾两虚的证候。经临床研究已经证实肾康灵系列可通过增加外周血白细胞糖皮质激素受体数量来增加激素敏感性；同时因其富含滋阴之品而有效地减轻激素副作用；还能通过清热、益气、化湿逐瘀等来调节机体免疫功能，恢复机体正常生理功能。经过多年的临床验证，对难治性肾病综合征患者辨证应用肾康灵不但可以缩短水肿和蛋白尿消失的时间，巩固疗效，减轻激素副作用，还能改善肾血流和肾功能，减少停用激素后造成“反跳”等现象[6]。

孙荣等使用血脂康胶囊对小儿肾病进行辅助治疗，结果认为血脂康胶囊能有效改善肾病患儿的各项血脂指标，使血清微量元素恢复正常水平，早期应用可减轻肾损害，缩短激素疗程，降低复发率。

四、动物造模及药效学研究

1. 氨基核苷肾病 公认的微小病变型肾病动物模型。用嘌呤霉素连续注射于大鼠，可获得类似人类微小病变型肾病模型。任光友等用肾病Ⅰ号(麻杏石甘汤加金银花、白花蛇舌草、蒲公英等)治疗本模型，结果表明该药有明显利尿、减轻水肿、减少蛋白尿、降低胆固醇作用，证实了“开鬼门，洁净府”疗法的机制所在。章友康研究表明：黄芪和当归注射液可使本模型血浆蛋白水平提高，血浆胆固醇下降，水肿减轻，一般情况改善。张龙江等研究证实，绞股蓝总苷可使该模型病理改变减轻，除直接降低血清胆固醇及减少尿蛋白外，对该模型大鼠的肾上腺皮质功能具有兴奋和保护作用[11]。

2. 膜性肾病(原位免疫复合物型肾炎) 通过阳离子化牛血清蛋白免疫的大鼠或兔，使其与肾小球毛细血管壁直接结合，并引起免疫复合物在原位形成，激发膜性肾炎。陈以平以益气活血化湿中药(党参、益母草、薏苡仁)治疗观察该模型家兔，发现治疗组肾小球基膜增厚及电子致密物沉积程度比对照组轻。汪琼玲用脉络通片(川芎、当归、赤芍、生地黄、红花、桃仁、黄芪、牛膝、枳壳、桔梗)治疗本模型家兔，结果显示尿蛋白明显减少，肾病病理改变明显减轻，与对照组比差异极显著($P<0.01$)。另有报道：藏红花、毛冬青、薄盖灵芝等单味中药对该模型均有降低蛋白尿，减轻肾脏病理变化之作用。

3. 系膜增殖性肾炎(慢性血清病肾炎) 在膜性肾病模型基础上，多次注射B.S.A的费氏佐剂及大肠杆菌内毒素，可获系膜增殖型肾炎。中国中医研究院刘宏伟用滋阴益肾活血清利的滋肾合剂(生地黄、山药、山茱萸、女贞子、旱莲草、知母、黄柏、益母草、白茅根等)治疗本模型家兔，结果显示该方可：①降低尿蛋白，改善肾功能；②提高红细胞免疫粘黏附功能；③具有抗炎作用；④抑制免疫复合物在肾小球内沉积。另有研究表明：大黄可抑制低密度脂蛋白所致的系膜增殖，对高脂血症所致肾损害有保护作用。川芎嗪可阻止系膜细胞产生白细胞介素6而抑制肾脏系膜细胞增殖。

4. IgA肾病 多种方法均可获得IgA肾病模型，常用的方法有：①中性右旋糖酐或硫酸右旋糖酐注入鼠腹腔内；②静脉注射乳糖白蛋白加胶质碳或服乳糖食物及静脉注射胶质碳；③在实验性肝硬化或结扎胆管后口服免疫蛋白抗原；④在肝硬化基础上用葡萄球菌内毒素静脉注射；⑤用二硝基苯酸及血清白蛋白，致IgA免疫复合物形成，沉积在肾小球系膜区。马红梅用清利热毒、活血止血之肾炎5号、3号方治疗以血尿为特征的小鼠实验性IgA肾病改进模型。结果表明，其能减轻镜下血尿，改善肾功能，促进红细胞免疫功能，改善血清免疫状态及IgA肾病组织病理。莫蓉研究发现，川芎嗪可减少IgA肾病之血栓形成，灵芝可以使系膜区细胞数减少，血肌酐及尿蛋白降低。

5. 马杉肾炎(抗肾小球基膜性肾炎) 用马杉(Masmgi)方法，即将兔肾作为抗原注射给鸭和羊，使产生鸭抗兔肾血清或羊抗兔肾血清，再将此血清注射给健康家兔，即造成抗肾小球基膜性肾炎。此造型动物多表现为营养不良，毛发疏松，精神及食欲减退，故有将之归属于虚证者。具有扶正作用的黄芪和玉屏风散皆可不同程度抑制本模型肾小球基膜免疫复合物的沉积，且玉屏风散尚可修复肾炎病理改变。肾炎灵(旱莲草、生地黄、狗脊、当归、川芎、赤芍、山药、茯苓、地榆、生茜草、马齿苋、山栀、大小蓟)治疗马杉肾炎时，可抑制蛋白尿，减缓肾小球基膜破坏，减少纤维蛋白沉积及新月体形成，促进肾小球细胞增生。川芎嗪加活血注射液(丹参、赤芍、郁金)虽不能抑制马杉肾炎的发生，但可阻止新月体形成与肾小球的纤维化。气血注射液(黄芪、当归、人参)给该模型注射后，有一定的预防和治疗作用。

6. 下丘脑-垂体-肾上腺-胸腺轴的抑制模型 给动物以长期激素，可造成该模型，其为模拟"肾阳虚"病理模型。大量的研究证明，中药温补肾阳之品能有效地保护皮质醇下丘脑-垂体-肾上腺-胸腺轴的抑制；滋阴泻火之剂则能在一定程度上拮抗激素对肾上腺皮质的抑制作用。

参考文献

[1] 胡亚美，江载芳．诸福棠实用儿科学[M]．第七版．北京：人民卫生出版社，2002：1641.

[2] 汪受传．中医儿科学[M]．第二版．北京：中国中医药出版社．2007：160-166.

[3] 吴文先，程艳波，刘霞．水蛭对儿童原发性肾病综合征高凝状态的影响[J]．中国中西医结合肾病杂志，2008，9(6)：544.

[4] 李杰，王雪峰．肾复康合丹参对儿童难治性肾病凝血纤溶的影响[J]．辽宁中医杂志，2003，30(11)：907-908.

[5] 马融．健脾利湿除肾病——李少川教授治疗儿童肾病综合征的学术思想[J]．天津中医，2002，19(3)：7-9.

[6] 翁端怡，曾章超．肾康灵系列治疗儿童难治性肾病综合征的机理探讨[J]．中医药学刊，2005，23(7)：1294.

[7] 李向峰，丁樱．丁樱教授治疗小儿难治性肾病经验介绍[J]．新中医，2008，40(5)：11-12.

[8] 刘光陵，高远赋，夏正坤，等．雷公藤总苷治疗儿童难治性肾病综合征的研究[J]．医学研究生学报，2003，16(7)：518-520.

[9] 李新民，马融，李少川，等．中药肾病合剂减少儿童单纯型肾病综合征复发的临床研究[J]．中国中西医结合杂志，2002，22(9)：650-653.

[10] 陈莉，许建文．玉屏风散治疗单纯性肾病综合征儿童继发性免疫功能低下[J]．实用儿科临床杂志，2006，21(23)：1662-1663.

[11] 张龙江，郭仁寿，陈重义，等．绞股蓝总苷对阿霉素肾病大鼠影响的实验研究[J]．中华儿科杂志，1997，35(2)：102.

(丁 樱 李向峰)

第三节 癃 闭

【概述】

癃闭是指小便量少，点滴而出，甚则小便闭塞不通为主证的疾患，其中又以小便不畅，点滴短少，病势较缓者为癃；小便闭塞，点滴不通，病势较急者为闭。《类证治裁·闭癃遗溺》曰："闭者，小便不通；癃者，小便不利。"癃和闭都是指排尿困难，只是程度上不同，因此多合称癃闭。

西医学中由于各种原因引起的尿潴留、无尿及少尿症均可列入癃闭的范畴，如急慢性肾衰竭、膀胱括约肌痉挛、尿路肿瘤、尿道狭窄、尿路结石、神经性膀胱、脊髓炎等。本病在小儿的发病率远低于成人，其中比较常见的疾病是急性肾衰竭。

中医学早在《内经》中就对癃闭的病因、病机、病位作出了精辟论述，认为其病位在膀胱，病机乃由于气化不利所致。到了汉代，张仲景创立了五苓散、猪苓汤、蒲灰散等方以治疗不同原因所致的癃闭，为癃闭的辨证施治奠定了基础。以后历代医家对本病的病因证治认识逐渐深入全面，如《诸病源候论》、《备急千金要方》、《丹溪心法》、《景岳全书》等医籍都对本病有比较详细的论述。特别是到了清代，李用粹在《证治汇补》中将本病的病因归纳为热结下焦、肺中热伏、阴液亏虚、肝气横逆、脾虚气弱等方面，并详细阐述了癃闭的治法，形成了本病病因病理、证治方药较为完善的体系。

现代对本病研究较多的为急慢性肾衰竭。在临床研究方面，采用中药口服和灌肠以及中西医结合的方法治疗急慢性肾衰竭的报道很多，取得了较好的效果，辨证与辨病相结合，使辨证治疗的水平有了较大提高。在实验研究方面，建立了多种急慢性肾衰竭的动物模型，对中药治疗急慢性肾衰的药效学进行了研究，明确了中药治疗肾衰竭的部分机制，为进一步筛选有效方药，提高临床疗效奠定了基础。

【病因病理】

一、病因

多种原因都可导致癃闭的发生，总的来说，癃闭的病因可分为外感、内伤及邪恋三大方面，其中尤以湿热内侵、脾肾亏虚等原因比较常见。

1. 外感因素

(1)湿热内侵：素嗜辛辣刺激之品，或恣食肥甘，或冒雨涉水，或久居潮湿，或坐地嬉戏，致使湿热内侵，下注膀胱；或下阴不洁，秽浊之邪上袭膀胱，均可致膀胱湿热阻滞、气化不利，小便不通而成癃闭。故《诸病源候论·小儿杂病诸候·小便不通利候》指出："小便不通利者，肾与膀胱热故也"。

(2)热邪壅肺：肺主宣发肃降，通调水道，为水之上源。因外感六淫或内伤七情，或饮食积滞，化热化火，热壅于肺，肺气不能肃降，津液输布失常，水道通调不利；也可因热邪炽盛，下移膀胱而致膀胱气化不利，而致癃闭。

2. 内伤因素

(1)心火炽盛：思虑忧愁，气郁化火；或因偏食辛辣炙煿而致热邪内生；或素体热盛，热蕴心经，移于小肠，壅塞下焦而致小便不利。正如《辨证录·小便不通》中所言："人有小便不通……人以为小肠之热极也，谁知是心火之亢极乎。夫心与小肠为表里，小肠热极而癃闭，乃热在心而癃闭也"。

(2)中气不足：素体脾胃虚弱或久病伤气，劳倦伤脾，以致小便闭癃不通。如《灵枢·口问》指出："中气不足，溲便为之变"。

(3)肾气不充：禀赋不足，脾肾素弱，或久病体弱，失于调养，或劳倦伤阳，以致脾肾不足，膀胱气化无权，而见小便不通。

3. 邪恋因素

(1)湿浊内闭：湿热蕴结，或热邪内炽，或肺脾肾亏虚而致三焦闭塞，气化不行，小便不通，湿无出路；或其他原因致癃闭发生后，小便不通，水湿浊邪内停，均可致湿浊内蕴，湿浊为有形之邪，停于体内，影响气机运行，终致全身气机紊乱而产生各种严重证候。

(2)瘀滞内阻：先天发育畸形或跌仆损伤，或因肿块、结石阻塞尿路而致瘀血凝滞，水道不利，发生癃闭。

二、病理

1. 病变部位，肾与膀胱　癃闭之病变脏腑主要在肾与膀胱，与脾和肺也有关系。因肾为水脏，主津液，尿液的生成和排泄与肾中精气的蒸腾气化直接相关，如果肾中精气的蒸腾气化失常，可引起水道的关门失利，使水液代谢障碍而发生癃闭等证。《素问·水热穴论》说："肾者，胃之关也，关门不利，故聚水而从其类也。"肾与膀胱相表里，膀胱贮尿和排尿的开合作用，全赖于肾的气化功能。肺主宣发肃降，通调水道，为水之上源，脾主运化水湿，为制水之脏，故癃闭的发生与肺、脾也有密切关系。此外，三焦能通行元气，为水液运行的道路，是气化的场所，虽然尿液的生成和排泄是与肺、脾、肾、膀胱等诸多脏腑相关，但必须以三焦为通道。如果肾的气化功能失调，三焦的通调失司，膀胱的开合失权，均可致癃闭的发生。

2. 病理因素，湿热虚瘀　本病多由于湿热蕴结膀胱，或热邪壅滞，致三焦气化失常，而致排尿困难。小便不通，水湿不能下流而排出体外，湿浊内蕴则化热化火，形成恶性循环。故湿热既是本病致病之因，也是其病变过程中的病理产物。湿热既生，可产生一系列病理变化，首先湿为有形之邪，阻碍气机运行，气滞不通，瘀血则生；其次，湿为阴邪易伤阳气，热为阳邪，易伤真阴，病程日久则可致虚证产生。

3. 病机演变，分清虚实　本病初起或膀胱湿热，或三焦热盛，多属实证热证，日久不愈，邪气损伤正气，或素禀不足，可致脾气亏虚、肾阳不足、肾阴亏损诸证，而出现脏腑亏虚、实邪内蕴的虚实兼杂之证。若湿热邪盛，三焦壅塞，气化不利，或因肾气衰微，命门火衰，气化无权，形成无尿，则病情转重，使湿浊内闭，气机紊乱，可出现面色晦黯、头痛、头晕、全身水肿、腹胀、恶心、呕吐、尿少、尿闭、畏寒怕冷、四肢不温、腰膝酸软等一系列复杂的证候。

【诊断与鉴别诊断】

一、诊断要点

1. 癃闭可突然发病，也可逐渐形成，表现为小便涓滴不利（尿癃），或点滴全无（尿闭），每日尿总量减少，但尿道无疼痛感觉。

2. 尿癃者可表现为欲解尿而不能尿，欲解完而不能尽，或见小腹窘迫、排尿无力、尿流中断、夜尿增多等表现。

3. 尿闭者常可见到头晕头痛、恶心呕吐、水肿、胸闷喘促，甚至出现神昏、抽搐等严重症状。

4. 当出现上述尿闭的严重症状时血生化多有明显改变，可出现血肌酐（Cr）、尿素氮（BUN）升高及代谢性酸中毒和电解质紊乱（高钾、高磷、高镁、低钠、低钙、低氯），尿比重下降并固定。

二、鉴别诊断

癃闭应与淋证、关格、水肿等相鉴别。

1. 淋证　淋证以小便频数短涩，滴沥刺痛，欲出未尽为特征。其小便量少，排尿困难，与癃闭相似，但尿频而疼痛，且每天小便的总量正常。癃闭则无刺痛，每天排出的小便总量低于正常量，甚至无尿排出。《医学心悟·小便不通》对二者作出了明确的鉴别："癃闭与淋证不同，淋则便数而茎痛，癃闭则小便短涩而难通"。

2. 关格　关格也见小便不通。格是格拒，关是关闭，上见吐逆称格，下见小便不通称关。在上由于三焦之气不畅，塞阻胸中，饮食难下，故格拒，在下由于热结下焦，津液干枯，气化失司，故关闭。《伤寒论·平脉法第二》中指出："关则不得小便，格则吐逆。"均指小便不通与吐逆并见，易与单指小便不通的癃闭相鉴别。但癃闭等病的晚期也可见关格证，症情较为严重。

3. 水肿　水肿指体内水液潴留，泛滥肌肤引起头面、眼睑、四肢，甚至全身水肿的一种疾患，其小便量少，小便不利与癃闭相同，但癃闭可不伴有水肿。二者临床上可以互相转化。

4. 臌胀　臌胀是以腹胀大如鼓，皮色苍黄，脉络显露为特征的疾患，其每天的小便量明显减少，与癃闭相同，但臌胀有腹部胀大，青筋暴露，面色青黄等症，临床易于区分。

【辨证论治】

一、证候辨别

1. 细审主证　癃闭若小便短赤，舌红，苔黄，脉数者属热；如口渴欲饮，咽干气促者为热壅于肺；如口渴不欲饮，小便胀满者为热积膀胱。若小便不畅，排出无力，舌淡苔白，脉弱者属虚；如神疲乏力，气短声低，食欲不振，时欲小便而不得出则为中气不足；如腰膝酸软，畏寒怕冷则为肾阳不足；如咽干，心烦，手足心热则为肾阴不足。

2. 详辨虚实　癃闭有虚实不同，可从小便情况和全身症状详细辨别。小便不通，而小腹胀急者属实；小便淋漓，尿流无力，需用腹肌助力者属虚。外邪而致癃闭者属实，必见有湿、热、风等相应症状，亦有标实兼本虚而以标实症状为主者；内伤而致癃闭者属虚，必见脏腑虚弱之相应症状，亦有本虚兼标实而以本虚症状为主者。本虚标实孰多孰少，可以从病程之长短，体质之强弱，起病之缓急，尿流有力无力等加以辨别，若病程较长，起病较缓，体质较差，尿流无力，则以本虚为主，多伴有面色无华或㿠白，神疲乏力，气短声低等症。反之则多以标实为主，多伴有小腹胀满或疼痛，小便短赤，舌红苔黄等症。

3. 权衡轻重　本病轻重悬殊，轻者仅表现为小便不利，其他症状不明显，重者可见神昏、烦躁、抽搐等危重证候。本病若初起病癃，后来转成闭的，是属病情由轻转重，若由尿闭而转为尿癃者，则病势由重转轻，有好转倾向。癃闭若见全身水肿，胸闷气急，不得平卧，呕吐不止，甚至神昏、抽搐者则病属危重急症。

二、治疗原则

癃闭的治疗应根据“六腑以通为用”的原则，着眼于通，但通之之法，又因证候的性质不同而各异。实证治疗宜清宜利，虚证治疗宜补脾肾、助气化，而达气化得行则小便自通之目的。根据癃闭病变脏腑不同，有治上焦法、治中焦法及治下焦法之不同，治上焦法以肺为主，治中焦法以脾胃为主，治下焦法以肝肾为主。清代《谢映庐医案·癃闭门》指出：“小便之通与不通，全在气之化与不化。然而气化二字难言之矣，有因湿热郁闭而气不化者，用五苓、八正、禹功、舟车之剂，清热导湿而化之；有阴无阳而阴不生者，用八味丸、肾气汤，引入肾俞，熏蒸而化之；有因无阴而阳无以化者，用六味丸、滋肾丸，壮水以制阳光而化之；有因中气下陷而气虚不化，补中益气，升举而化之；有因冷结关元而气凝不化，真武汤、苓姜术桂之类，开冰解冻，通阳泄浊而化之；有因脾虚而九窍不和者，理中汤、七味白术散之类，扶土制水而化之。古法森立，难以枚举，总之，治病必求其本。”谢氏所论，堪为临证之借鉴。

癃闭者见急迫不通，下腹胀满难忍者，内服药物缓不济急，则要按急则治标的原则，采用针灸、按摩、敷贴、探吐以及导尿等方法以解燃眉之急，必要时应中西医结合治疗。

三、分证论治

1. 膀胱湿热

证候表现　小便滴沥而下，甚则小便不通，尿少短赤，伴有口干、口苦、口粘，渴不欲饮，或腹胀便秘，舌质红，苔黄腻，脉数。

辨证要点　本证属热性癃闭之一，发病突然，病势较急，其辨证要点为口干口渴而小便不通，以尿闭为主要特点。湿重于热则见肢体困倦，口中发黏，舌苔厚腻；热重于湿则见口干口渴，小便灼热疼痛，舌质红，苔黄燥，脉数。

治法主方　清热利湿，通利小便。八正散加减。

方药运用　常用药：山栀、大黄、木通、车前草、瞿麦、萹蓄、滑石、竹叶、甘草梢等。若舌苔黄厚而腻者加苍术、黄柏，以加强其清热化湿作用；若兼心烦、口舌生疮糜烂者可合导赤散；膀胱湿热耗伤肾阴，舌红苔少，脉细数者，用滋肾通关丸加牛膝、车前子。

2. 湿浊内闭

证候表现　尿少或尿闭，面色灰滞，神疲纳呆，口中尿臭，胸闷心烦，恶心呕吐，甚至神志昏愦，舌质红，苔浊腻，脉弦滑。

辨证要点　本证临床特征为尿少尿闭，口中尿臭，明显的恶心呕吐，甚至神志昏愦，舌苔浊腻。若邪气损伤脾肾，出现小便清长，四肢不温，畏寒怕冷等症，则为湿浊内蕴与脾肾阳虚并见之虚实兼杂之证。

治法主方　清心降逆，和胃泄浊。黄连温胆汤加减。

方药运用　常用药：黄连、姜半夏、姜竹茹、枳实、陈皮、茯苓、桂枝、代赭石、大黄等。神志不清轻者用菖蒲、郁金以开心窍，重者加用至宝丹；若阳气已亏，酌加附子以温经助阳，寒温并用，也可用附子、牡蛎、大黄等煎汤灌肠；若湿浊已清，当补肾阳以复元气。

本证多见虚实兼杂之候，临床多采用扶正为主或祛邪为主的不同治法，除内服药外，灌肠疗法在本型的治疗中占有重要地位。常用药物有大黄 6～10g，生龙牡各 30g，细辛 3～6g，附子 10g。根据证候虚实多少还可加入槐花 10～15g、肉桂 6～10g，黄柏 7～30g、土茯苓 15～30g。此法治疗，大黄、细辛为常用药物，大黄多为生用，取其泻下解毒之用，用量以保证每日大便 2～3 次为宜，细辛辛温走窜，可帮助其他药物的吸收，使见效增快。

3. 肺热气壅

证候表现　小便不畅，或点滴不通，发热，咽干，烦渴欲饮，呼吸急促，或有咳嗽、咯痰，痰黄而黏，舌红，苔薄黄，脉数。

辨证要点　本证起病较急，病程较短，体质未虚，必有壮热口渴，小便赤热短涩等症，或兼有咳嗽气急，苔薄黄，脉数等症。热伏于肺故见咽干、咳嗽、气急、痰黄等症，与他经热证不同。

治法主方　清泄肺热，宣通肺气。麻杏石甘汤合清肺饮加减。

方药运用　常用药：炙麻黄、生石膏（先煎）、杏仁、甘草、知母、葶苈子、黄芩、桑白皮、地骨皮、山栀、车前子（包煎）、木通等。若兼见头痛、鼻塞、流涕、咳嗽、脉浮者，加薄荷（后下）、桔梗、牛蒡子；大便不通者加瓜蒌皮或大黄；舌红少津加沙参、百合；舌尖溃烂者加黄连、竹叶、莲子心。葶苈子、石膏、桑白皮是清泄肺热之要药，是本型治疗的必备之品，石膏宜重用，多在 30～45g。大便不通者根据肺与大肠相表里的理论，一定要通腑泻热，常用大黄 6～10g（后下）。

4. 心经热盛

证候表现　小腹急迫，小便不通，点滴不能出，兼见舌红面赤，或口舌生疮，心烦口渴欲饮，饮后愈急，舌尖红赤，苔薄黄，脉细数。

辨证要点　本证特点为小便不通，小腹胀急，并见舌红心烦口渴，口舌生疮等心火上炎之症。

治法主方　清心泻火，通利小便。导赤散加减。

方药运用　常用药：生地黄、竹叶、木通、甘草梢、山栀、滑石（包煎）等。热甚者加黄连；小便不通者加萹蓄、瞿麦、车前子。

5. 气虚水停

证候表现　小腹坠胀，时欲小便而不得出，或量少而不爽利，兼见神疲乏力，面色苍白，气短声微，食欲不振，舌淡，苔薄白，脉沉细无力。

辨证要点　本证多见于久病体弱患儿，其特征为时欲小便而不得出，或量少而不畅，并兼有面色苍白，神疲乏力，气短声微等中气不足诸证。本证可发展到脾肾阳虚而见四肢不温、腰膝酸软、畏寒怕冷等症，严重者可发展到阳不化浊，浊邪内盛，泛滥三焦而致关格发生。

治法主方　益气升清，行气利水。春泽汤加减。

方药运用　常用药：人参、白术、茯苓、桂枝、猪苓、泽泻等。若气虚明显者加黄芪，也可用补中益气汤加减，临床应用时可酌加通草、车前子以利小便；若有阳虚表现者酌加肉桂、附子等。

6. 肾气不充

证候表现　小便不通或点滴不爽，排出无力，神气怯弱，腰膝酸软，或耳鸣不聪，脉沉无力。或见面色㿠白，手足清冷，畏寒倦卧，口舌俱淡，舌苔淡白，脉沉而迟。或见两颧潮红，口干咽燥，手足心热，舌红苔少，脉象细数。

辨证要点　本证起病缓慢，病程较长，多发于久病体弱的患儿，临床特征为小便不通或点滴不爽，排出无力，伴有肾气不足诸证。肾阳不足，命门火衰者则见面色㿠白，畏寒怕冷；肾阴不足者则见两颧潮红，口干咽燥，手足心热诸证。

治法主方　肾阳不足者宜温补肾阳，用济生肾气丸加减。肾阴不足者宜滋阴潜阳，用知柏地黄丸加减。

方药运用　肾阳不足常用药：肉桂、附子、熟地黄、山药、茯苓、泽泻、山茱萸、牛膝等。若阳虚甚命门火衰者加鹿茸、淫羊藿、补骨脂等。若因肾阳衰微，三焦气化无权，小便量少，甚至无尿，而致水邪泛滥，尿毒内攻，出现眩晕、心悸、泛吐清涎，不思饮食，烦躁不宁，精神昏愦，当用附子理中汤合吴茱萸汤加减。附子理中汤散寒，兼补脾肾，吴茱萸汤温中止呕，和胃降逆，运用时可加陈皮、法半夏、丁香、柿蒂、大黄、代赭石等以降浊止呕。神志昏愦加菖蒲、郁金以开心窍。小便不通的可加茯苓、泽泻、车前子、通草以通利小便。

久病体衰，肾阳不足时临床常用人参、肉桂、附子等温阳益气之品，人参可选用红参，阳虚寒盛者可用红参每日1～3g，单独久炖分2次服，连参同服。肉桂多用官桂1～3g，研粉冲服或嚼服。此型虽然以阳虚为主，但根据临床观察湿浊之邪也不可忽视，如大黄、半夏、菖蒲等降逆泄浊，辟秽解毒之品亦应适当加用。如有人用保元大黄汤（红参5g，黄芪20g，肉桂2g，甘草3g，制大黄20g）治疗脾肾气虚型慢性肾衰竭，在降低血尿素氮、肌酐水平方面与西药包醛氧化淀粉相似，但在纠正临床症状、改善贫血方面，则明显优于包醛氧化淀粉。

肾阴不足常用药：知母、黄柏、肉桂、熟地黄、山药、山茱萸、茯苓、泽泻、牛膝等。若湿热未去者可加车前子利湿清热，通利小便。滋养肾阴之品有滞中碍胃之虞，尤其对肾衰竭者，本有脾失运化、湿浊内停，用之不当，易加重病情，造成浊毒内停之患。故在临床应用时，在养阴之品中多加用宽中行气之剂，如陈皮、砂仁等，以防扶正留邪。临床上阴虚多与气虚并见，则应采用益气养阴之法，如有人采用益气补肾冲剂（黄芪、枸杞子、党参、白术、茯苓、丹参、益母草、干地黄、五味子、大黄）治疗慢性肾衰竭，可明显改善临床症状，减少蛋白尿，降低肌酐、尿素氮水平，提高肌酐清除率。

7. 瘀滞内阻

证候表现　初起自觉排尿不畅，渐致滴沥不畅或时通时阻，或尿如线细，小腹胀满，隐隐作痛，面色紫黯，脉沉涩。

辨证要点　本证多见于先天不足，尿路畸形、狭窄，或跌仆损伤，或结石、肿瘤等，致瘀血凝结，尿道阻塞而成。其特点是排尿不畅或时通时阻，或尿如线细，并伴有面色紫黯，脉沉涩等血瘀之症。

治法主方　化瘀散结，通利小便。王不留行散合三金汤加减。

方药运用　常用药：王不留行、当归、赤芍、蒲黄、延胡索、郁金、金钱草、海金沙、鸡内金、瞿麦、车前子、石韦等。大便秘结者可加大黄、桃仁通腑化瘀。若瘀阻明显，尿有血块可加水蛭、虻虫以加强化瘀作用。若小便一时性不通，胀闭难忍者，可加麝香少许吞服，也可应用琥珀粉吞服，或用导尿术。若因肿瘤引起者可加海藻、昆布、地鳖虫等。

水蛭是目前肾脏病的常用药物，药理研究有很好的抗凝作用，小儿1～3g/d，研粉装胶囊分两次吞服。虻虫破瘀消瘕，小儿常用量为0.5～2g/d，服法同上，或入汤剂同煎亦可。

【其他疗法】

一、中药成药

1. 知柏地黄丸　用于肾阴不足证。

2. 补中益气丸　用于中气不足证。

3. 附子理中丸　用于脾肾阳虚证。

二、药物外治

1. 罨脐法　小便不通可用大田螺去壳，加麝香少许，捣烂敷于脐上。或用独蒜头1个，山栀3枚，盐少许，捣烂，摊于纸上，贴敷脐部。若小便艰难，小腹急胀者，可用葱白500g捣烂加麝香少许拌匀分作两包，先置脐上1包，热熨15分钟，再换1包，以冷水敷15分钟，交替使用，以通为度。也可用商陆(研末)15g，麝香少许，纱布包裹敷脐上。或用甘遂5g研末，用葱汁调成糊状敷脐。适用于外伤所致的尿潴留。

2. 热熨法　食盐500g，生葱250g，葱碎和盐，入锅内炒热，用布包裹，温而不烫时，熨脐周及小腹，冷则更换，持续2～4小时。适用于术后癃闭者。

3. 敷气海法　巴豆6g捣烂，用白酒适量调糊状敷于气海穴处，外盖塑料薄膜，然后用布包扎，俟局部有烧灼感时去药，药后大多能自行排尿，不效可重复用1～2次，用药后局部发生水疱，只要注意清洁，防止感染即可。适用于术后癃闭者。

4. 耳针加神阙穴贴敷：取耳穴肾、输尿管、膀胱、交感、艇角(又名前列腺)，配穴取肺、脾、肝、三焦、皮质下、外生殖器，疼痛加神门，感染加肾上腺、内分泌。用2%碘酒和75%酒精常规消毒耳廓，用消毒好的耳穴探棒在选定的耳穴处寻找敏感点或压痛点。将消毒好的揿针刺入穴位痛点或敏感点，再用胶布固定，两耳同时进行。并嘱患者每隔10分钟按压1次，每次5～6分钟，直至开始排尿后每隔30分钟按压1次。埋针时间一般2～3天。另取独蒜头1个，山栀3个，食盐少许捣烂，敷于脐上，上盖塑料薄膜加热敷。

三、食疗方药

1. 火麻仁30g，粳米150g。煮粥，食用。治疗大小便不通。

2. 低蛋白饮食　对急性肾衰竭患者应严格限制蛋白入量。慢性肾衰竭患者宜长期采用低蛋白饮食，成人患者一般每日蛋白质0.6g/kg，小儿时期，尤其是婴幼儿患者为维持其生长发育的需要，应选用生物价值高的优质蛋白，如乳类、蛋、瘦肉、鱼等。随病情稳定，蛋白入量可酌增至1.0～1.2g/(kg·d)，并尽量少用含磷高的动物内脏，限制植物蛋白的摄入。

四、针灸疗法

1. 湿热壅积证　三阴交、阳陵泉、膀胱俞、中极。针刺。施提插捻转之泻法，留针20分钟。1日1次，连续3天。

2. 中气下陷证　中极、足三里、上脘、中脘、关元、脾俞、肾俞。针刺。用补法，针后加灸。针膀胱俞施平补平泻法，不留针。

3. 肺热壅盛证　少商、太渊、合谷、肺俞。针刺。用泻法，不留针。

4. 肾气不充证　阴谷、肾俞、三焦俞、关元、气海。针刺，用补法；后加灸。

5. 肝郁气滞证　中极、曲骨、三阴交、太冲、阳陵泉。针刺，留针 30 分钟，间隔 10 分钟运针 1 次。

6. 尿路阻塞者　中极、曲骨、三阴交、合谷、行间。针刺，用泻法，留针 30 分钟，间隔 10 分钟运针 1 次。

五、物理疗法

1. 导尿法　若经过服药、针灸等治疗无效而小腹胀满甚，叩触小腹部膀胱区呈浊音，明确为尿潴留者，可用导尿法，以缓其急。施术时注意无菌操作。

2. 流水诱导法　使患者听到流水的声音，即可有尿意而随之解出小便。适用于无器质性病变所致的癃闭。

3. 取嚏或探吐法　用消毒棉签向鼻中取嚏或向喉中探吐，以开提肺气，升举中气而通下焦之气。

4. 灌肠法　在严重尿少尿闭时，毒无出路，采用中药灌肠时可使毒从大肠去。常用药物为：大黄、蒲公英、生龙骨、生牡蛎、细辛、黄柏、黄连、土茯苓等。

六、西医疗法

1. 利尿　对各种原因引起的尿少尿闭，膀胱区无叩浊者，可采用利尿方法。多用速尿、双氢克尿塞（氢氯噻嗪）、安体舒通（螺内酯）等。若效果不理想者可试用利尿合剂：每次用速尿 2～4mg/(kg・d)、酚妥拉明 0.2～0.3mg/(kg・d)、多巴胺 0.2～0.3mg/(kg・d)，加入 10%葡萄糖注射液 150～250ml 中，按每分钟多巴胺 1～3μg/kg 的速度静脉输入。

2. 腹膜透析　透析疗法是根据扩散、渗透、超滤的物理作用原理，借助半透膜使膜两侧的物质进行交换，以达到排除体内潴留的代谢废物，调节水、电解质及酸碱平衡紊乱的治疗目的，是治疗肾衰竭的重要对症处理措施。腹膜透析是重要的透析方法之一，它是通过腹腔内灌注透析液，使其通过腹膜与血液进行物质交换而达到透析治疗目的的一种方法。

（1）适应证：①急性肾衰竭：经保守治疗无效出现下述情况时应进行腹膜透析：少尿或无尿 2 天以上；明显的水潴留，如重度水肿、血压增高和肺水肿等；有头痛、恶心、呕吐、嗜睡及意识障碍等尿毒症症状；血化学改变，如尿素氮＞357mmol/L，血肌酐＞884mmol/L、血钾＞6.5mmol/L。②内科治疗无效的严重水、电解质及酸碱平衡紊乱。③慢性肾衰竭。④各种外源性毒物或药物中毒。⑤某些内源性毒素中毒，如氨、尿酸、胆红素、内毒素等。

（2）禁忌证：以下情况需慎重考虑：①腹腔内有不明原因的疾患，或疑有肝、胰或其他脏器的损伤。②广泛的腹膜粘连或肠麻痹时，不但影响透析效果，而且插管时容易发生内脏穿孔，不宜勉强进行。③腹壁有广泛感染或蜂窝织炎时。④腹部手术应于术后 3～4 日之后进行。⑤限局性腹膜炎并非绝对禁忌证。

3. 血液透析　血液透析是利用人工肾体外循环装置进行的一种透析疗法。

（1）适应证：①急性肾衰竭。②慢性肾衰竭终末期，用以挽救和延长生命。③配合肾移植治疗肾衰竭。④中毒：用于不与血浆蛋白结合的毒物中毒时疗效好。

（2）禁忌证：严重感染、败血症、出血倾向、严重贫血、恶性高血压及心功能不全等情况不宜行血液透析。

【预防护理】

一、预防

1. 锻炼身体，增强体质，提高机体的抵抗力。

2. 消除各种外邪入侵和湿热内生的有关因素，如过食肥甘，感寒受凉等。

3. 注意个人卫生，勤换内裤，尿布要清洁卫生。

4. 积极治疗淋证、水肿等原发病证。

二、护理

1. 加强心理护理，解释疾病的发展过程，解除患者的紧张情绪，保持心情平静，切勿慌乱。及时进行诱导排尿。

2. 应准确记录每日尿量、尿次，把握病情变化。

3. 各种虚寒证尿道阻塞者，可在小腹部热敷或用温开水冲会阴部，诱导利尿。

4. 属急慢性肾衰竭所致者，应限制水分及高钠、高钾饮食入量。

5. 本证患者，若小腹急满，小便欲解不能，痛苦异常，一般治疗无效时，可导尿，以解除患者的暂时痛苦。

【文献选录】

《素问，宣明五气》："膀胱不利为癃，不约为遗溺。"

《素问·五常政大论》："其病癃闭，邪伤肾也。"

《素问·水热穴论》："肾者，胃之关，关门不利，故聚水而从其类也。"

《活幼心书·五淋》："有癃闭遗溺二证与淋不同，《内经·宣明五气》篇曰：'膀胱不利为癃，不约为遗溺'，盖癃闭者乃内脏气虚，受热壅滞，宣化不行，非涩非痛，但闭不通，腹肚紧满。"

《婴童百问·小便不通》："汤氏云：凡小儿小便不通，皆因心经不顺，或伏热，或惊起，心火上攻，不能降济，肾水不能上升，故使心经愈热，而小肠与心合，所以小便不通。"

《幼科金针·溺癃》："心火热甚，移于小肠，故短而涩，盖小便之行，皆赖肺气降下而输化，所以心火克金则失降下之令，故猝然闭塞。或大病之后，肺气虚不能下降，则壅塞膀胱，膀胱上下开闭自主，由气化则能出小便也。治当清金降气，略佐以升提之品，使其气一松，则自出矣。"

《幼科铁镜·小便不通》："小便不通由肺燥不能生水，当清肺中之热，而滋肾水之源，治宜用黄芩，黄连，天花粉、知母、麦冬、茯苓、木通、甘草等分服之。若脾湿气不上升，当健脾生金，先用泻黄散，随用六君子汤，若膀胱有热，涩滞其流，治用五苓散。"

《幼幼集成·小便不利证治》："小便不通，乃由脏气虚，受热壅滞，宣化不行，非塞非痛；但闭而不通，腹胀紧满，宜五苓散加车前、灯芯。"

【现代研究】

目前对本证研究较多的疾病是急慢性肾衰竭，儿科较多见的是急性肾衰竭。

一、证候学研究

王缨等将 121 例 CRF 患者分为血瘀证组 89 例和非血瘀证组 32 例，并与 40 例健康组对照，分别进行血液流变学和血液黏滞综合征的分类分级。研究发现，随着肾功能逐渐恶化，重、中度血瘀症患者数、血瘀症的发生率均明显增加（$P<0.05$），且随着肾功能逐渐恶化，血瘀症的积分值也明显增加（$P<0.05$）。提示 CRF 患者多有血瘀症表现，且随着病程日久、病情加重，血瘀症也加重[1]。

赵宗江等对5/6肾切除大鼠肾组织标本的PAS、PAM染色片，用图像分析仪分别对PAM染色的肾小球直径、肾小球截面积、系膜基质及血管壁面积进行定量分析，结果显示，5/6肾切除大鼠肾脏病理变化的基本特征为：肾小球系膜细胞增生、肾小球扩张、肾间质炎症反应、肾小管蛋白管型形成，并逐渐形成肾小球纤维化、硬化。进一步提示这些变化与中医的“瘀血”、“瘀浊”的概念相符合，说明肾小球直径、肾小球截面积、系膜基质面积、肾小球体积、肾小球基膜、肾小球及肾血管面积可作为肾纤维化、肾硬化的评价指标，5/6肾切除大鼠肾脏病理相当于中医瘀血证、瘀浊证。从而提示，CRF的中医治疗，化瘀和泄浊是关键[2]。李壮苗等通过测定50例CRF患者和30例健康人血浆内ET、6-酮-前列腺素F1α(6-keto-PGF1α)和血清一氧化氮(NO)的水平并进行比较，提示CRF患者均存在内皮细胞的损伤，但以偏实组更为突出，两者差异明显($P<0.01$)。ET可作为CRF邪实证的检测指标，而NO/ET、NO、6-keto-PGF1α可作为其本虚证的参考指标[3]。

阳晓等通过对681例CRF患者正虚证候特点的调查分析，显示气阴两虚证占42.3%，脾肾阳虚证占26.0%，脾肾气虚证占17.3%，阴阳两虚证占10.3%，肝肾阴虚证占4.1%。各正虚证型出现率差异有极显著性($P<0.01$)。其中气阴两虚证居各虚证之首，显著多于其他各证($P<0.01$)。气阴两虚证主要见于代偿期、失代偿期、肾衰期，尿毒症期气阴两虚证显著低于前3期(均$P<0.01$)；脾肾气虚证主要见于代偿期和失代偿期，其出现率仅居气阴两虚证之后，衰竭期和尿毒症期则极少见；肝肾阴虚证散见于各期之中，失代偿期、衰竭期出现率显著高于尿毒症期(均$P<0.01$)；脾肾阳虚证在代偿期、失代偿期及衰竭期之间差异无显著性($P>0.05$)，尿毒症期则极显著增多，且居各正虚证之首，差异均有显著性($P<0.01$)；阴阳两虚证特异性地出现于衰竭期和尿毒症期，后者出现率显著高于前者($P<0.01$)；在尿毒症期，阴阳两虚证紧居脾肾阳虚证之后，显著高于其他证候($P<0.01$)。结果提示，CRF早期以气阴两虚为主，晚期则以脾肾阳虚为主[4]。

二、治疗学研究

1. 急性肾衰竭　少尿期的辨证治疗综合各家报道，主要有如下几种：①气营两燔：用白虎汤透营转气，加生地黄、牡丹皮、玄参、丹参凉血散血，连翘、黄连清心热及滑石、白茅根利湿热。②热结膀胱：多数文献治以清泻热邪结合滋阴利水，可用桃仁承气汤、猪苓汤、犀角地黄汤、知柏地黄汤加减。③阳明燥实：为热毒蕴结大肠，腑气不通，可用调胃承气汤或增液承气汤。④肺热气壅：用宣白承气汤或葶苈大枣泻肺汤。也有人用泻大肠以宣肺气者，有报道采用单味大黄泡水服治愈麻疹合并尿潴留33例，皆在排大便时排尿成功。⑤肾络瘀阻：毒瘀交结，壅塞肾络，治以桃仁承气汤加减。⑥肾阴亏损：用知柏地黄汤加麦冬、白茅根、阿胶、生大黄。⑦气血两亏，阴阳俱虚：治以温肾益气，活血利水。多用肉桂、附子、黄芪、黄精、人参、苍术、白术、薏苡仁、白茅根、牛膝、猪苓、泽泻、丹参、川芎等。⑧邪陷厥阴：相当于严重尿毒症阶段，治宜平肝熄风，豁痰开窍，活血化瘀等综合疗法。方选镇肝熄风汤合羚羊钩藤汤，神昏加安宫牛黄丸。少尿期患者往往呃逆呕恶，严重者频繁呕吐，滴水不进，中药灌肠则备受重视，且效果理想。如刘广才等报道，用生大黄15～30g、牡蛎30g、黄柏10g、细辛3g、槐实15～30g水煎保留灌肠治疗小儿急性肾衰竭48例取得了较好效果。杨奠栋等用大黄20g、草果仁15g水煎灌肠治疗庆大霉素引起的急性肾衰竭也取得理想效果。多尿期多采用补肾固摄法治疗，多用固肾汤、六味地黄丸或麦味地黄丸合缩泉丸治疗。

2. 慢性肾衰竭　本病多属虚实兼杂之证，治疗多用攻补兼施的方法。综合分析各家报道，扶正多以温补脾肾、健脾和胃立法，祛邪多以通腑泄浊，活血化瘀立法。如黎昌勇等自拟温阳益气散瘀汤(黄芪30g,生晒参15g,生白术30g,薏苡仁30g,熟附片30g,鹿角片30g,杜仲20g,肉苁蓉30g,益智仁20g,台乌药15g,桃仁20g,甲珠10g,丹参20g,桔梗15g。余随证加减)治疗癃闭96例,治愈77例、显效15例、有效3例、无效1例,总有效率为98.9%[5]。余月明等以健脾利湿、活血化浊法治疗慢性肾衰,治疗组在对照组常规对症处理的基础上予中药党参15g,炒白术12g,茯苓12g,陈皮12g,半夏10g,藿香20g,草果20g,茵陈蒿20g,神曲15g,生大黄15g,黄连3g,三棱15g,莪术15g,当归10g,川芎15g。每日1剂,水煎分两次口服,连用10～18个月,结果显示治疗组血清肌酐、血尿素氮明显低于对照组($P<0.05$)[6]。伍劲华观察肾衰合剂对慢性肾衰患者的整体功能代偿及生活质量的影响。将138例随机分为2组,每组69例。对照组以西药常规对症治疗;治疗组在对照组治疗基础上加用肾衰合剂(药物组成:黄芪、补骨脂、淫羊藿、鹿衔草、鱼腥草各30g,白术、当归、大黄各10g,茯苓15g,川芎、菟丝子各20g,何首乌50g。以清水700ml煎至200ml),口服,1日1剂,每次100ml,1日2次。治疗均连续3月。观察2组治疗前后的血清血肌酐(Scr)、内生肌酐清除率(Ccr)、C反应蛋白(CRP)及白介素-6(IL-6)及生活质量的改变。结果表明治疗组实验室指标均优于对照组($P<0.01$);生活质量评分明显高于对照组($P<0.05$)[7]。

近年来众多报道提出集中药内服、灌肠、药浴、穴位贴敷、针灸等多种治疗手段于一体的"排毒双调综合疗法"来治疗CRF。如徐大基根据单位多年临床体会结合文献复习提出"中医整体排毒疗法"是治疗慢性肾衰竭晚期的总体思路。其主要内容包括口服中药汤剂或中成药、中药保留灌肠(中药结肠透析)、药浴疗法(皮肤透析)、中药外敷及静脉滴注中药制剂等。口服中药制剂用尿毒康冲剂(大黄、何首乌、黄芪、丹参等)、大黄胶囊,辨证结肠透析主要用大黄、蒲公英、金银花、牡蛎等,如阳虚较明显可加用熟附子20g,皮肤透析用干姜、柚子皮、麻黄等,熬成药液,加入38～40℃温水中,每日或隔日1次。2个月为1疗程,治疗晚期尿毒症患者(肾小球滤过率<10ml/min)共76例,总有效率及稳定率达到73.7%,延缓了尿毒症的透析期[8]。

赖申昌等以中医综合疗法治疗CRF20例,在对症治疗基础上,治疗组给予口服六味地黄丸加味以及本院中药制剂肾病Ⅰ号(主要成分为生大黄)、Ⅱ号胶囊(主要成分为天然冬虫夏草),静脉滴注丹参、黄芪注射液,另予中药灌肠,中药熏洗(麻黄、桂枝、生姜各10g,细辛3g,浮萍30g,藿香、苏叶各10g,煎汤5000ml洗浴)、中药外敷肾区、针灸治疗。观察表明,中医综合疗法整体排毒对Scr在178～442μmol /L患者有较好疗效,总有效率达95%,同时能降低尿蛋白,改善血液流变学[9]。

三、动物模型研究

1. 5/6肾切除慢性肾衰竭(CRF)动物模型　切除大鼠右肾引起的慢性肾衰模型,本法用广泛减少肾组织的方法制作慢性肾衰模型。取大鼠氯胺酮肌注麻醉后,常规消毒皮肤,腹部正中切口,暴露右肾,结扎肾门,剥离皮膜,切除右肾,然后暴露左肾,迅速切除上下极,立即以明胶海绵压迫止血,关闭腹腔,术后14～16周形成稳定的慢性肾衰模型。也可采用二期法:速眠新Ⅱ号1ml/kg大腿肌内注射麻醉大鼠,选取背左侧切口,暴露左肾,剥离肾包膜,将肾的上下级各1/3切除,明胶海绵压迫切面止血。1期手术后7天行2期手术,同样方法麻醉,右侧背部切开暴露右肾,结扎肾蒂,摘除右肾。

2. 切除大鼠右肾,并左肾缺血性急性肾衰模(ARF)型　SD雄性大鼠280～350g,戊巴比妥钠麻醉后,两侧腹切口,切除右肾,分离左肾蒂,暴露左肾动脉。无创伤性血管夹夹闭肾动脉60分钟,然后缝合伤口,动物复苏,血肌酐在缺血后1天达高峰,第7天下降至正常。

3. 腺嘌呤致大鼠慢性肾衰竭贫血动物模型 SD清洁级雄性大鼠，体重100±10g，用正常饲料喂养观察3～5天，体重增加，一般状态良好即开始用含腺嘌呤饲料喂养。腺嘌呤浓度为0.75%，投入量为300mg/(kg·d)，连续喂养7周。

4. 阳离子化牛血清白蛋白制作慢性肾衰动物模型 取雄性新西兰兔，每只兔从耳静脉注射带阳电荷牛血清白蛋白1mg，大肠杆菌内毒素0.5μg(溶解于2mlPBS中)为预免疫，1周后每只兔每日从耳静脉注射带阳电荷牛血清白蛋白25mg，持续5周，然后隔日注射带阳电荷牛血清白蛋白25mg，再持续5周做致病免疫，共10周。

5. 镉中毒慢性肾衰小鼠模型 1月龄雄性昆明小鼠，每千克饲料含蛋白63.1g、脂肪52.5g、糖270.2g，以含氯化镉1g/kg饲料的混合饲料喂养45天，后用正常饲料喂养，共需125天。慢性镉中毒时，对肾小管上皮细胞的损害是以直接作用为主，脱离接触后可恢复，对肾小球和肾间质的损害则有继发因素参与，当损害到一定程度时，即使脱离接触，继发因素仍持续存在，使肾小球和肾间质病变进行性加重而成CRF。

四、药效学研究

1. 中药治疗急性肾衰竭药效学研究 有不少报道探讨了中药对实验性急性肾衰动物的治疗作用，通过观察药物对急性肾衰竭模型动物的尿量、血、尿中离子和代谢产物含量的影响，以及用药后组织病理学的变化等了解药物的治疗机制。

(1)单味药研究：李仕梅等报道丹参能减轻大鼠由甘油所致的急性肾衰竭时肾小管上皮细胞变性、坏死，并使管腔内管型减少。还可增加肾血流量，改善肌酐清除率，降低尿素氮，并有利尿作用。丹参还能对抗肾缺血或庆大霉素毒性所引起的肾皮质Na^+-K^+-ATP酶活性下降，对肾损伤有防护作用。有报道人参总皂苷能预防庆大霉素的肾毒性，对热缺血兔肾功能有保护作用，能减轻组织损害，促进再生修复。冬虫夏草对肾脏的保护作用研究报道较多，如黎磊石等报道，该药可明显减轻庆大霉素和卡那霉素所致的急性肾小管损伤程度，并可促进实验大鼠肾功能的恢复。郑丰等还证明冬虫夏草可延迟蛋白尿出现，降低尿素氮上升幅度，尿中溶菌酶及N-乙酰-β-葡萄糖苷酶(NAG酶)也较低，可促进肾功能恢复。其机制可能与其减轻肾小管细胞溶酶体毒性损伤，保护细胞膜Na^+-K^+-ATP酶和减少细胞脂质过氧化的作用有关。杨胜达等报道川芎嗪也能拮抗庆大霉素所致的尿中NAG水平升高，说明该药对庆大霉素的肾毒性有一定的保护作用。其他还有报道当归、益母草、莪术等对急性肾功能损伤都有不同程度的保护和治疗作用。

(2)复方研究：有报道中药结肠灌注液Ⅰ号(由大黄、红花等组成)对氯化汞、甘油等所致的小鼠、大鼠及家兔中毒性及缺血性急性肾衰竭均有显著的防治效果。能使尿素氮及钾排泄增加，明显延长急性肾衰动物的存活天数，降低死亡率。本方能增加肾血流量，改善肾微循环，减轻肾间质水肿及肾小管的坏死程度，减少肾小管腔内管型，促进坏死肾小管的再生修复。另外，本方还能促进水分从肠道排出，并能促进纤维蛋白溶解和纤维蛋白(原)降解。由大黄、芒硝、桃仁、生地黄等组成的泻下逐瘀合剂也能明显降低大鼠缺血性急性肾衰竭模型的尿素氮、肌酐及主要脏器的脂质过氧化物的含量，并能减轻大鼠肾组织的瘀血程度，减少肾小管内管型数目。

2. 中药治疗慢性肾衰竭药效学研究 目前，大黄对慢性肾衰的作用已得到公认，对此研究较多。黎磊石等报道通过对大黄治疗慢性肾衰竭的系统研究提出大黄对延缓慢性肾衰竭有确切疗效，特别是在患者尚未进入终末期肾衰以前能够延缓其进程，并指出大黄这种作用的产生并不是由于其导泻作用，而是通过：①大黄对机体氮质代谢的影响。②缓解残余肾

"高代谢"状态。③延缓残余肾单位病变进程,特别是系膜细胞病理改变的发生及进展。④对机体脂质代谢的良性效应及其他一些尚未完全肯定的因素。肖炜等查询众多临床报道总结其作用机制如下:①改善氮质血症:降低血肌酐、尿素氮方面疗效肯定。②抑制肾脏代偿性肥大和高代谢状态。③抑制肾小球系膜细胞增生,减少细胞基质产生,其机制为抑制DNA和蛋白质合成。④纠正脂质代谢紊乱。⑤清除氧自由基。⑥对免疫系统的影响。⑦纠正钙、磷代谢异常[10]。刘继红等对42例慢性肾衰分组进行前瞻性对照临床研究,结果大黄组进入终末期肾衰(22.7%)明显少于对照组(55.0%)。

孙万森等用腺嘌呤灌胃建立CRF大鼠模型,并予川芎嗪注射液灌胃;测定接受川芎嗪的CRF大鼠、未接受药物治疗的CRF大鼠与正常大鼠的血浆内皮素(ET)及肿瘤坏死因子(TNF)水平。具体方法是:大鼠在实验室饲养1周,适应环境后,随机分为造模组30只和对照组15只。造模组大鼠以腺嘌呤400mg/(kg·d)灌胃,共25日,大鼠表现为精神萎靡,体重下降,血清尿素氮(BUN)、血肌酐(Scr)升高,血二氧化碳含量下降,表明已成功建立大鼠CRF模型。对照组以等容量自来水灌胃。第26日将造模组又随机分为治疗组和模型组各15只。治疗组予川芎嗪注射液1.6mg/(kg·d)灌胃,模型组以等量自来水约2ml/d灌胃,共处理30天。实验第56日乙醚麻醉大鼠,鼠尾动脉采血待测有关指标。结果示模型组ET及TNF显著升高($P<0.01$);经川芎嗪治疗组ET及TNF水平均显著降低($P<0.01$)。提示川芎嗪可能是ET及TNF有效的中药拮抗剂[11]。曹灵等探讨川芎嗪(TMP)对慢性肾衰竭(CRF)患者血浆内皮素(ET-1)和降钙素基因相关肽(CGRP)的影响及其意义,通过观察46例CRF患者,血肌酐在133~442μmol/L,未做血液透析治疗者,治疗组加用川芎嗪,对照组不用川芎嗪,检测两组患者治疗前、后血浆ET-1和CGRP含量以及血肌酐(Scr)浓度,治疗14天后,治疗组血浆ET-1下降、CGRP上升较对照组均有统计学差异($P<0.01$),而且治疗组Scr浓度下降较对照组有统计学差异($P<0.01$),表明TMP可通过减少内皮细胞ET-1的产生和促进CGRP的生成,改善肾脏血循环,对肾功能起保护作用[12]。

黄芪具有扩张血管,降低血压,抗血小板凝集,增加肾血流量,改善肾脏微循环和清除过氧化脂质作用。张琳等用黄芪注射液穴位注射治疗CRFⅠ~Ⅲ期患者43例,对照组予对症常规治疗,根据病情给予适当的休息和高热量低蛋白饮食治疗、采用相应的对症治疗措施。治疗组在对照组的基础上予黄芪注射液交替注射双侧足三里及肾俞穴,每日1次。治疗时,患者取卧位,于穴位处进行常规消毒后,用装有黄芪注射液的注射器快速垂直刺入穴位,得气后,将药液徐徐注入肌内,每穴0.5ml,30天为1疗程。结果显示治疗前后血清肌酐、尿素氮、内生肌酐清除率均较对照组明显降低,血红蛋白及血浆白蛋白较对照组升高,两组有统计学差异($P<0.05$)[13]。

陈以平等研究发现虫草制剂可升高血浆总蛋白和白蛋白,降低Scr和BUN水平,改善肾功能,减轻残余肾单位代偿性肥大,延缓肾小球硬化进度,减轻肾组织的病理损害程度,从而延缓CRF的进程[14]。朱淳等的实验研究表明虫草能显著改善CRF患者的氨基酸代谢紊乱,使下降的游离氨基酸水平有不同程度的提高,但不能使其完全恢复正常。

张盛光等报道益气补肾冲剂既能减少实验性慢性肾衰竭动物2,8-二羟基腺嘌呤结晶在肾小球和肾小管的沉积,又能使部分肾小球毛细血管不闭塞,以保证该部位肾小球的血供,从而保护了部分肾小球的功能,起到了延缓慢性肾衰竭的作用。王国柱等报道麻黄干浸膏能使慢性肾衰竭大鼠血中尿素氮下降39%,肌酐下降35%,甲基胍下降76%,胍基琥珀酸下降83%,血磷下降39%,血钙上升28%。尿中甲基胍排泄量平均降低49%~65%。表明麻黄干浸膏可明显改善慢性肾衰竭大鼠的肾功能，纠正高磷低钙血症，特别是能明显抑制甲基胍的产生，其作用机制是通过：①抑制肌酐的产生；②抑制羟自由基的产生，从而使甲基胍的产生量减少。阳晓等报道腹透配合参脉注射液（由红参、麦冬组成）肌注或腹腔内给药治疗5/6肾切除大鼠的肾衰竭，均能显著降低BUN、Cr水平，减缓肾脏病理改变，其中配合参脉注射液腹腔内给药降低BUN作用显著强于单纯腹透组。肾脏体镜视学分析显示，腹透配合参脉注射液腹腔内给药或肌注，对肾脏代偿性肥大及肾小球硬化的改善作用显著优于单纯腹透组。

参考文献

[1] 王缨，李国贤．慢性肾衰竭患者血液流变学指标及血液黏滞综合征与血瘀症关系的研究[J]．中国中西医结合肾病杂志．2003，4(2)：92-95.

[2] 赵宗江，牛建昭，杨美娟，等．5/6肾切除大鼠肾脏病理图像分析与中医证型的研究[J]．中国中西医结合肾病杂志，2002，3(4)：199-201.

[3] 李壮苗，杜建，魏仲南．慢性肾功能衰竭中医辨证与血中内皮素、一氧化氮、6-酮-前列腺素$F_{1\alpha}$水平的临床观察[J]．中医杂志，2001，42(12)：747-749.

[4] 阳晓，朱文锋，胡学军，等．681例慢性肾功能衰竭患者正虚证候分布特点调查分析[J]．中医杂志，1999，40(2)：112-114.

[5] 黎昌勇，付尤翠．温阳益气散瘀汤治疗癃闭96例[J]．四川中医，2005，23(8)：58-59.

[6] 余月明，崔建强，张凡，等．健脾利湿、活血化浊中药延缓慢性肾功能衰竭[J]．中国中西医结合杂志，2000，20(10)：727-728.

[7] 伍劲华．肾衰合剂对慢性肾衰患者整体功能代偿及生活质量影响的临床研究[J]．新中医，2008，40(10)：39-40.

[8] 徐大基．中医整体排毒疗法在尿毒症治疗中的作用[J]．广西中医药，2002，25(5)：1-2.

[9] 赖申昌，卢玲，马晓露，等．中医综合疗法治疗慢性肾功能衰竭临床观察[J]．辽宁中医杂志，2003，30(7)：538-539.

[10] 肖炜，邓虹珠，马云．大黄治疗慢性肾功能衰竭的临床与实验研究概述[J]．中国中药杂志，2002，27(4)：241-244.

[11] 孙万森，吴喜利，乔成林．川芎嗪对慢性肾功能衰竭大鼠血浆内皮素和肿瘤坏死因子的影响[J]．中国中医急症，2004，13(2)：109-110.

[12] 曹灵，孙兴旺，曹维，等．川芎嗪对慢性肾衰竭患者血浆内皮素和降钙素基因相关肽的影响[J]．中国中西医结合肾病杂志．2004，5(12)：717-718.

[13] 张琳，杨洪涛，刑海涛．黄芪注射液穴位注射治疗慢性肾衰竭43例临床观察[J]．中国中西医结合肾病杂志．2003，4(12)：720-721.

[14] 陈以平，邓跃毅，贺学林，等．虫草制剂对延缓慢性肾衰竭进展的实验研究[J]．中国中西医结合肾病杂志，2000，1(3)：140-143.

（翟文生）

第四节 尿　　血

【概述】

尿血，又称溺血、溲血。凡小便中混有血液或伴有血块夹杂而下称尿血。随出血量的多少不同，小便可呈淡红色、鲜红色、茶褐色或伴血块夹杂而下，临床可单独出现，不伴任何症状;也可兼见水肿、少尿或尿频、发热等全身症状。易反复发作,迁延难愈,属于中医学"血证"范畴。

本病西医学称血尿,指尿液中含有超过正常量的红细胞。仅在显微镜下发现红细胞的称为镜下血尿;尿液呈"洗肉水"色或血样甚至有凝块者称为"肉眼血尿"。中医古籍所讲的尿血是指肉眼血尿,而现代中医学则将镜下血尿也包括在内,且多属无症状性血尿的范畴。

尿血是儿科临床常见的一个症状,可发生于任何年龄和季节,见于多种疾病的过程中,其中绝大多数(90%～98%)血尿来自泌尿系疾患,尤其多见于各种类型的肾小球肾炎、泌尿系感染、泌尿系各类型损伤及畸形、泌尿系结石、特发性高钙尿等。此外,肾结核、泌尿系肿瘤、药物性肾损害以及全身性疾病如:过敏性紫癜、系统性红斑狼疮、流行性出血热、钩端螺旋体病等均可导致肾损伤而出现血尿症状。

尿血的论述,早在《内经》即有记载,称之为"溺血"、"溲血"。如《素问·气厥论》云:"胞移热于膀胱,则癃,溺血。"《素问·四时刺逆从论》云:"少阴……涩则病积溲血。"并阐述了热邪及情志太过在尿血发病中的意义。提出尿血为肾和膀胱之病变,与心和小肠亦有密切关系。有关小儿"尿血"的病名首见于《诸病源候论·小儿杂病诸候·尿血候》:"血性得寒则凝涩、得热则流散,而心主于血。小儿心脏有热,乘于血,血渗于小肠,故尿血也。"此外,《金匮要略》、《备急千金要方》、《景岳全书》、《血证论》、《证治准绳》等书对尿血病因病机、辨证治法及相应的方剂均不断有所充实和完善,相延至今,在临床上仍有重要的指导意义。

目前,肾小球性血尿的产生机制西医尚未完全阐明,但循环免疫复合物或原位免疫复合物的形成,免疫反应可导致肾小球肾炎早已明确。认为肾小球受损后,基膜断裂,红细胞从此裂缝中被挤出而形成血尿。西医对血尿一般任其自然病程的发展,缺乏有效的治疗方法和控制措施,而中医药却有着明显的优势。中医对不同病因、不同病理类型尿血之辨证论治规律的研究日渐深入,尤其对各种类型的肾小球肾炎尿血的辨证论治积累了丰富的经验,有较好的疗效,其在改善临床症状、消除肉眼或镜下血尿方面有着不可替代的优势。

【病因病理】

一、病因

引起尿血病因分为外感和内伤两端,常见的病因有外感、湿热、正虚及血瘀等因素。

1. 外感病因

(1)风热犯肺:风热之邪入侵,首先侵犯肺卫,肺失宣肃,不能通调水道,热邪下迫膀胱,灼伤脉络而致尿血。

(2)湿热蕴结:平素过食肥甘辛热之品,脾胃失运,积湿生热,湿热互结,蕴结下焦,脉络受损,血渗膀胱,故见尿血。如《太平圣惠方·治尿血诸方》所言:"夫尿血者,是膀胱有客热,血渗于脬故也。血得热而妄行,故因热流散,渗于脬内而尿血也。"

(3)疮毒内侵:外感疮毒之邪,由表入里,侵犯营血,迫血妄行,伤及膀胱脉络,引起尿血。

2. 正虚病因　人体血液的正常运行,有赖于脏腑、气血功能的正常与协调。当各种致病因素致脏腑、气血功能失调,则血液不能正常运行脉中,溢于脉络之外,由膀胱排出而发生尿血。

(1)阴虚火旺:小儿素体阴虚或热病之后耗伤津液,损及肾阴;过服补阳药物致肾阴亏耗;尿血失血日久,伤及肾阴;或劳伤于肾,损伤精血等,均可引起肾阴亏虚,水不济火,相火妄动,灼伤脉络,而致血尿。

(2)气不摄血:脾胃为后天之本,气血生化之源,若素体脾虚,或饮食不节,损伤脾胃,均可致使脾失健运，中气不足，统摄无权，血不归经，下渗水道，血随尿出，发为尿血。

(3)气阴两虚：久病不愈，或尿血迁延日久，必累及肾而耗伤肾之气阴，肾气亏虚，固摄无力，封藏失司，致精血下泄难止；肾阴亏虚，阴虚火旺，迫血妄行，络伤血溢，而致尿血，且日久难愈。

3. 邪恋因素

(1)邪热留恋：若感受外邪，失治误治；或肾虚生热，湿热互结；或久病未愈，正气虚弱，复感风热湿毒之邪，均可损伤脉络而致尿血反复不愈。

(2)瘀血内阻：跌仆损伤，手术之后，或邪热未清，早用固涩或久病伤络，均可是脉络壅滞，滞久为愈，瘀血结于下焦，络破血溢，渗入膀胱而成尿血。

二、病理

尿血的病位在肾与膀胱，与五脏皆有关系。其病理因素为热、瘀、虚，病理性质为本虚标实、虚实夹杂，以脾肾亏虚为本，以湿热与血瘀为标。因其虚实夹杂，外感内伤互为发病因素，故使血尿反复发作，而病久则易化湿成瘀，更致病情缠绵难愈。

肾与膀胱同属下焦，互为表里，无沦外感、正虚或邪恋，其共同的病理变化均为肾与膀胱脉络受伤。《金匮要略·五脏风寒积聚病》谓："热在下焦者则尿血。"《景岳全书·杂证谟·血证》指出："凡溺血证，其所出之由有三：盖从溺孔出者二，从精孔出者一也。""溺孔之血其来近者，出自膀胱，其来远者……必自精宫血海而出……"故下焦肾与膀胱脉络损伤，致血不归经，溢于水道，是发生尿血的基本机制。

尿血的发生与热邪的关系最为密切，热邪伤络是尿血产生、诱发或加重的因素。不论外感风热、湿毒及疮毒均可伤于太阳经脉，内传阳阴，结于下焦，致邪热伤及膀胱血络，迫血妄行，使血不归经，溢于水道，而发生尿血，其多为实热；而阴虚火旺，气阴两伤，虚火迫血妄行所致尿血者则为虚热。正如《证治汇补·溺血》指出："是溺血未有不本于热者，但有各脏虚实之不同耳。"可见，热邪是尿血发生的关键因素。

脏腑虚损也是导致尿血发生及病程迁延的一个重要因素。因正气虚，既易感受外邪，又易使湿热邪气留恋，致使气血失调，气滞血瘀，从而形成热、瘀、虚互为因果的病理状态。正如《证治汇补·溺血》指出："或肺气有伤……或脾经湿热……或肝伤血枯……或思虑劳心，或劳力伤脾……俱使热乘下焦，血随火溢"。

瘀血既是尿血的致病因素，也是发病过程中的病理产物，瘀血不去，又可加重尿血，是导致尿血反复发作或久治不愈的重要因素。在各种病因引起尿血后，出血必致留瘀，瘀血不散，血不归经，进一步损伤下焦脉络，而造成尿血反复不愈。

【诊断与鉴别诊断】

一、诊断要点

1. 明确诊断标准[1]　正常人尿中红细胞仅为每高倍视野 0～3 个，多来源于下尿道。血尿是指尿液中红细胞数超过正常含量，分为镜下血尿和肉眼血尿。

(1)镜下血尿：仅在显微镜下发现红细胞增多者称为镜下血尿。镜下血尿的检查方法和诊断标准目前尚未统一。常用标准有：①离心尿(10ml 中段新鲜尿，1500 转/分钟，离心沉淀 5 分钟，取其沉渣一滴置载玻片上于高倍镜下观察，RBC≥3 个/HP。②尿沉渣红细胞计数>8×10^6/L(8000/ml)。③尿 Addis 计数 RBC>50 万/12 小时，并 3 次以上才有病理意义。

目前常用的尿液分析仪(试纸法)检测尿潜血，其原理是利用血红蛋白的氧化性与试纸的呈色反应来进行半定量分析。但当尿中存在还原物质(如维生素 C>50mg/L),可呈假阴性;若尿中存在游离血红蛋白、肌红蛋白和过氧化酶等物质时可呈现假阳性。且健康人1.8%~5.8%尿分析潜血阳性,故尿潜血与镜检往往不平行,不能作为诊断血尿的依据,仅能用作筛查,血尿确诊尚需靠镜检。

近年来,许多医院开始采用 UF-100 尿沉渣分析仪替代传统的尿液离心镜检,进行全自动尿液分析。与传统显微镜方法比较,该系统大幅提高了尿液多种细胞计数的工作效率,并提供了尿液中红细胞的均一性或非均一性等相应参数,可以用作评估血尿来源。但是,因干扰因素太多、敏感性高、特异性差,缺乏一个在国际上广泛认可的测定程序。因此,传统的尿沉渣镜检仍然是目前公认的最佳参考方法。

(2)肉眼血尿:尿液呈“洗肉水”色或血样甚至有凝块者称谓“肉眼血尿”。肉眼血尿的颜色与尿液的酸碱度有关,中性或弱碱性尿颜色鲜红或呈洗肉水样,酸性尿呈浓茶样或烟灰水样。一般当尿红细胞>2.5×10^9/L(1000ml 尿中含 0.5ml 血液)即可出现肉眼血尿。

2. 排除假性血尿 假性血尿可见于:①红色尿,尿中某些人代谢产物及药物如卟啉尿、酚红、氨基比林等均可使尿呈红色,新生儿尿中排出较多的尿酸盐时也可呈红色,某些食物或蔬菜中的色素也可致红色尿。潜血试验及镜检红细胞均阴性。②血红蛋白尿及肌红蛋白尿,如阵发性睡眠性血红蛋白尿等。潜血阳性,但镜检阴性。③非泌尿道出血,如阴道或下消化道出血混入、月经污染等。

3. 确定病变部位 小儿血尿病因复杂,涉及的病种范围很广,诊断的关键是确定肾小球性及非肾小球性血尿,这有利于血尿来源的定位和进一步明确诊断。可结合病史、体检、伴随症状及相关实验室检查综合分析。

(1)肾小球性血尿:指血尿来源于肾小球。一般多见于:①原发性肾小球疾病,如急性、慢性及迁延性肾小球肾炎,急进性肾炎,肾病综合征,IgA 肾病。②继发性肾小球疾病,如系统性红斑狼疮、紫癜性肾炎、乙型肝炎病毒相关性肾炎。③遗传性肾小球疾病,如遗传性肾炎(Alport 综合征)、薄基膜肾病(家族性良性血尿)。④剧烈运动后一过性血尿。

(2)非肾小球血尿:包括:①血尿来源于肾小球以下泌尿系统:a. 泌尿道急性或慢性感染。b. 肾盂、输尿管、膀胱结石。c. 结核。d. 特发性高钙尿症。e. 特发性肾出血(左肾静脉受压或胡桃夹现象)。f. 先天性尿路畸形如肾囊肿、积水、膀胱憩室。g. 先天性肾血管畸形如动静脉瘘、血管瘤。h. 药物所致肾及膀胱损伤如环磷酰胺、磺胺、庆大霉素。i. 肿瘤、外伤及异物。j. 肾静脉血栓。②全身性疾病引起的出血,如血小板减少性紫癜、溶血尿毒综合征、阵发性睡眠性血红蛋白尿、血友病。

4. 判断血尿来源[2]

(1)肉眼观察:暗红色尿多来自肾实质或肾盂,鲜红色或带有血块者常提示非肾小球性疾患出血,血块较大者可能来自膀胱出血,尿道口滴血可能来自尿道。

(2)尿三杯试验:在患儿持续排尿过程中,用三只尿杯分别收集初、中、终各段尿液,然后进行血尿检查。初段血尿见于尿道疾病;终末血尿见于膀胱颈、三角区、后尿道及前列腺疾病;全程血尿则提示肾脏、输尿管及膀胱疾病。

(3)尿常规检查:血尿伴大量蛋白>++时考虑病变在肾小球,尿沉渣中如发现管型、特别是红细胞管型多为肾实质病变;血尿伴大量尿酸、草酸或磷酸盐结晶者要除外高钙尿症、结石。

(4)尿红细胞形态检查:近年来,国内外均采用相差显微镜及扫描电镜观察尿红细胞形态变化，认为当尿中红细胞出现形态变化和伴有血红蛋白丢失时，即变形的红细胞为主时，为肾小球性血尿，其机制一般认为，肾单位血尿是红细胞被挤压穿过病变的肾小球基膜受损和通过肾小管时受到管腔内渗透压、pH 及代谢物质(脂肪酸、溶血卵磷脂及胆酸等)作用，而发生外形及大小等的变化；当尿红细胞形态基本正常均一的，即为非肾小球性血尿，该均一红细胞血尿是尿路血管破裂出血造成，因而红细胞形态正常。此法鉴别血尿来源的符合率很高。因上述条件所限，近来国内许多单位又开展用普通光镜油镜头观察尿沉渣瑞氏染色涂片的红细胞形态变化，代替相差显微镜和扫描电镜，其结果一致，临床诊断符合率均在95%左右。一般评价标准为：严重变形红细胞，环状、芽孢、穿孔>30%以上称为肾小球性血尿、<15%时考虑为非肾小球性血尿。应注意：①选择有经验的人员进行，尽量避免因技术水平影响结果。②尿中红细胞<8000 个/ml 及尿比重<1.016 时结果不可靠。

二、鉴别诊断

尿血主要表现为镜下血尿，甚或肉眼血尿，需要与以下疾病相鉴别。

1. 血淋　血淋与尿血均以小便出血为主证，血淋同时伴小便滴沥涩痛或疼痛难忍，而尿血则多无疼痛，或仅有轻度胀痛感。两者鉴别要点在于疼痛的有无。正如《丹溪心法·溺血》指出：“溺血，痛者为淋，不痛者为尿血”。

2. 石淋　又称砂淋，为淋证之一。石淋和尿血均有小便出血，但石淋尿中常夹有砂石，且小便艰涩或刺痛，或排尿突然中断，或见小腹拘急或腰腹绞痛，尿出砂石则痛止。

3. 外伤尿血　因跌打或器械检查引起血络受伤所致血尿，一般外伤治愈，血尿即停，较少复发。

【辨证论治】

一、证候辨别

1. 辨病位　尿血的病位在肾与膀胱，肾与膀胱同居下焦。热在下焦则肾与膀胱受其蒸灼而出现尿血。如小便一开始见血并逐渐为清晰，多为尿道出血；终末见尿血者，则为膀胱出血；如小便自始至终混有血液的，多为肾脏出血。

2. 辨外感内伤　引起尿血的原因有外感内伤之分。由外感所致的尿血，以邪热为主，发病急骤，初起多见恶寒发热等表证；由内伤所致的尿血，一般起病较缓慢，先有阴阳偏盛、气血亏虚或脾肾虚衰的全身症状，其后表现尿血。外感尿血属实证，内伤尿血多属虚证。

3. 辨虚实　尿血之实证皆由“火”所致，虚证则有阴虚、气虚、脾虚、肾虚之分。凡起病急骤，尿色鲜红，尿道有灼热感，伴恶寒发热、口苦咽干、舌红、苔黄腻、脉弦数或浮数者，多属实证。若病程日久，尿色淡红、腰膝酸软、潮热盗汗、面红口干；或面色萎黄、倦怠无力、舌淡或淡红、苔薄白、脉细数或细弱者，多属虚证。外伤血瘀属实证；久病瘀阻乃属虚实夹杂证。

4. 辨阴阳　尿血以肾阴不足，阴虚火旺证为多见，若病程日久不愈，阴损及阳，转为阳虚，或阴阳两虚。凡尿色鲜红或淡红，伴头晕耳鸣、潮热盗汗、心烦不寐、舌红、脉细数者为阴虚。而尿色淡红、小便频数清长、面色萎黄、形寒怕冷、舌淡、脉细弱无力者为阳虚。

5. 辨血色　血液随小便而出，可因其出血量的多少，病程的久暂，而表现出血色的深、淡、鲜、黯。出血量少者，一般尿色微红；出血量大者，尿色较深，属火盛迫血者，尿血色鲜红；气血亏虚，气不摄血的，一般尿色淡红；若尿中夹有血丝、血块者，是属瘀血内阻之证。

二、治疗原则

尿血的治疗宜分虚实，实证尿血以祛邪为主，在疏风清热、清热利湿、泻火解毒的基础上佐以凉血止血；虚证尿血则以扶正为主，在养阴、益气，或气阴双补的基础上，应分别配合凉血止血、摄血止血之法。对虚中夹实之证，则应扶正驱邪兼顾，在养阴、益气、气阴双补的基础上，注意配合清热、化瘀、止血之法。

三、分证论治

（一）实证尿血

1. 风热犯肺

证候表现　起病前常有风热感冒史。尿色鲜红，伴恶风发热、咽喉疼痛、咳嗽、眼睑水肿、咳嗽，苔薄白，脉浮或浮数。

辨证要点　本证多见于急性肾小球肾炎或IgA肾病（反复血尿型）。可为肉眼血尿，也可为镜下血尿，临床以伴风热表证为特点。

治法主方　疏风宣肺，清热止血。越婢加术汤加减。

方药运用　常用药：金银花、连翘、麻黄、生石膏（先煎）、白术、甘草、生姜、大枣、白茅根、生地黄、小蓟等。发热加葛根、荔枝草；咽喉肿痛加蝉蜕、牛蒡子、板蓝根；咳嗽者加桑白皮、黄芩；若发病于盛夏伏暑，加益元散、黄连以清暑热；血尿明显加旱莲草、仙鹤草。

2. 热结膀胱

证候表现　起病突然，尿色鲜红，小便频数短涩，滴沥不爽，伴见恶寒发热，腰部酸痛，少腹作胀，大便秘结，舌质红，苔黄腻，脉弦数。

辨证要点　本证多见于急性尿道感染。临床以起病急、小便短赤、尿急、尿频或伴发热、舌红苔黄腻等湿热蕴结下焦证候为特点。

治法主方　清热利湿，凉血止血。八正散加减。

方药运用　常用药：木通、车前草、萹蓄、生山栀、生地黄、滑石（包，先煎）、生大黄、黄连、黄柏、土茯苓、甘草梢等。内热盛者，加知母、黄柏、龙胆草；尿血量多者，加地榆炭、蒲黄、藕节、琥珀；少腹胀痛者，加延胡索、川楝子、小茴香；腰部酸痛者，加杜仲、续断；小便频数短少涩痛者，加紫花地丁、蒲公英、淡竹叶。

3. 热毒迫血

证候表现　初起多见恶寒发热，继则高热头痛，骨节酸痛，烦躁，口渴喜饮，神疲乏力，尿血，血色鲜红，可伴有衄血、便血、肌衄，舌红，苔黄腻，脉弦数。

辨证要点　本证多见于皮肤疮毒引起的急性肾炎及过敏性紫癜引起的血尿。临床以尿色鲜红，伴发热口渴、烦躁、皮肤疮毒，或伴各种急性出血等热毒炽盛证候为特点。

治法主方　泻火解毒，凉血止血。黄连解毒汤合犀角地黄汤加减。

方药运用　常用药：黄连、黄芩、黄柏、山栀、牡丹皮、赤芍、生地黄、紫草、水牛角片（先煎）等。口干喜饮者，配玄参、麦冬、石斛；气阴两亏，神疲乏力者，加太子参、麦门冬、五味子；若病久瘀血内阻，尿血夹有血块，小便淋沥不爽者，加猪苓、白茅根、白花蛇舌草、琥珀等。

本证若属皮肤疮毒而致者，可用五味消毒饮加减（蒲公英、紫花地丁、野菊花、牡丹皮、车前草、小蓟、白茅根等）。

4. 心经郁热

证候表现　小便热赤，尿色鲜红，心烦不寐，口舌生疮，面红口干，渴喜冷饮，舌尖红，脉数。

辨证要点　本证多见于急性肾小球肾炎、IgA肾病等。为心经郁热，下移小肠，热灼脉络而致，以尿血热赤，伴见口舌生疮，心烦不寐为特点。

治法主方　清心泻火，凉血止血。导赤散合小蓟饮子加减。

方药运用 常用药：竹叶、木通、山栀、飞滑石、甘草梢、生地黄、小蓟、蒲黄、藕节、当归等。若有小便频数涩痛者，加紫花地丁、蒲公英、鸭跖草、车前子；口舌糜烂者，加黄连、金银花、连翘、青黛；口渴者，加麦门冬、玄参；不寐者，加莲子、灯心草、合欢皮、酸枣仁；血虚火旺，尿血量多者，加琥珀末、血余炭、阿胶、当归、丹参、牡丹皮；兼口苦胁痛等肝胆火旺症状者，加山栀、龙胆草。

（二）虚证尿血

1. 阴虚火旺

证候表现 尿血屡发，色鲜红或淡红，头晕目眩，耳鸣心悸，颧红潮热，咽干咽红，盗汗，虚烦不寐，腰膝酸软，遗精，舌红苔少，脉细数。

辨证要点 本证多见于急性肾炎恢复期，或慢性肾小球疾病（隐匿性肾炎、IgA肾病、紫癜性肾炎等）反复发作或迁延不愈病例。临床以血尿反复，伴咽干咽红、手足心热、舌红少苔等阴虚内热证为特点。

治法主方 滋阴降火，凉血止血。知柏地黄丸加味。

方药运用 常用药：生地黄、牡丹皮、山茱萸、泽泻、山药、茯苓、知母、黄柏、旱莲草、蒲黄、小蓟等。若尿血经久不愈，排尿不畅者，可配用琥珀末、车前子、花蕊石；咽干，加玄参、麦冬、芦根；心烦不寐者，加黄连、桂心；如低热缠绵，形体日渐消瘦者，加丹参、黄芩、百部、地骨皮。腰膝酸软者，加川断、狗脊、女贞子、旱莲草。

若肾阴虚，火不甚旺，且无实邪者，可用理血汤治疗。方中阿胶、山药补肾阴；白头翁性寒，凉血而有固脱之力，清肾脏之热而止尿血；茜草、海螵蛸化凝滞；龙骨、牡蛎固涩化滞；芍药滋阴清热和血。如有实邪则不宜固涩，以防留邪。

2. 气阴两虚

证候表现 尿血，血色鲜红或淡红，腰脊酸痛，神疲乏力伴自汗，面色潮红或萎黄，易感冒，潮热盗汗，手足心热，咽干咽红，舌淡红，苔薄白，脉细数。

辨证要点 本证多见于多种肾小球疾病的恢复期或慢性期。临床以尿血反复不愈，自汗，易感冒，潮热盗汗，伴咽干咽红，手足心热等气阴两伤证候为特点。

治法主方 益气养阴，凉血止血。生脉散合车前叶汤加减。

方药运用 常用药：党参、麦冬、五味子、车前叶、阿胶（烊化）、茜草、红花、黄芩、地骨皮等。盗汗者，加黄芪、浮小麦、煅牡蛎、糯稻根；若同时伴有肺痨，应以肺肾兼顾，合月华丸以增加滋阴润肺的功能。肾精亏虚者，加龟甲、鳖甲、冬虫夏草、杜仲；津伤口渴者，加鲜生地黄、玄参、天花粉、川石斛；虚烦不寐者，加酸枣仁、首乌藤、黄连、肉桂；低热不退者，加重清热退蒸之品，如青蒿、鳖甲、银柴胡、百部等。

3. 脾不统血

证候表现 久病尿血，色淡红，面色萎黄，体倦乏力，气短声低，或兼齿衄、肌衄，纳呆便溏，舌淡，脉细弱。

辨证要点 本证多见于慢性肾小球疾病、凝血异常等引起的尿血。临床以镜下血尿日久不愈，伴面色萎黄，体倦乏力，纳呆便溏等脾气虚弱证候为特征。

治法主方 补脾摄血。补中益气汤合归脾汤加减。

方药运用 常用药：生黄芪、党参、当归、柴胡、升麻、茯苓、陈皮、白术、甘草、炒蒲黄、仙鹤草等。纳少便溏者，加山药、炒谷芽、炒麦芽、焦山楂；血虚者，加四物汤合牛膝；尿血量多者，加赤石脂、阿胶、煅牡蛎、煅龙骨。

4. 肾气不固

证候表现　久病小便频数而清长，头晕耳鸣，腰脊酸痛，畏寒怯冷，手足不温，便溏或五更泄泻，舌淡，苔薄白，脉沉细弱无力。

辨证要点　本证多见于慢性肾炎、肾结核、肾下垂等病。临床以病程较长，小便色淡红或清，血尿时轻时重，平素以镜下血尿为主，劳累后加重，伴神疲乏力，头晕耳鸣，腰脊酸痛为特点。

治法主方　补肾益气，固摄止血。无比山药丸加减。

方药运用　常用药：熟地黄、山药、山茱萸、牛膝、肉苁蓉、菟丝子、杜仲、巴戟肉、茯神、泽泻等。腰脊酸痛，畏寒者，加鹿角片、狗脊；便溏者，去肉苁蓉，加炮姜炭；尿血不止者，加仙鹤草、蒲黄炒阿胶、女贞子、旱莲草、紫草、白茅根、陈艾叶；夜尿多者，加益智仁、桑螵蛸；尿血而兼手足厥逆亡阳之表现者，加熟附子、人参、五味子；肾不纳气，动辄气喘者，加补骨脂；因房室劳损而有尿血者，宜小菟丝子丸益肾固摄。

（三）邪恋尿血

1. 邪热留恋

证候表现　常见少量血尿迁延不愈，形体尚实，舌红苔黄或黄腻，脉细。

辨证要点　本证多见于急性肾炎恢复期、隐匿性肾炎、单纯型血尿等。镜下红细胞常在“＋”左右，面红，纳可，自感无明显临床症状。

治法主方　清热凉血。小蓟饮子加减。

方药运用　常用药：生地黄、大蓟、小蓟、旱莲草、白茅根、藕节炭、牡丹皮、女贞子、荠菜花等。

2. 瘀血内阻

证候表现　尿色紫暗成块，或鲜血与血丝或瘀块相兼，尿血反复不愈，伴少腹刺痛拒按，或可触及包块，或时有低热，舌质黯或有瘀斑瘀点，苔薄，脉沉涩。

辨证要点　本证多有外伤跌仆，或久病不愈史。临床以尿血夹有血块，腹痛拒按或有包块及舌黯有瘀点瘀斑为特点。

治法主方　行滞化瘀，活血止血。血府逐瘀汤加减。

方药运用　常用药：桃仁、红花、赤芍、当归、生地黄、川牛膝、柴胡、枳壳、甘草等。尿血量多加紫草、茜草根、琥珀、参三七；外伤所致可用云南白药以化瘀止血；瘀血郁久化热而有发热，可加黄连、山栀、牡丹皮。

【其他疗法】

一、中药成药

1. 银翘解毒丸　用于风热犯肺证。

2. 雷公藤多苷片　具有抗炎、调节免疫功能、改善微循环等作用，对明确诊断 IgA 肾病、紫癜性肾炎者有较好疗效。用法为 1mg/(kg·d)，分 3 次口服。注意血象及肝功能。

3. 黄连上清丸　由黄连、连翘、山栀、菊花、蔓荆子等组成，具有散风清热作用。对于外感风热引起的血尿，或血尿兼见咽痛、口腔溃疡等可配合用之。大便溏薄者忌服。

4. 三七总苷片　本品止血不留瘀，被历代医家誉为“止血之神药，理血之妙品”。总皂苷剂量小，质量高，能促进血液循环，增强巨噬细胞的吞噬功能，从而加强人体细胞代谢和免疫功能，用于血尿缓解期及恢复期气虚血瘀者。

5. 冬虫夏草制剂　本类制剂有百令胶囊、至灵胶囊、金水宝胶囊、宁心宝等，均为人工培养的虫草菌粉，作用与天然虫草相似，具有润肺养阴、益气补肾作用。药理学研究证实可调节免疫功能。一般用于血尿恢复期属虚者。辨证要点为舌苔薄白或少苔。服法为成人剂量的1/3～2/3。也可用冬虫夏草原药，每天1～3g，隔水蒸30分钟，连渣服，并可酌选红枣、太子参、枸杞子等同煮。

6. 保肾康片　本品为川芎提取物，具有活血化瘀、改善微循环作用。一般用于血尿缓解期伴瘀血证者。辨证要点为舌质偏黯或有瘀点，或面色晦黯。

二、单方验方

1. 白茅根汤　白茅根30～60g，水煎当茶服。用于各型尿血。

2. 荠菜汤　荠菜30～60g，水煎服。用于阴虚尿血。

三、针灸疗法

1. 体针　三阴交、肾俞、血海、气海、复溜，取1～3穴。1日1次，留针15分钟。治肾气不固尿血；行间、中极、劳宫为主穴，配穴阴陵泉、小肠俞。治心火内动，下焦湿热尿血；足三里、隐白、关元为主穴，配穴脾俞、膈俞、肾俞、三阴交。

2. 耳针　取肾、膀胱、内分泌、脾点1～2穴，埋针3～5天。尿血伴有结石者，取肾、输尿管、膀胱、交感、神门，经电脉冲耳穴治疗，再用王不留行籽贴压耳穴，使结石出而尿血止。

【预防护理】

一、预防

1. 加强锻炼，增强体质，防止外邪侵入。

2. 节制饮食，避免过食辛辣肥甘之品。

3. 注意卫生，勿坐卧湿地，勤换内裤，保持尿道口清洁。

4. 及时治疗感冒、疮疖、紫癜等疾患。

5. 避免不必要的导尿及泌尿道创伤性检查，以减少血尿发生。

二、护理

1. 尿血患者应注意休息，避免剧烈活动，尿血量大者应卧床休息。

2. 宜清淡饮食，忌食辛辣燥热之品。

3. 过敏体质者，忌食虾、蟹、鱼之类。

4. 尿血时注意观察尿色深浅变化及有无血块，并记录尿量情况。

5. 肉眼血尿期间，应注意心理护理，消除患儿对疾病的恐惧感，避免情绪激动。

【文献选录】

《金匮要略·五脏风寒积聚病》："热在下焦者，则尿血，亦令淋秘不通。"

《诸病源候论·小儿杂病诸候·尿血候》："血性得寒则凝涩，得热则流散，而心主于血，小儿心脏有热，乘于血，血渗于小肠，故尿血也。"

《丹溪心法·溺血》："大抵小便出血……痛者谓之淋，不痛谓之溺血。"

《证治准绳·杂病·诸血门》："所尿之血，岂拘于心肾气结者哉？推之五脏，凡有损伤妄行之血，皆得之心下崩者，渗于胞中；五脏之热，皆得如膀胱之移热者，传于下焦……肺金是肾水之母，持之通调水道，下输膀胱，若肺有郁热，妄行之血从水道入于脬中，而出现尿血。脾土是胜水之贼邪，水精不布，则壅成湿热，陷下伤于水道，肾与膀胱俱受其害，害则阴络伤，伤则血散入尿中而溲血。肝属阳，主生化，主疏泄，主藏血；肾属阴，血闭藏而不固，必渗入尿路中而溺血。"

《证治准绳·幼科·诸失血证》："然小儿多因胎中受热，或乳母六淫七情，浓味积热，或儿自食甘肥积热，或六淫外侵而成，若因母食浓味者，加味清胃散。怒动肝火者，加味小柴胡汤。忧思郁怒者，加味归脾汤。禀父肾燥者，六味地黄丸。儿有积热，小便出血者，实热用清心莲子饮，虚热用六味地黄丸。"

《医宗金鉴·幼科心法要诀·失血门》："溺血多缘精窍病，尿血分出茎或疼，牛膝四物汤调治，急宜煎服效从容。"

《幼幼集成·诸血证治》："小儿尿血，乌梅烧灰存性，研为细末。每次一钱，米饮调下。"

《类证治裁·溺血论治》："溺血与血淋异，痛为血淋，出精窍，不痛为溺血，出溺窍……如肺肾阴虚、口干腰酸，六味丸合生脉散。小肠火盛，血渗膀胱，导赤散。肝火脉洪，不能藏血，龙胆草汤加减；胆火溺血，头痛眩晕，当归饮；溺血日久，肾液虚涸，六味阿胶饮。"

【现代研究】

一、规范标准研究

因尿血并非单一独立疾病，故缺乏统一的规范标准研究，既往以肾小球性血尿临床研究报道较多。下面关于系膜增生性肾炎血尿的临床研究思路，[3]可供参考。

1. 中医辨证定性标准　①本虚证：凡具备下列证型表现其中3项者，即可辨为该型。气阴两虚：腰膝酸痛，神疲乏力，畏风自汗，动则尤甚，午后低热，手足心热，口干咽燥、长期咽痛，舌淡少津，脉细数或细弱。肝肾阴虚：腰膝酸软，头晕目眩，两目干涩，视物模糊，五心烦热，口干舌燥，舌红少苔，脉细数或弦细数。脾肾阳虚：腰脊冷痛，精神疲惫，面浮肢肿，小便不利，夜尿频多，面色无华，畏寒肢冷，足跟痛，纳呆便溏，舌嫩淡胖有齿痕，脉沉细无力、微细。②标实证：凡具备下列任何一项者，即可确定。热毒：发热，咽喉红肿疼痛，皮肤疖肿疮疡，脏器内痈；水湿：肢体困重，全身不同程度的水肿；湿热：舌苔黄腻、厚腻有垢，脉象濡数、滑数。上焦湿热：咽痛，胸闷咳嗽痰浊，面赤；中焦湿热：脘腹痞满，纳呆，恶心呕吐，大便黏滞不爽；下焦湿热：尿液浑浊、色黄赤，排尿灼热、涩痛不利；瘀血：病程经久，腰痛持续、刺痛，肢体麻木，皮肤粗糙，面色黧黑、晦黯，舌色紫黯、瘀点、瘀斑，脉细涩。

2. 中医辨证等级量化指标　评定中医常见症状体征等级。①中医本虚证症状体征等级：根据腰膝疼痛、神疲乏力等各项轻、中、重程度评分。②中医标实证症状体征等级：根据血尿颜色、出血量、水肿、纳呆、发热、咽喉肿痛等各项轻、中、重程度评分。

3. 微观辨证指标　配合实验室检测技术，作为评价肾性血尿的客观化指标。如：尿常规分析，尿相差镜检，尿红细胞平均容积测定等。

二、辨证论治研究

辨证论治是中医治疗尿血的基本方法。由于尿血的病因复杂，各家所观察的病种有异，故分型、立法、组方亦有区别。

1. 补肾活血法　肾为先天之本，主藏精及命门之火，宜藏不宜泄。而属于精微物质的红细胞超越常度随尿排出是肾失封藏，精微下注，故肾虚为病之本；"久病入络即瘀血"、"即已尿血，则必有瘀滞"，久病造成了机体的正虚邪恋，而瘀血正是邪实的重要组成部分，气虚不足以推血则可致瘀，阴虚内热而煎熬亦可致瘀。所以治宜从"补肾活血"入手。如郑健认为儿童单纯性血尿中，肾虚（尤其是肾阴精虚）为本，血瘀是标，两者相互影响，互为因果。针对性提出了"益肾活血"治法，临证选用六味地黄汤和桃红四物汤作为基本方化裁治疗，执简驭繁，每收效验[4]。

陈路自拟补肾活血汤，药用生地黄15g，白术20g，黄芪40g，女贞子25g，旱莲草25g，白茅根30g，滑石20g，阿胶10g，红花10g，丹参25g，白花蛇舌草20g，茜草20g，菟丝子20g。1

日1剂，文火煎煮，1日3次温服，4周为1个疗程。治疗结果疗效标准参考《中药新药临床指导原则》制定。显效：临床症状明显改善，离心尿镜检红细胞＜3个/HP；有效：临床症状有所改善，离心尿镜检红细胞减少50%以上；无效：临床症状无改善，离心尿镜检红细胞不减少或增多。结果显效12例，占24%；好转35例，占70%；无效3例，占6%，总有效率94%。方用女贞子、旱莲草、生地黄、阿胶补肾滋阴，用黄芪、白术补气健脾，亦有"补肾须不碍脾"之意，并在其基础上加入红花、茜草、丹参以活血化瘀行滞，共同合成主方，不用任何止血药而达到消除血尿的目的。现代药理研究表明：红花、丹参不仅可活血化瘀，还具有抑制肾脏成纤维细胞增殖，从而减轻肾脏病变之意，可有效防止肾小球硬化，间质纤维化的发生。肾脏既"主水"为水液代谢的重要脏腑，又"通调水道"乃尿液生成和排泄的主要器官，古人早有"水道之血宜利"的原则，因此治疗血尿勿忘利小便，故方用白茅根、滑石、白花蛇舌草。现代药理证实均有抗炎作用，有利于清除体内抗原，减少免疫复合物的形成。以上诸药合用共奏补肾活血，清热利湿之效，共同起到促进纤溶，抗变态反应性炎症，扩张肾脏血管，提高肾血流量，改善微循环，减轻肾脏病理损害及提高机体免疫功能的作用，故疗效显著[5]。

2. 清热凉血法　血尿的发病，主要由心、小肠之火热下迫肾与膀胱，损伤脉络，血溢水道而成；亦因外感六淫之邪，复因气阴亏虚，阴虚火旺，脾肾不足，固摄无权或气滞血瘀，络阻血溢所致。小儿为稚阴稚阳之体，肾常不足，若感染热毒，余热未清，致膀胱湿热下注，肾阴受损，则血尿顽固难消，治疗应以清热解毒、凉血止血为主。

张同园自拟凉血止血方治疗小儿急性肾炎恢复期血尿30例，疗效满意。药物组成：生地黄10g，大小蓟(各)12g，赤芍6g，白茅根30g，仙鹤草20g，益母草15g，旱莲草12g，知母10g，女贞子10g，枸杞子10g，白术20g。以2周为1个疗程，治疗1个疗程，血尿消失者(隔日验尿潜血及镜检红细胞消失3次以上)12例，2个疗程血尿消失者13例，3个疗程血尿消失者3例，总有效率为93.3%。随访半年，未见复发。方中生地黄、女贞子、旱莲草、枸杞子滋阴益肾；白茅根、仙鹤草、大小蓟、知母清利膀胱湿热，凉血止血；益母草、赤芍清热凉血、活血化瘀；白术益气扶正祛邪。诸药共奏滋阴益肾，清热利湿，凉血止血之功，故收效满意[6]。

崔建强等对急性肾炎恢复期临床多表现为反复血尿为主、并以镜下血尿尤为多见的特点，采用清热解毒、活血化瘀法治疗28例患儿，治愈率为78.6%，总有效率为92.9%。处方：金银花、连翘、半枝莲各10g，黄柏、车前草各6g，丹参15g，鱼腥草、益母草各20g，白茅根30g，灯心草、甘草各3g。方中丹参、益母草为活血化瘀之主药，益母草用量较大以加强活血化瘀之功效；白茅根清热凉血止血，对急性肾炎血尿颇为适宜。本方中金银花、连翘、半枝莲、车前草、鱼腥草、灯心草、黄柏等均为清热解毒之品，占全方的70%之多，可谓贯彻其宗旨[7]。

3. 益气健脾法　脾是气血生化之源，又有统摄血液的作用。脾虚不能统摄血液，血不循经或脾不升清，精微下泄，渗于膀胱，发为尿血或镜下血尿，部分患者甚至出现少量蛋白尿。正如《成方便读》所云："凡人身之血皆赖脾脏以为主持，方能统御一身，周行百脉，若脾土一虚，即失其统御之权……血为不守也。"小儿脾常不足，兼之血尿日久脾虚更甚。故临床上血尿日久，临床辨证属气不摄血者，宜用健脾益气法。

沈惠风等运用益气健脾法治疗单纯性肾性血尿87例，方以四君子汤加味(四君子汤合黄芪、当归、杜仲、白及、仙鹤草等)总疗程为3～6个月，显效率为55.4%，有效率达83.9%。方中重用补气的生黄芪、太子参、炒白术、云茯苓等药物以达到补益脾气，固摄精微的效果；黄芪、当归、仙鹤草、茜草具有益气生血止血之效。诸药合用共奏补益脾气，统摄血液之功[8]。

4. 活血化瘀法 血尿之因虽较为复杂，但从整体来看，瘀血内阻是诸多病理环节中的一环，它既是初始病因的结果，又是病变进展的重要因素之一。离经之血蓄积体内而为瘀血，瘀血内阻，不能循其常道，血不归经，溢于脉外，与尿液并行出于膀胱，进一步加重了出血，瘀血是血尿贯穿始终的病机之一。这同现代研究相一致。西医学认为，当肾脏受到侵害时，肾脏原发性损害所致的肾小球局灶性血管内凝血而形成循环障碍，肾小球基膜缺血缺氧，改变了基膜通透性，使原来难以透过的大分子血细胞混入尿液而出现血尿。这些与瘀血阻于脉络，使血不能循其常道，血不归经，与尿液并出于膀胱而加重血尿有许多共同之处。

虽部分血尿患儿瘀血征象不典型，但终因瘀血内阻，才致血不归经。所以，应当在整体辨证的基础上，重视瘀血内阻的辨证，进行及时纠正，不可一味收涩止血，否则加重瘀血，血尿更甚。西医学从血液本身及血流动力学方面来解释瘀血的形成：在疾病发展过程中，机体的凝血机制受到影响，纤溶活力减弱等，造成凝血功能高于抗凝功能，导致血液处于一种高凝状态，从而黏稠度增加、运行受阻，成为致病因素。药理研究证实：活血化瘀中药能纠正微循环障碍，改善血液流变性，使血流加快、细胞解聚、毛细血管网开放增多、局部血流量增加等；并可减轻炎症/免疫反应以及改善结缔组织代谢异常变化，从而保护血管内皮细胞，使血尿改善[9]。

单纯性血尿：从中医学角度看治疗原则宜扶正祛邪，标本兼顾。认为祛除病理因素是提高疗效的关键，提倡有瘀必化，祛瘀通络。从西医学病理角度看与凝血机制参与有关。国内也报道通过检测血流变指标发现患者多有血黏度增高，运用中医活血化瘀法治疗后，随着高黏血症的改变，病情也得到缓解，从而提示了“微观瘀血症”的存在。

急性肾炎恢复期血尿：黄瑞群等在知柏地黄汤基础上采用黄芪注射液、香丹注射液治疗本病 40 例，与中医结合治疗的 32 例进行对照观察，治疗组总有效率 97.5%，对照组 87.5%[10]。急性肾炎恢复期中，持续血尿常反映出肾小球炎症波动或持续炎症存在的问题，说明肾小球毛细血管可能处于持续痉挛缺血状态。中医学认为，黄芪具有补气固表、扶正固摄之功；丹参能活血化瘀，养血补血。

IgA 肾病血尿：吴元重等应用中药和解化瘀之品（柴胡、黄芩、党参、赤芍、川芎、当归等）治疗取得较好的疗效，并认为柴苓汤、当归芍药汤可提高患儿免疫力对肾脏病变起到活血化瘀和组织修补作用。

过敏性紫癜性肾炎血尿：有学者临床运用活血化瘀中药为主（桃仁、红花、紫草、山茱萸、丹参、女贞子、旱莲草等）治疗儿童过敏性紫癜肾炎血尿，目前，通过患儿甲皱循环的检测进一步证明该病血瘀情况的存在，并在活血化瘀中药治疗该病前后，血液流变性（全血黏度、血浆黏度、纤维蛋白质等指标）改变也明显优于对照组，临床有效率明显高于对照组，差异显著，且避免了激素及免疫抑制剂引起的诸多不良反应。

杜海华等从肾脏生理和中医理论结合角度分析：每个肾有 100 万肾单位组成，肾脏血流量占全身血流循环量的 1/4～1/5，具有排泄尿液，调节水、电解质及酸碱平衡和内分泌功能。从病理角度分析：主要为肾小球基膜增厚，系膜细胞及内皮细胞增生，免疫复合物、纤维蛋白原及纤维蛋白的沉积，补体的参与、炎性细胞的浸润等。这些会导致肾小球毛细血管的狭窄及阻塞，肾脏血流的缓慢和减少，肾功能低下。中医血液运行不畅，或体内离经之血不能消散，导致脏腑功能失调而引起疾病的理论与之相一致，所以活血化瘀法佐治小儿肾脏病应引起重视。近年来，应用低分子量肝素治疗肾脏病，川芎嗪在降血脂，改善高凝状态，减轻肾小球损伤及保护肾功能等方面显示出明显的优越性。更进一步说明活血化瘀法应用于小儿肾脏病的重要性[11]。

三、临床药效学研究

1. 抑制系膜增生的研究：丁樱针对“尿血”病阴虚兼湿热、血瘀证候较多，以养阴清热、活瘀止血为治法，并根据多年的临床经验精选药物研制成了清热止血（血尿停）颗粒，该方由生地黄、水牛角粉、知母、当归、旱莲草、生蒲黄、虎杖、三七、甘草等组成。药理学研究表明，本药具有抑制肾小球系膜细胞增生的作用。临床观察表明本药对临床以血尿为主要表现，病理以系膜增生为主要表现的肾小球肾炎具有良好的治疗效果[12]。

血尿安胶囊是一种主要由肾茶、小蓟、白茅根、黄柏等组成的中草药复方制剂。肾茶水溶性提取物可使严重病变的肾小管上皮细胞损害减轻，肾小球结构破坏减少，完整肾小球数目增加。相当部分学者观察了血尿安胶囊治疗肾小球性血尿的临床效果，发现对反复发作性肉眼血尿较持续性镜下血尿疗效好，系膜毛细血管内增生性肾炎的临床效果较其他病理类型好，具有清热利湿、凉血止血功效，有改善肾小球微循环、减轻免疫反应炎症介质产生的作用[13]。

2. 改善机体免疫功能的研究：有学者在常规治疗的基础上，加用自拟中药汤剂：荆介、防风、山栀、蝉蜕、金银花、连翘、黄芩、猪苓、侧柏炭、紫草、茜草、马勃等。治疗隐匿性肾炎单纯性血尿 26 例，结果提示该方剂具有清热解毒、凉血止血功效，能降低肾小球性毛细血管通透性、减轻免疫反应炎症介质的产生及肾脏损害，可显著改善机体免疫功能。

陈路德等采用自拟血尿停方治疗原发性肾小球性血尿 36 例，并与西药常规治疗的 34 例按就诊先后顺序随机对照观察，表明治疗组疗效明显优于对照组，且急性肾炎疗效最好，认为血尿停有益气化瘀、清热利湿、凉血止血的功效，可改善肾小球炎症及毛细血管的通透性，减轻免疫反应炎症介质的产生及肾脏病理损害，提高免疫功能[14]。

四、证型与客观指标相关性研究

探求尿血各证型的客观指标变化，寻找宏观辨证与微观变化之间的关系，也当前临床研究的热点。如有学者报道，对 54 例无症状血尿患者辨证分型后，进行尿红细胞形态相位差显微镜检及血液流变学检测，结果表明：脾虚型和肾虚型以变形红细胞血尿居多，其血液流变学改变较明显，原发病多属慢性肾小球疾病；热盛型和虚火型尿红细胞形态多属均一型或混合型，其血液流变学改变不明显，原发病以非肾小球疾病为多。

五、对血尿患儿心理行为的研究

随着医学模式的转变，患病儿童心理健康愈来愈得到重视。血尿持续或间断出现，加重患儿及家长的心理负担，易出现心理反应，影响疾病治疗效果及治疗的依从性，甚至可能导致盲目地乱投医求治。张建江等研究显示，血尿儿童组心理问题总检出率为 16.7%，显著高于健康对照组（5.0%）。提示在对于血尿儿童诊治的过程中，除应关注患儿生物学因素外，还应当注意其心理行为问题，进行适当干预。焦虑是对外部事件或内在想法与感受一种不愉快的体验，其涉及轻重不等，但性质相同因而相互过渡的一系列情绪。表现形式上，它至少包括主观紧张不安的体验、行为上运动不安及自主神经唤起症状。如焦虑程度恰当并主要针对某种特定情境，可视为一种正常反应，若为自由浮动的、泛化的或程度过强，则成为一种异常或病理状态。本研究血尿儿童母亲 SAS 标准分显著高于健康儿童母亲组，提示血尿儿童母亲易出现焦虑情绪。分析其原因，考虑可能子女有血尿对父母来说是一种应激原。对儿童健康的担心，经济、精力的投入都会使父母情绪发生变化。在某些病程较长或慢性疾病的患儿父母中焦虑是主要的情绪障碍。因性别角色不同而存在不同期望，母亲被赋予较多照顾小儿身心的责任，基于对小儿血尿本身的恐惧及担心疾病长期不能痊愈，患儿母亲承受着心理上的巨大压力，因此可能更易出现焦虑、不幸预感、静坐不能、睡眠异常等焦虑症状。研究发现，肉眼血尿与镜下血尿组其母亲焦虑程度无明显差异，但文化程度为初中以下的母亲组较高中以上的母亲组焦虑程度严重。提示无论血尿表现形式如何，对患儿母亲焦虑程度的影响未见显著差异。母亲学历越高，其焦虑程度相对较轻，可能与学历与工作机会和收入关系越来越密切有关，使之更能有经济支持来为患儿诊治血尿，同时文化程度高母亲更易获取相关的信息，能够采取积极的应对方式。儿童正处于成长阶段，身心发育均不成熟，对母亲的依赖性较强。在儿童患病期间，母亲是患儿的支撑者、保护者、利益上的代表者，直接影响着患儿康复。研究血尿儿童 PSC 调查积分与其母亲 SAS 标准之间存在正相关，说明母亲的焦虑情绪变化很容易影响到子女的心理行为健康。可能与母亲的焦虑情绪导致对儿童过度关爱、过度保护，不能对孩子适龄限制，再加上频繁就医，逐渐对孩子心理行为模式产生影响。因此，对血尿儿童的母亲，尤其是文化程度较低母亲，应积极进行心理指导，及时提供正确的医疗信息，提供必要的社会支持，以消除其紧张焦虑心理，可能有助于血尿儿童的心理行为健康[15]。

六、存在问题与展望

目前，中医对不同病因、不同病理类型尿血之辨证论治规律的研究日渐深入，积累了丰富经验，临床实践证明确有一定疗效。但肾性血尿仍是临床工作中的一个难题，有关尿血的实验研究还较少。要提高尿血的诊断及治疗水平，必须结合现代科学技术、宏观与微观相结合，同时要注意对病因、病位、病性及其与证候类型、治法方药的关系、规律进行研究，必须善于发现问题、总结规律，认真筛选有效方药，从一点一滴做起，才可能使血尿的临床研究有所突破。

参考文献

[1] 易著文．实用小儿肾脏病手册[M]．北京：人民卫生出版社，2005：38-42.

[2] 黄建萍．小儿血尿的诊断思路[J]．实用儿科临床杂志，2000，15(2)：116-118.

[3] 曹式丽，杨洪涛，何永生．系膜增生性肾炎血尿的临床辨治方案探讨[J]．中国中西医结合肾病杂志，2005，6(5)：291-292.

[4] 吴群励，翁端怡．郑健教授益肾活血法治疗儿童单纯性血尿探析[J]．中国中西医结合肾病杂志，2004，5(12)：688-689.

[5] 陈路．补肾活血法治疗肾小球性血尿 50 例疗效观察[J]．实用中医内科杂志，2008，22(6)：42.

[6] 张同园．“凉血止血方”治疗小儿急性肾炎恢复期血尿 30 例[J]．江苏中医药，2008，40(1)：10.

[7] 崔建强，张凡，王涛，等．清热解毒活血化瘀治疗小儿急性肾炎恢复期血尿[J]．四川中医，2000，18(8)：44.

[8] 沈惠风，李群，李鹤．益气健脾法治疗单纯性肾性血尿的临床研究[J]．成都中医药大学学报，2006，29(1)：18-19.

[9] 刘杰文，齐淑玲．血瘀证实质和活血化瘀药物作用机理的研究[J]．中医药通报，2003，2(1)：2-9.

[10] 黄瑞群，黄艳生．黄芪、香丹注射液治疗儿童急性肾炎恢复期血尿 40 例[J]．湖南中医杂志，2004，20(2)：49.

[11] 杜海华，成爱武．活血化瘀法佐治小儿肾脏病初探[J]．河南医药信息，2002，10(5)：57-58.

[12] 嵩冰，丁樱，张红敏，等．血尿停冲剂加 S-9 对肾小球系膜细胞凋亡及 bax 和 bcl-2 表达的影响

[J]. 深圳中西医结合杂志,2003,13(1):15-17,20.

[13] 刘迅. 血尿安胶囊治疗隐匿性肾炎单纯血尿疗效观察[J]. 中国中西医结合肾病杂志,2008,9(1):77.

[14] 陈路德,李贵满,金晓微,等. 血尿停治疗原发性肾小球性血尿36例临床对照观察[J]. 中国中西医结合肾病杂志,2003,4(7):407-408.

[15] 张建江,宋学勤,丁娟娟,等. 母亲因素对血尿儿童心理行为的影响[J]. 实用儿科临床杂志,2007,22(11):854-855.

(丁　樱)

第五节　尿　　频

【概述】

尿频是以小便频数为特征的疾病,是儿科临床的常见病。婴儿时期因脏腑之气不足,气化功能尚不完善,若小便次数较多,无尿急及其他所苦,不为病态。

尿频属中医淋证的范畴,其中有相当一部分属于热淋证,西医所论之泌尿系感染、结石、肿瘤、白天尿频综合征等疾病均可出现尿频。泌尿系结石、感染已在热淋、石淋中述及,本节所讨论的主要是白天尿频综合征。

尿频是儿科常见病,一年四季均可发病,多发于学龄前儿童,尤以婴幼儿时期发病率较高,年长儿发病率低。从性别看,女孩发病率高于男孩。本病经过恰当治疗,预后良好。但若迁延日久,则可影响小儿身心健康。

尿频早在《内经》中即有论述,如《灵枢・口问》曰:"中气不足,溲便为之变。"《素问・脉要精微论》亦云:"水泉不止者,膀胱不藏也。"隋唐时期多将尿频混于淋证中论述,如《诸病源候论》、《备急千金要方》等,宋代的儿科专著《幼幼新书》已将小儿尿频与淋证分节论述,说明对尿频的认识已较深入。

现代对小儿尿频的研究多集中在热淋、石淋方面,而对小儿白天尿频综合征的研究较少,目前能见到的少数报道,也多集中在临床治疗方面,而关于本病的实验研究尚未见报道。

【病因病理】

一、病因

1. 肺脾气虚　病后失调,肺脾气虚,肺气虚宣降失常,不能将水津布散周身,脾气虚运化无力,升清无能,清气不能上输于肺而布散全身,导致水津不布而下行,而致尿频发生。

2. 肾气亏虚　先天禀赋不足,或后天营养失调,或病久失于调养,终致肾气不足,肾与膀胱为表里,肾虚膀胱气化失常,约束无力而致小便频数。

3. 阴虚火旺　素体阴虚,或热病之后阴液耗伤,肾阴不足,不能潜阳,虚火内生,虚火下移膀胱,膀胱约束无力而致尿频。或肾阴不足,不能上济心火,心火下迫,移热膀胱,亦可致尿频发生。

4. 湿热蕴结　外感湿热,或食积日久,酿湿生热,湿热内蕴,下注膀胱,膀胱失约,而尿频自生。

5. 肺经蕴热　外感热邪,或食积化热,热邪郁肺,升降失常,随经络影响及膀胱,清气不升,精化为浊,故小便增多,膀胱失约,开合失常则尿频。

二、病理

1. 病变关键部位在肾与膀胱　尿频的发生关键部位在肾与膀胱。肾主水,与膀胱相表里，膀胱的气化主要靠肾气主司，各种原因，只要能导致肾气不足，则使膀胱气化失司，尿频乃生。若外邪侵袭，湿热蕴结，下迫膀胱，则也可致膀胱失约而生尿频。除肾与膀胱外，尿频的发生也与脾、心、肺有关；中气不足，运化失常，升清无能，水津下输则尿频；心阴不足，或肾阴不足，不能上济心火，心火亢盛，或肺经热郁，移热膀胱，使膀胱失约，则小便频数。

2. 病机属性需分虚与实证　小儿尿频的发生有虚有实，肾气不足，膀胱失约；肺脾气虚，水津不布；肾阴不足，心火过亢皆脏腑虚弱为患，属虚证。肺经热郁，膀胱湿热则属实证。临床上虚实之间也可互相转化，脏腑虚弱，卫外不固，易感外邪，外感风热，湿热内侵则可见虚中有实之象；湿热内蕴日久可损伤肾气而见肾气亏虚之证。

【诊断与鉴别诊断】

一、诊断要点

1. 白天小便次数增多，或难以计数，甚则5～10分钟即小便一次，每次尿量少，或只有数滴，无尿痛，尿频在睡眠状态时消失。

2. 尿常规正常。尿培养阴性。

二、鉴别诊断

1. 热淋　热淋特征为小便频数，淋漓不尽，往往有尿痛，尿道灼热，或尿血等表现，或伴发热、腰痛、尿常规、尿培养有阳性发现，与尿频只是小便频数而别无所苦不同。

2. 石淋　石淋以小便淋漓，尿流突然中断，或尿有沙石，尿血为特征。B超可有阳性发现，与尿频易于区别。

3. 消渴　消渴以多饮、多食、多尿和消瘦为特征，在小便方面也可以表现为小便次数增多，但其每次小便量大，与尿频之小便频数、点滴而出不同。

【辨证论治】

一、证候辨别

1. 辨别虚实　尿频在临床上以虚证为多，以肺、脾、肾三脏亏虚为主，但也有实证者，以湿热内蕴为主。虚证除尿频外，多伴有面色萎黄或㿠白，形神疲惫，多静少动，易汗纳少，便溏溲清，甚则畏寒怕冷，腰膝酸软，舌淡脉弱等症。实证则表现为小便频数，尿道口微红，烦躁易怒，睡眠不安，舌质红，苔黄，脉滑数有力等症。

2. 分清寒热　尿频临床上有寒证热证之分。寒证多由脏腑虚弱，脾肾阳虚所致，多见面色㿠白，便溏溲清，畏寒怕冷，腰膝酸软等症。热证由外感所致者，多表现为小便频数，尿道口微红，食欲不振，腹胀便秘，舌质红，苔黄腻，脉滑数等症，也有内伤所致者，常由肾阴不足，虚热内生，多表现为颧红盗汗，口干口渴，舌尖嫩红，苔少而干，脉细数无力等症。

二、治疗原则

尿频的治疗以鼓舞气化、固缩小便为总的法则，临床根据导致膀胱气化失常的原因不同，分别采用温补肾阳、补脾益肺、滋阴降火、清热利湿等法。

三、分证论治

1. 肾气不足

证候表现　小便频数，点滴而下，体弱神疲，面白少华，少气懒言，便溏溲清，手足不温，或见方颅、鸡胸、齿迟，舌质淡边有齿痕，苔白，脉沉细无力。

辨证要点　本证临床上多表现为反复发作，病程较长，以小便频数，体弱神疲，面白少华，便溏溲清，手足不温，舌淡边有齿痕，脉沉细无力为特征，与肺脾气虚之面色萎黄，纳差神疲，容易出汗，舌淡，脉缓弱诸症不同。

治法主方　温肾化气，固涩下元。桑螵蛸散加减。

方药运用　常用药：桑螵蛸、益智仁、党参、茯神、远志、龙骨、乌药、菟丝子、补骨脂、甘草。形寒怕冷、手足不温者加官桂研末冲服或嚼服；便溏者加山药、薏苡仁；纳差加焦神曲、炒麦芽。

乌药既能通利小便而在淋证、癃闭中常用，也能缩尿治疗尿频亦有较好效果，其根本原因在于能温肾化气以助膀胱气化，无论尿频，还是癃闭，只要是由于膀胱气化失常者皆可用之。临床证实，乌药在治疗小儿小便频数方面确有较好疗效。另外，益智仁也有很好的缩尿作用，临床可以重用至15～20g。

2. 肺脾气虚

证候表现　小便频数，点滴而出，不能自控，入睡即止，面色萎黄，容易出汗，形体消瘦，精神倦怠，食欲不振，舌质淡，苔白，脉缓弱。

辨证要点　本证特征为小便频数，面色萎黄，易汗消瘦，倦怠乏力，食欲不振，舌质淡，苔白，脉缓弱。偏肺气不足者以面㿠气短，容易出汗为特征；偏脾气虚者，以形体消瘦，精神倦怠，食欲不振为特征。

治法主方　益气补肺，固摄缩尿。补中益气汤合缩泉丸加减。

方药运用　常用药：黄芪、党参、白术、陈皮、升麻、当归、柴胡、益智仁、乌药、山药、甘草。便溏者加薏苡仁；汗多者重用黄芪，可用至15～25g，加龙骨、牡蛎；食欲不振者加炒麦芽。

3. 阴虚内热

证候表现　小便频数，五心烦热，盗汗，口干欲饮，大便干结，舌尖嫩红，苔少，脉细数无力。

辨证要点　本证特征为小便频数，五心烦热，盗汗，口干而渴，舌嫩红，苔少，脉细数无力，与形神疲惫，面色无华，气短乏力，容易出汗等气虚证不同。

治法主方　滋阴清热。知柏地黄丸加减。

方药运用　常用药：知母、黄柏、生地黄、山药、山茱萸、泽泻、茯苓、牡丹皮、益智仁、甘草。心火偏旺，溲赤心烦者加竹叶、木通、白茅根；盗汗明显者加地骨皮、生龙骨、生牡蛎；便干加瓜蒌、火麻仁。

阴虚内热可由湿热伤阴转化而来，此时之阴虚多伴有湿热，临床上要详辨湿热、阴虚之孰轻孰重，以免利湿伤阴，养阴助湿之弊。

4. 湿热蕴结

证候表现　小便频数，点滴而下，尿色较深，尿道口轻度发红，烦躁不安，口渴不欲饮，肢体困倦，腹满不欲食，舌尖红，苔黄厚，脉滑数。

辨证要点　本证以小便频数、尿色较深、尿道口发红、口渴不欲饮、舌质红、苔黄厚为特征。偏热者则烦躁不安，尿道口发红较为突出；偏湿者则肢体困倦，腹满不欲食，苔厚腻等症较为突出。

治法主方　清热利湿。八正散加减。

方药运用　常用药：车前草、山栀、萹蓄、瞿麦、牛膝、白茅根、竹叶、甘草。湿偏重加苍术；热偏重加连翘、黄柏；热邪伤阴者加沙参、石斛。

【其他疗法】

一、中药成药

1. 济生肾气丸　用于肾气不足证。

2. 金匮肾气丸 用于肾气不足证。

3. 补中益气丸 用于肺脾气虚证。

4. 知柏地黄丸 用于阴虚内热证。

二、食疗方药

狗肉 250g，黑豆 100g。炖汤分次服。用于肾气不足证。

三、针灸疗法

百会、关元、中极、三阴交，针刺，1 日 1 次或隔日 1 次。用于脾肾虚弱证。

四、推拿疗法

每日下午揉丹田 200 次，摩腹 20 分钟，揉龟尾 30 次，较大儿童可用擦法，横擦肾俞、八髎，以热为度。用于脾肾气虚证。

五、西医疗法

目前治疗白天尿频综合征多采用硝苯吡啶或消炎痛口服。硝苯吡啶 0.3～0.5mg/(kg·d)，分 3 次口服；消炎痛每次 0.5～1mg/kg，1 日 3 次口服，3 日为 1 个疗程，若 1 个疗程无效，可再用 1 个疗程。其他药物还有阿米替林、山莨菪碱、谷维素、丙胺太林、麻黄素、维生素 B 族、碳酸氢钠、锌等。

【预防护理】

一、预防

1. 注意卫生，防止外阴部感染及异物刺激。

2. 勤换内裤，不穿开裆裤，不坐地玩耍，养成良好的排尿习惯。

3. 注意饮食调理，增加营养，加强锻炼，增强体质。

二、护理

1. 多与小儿玩耍，分散其对小便的注意力，避免精神紧张。

2. 小便频数要注意勤换尿湿的衣裤，尿道口发红者可用清水清洗或用野菊花、黄柏、苦参煎汤外洗。

3. 护理人员应向患儿家长开展健康宣教，给患儿一个舒适、温暖、关爱的生活环境，以满足患儿对爱和安全的需要。

【文献选录】

《诸病源候论·小儿杂病诸候·小便数候》："小便数者，膀胱与肾俱有客热乘之故也，肾与膀胱为表里，俱主水，肾气下通于阴，此二经既受客热，则水气涩，故小便不快而起数也。"

《类证治裁·闭癃遗溺》："夫膀胱仅主藏溺，主出溺者，三焦气化耳。"

【现代研究】

小儿尿意频繁可能与大脑皮层发育不完善，对排尿中枢抑制能力较弱，膀胱神经功能失调有关，也可能与中枢或周围神经病变引起膀胱尿道调节功能失常有关。也有人认为与轻微的感染、尿道异物刺激、尿液偏酸有关。目前对本病的病因尚不明确。中医对白天尿频综合征的研究只局限于临床治疗，尚未见到关于本病的实验研究报道。在临床治疗上多数认为脏腑虚弱，特别是脾肾功能不足是本病的主要原因，治疗上多以温补为法；也有以清热利湿为法者；少数认为肺热郁结可致尿频，而采用辛凉宣肺之法治疗；此外，针灸治疗本病也取得了较好效果。

1. 辨证方药

(1)温补脾肾法：李洪如根据《金匮翼》"肺脾气虚不能约束水道而病不禁者"的理论，采用补气温肾治疗小儿尿频30例，药用黄芪12g，益智仁、桑螵蛸各10g，焦白术，乌药、制附子各6g。阳虚小便清长加肉桂3g冲服；气虚少动加党参10g；外感流涕加桔梗6g。取得较好效果。侯桂莉采用培元益气法治疗小儿白天尿频综合征36例，药用益智仁、乌药、山药、金樱子各10g，党参、黄芪各12g，白术、陈皮各8g，升麻、柴胡、甘草各5g。最少服药3剂，最多12剂，全部治愈。也有人报道采用养心安神方法治疗小儿白天尿频综合征取得较好效果，药用甘麦大枣汤加味。刘兰用理气安神法理气调脾，舒畅气机，从而使散乱之气收，且实脾也有益肾之功，从而达到治疗尿频的目的[1]。

(2)清热利湿法：郭亦男等认为本病的发生与膀胱湿热关系密切，湿热蕴结下焦是整个病机中的关键所在。小儿由于乳食不知自节，喂养不当，乳食无度或过食肥甘生冷，均易导致乳内积，积热蕴滞，湿热内生，下注膀胱，膀胱气化不利而引起小便频急、淋沥涩痛。常选用清热解毒、消积、利湿通淋之品。自拟加减八正散治疗小儿尿频，效果安全可靠，无毒副作用，复发率低，经济实用，值得临床推广[2]。

(3)清热宣肺法：彭宪章认为尿频的主要病变在肺、肾、膀胱三经，与心和脾也有一定关系。肺之肃降失常，肾之开合失司，膀胱约束无力，均可致水液失其常度。如热邪郁肺，肺气升降失常，随经络影响肾与膀胱，也可致小便频数。采用麻杏石甘汤清宣肺气而取得很好效果。谭仲宁应用麻黄汤治疗小儿尿频伴肺经病变者，收到显效[3]。

(4)补肾理气法：王武强据临床所见病例中肾虚以肾气虚为多见，阴阳两虚、肾阴虚也不少见。故治疗以益智仁、补骨脂、菟丝子、山茱萸、怀山药以补肾，阴阳兼顾，有所侧重。再予柴胡、升麻、乌药、陈皮、川楝子疏肝理气；兼有脾气虚者加黄芪、党参；兼湿邪者加苍术、黄柏、泽泻。辨证施治，标本兼顾，再辅以一定的思想诱导，综合治理，切中病机，取得较好的疗效[4]。

(5)补中益气法：马艳锋采用补中益气汤加味治疗尿频50例效佳。认为补中益气汤诸药合用共奏补脾益肾之功，令中气得补，统摄有权，肾精得固，封藏功能恢复，尿频自愈。姚凌峰应用春泽汤治疗小儿尿频症18例效果显著。春泽汤由人参、白术、茯苓、猪苓、泽泻、桂枝组成。方中人参、白术补肺气，健脾气；桂枝、茯苓通阳化气；泽泻入膀胱，开气化之源。该方一开一阖，不偏不倚，互为相须，相得益彰。加减需衡量患儿之偏胜决定药量，对小便热而黄者酌减人参、桂枝，加滑石、车前子。最长疗程11日，最短3日，平均8日[5]。

(7)调补心肾法：刘海军认为该病病因病机多为小儿脏腑娇嫩，形气未充，或眼见异物或耳闻异声，惊恐伤肾，以致肾气不固，心气淫乱，膀胱失约，气化不宣，不能温制水液则小便频数。治疗以调补心肾为主。由人参、当归、茯神、远志、桑螵蛸、金樱子组方，治疗小儿白天尿频综合征取得理想效果[6]。

(8)固肾缩尿法：李秀花自拟固尿汤治疗小儿白天尿频综合征120例，方取黄芪、桑螵蛸、煨益智仁各10g，研细冲服或水煎服，1日1剂，分2次口服，3剂为1疗程，一般1～2个疗程见效。陈婉姬应用固肾缩尿汤治疗小儿白天尿频综合征32例，方由山药、生黄芪、菟丝子、补骨脂、覆盆子、桑螵蛸、益智仁、升麻、金樱子、乌药、陈皮、麻黄组成。现代药理研究证明，麻黄碱能兴奋膀胱括约肌，使排尿次数减少，如果用量过大甚至可能造成尿潴留；桑螵蛸则有轻微的抗利尿作用，使尿液生成减少[7]。

2. 针灸疗法　罗星照报道采用针刺治疗小儿白天尿频综合征22例，全部治愈。方法：直刺关元、中极1～1.5寸，足三里(双)1～2寸，三阴交(双)1～3寸，每穴强刺激1分钟，关元和中极可透刺，不留针，一般针刺3～4次即愈。也有采用补足三里、关元、三阴交，灸百会，或加关元先针后灸，或加耳针神门、膀胱、尿道等方法治疗本病的报道。陈美芳等报道采用针药并用治疗白天尿频综合征，将苯巴比妥 0.1g 或安定 10mg，经注射用水稀释至 2ml，用 6 号针头刺入足三里穴(双)，待得气后抽吸无回血，将上药缓慢注入 1ml，小儿酌减，每日 1 次，7 日为 1 疗程。适当配合针刺内关、百会、四神聪、三阴交穴，口服维生素 B_1、谷维素起协同安慰作用，治疗 31 例，治愈 25 例，总有效率 96.7%。

邢坤采用艾灸治疗小儿白天尿频综合征 80 例，疗效满意。灸法用于小儿较针刺更易于接受。艾灸关元穴有充益肾气、固摄下元的作用；中极为膀胱募穴，可振奋膀胱的气化功能；百会穴升清阳气，据现代研究，有调节大脑皮质的作用，可达到标本兼治[8]。

现代生物全息学说也证明了耳是人整体结构与功能信息的缩影。耳穴贴压通过所贴敷的颗粒对耳朵表面的特定脏腑穴位进行刺激，从而达到调节脏腑功能的作用。治疗选用神门、交感以调节交感与副交感神经，又因肾主水，司气化，开窍于二阴，与膀胱相表里，取肾、膀胱、尿道口诸穴，内分泌穴调节内分泌功能；皮质下穴调节大脑皮层。耳穴贴压简单易行、价格低廉，克服了小儿服药困难的缺点，使患儿易于接受，对机体无毒副作用，临床效果明显，是治疗小儿非感染性尿频的好方法[9]。

3. 贴敷疗法　班东林等用伤湿止痛膏贴敷中极穴治疗小儿白天尿频综合征，本法兼具药物与穴位的双重治疗作用，且有经济、简便、无不良反应等优点，值得临床推广。王海燕等采用生姜泥贴敷关元穴和脐治疗小儿原因不明尿频，效果明显。李种泰采用穴位埋线配合中药敷脐治疗小儿白天尿频综合征 35 例取得良好疗效。肠线作为一种异体蛋白，在体内需停留一段时间才被缓慢吸收，利用这一特性，把羊肠线埋入穴位能较长时间刺激穴位使之持续发挥效应，从而调节患儿自主神经系统，建立起大脑皮质和脊髓排尿中枢的正常条件反射，加强膀胱的约束功能。同时埋线所选穴位心俞、神门、肾俞、太溪分别为手少阴心经和足少阴肾经的背俞穴和原穴，具有补养心肾之功效。肚脐为人体生命之根蒂，为真气所系，用此穴温养益气、培肾固本以鼓舞正气，并且其处皮肤浅薄，血管丰富，药物易于透入吸收。因此，在穴位与羊肠线双重长效作用下，达到治疗小儿白天尿频综合征的目的[10]。

4. 激光穴位照射疗法　施炳培等报道采用激光穴位照射治疗白天尿频综合征，一部分采用氦-氖激光治疗仪治疗，功率 1～5mW，波长 6328A，光斑直径 5～8mm，通过光导纤维直接点在穴位上进行照射治疗。另一部分应用半导体砷化镓激光治疗仪，波长 9040A，输出激光峰值功率 300mW 以上，连续可调，光脉冲频率 250～1000Hz，光斑直径 0.1～7mm，取穴百会、三阴交、关元。每天照射 1 次，如 5 次效果不明显，则加用肾俞或足三里，每次每穴照射 5 分钟，10 次为 1 疗程，1 疗程无效者，则停止治疗。治疗 63 例，痊愈 56 例、好转 7 例。

5. 心理疗法　功能性尿频在儿科十分常见，它是儿童发育过程中的一种暂时性心理行为障碍，多因大脑皮层及皮层下中枢功能不成熟或膀胱神经调节功能失调所致，故应重视心理治疗在儿童心理行为疾病及心身疾病治疗中的广泛应用。徐岩通过心理治疗小儿白天尿频综合征，认识到心理治疗与药物治疗儿童白天尿频综合征疗效之间差异存在高度显著性。验证了心理治疗在该病治疗中的主导作用[11]。裴群等认为当患儿膀胱神经功能失调时极易出现尿频。多数是因为环境和生活方式的改变而发病，其次是受惊吓、疾病和强烈的精神刺激所致。故治疗前应了解病史，即：①治疗前了解有无发育畸形、泌尿系统感染、外伤及近期饮水过多等病史。②尽量让患儿自述病情，在正确了解患儿心理矛盾的同时观察心理与疾病的有关的问题，了解育儿人员和患儿的相互关系。③观察排尿间隔时间。在不影响生理需要的情况下，尽量控制茶水、汤类、牛奶等摄入量，以减少尿量。训练患儿控制排尿，出现尿意主动控制，开始仅延迟排尿 1～5 分钟以后逐渐延长 30 分钟 以上。经过一段时间训练，逐渐增强患儿控制排尿的能力，同时给予适量的奖励，加强效果，鼓励患儿向小朋友学习，一起玩耍，一起上厕所，培养定时排尿的习惯。同时对于年幼儿还应分散其注意力。

参考文献

[1] 刘兰．理气安神法治疗小儿尿频 58 例[J]．河北中医，2001，23(8)：613.

[2] 郭亦男，李源，张国峰，等．加减八正散治疗小儿尿频 30 例疗效观察[J]．长春中医药大学学报，2008，24(2)：218.

[3] 谭仲宁．从肺论治小儿尿频例析[J]．实用中医内科杂志，2004，18(4)：310.

[4] 王武强．补肾理气法治疗小儿神经性尿频 40 例[J]．陕西中医，2003，24(11)：1022.

[5] 姚凌峰．春泽汤治疗小儿尿频症 18 例[J]．天津中医药，2003，20(5)：60.

[6] 刘海军，杨秀丽．调补心肾法治疗小儿神经性尿频症[J]．四川中医，2005，23(3)：75.

[7] 陈婉姬．固肾缩尿汤治疗小儿神经性尿频 32 例[J]．浙江中医杂志，2002，37(5)：196.

[8] 邢坤．艾灸治疗小儿神经性尿频 80 例[J]．上海针灸，2007，26(11)：10.

[9] 李峻峰，王湘茗，邢春霞，等．耳穴贴压治疗小儿非感染性尿频 56 例[J]．中医外治杂志，2003，12(4)：52.

[10] 李种泰．穴位埋线配合中药敷脐治疗小儿白天神经性尿频症 35 例[J]．现代医药卫生，2007，23(15)：2320.

[11] 徐岩．心理治疗小儿白天尿频综合征的临床疗效观察[J]．中国妇幼保健，2005，20(16)：2130-2131.

（翟文生）

第六节 遗 尿

【概述】

遗尿是指 5 岁以上的小儿不能自主控制排尿，经常睡中小便自遗，醒后方觉的一种病症。

遗尿可分为原发性遗尿和继发性遗尿、单纯性遗尿和复杂性遗尿。原发性遗尿是指遗尿从婴儿期延续而来，从未有过 6 个月以上不尿床；继发性遗尿是指有过 6 个月以上不尿床期后又出现尿床。单纯性遗尿是指仅有夜间尿床，白天无症状，不伴有泌尿系统和神经系统解剖或功能异常；复杂性遗尿是指除夜间尿床外，白天伴有下泌尿系统症状，常为继发于泌尿系统或神经系统疾病。儿童最常见的仍为原发性单纯性遗尿。

国外有资料报道，其 5 岁时的发病率为 15%～20%，7 岁时的发病率为 10%，虽然每年以 15%的比例自然缓解，但仍然有 1%～2%的患儿持续到成人，给患儿身心健康带来严重影响。国内资料表明，5 岁以上儿童的发病率为 5.0%～13.5%，在校小学生的平均发病率为 10.77%。男孩多于女孩，约为 1.5∶1。本病大多病程长，或反复发作，重症病例白天睡眠中也会发生遗尿，它伤害了孩子的自尊和自信，对健康的心理状态和完善人格的形成极为不利，应得到广泛的重视。

中医学对本病早有较全面的认识，《灵枢·九针》明确指出："膀胱不约为遗溺。"《诸病源候论·小便病诸候·尿床候》也说："夫人有于睡眠不觉尿出者，是其禀质阴气偏盛，阳气偏虚者，则膀胱肾气俱冷，不能温制于水，则小便多，或不禁而遗尿。"嗣后，历代医家均认为小儿遗尿多系虚寒所致，常用温补之法。

现代对本病有了深入的了解，内服外敷、针推并施的综合疗法，不仅提高了本病的治疗效果，而且使本病的理法方药进一步丰富和完善。

【病因病理】

一、病因

1. 禀赋不足　先天禀赋不足，素体虚弱，肾气不足，下元虚寒，则闭藏失职，膀胱气化功能失调，而发生遗尿。

2. 病后失调　大病久病之后，失于调养，致使脾运失健，肺气虚弱，“上虚不能制下”而遗尿。

3. 湿热内蕴　或因疾病影响，或因饮食失调，以致湿热内蕴，郁于肝经，肝经疏泄失利，移热于膀胱而致遗尿。

4. 情志失调　突然受到惊吓，或因小儿自幼缺乏教育，没有养成良好的夜间排尿习惯；或因小儿白天嬉戏过度，夜间睡眠过深，呼唤不应；或骤然更换新环境等，均可造成遗尿。

现代研究认为，蛲虫病、尿道畸形、隐性脊柱裂、脊髓炎、脊髓损伤、癫痫、大脑发育不全、膀胱容积小、尿路感染等，都可能导致遗尿。

二、病理

1. 下元虚寒　肾为先天，职司二便，与膀胱相表里，膀胱为州都之官，主藏溺，小便的潴留和排泄为膀胱气化功能所司约，而膀胱气化功能的正常发挥又赖于肾的气化功能来调节。若小儿先天禀赋不足，后天病后失调，素体虚弱则肾气不固，下元虚寒，膀胱气化功能失调而致遗尿。正如《诸病源候论·小儿杂病诸候·遗尿候》说：“遗尿者，此由膀胱有冷，不能约于水故也。”《幼幼集成·小便不利证治》也说：“睡中自出者，谓之尿床，此皆肾与膀胱虚寒也”。

2. 脾肾两虚　肾主水液，脾主制水，脾肾功能正常，则水液固摄有权，气化有序。由于小儿有“脾常不足”、“肾常虚”的生理病理特点，若失于调养或因它病导致脾肾虚弱，则水液代谢紊乱而发生遗尿。

3. 肺脾气虚　肺为水之上源，有通调水道，下输膀胱的作用，脾主运化水湿而能制水，肺脾功能正常，方能维持机体水液的正常输布和排泄。若病后失调，致肺脾气虚，则水道制约无权而见遗尿。

4. 心肾失交　心主神明，内寄君火，肾主水液，内藏相火，心火下炎以温肾水，肾水升腾以济君火，水火既济则心有所主，肾有所藏。若因教养不当，或睡眠较深，不易唤醒，失去对排尿的警觉，与心主神明功能失调有关，心神不宁，水火不济，故夜梦纷纭，梦中遗尿，或欲醒而不能，小便自遗。

5. 肝经湿热　肝主疏泄，肝之经脉循阴器，抵少腹。若因湿热之邪蕴郁肝经，致肝失疏泄，或湿热下注，移热于膀胱，致膀胱开合失司而遗尿。正如《证治汇补·遗溺》所说：“遗尿又有夹热者，因膀胱火邪妄动，水不得宁，故不禁而频来”。

西医学目前对本病发病机制尚不完全清楚，文献报道与染色体异常（遗传因素）、睡眠觉醒障碍、膀胱功能紊乱、夜间抗利尿激素分泌缺陷等因素有关。

【诊断与鉴别诊断】

一、诊断要点

1. 睡眠较深，不易唤醒，每夜或隔几天发生尿床，甚则1夜尿床数次。

2. 3岁以上若平均每周≥7次即可诊断，而5岁以上则以每周≥2次为标准。

3. 小便常规及尿培养多无异常发现。

4. X线摄片检查，部分患儿可发现有隐性脊柱裂，泌尿系X线造影可能见结构异常。

二、鉴别诊断

1. 尿失禁　其尿液自遗而不分寐寤，不论昼夜，出而不禁，在小儿多为先天发育不全或脑病后遗症的患儿。

2. 神经性尿频　其特点是患儿在白昼尿频尿急，难以制约，入睡后尿频消失，无器质性疾病者。与遗尿迥然有别。

【辨证论治】

一、证候辨别

遗尿的辨证重在辨其虚实寒热。遗尿日久，小便清长，量多次频，兼见形寒肢冷、面白神疲、乏力自汗者多为虚寒；遗尿初起，尿黄短涩，量少灼热，形体壮实，睡眠不宁者多为实热。虚寒者多责之于肾虚不固、气虚不摄、膀胱虚寒；实热者多责之于肝经湿热；虚实夹杂者又当责之于心肾失交。临床所见，虚寒者居多，实热者较少。

二、治疗原则

虚证以扶正培本为主，采用温肾阳、健脾运、补肺气、醒心神等法；肝经湿热之实证宜清热利湿为主。除内服药物治疗外，针灸、推拿、外治疗法及单验方等均可根据病情酌情选用。

三、分证论治

1. 下元虚寒

证候表现　睡中遗尿，醒后方觉，每晚1次以上，小便清长，面色皖白，腰膝酸软，形寒肢冷，或有智力稍差，舌淡苔白，脉沉迟无力。

辨证要点　本证是小儿遗尿的常见证候，病程较长，夜尿频多，全身虚寒之象较为突出。肾为先天之本，内寓命火，下元虚寒，膀胱失约，故见小便清长，夜尿频多；肾阳不足，髓海失养，故见阳虚气馁之症。

治法主方　温补肾阳，固涩止遗。菟丝子丸加减。

方药运用　常用药：菟丝子、肉苁蓉、制附子(先煎)、补骨脂、桑螵蛸、牡蛎、五味子、山药、乌药等。方中附子性热不宜久服。补骨脂性温入肾经，补肾壮阳，为历来治遗尿之要药，可作单方应用，用时取本品炒10～20分钟后，研细。3～9岁每次服1.5g，10～12岁每次服2.4g，每晚用温开水冲服。缩泉丸(益智仁、山药、乌药)有温肾健脾、暖膀胱、止遗溺之功能，对于病证较轻者，较为适宜。可适当配合针灸、推拿疗法，以提高疗效。

2. 脾肾两虚

证候表现　尿量多，尿色清，寐深不易唤醒，面色淡白，精神不振，纳呆便溏，舌淡苔薄白，脉沉缓。

辨证要点　由于脾肾两虚，水无所制，故遗尿量多、次频；肾虚火不暖土，脾虚运化失健，故见面色淡白，纳呆便溏。

治法主方　温补脾肾，固脬缩尿。巩堤丸加减。

方药运用　常用药：菟丝子、五味子、益智仁、补骨脂、茯苓、山药、桑螵蛸、山茱萸等。若困睡不醒者加石菖蒲、远志以清心醒神；纳呆便溏者加党参、白术、炮姜温中健脾。本病疗程较长，由于小儿易实易热，疗程长则易从阳化热，故可酌加反佐之品，如山栀、黄柏等，但剂量宜轻。

本证论治，重在脾肾双补，塞流澄源，五子衍宗丸补肾益元，补中益气汤补脾升陷，缩泉丸加桑螵蛸收摄固约，三方合用，共奏补益脾肾元气以澄源，约束膀胱水道以固涩之功。也可用薏苡仁30g，山药15g，乌药6g，水煎1日2次分服。同时可配合外敷、针灸诸法。

3. 肺脾气虚

证候表现　睡中遗尿，量不多但次数频，面色无华，神疲乏力，少气懒言，食欲不振，大便溏薄，自汗出，易感冒，舌淡苔薄白，脉缓弱。

辨证要点　本证多因病后失调，肺脾气虚，上虚不能制下，以致睡中遗尿，尿频量多；少气乏力，自汗出，易感冒为肺脾气虚必备之证候。

治法主方　补肺健脾，固摄止遗。补中益气汤合缩泉丸加减。

方药运用　常用药：人参、黄芪、白术、升麻、柴胡、乌药、益智仁、桑螵蛸等。可加入麻黄以加强其宣发温煦之功，裨肺气得宣，膀胱得固，则遗尿可止，常用量为每剂3～5g。除肝经湿热证外，其余各证均可配合应用。

4. 心肾失交　证候表现　梦中尿出如白天小便状，白天多动少静，寐不安宁，易哭易惊，记忆力差，或五心烦热，形体较瘦，舌红苔少，脉沉细而数。

辨证要点　本证为心肾不交，水火失济之证候，以白天玩耍过度，夜间梦中自遗为特点。心火偏亢，阳不入阴，则见寐不安宁，易哭易惊；肾阴不足，阴虚生内热，故见五心烦热，脉沉细而数。

治法主方　清心滋肾，安神固脬。交泰丸合导赤散加减。

方药运用　常用药：黄连、肉桂、生地黄、竹叶、木通、甘草等。嗜寐难醒加石菖蒲、远志。若系阴阳失调而梦中遗尿者，可用桂枝加龙骨牡蛎汤以调和阴阳，敛阴潜阳。必要时配合针灸、推拿疗法以增强疗效。

5. 肝经湿热

证候表现　睡中遗尿，小便黄而尿少，性情急躁，夜梦纷纭，或夜间龂齿，手足心热，面赤唇红，口渴饮水，甚或目睛红赤，舌红苔黄腻，脉滑数。

辨证要点　本证为湿热内蕴，郁于肝经，下迫膀胱所致。尿少尿黄，夜间龂齿，性情急躁，目睛红赤，属肝经热盛。证属实热，误补则生他变。若有小便涩痛则属淋证。

治法主方　清热利湿，缓急止遗。龙胆泻肝汤加减。

方药运用　常用药：龙胆草、黄芩、山栀、木通、车前子(包煎)、泽泻、柴胡、生地黄、甘草等。若夜卧不宁，龂齿梦呓较显著者，加黄连、连翘、茯神。若湿热化火，上犯心神，下迫小肠，水火相扰，开合失司者，宜清热泻火，豁痰理气，用黄连温胆汤；若久病不愈，耗伤阴液，肝肾亏损而见消瘦、低热、盗汗、舌红、脉细数，用知柏地黄丸以滋阴降火。

【其他疗法】

一、中药成药

1. 夜尿宁　用于下元虚寒证。

2. 缩泉丸　用于脾肾两虚证。

3. 补中益气丸　用于肺脾气虚证。

4. 五子衍宗丸　用于肾虚不固证。

5. 龙胆泻肝丸　用于肝经湿热证。

6. 知柏地黄丸　用于阴虚火旺证。

二、食疗方药

益智仁、乌药，小茴香各10g，装入猪膀胱内，用线将口扎紧，与鸡内金10g一起，用砂锅以文火将猪膀胱煮至烂熟，去药渣，加入大青盐10g，早晚空腹吃猪膀胱喝汤，连服5剂为1

疗程。用于肺脾气虚证。

三、针灸疗法

1. 体针

(1)主穴:通里、大钟、关元穴,先针通里,以泻法强刺激,得气后再针大钟穴,留针10~15分钟,起针后再用艾条温和灸关元穴3~5分钟,1日1次,6次为1疗程。或取长强穴,快速刺入皮下5分,沿尾骨和直肠之间,深刺1.5寸许。配穴:气海、足三里及肾俞、三阴交,交替使用,1日或隔日1次。用于脾肾两虚证。

(2)针刺百会、关元、中极、三阴交,针后加灸,每日下午1次。用于下元虚寒证。

(3)主穴:关元、中极、三阴交、肾俞、膀胱俞。配穴:水沟、神门。主穴用补法,配穴用平补平泻法。用于脾肾两虚证。

2. 手针 针刺夜尿点(此穴在掌面小指第二指关节横纹中点处),每次留针15分钟,隔天1次,7次为1疗程。

3. 足针 用75%酒精消毒脚底小趾底部,用5分毫针在穴位一足小趾最下面的一个趾纹中点进针,来回捻转,待针尖接触骨面时捻转幅度加大,至患儿感到疼痛为止,留针30分钟,每日或隔日针1次。

4. 耳针 主穴:遗尿点(在肾点与内分泌点之间,食道点的下方)。配穴:肾点、皮质下。每次留针30分钟,10次为1疗程。用于下元虚寒证、脾肾两虚证、肺脾气虚证、心肾失交证。

5. 耳穴贴压法 取膀胱、肾、脾、三焦、心、脑点及神门点,以王不留行籽贴之,每日按压3次,每次5分钟,睡前加按1次,两耳交替。用于下元虚寒证、脾肾两虚证、肺脾气虚证、心肾失交证。

四、推拿疗法

1. 每日下午揉丹田200次,摩腹20分钟,揉龟尾30次。较大儿童可用擦法,横擦肾俞、八髎,以热为度。用于下元虚寒证、脾肾两虚证、心肾失交证。

2. 补脾土、补肾水各300次,推三关300次,揉丹田20分钟,按百会50次,每日下午进行。用于下元虚寒证、脾肾两虚证、肺脾气虚证、心肾失交证。

五、西医疗法

1. 药物治疗

(1)盐酸丙咪嗪:此药对睡眠时膀胱充盈不敏感的患儿尤为有效。剂量为睡前1~2小时口服12.5~25mg(幼童酌减),必要时可增量,但不超过每日100mg,一般疗程为6个月,然后逐渐减量,若无复发再停药。轻度的副作用有焦虑、失眠、口干、恶心,如服药过量可引起心律不齐、低血压、抽搐,甚至死亡,故应由父母严格监管药物的使用。6岁以下小儿不宜用。

(2)氯酯醒(遗尿汀):每次0.1g,1日2~3次。可兴奋大脑,有利于觉醒,还有促进脑代谢,改善记忆的作用。

(3)醋酸去氨升压素(DDAVP,商品名为弥凝):每晚睡前1小时顿服0.2mg,连服3个月后减量维持至6个月。对夜间AVP(精氨酸升压素)分泌减少,尿量增多的患儿有效。

2. 遗尿警报器 使用对象为7岁以上能合作的患儿。其原理是,夜间在患儿身下放一个对尿湿有反应的衬垫,尿湿以后电流可以通过,发出警报。其机制是在膀胱充胀与唤醒之间建立起条件反射,提醒患儿起床排空膀胱。现已有用脑电图监测睡眠深度的报警器和超声监测膀胱容量的报警器。治疗一段时间后，患儿逐渐容易觉醒，遗尿次数减少或不再发生。

【预防护理】

一、预防

1. 自幼培养小儿按时、睡前排尿的良好习惯。

2. 建立合理的生活制度。白天勿使小儿过度疲劳，傍晚前应注意控制饮水量，少给流质饮食，如服汤药，应尽量在白天服完，以减少膀胱尿量。临睡前令患儿排空小便。

二、护理

1. 减轻恐惧心理，维护其自尊心。排除遗尿对小儿情绪的影响，给以信心和支持，切忌打骂、责罚。

2. 夜间尤其在经常易发生遗尿的时间前，及时唤醒排尿。

3. 积极治疗引起遗尿的原发疾病。

【文献选录】

《诸病源候论·小儿杂病诸候·遗尿候》："遗尿者，此由膀胱有冷，不能约于水故也。"

《幼幼集成·小便不利证治》："小便自出而不禁者，谓之遗尿，睡中自出者，谓之尿床。此皆肾与膀胱虚寒也。益智散（益智仁、补骨脂、茯苓）加附、桂、龙骨。"

《类证治裁·闭癃遗溺论治》："睡中自遗，幼稚多有，俟其气壮乃固，或调补心肾自愈，寇氏桑螵蛸散。"

《保赤存真·二便症治》："凡小便自遗为寒……寒者，火不足，水有余，治宜温肾水，益心火，益智散。"

【现代研究】

一、治疗学研究

1. 分证论治　吴敏认为，遗尿一证不仅和肾与膀胱有关，同时与肺、脾、心、三焦、小肠等脏腑都有非常密切的关系，故在治疗中应根据患儿的四诊所得辨证用药，临床上有从肾论治用补肾固摄下元法，常用方剂为巩堤丸合桑螵蛸散（桑螵蛸、菟丝子、益智仁、覆盆子、白果、黄芪、党参等）；从脾论治用健脾益气升阳固涩法，常用方剂为补中益气汤（黄芪、党参、白术、陈皮、当归、升麻、柴胡、甘草、大枣）合缩泉丸；从心论治用交通心肾佐以收涩法，常用方剂为桑螵蛸散（桑螵蛸、远志、党参、茯神、当归、龙骨、龟甲），心火偏旺可加导赤散；从肝论治用疏肝清热，佐以利湿法，常用方剂为龙胆泻肝汤（龙胆草、黄芩、山栀、泽泻、车前子、当归、柴胡、生地黄、甘草）；还有从肺论治而有宣肺、温肺、清肺、益肺等法，常用药物有麻黄、浮萍、藁本、蚕茧、补骨脂、甘草等[1]。

2. 专方专药　汪永红等为了明确遗尿症发生的相关因素和中药遗尿合剂（由菟丝子、党参、补骨脂、乌梅、黄芪、桑螵蛸、石菖蒲、炙麻黄组成）的疗效，对60例小儿遗尿症的家族史、伴随症状、畸形情况等进行调查，并以中药遗尿合剂治疗。结果显示：遗尿发生的相关因素依次为隐性脊柱裂（80%）、深睡（66.7%）、家族史（33.3%）、夜尿多（33.3%）；遗尿合剂治疗的总有效率为66.7%。提示先天性隐性脊柱裂、神经系统兴奋性降低可能是遗尿发生的主要原因，遗尿合剂安全、有效[2]。

朱锐明等采用单盲法对比观察中药宣肺温肾止遗方（由麻黄5g，补骨脂、金樱子、藁本、防风、浮萍、石菖蒲各10g，蚕茧10枚组成）治疗组与盐酸氯丙嗪对照组对儿童非器质性遗尿症的疗效、遗尿消失时间、复发率以及不良反应。结果：中药组36例，痊愈22例、显效6

例、有效5例、无效3例,痊愈率61.11%,总有效率91.67%;对照组36例,痊愈13例、显效12例、有效5例、无效6例,痊愈率36.11%,总有效率83.33%。两组间在遗尿消失时间、复发率、不良反应方面,差异均有显著性($P<0.05$)。说明中药不仅疗效好、见效快、复发率低,而且不良反应少,值得临床推广[3]。

胡思源等为了评价小儿遗尿颗粒治疗肾气不足型小儿遗尿症的有效性和安全性,采用分层随机对照、多中心试验方法观察了小儿遗尿颗粒(治疗组)342例和盐酸甲氯酚酯(对照组)114例。结果治疗组临床痊愈率26.33%、显效率50.30%,总有效率76.63%;对照组临床痊愈率21.30%、显效率50.00%,总有效率71.30%。对中医证候的疗效,治疗组临床痊愈率20.71%、显效率41.42%,总有效率62.13%;对照组临床痊愈率16.67%、显效率30.04%,总有效率53.71%。两组比较,差异无统计学意义。说明小儿遗尿颗粒的临床疗效不劣于对照组,且临床未见不良反应[4]。

陈永辉临床对符合诊断标准的42例遗尿患儿应用遗尿合剂(由补骨脂、益智仁、桑螵蛸、鹿角霜、黄芪、炙麻黄等10味药物组成)进行治疗,结果临床痊愈22例、有效16例、无效4例,总有效率90.48%。遗尿合剂可有效控制症状,减轻病情,消除不良后果,恢复患儿的自尊和自信,且服用方便,无任何毒副作用,说明遗尿合剂是治疗小儿遗尿的安全有效的制剂[5]。

吴芳等将120例患儿随机分为治疗组和对照组各60例,治疗组采用热遗停汤剂(由知母、黄柏、山栀、牡丹皮、石菖蒲、薏苡仁、鸡内金、山药、枳壳、陈皮组成),对照组服用遗尿汀胶囊,6周为1个疗程。结果热遗停汤剂治疗小儿遗尿的总有效率为86.6%,不仅疗效优于对照组,而且经过治疗后,患儿的遗尿次数、每次遗尿量以及脾胃积热所表现出的口臭、大便干结、小便短黄、舌红苔黄等都有显著改善[6]。

3. 单味药物 梅明等临床在辨证的基础上用中药汤剂冲服鹿角霜治疗小儿遗尿30例,将鹿角霜研细末,过120目筛备用。5～8岁每日10g、8^{+}～11岁每日15g、11^{+}～14岁每日20g,分3～4次用汤药冲服。若下焦虚寒用桑螵蛸散合巩堤丸,肺脾气虚用补中益气汤合缩泉丸,肝经湿热用龙胆泻肝汤加减。7天为1个疗程,治疗4个疗程统计疗效。结果:痊愈23例、好转7例。认为小儿遗尿的治疗关键在于补肾壮阳固督,益精填髓缩尿。鹿角可补肾固督温阳以助膀胱气化,又能益精填髓益智促进大脑发育。制成霜剂后虽然温补之力减弱,但不滋腻,不致壅遏脾胃,更符合小儿元阳之体,脾常不足,运化功能尚未健全的生理特点,同时制霜后还可以收敛固摄缩尿,对小儿遗尿症的治疗能补能涩,温而不燥,补而不腻,从而显示出独特疗效[7]。

4. 药物敷脐疗法 朱云群等采用中药内服敷脐治疗小儿遗尿57例,药用菟丝子、补骨脂、益智仁、金樱子、山茱萸、桑螵蛸、五味子、石菖蒲、仙茅、丁香、肉桂,研细过80目筛备用。治疗时用75%酒精消毒脐部皮肤,取药物8～10g,用白酒调敷于脐部,外用纱布覆盖固定,3日换药1次,7次为1疗程。同时口服药粉,4～10岁每次3g、10岁以上每次5g,早晚各1次。结果:痊愈48例、好转8例、无效1例,总有效率98.2%。认为脐部皮肤敏感度高,药物通过对脐部局部穴位的刺激,经过皮肤吸收直达肾脏,共奏补肾健脾,固涩止遗之功[8]。

5. 针灸推拿疗法 胡振霞等致力于筛选更简便、有效的针推治疗小儿遗尿方法,临床取肾俞、七节骨、腰骶椎隐裂处,针刺肾俞用捻转补法得气后,留针15分钟,期间运针1次;然后用小鱼际擦七节骨,以热为度,最后按住腰骶椎隐裂部,行后伸扳法。隔日治疗1次,10次为1疗程。结果:显效15例、有效12例、无效3例,总有效率90%。临床仅仅选用3个穴位、3种手法，不仅医者操作简便，而且患儿容易接受，值得推广应用[9]。

花桂荣以推拿治疗小儿遗尿，手法施治采用推三关，揉外劳宫，按百会，摩丹田、肾俞，擦腰骶部、跟腱点，点按足三里、三阴交穴，手法要求做到轻、中、重、缓慢而均匀持久、柔和，点、按、推频率为每分钟120～160次，时间为20～30分钟，1个疗程为5次。90%患儿均有好转。付海坤等认为足部按摩疗法对小儿遗尿有较好的效果，临床以肾、输尿管、膀胱为重点反射区，每个反射区按压30～60次，可以达到刺激中枢神经系统以建立正常的排尿反射，这和中医的"心藏神"之说是一致的[10]。

6. 经皮靶向给药　吴静等采用SLJ-001型经皮给药治疗仪，将经皮给药遗尿贴片（主要药物组成党参、黄芪、菟丝子、枸杞子、肉桂、山药、覆盆子、桑螵蛸、生牡蛎、小茴香等）固定在两个电极上，分别置于脐部的关元穴、气海穴，将温度调整为38℃，强度5～6mA，时间25分钟。治疗结束后取下电极，药物贴片留在穴位上，12小时后取下，用温水清洁局部皮肤。1天1次，7日为1个疗程。对照组采用中药益肾固涩剂内服。结果治疗组50例，痊愈32例、好转12例、无效6例，总有效率88%；对照组30例，痊愈10例、好转9例、无效1例，总有效率63%。治疗中使用的遗尿贴片是采用特殊工艺提取的中药有效成分与皮肤高效渗透剂所制成，经皮给药，集药疗、电疗、热疗于一体，促使药物通过穴位经毛细血管进入血液循环起综合治疗作用，较单一口服中药疗效更好，患儿也容易接受[11]。

汤建萍等使用HY-D电脑中频药物导入治疗仪中药靶向给药治疗小儿遗尿，并与盐酸丙咪嗪进行对照。靶向给药治疗组在使用对照西药的基础上，加用中药遗尿贴片，贴于肾俞、关元、气海穴，每次30分钟，15日为1个疗程。结果治疗组55例，痊愈30例、显效13例、有效8例、无效2例，总有效率92.7%；对照组40例，痊愈16例、显效5例、有效9例、无效9例，总有效率75%。两者疗效有显著性差异。作者临床观察还表明，中药靶向给药组不仅疗效优于西药组，还可减少西药的用量，使西药的副作用和不良反应也相应减少[12]。

7. 耳穴贴压疗法　高美玲根据脏腑经络理论结合神经学知识，选取肾、膀胱、脾、肺、缘中、皮质下、耳中、额、骶椎穴，用耳穴探测仪在所取耳穴相应部位探测敏感点，然后将黏有黄荆子药粒的小胶布块置于选好的耳穴上，进行按压，使患者感到酸、麻、痛或发热感，每日按压5～6次，5日更换1次。通过对比观察，认为耳穴贴压对原发性遗尿具有疗效佳、取效迅速、无针刺样剧痛等优点[13]。

二、药效学研究

路成吉等以复方菟丝子汤（由菟丝子、沙苑子、益智仁、麻黄、甘草组成）治疗遗尿42例，结果痊愈32例、有效7例、无效3例，总有效率92.86%。动物实验证明，该汤剂能使小白鼠尿量减少、排尿次数减少[14]。

参考文献

[1] 吴敏．遗尿症的中医辨证治疗研究及发展的切入点[J]．中国中西医结合杂志，2003，23(10)：792-793.

[2] 汪永红，曹琦，胡红，等．60例小儿遗尿症相关因素及临床疗效分析[J]．上海中医药杂志，2002，36(9)：25-26.

[3] 朱明锐，黄逸玲，付刚兴．宣肺温肾止遗方治疗儿童遗尿症临床观察[J]．中国医院药学杂志，2005，25(4)：359-360.

[4] 胡思源，马融，刘小凡，等．小儿遗尿颗粒与盐酸甲氯酚酯胶囊对照治疗肾气不足型小儿遗尿症Ⅲ期临床试验[J]．中国临床药理学与治疗学，2008，13(1)：107-111.

[5] 陈永辉．遗尿合剂治疗小儿遗尿42例临床分析[J]．中医儿科杂志，2007，3(2)：37-38.

[6] 吴芳，姚敏华．热遗停汤剂治疗脾胃积热所致实热型小儿遗尿的临床观察[J]．中国中药杂志，2007，32(15)：1572-1574.

[7] 梅明，郭丽．鹿角霜辅佐治疗小儿遗尿30例[J]．陕西中医，2006，27(3)：329.

[8] 朱云群，王小平．中药治疗小儿功能性遗尿症57例[J]．现代医药卫生，2004，20(2)：126.

[9] 胡振霞，纪清，许红，等．针推结合治疗隐性脊柱裂遗尿的临床研究[J]．辽宁中医杂志，2001，28(5)：302.

[10] 花林荣．推拿治疗遗尿病[J]．按摩与导引，2002，18(4)：58.

[11] 吴静，周娇妹．经皮给药治疗小儿功能性遗尿症50例[J]．浙江中西医结合杂志，2008，18(5)：302-303.

[12] 汤建萍，路欣，卢立华．中药靶向给药治疗小儿遗尿症临床观察[J]．实用中医内科杂志，2005，19(1)：58.

[13] 高美玲，高瑞英．耳穴贴压疗法治疗遗尿症198例疗效分析[J]．云南中医药杂志，1990，11(1)：25-26转40.

[14] 路成吉，刘秀玉．复方菟丝子汤治疗遗尿的动物实验和临床观察[J]．现代中西医结合杂志，2003，12(15)：1608.

（陈永辉）

第七节 消 渴

【概述】

消渴是指以较长时间的多饮、多食、多尿和形体消瘦为特征的慢性消耗性疾病。《金匮要略·消渴小便不利淋病脉证并治》指出："男子消渴，小便反多，以饮一斗，小便一斗"，就明确指出了消渴病多饮、多尿的特征。《古今录验论》明确归纳消渴病有三类："一曰渴而饮水多，小便数，无脂似麦片甜者，皆是消渴病也；二曰食多，不甚渴，小便少，似有油而数者，此为消中病也；三曰渴饮水不能多，但腿肿脚先瘦小，阴痿弱，数小便者，此为肾消病也"。这是最早的三消立论，也是最早提出消渴具有尿甜的特点。

西医学之糖尿病属于消渴的范畴，尿崩症也具有本病的某些特点，可以参考本病进行辨证论治。

糖尿病属于成人的高发疾病，在儿科发病率较低，但却是内分泌代谢性疾病中比较常见的一种。它是因体内胰岛素相对或绝对不足而引起的碳水化合物、脂肪、蛋白质、水及电解质代谢紊乱性疾病，后期多伴有血管病变。糖尿病可分为两类：胰岛素依赖型（即1型，缩写为IDDM）和非胰岛素依赖型（即2型，缩写为NIDDM），小儿多属1型糖尿病，少数为2型。国内小儿糖尿病占全部糖尿病患者的5%，20岁以前的发病率约为5/10万，明显低于欧美国家的1.3%～2.7%。

中医学对本病的认识较早，早在《内经》中就有"消瘅"、"风消"、"消中"、"消渴"、"肺消"等病名，对其病因、治则、预防和护理等方面都已有记载。汉代张仲景在《金匮要略》中设专篇加以论述。其后历代医家对本病的认识逐渐深入，如《诸病源候论》、《备急千金要方》对本病的并发症已有一定的认识，特别是《古今录验论》首立三消之论，并提出本病有尿甜的特点，对消渴的认识更加深刻。至此有关消渴的病因、病理、临床表现和并发症的认识已基本成熟，为进一步深入研究本病的治法方药奠定了基础。自宋至明清时期，很多医家围绕着本病的治疗形成了百家争鸣的局面，总结出了很多切合临床实际的治法和方药，如《河间六书》、《儒门事亲》、《医学入门》、《医贯》、《景岳全书》、《幼幼集成》、《幼科铁镜》等医籍对本病都有比较精辟的论述。

现代对糖尿病的研究很多，在临床研究方面，进行了大量的临床疗效观察，采用中医药治疗糖尿病取得比较满意的疗效，并在此基础上对消渴病的辨证分型及证型的客观化方面进行了研究，为提高辨证论治的准确率和临床疗效打下了基础；制订了《中药新药治疗消渴病（糖尿病）的临床研究指导原则》，为研究治疗消渴病的中药新药提供了依据。在实验研究方面，利用高血糖或糖尿病动物模型对中药治疗糖尿病的药理药效进行了研究，取得了一定的成绩。

【病因病机】

一、病因

消渴的病因归纳起来，主要有两个方面。一是内因，即小儿脏气虚弱，这是决定因素；二是外因，即饮食不节、劳倦内伤和情志失调等，这些是诱发因素。

1. 禀赋不足，五脏虚弱　由于先天禀赋不足，生后脏腑怯弱，或病后体弱等原因导致脏腑虚弱，尤其是肾精亏虚与本病的发生有密切关系。因五脏主藏精，肾受五脏之精而藏之，肾之阴精为一身阴精之根本，若五脏虚弱，则精气不足，气血虚弱，肾则无精可藏，复因调护失宜，终致阴精亏虚，不得滋养濡润周身而发为消渴。正如清代《名医医案精华·王旭高医案》所云："一水不能胜五火，火气燔灼，而成三消……稚龄犯此，先天不足故也。"《灵枢·本藏》则指出，"心脆则善病消瘅"、"肺脆则苦病消瘅易伤"、"肝脆善病消瘅易伤"、"脾脆则善病消瘅易伤"、"肾脆善病消瘅易伤"，说明消渴之发与五脏气虚有密切关系。

2. 饮食不节，积热伤津　小儿喂养不当，嗜食肥甘炙煿之品，损伤脾胃，运化失常，积滞胃肠，郁而生热，消谷耗液，津液不足，脏腑肌肉皆失濡养而发为消渴。正如《素问·奇病论》所云："此肥美之所发也。此人必数食甘美而多肥也。肥者令人内热，甘者令人中满，故其气上溢，转为消渴"。

3. 劳倦内伤，脾气亏虚　小儿体弱或终日坐卧，案牍劳累或苦乏其力，负担过重，脾气困乏，运化无力，气血化源不足，脾既不能为胃行其津液，上亏于肺，又不能化生气血精微以养先天，下亏于肾，致使肺脾肾不足，虚火由生而发为消渴。

4. 情志失调，郁火伤阴　环境不适，所欲不遂，情志不舒，肝气郁结，郁久化火，火热炽盛，不仅上灼胃津，下耗肾阴，而且肝之疏泄过度，肾之闭藏失司，则火炎于上，津液泄于下，则三多之症随之而起，发为消渴。

5. 外感六淫，化热伤津　小儿脏腑娇嫩，形气未充，卫外不固，易于感邪，且小儿稚阴未长，感邪之后易于化热。外感六淫，皆可化热，耗伤阴津，脏腑经络失养则发为消渴。

二、病理

1. 病理关键，燥热伤津　饮食不节，积而生热，情志不舒，郁而化火，外感六淫，从阳化热，皆可使体内燥热过盛，耗伤阴津；或五脏亏虚，阴津本虚，脏腑经络失养而发为消渴。在上则见肺津不布，口渴引饮；在中则见胃热消谷，善饥多食；在下则见固摄无力，尿频量多。燥热偏盛，阴津亏虚为本病的病理关键，而以阴津亏虚为本，燥热偏盛为标。燥热愈甚，则阴津愈虚；阴津愈虚，燥热愈甚，二者互相影响，形成不良循环。

2. 病变脏腑，肺脾胃肾　肺主气为水之上源，敷布津液于周身，肺既受燥热所伤，则不能敷布津液而直趋下行，故小便频数量多，肺不布津则口渴多饮。《医学纲目·消瘅门》说：

"肺主气,肺病则津液无气管摄,而精微者亦随波下,故饮一溲二"。

胃为水谷之海,主腐熟水谷,脾为后天之本,主运化,为胃行其津液,脾胃受燥热所伤,胃火炽盛,脾阴不足,则口渴多饮,多食善饥;脾气虚不能转输水谷精微,则水谷精微下流而为小便,故小便味甘而量多;水谷精微不能濡养肌肉,故形体日渐消瘦。

肾为先天之本,主藏精而寓元阴元阳。肾阴亏损则虚火内生,上灼心肺则烦渴多饮,中灼脾胃则消谷善饥;阴虚阳盛,开合失司,水谷精微直趋下泄则尿多味甘。

综上所述,消渴之发与肺脾胃肾直接相关,其中尤以肾最为重要,即使症状在肺、在脾,亦与肾密切相关。如《石室秘录·内伤门》说:"消渴之证虽分上中下,而以肾虚致渴,则无不同也"。

3. 三消分立,互相影响　消渴之病根据其病变脏腑和临床特征不同,传统上分为上、中、下三消,但三消之间不是孤立的,也不是静止的,是互相影响互相转化的。如上消肺燥津伤,津液失于敷布,则脾胃不得濡养,肾精不得滋助;脾胃燥热偏盛,上可灼津伤肺,下可耗损肾阴;肾阴不足则阴虚火旺,亦可上灼肺胃。正如《临证指南医案·三消》所云:"三消一证,虽有上、中、下之分,其实不越阴亏阳亢,津涸热淫而已。"一般来说,消渴先上消、中消,后下消,上轻下重,如《类证治裁·三消论治》指出:"上中不甚,则不传下矣,故肾消者,乃上中消之传变"。

4. 病机演变,虚实兼杂,变证丛生　消渴之病,其基本病理变化为燥热内盛,阴津亏虚,但本病病程较长,缠绵难愈,日久之后,正气益虚,则变证丛生。肝肾阴亏,耳目失养可见目盲耳聋;阴虚内热,肺脾两虚,可并发肺痨骨蒸。消渴之病虽以正虚为主,但随病情演变,可产生痰瘀湿热诸邪。如阴虚津亏明显,血液黏稠流涩可见瘀血阻滞诸症;脏腑亏虚日久,抵御外邪力弱,则易外感湿热,蕴毒成脓,可见疮疖、痈疽、痤痱诸症;病久脾虚,痰湿内生,阻络闭窍则见瘫痪、昏迷诸症;病程日久,脾肾虚衰,不能制水,水湿潴留,泛滥肌肤,水肿乃生。总之,本病日久之后,往往出现许多虚实兼杂、复杂多样的证候。若病至晚期,则可见阴竭阳衰、脉微欲绝的危重表现。

【诊断与鉴别诊断】

一、诊断要点

1. 症状　多饮、多食、多尿、消瘦是本病的典型表现,常见明显口渴。

2. 血糖检查　空腹血糖升高。正常人空腹血糖为4.44～6.16mmol/L,餐后1～2小时血糖可达7.77～8.88mmol/L。轻型患者空腹血糖可正常,但餐后多升高明显,糖尿病空腹血糖可高达16.66mmol/L。

3. 葡萄糖耐量试验　如疑为糖尿病,但空腹血糖正常,可做此项试验,儿童可用静脉注射法。于5分钟内静注20%葡萄糖液0.5g/kg,若注射后90～120分钟血糖恢复正常范围,而最高血糖不超过8.88mmol/L,则为正常曲线。

4. 尿检　尿糖阳性。

二、鉴别诊断

1. 非葡萄糖性糖尿　果糖尿或戊糖尿等均无三多症状,而且空腹血糖和糖耐量试验正常,与糖尿病容易鉴别。

2. 非糖尿病性葡萄糖尿　肠道吸收糖类速度加快或肾糖阈降低,均可在尿中出现葡萄糖。前者呈食后糖尿,后者为肾性糖尿。鉴别主要依靠空腹血糖及糖耐量试验,二者均正常。

3. 婴儿暂时性糖尿　婴儿于急性感染时表现为发热、呕吐和腹痛，同时可有尿糖、酮体及血糖增高，经过补液等一般处理或少量的胰岛素能很快恢复正常。与糖尿病不同。

4. 尿崩症　又称垂体升压素缺乏症，以多饮和排出大量稀释性尿为特点。幼儿常出现遗尿、夜尿次数增多，随之有烦渴多饮，病情逐渐加重，体温可升高，体重明显降低，严重脱水时可致脑损伤及智力缺陷，患儿很少出汗，皮肤苍白干燥，食欲减退，喜饮凉水，每日尿量可达4～10L。尿淡如水样，尿比重1.001～1.005，尿渗透压低至50～200mmol/L，与糖尿病之多尿不同，禁饮-升压素试验可明确诊断。

【辨证论治】

一、证候辨别

1. 辨阴虚燥热，标本轻重　本病以阴虚为本，燥热为标，两者互为因果，常因病程长短和病情轻重的不同，二者表现各有偏重，大体初病多以燥热为主，病程较长者则阴虚与燥热互见，日久则以阴虚为主，进而由阴损及阳，出现阴阳俱虚之证。

2. 辨虚实寒热，孰轻孰重　消渴之演变是一个虚实寒热互相转化的复杂过程。本病初起多表现为口大渴，喜冷饮，烦躁不安，多食善饥，口干舌燥，大便干结，为燥热偏盛为主；日久损伤其阴益甚，可见尿频量多，眩晕耳鸣，潮热盗汗，腰膝酸软，手足心热等阴虚之证，此以正虚为主；若病程缠绵，阴损及阳而致脾肾阳衰则可见口渴频饮，喜热饮，昼轻夜重，饮多溲更多，形体羸瘦，手足逆冷等阳虚寒盛之证。

消渴之病以脏腑虚弱为本，但由于正气亏虚，卫外不固，易于感邪，极易因毒邪外侵肌肤而发为疮疖痈疽等症。此时则以热毒内蕴之邪实偏重。

3. 辨上中下消，孰主孰次　消渴是以多饮、多食、多尿为主证的疾患，三者往往同时并见，但有轻重之分。传统上多根据消渴的临床表现不同，主要病变脏腑不同，将其分为上中下消，通常把多饮症状突出的称为上消，多食症状突出的称为中消，多尿症状突出的称为下消。《医贯·消渴论》说："上消者，舌上赤裂，大渴引饮……中消者，善食而瘦……下消者，烦渴引饮，耳轮焦干，小便如膏。"上消以燥热伤津为主要病机；中消以热耗胃阴为主要病机；下消为上中消日久，损伤肾中元阴元阳所致。由于三消症状互为并见，且有密切的内在联系，实难截然划分。本病常因多尿而耗伤津液，津液耗伤则多饮多食，所谓的上消中消之证则随之而起；由于水谷精微下泄不能濡养机体，虽多饮多食而肌肤日益消瘦，五脏焦枯，精微下泄，小便增多，下消之症见矣。由此可见，三消的症状虽有差异，但其基本病机则一，故无须截然以三消分证，明辨三消可以作为辨证时的参考和佐证，以便更好地把握疾病的病机。

4，明辨本证、并发症　多饮、多食、多尿和消瘦为本病的基本临床表现，而诸多并发症则是本病的另一特点。本证和并发症的关系，一般以本证为主，并发症为次，多数患者先见本证，随病情发展而出现并发症，但也有与此相反者，三多和消瘦的本证不明显，常因痈疽、眼疾、心悸、中风等疾病而发现本病。根据治病必求其本的原则，一旦辨明本证与并发症的关系，在治疗上不可舍本逐末，忽略对本病的治疗。

5. 明辨消渴危重证　消渴日久，或因治疗不当，或因感受外邪可使消渴症状加重，证见面色潮红，头晕烦躁，恶心呕吐，目眶内陷，口唇樱红，息深而频，且口中有烂苹果味，此为阴津极度耗损，阴不敛阳，虚阳浮越的严重证候，应积极采取综合措施抢救，否则可有生命危险。

二、治疗原则

本病的病理是阴虚为本，燥热为标，故清热生津，益气养阴为其基本治则。本病的发病过程常以阴虚燥热开始，逐渐损及元气精血，由阴损发展为阴阳两虚或以阳虚为主之证，故治疗上除基本法则之外，还应针对具体病情，及时应用健脾益气、育阴清热、温肾壮阳等法，有实邪时，应适当运用清热解毒、活血化瘀、祛痰开窍、利水消肿等法。

三、分证论治

1. 燥热伤津

证候表现　烦渴多饮，口干舌燥，多食易饥，小便频数、量多、色浑黄，身体渐瘦，或胃脘灼热，心烦易怒，大便干结或便闭不通，舌边尖红，苔黄燥或苔少，脉滑数。

辨证要点　本证为肺热津伤之上消和胃热津亏之中消的概括。本证为消渴初起或急性加重时的证候类型，其特征为烦渴引饮，多食善饥，尿频量多，身体渐瘦，大便干结，舌红苔黄燥。其中偏肺热津伤的特征为烦渴多饮，咽干舌燥；偏胃热津伤的特征为胃脘灼热，多食善饥，便秘。

治法主方　清热生津，养阴增液。玉女煎合消渴方加减。

方药运用　常用药，生石膏、知母、生地黄、麦冬、花粉、葛根、黄连等。口渴明显者可酌加升麻，使气升津呈而止渴；气短乏力者可酌加党参或太子参；大便干结加大黄；口舌生疮加黄连、金银花。白虎加人参汤、二冬汤、生脉散、天花粉散、雨露散等方药也可加减运用。

2. 气阴两虚

证候表现　口渴多饮，精神不振，四肢乏力，气短汗出，形体消瘦，或多食与便溏并见，或食欲不振，舌红少津苔少，脉细数。

辨证要点　本证的特征为口渴引饮，神疲乏力，气短汗出，形体消瘦，舌红少津，苔少，脉细数。气虚为主者表现为精神不振，四肢乏力，动则气急汗出；阴虚为主者多表现为口干咽燥，口渴多饮，手足心热，舌苔少，脉细数。

治法主方　益气养阴生津。参苓白术散合雨露散加减。

方药运用　常用药：太子参、黄芪、茯苓、白术、山药、葛根、天花粉、生地黄、麦冬、山茱萸、枸杞子、石斛、沙参等。便溏加薏苡仁、扁豆；大便干结加火麻仁、柏子仁；食欲不振加山楂、香橼皮；气短出汗去太子参，加西洋参、生龙骨、生牡蛎。

人参能降低正常血糖及肾上腺素或高渗葡萄糖所致的高血糖，对四氧嘧啶糖尿病动物模型有一定保护作用。人参提取物有调节血糖水平的作用，使轻型糖尿病患者尿糖减少，停药后仍可维持2周以上，对中度糖尿病患者有改善症状、减少胰岛素用量的作用，临床比较常用。临床多用西洋参，每日1～3g，研末冲服或装胶囊吞服，一味西洋参兼有益气养阴两方面的作用。肖佐桃认为益气养阴是治疗三消的基本法则，认为以党参、苍术、茯苓、黄芪、山药、熟地黄、山茱萸、玄参、麦冬、知母、花粉、甘草等药物组成的方剂为“三消通用方”。

3. 肾阴亏虚

证候表现　尿频量多，混浊如脂膏，尿甜，口干唇燥，腰膝酸软，头晕耳鸣，多梦，形体消瘦，皮肤干燥，全身瘙痒，舌红少苔，脉细数。

辨证要点　本证的临床特点为尿频量多，腰膝酸软，头昏耳鸣，皮肤干燥瘙痒。

治法主方　滋养肾阴，益精润燥。六味地黄丸加减。

方药运用　常用药：生地黄、熟地黄、枸杞子、山茱萸、山药、茯苓、泽泻、牡丹皮、桑螵蛸。若阴虚火旺，骨蒸潮热，盗汗，可加知母、黄柏、牛膝、龟甲；尿频明显者加益智仁、乌药或煅龙骨、煅牡蛎；心慌失眠加炒枣仁、夜交藤；腰膝酸软加女贞子；视物不清，两目干涩加沙苑蒺藜、决明子。

此型治疗常用熟地黄、山茱萸、枸杞子等药物，滋养肾阴效果较好，亦有很好的降糖作用。如枸杞子含有胍的衍生物，有显著降低实验性高血糖的作用；生地黄有抑制和预防肾上腺素性高血糖的作用；乌药能够温肾化气，以固膀胱约束之力，有较好的缩尿作用，临床与益智仁配合使用，缩尿作用更加明显，故消渴尿多时常用。

4. 阴阳两虚

证候表现　小便频数，混浊如膏，甚则饮一溲一，手足心热，潮热盗汗，头晕耳鸣，咽干唇燥，面容憔悴，耳轮干枯，面色黧黑，腰膝酸软，四肢欠温，畏寒怕冷，大便溏薄，舌淡苔白而干，脉沉细无力。

辨证要点　本型病变重点在肾，为消渴日久常见的较重证型，其特点为既有手足心热、头晕耳鸣、潮热盗汗、咽干唇燥、耳轮干枯等阴亏之症，又有四肢欠温，畏寒怕冷等阳虚表现。偏阴虚者则五心烦热，潮热盗汗，咽干唇燥等症突出；偏阳虚者则小便频数，面色黧黑，四肢欠温，畏寒怕冷等症突出。

治法主方　育阴温阳，阴阳双补。鹿茸丸或金匮肾气丸加减。

方药运用　常用药：附子、肉桂、淫羊藿、肉苁蓉、菟丝子、山茱萸、山药、茯苓、泽泻、黄芪、枸杞子、牛膝。口渴明显加沙参、玉竹、花粉；尿多加乌药、益智仁；头晕加夏枯草；舌质紫黯或有瘀点加丹参、红花。

关于消渴治疗何以要用附子、肉桂等热药的问题，赵献可在《医贯·消渴论》中有详细的论述："盖因命门火衰，不能蒸腐水谷……上润于肺，如釜底无薪，锅盖干燥，故渴。至于肺亦无所禀，不能四布水津，并行五经，其所饮之水，未经火化，直入膀胱，正谓饮一升溲一升，饮一斗溲一斗。试尝其味，甘而不咸可知矣。故用附子、肉桂之辛热，壮其少火，灶底加薪，枯笼蒸溽，槁禾得雨，生意维新。"有人用真武汤治疗消渴，取得了满意疗效，认为治疗消渴注重温阳，附子、肉桂、干姜为不可缺少之佳品，临床用之，每多应效。祝湛予治疗阴阳两虚型糖尿病，用桂附八味丸加减，也取得了理想效果。

5. 瘀血阻络

证候表现　口渴尿多，小便混浊，大便燥结，胸胁刺痛，肢体麻木或疼痛，感觉异常，眩晕耳鸣，肌肤甲错，舌质紫黯或有瘀斑、瘀点，舌下络脉粗大而长，脉来细涩。

辨证要点　本证的特点为在消渴临床表现的基础上出现肢体麻木，肌肤甲错，胸胁刺痛，感觉异常，舌质紫黯，脉细涩等血瘀之证。从微观辨证方面也可得到不少依据，如全血比黏度、血浆比黏度、血细胞比容多增高，甲襞微循环改变等。

治法主方　活血化瘀，养阴清热。复元活血汤合增液汤加减。

方药运用　常用药：川芎、赤芍、当归、丹参、红花、桃仁、生地黄、玄参、麦冬、天花粉等。肢体麻木加白僵蚕、桑枝或牛膝；肢体疼痛加延胡索；大便干结加大黄；肌肤甲错加白芍；胸胁刺痛加佛手。

瘀血阻络对消渴来说，可以是主要矛盾，列为单独证型，但最多的机会是伴随着其他证型出现，所以临床上多在其他治法的基础上加用活血化瘀药物。常用的活血化瘀效果较好的药物有：丹参、红花、桃仁、水蛭、川芎等。临床上加用活血化瘀药物比单用清热养阴等方法治疗消渴效果更好。

6. 并发症的治疗

(1)并发疮疖、痈疽：在燥热内盛时多见，可在相应治法方药中合用五味消毒饮、黄芪饮加减，以清热解毒，益气排脓。

(2)并发目盲、耳聋:在后期最为多见,可选用杞菊地黄丸。雀盲者,再合用羊肝丸之类加减,以滋补肝肾。

其他　消渴日久尚可并发水肿、肺痨、昏迷、瘫痪等症,可参考有关章节辨证施治。

【其他疗法】

一、中药成药

1. 消渴丸　用于气阴两虚证。

2. 降糖甲片　用于气阴两虚证。

3. 六味地黄丸　用于肾阴亏虚证。

4. 金匮肾气丸　用于阴阳两虚证。

5. 复方丹参片　用于瘀血阻络证。

二、单方验方

1. 黄连素片,10～15mg/(kg·d),分3次口服,1～3个月为1疗程。用于各型糖尿病。

2. 玉米须,每日30g,煎汤代茶饮。用于轻症糖尿病。

三、食疗方药

1. 山药,每日250g,煎汤代茶,或作菜肴或作点心,长期食用。用于各型糖尿病。

2. 枸杞子,每日6～12g,与适量猪肝或肉炖汤,长期佐餐。用于各型糖尿病。

3. 南瓜粉,每日30g,水煎服,1～3个月为1疗程。用于各型糖尿病。

四、针灸疗法

1. 体针

(1)阴虚热甚:取穴:肺俞、鱼际、膈俞、胰俞(经外奇穴,在肝俞、膈俞连线之中点)、合谷。渴者加金津、玉液;便干加胃俞、丰隆。操作:肺俞用补法,余穴用泻法,留针20分钟,隔10分钟行针1次。每日选3～4穴,1日1次或隔日1次,轮换施治,10日为1疗程(下同)。

(2)气阴两虚:取穴:脾俞、中脘、足三里、地机。乏力加胃俞;肢体困重加三阴交。操作:脾俞、足三里、地机用补法,余穴用泻法。有血瘀者加肺俞、膈俞,诸穴均用平补平泻法。

(3)阴阳两虚:取穴:肾俞、关元、三阴交、胰俞、太溪,症状明显者加中脘、气海。操作:肾俞、关元、三阴交、太溪用补法,余穴用泻法。

也可按三消取穴:①上消,属燥热伤肺,治宜清热润肺,生津止渴。取穴:胰俞、肺俞、太渊、合谷、鱼际、少府。方中胰俞为经外奇穴,有调节胰腺功能的作用。②中消,属胃热炽盛。治宜清胃泻火,养阴增液。取穴:胰俞、胃俞、中脘、足三里、三阴交、内庭。方中胰俞为治疗消渴要穴,胃俞、中脘为胃之俞募配穴,再配以足三里、三阴交以调畅气机,以健脾助运布津,更配以内庭清胃火以救阴。③下消,属肾阴亏虚。治宜滋阴补肾,润燥止渴。取穴:胰俞、肾俞、三阴交、太溪、照海。下消,属阴阳两虚者,治宜温阳滋阴,补肾固摄。取穴:复溜、肾俞、命门、胰俞、关元。

2. 耳针　取穴:渴点、内分泌、皮质下、胰点、奇穴,埋针或将王不留行籽紧压固定于穴位上,留置2～3日,两耳交替选用,并常用手按压刺激以达到治疗目的。

3. 灸法　取穴:胰俞、肾俞、膈俞、足三里、三阴交、太溪。操作:隔姜灸、艾灸均可,1日2次,每次5～10壮。适用于体弱、阴阳两虚偏甚者。

五、西医疗法

主要是胰岛素的应用和饮食控制,一般小儿糖尿病多数需要采用胰岛素治疗。

1. 胰岛素治疗

(1)胰岛素的剂型：目前一般采用基因重组的人胰岛素，常用剂型短效、中效的中性鱼精蛋白结晶胰岛素悬液(NPH)和长效的鱼精蛋白锌胰岛素(PZI)。

(2)胰岛素制剂的选择和应用

1)短效胰岛素(RI)与中效胰岛素(NPH)联合应用：国外普遍推荐一开始即应用二者联合，目前国内有条件的也已开始应用。患儿每天胰岛素需要量一般为0.4～1.0U/(kg·d)，治疗开始的第1天以0.5～0.6U/(kg·d)计算较安全，将全日量平均分为3～4次于每餐前及睡前加餐前20～30分钟注射，若采用联合用药，按NPH60%、RI40%的比例混合，于早餐前和晚餐前半小时皮下注射，早餐前用全日量的2/3，晚餐前用1/3。根据用药后血糖或尿糖调整胰岛素用量或调整饮食。具体方法见表12-1。

表12-1 RI和NPH混合应用时胰岛素和饮食的调整

情况	出现的时间	调整方法
低血糖	上午中间时	减少早餐前、增加早餐或餐间RI或点心
	下午中间时	减少早餐前NPH或增加午餐或餐间点心
	睡时	减少吃餐前RI或增加晚餐
	夜间	减少晚餐前NPH或增加睡前点心
高血糖	早餐后2小时高而午餐前合适或低	增加早餐前RI,减少NPH,或减少早餐和餐间点心
	早餐后2小时高及午餐前高	增加早餐前RI或减少早餐量
	午餐后2小时高,晚餐合适或低	增早上NPH及下午点心,或减少午餐,增加餐间点心
	午餐后2小时及晚餐前均高	增加早上NPH及减少午餐
	晚餐后2小时高,睡前合适或低	增加晚餐前RI及减少NPH
	晚餐后2小时及睡前均高	增加晚餐前RI或减少晚餐
	早晨空腹时高	增加晚餐前NPH

无NPH时可用RI与PZI以3∶1或4∶1的比例混合代替。

2)单用RI：每天于三餐前各皮下注射1次，必要时睡前点心前加注1次。参考前一天上午段尿及午餐前尿糖结果，增减次日早餐前的药量或调整早餐，以此类推。摒弃那种按餐前尿糖决定当时用药量的做法。

(3)胰岛素的反应及处理

1)过敏反应：小儿少见。特点为局部红斑、荨麻疹，伴灼热感、痒感，多在继续注射后消失。必要时用抗组胺药物。

2)胰岛素抗体：抗体的出现与胰岛素不纯有关，一般不需处理。出现胰岛素耐药，胰岛素用量>2U/(kg·d)时，改为纯胰岛素制剂，采用人基因重组胰岛素后发生率明显下降。

3)注射部位皮下脂肪萎缩：经常改换注射部位可避免发生。一般同一注射部位1个月内不许重复注射(针距2cm)。皮下脂肪萎缩在改用纯的人胰岛素轮换注射后可以恢复。

4)低血糖反应：多由治疗和护理不当引起，如胰岛素过量，或饮食摄入太少，或活动突然增加等因素皆可导致低血糖发生。临床表现：轻者出现心悸、出汗、饥饿，重者出现头晕、复视、视力减退、抽搐、昏迷等。治疗方法：应立即查血糖，同时给以牛奶、糖果或食物，严重时应给糖水或静脉注射葡萄糖溶液。不稳定型糖尿病患者应随身携带糖果或饼干等食物，以便及时纠正低血糖反应。

5)慢性胰岛素过量(somogyi 反应):是容易被误诊的临床重要问题。由于胰岛素过量，常在后半夜至清晨之前发生低血糖，表现为出汗、恐惧或惊叫、头痛。低血糖引起肾上腺素、肾上腺皮质激素的分泌增加，拮抗胰岛素作用而产生高血糖，如胰岛素不减量，病情可持续并加重，表现为持久的轻度酮症或轻度酸中毒，清晨尿糖常为阳性，还可有肝大、高脂血症等。对于一日内尿量增加，同时有低血糖出现，或一日间血糖波动较大而且胰岛素用量＞1.5U/(kg·d)者应怀疑有 somogyi 现象，测午夜后1～3时的尿糖或血糖，可及时诊断。

2. 饮食治疗 合理的饮食是治疗糖尿病的基本措施。对儿童患者应考虑生长发育的需要，不应严格控制热量，但重要的是定时定量的进餐。

(1)每日需要的热量:可按下式计算:

全日总热量(J)＝4184000＋(292880～418400)×年龄

具体多少应根据病儿的食欲、活动量、体格胖瘦及是否为青春发育期等不同情况灵活掌握。原则是年龄小、消瘦和患者食量较大的用较高的热卡。消耗增加时适当增加热卡。

(2)食物的成分比例:食物热卡来源的分配应为糖类50%～55%，脂肪30%，蛋白质15%～20%。脂肪以非饱和脂肪酸油脂为主，应不少于90%，3岁以下小儿的蛋白质用高百分比，较大儿童蛋白质量稍低。将全日热量分为早餐25%，午餐25%，晚餐30%，餐间点心各5%，睡前10%。

3. 糖尿病酮症酸中毒 小儿糖尿病未经治疗或治疗不当极易出现糖尿病酮症酸中毒，其发展迅速，病情危重，必须紧急处理。

临床表现:起病较急，表现为食少、恶心、呕吐、腹痛、关节或肌肉疼痛，严重者出现脱水及酸中毒，精神萎靡，甚至昏迷。血糖多在16.66～27.77mmol/L，但有些病例可因食欲减退，多日进食较少，血糖可＜11.11mmol/L。血酮体明显增高，血二氧化碳结合力、碳酸氢盐、pH值均降低，血钠、氯下降，血钾在治疗前多正常，治疗后迅速下降。尿少时尿素氮增高。尿酮体强阳性。

治疗方法:应用小剂量胰岛素静脉注射方法治疗。开始可先静推一次普通胰岛素(RI)0.1U/kg，作为准备量，或直接以每小时RI0.1U/kg，用0.9%氯化钠注射液60ml稀释，以1ml/min的速度静滴，1次可准备4小时的剂量，当血糖下降至13.88mmol时停用，改用皮下每4～6小时注射1次，应在停止滴注前半小时先皮下注射1次，以便与静脉滴注的效果相衔接。滴注RI时每小时测血糖1次，一般血糖下降速度为2.77～5.55mmol/L。

有明显脱水酸中毒时，立即大量快速给以0.9%盐水20ml/kg，1小时内静脉输入，以后根据化验结果调整张力，若无条件可输入1/2张液，常以静脉用蒸馏水等量稀释生理盐水继续静滴，血糖＜16.66mmol/L时改用5%葡萄糖液稀释0.9%氯化钠注射液。在8～12小时内补足累积损失，补液浓度参考血钠浓度，但应注意当血糖为9.99mmol时，所供液体的渗透压应相当于血钠5mEq/L。一般输液总量为80～120ml/(kg·d)，应用RI和输液后血钾迅速下降，见尿后即应迅速补钾，一般用氯化钾配成0.3%浓度静滴，能口服时改为口服，一般总量为3mEq/(kg·d)。

当pH＜7.2或CO_2CP＜11.23mmol或HCO_{3-}＜12mmol/L。时，开始补充碳酸氢钠等张液(1.4%)，提高碳酸氢盐水平不超过12～15mEq/L为适度，输入碳酸氢钠的量按0.6×体重(kg)×(15－测得的HCO_{3-}值)计算，开始先给半量，并且在1小时以上输入，如血pH仍低于7.2时才给余量，血pH越低，纠正酸中毒应越慢，一般$NaHCO_3$的滴速低于每2小时2～3mmol/L。

在上述治疗的同时，应积极检查有无感染存在，选用有效的抗生素治疗。

【预防护理】

一、预防

目前对糖尿病的病因尚不明确，尚无特异性的预防措施。平时要注意锻炼身体，增强体质，避免反复感染，饮食要有规律，不要过多食用肥甘厚味。父母及保育人员应注意观察，早期发现，及早治疗。

二、护理

合理调节饮食，食物品种要多样化，但要定时定量，相互调配。要向患儿及家长解释病情，消除患者的思想负担，并教会家属饮食控制的方法和胰岛素的应用方法。

【文献选录】

《素问·阴阳别论》："二阳结，谓之消。"

《素问·脉要精微论》："瘅成为消中。"

《灵枢·五变》："五脏皆柔弱者，善病消瘅。"

《诸病源候论·小儿杂病诸候·热渴候》："小儿血气盛者，则脏腑生热，热则脏燥，故令渴。"

《医学心悟·三消》："三消之症，皆燥热结聚也。"

《幼幼集成·消渴证治》："夫消渴者，枯燥之病也。凡渴而多饮为上消，肺热。多食善饮为中消，胃热也。渴而小便数，膏浊不禁为下消，肾热也。虽为火盛水衰之证，然由虚热者多，实热者少，若作有余治之，误之甚也。"

"始而心肺消渴，脾胃消中，或肾虚消浊，传染日久，则肠胃合消，五脏干燥，精神倦怠，以致消瘦四肢，将为不起之候，初起治之得法，必不至是。"

《幼科铁镜·三消》："三消之证，实热者少，虚热者多，不足之证也，若作有余之证，误矣。"

"消渴心火动而消上，上消乎心移热于肺，渴饮茶水，饮之又渴，名曰上消，治宜莲花饮为主，次以生津四物汤。"

"消肌脾火动而消中，中消于脾移热于胃，喜多食，食无足时，小便色黄，名曰中消，宜用石膏、知母、甘草、人参，倍加石膏，外加粳米，次宜生津养脾。"

"消浊火动消肾，移热于膀胱，小便混浊，色如膏脂，名曰下消，宜用莲子、知母、芡实、麦冬入四物汤服之。"

"凡消证务要养脾生肺降火滋阴病自除矣。"

"总治三消以生血为主。"

【现代研究】

一、对糖尿病的研究

1. 证候客观化的研究　在对中医治疗糖尿病进行临床观察的基础上，不少医师对辨证分型的客观化进行了研究，采用的指标主要有如下几种。

(1)胰岛素功能、血浆胰岛素水平：西医学认为，胰岛β细胞合成和分泌胰岛素功能减退是2型糖尿病的主要特征之一，在2型糖尿病的不同阶段都存在着胰岛素分泌缺陷。罗云波发现胰岛β细胞功能减退和中医血瘀证有着密切的关系。将60例2型糖尿病患者分为中医血瘀证组与非血瘀证组，通过测定血糖、糖化血红蛋白、胰岛素等指标，观察到2型糖尿病血瘀证组较非血瘀证组胰岛功能降低($P<0.01$)，中医血瘀证组的血瘀证积分与胰岛β

细胞功能呈负相关($P<0.01$),均有显著差异。说明胰岛功能减退是血瘀证形成的重要病理因素,运用活血化瘀的方法可能有助于改善胰岛β细胞功能。

(2)甲襞微循环:糖尿病是一种糖代谢障碍为主的全身性紊乱疾病,患者易出现微血管(毛细血管、微静脉、微动脉)特征性病变,而甲襞微循环(NFM)是人体皮肤微循环的一部分,它在一定程度上可以反映全身微循环的状态。陈小燕等对112例2型糖尿病患者进行NFM检测,结果表明患者NFM形态、流态和总积分值与对照组相比有显著性差异。其中毛细血管的出入支均明显变细,尤以出支更为明显,占(84%)。血流粒流以上占88%,血色黯红占94%,中度红细胞聚集占79%,襻周情况与正常人观察NFM变化情况相比有一定差异,但无统计学意义。可见糖尿病患者甲襞微循环有明显障碍,与中医血瘀证密切相关。

(3) 血液流变、血脂和甲皱微循环:翁维良报道糖尿病患者全血黏度升高,男性患者血浆比黏度与常人无差别,女性患者则明显升高;糖尿病患者的红细胞电泳时间较正常人高。其后祝谌予、邵启惠等在研究中也取得了相似的结果。程汉桥等对122例2型糖尿病患者进行了血流变和血脂的检测,结果发现大多数存在高凝状态,且三型(即阴虚热盛型、阴阳两虚型、气阴两虚型)患者全血黏度、甘油三酯等皆高于正常值,其中阴虚热盛型相对较轻,阴阳两虚型较重,气阴两虚型介于两者之间。糖尿病患者全血黏度增高已被认为是糖尿病血瘀的特征之一。张永杰等将83例2型糖尿病患者辨证分为脾虚血瘀、阴虚热盛两个证型组,同时设健康对照组20例,分别检测血流变指标、血脂4项,其中红细胞聚集变形,全血比黏度,血浆比黏度,纤维蛋白原及血沉增加最为突出,结果显示脾虚血瘀组血流变指标及血脂水平较正常组明显增高,两组证型之间比较脾虚血瘀组血流变异常改变较阴虚热盛组明显,而血脂水平两组无明显差异[1]。陈立新等将114例消渴病分三型即阴阳两虚型、气阴两虚型、阴虚热盛型,分别检测总胆固醇(TC)和甘油三酯(TG),结果发现消渴病高脂血症发生率为69.30%,三种分型高脂血症发生率由高到低顺序依次为阴阳两虚型>气阴两虚型>阴虚热盛型,各型间比较差异有非常显著性($P<0.01$)。高TG血症发生率明显高于高TC血症发生率($P<0.01$)[2]。甲襞微循环改变在糖尿病患者中占68.6%,多为轻度改变,马秀华等报道阴虚热盛型、气阴两虚型、阴阳两虚型分别相当于糖尿病的早期、中期、晚期,其中中晚期的甲襞微循环改变大于早期,血糖持续增高,有并发症者,其改变更明显。

(4)下丘脑-垂体-肾上腺皮质轴:祁建生等探讨2型糖尿病不同中医证型红细胞胰岛素受体酪氨酸蛋白激酶(Ins-RTPK)的活性变化,将108例分别进行中医辨证分型,分别测定红细胞Ins-RTPK活性及24小时尿17羟皮质类固醇(17-OHCS)排出量。结果显示中医各证型红细胞Ins-RTPK活性下降,其变化规律呈气滞血瘀型≈阴虚热盛型>气阴两虚型>阴阳两虚型;各证型24小时尿17-OHCS也有一定改变。由此说明不同中医证型的实验室变化说明2型糖尿病病理机制与下丘脑-垂体-肾上腺皮质轴的功能改变有关[3]。

(5)免疫学指标:2型糖尿病患者存在红细胞免疫功能紊乱,郭聂涛等发现2型糖尿病中医辨证分型与红细胞CD35黏附活性及数量表达密切相关。2型糖尿病患者的红细胞CD35黏附活性和数量表达明显低于健康对照组。中医辨证分型各证型比较,燥热伤肺型、胃燥津伤型和肾阴亏虚型的红细胞CD35黏附活性及数量表达依次降低。其中肾阴亏虚型明显低于燥热伤肺型和胃燥津伤型,提示红细胞CD35黏附活性及数量表达是2型糖尿病中医辨证分型,特别是肾阴亏虚型的现代医学基础,也是判断肾虚证的一项量化指标[4]。

(6)其他:姜兆顺等通过检测2型糖尿病患者血清超氧化物歧化酶(SOD)活力、丙二醛(MDA)含量,并与健康组作比较,结果表明糖尿病组SOD活力明显降低,MDA含量明显升高；随阴虚热盛、气阴两虚、阴阳两虚证型顺序，患者 SOD 活力逐步降低，MDA 含量逐步升高。由此，SOD 与 MDA 可作为判断病情轻重的一项客观指标。

朱章志等用受体微量法测定 57 例 2 型糖尿病患者和 18 例非糖尿病者红细胞胰岛素受体的变化，结果表明，2 型糖尿病患者存在红细胞胰岛素受体缺陷，特点是受体数目减少；2 型糖尿病患者不同证型红细胞胰岛素受体缺陷程度不同，阴虚热盛型较轻，气阴两虚型和阴阳两虚型较重。提示 2 型糖尿病不同证型的红细胞胰岛素受体缺陷可随虚损加重而明显。

李植延等探讨 2 型糖尿病中医辨证分型与血浆内皮素及降钙素基因相关肽的关系，通过检测血浆内皮素(ET)及降钙素基因相关肽(CGRP)含量，分析其与中医各证型的关系。结果显示①糖尿病各型患者血浆 ET 值均较正常对照组明显增高，其中血瘀气滞组＞阴阳两虚组＞气阴两虚组和阴虚热盛组，而气阴两虚组与阴虚热盛组之间无明显差异。②糖尿病各型患者血 CGRP 值均较正常对照组明显下降，其中血瘀气滞组和阴阳两虚组＜气阴两虚组＜阴虚热盛组，而血瘀气滞组与阴阳两虚组之间无明显差异。说明糖尿病患者中医辨证各证型的微观机制及病程演变与血管内皮细胞功能、肽能神经功能的变化密切相关。

朱玫等报道，阴虚者 Cu 含量增高，Zn/Cu 值明显下降，阳虚患者也有明显变化，但没有阴虚者明显，阴虚者 Fe 的含量升高，而阳虚者 Br 下降。

证型客观化的研究是一个复杂问题，目前尚处于起步阶段，存在的问题很多，首先是诊断标准不统一，从证型划分到辨证标准都缺乏统一性，临床报道可比性差；其次是研究设计不合理，缺乏科学性和可比性；再者是选择指标欠规范。这样造成研究结果的实用性和可重复性差，不便于推广应用，值得进一步深入研究。

2. 治疗学研究

(1)辨证分型治疗：由于消渴病的病程漫长，病机变化多端，随着病情的进展，证候复杂，变证百生，并非始终呈现燥热内盛，阴津亏虚的病机特点。随着病情的进展，阴虚诸证可以演变为气虚、阳虚之证，以肾气虚、肾阳虚最为多见。对此，张宁通过使用张仲景经方来探究消渴病的临证辨治。白虎加人参汤适用于消渴之燥热津伤证。《金匮要略·消渴小便不利淋病脉证并治》篇："渴欲饮水，口干舌燥者，白虎加人参汤主之"；《伤寒论》中白虎加人参汤用于治疗阳明燥热内盛，而致气阴耗伤之证。调胃承气汤适用于消渴之胃热亢盛证。《金匮要略·消渴小便不利淋病脉证并治》篇 2 条论述消渴的证候，指出："趺阳脉浮而数，浮即为气，数即消谷而大坚，气盛则溲数，溲数即坚，坚数相搏，即为消渴。"这里所论述消渴的病机为胃热亢盛，以消谷善饥、小便数、大便坚为主症。肾气丸适用于消渴之肾阳衰微证。肾气丸治疗消渴在《金匮要略·消渴小便不利淋病脉证并治》篇中已有专门论述，如第 3 条："男子消渴，小便反多，以饮一斗，小便一斗，肾气丸主之。"此说明阴损及阳，肾阳衰微，固摄无权，蒸腾气化无力，清浊相混，可见于消渴病肾病的并发症阶段。方以附子、桂枝壮肾阳，补命火，助气化，散寒饮。消渴病病程日久，易于出现因阴津亏虚，阴血不足，出现气血不足，阴阳俱虚的局面。故症见四肢怕冷、指端麻木、肌肤苍白、感觉迟钝等。此阶段黄芪桂枝五物汤主之。方中以黄芪益气温经，桂枝、生姜温经散寒，芍药、大枣养血和营，合方具有益气通阳，养血温经之功[5]。吴正、郑仲华等均认为 2 型糖尿病胰岛素抵抗与中医痰瘀脾虚密切相关。中医自古就有"多食甘，滋生痰浊"及"胖人多痰"之说，国内外医学研究已证实，肥胖可致胰岛素抵抗(IR)，肥胖是 2 型糖尿病的一个重要危险因素。可见，痰与 IR 关系密切。2 型糖尿病患者多有肌肤甲错、肢体麻木、口唇紫黯等瘀血征象。现代研究证实，多数 2 型糖尿病患者存在血流改变、微循环障碍，可见，瘀血与 IR 关系密切。中医学认为，脾主运化，输布水谷精微，脾失健运，则血糖等精微物质不能输布，无以利用而升高。脾的生理、病理机制与胰岛素的生物学效应是相一致的，而胰岛素的作用就是将水谷精微物质的重要成分葡萄糖运送至靶器官释放能量供生命需要。因此脾虚与IR密切相关。总之，2型糖尿病胰岛素抵抗与中医痰瘀脾虚密切相关。治疗宜健脾益气、养阴祛湿化瘀为法[6,7]。

(2)固定方治疗：固定方有煎剂和成药两类，药物组成主要是根据研究者对糖尿病的病因病机的认识和体会而定。如张晨曦等总结名老中医经验采用益气养阴、清热泻火的治疗原则研制降糖颗粒。本方中黄芪性甘，微温，补气生阳，使清阳升而转输津液；山药甘平，益气养阴，补脾固肾，使肾气摄纳而封藏精微，两者共为君药。生地黄甘、苦、寒，石斛甘、微寒，两者相配养阴清热，益胃生津；天花粉甘、微苦、微寒，知母苦、甘、寒，两者清热养阴，生津养液，润燥止渴，四药共为臣药。全方共奏养阴生津、清热润燥之功。主要适用于气阴两虚、燥热伤津的糖尿病患者，具有稳定的降糖效果[8]。邵淑娟用乾坤丹系列方（基本方：瓜蒌、石斛、枸杞子、黄芪、山药、苍术、玄参、玉竹、葛根、丹参、沙参、生地黄等）根据辨证随证加减治疗2型糖尿病60例，理想控制（症状消失，空腹血糖低于6.1mmol/L，餐后2小时血糖低于7.3mmol/L。24小时尿糖低于5g)15例；一般控制（空腹血糖低于8.4mmol/L，餐后2小时血糖低于11.1mmol/L，24h尿糖低于15g)42例；控制不良（未达到一般控制标准者）3例。总有效率为95%。裴文斌等研制消渴安汤（组成：黄芪50g，生地黄20g，枸杞子30g，玉竹20g，地骨皮20g，丹参15g，黄连10g，甘草5g）治疗消渴病气阴两虚夹瘀证30例，取得了满意疗效[9]。张凤瑞等对确诊为消渴肾病辨治为气阴两虚夹瘀型，治疗组予愈糖肾治疗（方药组成：生黄芪30g，枸杞子20g，人参15g，丹参25g，益母草15g，生地黄10g，山药10g，黄精15g，黄连15g，茯苓20g，山茱萸15g，大黄5g，甘草5g)40例，治疗组显效23例、有效12例、无效5例，总有效率为87.5%；对照组显效9例、有效11例、无效10例，总有效率为66.7%。结果显示治疗组明显优于对照组($P<0.05$)。

(3)基本方随证加减：盛春华等报道，用参杞汤治疗消渴病气阴两虚夹瘀证60例。以人参、黄芪、枸杞子、玉竹、地骨皮、丹参、赤芍、甘草为基本方。乏力气短者加白术、山药；五心烦热者加生地黄、知母；下肢水肿者加茯苓、泽泻；肢体麻木疼痛者加豨莶草；胸闷疼痛者加瓜蒌、延胡索等。总有效率90.8%。谢炳国报道用加减七味白术散治疗儿童脾虚消渴证78例。基本方：党参（或红参）、葛根、怀山药各5～10g，白术、乌梅各4～9g，茯苓5～7g，藿香、薏苡仁各4～7g，谷芽、麦芽各5～9g，甘草3～6g。并随证加减，发热者加竹叶、知母；口渴甚加天花粉；腹胀加陈皮、山楂等。全部病例经治疗后口渴欲饮，小便频数消失，纳食增加，大便正常。结果全部治愈。胡波采用施今墨的经验方治疗2型糖尿病，重在健脾补气，并创制了黄芪伍山药、苍术伍元参两组对药以降低血糖，将58例2型糖尿病患者随机分为治疗组（施今墨方组）30例和对照组（二甲双胍组）28例。全部病例给予控制饮食，并停止原来的治疗。治疗组以施今墨方：玄参20g、苍术10g、生黄芪30g、怀山药30g、麦冬20g、杜仲15g、茯苓20g、枸杞子12g、五味子10g、葛根20g、生地黄20g、熟地黄15g、党参15g、山茱萸15g。加减：多食明显，重用生地黄、熟地黄，加玉竹；阳明热甚口渴者，加白虎汤、黄连以清胃泻火；出汗多加龙骨、牡蛎；伴心悸失眠，易茯苓为茯神，加远志、酸枣仁、女贞子；肢体麻木，加川牛膝、威灵仙、川木瓜、僵蚕。对照组口服二甲双胍片，1日1次，1次1片(500 mg)，晚餐时服用。疗程1月，疗程前后查空腹血糖、餐后2小时血糖。治疗组30例中，显效20例(66.66%)、有效7例(23.33%)、无效3例(10%)，有效率为90%；对照组28例中，显效9例(32.14%)、有效13例(46.43%)、无效6例(21.43%)，有效率为78.57%。两组疗效对比，有显著性差异($P<0.05$)[10]。

从临床报道来看,无论采用什么样的方法治疗糖尿病,已很少继续采用传统的三消辨证方法,三消辨证虽然简单明了,但它不利于直接把握证候性质,特别是随着对糖尿病研究的进一步深入,三消已经不能完全概括消渴的所有证型,如瘀血阻滞等,故目前多采用其他辨证方法,以便更准确地把握证候属性。但三消之论可以作为辨证时的参考和佐证。

3. 药效学研究

(1)降血糖作用:经过临床观察和动物实验证明治疗糖尿病的中药都有不同程度的降糖作用。但大部分中药对正常动物不产生明显降血糖作用,在糖尿病动物模型上却可表现出良好的降血糖作用。目前多采用注射四氧嘧啶造模,它是一种特异性的β细胞毒剂,可选择性的损坏多种动物的胰岛β细胞,引起实验性糖尿病。在此基础上可以观察药物的降糖作用,大多数的报道都证明治疗糖尿病的中药有较稳定的降糖作用。中药葛根,味甘、性凉,归脾胃经,有生津止渴之功,是治疗消渴的常用药,近年来,其临床应用取得了较好的疗效。有人对葛根素注射液治疗糖尿病36例,表明用单味葛根治疗糖尿病降血糖能收到较良好的效果。葛根主要成分葛根素对高血糖小鼠模型有显著降糖作用,且可维持24小时以上,并能改善四氧嘧啶诱发的高血糖小鼠模型的糖耐量,明显对抗肾上腺素对血管的收缩作用。研究证明葛根素能促进β细胞分泌胰岛素,增强组织细胞对胰岛素的敏感性,从而使糖分解减少,血糖下降。有实验研究发现,胰复生(主要由生地黄、玉竹、黄芪、冬虫夏草、知母、西洋参及微量元素锌、硒、铬组成)能显著降低四氧嘧啶诱发的糖尿病大鼠的血糖,减轻四氧嘧啶造成的胰腺组织损害。

中药黄连味苦、性寒,入心、肝、胃、大肠经,可清热燥湿,泻火解毒。目前研究发现黄连具有抗微生物、抗原虫、抗炎、抗溃疡、抗癌、增加冠状动脉血流量及降血糖与降血压的作用[11]。动物实验和临床研究表明,黄连及其有效成分生物碱对于改善糖尿病及其并发症的各种症状具有明显效果。目前,黄连已经分离出来的生物碱主要有小檗碱、巴马丁、黄连碱、甲基黄连碱、药根碱、木兰碱等,其中小檗碱含量最高(占6.88%~13.64%),降糖作用最明显。有人观察了小檗碱对HepG2细胞作用,结果提示小檗碱的降糖作用部分是通过增加肝细胞的葡萄糖消耗量来实现的,与二甲双胍类似,是不依赖于胰岛素的独立作用结果。

有研究证实蔷薇红景天提取液能明显降低四氧嘧啶诱导的糖尿病小鼠空腹血糖,增强糖耐量,增加肝糖原和血清钙含量,并轻度降低血清尿素氮含量,推测该药具有修复损伤的胰岛β细胞,增加内源性胰岛素分泌的功能。周天红研究认为苦瓜皂苷被称为植物胰岛素,有直接类似胰岛素作用。鬼箭羽、桑叶可促进胰岛β细胞分泌,通过胰岛素增加而降低血糖[12]。药理研究证明:人参、地骨皮、枸杞子、生地黄、知母、苦瓜、金果榄、苍耳子、玉米须、洋葱、白术、苍术、葛根、玄参、玉竹、黄精、淫羊藿、泽泻、麦冬、丹参、仙鹤草、桔梗、桑叶、茯苓、麦冬、胡芦巴、黑芝麻、首乌、刺五加、荔枝核等药物都有降低血糖的作用。

(2)其他作用:治疗糖尿病的中药在降低血糖的同时,往往还有其他方面的药理作用。

动脉粥样硬化是糖尿病的重要并发症,主要累及主动脉、冠状动脉、大脑动脉和肢体外周动脉等。动物实验证实,葛根素能扩张冠状动脉、增加冠脉血流,降低血中儿茶酚胺的浓度,改善心肌氧代谢,从而降低心肌耗氧量。此外,葛根素可以改善血小板功能,降低血小板聚集,调整前列腺素I_2和血栓素A_2的系统失衡,降低血液高凝状态,从而改善微循环,故亦能较好地缓解糖尿病周围神经病变如肢体疼痛、麻木等[13]。糖尿病肾病是糖尿病患者主要的慢性微血管并发症,是造成糖尿病患者致死、致残的主要原因。葛根素注射液是豆科植物野葛根的丙二醇提取物，其主要成分为葡萄糖异黄酮，是醛糖还原酶的抑制剂。醛糖还原酶(AR)是多元醇代谢通路的关键限速酶，AR在高血糖时被激活，将葡萄糖大量转化为不易透过细胞膜的山梨醇，引起细胞渗透性损伤是糖尿病慢性并发症发生的关键步骤，因此抑制AR活性，也是预防和治疗糖尿病慢性并发症的措施之一[14]。糖尿患者过高血糖亦可促进蛋白质的非酶糖基化，从而导致一系列严重并发症，通过抑制蛋白质非酶糖基化反应，能降低尿蛋白排泄及血尿素水平，从而起到控制糖尿病发展、防治糖尿病肾病的作用。有文献中报道五味子、山茱萸、山楂等中药对蛋白质糖化终产物(AGEs)的生成有较强的抑制作用。此外，中药活性成分槲皮素和水飞蓟素亦有较强的蛋白质非酶糖基化抑制作用。

二、对尿崩证的研究

尿崩症在中医无固定的名称，因其具备渴饮、多尿的临床特征，故多把尿崩症列入消渴的范畴，临床上尿崩症也可以按消渴辨证治疗。

1. 对尿崩症的病因病理认识　尿崩症的病因病理与消渴相似，但也有区别，一般认为肾气不足是本病之源由，随之两组伴随症状相继而起：一是肾消，肾气不固，关门不利，水亏于下，津液无以上奉，则口干烦渴；二是阴虚生内热，阴津亏虚，虚火内生，上灼肺胃，引动心火，常见面部潮红，心烦惊悸，夜寐不安，恶梦纷扰，手足心热，盗汗等症。故尿崩症的病因病理可分两个方面：一是肾虚，一是燥热。二者互为因果，互相转化，燥热内盛，必致真阴亏耗，真水不足，必致相火偏亢。范仁忠教授据临床所见，本病有口干唇焦，狂饮不止，渴喜冷饮，心烦躁扰，夜不安寐，肌肤枯燥，手足心灼烫，大便燥结，舌红苔黄而干涩粗糙乏津，脉象细数或弦数等阴虚阳亢之征，同时并见尿量频多，色清如水，昼夜尿量可达20000ml以上，面色少华，容颜憔悴，精神疲惫，倦怠乏力，腰膝酸软，诸正元馁弱之象，呈现一派热灼心胃，中气虚惫，肾元衰羸的虚实夹杂见症。范仁忠教授推究其因，谓源于素体阴虚，禀气不足，加之醇酒无节，酷嗜辛热，长期忧思恼怒，情怀不畅，劳倦过度等，引起燥热内燔，心胃热炽，消灼真阴，扰动肾关，肾关开阖失常，于是所饮之水直趋膀胱。故治疗时切勿单纯降火滋阴，而忽视调益脾肾，亦不可专事蛮补而不予清泄。必须采用滋阴清热，益脾补肾之法[15]。

2. 对尿崩症的治法探讨　王进军认为尿崩症属阳盛阴虚之证，阳盛者乃心肝火盛，采用小柴胡汤平肝清热，合用增液汤养阴增液，采用此方法治疗小儿尿崩症4例，取得了较好效果。多数医家都将尿崩症分为阴虚燥热及脾肾阳虚两种证型，对于前者采用滋阴清热、生津止渴的法则，偏阴虚者以知柏地黄丸、麦门冬汤、二冬汤加减治疗，偏于燥热者以白虎加人参汤、玉女煎等加减治疗。对于脾肾阳虚型则采用温阳益气、固肾缩尿、健脾助运的法则治疗，多用金匮肾气丸、鹿茸丸、缩尿丸等加减治疗。颜国良认为尿崩症为阴津不足，肾阴亏损，肾关不固所致。治疗本病以肝肾同治法，如《四圣心源・消渴》曰："消渴者，足厥阴之病也……"在治疗上，《医贯・消渴论》指出"故消渴之法，分上、中、下，先治肾为急，唯六味、八味及加减八味丸随证加减而服，降其心火，滋其肾水，则渴自止矣。"李凤辉认为人体以先天肾为根本，主宰元阴元阳，若肾中阴阳失调，则体质下降，百病丛生。临床上用金匮肾气丸合五苓散温补肾阳，化气行水取得了良好的疗效[16]。孟澍江老中医经多年临床经验总结治疗尿崩症如下：病初治以滋阴收涩。孟老认为本病初起多以肾阴不足为主，治以滋阴收涩，方选六味地黄丸、增液汤合水陆二仙丹加减。在滋阴药的选择上，擅用酸甘生津之品，如乌梅。《本草经疏》云："乌梅味酸，能敛浮热，能吸气归元，故主下气，除热烦满及安心也。"孟老临床体会到本品味酸，能生津止渴，还有收敛缩尿的功能，故用于尿崩症有效。后期擅于阴中求阳，已失之津液渐复，此时在滋阴方中加一味黄芪，起阴中求阳之效。此外，时时注重补泻兼施，通因通用。孟老在滋阴方中，擅加利尿之滑石、猪苓等，选用猪苓汤。以此为法，临床取得了良好的疗效[17]。杨秀华认为尿崩症是因水湿困脾，脾失健运，津液不得输布，阳气不足，膀胱不得温煦，气化失司，不能藏津所致，阳虚湿阻是主要病理关键。故温阳行水，健脾利湿为治疗本证的根本方法。临床上以此法治疗尿崩症 9 例，疗效满意。阎昭君治疗尿崩症遵循“整体观念”和“辨证施治”的理论原则，提出三点：①止渴不如储尿；②补肾不忘育肺；③治肝不忘柔肝。临床应用疗效较明显。王建认为尿崩症患者多为先天禀赋不足，气不化津，脾不能为胃行其津液，故口渴多饮，饮水多而渴不止，气虚不能固摄水液，膀胱失约，故小便频数而量多，其病机主要为中气不足，因此用补中益气汤治疗，益气养阴，调补中气，恢复体内水液的正常输布和调节，故可奏摄尿疗崩生津止渴之效。

在治疗尿崩症时甘草是常用药物，且多单独使用，一般多用甘草粉 2～5g，一日 3～4 次吞服，有较好的缩尿作用。甘草治疗尿崩症主要在于甘草甜素、甘草次酸，这两种成分均有去皮质醇样的作用，能使多种实验动物尿量减少，也有人认为是加强肾小管对钠、氯的重吸收的直接作用，不需要通过垂体发生作用。

另有采用针灸疗法治疗尿崩症的报道，如曹文中运用滋阴生津止渴、固涩下元的法则针刺治疗本病取得了较好的效果。取穴：金津、玉液、鱼际、劳宫、肺俞、心俞、肾俞、膀胱俞、尺泽、三阴交、太溪、行间、中脘、足三里、涌泉，先用毫针刺金津、玉液，用捻转泻法，留针 30 分钟，因尿数不能安卧者背俞穴也可速刺，以有明显酸胀感为度。中脘、足三里、三阴交、太溪用补法，余用泻法，1 日 1 次，10 次为 1 疗程，休息 3 天，再行下一疗程。取效后采用攻补兼施的办法，金津、玉液点刺，肺俞、脾俞、肾俞、三焦俞、膀胱俞、内关、合谷、鱼际、尺泽、中脘、天枢、气海、足三里、三阴交、公孙、太溪留针 30 分钟，后期调理脾胃为法，脾俞、胃俞、内关、合谷、中脘、天枢、足三里、三阴交、太溪、太冲、关元，以补为主，隔日行 1 次。此种系统方法治愈尿崩症 2 例。风府穴是督脉要穴，阎莉在多年临床实践中发现风府穴具有温阳布津、止渴缩泉的作用，采用毫针补法针刺风府穴治疗尿崩症能明显改善患者的烦渴、多饮、多尿症状。

从众多的临床报道看，中医治疗尿崩症疗效确凿，没有西药治疗的副作用，也没有发现西药替代疗法所产生的垂体功能抑制的副作用，但中药是否改善神经垂体功能，改变抗利尿激素分泌不足的状况，目前尚无报道，需要进一步研究。

参考文献

[1] 张永杰，邱晓堂，吴中虎，等．糖尿病中医证候与血流变、血脂及微量蛋白尿相关性研究[J]．中医药学刊，2004，22(11)：2048-2049.

[2] 陈立新，范洪．消渴病中医辨证与血脂异常的相关性研究[J]．中国医药导报，2007，4(24)：93-94.

[3] 祁建生，张恩平，李秀娟，等．2 型糖尿病不同中医证型红细胞 Ins-RTPK 活性变化机理探讨[J]．浙江中西医结合杂志，2002，12(2)：71-73.

[4] 郭聂涛，祝向红，林棉，等．2 型糖尿病中医辨证分型与红细胞 CD35 粘附活性及数量表达的相关性[J]．中国中医药信息杂志，2004，11(2)：109-110.

[5] 张宁．用张仲景经方辨治消渴临证探究[J]．中医杂志，2007，48(2)：118-120.

[6] 吴正．2 型糖尿病胰岛素抵抗与中医痰瘀脾虚相关性研究[J]．湖北中医杂志，2006，28(5)：20-26.

[7] 郑仲华，曾庆明，李玲．从脾虚痰瘀论治 2 型糖尿病胰岛素抵抗[J]．中医研究，2007，20(11)：15-16.

[8] 张晨曦，李站立，庞浩龙．降糖颗粒治疗糖尿病 168 例[J]．人民军医，2008，51(6)：391.

[9] 裴文斌，南征．消渴安汤治疗消渴病气阴两虚夹瘀证30例临床观察[J]．吉林中医药，2007，27(4)：13-14.

[10] 胡波．施今墨方加减治疗2型糖尿病30例[J]．河南中医，2007，27(1)：54-55.

[11] 田智勇，李振国．黄连的研究新进展[J]．时珍国医国药，2004，15(10)：704-706.

[12] 周天红．中药降糖药理[J]．江苏药学与临床研究，2004，12(4)：33-35.

[13] 任海燕，唐德才．葛根有效成分治疗糖尿病及其并发症的作用分析[J]．中国临床康复，2005，9(27)：134-135.

[14] 雷磊，王兴，王萍．治疗糖尿病中药及其活性成分研究进展[J]．贵阳中医学院学报，2008，30(1)：70-73.

[15] 郑航宇，范仁忠．范仁忠治疗尿崩症临床经验[J]．中医药临床杂志，2007，19(2)：110-111.

[16] 李凤辉．金匮肾气丸合五苓散治疗尿崩症[J]．山东中医杂志，2006，25(2)：137-138.

[17] 付丽媛．孟澍江先生治疗尿崩症经验[J]．时珍国医国药，2007，18(7)：1797.

(翟文生)

第八节 热 淋

【概述】

热淋是以小便频数短涩，淋漓刺痛，或伴发热、腰痛为特征的疾病，是淋证中最常见的一种。《诸病源候论·小儿杂病诸候·热淋候》说："热淋者，三焦有热，气传于肾与膀胱，而热气流入于胞而成淋也"。

热淋包括西医之泌尿系感染、结核、肿瘤等多种疾病。在儿科以泌尿系感染最常见。泌尿系感染是小儿时期的常见病，国内统计占儿科住院患者的0.46%～3.5%，女多于男，婴幼儿时期发病率较高，其中婴儿期约占总数的40%。

淋证之名首见于《内经》，有"淋"、"淋溲"、"淋满"等名称，而《中藏经》首开淋证分类之先河，提出了淋有冷淋、气淋、劳淋、膏淋、砂淋、虚淋、实淋、热淋八种，其后历代医家对热淋论述很多，不少医家认为热淋为其他诸淋之基础，热淋日久，可致诸淋发生。如清代尤在泾在《金匮翼·诸淋》中指出："初者热淋、血淋，久则煎熬水液，稠浊如膏如砂石也。"《医家四要》、《证治准绳》等医籍对热淋都有较多论述，但多数医家都把热淋放在各种淋证中进行论述，把热淋单列进行论述的较少。

现代对小儿泌尿系感染进行了深入研究。在临床研究方面，对泌尿系感染的辨证分型进行了探讨，将中医辨证与病程分期相结合，使辨证更准确；对中药治疗某些细菌性尿路感染进行了观察，研制了一些疗效较好的中药新药，增加了中药治疗本病的手段，提高了疗效。在实验研究方面，建立了多种泌尿系感染的动物模型，进行了较多的药效学方面的研究，明确了中药治疗泌尿系感染的部分机理，也为进一步开发中药新药打下了基础。

【病因病理】

一、病因

热淋的病因，主要由于感受湿热，湿热之邪可由外感而成，也可由内生而成。

1. 外感湿热 外感湿热是临床最常见的病因，可因外阴不洁，秽浊之邪上犯膀胱；或坐地嬉戏，湿热上熏膀胱；或皮肤疮毒，湿热内侵，流注膀胱。在夏秋之际，暑湿熏蒸，护理不当，尤易感受湿热之邪。

2. 内蕴湿热 其中有膀胱湿热内蕴或其他脏腑传变而来，多由恣食肥甘厚味，脾胃运化失常，积湿生热，流注膀胱；也可由心经热盛，移热小肠而致；或肝胆湿热下迫膀胱而成。

3. 脾肾亏虚 主要由于先天禀赋不足，脾肾亏虚，或由于热淋反复发作，损伤脾肾所致。

二、病理

1. 病变脏腑，肾与膀胱 热淋的病变部位主要在肾与膀胱，与脾也有密切关系，并可涉及心肝二经，但其病变关键部位在膀胱。湿热之邪，无论由外感所致，抑或由内生而成，皆因下迫膀胱而成淋证。膀胱为州都之官，气化出焉，湿热之邪蕴结膀胱，气化失司，而致小便频数，灼热刺痛，发为热淋。

2. 病势演变，虚实转化 热淋为五淋之首，初起属实证、热证，日久不愈，湿热煎熬，耗气伤阴，则可致正虚邪恋。湿为有形之邪，易阻碍气机，气滞不通则易见瘀血阻滞。故热淋日久者，多见正虚、湿热、瘀血并存之复杂证候。

【诊断与鉴别诊断】

一、诊断要点

1. 病史 有外阴不洁或坐地嬉戏等湿热外侵病史。

2. 症状 起病急，以小便频数，淋漓涩痛，或伴发热、腰痛等为特征。反复发作，病程较长者可见正虚的表现。需要指出的是小婴儿的热淋往往尿频、尿急、尿痛等局部症状不突出而仅表现为高热，临证时需要注意。

3. 尿常规 白细胞增多或见脓细胞，蛋白较少或无蛋白，可见白细胞管型，红细胞多少不等。

4. 清洁尿培养 尿细菌培养阳性，定量培养菌落数在10^5/ml以上即可确诊，若菌落数在10^4/ml～10^5/ml之间为可疑，在10^4/ml以下为污染，若经膀胱穿刺取样培养阳性即可确诊，不必参考菌落计数。

二、鉴别诊断

1. 癃闭 癃闭以排尿困难，小便量少，甚至点滴俱无，小便总量减少为特征。其排尿困难，每次小便量少与热淋相似，但热淋多有尿频而痛，每日尿总量正常，二者不难区别。正如《医学心悟·小便不通》所言："癃闭与淋证不同，淋则便数而茎痛，癃闭则小便点滴而难通"。

2. 石淋 石淋是淋证之一，也具有小便淋漓不尽之特点，但石淋具有小腹窘急，小便不能猝出，溺时涩痛或绞痛，溺出砂石而痛止的特征。必要时可通过X线摄片及超声波检查协助鉴别。

3. 急性肾炎 以水肿、少尿、血尿及高血压为特征，其中以血尿为其主要表现，而泌尿系感染以尿频、尿急、尿痛为特征，尿改变以白细胞增多为主。

【辨证论治】

一、证候辨别

1. 辨湿重热重 湿热为热淋的基本病理因素，临床上有湿重热重之分。湿重者以尿频淋漓，胸闷，恶心呕吐，苔厚腻，脉濡为特征；热重者以尿频尿痛明显，发热恶寒，口渴烦躁，舌红苔黄，脉数为特征。

2. 辨虚多实多 热淋初起多属实证热证，但反复发作病程较长时，则损伤脾肾而出现虚实夹杂之证。此时应辨明是以虚为主，或以实为主，其主要辨证依据有发病病因、临床表现和病程长短。因感受外邪而致者多属实证；尿频以晚上为主，频数易出，少腹舒畅者属虚；尿痛如刀割，痛引膀胱少腹者，或尿痛艰涩，痛苦异常者属实；尿痛而不重属虚。以虚为主者，多伴腰膝酸软，少气懒言，潮热盗汗等症。而以实为主者，多伴发热，烦渴等症。

二、治疗原则

治疗热淋以清热解毒，利湿通淋为基本法则。但临证时要分清湿热之邪孰轻孰重，热重者以清热为主，湿重者以利湿为主，病程较久者要注意扶正祛邪兼顾，以益气温阳、健脾益肾或滋阴清热，佐以利湿通淋。

三、分证论治

1. 膀胱湿热

证候表现　小便频数，点滴而下，急迫不爽，尿色黄赤，灼热刺痛，小腹胀满或痛引脐中，大便秘结，婴儿小便时哭闹不安，舌质红，苔黄，脉滑数或濡数，指纹紫。

辨证要点　本证为热淋中最常见的证候，多见于热淋之初起者，小便情况及全身表现都突出了湿热内蕴的特征，其症状特点为尿频、尿急、尿痛比较突出。此外也要注意年龄较小的患儿容易出现发热恶寒、烦躁不安、恶心呕吐等症。

治法主方　清热解毒，利湿通淋。八正散加减。

方药运用　常用药：萹蓄、瞿麦、山栀、木通、滑石、车前子(包煎)、甘草梢、大黄、淡竹叶、生地黄等。发热恶寒者加柴胡、黄芩；腹满便溏者去大黄；恶心呕吐加竹茹、藿香。

对本证治疗时清热多用山栀、黄柏、黄芩、大黄等；利湿多用车前子、泽泻、茯苓等。通淋利尿多用滑石、木通、萹蓄、瞿麦、淡竹叶等。土茯苓、萹蓄、瞿麦等药物对泌尿系感染的多种致病菌有抑制作用，在临床上多被选用。

2. 心火炽盛

证候表现　心烦失眠，口舌生疮，口渴欲饮冷，小便赤涩刺痛，尿频而急，或大便秘结，舌尖红，苔黄，脉滑数，指纹紫。

辨证要点　心烦失眠，口舌生疮，小便赤涩刺痛，舌尖红等症为本证的特征表现，可据此辨证。

治法主方　清心泻火，导赤通淋。导赤散合泻心汤加减。

方药运用　常用药：生地黄、竹叶、木通、甘草梢、灯心草、黄连、黄芩、莲子心、赤茯苓、滑石、白茅根等。若心脾热盛，大便秘结者可加用大黄或凉膈散以凉膈泻火。若心热脾虚可改用清心莲子饮。若尿痛而急，色赤而涩，应加清利之品，如石韦、萹蓄、瞿麦等。

3. 脾胃湿热

证候表现　口臭而黏，口渴不欲饮，龈痛纳呆，或恶心呕吐，小便涩痛难忍，尿热而急，舌苔黄腻而秽，脉滑数有力，指纹紫滞。

辨证要点　口臭而黏或流涎，龈痛纳呆，舌苔厚腻色黄等症为本证的特征。

治法主方　清胃醒脾，化湿通淋。清胃散合三仁汤加减。

方药运用　常用药：黄连、竹叶、生地黄、连翘、白蔻仁、生薏苡仁、木通、滑石、通草、黄柏、苍术。

若属湿温或暑湿困脾，扰于气分，湿重于热者，证见身热不渴，肢体倦怠，胸闷口腻，舌苔白滑，可用藿朴夏苓汤加减；若湿热并重，证见身热困倦，胸闷腹胀，无汗而烦，或有汗而热不解，溺赤便秘或泻而不畅者，可用甘露消毒丹加减；若热重于湿，证见发热身痛，汗出热解，继而复热，烦躁口渴，小便短赤，舌红苔黄者，可用黄芩石膏汤加减；若脾胃不和证见恶心呕吐、舌苔黄厚腻者可合用平胃散；若湿热伤脾，脾气已亏者，可合用参苓白术散或选加味三仁汤。

4. 肝胆湿热

证候表现 小便频急而短赤，尿时涩痛，或见阴肿，发热恶寒，烦躁易怒，口苦口干，纳呆，恶心呕吐，腹胀胁痛，舌质红，苔黄腻，脉弦滑，指纹紫。

辨证要点 肝胆湿热的特征是口苦口干，烦躁易怒，胁痛，脉弦滑，或见寒热往来，与其他证型易于区别。

治法主方 清肝泻火，利湿通淋。龙胆泻肝汤加减。

方药运用 常用药：龙胆草、黄芩、柴胡、山栀、车前子、木通、泽泻等。若有心火亢盛者加黄连、莲子心、生地黄；恶寒发热加连翘、土茯苓。胆热偏盛者加蒿芩清胆汤；脾虚肝郁湿热下注者可加用参苓琥珀汤。

运用龙胆泻肝汤治疗肝胆湿热型泌尿系感染效果较好，对该型治疗的常用药物依次为柴胡、车前草、黄芩、半夏、甘草、木通、山栀、蒲公英、龙胆草、滑石等。

5. 正虚邪恋

(1)肝肾阴虚，湿热留恋

证候表现 小便淋漓，色黄混浊，解溺隐痛或溲末疼痛，腰痛隐隐，五心烦热，午后低热，心烦口干；夜寐不安，甚则颧红盗汗，舌红而嫩，苔少，脉细数，指纹淡。

辨证要点 病程较长，反复发作，五心烦热，午后低热，颧红盗汗，舌红少苔，脉细数为本证的特点。

治法主方 滋阴降火，清热利湿。知柏地黄丸加减。

方药运用 常用药：熟地黄、山药、山茱萸、女贞子、龟甲、牡丹皮、知母、茯苓、泽泻、生甘草等。若湿热尚重，可加萹蓄、瞿麦、白茅根；潮热盗汗者加地骨皮、龙骨、牡蛎。若心烦不得眠者可加天王补心丹。

肾阴虚兼膀胱湿热型可用知柏地黄丸加萹蓄、瞿麦、木通、土茯苓等。治疗时要准确辨别虚实程度孰轻孰重，因为养阴有碍利湿，利湿有损阴津，若不辨虚实轻重，则有伤阴助湿之弊。养阴宜用山茱萸、熟地黄、女贞子；利湿多采用萹蓄、瞿麦、土茯苓。

(2)脾肾阳虚，湿热未清

证候表现 久病不愈，尿频清长，夜尿增多，或有轻微涩痛，面色无华，少气懒言，四肢欠温，腰痛绵绵，小腹坠胀，或腹胀纳呆，便溏肢肿，舌淡苔薄腻，脉沉细无力，指纹淡。

辨证要点 病程较长，面色无华，气短懒言，四肢欠温，腰痛绵绵，脉来无力为本证的特征。

治法主方 温补脾肾，利湿通淋。肾气丸、右归丸加减。

方药运用 常用药：制附子、肉桂、鹿角胶(烊化)、炒杜仲、菟丝子、山药、枸杞子、山茱萸、当归、茯苓、泽泻、白术等。其中肉桂最好用官桂(冲服)，其温阳作用好而辛燥之弊少。夜尿增多者加桑螵蛸、益智仁；下焦湿热未清，加萹蓄、瞿麦、蒲公英等；偏于脾虚者，重用党参、黄芪。

(3)气阴两虚，湿热未尽

证候表现 病情缠绵，尿频淋漓，时作时休，面色㿠白，神疲乏力，气短懒言，五心烦热，潮热盗汗，舌淡苔少，脉细数无力，指纹淡。

辨证要点 本证兼有气虚、阴虚两方面的特征。气虚表现为面色㿠白，气短乏力等症；阴虚表现为五心烦热，潮热盗汗等症。

治法主方 益气养阴，利湿通淋。四君子汤合六味地黄丸加减。

方药运用 常用药：黄芪、党参、白术、茯苓、山药、陈皮、菟丝子、生地黄、山茱萸、牡丹皮、女贞子、泽泻等。若有腰膝酸软，可加续断、桑寄生等。若心烦夜寐不安加酸枣仁、合欢皮。临床用药可根据气虚阴虚的程度不同选用益气为主或养阴为主的方法。

正虚邪恋乃由于热淋日久，湿热之邪损伤正气所致，除上述辨证治疗外，还需注意活血化瘀药物的应用，如牛膝、益母草、红花等可适当加入。

【其他疗法】

一、中药成药

1. 分清五淋丸 用于膀胱湿热证。

2. 三金片 用于各型热淋。

3. 龙胆泻肝丸 用于肝胆湿热证。

4. 六味地黄丸 用于肾阴不足证。

5. 济生肾气丸 用于肾气不足证。

6. 知柏地黄丸 用于肾阴不足兼膀胱湿热证。

7. 龟苓膏 用于肾阴不足，湿热内蕴证。

二、药物外治

坐浴：金银花、蒲公英、地肤子、艾叶各30g，赤芍、生姜各15g，通草6g。水煎，坐浴，1日1～2次，每次30分钟。用于治疗尿频、尿急、尿痛。

三、食疗方药

1. 水芹 水芹菜白根，去叶捣汁，井水和服。用于热淋实证。

2. 荞麦 用荞麦面煮食之。用于热淋各种证型。

3. 黄花菜汤 取黄花菜60g，白糖适量。将黄花菜、白糖加水两碗，煎成1碗，1日1次，连服1周。用于小便短赤，腰酸等症。

四、针灸疗法

1. 急性期 主穴：委中、下髎、阴陵泉、束骨。配穴：热重加曲池；尿血加血海、三阴交；少腹胀满加曲泉；寒热往来加内关。腰痛取耳穴：肾、腰骶区。

也可用：①肾俞、中极、秩边透水道、三阴交。②关元、膀胱俞、太溪、三焦俞。随症加减：伴血尿者取血海减太溪；大便干结取大肠俞、小肠俞减三阴交；少腹痛甚取合谷；食欲不振伴恶心不吐者取中脘；尿中脓细胞不减取足三里；恶寒发热取肺俞、大椎。

2. 慢性期 分三型：①气阴两虚，湿热留恋型。②肾阴亏虚，湿热留恋型。③肾阳不足，湿热未尽型。

主穴：委中、阴谷、复溜、照海、太溪。腰背酸痛加关元、肾俞；多汗补复溜、泻合谷。尿频尿痛加中极、阴陵泉。①气阴两虚，湿热留恋型加照海、中脘；②肾阴亏虚，湿热留恋型用补泻法；③肾阳不足，湿热未尽型灸关元、肾俞。

五、西医疗法

选药原则：感染的部位；尿培养及药敏；应选肾毒性小的药物。常用者有复方新诺明[50mg/(kg·d)，分2次服，疗程1～2周，需多饮水]、呋喃妥因[8～10mg/(kg·d)，分3次口服，同时服维生素C；可与TMP合用。抑菌范围广，对大肠杆菌效果好，不易产生耐药性，但有胃肠反应]、氟哌酸[5～10mg/(kg·d)，分3～4次口服，但小儿易引起菌群失调，对幼儿软骨发育有影响]、氨苄青霉素、头孢菌素有较好的抑菌作用。庆大霉素、卡那霉素等虽有较好的抑菌作用，但因肾毒性大，应尽可能避免使用。

多次再发和慢性感染常为多种细菌混合感染，并以耐药菌株为多见，反复感染时菌种还常有变异，故应根据药敏结果选用广谱抗生素联合用药，疗程10～14天，症状缓解后，减半量再用10～14天。对于发作过频或肾实质已有不同程度损害的病例，在上述疗程结束后改用小剂量长程抑菌疗法，剂量一般为每日量的1/3～1/2，每晚顿服，连续给药3～6个月或更长。目的是抑制细菌生长繁殖，防止急性发作。可采用联合用药或轮替用药，即每种药物用2～3周后轮换使用，以提高疗效。

【预防护理】

一、预防

增加营养，提高机体抵抗力。加强儿童卫生教育，注意卫生，不坐泥地，勤换内裤，尽早穿封裆裤。婴儿要及时更换尿布，尿布要用开水烫洗，大小便后要注意清洗臀部。

二、护理

急性期患儿须卧床休息。尽量多饮水。发热患者饮食宜清淡，忌食辛辣刺激食品。

【文献选录】

《素问，六元正纪大论》："病中热胀，面目浮肿……小便黄赤，甚则淋。"

《诸病源候论·小儿杂病诸候·热淋候》："热淋者，三焦有热气，传于肾与膀胱，而热气流入于胞，而成淋也。"

《备急千金要方·淋闭》："热淋之为病，热即发，甚则尿血。"

《活幼心书·五淋》："热淋，下焦有热，热气传于肾，流入于胞，其溺黄而涩，间有鲜血来者。"

《幼科金针·五淋》："淋病有五，热淋、冷淋、血淋、气淋、食淋是也。名虽不同，小儿得之，不过肾热流于膀胱，故令水道不利，小便赤少而数，小腹急痛引脐，当以八正散治之。又有热甚出血，导赤散治之。"

《婴童百问·五淋》："若热淋者，其病状先寒战然后尿是也。"

《幼幼集成·小便不利证治》："小儿患淋，小便淋沥作痛，不必分五种，然皆属于火热，宜清利之。"

《婴儿论·辨下焦病脉证并治》："问曰：小便不利者，何谓也。答曰：膀胱以气化理，寒热虚实，其气不行，乃失转化，小便不利，即是也。病患脉数身热渴而溲便涩者，膀胱有客热……问曰：淋有五种，何谓也。答曰：淋之为病，有寒、有热、有血、有石也，又真脏大虚，肚腹挛急而溺点滴者，此名劳淋也。阴头痛而小便淋沥，其色如血者，名曰热淋也，宜石韦汤。"

【现代研究】

一、治疗学研究

1. 微观辨证与中医治疗

(1)菌尿：真性细菌尿是泌尿系感染确诊的基本条件，也是治疗的关键。黄星垣等指出，在辨证的基础上，加重清热解毒药物如忍冬藤、连翘、紫花地丁、蒲公英、野菊花、败酱草、黄柏、山栀、黄连、苦参、土茯苓、半枝莲等，则菌尿转阴率可望明显提高。根据现代药理研究，上述药物对大肠杆菌及副大肠杆菌的致病性有不同程度的抑制作用。有报道，对肝肾阴虚型应用知柏地黄汤加减治疗效果显著，可以达到症状消失、菌尿转阴的目的，方中山茱萸、山药、茯苓、女贞子等均有提高机体免疫功能的作用，但无明显抑菌作用，提示提高机体免疫功能也是中医药治疗本病有较好疗效的机制之一。说明中药治疗本病的机制是多靶点的。

(2)瘀血：肾盂肾炎的病理解剖可见肾盂肾盏黏膜充血、水肿，显微镜下可见肾间质因炎症而形成瘢痕和纤维增生。这些现象，在中医理论属血瘀范畴。因此有些学者报道，在宏观辨证未见瘀血征象时，根据微观辨证，适当加入活血化瘀药物，可取得更加理想的效果。

尿路感染迁延日久，久病入络，常伴有血瘀。血瘀的形成与湿热久稽下焦、气虚无力行血密切相关。湿热可造成多种病理损害，但主要有两个方面，一是热盛血壅，湿阻气滞，导致血行不畅，血络瘀阻。二是热盛伤阴，导致正气不足。瘀血一旦形成，又易与湿热互结，使湿热之邪更难祛除。瘀血在尿路感染病程中，往往不单独出现[1]。临床实践表明，采用活血化瘀的药物治疗，不仅有增强抗菌消炎的作用，而且可以增加肾脏的血流量，改善病变部位的微循环障碍和局部营养状况，从而有助于病变的恢复。临证常选用黄芪益气健脾，丹参、桃仁、红花、赤芍、当归、田七活血化瘀，郁金行气活血[2]。

对于反复发作或慢性患者，其病机复杂，治疗棘手。若过用清热利水通淋药物，恐阴伤更重，瘀血难消，纯用滋阴药物又恐湿热、瘀血难化，惟有利水通淋、活血化瘀与清热益气养阴药物并进，方能切合病机。因此治疗强调以补、消结合为法，益气养阴扶正气，清热利湿、活血化瘀除病邪。补益与活血、清利并用，标本兼治，不仅有抗感染抑菌作用，而且可改善局部营养，增强患者的体质，恢复机体正常免疫功能，加快病变组织细胞的恢复。在临床用药观察中，长期疗效显著，并能降低复发率[3]。

(3)扶正与免疫：很久以前就有报道反复发作的患者，缓解期 T 淋巴细胞总数减少，CD_4 细胞减少，CD_8 细胞增多，CD_4/CD_8 比值下降，对 B 细胞产生抗体的辅助作用减弱，血清 IgG、IgA、IgM 含量下降，且 IgG 水平与 CD_4 水平呈正相关。说明缓解期存在 T 细胞免疫调控机制紊乱及体液免疫功能低下现象。尿 SIgA 含量明显低于正常，说明这类患者尿道黏膜免疫功能低下。有学者用益气补肾类中药组成益康冲剂(人参、黄芪、山茱萸为主)治疗反复发作的患者，结果各项低下的免疫指标(除 IgM 外)均基本恢复到正常水平。机体免疫能力得到增强，有效地控制了本病的反复发作，从而为中医应用扶正法则治疗反复发作的患者提供了科学依据。鲍广君的研究再次提出反复发作性尿路感染患者外周血中 CD_4 细胞降低，CD_8 细胞正常或升高，CD_4/CD_8 比值降低，与正常对照组相比有显著性差异($P<0.01$)。反复发作性患者尿中 SIgA 降低，而初发性尿路感染患者在感染后第 2 周尿中 SIgA 值明显升高，与正常对照组相比有显著性差异($P<0.01$)。反复发作性尿路感染患者全身免疫功能紊乱，尿路局部黏膜免疫功能低下是反复发作的重要原因[4]。

冯继伟应用补肾通淋方(黄芪、生地黄、山药、山茱萸、牡丹皮、茯苓、泽泻、知母、黄柏等组成)治疗尿路感染取得较好疗效。经药理实验表明，反复发作性尿路感染患者外周血中 CD_3、CD_4 细胞降低，CD_8 细胞升高，CD_4/CD_8 比值降低，与正常对照组相比有显著性 $P<0.01$)。反复发作性患者尿中 SIgA 降低，与正常对照组相比有显著性差异($P<0.01$)。因而造成尿路感染反复发作、迁延不愈。中药组治疗后外周血中 CD_3、CD_4 细胞升高，CD_8 细胞降低，CD_4/CD_8 比值升高，尿中 SIgA 值明显升高，与对照组相比，有显著差异($P<0.05$)，与正常组相比无显著差异($P>0.05$)[5]。

刘成洋等开展益肾康对慢性肾盂肾炎(CPN)小鼠免疫功能调节作用的实验研究。采用大肠杆菌经膀胱逆行感染，右侧输尿管暂时性不全梗阻的方法，建立小鼠单侧 CPN 动物模型。选用益肾康治疗后能较好地纠正 TH/TS 的比值，降低免疫球蛋白和肿瘤坏死因子的含量，有效地防治模型鼠患侧肾脏的慢性萎缩[6]。

2. 对 L 型细菌感染的治疗　由于 L 型细菌在体内的生成、致病与机体免疫状态有关，在机体免疫功能低下时，其致病力增强，而泌尿系感染中 L 型细菌感染发生率高的原因在于肾髓质内的高渗环境为L型细菌的产生、存活创造了条件。

丁培植等报道用补肾益气通淋法治疗L型细菌尿路感染取得较好效果，药用黄芪、党参、茯苓、菟丝子、金樱子、牛膝、金钱草、萹蓄、山栀等。因为L型细菌感染多反复日久，故采用扶正祛邪并用之法多获良效。

也有人认为L-型细菌尿路感染病机为湿热毒邪留恋，故治以清热解毒，利湿通淋为主。于庆民报道应用六草消毒饮(金银花、蒲公英、紫花地丁、金钱草、白花蛇舌草各30g，益母草20g，野菊花、车前草各12g，冬葵子、鱼腥草、茜草各15g)配合广谱抗生素加替沙星治疗L-型细菌尿路感染40例，治愈31例、好转3例、无效6例，总有效率85%。多饮药液可降低肾髓质区渗透压，增强药物作用的持续性，抑制L-型细菌的生长[7]。

3. 膀胱冲洗疗法　消毒灭菌中药煎液膀胱灌洗可用于治疗顽固性尿路感染，如李廷霞等报道用黄连、黄芪、黄柏、山栀、白花蛇舌草组方，武火煎沸后改文火煎煮30分钟，滤液2500～3000ml，用4层纱布滤过，高压灭菌20分钟，用此液潮式引流冲洗膀胱，1日2次，1周为1疗程。治疗顽固性尿路感染12例取得了理想效果。目前此法在儿科的应用尚未见报道，若消毒不严，易致感染，应慎用。张俊玲报道应用鱼腥草注射液进行膀胱冲洗预防泌尿系感染效果明显，其副作用小，适用范围广，值得临床推广[8]。

二、药效学研究

尿路感染的药理药效学研究，主要是抑菌及抗炎作用的观察。

1. 抑菌试验　进行体外及体内抑菌试验，了解药物抑菌情况，这方面的研究报道较多。王淑琴等报道用“复肾宁”(由马齿苋、怀牛膝、瞿麦、萹蓄等组成)治疗急性大肠杆菌肾盂肾炎模型大鼠，结果证实该药对模型动物有较好的治疗作用，疗效优于复方新诺明、呋喃妥因。孙大锡等报道中药八正散在体内外均有抑制尿道致病性大肠杆菌的菌毛表达和对尿道上皮细胞的黏附作用。迟继明等报道用泌炎康(由党参、黄芪、石莲子、地骨皮、麦冬、蒲公英、白花蛇舌草、车前草、白茅根、甘草组成)治疗尿路感染取得较好疗效，动物实验表明，该药也同样具有抑制大肠杆菌菌毛表达及对尿道上皮细胞的黏附作用。

王绍斌等报道体外抗菌实验表明，芪栀消炎颗粒对泌尿道感染临床常见菌均有不同程度的抑菌和杀菌作用，且对球菌的作用优于对杆菌的作用。体内抗菌实验表明，芪栀消炎颗粒能明显降低大肠杆菌、金黄色葡萄球菌感染小鼠死亡率，有良好的体内抗菌作用[9]。用小鼠膀胱上行性肾感染模型的试验结果表明，其中积雪草苷清除细菌作用优于抗泌尿系统感染的中成药三金片。积雪草苷有可能用于抗细菌感染，尤其是泌尿系感染。根据现代药理实验报道，荔枝草、车前草、蒲公英、白茅根、瞿麦、大黄等中草药对尿路感染均有治疗作用，都能促使尿液尽快排出体外，有利于清洁、冲洗尿路、稀释毒素，且有抑菌、杀菌之功效，从而能较快地消除尿路炎性病灶[10]。

侯芳玉等观察复方肾盂肾炎康(知母、黄柏、山栀、制大黄、防己、车前子、木通、瞿麦、怀牛膝、炒乳香)对大鼠逆行性大肠杆菌肾盂肾炎模型的治疗效果，与西药对照组相比，肾盂肾炎康组病理检查肾脏损害明显低于对照组，尿细菌培养中药组阳性动物数明显低于对照组。

张勉之等报道滋肾通利胶囊(野菊花、土茯苓、车前子、蒲公英、半枝莲、牛膝、女贞子、旱莲草、黄芪等组成)对于大肠杆菌、金黄色葡萄球菌疗效肯定，总有效率为98.1%、95.8%，与铜绿假单胞菌总有效率71.4%有显著性差异($P<0.05$)。本方与抗生素同用，可缩短疗程，巩固疗效，能减少抗生素用量及细菌耐药性，降低复发率，且不良反应少。现代药理研究表明黄芪可增强人体的自身免疫力，并有较广泛的抗菌作用和很强的利尿作用；党参对神经

系统有兴奋作用，能增强机体抵抗力；金银花有抗菌、抗病毒、解热作用，对革兰阳性、阴性菌均有作用；蒲公英具有抗菌和利尿作用；车前子、海金沙具有显著的利尿和较强的抑菌作用；益母草能改善循环，扩张外周血管，有利尿及抗真菌作用，对中老年尿路感染缠绵反复、久病成瘀者尤为适用[11]。现代药理研究，凡清热解毒药物无论在体内、体外，均有直接杀菌或抑菌抗病毒和提高免疫作用；对多种球菌和杆菌有抗菌作用；有增强细胞吞噬功能和抗炎作用；直接降解细胞内毒素作用，有的药物可激活补体旁路途径，间接对内毒素降解。扶正药物可提高机体免疫功能，增强机体抗感染能力，能促进疾病早愈，预防疾病复发[12]。

2. 抗炎作用 通过药理试验证明某些中药在治疗泌尿系感染时有较好的抗炎作用。有学者报道复肾宁对大鼠棉球肉芽组织增加及蛋清关节肿胀均有抑制作用，提示其有一定的抗炎作用。吴捷等报道八正合剂治疗泌尿系统感染性疾病的作用机制主要与其清除尿路细菌和减轻发热、肿胀、疼痛等炎症反应症状有关。现代研究表明，八正合剂能够通过降低毛细血管通透性，抑制炎症水肿，从而缓解尿道水肿的程度，增加尿量，排出细菌，抑制炎症，具有较好的抗炎、抗菌、镇痛和改善局部血液循环的作用[13]。乔国安等报道清淋汤具有抗炎、解热、止痛、利尿的作用，可用于泌系感染（湿热型）的治疗。有报道大火草具有清热利湿、消炎之功效，在治疗湿热型疾病方面，有明显的疗效，且作用快，无毒副作用[14]。

杨丽娟等从免疫角度探讨八正合剂治疗尿路感染的免疫学机制，结果显示八正合剂虽对体液免疫和细胞免疫功能影响不大，但能显著提高小鼠巨噬细胞吞噬功能，提示八正合剂抗尿路感染作用还与其增强巨噬细胞吞噬作用有关[15]。

参考文献

[1] 姚蔚瑜．李荣亨治疗难治性尿路感染经验[J]．实用中医药杂志，2007，23(4)：244-245.

[2] 梁晖，张坚．杨霓芝治疗尿路感染经验[J]．中国中医药信息杂志，2008，15(2)：83-84.

[3] 欧阳斌．益气养阴活血清利法治疗慢性泌尿系感染48例临床观察[J]．天津中医药，2008，25(4)：289-291.

[4] 鲍广君．尿路感染反复发作与机体免疫状态关系的研究[J]．中国综合临床，2003，19(12)：1108-1109.

[5] 冯继伟．补肾通淋方治疗慢性尿路感染30例[J]．陕西中医，2008，29(4)：416-417.

[6] 刘成洋，赵昊龙．益肾康对慢性肾盂肾炎小鼠免疫功能调节作用的实验研究[J]．四川中医，2001，19(7)：11-13.

[7] 于庆民，杨际平．中西医结合治疗L-型细菌尿路感染40例[J]．实用中医药杂志，2004，20(7)：380.

[8] 张俊玲，王学群．中西药膀胱冲洗预防泌尿系感染的临床对比观察[J]．现代医院，2007，7(3)：79-80.

[9] 王绍斌，尹艳艳，明亮，等．芪栀消炎颗粒的抗菌利尿作用[J]．安徽医科大学学报，2003，38(5)：366-368.

[10] 谢英彪．二草汤治疗急性尿路感染64例疗效观察[J]．时珍国医国药，1999，10(4)：274.

[11] 张勉之，张大宁，徐英，等．滋肾通利胶囊治疗泌尿系感染临床研究[J]．中华中医药杂志，2007，22(4)：253-255.

[12] 李湘萍．中西医结合治疗尿路感染60例疗效观察[J]．临床医药实践杂志，2005，14(9)：693-694.

[13] 吴捷，曹舫，刘传镐，等．八正合剂抗感染作用的实验研究[J]．中草药，2002，33(6)：523-525.

[14] 红梅．壮药大火草治疗泌尿系统感染的临床应用[J]．中国民族医药杂志，2008，14(7)：20.

[15] 杨丽娟，刘如意，任会勋，等．八正合剂药理作用的实验研究[J]．河南中医学院学报，2005，20(6)：16-18.

（翟文生）

第九节 石 淋

【概述】

石淋是淋证中的一种，临床以尿中夹有砂石，或排尿时突然中断，尿道窘迫疼痛，少腹拘急或腰腹绞痛难忍，尿中带血为主要特征。《食医心鉴·论七种淋病食治诸方》指出："石淋者，淋而出石，肾主水，水结而成石也。"因石淋的特征为"淋而出石"，故也有人称其为砂淋或砂石淋。如《杂病源流犀烛·五淋二浊源流》说："轻者为砂，重者为石"。

石淋属西医学泌尿系结石的范畴，但严格说来石淋只是泌尿系结石的某一阶段，二者并非完全相同。泌尿系结石是指肾、输尿管、膀胱、尿道结石，下尿路结石多表现为石淋的特征，而上尿路结石则很少见到小便淋漓涩痛、尿有砂石等表现，却常常以肾绞痛或部位固定不移的腰腹绞痛、血尿为主要症状。目前应用宏观辨证与微观辨证相结合的诊断方法，则所有泌尿系结石，包括无临床症状的结石，均按石淋辨证论治。本病为成人的高发疾病，在儿科则发病率较低，多见于4岁以上的儿童。

历代医家对石淋的认识是随着对淋证认识的逐渐深入而发展和完善起来的。早在《内经》中就有"淋"、"淋溲"、"淋漓"等名称，至《中藏经》问世以后便有了"砂淋"之名。以后历代医家对本病的病因证治方药都有不少论述，认识也逐渐深入。如《诸病源候论·小儿杂病诸候·石淋》对小儿石淋的表现就有较为详细的论述，指出："石淋者，淋而出石也，肾主水，水结则化为石，故肾客砂石。肾为热所乘，热则成淋，其状小便茎中痛，尿不能卒出时，自痛引小肠，膀胱里急，砂石从小便道出，甚者小道塞痛，令闷绝。"清代尤在泾在《金匮翼·诸淋》中强调"开郁行气，破血滋阴"治疗石淋的原则，对临床确有指导意义。其他如《三因极一病证方论》、《外台秘要》、《严氏济生方》等书对石淋都有比较深刻的认识。

几千年来，人们对石淋的认识积累了丰富的经验，随着现代科技在中医研究领域的广泛应用，使本病的诊断治疗都得到了长足的进步。在临床研究方面，采用中医、中西医结合等方法治疗本病取得了比较理想的效果。随着B超、静脉肾盂造影及腹部平片等现代诊断方法的引入，采用辨证与辨病相结合的方法，使辨证论治的准确性得到了很大提高，从而也提高了临床疗效，扩大了治疗范围，采用石淋的辨证施治体系，不仅对具有石淋特征的下尿路结石有较好疗效，对上尿路结石的治疗也取得了理想的效果。在实验研究方面，建立了多种泌尿系结石的动物模型，在此基础上对中药治疗泌尿系结石的机制进行了探讨，筛选出了一批治疗泌尿系结石的有效方药，为进一步提高临床疗效奠定了基础。

【病因病理】

一、病因

石淋主要与湿热蕴结、气滞血瘀、脾肾亏虚等因素有关。

1. 下焦湿热　多由饮食不节，恣食肥甘厚味或辛辣炙煿，酿湿生热；湿热之邪亦可由外感而来，如南方地处炎热之地，易外感湿热。湿热互结，蕴于下焦，日积月累，煎熬尿液，结为砂石。

2. 气滞血瘀　多由暴受惊恐，所欲不遂，或喜怒失常，情志怫郁，气滞不宜，而膀胱气化不利,气滞则尿涩,尿涩则津液贮存,日久结为砂石。砂石既成,更阻气机,气滞不畅,血涩不通,或湿热蕴结,阻碍气机而致气血运行不畅,终成气、血、水、石、热互结之证,诸邪之间相互影响,互相转化而成恶性循环。

3. 脾肾亏虚 先天禀赋不足,或素体脾肾亏虚,或久卧伤气,或病初清利太过,或病久损伤脾肾,终致脾肾亏虚。脾虚运化无力,水津不布,肾虚气化不行,水液蓄积,水聚日久,尿中浊物不化,则结为砂石。

二、病理

1. 病变部位重在肾与膀胱 肾主水,内藏元阴元阳,与膀胱相表里,为一身气化之根本,与膀胱气化密不可分。小溲不利,聚而为石,首先责之于肾及膀胱,故有"诸淋者,由肾虚而膀胱热故也。"(《诸病源候论·小儿杂病诸候·诸淋候》)之说。肾为先天之本,脾为后天之本,先天赖后天以滋养,后天赖先天以温煦,肾气不足则脾失温煦,又脾主运化水湿,与水液代谢密切相关,故《灵枢·口问》有:"中气不足,溲便为之变"之论,因此,水聚热灼结为砂石的石淋,也与脾有密切关系。肝主疏泄,与全身气机运行密切相关,肝失疏泄,气机不畅,则肾与膀胱的气化及脾之运化功能均不能正常发挥,水液运行障碍,则也可致石淋发生。综上所述,石淋之发生,主要病变部位在肾与膀胱,但与脾和肝也有密切关系。

2. 病理因素着重在湿热瘀滞 石淋初起多因湿热蕴结,煎熬尿液,结聚而成,但砂石既成,停聚于体内,则阻碍气血运行,而见气滞、血瘀诸症,故湿、热、瘀、滞为石淋之常见病理因素,且湿、热、瘀、滞、石五者常互相转化,互为因果,形成恶性循环。

3. 病理演变重在虚实转换 石淋初起多因湿热蕴结,煎熬尿液而成,多为实证热证。若用清利太过,或湿热蕴久耗气伤阴,则可致脾肾亏虚而见虚证。石淋不但可以由实转虚,也可由虚转实,脾肾亏虚,水湿停聚或气虚鼓动无力则可影响气血运行,结石为有形之邪,停滞体内,也必然使气血运行受阻,则可见气滞、血瘀等实邪内停之实证,故石淋日久,则多见脏腑亏虚湿热瘀滞内停之本虚标实之证。虽然临床上虚实之间难以截然划分,但是纵观本病的病理演变过程,大抵初期多以湿热为主,中期多以瘀滞为主,后期则以本虚为主。

结石分布以肾盂最常见,肾盏次之,肾实质罕见。肾盏结石多位于下肾盏,双侧肾结石不到10%。结石可引起肾盂肾盏损伤、感染和阻塞。上述改变导致上皮脱落产生溃疡,最终瘢痕形成。结石引起的阻塞多为不完全性,尿液经结石周围流入输尿管,但可有肾盂扩大、肾盂壁肥厚和纤维化。若结石嵌顿于肾盂、输尿管狭窄处,则产生肾盂积水、肾盂扩大、肾皮质萎缩及破坏,并可引起肾盂感染积脓。

【诊断与鉴别诊断】

一、诊断要点

1. 小便滞涩不畅,窘迫难忍,尿流突然中断,尿中有砂石或尿中带血,或尿检大量红细胞。

2. 少腹拘急或腰腹部绞痛难忍,牵引脐中、下腹部,达于外阴及大腿内侧。

3. B超或腹部X线平片或CT可见结石征象。

二、鉴别诊断

石淋需要与热淋、血淋、癃闭等相鉴别。

1. 与热淋相鉴别 二者均有小便频涩,滴沥刺痛,小腹拘急隐痛。但石淋以小便排出砂石为主症,或排尿时突然中断,尿道窘迫疼痛,或腰腹绞痛难忍。热淋起病多急骤,小便灼热,溲时灼痛,或伴有发热、腰痛拒按,必要时可通过泌尿系B超、静脉肾盂造影、腹部平片、超声波、膀胱镜等检查可相鉴别。

2. 与癃闭相鉴别　二者都有小便量少，排尿困难之症状，但石淋以尿中夹有砂石，或排尿时突然中断，尿道窘迫疼痛，或腰腹绞痛难忍为主要症状，有尿频而尿痛，且每日排尿总量多为正常。而癃闭则以小便量少，排尿困难，甚则小便闭塞不通为主症，其中小便不畅，点滴而短少，病势较缓者为癃；小便闭塞，点滴不通，病势较急者为闭。正如《医学心悟・小便不通》所言："癃闭与淋证不同，淋则便数而茎痛，癃闭则小便点滴而难通"。

3. 与泌尿系感染相鉴别　泌尿系感染起病急，以小便频数，淋沥涩痛，或伴发热、腰痛等为特征，小婴儿往往局部症状不突出，而仅表现为高热等全身症状。有外阴不洁或坐地嬉戏等湿热外侵病史，尿常规白细胞增多或可见脓细胞，尿细菌培养阳性。

4. 与血淋鉴别　血淋以小便热涩刺痛，尿色深红，或加有血块，疼痛满急加剧或见心烦，二者不难鉴别。

【辨证论治】

一、证候辨别

1. 辨别部位　下尿路结石多见小便变化，出现小便滴沥涩痛，尿流突然中断等症。上尿路结石则很少出现上述变化，却常以肾绞痛，或腰腹绞痛、血尿为主要表现。

2. 分清虚实　本证初起多属实证，多为湿热蕴结所致，湿热日久，耗气伤阴，则可致脾肾亏虚。砂石内停，阻碍气机，气血运行不畅则形成气滞血瘀诸证，出现虚实兼杂之证。除从病程上可以初步了解虚实多少外，从临床表现上也可了解证候性质。湿热为患者多见小便滴沥刺痛，尿有砂石，或见发热、呕吐等症；气滞血瘀为主者多见腰腹胀痛，尿血，舌有瘀点等症，脾虚者则多见小腹坠胀，时欲小便不得出，排尿无力，神倦气短，纳呆便溏等症；肾气不足则多见小便淋漓，时作时止，腰膝酸软，冷痛，尿有砂石，排尿无力等症。

二、治疗原则

石淋的治疗以通淋排石为基本法则，根据证候性质不同，可采用不同的方法。属湿热蕴结者以清热利湿、通淋排石为法，属气滞血瘀者以行气化瘀、通淋排石为法，属脾肾亏虚者以补脾温肾、通淋排石为法。一般来讲，下尿路结石多以实证为主，可以清热利湿、化气行水、利尿通淋为法。上尿路结石多为虚实夹杂之证，可以强肾利尿化石为法。临床上砂石不去则实邪难消，故石淋虽有虚证，也多夹实邪，往往扶正祛邪多法并施。

泌尿系结石西医多采用手术或体外震波碎石治疗。随着微创手术的发展，目前临床采用微创经皮肾穿刺取石亦常用。手术治疗的适应证为：①肾结石较大，或已有部分梗阻引起肾积水，或已合并肾盂肾炎、肾功能不全者。②膀胱结石较大者。③输尿管结石或尿道结石经非手术治疗失败者。④反复出现剧痛或大量尿血，不见好转，影响病儿健康者。⑤出现急性尿路梗阻者。

自 1981 年以来，结石的手术治疗发生了很大变化，目前以碎石、取石等措施替代了结石的开放手术，特别是体外震波碎石方法（ESWL）、经皮肾镜气压弹道碎石（PCNL）的应用，使多数结石患者避免了手术。

三、分证论治

1. 下焦湿热

证候表现　突然发病，尿中夹有砂石，排尿涩痛，或排尿时突然中断，尿道窘迫疼痛，或少腹拘急，一侧腰腹部绞痛难忍，甚则牵涉外阴，尿中带血，或伴见发热、恶心、呕吐，舌质红，苔黄腻，脉滑数。

辨证要点 本证的特点为突然发病，以小便滴沥刺痛，尿流中断，尿有砂石，血尿或小便短赤为特征，湿热重者也可见到发热、呕吐等症。

治法主方 清热利湿，通淋排石。石韦散加减。

方药运用 常用药：石韦、冬葵子、瞿麦、滑石、车前子、金钱草、鸡内金、威灵仙、郁金、海金沙等。尿道涩痛重者加蒲公英、生地榆、紫花地丁；腰腹胀痛者加沉香粉（吞服）、砂仁、青皮、陈皮、乌药、川楝子、延胡索；有血尿者加大蓟、小蓟、藕节炭、白茅根；血尿久者加田三七；身热者加柴胡、土茯苓、蒲公英；便秘者加大黄、芒硝；恶心呕吐者加半夏、黄芩、生姜汁。本证久可损伤正气，脾虚者加党参、黄芪；肾虚者加续断、桑寄生、杜仲或济生肾气丸。

名老中医岳美中以清热利湿排石为基本法则治疗泌尿系结石，临床效果较好。基本方由石韦、生牛膝、冬葵子组成，上尿路结石加海金沙、车前子、王不留行，下尿路结石加乌药、滑石、生大黄（后下），气虚者加黄芪，脾虚者加山药，肾虚者加熟地黄、鳖甲，血瘀加赤芍、苏木、桃仁，有肾绞痛者加木香、香附，有尿路感染者加黄芩、紫花地丁。

金钱草是治疗尿路结石的常用药物，其用量宜大，一般可用至20～40g，品种以四川大金钱草为好。海金沙治疗本病也有很好效果，量宜大，同金钱草。沉香多采用冲服的方法，1日0.5～1g磨汁冲服。现代药理研究分析：金钱草煎剂能使尿液变酸性，促使存在于碱性条件下的结石溶解，还有排石作用。

2. 气滞血瘀

证候表现 腰腹胀痛，小腹胀满或疼痛，小便不畅或尿血，面色黧黑或萎黄不华，肌肤甲错，胁肋胀痛，口苦咽干，舌有瘀点，苔薄白，脉沉涩。

辨证要点 本证的特点是疼痛明显，腰际疼痛或少腹疼痛，小便不利或有尿血，舌有瘀点，临床容易区分，气滞明显者往往有胁痛走窜，口苦咽干，脉弦等症。

治法主方 行气化瘀，通淋排石。沉香散合五淋散加减。

方药运用 常用药：沉香、乌药、郁金、枳壳、当归、赤芍、桃仁、王不留行、金钱草、海金沙、牛膝、瞿麦。胀痛明显者加三棱、莪术；口苦咽干加柴胡、黄芩；口渴加石斛；胁痛加佛手；绞痛发作者加大量白芍、甘草；便干加大黄（同煎）；血瘀明显加穿山甲（醋炙）、鳖甲（醋炙）、皂角刺；血瘀日久、肾气不足者加胡桃肉（嚼服）。

乌药治疗泌尿系结石有较好疗效，其味辛性温，有行气散结止痛的作用，能温散肝肾冷气，疏达肾与膀胱之逆气，开郁通结。大量乌药治疗泌尿系结石，特别是久服清热利湿通淋之品无效，又无明显湿热症状者效果更佳。

3. 脾虚气弱

证候表现 腰背疼痛，小腹坠胀，时欲小便而不得出，排尿无力，面色苍白，精神倦怠，气短声低，纳呆便溏，舌淡苔白，脉细弱无力。

辨证要点 本证的特点为石淋日久，腰背疼痛，排尿无力，伴全身脾虚诸症，如神倦乏力，气短声低，纳呆便溏等。

治法主方 补脾益气，通淋排石。补中益气汤合四苓散加减。

方药运用 常用药：黄芪、党参、白术、陈皮、升麻、柴胡、当归、猪苓、泽泻、茯苓、鸡内金、海金沙。气虚甚者重用黄芪；纳呆便溏加山药、薏苡仁；血尿者加三七粉、琥珀粉冲服。

石淋之气虚者多合并有血瘀或阴虚，可适当加入化瘀或滋阴药物。如续断、丹参、益母草、红花、川牛膝，或沙参、麦冬、生地黄、玄参、白芍等，临床上三七、琥珀对血尿的治疗效果较好，多采用冲服的方法，小儿用量多为1日1～2g。

4. 肾阴不足

证候表现　腰膝酸软，小便淋漓不畅，时有砂石排出，头晕目眩，心烦颧红，潮热盗汗，手足心热，唇干口渴，舌红苔少，脉细数。

辨证要点　本证为石淋日久，或清利太过，损伤肾阴所致。其特征为腰膝酸软，小便不畅，尿有砂石，并伴有全身阴虚火旺征象，如潮热盗汗、五心烦热等症。

治法主方　滋阴清热，通淋排石。六味地黄丸加味。

方药运用　常用药：山茱萸、熟地黄、茯苓、牛膝、泽泻、牡丹皮、金钱草、海金沙、鸡内金。五心烦热可加地骨皮、柏子仁；潮热盗汗加银柴胡、地骨皮、煅龙骨、煅牡蛎；头晕目眩加夏枯草、菊花；咽干口渴加麦冬、生地黄、沙参。

5. 肾阳亏虚

证候表现　腰膝酸软、冷痛，小便淋漓，时作时止，遇劳即发，尿有砂石，排尿无力，精神疲乏，面色㿠白，形寒肢冷，以下肢为甚，大便溏薄，小便清长，舌淡体胖或有齿痕，脉沉细无力。

辨证要点　本证多为疾病日久，急性期热邪耗伤肾气或过用苦寒清利使气血亏耗而致脾肾阳衰。其特征为腰膝酸软，小便不利，排尿无力，伴全身阳虚畏寒诸症，如形寒肢冷，面色㿠白，舌淡有齿痕等。小便淋漓、排尿无力等症与脾虚气弱有相似之处，但脾虚气弱无形寒肢冷、腰膝酸软等阳虚寒盛之症可以鉴别。

治法主方　温肾壮阳，通淋排石。济生肾气丸加味。

方药运用　常用药：山茱萸、熟地黄、山药、茯苓、泽泻、杜仲、肉桂、巴戟天、牛膝、肉苁蓉、鸡内金、冬葵子、金钱草等。如兼有脾气虚，中气不足，少腹坠胀，小便点滴而出者，加黄芪、升麻、柴胡、白术；畏寒怕冷明显者加制附子。

由于本证多在结石存留日久后出现，加以不少患者伴有不同程度的肾积水，故在温补脾肾的同时可多加入化气利水之品，如川椒、乌药、车前子、泽泻等。

【其他疗法】

一、中药成药

1. 补中益气丸　用于脾虚气弱证。

2. 六味地黄丸　用于肾阴不足证。

3. 知柏地黄丸　用于肾阴不足兼有内热者。

4. 金匮肾气丸　用于肾阳亏虚证。

5. 壮腰健肾丸　用于肾阳亏虚证。

二、单方验方

1. 琥珀粉 3～6g，灯心草、薄荷煎汤调下，1 日 1 次。用于石淋之有血尿者。

2. 海金沙(研末)18g，金钱草 40g，甘草 6g，1 日 1 剂，水煎分 3 次服。用于下焦湿热证，也可在辨证施治的基础上加用本方治疗石淋各证。

三、饮食疗法

1. 猕猴桃　果和根均可药用，性味酸甜微寒，有强壮利尿通淋、清热生津之功。生猕猴桃 60g，水煎服，1 日 1 剂。用于各证。

2. 黑木耳 30g，黄花鱼 120g，用水 5 碗，煎成 2 碗，为 1 日量，分 2 次服。适用于石淋之有血尿者。

四、针灸疗法

1. 针刺

(1)下焦湿热证:主穴:肾俞、大肠俞、膀胱俞。配穴:委中、足三里、阴陵泉。均用平补平泻法。

(2)气滞血瘀证:主穴:肾俞、膀胱俞、腰阿是穴。配穴:委中、足三里、血海,肾绞痛放射至下腹部的用天枢、归来、腹部阿是穴。均用泻法,重刺激加电针,耳部埋针取交感、神门、肾穴。

(3)正虚证:主穴:肾俞、大肠俞、太溪。配穴:足三里、气海、关元。均用补法,艾灸肾俞、气海、足三里。

2. 耳压 取肾、输尿管、膀胱、尿道、三焦、外生殖器等耳穴。王不留行籽用胶布固定贴压穴位,每日按压5次,以微有痛感为度,每次30分钟,3日更换1次。在耳压前尽量多饮水,并适当增加运动量,以促进排石。

3. 电针 取穴:肾俞、关元、三阴交、昆仑、膀胱俞、腹结、阳交、曲骨、水道、阿是等穴。采用断续波或可调波,刺激由弱至强,频率为10～20次/分钟。治疗肾、输尿管结石,肾积水有一定疗效。

4. 电针 针刺疼痛一侧之三焦俞、肾俞、昆仑、阳陵泉、足三里或丰隆、三阴交,行捻转提插法,得气后接G6805-2型多功能电针仪,采取密波,重刺激,留针30分钟。治疗上尿路结石引起的肾绞痛。

5. 水针 以10%葡萄糖注射液在肾俞、关元、曲骨、三阴交、足三里等穴位注射。适用于石淋各证。

五、推拿疗法

1. 按摩疗法 按摩腰部三焦俞、肾俞、小肠俞、膀胱俞,1日2次,每次15～30分钟。适用于石淋各证。

2. 叩击疗法 叩击疗法可促使局部气血流通,增进输尿管蠕动,震荡结石,促进结石排出。位于下肾盏的结石,即使较小也不易排出。若采取头低臀高位,配合肾区叩击,可使结石进入肾盂,若结石在上肾盏时,应取坐位叩打。当结石降至输尿管下端膀胱开口处较长时间停滞不动时,可采取直肠腹部双合诊,将结石向下方推移。若结石在中肾盏时,采取患侧在上的侧卧叩打,叩击采用五指并拢空心掌拍打,1日2次,每次拍打15～30分钟。

3. 指压疗法 指压疗法是指术者以右手拇指指压患者背部的压痛点,通过经络传导对石淋起到治疗作用的一种方法。指压疗法对肾绞痛具有止痛效果,且可促进排石,是一种具有推广价值的简便方法。

六、其他疗法

1. 水冲击疗法 让患者在短时间内大量饮水,或按30～50ml/kg迅速输液,或以20%甘露醇或25%山梨醇1～1.5g/kg静脉滴入,使尿量骤然增多,对结石进行冲击,随着尿量增加,输尿管蠕动波幅也增大,有助于结石排出。

2. 磁化水疗法 磁化水有碎石、溶石和使结石下移的作用。磁化水的溶解度和渗透压比较大,可使结石溶解和碎裂,从嵌动的管壁脱开,同时大量饮水,因机械冲刷作用,可促进排石。方法是每天尽可能多的饮用磁化水。

3. 运动疗法 即利用运动时结石的惯性及重力作用,以促使结石下移。患者可每日定时运动,根据体质情况可采用跳绳、单足跳跃、上楼梯、打篮球、短程快跑、骑自行车、坐颠簸椅等。但应注意的是跳跃时的频率与高度须不受关节缓冲的影响，并与输尿管蠕动的频率（2～8次/分钟）和时程（4秒钟左右）相吻合，可取得更好的效果，运动疗法应与其他疗法配合进行。

4. 总攻疗法　即采用一系列方法使尿量突然增加、输尿管扩张，促进排石的一种综合治疗方法。具体方法：早晨6时服中药排石汤300ml；6时30分服双氢克尿塞50mg；7时饮水500ml；8时饮水500ml；9时30分电针三阴交、肾俞、膀胱俞、中极、关元、阿是穴20分钟；10时阿托品0.5mg肌注；10时10分蹦跳运动20～30分钟后，用力排尿。以上药物及饮水剂量应根据年龄适当增减。此法适用于石淋各证。

5. 激光碎石　目前常见的激光碎石有钬激光和U100plus激光碎石。钬激光由于有汽化切割作用，因此要求手术时视野必须清晰，操作更加精细，否则极易造成输尿管损伤及穿孔，其操作难度相对较大，而且其碎石较慢，手术时间长。而U100plus激光碎石机进行泌尿系结石碎石具有高效、安全、彻底的优点，但不能切割或气化术中发现的狭窄、息肉等病变。

6. 体外震波碎石　适用于直径<2cm的肾上盏、中盏、肾盂结石，<1cm的输尿管上、中段结石。是绝大多数输尿管结石及较小肾结石首选治疗方法。

7. 经皮肾镜取石　MZ-ESWL-Ⅵ碎石机治疗泌尿系结石，用于肾盂结石小于2cm者。

8. 在内腔镜下采用液电（EHL）、超声（USL）、气压弹道（PL）和激光（LL）取石碎石。

9. 开放手术　开放手术指征已局限为复杂肾结石、其他方法治疗失败、合并解剖结构异常如肾盂输尿管连接部（UPJ）梗阻、漏斗部狭窄和（或）肾盏憩室结石、病态肥胖症及合并其他疾病者。

10. 腹腔镜肾盂及输尿管切开取石手术　对复杂结石，腹腔镜不能替代的其他微创治疗，可作为补充。

【预防护理】

一、预防

平时少在烈日下嬉戏或活动，多饮开水，增加活动量，宜食清淡食物。

刘峻、黎松林等人对深圳市宝安区7625名居民进行了肾脏B超检查和膳食状况问卷调查，经多因素分析提示：高蛋白膳食、高嘌呤膳食是肾结石发生的危险因素；高钙膳食与肾结石发生呈负关联。即肾结石防治重点措施是控制高蛋白、高嘌呤食物的摄入。

二、护理

肾绞痛时可用针灸止痛或指压腰背部阿是穴止痛。热敷、热浴、电疗等都有一定的缓解疼痛的效果。服排石药应注意多饮水、勤活动：服药期间应大量饮水，每日1500～2000ml，尽可能使尿量达到每日2000ml以上。加强运动，促使结石移动、下降，以利自行排出。

尿结石患者的饮食原则倾向于低动物蛋白、高维生素的素食。对结石合并痛风者应限制肉类，忌食动物内脏；每日蛋白质摄入量以不超过90g为宜。草酸结石发病率占尿石症中的绝大多数，要求限制摄入高草酸、高乙醇酸及高钙食物，草酸钙结石少食菠菜、土豆。尿酸盐结石者少吃动物内脏、豆类、海产品等。磷酸盐结石者少吃腿肉、蛋黄等。平时应多服维生素B，避免食入高钙食物。使尿液pH值保持在6.2～6.5的范围内。尿液的碱化在尿酸结石的预防和治疗中有重要意义。

【文献选录】

《中藏经》："砂淋者，腹脐中隐痛，小便难，其痛不可忍，须臾，从小便中下如砂石之类……虚伤真气，邪热渐深，结聚成砂，又如水煮碱，大火水少，碱渐成石之类。盖肾者，水也，碱归于肾，水留于下，虚热日甚，煎结而生，非一时之作也。”

《金匮要略·消渴小便不利淋病脉证并治》：“淋之为病，小便如粟状，小便拘急，痛引脐中。”

《活幼心书·五淋》：“石淋，肾主水，水结则化为石，肾为热所乘，遇小便则茎中痛，不得流利，痛引小腹，则砂石从小便出，甚至塞痛，令人昏闷，遍身有汗而后醒，此痛之使然。”

《幼科铁镜·淋证》：“有沙淋者，肾水为热所结，化为沙石，内塞水道，沙出痛止，治用五淋散。”

《婴儿论·辨下焦病脉证并治》：“膀胱郁结，瘀浊致淋，凝则为砂，散则为膏，宜海金沙汤主之。”

【现代研究】

一、治疗学研究

1. 辨证与辨病相结合提高治疗效果 许多学者认为治疗泌尿系结石应从辨证与辨病相结合的角度出发，既要重视疾病当时的病情表现及临床症状，又不可忽视利用西医学的诊查手段，认识其发生、发展、转化等全部病理过程。二者有机地结合，将有助于提高辨证的准确率和治疗的效果。王孝福提出：治疗泌尿系结石应根据结石的部位及产生的相应症状而给予针对性的治疗。结石处于肾脏者，着重温肾利尿化石，处于输尿管者则着重利尿通淋排石，处于膀胱者则着重化气行水，利尿通淋。杨立新等认为对于结石滞留日久，炎症粘连较重，尤其是已有梗阻积水存在的较大结石，治疗中应在辨证的基础上，着重化瘀破气，软坚散结以减少结石所在部位的粘连，抑制其胶原合成，促进结石下行，避免继续增长。

2. 治疗方法的研究

(1)清热利湿，通淋排石：泌尿系结石的早期，多以湿热蕴结为主，采用此法治疗，效果理想。如王承训报道，用金龙排石汤(由鸡内金、金钱草、火硝、硼砂、皮硝、白芍、怀牛膝、广地龙、泽泻、车前草、滑石、甘草等组成)治疗泌尿系结石504例，取得很好效果。韩树勤用清热排石化石汤(由金钱草、海金沙、鸡内金、瞿麦、黄柏、萹蓄、枳壳、赤茯苓、木通等组成)治疗泌尿系结石127例，治愈率为78.4%。池绳业用石淋基本方(金钱草、鸡内金、石韦、海金沙、冬葵子、车前子、瞿麦、萹蓄、怀牛膝、六一散)治疗石淋524例，排石率达86%。仇旭明老中医用十味利尿排石汤(金钱草30g，茵陈蒿20g，鸭跖草15g，瞿麦12g，海金沙10g，鸡内金10g，木香7g，丹参12g，怀牛膝10g，甘草梢8g)治疗湿热型石淋疗效佳[1]。黄俭等应用石淋清化汤治疗泌尿系结石120例(金钱草、鸡内金、白芍、滑石、威灵仙、茯苓各30g，王不留行、车前草、萹蓄、瞿麦各15g，琥珀末冲服7g)，总效率87.5%，效果满意[2]。

徐建新应用石韦二金银龙汤(石韦12g，车前子<布包>15g，木通10g，瞿麦12g，冬葵子12g，茯苓15g，元滑石<布包>30g，广金钱草30g，海金沙<布包>15g，怀牛膝12g，金银花12g，干地龙10g，炒白芍15g，甘草梢5g)为基础方治疗尿路结石120例，治愈率76.7%，总有效率为92.5%[3]。

(2)理气活血，化瘀排石：泌尿系结石中期因尿路阻塞日久，多致气血不畅，采用化瘀排石，往往取得较好效果。如有人用二子化瘀排石汤(急性子、王不留行、川牛膝、枳壳、鸡内金、石韦、萹蓄)加减治疗泌尿系结石95例，治愈65例、有效19例。有人用少腹逐瘀汤加减治疗本病也取得了较好的效果，治疗100例中，结石排净者65例，下移3cm以上者22例。

(3)益气补肾，通淋排石：泌尿系结石日久以后，多耗伤肾气，加之病初多用清利之品，使气血更为耗伤，故多致脾肾亏虚。不少医家还认为肾气不足、气化不行是形成结石的主要病因，肾虚贯穿于泌尿系结石的始终，补肾是治疗本病的基本法则。如彭四姣补肾益气、滋阴排石法治疗老年多发性石淋 75 例，治疗组（处方：补骨脂、黄芪、党参、菟丝子、旱莲草、生地黄、金钱草、海金沙、车前子、木通、滑石、白芍、乌药、牛膝、鸡内金、甘草）75 例，对照组（给予五淋化石丸口服）61 例。15 天为 1 疗程，2 组均服 2 个疗程。治疗组与对照组总有效率分别为 97.3%、68.9%，差异有显著性意义（$P<0.05$）[4]。程继昆等采用以补肾为主，兼顾利尿通淋、软坚排石法则（黄芪 40g，金钱草 50g，鸡内金 30g，海金沙、茯苓、生地黄、怀牛膝、车前子、滑石各 20g，桂枝、淫羊藿、仙茅、巴戟天、石韦、甘草各 15g，琥珀末 5g）治疗泌尿系结石 90 例，总有效率 87.78%[5]。许靖等应用平衡阴阳法治疗尿路结石，即在补肾利水、溶石排石的基础上，配合酸甘化阴或甘温扶阳中药治疗尿路结石患者 100 例，并与西药对照组 100 例进行疗效比较。前者治愈率 85%，总有效率 95%；后者治愈率 24%，总有效率为 94%。两组比较总有效率差异无显著性（$P>0.05$），但治愈率差异有显著性（$P<0.001$），中药组显著优于西药对照组[6]。孙晶瑛等报道用温肾利水法治疗输尿管结石嵌顿性肾积水 100 例，治愈率达 71%，有效率为 88%。因脾肾亏虚为主要矛盾的病例多是病程较久者，所以多合并有其他病理改变，如血瘀、水蓄、湿热等，不少临床报道采用补肾化瘀通淋等综合治疗，也都取得了满意疗效。如陈仲有用益肾逐瘀通淋汤（淫羊藿、鹿角霜、急性子、王不留行、三棱、石韦、萹蓄等）治疗本病 67 例，治愈 35 例，总有效率为 72%。李明英采用益肾化通汤（党参、黄芪、菟丝子、补骨脂、穿山甲、王不留行、冬葵子、石韦、瞿麦、金钱草等）治疗本病 40 例，也取得了理想效果，并通过动物实验证实该药有防治实验动物泌尿系结石的作用。

(4)针药并用，促进排石：针灸无论体针还是耳穴按压都有一定的促进排石作用。近年来有人采用推按运经仪治疗本病也取得了较好效果。运经仪是利用现代电子技术，将所产生的程控脉冲信号刺激穴位，使腧穴电特性和人体生物电相偶合，发生共振，产生按摩作用，该法配合中药内服效果更好。如张铭琏等报道运用推拿运经仪配合中药清热利湿化瘀通淋之剂治疗肾、输尿管结石患者 39 例，B 超监控发现本法能使肾集合系统收缩面积达 42.2%，输尿管直径扩张达 60.3%，优于单用中药及运经仪组，说明两种方法合用有协同促进作用。周和平等也报道用化瘀排石丸（由三七、大黄、牛膝、地龙、琥珀、硼砂、金钱草、鸡内金、车前子、黄柏、党参、茯苓等组成）配合运经仪治疗泌尿系结石伴肾绞痛 158 例，取得了较好疗效。采用运经仪点穴止痛起效迅速，选穴多为肾俞、京门、水道、足三里、阿是穴，157 例均在 3 分钟内缓解。排石选穴：肾结石选肾俞、京门；输尿管结石选肾俞、关元俞、肓俞、水道；膀胱结石取膀胱俞、中极、长强；配穴：足三里、三阴交、然谷。频率和输出量：肾结石用Ⅱ频与Ⅰ频交替，输出量约 80%左右。输尿管结石用Ⅱ频与Ⅰ频交替，输出量约 75%左右。膀胱结石用Ⅰ频，输出量约 90%左右。每次治疗 30 分钟，1 日 1 次。结果临床治愈 142 例(89.87%)，好转 5 例，总有效率达 93.04%。武平，梁艳丽用 30 号毫针接 PCE-B 型多功能电针仪针刺肾俞、膀胱俞，并口服中药通淋化瘀排石汤（金钱草 30g，海金沙 10g<包>，鸡内金 10g，瞿麦 10g，萹蓄 10g，石韦 10g，木通 10g，车前子 10g，桃仁 10g，红花 10g，生蒲黄 10g，石见穿 15g，川牛膝 15g，白花蛇舌草 15g）治疗肾结石，治愈率 76.7%，总有效率为 96.7%。

(5)中西结合，协同排石：西医目前对泌尿系结石多采用体外震波碎石，但碎石后排石往往较慢，有时还不彻底，此时加用中药往往取得较好效果。赵平宇等报道，采用中西医结合的办法，在体外震波碎石的同时加服中药排石汤（金钱草 60g，海金沙、鸡内金各 30g，木通、生地黄、冬葵子、忍冬藤各 12g，车前子、牛膝、瞿麦、石韦、泽泻各 15g，川楝子、甘草、炒桃仁各10g。1日1剂，水煎分两次服）治疗泌尿系结石1138例，成功率达96.5%。刘莫山等采用体外震波碎石配合中药辨证治疗尿石症，中药内服方根据患者情况而定，血瘀明显者用活血化瘀方（皂刺、桃仁、牛膝、赤芍、红花、三棱、莪术），湿热明显者采用清热利湿、通淋排石的方法，药用金钱草、车前子、石韦、冬葵子、生地黄、赤芍、牛膝、木通、滑石，脾肾不足者用补肾益气方（由黄芪、党参、补骨脂、淫羊藿、白术、茯苓组成），临床治疗171例，获得了较好效果。采用西药配合中药口服，亦能产生良好疗效，秦卓红等报道，静脉滴注山莨菪碱注射液10mg和硫酸镁注射液10ml，及口服自拟金韦化瘀排石汤（金钱草60g，海金沙、车前子、白茅根各30g，石韦20g，冬葵子20g，瞿麦15g，川牛膝15g，三棱15g，莪术15g，赤芍15g，制乳香12g，制没药12g，王不留行15g，鸡内金15g）治疗泌尿系结石54例，治愈率59.2%，总有效率85.1%[7]。孙天马等以“排石小总攻”方案配合八正散为主方加黄芪15g，金钱草30g，石韦15g，鸡内金10g（肾气虚者加山茱萸、川断、太子参；湿热重者加黄柏、金银花、白茅根；血尿重者加生地黄、茜草、旱莲草、三七粉；结石久排不下者加三棱、莪术、琥珀粉、丹参，原方中去大黄）治疗泌尿系结石168例，总有效率86%。

碎石是结石排出的先决条件，中药排石则是结石排出的动力，震波碎石可以改变中药只排不碎的缺点，而中药弥补了震波碎石后结石不能尽快排出的不足，二者结合协同互补，从而提高了治疗的成功率。

二、动物模型研究

乙二醇性泌尿系结石模型是实验研究中常采用的结石模型，每天给雄性大鼠喂饲含乙二醇和氯化铵的饮水或药物饼干，连续喂饲一定时间后，即可在肾内形成草酸钙结晶，饲料中加氯化铵可增加尿的酸性和钙盐浓度，从而加速草酸钙结石形成。如曹正国等通过给大鼠灌胃草酸前体物质乙二醇（EG），并辅以其他诱因1α-（OH）维生素D_3，以促使大鼠肾结石形成[8]。

Cuerpo等应用培养的纳米细菌经皮肾内注射，成功地建立了纳米细菌致大鼠肾结石动物模型，从而提出人类肾结石形成的新学说，即纳米细菌作为结石核心发挥了重要作用[9]。

三、药效学研究

1. 防止结石形成的研究　防止结石主要是根据结石组成成分及其形成的原理研究防治的方法。

（1）调整饮用水成分：目前认为泌尿系结石的发生与饮用水有关，尤其是微量元素的变化，因尿液中的微量元素均参与结石的形成。为改变这一状况，目前主要是采用磁化水防治。如华山医院用磁化水防治泌尿系结石，取得了约50%的溶石、排石、防石效果。进一步的研究则是采用磁化中药排石，也取得了一定效果。如潘文昭报道用自拟中药降排石汤（由金钱草、海金沙、鸡内金、滑石、冬葵子、乌药、牛膝、芒硝、甘草组成）放入磁化杯（磁感应强度为1500GS）中15分钟磁化后服用，平时多饮磁化水。306例输尿管结石患者如此治疗3个月后，治愈230例、有效54例，总有效率为93.18%。用该法排出的结石经剖析后均有不同程度的中空及结构疏松现象。这可能由于中药汤剂被磁化后水分子由长链结构变为短链结构，更易渗进结石内部，起到了一定的疏松崩解作用。目前尚缺乏这方面的对照研究资料，不能完全排除假阳性结论。

（2）增加尿液钙盐溶解：泌尿系结石形成的主要机制之一即是肾内钙化，故使尿液酸化，溶解钙盐，是防止结石形成的重要措施。关晓明报道采用浸泡新鲜刀豆、扁豆、豆角等发酸水治疗泌尿系结石12例，结石全部排出，随访2～8年无一例复发。金德明通过实验证明单味金钱草可使肾脏内钙含量明显下降，使尿液酸化，能预防实验性肾结石的形成。中国中医研究院广安门医院也报道以金钱草为主药的Ⅲ号排石汤可防止乙二醇、氯化铵所致的草酸钙结石形成，对已形成的结石有溶解作用。

鸡内金有健脾和胃、固精止遗、化瘀通经、化坚消石之功效。另外鸡内金水煎服后对加速放射性锶排泄有一定作用，其酸提取物效果较煎剂好。临床研究表明，锶、锌、铝、钼、锰、钴等元素能抑制尿石形成，或使已形成的结石发生溶解作用。锶及钼是草酸钙结晶的抑制因子，实验证明，锶可阻止 $1.25(OH)_2D_3$ 的生成，并有使已形成的草酸钙结石解体，或使之缩小的作用。李岩等经研究表明鸡内金经口服后，通过血液循环而到达全身各脏器。故大量持续地服用鸡内金，血液中能始终保持一定浓度。可能是锶元素在药物作用下，通过肾脏排泄，作用于结石，使之解体或缩小[10]。

2. 溶石碎石的研究　非手术治疗泌尿系结石以往认为仅适用于横径小于 1cm 的结石，近年来临床发现中药也能使较大的结石排出，甚至对已发生输尿管结石嵌顿和肾积水者也能治愈。这主要是因为中药有溶石碎石的作用。

(1)改变结石的性状：结石能否排出与其性状有直接关系，改变结石性状，使其表面光滑，横径缩短至 1cm 以下，就有利于排出。临床观察发现，经中药排出的结石与手术取出的结石相比，其外形比较光滑，且质地松脆，因此，中药对结石性状的改变可以认为是碎石的一种表现。如广安门医院用偏光显微镜观察结石标本薄片，发现中药组排出的结石在结构断裂脱落、表层草酸钙菱形晶体蚕食缺失、磷灰石部分脱落、表层生芽状态短小等方面都比手术组结石明显，统计学处理具有显著性差异。

(2)溶解结石成分：即使已形成的结石成分分解溶化于尿液中，这主要是一个化学过程。临床上有不少患者服中药后未见排石，而临床症状和 X 线阴影均消失，这就是中药溶石的结果。广安门医院发现在排石汤中加乌梅，并生吃胡桃肉，可促进磷酸铵结石溶解。黄牛角粉以酒或醋送服可使草酸钙结石阴影缩小和消失。王承训报道用火硝、硼砂、皮硝、鸡内金等治疗泌尿系结石 504 例，结果 366 例排石，而部分患者未见排石，但症状体征消失，X 线摄片两次以上均未见结石阴影。这些都说明中药有一定的溶解结石的作用。中药的这种作用也被药理实验所证实：把两块质量相同的结石分别放入金钱草煎剂及蒸馏水中，一个月后，前者结石已化为沙，而后者结石则不变。

3. 促进排石的研究

(1)尿路动力学因素：增加肾盂内的压力，促进输尿管蠕动，扩张输尿管，可挤推结石下行，以促进结石排出。结果表明，温肾利水药组肾血流量虽与利水药组无明显差异，但该组用药后肾盂内压力明显升高；输尿管的蠕动频率也明显提高。这一结果提示，温肾利水法的作用并非通过尿液的增加而对管腔牵张刺激而产生，而是药物对肾盂输尿管存在着直接作用，突破了西医认为输尿管对药物不敏感，药后的效应主要是利尿作用引起的间接结果的传统概念。为进一步探讨尿路动力学变化的机制，作者测定了实验动物各种情况下肾组织中 cAMP、去甲肾上腺素(NA)和多巴胺(DA)的含量，结果表明，温肾利水组积水肾的 cAMP 明显升高，双侧肾脏 NA 含量升高也极为显著，DA 则改变不明显。已知 α 受体位于肾小盏、肾大盏、肾盂和输尿管连接处，其对 NA 的敏感性按上述分布部位依次递减，而 β 受体仅存于输尿管中，NA 兴奋 α 受体的作用最强，使平滑肌收缩，β 受体的兴奋可使平滑肌松弛，由于 NA 对 β 受体作用较弱，故不宜从 NA 的升降来推测 β 受体的功能状态。但在肾上腺素能受体中，以 cAMP 作为第二信使的主要是 β 受体，故从组织 cAMP 的含量可间接了解 β

受体的功能。温肾利水组 NA 的大幅度升高刺激了 α 受体，促使平滑肌加强收缩，促进了肾盏、肾盂和输尿管的生理活动，而该组 cAMP 浓度的增高则反映出 β 受体的兴奋，有利于输尿管平滑肌的松弛，可能由于这样的一张一弛，从而使蠕动波加强、蠕动频率提高。莫刘基等报道单味金钱草、车前草、海金沙均可引起输尿管上段腔内压力增高，输尿管蠕动频率增加，金钱草、车前草还可使尿量增加。其他的研究还证实活血化瘀方药能促进输尿管蠕动，使其蠕动频率增加，幅度增大，并可出现新波群。

清热利尿药物可使尿液稀释，尿量增加，对结石的冲刷力增大；同时由于尿中某些成分的改变，使结石致密度降低，易于裂解。行气活血的药物，一方面能舒缓肾、输尿管之痉挛，对结石所在的局部的水肿、炎症、粘连能起抑制和松解作用；另一方面，并可促使结石结构变化，使之断裂碎解，而有溶石作用。益气补肾的药物，既可使肾血流量增加，又可促进已有循环障碍的肾脏的排泄功能，使肾盂、输尿管蠕动增强，积水改善。电针三阴交、肾俞、膀胱俞、中极、关元、阿是穴等穴位，可扩张肾盂、输尿管和尿道平滑肌，能增强肾脏功能，增加肾脏血流量，使尿量增加，有利于结石下移排出。

林鹤和报道鸭脚通冲剂(白果树根或根皮提取物)有舒张平滑肌、扩大管腔、促进输尿管蠕动的作用。遵义医学院急腹症研究组通过实验观察发现对输尿管蠕动有影响的药物可分为三类：一类是由利尿作用间接引起，如金钱草、瞿麦；一类是直接作用引起，而无利尿效应，如大黄、川芎等；一类是前两种情况的协同作用，如川牛膝等。

(2)利尿作用：通过利尿作用使尿量突然增加，对结石产生冲刷作用，同时还间接引起输尿管蠕动增强，可促进结石排出。如张建国等报道利水药治疗大鼠肾积水，其患侧肾脏中多巴胺含量增多，可使肾小管排钠作用增强，使输尿管的尿流量增多及近侧的流体静压上升，间接引起输尿管蠕动增强，从而促进排石。清热利湿渗湿的药物大多都有这方面的作用，现代药理研究证明五苓散、金钱草、通草、泽泻、车前子、海金沙等单味药或复方都有很好的利尿作用。利水药物除能促进排石外，还可以很好地解决结石引起的肾积水。王沙燕等研究证实，泽泻的水提取液体外能明显抑制草酸钙结晶的生长和聚集，体内能明显降低肾钙含量和抑制大鼠的实验性肾结石形成。并对为期 2 周的大鼠肾结石模型进行研究发现，诱石剂可使肾脏骨桥蛋白信使核糖核酸(OPN mRNA)的表达量明显增加($P<0.05$)；而在给予诱石剂的同时给予注射泽泻试剂，则肾脏 OPN mRNA 的表达也得到抑制($P<0.05$)。提示泽泻有可能通过基因水平的调控抑制尿结石的形成。茯苓含茯苓酸、脂肪卵磷脂、胆碱组胺等，具有利尿作用，能增加尿中钾、钠、氯等电解质的排出，此外还有镇静和降低血糖作用[11]。

(3)抗炎抑菌作用：由于结石长期停留，刺激局部，极易引起炎性改变。而以赤芍、川牛膝、乳香、没药、三棱、莪术、山甲、皂刺等活血化瘀药物组成的方剂，通过药理实验表明，对急慢性炎症均有明显的抗炎作用，对炎症增殖期动物模型有促进炎症吸收、减少炎性组织增生的作用，其抗炎作用可能使输尿管黏膜因结石刺激所致的炎症反应减轻，减少组织充血、水肿、增生。除活血化瘀药物外，泌尿系结石常用的清热利湿之品大都有一定的抗炎作用，并且有些药物还有很好的抑菌作用。如孙大锡等报道中药八正散在体内外均有抑制尿道致病性大肠杆菌的菌毛表达和对尿道上皮细胞产生的黏附作用。这类药物(如八正散、石韦散、导赤散等)从药理分析看，都具有促进炎症吸收、松解粘连的作用，可消除结石周围炎症粘连，缓解输尿管痉挛，有利于结石松动下移。现代药理研究表明海金沙含脂肪油，其煎剂对金黄色葡萄球菌、铜绿假单胞菌、福氏痢疾杆菌、伤寒杆菌等均有抑制作用。金钱草含酸性成分和甾醇、黄酮类、氨基酸、鞣质、挥发油等，其煎剂有显著利尿排石作用，并能促进胆汁从胆管排出，对金黄色葡萄球菌有抑制作用[12]。

参考文献

[1] 仇德安．仇旭明老中医治疗石淋经验[J]．浙江中医学院学报，2001，25(2)：44.

[2] 黄俭，杨小清．石淋清化汤治疗泌尿系结石120例[J]．新中医，2003，35(4)：59-60.

[3] 徐建新．石苇二金银龙汤治疗尿路结石120例[J]．实用中医内科杂志，2001，15(4)：17.

[4] 彭四姣．补肾益气、滋阴排石法治疗老年多发性石淋75例疗效观察[J]．中国医师杂志，2005，(S1)：294-295.

[5] 程继昆，佟春艳．补肾为主治疗泌尿系结石90例[J]．中医药学报，2002，30(2)：22.

[6] 许靖，邓树峰．中医平衡阴阳法治疗尿路结石的临床研究[J]．广州中医药大学学报，2003，20(3)：207-209.

[7] 秦卓红，王剑波．中西医结合治疗泌尿系结石疗效观察[J]．山西中医学院学报，2002，3(1)：39-40.

[8] 曹正国，刘继红，周四维，等．尿凝血酶原片断1在肾结石模型大鼠肾组织的表达及其意义[J]．中华实验外科杂志，2005，22(1)：31-33.

[9] Garcia Cuerpo E，Olavi Kajander E，Ciftcioglu N，et al. Nanobacteria：An Experimental Neolithogenesis Model[J]. Arch Esp Urol，2000，53(4)：291-303.

[10] 李岩，孙向红，吕丽萍．鸡内金治疗肾结石初探[J]．中国中医药信息杂志，2002，9(5)：74.

[11] 王沙燕，邓常青，石之嶙，等．泽泻对肾结石形成的抑制作用研究[J]．广州中医药大学学报，2003，20(4)：294-296.

[12] 吴利君．石淋康治疗泌尿系结石117例[J]．湖南中医杂志，2002，18(5)：34.

（翟文生）

第十节　解　颅

【概述】

解颅是由于先天不足，颅内受损，或因热毒壅滞，水停于脑，以致头颅增大，前囟和颅缝开解为特征的一种疾病。

西医学称解颅为脑积水，临床上根据脑脊液循环障碍的部位，可分为非交通性(阻塞性)和交通性两型，前者脑脊液阻塞在第四脑室孔以上，后者脑脊液阻塞在第四脑室孔以下。

本病多见于6个月至7岁的小儿。解颅患儿在病变进展过程中，常有烦躁、嗜睡、纳呆、呕吐等症，甚至可以出现惊厥，重者常致失明，以及出现营养不良、智力发育障碍，大多不易养育，预后不良。但有部分轻症患儿如能及时治疗，常可逐渐缓解。

解颅一证，早在《诸病源候论·小儿杂病诸候·解颅候》就指出："解颅者，其状小儿年大，囟应合而不合，头缝开解是也。"北宋时有了进一步认识，《小儿药证直诀》明确指出，解颅是由"肾气不成"、"肾虚"所致，有"目白睛多"的临床特征。嗣后，历代医家通过不断临床实践，对解颅多有精辟阐述，认为本病发生除与肾虚有关外，火热、水湿等因素也不容忽视，如元代朱震亨《平治会萃·解颅》认为"乃是母气虚与热多耳。"治疗方面，明代万全认为本病除可由肾气不足，而用补肾之法外，亦有由"肾肝风热"而致，治疗则采用加味泻青丸等清热解毒药。治疗除内服药物外，《医宗金鉴》等还记载了外用封囟散摊贴囟门的治疗方法，从而使解颅一证的理法方药日趋成熟和完善。

现代对解颅的认识逐渐深入和全面，进一步认识到，病因除了肾气亏损外，水湿、痰浊、热毒、瘀血等均可成为解颅的致病因素和病理产物，故辨证并非完全属于虚证，在治疗方面，除用补肾益髓之法外，并可应用健脾利水、化痰降气、清热解毒、活血化瘀、熄风通络诸法，而利水一法，更常与诸法配伍运用；治疗方法，除内服汤药、散剂外，多配合外敷药物或结合针灸疗法。从而丰富了解颅的治疗手段，提高了解颅的临床疗效。

【病因病理】

一、病因

解颅的发病原因，归纳起来不外先天因素和后天因素两类。

1. 先天因素　多因父精母血亏损，以致小儿先天禀赋不足，肾气亏损，脑髓不足，头颅开解而成解颅。

2. 后天因素　由于外感时邪，热毒壅滞，上攻于脑，或后天失养，病后失调，脾虚水泛，或水不涵木，肝阳上亢，风水上泛，或瘀血阻络，压迫脑髓，阻塞脑窍，终致囟宽颅裂而致解颅。

现代研究认为，脑积水产生的原因主要为脑脊液循环障碍，而导致脑脊液循环障碍的主要原因有先天畸形（导水管狭窄、脊柱裂、第四脑室孔闭塞等）、新生儿缺氧和产伤所致的颅内出血、脑膜炎继发的粘连、肿瘤等。

二、病理

1. 肾气亏损　肾主骨生髓，通于脑，脑为髓海。若小儿所禀父母精血亏损，先天肾气不足，不能生髓养骨，则髓海不充，头颅失养，以致颅囟逾期不合，颅缝开解，头颅增大。《保婴撮要·解颅囟填囟陷》说："小儿解颅……因肾气有亏，脑髓不足。"又说："肾气怯则脑髓虚而囟不合"。

2. 肾虚肝亢　肾为水脏，水火相济则阴阳平衡。病后肾虚，则水不胜火，火性上炎，火热蒸腾，其髓则热，髓热则颅解；或因肾虚水不涵木，木亢则生风，风水上泛则头颅开解。如《育婴家秘·头病》说："解颅有二……由病后肾虚，水不胜火，火气上蒸。其髓则热，髓热则解，而头骨复分开矣"。

3. 脾虚水泛　小儿先天不足，后天失调，真阳不足，火不暖土，脾阳气虚，不能运化水湿，日久成饮成痰，水湿痰浊乘虚上泛于脑，停聚脑络致头颅解开。如《片玉心书·头项门》说："病久致阳虚阴盛，真阳不足，不能化气生髓，塞水为积，潴留于脑"。

4. 热毒壅滞　外感时邪，热毒壅滞，炼液为痰，痰热之邪，上攻于脑，闭塞脑窍而为本病。

5. 瘀血阻络　胎禀不足，后天失养，病后失调，以致气虚精亏，血行涩滞，阻塞脑窍；或邪毒外侵，上攻于脑，毒热壅遏，阻塞脑络，血瘀不行，脑窍不通，水液停聚而致本病。

【诊断与鉴别诊断】

一、诊断要点

1. 头颅呈普遍均匀性增大，且增长速度较快，骨缝分离，前囟明显饱满而扩大，头皮青筋暴露。颅部叩诊呈破壶音，头重颈肌不能支持而下垂，两眼下视。可有烦躁、嗜睡、食欲不振，甚至呕吐、惊厥。

2. CT 检查提示脑实质菲薄，脑组织面积减少，脑室增宽扩大。头颅 X 线摄片可见骨板变薄，颅缝分离，蝶鞍增宽。眼底检查可见视神经萎缩或乳头水肿。

二、鉴别诊断

1. 慢性硬脑膜下血肿　头颅增大较慢，硬脑膜下穿刺可得较多的红色或黄色液体，眼底常有出血。头颅透光试验常见额顶部局部透光。

2. 佝偻病　头颅增大多为方形，并无颅缝分离和脑室扩大，主要为颅骨板的中心有软骨堆积。

3. 头大畸形　头颅大，增长也快，有明显的智力不足，无眼球下转现象，脑室造影正常。

【辨证论治】

一、证候辨别

1. 辨肾虚、脾虚　肾虚者，头颅增大，颅缝开解，神情呆钝，目无神采，面色淡白；脾虚者，头缝裂开不合，头皮光急，食少便溏，神情呆滞。

2. 辨热毒、瘀血　热毒壅滞者，颅缝闭而复开，两目下垂，发热烦躁，溲赤便秘；瘀血阻络者，头颅胀大，颅缝开解，神情呆滞，青筋暴露，唇舌发紫。

二、治疗原则

解颅的治疗原则以补肾利水、益髓健脑为主，并根据风邪、水湿、热毒、痰浊、瘀血的不同，而分别运用健脾利水、化痰降气、平肝熄风、清热解毒、活血化瘀等法，同时配合外敷药物、针灸、推拿等综合措施，以提高疗效。由于本病为一难治的慢性病，疗程不可过短，以2～6个月为宜。

三、分证论治

1. 肾气亏损

证候表现　头颅明显增大，囟门宽裂，颅缝开解，面色淡白，神情呆钝，目无神采，眼球下垂呈"落日状"，头大颈细，前倾不立，食少便溏，舌淡苔少，脉弱，指纹淡青。严重者可见斜视，呕吐，惊厥。

辨证要点　本证属先天胎禀怯弱，肾气亏损，脑髓失充所致，以面色淡白，神情呆钝，目无神采，舌淡脉弱为辨证依据。头大颈细，前倾不立为肾虚痿证；食少便溏属肾阳式微，火不暖土所致，故便溏多澄澈清冷。

治法主方　补肾益髓。补肾地黄丸加减。

方药运用　常用药：熟地黄、山药、山茱萸、茯苓、泽泻、牡丹皮、牛膝、鹿角胶(烊化)、当归等。证见面色㿠白，形体消瘦，肢软，神情呆滞者，加重熟地黄、鹿角胶、山药、当归等药之剂量；证见头大颈细，囟门哆开，颅缝分离，头围迅速增大者，加重茯苓、泽泻、牛膝等药之剂量；兼见眼球震颤，斜视或视力模糊，加枸杞子、菟丝子、决明子、菊花。

若系小儿先天性颅裂、脊柱裂并发脑积水，可应用鹿角胶合剂(鹿角胶、牛膝、山茱萸、山药、熟地黄、当归、茺蔚子、牡丹皮、泽泻、茯苓、猪苓)，配合外科手术治疗。

2. 肾虚肝亢

证候表现　颅缝开裂，前囟宽大，眼球下垂，白多黑少，目无神采，心烦不安，手足心热，筋惕肉瞤，时或惊叫，口干舌红，脉沉细数，指纹紫红。

辨证要点　本证除表现肾气亏虚的证象以外，还表现了两方面的证候：一是阴虚火旺证，如心烦不安，口干舌红，手足心热等；二是肝风内动证，如筋惕肉瞤，时或惊叫。其病理为肾虚肝亢，虚风内动，与热盛动风有别。

治法主方　滋肾养阴，平肝熄风。知柏地黄丸合三甲复脉汤加减。

方药运用　常用药：熟地黄、山药、山茱萸、茯苓、泽泻、龟甲、鳖甲、知母、黄柏、阿胶

(烊化)、白芍等。阴虚发热者加玉竹、白薇；心烦不安者加琥珀粉、珍珠母；筋惕肉瞤，时或惊叫加天麻、钩藤、僵蚕；若肾虚髓热，口干舌红，手足心热者，可按《幼科发挥·胎疾》所提出的“脑者髓之海也，肾主骨髓，中有伏火，故髓热而头破，额颅大而眼楞小也，宜服地黄丸”。

本证阴虚火旺而肾阳告乏者，宜阳中求阴，用河车大造丸(紫河车、龟甲、熟地黄、人参、麦门冬、天门冬、牛膝、杜仲、黄柏、砂仁、茯苓)，另用封囟散外敷囟门，以温阳化水而除脑中之浊邪，内外配合治疗。

3. 脾虚水泛

证候表现　囟门宽大，颅缝开解，面色淡白，精神倦怠，纳呆便溏，脘腹胀满，舌质淡，苔薄白或白腻，脉细弱，指纹淡红。

辨证要点　证因脾阳气虚，运化不健，水湿痰浊上泛脑络，出现一派清阳不升，浊阴不降证象，故以面色淡白，精神倦怠，纳呆便溏，舌苔白腻为辨证依据。

治法主方　温脾利水。附子理中汤合五苓散加减。

方药运用　常用药：人参、白术、干姜、制附子(先煎)、猪苓、茯苓、泽泻、桂枝等。食欲不振加焦山楂、焦麦芽、焦神曲；便溏加车前子(包)、山药；呕吐加半夏、竹茹、鲜生姜。若脾肾阳虚，纳呆便溏者，可用调元散(山药、人参、白茯苓、茯神、白术、白芍药、熟地黄、当归、黄芪、川芎、炙甘草、石菖蒲，共为细末)，每次10g，加姜枣煎服。

本证选方用药可在传统利小便基础上，取张仲景前后分消利水之已椒苈黄丸合温阳利水之五苓散，配益气健脾、利水消肿之太子参、黄芪，活血化瘀之丹参。本证辅治，可配合外敷、针灸疗法。

4. 热毒壅滞

证候表现　头颅日见增大，囟门高胀，颅缝合而复开，两目下垂，发热气促，烦躁哭闹，面赤唇红，或见两目斜视，四肢痉挛，小便短赤，大便秘结，舌红苔黄，脉多弦数，指纹紫滞。

辨证要点　此证由于火热毒邪上攻于脑，故有发热烦躁，面赤唇红，溲赤便秘等一派里热炽盛证象。由于热蒸脑髓，脑水泛溢，故囟门高胀，头颅日见增大；热动肝风则两目斜视，四肢痉挛。

治法主方　清热解毒，化瘀通络。犀地清络饮加减。

方药运用　常用药：水牛角片(先煎)、生地黄、连翘、灯心草、牡丹皮、赤芍药、桃仁、白茅根、姜汁等。如由痰热壅结，胸闷欲吐，舌红苔黄者，可用小陷胸汤加胆南星、石菖蒲、地龙、天竺黄、牛黄等；大便秘结，烦躁不安，可用凉膈散以清上焦壅热；若肝经热盛，惊跳目青者，用泻青丸或当归龙荟丸以泻肝经之实热；抽搐者加全蝎、钩藤、白芍药。

5. 瘀血阻络

证候表现　头颅膨大，颅缝开解不合，青筋暴露，神情呆滞，或聋哑失语，智能低下，四肢瘫痪，唇舌发紫，或舌有瘀斑，脉弦或虚数，指纹色紫或隐青而淡滞。头颅CT或磁共振扫描，可见某部位梗阻。

辨证要点　本证乃瘀血阻于脑络，压迫脑髓，阻塞脑窍，致脑窍不通，故以头颅膨大，青筋暴露，神情呆滞，唇舌发紫为辨证依据。瘀血痰浊交夹互结，阻塞脑窍，脑窍失用则见聋哑失语，四肢瘫痪。

治法主方　化瘀通窍。通窍活血汤加减。

方药运用　常用药：当归、川芎、赤芍药、桃仁、红花、丹参、地龙、麝香(冲服)、牛膝、茯苓等。方中麝香每用0.05g，1日2次，另冲服。抽搐者加钩藤、僵蚕、天麻；惊悸、烦躁者加琥珀、朱砂；四肢瘫痪者加制马钱子、杜仲、桑寄生、黄芪等。

本证乃瘀血积聚闭塞所致，可予行气导滞，化瘀通阻为法，方用丹参桃红芎蚓汤（丹参50g，桃仁、地龙各25g，红花15g，川芎10g），症重便秘加麝香0.01g（另冲），水蛭0.5g。1岁，每剂分2天匀6～8次服。同时配合针灸与外敷药物。

【其他疗法】

一、中药成药

1. 河车大造丸　用于肾阴阳俱虚证。

2. 附子理中丸　用于脾肾阳虚水泛证。

3. 知柏地黄丸　用于阴虚髓热证。

4. 牛黄抱龙丸　用于痰热上泛证。

5. 脑得生丸　用于瘀血阻络证。

二、药物外治

1. 封囟散　通草24g，香白芷、蜂房、青皮、陈皮、白僵蚕各15g，红花6g，共为细末，以酒15～30ml、童便40～50ml、水适量，面粉10g，调成糊状。用时涂于头颅，再用纱布包裹，并保持湿润，每日换药1次。

2. 加味封囟散　柏子仁120g，天南星、防风、白芷、羌活各30g，共为细末。每用60g，以猪胆汁调匀，摊纱布上，按颅裂部位外敷，外以纱布包扎，干则润以淡醋，3日换药1次。

3. 活血通水膏　红花、艾叶各60g，皂角1500g，麝香1g。将前3味加水2500ml，煎2小时后去渣取汁，浓缩至药液能吊起如线为止，再加入麝香调匀，装入瓶内密封，置冰箱或加防腐剂备用。用时先剃光患儿头发，将活血通水膏均匀涂于头上，颅缝及囟门处适当涂厚，然后再用绷带包裹，每日早、晚用温水湿敷绷带各1次，使其保持一定湿度，每周换药1次。

三、针灸疗法

主穴　百会透四神聪，风府透哑门，风池透大杼、大椎。

配穴　三焦俞透肾俞，水分透中极，足三里透阴陵泉，阴陵泉透阳陵泉，阴陵泉透三阴交，三阴交透复溜。

以上穴位可根据病情分组轮换，一般是主穴每日均取，配穴交替使用。开始每日2次，强刺激，至尿量及尿次数增多后，改为中等刺激。头围见小，症状消失后，改为每日或隔日1次，弱刺激，连续治疗1个月。持续治疗，不宜间断。注意行针安全。

四、推拿疗法

补肝胆10分钟，补三关5分钟，补脾胃10分钟，清六腑5分钟，揉二人上马10分钟。下肢软弱无力者加揉二人上马5分钟；摇头啼哭加揉小天心5分钟，一窝蜂5分钟，掐四横纹各1分钟。

五、西医疗法

1. 药物治疗　目的在于暂时减少脑脊液的分泌和增加体内水分的排出（利尿）。醋氮酰胺是首选药物，用量一般要大，25～50mg/(kg·d)。此药可以引起代谢性酸中毒，使用时应注意。

2. 手术治疗　适用于年龄小，发病急，进展快的部分阻塞性脑积水。目的在于根除病因，临床可根据病情选用不同的手术方式，但远期疗效仍差，尚待进一步改进。

【预防护理】

一、预防

1. 积极开展计划生育宣传教育工作，提倡优生优育。

2. 分娩时尽可能少用胎头吸引及产钳助产，避免颅内出血、新生儿窒息。

3. 预防感染，及时治疗新生儿肺炎、败血症、化脓性脑膜炎、高热惊厥等疾病。

二、护理

1. 注意保护头部，抱起患儿时需把头部托起，防止倾倒。

2. 注意囟门的凸凹，每日测量头围，观察病情的轻重进展。

【文献选录】

《育婴家秘·头病》："解颅有二。初生后，头颅渐开，此胎气怯弱，肾气不足也。有合而复开者，自颅至印堂，有破痕可开一分，又有头四破成缝者，此皆解颅。由病后肾虚，水不胜火，火气上蒸，其髓则热，髓热则解，而头骨复分开矣。"

《幼幼集成·头项囟证治》："解颅者，谓头缝开解而囟不合也。是由禀气不足，先天肾元大亏，肾主脑髓，肾亏则脑髓不足，故囟为之开解。然人无脑髓，犹树无根，不过千日，则成废人。其候多愁少喜，目白睛多，面皖白色。若成于病后者尤凶。宜久服地黄丸，外用封颅法。"

【现代研究】

一、病因病机研究

曹艳丽综合历代医家对解颅的认识，认为解颅的致病因素主要有先天禀赋不足，肾气亏损，肾虚不能生髓主骨而致本病；大病之后，肾阴耗损，水不涵木，肝火偏亢，髓热而致本病；脾失运化，水湿停聚，上阻于脑络而致本病；温毒时邪，灼伤脑络，壅结脑腑而致本病；感受热邪，炼液成痰，脑络阻塞，气血瘀滞不通，积久而致本病。总之，本病有先天性和后天性之分，先天性解颅多与肾精不足有关；后天性解颅系颅囟闭而复开，为疾病影响所致。其发病原因有虚有实，亦有虚中夹实。肾气亏损、肾虚肝旺、脾虚水泛、热毒壅滞、痰瘀气滞是解颅发病的主要病机[1]。

张惠云等介绍了张学文治疗小儿脑积水的经验，认为肾气不足、颅脑水瘀、脑络壅塞是小儿脑积水的病机关键，证属本虚标实，肾虚为本，瘀血、痰浊、水饮为标[2]。张宗明等通过正虚、邪实两方面的论述，认为正虚致邪为小儿脑积水的主要病机，脾肾阳虚在下，饮聚血瘀病上，病本脾肾俱虚，饮血同病，本虚标实，故其治疗尤应标本兼顾，虚实并疗[3]。

二、治疗学研究

1. 辨证治法研究　曹艳丽分析了各个历史时期解颅的证治规律和特点，从整体上对本病的证、治、方、药进行了探讨，总结了内服药物的应用规律如下：①补虚药：熟地黄、山药、当归、白术、甘草、人参、鹿茸、白芍药、黄芪。②利水渗湿药：茯苓、泽泻、车前子、猪苓。③清热药：牡丹皮、黄芩、黄连、牛黄。④解表药：防风、生姜、柴胡、升麻。⑤活血化瘀药：川芎、牛膝。⑥收涩药：山茱萸。⑦平肝熄风药：僵蚕、钩藤。⑧化痰药：钟乳粉、半夏。⑨理气药：陈皮。⑩安神药：茯神[1]。

洪冰以健脾疏肝通络法治疗幼儿脑积水 48 例。基本方：茯苓、大腹皮各 15g，猪苓、泽泻、牛膝、车前子、白术各 10g，柴胡、青皮、红花各 6g，桂枝、炙甘草各 2g。兼肾气亏损加熟地黄、山茱萸补肾益髓；兼肾虚肝亢加黄柏、牡蛎育阴潜阳；兼热毒壅滞加水牛角、生地黄清营解毒。结果 48 例患儿经用药 7～50 剂后，35 例治愈、10 例好转、3 例无效，总有效率93.7%[4]。

潘向荣认为交通性脑积水头痛长期难解，兼症悉出，属痰饮泛滥，瘀阻脑窍，正气已损所致，治疗应从痰瘀论治，治疗以温阳益气、化痰逐瘀、补肾活血为主，用温胆汤加味。药用党参、白术、茯苓、石菖蒲、天南星、白芷、藁本、陈皮、半夏、补骨脂、覆盆子、益母草、泽兰等。临床发现本治法可有效改善临床症状，减轻脑底池粘连，促进脑脊液的吸收等[5]。

对于脑积水的治疗，张学文特别提出，辨证论治、加减化裁、注意护理是提高疗效的三大关键，化瘀和利水是两个主要环节。临床在运用通窍活血汤的基础上，重用川牛膝补益肝肾、活血通络、化瘀利水，白茅根、益母草、茯苓、滑石、琥珀等利水降浊、化瘀排毒，并以适量黄酒为引，每能取得较好效果[2]。张宗明等从脾肾正虚，饮血邪实两方面辨治，自拟消积利水散（生熟地黄、山茱萸、山药、泽泻、茯苓、牡丹皮、附子、肉桂、党参、白术、车前子、牛膝、甘草组成）并随症加减治疗小儿脑积水，取得了较好效果[3]。

雷春燕将120例脑积水病例随机分为治疗组和对照组，治疗组口服脑康灵胶囊（主要由人工牛黄、冰片、川芎、当归、石菖蒲、天麻、蜈蚣、地龙、茯苓皮、红花、炙山茱萸组成），每次2粒，1日3次；对照组口服醋氮酰胺5～10mg/kg，1～3次/天；3个月为1个疗程。结果治疗组有效率为91.67%，对照组有效率为68.33%，治疗组明显优于对照组。临床观察表明，脑康灵胶囊具有活血逐瘀、开窍通络、利水消肿、补肾健脑的作用，能够有效改善脑积水患儿的临床症状，减少脑积水的产生，控制脑积水的发展[6]。

吴振刚临床根据病情，采用内服通脑消水丹（由黄芪、赤芍药、商陆、三七、琥珀、全蝎、蜈蚣、车前子组成）、补脑益智丹（由紫河车、龟甲胶、鹿角胶、熟地黄、山药、山茱萸、茯苓、泽泻、参三七、琥珀、神曲、砂仁组成），外用三香消水丹（由苦丁香、白丁香、麝香组成）吹鼻，治疗30例小儿脑积水。结果显效24例、有效3例、好转2例、无效1例[7]。

贾雁宾报道了黄少华老中医的治疗经验，认为本病病机主要责之于脾虚失运，主张以健脾利水为主法，配以益气、活血之品。基本方：防己、椒目、葶苈子、大黄、桂枝、茯苓、白术、猪苓、泽泻、太子参、生黄芪、丹参。肾虚者加菟丝子、枸杞子、龟甲胶；痰湿甚者加竹茹、胆南星、天竺黄、半夏；瘀血重者加赤芍、归尾、三七、三棱。每日每剂煎3次，以水200ml煎30分钟，取汁50ml，分5～10次喂服。作者认为，利水药能降低颅内压力，活血化瘀药物有扩张血管和改善全身血液循环之作用，两者协同应用，有助于颅内脑脊液循环的改善[8]。

范杰等在常规应用速尿、甘露醇的基础上，内服自拟龙蛇汤（地龙、白花蛇），外用蜂房散（蜂房、藁本、红花、僵蚕、川芎各等份，研末）敷囟门，治疗婴幼儿脑积水21例，结果有效率达95.2%。认为中药具有行水解毒、泄热定惊、化瘀通络之功效，从而达到改善脑脊液循环通路、促进脑积水吸收的目的[9]。

李先强等在脑积水患儿手术治疗后常规应用抗生素的同时，采用补气通络、活血化瘀、利水渗湿温阳的中药。基本方：黄芪、桂枝、猪苓、白术、泽泻、茯苓、赤芍药、丹参、大黄、鹿角胶，并随症加减，治疗3个月，效果显著。作者认为：中西医结合治疗脑积水是将神经外科手术治疗脑积水与中医辨证论治相结合，对于急性、部分亚急性脑积水采用手术治疗在先、术后中医药治疗防治并发症、防止复发；对于慢性脑积水，采取中医药治疗，控制病情发展，缓解临床症状，若效果不佳再采取手术治疗；若伴有外伤、癫痫、中风等疾病，则可预防性应用中药，防止脑积水的发生[10]。

2. 针灸、外治疗法　宋虎杰等采用经穴体外反搏法治疗小儿外部性脑积水90例。经络取穴：下肢：三阴交、悬钟、血海、梁丘、箕门、风市；上肢：内关、外关、手三里、孔最；背腹：脾俞、三焦俞、肾俞、气海、关元、天枢、大横。使用ECP-98A型体外反搏器，由专人按说明操作规程操作。1日1次，每次1小时，疗程3个月。结果痊愈3例、显效45例、有效31例、无效11例，总有效率87.78%。对脑积水的中医证候也有明显的改善作用。作者认为：应用经穴体外反搏，不仅可以调整脑循环，营养脑细胞，改善心脑的供血，而且通过经穴刺激，达到化瘀通络、开窍利水之功效，从而使外部脑积水患儿得以康复[11]。

孟庆萍等应用针药结合治疗小儿脑积水88例。针灸主穴：百会、四神聪、风池、太溪、阴陵泉；配穴辨证选择肝经、脾经穴位，每次3～5穴，如太冲、足三里、三阴交；伴运动智力落后者选用头针颞三针；主穴均采用泻法，配穴采用补法。中药口服以六味地黄汤、五苓散加减：熟地黄、山药、山茱萸、牡丹皮、茯苓、泽泻、猪苓、桂枝。20天为1疗程。中药外敷祛水康脑散(由甘遂、大戟、芫花、麝香组成)。结果痊愈56例、显效19例、有效6例、无效11例，总有效率87.5%[12]。孙忠人等采用针药并用治疗脑炎后脑积水47例，并设乙酰唑胺治疗29例为对照组。针刺以补肾利水、益髓健脑为大法，选取头部百会、四神聪、风池等穴位为主，中药以健脾利水、补肾益髓为治疗原则，以六味地黄汤、五苓散加减。结果治疗组有效率明显优于对照组。说明针刺可以调节人体的自主神经功能状态，使受阻的积水在短期内吸收、消失，中药通过补肾健脾以达到利水行水的目的，从而在根本上减轻甚至消除了脑积水[13]。

赵焰临床以按揉、摩、点、擦、捏脊、旋推、运动为主。虚证取华佗夹脊、颈夹脊、足三里、命门、肾俞、百会、肾经、脾经等，实证取大椎、身柱、太冲、三阴交、华佗夹脊、颈夹脊、曲池、清天河水、清小肠等，同时配合中药外敷和功能锻炼，治疗先天性脑积水43例，取得了较好效果[14]。

王亚丽介绍了张学文教授运用浴足法治疗脑积水的经验。浴足以黄芪、花椒、桂枝、川牛膝、陈艾叶、路路通、川芎、泽泻、石菖蒲为主方。浴足疗法在煎药取汁浸泡双足温浴时，还可循经取穴按摩，促进药物的渗透吸收，从而达到疏经活络、内病外治的目的[15]。

解颅(脑积水)属于儿科疑难危重病证之一，中医药治疗对于脑积水的康复有一定的作用，但临床报道较少，多处于探索阶段。由于诊断、疗效标准不统一，缺乏可比性，远期效果尚不明确。今后应借助现代科学技术，借助X线、CT、脑室造影、脑室穿刺等客观指标和实验技术，用于脑积水的诊断和疗效标准的判定，并借以观察各种中医药治法的近期疗效和远期疗效，对于客观评价中医药的治疗效果，筛选有效治法和方药，具有十分重要的价值。

参考文献

[1] 曹艳丽．解颅的证治规律初探[J]．牡丹江医学院学报，2007，28(5)：71-72.

[2] 张惠云，张宏科．张学文教授辨治小儿脑积水用药方法摘要[J]．陕西中医，2005，26(10)：1070-1071.

[3] 张宗明，张晶．小儿脑积水临证辨治探析[J]．陕西中医学院学报，2003，26(6)：40-41.

[4] 洪冰．健脾疏肝通络法治疗幼儿脑积水48例[J]．吉林中医药，2004，24(9)：31-32.

[5] 潘向荣．从痰瘀论治交通性脑积水体会[J]．湖北中医杂志，2006，28(11)：41.

[6] 雷春燕，宋虎杰．脑康灵胶囊治疗水瘀互结型小儿脑积水60例[J]．现代中医药，2008，28(1)：25-26.

[7] 吴振刚．中医治疗脑积水30例疗效观察[J]．河南中医，2008，28(9)：67.

[8] 贾雁宾．黄少华治疗脑积水经验——附21例病案分析[J]．云南中医杂志，1991，12(4)：18-19.

[9] 范杰，付萍，万金意．自拟龙蛇汤为主治疗婴幼儿脑积水21例[J]．中医药临床杂志，2005，17(4)：393-394.

[10] 李先强，魏峰，孙登江．中西医结合治疗脑积水 36 例[J]．山东中医杂志，2007，26(7)：471-472.

[11] 宋虎杰，韩祖成，苏同生，等．经穴体外反搏法治疗小儿外部性脑积水 90 例[J]．中华中医药杂志，2005，20(10)：637-638.

[12] 孟庆萍，张宏伟，于静．针药结合治疗小儿脑积水 88 例[J]．中医研究，2001，14(5)：51-52.

[13] 孙忠人，徐先伟．针刺与中药并用治疗脑炎后脑积水 47 例观察[J]．针灸临床杂志，2007，23(4)：14-15.

[14] 赵焰．推拿加中药外敷治疗先天性脑积水 43 例报告[J]．现代康复，2001，5(5)：132.

[15] 王亚丽．张学文教授浴足法治疗脑积水经验[J]．四川中医，2001，19(6)：1-2.

(陈永辉)

第十一节 五 迟

【概述】

五迟是指立、行、发、齿、语的发育迟于正常为特征的一种疾病。

发育正常的小儿，一般生后头发较黑密，6 个月左右开始萌牙，7 个月能发出“爸爸”、“妈妈”等复音，10 个月时能站立，1 周岁可独立行走，13 个月已会说出简单的语言。若超过 12 个月头发仍稀细黄枯，未见萌牙，不能平稳站立，18 个月尚不能行走，不会说爸妈以外的字，即为五迟，故本病主要发生于婴幼儿。

西医学的小儿生长发育迟缓、大脑发育不全、佝偻病、脑性瘫痪等多种疑难、慢性疾病均可出现五迟症状。

五迟是小儿生长发育迟缓的一种疾病，如经积极治疗，大多可以改善和恢复，但部分患者往往成为痼疾而终生残疾。本病的预防比治疗更为重要。随着我国优生优育知识的普及，人口素质逐渐提高，五迟的发病率逐渐减少。

五迟，早在《诸病源候论·小儿杂病诸候》中就有“齿不生候”、“数岁不能行候”、“头发不生候”、“四五岁不能语候”等记载。嗣后，历代医家多有阐发，至清代，《张氏医通·婴儿门上》始将古代分述的各类迟候，归为“五迟”，他说：“五迟者，立迟、行迟、齿迟、发迟、语迟是也。”并指出诸迟之候“皆胎弱也。”《医宗金鉴·幼科心法要诀》提出用苣胜丹和菖蒲丸治疗发迟和语迟，这些论述迄今仍具有指导意义。

现代研究认为，五迟的发生除与胎弱的因素有关外，还与社会环境、生活条件有密切关系，也可能因某种疾病而引起，因此本病的防治，主要在于大力宣传优生优育知识，提高人口素质。一旦发现本病，应及早治疗，除内服补肾健脾、强筋壮骨药物外，可配合针灸、按摩疗法，采用康复、教育措施。

【病因病理】

五迟的发生，主要是由于先天禀赋不足，后天调摄失养，肾脾不足，累及五脏所致。又因五脏不足的程度不同，在病理变化上，可以表现为五脏俱亏，也可一脏、二脏，或数脏亏损为主，故临床表现有五迟各候俱见者，也有各类迟候单发，或多个迟候联合发生者。

1. 肾精亏损　肾主骨生髓，具有促进骨骼生长发育和滋生骨髓、脑髓、脊髓的作用。若先天胎禀怯弱，肾精亏虚，骨髓生化乏源，不能很好地营养骨骼，则可出现骨骼脆弱无力而见立迟、行迟；肾主骨生髓，而“齿为骨之余”，所以牙齿的生长亦有赖于肾中精气的充养，若肾精不足，则牙齿不生而见齿迟；肾藏精，“其华在发”，说明头发的生长与润枯，与肾中精气有关，今肾精亏虚，故见发迟。

2. 脾胃虚弱　脾胃为后天之本、气血生化之源，小儿生长发育所需营养全赖脾胃运化水谷精微与气血以供给。若饮食失节，生活失宜，或疾病影响，导致脾胃损伤，则化源不足，五脏失养，影响小儿正常的生长发育，也可出现五迟。

3. 肝血亏虚　头发的生机根于肾，而其营养来源于血，肝藏血，肝血不足，血虚失养，则头发生长缓慢，干枯不泽；肝藏血，在体合筋，肝血充足，筋得其养，才能运动灵活，若脾肾不足，肝血亏虚，筋骨失养，则可见立迟、行迟。

4. 心血不足　心主血脉，开窍于舌，语言为智慧的一种表现，若心气不足，脑髓不充，则智力发育不健，语言迟缓。心之声为言，小儿心气不足，脑髓不充，则不能如期说话。

【诊断与鉴别诊断】

一、诊断要点

1. 凡小儿生长发育较正常儿迟缓，即超过12个月头发仍稀细黄枯，未见萌牙，不能平稳站立，18个月尚不能行走，说出爸妈以外的字，可诊断为五迟。

2. 五迟不一定悉具，但见一二迟者即可分别作出诊断。

二、鉴别诊断

1. 痿病　以下肢不能随意运动碍于行走为主症，与立迟、行迟的发育迟缓有别。

2. 五软　以头项、口、手、足、肌肉软弱无力为主症，以运动障碍为特点。常伴五迟。

【辨证论治】

一、证候辨别

1. 辨轻重　行走不稳，囟门闭合较晚，出牙延迟，心烦易惊，汗多，而无运动功能障碍者多属轻证；若筋骨痿弱，不能站立，头发稀疏萎黄，不能言语，身体瘦弱，精神萎靡不振，伴神思迟钝，甚至痴呆者多属重证。

2. 辨兼症　五迟发自五脏，常伴五脏不足之证，如肾不足，兼见形体瘦弱，生长缓慢；脾不足则肌肉松而不坚，大便多稀；肝不足则见乏力易倦；肺不足兼见汗多易感冒；心不足则易惊善惕。

二、治疗原则

五迟的治疗原则以扶正补虚为主。若偏于肾脾气虚者，治宜补脾益肾；偏于肝肾亏损者，着重补益肝肾；偏于心肾不足者，又当补肾养心，即谓之为“胎禀之病，随其脏气求之”。此外，可配合针灸、推拿、按摩疗法，以提高疗效。本证治疗，疗程需长，方可见效。

三、分证论治

1. 脾肾虚弱

证候表现　头发稀疏萎黄，牙齿生长迟缓，或生而牙质不良，囟门宽大，逾期不合，形体瘦弱，生长缓慢，肌肉松软，面色淡白，食欲不振，大便溏薄，舌淡苔白，脉沉迟无力。

辨证要点　本证辨证，重在头发和牙齿方面的改变，以头发稀疏萎黄，牙齿生长迟缓，囟门逾期不合，兼见脾肾不足证为辨证依据。

治法主方　补益脾肾。六味地黄丸合四君子汤加减。

方药运用　常用药：熟地黄、山药、山茱萸、茯苓、黄芪、人参、白术、甘草等。头发稀黄为主者加何首乌、黑芝麻、枸杞子；牙齿不生，囟门不合加补骨脂、菟丝子、苍术、牡蛎。

2. 肝肾亏损

证候表现　坐、立、行的发育明显迟于正常同龄儿，甚至四五岁还不能行走，或者伴有发和齿的异常。平素活动甚少，容易疲倦，肢体无力，睡眠不实，面色不华，形体瘦弱，舌淡苔少，脉沉细无力。

辨证要点 坐立、行走属小儿动作发育，与肝藏血主筋、肾藏精主骨的关系较为密切。若肝肾亏损，气血不足，不能荣养筋骨，每见立迟、行迟，故辨证应注意辨别立、行与翻身、起坐、爬行等动作的关系，同时注意发和齿的发育情况。

治法主方 补益肝肾。加味六味地黄丸加减。

方药运用 常用药：熟地黄、山药、山茱萸、茯苓、五加皮、太子参、何首乌、鹿茸等。先天禀赋不足者加枸杞子、紫河车；睡眠不宁者加琥珀粉（冲服）、丹参、远志；精神呆钝者加石菖蒲、柏子仁。

3. 心肾不足

证候表现 语言发育迟缓，智力低下，常伴有立、行、发、齿等迟缓症状，精神呆滞，疲乏无力，食欲不振，大便多秘，舌淡苔薄，脉缓无力。

辨证要点 证属心肾不足所致的语言发育迟缓，以及立迟、行迟、发迟、齿迟等，为五迟之中较为复杂而严重者。语迟的辨证又有语言迟发和语言障碍之别。

治法主方 补肾养心。菖蒲丸合五加皮散加减。

方药运用 常用药：石菖蒲、五加皮、丹参、牛膝、人参、当归、珍珠母、何首乌、远志等。肺不足而声微者加五味子、白石英；肝虚筋缓而乏力者加熟地黄、白芍药、川芎等。

【其他疗法】

一、中药成药

1. 六味地黄丸 用于发迟、齿迟。

2. 金匮肾气丸 用于肾气亏虚证。

二、单方验方

醋炒鱼骨 50g，胎盘粉 7g，炒鸡蛋壳 20g，白糖 25g，共为细粉。每次 0.5g，1 日 3 次，连服 1～3 个月。用于五迟。

三、食疗方药

1. 桑椹子，每服 1g，1 日 2 次。久服可黑发，健步，利关节。

2. 龙眼肉，每服 1g，1 日 2 次。常服能益智，安神。

四、针灸疗法

1. 艾灸足两踝，每次 3 壮，1 日 1 次。用于行迟。

2. 艾灸心俞穴，每次 3 壮，1 日 1 次。用于语迟。

【预防护理】

一、预防

1. 大力宣传优生优育知识，避免近亲结婚；婚前进行健康检查，以减少先天遗传性疾病的发生。

2. 怀孕后要求孕母保持心情舒畅，营养丰富，多晒太阳，慎用对胎儿有害的药物，以避免损伤胎元之气。

3. 婴儿出生后应加强调护，提倡母乳喂养，及时添加辅食，保证营养均衡。并适当进行体格锻炼。

二、护理

五迟属虚弱之病，患病后首要加强饮食调理，以富有营养和易消化的食物为主。并应注意定时定量。

【文献选录】

《小儿卫生总微论方·五气论·心》:“心气怯者,则性痴而迟语,发久不生,生则不黑。心主血,发为血之余,怯则久不生也。心系舌本,怯则语迟也。”

《片玉心书·形声门》:“行迟者何也?盖骨乃髓之所养,血气不足,则髓不满骨,故弱软不能行,此由肾与肝俱虚得之……加味地黄丸主之。”

《证治准绳·幼科·齿迟》:“齿者,骨之所终而髓之所养也。小儿禀受肾气不足,不能上营,而髓虚不能充于骨,又安能及齿,故齿久不生也,地黄丸主之。”

《医宗金鉴·幼科心法要诀·五迟》:“小儿五迟之证,多因父母气血虚弱,先天有亏,致儿生下筋骨软弱,行步艰难,齿不速长,坐不能稳,要皆肾气不足之故。先用加味地黄丸滋养其血,再以补中益气汤调养其气。又足少阴为肾之经,其华在发,若少阴之血气不足,即不能上荣于发,苣胜丹(当归、生地黄、白芍、菟丝子、胡粉)主之。又有惊邪乘入心气,至四、五岁尚不能言者。菖蒲丸主之。”

【现代研究】

有关五迟的中医及中西医结合现代研究报道,可见于脑性瘫痪、佝偻病、智力低下等文献。本节拟主要介绍脑性瘫痪的现代临床和实验研究概况。

一、治疗学研究

1. 辨证分型治疗　中医治疗脑瘫的方法很多,临床常用的治疗手段有中药内服、针灸、推拿等,不论方法异同,辨证论治这一中医理论贯穿于脑瘫康复治疗的始终。王军英根据小儿脑瘫的临床表现即运动功能障碍的特征及伴发症状,临床分为肝肾不足型、血虚风乘型、肝强脾弱型、脾肾两虚型、阴虚风动型,治疗分别采用滋补肝肾、强筋壮骨的六味地黄汤或补肾地黄丸,补益气血、舒筋活血通络的薏苡仁丸或当归散、海桐皮散,平抑肝气、健运脾气、熄风通络的加味六君子汤、小续命汤,补脾益气、益肾壮骨的补中益气汤合六味地黄丸,滋阴熄风的大定风珠。并认为中药治疗从整体出发,辨证论治,标本兼顾,补益肝肾,醒脑开窍益智,温经活血化瘀,如能结合针灸、按摩等方法综合治疗,则能改善脑功能、提高智力、纠正异常姿势,使之趋向正常,从而取得较好效果[1]。

王雪峰等根据小儿痉挛性脑瘫的发病和中医四诊合参,提出了痉挛性脑瘫的中医辨证分型属于肝强脾弱证,治疗应以柔肝健脾为主,佐以益气养血,脾气健旺则气血生化有源,肝脉得养则肝筋弛张有秩[2]。

2. 传统康复疗法　除了针灸、推拿疗法外,还包括穴位注射、药浴等颇具中医特色且在小儿脑瘫治疗上有一定疗效的治疗方法。临床上有单一使用的,但大多数都是综合应用。

(1)针灸疗法:体针:临床上多以醒脑开窍、健脾益肝、益气活血、补肾通督为主,但在选穴上各有特点。何爽等在任、督、冲三脉理论的指导下,通过针刺任、督、冲三脉的百会、中脘、下脘、关元、气海等穴位,起到调理阴阳、补益先后天之本和疏通四肢经脉的作用,从而达到促进脑瘫患儿康复的目的[3]。常建洛等采用针灸结合头部穴位按摩治疗小儿脑瘫合并智力障碍患儿,头针采用智三针、额五针、颞三针(双)、四神聪,每天在上述穴位上进行按摩,并沿督脉及足三阳经在头顶部的分布区域进行叩击,每条经脉叩击 3 遍。疗程 3 个月。可有效提高脑瘫患儿的康复效果[4]。张小莉等认为夹脊穴路径长,路径肌肉多层且各方向均有,每穴相伴发出脊神经支也多,主治范围广泛,浅则调整皮表,深则调整脏腑,表则平衡阴阳,里则调理气血,肝、心、脾、肺、肾无不周全,故临床喜用夹脊穴[5]。

(2)推拿疗法:临床上推拿疗法治疗脑瘫多采用补益肝肾、调和气血阴阳、活血化瘀,或独取阳明经络的治则，不过临床医生在手法的应用和穴位的选择上各有特色，但无论是单独采用推拿还是推拿与其他康复训练相结合，均可起到改善肌张力、协调运动的作用。临床常用的推拿方法主要有穴位点按、循经推按、捏脊等，如郑卫国等采用对症取穴：智力低下取四神聪、百会、风池；语言障碍取金津、玉液、通里、廉泉；颈软取大椎、天柱、身柱等。医者右手双指如戟，力透指尖，根据上述穴位点、按、揉，以患儿被点穴位有酸、麻、胀感为宜[6]。

贾广良等介绍了王雪峰在治疗脑瘫患儿的临床实践中，针对脑瘫患儿体质弱、易生病、食欲不振、腰背部肌张力高、肌力差等问题，把传统的小儿捏脊方法系统、规范、扩充、完备，提出了“脊背六法”即推脊法、捏脊法、点脊法、叩脊法、拍脊法、收脊法，手法顺次施为由龟尾穴沿脊柱到大椎穴，手法的刺激性遵循先轻后重再放松的原则，几种手法依次作用于背腰部，协同增效，以达到刺激经络腧穴、激发经气、调整机体脏腑功能、降低背部肌张力、提高腰背部肌力的作用[7]。

(3)药浴疗法：梁洁等对脑瘫患儿在常规治疗给予功能训练、经络导平、针灸、Bobath 法和 Vojta 法以及静滴营养脑细胞药物的基础上，加用中药药浴配合推拿按摩。药浴方由红花、桑枝、当归、桂枝、伸筋草、独活、川续断、狗脊、黄芪、川牛膝、木瓜、葛根组成，每次药浴 20～30 分钟，1 日 1 次，20 日为 1 疗程，取得了较好的临床效果。认为中药按摩浴可借助浴水温热之力与药物本身的功效，使全身腠里疏通，毛窍开放，起到温经散寒、疏通经络、调和气血等作用，有利于脑瘫患儿的康复[8]。

赵勇报道，刘振寰根据脑瘫患儿肌力、肌张力的不同，采用辨病用药的方法，创制了小儿脑瘫康复药浴方(主要成分为五加皮、丹参、防风、艾叶、川牛膝等)，用于各种类型的脑瘫及中枢协调障碍的患儿；硬瘫洗浴方(主要成分为羌活、独活、杜仲、黄芪、当归等)，用于肌张力增高、肌肉痉挛、肌腱挛缩、关节活动障碍的患儿；软瘫洗浴方(主要成分为续断、桑寄生、防风、枸杞子、川牛膝等)，用于肌张力低下或以肌力低为主要障碍的脑瘫患儿，使药浴疗法治疗脑瘫更加有针对性，从而提高了药浴的疗效[9]。

(4)穴位注射：穴位注射发挥了经穴刺激与药物作用的双重作用，注射药物常选用益气活血化瘀类中药如丹参、黄芪、生脉或一些改善脑功能的西药如脑活素、脑多肽等，取穴与常规穴位基本相同。每次选 2～4 个穴位，每穴注射 0.3～2ml 药液，1 日或隔日 1 次。施炳培临床用脑活素注射液治疗小儿脑瘫 153 例，以哑门、风池、大椎为主穴进行注射，每次 1 个穴位，交替使用，取得了较好效果[10]。

(5)综合疗法：董娜等临床采用针推并用治疗痉挛型脑性瘫痪 70 例。方法如下：①针刺治疗，主穴取运动区、华佗夹脊穴等。上肢瘫针刺肩三针、手五里等穴，上肢屈伸不利针刺曲池、手三里、内关等穴，下肢瘫针刺环跳、承扶、血海、伏兔、梁丘，智力低下、语言障碍取智三针、额三针、四神聪、哑门、风池、廉泉、语言区。每 6 次为 1 疗程，不留针。②按摩：患儿多采用仰卧位，上肢从三角肌、肱三头肌、肱二头肌至前臂至腕部，运用捏拿、掌根揉、小鱼际揉等手法，往返数次，按摩过程中在肩髃、曲池、手三里、外关、内关、合谷等穴进行点按，以达到降低肌张力，提高肌力的治疗目的；下肢用捏拿法、揉法、按法，从上至下，从内至外；背部点按督脉及膀胱经的两条侧线，反复捏拿 5～6 次，放松背部肌肉，增强背部肌力，使患儿的爬坐站走更具协调性。经 1 个疗程治疗，70 例患儿显效 52 例、进步 15 例、无效 3 例，总有效率为 95.71%[11]。

黄茂等采用推拿配合中药治疗小儿脑瘫 36 例，并与中药治疗 32 例进行对照观察。推拿疗法：①头部操作：用五指叩击头部的运动区、感觉区、晕听区、语言区等，根据患儿的不同症状和临床表现，重点叩击相应刺激区。②颈部操作：捏揉患儿颈部两侧，从上向下操作5～8遍，然后按揉风府、风池及大椎穴。③躯干及四肢操作：常用穴位有曲池、合谷、肾俞、肝俞、脾俞、环跳、委中、阴陵泉、承山、昆仑等穴，选用推、揉、拿、点、叩、捏等手法治疗。中药治疗：基本处方为熟地黄、益智仁、补骨脂、石菖蒲、郁金、巴戟天、山药、茯苓、白术，肝阴不足加鸡血藤、钩藤、地龙、白芍药、龟甲、枸杞子，脾气虚弱明显加用归脾汤。运动作业疗法：以Bobath方法为主进行训练。20天为1个疗程，治疗3个疗程后统计疗效，结果治疗组显效6例、有效22例、无效8例，总有效率77.8%；对照组显效4例、有效16例、无效12例，总有效率62.5%，两组之间差异有显著性，体现了推拿治疗脑瘫有一定的优势[12]。

刘振寰等为了探讨适合我国国情的脑瘫康复模式，临床对6个月至7岁的150例脑瘫患儿选用Bobath、上田正法的物理治疗与作业治疗、语言治疗，配伍针灸、按摩、水疗、中医辨证施治等传统医学康复措施，以《小儿脑瘫家庭康复手册》和《小儿脑瘫家庭康复按摩VCD》为教材，对患儿家长进行定期培训、指导。结果传统医学康复组100例近期(3个月)效果显著，大运动发育商(DQ)、精细动作(DQ)、运动发育指数(MQ)、小儿脑瘫运动量表(GMFM)治疗后较治疗前显著升高，远期(9个月)效果稳定，传统医学康复组总有效率显著高于西医康复训练组，$P<0.01$。传统医学康复组头颅CT脑萎缩、软化、白质发育不良者，治疗后有25.92%好转或正常，西医康复训练组有2.56%好转或正常，两组间差异有显著性，$P<0.01$。从而说明传统医学康复配合西医康复训练效果显著，既改善了脑病损伤区的神经细胞功能，抑制了异常运动模式与异常姿势反射，又实施了持久的家庭医学康复，提高了患儿的生存质量与生活自理能力。研究还发现，脑瘫康复要做到早发现、早诊断、早治疗，则效果会更好[13]。

李小莉等将178例脑瘫患儿随机分为治疗组和对照组，两组均接受唱歌药物治疗和功能训练。治疗组在功能训练的同时实施针灸、按摩疗法，体针采用辨证取穴和对症取穴相结合，头针取运动区、足运感区、运用区、语言区、平衡区等；按摩采取推、拿、揉、按、拍、叩、捏、抹等为主的手法，以随症施术为主；1日1次，20日为1个疗程。在治疗前后进行综合评价，观察整体疗效。结果治疗组整体疗效明显优于对照组，$P<0.05$，说明针灸、按摩、运动综合疗法是治疗小儿脑瘫的最佳方法之一，是传统康复与现代康复优势互补的综合疗法，值得推广应用[14]。

二、疗效机制研究

陈立翠等提出脑性瘫痪的病因多系先天禀赋不足、后天失养或感受邪毒，髓海受损，导致肝肾亏损，心脾不足，气血亏虚，心窍蒙蔽，筋脉失养；主要病机为虚、痰、瘀、风；临床特点符合中医学五迟、五软、痿证范畴；治疗应以补益先天肾气、填精益髓为主，兼顾后天脾胃之气。研究者结合现代免疫研究，提示“血浆白介素-6、肿瘤坏死因子、免疫球蛋白IgG、IgM等的含量”对脑性瘫痪的发病机制的重要影响，探讨了中医药对脑瘫的治疗规律和免疫调节机制，提出中医药对脑瘫的治疗应在辨证分型论治的基础上，重视免疫调节，通过辨证与辨病相结合，有针对性的选用中药以改善患儿的免疫功能，对于脑瘫的治疗和康复具有十分重要的作用[15]。

邵银进等选取0～6岁脑瘫患儿90例。随机分为3组：四君子汤结合中医推拿治疗组为观察组、斯奇康肌注治疗组和无免疫增强对照组。观察半年内呼吸道感染次数、免疫球蛋白、心肝肾功能、体重。结果四君子汤结合中医推拿组和斯奇康组显效率差别无显著性意义，但与无免疫增强组比较有显著性差异，$P<0.01$，说明四君子汤结合推拿对脑瘫患儿有

较好的益气健脾作用，因此通过提高脑瘫患儿机体的免疫功能，保证康复治疗的顺利进行有着重要的意义[16]。

近年来，中医治疗脑瘫取得了显著进步，治疗手段在不断完善和发展，在最大程度上减轻了残疾程度，减少残疾率，可见，中医治疗本病有广阔的前景，但也存在一些不足，如中医辨证分型、诊断、疗效标准不统一，疗程长短不一，临床研究大多缺乏对照，难以做出准确客观的评价；有关中医治疗脑瘫的实验研究较少等。今后应广泛开展前瞻性、对照性临床研究，加大实验研究力度，重视病因分类治疗的研究，强调在疾病诊断明确的基础上，辨证论治，观察药物、针灸、按摩等治法的疗效。在具体研究方法上，要重视本病的早期发现、早期诊断和早期治疗，综合应用药物、营养、康复、训练、教育等多种手段，构建脑瘫患儿康复和训练网络，开创中西医结合治疗本病的新思路。

参考文献

[1] 王军英．传统医学对小儿脑性瘫痪的治疗作用[J]．现代康复，2001，5(5)：13-14.

[2] 王雪峰，胡晓丽．中医对小儿痉挛型脑瘫（肝强脾弱证）的探析[J]．中医儿科杂志，2005，1(2)：6-7.

[3] 何爽，骆钧梵，陈竞芬．督任冲三脉在小儿脑性瘫痪针灸治疗中的作用[J]．长春中医药大学学报，2006，22(2)：15-16.

[4] 常建洛，周定洪．针刺治疗小儿脑性瘫痪合并智力障碍[J]．中国康复理论与实践，2006，12(2)：115.

[5] 张小莉，王祥荣，张秀宝，等．针刺夹脊为主治疗小儿脑瘫354例疗效观察[J]．中国针灸，2000，20(5)：269-270.

[6] 郑卫国，吴夏勃．点穴推拿治疗痉挛型脑瘫的临床观察[J]．中国骨伤，2005，18(8)：491-492.

[7] 贾广良，胡晓丽．王雪峰教授提出的“脊背六法”及其在脑瘫康复中的应用[J]．医学综述，2008，14(1)：146，149.

[8] 梁洁，马占敏，赵向，等．中药药浴治疗小儿脑瘫运动功能的疗效观察[J]．中国实用神经疾病杂志，2006，9(5)：117.

[9] 赵勇．刘振寰教授应用药浴法治疗小儿脑瘫的临床经验[J]．中医儿科杂志，2007，3(1)：1-2.

[10] 施炳培，卜怀娣，汪令．脑活素穴位注射治疗小儿脑性瘫痪153例[J]．上海针灸杂志，1996，15(6)：16-17.

[11] 董娜，孙淑华，赵慧梅，等．针推并用治疗痉挛型脑性瘫痪70例分析[J]．中医药学刊，2004，22(4)：700-701.

[12] 黄茂，魏民，范焕芳．综合疗法治疗小儿脑瘫临床分析[J]．河北中医，2005，27(10)：743-744.

[13] 刘振寰，潘佩光，马美美，等．传统医学康复在脑瘫康复中的应用与评估[J]．中医儿科杂志，2005，1(2)：22-25.

[14] 李小莉，曾美虹，李安芳．针灸、按摩、运动综合治疗小儿脑瘫的临床研究[J]．国际医药卫生导报，2006，12(20)：26-28.

[15] 陈立翠，谭艳，陈衍华．谈中医药对脑性瘫痪的治疗及免疫调节作用[J]．中医儿科杂志，2005，1(1)：15-19.

[16] 邵银进，谢鸿翔，曾康华，等．四君子汤结合中医推拿在脑性瘫痪益气健脾治疗中的应用研究[J]．赣南医学院学报，2007，27(6)：897-898.

（陈永辉）

第十二节　五　　软

【概述】

五软是指头项软、口软、手软、足软、肌肉软而言，是小儿时期的虚弱病症之一。

西医学的先天性遗传性神经肌肉疾病、脑性瘫痪等病症，出现五软的临床表现时，可参考本病进行辨证论治。

五软在宋代之前，多与五迟并论，如谓“长大不行，行则脚软”，即有迟缓和痿软之意。五软，最早见于元代曾士荣《活幼心书·五软》：“爰自降生之后，精髓不充，筋骨痿弱，肌肉虚瘦，神色昏慢，又为六淫所侵，便致头项手足身软，是名五软。”明代《婴童百问·二十六问》则提出：“五软者，头软、项软、手软、脚软、肌肉软是也，”并沿用至今。嗣后，《保婴撮要》等对五软的论述日趋全面，认为本病之因与先天胎禀不足和后天邪毒感染有关，病变以脾气损伤为主，日久则累及肝肾、气血，治疗以补中益气汤、地黄丸为主方，至今仍为辨证论治本病之绳墨。清代《证治准绳·幼科·五软》中说：“如投药不效，亦为废人。”说明本病部份患儿预后不佳。

现代对本病的研究多从脾肾肝入手，辨证论治治疗进行性肌营养不良、重症肌无力、脑性瘫痪等，取得了不少成果。

【病因病理】

一、病因

多由父母体质素虚，精血不足，或母孕期间，疾病缠绵，以致胎元失养，先天禀赋不足，或因生后调护失宜，气血虚弱所致。

二、病理

1. 脾肾两虚　脾主运化，为后天之本，主肌肉及四肢，开窍于口，脾的功能健旺则肌肉丰满，四肢健壮，灵活有力。肾主骨生髓，通于脑，肾精充足，骨髓生化有源，骨骼得髓之滋养，则坚韧有力，耐久立而强劳作。若先天胎禀不足，后天调摄失宜，致脾肾两虚，则化源不足而见五软。

2. 肝肾亏损　肝藏血主筋，肾藏精主骨，肝肾精血充足，筋骨得养，才能骨骼强健，运动灵活有力。若因素禀阴亏，或疾病影响，伤津耗液，致肝肾亏损，筋骨失养，则见头项、四肢痿软不用。

3. 气血两虚　脾为气血生化之源，若因调护失宜，或疾病影响，损伤脾胃，脾失健运，生化乏源，气血不荣四肢、口唇则见手足口软，不养肌肉则肌肉软弱。

【诊断与鉴别诊断】

一、诊断要点

1. 以头项、口、手、足、肌肉软弱无力为特征。

2. 五软不一定全部出现，或见一二软，或见于局部。

3. 因先天因素、产时因素以及后天抚育喂养疾病因素所致者。

二、鉴别诊断

1. 痿证　虽有肢体软弱无力，但以下肢不能随意运动较为多见，不伴有头项口等部位的肌肉软弱无力。多因后天疾病影响所致。

2. 五迟　五迟中的立迟、行迟是指发育障碍，站立行走迟缓，与本证的头项、手足软弱无力有别。

【辨证论治】

一、证候辨别

1. 辨轻重 五软部位少，范围小，神清气爽者病情多轻；部位多，范围广，神情呆滞者病情多重。

2. 辨兼症 兼肾虚者，可见发育落后，精神萎靡；兼肝亏者，可见烦躁不安，惊惕肉瞤；兼脾弱者，可见纳差便溏，形体消瘦，倦怠乏力。

二、治疗原则

重在培补脾肾肝，益气养血。本病为疑难重症，疗程宜长，可同时配合针灸、外治诸法，以提高疗效。

三、分证论治

1. 脾肾两虚

证候表现 头项软弱不能抬举，口软唇弛，吸吮咀嚼困难，手足弛缓无力，不能握举和站立，肌肉松软，失于弹性，发育较同龄正常儿落后，精神萎靡，面色苍白，肢冷便溏，舌淡苔白，脉沉迟无力。

辨证要点 证属先、后天俱不足，为五软较重的类型，以肌肉软弱弛缓为主，病变广泛，呈全身性。肾藏精生髓，通于脑，肾元不足故见发育落后，精神萎靡。

治法主方 温补脾肾。补肾地黄丸合补中益气汤加减。

方药运用 常用药：鹿茸、牛膝、熟地黄、山药、山茱萸、茯苓、党参、白术等。方中鹿茸可研粉另冲服。手软甚者加桂枝、桑枝、姜黄；头项软加巴戟天、菟丝子、枸杞子；足软甚者加杜仲、五加皮、续断；口软吮吸无力重用黄芪。

2. 肝肾亏损

证候表现 头项软弱，挺而不坚，口唇松软，舌舒缓动，手握无力，步行蹒跚，容易跌倒，肌肉萎缩，酸软无力，心烦不寐，潮热盗汗，舌红少苔，脉沉细数。

辨证要点 本证多见于年龄较大儿童，多因先天禀赋阴亏，后天疾病影响，导致肝肾亏损，筋骨失养所致，临床以头项手足软弱无力为主，兼见肝肾阴虚表现为辨证依据。

治法主方 滋补肝肾。六味地黄丸加减。

方药运用 常用药：熟地黄、山药、山茱萸、茯苓、牡丹皮、枸杞子、女贞子、黄精等。睡眠不安者加酸枣仁、钩藤；汗多者加龙骨、牡蛎、五味子；大便秘结者加当归、郁李仁。

3. 气血两虚

证候表现 肢体软弱，神情呆滞，智力迟钝，面色苍白，形瘦神疲，倦怠乏力，纳差便溏，舌淡苔薄白，脉弱无力。

辨证要点 本证为五软迁延日久，脾肾肝诸脏俱虚，并累及气血，致功能障碍，全身衰弱，以神情呆滞，形瘦神疲，倦怠乏力，纳差便溏为辨证要点。

治法主方 益气养血。八珍汤加减。

方药运用 常用药：黄芪、党参、白术、茯苓、当归、熟地黄、白芍药、山药、牛膝等。智力迟钝明显者可用调元散以益气养血，开通心窍；胸闷纳呆者加陈皮、郁金；血虚心悸者加麦冬、五味子。

【其他疗法】

一、中药成药

1. 补中益气丸 用于脾胃虚弱证。

2. 六味地黄丸　用于肝肾亏损证。

3. 当归补血丸　用于气血两虚证。

二、药物外治

肉桂 12g，丁香 18g，川乌 1.5g，草乌、乳香、没药各 15g，红花、当归、赤芍、川芎、透骨草各 30g。共研细粉，过筛加入凡士林 500g，搅拌后成为药膏，涂在布上或硬纸板上，然后于药膏上再覆盖纱布两层，敷贴在双侧小腿腓肠肌处，药上加放热水袋增加药温，1 日 1 次，每次 4～6 小时。用于五软之下肢无力，举步艰难及小腿肌萎而局部坚硬者。

三、针灸疗法

1. 体针　大椎、安眠、哑门、陶道、百会、印堂、内关、合谷、足三里。1 日 1 次。

2. 耳针　心、肾、脾、脑干、皮质下。隔日 1 次。

【预防护理】

一、预防

1. 加强卫生宣教工作，普及妊娠期、哺乳期保健常识和育儿知识。

2. 母孕期间应加强保护，避免一切有损胎儿发育的不利因素，如中毒、外伤等。婴儿出生后重在优育，注意合理营养，增强体质。

二、护理

1. 平时宜用按摩法以锻炼肌力，也可应用罨敷患部，1 日 2 次，每次 30 分钟，可促进血液循环和肌肉活动，有利于五软的恢复。

2. 加强营养，平时可食用芡实、山药，有补脾充肌功效。

【文献选录】

《保婴撮要·五软》："五软者，头项手足肉口是也。夫头软者，脏腑骨脉皆虚，诸阳之气不足也。乃天柱骨弱，肾主骨，足少阴太阳经虚也。手足软者，脾主四肢，乃中州之气不足，不能营养四肢，故肉少皮宽，饮食不为肌肤也。口软者，口为脾之窍，上下龈属手足阳明，阳明主胃，脾胃气虚，舌不能藏，而常舒出也。夫心主血、肝主筋、脾主肉、肺主气、肾主骨，此五者皆因禀五脏之气虚弱，不能滋养充达，故骨脉不强，肢体痿弱，源其要，总归于胃。盖胃水谷之海，为五脏之本，六腑之大源也。治法必先以脾胃为主，俱用补中益气汤，以滋化源。头项手足三软，兼服地黄丸。凡此证必须多用二药，仍令壮年乳母饮之，兼慎风寒，调饮食，多能全形。"

《医宗金鉴·幼科心法要诀·五软》："五软者，谓头项软、手软、足软、口软、肌肉软是也。头软者，项软无力也；手足软者，四肢无力也；肉软者，皮宽不长肌肉也；口软者，唇薄无力也。此五者，皆因禀受不足，气血不充，故骨脉不强，筋肉痿弱。治宜补气为主。先以补肾地黄丸，补其先天精气；再以扶元散，补其后天羸弱。渐次调理，而五软自强矣。"

【现代研究】

有关五软的报道资料较少，西医学的重症肌无力、脑性瘫痪等，临床均可见五软表现，有关此类疾病的现代研究报道，分别介绍于肝系病证的痿证、肾系病证的五迟，可以参阅。本节拟将中医药治疗五软相关疾病及进行性肌营养不良的研究概况作简要介绍，作为临证参考。

1. 辨证论治　宋秋云运用虚损致痿学说、脾胃学说、痰瘀相关学说指导临床，将本病分为脾胃虚损气血不足、脾肾阳虚痰瘀阻滞、肝肾亏虚髓枯筋痿、元气亏虚精微不运 4 型，辨证应用参苓白术散、十全大补丸、右归丸、虎潜丸、资生丸等，能缓解症状，稳定病情[1]。

韦俊将进行性肌营养不良分为3型:脾胃虚弱型治以益气健脾,活血通络,方以参苓白术散加地龙、当归;脾肾两虚型治以益气活血,健脾补肾,佐以通络,方以补阳还五汤加党参、山茱萸、熟地黄、补骨脂、续断、杜仲、丹参、白术、甘草;肝肾亏损型治以补益肝肾,滋阴清热,活血通络,方以虎潜丸加黄芪、丹参、牛膝、杜仲、白芍、何首乌、桑寄生、地龙、焦山楂。配合针灸。治疗54例,结果显效32例、有效22例,总有效率100%[2]。

2. 专方专法　熊文生等介绍了邓铁涛教授治疗进行性肌营养不良的经验,邓教授认为本病属本虚标实,以脾肾虚损为本,痰瘀互结为标,治宜标本兼顾,治本注重滋肾健脾,使肾精气充,肌肉筋骨得养,肌肉坚实有力;治标注重化痰消瘀,痰化瘀消,有利于治疗假性肥大,防止肌细胞脂肪变性与脂肪沉积。临床以自拟经验方强肌健力2号(由黄芪、白术、茯苓、牡丹皮、五爪龙、熟地黄、山茱萸、地鳖虫、山药、菟丝子、楮实子、陈皮、甘草组成)随症加减治疗本病,取得了显著效果[3]。

郝君生等以填精益肾法为治则组方的复方增力片(主要由紫河车、龟甲胶、五味子、制附子、西洋参、细辛等组成)对假性肥大型肌营养不良进行治疗观察,结果表明该治法能不同程度的改善部分患儿的临床症状,使患儿步速加快,跌倒次数减少,恢复一定的跳跃力;还能使部分患儿的稳定病情,从而延缓病情进展。其有效率为53%、稳定率为30%,血清肌酸磷酸激酶、乳酸脱氢酶、血肌酐、肌电图等项检测指标的良性变化支持此结果[4]。

林琳通过临床观察,发现气虚痰结型在进行性肌营养不良中占一定比例,以补脾益气化痰法治疗本病30例。药用:人参、黄芪、白术、茯苓、薏苡仁、陈皮、制半夏、楮实子、当归、甘草。3个月为1疗程。结果显效5例、有效17例、无效8例,总有效率73.3%[5]。

熊禄等认为本病的病机根本在于脾肾两虚,痰与瘀是脾肾两虚的病理产物,并存互结,临床确定健脾补肾、益气养血、活血通络的治疗原则,对41例进行性肌营养不良患儿采用复痿汤(由黄芪、党参、山药、白术、茯苓、炙甘草、当归、丹参、川芎、赤芍药、熟地黄、肉苁蓉、地龙、川牛膝、桑寄生、制马钱子粉等组成)治疗,同时结合肢体功能锻炼,全身肌肉按摩,早晚进行腓肠肌部位拔罐。结果显效4例、有效28例、无效9例,总有效率78.1%[6]。

陈丽鸽对于辨证属肝肾阴虚、气血亏虚、宗筋不利者,采用滋补肝肾、益气养血、舒筋强筋之法,给予自拟强力水丸(由熟地黄、龟甲、枸杞子、黄精、黄芪、人参、穿山甲、白术、白芍药等组成)治疗。结果:97例患儿,临床痊愈2例、显效73例、有效15例、无效7例,总有效率93%。作者认为,该方具有明显改善肌肉变性的作用,防止和减少肥大肌细胞增生,增强肌力,故能取得较好效果[7]。

李成文等将200例患者随机分为2组。治疗组150例根据益气养血、健脾补肾、荣肌长肉的治则,以荣肌片(由黄芪、党参、白术、当归、枸杞子、何首乌、续断、菟丝子、怀牛膝、五味子等组成)治疗。对照组50例以维生素E治疗。观察2组肌电图、肌酶谱检查以及临床症状的改善情况。结果治疗组总有效率98.7%,对照组总有效率8%,2组间有显著性差异,说明荣肌片可以明显缓解症状,减轻患者痛苦[8]。

黄坤强报道,尚尔寿老中医对本病的辨治多从肝考虑,认为本病在临床上往往涉及肝脾肾三脏,而肝为其病理变化的核心之脏,从肝阴血不足到肝风内动,以致影响他脏,贯穿在本病的全过程。治疗本病的着眼点落在肝上,从肝从风论治,制定出以平肝熄风为主,补益肝肾为辅,佐以健脾益气,祛痰通络的复肌宁胶囊(明天麻、全蝎各60g,蜈蚣30条,地龙、杜仲炭、生黄芪各30g,牛膝20g。共为极细末,装胶囊,每粒含生药0.5g,每次3～5粒,1日3次)和复肌宁汤(珍珠母、牡蛎、生黄芪各20g,枸杞子、杜仲炭、党参、石菖蒲、伸筋草各15g,

白僵蚕、胆南星、佛手、姜半夏各 10g，桃仁 5g，水煎服，1 日 1 剂，剂量随年龄增减）。作者认为，除服药外，合理调护是保证疗效的一个重要方面，要注意功能锻炼，避免寒湿侵袭，忌食辛辣饮食[9]。

周慎对 1973～1991 年中医药治疗运动神经元病的临床报道进行了综合分析，认为本病的发病机制与虚、瘀、风有关，其虚为肝脾肾亏虚，其风为内风。治疗目前多从辨病论治，以补肾、健脾、活血、熄风为主要治法，可首选黄芪、地黄、牛膝、白术、当归、蜈蚣、人参、桂枝、全蝎、白芍、川芎、桃仁、红花、地龙、续断、乌梢蛇、杜仲、枸杞子、菟丝子、陈皮、甘草等 21 味药物[10]。

参考文献

[1] 宋秋云．进行性肌营养不良症辨治心得[J]．江西中医药，2004，35(8)：39-40.

[2] 韦俊．中西医结合治疗进行性肌营养不良 54 例[J]．陕西中医，1990，11(7)：300-301.

[3] 熊文生，刘小斌．邓铁涛教授治疗进行性肌营养不良症经验介绍[J]．新中医，2005，37(11)：9-10.

[4] 郝君生，黄萍．复方增力片治疗假性肥大型肌营养不良临床研究[J]．山东中医杂志，2000，19(10)：587-589.

[5] 林琳．补脾益气化痰法治疗进行性肌营养不良 30 例[J]．辽宁中医学院学报，2005，7(4)：373.

[6] 熊禄，沙海汶，吕枫林，等．复痿汤为主治疗假肥大型肌营养不良症 41 例临床分析[J]．中国中医基础医学杂志，2000，6(2)：41-44.

[7] 陈丽鸽．强力水丸治疗进行性肌营养不良 97 例[J]．河南中医学院学报，2003，18(4)：62-63.

[8] 李成文，李增富．荣肌片治疗假肥大型进行性肌营养不良症 150 例疗效观察[J]．新中医，2002，34(10)：16-17.

[9] 黄坤强，尚尔寿．进行性肌营养不良的辨治[J]．中国医药学报，1993，8(5)：59.

[10] 周慎．运动神经元病的证治规律探讨[J]．中医药信息，1992，9(1)：12-15.

（陈永辉）

第十三节 维生素 D 缺乏性佝偻病

【概述】

维生素 D 缺乏性佝偻病是因体内维生素 D 不足而引起全身钙、磷代谢失常的慢性营养不良性疾病。以骨骼的改变为主要临床特征。由于钙盐不能沉着于骨骼的生长部位而使骨骼发育发生障碍。虽很少直接危及生命，但因发病缓慢，易被忽视，一旦骨骼发生明显病变，同时已影响神经、肌肉、造血、免疫等组织器官的功能，机体的抵抗力已下降，容易并发支气管炎、肺炎、腹泻等疾病。因此，约有 1/3 的佝偻病患儿伴发反复呼吸道感染及胃肠疾病，对小儿健康危害较大。

本病好发于北方严寒地区，由于日照时间短和户外活动少之故。据不完全统计，我国北方地区的发病率约为 50%；上海地区的发病率约为 15%；北京市 1977 年秋季对 4401 名婴幼儿普查，结果发病率为 26.63%，早期占 64.1%。从发病年龄看，以 9 个月～2 周岁的婴儿最多。人工喂养的婴幼儿发病率高于母乳喂养儿。

佝偻，原作“痀偻”。有关佝偻病在我国古代文献中的记述已有 2000 多年的历史。早在战国时代的著作《庄子》中就有类似佝偻病的记载，隋代巢元方《诸病源候论・小儿杂病诸候》中已明确提出日照对小儿生长发育的重要性，其后历代医籍中的夜惊、汗证、疳病、肾疳、五迟、五软、鸡胸、龟背等病证中，均有相似于佝偻病的论述。概属于小儿弱证的范畴。

1986年5月卫生部颁发了佝偻病的防治方案，将本病列为儿科重点防治的四种常见病之一。运用中医辨证论治原则或用专方专药治疗本病，较单纯补充维生素D配合钙剂治疗，具有疗效相当且症状改善快，无副作用等优点。显示中药整体调整的优势与辨证论治的特色，为本病发病机制的深入研究以及防治工作开辟了新的途径。

【病因病理】

一、病因

本病的发生多与季节、气候、孕期情况、喂养方式、生活习惯、环境状况有关。中医学中强调先天禀赋不足与后天护养不当。

1. 先天禀赋不足　有因父母精血不足，体质虚弱而孕；有因其母血海虚冷，用药强补而孕者，有受胎而母多病，恶阻日久，饮食不思者；有服坠胎之剂不去而竟成胎者；有年高得子，或早产双胎者，以致胎元失养，使胎儿禀赋不足，出生后肝肾内亏、气血虚衰而成。

2. 后天调护失宜　多与日照不足和喂养不当有关。

(1)少见阳光：居处阴暗，户外活动少，日照不足，犹如温室花朵，娇嫩柔弱。《诸病源候论·小儿杂病诸候·养小儿候》指出："天和暖无风之时，令母将抱日中嬉戏，数见风日，则血凝气刚，肌肉硬密，堪耐风寒，不致疾病。若常藏于帏帐之内，重衣温暖，譬如阴地之草木不见风日，软脆不任风寒"。

(2)喂养不当：乏乳早断，人工喂养，不及时增加辅食，或食品的质和量不能满足小儿生长发育的需要，气血虚弱，营养不足，脏腑失于涵养，全身失于滋荣。

二、病理

多系脾肾虚弱不能正常吸收转运食物中的营养精微物质而成。

1. 肾虚骨骼不充　肾藏精、生髓、主骨。肾虚则髓海不足，精气不充，骨化不全，骨骼软弱，以致坐立行走无力，头颅软化，囟门迟闭，牙齿晚出，甚至鸡胸龟背等。

2. 脾虚肌肉失养　脾主四肢肌肉。脾虚则气血营卫亏损，不能化精微以充养肌肉四肢，致手足肢体失去濡养滋润而软弱无力。

3. 脾肾不足，肝阳内扰　脾虚则肝旺，肾虚则肝失涵养条达，肝阳内亢，阳失潜藏，以致烦躁不安、情态乖张、夜啼、冒汗、寐而不宁。

现代研究表明，维生素D缺乏是本病的主要病因，常与下列因素有关：

日照不足：使人体内源性维生素D_3形成减少。日光中紫外线照射可使皮肤中的7-脱氢胆骨化醇转化为维生素D。转化的量则与到达皮肤的紫外线的强度、照射的时间以及皮肤暴露的面积相关。

喂养不当：不及时补充维生素D制品(如人乳、牛乳、蛋黄、动物肝脏等)，使维生素D摄入不足，食物中钙、磷含量过少或比例不当，如淀粉类食物含钙量甚少，牛奶中含钙量虽高，但比例不当，吸收率较人乳为低，也会影响骨骼的正常生长。因此，膳食结构不合理而致钙摄取不足及吸收障碍。

需要量增加：婴幼儿生长发育快，代谢旺盛，所需维生素D和钙相对较多，尤其是早产儿体内钙磷储量较少，易患佝偻病。

其他疾病的影响：由于疾病消耗(如麻疹、结核病后)，食物补充不及时也易引起佝偻病。

最近二十余年的研究发现，维生素D必须经过肝和肾的两次羟化，转化成为1,25-

$(OH)_2D_3$。才能发挥它的生理效应，代谢过程中任何一个环节发生障碍或缺陷，都可以发生佝偻病。

【诊断与鉴别诊断】

一、诊断要点

可从症状、体征、生化、X线骨骼改变征象作出诊断。

1. 临床分期　依据年龄、病史、症状、体征、X线及血生化检查等综合资料，可分为初期、活动期、恢复期和后遗症期。

(1)初期(早期)：多见于6个月以内，特别是3个月以内小婴儿。早期常有非特异性的神经精神症状，如夜惊、多汗、烦躁不安等，枕秃也较常见。同时可有轻度的骨骼改变。X线摄片可无异常或见临时钙化带模糊变薄、干骺端稍增宽。血清25-$(OH)D_3$下降，PTH升高，血钙、血磷正常或稍低，碱性磷酸酶正常或稍高。

(2)活动期(激期)：早期维生素D缺乏的婴儿未经治疗，继续加重，出现PTH功能亢进和钙、磷代谢失常的典型骨骼改变。有明显的夜惊、多汗、烦躁不安等症状。同时可有中度的骨骼改变体征。X线摄片可见临时钙化带模糊消失，干骺端增宽，边缘不整呈云絮状、毛刷状或杯口状，骨骺软骨盘加宽(＞2mm)。血生化除血清钙稍低外，其余指标改变更加显著。

(3)恢复期：活动期经晒太阳或维生素D治疗后，症状逐渐好转而至消失，体征逐渐减轻、恢复。X线摄片可见临时钙化带重现、增宽、密度加厚，血钙、血磷、碱性磷酸酶恢复正常。

(4)后遗症期：多见于2岁以后的小儿，经治疗或自然恢复，症状消失，骨骼改变不再进展，X线检查骨骼干骺端病变消失，血生化检查正常，仅留有不同程度的骨骼畸形。

2. 临床分度　依据骨骼改变体征的程度可分为以下3度。

(1)轻度：可见颅骨软化、囟门增大、轻度方颅、肋串珠、肋膈沟(郝氏沟)等改变。

(2)中度：可见典型的肋串珠、手镯、肋膈沟，轻度或中度的鸡胸、漏斗胸、"O"形或"X"形腿，也可有囟门晚闭，出牙迟缓等明显的改变。

(3)重度：可见明显的肋膈沟、鸡胸、漏斗胸、脊柱畸形、"O"形或"X"形腿，病理性骨折等严重改变。

二、鉴别诊断

1. 维生素D依赖性佝偻病　系常染色体隐性遗传性疾病，可分两型：Ⅰ型为肾脏1-羟化酶缺陷，使25-$(OH)D_3$转变为1,25-$(OH)_2D_3$发生障碍，血中25-$(OH)D_3$浓度正常；Ⅱ型为靶器官1,25-$(OH)_2D_3$受体缺陷，血中1,25-$(OH)_2D_3$浓度增高。两型临床均有严重的佝偻病症状，生长发育迟滞，齿釉质发育差，血钙磷均低，碱性磷酸酶增高，Ⅰ型患儿可有高氨基酸尿症，Ⅱ型患儿的一个重要特征为脱发。病儿需终身服用大剂量维生素D，尤以补充1,25-$(OH)_2D_3$为最佳。

2. 低血磷抗维生素D佝偻病　为遗传性疾病，尚可见散发病例。因肾脏重吸收磷及肠道吸收磷发生障碍，致使血磷下降，尿磷高而血钙正常。多有家族史而无维生素D缺乏病史，大多在1岁以后发病，2～3岁后仍有活动性佝偻病表现。骨骼改变较重。服一般剂量的维生素D无效。

3. 肾性佝偻病　因肾脏疾患引起慢性肾功能障碍，而致钙磷代谢失常，从而发生佝偻病。除有佝偻病血生化改变及X线特征外，常伴有慢性酸中毒及肾功能异常。

【辨证论治】

一、证候辨别

1. 辨脾虚肾虚　本病早期表现为脾运失健、气血不足之状，常见纳少、乏力、面色少华、肌肉松滞、动则易汗、容易感冒，或兼便溏腹泻等症。日久脾虚及肾，肾不能藏精主骨生髓，出现骨骼改变，如乒乓头、囟门迟闭、方颅、牙齿晚出、肋角外翻、佝偻沟、脊柱侧弯、手镯、“O”形或“X”形腿等。

2. 辨病涉他脏　脾肾不足易致肝旺。若见烦躁不安，夜间啼哭吵闹，惊惕不安，多汗等症，即系病涉心肝。

二、治疗原则

1. 重在调补脾肾　本病因先天不足，后天失调，气血耗损，积弱而成，故多用补益之法。先天不足者以补肾为主，后天失调者以补脾为先；脾肾俱虚病情迁延者，脾肾兼顾，须在脾健胃和的情况下，使用补肾之品。调其乳食，健其脾胃，资其化源，滋后天补先天，使精微得充，五脏得养，诸虚可复。此外，由于骨骼的生长强壮与肾主骨密切相关，骨赖肾阴以生，依肾阳而长，所以治当注意益肾填精，温阳壮骨。

2. 重视全身症状的改善　从整体功能方面着眼，重视整个方剂的综合作用，而不局限于药物中是否含有丰富的维生素D及钙等。在辨证论治的前提下注意维生素D及磷、钙的补充，在调补脾肾之外，辨证配伍宁心、平肝、调和营卫等治法，改善症状。同时做到加强护理、改善体质，才是标本并治之策。

三、分证论治

1. 气血不足，脾虚肝旺（初期）

证候表现　多自3个月左右开始发病，常见烦躁夜啼、表情淡漠、纳呆、多汗、枕秃、囟门迟闭、牙迟出或少出、肌肉松软，或有贫血、肝脾肿大等。舌淡红、苔薄白，脉细无力，指纹淡青。

辨证要点　本证的特点是骨骼的变化不著而精神症状突出，属于脾虚肝旺之证。脾虚则纳呆，肌肉松软，多汗；肝旺则烦躁夜啼，囟门迟闭，齿迟等。此时X线摄片可无异常或者临时钙化带模糊变薄，干骺端稍增宽，血生化改变轻微，血钙、血磷正常或稍低，碱性磷酸酶正常或稍高。

治法主方　健脾柔肝，培土抑木。柴芍六君子汤加减。

方药运用　常用药：柴胡、炒白芍、钩藤（后下）、党参，炒白术、茯苓、陈皮、姜半夏、炙甘草、生姜、红枣等。可酌加生牡蛎、苍术、龟甲、鸡内金等。夜间啼哭，惊惕不安者，可加蝉蜕、煅龙骨；汗出较多者去生姜，酌加穞豆衣、生黄芪；纳呆便溏者，可加焦神曲、公丁香、焦山楂等。

本证由于脾虚而致肝旺，本虚而标实，脾虚为本，肝旺为标。健脾方能平肝，故健脾之味可随证灵活运用，适当加平肝柔肝之味。若系营卫失和，阳浮阴弱，其证汗多面㿠白，肌松低热者可用桂枝加龙骨牡蛎汤，或黄芪桂枝五物汤调和营卫，潜阳定惊，从本缓图。

2. 精血虚损，肾虚骨弱（激期）

证候表现　常见于3个月至2岁的小儿。除见有初期症状外，还可见肋膈沟、手镯、鸡胸或漏斗胸、“O”形或“X”形腿，脊柱畸形等。舌质淡红，苔薄白，脉细无力。

辨证要点　本证除有精神症状外，还有中度的骨骼改变，X线摄片可见临时钙化带模糊消失，干骺端增宽，边缘不整齐呈云絮状、毛刷状或杯口状，骨骺软骨加宽，血清25-(OH) D_3

下降，PTH 升高，血钙、血磷均降低，碱性磷酸酶增高。

治法主方　健脾补肾，滋养气血。龙牡黄芪建中汤加减。

方药运用　常用药：黄芪、白芍、桂枝、煅龙骨、煅牡蛎、鹿角霜、龟甲、鳖甲、鸡内金、饴糖、生姜、红枣等。若胃阴不足，口燥便秘者可加玉竹、制首乌；脾湿中阻，便溏苔腻者，可加苍术、丁香；夜汗淋漓者可加浮小麦、麻黄根等。骨骼改变较著者，还可将龟甲、鳖甲、鸡内金、鹿角片磨成细末每日吞服 3g 左右。若面色㿠白、四肢不温、肌松形瘦、阳虚较著者可用鹿茸磨粉服，每日 0.5g，连服 1 个月，鼻衄、便秘者勿服。

本证重在健脾补肾，培补真元，再配合饮食调养，注意增加户外活动，增强体力，以助生长发育。在改善症状的基础上，各项生化指标及 X 线表现渐趋正常。但需较长时间方可见效，故当及早发现，防微杜渐。若病情已较重者，可适加紫河车等血肉有情之品，补肾生精，滋养肝肾。蜈蚣系多脊柱多足动物，有活血通络之功，若骨骼已有畸形者，可适当配用。

3. 脾肾两虚，骨骼畸形（后遗症期）

证候表现　多见于 3 岁以后的小儿。常见鸡胸、龟背、“O”形及“X”形腿，兼见面色㿠白，走路不稳，容易跌仆，平时容易感冒，舌淡红，脉细弱。

辨证要点　本证系迁延日久的晚期重证，已有明显的骨骼改变，表现为运动障碍，伴有全身营养不良，精神发育迟缓和贫血，血钙、磷及碱性磷酸酶正常，X 线检查骨骼干骺端病变消失。

治法主方　健脾补肾，温养真元。补肾地黄丸加味。

方药运用　常用药：鹿茸，牛膝、熟地黄、山药、山茱萸、茯苓、黑芝麻、续断、紫河车、五加皮等。

本证用中药或中成药之外，必须同时加强体格锻炼，采取主动或被动运动方法矫正。胸部畸形可伴俯卧位抬头展胸运动，下肢畸形可做肌肉按摩（“O”形腿按摩外侧肌群，“X”形腿按摩内侧肌群），方能矫正畸形。

【其他疗法】

一、中药成药

龙牡壮骨冲剂　用于气血不足，脾肾虚损者。

二、西医疗法

1. 口服或肌注维生素 D　目的在于控制活动期，防止骨骼畸形。治疗原则应以口服为主，一般剂量为每日 50～100μg（2000～4000IU），或 1,25-$(OH)_2D_3$ 0.5～2.0μg，1 个月后改预防量每日 400IU。大剂量维生素 D 与治疗效果无正比例关系，不缩短疗程，与临床分期无关。大剂量治疗有严格的适应证，当重症佝偻病有并发症或无法口服者可大剂量肌注一次维生素 D20 万～30 万 IU，3 个月后改预防量。

2. 口服钙剂　3 个月以内婴儿或有手足搐搦病史者，肌注维生素 D 时，宜先口服钙剂 2～3 日，然后继续服至 2 周，可用 10％氯化钙或葡萄糖酸钙，1 日 1～3g，或活性钙每日 200～300mg。

3. 后遗症手术矫治　严重下肢畸形至 4 岁后尚未自行纠正，影响行走者，可考虑手术矫治。

【预防护理】

一、预防

1. 普及卫生预防知识，强调日照的重要性，多晒太阳，即使冬季也应坚持户外运动。户外活动时间随季节和婴儿年龄而定。

2. 按时进行体格检查，及早发现，及时预防。

3. 妊娠期和哺乳期妇女每月口服维生素 D 25～50μg(1000～2000IU)，钙 1000～1200mg。饮食应含有丰富的维生素及钙、磷、蛋白质，可起预防作用。

4. 新生儿坚持母乳喂养，及时添加辅食如肝、蛋黄等。

5. 自生后 1 个月起开始补充维生素 D，每日 10μg(400IU)。早产儿、低体重儿自生后 2 周起开始补充维生素 D，每日 20μg(800IU)，3 个月后减至 10μg(400IU)，同时口服钙剂，每日不超过 0.5g，并随月龄增加，适当增加剂量。人工喂养儿或在冬春季节出生的新生儿，每日口服维生素 D 12.5～25μg(500～1000IU)及钙剂 0.5～1.5g。

二、护理

1. 居室阳光充足，注意开启窗户、拉开窗帘，让阳光直射或折射到房间，使小儿(特别是婴儿)有充足的阳光照射。风和日丽之时抱婴儿到室外或阳台接受日光照射，幼儿要注意有足够的户外运动，平均每日户外活动应达 2 小时。晒太阳时应注意日照的强度、时间及皮肤暴露的面积等。

2. 防止受凉，注意避免呼吸道感染，防止跌跤及外伤。

3. 不要过早地让小儿站立或行走，以免骨骼变形而发生畸形。

【文献选录】

《仁斋小儿方论・杂证・行迟证论》:"骨者髓之所养，小儿气血不充，则髓不满骨，故软弱而不能行，抑亦肝肾俱虚得之，肝主筋，筋弱而不能束也。地黄丸加牛膝、五加皮(酒炙)、鹿茸。"

《婴童类萃・行迟论》:"肾主骨，肝主筋。骨得髓则坚健，筋得血则流通。小儿脚软行迟，亦禀受胎气之不足耳，宜滋肾、益肝气、养血、补脾之药，何患乎不行也。"

《诚书・论行迟》:"骨属肾，肾有亏则膝骨未成而行迟，此禀在先天者，十有一二。至若生下周岁内，重帏深闭，不见风日，与终日怀抱，筋骨未曾展舒，此后天珍惜太过，十有二三。又有离胎多病，与饮病乳，或过食肥甘，则疳症所侵，血气日惫，十有六七，缘证默维育嗣知勖?"

《张氏医通・婴儿方・五迟五硬五软》:"盖肾主骨，齿者骨之余，发者骨之荣，若齿久不生，生而不固，发久不生，生则不黑，皆胎弱也。良由父母精血不足，肾气虚弱，不能营养而然。若长不可立，立而骨软，大不能行，行则筋软，皆肝肾气血不充，筋骨萎弱之故。"

【现代研究】

一、治疗学研究

陈燕萍根据名老中医朱瑞群的经验，用益气补肾法治疗佝偻病，自制"佝 1 方糖浆"和"佝 2 方糖浆"，观察治疗 62 例患儿，随机分为中药组 42 例和西药对照组 20 例。中药组按中医辨证分成脾肾不足型(20 例)、脾肾不足夹湿型(22 例)。中药组与西药对照组在病期的临床症状、体征、血液生化及 X 线改变等方面基本相同。中药组中脾肾不足型服用"佝 1 方"，脾肾不足夹湿型服用"佝 2 方"。"佝 1 方"由黄芪、菟丝子、补骨脂各 20g，牡蛎、麦芽各 10g 组成。"佝 2 方"在上方基础上加苍术、甘草各 10g。两方均由岳阳医院制剂室配制成糖浆，每瓶 200ml。服法：<3 个月者 5ml/次、3～25 个月者 10ml/次，每日服 3 次，连服 1 个月。西药对照组按常规治疗：轻症注射 维生素 D_3 30 万 IU，连用 3 次；均同时加服钙剂。2 组在用药同时均要求每天日照不少于 1 小时，并进行喂养指导。每两周复查 1 次；碱性磷

酸酶测定(简称 AKP,用麝香酚酞二乙醇胺法);检查骨骼病变以左腕 X 线摄片,阳性者(临时钙化线模糊)于治疗后第 4～6 周复查。治疗 1 个月为 1 疗程。统计学处理以 3 个月为限。治疗 3 个月后脾肾不足型治愈 16 例、好转 4 例;脾肾不足夹湿型治愈 19 例、好转 3 例;西药组治愈 11 例、好转 5 例、无效 4 例。中药组有效率 100%,西药组有效率 80%,中药组总有效率高于西药对照组($P<0.05$)。全部病例初诊时均作 AKP 微量测定,凡 AKP＞112IU/L 者为阳性(正常值 15～112IU/L)。复查结果:脾肾不足型中阳性 7 例,恢复 6 例;脾肾不足夹湿型中阳性 8 例,恢复 6 例;西药对照组阳性 7 例,恢复 5 例。中药组与西药对照组比较 $P<0.05$。62 例初诊 X 线检查阳性者共 51 例,脾肾不足型 15 例、脾肾不足夹湿型 17 例,复查 24 例,全部治愈;西药对照组阳性者 19 例,复查 13 例,治愈 5 例。两组比较 $P<0.05$[1]。

李书香等用益气健脾补肾膏治疗维生素 D 缺乏性佝偻病,共收治符合诊断标准的维生素 D 缺乏性佝偻病患儿 80 例,在征得知情同意后,按来诊顺序以 1∶1 的比例随机分为观察组与对照组,每组 40 例。两组年龄、疾病分期,主要症状、体征、X 线骨钙化带及血清学分布状态进行统计学处理,无显著差异($P>0.05$),具有可比性。观察组用益气健脾补肾膏(药用生黄芪、党参、制首乌、鸡内金、焦山楂、鹿角胶各 60g,煅龙骨、煅牡蛎各 90g,陈皮、炒白术各 40g,砂仁、炒山药各 30g,紫河车粉 10g,红糖 60g,蜂蜜 200g。前 11 味水煎 2 次取浓汁 600ml,加入鹿角胶烊化,再加紫河车粉浓煎,后加蜂蜜、红糖熬炼成膏状,冷藏备用)。服法:2～6 个月龄者,每次 3～4g;6～12 个月龄者,每次 5～6g;1～2 岁者,每次 7～8g。1 日 2 次,开水冲服。1 个月为 1 个疗程。对照组采用西药治疗,药用维生素 D 加糖钙片。服法:每日维生素 D100μg,1 个月后改为预防量,每天 10μg,均分 2 次口服;糖钙片每天 1～3g,6 个月龄以内者每天 1～2g、6 个月龄以上者每天 2～3g,均分 2～3 次口服。1 个月为 1 个疗程。均于治疗 3 个疗程后按上述标准评定疗效,结果:两组总有效率比较($P<0.05$),观察组疗效优于对照组。两组比较主要体征如颅骨软化、肋串珠、手足镯等的改善情况观察组明显优于对照组($P<0.01$);枕秃、囟迟及 X 线骨钙化带改善情况优于对照组($P<0.05$);主要症状如多汗、腹泻等方面的改善情况观察组也明显优于对照组($P<0.01$)。两组比较前期治愈、好转者观察组明显优于对照组($P<0.01$)。激期治愈者优于对照组($P<0.05$);好转者无明显差异($P>0.05$)。治疗后血清学检查两组比较,观察组均优于对照组($P<0.05$)[2]。

李宗伟等认为本病以虚为本,涉及肺、脾、肝、肾,基本病机为脏腑功能减退,骨骼肌肉失养,关键在于后天脾胃虚弱,故治疗当从脾胃入手。因补脾胃可以培土生金,而肝肾精血、阴阳又赖脾胃运化的水谷精微来充养。选用人参养荣汤加减治疗小儿佝偻病 70 例,方中人参、黄芪、白术、茯苓、陈皮、甘草益气健脾,和中固表为主,以白芍、熟地黄、当归养血柔肝,佐以五味子、龙骨、牡蛎补益肝肾,滋阴潜阳;桂枝同白芍调和营卫,协黄芪温中健脾,配龙、牡和调阴阳。全方共奏益气健脾,培补肝肾之功,且能显著提高机体免疫能力,对本病伴有的反复呼吸道感染和腹泻的治疗有良好效果。与西药组比较,经统计学处理两组疗效无显著性差异,但观察发现中药组中伴有反复呼吸道感染者用药后感染次数明显减少,腹泻得到控制,疗效优于西药组[3]。

任元芬等用中药壮骨粉(牡蛎、党参、白术各等份,洗净,烘干,研细末口服)治疗小儿佝偻病 120 例。年龄＜10 个月,每次 0.5g,1 日 3 次;≥10 个月,每次 1g,1 日 3 次。连服 3 个月。多汗及烦躁不安在治疗后 3 周内消失者 93 例(78%);夜惊在治疗后 3 周内消失者 87

例(73%)；全部病例颅骨软化在治疗后 2 个月消失；治疗 3 个月后串珠肋明显改善 64 例(53%)。74 例血钙低患儿在治疗 3 个月后恢复正常 69 例(93.24%)；46 例血磷低患者在治疗 3 个月后恢复正常 30 例(65.2%)；AKP 异常 80 例，经治疗恢复正常 68 例(85%)。治疗 3 个月后 72 例骨骼轻中度变化患儿中有 54 例(75%)明显改善[4]。

阎田玉等根据临床证候特点认为，维生素 D 缺乏性佝偻病为脾肾虚弱、气血不足之证，治以健脾益气温肾，用益儿糖浆Ⅰ号(含生黄芪、党参各 9g，丁香 1.5g)为 1 日量，制成糖浆，每天 1.5ml，分 3 次口服。并与西药组对照。病情轻度者，维生素 D_3 60 万 U，分 2 次肌注，每次 30 万 U，1～2 周内注完；中度者，肌注 90 万 U，分 3 次，2 周内注完；重度者，肌注 120 万～150 万 U，分 4～5 次，3～4 周注完。每例均口服葡萄糖酸钙，1 日 3 次，每次 0.5g。结果临床症状消失时间、体征改变、血钙恢复正常时间、X 线检查骨骼恢复正常时间、治愈时间，两组均无显著差别($P>0.05$)。在观察过程中还发现患儿易患消化道疾病及反复呼吸道感染的情况也有明显改善。中药组有效地控制腹泻，有利于营养物质的吸收，缩短了病程[5]。

陈文利报道用疏肝法防治佝偻病。药用柴胡、郁金疏肝，党参、白术、黄芪、陈皮健脾，菟丝子补肾，五味子、龙骨、牡蛎收敛安神，共奏疏肝健脾补肾之功，取得与维生素 D 同等疗效。认为本方是否能调节机体功能、增强抵抗力、改善机体反应状态而取得疗效，应进一步探讨[6]。

二、药效学研究

陈文等观察钙奇补颗粒对佝偻病大鼠的治疗作用。以暗室和饲喂维生素 D 缺乏饲料复制大鼠佝偻病模型。以钙奇补颗粒(处方药物组成为熟地黄、黄芪、骨碎补、苍术、煅牡蛎、猪脊髓、猪脊骨粉、鸡子黄粉、维生素 D、葡萄糖酸钙等，制成规格为每袋 5g 的颗粒剂)进行治疗，检测佝偻病大鼠血钙、血磷、血碱性磷酸酶和骨干重、灰重、骨钙及骨组织病理学变化。结果显示：钙奇补颗粒治疗组大鼠较模型组血钙明显升高，血磷、血碱性磷酸酶下降，骨干重、灰重增加，骨钙升高，骨组织病理观察接近正常对照组[7]。

赵琳等用大鼠制造佝偻病动物模型，选用 21 日龄 SD 幼鼠 42 只，随机分为模型组(30 只)和正常对照组(12 只)。模型组避光并喂食缺乏 维生素 D 饲料 6 周，与正常对照组比较幼鼠生长发育、毛发、食欲、X 线片及腰椎骨密度(BMD)的变化，并用 X 线片及双能 X 线骨密度检测仪(DEXA) 对大鼠腰椎骨密度进行动态检测。结果显示：佝偻病组大鼠骨骺端膨大，出现毛刷状、杯口状改变。佝偻病大鼠身长、体重与对照组相比有统计学差异($P<0.05$)。佝偻病大鼠腰椎 BMD 较正常对照组低($P<0.001$)[8]。

叶维建等根据中医“肾主骨”、“肾为先天之本”的理论，设计以佝偻病大鼠为模型，利用滋补肝肾中药(由熟地黄、龟甲、黄芪、鹿角胶等药组成，由福州中药厂制取，使用时配制成低剂量中药组 0.25g/ml，高剂量中药组 0.5g/ml。)预防和治疗佝偻病，测量血清钙、血磷、碱性磷酸酶的变化，并对其机制作用进行探讨。将 81 只 Wistar 大鼠随机分为预防组和治疗组两大组，两大组又分为佝偻病组，低剂量中药组，高剂量中药组，维生素 D 组及正常组。预防组在暗室以维生素 D 缺乏饲料饲养，每天灌服中药或一次性注射维生素 D_2 果酸糖酸钙注射液每只 1.25μg/ml，持续 30 天，治疗组在暗室以维生素 D 缺乏饲料饲养 30 天后，每天灌服中药或一次性注射维生素 D_2 果酸糖酸钙注射液每只 1.25μg/ml，持续 30 天。预防组和治疗组在给药后 30 天分别取血样做生化测定。预防组未给药佝偻病大鼠血清 AKP 明显高于对照组($P<0.01$)，给药组血清 Ca、P 明显高于佝偻病组，亦高于对照组($P<0.01$)，

中药组血清 AKP 明显低于佝偻病组($P<0.01$),维生素 D 组无明显改变。治疗组未给药组佝偻病大鼠血清 Ca、P 均明显低于对照组($P<0.05$),经 30d 治疗的中药组和维生素 D 组血清 Ca、P 均明显高于佝偻病组($P<0.05$)。AKP 明显低于佝偻病组($P<0.05$)[9]。

参考文献

[1] 陈燕萍. 益气补肾法治疗佝偻病[J]. 上海中医药杂志,2000,34(1):39-40.

[2] 李书香,杨小欣. 益气健脾补肾膏治疗维生素 D 缺乏性佝偻病[J]. 中医正骨,2007,19(12):39-40.

[3] 李宗伟,华涛,张少杰. 人参养荣汤加减治疗小儿佝偻病 70 例报告[J]. 中医正骨,1999,11(12):40.

[4] 任元芬,黄永泉,郑祖钧. 中医药治疗小儿佝偻病 120 例[J]. 中医药学报,2000,28(3):44.

[5] 阎田玉,凌筱明,周光延,等. 益气温中治疗小儿佝偻病的临床研究[J]. 中医杂志,1988,(1):35-37.

[6] 陈文利. 中药治疗小儿佝楼病的临床研究[J]. 北京中医杂志,1991,(4):17-18.

[7] 陈文,杨银盛,刘海涛,等. 钙奇补颗粒对佝偻病大鼠作用的实验研究[J]. 江西中医学院学报,2008,20(4):69-71.

[8] 赵琳,李艳红,祝大丽,等. 佝偻病大鼠模型建立及骨密度变化的实验研究[J]. 昆明医学院学报,2004,25(4):30-32.

[9] 叶维建,范定怀,郑玉涛. 滋补肝肾中药预防和治疗大鼠佝偻病的实验研究(摘要)[J]. 济宁医学院学报,2004,27(3):72.

(俞景茂 赖正清 徐宇杰)

第十四节 性 早 熟

【概述】

性早熟是指女孩在 8 岁以前,男孩在 9 岁以前出现第二性征,或女孩月经初潮发生在 10 岁以前的一种内分泌疾病。

性早熟经典地分为真性性早熟和假性性早熟两大类,现按其发病机制将真性性早熟称为中枢性性早熟(CPP)或 GnRH 依赖性性早熟,它必须具有垂体-性腺轴的发动、成熟呈进行性直至具有生育能力。假性性早熟又称为周围性性早熟或非 GnRH 依赖性性早熟,多为外源性激素所致,无性腺轴发动,不具备生殖能力。还有一类称之为不完全性性早熟,仅有乳房或阴毛提前发育,为下丘脑部分性激活,但卵巢并未真正发育。中枢性性早熟可因下丘脑-垂体的器质性病变引起,如肿瘤、炎症,未能发现中枢病变者称之为特发性 CPP。CPP 的女孩 80%以上是特发性 CPP,但男孩正好相反,80%以上是由中枢性器质性病变引起的,需引起重视。

我国早在《素问·上古天真论》中就明确指出:“女子七岁,肾气盛,齿更发长;二七而天癸至,任脉通,太冲脉盛,月事以时下,故有子。”“丈夫八岁,肾气实,发长齿更;二八,肾气盛,天癸至,精气溢泻,阴阳和,故能有子。”可见,人体正常的生长发育及性腺的成熟,主要靠肾气的充盛及天癸的期至。这些论述对了解本病的发病机制及指导辨证论治有重要意义。

现代对本病有了较深入的研究,认为本病的病变主要在肾、肝二脏,其发生多由阴虚火旺、相火妄动,肝郁化火、肝火上炎,或脾虚痰结、湿热下注所致。治疗多采用滋阴降火、疏肝解郁、化痰清热等法，取得了较满意的疗效。

【病因病理】

一、病因

性早熟的病因主要涉及肾、肝二脏，多因疾病或误服某些药物，导致“天癸”早至。已有资料表明，性早熟的危险因素主要与经常服用营养保健品、经常食用动物性食品、母亲初潮年龄、经常使用护肤品等有关。

二、病理

1. 阴虚火旺　肾藏精，主生长发育与生殖，具有促进机体生长发育和生殖的生理效应。在机体正常状态下，阴阳平衡以维持体内环境的协调和稳定。当小儿肾的阴阳失去相对的平衡就会出现肾阴不足，相火偏亢的病理状态，表现为天癸早至，第二性征提前出现。

2. 肝郁化火　肝藏血，主疏泄，为调节气机之主司。小儿肝常有余，若因疾病或精神因素导致肝失疏泄，肝郁化火；又因肝肾同源，若肾阴不足，水不涵木，肝阳上亢，均可导致“天癸”早至，女孩出现乳房和内外生殖器发育，男孩出现喉结，阴茎和睾丸增大。

3. 痰热互结　“脾为生痰之源”，小儿脾常不足，脾失健运，则水湿停聚，凝聚不散则变化成痰，痰湿郁久化热；若长期阴虚内热造成胃强脾弱，亦可导致痰热内生。痰热互结，聚于肝经，扰动天癸，则见第二性征提前出现。

现代研究认为，真性性早熟是由下丘脑-垂体-性腺轴提前发动，功能亢进所致，可具有生殖能力。假性性早熟是由于内源性或外源性性激素的作用，导致第二性征提前出现，故患儿并不具备生殖能力。

【诊断与鉴别诊断】

一、诊断要点

1. 临床表现　女孩 8 岁以前，男孩 9 岁以前，出现第二性征。一般女孩先有乳房发育，继之出现阴毛，甚或月经来潮，乳房发育属 Tanner Ⅱ期、Ⅲ期、Ⅳ期。男孩表现为过早的阴茎和睾丸同时增大，以后可有阴茎勃起，并出现阴毛、痤疮和声音低沉，可有精子成熟并夜间泄精，体力较一般同龄人强壮。

2. 理化检查　①血清卵泡刺激素(FSH)、黄体生成素(LH)、雌二醇(E_2)、促性腺释放激素(GnRH)试验，其含量明显升高。②盆腔 B 超检查：子宫和(或)卵巢增大，或有卵泡发育，且卵泡直径≥4mm。③X 线手腕骨正位片：骨龄大于实际年龄 1 岁以上。

二、鉴别诊断

1. 真性(中枢性)性早熟与假性(周围性)性早熟的鉴别　真性者，促性腺激素水平升高；假性者水平低下。LHRH 兴奋试验，真性者 FSH、LH 水平显著升高，假性者无此反应。

2. 特发性性早熟与器质性性早熟的鉴别　特发性者，一般查无原因；器质性者，原发性甲状腺功能低下骨龄显著落后，性腺肿瘤者性激素增加极甚。

【辨证论治】

一、证候辨别

性早熟临证主要辨别其虚实。虚证者主要为肾水不足，证见第二性征提前出现，伴潮热盗汗，五心烦热，舌红少苔，脉细数。实证者，或为肝郁化火，证见第二性征提前出现，伴心烦易怒，胸闷叹息，舌红苔黄，脉弦滑数；或为痰热蕴脾，证见第二性征提前出现，伴形体偏胖，少动懒言，呕恶纳呆，舌苔腻，脉滑数。

二、治疗原则

性早熟的治疗原则以滋阴降火，疏肝泄火，化痰清热为主。

三、分证论治

1. 肾阴不足

证候表现　女孩乳房发育及月经提前来潮，男孩生殖器增大，有阴茎勃起。伴颧红潮热，盗汗，头晕，烦热，舌红少苔，脉细数。

辨证要点　本证是临床最为常见的证候，系小儿肾阴肾阳不平衡，肾阴不足，相火亢盛所致，属肾对生殖功能调节障碍的一种表现。临床以第二性征提前出现，兼阴虚火旺证为辨证依据。

治法主方　滋阴降火。知柏地黄丸加减。

方药运用　常用药：知母、黄柏、生地黄、龙胆草、泽泻、牡丹皮、山药、玄参、龟甲、茯苓等。方中龙胆草应从小剂量开始，逐渐加量，以免过量引起克伐胃气之弊。阴道分泌物多者加椿根白皮、芡实；阴道出血者加旱莲草、仙鹤草；五心烦热者加竹叶、莲子心；潮热盗汗者加地骨皮、五味子。

2. 肝郁化火

证候表现　女孩乳房等第二性征发育，月经来潮；男孩阴茎及睾丸增大，声音变低沉，面部痤疮，有阴茎勃起和射精。伴胸闷不舒，心烦易怒，嗳气叹息，大便秘结，舌红苔黄，脉弦滑数。

辨证要点　证属肝经郁滞，日久化火，致天癸早至，第二性征提前出现。足厥阴肝经循阴部，抵少腹，布胁肋，肝经郁滞故见胸闷不舒，嗳气叹息，急躁易怒。

治法主方　疏肝清热，解郁散结。丹栀逍遥散加减。

方药运用　常用药：牡丹皮、山栀、当归、白芍药、柴胡、龙胆草、夏枯草、枳壳、薄荷等。乳房胀痛明显者加青陈皮、郁金；硬结明显者加橘核、橘络、天花粉；烦躁、便秘者加决明子。

3. 痰热互结

证候表现　女孩乳房发育，阴道分泌物增多，甚至月经早潮；男孩阴茎及睾丸增大，喉结明显，有阴茎勃起。伴形体偏胖，少动懒言，呕恶纳呆，舌苔厚腻，脉滑数。

辨证要点　痰之为病，症见多端，痰热互结，聚于肝经，扰动天癸，女孩则见乳房增大，男孩则见阴茎和睾丸增大；痰凝气滞，则见乳房胀痛。此证多见于痰湿体质的患儿，形体偏胖，肢体困倦，舌苔厚腻，是其辨证依据。

治法主方　化痰清热，健脾利湿。二陈汤合二妙散加减。

方药运用　常用药：制半夏、陈皮、茯苓、苍术、知母、黄柏、柴胡、泽泻、甘草等。乳房硬结明显者加天花粉、海藻、昆布；白带多者加芡实、薏苡仁、椿根皮。

【其他疗法】

一、中药成药

1. 知柏地黄丸　用于阴虚火旺证。

2. 大补阴丸　用于阴虚火旺证。

3. 丹栀逍遥丸　用于肝郁化火证。

4. 龙胆泻肝丸　用于肝火内亢证。

二、针灸疗法

1. 耳针　取内分泌、卵巢、睾丸、肝、肾点。

2. 体针 取三阴交、血海、肾俞、肝俞、太冲等。

三、西医疗法

1. 药物治疗

(1)促性腺激素释放激素拟似物(GnRHa):临床推荐用量为60～100μg/(kg·4w),皮下或肌内注射,对于青春期出现早且进展快的,骨龄增长/年龄增长>1,生长加速明显且骨龄大于实际年龄2岁以上,预测成年身高,女孩<150cm,男孩<160cm者,可以考虑使用。治疗中应监测生长速度、骨龄和性激素水平。

(2)甲孕酮:口服剂量为10～20mg/d,分次口服。或100mg肌内注射,每2周1次,出现疗效后减量。能反馈抑制垂体分泌促性腺激素,使性激素水平下降,从而使性征消退。此药有抑制肾上腺皮质功能,或发生高血压、糖尿病等副作用,使用时需注意。

(3)达那唑:10mg/kg,服药10～14天减量至6～8mg/(kg·d),睡前顿服。此药抑制第二性征发育及改善成年身高。

2. 手术治疗 确诊性早熟是由于肿瘤引起者,应及早手术切除。

【预防护理】

幼儿及孕妇应慎用补品,禁止服用含有性激素类的滋补品,以预防假性性早熟的发生。对患儿及家长要详细解释,说明特发性性早熟发生的原因和对患儿无大妨碍的情况,解除其思想顾虑,做好精神安慰,并提醒家长要注意保护儿童,避免遭受凌辱,造成身心创伤。

【文献选录】

《素问病机气宜保命集·妇人胎产论第二十九》:"妇人童幼,天癸未行之间,皆属少阴;天癸既行,皆从厥阴论之;天癸已厥,乃属太阴也。"

《本草纲目·论月水》:"女子二七天癸至,七七天癸绝,其常也。有女十二十三而天癸至产子,如褚记室所载平江苏建卿女十二受孕者。"

《冯氏锦囊秘录·女科辑要·月经门》:"凡女子天癸未至之前为病,多从心脾;天癸既至之后,多从肝肾。"

《沈氏女科辑要笺正·经水》:"二七经行,七七经止,言其常也。然禀赋不齐,行止皆无一定之候。"

【现代研究】

一、病因病机研究

陈永辉认为,性早熟的病变主要在肾、肝两脏,其发病原因主要是由于小儿肾的阴阳不平衡,肾阴不足,相火亢盛所致;也可因疾病或精神因素导致肝失疏泄,肝郁化火,肝火上炎,导致天癸早至,第二性征提前出现[1]。徐蔚霖也认为,本病病在冲任,源在肝肾[2]。徐雯等根据患儿的临床表现,认为性早熟的病理基础为阴虚火旺,胃热炽盛[3]。赵鋆等认为,脾在性早熟的产生中有着举足轻重的作用,性早熟的病机除了肾阴不足、肝火上炎外,脾虚痰湿凝滞也是一个重要方面,痰热互结为其主要病机[4]。

二、治疗学研究

1. 滋阴泻火法 时毓民等应用滋阴泻火中药治疗女童性早熟25例。基本方:生地黄、知母、玄参、夏枯草、黄柏、泽泻、赤芍、三棱各9g,炙龟甲9～12g,龙胆草3～12g,生麦芽30～60g,生甘草4.5g。随症加减,每日1剂,分2次服。结果痊愈17例、好转6例、无效2例。临床发现,个别患儿龙胆草仅用3g,性早熟症状就获好转,而有些患儿龙胆草增至12g,始获显效,因此认为,龙胆草可能是治疗性早熟的主要药物之一[5]。蔡德培等认为,真性性早熟患儿辨证均属阴虚火旺证，下丘脑-垂体-卵巢轴功能测定显示患儿的血清 FSH、LH 及 E_2 水平均较正常同龄儿显著升高，LHRH 兴奋试验呈现功能亢进的特征性变化。经滋阴泻火中药治疗病情缓解后，随着阴虚火旺征象的显著改善，血清 FSH、LH 及 E_2 水平显著下降，子宫卵巢显著回缩，第二性征明显消退，从而推测下丘脑-垂体-卵巢轴提前发动，功能亢进，可能是真性性早熟肾虚火旺证的物质基础[6]。顾再研以滋阴补肾、清泻相火为原则组成早熟Ⅰ号方：生地黄、知母、玄参、黄柏、牡丹皮、泽泻、夏枯草、炙龟甲、龙胆草、炒麦芽。湿热重者加黄芩；阴道分泌物多者加椿根皮、芡实；阴道出血者加旱莲草、仙鹤草、益母草。1 日 1 剂，水煎分 3 次服，15 天为 1 疗程。治疗 45 例患儿，结果显效 31 例、有效 10 例、无效 4 例，总有效率为 91%。同时观察该方对骨生长的影响，发现治疗前患儿骨龄、身高均超前，治疗后复查则骨龄及身高年龄与时间年龄趋于同步，提示中药能起到缓慢生长发育的作用[7]。俞建等采用随机对照的方法，对协定处方早熟 2 号（由生地黄、知母、玄参、黄柏、炙龟甲等 12 味药物组成）与早熟 3 号（由生地黄、知母、炙龟甲等 6 味药物组成）治疗女童性早熟的对照研究，结果显示，两组治疗前后自身对照，疗程 1 个月与治疗前比较，乳核指数、中医辨证 8 项积分均较治疗前明显减少（$P<0.001$）；两组之间，初诊和疗程 1 个月时同期比较，乳核指数、中医辨证 8 项积分无显著统计学差异（$P>0.05$）；说明早熟 2 号和 3 号治疗性早熟在缩小乳核和减轻阴虚火旺证候方面疗效相似，而早熟 3 号较 2 号药物减少一半，为临床进一步进行药效学研究打下了基础，同时药费下降，具有一定的卫生经济学优势[8]。

2. 疏肝养阴法　莫珊等临床采用疏肝养阴中药（由柴胡、浙贝母、皂角刺、生地黄、牡丹皮、泽泻、山茱萸、茯苓、炙龟甲、夏枯草、玄参组成）治疗 25 例肝郁阴虚型 ICPP 女孩，治疗时间为 2 年。结果显示，中药能有效减缓患儿骨龄的增速，改善患儿的预测身高。同时对 42 例 ICPP 患儿卵巢容积的观察结果表明，中药可使卵巢容积缩小，乳房胀痛的症状减轻，有效的减慢了 ICPP 女孩青春发育的速度[9,10]。秦萍临床采用散肝郁、滋肝肾、清相火的柴胡橘叶汤治疗女童特发性中枢性性早熟 30 例，疗程 2～6 个月，结果治疗后大部分提前发育的性征消退，伴随症状消失，血中激素水平下降[11]。

3. 化痰清热法　赵鋆等临床对 68 例辨证为痰热互结型患儿随机分为 2 组，分别采用抗早 2 号方（由制半夏、陈皮、茯苓、知母、海藻、昆布、黄柏、山慈菇、柴胡、三棱等组成）和知柏地黄汤治疗，并观察治疗前后患儿的临床体征、疗效，测定 FSH、LH、E_2 及子宫、卵巢容积和骨龄的变化，治疗 3 个月后，结果显示，治疗组和对照组总有效率分别为 86.0% 和 76.0%，两组疗效比较无显著性差异（$P>0.05$）；两组 FSH、E_2 较治疗前降低，子宫、卵巢容积较治疗前缩小，而治疗组优于对照组，说明抗早 2 号是治疗女童真性性早熟的有效药物[4]。陈祺认为，肾的阴阳失衡为病之本，肝火偏旺，痰湿凝聚，血海浮动为病之标，临床以小儿早熟Ⅰ号（由生地黄、知母、鳖甲、黄柏、制黄精、山茱萸、牡丹皮、柴胡、黄芩、当归、白芍药、海藻等组成）治疗女童性早熟 69 例，疗程 2～10 个月，结果痊愈 18 例、显效 39 例、无效 12 例，总有效率 82.6%。治疗中发现病程越短，年龄越小，舌质越红，脉弦数越明显者，治疗效果越好[12]。

4. 中西医结合法　傅美娣等认为，对于病程较短、病情较轻的病例，单用滋肾阴、泻相火的中药治疗，能取得较好效果；若病程较长、病情较重的患儿，单用中药效果较差。临床根据下丘脑-垂体-卵巢性腺轴反馈调节的原理，采用甲地孕酮联合治疗女童性早熟，取得了较好效果[13]。蔡德培等的进一步研究表明，这种方法对改善患儿的下丘脑-垂体-卵巢轴功能及内生殖器官和骨骼的发育均有显著的效果[14]。

三、药效学研究

蔡德培等应用滋阴泻火中药对下丘脑 GnRH 的合成、分泌及其调节机制的影响进行了研究，结果表明滋阴泻火中药可通过抑制兴奋性氨基酸递质的释放及促进抑制性氨基酸递质和β-内啡肽的释放，使下丘脑 GnRH 神经元的功能活动显著降低，GnRH 的基因表达水平显著下调，从而使 GnRH 的合成及分泌明显减少[15]。蔡氏等又采用 RT-PCR 方法观察青春期大鼠喂饲滋阴泻火中药后下丘脑 GnRH、腺垂体 FSH、LH 及成骨细胞 BGP mRNA 表达水平的变化。结果表明，滋阴泻火中药可使上述指标显著下调，这可能是滋阴泻火中药作用的内在机制之一[16]。

田占庄等从现代生物医学的角度，在达那唑诱导的性早熟大鼠模型上，探讨了滋阴泻火中药（主要由生地黄、知母、黄柏、炙龟甲等组成）治疗性早熟的中枢机制。结果表明，和正常组比较，模型组和生理盐水组大鼠阴门开启和建立性周期的时间提前，下丘脑 GnRH mRNA 和垂体 GnRH 受体 mRNA 的表达升高，下丘脑 GnRH 免疫阳性神经元减少；滋阴泻火中药组大鼠阴门开启和建立性周期的时间延缓，下丘脑 GnRH mRNA 和垂体 GnRH 受体 mRNA 的表达降低，下丘脑 GnRH 免疫阳性神经元增多。提示滋阴泻火中药可能通过抑制下丘脑 GnRH 的合成和释放以及降低垂体 GnRH 的反应性，抑制提前启动的下丘脑-垂体-性腺轴功能，这可能是重要治疗性早熟的机制之一[17]。王旭等探讨了滋阴泻火方对 N-甲基-DL-天冬氨酸所致性早熟模型大鼠血清类胰岛素样生长因子（IGF-Ⅰ）水平的影响，结果发现相当于临床常用剂量的大、中剂量的滋阴泻火中药能明显降低血清 IGF-Ⅰ的浓度，使 IGF-Ⅰ的浓度恢复到青春前期的水平，因此认为，降低 IGF-Ⅰ的浓度可能是滋阴泻火中药减慢骨龄增长、延缓骨骺闭合，最终改善成年身高的作用机制之一[18]。

参考文献

[1] 陈永辉．儿童性早熟的辨治经验[J]．中医杂志，1998，39(1)：19-20.

[2] 余恒先．徐蔚霖治疗女童性早熟用药经验[J]．辽宁中医杂志，1996，25(10)：461-462

[3] 徐雯，邱志文，刘孟渊．中医治疗特发性中枢性性早熟的思路与方法[J]．中医研究，2003，16(5)：12-14.

[4] 赵鋆，虞坚尔．抗早 2 号方治疗女童真性性早熟的临床研究[J]．中国中西医结合杂志，2003，23(3)：182-184.

[5] 时毓民，蔡德培，陆英．滋阴泻火中药为主治疗女童性早熟 25 例疗效观察[J]．中医杂志，1990，31(2)：30-32.

[6] 蔡德培，时毓民．性早熟女童阴虚火旺证本质的探讨[J]．中西医结合杂志，1991，11(7)：397-399.

[7] 顾再研．早熟Ⅰ号方治疗女童性早熟的骨生长观察[J]．浙江中医学院学报，1998，22(2)：18-19.

[8] 俞建，时毓民，汪永红，等．中药早熟 3 号与早熟 2 号治疗女童性早熟的对照研究[J]．上海中医药杂志，2005，39(2)：33-35.

[9] 莫珊，邓丽莎，李元伟，等．疏肝养阴法对 ICPP 女孩预测身高的影响[J]．中医药学刊，2006，24(8)：1577-1578.

[10] 莫珊，邓丽莎，李元伟，等．疏肝养阴法对特发性真性性早熟女孩卵巢容积的影响[J]．辽宁中医药大学学报，2007，9(4)：4-5.

[11] 秦萍．柴胡橘叶汤治疗女童特发性中枢性性早熟 30 例[J]．上海中医药杂志，2004，38(4)：35-36.

[12] 陈祺．中药小儿早熟Ⅰ号治疗女童性早熟 69 例[J]．中国中西医结合杂志，2003，23(8)：632.

[13] 傅美娣，蔡德培，时毓民．中西医结合治疗女童性早熟 30 例[J]．辽宁中医杂志，1997，24(5)：

225-226.

[14] 蔡德培，季志英，时毓民．滋阴泻火中药及甲地孕酮治疗女性特发性性早熟的临床研究[J]．中国中西医结合杂志，2001，21(10)：732-735.

[15] 蔡德培，陈伯英，庄振杰．滋阴泻火中药对下丘脑 GnRH 的合成、分泌及其调节机制的影响[J]．中国中西医结合杂志，2001，21(8)：595-598.

[16] 蔡德培，张炜．补肾中药对下丘脑 GnRH、垂体 FSH、LH 及成骨细胞 BGP 基因表达的调节作用[J]．中医杂志，2002，43(3)：221-223.

[17] 田占庄，赵宏，陈伯英．滋阴泻火中药对性早熟模型大鼠促性腺激素释放激素及其受体 mRNA 表达的影响[J]．中国中西医结合杂志，2003，23(9)：695-698.

[18] 王旭，孙青，李海浪，等．滋阴泻火方对性早熟大鼠血清类胰岛素样生长因子-Ⅰ水平的影响[J]．现代医学，2006，34(5)：316-319.

（陈永辉）

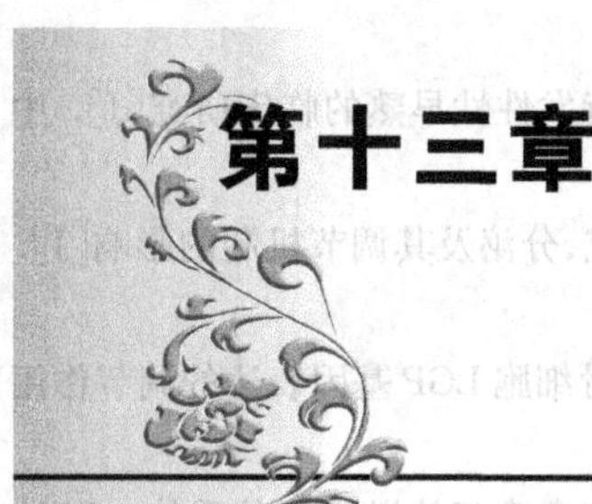

第十三章 其他病证

第一节 夏季热

【概述】

夏季热是婴幼儿在暑天所发生的一种特有的季节性疾病。临床以长期发热，口渴多饮，多尿，少汗或汗闭为主要临床特征。

本病有明显的地域性和季节性，主要发生在我国华东、中南、西南等气候炎热的地区，发病时间多集中在六、七、八3个月。本病与气候炎热有明显的关系，气温明显下降后（如秋凉以后）不但发病者极少，且绝大多数患儿会自然痊愈，有的病孩到凉爽地区，症状可随之减轻。本病主要见于6个月至3岁的小儿，6个月以下和3岁以上的小儿少见，5岁以上基本无本病，有的孩子可连续几年在每年入夏时发病，但症状一年比一年轻，随年龄增大，病亦随之不再发生。

中医古籍中无夏季热一名，但有类似病证的记载，如“多溺暑热症”等。现代根据其季节性和主要临床表现又命名为“暑热症”。

必须指出的是：本病虽发于夏季，但无一般暑邪致病的特点，更没有暑温传变迅速、内陷营血，甚至闭窍动风的发病规律，病情一般多无急性变化，至秋凉后有自愈之机，预后良好。但因其病程缠绵较长，往往可致津液耗损，影响小儿生长发育或感染它疾而变生它症，故临床仍应引起重视。

【病因病理】

一、病因

本病的发生主要与患儿体质因素密切相关，并由暑气为害所致。

1. 体质因素　本病往往见于年幼体弱儿，常以先天禀赋不足，如未成熟儿或早产儿多见；或后天失养脾胃虚弱儿多见；或病后失调，气阴亏虚者等，不能耐受炎热气候熏蒸而发生本病。这是本病发生的内因。

2. 暑气为害　本病有明显的季节性和地区性，若能避开炎暑，病情可随之好转，说明暑气熏灼亦是本病发生的重要原因之一，是发生本病的外因。

二、病理

1. 暑热蕴于肺胃，伤津耗气　年幼体弱，不耐暑热，暑热入侵，多从皮毛和口鼻而入，蕴于肺胃，伤津耗气。暑热灼伤肺胃之津，则内热炽盛，发热、口渴多饮。肺主宣肃，外合皮毛腠理，司开阖，通调水道。暑伤肺卫，腠理开阖失司，肌肤闭而失宣，又肺津为暑热所伤，津气两亏，水源不足，水液无以输布，故见少汗或汗闭。同时，小儿脾胃薄弱，加之暑伤脾气，中阳不振，气不化水，使水液下趋膀胱而尿多。汗与尿同属阴津，异物而同源，汗闭则尿多，尿多则津伤，津伤必饮水自救，形成了汗闭、尿多、口渴多饮的病理循环。

2. 气阴不足，上热下寒 若患病日久，脾肾阳虚，或患儿素禀脾肾不足，外为暑热熏蒸，则可致病势缠绵，并见元气(阳)亏虚于下之下肢清冷、小便澄清频数、大便稀溏等下寒(虚)之症；津亏阴伤，真阴受损，不能上济于心，暑热熏蒸，心火亢于上，而见发热、心烦、口渴等上热(盛)之症。这就是肾阳亏于下，心火亢于上的“上盛下虚”证。

西医学认为本病病因尚未肯定，可能由于气候炎热时，某些婴幼儿发育不健全的体温调节中枢功能暂时失调所致。

【诊断与鉴别诊断】

一、诊断要点

1. 发热 多数患儿表现为夏季渐渐起病，随着气温上升而体温随之上升，可在38～40℃之间，并随着气温升降而波动，发热期可达1～3个月，随着入秋气候转为凉爽，体温自然下降至正常。

2. 少汗或汗闭 虽有高热，但汗出不多，仅在起病时头部稍有汗出，甚或无汗。

3. 多饮，多尿 患儿口渴逐渐明显，饮水日增，24小时可饮水2000～3000ml，甚至更多。小便清长，次数频繁，每日可达20～30次，或随饮随尿。

4. 其他症状 病初一般情况良好，无感染征象。发热持续不退时可伴食欲减退，形体消瘦，面色少华，或伴倦怠乏力，烦躁不安，但很少发生惊厥。

5. 实验室检查 一般无异常，部分患儿除周围血象可呈淋巴细胞比例增高外，其他检查在正常范围。

二、鉴别诊断

须与疰夏、消渴、湿温、暑邪感冒等病症鉴别。

1. 疰夏 发病季节与之相似，以低热或无热为主，无长期发热，无口渴多饮，无汗闭多尿，以身困乏力、食欲减退为特征。

2. 消渴 无发热，无季节性，一般多有较典型的消谷善饥等症。

3. 湿温 虽可有发热持续之症，但口渴不明显或渴不思饮，尿不多，且伴有湿阻脾胃或湿热蒙蔽清窍等其他明显症状。

4. 暑邪感冒 以发热恶寒或恶风，鼻塞流涕，咳嗽，咽痛为特征，且高热时间短，无长期发热，无口渴多饮，无汗闭多尿之症。

此外，还须与西医学伤寒病、结核病、尿路感染、败血症、传染性单核细胞增多症和儿童类风湿病的急性发热型等相鉴别。

【辨证论治】

一、证候辨别

1. 辨病位 暑热之气多从皮毛、口鼻而入，蕴于肺胃，故病之初即见肺胃热炽之证，为肺胃受病；若病势缠绵，因暑气长期熏蒸，或素体元阳不足，耗气伤津，则可由肺胃及肾，真阳不足而形成上盛下虚之证。

2. 辨虚实 本病为暑气为害，而暑性酷烈，熏蒸肺胃易伤津耗气，故临床证候多虚实并见。病初暑伤肺胃以实证为主；若病程较长，为上盛下虚证时则以虚证为主。

二、治疗原则

本病治疗，以清暑泄热，益气生津为基本法则。清暑泄热重在清肺胃、泄内热，宜用辛凉清暑之品，不可过用苦寒，以免化燥伤阴；益气生津应当养肺胃、助中气，需选用甘润之品，不可多用滋腻，以防碍滞；也不可纯用峻补气阳，以免助热。上盛下虚者病位在心肾，肾阳不足，真阴亏损，心火上炎，治应温肾阳、清心火，温下清上，并佐以潜阳。在药物治疗同时可佐以食疗，并须注意避暑降温，必要时可易地避暑，有助康复。

三、分证论治

1. 暑伤肺胃

证候表现　盛夏时节渐起发热，体温常在38～40℃之间，持续不退，无固定热型，但显著地随气候而变，天气愈热体温愈高，天气转凉，体温亦降。伴口渴多尿，尿多且清，少汗或无汗，病容不显，或偶有消化不良，或类似感冒的症状，乏力神倦，舌红，苔薄黄，脉数，指纹紫。

辨证要点　本证多见于本病的初起或中期。除发热口渴等主症外，或见肺、胃两经的症状；或虽见乏力神倦，但患儿一般情况尚可，病容不显。

治法主方　清暑益气生津。王氏清暑益气汤加减。

方药运用　常用药：竹叶、连翘、知母、生石膏（先煎）、荷梗、鲜西瓜翠衣、石斛、麦冬、西洋参（或北沙参）、甘草等。若苔腻或厚腻，恶心呕吐或大便稀溏者，可选用藿香正气散加减；若舌红少苔或无苔或苔花剥，可加用青蒿、鳖甲、生地黄等；若兼有感冒症状，亦可用新加香薷饮加味。

2. 上盛下虚

证候表现　发热日久不退，朝盛暮衰，慢性病容，口渴多饮，尿多清长，甚至频数无度，少汗或无汗，精神萎靡或虚烦不安，面色苍白，下肢清冷，大便稀溏，舌质淡，苔薄白。

辨证要点　本证见于病程较长，疾病后期，或素体虚弱者。命门火衰，不能温养脾土，因而见精神萎靡，面色苍白，下肢清冷，大便稀溏等症；暑气为患，阴液必耗，心火易旺，故见虚烦不安。

治法主方　温下清上，寒温并用。温下清上汤加减。

方药运用　常用药：附子、黄连、龙齿、磁石、补骨脂、菟丝子、覆盆子、桑螵蛸、益智仁等。心烦口渴，舌红赤，加淡竹叶、玄参、莲子心；热伤阴津，口渴多饮，加石斛、天花粉；下肢清冷较重，加肉桂、补骨脂；大便稀溏甚，可加炮姜、苍术、葛根等。肾阴肾阳俱亏者用白虎加人参汤合金匮肾气丸加减。

【其他疗法】

一、中药成药

1. 生脉饮口服液　用于暑伤肺胃证。

2. 健儿清解液　用于暑伤肺胃证热重纳差者。

3. 藿香正气液　用于暑湿伤脾证。

4. 小儿热速清口服液　用于发热较高时。

二、单方验方

1. 鲜西瓜皮、鲜荷叶各适量，煎水代茶饮。用于轻症。

2. 蚕茧、红枣各20枚，乌梅5g，煎汤代茶饮。用于多渴多尿而热度不甚高者。

3. 四叶二皮饮　鲜嫩苦瓜叶、鲜嫩丝瓜叶、鲜嫩南瓜叶、鲜嫩荷叶各8叶，用清水洗净，梨皮1个，西瓜皮80g，共研成泥取汁，加入冰糖适量。口服，1日3次，连服7天为1个疗程，可连服2～3个疗程。用于暑伤肺胃证。

三、食疗方药

1. 荷叶童参粥　鲜荷叶半张，太子参15g，粳米100g。加水同煮粥，粥熟弃荷叶，分2

次服。

2. 马蹄银花饮　荸荠250g，金银花25g。荸荠去皮捣碎，绞取汁液，与金银花共煎沸。代茶饮。

3. 荷叶薏仁粥　鲜荷叶半张，薏苡仁20g，粳米50g。共煮粥，粥熟去荷叶，可加少许白糖调味服。适于苔腻者。

4. 二豆粳米粥　绿豆15g，扁豆15g，粳米50g。二豆加水煮至近熟，入粳米共煮粥，加少许白糖调味分服。

四、针灸疗法

主穴：足三里、中脘、肾俞、大椎、风池、合谷等，视病情行补泻手法，不留针。如元阳不足下寒者，针后加灸，每穴灸2～3分钟。每日针灸1次，7次1疗程，疗程间休息2～3天。并配以西瓜汁代茶饮。

五、推拿疗法

方法：推三关，退六腑，分阴阳，推脾胃及三焦，清天河水，揉内庭、解溪、足三里、阴陵泉，摩气海、关元等。

【预防护理】

一、预防

1. 积极防治夏季小儿的常见疾病，增强小儿体质。

2. 对患过夏季热的小儿，次年初夏起可用丝瓜叶、苦瓜叶、鲜荷叶各2张，煎汤代茶饮。或易地避暑。

二、护理

1. 居室要通风凉爽，有条件的可安装空调设备。

2. 多饮水，饮食宜清淡易消化而富于营养。

3. 高热时，可给物理降温。如温水浴（即用较体温低2℃的温水，每日浸浴2次，每次30分钟）等。

4. 加强护理，防止并发症。

【文献选录】

《小儿卫生总微论方·诸身热论》："小儿于立夏之后，有病身热者，慎勿妄为吐下，但以除热汤浴之、除热粉粉之、赤摩膏涂之。除热汤，以白芷根苗、苦参等份为粗散，用清浆水煎，更入盐少许，以浴儿，浴毕用粉粉之。"

《医宗金鉴·幼科心法要诀·暑证门》："小儿伤暑，谓受暑复感风寒也。其症发热无汗，口渴饮水，面色红赤，干呕恶心，或腹中绞痛，嗜卧懒食，以二香饮治之，此内清外散之法也。若正气虚弱，当补正祛邪，以六合汤治之；若伤暑夹食，大吐泻者，以加味香薷饮治之。"

《温病条辨·解儿难》："夏月小儿，身热头痛，项强无汗，此暑兼风寒者也，宜新加香薷饮；有汗则仍用银翘散，重加桑叶；咳嗽则用桑菊饮；汗多则用白虎汤；脉芤而喘则用人参白虎；身重汗少则用苍术白虎，脉芤面赤多言，喘喝欲脱者，即用生脉散……病势轻微者，用清络饮之类……但分量或用四分之一，或用四分之二，量儿之壮弱大小加减之。"

【现代研究】

一、病因病机研究

熊桂林认为小儿夏季热的发病机制可以概括为三方面：一是时至盛夏，暑热耗伤气阴，正气不支，暑邪伏内；二是素体虚弱，脾不健运，精气津液亏乏，阴阳失调；三是用药不当，过多发汗,内环境紊乱,抵抗力下降[1]。

刘万敏等认为夏季热其发病与气温及体质密切相关,外界气候的炎热为发病的必要条件,身体虚弱是发病的主要因素。临床所见发热、口渴、体温持续不退貌似实热症状,但患儿多表现神疲色衰,多尿清长,四肢不温,实属一派元阳不足之虚象,故上盛下虚可作为本病的主要病机。本病在症状上"虚"、"实"互见,病机上"上盛"、"下虚"交错,病理上有夹暑、夹湿、夹津亏之不同,错综复杂,但究其本质仍属中气不足,肾阳虚衰所致[2]。

二、治疗学研究

黄枋生认为本病在辨证时要根据患儿的证候辨别是以伤及肺胃气阴为主还是以损及下焦肾之阳气为主。可分为暑伤肺胃型、上盛下虚型。暑伤肺胃型治宜清暑泄热、益气生津,方药用王氏清暑益气汤(《温热经纬》)。上盛下虚型治宜温补肾阳、清心护阴,方药用温下清上汤(《中医儿科学》引徐小圃经验方)[3]。

张寿华在治疗夏季热中将本病分为暑湿遏表,肺失清肃;暑伤肺胃,气阴两虚;暑热久羁,阴液亏虚;暑热迁延,上盛下虚四型。暑湿遏表,肺失清肃者治以芳香透表,清暑利湿,方用叶氏薷杏汤。暑伤肺胃,气阴两虚者治以清暑透邪,益气养阴,方选竹叶石膏汤加减;暑热久羁,阴液亏虚者治以清暑养阴,宣透伏热,方选青蒿鳖甲汤合沙参麦冬汤;暑热迁延,上盛下虚者治以清上温下,健脾益肾,方选连梅汤合桂枝龙牡汤加减[4]。

林雄将本病划分为四型:湿盛型、暑湿交阻型、热盛型、阴虚型。治疗基本方用:香薷、藿香、扁豆衣、佩兰、白术、鸭跖草、芦根。湿盛型加车前子、荷叶、谷芽、麦芽;热盛型加石膏、知母、连翘;暑湿交阻型加六一散、黄芩等;阴虚型加玄参、青蒿、鳖甲等。水煎服,1日1剂,7日为1个疗程,一般需治疗2～3个疗程。并设立西药对照组。认为采用中西医结合的方法治疗本病疗效较好[5]。孟庆英将本病分为肺胃实热型、气虚伤津型两型。方选加减二香饮、加减七味白术散治疗[6]。

姚荷生认为:小儿夏季热,其发病的一般机制是体弱受暑,但临床诊断还须根据小儿体虚之偏阴偏阳、所受暑气之热多湿多,分别其具体证型,才好确定治法与方药。大体而言,分暑热伤津与暑湿伤气两大类,因此治疗还需在扶正解暑的一般原则下,严格区别养阴与益气、清热与除湿的主次关系。方药方面,则恰好有两张同名方剂,可为蓝本:一个是李东垣的清暑益气汤,一个是王孟英的清暑益气汤。前者侧重益气除湿,后者侧重清热生津。另外,如生脉散、益元散、清络饮、七味白术散等名方,也是随证选用和化裁的有效参考方[7]。

何炎燊认为:小儿夏季热有治病之法而无退热之方,若不明此理,固执见热投凉,或借助西药之退热药及抗生素,每致缠绵难愈。本病早期,津气两虚而兼见内热烦渴者,古今医家多宗王氏清暑益气汤,何炎燊则用竹叶石膏汤去半夏之燥,加石斛、北沙参养胃生津,西瓜翠衣、莲叶轻清解暑,五味子生津敛液,葛根鼓舞胃气上行以止渴,且以山药代粳米而益脾阴,较王氏清暑益气汤之用黄连知母苦寒者,更平和纯正,临床用之甚效。病程长,高热持续,症状较重者,在六神汤(四君子汤加山药、扁豆)的基础上,自拟生脉六神汤(西洋参、麦冬、五味子、白术、茯苓、炙甘草、山药、扁豆、象牙丝、牡蛎、糯稻根须、黄芪)治之,屡收良效。若误治伤阴,迁延不愈者,则酌加山茱萸、桑螵蛸、龟甲、熟地黄、芡实以固下焦。津气两虚而兼湿困中下焦,症见厌食、腹痛、便溏、头重,晨起尿黄,肢倦,脉濡数或缓滞者,以东垣清暑益气汤去当归、青皮、黄柏、泽泻,加茯苓、扁豆花治疗[8]。

苏卓活认为本病的产生是由于小儿脏腑柔弱,稚阴未充,稚阳未长,骨气未成,致使腠理闭塞而热邪蕴郁,所以病情往往缠绵反复。认为此虽是热病但不可疏散发表,以免气随汗脱；更不可清利泻下，否则正气更虚。用药切忌大辛大热，大苦大寒，对攻伐有毒的药物尽可能不用，以免损伤小儿清灵的脏腑，有必用者当中病即止。并主张："补虚者不应腻滞，消导者不能太过，清热者不要过凉，祛湿者适可而止"。十分赞同运用王氏清暑益气汤，却不用黄连、知母苦寒之药；喜用鲜荷叶及鲜西瓜皮，认为其清暑生津之效更妙。常用药：西洋参（清水另炖服）、麦冬、石斛、茯苓、淡竹叶、石膏、山药、甘草、鲜荷叶、鲜西瓜皮[9]。

参考文献

[1] 熊桂林．自拟清暑益气方治疗小儿夏季热的体会[J]．中国医药导报，2007，4(29)：158.

[2] 刘万敏，赵辉．温肾健脾法治疗夏季热30例[J]．实用中医药杂志，2002，18(9)：20-21.

[3] 黄枋生．小儿夏季热临床治验[J]．国际医药卫生导报，2006，12(21)：75-76.

[4] 张寿华．小儿夏季热临床治验举隅[J]．中医药导报，2006，12(5)：38-39.

[5] 林雄．中西医结合治疗小儿夏季热48例[J]．现代中西医结合杂志，2003，12(2)：162-163.

[6] 孟庆英．小儿夏季热的中医分型治疗体会[J]．中国中医急症，2006，15(6)：669.

[7] 姚芷龄，刘英锋，黄利兴．姚荷生诊治小儿夏季热的特色[J]．江西中医药，2002，33(2)：1-2.

[8] 马凤彬．何炎燊老中医治疗小儿夏季热经验[J]．新中医，1997，29(10)：6-7.

[9] 杨苗．苏卓活老中医治疗小儿夏季热临床经验[J]．新中医，1999，31(12)：8.

（韩新民　苏树蓉）

第二节　疰　　夏

【概述】

疰夏是春夏之交所发生的一种季节性疾病。以全身倦怠、食欲不振、大便不调为主要临床特征。

本病多见于江南卑湿之地。任何年龄可见，以小儿为多。发病与体质和湿浊有密切关系。一般病程比较长，病多始于春末夏初，至秋凉后方可逐渐好转，故有"春夏剧、秋冬瘥"的发病特点。

疰夏，古亦名注夏，始见于《丹溪心法》。至明清时期对其论述渐臻完善，如沈金鳌在《杂病源流犀烛·暑》中指出："疰夏，脾胃虚弱病也。然虽有脾胃虚弱，亦必因胃有湿热及留饮所致。昔人谓瘵发于夏，即名疰夏，以疰夏之证必倦怠，四肢不举、羸瘦，不能食，有类于诸瘵故也。然疰夏与瘵，其原毕竟有异，且瘵为偶患之疾，此为常有之事，凡幼弱人多有之。故必以清暑益气，健脾扶胃为主也……宜参桂益元汤、生脉散为主，酌加白术、半夏、陈皮、茯苓、扁豆子、白芍、木瓜、泽泻、炙甘草亦可。"对疰夏的病理、治疗用药及与其他相似病证的鉴别均作了论述，至今对临床仍有指导意义。

本病一般预后良好。但若病情迁延，调护失宜或兼染它疾则可致病情变化，临床应加注意。

【病因病理】

一、病因

1. 内因　先天禀赋不足，或后天脾胃失调，或病后脾胃之气未复等。

2. 外因　春夏之交，时冷时热，雨水较多，暑湿郁蒸。即有时令暑湿之气所困。

二、病理

本病以湿遏困阻为主要见症，其病变部位主要在足太阴脾经。但随病因不同，病理变化各有侧重。

1. 脾胃素虚　与患儿素体脾胃状态密切相关。多由先天禀赋不足，或后天脾胃失调，或久病久泄损伤脾胃，致脾胃纳运功能失常，不能正常运化水谷，湿从内生所致。故临床多伴见脾（胃）虚之症。

2. 暑湿困脾　主要由外感时令暑湿之气，困遏小儿机体所致。临床多伴有脘闷、呕恶、肢重、身热不扬等外湿困阻脾胃之症。

【诊断与鉴别诊断】

一、诊断要点

1. 发生于春末夏初，甚至整个夏季，有明显季节性。

2. 有全身倦怠、食欲不振、大便不调等主要临床特征。

3. 具有周期性发作特点，每年值此季节均可发病。

4. 有脾胃素禀不足的体质特征。

二、鉴别诊断

主要应与夏季热、湿温等病证鉴别。其鉴别要点是本病无明显发热，且以脾胃见证为主。

【辨证论治】

一、证候辨别

主要辨湿自内生或外感为害。湿自内生者，与患儿素体脾胃状态有关，多由素禀脾胃不足不能正常运化所致，故除主症外，应有脾胃虚见症；湿困脾胃为外感暑湿为害，故除主症外，伴见暑湿困阻脾胃的其他症状。

二、治疗原则

以除湿为主。脾胃素虚者以益气健脾运脾以化湿；暑湿困脾（胃）者以醒脾化湿清暑以恢复脾运。

三、分证论治

1. 脾胃虚弱

证候表现　精神倦怠，嗜卧懒言，食欲不振，面色萎黄，大便稀溏，舌质淡，苔白，脉象无力。

辨证要点　本证多由素禀脾胃不足或后天调护失宜，或病后失调所致。除本病主症外，以嗜卧懒言，面色萎黄，大便溏，舌质淡苔白，脉无力等脾胃不足见症为要点。

治法主方　健脾益气化湿。参苓白术散加减。

方药运用　常用药：党参、白术、茯苓、甘草、薏苡仁、桔梗、山药、扁豆、莲子肉、草豆蔻、砂仁等。若见心烦口渴、舌质红少苔、脉细者为气阴两虚，可以人参五味子汤为主加减。

2. 暑湿困脾

证候表现　倦怠无力，食欲不振，脘腹不适，时有呕恶，身热不扬，小便黄，大便不调，舌苔腻，脉滑略数。

辨证要点　本证为外感暑湿，湿困脾胃所致。除本病主症外，以身热不扬，脘腹不适，小便黄，舌苔腻，脉滑略数为要点。

治法主方　醒脾清暑化湿。藿朴夏苓汤加减。

方药运用　常用药：藿香、杏仁、厚朴、半夏、白蔻仁、薏苡仁、赤茯苓、猪苓、泽泻、淡豆豉。兼有咳嗽胸闷者，可以麻黄易淡豆豉加黄芩；发热者加青蒿、六一散（包煎）。

【其他疗法】

一、中药成药

1. 生脉饮 用于脾胃虚弱、气阴不足证。

2. 藿香正气液 用于暑湿困脾证。

二、单方验方

1. 五味子 9g。泡茶代饮。

2. 人参 3～6g。在疰夏发生之前或伏天服用，1 日 1 次，连服 5～10 天。用于脾胃虚弱、元气不足，每年患疰夏者。

3. 六一散 30g，荷叶一角，煎汤代饮。用于暑湿困脾证，热重于湿者。

4. 鲜藿香、鲜佩兰各 20g，薄荷 6g，青蒿 10g。加水煮沸，置凉代饮，1 日 1 剂。用于暑湿困脾有发热者。

三、食疗方药

1. 山药薏仁扁豆粥 山药、薏苡仁各 30g，扁豆 15g，粳米 100g。一同煮粥，加少许白糖调味，分次服。用于脾胃虚弱证。

2. 陈皮大枣茶 陈皮 3～5g，大枣 5 个。煎水代茶饮。

【预防护理】

一、预防

1. 加强户外活动及体育锻炼，增强体质。

2. 养成良好的生活习惯及饮食习惯，保护脾胃。

3. 对素禀脾胃不足小儿，平时可适当服用健脾益气之品，以改善脾胃不足的体质状况，减少或减轻发作。

二、护理

1. 注意患儿饮食宜忌。一般饮食宜清淡、易消化而富于营养，忌生冷寒凉之品，脾胃素虚者更应重视。

2. 注意起居劳逸，避免再感外邪。

【文献选录】

《丹溪心法·注夏》："注夏属阴虚，元气不足。夏初春末，头疼脚软，食少体热者是。宜补中益气汤，去柴胡、升麻，加炒柏、白芍。夹痰者加南星、半夏、陈皮煎服，又或加生脉汤。"

《保婴撮要·注夏》："脾为太阴，位属坤土，喜燥而恶湿。故凡脾胃之气不足者，遇长夏润溽之令，则不能升举清阳，健运中气，又复少阳相火之时，热伤元气，则肢体怠惰不收，两脚痿弱，嗜卧发热，精神不足，饮食少思，口中无味，呼吸短乏气促，目中视物䀮䀮，小便赤数，大便不调，名曰注夏。此皆禀赋阴虚，元气不足之症，丹溪《补阴论》言之详矣。"

《脾胃论·长夏湿热胃困尤甚用清暑益气汤论》："时当长夏，湿热大胜，蒸蒸而炽。人感之多四肢困倦，精神短少，懒于动作，胸满气促，肢节沉疼，或气高而喘，身热而烦，心下膨痞，小便黄而数，大便溏而频……或渴或不渴，不思饮食……"

【现代研究】

颜德馨认为首先要从气候、地理、体质三方面来审察疰夏病机。疰夏是一种季节性疾病，其发病以芒种、夏至、小暑为高峰期，如遇到黄梅则要延续到大暑，立秋后症势渐退，秋分金风渐爽，病旋霍然。疰夏又是一种具有明显地域性特点的疾患，多见于潮湿多雨的江南水乡。疰夏的发病机制还与人的体质息息相关，临床多见于老弱幼小者或气阴不足、脾胃虚弱之人。根据疰夏的发病特点及患者的临床表现，认为疰夏之病机多属本虚标实，气阴不足而暑热湿盛。因此，治疗从清暑泄热、化湿宽中立法[1]。

孙桂芳用当地民间方法防治小儿疰夏，取得满意效果。治疗方法：夏季采鲜马齿苋，洗净切碎晒干，每初春取本品 50～100g，用温水泡透，捞出用纱布挤去水分，加入适量佐料做菜食，每周 1～2 次，疗程 2～3 个月。平时也可间断按上法做汤、茶服用[2]。

尹方等从湿论治本病，认为外感湿邪为致病重要因素，湿为长夏之主气，湿郁热蒸，气失透达则身热不扬，湿为阴邪，午后属阴，湿邪得天时之助，则午后热象较显，蕴蒸难解，则反复发热；湿性重浊，外侵肌表，则清阳不升，而见头重身困，四肢酸楚；脾主湿而通于长夏，湿邪困脾，阻遏气机，使气机升降失常，出现胸闷脘痞，小便短涩，大便不爽等症[3]。

陆勇刚通过观察发现，疰夏的发病具有以下特点：夏季发病，表现为气阴两虚，逢天气变冷后会自行缓解。结合本病的临床诸多表现，认为本病的病机特点是内有气阴不足，外伤于暑湿之气，属本虚标实之证。在发病前给药，能有效地根治本病。拟组方：玄参 20g，煅牡蛎 12g，煅龙骨 10g，佩兰 10g，炒谷芽 12g，鲜石斛 30g，炙黄芪 30g，女贞子 10g，五味子 3g，陈皮 5g，麦门冬 10g，山茱萸 10g，枳壳 5g。用法：1 日 1 剂，水煎服。一般于立夏前 1 周开始服用本方 1 周左右，症状较重者也可于立夏前半月连续服药 2 周。待来年夏天再重复服用。一般需服 3～4 年，多可治愈，有效率可达到 80％左右[4]。

董汉良认为疰夏是夏季常见病，为夏季感受暑湿之邪，损伤脾胃之气，耗损阴液所致的一种病证。治疗疰夏需注意常中有变，同中求异。①治脾胃应分而治之，胃喜润，若胃阴不足常口干欲饮，脾阴不足多舌干燥。养胃阴，药如鲜石斛、麦冬、芦根、玄参、北沙参、白茅根、西瓜翠衣；滋脾燥，药如扁豆、山药、大枣、柏子仁、南沙参、太子参、西洋参、生晒参、生炙黄芪等。②养阴液需不碍湿邪，夏日常多暴雨、洪水，故地气潮湿，热蒸湿动，空气湿度增高，故多湿邪伤人，所以在养阴液时需注意化湿邪，使之养阴液而不碍湿邪，运用好养阴化湿的治则。③祛暑邪当兼顾阳气，祛暑邪与益阳气，在选方用药上有一定技巧，即选用寒凉不伤阳，益气不助热之品，有许多药物既能祛暑清热，又能益气生津，一箭双雕，事半功倍，药如西洋参、北沙参、太子参、鲜石斛、生黄芪、生晒参、野山参、珠儿参、山药、山茱萸、芡实、黄精、玉竹等[5]。

参考文献

[1] 邢斌，颜德馨．察气候、明土宜、别体质——颜德馨教授论疰夏证治[J]．上海中医药杂志，2001，35(7)：29.

[2] 孙桂芳，孙振涛．马齿苋防治小儿疰夏[J]．中医杂志，2005，46(6)：416.

[3] 尹方，陈学忠．疰夏从湿论治[J]．四川中医，2008，26(3)：40-41.

[4] 陆勇刚．疰夏的治疗宜先期扶正[J]．吉林中医药，2006，26(10)：10.

[5] 董汉良．疰夏治则探析[J]．中医杂志，2001，42(7)：443.

（韩新民 苏树蓉）

第三节 皮肤黏膜淋巴结综合征

【概述】

皮肤黏膜淋巴结综合征又称川崎病(Kawasaki disease，KD)，1967 年由日本医生川崎富作首次报道并命名，是一种以全身血管炎性病变为主的急性发热出疹性疾病。目前病因不明，发病机制尚不清楚。临床以持续发热、皮疹、球结膜充血、手足硬肿、颈淋巴结肿大和草莓舌为特征。

本病无明显季节性。我国自 1978 年首次病例报告以来，在各地屡有发现，近年来发病有增多趋势，不典型病例增多(占 20%～30%)。男多于女，男女比例约为 1.5∶1。以婴幼儿多见，80%在 5 岁以下，发病高峰在 1～2 岁。1 岁以下特别是 6 个月以下和 8 岁以上的患儿，冠状动脉损害的发生率明显高于其他年龄组。该病的冠状动脉并发症为小儿时期后天性心脏病的主要病因之一。绝大多数患儿经积极治疗可以康复，但尚有 1%～2%的死亡率。死亡原因多为动脉瘤破裂、心肌炎及心肌梗死。有些患儿的心血管症状可持续数月至数年。

本病我国古代文献无明确记载，根据其发热伴皮疹，起病急骤及病情发展规律，中医学将其归为温病范畴。目前临床上应用温病学卫气营血理论进行辨证治疗，已取得较好疗效。

【病因病理】

一、病因

中医学认为本病发病急、高热持续，其病因主要是外感温热邪毒，从口鼻而入，循卫气营血传变。

西医学认为本病目前病因不明。可能为病原微生物毒素(如葡萄球菌肠毒素、链球菌致热外毒素等)以超抗原机制导致的机体血管自身免疫性损伤。

二、病理

1. 病变以肺胃为主累及五脏　温热邪毒从口鼻而入，蕴于肺胃，肺胃热炽，上循口咽，熏蒸营血，充斥内外，而见高热伴皮疹等主要临床症状。由于热毒炽盛，随营血走窜流注，可内陷于心，或留滞于筋脉、关节、肌肉，或影响三焦气化而致心、肝、肾等脏腑发生病变。

2. 病初卫气同病　外感温热邪毒之初应见卫分表证，但由于小儿形气未充，温热邪毒传变迅速，故病之初即可呈现壮热、烦渴等卫气同病之证。

3. 中期气营两燔　温热侵袭，高热不退，邪毒化火，由气及营，熏蒸营血，充斥内外，可见本病的典型表现：气分热盛，则高热烦渴；营分热炽，则发斑出疹；热毒随营血走窜流注可见手足硬肿；热炼痰凝颈部，臖核肿痛；热灼血分，血液凝滞，运行不畅，造成胸闷、心痛等血瘀诸症；热邪久羁，损气耗伤阴津，致口干、舌红、草莓舌。

4. 后期气阴两伤　因壮火伤津耗气，故本病热退后常表现为气阴两伤之候。由于“肺朝百脉”、“宗气司呼吸贯心脉”，故气阴两伤之候以心肺气阴亏损、心脉瘀滞之证最为显著。

西医学认为：本病的基本病理改变为全身性血管炎。可累及主动脉及其分支，好发于冠状动脉。以冠状动脉为例，病理过程可分为四期。

Ⅰ期：病程的 1～9 天。特点是小动脉周围呈现急性炎性改变，冠状动脉主要分支血管壁上的小营养动脉和静脉受到侵犯，同时心包、心肌间质及心内膜出现炎症反应，有中性粒细胞、嗜酸性粒细胞及淋巴细胞浸润。

Ⅱ期：为期 10～21 天。冠状动脉主要分支等大小动脉的全层血管炎，包括内膜、中膜、外膜均受到炎性细胞的浸润，伴坏死和水肿，弹性纤维和肌层断裂，可形成血栓和动脉瘤。

Ⅲ期：为期 28～31 天。动脉炎症逐渐消退，血栓和肉芽形成，纤维组织增生，内膜明显增厚，可导致冠状动脉部分或完全阻塞。

Ⅳ期：可长达数年。病变逐渐愈合，血管瘢痕形成，阻塞的动脉可能再通。

【诊断与鉴别诊断】

一、诊断要点

1. 主要症状　日本川崎病研究委员会 2002 年修订的第五版诊断标准：

(1)发热≥5天。

(2)双眼结膜充血(无渗出物)。

(3)唇及口腔所见:口唇绛红、皲裂、草莓舌、弥漫性充血。

(4)皮肤改变:多形性红斑、皮疹。

(5)肢体改变:(急性期)手掌、足底及指(趾)端潮红/硬肿,(恢复期)指趾端甲床及皮肤移行处膜样脱皮。

(6)颈部非化脓性淋巴结肿大,常为单侧,直径>1.5cm。

上述主证符合5项及以上者即可诊断;4项者需加冠状动脉瘤或冠状动脉扩张;除外其他疾病。

近年来报道不完全性或不典型病例增多,为20%~30%。仅具有2~3条主要症状,但有典型的冠状动脉病变,多发生于婴儿。典型病例与不典型病例的冠状动脉瘤发生率相近,一旦疑为川崎病,应尽早做超声心动图检查。

2. 次要症状

(1)心血管症状:表现为心肌炎、心包炎。心电图可示低电压,P-R或Q-T间期延长,ST-T改变及各种心律失常等;伴冠状动脉病变者,可呈心肌缺血甚至心肌梗死图象,冠状动脉造影或二维超声心动图可发现30%~50%病例伴冠状动脉扩张,其中15%~20%发展为冠状动脉瘤,多侵犯左冠状动脉。

(2)消化道症状:病程第1周可出现腹泻、呕吐、腹痛等。粪便检查及培养多为阴性。

(3)尿改变:可出现蛋白尿,尿沉渣中白细胞增多,细菌培养阴性。

(4)血液学检查:周围血白细胞增高,中性粒细胞增多,核左移;轻度贫血,血小板常增多;血栓素A_2代谢产物血栓素B_2活性升高,而前列腺素I_2或其代谢产物6-酮前列腺素F_{1a}明显降低;血沉增快;急性期球蛋白增高;肿瘤坏死因子α明显增高者,常提示冠状动脉受累。

(5)免疫学检查:血清IgG、IgM、IgA、IgE和血循环免疫复合物升高;Ts细胞数减少,Tn细胞数增高。

3. 偶见症状 可有呼吸系统、神经系统或肝、胆症状,关节肿痛以及视力障碍等。

二、鉴别诊断

1. 与猩红热鉴别(表13-1)

表13-1 皮肤黏膜淋巴结综合征与猩红热鉴别表

鉴别点	皮肤黏膜淋巴结综合征	猩红热
发热	高热持续	高热3~4天
咽喉肿痛	有	有
皮疹	多形红斑	猩红色皮疹
草莓舌	有	有
黏膜充血	有	无
颈淋巴结肿大	有	无
指、趾端膜样脱皮	有	无
血小板	升高	正常
抗"O"	正常	升高

2. 与传染性单核细胞增多症鉴别(表 13-2)

表 13-2　皮肤黏膜淋巴结综合征与传染性单核细胞增多症鉴别表

鉴别点	皮肤黏膜淋巴结综合征	传染性单核细胞增多症
病原体	不明	EB 病毒
高热咽痛	有	有
皮疹	有	有
草莓舌	有	无
黏膜充血	有	无
颈淋巴结肿大	有	有
指、趾端膜样脱皮	有	无
血小板	升高	正常
外周血异形淋巴细胞	无	>10%

此外，本病还应与败血症、化脓性淋巴结炎等感染性疾病和幼年型类风湿关节炎、系统性红斑狼疮、渗出性多形红斑等结缔组织病鉴别。此外，还应与病毒性心肌炎、风湿性心脏病等疾病鉴别。

【辨证论治】

一、证候辨别

1. 辨卫气营血　本病初发多为卫气同病，而呈现典型临床表现则在气营(血)两燔，热退后多为气阴两伤。

2. 辨病情轻重　主要根据热程长短及是否有邪盛正衰、血脉瘀滞等临床表现来判断。若持续发热超过 14 天以上，伴面色苍白、乏力、胸闷、心痛、嘴唇青紫时，则病情较重。

二、治疗原则

本病治疗，以清热解毒，活血化瘀为主。初起疏风清热解毒，宜辛凉透达；热毒炽盛治以清气凉营解毒，苦寒清透；后期阴虚津伤，则养阴清热，佐以解毒，甘寒柔润。同时，本病易于形成瘀血，早期即应注意活血化瘀，但不可用破瘀之品，以免耗血动血。温毒之邪多从火化，最易伤阴，因此，在治疗中应分阶段滋养胃津，顾护心阴，不可辛散太过。

三、分证论治

1. 卫气同病

证候表现　发病急骤，持续高热，微恶风，口渴喜饮，目赤咽红，手掌足底潮红，面部、躯干皮疹显现，颈部臖核肿大，或伴咳嗽，舌质红，舌苔薄，脉浮数，指纹紫。

辨证要点　本病虽有表证，但较短暂，迅即入里化热，炽于气分，内迫营血。在辨证中除了发热外，目赤咽红，皮疹，手掌足底潮红，颈部臖核均为温热邪毒入里之象。本证以起病急，发热高，持续久，手掌足底潮红，皮疹显现，颈部臖核肿大，且迅即传入气分证为特征。

治法主方　辛凉透表，清热解毒。银翘白虎汤加减。

方药运用　常用药：金银花、连翘、薄荷、牛蒡子、生石膏(先煎)、知母、大青叶、玄参、鲜芦根。若颈部臖核肿大，加浙贝母、僵蚕、夏枯草；手足掌底潮红，加生地黄、黄芩、牡丹皮；口渴唇干，加麦冬、天花粉。

2. 气营两燔

证候表现 壮热不退，昼轻夜重，咽红目赤，唇赤干裂，烦躁不宁，或有嗜睡，肌肤斑疹，或颈部臖核，手足硬肿，随即脱皮，舌红绛，状如草莓，舌苔薄黄，脉洪数或细数，指纹紫。

辨证要点 此证是本病的极期。气营两燔，温热邪毒内传，与气血相搏，渐入营血，临床上出现瘀热相结及伤阴的表现。有壮热不退，咽红目赤，唇赤干裂之气分大热表现，同时又有身热夜重，肌肤斑疹，手足硬肿，草莓舌之热入营血表现。本证以壮热持续，肌肤斑疹，手足硬肿，草莓舌为特征。

治法主方 清气凉营，解毒化瘀。清瘟败毒饮加减。

方药运用 常用药：水牛角片（先煎）、生地黄、牡丹皮、赤芍、生石膏（先煎）、知母、黄芩、山栀、玄参。若大便秘结，加用生大黄；热重伤阴，酌加麦冬、鲜石斛、鲜竹叶、鲜生地；颈部臖核明显，加用夏枯草、紫花地丁。

本证患儿或可见面色苍白，胸闷心痛，口唇青紫，脉结代，是热灼营血，血液凝滞，运行不畅所致，治宜通经活血、宽胸理气，用血府逐瘀汤合瓜蒌薤白半夏汤加减。

3. 气阴两伤

证候表现 身热渐退，倦怠乏力，自汗盗汗，咽干唇裂，口渴喜饮，指趾端脱皮，或潮红脱屑，心悸，纳少，舌质红，舌苔少，脉细数，指纹紫，或可见心悸、脉结代。

辨证要点 本证为疾病恢复期，阴津损伤，正气亏虚。气虚则倦怠乏力，自汗，阴虚见盗汗，咽干唇裂，口渴喜饮，指趾端脱皮。本证以身热已退，自汗盗汗，指趾端脱皮为特征。

治法主方 养阴清热，益气活血。沙参麦冬汤加减。

方药运用 常用药：沙参、麦冬、玉竹、天花粉、生地黄、玄参、太子参、赤芍、牡丹皮。若纳呆加焦山楂、焦神曲、焦槟榔；低热不退，加地骨皮、银柴胡；大便秘结，加瓜蒌仁、火麻仁。心悸、脉律不整，加用人参、五味子、丹参、五灵脂。

【其他疗法】

一、中药成药

1. 清开灵冲剂、小儿双清颗粒、金莲清热颗粒、健儿清解液 任选一种。用于卫气同病证。

2. 清开灵注射液、炎琥宁注射液、热毒宁注射液、双黄连注射液 任选一种。稀释后静脉滴注，用于气营两燔证，也可用于卫气同病证。

3. 生脉饮口服液 用于气阴两伤证。

4. 丹参注射液、复方丹参注射液、川芎嗪注射液 任选一种。稀释后静脉滴注，用于血脉瘀滞证。

二、外治疗法

金黄膏 适量，涂于绵纸或纱布上，外敷于肿大的颈淋巴结，1 日 1～2 次。用于颈淋巴结肿大者。

三、西医疗法

1. 丙种球蛋白 剂量为 1～2g/kg，于 8～12 小时静脉缓慢输入。宜于发病早期（10 天以内）应用，可迅速退热，预防或减轻冠状动脉病变发生。如果治疗后仍发热（≥38℃）持续，可再追加一次丙种球蛋白 1～2g/kg，静脉滴注。

2. 抗凝疗法

（1）阿司匹林：30～100mg/（kg·d），分 3～4 次服用，热退后 3 天逐渐减量，约 2 周减至

3～5mg/(kg・d),顿服,维持6～8周。直至血沉、血小板、冠状动脉恢复正常后,一般在发病后2～3月停药。

(2)潘生丁:3～5mg/(kg・d),分2次服。可与阿司匹林合用。

3. 如有心律失常、心力衰竭及心源性休克,应予相应治疗。

心律失常采用:①抗心律失常药。②对症治疗,如给氧、纠正酸碱平衡、升压、控制心力衰竭等。

心力衰竭主要改善心脏收缩能力及减轻心脏前、后负荷,可采取:①一般治疗,包括休息、镇静、给氧、保持大便通畅等。②洋地黄类药物应用。③儿茶酚胺类药物的应用。④其他增强心肌收缩力的药物。⑤利尿剂。⑥血管扩张剂。⑦心管紧张素转换酶抑制剂。⑧急性左心衰肺水肿的治疗。⑨改善心室舒张功能的药物。⑩其他药物如肾上腺皮质激素的应用等。

心源性休克,可见于本病并发冠状动脉瘤及冠状动脉起源异常。可采取:①卧床休息,保持安静。②进行心电监测。③吸氧。④输液。⑤纠正酸中毒。⑥增强心肌收缩力的药物。⑦血管扩张剂。⑧利尿剂。⑨肾上腺皮质激素。⑩改善心肌代谢等。

4. 若有严重冠状动脉病变,需作冠状动脉搭桥手术。

【预防护理】

一、预防

1. 合理喂养,适当户外活动,增强体质。

2. 积极防治各种感染性疾病。

二、护理

1. 饮食宜清淡新鲜,富有营养,补充足够水分。可口服胡萝卜饮(胡萝卜、番茄各250g。一并切碎,捣烂,绞取汁液,频频饮用。)有清热凉血作用。保持口腔清洁。适度卧床休息。

2. 密切观察病情变化,特别是及时发现并发症。

3. 本病患儿须随访半年至1年。有冠状动脉扩张者须长期随访,每半年至少作1次超声心动图检查,直到冠状动脉扩张消失为止。

【文献选录】

《诸病源候论・小儿杂病诸候・患斑毒病候》:"斑毒之病,是热气入胃。而胃主肌肉,其热夹毒蕴积于胃,毒气熏发于肌肉,状如蚊蚤所啮,赤斑起,周匝遍体。此病或是伤寒、或时气、或温病,皆由热不时歇,故热入胃,变成毒,乃发斑也。凡发赤斑者,十生一死,黑者,十死一生。"

《诸病源候论・小儿杂病诸候・壮热候》:"小儿壮热者,是小儿血气盛,五脏生热熏发于外,故令身体壮热。"

《痘疹心法・斑疹论》:"疹为心者,语其本也;谓疹为脾者,语其标也。语心脾而肺在其中矣。"

【现代研究】

一、病因病机研究

古代医学文献对本病无专门论述及与之相应的病名,但根据其临床表现及传变过程,多数学者认为本病应归属中医学"温病"范畴,也有学者认为应属"疫疹"或"斑疹"范畴。其中,马献图等认为本病的发生是由于小儿体弱或时令不正,致温热毒邪侵袭人体,伏藏体内,一旦再感时邪,便可引起伏邪发病,提出"伏邪发病"的观点[1]。吴水盛等认为,小儿为稚阴稚阳之体，脏腑娇嫩，形气未充，感受病邪，易从火化，直达营血，造成气血两燔[2]。朱盛国等认为外感温毒时邪，侵袭肺胃，毒从火化，传营入血，乃至气营（血）两燔；热毒熬血成瘀耗伤气阴。指出气营两燔，热毒瘀滞是本病的基本病机[3]。

二、治疗学研究

目前中医临床对川崎病基本上采用卫气营血辨证治疗，已取得了一定的疗效。根据卫气营血辨证论治，配合活血化瘀，养阴生津等治法，加用西药阿司匹林、丙种球蛋白、潘生丁、维生素 E 以及使用清开灵注射液、川芎嗪注射液、复方丹参注射液等治疗，是近年来中西医结合的常用治法。临床报道表明：中西医结合治疗川崎病的临床疗效优于单纯西医治疗。张如玲等用自拟方（生地黄、麦冬、玄参、金银花、连翘、牡丹皮、赤芍、芦根、蝉蜕、陈皮、甘草、淡竹叶）随症加减，配合口服阿司匹林、潘生丁及静脉滴注丹参注射液，治疗 20 例，全部治愈[4]。王卫玲等以生地黄、连翘、麦冬、赤芍、丹参各 10g，知母 6g 为基本方。兼阳明胃热者加板蓝根 15g、淡竹叶 6g、玄参 10g；气阴两虚者加生黄芪 10g、生甘草 6g、五味子 10g、重用丹参 20g；配合用阿司匹林，治疗 80 例，全部治愈[5]。陈增芳用血府逐瘀汤加减（川芎、生地黄、当归、赤芍、枳壳、红花各 6g，桃仁、柴胡、金银花各 9g，桔梗 4g），配合用阿司匹林，治疗 20 例，总有效率 75%[6]。江英能等以自拟清热解毒化瘀方（金银花、连翘、赤芍、牡丹皮、玄参各 10g，蒲公英 15g，生地黄 12g）随症加减，配合西医常规治疗，治疗 18 例，总有效率 100%[7]。

现代中药药理研究提示，清热解毒药也有类似免疫调节剂的作用，可对细胞因子网络进行调节，抑制炎性介质，从而减轻炎症的过度反应[8]。活血化瘀药可降低血液黏稠度，抑制血小板凝集，降低血小板黏附力，抑制血小板内血栓素的合成和释放。活血化瘀药物还可改善机体的免疫功能，减少炎症组织的水肿，调节毛细血管的通透性，促进组织间液的吸收，有利于炎症的消退。活血化瘀药物还可扩张冠状动脉，增加冠状动脉血流量[9]。清热解毒和活血化瘀药物合用可加速血液循环，降低血液黏稠度，预防血栓形成。

三、动物模型研制

关于本病动物模型研究，目前中医研究不多，西医研究不少，但尚无一种理想模型，大部分研究主要在探讨模型是否能模拟川崎病发病过程，探讨川崎病发病机制与病理改变。目前已知小鼠、猪、兔子等可作为实验动物，应用不同基因缺陷的纯系小鼠可以研究补体系统、B 细胞、T 细胞、NK 细胞、巨核细胞等在 KD 发病机制中的作用。Lehman 等给予免疫功能正常的 C57BL/6 小鼠 500μg 的乳酸菌胞壁提取物（lactobacillus casei cellwall extract，LC-WE）腹腔注射，3～14 天发现单核细胞包括淋巴细胞、成纤维细胞、浆细胞和巨核细胞在邻近冠状动脉及主动脉根的纤维组织中聚集明显，中性多核则少见。14 天后炎症累及血管全层，动脉内膜、中膜、外膜断裂，并伴随动脉瘤形成。注射剂量越大，动脉炎越明显并可累及主动脉根部，28～180 天冠状动脉外膜明显纤维化，并可进一步导致冠状动脉的增厚狭窄，180 天后可见冠状动脉口完全闭塞，或血栓形成及再通。与 KD 患儿的冠状动脉改变类似[10]。Philip 等用马血清免疫小猪和 Takahashi 等以白色念珠菌衍生物（candida albicans derived substances，CADS）腹腔注射小鼠，也发现冠状动脉炎的主要改变为炎性细胞浸润，有内膜增生、弹力纤维断裂。其他动脉如股动脉（21%）、升主动脉（21%）、肾动脉（14%）、髂动脉（14%）、锁骨下动脉（14%）等也可出现类似的炎症表现，与 KD 患者相似[11,12]。

韦卫中等首次发现用牛血清白蛋白诱导幼兔免疫性血管炎，可导致冠状动脉扩张，其病理改变与川崎病相似，可作为建立川崎病的实验动物模型方法。实验发现：幼兔和成年兔均出现不同程度内皮细胞肿胀、坏死，血管壁炎性细胞浸润，冠状动脉内膜增厚、弹性纤维断裂、冠状动脉扩张等改变。但成年兔的病理改变较轻，仅见内皮细胞肿胀和轻度平滑肌细胞变性，而幼兔则表现内皮细胞、肌细胞变形、坏死，中膜变薄，因此容易导致冠状动脉扩张，且幼兔组中伴冠状动脉扩张组比无冠状动脉扩张组病理损伤重。提示年龄因素在KD冠状动脉的发生发展中有重要作用[13]。

在热毒血瘀证模型的家兔实验中，应用养阴生津药物与活血化瘀药物进行治疗研究。结果提示，养阴生津与活血化瘀药物具有改善血液流变性，抑制体外血栓形成，调节凝血功能，抵御自由基对组织的损伤等多方面的作用[14]。进一步研究KD动物模型必将为KD和冠状动脉炎的防治带来益处。

参考文献

[1] 马献图，宋启劳．川崎病的中西医证治[J]．陕西中医函授，1997(1)：31-33.

[2] 吴水盛，易传安．解毒化瘀地黄汤治疗皮肤粘膜淋巴结综合征12例[J]．辽宁中医杂志，2000，27(7)：304.

[3] 朱盛国，朱敏华，吴杰．皮肤黏膜淋巴结综合征证治规律浅析——附33例病例分析[J]．上海中医药杂志，2003，37(7)：25-27.

[4] 张如玲，王小慧，要金元．中西医结合治疗川崎病20例临床观察[J]．中医药研究，1996，(5)：29.

[5] 王卫玲，崔彩善，贾俊英．中西医结合治疗川崎病80例临床观察[J]．北京中医，1996，(1)：34-35.

[6] 陈增芳．中西医结合治疗川崎病20例[J]．山东中医杂志，1998，17(2)：73-74.

[7] 江英能，肖旭腾，许双虹，等．中西医结合治疗小儿川崎病18例疗效观察[J]．新中医，2002，34(1)：37-38.

[8] 沈自尹．清热解毒药对感染性炎症作用原理的新认识[J]．中国中西医结合杂志，1997，17(10)：628-629.

[9] 孙淑芬．活血化瘀法治疗小儿血管炎性疾病举隅[J]．北京中医药大学学报，2000，23(1)：32.

[10] Lehman TJ, Mahnovski V. Animal models of vasculitis Lessons we can learn to improve our understanding of Kawasaki disease[J]. Rheum Dis Clin North Am, 1988, 14(2): 479-487.

[11] Philip S, Lee WC, Liu SK, et al. A swine model of horse serum—induced coronary vasculitis: an implication for Kawasaki disease[J]. Pediatr Res, 2004, 55(2): 211-219.

[12] Takahashi K, Oharaseki T, Wakayama M, et al. Histopathological features of murine systemic vasculitis caused by Candida albicans extract—an animal model of Kawasaki disease[J]. Inflamm Res, 2004, 53(2): 72-77.

[13] 韦卫中，陈绍军，王宏伟．免疫性血管炎致冠状动脉扩张的实验研究[J]．中华儿科杂志，2003，41(3)：227-228.

[14] 卞慧敏，杨进，翟玉祥，等．养阴生津法对家兔热瘀证模型血液流变性的影响[J]．中国中医药信息杂志，1999，6(11)：48-50.

（韩新民　苏树蓉）

第四节　奶　　癣

【概述】

奶癣，亦名胎癥疮，现多称婴儿湿疹，是婴幼儿期常见的一种皮肤病。多发生于1个月至1岁的婴儿。皮疹常对称发生于面颊、额部及头皮，少数可累及胸背及上臂等处。形态见红斑、丘疹、水疱、糜烂、渗液、结痂、脱屑等多形性损害，在头皮、眉毛部可有黄色脂性痂皮覆盖。部分婴儿有吐奶、腹泻等脾胃症状。皮疹可反复发作，但一般可在2～3岁以后逐渐减轻而自愈，少数患儿可延及儿童或青春期。

本病的早期记载见于《诸病源候论·小儿杂病诸候·癣候》，指出："癣病，由风邪与血气相搏于皮肤之间不散……小儿面上癣，皮如甲错起，干燥，谓之奶癣。"认识到风邪是重要的发病原因。明代《外科正宗·奶癣》说："奶癣因儿在胎中，母食五辛，父餐炙煿，遗热与儿，生后头面遍身为奶癣，流滋成片，睡卧不安，瘙痒不绝。"指出奶癣的发病与先天禀赋密切相关。清代《医宗金鉴》更将奶癣分为干、湿两型，并立消风导赤汤为主配合外治的治疗方法，强调饮食起居护理等，至今为临床借鉴。

【病因病理】

一、病因

湿邪为害是主要病因。由禀受胎湿热毒，或素禀脾虚湿盛，再感风邪所致。

二、病理

1. 风湿热淫　多由父母过食五辛炙煿等致湿热蕴结赋于胎儿，生后又复感风邪，风湿热淫外发肌肤所致。

2. 脾虚湿盛　若孕母体弱多病可致胎儿素禀脾胃不足，或后天调护失宜，致脾虚不运，聚而生湿与风邪相合，外发肌肤亦可致病。如患儿脾胃虚弱，运化失职，气血生化乏源，阴血亏虚，不能濡润肌肤，血虚生风，外发肌肤，则奶癣干燥痒甚。

西医学目前还较难确定本病的具体病因，但一般认为与患儿遗传倾向的过敏体质有关。其致敏原往往有食物（如牛奶、鸡蛋）、花粉、皮毛纤维、化学性挥发物质等吸入物，及其他接触物（如肥皂、硬水、寒风等），和皮肤刺激（如搔抓、摩擦、浸湿等）、预防接种等，均可引起和加重病情。而婴儿时期皮肤角质层较薄，末端毛细血管较丰富以及内皮含水及氯化物较多，亦是易发此种过敏反应的主要机制。

【诊断与鉴别诊断】

一、诊断要点

1. 好发于1个月至1岁以内的哺乳婴儿。2岁以后逐渐减轻至自愈。

2. 皮损好发于颜面，多自两颊开始，渐延至额部、眉间、头皮，奇痒，反复发作，严重者可浸延颈部、肩胛部，甚至遍及全身。

3. 皮损形态多样，分布大多对称，时轻时重。在面部者，初为簇集的或散在的红斑或丘疹；在头皮或眉毛部者，多有油腻性的鳞屑和黄色发亮的结痂。

4. 皮损有湿性、干性之分。湿性者以红斑、水疱、糜烂、渗液为主要表现，多见于1～3个月肥胖婴儿；干性者以皮肤潮红、干燥、脱屑为主，无渗液，多见于1岁以上消瘦小儿。

二、鉴别诊断

主要应与婴儿时期的接触性皮炎等皮肤病鉴别。

【辨证论治】

一、证候辨别

1. 辨皮疹形态　若皮疹以干燥、鳞屑为主为干性奶癣，古医家称"干瘢"，多见于形体偏瘦、营养不良儿，由血虚风燥所致；若皮疹以水疱、糜烂、渗液为主为湿性奶癣，古医家称"湿瘢"，由湿盛或湿蕴化热所致，多见于肥胖婴儿。

2. 辨湿、热偏盛　在湿性奶癣中，当辨湿盛或湿热俱盛。若湿盛者多由脾虚所致；而湿热俱盛则多见于急性发作伴感染的患儿。

二、治疗原则

以除湿祛风为主，分别配以清热解毒或健脾养血等法。

三、分证论治

1. 风湿热淫

证候表现　皮疹见红斑、水疱甚至糜烂，滋水淋漓，或有结痂，瘙痒剧，主要见于头面部，甚者可延及胸背及上臂，伴小便短赤，大便干结，烦哭不宁，舌红，苔腻或黄腻，脉滑，指纹紫或青紫。

辨证要点　本证多见于急性发作或伴感染的患儿，以皮疹特点和二便、舌象为辨证要点。

治法主方　清热利湿，祛风止痒。五味消毒饮加味。

方药运用　常用药：金银花、蒲公英、土茯苓、野菊花、薏苡仁、萆薢、防风、六一散等。哭闹不宁、纳差加焦山栀、藿香；有发热加生石膏、黄芩等。

2. 脾虚湿盛

证候表现　皮疹色暗不鲜，表面有水疱及渗液，或有结痂，伴大便稀溏，或吐乳，纳差，舌淡，苔薄或腻，脉缓，指纹偏红。

辨证要点　本证以皮疹特点和大便稀溏、舌淡、指纹红为辨证要点，多见于素禀不足，体质较差之儿。

治法主方　健脾除湿。胃苓汤加减。

方药运用　常用药：苍术、猪苓、土茯苓、炒薏苡仁、陈皮、厚朴、泽泻、白鲜皮、防风、乌梅、甘草等。大便稀溏甚者加炮姜、葛根；吐甚加藿香。

3. 血虚风燥

证候表现　皮疹干燥、鳞屑、色素沉着，瘙痒剧，抓破有少量渗液，舌淡，苔薄，脉细，指纹偏红。

辨证要点　本证多见于病程较长、反复发作的患儿，以皮疹形态、瘙痒剧为辨证要点。

治法主方　健脾养血祛风。归脾汤加减。

方药运用　常用药：黄芪、当归、白术、茯苓、酸枣仁、防风、五味子、土茯苓、怀山药、蒲公英、甘草等。

【其他疗法】

一、药物外治

1. 外洗方　马齿苋、枇杷叶各15g，诃子10g。煎水外洗或湿敷患处。用于湿癣。

2. 外洗方　马齿苋、苦参、蛇床子、苍耳子各15g。煎水外洗或湿敷患处。用于干癣。

3. 五倍子，炒黄，研细末，用凡士林调成10%～15%软膏，外涂。有糜烂者禁用。

二、食疗方药

1. 车前瓜皮薏米粥　车前草5g，冬瓜皮15g，薏苡仁50g。前二者煎水取汁，入薏苡仁煮粥，分次服。健脾除湿清热。

2. 赤小豆薏米粥　薏苡仁30g，赤小豆15g，玉米须10g。玉米须煎水取汁，入薏苡仁、赤小豆同煮粥，分次服。健脾除湿清热。

3. 山药大枣桑椹百合粥　山药100g，大枣5个，桑椹、百合各15g。山药研为细末，大枣去核，与百合、桑椹加水煮至烂熟时，入山药粉煮成粥糊，分次服。健脾养血润燥。

【预防护理】

一、预防

1. 注意调护小儿脾胃，喂食、哺乳应有节制。哺乳母亲应多吃新鲜蔬菜、水果，忌食辛辣刺激性食物及发物。

2. 家族有过敏史者，不宜过早给婴儿添加鱼、虾、蟹等易于过敏的食物。

二、护理

1. 避免和排除可能刺激皮肤的因素如皮毛衣物、摩擦、肥皂等。

2. 切忌在患病期间接种或注射各种预防针，以防引起严重不良反应。

3. 夜间入睡时可给患儿戴手套，防止搔抓患处引起继发感染。

4. 对哺乳的患儿，乳母应注意饮食宜忌。

【文献选录】

《诸病源候论·小儿杂病诸候·癣候》："小儿面上癣，皮如甲错起，干燥，谓之乳癣。言儿饮乳，乳汁渍污儿面变生，此仍以乳汁洗之便瘥。"

《医宗金鉴·外科心法要诀·婴儿部·胎敛疮》："此症生婴儿头顶，或生眉端，又名乳癣。痒起白屑，形如癣疥，由胎中血热，落草受风缠绵，此系干敛；有误用烫洗，皮肤起粟，瘙痒无度，黄水浸淫，延及遍身，即成湿敛。俱服消风导赤汤，干者抹润肌膏，湿者用嫩黄柏头末，与滑石等分撒之。脓痂过厚，再以润肌膏润之。又有热极皮肤火热，红晕成片，游走状如火丹，治法不宜收敛，只宜外发，宜服五福化毒丹，亦以润肌膏抹之。痒甚者，俱用乌云膏搽之。乳母俱忌河海鱼腥、鸡、鹅、辛辣、动风、发物，缓缓自效。"

【现代研究】

李会霞根据异病同治的原理，采用麻黄连翘赤小豆汤治疗奶癣。方药组成：麻黄 3g，连翘、白鲜皮各 10g，赤小豆 15g，防风、蝉蜕、苍术各 6g。伴有渗出或小片湿烂者加紫草 6g；兼腹泻者加车前子 15g；兼大便干结者加熟大黄 3g。每天 1 剂，加水 200ml，取汁 80ml，分 3～4 次温服，忌食反季节水果及海产品[1]。

叶金芳认为本病当属风湿热毒之邪内蕴，外客于肌肤所致。急性者以风湿热毒之邪为主，慢性者多伴有血虚，乃病久耗血之故。故治以清热解毒，疏风止痒，佐以健脾燥湿。方取苦参薏苡黄连汤加减治疗。方药组成：苦参、炒僵蚕、川萆薢、地肤子、蛇床子各 3g，薏苡仁、土茯苓各 5g，黄连、生甘草各 1.5g，荆芥 2g，蝉蜕 1g。1 日 1 剂，水煎，数次分服，连服 5 天。如奶癣表皮起白屑，便秘，唇白舌淡，指纹色淡，加当归 5g；若伴便溏、纳呆，舌淡苔白，加苍术 3g，炒白术 5g，飞滑石 10g；若瘙痒难忍，哭闹不休，用温开水 1000ml，明矾 30g，洗患儿面部。共治疗 38 例，结果：治愈 21 例、好转 15 例、未愈 2 例，总有效率为 95%，显著优于西药对照组（$P<0.05$）[2]。

张秀玉等认为本病胎中遗热为发病基础，多因孕乳阶段母亲过食鱼腥肥甘及辛辣炙煿等动风化热食物所致；或因母体湿热内蕴、遗于胎儿，以致生后婴儿禀性不耐，复因喂养及调护失宜，导致湿热外发肌肤而发病。并分两个证型进行治疗：湿热证，治疗以清热化湿、滋阴止痒为主，可用泻黄散加减：藿香、炒黄柏、茯苓皮、炒黄芩各 6g，生石膏 10g，山药、防风、焦山栀各 4.5g，甘草梢 3g。外敷：2%利凡诺加凡士林。胎热证，宜清心导赤，扶脾育阴，可用三心导赤散加减：连翘心、山栀心各 3g，莲子心、生地黄、玄参、蝉蜕各 6g，山药、白术、炒白芍、炒谷芽 10g、炒麦芽 10g，甘草梢 4.5g，灯心 3 扎。外治：中药：青黛膏、文蛤散、润肌膏等。西药：硼酸 10g、2%利凡诺氧化锌 20g、非那根 0.25g、阿托品 0.006g，凡士林 100g，用凡士林调匀外擦于患处，1日3次。如并发感染结痂，可先用高锰酸钾1/5000溶液湿敷，1日3次。脱痂后再涂软膏，并可选用抗生素药物[3]。

刘霞等采用中药方剂外用治疗本病疗效较好，方药组成：地肤子、苦参、牡丹皮、白蒺藜、白鲜皮各10g，蝉蜕6g，生薏苡仁12g，紫草5g。共煎水500～600ml。轻轻拭去痂皮清洗疮面，1日2次，连洗5天。忌用肥皂水洗擦。共治疗46例，全部有效，其中痊愈39例，用药4～6天后皮疹全部消退，未见新疹出现；显效7例，用药3～6天后丘疹、疱疹、渗液基本消退，仍有部分红斑未消，无新疹发生[4]。

参考文献

[1] 李会霞．麻黄连翘赤小豆汤加味治疗奶癣[J]．四川中医，2007，25(4)：80.

[2] 叶金芳．苦参薏苡黄连汤治疗奶癣38例——附西药治疗38例对照[J]．浙江中医杂志，2002，37(7)：297.

[3] 张秀玉，张兰英．中西医结合治疗婴儿湿疹(奶癣)初探[J]．中国煤炭工业医学杂志，1999，2(3)：296.

[4] 刘霞，张新美．中药方剂治疗婴儿奶癣46例[J]．中国现代医药杂志，2004，6(5)：41.

（韩新民　苏树蓉）

第五节 荨麻疹

【概述】

荨麻疹为多种原因所致，以突发突消的风团伴瘙痒为主要临床特征的一种血管反应性皮肤病。亦为多种疾病的症状之一。分急性、慢性及特殊类型等3类。在特殊类型中又有血管性水肿、冷性荨麻疹、胆碱能性荨麻疹及丘疹性荨麻疹等不同类型。无明显季节性，任何年龄均可见。儿童多见急性荨麻疹，婴儿及儿童多见丘疹性荨麻疹。

中医学无荨麻疹病名，但类似记载可见于历代医籍的“隐胗”、“瘾疹”、“痦瘟”、“风轸”、“风屎”、“风丹”、“风疹疙瘩”等病症中。如隋代《诸病源候论·小儿杂病诸候·风瘙隐胗候》说：“小儿因汗，解脱衣裳，风入腠理，与血气相搏，结聚起相连成隐胗，风气止在腠理浮浅，其势微，故不肿不痛，但成隐胗瘙痒耳。”为本病的诊治提供了指导。

现代对本病形成的病因、发病机制等认识有了新的发展，尤其对中医有效方药的研究显示了较好的开发应用前景。

【病因病理】

一、病因

中医学认为本病主要由风邪所致，而与寒、热、湿及体虚有关；现代更提出了“禀赋不耐”即患儿本身的体质因素是发生本病的基本原因。

西医学认为引起荨麻疹的原因很多，如药物、食物、吸入性过敏原、感染、叮咬、内脏疾患、精神因素、物理因素、遗传因素等。

二、病理

禀赋不耐之儿，风邪易入，随不同个体或风热或风寒，蕴于肌腠而发；或素有脾胃湿热，再因风邪而入，诱发于肌表所致；或因虫积，蕴生湿热，影响气血而成；或因素禀不足，血虚生风而作。

西医学认为：荨麻疹发病的机制分免疫性与非免疫性两种（急性的多为免疫性机制）。

免疫性与非免疫性因素作用于组织中的肥大细胞或循环中的嗜碱性粒细胞，使细胞内cAMP水平降低，引起嗜碱性颗粒脱粒，释放出多种介质，这些物质作用于皮肤的小血管，致真皮浅部局限性水肿而临床表现为风团；真皮深部和皮下组织水肿，表现为血管性水肿。此外还可引起平滑肌痉挛，腺体分泌增加，产生黏膜、消化道、呼吸道一系列症状。

【诊断与鉴别诊断】

一、诊断要点

1. 泛发的红色或苍白色高出皮肤的风团，周围绕有红晕，无固定形态、时隐时现，退后不留痕迹。

2. 常有奇痒和灼热感。

二、鉴别诊断

应与多形红斑、接触性皮炎、药物皮炎等鉴别；丘疹性荨麻疹应与水痘鉴别。

【辨证论治】

一、证候辨别

1. 辨类型　急性荨麻疹起病较急，皮肤突然发痒，很快出现大小、形状不等的淡红色风团，可散在亦可融合成片，数小时内可消失，但新的又可陆续发生，一日之内可多次发生，在儿童中较常伴见发热和胃肠道表现。病情严重者可有心慌、烦躁、恶心呕吐，甚至厥逆。若累及喉头黏膜可见呼吸困难或窒息，甚可危及生命；慢性荨麻疹一般病期超过3个月，风团时多时少，反复发生，常达数月甚至数年，但全身症状一般较轻。风团发生有的有时间性，大多原因不明，顽固难治。特殊类型中有：①血管性水肿：主要发生于组织疏松部位，突发局限性肿胀，持续1～3天可自行消退，往往可在同一部位反复发作，若发生于喉部可引起呼吸困难，甚至窒息而死亡。②冷性荨麻疹：分为常染色体显性遗传及获得性，主要特征是遇冷即出现风团。③胆碱能性荨麻疹：为小的点状风团或直径1～3mm的丘疹，多因热食、运动、出汗、精神刺激等诱发。④丘疹性荨麻疹：婴儿及儿童常见。多由跳蚤、蚊子、螨等叮咬的过敏反应，为小的瘙痒性丘疹，多分布于肩、臀和四肢，尤其是伸侧面。一般开始发时为小的风团样丘疹，若经摩擦致表皮脱落感染可见脓疱疮性结痂或溃烂。皮疹常在夜间成批出现，可持续3～12天，反复发作可延续数月至数年，常有季节性，多无全身症状。

2. 辨虚实　本病临床有实证、虚证或虚实夹杂的不同，当详辨。一般急性多实证或虚实夹杂证；而虚证在慢性患者中多见。

二、治疗原则

以祛风为主。根据不同证候类型分别予以疏风清热、疏风散寒、疏风清热利湿、益气养血祛风及驱虫祛风等治则。

三、分证论治

1. 风热相搏

证候表现　风团为红色，焮热作痒，因热则发作或加剧，风吹凉爽则减轻或消失。或伴有恶风发热，口渴心烦，舌红，苔薄或黄，脉浮数。

辨证要点　本证以风团为红色，灼热作痒因热而发或加剧为要点。一般急性荨麻疹、丘疹样荨麻疹等多见此种证型。

治法主方　疏风清热。消风清热饮加减。

方药运用　常用药：荆芥、防风、牛蒡子、白蒺藜、金银花、黄芩、蝉蜕、连翘、牡丹皮、赤芍等。伴有风热表证，咽红或喉核赤肿（扁桃体肿大）者加射干、桔梗、蒲公英；发热者加生石膏、知母。

2. 风寒外袭

证候表现　风团色泽淡红，或中央白色周围红晕，伴有瘙痒。风吹、着凉或浸涉冷水后发作或加剧，得暖则减轻或消失。或恶寒畏风，口不渴，苔薄白，脉浮缓。

辨证要点　本证以风团色淡或白，遇冷加重为要点。急、慢性荨麻疹，冷性荨麻疹多见此证型。

治法主方　疏风散寒。麻黄汤合桂枝汤加味。

方药运用　常用药：麻黄、桂枝、白芍、黄芪、防风、荆芥、白鲜皮、甘草、大枣、生姜。瘙痒明显者可加五味子、柴胡。

3. 风湿热淫

证候表现　风团多为丘疹样疹块，瘙痒剧，若摩擦或搔破可出水甚至溃烂，舌质红，苔腻，脉滑。或伴有纳差、大便不调等。

辨证要点　本证以瘙痒剧，搔破可出水甚至溃烂、舌象为要点。儿童多见。丘疹性荨麻疹多见此种证型。

治法主方　疏风清热，除湿解毒。五味消毒饮加味。

方药运用　常用药：蒲公英、金银花、野菊花、土茯苓、赤芍、防风、白鲜皮、薏苡仁、苦参、黄柏等。若小便短赤加滑石、通草。

4. 虫积蕴发

证候表现　风团或红或白，时消时发，奇痒难忍，伴时有脐周腹痛，嗜食异物，睡中龂齿，形体偏瘦，大便不畅等虫证症状。苔多腻，脉滑。

辨证要点　本证以虫证症状为要，多在大便不畅通时发作或加剧。因"湿热生虫"故苔多腻，脉滑。

治法主方　驱虫祛风。使君子散加减。

方药运用　常用药：乌梅、使君子、胡黄连、槟榔、土茯苓、防风、柴胡、五味子等。大便干结或大便不畅者加生大黄通便以排虫。

5. 气血两虚

证候表现　风团色淡或与皮肤颜色相同，反复发作，经年不愈。若患儿素体多汗易感，则往往在汗出冒风时出现风团，且风团可为点状伴瘙痒；若久病或病后气耗血伤则可伴头昏眩晕、心烦失眠、食欲不振等。舌淡，苔薄，脉细。

辨证要点　本证以病情反复，迁延难愈为要点。表虚腠理不密，汗出风着而致者，伴见多汗易感等卫外不固见症；由病久或病后气耗血伤而发作者，则为血虚，故伴见气血亏虚、心神失养的其他见症。临床慢性荨麻疹、胆碱能性荨麻疹等多见此证型。

治法主方　卫外不固者治以益气固表祛风，玉屏风散加味；气血两虚者治以益气养血，祛风安神，归脾汤加减。

方药运用　常用药：玉屏风散加味用黄芪、白术、防风、五味子、柴胡、甘草等；归脾汤加减用黄芪、当归、党参、白术、茯神、龙眼肉、酸枣仁、防风、五味子、柴胡、甘草、大枣、生姜等。

【其他疗法】

一、中药成药

1. 荆防败毒散　用于风寒外袭证。

2. 防风通圣丸　用于风湿热淫证。

3. 湿毒清　用于风湿热淫证。

二、药物外治

外洗方　蛇床子 20g，明矾、荆芥各 12g，花椒 6g，土茯苓、苦参、食盐各 30g，白鲜皮 15g，煎水外洗，用 2～6 剂。治婴幼儿荨麻疹；晚蚕砂 30～100g，紫草 15g，煎汤乘热拭洗。

三、食疗方药

1. 绿豆刺蒺藜汤　绿豆 100g，刺蒺藜 15g。刺蒺藜纱布包，同绿豆加水煮汤，以蜂蜜调味。分次服。用于风热相搏证。

2. 生姜糖梅饮　生姜 50g，葱白 30g，乌梅 15g。煎水，加红糖调味。分次服。用于风寒外袭证。

3. 归芪乌蛇汤　当归 25g，黄芪 50g，乌梢蛇 1 条。前 2 种用纱布包，乌梢蛇去头、内脏和皮，加水煎煮至蛇肉烂熟，去纱布包，加猪油、盐、姜调味。分次服。用于气血两虚证。

4. 芝麻黑豆红枣汤　黑芝麻 10g，黑豆 30g，大枣 10 个。加水煮至黑豆烂熟。以红糖调味，分次服。用于气血两虚证。

四、针灸疗法

1. 体针　取风府、曲池、三阴交，宜泻法，留针 10～15 分钟。营血不足者，加补血海、公孙，每日或隔日 1 次；慢性以大肠俞为主；因食物动风及伴腹痛腹泻者，加针足三里；胸闷气急加针合谷、内关。

2. 耳针　肺区、肾上腺区、神门、内分泌区或耳后小静脉出血。

五、西医疗法

本病的根治，是去除病因；病因不明，则对症处理。

1. 抗组胺药　可选择性应用。

(1)盐酸赛庚啶：0.2mg/(kg·d)。可用于慢性或寒冷性荨麻疹的治疗。

(2)扑尔敏：0.4mg/(kg·d)。

2. 第二代 H_1受体拮抗剂

(1)盐酸西替利嗪滴剂：2～6 岁儿童，每次 0.5ml，1 日 1 次；或每次 0.25ml，1 日 2 次。6 岁以上儿童每次 1ml，1 日 1 次。

(2)氯雷他定(开瑞坦)：2～12 岁儿童：体重＞30kg：1 日 1 次，1 次 1 片(10mg)；体重≤30kg：1 日 1 次，1 次半片(5mg)。

3. H_2受体拮抗剂(如：甲氰咪胍、雷尼替丁)　与 H_1受体拮抗剂联合应用，可治疗腹痛明显的急性荨麻疹。

4. 抗纤维蛋白溶酶药　6-氨基己酸，0.1g/(kg·d)。对冷性荨麻疹有效。

5. 抗激肽药　抑肽酶 10 万单位/次，静注，隔日 1 次，每疗程 10～20 次。对慢性荨麻疹和血管神经性水肿有效。

6. 其他　钙剂及维生素 C 可降低毛细血管通透性，可使症状缓解。对顽固性的病例可酌情应用强的松口服或氢化可的松静脉滴入。如出现支气管痉挛或喉水肿的患儿可用 1∶1000 肾上腺素 0.1～0.3ml(或每次 0.01ml/kg)皮下注射。

7. 局部外治　外用止痒药。如 1%薄荷酮，炉甘石洗剂等。

【预防护理】

一、预防

1. 尽可能寻找并去除发病诱因。如积极防治肠道寄生虫病等。

2. 增强体质，可从平时保育着手，并配以适当药物，改善“素禀不耐”的状况。

二、护理

1. 注意防止患儿搔抓损伤皮肤。

2. 若出现急症时，要及时送医院救治。

3. 注意摄入富含维生素、纤维素的食物，保持大便通畅。

【文献选录】

《诸病源候论·风病诸候下》：“夫人阳气外虚则多汗，汗出当风，风气搏于肌肉，与热气并，则生瘖瘟。”

《小儿卫生总微论方·风疾瘾疹论》：“小儿风疾瘾疹者，小儿肌肤嫩，血气微弱，或因暖衣而腠理疏开，或天暄而汗津润出，忽为风邪所干，搏于血气，藏流于皮肤之间，不能消散，而成磈成狱），相连而生，其状如生姜片，轻者名曰风斑，不至改色。重者名曰瘾疹，改赤紫色，发瘙痒，搔之不解，甚者使人心神闷乱。右先看其色泽，白者以牛膝酒浸一宿，焙干为末，每服一钱或半钱，温酒调下。若色赤者，以灶下黄土研细末，生姜蜜水调下一钱或半钱。”

《幼幼集成·斑疹瘾疹证治》：“瘾疹多属于脾。以其隐隐在皮肤之间，发而多痒，或不红者，俗人名为风丹，加味羌活饮。”

【现代研究】

一、病因病机研究

白长川根据多年治疗荨麻疹临证观察，提出“邪伏浮络”说。指出“风为百病之长”，“无风不作痒”，导致慢性荨麻疹时发时止，缠绵难愈的伏邪即是风邪，或夹寒或夹热，袭人之所虚处。体虚邪侵，伏于浮络，再次感受外邪，则同气相求引动伏邪而发病。故正虚体质为发病基础，邪伏浮络为发病条件。并分邪伏卫分、邪伏营分、邪伏血分三个证型来论治。提出邪伏卫分者，汗而透之，主张用桂枝麻黄各半汤加减治疗；邪伏营分者，清而透之，以清营汤加减治疗；邪伏血分者，主张用佛手散合升降散加减治疗[1]。

宁旭等认为慢性荨麻疹与肺脾关系密切。肺脾主司皮毛肌肉，开窍于口鼻咽喉。而慢性荨麻疹的致敏原主要通过吸入、食入、注射和皮肤直接接触等方式进入机体，这些部位均为肺脾所分主区域，从而肺脾成为外邪入侵首犯之脏。病邪犯肺，则使肺对全身之气的生成和全身气机的治理和调节皆受到影响，因此久病致气虚，气虚则腠理疏松，卫外不固，病邪易犯。同时气虚则脾之运化功能失常，脾不能升清降浊，输布津液，致使水湿内停，而湿为阴邪，其性黏着，湿邪为病，加重气虚，以致慢性荨麻疹缠绵难愈，反复发生[2]。

陈会苓认为：湿邪是荨麻疹发病的外在因素。荨麻疹虽全年均可发病，但以长夏、初秋季节多发，夏秋之季，为一年之中湿气最盛的季节，再加之久居湿地，外湿易侵袭肌肤或湿邪困脾，致水湿停聚而发本病；脾虚湿盛是荨麻疹发病的内在因素，食物是荨麻疹的另一个重要致病因素，若患者平素饮食不节，嗜食肥甘腥膻以及生冷酒炙，劳伤脾胃，脾不运化水湿，则生湿动风，易发荨麻疹。湿邪是荨麻疹的直接致病因素，贯穿荨麻疹发病的始终[3]。

胡德华认为气血运行迟滞络脉闭阻是慢性荨麻疹的基本病机。气血运行迟滞，日久郁结成瘀，络脉闭阻而产生本病，所以瘀阻络脉是本病病理变化的基础；在治疗上活血化瘀应贯穿慢性荨麻疹的始终；加减桃红四物汤可作为治疗慢性荨麻疹的基本方[4]。

唐沙玲等从肝肺论治荨麻疹。认为荨麻疹病变特点与风相关，肺为娇脏，主气主卫，其位在首，外合皮毛，不耐寒热，外邪入侵，首受其苦。肝为刚脏，主藏血，属春木而主风，喜升发而恶抑郁，体阴用阳。当肝气郁久化火，火动则阳失潜藏，阳亢则内风生。故治疗上主张从疏风宣肺清热、平肝潜阳论治荨麻疹[5]。

二、治疗学研究

1. 辨证论治研究 耿学英介绍赵炳南治疗荨麻疹经验：①善祛卫分风邪，指出营卫失和，卫外不固复感风邪而诱发是荨麻疹发病的主要病机之一，风邪客卫是其发病的主要因素，故治疗时十分注重祛除卫分风邪。对于风热型荨麻疹，常用疏风解表药物有荆芥、防风、薄荷、蝉蜕、浮萍、桑叶、菊花等，作为一线用药；把牛蒡子、浮萍、僵蚕作为二线用药。对风热轻证以桑菊饮为主进行加减，旨在清热疏风止痒。对于风寒型荨麻疹，常用疏风解表药物有麻黄、防风、荆芥、杏仁、干姜皮、浮萍、蝉蜕等。对于慢性荨麻疹，认为卫分风邪亦是本病反复发作的重要因素之一，故在加强针对内因以治本的同时，也需要注意祛除风邪，常选用荆芥、防风、刺蒺藜、麻黄以疏表散风止痒。②重视营分调治，在急性荨麻疹或慢性荨麻疹的急性发作期，以营卫合邪，营热内扰为常见。外虽有风热或风寒之卫分表邪，体内亦常蕴有血热、湿热、郁热或滞热等，而致营分受扰。故应重视对营分热邪进行调治。对于慢性荨麻疹多为虚实夹杂证或虚证为主。以营血不足较为常见，故针对内因加强用药尤为重要，否则病情易反复发作。对于常见的营血不足、血虚受风型，治以滋阴和营、养血益气、疏散风邪之法。营血不足常用白芍、何首乌、熟地黄、当归、川芎、丹参、赤芍、生地黄等养血滋阴和营，可配黄芪益气养血固表。③临证常用自创的多皮饮和五皮五藤饮治疗荨麻疹，疗效显著[6]。

方家选采用自拟温肾和营汤治疗本病总有效率为92.9%。基本方：熟地黄24g，山药、山茱萸、制附子(先煎)、桂枝、白芍各12g，枸杞子15g，黑杜仲20g，甘草8g。上半身痒甚者加防风、蝉蜕各15g；下半身痒甚加地肤子15g、蛇床子10g。儿童酌减，水煎服，1日1剂，7日为1个疗程。注意忌食辛辣厚腻，避免情志过激；注意卫生，勿滥涂外用药，勿用手挤压皮损[7]。

沈明等采用补气祛风法治疗慢性荨麻疹。方药组成：黄芪、白术、防风、刺蒺藜、浮小麦、五味子各20g，1日1剂，水煎2次，早晚分服。加减：气虚甚者加党参；风盛者加桑叶；阴虚者加知母、黄柏；眠差者加酸枣仁、远志。连续治疗4周为1个疗程，疗程中患者均禁食辛辣刺激性食物。并观察治疗前后症状积分和嗜酸性粒细胞计数等指标的变化。结果表明治疗后EOS、症状积分等指标均有明显改善，与治疗前比较，差异有显著性意义($P<0.05$)[8,9]。

林少健等在临床中发现，血虚风燥型慢性荨麻疹多在下晡申酉时(15～19时)出疹，于平旦寅卯时(3～7时)消退。根据时间辨证，病属肝，故治疗中，在祛风养血润燥的《济生方》当归饮子基础上，加用引经药柴胡、香附、枳壳，达事半功倍之效[10]。

王根林对寒冷性荨麻疹采用固卫祛风汤进行治疗。药物组成：炙黄芪30g，炒白术、桂枝、杭白芍、生姜、防风各10g，徐长卿、刺蒺藜各15g，大枣10枚，甘草5g。1日1剂，头煎取药液400ml，二煎取300ml，混匀，早晚两次分服。1日1剂，4周为1疗程。辨证加减：畏寒肢冷反复发作加制附片，麻黄，乌梅；易于出汗，着风即起加煅龙骨，煅牡蛎，麻黄根；肢体疼痛加羌活，独活，细辛[11]。

2. 其他疗法研究 邓海清等采用脱敏组方配合敷脐疗法治疗慢性荨麻疹。脱敏组方基本方：防风、乌梅、蝉蜕、僵蚕各15g，地龙、甘草各10g，柴胡12g，滑石30g。敷脐疗法：取苦参、防风等份，分别研细末，装瓶备用。每次使用时各取10g，加入氯苯那敏片5粒，研细末混匀，取适量填入脐窝，以纱布固定，每天换药1次。将患者分3组治疗，时间分别为30、45和60天。结果表明三组间存在差异，以60天组最佳，其次依次为45天组、30天组。提示脱敏组方配合敷脐疗法治疗慢性荨麻疹治疗时间与疗效存在一定的时效关系[12]。

吕克己等采用刺络拔罐联合盐酸西替利嗪治疗慢性荨麻疹。方法:刺络拔罐1次,留罐15分钟。神阙穴用闪火法拔罐,大椎、肺俞、大肠俞、脾俞、肾俞穴等用刺络拔罐法,1日1次,4次为1节;隔3日再行第2节;同时口服盐酸西替利嗪10mg,1日1次[13]。

杨秀杰采用中药外洗治疗小儿丘疹性荨麻疹。具体药物如下:苦参、白鲜皮、威灵仙、苍耳子、地肤子、蛇床子各30g,生大黄、明矾、白及、芒硝各20g,花椒10g。研细末,用布袋装,水煎,先熏后洗,1日2次,连用5剂,1剂可用1~2日[14]。

参 考 文 献

[1] 阎若庸,阎超. 白长川教授从邪伏浮络论治慢性荨麻疹[J]. 中医研究,2008,21(11):55-57.

[2] 宁旭,黄莺. 从肺脾论治慢性荨麻疹临床观察[J]. 辽宁中医药大学学报,2008,10(9):73-74.

[3] 陈会苓. 从湿论治荨麻疹[J]. 山东中医杂志,2007,26(5):349-350.

[4] 胡德华,张华. 慢性荨麻疹从瘀论治[J]. 辽宁中医杂志,2008,35(9):1369-1370.

[5] 唐沙玲,江伟. 荨麻疹从肝肺论治[J]. 辽宁中医药大学学报,2008,10(2):13-15.

[6] 耿学英. 赵炳南治疗荨麻疹经验探讨[J]. 中医研究,2008,21(3):56-58.

[7] 方家选."温肾和营汤"治疗荨麻疹84例[J]. 江苏中医药,2007,39(2):32.

[8] 沈明,叶秋华,周文彬. 补气祛风法治疗慢性荨麻疹120例疗效观察[J]. 中国中西医结合皮肤性病学杂志,2006,5(4):217-218.

[9] 沈明,周文彬,叶秋华. 补气祛风汤对慢性荨麻疹症状及嗜酸性粒细胞计数影响的临床研究[J]. 中华中医药学刊,2007,25(6):1176-1177.

[10] 林少健,刘建新. 从时间论治血虚风燥型慢性荨麻疹30例疗效观察[J]. 新中医,2007,39(5):80-81.

[11] 王根林. 固卫祛风汤治疗寒冷性荨麻疹33例[J]. 陕西中医,2007,28(11):1505-1506.

[12] 邓海清,黄国荣,吴瑞林,等. 不同疗程对脱敏组方配合敷脐疗法治疗97例慢性荨麻疹疗效的影响[J]. 中医研究,2006,19(8):21-23.

[13] 吕克己,郑鹭,刘忠艳. 刺络拔罐联合盐酸西替利嗪治疗慢性荨麻疹的疗效观察[J]. 中国中西医结合皮肤性病学杂志,2006,5(4):225-226.

[14] 杨秀杰. 中药外洗治疗小儿丘疹性荨麻疹[J]. 皮肤病与性病,2007,29(1):24-25.

(韩新民　苏树蓉)

第六节　毒蛇、毒虫咬伤

【概述】

毒蛇、毒虫咬伤可致人产生一系列中毒症状,甚至死亡。分布在我国的毒蛇目前已知有四十余种,较常见而且危害较大的主要有眼镜蛇、眼镜王蛇、银环蛇、金环蛇(以上隶属眼镜蛇科)、海蛇(隶属海蛇科)、蝰蛇(隶属蝰科)、蝮蛇、五步蛇、竹叶青、龟壳花蛇(隶属蝮科)等。眼镜蛇科主要分布于长江以南;蝰蛇分布于广东、广西、福建、台湾;蝮蛇分布最广,特别在平原、丘陵地区较多;五步蛇、竹叶青、龟壳花蛇主要分布于长江流域和东南沿海各省;海蛇分布于我国近海。

毒虫种类很多,较常见的主要有蜈蚣、蝎子、毒蜘蛛、蜂类等。

毒蛇、毒虫主要出没于山林、田野、海边,小儿由于知识未开,若常在这些地区活动,最易被毒蛇、毒虫咬伤。故在这些地区积极防治毒蛇、毒虫咬伤,对于保障儿童健康具有重要意义。

毒蛇咬伤

【病因病理】

一、病因

在毒蛇上颌骨有两个大门(毒)牙与毒腺相通。咬人时,毒液经毒牙注入小儿体内而引起本病。

二、病理

毒液进入儿体,根据蛇毒的不同,可有风毒、火毒、风火毒等不同类型的发病情况。

1. 毒液侵蚀筋脉而至脏腑则发为风毒　主要由眼镜蛇科及海蛇科的毒蛇咬伤所致。毒液入儿体,侵蚀筋脉,可致筋脉不用,或致筋脉拘急而抽搐,进而毒邪内闭脏腑,正气消亡而见内闭外脱之危证。

2. 毒液入于营血而及脏腑则发为火毒　主要由蝰蛇、五步蛇、竹叶青等毒蛇咬伤所致。毒液入儿体直入营血,而见毒蕴营血之耗血、动血之证,甚可液竭气脱而亡。

3. 毒液入于营血、侵蚀筋脉而及脏腑则发为风火毒　主要由眼镜蛇、眼镜王蛇、蝮蛇等咬伤所致,兼有风毒、火毒的临床特征,病情最为危重。

现代研究认为:蛇毒成分较为复杂,主要由蛋白质、多肽类和多种酶组成。其有毒成分按作用机制和临床表现可归纳为:对神经系统有损害的神经毒(风毒类),对血液、循环系统有损害的血循毒(火毒类)及二者兼有的混合毒(风火毒)。其中神经毒可损害外周神经和中枢神经系统,大多具有神经肌肉阻断作用;血循毒可损害血液和心血管系统,引起严重出血和心脏损害,混合毒即神经系统和循环系统的损害同时出现(可有主次不同)。故凡被毒蛇咬伤,毒液注入可随血液或淋巴循环进入身体的其他部位,临床除见局部伤口外,均可见不同程度的全身中毒症状,尤其儿童的中毒症状会较重,预后亦较差。

【诊断与鉴别诊断】

一、诊断要点

1. 有蛇咬伤史。

2. 伤口有一对毒牙痕并伴有局部和全身症状。

二、鉴别诊断

主要与非毒蛇咬伤鉴别。如伤口无一对毒牙痕,只有2或4行均匀而细小的牙痕,且无局部和全身症状者,则为非毒蛇咬伤。

【辨证论治】

一、证候辨别

本病主要辨蛇毒类型而确定证候,即根据毒蛇的种类和临床特征来辨别。一般应根据地区分布、被咬时间(白天或夜晚)、环境(平原、丘陵、山区、竹林、树上、海中等)来估计毒蛇的种类。眼镜蛇科的蛇毒以风毒为主,以筋脉不用或拘急见症为要,且病情变化迅速;蝰蛇科、蝮蛇科蛇毒以火毒为主,临床以毒入营血耗血动血见症为要;眼镜蛇和蝮蛇的蛇毒为风火毒,兼有风毒与火毒的临床表现,病情最为危重。

二、治疗原则

以排毒、解毒为主要治疗原则,结合对症治疗。

三、急救处理

毒蛇咬伤后,毒液短期内可迅速扩散,若毒液由伤口直接进入血循环则可在短期内引起死亡，必须立即中西医结合急救。

1. 防止毒液扩散和吸收

(1)局部结扎：被毒蛇咬伤后，应立即在现场用止血带或毛巾衣料等结扎伤口的近心端2～3cm处，以阻断静脉血液和淋巴液回流力度，以阻止毒液扩散。但每隔15～20分钟，应放松1～2分钟，以防止结扎远端肢体发生缺血性坏死。待急救处理结束后方可解除，但咬伤已超过12小时，则不宜局部结扎。

(2)冲洗伤口：在田野、山林被咬伤后，可立即用泉水或冷开水冲洗，有条件时可用生理盐水或最好用5%依地酸二钠钙或1∶5000高锰酸钾水冲洗至流出的血水变为鲜红色为止。如伤口有毒牙残留，应迅速挑去。

(3)扩创排毒：是急救中很重要的一环。经结扎、冲洗处理后，尽快用消毒的手术刀沿毒牙痕的方向纵切开，若无毒牙痕发现、则作十字形切口(注意勿伤及肌腱、神经或血管)，促使毒液排出。排毒后，盖上无菌敷料，并可给冷敷12～24小时。

(4)吮吸排毒：可用抽吸器、吸奶器或拔火罐等方法多次反复吸引，尽量吸出毒液。紧急情况下可用口(口腔无溃疡者)吸吮，边吸边吐，并用清水漱口，以防吸吮者中毒。吸后，湿敷伤口，以利毒液继续流出。

2. 解毒

(1)中草药：经以上处理后，可根据当地条件选用以下有效的(新鲜)解毒中草药，如七叶一枝花、白花蛇舌草、半边莲、田基黄、八角莲、山海螺、白叶藤、紫花地丁、两面针、杠板归、青木香、蛇莓、徐长卿、墨旱莲、鬼针草、万年青、苦参、蒲公英等。取以上鲜草药一到数种，等量，洗净，捣烂取汁，内服外敷。

(2)蛇药：国内各种蛇药口服外敷。

(3)抗蛇毒血清：应尽早使用。抗蛇毒血清有单价和多价两种。单价抗蛇毒血清只适应于同类毒蛇咬伤，多价抗蛇毒血清对多种毒蛇咬伤均有效果，但若能确定毒蛇种类，宜用单价抗蛇毒血清。应用前应做皮肤试验，阴性时做静脉注射，阳性者可做脱敏疗法。若间隔36小时再作注射应重作皮试。一般用一次剂量即可，重症可重复一次同样剂量。

3. 减轻中毒反应和组织损害　肾上腺皮质激素的使用；同时可用三磷酸腺苷、辅酶A、正规胰岛素及维生素C等，加在25%葡萄糖注射液内静脉缓滴；利尿剂或甘露醇的使用等。

4. 严重症状的相应处理　如呼吸衰竭、休克、心脏骤停、急性肾衰竭等，均可参照有关章节抢救处理。

四、分证论治

1. 风毒

证候表现　患儿被咬后，伤口处症状不明显或仅有麻痒感。一般1～3小时出现全身症状。病情迅速发展而见：视力模糊，眼睑下垂，头晕嗜睡，无力，声音嘶哑，语言及吞咽困难，步履不稳，甚见肌肉麻痹，四肢瘫痪，呼吸困难，瞳孔散大，大小便失禁，发热、抽搐、昏迷，以至呼吸麻痹而死亡。一般病程较短，若能度过1～2天危险期后，可逐渐好转。

辨证要点　本证多由银环蛇、金环蛇、海蛇等咬伤引起。风毒为患，以病情变化迅速，病程短，肌肉麻痹，四肢瘫痪，抽搐、昏迷等为辨证要点。

治法主方　解毒祛风。五味消毒饮加味。

方药运用 常用药：忍冬藤、野菊花、蒲公英、紫花地丁、白花蛇舌草、半边莲、车前草、白僵蚕。大便干结者加生大黄、玄明粉；小便少加泽泻、萹蓄等。

2. 火毒

证候表现 伤口剧痛，肿胀明显，迅速向近心端发展。局部可发生水疱、血疱、坏死，伤口流血不止；全身出血可见皮肤有瘀点瘀斑，便血、尿血等；发热、心悸、烦躁不安甚至谵妄；或有黄疸，少尿或无尿，脉结代等。甚者面色苍白，四肢厥冷，呼吸急促，嘴唇爪甲青紫，脉微欲绝。

辨证要点 本证多由蝰蛇、五步蛇、竹叶青等毒蛇咬伤所致。火毒为患。故以局部剧痛肿胀甚至流血不止及全身之耗血、动血诸症为要。

治法主方 清热凉血解毒。犀角地黄汤加味。

方药运用 常用药：水牛角（先煎）、生地黄、赤芍、生山栀、黄连、牡丹皮、半边莲、半枝莲、蒲公英、紫花地丁等。大便秘结者加生大黄、玄明粉；小便短赤带血者加鲜白茅根、鲜大小蓟；尿少尿闭加生地黄、车前子、滑石、琥珀；若心悸、气短、肢冷、脉微可配合生脉散等。

3. 风火毒

证候表现 局部疼痛肿胀，伤口中心可变黑溃烂，周围红肿，伴发热、头昏、困倦无力、步态不稳、牙关紧闭、语言吞咽困难，甚至厥逆、呼吸困难；或局部显著肿胀剧痛，水疱、血疱或瘀斑，伴头晕、嗜睡、胸闷、呕吐、腹胀，甚至出血、脉结代等症。

辨证要点 本证多由眼镜蛇或蝮蛇咬伤所致。兼有风毒与火毒的症状而各有侧重。一般眼镜蛇毒以风毒症状为主兼火毒，蝮蛇毒以火毒症状为主兼风毒。

治法主方 清热解毒，凉血熄风。五味消毒饮合犀角地黄汤加减。

方药运用 常用药：蒲公英、紫花地丁、野菊花、水牛角片（先煎）、牡丹皮、生地黄、白僵蚕、半枝莲、半边莲、白花蛇舌草等。大便干结者加生大黄、玄明粉；小便短赤甚至尿血者加车前子、鲜白茅根、鲜大小蓟；呕吐者加姜竹茹、姜半夏等。

【其他疗法】

一、中药成药

1. 季德胜蛇药 内服外敷。用于各种毒蛇咬伤，尤其是蝮蛇。

2. 蛇伤解毒片（及注射液） 用于各种常见毒蛇咬伤。

3. 湛江蛇药 用于银环蛇、竹叶青蛇、眼镜蛇咬伤。

4. 上海蛇药 用于蝮蛇、五步蛇、蝰蛇、烙铁头蛇、竹叶青蛇等咬伤。

二、单方验方

1. 壁虎数只，放瓦上焙干研细。用香油调敷患处。

2. 半枝莲鲜草 30～60g，煎汤或捣汁服；半枝莲干草用 15～30g 煎服。亦可去掉粗硬梗茎，捣烂敷于局部。

三、针灸疗法

在手指的八邪穴或足趾的八风穴处，常规消毒后，用三棱针或粗针头沿与皮肤平行方向刺入 1～2cm，并将患肢呈下垂姿势，以利排出毒液。适宜伤口肿胀严重者。

四、食疗方药

1. 绿豆蒲公英饮 绿豆 120g，蒲公英 30g。煎水取汁，代茶饮。可清热解毒。

2. 苎麻根汤 苎麻根 15g，赤小豆 100g。苎麻根煎水取汁，入赤小豆煮至烂熟，加植物油和调味剂，分次服。可清热凉血，散瘀解毒。

【预防护理】

一、预防

1. 根据毒蛇的活动规律捕杀　如春季在洞口捕杀，夏季在田边、田间捕杀，冬季则挖洞捕杀或填塞洞穴。

2. 加强个人防护　在毒蛇分布的地区，夜间外出要穿上厚长裤、长袜及鞋，头戴帽子，手持木棒和手电筒等。加强识别毒蛇和应急处理的知识教育。

二、护理

1. 要让被咬者保持镇静，不要惊慌和奔走，以免加速毒液的吸收和扩散。

2. 饮食宜营养丰富而易于消化。

毒虫咬伤

【病因病理】

一般毒虫，如蜈蚣、蝎子、蜂等都含有毒质，人被毒虫咬刺，则毒质进入人体而出现局部或全身病变。

【诊断与鉴别诊断】

一、诊断要点

1. 有毒虫咬刺史。

2. 有相应的局部或全身临床症状(详见本章“分证论治”)。

二、鉴别诊断

应与毒蛇咬伤及不同毒虫咬伤之间进行鉴别。其鉴别要点有咬伤史、伤口表现及全身不同的中毒症状。

【辨证论治】

一、证候辨别

主要以毒虫咬伤后，伤口局部的表现和全身不同的中毒症状来辨别。

二、治疗原则

以解毒为基本大法。根据不同的临床表现，或局部解毒，或全身解毒治疗。

三、分证治疗

1. 蜈蚣咬伤

临床表现　伤处剧痛与红肿，甚可致局部溃烂，伴发热、头晕、头痛、恶心、呕吐等。

辨证要点　蜈蚣有一对尖形腭牙，其毒液顺尖牙注入被咬儿体。一般小蜈蚣咬伤，仅引起局部剧痛与红肿；而热带大蜈蚣咬伤，不仅局部症状重，还可出现发热等全身症状。

治法　解毒。

治疗　采取以下措施。

(1)立即用肥皂水、3%氨水或5%碳酸氢钠溶液洗净伤口，并用下述任何一种草药，如鲜扁豆叶、鲜蒲公英、鱼腥草、芋头等，捣烂外敷伤口；或用季德胜蛇药外涂伤口周围(不可直接涂在伤口上)。

(2)止痛可采用冷敷，或用0.25%～0.5%普鲁卡因伤口周围封闭。

(3)有全身症状者可内服五味消毒饮加味。必要时可用可的松类激素治疗。

2. 蝎子螫伤

临床表现　伤处烧灼痛、红肿，或伴流涎、流泪、畏光、恶心、呕吐、唇舌强硬、头昏、头痛、嗜睡、汗出、气急、脉细弱，严重者可见便血、呼吸困难、口唇青紫、吐泡沫痰，甚至抽风、昏迷至内闭外脱。

辨证要点 蝎子多分布在温暖又特别干燥的地区，蝎子尾部末节有一弯刺与毒液腺相通，尾刺螫人时，毒液注入人体。小蝎子螫伤仅引起局部症状，大蝎子螫伤后，除局部症状外，还可见全身症状。严重者多见于幼儿。蝎毒主要为风毒(神经毒)，故见上述诸症。

治法 解毒为主，配合对症治疗。

治疗 蝎子螫伤一般无碍生命。若重症或幼儿螫伤，可按毒蛇咬伤的救治原则救治。

(1)迅速拔除毒刺，在螫伤处上方缚以止血带，或用0.25%～5%普鲁卡因封闭，局部可冷敷或喷以氯乙烷。

(2)为清除毒液，可切开螫伤处，先以氨水、石灰水或高锰酸钾溶液冲洗，然后以火罐吸毒，若口腔黏膜无破损，也可用口吮吸。

(3)局部敷药：用南通蛇药数片，以冷开水调成糊状，在伤口周围约3cm处敷成一圈；也可选用醋调明矾粉或水调雄黄及枯矾各半，或大蜗牛1只连壳捣烂，外敷伤口；或用鲜蛇莓、薄荷叶、大青叶等捣烂外敷。

(4)内服五味消毒饮加味。

(5)中毒严重者，可用特效抗蝎毒血清，或用肾上腺皮质激素。

(6)对症及支持治疗，如止痛、抗惊厥、补液等。

3. 毒蜘蛛螫伤

临床表现 伤处疼痛、红肿或坏死，或仅见苍白、发红，或起荨麻疹、疼痛或无疼痛。可见全身无力，眩晕，恶心、汗出，腹痛，发热，双足麻木及刺痛感，严重者血压先升高后降低而见厥逆，呼吸窘迫，谵妄或惊厥。

辨证要点 一般的蜘蛛螫伤，毒性不大，可仅见局部症状。而有一种致命红斑蛛(又名“黑寡妇”)的毒液含有风毒(神经毒)，螫伤儿体后局部可呈苍白、发红或起荨麻疹，疼痛或无痛。全身症状儿童较成人严重，多有惊厥。

治法 以解毒为主，配合对症治疗。

治疗 采取以下措施。

(1)四肢伤口上方可缚以止血带，每15～30分钟松开1～2分钟；躯体伤口可用0.5%普鲁卡因环形封闭。扩大创口，抽吸毒液，然后用石炭酸烧灼，再解脱止血带。伤口周围可敷南通蛇药或草药半边莲等。

(2)雄黄6g，青黛9g，梅片1.5g，研细末。分次服下，应注意服药后反应。

(3)静脉滴注葡萄糖盐水以加速毒物排泄。

(4)若要较快减轻症状亦可选用肾上腺皮质激素。

(5)对症治疗，如镇痛、抗惊厥等。

4. 蜂类螫伤

临床表现 局部红肿和刺痛，数小时后可自行消失。若身体多处被螫伤，可见头晕、恶心、发热、烦躁不安等全身症状；或颜面特别是唇与眼睑肿胀，荨麻疹，鼻塞，喉头水肿，腹痛，恶心，呕吐，血压下降，神志不清至昏迷，甚者死亡。

辨识要点 绝大多数蜂螫伤仅仅有明显的局部症状且可自行消失。如惊动窠蜂则身体多处被螫伤且有全身症状。黄蜂螫伤较蜜蜂严重。蜂毒主要是风毒(神经毒)。出现颜面特别是唇与眼睑肿胀等症，甚至危及生命而死亡者，则多为对蜂毒过敏，甚至引起过敏性休克所致。

治法 以解毒为主，配合对症治疗。

治疗 采取以下措施。

(1)黄蜂刺人后会将尾刺收回；而蜜蜂刺人后刺犹留在皮内，所以应立即拔除蜂刺。蜜蜂螫伤者，用肥皂水、3%氨水、5%氨水，5%碳酸氢钠溶液等之任一种洗敷伤口，若为黄蜂则用食醋。

(2)伤口周围可搽以南通蛇药，或选用草药青苔、半边莲、七叶一枝花、紫花地丁捣碎外敷。

(3)有过敏反应者，迅速静脉注射地塞米松5～10mg，并肌内注射抗组胺药物或肾上腺素。

(4)对症处理。

【其他疗法】

单方验方

1. 生蒜头1头，打烂，搽于伤口处，或取汁涂。治蜈蚣咬伤，兼治蝎、蜂蜇伤。

2. 碱水，洗蝎螫处，亦治蜈蚣咬伤。

3. 马齿苋50g，捣汁1杯，兑开水服，渣敷患处。治蜂螫伤。

4. 韭菜30g，捣烂外敷。治蜂螫伤。

5. 露蜂房，研为细末，猪油调敷，或以之熬水洗。治蜂螫伤。

6. 鲜夏枯草，捣烂，涂搽患处。治蜂螫伤。

7. 鲜薄荷叶少许，捣烂涂。治蜂螫伤。

8. 鲜青蒿，捣烂如泥，敷患处。治黄蜂螫伤。

9. 生姜，捣汁，加清油调和，搽患处。治蜘蛛咬伤。

10. 桃叶，捣敷。治蜘蛛咬伤。

【文献选录】

《小儿卫生总微论方·诸虫咬蜇论》："小儿有为诸毒虫咬蜇者，多于夏热之时，取凉解脱，就地坐卧，忽然误有触遇，因被咬蜇，其痛不可忍，直至终夜乃歇，甚者连引一边，痛无少止。"

《保婴撮要·风犬伤附蛇虫痛伤》："治蛇蝎蜈蚣等恶虫所伤，用大蒜切片置痛，以艾壮于灸之，毒气顿解，痛即止。又方：用白矾于灯上烧汁，滴于痛处，或用贝母末，酒调服之，神效。或用南星末，醋调上擦之。或黄蜡烧滴患处亦妙……治蜘蛛咬一身生癞，羊乳一味饮之。……治毒蚁螫人，用雄黄一钱、麝香五分，研细，生麻油调涂之。"

《外科证治全书·附中毒类》："……中蜈蚣毒：雄黄、鸡冠血浸舌并咽之。"

【现代研究】

一、诊断研究

欧阳向华等从伤口局部特征区分：①神经毒类毒蛇伤时，牙痕一般2个，为针尖样，呈"..''形，牙距较小，常在10mm以内，牙痕较难观察到。被该蛇咬伤后局部症状不明显，仅有痒感和麻木感，伤口不红、不肿、不痛。②血循毒类蛇伤时，牙痕呈"..''形，较神经类毒蛇咬伤伤口深大，间距也更宽，伤口局部疼痛、灼痛，且有压痛。患处肿胀，并呈向心性蔓延。伤口周围常有血水疱、瘀斑，严重形成溃疡。常伴有局部淋巴结肿痛，后期有伤口流血不止。五步蛇咬伤后上述症状出现得更早更重，重者早期即可出现伤口流血不止。③混合毒类蛇伤时，牙痕呈"••"形，牙痕深大，牙距较宽，常在10mm以上。伤口疼痛明显，出血不多，很快闭合成紫红色或黑色斑点。周围皮肤迅速红肿，患肢有明显压痛局部出现水疱血疱组织坏死并可形成溃疡。眼镜王蛇伤短时间内出现严重的全身的中毒症状；眼镜蛇伤较快出现始发的向心性肢体溃疡等[1]。

吴孝慎将毒蛇咬伤分为三型：风毒类型（神经毒）、火毒类型（血循毒）、风火毒（混合毒）；并与毒虫（螫）伤进行了鉴别：①蜈蚣：相似症状：剧痛，局部伤口周围红肿，可有组织坏死现象。鉴别要点：伤口牙痕排列呈"◀▶"形状，伤口无麻木感，全身症状极轻或无。②蝎子：相似症状：局部伤口周围有麻、痛感。鉴别要点：常有流泪、流涎反应。③野蜂：相似症状：局部肿痛甚重，有时有畏寒、头昏等全身症状。鉴别要点：伤口无麻木，有多个点状伤口，而且伤口多在头面部。④蚂蝗：相似症状：伤口疼痛极轻，但流血不止。鉴别要点：伤口痒但疼痛轻，不肿，无麻木，全身无中毒反应。⑤毒蜘蛛：相似症状：伤口剧痛，麻木，可有组织坏死。鉴别要点：无典型蛇伤牙痕，全身中毒症状轻。⑥毛辣虫：相似症状：表皮损伤，局部红肿。鉴别要点：有片状表皮损伤表现，无典型牙痕，伤口痒而不痛[2]。

二、治疗学研究

1. 辨证论治研究　高国宇提出毒蛇咬伤治疗八项注意：①毒蛇咬伤后切勿紧张忙乱。②缚扎应张弛有度。③扩创排毒切口勿过大过深。④治疗勿忘注射破伤风抗毒素。⑤勿忘早期综合治疗。⑥蛇药运用勿轻投浅尝。⑦运用中药治疗毒蛇咬伤应辨证与辨病相结合。⑧治疗伤勿忘心、肝、肾及神经系统功能的损害[3]。

方咏报道了赖振添治疗毒蛇咬伤经验，根据不同类型的毒蛇咬伤后出现不同症状，进行辨证论治。凡伤于风毒（神经毒）者，治宜活血祛风为主，方用活血祛风解毒汤。伤于火毒（血循环毒）者，宜清热解毒、凉血解毒为主，方用清热解毒化瘀汤，桃红四物汤加减，犀角地黄汤加减。伤于风火毒（混合毒）者，则活血祛风、清热解毒和凉血止血合用，治法：①偏于风毒者，宜清热解毒，凉血止血为主。方药及加减参见"风毒"治疗。②偏于火毒者，宜清热解毒，凉血止血。方药及加减参见"火毒"中热毒炽盛证治疗。③风火兼盛者，宜祛风解毒，清热凉血。处方：半边莲、重楼、白花蛇舌草各 30g，白芷、当归、五灵脂各 9g，生大黄（后下）10g，蜈蚣 6g[4]。

龚桂烈采用家传六月寒散Ⅰ号及Ⅱ号方治疗毒蛇咬伤，药源易得，价廉，基层都可应用，疗效优良。外用六月寒散Ⅰ号方：六月寒、白花蛇舌草各 10g，蛇难爬、侧耳根、水竹扁、虎杖、七叶一枝花、山慈菇、见肿消、满天星、半边莲、金银花、山栀各 5g。共研细末，酒水各半调敷患处，1 日 1 次。内服六月寒散Ⅱ号方：六月寒、半边莲、黄柏、山栀、金银花、七叶一枝花、蒲公英、车前草、白芷、白茅根各 10g，大黄 3g，鸦胆子根皮 5g，黄连 6g。1 日 1 剂，1 日服 4 次。发热加生地黄、金银花、连翘各 10g；热盛伤津加玄参、麦门冬、天门冬各 10g；出血加田七粉、仙鹤草、旱莲草、藕节各 10g；痛甚加青木香、延胡索各 10g；喉痛加射干 10g，山豆根 5g；痰多加浙贝母、法半夏各 10g；恶心呕吐加竹茹、生姜各 10g；四肢厥冷、脉细沉微等阳气衰微者，加人参、附片、黄精各 10g，甘草 5g，可输生脉注射液[5]。

阙华发等以清热解毒、通利二便为治疗大法。用蛇伤败毒汤：半边莲、半枝莲、蚤休、白花蛇舌草各 30g，生大黄（后下）12g，枳实、车前草各 15g。作为基础方内服，并根据蛇毒类型，辨证加减[6]。

李文豪等用三黄散治疗毒蛇咬伤致肢体肿胀，疗效满意。治疗方法：黄芩、黄柏、大黄各等份（1∶1∶1）研成细粉后，红外线消毒，装袋备用。用络合碘将患肢清洗，有水疱、血疱处用针刺放出疱内液体，保留疱皮，将三黄散用蜂蜜、温水各半调成糊状，涂敷于事先截好的牛皮纸上，再包扎于受伤的肢体，注意保持湿润，每日换药3～5次不等，换药清洗只须用温水即可。如有切开排毒创口，不可涂敷三黄散，宜用雷佛奴尔纱布包扎[7]。

2. 其他疗法研究 钟健荣等用拔罐疗法治疗毒蛇咬伤。拔罐疗法的步骤：①在负压抽吸之前充分清洗伤口，避免在切开引流时把伤口外的蛇毒带进体内。②用三棱针在毒蛇咬伤伤口附近或在肿胀最明显的部位针刺3～5处，深度3～5mm；然后用拔罐治疗仪或拔火罐或自制负压装置在针口和伤口处作局部负压吸引，一般吸出“黄水”(蛇毒与组织液混合物)50～100ml；若为血循毒类或混合毒类毒蛇咬伤，可酌量增加吸出量，最多达300ml。治疗中视患处的肿胀程度可连续多天抽吸，通过排出“黄水”，减少机体对蛇毒的吸收，不但能纠正患肢循环障碍，而且能抑制病情的发展。③以牙痕为中心予糜蛋白酶局部浸润注射，使蛋白酶与蛇毒充分接触，以达到有效破坏蛇毒的效果，并给予抗蛇毒血清，预防感染，中药制剂和对症处理[8]。

肖由美等采用七味中草药外敷治疗毒蛇咬伤。该疗法有简便易行，疗效可靠，药材易得和不忌食等优点。治疗方法：取红冬青、山鸡椒、胱皮藤、威灵仙、芙蓉叶、虎杖、水杨梅叶七味剂量相等的中草药研为细末备用。对患者进行清创消毒后，根据伤口形状，用手术刀把伤口切开成“＋”、“//”、“\\\\”等形，再次清创后用凉开水调七味中草药合成粉剂30～50g敷上。如伤口靠近动脉或静脉血管，应顺其边缘扩创勿伤及血管；如患肢有捆扎绳带，应在敷药后立即解除；如局部有发热，应在敷药后研大黄末用水调后反复涂搽发热四周；如皮肤有散在性水疱，应在敷药后刺破水疱排尽毒水，然后干掺炉甘石粉。头晕、呕吐可取六神丸适量内服。治疗期间每日换药1次，不忌食[9]。

罗丽柏用土三七外敷毒蛇咬伤局部炎症水肿疗效满意。治疗方法：新鲜土三七洗净捣烂，加入5～10g红糖，拌匀，均匀地外敷伤肢红肿处，1日1次。伤口有溃烂坏死者，则清除坏死组织，每天清洗伤口后，用庆大霉素8万U，654-2 10mg，胰岛素4U，生理水50ml混合，纱布湿敷创面，频谱仪照射1日2次，每次30分钟，以扩张血管，改善血液循环，促进组织生长，若创面过大难以愈合，必要时外科植皮治疗[10]。

参考文献

[1] 欧阳向华，卢德文，周宁，等．常见毒蛇咬伤早期中毒的快速诊治[J]．现代医院，2008，8(4)：53-54.

[2] 吴孝慎．毒蛇咬伤和毒虫咬(蜇)伤的鉴别诊断[J]．蛇志，2001，13(4)：33-34.

[3] 高国宇，王晓红．毒蛇咬伤治疗8项注意[J]．现代中西医结合杂志，2001，10(5)：433-434.

[4] 方咏，张晓波，赖振添．赖振添教授治疗毒蛇咬伤经验介绍[J]．新中医，2005，37(4)：15-16.

[5] 龚桂烈．六月寒散治疗毒蛇咬伤39例[J]．四川中医，2004，22(9)：84.

[6] 阙华发，唐汉钧，邢捷，等．解毒排毒法内外合治毒蛇咬伤的临床研究[J]．上海中医药大学学报，2006，20(3)：24-26.

[7] 李文豪．三黄散治疗毒蛇咬伤致肢体肿胀60例[J]．中国中医急症，2007，16(10)：1276.

[8] 钟健荣，高鄂．拔罐治疗仪在毒蛇咬伤早期的应用与疗效[J]．蛇志，2008，20(2)：129-130.

[9] 肖由美，肖由雄．采用七味中草药外敷治疗毒蛇咬伤267例疗效观察[J]．蛇志，2001，13(4)：30-31.

[10] 罗丽柏．土三七外敷毒蛇咬伤局部炎症水肿180例[J]．辽宁中医杂志，2006，33(10)：1289.

(韩新民　苏树蓉)

附 篇

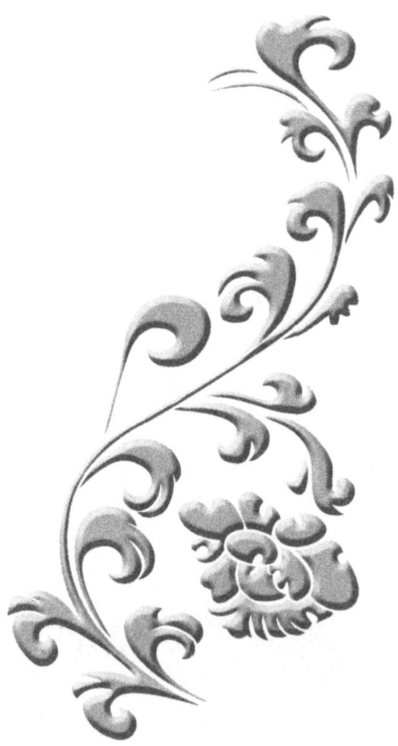

一、方剂汇编

一　画

一贯煎(《柳州医话》)　麦冬　沙参　当归　生地黄　枸杞子　川楝子

二　画

二冬汤(《医学心悟》)　天冬　麦冬　天花粉　黄芩　知母　甘草　人参

二至丸(《证治准绳》)　旱莲草　女贞子

二豆散(《医宗金鉴》)　赤小豆　豆豉　天南星　白蔹

二术二陈汤(《古今医统大全》)　苍术　白术　陈皮　半夏　茯苓　甘草

十灰散(《十药神书》)　大蓟　小蓟　侧柏叶　荷叶　茜根　棕榈皮　山栀　白茅根　大黄　牡丹皮

十枣汤(《伤寒论》)　大戟　甘遂　芫花　大枣

十全大补汤(《太平惠民和剂局方》)　人参　白术　茯苓　甘草　当归　川芎　熟地　白芍　黄芪　肉桂

丁萸理中汤(《医宗金鉴》)　丁香　吴茱萸　党参　白术　干姜　炙甘草

七味白术散(《小儿药证直诀》)　人参　茯苓　白术　甘草　藿香　木香　葛根

七味都气丸(《医宗已任编》)　地黄　山萸肉　山药　牡丹皮　茯苓　泽泻　五味子

八正散(《太平惠民和剂局方》)　车前子　瞿麦　萹蓄　滑石　栀子　甘草　木通　大黄

八珍汤(《正体类要》)　当归　川芎　熟地黄　白芍　人参　白术　茯苓　甘草

人参白虎汤(《伤寒论》)　知母　石膏　粳米　炙甘草　人参

人参固本丸(《医方类聚》)　生地黄　熟地黄　天门冬　麦门冬　人参

人参败毒散(《类证活人书》)　柴胡　甘草　桔梗　人参　川芎　茯苓　枳壳　前胡　羌活　独活

人参养荣汤(《太平惠民和剂局方》) 黄芪 当归 桂心 甘草 橘皮 白术 人参 白芍药 熟地黄 五味子 茯苓 远志

人参理肺散(《卫生宝鉴》) 麻黄 木香 当归 人参 杏仁 御米壳

人参五味子汤(《幼幼集成》) 人参 白术 茯苓 五味子 麦门冬 炙甘草

九转黄精丹(《全国中药成药处方集》) 当归 黄精

三 画

三仁汤(《温病条辨》) 杏仁 白蔻仁 薏苡仁 厚朴 半夏 通草 滑石 竹叶

三甲散(《温疫论》) 鳖甲 穿山甲 龟甲 蝉蜕 白僵蚕 牡蛎 当归 白芍 甘草 䗪虫

三妙丸(《医学正传》) 黄柏 苍术 牛膝

三拗汤(《太平惠民和剂局方》) 麻黄 杏仁 甘草

三金汤(经验方) 金钱草 海金沙 鸡内金 石韦 冬葵子 瞿麦 延胡索 郁金 当归 山药 茯苓

三黄汤(经验方) 大黄 黄柏 黄芩

三子养亲汤(《韩氏医通》) 紫苏子 白芥子 莱菔子

三甲复脉汤(《温病条辨》) 炙甘草 生地黄 白芍 牡蛎 麦冬 阿胶 麻仁 鳖甲 龟甲

三黄石膏汤(《伤寒总病论》) 石膏 黄连 黄柏 黄芩 香豆豉 栀子 麻黄

大安丸(《丹溪心法》) 山楂 神曲 半夏 茯苓 陈皮 萝卜子 连翘 白术

大补阴丸(《丹溪心法》) 黄柏 知母 熟地黄 龟甲 猪脊髓

大补元煎(《景岳全书》) 人参 山药 熟地黄 杜仲 枸杞子 当归 山萸肉 炙甘草

大定风珠(《温病条辨》) 白芍 阿胶 龟甲 地黄 麻仁 五味子 牡蛎 麦冬 炙甘草 鳖甲 鸡子黄

大青龙汤(《伤寒论》) 麻黄 桂枝 甘草 杏仁 生姜 大枣 石膏

大承气汤(《伤寒论》) 大黄 厚朴 枳实 芒硝

大秦艽汤(《素问病机气宜保命集》) 秦艽 羌活 独活 升麻 防风 威灵仙 当归 苍术 茯苓 泽泻

大柴胡汤(《伤寒论》) 柴胡 黄芩 半夏 枳实 白芍 大黄 生姜 大枣

大黄䗪虫丸(《金匮要略》) 大黄 黄芩 甘草 桃仁 杏仁 芍药 地黄 干漆 虻虫 水蛭 蛴螬

大菟丝子丸(《太平惠民和剂局方》) 菟丝子 鹿茸 肉桂 石龙芮 附子 泽泻 熟地黄 牛膝 山茱萸 杜仲 茯苓 肉苁蓉 续断 石斛 防风 补骨脂 荜茇 巴戟天 茴香 川芎 五味子 桑螵蛸 覆盆子 沉香

大黄黄连泻心汤(《伤寒论》) 大黄 黄连

千金苇茎汤(《备急千金要方》) 芦根 桃仁 薏苡仁 冬瓜仁

小青龙汤(《伤寒论》) 麻黄 桂枝 芍药 细辛 半夏 干姜 五味子 甘草

小陷胸汤(《伤寒论》) 黄连 半夏 瓜蒌实

小承气汤(《伤寒论》) 大黄 厚朴 枳实

小柴胡汤(《伤寒论》) 柴胡 黄芩 人参 炙甘草 生姜 半夏 大枣

小蓟饮子(《济生方》) 生地黄 小蓟根 滑石 木通 炒蒲黄 淡竹叶 藕节 山栀 甘草 当归

己椒苈黄丸(《金匮要略》) 防己 椒目 葶苈 大黄

四 画

王不留行散(《太平圣惠方》) 王不留行 甘遂 石韦 冬葵子 木通 车前子 滑石 蒲黄 赤芍 当归 桂心

王氏清暑益气汤(《温热经纬》) 西洋参 石斛 麦冬 黄连 竹叶 荷梗 知母 甘草 粳米 西瓜翠衣

天花粉散(《类证治裁》) 天花粉 生地黄 麦门冬 干葛 五味子 甘草 粳米

天王补心丹(《万病回春》) 人参 五味子 当归 天门冬 麦门冬 柏子仁 酸枣仁 玄参 白茯神 丹参 桔梗 远志 黄连 生地黄 石菖蒲

天麻钩藤饮(《中医内科杂病证治新义》) 天麻 钩藤 生决明 山栀 黄芩 川牛膝 杜仲 益母草 桑寄生 夜交藤 朱茯神

五皮饮(《中藏经》) 生姜皮 桑白皮 陈橘

皮　大腹皮　茯苓皮

五苓散(《伤寒论》)　桂枝　茯苓　泽泻　猪苓　白术

五虎汤(《证治汇补》)　麻黄　杏仁　石膏　甘草　桑白皮　细茶

五淋散(《太平惠民和剂局方》)　赤茯苓　木通　淡竹叶　滑石　山栀　赤芍　甘草　茵陈

五加皮散(《仁斋直指小儿方论》)　真五加皮　牛膝　酸木瓜

五子衍宗丸(《摄生众妙方》)　枸杞子　覆盆子　菟丝子　五味子　车前子

五味消毒饮(《医宗金鉴》)　野菊花　金银花　蒲公英　紫花地丁　紫背天葵子

不换金正气散(《太平惠民和剂局方》)　苍术　厚朴　陈皮　甘草　藿香　半夏

止痉散(经验方)　全蝎　蜈蚣　天麻　僵蚕

牛黄清心丸(《景岳全书》)　黄连　黄芩　山栀仁　郁金　辰砂　牛黄

升阳除湿汤(《医方集解》)　独活　羌活　藁本　防风　甘草　蔓荆子　苍术　升麻　麦芽　神曲　猪苓　泽泻

升清降浊汤(《张皆春眼科证治》)陈皮　半夏　茯苓　薏苡仁　车前子　枳壳　生荷叶

化毒丹(《外科精义》)　没药　乳香　草乌头　浮石　巴豆

化斑汤(《张氏医通》)　黑参　牛蒡子　柴胡　荆芥　防风　连翘　木通　枳壳　蝉蜕　生甘草　灯心　淡竹叶

匀气散(《医宗金鉴》)　陈皮　桔梗　炮姜　砂仁　木香　炙甘草　红枣

丹栀逍遥散(《内科摘要》)　柴胡　当归　白芍　白术　茯苓　甘草　薄荷　生姜　牡丹皮　山栀

乌头汤(《金匮要略》)　麻黄　乌头　黄芪　芍药　甘草　白蜜

乌梅丸(《伤寒论》)　乌梅　细辛　干姜　川椒　黄连　黄柏　桂枝　附子　人参　当归

六味汤(《喉科秘旨》)　桔梗　生甘草　防风　荆芥穗　僵蚕　薄荷

六神丸(《雷允上诵芬堂方》)　牛黄　珍珠　麝香　冰片　蟾酥　雄黄

六磨汤(《世医得效方》)　沉香　木香　槟榔　乌药　枳实　大黄

六君子汤(《世医得效方》)　人参　白术　茯苓　甘草　陈皮　半夏

六味地黄丸(《小儿药证直诀》)　熟地黄　山茱萸　山药　茯苓　泽泻　牡丹皮

五　画

平胃散(《太平惠民和剂局方》)　苍术　厚朴　陈皮　甘草

玉女煎(《景岳全书》)　石膏　熟地黄　牛膝　知母　麦冬

玉枢丹(《麻科活人全书》)　山慈菇　五倍子　红大戟　麝香　千金子霜　朱砂　雄黄

玉真散(《外科正宗》)　南星　防风　白芷　天麻　羌活　白附子

玉露散(《小儿药证直诀》)　甘草　石膏　寒水石

玉屏风散(《医方类聚》)　防风　黄芪　白术

术附汤(《活幼口议》)　附子　白术　干姜　甘草

甘麦大枣汤(《金匮要略》)　甘草　小麦　大枣

甘露消毒丹(《医效秘传》)　滑石　淡芩　茵陈　藿香　连翘　石菖蒲　白豆蔻　薄荷　木通　射干　川贝母

石韦散(《古今录验》)　通草　石韦　王不留行　滑石　甘草　当归　白术　瞿麦　芍药　天葵子

右归丸(《景岳全书》)　熟地黄　山药　山茱萸　枸杞　鹿角胶　菟丝子　杜仲　当归　肉桂　制附子

右归饮(《景岳全书》)　熟地黄　山药　山茱萸　枸杞　甘草　杜仲　肉桂　制附子

左归饮(《景岳全书》)　熟地黄　山药　枸杞　炙甘草　茯苓　山茱萸

左金丸(《丹溪心法》)　黄连　吴茱萸

龙胆泻肝汤(《太平惠民和剂局方》)　龙胆草　黄芩　栀子　泽泻　木通　车前子　当归　生地黄　柴胡　甘草

可保立苏汤(《医林改错》)　黄芪　党参　白术　甘草　当归　白芍　酸枣仁　山萸　枸杞子　补骨脂　核桃

归脾汤(《正体类要》)　白术　当归　白茯苓　黄芪　龙眼肉　远志　酸枣仁　木香　甘草　人参

四妙丸(《成方便读》) 黄柏 苍术 牛膝 薏苡仁 威灵仙 羊角灰 白芥子 苍耳

四物汤(《仙授理伤续断秘方》) 白芍 当归 熟地黄 川芎

四苓散(《丹溪心法》) 茯苓 猪苓 白术 泽泻

四逆汤(《伤寒论》) 甘草 干姜 附子

四君子汤(《太平惠民和剂局方》) 白术 茯苓 人参 甘草

四神丸(《内科摘要》)补骨脂 肉豆蔻 五味子 吴茱萸 大枣 生姜

仙方活命饮(《校注妇人良方》) 穿山甲 天花粉 甘草 乳香 白芷 赤芍 贝母 防风 没药 皂角刺 当归尾 陈皮 金银花

冬地三黄汤(《温病条辨》) 麦门冬 生地黄 玄参 黄连 黄柏 黄芩

失笑散(《太平惠民和剂局方》) 五灵脂 蒲黄

生脉散(《医学启源》) 麦冬 五味子 人参

生铁落饮(《医学心悟》) 天冬 麦冬 胆南星 贝母 橘红 远志 石菖蒲 连翘 茯苓 茯神 玄参 钩藤 丹参 辰砂 生铁落

白虎汤(《伤寒论》) 石膏 知母 粳米 甘草

白头翁汤(《伤寒论》) 白头翁 秦皮 黄芩 黄柏

白虎加桂枝汤(《金匮要略》) 石膏 知母 甘草 粳米 桂枝

半夏泻心汤(《伤寒论》) 半夏 黄芩 干姜 甘草 人参 黄连 大枣

半夏白术天麻汤(《医学心悟》) 半夏 白术 天麻 陈皮 茯苓 甘草 生姜 大枣 蔓荆子

加味二妙丸(《杂病源流犀烛》) 当归 防己 萆薢 苍术 黄柏 牛膝 龟甲

加减复脉汤(《温病条辨》) 炙甘草 生地 白芍 麦冬 阿胶 麻仁

加味桔梗汤(《医学心悟》) 桔梗 甘草 贝母 橘红 金银花 薏苡仁 葶苈子 白及

加减葳蕤汤(《重订通俗伤寒论》) 生葳蕤 葱白 桔梗 白薇 淡豆豉 薄荷 炙甘草 大枣

加味六味地黄丸(《医宗金鉴》) 熟地黄 山萸肉 山药 茯苓 泽泻 牡丹皮 鹿茸 五加皮 麝香

加减黄连阿胶汤(《温病条辨》) 黄连 阿胶 黄芩 炒生地黄 生白芍 炙甘草

加减不换金正气散(《保命歌括》) 藿香 苍术 厚朴 陈皮 砂仁 白芷 半夏 茯苓 炙甘草 人参 神曲

六 画

巩堤丸(《景岳全书》) 熟地 菟丝子 白术 北五味 益智仁 补骨脂 附子 茯苓 家韭子

地榆丸(《普济方》) 地榆 当归 阿胶 黄连 诃子肉 木香 乌梅肉

芍药甘草汤(《伤寒论》) 芍药 甘草

达原饮(《温疫论》) 槟榔 厚朴 草果 知母 芍药 黄芩 甘草

百合地黄汤(《金匮要略》) 百合 生地黄汁

至宝丹(《苏沈良方》) 犀角(用水牛角代) 朱砂 雄黄 玳瑁 琥珀 麝香 冰片 牛黄 安息香 金箔 银箔

当归六黄汤(《兰室秘藏》) 当归 生地黄 熟地黄 黄连 黄芩 黄柏 黄芪

当归四逆汤(《伤寒论》) 当归 桂枝 芍药 细辛 甘草 通草 大枣

当归补血汤(《内外伤辨惑论》) 当归 黄芪

当归饮子(《重订严氏济生方》) 当归 生地黄 白芍 川芎 何首乌 荆芥 防风 白蒺藜 黄芪 生甘草

曲麦枳术丸(《奇效良方》) 神曲 麦芽 枳实 白术

竹叶石膏汤(《伤寒论》) 竹叶 石膏 半夏 麦门冬 人参 甘草 粳米

朱砂安神丸(《兰室秘藏》) 朱砂 黄连 生甘草

血府逐瘀汤(《医林改错》) 当归 生地黄 牛膝 红花 桃仁 柴胡 枳壳 赤芍 川芎 桔梗 甘草

舟车丸(《太平圣惠方》) 牵牛子 甘遂 芫花 大戟 大黄 青皮 陈皮 木香 槟榔 轻粉

全虫汤(《中国社区医师》) 全蝎 蜈蚣 地龙 炮山甲 僵蚕 地鳖虫 当归 炙乳香 没药 川芎 独活

全鹿丸(《古今医统大全》) 全鹿 人参 白术 茯苓 炙甘草 当归 川芎 生地黄 熟地

黄 黄芪 天门冬 麦门冬 枸杞 杜仲 牛膝 山药 芡实 菟丝子 五味子 锁阳 肉苁蓉 补骨脂 巴戟天 胡芦巴 续断 覆盆子 楮实子 秋石 陈皮 川椒 小茴香 沉香 青盐

全蝎观音散(《医宗金鉴》) 人参 莲子肉 羌活 防风 天麻 全蝎 黄芪 扁豆 茯苓 白芷 木香 炙甘草

交泰丸(《韩氏医通》) 川黄连 桂心

安宫牛黄丸(《温病条辨》) 牛黄 郁金 犀角(用水牛角代) 黄连 山栀 朱砂 雄黄 冰片 麝香 珍珠 黄芩

安神定志丸(《医学心悟》) 茯苓 茯神 人参 远志 石菖蒲 龙齿

异功散(《小儿药证直诀》) 人参 白术 茯苓 陈皮 甘草

导赤散(《小儿药证直诀》) 生地黄 竹叶 木通 甘草

导痰汤(《重订严氏济生方》) 半夏 陈皮 枳实 茯苓 甘草 制南星

防风汤(《宣明论方》) 防风 麻黄 当归 秦艽 肉桂 葛根 茯苓 生姜 甘草 大枣

防风通圣散(《宣明论方》) 防风 川芎 当归 芍药 大黄 薄荷叶 麻黄 连翘 芒硝 石膏 黄芩 桔梗 滑石 甘草 荆芥 白术 栀子

防己茯苓汤(《金匮要略》) 防己 黄芪 桂枝 茯苓 甘草

防己黄芪汤(《金匮要略》) 防己 甘草 白术 黄芪

七 画

远志丸(《济生方》) 远志 菖蒲 茯神 茯苓 龙齿 人参 朱砂

杞菊地黄丸(《医级》) 生地黄 山茱萸 茯苓 山药 牡丹皮 泽泻 枸杞子 菊花

苍耳子散(《重订严氏济生方》) 白芷 薄荷 辛夷花 苍耳子

苏合香丸(《外台秘要》) 白术 木香 犀角(用水牛角代) 香附 朱砂 诃黎勒 檀香 安息香 沉香 麝香 丁香 荜茇 龙脑 苏合香油 薰陆香

苏子降气汤(《丹溪心法》) 苏子 半夏 当归 陈皮 甘草 前胡 厚朴 枳实

赤小豆当归散(《金匮要略》) 赤小豆 当归

杏苏散(《温病条辨》) 苏叶 半夏 茯苓 前胡 桔梗 枳壳 甘草 陈皮 杏仁 生姜 大枣

连梅汤(《温病条辨》) 黄连 乌梅 麦冬 生地 阿胶

牡蛎散(《太平惠民和剂局方》) 煅牡蛎 黄芪 麻黄根 浮小麦

身痛逐瘀汤(《医林改错》) 秦艽 川芎 桃仁 红花 甘草 羌活 没药 当归 五灵脂 香附 牛膝 地龙

肝脾消肿丸(《血吸虫病学》) 当归 川芎 桃仁 红花 鸡巨子 郁金 牡丹皮 青皮 五灵脂 荜澄茄 荜茇 柴胡 金铃子

龟鹿二仙胶(经验方) 鹿角 龟甲 枸杞子 人参

沙参麦冬汤(《温病条辨》) 沙参 麦冬 玉竹 桑叶 甘草 天花粉 白扁豆

沉香散(《金匮翼》) 沉香 石韦 滑石 当归 橘皮 白芍 冬葵子 甘草 王不留行

补中益气汤(《脾胃论》) 黄芪 人参 白术 甘草 当归 陈皮 升麻 柴胡 生姜 大枣

补阳还五汤(《医林改错》) 黄芪 当归 赤芍 川芎 地龙干 桃仁 红花

补肾地黄丸(《医宗金鉴》) 熟地黄 泽泻 牡丹皮 山萸肉 牛膝 山药 鹿茸 茯苓

附子泻心汤(《伤寒论》) 附子 白术 茯苓 芍药 人参

附子理中汤(《三因极一病证方论》) 附子 人参 干姜 甘草 白术

鸡鸣散(《奇效良方》) 槟榔 陈皮 木瓜 吴茱萸 紫苏茎叶 桔梗 连皮生姜

驱虫粉(经验方) 使君子 生大黄

驱蛔承气汤(《急腹症方药新解》) 大黄 芒硝 枳实 厚朴 槟榔 使君子 苦楝子

八 画

青黛散(《上海市药品标准》1980年版) 青黛 黄连 甘草 硼砂 冰片 薄荷 儿茶 人中白

青蒿鳖甲汤(《温病条辨》) 青蒿 鳖甲 知母 生地黄 牡丹皮

苓桂术甘汤(《金匮要略》) 茯苓 桂枝 白术 甘草

抱龙丸(《小儿药证直诀》) 天竺黄 雄黄 辰砂 麝香 天南星

虎潜丸(《丹溪心法》) 知母 黄柏 龟甲 熟地黄 陈皮 白芍 干姜 锁阳 虎骨(狗骨代)

肾气丸(《金匮要略》) 地黄 山药 山茱萸 泽泻 茯苓 丹皮 桂枝 附子

固真汤(《证治准绳》) 人参 白术 茯苓 炙甘草 黄芪 附子 肉桂 山药

贯众汤(经验方) 贯众 苦楝根皮 土荆芥 紫苏

知柏地黄丸(《医宗金鉴》) 干地黄 牡丹皮 山萸肉 薯蓣 泽泻 茯苓 知母 黄柏

金铃子散(《太平圣惠方》) 金铃子 延胡索

金沸草散(《博济方》) 荆芥穗 旋覆花 前胡 半夏 赤芍 麻黄 甘草

金匮肾气丸(《内科摘要》) 同"肾气丸"。

肥儿丸(《医宗金鉴》) 麦芽 胡黄连 人参 白术 茯苓 黄连 使君子 神曲 炒山楂 炙甘草 芦荟

炙甘草汤(《伤寒论》) 炙甘草 大枣 阿胶 生姜 人参 生地黄 桂枝 麦冬 麻仁

使君子散(《医宗金鉴》) 使君子 苦楝皮 白芜荑 甘草

泻心汤(《金匮要略》) 大黄 黄连 黄芩

泻白散(《小儿药证直诀》) 桑白皮 地骨皮 甘草 粳米

泻青丸(《小儿药证直诀》) 当归 龙脑 川芎 山栀子仁 大黄 羌活 防风

泻黄散(《小儿药证直诀》) 藿香叶 山栀子仁 石膏 甘草 防风

泻心导赤散(《医宗金鉴》) 生地 木通 黄连 甘草梢

河车八味丸(《幼幼集成》) 紫河车 地黄 丹皮 大枣 茯苓 泽泻 山药 麦冬 五味子 肉桂 熟附片 鹿茸

河车大造丸(《医方集解》) 紫河车 龟甲 熟地黄 人参 天门冬 麦门冬 牛膝 杜仲 黄柏 砂仁 茯苓

治痢保和丸(《幼幼集成》) 陈皮 法半夏 茯苓 枳壳 厚朴 黄连 山楂 神曲 麦芽 木香 槟榔 炙甘草

定痫丸(《医学心悟》) 天麻 川贝母 胆南星 半夏 陈皮 茯苓 茯神 丹参 麦冬 菖蒲 远志 全蝎 僵蚕 琥珀 辰砂 竹沥 姜汁 甘草

定喘汤(《古今医鉴》) 阿胶 蛤粉 半夏 麻黄 人参 甘草 桑白皮 米壳 五味子

实脾饮(《重订严氏济生方》) 厚朴 白术 木瓜 木香 草果仁 大腹子 附子 白茯苓 干姜 甘草 生姜 大枣

参苏饮(《太平惠民和剂局方》) 人参 苏叶 葛根 前胡 半夏 茯苓 陈皮 甘草 桔梗 枳壳 木香 生姜 大枣

参附汤(《世医得效方》) 人参 附子

参附龙牡汤(经验方) 人参 附子 龙骨 牡蛎

参苓白术散(《太平惠民和剂局方》) 人参 茯苓 白术 桔梗 山药 甘草 白扁豆 莲肉 砂仁 薏苡仁

参苓琥珀汤(《卫生宝鉴》) 人参 茯苓 川楝子 琥珀 生甘草梢 延胡索 泽泻 柴胡 当归梢

参附龙牡救逆汤(经验方) "参附龙牡汤"加白芍、炙甘草

驻车丸(《备急千金要方》) 黄连 干姜 当归 阿胶

九 画

春泽汤(《证治要诀类方》) 人参 猪苓 茯苓 泽泻 桂枝 白术

枳实导滞丸(《内外伤辨惑论》) 大黄 枳实 黄芩 黄连 神曲 白术 茯苓 泽泻

栀子豉汤(《伤寒论》) 栀子 豆豉

栀子柏皮汤(《伤寒论》) 栀子 黄柏 炙甘草

荆防败毒散(《摄生众妙方》) 荆芥 防风 羌活 独活 柴胡 川芎 枳壳 茯苓 甘草 桔梗 前胡 人参 生姜 薄荷

茜根散(《景岳全书》) 茜草根 黄芩 阿胶 侧柏叶 生地黄 甘草

茵陈蒿汤(《伤寒论》) 茵陈 栀子 大黄

茵陈五苓散(《金匮要略》) 猪苓 泽泻 白术 茯苓 桂枝 茵陈

茵陈四逆汤(《玉机微义》) 附片 干姜 炙甘草 茵陈

茵陈术附汤(《医学心悟》) 茵陈 白术 附子 干姜 甘草

茵陈理中汤(《张氏医通》) 茵陈 党参 干姜 白术 甘草

茵陈黄花汤(《新中医》1980年第3期) 茵陈 黄花草 生地黄 狗脊

茯苓皮汤(《温病条辨》) 茯苓皮 生苡仁 猪苓 大腹皮 白通草 淡竹叶

牵正散(《杨氏家藏方》) 白附子 白僵蚕 全蝎

厚朴温中汤(《内外伤辨惑论》) 厚朴 橘皮 甘草 草豆蔻仁 茯苓 木香 干姜

指迷茯苓丸(《证治准绳》) 半夏 茯苓 枳壳 风化硝 生姜汁

胃苓汤(《丹溪心法》) 甘草 茯苓 苍术 陈皮 白术 官桂 泽泻 猪苓 厚朴

复元活血汤(《医学发明》) 柴胡 天花粉 当归 穿山甲 桃仁 红花 大黄 甘草

复方槟榔丸(经验方) 槟榔 雄黄 榧子肉 茜草 红藤

香砂六君子汤(《张氏医通》) 人参 白术 炙甘草 茯苓 半夏 橘皮 木香 砂仁 生姜 乌梅 大枣

香附旋覆花汤(《温病条辨》) 生香附 旋覆花 苏子霜 广陈皮 半夏 茯苓 薏苡仁

保元汤(《博爱心鉴》) 人参 黄芪 甘草 肉桂

保和丸(《丹溪心法》) 山楂 神曲 半夏 茯苓 陈皮 连翘 莱菔子

独参汤(《十药神书》) 人参

独活寄生汤(《备急千金要方》) 独活 桑寄生 秦艽 防风 细辛 当归 芍药 川芎 干地黄 杜仲 牛膝 人参 茯苓 桂心 甘草

济生肾气丸(《严氏济生方》) 附子 白茯苓 泽泻 萸肉 山药 车前子 牡丹皮 牛膝 官桂 熟地黄

养阴清肺汤(《重楼玉钥》) 生地黄 麦冬 白芍 牡丹皮 贝母 玄参 薄荷 甘草

养胃增液汤(经验方) 石斛 乌梅 沙参 玉竹 白芍 甘草

宣肺散(《辨证录》) 柴胡 黄芩 紫菀 白芍 当归 麦门冬 茯苓 白芥子 甘草 款冬花 紫苏 辛夷

宣毒发表汤(《痘疹仁端录》) 升麻 葛根 枳壳 防风 荆芥 薄荷 木通 连翘 牛蒡子 竹叶 甘草 前胡 桔梗 杏仁

神犀丹(《医效秘传》) 水牛角 连翘 板蓝根 石菖蒲 金银花 淡豆豉 黄芩 紫草 地黄 玄参

神仙活命饮(《白喉治法抉微》) 龙胆草 玄参 黄柏 板蓝根 瓜蒌皮 石膏 马兜铃 白芍 山栀 生地黄 甘草

除瘟化毒汤(《白喉治法抉微》) 葛根 银花 枇杷叶 薄荷 生地 桑叶 木通 竹叶 贝母 甘草

十 画

桂枝汤(《伤寒论》) 桂枝 芍药 炙甘草 生姜 大枣

桂附八味丸(《金匮要略》) 同“肾气丸”。

桂枝芍药知母汤(《金匮要略》) 桂枝 芍药 甘草 麻黄 生姜 白术 知母 防风 附子

桂枝加龙骨牡蛎汤(《金匮要略》) 桂枝 芍药 生姜 甘草 大枣 龙骨 牡蛎

桃花汤(《伤寒论》) 赤石脂 干姜 粳米

桃仁承气汤(《伤寒论》) 桃仁 大黄 甘草 桂枝 芒硝

桃红四物汤(《医宗金鉴》) 当归 川芎 桃仁 红花 芍药 地黄

真武汤(《伤寒论》) 茯苓 芍药 白术 生姜 附子

真人养脏汤(《太平惠民和剂局方》) 白芍 当归 人参 肉桂 白术 肉豆蔻 炙甘草 木香 诃子 罂粟壳

逐寒荡惊汤(《福幼编》) 胡椒 炮姜 肉桂

柴胡枳桔汤(《古今医鉴》) 麻黄 杏仁 桔梗 枳壳 柴胡 黄芩 半夏 知母 石膏 葛根 甘草

柴胡桂枝汤(《伤寒论》) 桂枝 黄芩 人参 甘草 半夏 芍药 大枣 生姜 柴胡

柴胡解毒汤(经验方) 柴胡 牡丹皮 赤芍 黄芩 白芍 金银花 连翘 地丁 甘草

柴胡疏肝散(《景岳全书》) 柴胡 枳壳 芍药 甘草 香附 川芎

柴葛解肌汤(《伤寒六书》) 柴胡 葛根 黄芩 甘草 羌活 白芷 芍药 桔梗 石膏 生姜 大枣

柴芍六君子汤(经验方) 柴胡 白芍 人参 白术 茯苓 甘草 陈皮 半夏

逍遥散(《太平惠民和剂局方》) 柴胡 当归 白芍 白术 茯苓 炙甘草 煨姜 薄荷

透疹凉解汤(经验方) 桑叶 甘菊 薄荷 连翘 牛蒡子 赤芍 蝉蜕 紫花地丁 黄连 藏红花

健脾丸(《医方集解》) 人参 白术 陈皮 麦芽 山楂 枳实 神曲

射干汤(《备急千金要方》) 射干 麻黄 紫菀 甘草 生姜 半夏 桂心 大枣

射干麻黄汤(《金匮要略》) 射干 麻黄 细辛 五味子 紫菀 款冬花 半夏 大枣 生姜

凉膈散(《太平惠民和剂局方》) 大黄 芒硝 甘草 栀子 黄芩 薄荷 连翘 竹叶 白蜜

凉血解毒汤(经验方) 羚羊角 丹皮 生地黄 麦门冬 茜草 板蓝根 黄芩 贯众 地肤子 苍耳子 生龙骨 生牡蛎 三七粉 琥珀

消乳丸(《证治准绳》) 香附 神曲 麦芽 陈皮 砂仁 炙甘草

消渴方(《丹溪心法》) 黄连末 天花粉末 生地黄汁 藕汁 人乳汁 姜汁 蜂蜜

消风清热饮(《朱仁康临床经验集》) 荆芥 防风 浮萍 蝉蜕 当归 赤芍 大青叶

消风散(《外科正宗》) 当归 生地黄 防风 蝉蜕 知母 苦参 胡麻仁 荆芥 苍术 牛蒡子 石膏 甘草 木通

消瘰丸(《医学心悟》) 玄参 牡蛎 贝母

海藻玉壶汤(《医宗金鉴》) 海藻 海带 昆布 半夏 陈皮 青皮 连翘 象贝 当归 川芎 独活甘草

涤痰汤(《严氏易简归一方》) 半夏 陈皮 茯苓 甘草 竹茹 枳实 生姜 胆星 人参 菖蒲

润肠丸(《杂病源流犀烛》) 当归 生地黄 麻仁 桃仁 枳壳

益胃汤(《温病条辨》) 沙参 麦冬 玉竹 生地黄 冰糖

益肾蠲痹丸(《中医杂志》1980年12期) 熟地黄 当归 淫羊藿 鹿衔草 全蝎 蜈蚣 乌梢蛇(或蕲蛇) 露蜂房 地鳖虫 僵蚕 炙蜣螂虫 生地黄 鸡血藤 老鹳草 寻骨风 虎杖等

益脾镇惊散(《医宗金鉴》) 人参 白术 茯苓 朱砂 钩藤 炙甘草 灯心草

资生丸(《先醒斋医学广笔记》) 人参 白术 茯苓 扁豆 陈皮 山药 甘草 莲子肉 薏苡仁 砂仁 桔梗 藿香 橘红 黄连 泽泻 芡实 山楂 麦芽 白豆蔻

资生健脾丸(《先醒斋医学广笔记》) 同"资生丸"

调元散(《景岳全书》) 人参 白术 陈皮 厚朴 香附 甘草 藿香

调胃承气汤(《伤寒论》) 大黄 甘草 芒硝

桑菊饮(《温病条辨》) 杏仁 连翘 薄荷 桑叶 菊花 苦桔梗 甘草 苇根

桑白皮汤(《古今医统大全》) 桑白皮 半夏 紫苏子 杏仁 贝母 山栀 黄芩 黄连

桑螵蛸散(《本草衍义》) 桑螵蛸 远志 石菖蒲 人参 茯神 当归 龙骨 龟甲

通窍活血汤(《医林改错》) 赤芍 川芎 桃仁 红花 红枣 生姜 麝香 大葱

十 一 画

理中汤(《伤寒论》) 人参 干姜 白术 甘草

菖蒲丸(《医宗金鉴》) 人参 石菖蒲 麦冬 远志 川芎 当归 乳香 朱砂

菖蒲郁金汤(《温病全书》) 鲜石菖蒲 广郁金 炒山栀 连翘 菊花 滑石 竹叶 牡丹皮 牛蒡子 竹沥姜汁 玉枢末

菟丝子丸(《太平惠民和剂局方》) 菟丝子 泽泻 鹿茸 石龙芮 肉桂 附子 石斛 干熟地黄 白茯苓 牛膝 续断 吴茱萸 肉苁蓉 防风 杜仲 补骨脂 荜澄茄 沉香 巴戟天 茴香 五味子 桑螵蛸 川芎 覆盆子

黄土汤(《金匮要略》) 甘草 干地黄 白术 炮附子 阿胶 黄芩 灶心黄土

黄芪汤(《金匮翼》) 黄芪 陈皮 火麻仁 白蜜

黄芪饮(《圣济总录》) 黄芪 地榆 桑寄生 艾叶 白龙骨 生地黄 生姜

黄芩滑石汤(《温病条辨》) 黄芩 滑石 通草 茯苓 猪苓 大腹皮 白豆蔻

黄芪生脉饮(《全国中成药产品集》) 黄芪 党参 麦冬 五味子

黄芪建中汤(《伤寒论》) 桂枝 甘草 大枣 芍药 生姜 饴糖 黄芪

黄连温胆汤(《六因条辨》) 半夏 陈皮 竹茹 枳实 茯苓 炙甘草 大枣 黄连

黄连解毒汤(《肘后方》) 黄连 黄柏 黄芩 栀子

黄芪桂枝五物汤(《金匮要略》) 黄芪 芍药 桂枝 生姜 大枣

银翘散(《温病条辨》) 金银花 连翘 竹叶 荆芥 牛蒡子 薄荷 豆豉 甘草 桔梗 芦根

旋覆花汤(《金匮要略》) 旋覆花 葱 新绛

鹿茸丸(《三因极一病证方论》) 鹿茸 麦门冬 熟地黄 黄芪 鸡膍胵 肉苁蓉 山茱萸 补骨脂 牛膝 五味子 茯苓 玄参 地骨皮 人参

麻黄汤(《伤寒论》) 麻黄 桂枝 甘草 杏仁

麻子仁丸(《伤寒论》) 麻子仁 芍药 枳实 大黄 厚朴 杏仁

麻杏石甘汤(《伤寒论》) 麻黄 杏仁 石膏 甘草

麻黄附子细辛汤(《伤寒论》) 麻黄 附子 细辛

清宁散(《幼幼集成》) 桑白皮 葶苈子 赤茯苓 车前子 炙甘草 大枣 生姜

清肺饮(《证治汇补》) 茯苓 黄芩 桑白皮 麦冬 车前子 栀子 木通

清胃散(《医宗金鉴》) 姜黄 白芷 细辛 川芎

清宫汤(《温病条辨》) 玄参心 莲子心 竹叶卷心 连翘心 犀角尖(用水牛角代) 连心麦冬

清络饮(《温病条辨》) 鲜荷叶边 鲜金银花 西瓜翠衣 鲜扁豆花 鲜竹叶心 丝瓜皮

清营汤(《温病条辨》) 犀角(用水牛角代) 生地黄 玄参 竹叶 金银花 连翘 黄连 丹参 麦冬

清瘴汤(经验方) 青蒿 柴胡 茯苓 知母 陈皮 半夏 黄芩 黄连 枳实 常山 竹茹 滑石 甘草 朱砂

清上温下汤(经验方) 附子 黄连 龙齿 磁石 蛤粉 天花粉 补骨脂 覆盆子 菟丝子 桑螵蛸 白莲须

清心莲子饮(《太平惠民和剂局方》) 黄芩 麦门冬 地骨皮 车前子 炙甘草 石莲肉 白茯苓 黄芪 人参

清肝化痰丸(《医门补要》) 生地黄 牡丹皮 海藻 贝母 昆布 柴胡 海带 夏枯草 僵蚕 当归 连翘 栀子

清肝活络汤(《马培之外科医案》) 当归 赤芍 新绛 桃仁 青皮 广郁金 参三七 枳壳 苏梗 泽兰

清胃解毒汤(《痘疹传心录》) 当归 黄连 生地黄 天花粉 连翘 升麻 牡丹皮 赤芍药

清咽下痰汤(经验方) 玄参 桔梗 甘草 牛蒡子 贝母 瓜蒌 射干 荆芥 马兜铃

清咽利膈汤(《喉症全科紫珍集》) 连翘 栀子 黄芩 薄荷 牛蒡子 防风 荆芥 玄明粉 玄参 金银花 大黄

清咽栀豉汤(《疫喉浅论》) 山栀 豆豉 金银花 薄荷 牛蒡子 甘草 蝉衣 白僵蚕 水牛角 连翘 马勃

清咽养荣汤(《疫喉浅论》) 西洋参 生地黄 茯神 麦冬 白芍 天花粉 天门冬 玄参 知母 炙甘草

清热甘露饮(《医宗金鉴》) 生地黄 麦门冬 石斛 知母 枇杷叶 石膏 甘草 茵陈蒿 黄芩

清凉涤暑法(《时病论》) 滑石 生甘草 通草 青蒿 白扁豆 连翘 白茯苓 西瓜翠衣

清热泻脾散(《医宗金鉴》) 栀子 石膏 黄连 生地黄 黄芩 茯苓 灯心草

清胰汤2号(天津南开医院方) 柴胡 黄芩 胡黄连 木香 白芍 槟榔 使君子 苦楝根皮 芒硝

清解透表汤(经验方) 西河柳 蝉蜕 葛根 升麻 紫草根 桑叶 菊花 甘草 牛蒡子 金银花 连翘

清瘟败毒饮(《疫疹一得》) 生石膏 生地黄 水牛角 黄连 栀子 桔梗 黄芩 知母 赤芍 玄参 连翘 甘草 牡丹皮 鲜竹叶

清燥救肺汤(《医门法律》) 桑叶 石膏 党参 甘草 胡麻仁 阿胶 麦冬 杏仁 枇杷叶

渗脐散(《医宗金鉴》) 枯矾 龙骨 麝香

羚角钩藤汤(《重订通俗伤寒论》) 羚角片 霜桑叶 川贝母 鲜生地 钩藤 滁菊花 茯神 白芍 甘草

绿袍散(《治疹全书》) 薄荷 青黛 硼砂 儿茶 甘草 黄柏 铜青 冰片 玄明粉 百药煎 荆芥

十二画

琥珀抱龙丸(《活幼心书》) 琥珀 天竺黄 檀香 人参 茯苓 粉甘草 枳壳 枳实 朱砂 山药 天南星 金箔

越婢汤(《金匮要略》) 麻黄 生姜 甘草 石膏 大枣

越婢加术汤(《金匮要略》) 麻黄 石膏 甘草 大枣 白术 生姜

越婢加半夏汤(《金匮要略》) 麻黄 石膏 生姜 大枣 甘草 半夏

葛根黄芩黄连汤(《伤寒论》) 葛根 黄芩 黄连

葱豉汤(《肘后备急方》) 葱白 豆豉

葶苈丸(《片玉心书》) 葶苈 黑牵牛 杏仁 汉防己

葶苈大枣泻肺汤(《金匮要略》) 葶苈 大枣

紫雪丹(《太平惠民和剂局方》) 滑石 石膏 寒水石 磁石 羚羊角 木香 犀角(用水牛角代) 沉香 丁香 升麻 玄参 甘草 朴硝 硝石 辰砂 麝香 金箔

黑锡丹(《太平惠民和剂局方》) 沉香 附子 胡芦巴 阳起石 茴香 补骨脂 肉豆蔻 金铃子 木香 肉桂 黑锡 硫黄

痛泻要方(《丹溪心法》) 白术 白芍 陈皮 防风

普济消毒饮(《景岳全书》) 黄芩 黄连 橘红 玄参 生甘草 连翘 牛蒡子 板蓝根 马勃 白僵蚕 升麻 柴胡 桔梗

温胆汤(《世医得效方》) 半夏 竹茹 枳实 陈皮 炙甘草 茯苓 人参

温脾汤(《备急千金要方》) 半夏 大黄 干姜 人参 甘草

温阳益精汤(《当代中国名医高效验方》) 熟地黄 鹿角胶 补骨脂 肉苁蓉 巴戟天 当归 肉桂 黄芪

温肺止流丹(《疡医大全》) 人参 荆芥 细辛 诃子 甘草 桔梗 鱼脑骨

滋肾通关丸(《兰室秘藏》) 黄柏 知母 肉桂

犀角散(《备急千金要方》) 犀角(用水牛角代) 黄芩 升麻 山栀 羚羊角 前胡 射干 大黄 豆豉

犀地清络饮(《重订通俗伤寒论》) 犀角(用水牛角代) 牡丹皮 连翘 赤芍 生地 桃仁 竹沥 生姜 菖蒲

犀角地黄汤(《备急千金要方》) 犀角(用水牛角代) 生地 牡丹皮 芍药

缓肝理脾汤(《医宗金鉴》) 桂枝 人参 茯苓 白术 白芍 陈皮 山药 扁豆 炙甘草 煨姜 大枣

十三画

蒿芩清胆汤(《重订通俗伤寒论》) 青蒿 淡竹茹 制半夏 赤茯苓 黄芩 枳壳 陈皮 碧玉散

解肝煎(《景岳全书》) 紫苏叶 白芍 陈皮 半夏 厚朴 茯苓 砂仁 生姜

解肌透痧汤(《喉痧症治概要》) 荆芥 牛蒡子 蝉蜕 浮萍 僵蚕 射干 豆豉 马勃 葛根 甘草 桔梗 前胡 连翘 竹茹

解毒内托汤(《医宗金鉴》) 生黄芪 荆芥 防风 连翘 当归 赤芍 金银花 甘草节 木通

新加香薷饮(《温病条辨》) 香薷 金银花 鲜扁豆花 厚朴 连翘

十四画

截疟七宝饮(《杨氏家藏方》) 常山 草果 厚朴 槟榔 青皮 陈皮 炙甘草

磁朱丸(《备急千金要方》) 磁石 朱砂

膈下逐瘀汤(《医林改错》) 五灵脂 当归 川芎 桃仁 赤芍 牡丹皮 乌药 延胡索 香附 枳壳 红花 甘草

缩泉丸(《校注妇人良方》) 益智仁 台乌药 山药

十五画以上

增液汤(《温病条辨》) 生地黄 玄参 麦冬

增液承气汤(《温病条辨》) 大黄 芒硝 玄参 麦冬 生地黄

撮风散(《仁斋直指小儿方论》) 赤脚蜈蚣 钩藤 朱砂 僵蚕 血竭梢 麝香

镇惊丸(《医宗金鉴》) 茯神 麦冬 朱砂 远志 石菖蒲 酸枣仁 牛黄 黄连 钩藤 珍

珠　胆南星　天竺黄　犀角(用水牛角代)　甘草

橘皮竹茹汤(《金匮要略》)　橘皮　竹茹　大枣　生姜　甘草　人参

薏苡仁汤(《类证治裁》)　薏苡仁　苍术　羌活　独活　防风　川乌　麻黄　桂枝　当归　川芎　生姜　甘草

黛蛤散(经验方)　青黛　海蛤壳

礞石滚痰丸(《玉机微义》)　大黄　黄芩　沉香　礞石

藿朴夏苓汤(《医源》)　藿香　半夏　厚朴　茯苓　杏仁　薏苡仁　猪苓　淡豆豉　泽泻

藿香正气散(《太平惠民和剂局方》)　藿香　紫苏　白芷　桔梗　白术　厚朴　半夏曲　大腹皮　茯苓　陈皮　甘草

鳖甲煎丸(《金匮要略》)　鳖甲　射干　黄芩　桂枝　干姜　大黄　石韦　厚朴　紫葳　阿胶珠　柴胡　蜣螂　芍药　牡丹皮　䗪虫　葶苈子　半夏　人参　瞿麦　桃仁　赤硝　蜂房　地虱

囊虫丸(《全国中成药产品集》)　雷丸　干漆炭　桃仁　水蛭　五灵脂　牡丹皮　大黄　芫花　白僵蚕　茯苓　黄连　橘红　生川乌

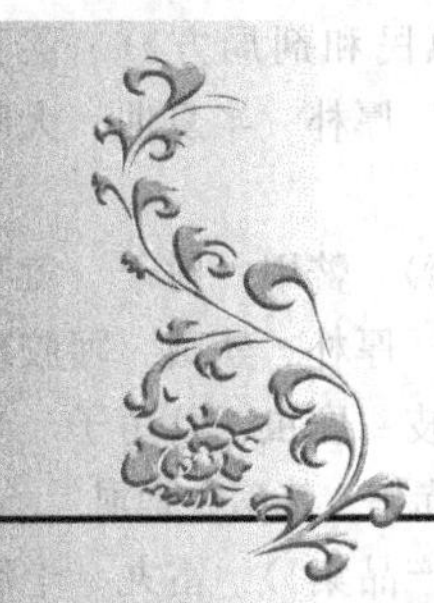

二、儿科常用中成药

一　画

乙肝宁冲剂

［组成］　黄芪　绵茵陈　太子参　何首乌　白芍　川楝子　白花蛇舌草　金钱草　蒲公英　牡丹皮　茯苓　白术

［功用主治］　调气健脾，滋肾养肝，利胆清热，活血化瘀。用于乙型肝炎病毒抗原阳性者、慢性肝炎、慢性活动性肝炎，对急性肝炎也有一定疗效。

［剂型规格］　冲剂。每袋25g。

［用法用量］　口服。每服半袋，1日3次。

二　画

二至丸

［组成］　女贞子　墨旱莲

［功用主治］　补益肝肾，滋阴止血。用于肝肾阴虚，眩晕耳鸣，咽干鼻燥，腰膝酸痛等症。

［剂型规格］　水蜜丸。

［用法用量］　口服。每服3g，1日2～3次。

十灰散

［组成］　大蓟炭　小蓟炭　牡丹皮炭　侧柏叶炭　大黄炭　茜草炭　陈棕炭　荷叶炭　栀子炭　白茅根炭

［功用主治］　清热祛瘀，凉血止血。用于血热妄行而致的各种出血证，如咳血、吐血、衄血及外伤出血等。

［剂型规格］　散剂。

［用法用量］　口服。每服3g，1日2～3次，饭后服。亦可用于外治法（如吹鼻上衄，伤出血）。

十全大补丸

［组成］　党参　白术　茯苓　甘草　当归　川芎　白芍　熟地黄　黄芪　肉桂

［功用主治］　温补气血。用于气血两虚，面色苍白，气短心悸，头晕自汗，体倦乏力，四肢不温等症。

［剂型规格］　大蜜丸或水蜜丸。

［用法用量］　口服。每服3g，1日2～3次。

七消丸

［组成］　地黄　沙参　乌梅　木瓜　白芍等

［功用主治］　养阴清热。用于阴虚内热型单纯型肥胖等。

［剂型规格］　丸剂。

［用法用量］　口服。每服3g，1日2～3次。

七味新消丸

［组成］　麝香　蟾酥　人工牛黄　公丁香

乳香　雄黄

［功用主治］　清热解毒，消肿止痛。用于急性淋巴结炎、丹毒及各种痈症。

［剂型规格］　丸剂。每瓶装2g。

［用法用量］　口服。每服1g，1日2～3次。

八正合剂

［组成］　木通　车前草　水灯心　萹蓄　瞿麦　滑石　栀子　大黄　甘草

［功用主治］　清热利尿通淋。用于湿热下注引起的各种淋证，基本指征是：小便浑赤，尿频、尿急、尿痛，小便不利，目赤咽干，舌苔黄厚，脉实而数。

［剂型规格］　液体合剂。

［用法用量］　口服。每服5～10ml，1日2～3次。

八宝玉枢丹

［组成］　麝香　雄黄　冰片　珍珠　毛慈菇　牛黄　千金霜　寒食面　五倍子　琥珀　朱砂　红芽大戟

［功用主治］　清瘟解毒，开窍辟秽。用于湿温时邪、伤寒郁热所致的神昏闷乱，烦躁发狂，胸膈滞塞，呕恶，泄泻等症。

［剂型规格］　丸剂。每袋装0.6g。

［用法用量］　口服。每服0.3g，1日2～3次。

人参养荣丸

［组成］　人参　白术　茯苓　甘草　当归　熟地黄　白芍　黄芪　陈皮　远志　肉桂　五味子

［功用主治］　温补气血。用于心脾不足，气血两亏，形瘦神疲，食少便溏，病后虚弱等症。

［剂型规格］　大蜜丸。每丸重9g。

［用法用量］　口服。每服3g，1日2～3次。

儿康宁糖浆

［组成］　党参　黄芪　白术　薏苡仁　大枣　桑枝

［功用主治］　益气健脾。用于脾虚引起的食欲不振，食后腹胀，大便溏薄，面黄肌瘦等病症。

［剂型规格］　糖浆剂。每瓶装200ml。

［用法用量］　口服。每服5～10ml，1日3次。早晚空腹温开水调服。

儿童清肺口服液

［组成］　麻黄　杏仁　石膏　桑白皮　黄芩　枇杷叶

［功用主治］　清热宣肺，化痰止嗽。用于肺经痰热，面赤，咳嗽气促，痰多难咯，音哑等症。

［剂型规格］　口服液。每支10ml。

［用法用量］　口服。每服10～20ml，1日3次。

三　画

三金片

［组成］　金樱根　金刚刺　海金沙

［功用主治］　清热利湿通淋。用于湿热下注型尿频、尿急、腰酸困痛，舌质红，苔厚腻。

［剂型规格］　片剂。

［用法用量］　口服。每服1～2片，1日3次。

三蛇胆川贝液

［组成］　蛇胆汁　川贝母　杏仁等

［功用主治］　祛风止咳，除痰散结。用于风热咳嗽，痰多气喘，胸闷。

［剂型规格］　口服液。每支10ml。

［用法用量］　口服。每服：<2岁5ml、>2岁10ml，1日2～3次。

三蛇胆陈皮末

［组成］　眼镜蛇胆汁　金环蛇胆汁　黄梢蛇胆汁　陈皮

［功用主治］　顺气除痰，祛风健胃。用于风热咳嗽，气逆反胃，痰重黏稠，咽喉疼痛。

［剂型规格］　散剂。每支0.65g。

［用法用量］　口服。每服：<1岁0.16g、1～3岁0.22g、3～7岁0.44g、>7岁0.65g，1日2～3次。

大山楂丸

［组成］　山楂　神曲　麦芽

［功用主治］　开胃消食。用于饮食积滞，脘腹胀闷，消化不良等症。

［剂型规格］　丸剂。

［用法用量］　口服。每服3～6g，1日3次。

大补阴丸

［组成］　熟地黄　知母　黄柏　龟甲　猪脊髓

［功用主治］　滋阴降火。用于阴虚火旺，潮热盗汗，咳嗽咯血，耳鸣遗精。

［剂型规格］　水蜜丸。

［用法用量］　口服。每服3g，1日2～3g。

大活络丹

［组成］　人参　茯苓　白术　甘草　熟地黄

赤芍　川芎　当归　蕲蛇　乌梢蛇　地龙　僵蚕　虎骨(狗骨代)　骨碎补　威灵仙　麻黄　防风　羌活　草乌　葛根　肉桂　丁香　沉香　木香　香附　乌药　藿香　青皮　豆蔻　乳香　没药　血竭　松香　首乌　熟地黄　龟甲　大黄　黄连　黄芩　玄参　贯众　细辛　麝香　安息香　冰片　天麻　全蝎　天南星　牛黄　犀角(水牛角代)

[功用主治]　舒筋活络,祛风止痛,除湿豁痰。用于气血双亏,肝肾不足,风痰阻络引起的中风、胸痹、痹证等病。

[剂型规格]　蜜丸剂。每丸重3g。

[用法用量]　口服。每服1.5g,1日2～3次。

大蒜素片

[组成]　大蒜

[功用主治]　清肠解毒。用于隐孢子虫腹泻、真菌性肠炎、细菌性痢疾等病。

[剂型规格]　片剂。

[用法用量]　口服。每服:<2岁20mg、2～3岁40mg,1日4次,首剂加倍。

大补元煎丸

[组成]　熟地黄　人参　山萸肉　枸杞子　当归　山药　杜仲　甘草

[功用主治]　大补气血。用于真元亏损之低热、眩晕、耳鸣、腰酸、口干盗汗等,以及白血病气血双亏、气阴两虚者。

[剂型规格]　丸剂。

[用法用量]　口服。每服3g,1日2～3次。

大黄䗪虫丸

[组成]　熟大黄　土鳖虫　水蛭　虻虫　蛴螬　干漆　桃仁　杏仁　黄芩　地黄　白芍　甘草

[功用主治]　活血破瘀。用于瘀血内停,腹部肿块,肌肤甲错,目眶黯黑,潮热羸瘦等症。

[剂型规格]　蜜丸剂。

[用法用量]　口服。每服3g,1日2～3次。

上海蛇药片

[组成]　万年青　穿心莲　旱莲草

[功用主治]　解蛇毒,消炎退热。用于各种毒蛇咬伤。

[剂型规格]　片剂。

[用法用量]　口服。首剂5片,以后1小时1次,1次2.5片,病情减轻可改为每6小时1次。

千里光片

[组成]　千里光

[功用主治]　抗菌消炎。用于菌痢,肠炎,上感,支气管炎等病。

[剂型规格]　片剂。每片0.3g。

[用法用量]　口服。每服0.3g,1日3次。

小儿七星茶

[组成]　薏苡仁　蝉蜕　钩藤　谷芽　淡竹叶等

[功用主治]　定惊消滞。用于不思饮食,二便不畅,夜睡不宁。

[剂型规格]　散剂。

[用法用量]　口服。每服3g,1日2～3次。

小儿化毒散

[组成]　牛黄　珍珠　雄黄　大黄　黄连　甘草　天花粉　川贝母　赤芍　乳香　没药　冰片

[功用主治]　清热解毒,活血消肿。用于小儿疹后余毒未尽,烦躁,口渴,便秘,疖肿溃烂。

[剂型规格]　散剂。

[用法用量]　口服。每服0.6g,1日1～2次。<3岁小儿酌减。

小儿回春丸

[组成]　防风　羌活　雄黄　牛黄　天竺黄　川贝母　胆南星　麝香　冰片　朱砂　蛇含石　天麻　钩藤　全蝎　僵蚕　白附子　甘草

[功用主治]　解表散风,清热化痰,开窍熄风,镇惊安神。用于时疫温毒,发热咳喘,痰热惊风,烦躁神昏等病症。

[剂型规格]　蜜丸剂。每丸重0.156g。

[用法用量]　口服。每服:1～2岁2粒、3～4岁3粒、10岁10粒,1日2次。

小儿香橘丹

[组成]　苍术　白术　茯苓　甘草　山药　白扁豆　薏苡仁　莲子肉　泽泻　陈皮　砂仁　木香　法半夏　香附　枳实　厚朴　六神曲　麦芽　山楂

[功用主治]　健脾和胃,消积导滞。用于小儿脾胃虚弱、饮食不节等所致的呕吐、泄泻、厌食、疳证等病症。

[剂型规格]　蜜丸剂。每丸重3g。

[用法用量]　口服。每服:<1岁1.5g、1～3岁3g、3～7岁4.5g,1日3次。

小儿宣肺灵冲剂

[组成]　麻黄　杏仁　牛蒡子　石膏　川贝

母　橘红　麦冬　半夏

［功用主治］　宣肺清热，干喘止咳。用于小儿肺热咳嗽。

［剂型规格］　冲剂。

［用法用量］　口服。每服：<1岁1g、2～3岁1.5g、4～7岁2g、8～12岁3g，1日3次。

小儿清肺散

［组成］　茯苓　清半夏　川贝母　百部　黄芩　胆南星　石膏　沉香　白前　冰片

［功用主治］　清热化痰。用于咳嗽喘促，痰涎壅盛及肺痈成脓期。

［剂型规格］　散剂。每袋装0.5g。

［用法用量］　口服。每服0.25～0.5g，1日2～3次。

小儿清热片

［组成］　黄柏　灯心草　栀子　钩藤　雄黄　黄连　朱砂　龙胆　黄芩　大黄　薄荷油

［功用主治］　清热解毒，祛风镇惊。用于小儿风热，烦躁抽搐，口舌生疮，小便短赤，大便不利。

［剂型规格］　片剂。

［用法用量］　口服。每服2～3片，1日1～2次。1岁以内小儿酌减。

小儿羚羊散

［组成］　羚羊角　水牛角浓缩粉　人工牛黄　黄连　金银花　连翘　西河柳　葛根　牛蒡子　浮萍　紫草　赤芍　天竺黄　川贝母　朱砂　冰片　甘草

［功用主治］　清热解毒，透疹止咳化痰。用于小儿感冒高热，麻疹，肺炎。

［剂型规格］　散剂。每瓶装1.5g。

［用法用量］　口服。每服：1岁0.3g、2岁0.375g、3岁0.5g，1日3次。

小儿紫草丸

［组成］　紫草　西河柳　升麻　羌活　菊花　金银花　紫花地丁　青黛　雄黄　制乳香　没药　牛黄　玄参　朱砂　琥珀　石决明　梅片　浙贝母　核桃仁　甘草

［功用主治］　透疹解毒，清热活血。用于麻疹初起，高热，烦躁不安，神识昏迷等症。

［剂型规格］　蜜丸剂。每丸重1.5g。

［用法用量］　口服。每服1丸，1日2次。周岁以内减半量。

小儿抗痫胶囊

［组成］　石菖蒲　胆南星　天麻　陈皮　半夏　川芎　神曲　沉香　枳壳等

［功用主治］　豁痰熄风，健脾顺气。用于小儿神昏，抽搐，痰盛，腹痛等各种癫痫病。

［剂型规格］　胶囊。每粒0.5g。

［用法用量］　口服。每服：1～3岁2粒、4～6岁3～5粒、7～10岁6～9粒、>11岁10粒，1日3次。

小儿痧疹金丸

［组成］　牛蒡子　僵蚕　山川柳　大青叶　板蓝根　金银花　连翘　独角莲　川贝母　天花粉　陈皮　桔梗　地龙　朱砂　甘草

［功用主治］　清热解毒透疹。用于外感伤寒、温疫，时邪病毒入侵肌体所致发疹发痧诸症。

［剂型规格］　蜜丸剂。每丸重1.5g。

［用法用量］　口服。每服1丸，1日2次。周岁以内小儿减半量。

小儿百部止咳糖浆

［组成］　百部　杏仁　桔梗　桑白皮　知母　黄芩　陈皮　甘草　天南星　枳壳

［功用主治］　清肺止咳化痰。用于小儿肺热咳嗽，痰多黏稠。

［剂型规格］　糖浆剂。

［用法用量］　口服。每服：<2岁5ml、>2岁10ml，1日3次。

小儿热速清口服液

［组成］　柴胡　黄芩　板蓝根　葛根　金银花　水牛角　连翘　大黄

［功用主治］　清热解毒，泻火利咽。用于小儿外感高热，头痛，咽喉肿痛，鼻塞，流涕，大便干结。

［剂型规格］　口服液。每支10ml。

［用法用量］　口服。每服：<1岁2.5～5ml、1～3岁5～10ml、3～7岁10～15ml、7～12岁15～20ml，1日3～4次。

小儿清热解毒口服液

［组成］　金银花　连翘　黄芩　栀子　知母　生地黄　石膏　玄参　板蓝根　麦冬

［功用主治］　清热解毒。用于流感，咽炎，扁桃体炎。

［剂型规格］　口服液。每瓶装30ml。

［用法用量］　口服。每服5～10ml，1日2～3次。

小柴胡颗粒

［组成］　柴胡　黄芩　姜半夏　党参　生姜

甘草　大枣

［功用主治］ 解表散热，疏肝和胃。用于外感病，邪犯少阳证，症见寒热往来、胸胁苦满、食欲不振、心烦喜呕、口苦咽干。

［剂型规格］ 颗粒剂。每袋装10g。

［用法用量］ 开水冲服。每服1～2袋，1日3次。

四　画

云南白药

［组成］ 参三七等

［功用主治］ 止血活血，消肿定痛。用于跌仆损伤，瘀血肿痛，红肿疮毒及各种内外出血。

［剂型规格］ 散剂。每瓶重4g。

［用法用量］ 口服。每服：＞2岁0.03g、＞5岁0.06g，每4小时1次。

天王补心丸

［组成］ 丹参　当归　石菖蒲　党参　茯苓　五味子　麦冬　天冬　地黄　玄参　远志　酸枣仁　柏子仁　桔梗　甘草　朱砂

［功用主治］ 滋阴养血，补心安神。用于心阴不足，心悸健忘，失眠多梦，大便干燥。

［剂型规格］ 水蜜丸。

［用法用量］ 口服。每服3g，1日2～3次。

元胡止痛片

［组成］ 醋制延胡索　白芷

［功用主治］ 理气活血止痛。用于气滞血瘀的胃痛，胁痛，头痛等。

［剂型规格］ 片剂。

［用法用量］ 口服。每服2～3片，1日2～3次。

木香分气丸

［组成］ 木香　砂仁　丁香　檀香　香附　广藿香　陈皮　厚朴　枳实　豆蔻　莪术　山楂　白术　甘松　槟榔　甘草

［功用主治］ 宽胸理气，消胀止呕。用于肝郁气滞，脾胃不和，胸膈痞闷，胃脘疼痛，呕吐，嗳气吞酸等症。

［剂型规格］ 水丸。每100丸重6g。

［用法用量］ 口服。每服3g，1日2～3次。

木香顺气丸

［组成］ 香附　乌药　陈皮　莱菔子　枳壳　茯苓　木香　神曲　山楂　麦芽　槟榔　青皮　甘草

［功用主治］ 顺气止痛，健胃化食。用于腹胁胀满，停食停水，消化不良。

［剂型规格］ 水丸。每袋装9g。

［用法用量］ 口服。每服3g，1日2～3次。

木香槟榔丸

［组成］ 木香　槟榔　枳壳　陈皮　青皮　香附　三棱　莪术　黄连　黄柏　大黄　牵牛子　芒硝

［功用主治］ 行气导滞，泻热通便。用于赤白痢疾，里急后重，胃肠积滞，脘腹胀痛，大便不通等症。

［剂型规格］ 水丸。

［用法用量］ 口服。每服1.5～3g，1日2～3次。

五子衍宗丸

［组成］ 枸杞子　菟丝子　覆盆子　五味子　车前子

［功用主治］ 补肾益精。用于肾虚腰痛，尿后余沥等症。

［剂型规格］ 大蜜丸。

［用法用量］ 口服。每服3g，1日2～3次。

五粒回春丸

［组成］ 橘红　胆南星　防风　竹叶　茯苓　僵蚕　甘草　金银花　桑叶　连翘　麻黄　薄荷　蝉蜕　山川柳　赤芍　川贝母　杏仁　羌活　牛蒡子　牛黄　冰片　犀角(用水牛角代)　羚羊角粉　麝香　珍珠　琥珀

［功用主治］ 清热解毒，宣肺透表，祛风化痰。用于小儿时疫感冒，瘟毒初起，风痰过盛，头痛高热，流涕多泪，咳嗽气促，急热惊风，麻疹初期，疹出不透等。

［剂型规格］ 丸剂。每粒重0.12g。

［用法用量］ 口服。每服：3岁以上5粒，3岁以下酌减，1日2次。

五福化毒丹

［组成］ 连翘　犀角(用水牛角代)　黄连　玄参　生地黄　赤芍　青黛　桔梗　炒牛蒡子　芒硝　甘草

［功用主治］ 清热解毒。用于火热邪毒蕴积，如小儿疮疹，口舌生疮，痈疖等。

［剂型规格］ 蜜丸剂。每丸重3g。

［用法用量］ 口服。每服3g，1日2次。3岁以下服1/2量，周岁以下服1/3量。

止咳青果丸

［组成］ 北沙参 陈皮 紫苏 款冬花 法半夏 桑白皮 紫菀 冬虫夏草 黄芩 桔梗 川贝母

［功用主治］ 润肺化痰，止咳定喘。用于伤风咳嗽，哮喘气促，痰多喉痒等症。

［剂型规格］ 丸剂。每袋装4.5g。

［用法用量］ 口服。每服2～3g，1日2～3次。

止咳橘红口服液

［组成］ 橘红 半夏 紫菀 紫苏子 杏仁 知母

［功用主治］ 清肺润燥，止嗽化痰。用于咳嗽痰多，痰稠而黄，喘促，咽痛等症。

［剂型规格］ 口服液。

［用法用量］ 口服。每服10ml，1日3次。

贝羚散

［组成］ 羚羊角 川贝母 青礞石 人工天竺黄 猪胆酸 硼砂 麝香 沉香

［功用主治］ 清热化痰。用于小儿肺炎，哮喘，急慢性支气管炎。

［剂型规格］ 散剂。每瓶装0.3g。

［用法用量］ 口服。每服：<2岁0.3g、3～5岁0.45g、6～12岁0.6g，1日2次。

气滞胃痛冲剂

［组成］ 柴胡 白芍 枳壳 甘草 香附 延胡索

［功用主治］ 疏肝理脾，行气止痛。用于胃痛，腹痛，胁痛诸症。

［剂型规格］ 冲剂。每袋10g。

［用法用量］ 口服。每服3～5g，1日2次。

化虫丸

［组方］ 玄明粉 大黄 雷丸 槟榔 苦楝皮 芜荑 牵牛子 使君子 鹤虱

［功用主治］ 驱虫杀虫。用于肠道寄生虫所致的腹痛。主要用于治疗蛔虫、蛲虫、寸白虫等寄生虫病。

［剂型规格］ 水丸剂。每50粒重3g。

［用法用量］ 口服。成人每服6～9g，1日1～2次，早晨空腹或临睡前用温开水送服。7岁以上小儿服成人1/2量，3～7岁小儿服成人1/3量。

分清五淋丸

［组成］ 木通 车前子 黄芩 茯苓 猪苓 黄柏 大黄 萹蓄 瞿麦 知母 泽泻 栀子 甘草 滑石

［功用主治］ 清湿热，利小便。用于湿热下注，小便黄赤短涩，尿道灼热刺痛。

［剂型规格］ 水泛丸。

［用法用量］ 口服。每服3g，1日2～3次。

牛黄抱龙丸

［组成］ 牛黄 胆南星 天竺黄 茯苓 琥珀 麝香 全蝎 僵蚕 雄黄 朱砂

［功用主治］ 清热镇惊，祛风化痰。用于小儿风痰壅盛，高热神昏，惊风抽搐。

［剂型规格］ 蜜丸。每丸重1.5g。

［用法用量］ 口服。每服1丸，1日1～2次。周岁内小儿酌减。

牛黄清心丸

［组成］ 牛黄 当归 川芎 甘草 山药 黄芩 苦杏仁 大豆黄卷 大枣 白术 茯苓 桔梗 防风 柴胡 阿胶 干姜 白芍 人参 六神曲 肉桂 麦冬 白蔹 蒲黄 麝香 冰片 水牛角浓缩粉 羚羊角 朱砂 雄黄

［功用主治］ 清心化痰，镇惊祛风。用于神志混乱，言语不清，痰涎壅盛，头晕目眩，痰迷心窍，痰火痰厥。

［剂型规格］ 蜜丸。每丸重3g。

［用法用量］ 口服。每服1.5g，1日1～2次。

牛黄解毒片

［组成］ 牛黄 雄黄 石膏 大黄 黄芩 桔梗 冰片 甘草

［功用主治］ 清热解毒。用于火热内盛，咽喉肿痛，牙龈肿痛，口舌生疮，目赤肿痛。

［剂型规格］ 片剂。每片0.78g。

［用法用量］ 口服。每服1片，1日2～3片。

牛黄镇惊丸

［组成］ 牛黄 全蝎 僵蚕 珍珠 麝香 朱砂 雄黄 天麻 钩藤 防风 琥珀 胆南星 白附子 半夏 天竺黄 冰片 薄荷 甘草

［功用主治］ 镇惊安神，祛风豁痰。用于小儿惊风，高热抽搐，牙关紧闭，烦躁不安。

［剂型规格］ 蜜丸。每丸重1.5g。

［用法用量］ 口服。每服1.5g，1日3次。3岁以内小儿酌减。

牛黄醒脑片

［组成］ 牛黄 水牛角 麝香 冰片 郁金 黄连 黄芩 栀子 雄黄 玳瑁 朱砂 珍珠母

［功用主治］ 清热凉血，解毒豁痰，开窍镇惊。用于肺炎合并中毒性脑病。

［剂型规格］ 片剂。每片重0.38g。

［用法用量］ 口服。每服1～2片，1日2次。

风湿马钱片

［组成］ 马钱子 全蝎 僵蚕 牛膝 乳香 没药 麻黄 苍术 甘草

［功用主治］ 祛风除湿，活血镇痛。用于风寒湿痹，尪痹，顽痹等病症。

［剂型规格］ 片剂。每片重0.3g。

［用法用量］ 口服。每服：3～7岁0.3g、7岁以上，每服0.6g，1日3次。

风湿关节炎片

［组成］ 穿山龙 防风 威灵仙 独活 香五加皮 关白附 赤芍

［功用主治］ 祛风胜湿，温经通络。用于风寒湿邪杂至所致之痹病。

［剂型规格］ 片剂。每片重0.5g。

［用法用量］ 口服。每服1g，1日2次。

乌梅丸

［组成］ 乌梅 黄连 黄柏 干姜 蜀椒 桂枝 制附子 当归 人参 细辛

［功用主治］ 温脏安蛔，攻补兼施。用于蛔厥、久痢、厥阴头痛等症。

［剂型规格］ 蜜丸剂。每丸重9g。

［用法用量］ 口服。每服3g，1日2～3次。

乌鸡白凤丸

［组成］ 乌鸡 鹿角胶 鳖甲 牡蛎 桑螵蛸 人参 黄芪 当归 白芍 香附 天冬 甘草 生地黄 熟地黄 川芎 银柴胡 丹参 山药 芡实 鹿角霜

［功用主治］ 补气养血。用于气血两虚，身体瘦弱，腰膝酸软等症。

［剂型规格］ 大蜜丸。每丸重9g。

［用法用量］ 口服。每服3g，1日2次。

丹参注射液

［组成］ 丹参

［功用主治］ 活血化瘀。用于血脉瘀滞，胸闷、心痛、心悸，或胁痛、腹胀、乏力、失眠等症。

［剂型规格］ 注射剂。每支2ml。

［用法用量］ 肌内或静脉注射。肌内注射：每次2ml，1日2次。静脉滴注：每次10ml，用5%葡萄糖注射液100～200ml稀释后应用，1日1次。

丹栀逍遥丸

［组成］ 柴胡 当归 白芍 茯苓 白术 甘草 薄荷 牡丹皮 栀子

［功用主治］ 疏肝解郁，健脾和中。用于肝脾不和引起的胸闷、胁满、食欲不振等症。

［剂型规格］ 水丸剂。每袋装18g。

［用法用量］ 口服。每服3g，1日2～3次。

六神丸

［组成］ 人工牛黄 蟾酥 珍珠粉 冰片 麝香 雄黄粉 百草霜

［功用主治］ 清热解毒，消肿止痛。用于肺胃热盛引起的咽喉肿痛，烂喉丹痧，乳蛾，喉痹，口舌糜烂，腮项肿痛，痈疽疮疖等症，及小儿急慢惊风。

［剂型规格］ 水丸。每100粒重0.3g。

［用法用量］ 含化。每服：1岁1粒、2岁2粒、3岁3～4粒、4～8岁5～6粒、9～15岁8～9粒，1日3次。

六味地黄丸

［组方］ 熟地黄 山茱萸 牡丹皮 山药 茯苓 泽泻

［功用主治］ 滋阴补肾。用于肾阴亏损，头晕耳鸣，腰膝酸软，骨蒸潮热，消渴等病。

［剂型规格］ 水丸剂。每瓶120g。

［用法用量］ 口服。每服3～6g，1日2次。

双黄连口服液

［组成］ 黄芩 金银花 连翘

［功用主治］ 辛凉解表，清热解毒。用于外感风热引起的发热头痛，咽喉肿痛，咳嗽有痰，口干而渴等症。

［剂型规格］ 口服液。每支10ml。

［用法用量］ 口服。每服2～4ml，1日2～3次。

双黄连注射液

［组成］ 黄芩 金银花 连翘

［功用主治］ 同双黄连口服液。

［剂型规格］ 注射剂。每支0.6g。

［用法用量］ 静脉滴注。60mg/(kg·d)，用5%葡萄糖液100～200ml稀释，1日1次。

五 画

玉枢丹

［组成］ 麝香 冰片 雄黄 山慈菇 千金子霜 红大戟 朱砂 五倍子

［功用主治］ 清热解毒，开窍止痛，化痰消肿。用于疫毒时邪、痰厥、疮痈肿毒等病症。

［剂型规格］ 小水丸。每瓶装0.6g。

［用法用量］ 口服。每服：<3岁0.3g、4～7岁0.6g，1日2次。

玉屏风颗粒

［组成］ 黄芪 白术(炒) 防风

［功用主治］ 益气，固表，止汗。用于表虚不固，自汗恶风，面色㿠白，或体虚易感风邪者。

［剂型规格］ 颗粒剂。每袋装5g。

［用法用量］ 开水冲服。每服5g，1日3次。

玉屏风口服液

［组成］ 黄芪 白术(炒) 防风

［功用主治］ 益气，固表，止汗。用于表虚不固，自汗恶风，面色㿠白，或体虚易感风邪者。

［剂型规格］ 口服液。每支装10ml。

［用法用量］ 口服。每服10ml，1日3次。

甘露消毒丹

［组成］ 滑石 连翘 茵陈 黄芩 石菖蒲 川贝母 木通 土藿香 射干 薄荷 豆蔻

［功用主治］ 清热化湿解毒。用于湿温时疫，发热体倦，胸闷腹胀，斑疹黄疸，痄腮口渴，溺赤便秘。

［剂型规格］ 水丸剂。每50粒约重5g。

［用法用量］ 口服。每服3g，1日2～3次。

龙胆泻肝丸(片)

［组成］ 龙胆 柴胡 黄芩 栀子 泽泻 木通 车前子 当归 地黄 甘草

［功用主治］ 清肝胆，利湿热。用于肝胆湿热，头晕目赤，耳鸣耳聋，胁痛口苦，尿赤涩痛等症。

［剂型规格］ 丸剂，片剂。

［用法用量］ 口服。每服2～3g，1日2～3次。

龙牡壮骨冲剂

［组成］ 党参 茯苓 白术 龙骨 牡蛎 龟甲 黄芪 山药 五味子 麦冬

［功用主治］ 健脾益气，补肾益精，强筋壮骨。用于小儿疳气、消化不良、发育迟缓等病症。

［剂型规格］ 冲剂。每袋装15g。

［用法用量］ 口服。每服1袋，1日2～3次。周岁以内小儿酌减。

灭澳灵

［组成］ 刺五加 冬虫夏草 金银花 板蓝根

［功用主治］ 清热解毒，养肝益肾。用于急、慢性乙型肝炎及表面抗原阳性的健康者。

［剂型规格］ 片剂。每片重0.3g。

［用法用量］ 口服。每服0.15～0.3g，1日2～3次。

归脾丸

［组成］ 党参 白术 黄芪 甘草 茯苓 远志 酸枣仁 龙眼肉 当归 木香 大枣

［功用主治］ 益气健脾，养血安神。用于心脾两虚，气短心悸，失眠多梦，肢倦乏力，食欲不振等症。

［剂型规格］ 蜜丸剂。

［用法用量］ 口服。每服3g，1日2～3次。

四君子丸

［组成］ 党参 白术 茯苓 炙甘草

［功用主治］ 益气健脾。用于脾胃气虚，胃纳不佳，食少便溏。

［剂型规格］ 水丸。

［用法用量］ 口服。每服3～6g，1日3次。

生脉饮

［组成］ 人参 麦冬 五味子

［功用主治］ 益气复脉，养阴生津。用于气阴两亏，心悸气短，脉微自汗。

［剂型规格］ 口服液。每支10ml。

［用法用量］ 口服。每服5～10ml，1日2～3次。

生脉注射液(参麦注射液)

［组成］ 红参 麦冬

［功用主治］ 益气复脉，养阴生津，强心升压。用于气阴虚脱，脉微自汗，肢冷休克等症。

［剂型规格］ 注射液。每支2ml。

［用法用量］ 肌内注射，每次2～4ml，1日1次。静脉滴注，每次5～20ml，用5%葡萄糖液100～250ml稀释后用。

瓜霜退热灵

［组成］生石膏 沉香 朱砂 冰片 磁石 麝香

[功用主治] 清热解毒，开窍镇静。用于邪火热毒，入脏狂躁等症。

[剂型规格] 片剂。每片0.3g。

[用法用量] 口服。每服1～2片。

宁心宝胶囊

[组成] 虫草头孢菌粉

[功用主治] 抗心律失常。用于房性早搏，室性早搏。

[剂型规格] 胶囊。每粒重0.25g。

[用法用量] 口服。每服1～2粒，1日2～3次。

六 画

百令胶囊

[组成] 发酵冬虫夏草菌粉

[功用主治] 补肺肾，益精气。用于肺肾两虚引起的咳嗽，气喘，咯血，腰背酸痛；慢性支气管炎的辅助治疗。

[剂型规格] 胶囊。规格:每粒装0.2g、0.5g。

[用法用量] 口服。一次规格0.2g 5～15粒或规格0.5g 2～6粒，1日3次。

百宝丹

[组成] 三七 滇草乌(制) 金铁锁 重楼

[功用主治] 止血消肿，散瘀镇痛，驱寒通络，活血解毒。用于诸种出血如咳血、吐血、衄血、便血、尿血等，及外伤出血。

[剂型规格] 散剂。每瓶装4g。

[用法用量] 口服或外用。每服0.2g，每4小时1次，重症酌加。外用时将药粉撒于患处。

至宝丹

[组成] 犀牛角(用水牛角代) 朱砂 雄黄 玳瑁 琥珀 麝香 龙脑 金箔 银箔 牛黄 安息香

[功用主治] 清热解毒，化浊开窍。用于痰热内闭，高热惊厥，痰盛气粗，神昏谵语。

[剂型规格] 蜜丸剂。每丸重3g。

[用法用量] 口服。每服1.5～3g，1日1次。

再障生血片

[组成] 当归 何首乌 党参 枸杞子 红参 阿胶 白芍 白术 鹿茸 益母草 墨旱莲 淫羊藿 仙鹤草 鸡血藤 熟地黄 黄芪 女贞子

[功用主治] 滋补脾肾，活血止血。用于虚劳及血虚重症，面色苍白或萎黄不华，倦息乏力，食欲不振，头晕心悸等症。

[剂型规格] 片剂。每片0.3g。

[用法用量] 口服。每服0.3～0.6g，1日2次。

如意金黄散

[组成] 姜黄 大黄 黄柏 苍术 厚朴 陈皮 甘草 天南星 白芷 天花粉

[功用主治] 消肿止痛。用于疮疡肿痛，丹毒流注，跌仆损伤。

[剂型规格] 散剂。

[用法用量] 外用。用清茶或醋调敷，1日1～2次。

当归龙荟丸

[组成] 当归 龙胆 芦荟 青黛 栀子 黄连 黄芩 黄柏 大黄 木香 麝香

[功用主治] 泻火通便。用于肝胆火旺，心烦，头晕耳鸣，胸胁疼痛，脘腹胀痛，大便秘结。

[剂型规格] 丸剂。每服1～3g，1日2～3次。

当归补血丸

[组成] 当归 黄芪

[功用主治] 补气生血。用于血虚发热，气虚血弱之出血证。

[剂型规格] 蜜丸剂。每丸重9g。

[用法用量] 口服。每服3g，1日2～3次。

贞芪扶正冲剂

[组成] 黄芪 女贞子

[功用主治] 补气养阴。用于气阴两虚之眩晕耳鸣，气短汗出，腰酸，疲乏等症。

[剂型规格] 冲剂。每袋15g。

[用法用量] 口服。每服3g，1日2～3次。

壮腰健肾丸

[组成] 狗脊 黑龙虎 千斤拔 桑寄生 女贞子 鸡血藤 金樱子 牛大力 菟丝子

[功用主治] 壮腰健肾，养血祛风。用于肾亏腰痛，腰膝无力，小便频数等症。

[剂型规格] 蜜丸。每丸重9g。

[用法用量] 口服。每服3g，1日2～3次。

血府逐瘀丸

[组成] 当归 生地黄 桃仁 红花 枳壳 赤芍 柴胡 川芎 桔梗 甘草 牛膝

[功用主治] 解郁行气化瘀。用于急、慢性肾

衰竭等，辨证属气滞血瘀者。

[剂型规格] 蜜丸。每丸重 9g。

[用法用量] 口服。每服 3g，1 日 2～3 次。

冰硼散

[组成] 冰片 硼砂 朱砂 玄明粉

[功用主治] 清热解毒，消肿止痛。用于咽喉疼痛，牙龈肿痛，口舌生疮。

[剂型规格] 散剂。

[用法用量] 吹敷患处。1 次少量，1 日数次。

羊痫疯丸

[组成] 黄郁金 白矾 黄连 磁石 大黄 橘红 栀子 六神曲 黄柏 黄芩 礞石 沉香 芥子

[功用主治] 清热化痰，镇惊安神。用于痰涎壅盛，牙关紧闭，昏迷不醒，双目上视，角弓反张，癫痫发作。

[剂型规格] 水丸剂。

[用法用量] 口服。每服：1～4 岁 1.5～2g、5～7 岁 3g，1 日 1 次。

安宫牛黄丸

[组成] 牛黄 水牛角浓缩粉 麝香 珍珠 朱砂 雄黄 黄连 黄芩 栀子 郁金 冰片

[功用主治] 清热解毒，镇惊开窍。用于热病邪入心包，高热惊厥，神昏谵语。

[剂型规格] 蜜丸剂。每丸重 3g。

[用法用量] 口服。每服：<3 岁 1/4 丸、4～6 岁 1/2 丸，1 日 1～3 次。

导赤丹(丸)

[组成] 连翘 黄连 栀子 木通 玄参 天花粉 赤芍 大黄 黄芩 滑石

[功用主治] 清热泻火，利尿通便。用于口舌生疮，咽喉疼痛，心胸烦热，小便短赤，大便秘结。

[剂型规格] 丸剂。每丸重 3g。

[用法用量] 口服。每服 3g，1 日 2 次。1 岁以内酌减。

防风通圣丸

[组成] 防风 荆芥穗 薄荷 麻黄 大黄 芒硝 栀子 滑石 桔梗 石膏 川芎 当归 白芍 黄芩 连翘 甘草 白术

[功用主治] 解表清里，清热解毒。用于外寒内热，表里俱实，恶寒壮热，头痛咽干，小便短赤，大便秘结，瘰疬初起，风疹湿疮。

[剂型规格] 丸剂。每 20 丸重 1g。

[用法用量]口服。每服 3g，1 日 2～3 次。

防芷鼻炎片

[组成] 苍耳子 白蒺藜 鹅不食草 白菊花 防风 白芷 白芍 旱莲草 胆南星

[功用主治] 疏风散邪，清热燥湿，通鼻窍。用于风邪袭肺，湿热郁鼻引起的鼻塞不通，流浊涕，嗅觉减退等症。

[剂型规格] 片剂。每片约 1.25g。

[用法用量] 口服。每服 1～2 片，1 日 3 次。

七 画

麦味地黄丸

[组成] 麦冬 五味子 熟地黄 山茱萸 牡丹皮 山药 茯苓 泽泻

[功用主治] 滋肾养肺。用于肺肾阴亏，潮热盗汗，咽干咳血，眩晕耳鸣，腰膝酸软，消渴。

[剂型规格] 丸剂。每丸重 9g。

[用法用量] 口服。每服 3g，1 日 2 次。

还尔金(槐杞黄)颗粒

[组成] 槐耳菌质 枸杞子 黄精

[功用主治] 益气养阴。适用于气阴两虚引起的儿童体质虚弱，反复感冒或老年人病后体虚，头晕，头昏，神疲乏力，口干气短，心悸，易出汗，食欲不振，大便秘结。

[剂型规格] 颗粒剂。每袋 10g。

[用法用量] 开水冲服。成人：每服 1～2 袋，1 日 2 次。儿童：1～3 周岁每服半袋，1 日 2 次；3～12 岁每服 1 袋，1 日 2 次。

医痫丸

[组成] 白附子 天南星 半夏 猪牙皂 僵蚕 乌梢蛇 蜈蚣 全蝎 白矾 雄黄 朱砂

[功用主治] 祛风化痰，定痫止搐。用于诸痫时发，二目上窜，口吐涎沫，抽搐昏迷。

[剂型规格] 水丸剂。

[用法用量] 口服。每服 1～2g，1 日 3 次。

护肝片

[组成]保肝浸膏 五味子浸膏 猪胆膏粉 绿豆粉

[功用主治] 疏肝理气，健脾消食。用于慢性肝炎、迁延性肝炎及早期肝硬化等病。

[剂型规格] 片剂。

[用法用量] 口服。每服 2 片，1 日 2～3 次。

抗病毒冲剂(口服液)

[组成] 板蓝根 忍冬藤 山豆根 重楼 鱼腥草 贯众 青蒿 白芷 知母

[功用主治] 散风解毒,清热利咽。用于风热证,咳嗽,头痛,口渴,咽痛。

[剂型规格] 冲剂,每袋 10g。口服液,每支 10ml。

[用法用量] 口服。冲剂,每服 5~10g,1 日 3 次。口服液,每服 10~20ml,1 日 3 次。

苏合香丸

[组成] 苏合香 安息香 冰片 水牛角浓缩粉 麝香 檀香 沉香 丁香 香附 木香 乳香 荜茇 白术 诃子肉 朱砂

[功用主治] 芳香开窍,行气止痛。用于中风,中暑,痰厥昏迷,心胃气痛。

[剂型规格] 丸剂。每丸重 1.54g。

[用法用量] 口服。每服半丸,1 日 1~2 次。

含巴绛矾丸

[组成] 绛矾(绿矾煅制) 巴豆霜(去净油) 茯苓 泽泻 苍术 厚朴 木香 肉桂 青皮 防己 杜仲 当归

[功用主治] 导滞利水,理气通下。用于血吸虫病蛊胀证。

[剂型规格] 丸剂。每丸重 0.22g。

[用法用量] 口服。每服 1~6 丸(成人量,儿童酌减)。

龟苓膏

[组成] 龟 土茯苓 金银花 绵茵陈 火麻仁 生地黄 甘草

[功用主治] 滋阴降火,清热利湿,凉血解毒。用于阴虚内热,便秘,热淋,疖肿,口疮等病症。

[剂型规格] 膏剂。每瓶装 150g。

[用法用量] 口服。每服 3~7 岁 15~45g,>7 岁 25~75g。1 日 1~2 次。

良附丸

[组成] 高良姜 香附

[功用主治] 温中散寒,行气止痛。用于脾胃中寒,胃脘冷痛,得暖痛减,呕吐嗳气,胁痛腹痛等症。

[剂型规格] 丸剂。

[用法用量] 口服。每服 2~4g,1 日 2 次。

补中益气丸

[组成] 黄芪 党参 甘草 白术 当归 升麻 柴胡 陈皮

[功用主治] 补中益气,升阳举陷。用于脾胃虚弱,中气下陷,体倦乏力,食少腹胀,久泻,脱肛等病症。

[剂型规格] 丸剂。

[用法用量] 口服。每服 3g,1 日 2~3 次。

局方至宝丹

[组成] 犀角(现用水牛角代) 牛黄 玳瑁 麝香 朱砂 雄黄 琥珀 安息香 冰片

[功用主治] 清热解毒,豁痰开窍。用于痰热内闭之证。

[剂型规格] 蜜丸剂。每丸重 1.5g。

[用法用量] 口服。每服半丸,1 日 2~3 次。

阿胶三宝膏

[组成] 阿胶 黄芪 大枣 白糖 饴糖

[功用主治] 补气血,健脾胃。用于气血两虚所致面黄肌瘦,神疲乏力,纳少,惊悸怔忡,头晕目眩,面目肢体浮肿等症。

[剂型规格] 膏剂。每瓶 250g。

[用法用量] 口服。每服 5~10ml,1 日 1~2 次。

附子理中丸

[组成] 附子 党参 白术 干姜 甘草

[功用主治] 温中健脾。用于脾胃虚寒,脘腹冷痛,呕吐泄泻,手足不温。

[剂型规格] 水蜜丸。

[用法用量] 口服。每服 3g,1 日 2~3 次。

纯阳正气丸

[组成] 藿香 半夏 木香 陈皮 丁香 肉桂 苍术 白术 茯苓 朱砂 硝石 硼砂 雄黄 金礞石 麝香 冰片

[功用主治] 温中散寒。用于暑天感受寒湿,腹痛吐泻,胸膈胀满,头痛恶寒,肢体酸重。

[剂型规格] 丸剂。

[用法用量] 口服。每服 1~2g,1 日 1~2 次。

八 画

青蒿素片

[组成] 青蒿提取物

[功用主治] 抗疟。用于各型疟疾。

[剂型规格] 片剂。

［用法用量］ 口服。成人每服 0.6g，1 日 3 次，总剂量 5.4g。儿童酌减。

青蒿琥酯片

［组成］ 青蒿提取物

［功用主治］ 抗疟。用于各型疟疾。

［剂型规格］ 片剂。每片 20mg。

［用法用量］ 口服。成人 5 天疗程总剂量 440mg。首剂 80mg，6 小时后服 40mg，以后每天上、下午各服 40mg，连服 5 天。<2 岁用 1/4 成人量、3～6 岁用 3/8 成人量、7～10 岁用 1/2 成人量、11～15 岁用 3/4 成人量。

青蒿素注射液

［组成］ 青蒿提取物

［功用主治］ 抗疟。用于各型疟疾及抗氯喹恶性疟等病。

［剂型规格］ 注射剂。

［用法用量］ 肌内注射。每次 200～300mg，1 日 1～2 次，3 日为 1 疗程。儿童酌减。

板蓝根冲剂

［组成］ 板蓝根

［功用主治］ 清热解毒，凉血利咽，消肿。用于扁桃体炎，腮腺炎，咽喉肿痛，传染性肝炎，小儿麻疹。

［剂型规格］ 冲剂。每袋装 5g。

［用法用量］ 口服。每服 5～10g，1 日 2～3 次。

枕中丸

［组成］ 龟甲 龙骨 石菖蒲 远志

［功用主治］ 强心健脑，益智安神。用于失眠，多梦，心烦，口干等症。

［剂型规格］ 蜜丸剂。每丸重 9g。

［用法用量］ 口服。每服 3g，1 日 2～3 次。

刺五加注射液

［组成］ 刺五加

［功用主治］ 平补肝肾，益精壮骨。用于肝肾不足所致的短暂性脑缺血发作，脑动脉硬化，脑血栓形成，脑栓塞等。亦用于冠心病、心绞痛合并神经衰弱和更年期综合征等。

［剂型规格］ 注射液。规格：①20ml（含总黄酮 100mg）；②100ml（含总黄酮 300mg）；③250ml（含总黄酮 500mg）。

［用法用量］ 静脉滴注，每次 300～500mg，1 日 1～2 次。20ml 规格的注射液可按每次 7mg/kg，加入生理盐水或 5%～10%葡萄糖注射液中使用。

虎潜丸

［组成］ 酒炙龟甲 熟地黄 酒炒黄柏 酒炒知母 白芍药 炙虎骨（用狗骨代） 锁阳 干姜 陈皮

［功用主治］ 滋阴降火，强壮筋骨。用于肝肾阴亏所致的腰膝酸软，筋骨痿弱，步履不便等症。

［剂型规格］ 蜜丸剂。每丸重 9g。

［用法用量］ 口服。每服 3g，1 日 2～3 次。

肾康宁片

［组成］ 淡附子 黄芪 山药 茯苓 锁阳 丹参 益母草 泽泻

［功用主治］ 温肾益气，活血化瘀，利湿固精。用于眼睑水肿，夜尿偏多，腰膝酸软，畏寒肢凉等症。

［剂型规格］ 片剂。每瓶装 100 片。

［用法用量］ 口服。每服 2 片，1 日 2～3 次。

肾炎阳虚片

［组成］ 黄芪 生晒参 党参 茯苓 附子 肉桂 木香 南五加皮 葶苈子 大黄

［功用主治］ 温肾健脾，清热化痰，行气利水。用于脾肾阳虚，阴寒内盛证。

［剂型规格］ 片剂。每瓶 50 片。

［用法用量］ 口服。每服 2 片，1 日 3 次。

肾炎消肿片

［组成］ 苍术 陈皮 南五加皮 茯苓 淡姜皮 大腹皮 西瓜皮 泽泻 黄柏 椒目 益母草

［功用主治］ 健脾渗湿，通阳利水。用于急、慢性肾炎及肾病病程中出现的湿邪困脾证，出现肢体水肿，晨起面肿甚，午后腿肿较重，按之凹陷，四肢困重，小便短少，脘闷腹胀，纳少等症。

［剂型规格］ 片剂。每瓶 50 片。

［用法用量］ 口服。每服 2 片，1 日 2～3 次。

肾炎清热片

［组成］ 白茅根 连翘 杏仁 大腹皮 蒲公英 泽泻 茯苓皮 桂枝 车前子 蝉蜕 赤小豆 生石膏

［功用主治］ 通调水道，利水消肿。用于急性肾炎早期。

［剂型规格］ 片剂。每片重 0.32g。

［用法用量］ 口服。每服 2～4 片，1 日 3 次。

知柏地黄丸

［组成］ 知母 黄柏 熟地黄 山茱萸 牡

丹皮　山药　茯苓　泽泻

［功用主治］　滋阴降火。用于阴虚火旺，潮热盗汗，口干咽痛，小便短赤。

［剂型规格］　丸剂。每丸重6g。

［用法用量］　口服。每服3g，1日2～3次。

季德胜蛇药

［组成］　从略

［功用主治］　解毒消肿止痛。用于毒蛇、毒虫咬伤。

［剂型规格］　片剂。

［用法用量］　口服，外用。被咬后即服10片，以后每服5片，每6小时1次。同时以水化药涂敷伤口周围。

肥儿丸

［组成］　肉豆蔻　木香　六神曲　炒麦芽　胡黄连　槟榔　使君子仁

［功用主治］　健胃消积，驱虫。用于小儿消化不良，虫积腹痛，面黄肌瘦，食少腹胀泄泻。

［剂型规格］　丸剂。每丸重3g。

［用法用量］　口服。每服3g，1日1～2次。3岁以内小儿酌减。

金刚丸

［组成］　肉苁蓉　杜仲　菟丝子　萆薢　猪腰子

［功用主治］　补肾生精，强壮筋骨。用于肝肾亏虚，筋骨失养引起的痿病、痹病，头晕耳鸣，腰酸无力，小便清长等症。

［剂型规格］　大蜜丸。每丸重9g。

［用法用量］　口服。每服3g，1日2～3次。

金果饮

［组成］　生地黄　玄参　麦冬　南沙参　西青果　蝉蜕　胖大海　孩儿参　陈皮　薄荷油

［功用主治］　养阴生津，清热利咽，润肺开音。用于肺阴虚，虚火上炎，津亏液少所致的咽喉病，咽喉疼痛，咽干不适，音哑不利，痰黏不易咯出等症。

［剂型规格］　糖浆剂。

［用法用量］　口服。每服5ml，1日2～3次。

金匮肾气丸

［组成］　肉桂　附子　熟地黄　山药　牡丹皮　山茱萸　茯苓　泽泻

［功用主治］　温补肾阳。用于肾阳亏虚，畏寒怕冷，四肢不温，尿清而频等症。

［剂型规格］　丸剂。每丸重9g。

［用法用量］　口服。每服3g，1日2～3次。

夜尿宁

［组成］　肉桂　桑螵蛸　破故纸　大青盐

［功用主治］　补肾散寒，止涩缩尿。用于小儿下元虚寒所致之遗尿，面色苍白，肢凉怕冷，智力较差。

［剂型规格］　蜜丸。每丸重6g。

［用法用量］　口服。每服6g，1日3次。

河车大造丸

［组成］　紫河车　熟地黄　天冬　麦冬　杜仲　牛膝　黄柏　制龟甲

［功用主治］　滋阴清热，补肾益肺。用于肺肾两虚，虚劳咳嗽，骨蒸潮热，腰膝酸软。

［剂型规格］　蜜丸。每丸重9g。

［用法用量］　口服。每服3g，1日2～3次。

炎热清胶囊

［组成］　石膏　知母　柴胡　黄芩　龙胆草　玄参　栀子　薄荷

［功用主治］　清里泻热，解肌透邪。用于肺热痰阻，咳嗽胸闷，痰黄稠，口渴多饮等症。

［剂型规格］　胶囊剂。每粒装0.6g。

［用法用量］　口服。每服3粒，1日3次，重症者剂量加倍。儿童酌减，或遵医嘱。

炎琥宁注射液

［组成］　主要成分为炎琥宁，系穿心莲提取物经酯化、脱水、成盐精制而成。

［功用主治］　本品有清热解毒及抗病毒作用，主要用于病毒性肺炎和病毒性上呼吸道感染。

［剂型规格］　每瓶80mg。

［用法用量］　临用前加适量灭菌注射用水溶解。肌内注射：每次40～80mg，1日1～2次。静脉滴注：用5%葡萄糖注射液或5%葡萄糖氯化钠注射液稀释后静脉滴注，1日0.16～0.4g，1日1～2次给药。小儿酌减，或遵医嘱。

参苓白术丸(散)

［组成］　党参　白术　茯苓　甘草　陈皮　山药　扁豆　砂仁　桔梗　莲子　薏苡仁　大枣

［功用主治］　健脾益气，渗湿止泻。用于脾虚湿盛，纳谷不运，腹胀，胸膈满闷，四肢困倦等症。

［剂型规格］　散剂，每袋重7.5g。丸剂，每50粒重3g。

［用法用量］　口服。每服3g，1日2～3次。

参苓白术颗粒

［组成］　人参　茯苓　白术　山药　白扁豆

莲子　薏苡仁　砂仁　桔梗　甘草

[功用主治]　补脾胃，益肺气。用于脾胃虚弱，食少便溏，气短咳嗽，肢倦乏力。

[剂型规格]　颗粒剂。每袋装6g。

[用法用量]　开水冲服，每服6g，1日3次。

参麦注射液

[组成]　红参　麦冬

[功用主治]　益气固脱，敛汗生脉。用于气阴虚脱，脉微自汗，肢冷休克等症。

[剂型规格]　注射剂。每支2ml。

[用法用量]　肌内注射，每次2～4ml，1日1次。静脉滴注，每次5～20ml，用5%葡萄糖注射液100～250ml稀释后用。

参麦止咳糖浆

[组成]　北沙参　麦冬　枇杷叶　鱼腥草　蔗糖

[功用主治]　养阴清热，润肺止咳。用于阴虚肺热证咳嗽。

[剂型规格]　糖浆剂。每瓶装100ml。

[用法用量]　口服。每服5～10ml，1日2～3次。

降糖甲片

[组成]　生黄芪　太子参　生地黄　天花粉　肉桂

[功用主治]　补中益气，养阴生津。用于气阴两虚之消渴，口渴多饮，神疲乏力，尿频量多，头晕耳鸣，腰酸乏力等症。

[剂型规格]　片剂。每片0.3g。

[用法用量]　口服。成人每服4片，1日3次。小儿酌减。

九　画

枳实导滞丸

[组成]　枳实　大黄　黄连　黄芩　六神曲　白术　茯苓　泽泻

[功用主治]　消积导滞，清利湿热。用于脘腹胀痛，不思饮食，大便秘结，痢疾里急后重。

[剂型规格]　丸剂。

[用法用量]　口服。每服3g，1日2～3次。

柏子养心丸

[组成]　柏子仁　党参　黄芪　川芎　当归　茯苓　远志　酸枣仁　肉桂　五味子　半夏曲　炙甘草

[功用主治]　补气养血安神。用于心气虚寒，心悸易惊，失眠多梦，健忘。

[剂型规格]　蜜丸。每丸重9g。

[用法用量]　口服。每服3g，1日2次。

草珊瑚含片

[组成]　草珊瑚等

[功用主治]　清热解毒，消肿止痛。用于热毒上壅型的咽喉炎、扁桃体炎、口腔炎等病。

[剂型规格]　片剂。每片重0.3g。

[用法用量]　含化。每用0.3g，1日6～8次。

茵栀黄注射液

[组成]　茵陈　山栀子　黄芩苷

[功用主治]　清热解毒，利湿退黄。用于黄疸型肝炎，新生儿ABO型溶血性黄疸及重症肝炎。

[剂型规格]　注射剂。

[用法用量]　静脉滴注。每次10～40ml，用10%葡萄糖注射液20ml稀释后应用，1日1次。

胃肠安丸

[组成]　木香　沉香　枳壳　檀香　大黄　厚朴　朱砂　麝香　巴豆霜　大枣　川芎

[功用主治]　芳香化浊，理气止痛，健胃导滞。用于消化不良引起的腹泻、肠炎、菌痢，脘腹胀痛，食积乳积。

[剂型规格]　丸剂。40丸重0.16g。

[用法用量]　口服。每服：<1岁4～6丸、1～3岁6～12丸，1日2～3次。3岁以上酌加。

复方丹参片

[组成]　丹参浸膏　三七　冰片

[功用主治]　活血化瘀，理气止痛。用于胸中憋闷、心绞痛等病症。

[剂型规格]　片剂。

[用法用量]　口服。每服1～2片，1日2～3次。

复方阿胶浆

[组成]　阿胶　熟地黄　人参　党参　山楂　蔗糖等

[功用主治]　气血双补。用于气血两虚所致面色萎黄或晄白，唇甲色淡，发枯少泽，心悸气短等症。

[剂型规格]　糖浆剂。每瓶装200ml。

[用法用量]　口服。每服15～20ml，1日2～3次。小儿酌减。

复方丹参注射液

[组成] 丹参 降香

[功用主治] 活血祛瘀，理气止痛。用于气滞血瘀，胸阳不振者。

[剂型规格] 注射剂。每支10ml。

[用法用量] 肌内注射：每次1支，1日1～2次。静脉注射：4ml加入5%葡萄糖液500ml内滴注，或1ml加入50%葡萄糖液20ml缓推。

香连丸

[组成] 吴茱萸 制黄连 木香

[功用主治] 清热燥湿，行气止痛。用于湿热痢疾，里急后重，腹痛泄泻，菌痢，肠炎。

[剂型规格] 丸剂。

[用法用量] 口服。每服3g，1日2～3次。

香砂胃苓丸

[组成] 白术 苍术 厚朴 木香 砂仁 陈皮 泽泻 茯苓 猪苓 肉桂 甘草

[功用主治] 健脾燥湿，和中止痛。用于脾虚湿困所致腹泻，水肿，恶心呕吐，不思饮食，脘腹胀满，肢体困倦等症。

[剂型规格] 丸剂。每袋6g。

[用法用量] 口服。每服3～7岁3g、7岁6g，1日3次。

香砂养胃丸

[组成] 木香 砂仁 白术 陈皮 茯苓 半夏 香附 枳实 豆蔻 厚朴 藿香 甘草

[功用主治] 温中和胃。用于不思饮食，呕吐酸水，胃脘满闷，四肢倦怠。

[剂型规格] 丸剂。

[用法用量] 口服。每服3g，1日2次。

香砂六君丸

[组成] 木香 砂仁 党参 白术 茯苓 甘草 陈皮 半夏

[功用主治] 益气健脾和胃。用于脾虚气滞，消化不良，嗳气食少，脘腹胀满，大便溏泄。

[剂型规格] 丸剂。

[用法用量] 口服。每服3g，1日2～3次。

胆香鼻炎片

[组成] 苍耳子 荆芥 白芷 藿香 猪胆汁 鹅不食草 金银花 野菊 薄荷脑

[功用主治] 疏风清热，通窍止痛。用于鼻塞，流黄涕，嗅觉减退，头痛等症。

[剂型规格] 片剂。

[用法用量] 口服。每服2～3片，1日3次。

胆石通胶囊

[组成] 茵陈 黄芩 金钱草 大黄 溪黄草 柴胡 枳壳

[功用主治] 利胆排石，清热解毒。用于胆石症，胆囊炎，胆道炎。

[剂型规格] 胶囊。

[用法用量] 口服。每服2～3粒，1日3次。

保和丸

[组方] 山楂 神曲 半夏 茯苓 陈皮 连翘 莱菔子 麦芽

[功用主治] 消食导滞和胃。用于食积停滞，脘腹胀满，嗳腐吞酸，不思饮食。

[剂型规格] 丸剂。

[用法用量] 口服。每服2～3g，1日2～3次。

济生肾气丸

[组成] 熟地黄 山茱萸 牡丹皮 山药 茯苓 泽泻 肉桂 附子 牛膝 车前子

[功用主治] 温肾化气，利水消肿。用于肾虚水肿，腰膝酸重，小便不利，痰饮喘咳。

[剂型规格] 蜜丸。每丸重9g。

[用法用量] 口服。每服3g，1日2～3次。

穿琥宁注射液

[组成] 穿心莲提取物

[功用主治] 清热解毒消炎。用于上呼吸道感染，病毒性肺炎。

[剂型规格] 注射剂。每支2ml，20mg。

[用法用量] 静脉滴注。每次20ml，用5%或10%葡萄糖液100～250ml稀释后静滴，1日1次。

十 画

珠黄散

[组成] 珍珠 牛黄

[功用主治] 解毒化腐。用于咽喉肿痛，口舌溃烂。

[剂型规格] 散剂。每瓶重0.3g。

[用法用量] 外用。取药少许吹于患处，1日2～3次。药物如流入咽内，可以咽下。

荷叶丸

[组成] 荷叶 藕节 大蓟炭 小蓟炭 知母 黄芩 地黄炭 棕榈炭 焦栀子 白茅根炭

玄参 白芍 当归 香墨

［功用主治］ 凉血止血。用于咯血，衄血，尿血，便血等病症。

［剂型规格］ 丸剂。每丸重9g。

［用法用量］ 口服。每服3g，1日2～3次。

热毒宁注射液

［组成］ 青蒿 金银花 栀子 聚山梨酯

［功用主治］ 清热、疏风、解毒。用于外感风热所致感冒、咳嗽，症见高热、微恶风寒、头痛身痛、咳嗽、痰黄；上呼吸道感染、急性支气管炎见上述证候者。

［剂型规格］ 注射液。每支10ml。

［用法用量］ 静脉滴注。儿童剂量：3～5岁，最高剂量不超过10ml，以5%葡萄糖注射液或0.9%氯化钠注射液50～100ml稀释后静脉滴注，滴速为30～40滴/分钟；6～10岁，每次10ml，选用上述注射液100～200ml稀释后静脉滴注，滴速为30～60滴/分钟；11～13岁，每次15ml，选用上述注射液200～250ml稀释后静脉滴注，滴速为30～60滴/分钟；14～17岁，每次20ml，选用上述注射液250ml稀释后静脉滴注，滴速为30～60滴/分钟。成人使用同14～17岁儿童。1日1次；或遵医嘱。本品使用后需用5%葡萄糖注射液或0.9%氯化钠注射液冲洗输液管后，方可使用第二种药物。

健步丸

［组成］ 黄柏 知母 熟地黄 当归 白芍 牛膝 豹骨 龟甲 陈皮 干姜 锁阳 羊肉

［功用主治］ 补肝肾，强筋骨。用于肝肾不足，腰膝酸软，下肢痿弱，步履艰难。

［剂型规格］ 丸剂。

［用法用量］ 口服。每服3g，1日2～3次。

健脾八珍糕

［组成］ 党参 白术 茯苓 山药 薏苡仁 莲子 芡实 白扁豆 陈皮

［功用主治］ 健脾益胃。用于老年、小儿及病后脾胃虚弱，消化不良，面色萎黄，腹胀便溏。

［剂型规格］ 每块重8.3g。

［用法用量］ 口服，每日早晚饭前热水化开炖服，亦可干服。每服3～4块，婴儿每服1～2块。

健脾补血冲剂

［组成］ 党参 茯苓 皂矾 神曲 黑豆 白术 陈皮 甘草

［功用主治］ 益气补血，健脾和胃。用于脾虚血亏，面黄肌瘦，食少体倦。

［剂型规格］ 冲剂。每瓶装3g。

［用法用量］ 口服。每服：<2岁0.5g、2～5岁1g、6～10岁1.5g、11～14岁2g、>15岁3g，1日3次。

脑得生丸

［组成］ 三七 川芎 红花 葛根 山楂

［功用主治］ 活血化瘀，疏通经络，醒脑开窍。用于脑动脉硬化、缺血性脑中风及脑出血后遗症等病。

［剂型规格］ 丸剂。每丸重9g。

［用法用量］ 口服。每服3g，1日2～3次。

消渴丸

［组成］ 黄芪 生地黄 天花粉 优降糖

［功用主治］ 益气养阴，生津止渴。用于肺燥津亏，气阴两虚型糖尿病，症见口渴多饮、乏力善饥、尿频而多等症。

［剂型规格］ 水丸。每丸含优降糖0.25mg。

［用法用量］ 口服。成人每服5～10丸，1日3次。小儿酌减。

消炎利胆片

［组成］ 溪黄草 穿心莲 苦木

［功用主治］ 消炎利胆，清热止痛。用于急性胆囊炎，胆道炎，肝胆结石并感染。

［剂型规格］ 片剂。

［用法用量］ 口服。每服2～3片，1日3次。

消炎退热冲剂

［组成］ 大青叶 蒲公英 紫花地丁 甘草

［功用主治］ 清热解毒。用于上呼吸道感染发热及各种疮疖肿痛。

［剂型规格］ 冲剂。每包装10g。

［用法用量］ 口服。每服3～10g，1日3次。

消肿祛痛灵

［组成］ 七叶一枝花 红花 透骨草

［功用主治］ 解毒消肿，活血化瘀，祛风除湿。用于风湿性关节痛、类风湿关节炎、增生性关节炎所致的关节肿痛等。

［剂型规格］ 熨剂。

［用法用量］ 外敷。

桑椹膏

［组成］ 桑椹 冰糖

［功用主治］ 养血润燥，生津止渴。用于津血亏虚之肠枯便秘，少寐多梦等症。

［剂型规格］ 煎膏剂。每瓶装240g。

［用法用量］ 口服。每服3～6g，1日2～3次。

桑菊银翘散

［组成］ 桑叶 菊花 金银花 连翘 川贝母 桔梗 薄荷 竹叶 荆芥 牛蒡子 杏仁 芦根 蝉蜕 僵蚕 滑石 绿豆 淡豆豉 甘草

［功用主治］ 辛凉解表，疏风宣肺。用于外感风热及温病初起的发热、咳嗽、鼻塞流涕、咽喉肿痛。

［剂型规格］ 散剂。每包10g。

［用法用量］ 口服。每服：<6岁1/3包、>6岁1/2包，1日2次。

通宣理肺丸

［组成］ 麻黄 紫苏 前胡 杏仁 桔梗 陈皮 半夏 茯苓 枳壳 黄芩 甘草

［功用主治］ 辛温解表，宣肺止咳。用于风寒表证咳嗽较重者，症见恶寒重，头痛鼻塞，咳嗽痰白，身痛骨节痛，无汗而喘。

［剂型规格］ 蜜丸。每丸重6g。

［用法用量］ 口服。每服：3～7岁4g、>7岁6g，1日2～3次。

十 一 画

理中丸

［组成］ 干姜 人参 白术 炙甘草

［功用主治］ 温中散寒，补气健脾。用于治疗中焦虚寒所致脘腹痛、呕吐、泄泻。

［剂型规格］ 丸剂。每丸重9g。

［用法用量］ 口服。每服3g，1日2～3次。

梅花点舌丹

［组成］ 牛黄 珍珠 麝香 蟾蜍 熊胆 雄黄 朱砂 硼砂 葶苈子 乳香 没药 血竭 沉香 冰片

［功用主治］ 清热解毒，消肿止痛。用于疔疮痈肿初起，咽喉牙龈肿痛，口舌生疮。

［剂型规格］ 丸剂。每丸重1g。

［用法用量］ 口服。成人每次3粒，1日1～2次。小儿酌减。外用时用醋化开，敷于患处。

黄芪生脉饮

［组成］黄芪 党参 麦冬 五味子

［功用主治］ 益气养阴，强心补肺。用于气阴两虚所致心悸气短，动则加重，自汗出，疲乏无力，舌淡有齿痕。

［剂型规格］ 口服液。每支10ml。

［用法用量］ 口服。每服5ml，1日2～3次。

黄病绛矾丸

［组成］ 绛矾 苍术 陈皮 厚朴 甘草 红枣

［功用主治］ 健脾消积杀虫。用于钩虫病脾湿积滞，脘腹胀痛，大便稀溏，面色萎黄水肿，肢倦乏力，嗜食异物。

［剂型规格］ 糊丸。每100丸重6g。

［用法用量］ 口服。每服：3～7岁1～2g、>7岁1.5～3g，1日1～2次。

银黄片(口服液)

［组成］ 金银花 黄芩提取物

［功用主治］ 清热解毒。用于咽喉肿痛，疮疖痈肿等病症。

［剂型规格］ 片剂，每片0.3g。口服液，每支10ml。

［用法用量］ 口服。片剂每服0.15～0.3g，口服液每服5～10ml，1日2～3次。

银黄注射液

［组方］ 为金银花、黄芩提取物绿原酸及黄芩苷。

［功用主治］ 疏风散热，清热解毒。用于风热外感以及热毒所致咽喉肿痛、咳嗽、痰黄、痄腮、丹毒等。

［剂型规格］ 注射剂。每支2ml，内含绿原酸25mg、黄芩苷40mg。

［用法用量］ 肌内注射：每次1～2支，1日1～2次。

银翘解毒丸(胶囊)

［组方］ 金银花 连翘 薄荷 荆芥 淡豆豉 牛蒡子 桔梗 淡竹叶 甘草

［功用主治］ 辛凉解表，清热解毒。用于风热感冒，发热头痛，咳嗽口干，咽喉疼痛。

［剂型规格］ 丸剂。每丸重3g。

［用法用量］口服。每服3g，1日2～3次。

麻仁丸

［组成］ 火麻仁 杏仁 大黄 枳实 厚朴 白芍

［功用主治］ 润肠通便。用于肠燥便秘。

［剂型规格］ 蜜丸。每丸6g。

[用法用量] 口服。每服3g,1日2～3次。

麻仁润肠丸

[组成] 火麻仁 杏仁 大黄 木香 陈皮 白芍

[功用主治] 润肠通便。用于肠胃积滞,胸腹胀满,大便秘结。

[剂型规格] 丸剂。每丸重6g。

[用法用量] 口服。每服3g,1日2次。

清开灵注射液

[组成] 水牛角 黄芩苷 珍珠粉 栀子 板蓝根 金银花 胆酸

[功用主治] 清热解毒,芳香开窍。用于热病邪陷心包,高热神昏,谵语抽搐等症。

[剂型规格] 注射剂。每支2ml。

[用法用量] 肌内注射:每次1支,1日2～3次。静脉滴注:每次10～20ml,加入5%葡萄糖注射液250～500ml滴注。

清胃黄连丸

[组成] 黄连 石膏 桔梗 甘草 知母 玄参 地黄 牡丹皮 天花粉 连翘 栀子 黄柏 黄芩 赤芍

[功用主治] 清胃泻火,解毒消肿。用于口舌生疮,齿龈、咽喉肿痛。

[剂型规格] 丸剂。每袋装9g。

[用法用量] 口服,每服9g,1日2次。儿童酌减。

清热地黄丸

[组成] 犀角(用水牛角代) 生地黄 赤芍 牡丹皮 侧柏炭 大黄炭 栀子炭 荷叶炭 白茅根

[功用主治] 清热解毒,凉血止血,兼以散瘀。用于白血病热毒炽盛,热入营血,迫血妄行之吐衄、便血、尿血、紫斑等各种出血。

[剂型规格] 蜜丸。每丸重6g。

[用法用量] 口服。每服2丸,1日2次,冷开水送服。小儿酌减。

羚羊角粉

[组成] 羚羊角

[功用主治] 清肝熄风。用于肝风内动,眩晕,惊风,癫痫等症。

[剂型规格] 散剂。每支0.3g,0.6g。

[用法用量] 口服。每服0.1～0.3g,1日2次。

十二画

琥珀抱龙丸

[组成] 山药 朱砂 甘草 琥珀 天竺黄 檀香 枳壳 茯苓 胆南星 枳实 红参

[功用主治] 镇静安神,清热化痰。用于发热抽搐,烦躁不安,痰喘气急,惊痫不安。

[剂型规格] 丸剂。每丸重1.8g。

[用法用量] 口服。每服1丸,1日2次。婴儿每次1/3丸化服。

琥珀镇惊丸

[组成] 琥珀 牛黄 珍珠 麝香 朱砂 雄黄 胆南星 天竺黄 天南星 橘红 法半夏 浙贝母 天麻 钩藤 全蝎 僵蚕 麦冬

[功用主治] 清热镇惊,化痰熄风。用于内热外感或内热受惊所致高热惊厥,夜啼,喘嗽等症。

[剂型规格] 丸剂。每丸重1.75g。

[用法用量] 口服。每服1丸,1日2～3次。3岁以下酌减。

越鞠丸

[组成] 香附 川芎 山栀 苍术 神曲

[功用主治] 行气解郁。用于胸膈痞闷,脘腹胀满,胸胁疼痛,饮食不化,呕恶嗳气,嘈杂吞酸。

[剂型规格] 水丸。每100丸重6g。

[用法用量] 口服。每服:3～7岁2g、>7岁3g,1日2次。

紫金锭

[组成] 山慈菇 红大戟 千金子霜 五倍子 麝香 朱砂 雄黄

[功用主治] 辟瘟解毒,消肿止痛。用于中暑,脘腹胀痛,恶心呕吐,痢疾泄泻,小儿痰厥;外治疔疮疖肿,痄腮,丹毒,喉风。

[剂型规格] 锭剂。每锭重0.3g。

[用法用量] 口服。每服0.3～0.6g,1日2次。外用,醋磨调敷患处。

紫雪

[组成] 石膏 寒水石 滑石 磁石 玄参 木香 沉香 升麻 甘草 丁香 芒硝 硝石 水牛角浓缩粉 羚羊角 麝香 朱砂

[功用主治] 清热解毒,止痉开窍。用于热病,高热烦躁,神昏谵语,惊风抽搐,斑疹吐衄,尿赤便秘。

[剂型规格] 散剂。每瓶装1.5g。

[用法用量] 口服。每服:1岁0.3g,5岁以内每增1岁递增0.3g,1日1次。5岁以上酌情服用。

紫地宁血散

[组成] 大叶紫珠 地菍

[功用主治] 清热凉血,收敛止血。用于胃热迫血妄行引起的吐血便血,适用于胃及十二指肠溃疡出血。

[剂型规格] 散剂。每瓶装4g。

[用法用量] 口服。每服8g,1日3~4次。儿童酌减。

喉症丸

[组成] 板蓝根 人工牛黄 猪胆汁 冰片 雄黄 硼砂 蟾酥 元明粉 百草霜 青黛

[功用主治] 清热解毒,消肿利咽,凉血止痛。用于喉痹、喉痞、乳蛾及疮疖等病。

[剂型规格] 水丸。每瓶装30粒。

[用法用量] 口服含化。每服3~10岁3~5粒,1日2次。

舒肝片

[组成] 砂仁 延胡索 茯苓 沉香 白芍 枳壳 豆蔻 陈皮 川楝子 木香 片姜黄 厚朴

[功用主治] 助消化,消积滞,止痛除烦。用于肝郁气滞,两胁刺痛,饮食无味,呕吐酸水,周身窜痛。

[剂型规格] 片剂。每片重0.6g。

[用法用量] 口服。每服1~2片,1日2次。

湛江蛇药

[组成] 巴豆叶 威灵仙 鸡骨香(根皮) 侧柏叶 田基黄 七星剑(叶) 细辛 两面针(皮) 半边旗 朱砂根(皮) 柚叶 山芝麻(叶) 了哥王(叶) 重楼 龙胆草 薄荷 独脚莲 半边莲 黑面神(叶) 老鸦胆叶 枫香叶 东风桔(根、茎皮)

[功用主治] 解蛇毒,止痛,消肿。用于银环蛇、金环蛇、眼镜蛇、青竹蛇及天虎、蜈蚣咬伤。

[剂型规格] 为灰褐色的粉末。每瓶装4.5g。

[用法用量] 口服,首次服9g,以后每隔3小时服4.5g,严重者隔1小时服4.5g。儿童酌减。

湿毒清胶囊

[组成] 地黄 当归 丹参 蝉蜕 黄芩 白鲜皮 土茯苓 甘草 苦参

[功用主治] 养血润燥,化湿解毒。祛风止痒。用于皮肤瘙痒症属血虚湿蕴皮肤症者。

[剂型规格] 胶囊剂。

[用法用量] 口服。每服3~4粒,1日3次。儿童酌减。

滋补肝肾丸

[组成] 北沙参 麦冬 当归 炙何首乌 川续断 酒炙女贞子 旱莲草 熟地黄 陈皮 醋炙五味子 浮小麦

[功用主治] 滋补肝肾。用于肾病恢复期之肝肾阴虚证。

[剂型规格] 蜜丸。每丸重9g。

[用法用量] 口服。每服3g,1日2~3次。

强肾片

[组成] 鹿茸 人参茎叶皂苷 熟地黄 山药 山茱萸 茯苓 牡丹皮 泽泻 补骨脂 杜仲 枸杞子 桑椹子 益母草 丹参

[功用主治] 补肾益精,温阳化湿,扶正固体。用于阴阳俱虚、肾气不化,不能固摄所致之水肿,腰以下为甚,神疲体倦,头晕耳鸣,小便不利等症。

[剂型规格] 片剂。每片0.3g。

[用法用量] 口服。每服2~3片,1日3次。

猴枣散

[组成] 猴子枣 全蝎 猪牙皂 细辛 石菖蒲 草豆蔻 琥珀 珍珠 牛黄 麝香 川贝母

[功用主治] 清热,除痰,镇惊,通窍。主治痰热壅盛所致的小儿高热、惊风、咳喘等症。主要用于治疗呼吸道感染。

[剂型规格] 散剂。每瓶0.36g。

[用法用量] 口服。1岁以上小儿每次0.36g、未满周岁每次0.18g,1日2次。

十 三 画

蒿甲醚油剂注射液

[组成] 蒿甲醚

[功用主治] 抗疟。用于各种疟疾及抗氯喹恶性疟及脑型疟的治疗。

[剂型规格] 注射剂。1ml含80mg。

[用法用量] 肌内注射。首剂3.2mg/kg,以后每次1.6mg/kg,1日1次,5日为1疗程。

雷公藤多苷片

[组成] 雷公藤苷类

［功用主治］ 解毒化瘀。用于肾病综合征及慢性肾炎蛋白尿，狼疮性及紫癜性肾炎，类风湿关节炎。

［剂型规格］ 片剂。每片10mg。

［用法用量］ 口服。1～1.5mg/(kg·d)，分3次，食后服。用药期间注意观察毒副反应。

痰热清注射液

［组成］ 黄芩 熊胆粉 山羊角 金银花 连翘

［功用主治］ 清热，解毒，化痰。用于风温肺热病属痰热阻肺证，症见：发热、咳嗽、咯痰不爽、口渴、舌红、苔黄等。可用于急性支气管炎、急性肺炎（早期）出现的上述症状。

［剂型规格］ 注射剂。每支装10ml。

［用法用量］ 静脉滴注，每次20ml，加入5%葡萄糖注射液500ml，注意控制滴数在60滴/分钟内，1日1次。儿童减量。

十 四 画

静灵口服液

［组成］ 熟地黄 山药 女贞子 五味子 茯苓 牡丹皮 泽泻 远志 龙骨

［功用主治］ 滋肾益阴，平肝潜阳，健脑益智，宁神开窍。用于儿童多动症由于肾阴不足，肝阳偏旺所致的多动暴戾，多语急躁，注意力涣散，冲动任性，学习困难，口干咽燥。

［剂型规格］ 口服液。每支10ml。

［用法用量］ 口服。每服：3～5岁5ml、6～14岁10ml、15岁以上15ml，1日2次。

慢惊丸

［组成］ 人参 白术 川附子 肉桂 枸杞子 熟地黄 泽泻 麝香 丁香 甘草

［功用主治］ 补养气血，温脾止泻。用于吐泻日久损伤脾胃，身体瘦弱，面色青白，四肢厥冷，神倦多睡，手足抽搐等慢惊风、慢脾风之证。

［剂型规格］ 丸剂。每丸1.5g。

［用法用量］ 口服。每服1～2丸，1日2～3次。周岁以内小儿酌减。

鼻炎片

［组成］ 苍耳子 辛夷 野菊花 五味子 白芷 防风 连翘 甘草 荆芥 知母 桔梗 黄柏

［功用主治］ 祛风宣肺，清热解毒。用于急慢性鼻炎、鼻窦炎。

［剂型规格］ 片剂。每片重0.3g。

［用法用量］ 口服。每服2片，1日3次。

鼻炎康片

［组成］ 野菊花 黄芩 猪胆汁 薄荷 麻黄 藿香 苍耳子 鹅不食草 当归 扑尔敏

［功用主治］ 宣肺通窍，清热解毒。用于急慢性鼻炎、鼻窦炎及过敏性鼻炎。

［剂型规格］ 片剂。每片含扑尔敏1mg。每瓶装30片。

［用法用量］ 口服。每服1～2片，1日3次。

缩泉丸

［组成］ 益智仁 乌药 山药

［功用主治］ 温肾缩尿。用于小便频数，遗尿，四肢清冷，腰膝酸软等。

［剂型规格］ 水丸剂。

［用法用量］ 口服。每服3g，1日2次。

十五画以上

醒脑静注射液

［组成］ 麝香 冰片 黄连 山栀 黄芩 郁金

［功用主治］ 开窍醒脑，镇惊止痉。用于温热病神志不清，烦躁谵妄，肢体抽搐等症。

［剂型规格］ 注射剂。

［用法用量］ 肌内注射。每次2～4ml，1日1～2次。或用10%葡萄糖注射液稀释后静脉滴注。

藿香正气丸

［组成］ 广藿香 苏叶 白芷 白术 陈皮 半夏 厚朴 茯苓 桔梗 甘草 大腹皮 生姜 大枣

［功用主治］ 祛暑解表，化湿和中。用于感冒、呕吐、泄泻、霍乱及湿阻等病。

［剂型规格］ 丸剂。每袋9g。

［用法用量］ 口服。每服3g，1日2次。

藿香正气口服液

［组成］ 广藿香油 大腹皮 白芷 紫苏叶油 茯苓 苍术 生半夏 陈皮 厚朴（姜制） 甘草浸膏 陈皮

［功用主治］ 解表化湿，理气和中。用于外感

风寒，内伤湿滞，头痛昏重，脘腹胀痛，呕吐泄泻等症。

［剂型规格］ 口服液。每支装10ml。

［用法用量］ 口服。每服5ml，1日2～3次。

藿胆鼻炎胶囊

［组成］ 苍耳子醇提取物 藿香油（制成微囊） 精制猪胆干膏

［功用主治］ 清热利湿通窍。用于鼻渊属肝胆湿热者，鼻流浊涕，鼻塞，嗅觉减退，头胀头痛等症。

［剂型规格］ 胶囊。每粒含0.3g。

［用法用量］ 口服。每服1～2粒，1日3次。

鹭鸶涎丸

［组成］ 鹭鸶涎 牛蒡子 栀子 生石膏 天花粉等

［功用主治］ 清热宣肺，止咳化痰。用于痰热犯肺，咳嗽阵作，日轻夜重，喉间有痰鸣声。

［剂型规格］ 蜜丸。每丸重1g。

［用法用量］ 口服。每服1～2g，1日2次。

囊虫丸

［组成］ 雷丸 干漆炭 桃仁 水蛭 五灵脂 牡丹皮 大黄 芫花 僵蚕 茯苓 橘红 川乌 黄连

［功用主治］ 杀虫化瘀。用于人体猪囊虫病以及由囊虫引起的癫痫等病。

［剂型规格］ 丸剂。每丸重5g。

［用法用量］ 口服。成人每服1丸，1日3次，空腹温开水送服。3～7岁服成人量的1/3、7岁以上服成人量的1/2。

鳖甲煎丸

［组成］ 鳖甲胶 大黄 地鳖虫 桃仁 鼠妇虫 蜣螂 凌霄花 牡丹皮 硝石 露蜂房 柴胡 厚朴 桂枝 干姜 瞿麦 石韦 葶苈子 半夏 射干 黄芩 党参 阿胶 白芍

［功用主治］ 消积散结。用于疟母及腹部癥瘕痞块，按之质硬，舌质黯，有瘀斑，脉弦或细涩。

［剂型规格］ 蜜丸剂。每袋500g。

［用法用量］ 口服。每服3g，1日2～3次。

《中医药学高级丛书·中医外科学》（第2版）

《中医药学高级丛书·中医妇产科学》（上、下册）（第2版）

《中医药学高级丛书·中医儿科学》（第2版）

《中医药学高级丛书·中医眼科学》（第2版）

《中医药学高级丛书·中医耳鼻咽喉口腔科学》（第2版）

《中医药学高级丛书·中医骨伤科学》（上、下册）（第2版）

《中医药学高级丛书·中医急诊学》

《中医药学高级丛书·针灸学》（第2版）

《中医药学高级丛书·针灸治疗学》（第2版）

《中医药学高级丛书·中药炮制学》（第2版）

《中医药学高级丛书·中药药理学》（第2版）